U0267464

造血干细胞移植
的临床实践

Hematopoietic Stem Cell Transplantation
in Clinical Practice

敬 告

　　医学领域的知识和最佳临床实践在不断发展。由于新的研究与临床经验不断扩展着我们的知识，在遵守标准的安全预防措施的同时，我们也有必要在治疗和用药方面不断更新。读者要了解每一种药物的最新产品信息，以确定药物的推荐剂量、服用方法、持续时间及相关禁忌证。根据自己的经验和患者的病情，决定第一位病人的服药剂量和最佳治疗方法是医师的责任。不论是出版者还是编者，对于由于本书引起的任何个人或财产的伤害或损失，均不承担任何责任。

出版者

造血干细胞移植的临床实践

Hematopoietic Stem Cell Transplantation in Clinical Practice

原　著　Jennifer Treleaven

A. John Barrett

主　译　陈　虎

副主译　胡亮钉　叶丽萍　江　岷　刘丽辉

北京大学医学出版社

ZAOXUE GANXIBAO YIZHI DE LINCHUANG SHIJIAN

图书在版编目（CIP）数据

造血干细胞移植的临床实践 /（美）特雷利文（Treleaven，J.），巴雷特（Barrett）．原著；陈虎译．
—北京：北京大学医学出版社，2016.1
书名原文：Hematopoietic Stem Cell Transplantation in Clinical Practice
ISBN 978-7-5659-1117-0

Ⅰ．①造… Ⅱ．①特…②巴…③陈… Ⅲ．①造血干细胞 -
干细胞移植 Ⅳ．① R550.5

中国版本图书馆 CIP 数据核字（2015）第 104565 号

北京市版权局著作权合同登记号：图字：01-2014-7406

ELSEVIER
Elsevier（Singapore）Pte Ltd.
3 Killiney Road，#08-01 Winsland House I，Singapore 239519
Tel：(65) 6349-0200；Fax：(65) 6733-1817

Hematopoietic Stem Cell Transplantation in Clinical Practice，1/E
Jennifer Treleaven，A John Barrett
Copyright © 2009 by ElsevierLimited. All rights reserved.
ISBN-13：9780443101472

This translation of Hematopoietic Stem Cell Transplantationin Clinical Practice，1/E by Jennifer Treleaven，A John Barrett was undertaken by Peking University Medical Press and is published by arrangement with Elsevier（Singapore）Pte Ltd.
Hematopoietic Stem Cell Transplantationin Clinical Practice，1/E by Jennifer Treleaven，A John Barrett 由北京大学医学出版社进行翻译，并根据北京大学医学出版社与爱思唯尔（新加坡）私人有限公司的协议约定出版。
《造血干细胞移植的临床实践》（第 1 版）（陈虎译）
ISBN：9787565911170
Copyright © 2016 by Elsevier（Singapore）Pte Ltd. and Peking University Medical Press.
All rights reserved. No part of this publication may be reproduced or transmitted in any form or by any means，electronic or mechanical，including photocopying，recording，or any information storage and retrieval system，without permission in writing from Elsevier（Singapore）Pte Ltd. Details on how to seek permission，further information about the Elsevier's permissions policies and arrangements with organizations such as the Copyright Clearance Center and the Copyright Licensing Agency，can be found at our website：www.elsevier.com/permissions.
This book and the individual contributions contained in it are protected under copyright by Elsevier（Singapore）Pte Ltd. and Peking University Medical Press（other than as may be noted herein）.

Notice
This publication has been carefully reviewed and checked to ensure that the content is as accurate and current as possible at time of publication. We would recommend，however，that the reader verify any procedures，treatments，drug dosages or legal content described in this book. Neither the author，the contributors，the copyright holder nor the publisher assume any liability for injury and/or damage to persons or property arising from any error in or omission from this publication.

Published in China by Peking University Medical Pressunder special arrangement withElsevier（Singapore）Pte Ltd. This edition is authorized for sale in the People's Republic of China only，excluding Hong Kong SAR，Macau SAR and Taiwan. Unauthorized export of this edition is a violation of the contract.

造血干细胞移植的临床实践

主　　译：陈　虎
出版发行：北京大学医学出版社
地　　址：（100191）北京市海淀区学院路 38 号　北京大学医学部院内
电　　话：发行部 010-82802230；图书邮购 010-82802495
网　　址：http://www.pumpress.com.cn
E-mail：booksale@bjmu.edu.cn
印　　刷：北京佳信达欣艺术印刷有限公司
经　　销：新华书店
责任编辑：陈　奋　　责任校对：金彤文　　　责任印制：李　啸
开　　本：889mm×1194mm　1/16　　印张：38　字数：1255 千字
版　　次：2016 年 1 月第 1 版　2016 年 1 月第 1 次印刷
书　　号：ISBN 978-7-5659-1117-0
定　　价：198.00 元

版权所有，违者必究
（凡属质量问题请与本社发行部联系退换）

译者名单

主 译　陈 虎

副主译　胡亮钉　叶丽萍　江 岷　刘丽辉

译 者　（以姓名汉语拼音为序）

曹履先　陈 虎　陈 慧　陈健琳　胡亮钉

胡文青　扈江伟　金建刚　李 倩　李渤涛

李国建　李欲航　刘 婷　刘丽辉　刘明娟

刘婷婷　楼 晓　牛婧文　乔卓青　任 婧

施 兵　苏仲奕　王 军　王庆含　吴国林

谢 婧　徐 晨　徐 磊　杨 帆　叶丽萍

于程程　俞志勇　臧学峰　张玉珠

原著序言

造血干细胞移植和细胞治疗发展迅速，是很多血液、免疫、代谢和恶性疾病的一种非常有效的治疗方式。造血干细胞移植有可能根治许多疾病，否则这些疾病可能致命。造血干细胞移植是一种最成熟的细胞治疗，是很多血液系统恶性疾病治疗的基石。

造血干细胞移植最初是作为大剂量骨髓抑制性化疗和全身放疗后，恢复造血功能的一种手段。然而，其更多的好处是供者免疫活性细胞介导的一种移植物抗恶性肿瘤效应。过去，造血干细胞移植曾经是一种高风险的治疗方式，可能会发生药物毒性相关的危及生命的并发症、移植物排斥、移植物抗宿主病及移植后免疫缺陷相关的感染。

该领域的各个方面都取得了巨大的进步。支持治疗已明显改善，非清髓预处理方案已经建立，明显减少了造血干细胞移植相关毒性。虽然在恶性肿瘤的清除方面一直不太成功，但大量新的策略正在研究中。

本书有效地总结了正在进行的涉及造血干细胞移植的临床和转化医学研究取得的进展以及实践中所面临的临床问题。对造血干细胞移植的历史及其生物学基础进行了综述。对有关造血干细胞移植临床应用的注意事项进行了阐述，对造血干细胞移植的作用及其他治疗方式的比较进行了讨论。提供了关于组织和开展临床干细胞移植病房以及实践中面临的伦理方面问题的重要实用信息。

Richard Champlin

（陈　慧　译　李渤涛　校）

原著前言

　　自 20 世纪 70 年代开始用于临床，造血干细胞移植依然是一种相对较新的治疗方法。最初该治疗极具危险性，随着时间的推移，经历了许多变化和改进，较早前未曾意识到的多个问题已经得到解决。随着血液制品支持、抗生素的改进和更好的免疫抑制剂的应用，还有减低强度预处理移植的应用不断扩大、干细胞来源的增加，干细胞移植治疗变得更加安全，干细胞移植技术适用的患者群体也发生了变化并扩大了。

　　虽然许多最初的难点继续引发一些问题，但是该领域取得的进展如此之快，以至于掌握该领域内所有进展是困难的。因此，有必要定期更新，本书的目的就是提供这样的更新。本书就移植内各个领域的进展进行了讨论，提供了相关文献的概述。通过表格和列表，尝试提供一种解决问题的实用方法，意在协助读者迅速、有效地对各种选择进行评估。

　　本书供造血干细胞移植领域的医护人员使用，尤其是那些日复一日负责患者日常诊疗的工作者们，包括医生、护士、药房工作人员和其他许多相关人员。希望医学生也可以找到它的可读性，帮助他们理解，处理这些复杂治疗的患者时我们现在所面临的选择。

J.T.

J.B

（陈　慧译　李渤涛校）

原著者名单

Douglas R Adkins MD
Associate Professor of Medicine, Division of Oncology, Washington University School of Medicine, St. Louis, Missouri, USA

Jane Apperley FRCP FRCPath
Professor of Hemato-Oncology, Imperial College School of Medicine, Hammersmith Hospital, London, UK

Andrew S Artz MD MS
Assistant Professor of Medicine, Division of Hematology-Oncology, University of Chicago, Chicago, USA

Smita Bahtia MD MPH
Associate Director for Population Research, Division of Population Sciences, City of Hope National Medical Center, Duarte, California, USA

Kristin Baird MD
Assistant Clinical Investigator, Pediatric Oncology Branch, National Cancer Institute, National Institutes of Health, Bethesda, Maryland, USA

A John Barrett MD FRCP FRCPath
Chief, Allogeneic Stem Cell Transplantation Section, Hematology Branch, National Heart, Lung and Blood Institute, Bethesda, Maryland, USA

Michael R Bishop MD
Principal Investigator, Experimental Transplantation and Immunology Branch, Center for Cancer Research, National Cancer Institute, National Institutes of Health, Bethesda, Maryland, USA

Andrew Bodenham FRCA
Consultant in Anesthesia and Intensive Care, Leeds General Infirmary, Leeds, UK

Charles Bolan MD Colonel Retired USA MC
Associate Professor of Medicine, Medical Director, Unrelated Donor Hematopoietic Transplant Program, Hematology Branch, National Heart, Lung and Blood Institute, National Institutes of Health, Bethesda, Maryland, USA

Alan K Burnett MD FRCPath FRCP FMedSci
Professor of Hematology, Cardiff University, Cardiff, UK

Kenneth Carson MD
Fellow, Division of Hematology-Oncology, Feinberg School of Medicine, Northwestern University, Chicago, Illinois, USA

Richard Childs MD CMDR USPHS
Senior Investigator, Hematology Branch, National Heart, Lung and Blood Institute, National Institutes of Health, Bethesda, Maryland, USA

Susan Cleaver BSc(Hons)
Registry Manager, Anthony Nolan Trust, London, UK

Robin P Corbett MRCP FRACP
Clinical Director, South Island Child Cancer Service, Christchurch, New Zealand

Michele Cottler-Fox MD
Director, Cell Therapy and Transfusion Medicine, Department of Pathology, University of Arkansas for Medical Sciences, Little Rock, Arkansas, USA

Charles Craddock FRCP FRCPath
Professor of Hemato-Oncology, Director, Blood and Marrow Transplant Unit, Queen Elizabeth Hospital, Birmingham, UK

H Joachim Deeg MD
Professor of Medical Oncology, Fred Hutchinson Cancer Research Center and the University of Washington, Seattle, USA

Josu de la Fuente MRCPH MRCPath
Consultant Pediatric Hematologist, Department of Hematology, Imperial College Faculty of Medicine, London, UK

William B Ershler MD
Deputy Clinical Director, Clinical Research Branch, National Institute on Aging, National Institutes of Health, Baltimore, Maryland, USA

Stephen O Evans BPharm MRPharmS Dip Clin Pharm
Antimicrobial Pharmacist, Pharmacy Department, Royal Marsden Hospital, Sutton, Surrey, UK

Suzanne Fanning DO
Fellow, Department of Hematology and Medical Oncology, Cleveland Clinic Foundation, Taussig Cancer Center, Cleveland, Ohio, USA

Jürgen Finke MD
Professor, Head Allogeneic Stem Cell Transplantation Section, Division of Hematology and Oncology, Department of Medicine, University Medical Center, Freiburg, Germany

Mary E D Flowers MD
Director, Clinical Long-Term Follow Up, Fred Hutchinson Cancer Research Center, and the University of Washington, Seattle, USA

H Bobby Gaspar BSc MBBS MRCP(UK) PhD MRCPCH
Professor of Pediatrics and Immunology, Molecular Immunology Unit, Institute of Child Health, University College, London, UK

Duncan Gilbert MA MRCP FRCR
Clinical Research Fellow, Institute of Cancer Research, Royal Marsden NHS Foundation Trust, Sutton, Surrey, UK

Eliane Gluckman MD FRCP
Consultant in Hematology, Director of Eurocord, Eurocord-Netcord and European Blood and Marrow Transplant Group, Hôpital Saint Louis, Paris, France

Nicola Gökbuget MD
Head of Study Center, University of Frankfurt, Frankfurt, Germany

John M Goldman DM FRCP FRCPath FMed Sci
Formerly Professor of Hematology, Hammersmith Hospital, London, UK

John G Gribben MD DSc FRCP FRCPath
Director, Stem Cell Transplantation Program, Professor of Experimental Cancer Medicine, Bart's and the London School of Medicine, London, UK

Vikas Gupta MD MRCP MRCPath
Assistant Professor, Department of Medicine, Staff Physician, Leukemia Blood and Marrow Transplant Program, Princess Margaret Hospital, University of Toronto, Toronto, Canada

Rupert Handgretinger MD PhD
Chairman, Department of Hematology/Oncology and General Pediatrics, Children's University Hospital, Tubingen, Germany

Nancy M Hardy MD
Associate Investigator, Experimental Transplantation and Immunology Branch, Center for Cancer Research, National Cancer Institute, Bethesda, Maryland, USA

Carolyn Hemsley MA PhD MRCP FRCPath
Consultant in Microbiology and Infectious Diseases, Guy's and St Thomas's Hospital, London, UK

Louise Henry MSc RD
Senior Dietitian, Royal Marsden Hospital, Sutton, Surrey, UK

Helen E Heslop MD
Professor of Medicine and Pediatrics, Director of the Adult Stem Cell Transplant Program, Center for Cell and Gene Therapy, Baylor College of Medicine, Houston, Texas, USA

Dieter Hoelzer MD
Professor of Internal Medicine, University of Frankfurt, Frankfurt, Germany

Mary Horowitz MD MS
Chief Scientific Director, Center for International Blood and Marrow Transplant Research, Robert A Uihlein Jr. Professor of Hematologic Research, Medical College of Wisconsin, Milwaukee, Wisconsin, USA

Alan Horwich FRCR FRCP PhD FAcadMedSci
Professor of Radiotherapy and Honorary Consultant in Clinical Oncology, Institute of Cancer Research, Royal Marsden Hospital, Sutton, Surrey, UK

Edwin Horwitz MD PhD
Associate Professor and Director of Cell Therapy, Division of Oncology, Philadelphia Children's Hospital, University of Pennsylvania, USA

Gabor Illei MD PhD MHS
Head, Sjögren's Syndrome Clinic, Gene Therapy and Therapeutics Branch, NIDCR, National Institutes of Health, Bethesda, Maryland, USA

Armand Keating MD
Director, Division of Hematology, and Professor of Medicine, Princess Margaret Hospital Ontario Cancer Institute, Toronto, Canada

Hanna Jean Khoury MD FACP
Associate Professor of Hematology/Oncology, Emory University School of Medicine, Atlanta, Georgia, USA

Chris Kibbler MA FRCP FRCPath
Professor of Medical Microbiology, Department of Medical Microbiology, Royal Free Hospital, London, UK

Steven Knapper MA BMBCh DM MRCP FRCPath
Clinical Senior Lecturer in Hematology, Department of Hematology, Cardiff University, Cardiff, UK

Samar Kulkarni MRCP MRCPath
Specialist Registrar in Hematology, Royal Marsden Hospital, Sutton, Surrey, UK

Rifca Le Dieu MRCP MRCPath
Clinical Research Fellow, Bart's and the London School of Medicine, London, UK

Zi Yi Lim MRCP MRCPath
Clinical Lecturer, Department of Hematological Medicine, King's College Hospital, London, UK

Gayle Loader BSc RD
Senior Dietitian, Royal Marsden Hospital, Sutton, Surrey, UK

Chrystal U Louis MD MPH
Instructor, Department of Pediatrics, Section of Hematology-Oncology, Center for Cell and Gene Therapy, Baylor College of Medicine, Houston, Texas, USA

Andreas Lundqvist MD
Hematology Branch, National Institutes of Health, Bethesda, Maryland, USA

Judith Marsh FRCP FRCPath
Professor of Hematology, Division of Cellular and Molecular Medicine, St George's Hospital NHS Trust, London, UK

Jayesh Mehta MD
Professor of Medicine, Director, Hematopoietic Stem Cell Transplant Program, Feinberg School of Medicine, Northwestern University, Chicago, Illinois, USA

Simon Meller MB BS LLB(Hons) FRCP FRCPCh
Center for Medical Law and Ethics, School of Law, King's College, London. Formerly Consultant Pediatric Oncologist, Royal Marsden Hospital, Sutton, Surrey, UK

Stephan Mielke MD
Allogeneic Stem Cell Transplant Center, Division of Hematology and Oncology, Department of Internal Medicine II, Bavarian Julius Maximilian University of Würzburg, Würzburg, Germany

Matthew Montgomery MD
Associate Medical Director, Florida Blood Services, Department of Pathology, University of Arkansas for Medical Sciences, Little Rock, Arkansas, USA

Ghulam J Mufti FRCP FRCPath
Professor of Hematological Medicine, King's College Hospital, London, UK

Tariq I Mughal MD FRCP FACP
Professor of Medicine and Hematology, University of Texas Southwestern School of Medicine, Dallas, Texas, USA

Paolo Muraro MD PhD
Clinical Reader and Honorary Consultant Neurologist, Department of Cellular and Molecular Neuroscience, Imperial College, London, UK

Bijay Nair MD MPH
Fellow in Hematology/Oncology, Myeloma Institute for Research and Therapy, University of Arkansas for Medical Sciences, Little Rock, Arkansas, USA

John Oram MB ChB FRCA
Consultant in Anesthesia and Intensive Care, Leeds General Infirmary, Leeds, UK

Steven Pavletic MD
Head, Graft-versus-Host and Autoimmunity Unit, National Cancer Institute, National Institutes of Health, Bethesda, Maryland, USA

Gavin D Perkins MD MEd MRCP
Associate Clinical Professor in Critical Care and Resuscitation, University of Warwick, UK

Michael Potter FRCP FRCPath
Consultant Hematologist, Royal Marsden Hospital, Sutton, Surrey, UK

Barry Quinn MSc PGCert BD Bacc Phil RN
Senior Nurse Oncology, St George's Hospital, London, UK

Unell Riley MRCPath
Consultant Microbiologist, Royal Marsden Hospital, Sutton, Surrey, UK

Irene A G Roberts MD FRCP FRCPath FRCPCH
Professor of Pediatric Hematology, Department of Hematology, Imperial College Faculty of Medicine, London, UK

Vanderson Rocha MD PhD
Medical Assistant of the HSCT Unit, Eurocord-Netcord and European Blood and Marrow Transplant Group, Hôpital Saint Louis, Paris, France

James A Russell MA MB BChir FRCP(Ed)
Clinical Professor of Medicine and Oncology, University of Calgary, and Director, Alberta Blood and Marrow Transplant Program, Tom Baker Cancer Center, Calgary, Alberta, Canada

Bipin N Savani MD
Assistant Professor of Medicine, Vanderbilt University, and Director of Clinical Research, Veterans Affairs Medical Center Stem Cell Transplant Program, Nashville, Tennessee, USA

Anthony P Schwarer MB BS MD FRACP FRCPA
BMT Physician, Alfred Hospital, Melbourne, Victoria, Australia

Bronwen E Shaw PhD MRCP FRCPath
Consultant in Stem Cell Transplantation, Royal Marsden Hospital and Anthony Nolan Trust, London, UK

Seema Singhal MD
Professor of Medicine, Director, Multiple Myeloma Program, Feinberg School of Medicine, Northwestern University, Chicago, Illinois, USA

Gérard Socié MD PhD
Professor of Hematology and Head, Hematology/Transplantation Center, Hospitalier Universitaire Saint-Louis, Paris, France

Shivani Srivastava MD
Assistant Professor of Medicine, Bone Marrow and Stem Cell Transplantation, Indiana University School of Medicine, Indianapolis, Indiana, USA

John W Sweetenham MD
Professor of Medicine, Cleveland Clinic Taussig Cancer Center, Cleveland, Ohio, USA

Lochie Teague DCH FRACP FRCPA
Clinical Director, Pediatric Hematology/ Oncology, Starship Children's Hospital, Auckland, New Zealand

John Theus MD
Assistant Professor, Department of Pathology, University of Arkansas for Medical Sciences, Little Rock, Arkansas, USA

André Tichelli MD
Professor of Hematology, Division of Hematology, University Hospitals, Basel, Switzerland

Jennifer Treleaven MD FRCP FRCPath
Consultant Hematologist, Royal Marsden Hospital, Sutton, Surrey, UK

Jaap van Laar MD PhD
Professor of Clinical Rheumatology, Institute of Cellular Medicine, School of Clinical Medical Sciences, Newcastle University, Newcastle, UK

Frits van Rhee MD PhD MRCP(UK) FRCPath
Professor of Medicine, University of Arkansas for Medical Sciences, Little Rock, Arkansas, USA

Sumithira Vasu MD
Clinical Fellow, Department of Transfusion Medicine, Warren G Magnuson Clinical Center, National Institutes of Health, Bethesda, Maryland, USA

Paul Veys MRCP FRCPath FRCPCH
Reader in Stem Cell Transplantation, Great Ormond Street Hospital for Sick Children, London, UK

Phyllis Warkentin MD
Professor of Pathology and Pediatrics, University of Nebraska Medical Center, Omaha, Nebraska, USA

Alan S Wayne MD
Clinical Director, Pediatric Oncology Branch, National Cancer Institute, National Institutes of Health, Bethesda, Maryland, USA

Daniel Weisdorf MD
Professor of Medicine and Director of the Adult Blood and Marrow Transplant Program, University of Minnesota, Minneapolis, Minnesota, USA

Robert Wynn MD MRCP FRCPath
Consultant Pediatric Hematologist, and Director, Blood and Marrow Transplant Unit, Royal Manchester Children's Hospital, Manchester, UK

目　录

第 1 篇　场景设置

PART
1

当今，世界范围内普遍采用干细胞移植治疗多种恶性及非恶性血液病，同时干细胞移植也用于多种实体肿瘤的治疗。每年都有许多患者接受来自自体或异体的干细胞移植，并且由于全世界的供者数量的增加，大量没有同胞供者的患者也可以接受来自异体的移植手术，这使得接受移植手术的患者数量也在大大增加。图 1.1 说明了国际骨髓移植登记处报告的每年移植手术的数量以及干细胞移植如何成为一种切实可行治疗方案。然而，从 20 世纪 60 年代晚期干细胞移植才具备了临床应用的可能。在此之前，对人类白细胞抗原相合的理解刚刚开始，免疫抑制和移植物抗宿主病的概念几乎没有研究，关于预处理治疗的了解也很少。因此，早期的移植手术由于方案的毒性问题、移植物抗宿主病以及缺乏抗生素和血制品等可用的支持手段等一直未能取得成功。

由于获得了更多这些基础题目的相关知识及改进了合适供者的确定方式，伴随着支持措施和免疫抑制相关知识的进步，细胞移植的结果也有了很大的提高。自 20 世纪 70 年代以来，干细胞移植取得了稳步发展，并且被视为一种常规的而非仅实验性的治疗方案来治疗很多早先认为是致命性的疾病。如今，临床上可以通过一些危险因素的确认来预测移植结果的好坏，因此可以决定是否需要继续进行移植手术。然而，尽管目前在支持治疗方面进展很大，而且可以获得大量关于细胞及体液方面的信息以有利于移植中及移植后的操作，以及更好地设定并控制移植用的微环境，但困扰早期移植患者的问题，尤其疾病复发、移植物抗宿主病、严重的感染等仍旧是治疗失败的主要原因。图 1.2 显示了造血干细胞移植技术发展过程中的里程碑和依据不同疾病状态给予的移植前治疗。

骨髓移植简史

20 世纪前

骨髓移植治疗特性的一个最早的参考发现于 8 世纪牛袭库利的爱尔兰史诗故事，*the Táin Bó Cúailnge*。阿尔特斯战士，驾战车者 Cethern 在战斗中受到严重受伤，但被医师 Fingin 治愈。治疗过程需要他睡在一澡盆骨髓中，他的一些肋骨被战车零件替代，战车的支架被系在他的肚子上以阻止内脏脱出体内。虽然这一治疗方案的疗效是暂时的，但根据这个传说，这个新生的 Cethern 又能力量充足地重新开始战斗了，尽管他很快在后来的战斗中牺牲了 [1,2]。

19 世纪时人们理解了骨髓与血液的生成有关，这使人们意识到，骨髓可能具有治疗特性并可以用来治疗贫血症。1896 年 Quine 报道了 Brown Sequard 和 D'Arsenoval 于 1891 年对血液生成缺陷给予了口服骨髓的治疗 [3]。他们也尝试用动物骨髓中提取的甘油口服治疗恶性贫血，使活细胞没有机会转移，并且治疗的效果来源于营养物，而不是来源于细胞或混合物 [4-5]。之后，骨髓的髓内注射用来治疗再生障碍性贫血，这将导致活细胞的转移，尽管这些细胞只能存活很短的时间。Billings 于 1894 年、Hamilton 于 1895 年可能正确地将治疗中的有益疗效归因于药物中的矿物成分 [6-7]。

20 世纪早期：20 世纪 20 年代至 20 世纪 40 年代

1923 年 Leake 和 Leake 观察到静脉输注骨髓和脾组织的生理盐水悬液对兔与狗的贫血治疗有效，尤其是将两者混合后注射 [8]。每日予 1% 兔子的干燥脾和红骨髓粉末的过滤溶液口服可得到平行结果 [9]，并取决于这些提取物的给药方式是分别给药还是联合给药。给予口服狗红骨髓粉末和干燥脾的混合溶液会引起循环红细胞数量上标志性的增加。作者以为脾和红骨髓提取物联合作用比分开的作用更能有力刺激红细胞，原因一是红细胞产率提升或造血部

分红细胞释放率增加；二是增加了造血的红骨髓数量。

1937 年 Schretzenmayr 给予患有寄生虫感染的患者肌内注 射新鲜的自体或异体骨髓，成果有限。这是首次将骨髓作为活细胞转移技术来使用[10]。

两年后，人们尝试治疗再生障碍性贫血。给患者输注来自其兄弟的少量骨髓[11]。在此之前，1930 年 Gloor 曾描述了通过干细胞移植治愈了一位急性髓性白血病患者[12]。然而，干细胞移植作为一种治疗白血病和再生障碍性贫血的治疗方式并未进行认真研究，直到 20 世纪 60 年代在狗身上发现，在进行全身照射（TBI）后输注照射前收集的骨髓细胞可以使生存期延长 2 ~ 4 倍[13]。

1948 年 Jacobson 证实了屏障部分下肢骨髓或脾后，接受致死性剂量辐射的小鼠可因保护而免于骨髓衰竭。他随后证实，输注同窝动物脾细胞或骨髓细胞可以防止致死剂量照射后的骨髓衰竭。此时，涉及此效应的机制还未被理解，被认为是由于液体因子的转移刺激或保护了骨髓抵抗照射的影

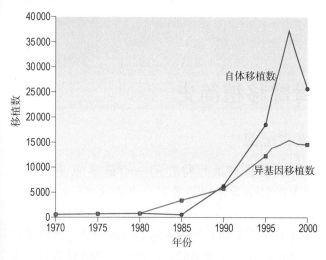

图1.1　全世界每年的自体与异基因移植数。1970—2000，资料来自CIBMTR

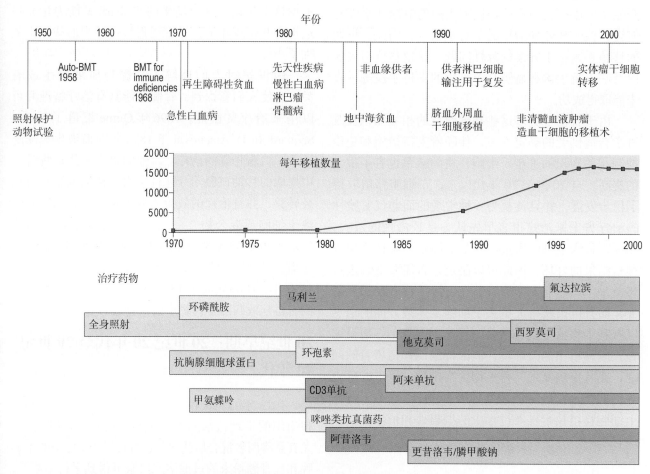

图1.2　血液与骨髓移植史上的一些重要步骤和重要治疗药物，1950—2000

响。其他人包括 Lorenz 认为，活细胞转移是骨髓恢复的成因。

20 世纪 50 年代至 20 世纪 60 年代

早在 1956 年，Barnes 和 Loutit 提出异体骨髓移植（BMT）可用于免疫治疗恶性疾病[17]，他们在动物实验中观察到移植脾细胞有抗白血病的效果[18]。他们也观察到给予异基因而非同源基因骨髓细胞的动物会死于"消耗病"，就是现在被称为的"移植物抗宿主病"（GVHD）[19]。

1954 年取得了巨大进步。Ford 用 T6 染色体标记来识别输入的细胞，观察接受致死剂量照射的大鼠，表明恢复的骨髓中全部细胞都具有相同标记，证明这些细胞是来源于供者的[20]。这说明不仅发生了细胞的移植，也说明一些细胞的转移重建了一个完整和稳定的造血系统。几年后，1961 年，Till 和 McCulloch 证明，被照射小鼠骨髓的再增殖源于脾中的多项潜能的"集落刺激单元"。定量实验表明这些集落很可能是因为定植的单个的细胞——干细胞而增殖的。从脾中分离的单克隆在其他接受照射者中可以重建造血作用，这表明了一个干细胞可以重建受体大鼠的整个骨髓组分。

尽管人们已经认识到骨髓移植有治疗不同的骨髓障碍综合征和血液疾病的能力，即使在动物模型上取得了不同的成功，但当时几乎所有人体上的异体移植的尝试都失败了。Toomas 和 Kemia 在晚期白血病患者体内开始此项研究，1957 年他们报道了 6 名接受照射和输注来自于健康正常供者骨髓的病例，只有一名患者有短暂的骨髓植入[22]。

Bllingham、Brent 和 Medawer[23] 对新生小鼠进行异体骨髓细胞移植，提供了很多关于移植耐受的基础信息[24]。他们得到了关于异体骨髓输注的以下观察结果。

● 自体移植细胞不会导致发育不良。
● 异体移植细胞可以在受体中长期存在并导致发育不良疾病。
● 发育不良的严重性跟受体与供体抗原性差别有关。

由于当时没有足够的知识考虑组织配型和 HLA 相容性，以及缺乏相关知识实施高剂量的治疗，同时也缺乏抗生素、抗真菌药物，以及足够的血制品进行支持治疗，治疗成功的例子很有限。

Georges Mathé 是早期临床骨髓移植研究的领军人物。1958 年南斯拉夫的 6 名物理学家意外地暴露在大剂量的 γ 射线和中子射线的照射下[25]，他们受到了 600～1000 rads 的照射，其中一名大约受到 700 rads 照射者死亡。第六名大约受到了 400 rads 的照射，他只是被放到一个"干净"的环境里，没有接受其他治疗就恢复了。Mathé 给其余的人做了取自他们家庭成员的异体骨髓移植，他们都活下来了，并且最终自身的造血功能得以恢复，在自身造血功能恢复前异体移植的骨髓起到了保护作用。检测异体移植受者的红细胞抗原表明，发生过一个成功但短暂的植入，最终受者自身造血系统得以重建，在那些与供者 ABO 血型和 Rh 血型不相容的受者中可以明显地看到他们红细胞抗原的改变。另外一个事实是供者细胞产生的红细胞量与初始的骨髓输注量呈平行关系，这可能提示接受干细胞数目越多的个体造血功能的恢复越快。

1963 年 Mathé 发表了一个个例报道，白血病患者先注射 4 天 300 mg/d 的巯基嘌呤，然后接受了 800 rads 的照射预处理，随后对他进行了混合骨髓移植。骨髓和血来自他的 6 个家庭成员——母亲、父亲、3 个兄弟及 1 个姐妹。受者以及所有的供者都是 ABO 和 Rh 阳性血型，但由于受者和供者其他红细胞抗原的差异，可以区分供者生成的和受者自身的红细胞（其中一个兄弟具有小 s 并且是 Le a+b-，而患者本身是大 s 并且是 Le a-b+）。受者在移植后 8 个月的时间内依然保持供者的红细胞表型，并且移植后的不同时间段内，患者可以耐受来自这名供者的皮肤移植，但排斥来自其他供者的皮肤移植。这可能是第一篇描述移植后嵌合性现象的文章，同时，文章也描述了患者经历了"第二次疾病"，包括体重减轻、消化紊乱和脱屑性红皮病，即现在的移植物抗宿主疾病[26]。

Mathé 继续进行异基因移植成人或胚胎造血干细胞抗白血病效果的比较，并且采用照射预处理以试图控制移植物抗宿主疾病。此时他观察并描述了与 GVHD 相联系的移植物抗白血病效应（Graft versus Leukemia GVL），并且他观察到过继性免疫治疗特异的抗白血病反应导致血浆中 Friend 淋巴增生病毒浓度的降低[27]。这表明移植骨髓中的淋巴成分可能与患者的恶性肿瘤细胞起反应并有助于清除这些残余的肿瘤细胞[28]。

与此同时，E Donnell Thomas 正在美国用狗做相关工作，他确定了放射剂量，设计了骨髓获得方案，并确定了人体骨髓移植所需的辅助医疗支持。狗的体型比较大，并且免疫系统与人有相似性，即狗也拥有复杂的 HLA 系统。它们有庞大的家族，对受到致死剂量照射的受体犬可实施输注同窝供体犬骨髓的研究。并解决永久性清髓放射剂量和骨髓重建所需最少骨髓细胞数的问题。使用自体骨髓作为"救援"措施：先取出狗的骨髓，照射后将狗的骨髓回输，没有得到回输的对照组的狗发生了死亡，但接受到骨髓移植的经历自我重建后存活了下来。

Thomas 和他的同事接着发展了移植后使用氨甲蝶呤进行免疫抑制从而预防 GvHD 的方案[30]，他们建立的多个关于移植的方案至今仍然有效，这帮助他赢得了 1990 年诺贝尔医学奖。

阐明人类主要组织相容性抗原（HLA）系统是移植生物学中最重要的一步，这方面大量的早期工作是由 Dausset 和 van Rood 完成的，他认识到 HLA 系统是可以遗传的[31]。他们研究了在一些人血清中发现的白细胞凝集素，并最终构建了主要组织相容性抗原基因图[32]。同样的，这些大量的早期工作是在狗身上完成的[33]。狗的抗血清遇到不同的 HLA 抗原会有升高，这样就可以鉴定 HLA 系统[34]。

Terasaki 和他的同事建立了小规模检测系统，从而使 HLA 分型更加易于操作[35]。因为具备了对供者和受者进行组织分型的能力，异体移植得以在 HLA 完全相同的兄弟间开展。最初报道是荷兰对一个患重度联合免疫缺陷婴儿进行的移植[36]。截至 60 年代末，所有的准备工作已经完成，人类即将开展临床骨髓移植的新纪元。

20 世纪 70 年代至 20 世纪 80 年代

20 世纪 70 至 80 年代期间，异体移植干细胞（SCT）被用于治疗各种疾病，包括先天性免疫缺陷综合征、严重再生障碍性贫血和急性及慢性白血病。同时，在理解移植免疫方面取得了很大进展，可以更好地控制移植中由于高剂量化疗引起的不良后果，并且改善提高了预处理方案。而且化疗治疗急性白血病也有了很大进展，取得了很高的缓解率。因此，自体骨髓移植（BMT）用在急性白血病重新引起人们的兴趣。20 世纪 70 年代末，世界范围的很多中心都开展了骨髓移植（BMT）项目，并

且建立了两家有影响力的多中心协体组：国际骨髓移植登记中心 和欧洲骨髓移植组。

很明显骨髓移植（BMT）具有治疗其他方法没有疗效的疾病的潜力。然而，这种方法依然存在白血病的复发、GVHD、移植失败和早期毒性等问题，预处理方案有一定的改进，人们将放疗和各种烷基化试剂联合应用以克服潜伏状态的疾病和剂量依赖的副作用。对患者进行免疫抑制的方法也不限于类固醇和甲氨蝶呤。在 20 世纪 70 年代早期，环西多明首先在狗的模型上使用，随后人们开始研讨它在移植中的应用[37,38]，在最初实体器官移植中使用时人们注意到了它可以引起肾毒性副作用，在随后的骨髓移植中，人们观察到它改善 GVHD，虽然副作用还是很明显，但当停用或减少剂量时副作用可以消除[39,40]。

感染预防方面有了很大提高，引入了新的抗菌药物以及抗病毒药物阿昔洛韦，阿昔洛韦在动物模型显示了对疱疹病毒的治疗效果[41]。在大量恶性肿瘤和骨髓移植患者中的使用表明，该药物可以阻止疱疹病毒感染的进展，早期应用效果最好。虽然一些患者显示出可能由阿昔洛韦引起的血尿素瞬时增高，但该药物在常规使用的剂量下是明显无毒的。

抗真菌药物两性霉素也是这段时期在移植中开始采用的[42]，两性霉素是 1955 年首次从链球菌中分离出来的一种丝状菌。从此以后，许多抗菌药物被设计出来以治疗各种各样的感染。

当理解掌握了冷冻活细胞要点后，干细胞移植得以快速发展[43]，很明显，组织在降温至 0℃ 以下会发生冰冻，但解冻时会极大地减少活细胞数。早在 1949 年，人们发现添加甘油后再将人和公牛精子冷冻至 –79℃，与对照组相比会极大地提高细胞活性，该方法同样也适用于幼鼠的脾细胞。Barnes 和 Loutit 之后的研究表明使用 15% 的甘油保护剂，将造血细胞缓慢地从 0℃ 降至 –79℃，造血细胞仍然能存活[44]。随后，人们发现二甲基亚砜是一种比甘油更好的冷冻保护剂，目前正是使用该试剂在程控降温仪中冷冻细胞[45]，在回输前可以将干细胞在液氮中不定期的保存。

20 世纪 80 年代至 90 年代早期，临床骨髓移植（BMT）项目在世界范围快速发展，可以批量分析大量患者，以更好地确定供者 / 受者配组以及避免移植相关风险因素。抗生素和抗病毒支持也不断提高，例如，更昔洛韦用于治疗巨细胞病毒[46,47]，引

入两性霉素脂质体用于治疗真菌感染，该方法没有常规使用两性霉素引起的肾毒性。移植相关的发病率随之降低，随着人们对 HLA 系统进一步理解，有可能为患者筛选更匹配的非血缘供者[50]，特别是大型骨髓库建立之后，如伦敦的 Anthony Nolan Research，欧洲的非血缘供者基地则位于荷兰莱登、美国的北美骨髓志愿者库 NAMPD[51]。起支持作用的血产品也有很大发展，例如，已经可以给因血小板抗体而不能增加血小板数的患者输注 HLA 半相合的血小板。此期间也进行了第一次移植物加工的尝试——删除移植物中的 T 细胞以避免 GVHD，不过人们很快认识到虽然这种策略能减少 GVHD，但会增加免疫排斥和白血病复发的机会[52-54]。

慢性白血病患者可以通过自体外周血细胞重建造血系统得到证明[55]，这拉开了以后广泛应用的外周血干细胞移植的帷幕。自体骨髓移植越来越多地用于淋巴瘤、骨髓瘤和实体瘤的治疗[56-58]（见图 1.1），并做了通过使用免疫毒素、补体偶联抗体以及磁性微球等多种技术清除骨髓恶性细胞的尝试[59-61]。

20 世纪 90 年代

20 世纪 90 年代是骨髓移植快速发展的时期。人们已经能够得到包括粒细胞 - 巨噬细胞克隆刺激因子（GM-CSF）和粒细胞克隆刺激因子（G-CSF）在内的多种重组生长因子，它们可以加速化疗以及移植后白细胞的恢复，缩短住院时间[62-64]。使用经 G-CSF 动员的外周血干细胞代替骨髓移植，避免了使用麻醉剂和不确定的结果，可以更为快速地进行骨髓重建，这样，如果医疗支援就在附近的话，自体干细胞移植可以就在门诊进行[65]。

自从 1988 年进行了首例脐血干细胞移植后，脐血移植也开始广泛应用[66]。虽然由于脐血干细胞数目比较少，移植只能局限在低体重的受者，并且植入会有一定的延迟，但还是有越来越多的患者接受了脐血干细胞移植。由于脐血移植急性 GVHD 的发生率比较低，它们的使用极大地扩展了供体库，现在世界上很多国家都已经建立了脐血公共库和自体库[67-69]。

涉及异体相互作用的 GVHD 病理和基本机制新理解的实验室研究，极大地改变了急性 GVHD 的预防方式。为了预防 GVHD，大多治疗方案依赖于删除移植物中供者 T 细胞或对宿主进行免疫抑

制。不幸的是，这些方法使植入率降低，GVL 活性降低，白血病复发风险增大。与之前通过药物分子进行全身性免疫抑制或非选择性的 T 细胞清除方案不同，新的方案致力于诱导特异性的免疫耐受，这可以在建立供者免疫系统时避免急性 GVHD 发生。如果 GVHD 已经发生，则可以选择一系列单克隆抗体封闭宿主的免疫反应，例如可以封闭 IL-2 受体的达克珠单抗和伊诺莫单抗[70-72]，以及英夫利昔单抗，它们是肿瘤坏死因子（TNF）的抗体[73,74]，因而可阻止 GVHD 对组织的损坏。

另一种方法是使用角化细胞生长因子（KGF），也叫做成纤维细胞生长因子 7（FGF-7）[75]。它在组织修复和创伤愈合中起重要作用，在大鼠中它的使用对放射和博来霉素引起的肺损伤具有保护作用[76]，这种保护作用可能是通过促进 DNA 修复以及延长干细胞存活时间实现的。

近来研究表明间充质干细胞可以用来治疗人类的难治性 GVHD[77,78]，它可能通过抑制初始 T 细胞接触有丝分裂原和异体 T 细胞，之后分泌增殖与细胞因子起作用[79,80]。

20 世纪 80 年代人们开始认识到 GVL 不仅在实验室中存在，在临床中也同样发挥作用。自那以后，在理解鉴定 GVL 反应方面取得了很大的进展[81]。虽然从 GVHD 中分离出 GVL 效应在理论上是可行的，并且在有限的情况下临床中也能达到这种效果。但目前缺乏鉴定出白血病特异异体反应抗原的能力，这是临床中提高 GVL 强度和特异性的最大障碍。目前广泛采用降低强度的预处理方案，以便能产生有效的移植物抗宿主反应，而不追求通过预处理来消除疾病。这种做法的一个额外的好处是，由于降低了预处理的强度，一些原来认为不适合做抑制的年长患者和身体状况不佳的患者也可以进行移植。

分子生物学的进步使利用腺病毒载体转染基因进入人体细胞成为可能。利用这项技术，一个新的基因被插入腺病毒载体，腺病毒载体因此就含有正常的人体 DNA 序列，然后将此修饰过的 DNA 导入人体细胞。如果治疗成功的话，新基因将产生有功能的蛋白。这种方法已经成功地被用来治疗转移性黑色素瘤，做法是将杀伤 T 细胞基因修饰后使之靶向肿瘤细胞[82]，因此具备了攻击肿瘤细胞的能力。同时这种方法也在两个成人中被用来治疗 X 连锁的肉芽肿疾病[83]。

基因治疗在骨髓移植中有多种应用：使用患者

自身干细胞或淋巴细胞作为工具运送正确的基因纠正遗传紊乱，这种纠正的基因可以在患者一生中都发挥作用；基因修饰肿瘤细胞使他们更易于被免疫系统或化疗杀伤；或者基因修饰免疫细胞使他们更有效。治疗先天性干细胞紊乱的基因治疗实验也已经开展。然而，如何取得足够的可持续的基因表达的问题仍然没有解决。

展望

可以预计干细胞移植的过程将会越来越安全，这将允许我们在年长的患者、与患者半相合的患者，以及暂时没有威胁生命疾病的患者身上实施这种治疗方案。目前关于自体免疫疾病和血红蛋白病的移植就属于上述情况。

目前，很多改善移植的研究正在进行中。当前的一个研究领域是同时输注大量的 CD34[+] 细胞以达到快速和稳定的植入，这种方案甚至可以用在不相合的供者/受者身上。最终可能可以体外扩增干细胞，这会扩大移植物中的细胞数量。体外扩增的方法可以在脐血移植中发挥作用，细胞数量扩大后移植可以在体重更大的患者身上进行。通过这种方法，可以大大地扩展脐血库的应用范围，使更多的患者得到干细胞移植。随着刺激干细胞、粒细胞、红细胞和巨核细胞增殖的一些临床上很重要的生长因子的研究不断取得进展，以及在移植前准备阶段就能方便地获得这些因子，不但可能显著减少对输注支持的需要，还可以避免粒细胞缺乏的情况出现，并动员更多的干细胞进行自体或异体干细胞移植。

我们可以期待 T 细胞恢复领域的进步：通过先删除再加回选择后 T 细胞的技术以避免 GVHD；在供者或自体移植受者中使用疫苗或过继 T 细胞以诱导抗肿瘤和抗病毒的反应；使用基因治疗的技术选择或消除特定的淋巴细胞群。在组织分型方面已经取得了不少进展，使用分子分型而不是血清分型可以更精确地鉴定供者和受者的 MHC 基因，这样就可以筛选更匹配的非血缘供者，使更多的移植更加安全的进行。

支持治疗方面的持续进步，包括更复杂的抗微生物药剂和更精细安全的血制品支持，可以使移植进行的更加安全。而靶向移植物抗宿主反应生物机制的单克隆抗体则有望减少移植相关的死亡。最后，随着靶向治疗的发展，如酪氨酸激酶、FLT-3 抑制剂等，将使一些血液肿瘤的患者可以仅使用药物治疗，而不需要使用干细胞移植来治疗他们的疾病。

（陈　虎　译　陈　虎　校）

参考文献

1. O'Rahilly C (ed & trans). Táin Bó Cúailnge, from the Book of Leinster. Dublin Institute for Advanced Studies, 1967, 234–239
2. Kinsella T. The Tain. Oxford University Press, Oxford, 1970, 212
3. Quine WE. The remedial application of bone marrow. JAMA 1896;26:1012–1013
4. Fraser TR. Bone marrow in the treatment of pernicious anaemia. BMJ 1894;i: 1172–1174
5. Danforth IN. Pernicious anaemia: a new method of treatment. Chicago Clin Rev 1894;4:1
6. Billings JS. Theraputic use of extract of bone marrow. Bull Johns Hopkins Hosp 1894;5:115
7. Hamilton AM. The use of medullary glyceride in conditions attended by paucity of red blood corpuscles and haemoglobin. New York Med J 1895;61:44
8. Leake CD, Leake BW. The erythropoietic action of red bone marrow and spleen extracts. J Pharmacol Exper Ther 1923;22:75–88
9. Minot GR, Murphy WP. Treatment of pernicious anaemia by a special diet. JAMA 1926;87:470–476
10. Schretzenmayr A. Treatment of anaemia by bone marrow injection. Klin Wissenschaftsch-reiben 1937;16:1010–1012
11. Osgood EE, Riddle MC, Matthews TJ. Aplastic anaemia treated with daily transfusions and intravenous marrow: case report. Ann Int Med 1939;13:357–367
12. Gloor W. Ein Fall von geheiltes Myeloblastenleukaemi. Munchen Med Wochenschreibe 1930;77:1096–1098
13. Mannick JA, Lochte HL, Ashley CA et al. Autografts of bone marrow in dogs after lethal body irradiation. Blood 1960;15:255–266
14. Jacobson LO, Simmons EL, Marks EK et al. The role of the spleen in radiation injury and recovery. J Lab Clin Med 1950;35:746–751
15. Jacobson LO, Simmons EL, Bethard WF. Studies on hematopoietic recovery from radiation injury. J Clin Invest 1950;29:825
16. Lorenz E, Congdon CC, Uphoff D. Modification of acute irradiation injury in mice and guinea pigs by bone marrow injections. Radiology 1952;58:863–877
17. Barnes DWH, Loutit JF. Treatment of murine leukaemia with X-rays and homologous bone marrow. BMJ 1956;2:626–627
18. Barnes DWH, Loutit JF. What is the recovery factor in spleen? Nucleonics 1954; 12:68–71
19. Barnes DW, Loutit JF, Micklem HS. 'Secondary disease' of radiation chimeras: a syndrome due to lymphoid aplasia. Ann NY Acad Sci 1962;99:374–385
20. Ford CE, Hamerton JL, Barnes DWH, Loutit JF. Cytological identification of radiation chimeras. Nature 1956;177:452–454
21. Till JE, McCulloch EA. A direct measurement of the radiation sensitivity of normal mouse bone marrow cells. Radiat Res 1961;14:213
22. Thomas ED, Lochte HL, Lu WC, Ferrebee JW. Intravenous infusion of bone marrow in patients receiving radiation and chemotherapy. N Engl J Med 1957;257:491–496
23. Billingham RE, Brent L, Medawar PB. 'Actively acquired tolerance' of foreign cells. Nature 1953;172:606
24. Billingham RE. The biology of graft-versus-host reactions. Harvey Lectures. Academic Press, New York. 1966, 21–78
25. Mathé G, Jammet H, Pendic B et al. Transfusions and grafts of homologous bone marrow in humans accidentally irradiated to high doses. Revue Franc Etudes Clin Biol 1959;4:226–229
26. Mathé G, Amiel JL, Schwarzenberg L et al. Adoptive immunotherapy of acute leukaemia: experimental and clinical results. Cancer Res 1965;25:1525–1531
27. Mathé G, Amiel JL. Reduction of the plasma concentration of the Charlotte Friend leukae-mogenic virus by adoptive immunotherapy (graft of allogeneic bone marrow). C R Hebd Seances Acad Sci 1964;259:4408–4410
28. Mathé G, Amiel JL, Schwarzenberg L et al. Haematopoietic chimera in man after allogeneic (homologous) bone marrow transplantation (control of secondary symptom-specific tole-rence due to chimerism). BM J 1963;2:1633–1635
29. Alpen EL, Baum SJ. Modification of X-irradiation lethality by autologous marrow infusion in dogs. Blood 1958;13:1168–1175
30. Lochte HL, Levy AS, Guenther DM et al. Prevention of delayed foreign marrow reaction in lethally irradiated mice by early administration of methotrexate. Nature 1962;196: 1110–1111
31. Daussett J, Rapaport FT, Ivanyi P, Colombani J. Tissue alloantigens and transplantation. In: Balner H, Cleton FJ, Eernisse JG (eds) Histocompatibility testing. Munksgaard, Copenhagen, 1965, 63–78
32. Dausset J. Iso-leuco-anticorps. Acta Haematol 1958;20:156
33. Dausset J, Rapaport FT, Legrand L et al. Skin allograft survival in 238 human subjects: role of the specific relationship at the 4 gene sites of the first and the second HLA loci. In: Terasaki P (ed) Histocompatibility testing. Munksgaard, Copenhagen, 1970, 381–397
34. Epstein RB, Storb R, Ragde H, Thomas ED. Cytotoxic antisera for marrow grafting in littermate dogs. Transplantation 1968;9:215–229
35. Terasaki PI, McLelland JD. Microdroplet assay of human serum cytotoxins. Nature (London) 1964;204:998–1000
36. de Koning J, van Bekkum DW, Dicke KA et al. Transplantation of bone marrow cells and

foetal thymus in an infant with lymphopoenic immunological deficiency. Lancet 1969;1: 1223–1227

37. Calne RY, Rolles K, White DJ et al. Cyclosporin A initially as the only immunosuppressant in 34 recipients of cadaveric organs: 32 kidneys, 2 pancreases, and 2 livers. Lancet 1979;2:1033–1036

38. Calne RY, White DJ, Thiru S et al. Cyclosporin A in patients receiving renal allografts from cadaver donors. Transplant Proc 1979;11:860–864

39. Powles RL, Barrett AJ, Clink H et al. Cyclosporin A for the treatment of graft-versus-host disease in man. Lancet 1978;2:1327–1331

40. Powles RL, Clink HM, Spence D et al. Cyclosporin A to prevent graft-versus-host disease in man after allogeneic bone-marrow transplantation. Lancet 1980;1:327–329

41. Selby PJ, Powles RL, Jameson B et al. Parenteral acyclovir therapy for herpesvirus infections in man. Lancet 1979;2:1267–1270

42. Medoff G, Dismukes WG, Meades RHI, Moses JM. A new therapeutic approach to candida infections: a preliminary report. Arch Intern Med 1972;130:241–245

43. Smith AU, Polge C. Survival of spermatozoa at low temperatures. Nature 1950;166: 668–669

44. Barnes DW, Loutit JF. The radiation recovery factor: preservation by the Polge-Smith-Parkes technique. J Natl Cancer Inst 1955;15:901–905

45. Ashwood-Smith MJ. Preservation of mouse bone marrow at -79°C with dimethyl sulphoxide Nature 1961;190:1204 -1205

46. Winston DJ, Ho WG, Bartoni K et al. Ganciclovir prophylaxis of cytomegalovirus infection and disease in allogeneic bone marrow transplant recipients: results of a placebo-controlled, double-blind trial. Ann Intern Med 1993;118:179–184

47. Emanuel D, Cunningham I, Jules-Elysee K et al. Cytomegalovirus pneumonia after bone marrow transplantation successfully treated with the combination of ganciclovir and high-dose intravenous immune globulin. Ann Intern Med 1988;109:777–782

48. Lopez-Berestein G, Fainstein V, Hopfer R et al. Liposomal amphotericin B for the treatment of systemic fungal infections in patients with cancer: a preliminary study. J Infect Dis 1985;151:704–710

49. Mehta R, Lopez-Berestein G, Hopfer R et al. Liposomal amphotericin B is toxic to fungal cells but not to mammalian cells. Biochim Biophys Acta 1984;770:230–234

50. Bortin MM, Rimm AA. Increasing utilization of bone marrow transplantation. Transplantation 1986;42:229–234

51. Goldman JM, Cleaver S, Warren P. World Marrow Donor Association: a progress report. Bone Marrow Transplant 1994;13:689–691

52. Weiden PL, Flournoy N, Thomas ED et al. Antileukemic effect of graft-versus-host disease in human recipients of allogeneic marrow grafts. N Engl J Med 1979;300:1068–1073

53. Goldman JM, Gale RP, Horowitz MM et al. Bone marrow transplantation for chronic myelogenous leukaemia in chronic phase: increased risk of relapse associated with T-cell depletion. Ann Intern Med 1988;108:806–814

54. Champlin RE. T-cell depletion for bone marrow transplantation: effects on graft rejection, graft-versus-host disease, graft-versus-leukemia, and survival. Cancer Treat Res 1990;50: 99–111

55. Brito-Babapulle F, Bowcock SJ, Marcus RE et al. Autografting for patients with chronic myeloid leukaemia in chronic phase: peripheral blood stem cells may have a finite capacity for maintaining haematopoiesis. Br J Haematol 1989;73:76–81

56. Kingston JE, Malpas JS, Stiller CA et al. Autologous bone marrow transplantation contributes to haemopoietic recovery in children with solid tumors treated with high dose melphalan. Br J Haematol 1984;58:589–595

57. Lazarus HM, Herzig RH, Graham-Pole J et al. Intensive melphalan chemotherapy and cryopreserved autologous bone marrow transplantation for the treatment of refractory cancer. J Clin Oncol 1983;6:359–367

58. Dicke KA, Zander A, Spitzer G et al. Autologous bone-marrow transplantation in relapsed adult acute leukaemia. Lancet 1979;1:514–517

59. Feeney M, Knapp RC, Greenberger JS, Bast RC. Elimination of leukemic cells from rat bone marrow using antibody and complement. Cancer Res 1981;41(9 Pt 1):3331–3335

60. Filipovich AH, Vallera DA, Youle RJ et al. Ex-vivo treatment of donor bone marrow with anti-T-cell immunotoxins for prevention of graft-versus-host disease. Lancet 1984;1: 469–472

61. Treleaven JG, Gibson FM, Ugelstad J et al. Removal of neuroblastoma cells from bone marrow with monoclonal antibodies conjugated to magnetic microspheres. Lancet 1984;1: 70–73

62. Powles R, Smith C, Milan S et al. Human recombinant GM-CSF in allogeneic bone-marrow transplantation for leukaemia: double-blind, placebo-controlled trial. Lancet 1990; 336:1417–1420

63. Morstyn G, Campbell L, Lieschke G et al. Treatment of chemotherapy-induced neutropenia by subcutaneously administered granulocyte colony-stimulating factor with optimization of dose and duration of therapy. J Clin Oncol 1989;7:1554–1562

64. Morstyn G, Campbell L, Souza LM et al. Effect of granulocyte colony stimulating factor on neutropenia induced by cytotoxic chemotherapy. Lancet 1988;1:667–672

65. Glück S, des Rochers C, Cano C et al. High-dose chemotherapy followed by autologous blood cell transplantation: a safe and effective outpatient approach. Bone Marrow Transplant 1997;6:431–434

66. Gluckman E, Broxmeyer H, Auerbach AD et al. Hematopoietic reconstitution in a patient with Fanconi's anemia by means of umbilical cord blood from an HLA-identical sibling. N Engl J Med 1989;321:1174–1178

67. McCullough J, Clay ME, Fautsch S et al. Proposed policies and procedures for the establishment of a cord blood bank. Blood Cells 1994;20:609–626

68. Gluckman E. European organization for cord blood banking. Blood Cells 1994;20: 601- 608

69. Fisher CA. Establishment of cord blood banks for use in stem cell transplantation: commentary. Curr Probl Obstet Gynecol Fertil 1996;19:55–58

70. Perales MA, Ishill N, Lomazow WA et al. Long-term follow-up of patients treated with daclizumab for steroid-refractory acute graft-vs-host disease. Bone Marrow Transplant 2007;40(5):481–486

71. Bordigoni P, Dimicoli S, Clement L et al. Daclizumab, an efficient treatment for steroid-refractory acute graft-versus-host disease. Br J Haematol 2006;135:382–385

72. Bay JO, Dhédin N, Goerner M et al. Inolimomab in steroid-refractory acute graft-versus-host disease following allogeneic hematopoietic stem cell transplantation: retrospective analysis and comparison with other interleukin-2 receptor antibodies. Transplantation 2005;80:782–788

73. Patriarca F, Sperotto A, Damiani D et al. Infliximab treatment for steroid-refractory acute graft-versus-host disease. Haematologica 2004;89:1352–1359

74. Jacobsohn DA, Hallick J, Anders V et al. Infliximab for steroid-refractory acute GVHD: a case series. Am J Hematol 2003;74:119–124

75. Panoskaltsis-Mortari A, Lacey D, Vallera D, Blazar B. Keratinocyte growth factor administered before conditioning ameliorates graft-versus-host disease after allogeneic bone marrow transplantation in mice. Blood 1998;92:3960–3967

76. Takeoka M, Ward WF, Pollack H et al. KGF facilitates repair of radiation-induced DNA damage in alveolar epithelial cells. Am J Physiol 1997;272:L1174–1180

77. Ringdén O, Uzunel M, Rasmusson I et al. Mesenchymal stem cells for treatment of therapy-resistant graft-versus-host disease. Transplantation 2006;81:1388–1389

78. Fang B, Song YP, Liao LM et al. Treatment of severe therapy-resistant acute graft-versus-host disease with human adipose tissue-derived mesenchymal stem cells. Bone Marrow Transplant 2006;38:389–390

79. Yañez R, Lamana ML, García-Castro J et al. Adipose tissue-derived mesenchymal stem cells have in vivo immunosuppressive properties applicable for the control of the graft-versus-host disease. Stem Cells 2006;24:2582–2591

80. Min CK, Kim BG, Park G et al. IL-10-transduced bone marrow mesenchymal stem cells can attenuate the severity of acute graft-versus-host disease after experimental allogeneic stem cell transplantation. Bone Marrow Transplant 2007;39:637–645

81. Barrett AJ, Malkovska V. Graft-versus-leukaemia: understanding and using the alloimmune response to treat haematological malignancies. Br J Haematol 1996;93:754–761

82. Morgan RA, Dudley ME, Wunderlich JR et al. Cancer regression in patients after transfer of genetically engineered lymphocytes. Science 2006;314:126–129

83. Ott MG, Schmidt M, Schwarzwaelder K et al. Correction of X-linked chronic granulomatous disease by gene therapy, augmented by insertional activation of MDS1-EVI1, PRDM16 or SETBP1. Nat Med 2006;12:401–409

第2章

干细胞移植的生物学基础

A John Barrett

引言

干细胞移植（SCT）的临床实践不但需要对内科医学全面了解，还需要理解血液学和免疫学的一些基本原则，正是这些基本原则构成了移植患者管理的基础。我们现在有关干细胞移植的知识来源于过去50余年的巨量的临床数据。这里，我们仅描述移植科学的基本原则，这些原则包括干细胞移植的日常临床实践。并列举影响移植结果相关因素的生物学基础。如果读者希望更多地了解干细胞移植血液学和免疫学实验方面的知识，可以参考本章末的参考文献。

移植的细胞组分（图 2.1）

长寿的细胞谱系

移植物包含多种细胞类型，但是以CD34表面抗原为标志的造血干细胞（HSC）和负责免疫记忆的CD3$^+$T细胞是其中最重要的组分，因为它们可以自我复制并在受者整个生命周期内一直存活。CD34组分内的细胞建立生命周期内的造血系统，并重建了包括树突状细胞（包括特化的朗格汉斯树突状细胞）、组织巨噬细胞、B细胞、T细胞和自然杀伤细胞（NK）的免疫系统。在移植后最初的几个月，T细胞主要由来源于供者的成熟T细胞（胸腺后T细胞）构成，后来CD34来源的T细胞前体在宿主的胸腺内获得成熟并重建了外周T淋巴组分[1]。

近年来，人们对干细胞移植中是否含具有发育成非血液细胞（如成血管细胞、内皮细胞、成纤维细胞、神经元细胞和肌肉细胞）潜能的前体细胞很感兴趣。目前，非血液组织的前体细胞表面标志以及它们与造血干细胞之间的联系并不清楚。一些资料认为造血干细胞具有一定的"柔性"，能沿着其他的发育路径重新分化；另一些资料认为移植物中含有一些少量的非造血干细胞群体，这部分群体最终导致了非血液组织的再生。不管是何种机制引起了移植中非血液组织的再生，在常规的干细胞移植中，由供者细胞导致的非血液组织替换效率很低，因此不具备重要性[2,3]。

短寿的细胞谱系

与干细胞相比，其他的细胞不能长期存在，仅在移植后具有短期影响，供者的B细胞可以重新活化EBV病毒并引发淋巴增殖综合征，如果供者和受者ABO血型不符，将引起红细胞抗体攻击宿主A和B红细胞群，引起巨量的血管内红细胞溶血[4,5]。移植的NK细胞能促进移植物和骨髓内的间充质干细胞，具有免疫调节作用[6,7]。

造血干细胞来源

目前移植使用的干细胞来源主要有3种：骨髓、动员的外周血干细胞和脐血干细胞[8-10]。来源的不同极大地影响了移植干细胞的数量和质量，如表2.1所示。

骨髓采集

在婴儿和儿童中，红骨髓在包括长骨在内的所有骨骼中均存在。后来，红骨骼退化成轴向骨骼，骨盆的前脊柱和后脊柱，成人上部胸骨，婴儿的胫骨头是骨髓采集的常用部位。反复抽吸的过程导致这些部位的血窦破碎，从而使骨髓细胞沿着一些骨针被抽吸出来。这种骨髓采集物是富集了骨髓细胞的静脉血。通过限定每次抽吸的体积并执行多次穿刺可

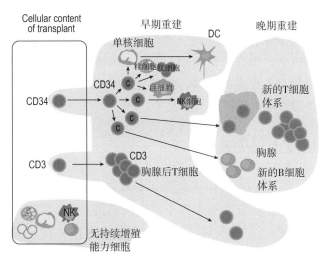

图2.1 干细胞移植物中细胞组分以及受者中长寿和短寿细胞系的命运。CD34，骨髓造血干细胞；CD3，胸腺后T细胞；NK，自然杀伤细胞；B，B细胞；mo，单核细胞；gran，粒细胞；MK，巨核细胞；DC，树突状细胞；c，定型祖细胞；RBC，红细胞

以得到最大的产量，该过程可持续 1 ~ 2 小时[11]。

外周血干细胞动员

循环中的造血干细胞出现频率为它们在骨髓中出现频率的 1/100 ~ 1/1000，造血干细胞通过表面蛋白 CXCR4 与基质细胞表面分子 VCAM-1 结合，从而将自身附着在骨髓基质上。如果 CXCR4/VCAM-1 黏附作用被破坏，造血干细胞可以通过骨髓基质膜部分进入血窦并随之进入循环。在造血干细胞采集过程中，造血干细胞生长因子 G-CSF（粒细胞集落刺激因子）通过减少 CXCR4 的表达而动员造血干细胞进入循环。重复注射 G-CSF 6 天后可

表 2.1 骨髓、外周血和脐血干细胞来源比较

特性	骨髓	外周血	脐血
收集	多次抽吸	G-CSF 动员	胎盘血
移植 HSC 最小值 $\times 10^6/kg$ 受体体重	1	1	0.1
移植后中性粒细胞计数 >500/μl 的平均天数	14	12	21
移植后血小板计数 >2000/μl 的平均天数	21	18	28
免疫特征 GVHD 风险 （同样的匹配）	++	+++	+

以通过机采外周血来获得大量的造血干细胞。外周血干细胞采集混有大量的外周血细胞，与骨髓采集相比，外周血干细胞采集产物含有的淋巴细胞要多 10 倍[12]。

脐血采集

出生时，脐静脉富含造血干细胞，但可供采集的体积通常低于 100ml。这是因为在剪脐带前，大部分胎盘血必须引流至新生儿体内以避免贫血。脐血造血干细胞有很强的增殖能力，这部分弥补了它采集细胞数很低的缺点。脐血淋巴细胞大部分是幼稚细胞（未经历抗原），但有很强的增殖潜能。收集的脐血中也含有一定数目的内皮细胞[10]。

冷冻保存

造血干细胞和淋巴细胞可以在液氮中低温冷冻保存 1 年多而在复苏后依然保持活性。冷冻保存需要缓慢的、速率控制的降温并添加冷冻保护剂（通常为 DMSO），以防止细胞内冰晶对细胞的破坏。回输时冷冻的细胞必须快速融化并迅速回输以避免 DMSO 的毒性[11]。

造血干细胞归巢、植入及造血功能重建[13]

静脉输注后，造血干细胞会在 24 小时归巢[13]，之前主要存在于循环中并在肺部聚集。干细胞归巢过程包括骨髓血窦内的内皮翻滚，通过血窦的内皮层并暂居于干细胞巢。在此干细胞巢内，造血干细胞可以形成造血灶并自我复制（图 2.2）。

造血干细胞在骨髓内的定位主要依赖于特异黏附分子之间的相互作用。内皮翻滚是内皮细胞移动并通过内皮细胞墙的第一步，这个过程是由内皮细胞表面的选择素控制的，例如 VCAM-1，以及造血干细胞表面的整合素、涎黏蛋白和 CD44。基底膜来源的因子（SDF1）是基底膜细胞产生的一种趋化因子，它能通过促进造血干细胞表达表面受体 CXCR4 来促进其黏附和跨内皮层迁移。尽管现在通过静脉回输干细胞已经很成熟，但动物实验表明这种方式相对来说效率不高，只有很少的一部分造血干细胞成功归巢[13]。骨髓移植和外周血干细胞移植的血象恢复（>500 中性粒细胞 /μl）需要 10 天，

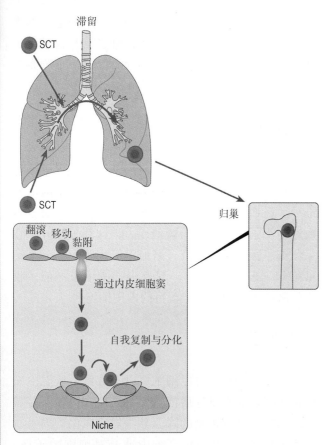

滞留

SCT

SCT

归巢

翻滚　移动　黏附

通过内皮细胞窦

自我复制与分化

Niche

图2.2　干细胞植入的步骤

而脐血移植则平均需要 21 天。

为了成功植入受体，造血干细胞必须同时克服免疫屏障和非免疫屏障。决定同种异体移植最重要的因素是一个良好的免疫环境：占优势的供者 T 细胞最终促进了供者干细胞的植入。造血干细胞移植物能够被循环中的宿主抗体、异体反应性 NK 细胞、供者特异的细胞毒 T 细胞封闭。在自体干细胞移植中，成功植入依赖于自体干细胞的强壮程度，因为自体干细胞经历过之前的化疗和放疗后，有可能导致其重构造血功能受损。如果骨髓充满了恶性肿瘤细胞或者被纤维化或化疗损坏，干细胞植入有可能会失败。大脾会过多地捕捉循环的造血干细胞，导致植入延迟甚至失败。一旦成功植入，造血干细胞在随后的年份就可以维持造血，有些患者随访已超过 30 年，目前尚无因为植入的干细胞耗尽导致后期移植失败的报道。

免疫系统重建

恢复免疫系统包括重建几个不同的免疫细胞和

免疫分子家族：天然免疫系统的 NK 细胞、过继免疫的 T 细胞和 B 细胞、再生抗原呈递的细胞以及产生抗体。现在对自体或异体干细胞移植的免疫重建过程有了更多的了解，两者有一些相似之处。但异体免疫系统的植入更为复杂 [14,15]。

恢复天然免疫

不管是在自体还是异体干细胞移植中，NK 都是第一个恢复至正常水平的免疫细胞，通常会在移植后第一个月内超调。淋巴细胞生长因子特别是 IL-12 和 IL-15 表达的增加，刺激了 NK 细胞快速由 CD34 细胞生成。源于 CD34 的抗原呈递细胞包括单核 - 巨噬细胞、树突状细胞（髓系和浆系）、朗格汉斯细胞和 B 细胞。移植细胞来源的抗原呈递细胞在移植后数周内开始产生，在大约 6 个月的时间内完全恢复 [16]。

过继免疫的恢复

干细胞移植后 T 细胞免疫的即时恢复是由输注的胸腺后 T 细胞（大部分组分是免疫记忆细胞）完成的，后期的 T 细胞主要在骨髓内由源于 CD34 细胞的 T 细胞前体发育而来，并在胸腺中构建了一个新的免疫池。CD8+ T 细胞的恢复要快过 CD4+ T 细胞，这会导致细胞免疫有一定的缺陷。移植后，为了应对淋巴细胞减少症，淋巴细胞生长因子 IL-2、IL-12、IL-15 和 IL-18 大量分泌，从而使移植的淋巴细胞大量增殖。研究干细胞移植后对 CMV 病毒的免疫反应表明，如果移植物的供者之前感染过 CMV，那么免疫细胞可以快速扩增，并且可以在干细胞移植后的几周内控制重活化的 CMV 病毒。相反，如果供者之前没有感染过 CMV 病毒，那么受者获得针对 CMV 的免疫能力会慢得多，有时需要几个月才能产生足够强的免疫反应。异体干细胞移植后移植的 T 细胞具有独特的功能——他们与受者的抗原呈递细胞、皮肤、小肠、肝细胞以及残留的 T 细胞、骨髓细胞相互作用，引发 GVHD，并通过移植物抗骨髓效应为移植物建立空间。重要的是，移植的 T 细胞也可以通过移植物抗白血病或者移植物抗肿瘤效应识别并杀死恶性肿瘤细胞（图 2.3）[13-17]。

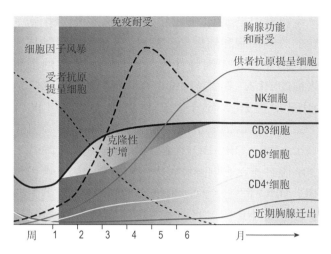

图2.3 干细胞移植后免疫系统恢复。最初几周的特征是淋巴细胞减少症，紧随其后的是NK细胞的快速恢复和以CD8⁺T细胞为主T细胞的较慢恢复。在最初的几个月，T细胞的恢复是不规则的，以池中数个T细胞克隆的扩增为主。大约1年后，胸腺的功能恢复，CD4水平恢复并产生新的胸腺来源T细胞。B细胞的免疫球蛋白的恢复在第1年内开始

体液免疫

移植的干细胞分化出新的 B 细胞前体后，完整的抗体生产将得以重建。移植后体液免疫的回复比较慢，免疫球蛋白水平通常在 6 ~ 12 个月达到正常范围，其中 IgA 的恢复需要更长的时间。如果期间患者发生慢性 GvHD 的话，这个过程会更慢 [18]。

预处理方案

准备或预处理方案具有 3 个作用：
● 用来对患者恶性疾病进行强化处理，使疾病负荷降至最低水平。
● 对受者进行免疫抑制以使供者的造血系统和免疫系统能够顺利植入。
● 在骨髓造血干细胞巢内为移植的干细胞腾出必要的空间。

为了这 3 个作用，需要根据患者 - 供者的具体情况进行方案的选择 [19]。根据患者对方案的耐受情况选择方案的强度 [20]。因此，年长的或体质弱的患者可以给予降低强度的方案来避免预处理带来的死亡率，不过，这可能会导致免疫移植不足以确保植入。虽然这 3 个作用不同，但方案中使用的试剂（例如环磷酰胺）通常同时具有骨髓移植和免疫移植的功能（图 2.4）。

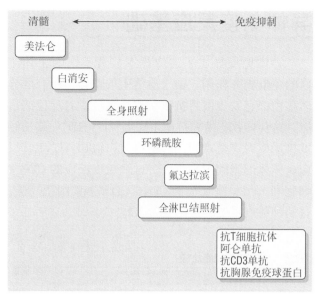

图2.4 预处理方案中使用的试剂，按它们免疫抑制或骨髓抑制的能力分类

治疗以控制恶性疾病

一些方案针对特异的恶性疾病，但更多方案使用 12 ~ 15Gy 剂量的全身照射，或者静脉注射 12mg/kg 的白消安 2 ~ 4 天，同时使用免疫抑制剂如环磷酰胺、氟达拉滨、抗 CD52 单抗或抗淋巴细胞球蛋白（ATG）。

免疫抑制

为了保证成功植入，除了受者患有重度免疫缺陷不能排斥移植物或者受者供者属于同卵双生外，所有的异体移植均需要免疫抑制。如果患者已被之前的输注致敏或者患者是儿童具有更强的排斥移植物的能力，就需要更强的免疫移植方案以确保植入成功。

骨髓抑制

移植物的成功植入并不需要完全清髓，但移植前高剂量的治疗通常会造成完全清髓。在接受降低强度移植的患者中清髓常常是需要避免的。这些患者往往自身的造血系统迅速恢复，但在随后的几个月由于 T 细胞介导清除了宿主的造血系统使之向供者造血系统倾斜 [21]。因此，只要是细胞免疫向供者方向倾斜，在异体干细胞移植中就没有必要预处理为供者干细胞"制造"空间。

异体免疫反应基础

异体免疫描述了遗传背景显著不同的个体之间的免疫相互作用。由于遗传上的差异，所有的异体移植都有发生供者抗宿主或宿主抗供者反应的可能，这会导致移植物抗宿主疾病（GVHD），移植物被排斥或者更受欢迎的移植物抗白血病（GVL）反应。异体细胞间识别由负责过继免疫反应的 CD3⁺T 细胞和天然免疫反应的 CD16⁺CD56⁺NK 细胞完成。这两种免疫系统的对比见表 2.2。

表2.2 T细胞NK细胞比较

	T细胞	NK细胞
起源	CD34⁻ 前胸腺前体 胸腺内成熟	CD34⁻ 细胞 骨髓内成熟
发育过程	幼稚细胞 ↓ 中央记忆细胞 ↓ 效应记忆细胞 ↓ 效应细胞	识别 / 激活 ↓ 有限增殖 ↓ 死亡
刺激细胞	抗原呈递细胞（DC、B 细胞、单核细胞）	造血细胞
靶细胞	任何 MHC Ⅰ / Ⅱ 表达细胞	造血细胞
识别结构	MHC Ⅰ类和Ⅱ类分子 +9 ～ 15 氨基酸多肽	MHC Ⅰ类 非典型 MHC（MicA/B）
受体	T 细胞受体复合物 CD4⁺CD8⁺ 共刺激分子	KIR 分子（抑制） NKG2D 和其他（激活）
受体多样性	很高（1011 ～ 2TCR 序列）	低（18 种 KIR 类型）
临床影响 GVHD GVL Engraftment	+ + +	无 +（髓性白血病） +

获得性免疫反应

获得性免疫反应主要包括 T 淋巴细胞与其他个体的抗原相互反应[22]。通过抗原识别，T 细胞活化并增殖产生效应细胞和辅助细胞克隆扩增，从而与携带抗原的细胞发生反应。一旦反应建立，将会产生免疫记忆细胞，再次遇到相同抗原会产生新一轮的效应细胞和辅助细胞扩增。T 细胞对异种抗原的识别主要是 T 细胞受体分子与另一个体的细胞表面的 HLA- 多肽复合物结合。所有的细胞均表达 MHC Ⅰ 类 HLA 分子（HLA-A、B、C），但仅部分细胞（包括抗原呈递细胞）表达 MHC Ⅱ 类分子（HLA-DR、DP、DQ）。Ⅰ 类分子呈递的抗原肽代表了细胞自身，它们是细胞内蛋白被蛋白酶水解的产物。MHC Ⅱ 类分子呈递的抗原肽来源于外源蛋白和部分自体蛋白。它们在溶酶体内被降解成多肽。内源和外源的多肽与 MHC Ⅰ 类分子在内质网结合，与 MHC Ⅱ 类分子在溶酶体内结合。CD8⁺ T 细胞受体主要与 MHC Ⅰ 类分子结合，而 CD4⁺ T 细胞受体主要与 MHC Ⅱ 类分子结合。MHC 上的多肽被称为次要组织相容性抗原（mHag），而 MHC 分子被称为主要组织相容性抗原。次要组织相容性抗原是很重要的，因为在全相合兄弟移植中，仅供者和受者 mHag 的差别可引起致命的 GVHD、移植物排斥或者强烈的 GVL 效应。抗原呈递的分子基础如图 2.5 所示[23]。

天然免疫反应

尽管 NK 细胞也是多克隆的，它的多样性并不像 T 细胞那样多。T 细胞抗原特异的克隆需要预先扩增才能发挥作用，但 NK 细胞与之不同，NK 细胞不需要预先的克隆扩增即可对靶细胞发挥免疫效应。NK 细胞与其他细胞相互作用主要通过抑制 - 活化通路。活化相互作用由一系列分子介导，尤其是 NKG2D 遇到靶细胞表面的非典型 MHC Ⅰ 类分子 MIC A/B[24]。活化的 NK 细胞通过释放穿孔素 - 颗粒酶裂解靶细胞。为了避免自体 NK 细胞发生针对自身组织的免疫反应，NK 细胞与其他细胞的相互作用以抑制 NK 活化为主。

当 NK 细胞表面受体 KIR（killer immunoglobulin-like receptors）家族的某个成员遇到靶细胞表面相关的 MHC 分子后，传递抑制信号给细胞，从而阻止了 NK 细胞裂解程序的活化。NK/ 靶细胞兼容性主要包括多种 KIR 细胞类型，可以与多种 HLA Ⅰ 类分子相互作用，但最有效的抑制相互作用发生在 Ⅰ 类 KIR 分子与 HLA-C1、-3、-7、-8，以及 Ⅱ 类 KIR 分子与 HLA-C2、-4、-6、-15 之间。某个 NK 细胞与其靶细胞之间的作用方式取决于此 NK 细胞对靶细胞表面抑制分子和活化分子识别的

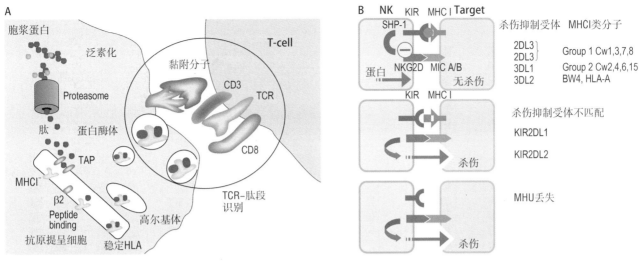

图2.5 异体反应的分子基础。（A）过继免疫：在细胞内通过泛素化和蛋白酶解自身蛋白产生自身多肽。短肽被主动泵入内质网，在内质网中它被装入HLA Ⅰ类分子，经过高尔基复合体糖基化后到达细胞表面，在细胞表面该多肽-HLA复合物接受CD8+ T细胞的筛选。CD8+ T细胞可以通过CD3和CD8分子之间的弱相互作用、多肽与T细胞受体之间的强相互作用与MHC结合。（B）天然免疫：阳性信号和阴性信号控制NK细胞活性。当KIR分子与合适的MHC配体匹配时，SHP-1上调并阻止了颗粒酶的释放。否则将引起NKG2D/MICA/B的激活相互作用导致颗粒酶的释放。当KIR不匹配或靶细胞缺乏MHC Ⅰ类分子时，没有信号能阻止NK介导的裂解作用

平衡。这表现出新NK细胞克隆的特征。当NK细胞不能与抑制性MHC Ⅰ类分子结合，或是因为该分子没表达或者因为它来源于不相容的个体，NK细胞异体活性便会活化以杀伤异体细胞。在HLA不相符的移植中，NK的异体活性是很明确的，但NK的异体活性也可以发生在HLA全相合的供者-受者之间，因为KIR群遗传上与MHC分子不一致。因此，供者有可能缺乏对应于受者的KIR群，或者受者有可能不表达对应于供者MHC分子相容的KIR群[25]。

在异体免疫反应中NK细胞与T细胞有很重要的不同。关键是，NK细胞主要识别造血细胞系谱。这就解释了NK细胞在成功植入方面的重要性：宿主NK细胞可以摧毁移植物，而供者NK细胞可以通过清除宿主残余的造血细胞的淋巴细胞而有利于成功植入[26]。对血液细胞特异的NK细胞另一重要特点是它不导致GvHD。事实上，它们有能力清除宿主的抗原呈递细胞从而降低了宿主刺激供者T细胞异体免疫反应的能力[25]。

组织分型

MHC分子是高度多态的，目前已经描述有800多个等位基因，而且不停地有新的分子被发现。人

们相信，这种多样性是由于进化压力导致的基因的改变，过去10万年来，人们散居在不同的居住环境中，需要不断改变MHC分子以适应变化的微生物。HLA分型包括由分子分型或血清学方法分型确定的HLA-A、B、C（MHC Ⅰ类分子）及DR、DP、DQ类型（MHC Ⅱ类分子）。临床移植结果清楚地表明在无关或相关供者中尽可能地寻找HLA接近的供者是很有益处的。在HLA一致的兄弟中，HLA-A、B和DR足够决定供者和受者的HLA相容性，因为MHC复合物是以接近打包的方式从父母单倍型传递给子女的，这些基因排列的很近，因此在减数分裂中仅有很少比例（＜2%）发生导致不匹配的交换，通常发生在A座位。但在非血缘供者中，情况则有很大的不同，单倍型遗传相对保守，多代的基因重排后致使交叉位点重排的等位基因并不在同一单倍体上，导致供受者HLA不相合。这种重排在供者和受者中并不相同。为了完全阐明非血缘供者HLA相容性，进一步对HLA-C、DQ和DP的分型也需要进行。

HLA分型最早使用一组抗体对具有明确生物活性的淋巴细胞MHC分子进行分型（血清学分型）。HLA分型目前使用分子方法进行，可以对个体MHC分子提供更详尽的分型[27-29]。

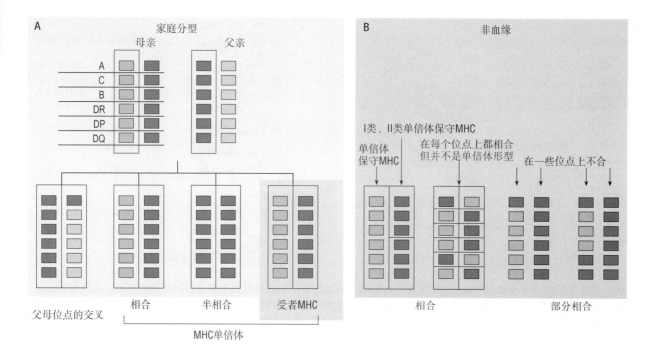

图2.6 家庭分型和非血缘供者搜寻时HLA遗传上的差异。家庭成员之间HLA等同意味着单倍体MHC区域完全相同，但在HLA匹配的非血缘供者中并非与此，除非供者和受者共有一个保守的单倍体祖先

相容性功能测试

虽然选择最匹配（或全匹配）的供者是限制供者和受者可能的异体反应的第一步，但很明显，根据之前对异体免疫反应的描述，HLA分型没有排除mHag差异以及KIR-MHC不相容引起的异体免疫反应。功能相容性检测不需要检测供者和受者遗传上的差别就能识别两者异体免疫反应，能补充HLA分型方法的不足。经典的实验是混合淋巴细胞培养（MLR），该实验测定供者淋巴细胞与受者淋巴细胞混合4~6天后的增殖情况。此实验容易进行，但变异性比较大，需要仔细控制。另外，此实验应用有局限：虽然它可以用来确认无反应性，但它对HLA相合个体的不相容不敏感，因为MLR无反应。

最近，研究开发了测定辅助T细胞和细胞毒T细胞频率的方法（TLPf）。这些有限稀释实验非常难于建立和操作，因此应用也很有限。一些研究者发现HTLP或CTLP在相合和不相合组都能预测GvHD/排斥[30]。一个更直接的检测GVHD的实验是皮肤种植实验。一个来自受者的皮肤组织标本种植上供者的淋巴细胞。培养后，检测皮肤标本因为凋亡引起的损坏在相合和不相合组中都可以很好预测GVHD。但这个技术很难建立而且需要熟练的操作人员。

总之，尽管功能相容性实验进行了很多研究，但没有一个能广泛应用[31]。

通过干细胞移植治愈疾病

干细胞生物学和免疫学的进步极大拓展了自体和异体干细胞移植在恶性及非恶性、遗传的和获得的疾病中的应用。广义上说，干细胞移植被当成一种使造血功能恢复正常、修复非造血状态或免疫功能的一种方法（表2.3）。

自体干细胞移植治疗恶性疾病

最初使用干细胞移植是为了允许使用清髓剂量的抗肿瘤治疗，今天仍然使用自体干细胞移植来治疗恶性疾病。允许使用清髓治疗和干细胞救援的原则是：使用达到清髓剂量的放疗和化疗后，一些肿瘤能够被清除。作为此策略的延伸，在多发性骨髓瘤中广泛使用两次连续的干细胞移植来降低疾病负荷。这种方法的局限性在于，只有部分疾病例如淋巴瘤和一些实体肿瘤可以在移植前将肿瘤负荷降低

表2.3 干细胞抑制治疗的疾病

	自体移植	异体移植
免疫缺陷疾病		
重度联合免疫缺陷	*	+
Wiskott-Aldrich 疾病	−	+
自体免疫疾病		
免疫血小板减少性紫癜	+	+
狼疮和类风湿关节炎	+	+
硬皮病	+	+
肠炎	+	+
多发性硬化症	+	+
骨髓衰竭		
获得性：再生障碍性贫血和放射损伤	−	+
遗传性：网状发育不良、范科尼贫血，	*	+
纯红细胞再生障碍	−	+
血红蛋白疾病和其他遗传性骨髓障碍		
地中海贫血综合征	−	+
镰状细胞（贫血）病	−	+
慢性肉芽肿疾病	−	+
Glanzmann 血小板功能减少症	−	+
非遗传性血液障碍		
黏多糖（贮积）病和其他脂质体障碍	−	+
戈谢病综合征	−	+
Globosidoses	−	+
糖原贮积症 Ⅱ 型	−	+
血液系统恶性肿瘤		
骨髓的：AML、CML、MDS、MPD	+	+
淋巴的：ALL、CLL、NHL、HD、	+	+
骨髓瘤		
非血液系统肿瘤		
肾小细胞癌	+	+
乳腺癌	+	+
神经母细胞瘤	+	(+)
生殖细胞肿瘤	+	(+)
肉瘤	+	(+)
其他肿瘤	+	(+)

到足够低的程度，并随之通过一次或两次干细胞移植来有效地防止疾病复发。早期顾虑自体干细胞移植，特别是在白血病和淋巴瘤中，有可能存在恶性肿瘤细胞污染自体移植物并重新种植到受者体内的风险。因此他们使用干细胞清除技术来去掉移植物中的肿瘤细胞。但在一项自体干细胞移植治疗白血病的研究中发现，由移植物中的恶性肿瘤细胞导致的后期复发是很少见的，并且自体干细胞移植中使用干细胞清除技术并没有额外的好处 [32]。

利用自体干细胞移植进行基因治疗

第一例基因治疗由腺苷脱氨酶缺乏引起的重度联合免疫缺陷症证明了一个原则：即由单个已知基因突变引起的血液和免疫疾病可以通过插入正确基因的造血干细胞来纠正。不幸的是，由于制备足够多的基因修饰过的细胞非常困难，这个领域发展很慢，更加不幸的是，这种随机的基因插入可以引起基因突变，有诱发白血病的风险。不过，随着将来基因修饰干细胞技术的不断提高，会变得更加安全，该方法有望治疗目前主要使用异体干细胞移植治疗的一些遗传紊乱疾病 [33]。

自体或异体干细胞移植治疗自体免疫性疾病

自体免疫性疾病的治疗是目前临床研究的焦点。不论是自体干细胞移植还是异体干细胞移植都能取得令人瞩目的效果，但其中治疗的机制仍在研究中。异体干细胞移植治疗自体免疫疾病的思路是比较容易理解的：临床观察也表明一些自体免疫疾病如类风湿性关节炎和银屑病在异体干细胞移植治疗恶性疾病时能够同时得到完全缓解；另外，已知在大多数患者中由自体免疫紊乱引起的重度再生障碍性贫血（SAA），可以被干细胞移植纠正。因此，不论是有细胞介导的还是由抗体驱动的免疫紊乱，都能通过使用健康供者的免疫系统取代其自身免疫系统得到纠正。自体干细胞治疗在一些自体免疫紊乱中同样有效，其中最显著的是血小板减少性紫癜（ITP）和多发性硬化症。虽然已经清楚预处理方案会导致强烈的免疫抑制从而封闭自体免疫反应，但移植物具体是如何发挥作用并不十分清楚。有可能干细胞移植只是简单的重建了免疫系统，移植物中的 CD34 细胞通过产生新的 B 细胞 T 细胞谱系来修正了原有的系统。基于这个理由，一些自体干细胞移植会分选 CD34 细胞进行。

由于疾病类型和移植方法的不同，最终治疗的效果差别很大。治疗失败的原因是多种多样的（复发或无反应），比如移植可能没有清除与自体免疫有关的长期存活的记忆性 T 细胞 B 细胞克隆。在传统的异体干细胞移植中，受者的免疫记忆系统是最难被预处理方案和供者的免疫细胞除掉的。其次，由自体免疫引发的组织损坏可能早已不可修复（例如，1 型糖尿病或导致快速器官衰竭的自体免疫性甲状腺炎）。再次，新的免疫系统又重建了自体免疫过程（特别是在自体环境内）。干细胞移植治疗自体免疫疾病的机制需要更多地被了解[34,35]。

异体干细胞移植治疗骨髓衰竭性疾病

干细胞移植能有效地治疗重度再生障碍性贫血，不管它是不是由免疫引起的。干细胞移植在重度再生障碍性贫血中的治疗作用依赖于它是否能恢复患者失去的干细胞的功能，而预处理方案有助于在受者体内建立供者的免疫系统并阻止导致骨髓衰竭的自体免疫[36]。

干细胞移植也被用来治疗非治疗性辐射引起的骨髓衰竭。但在实践中，这种策略使用的比较有限，因为辐射伤者可能非造血组织已经受到了超致死量的辐射，并且伴随烧伤和炸伤或者体内污染有放射性物质继续损害移植的骨髓[37]。

异体造血干细胞移植治疗造血干细胞遗传性疾病

有很多遗传性的骨髓障碍以致于一个或全部造血细胞系不能产生或无功能，包括血红蛋白病、红细胞发育不全、粒细胞缺乏症、血小板无力症、慢性肉芽肿疾病，格兰兹曼血小板功能不全、范科尼发育不全、网状组织发育不全。通过以健康个体的造血干细胞替代，移植纠正了遗传缺陷[38]。

异体干细胞移植治疗免疫缺陷

移植多能淋巴祖细胞同样可以治疗天然和获得性免疫缺陷。重建的免疫系统既包括来自供者的胸腺后 T 细胞，也包括由供者 CD34 分化出的全新的 T 细胞，这些 T 细胞在胸腺和 B 细胞发育区成熟，这样就产生了一个新的过继免疫系统。很多种免疫缺陷可以被干细胞移植所纠正，但这不包括 HIV，

因为移植物很快就会感染这种病毒[39]。

干细胞移植修复非血液组织

通过健康供者替换受者的淋巴血液系统同样提供了一种纠正由于酶的缺陷导致的遗传性代谢障碍的方法（贮积病，黏多糖贮积症）。纠正依赖于供者来源的巨噬细胞、树突状细胞和胶质细胞，这些细胞能产生正常的酶，然后通过扩散、胞饮或直接的细胞间交换将正常的酶运输到需要的细胞[4]。

异体干细胞移植治疗恶性疾病——移植物抗肿瘤效应

现在人们已经知道干细胞移植治疗恶性肿瘤的同时依赖于预处理方案（通过清髓剂量的放疗和化疗提供抗肿瘤效应）和由供者 T 细胞和 NK 细胞提供的移植物抗肿瘤效应（特别是血液系统恶性疾病中的移植物抗白血病效应）。这种效应很强，甚至于单独输注供者的淋巴细胞就可以导致疾病消退。异体免疫攻击恶性肿瘤的力度很强，在一些疾病中，不需要对受者进行免疫抑制（以帮助移植物成功植入并提高 GVM 效应），移植物就能清除恶性肿瘤。

恶性肿瘤对 GVM 效应的敏感性不同，最敏感的是慢性髓性白血病、慢性淋巴细胞白血病、低分化 B 淋巴细胞增生性障碍、套细胞淋巴瘤和 EBV 淋巴细胞增生性障碍。大多其他的血液系统恶性肿瘤对 GVM 效应中等程度敏感，当病情发展到快速增殖期、晚期或化疗抵抗期时，对 GVM 效应的敏感性降低。近期，降低强度的干细胞移植被用来治疗转移性实体瘤。治疗有一定的效果，特别是在肾细胞癌和乳腺癌中，但完全缓解是不常见的。

移植物抗白血病（GVL）效应的机制

T 细胞和 NK 细胞均参与 GVL 效应。人们相信细胞毒 T 细胞识别的几类白血病细胞表面抗原 mHag，在受者组织中广泛地表达，从而引发 GVH 效应和 GVL 效应。mHag 局限于造血组织，淋巴瘤细胞抗原一般是自身蛋白，如蛋白酶 -3 和弹性蛋白酶，它们在淋巴瘤中过表达；也有肿瘤特异性抗原，如慢性髓性白血病和 Ph 阳性急性淋巴母细胞白血病特异的 BCR-ABL 融合蛋白抗原[43]。NK 细

胞通过穿孔素-颗粒酶通路杀伤靶细胞，但这只有在靶细胞表面提供抑制信号的 MHC Ⅰ类分子丢失，或者活化 NKG2D 受体的信号过表达后才会活化这种杀伤作用。当恶性肿瘤细胞下调 MHC Ⅰ类分子，或者当恶性肿瘤细胞过表达 MICA/B 导致 NKG2D 的活化，这种情况可以在 NK 细胞异体反应时出现。有证据表明 NK 细胞介导的 GVL 是 GVL 抗急性或慢性髓性白血病的重要机制，但不清楚 NK 细胞介导的 GvM 效应是否在其他肿瘤 GVM 效应中同样重要[44]。

干细胞移植并发症

植入失败

移植的干细胞可能不能产生造血系统，这可能是因为移植的干细胞有缺陷，也可能因为发生了免疫排斥。在自体干细胞移植中，非免疫原因造成的移植失败更常见，因为患者之前接受的化疗损坏了干细胞池，常伴随有移植前采集的干细胞数目不足。在极少情况下，会出现供者干细胞有缺陷的情况，因为相关的供者和受者都拥有相同缺陷的基因，该基因在受者体内导致了再生障碍性贫血而供者并没有出现血细胞计数减少的情况。其他一些导致干细胞移植失败的原因包括低温冷冻过程中的缺陷，以及复苏细胞后没有及时回输而导致的 DMSO 的毒性作用。

由免疫原因引起的移植失败可以在移植后立即发生并导致彻底的移植失败，不过这也可能发生在血细胞计数完全恢复之后。立即的免疫排斥可以由抗体、NK 细胞或者 T 细胞介导。移植失败有时可以在移植后几天内看到，此时循环中有不典型的淋巴细胞。这些细胞是供者特异的细胞毒 T 淋巴细胞，早期免疫排斥的主要因素包括预处理方案不充分的免疫抑制、受者年龄过于年轻、HLA 错配移植、T 细胞删除、患者之前被随机的血产品或供者血样致敏过。植入后的移植排斥表明了供者和受者的免疫平衡发生有利于受者免疫系统恢复的变化。在最初的植入后，血细胞计数开始降低，骨髓发育不全恶化。嵌合现象分析受者的淋巴细胞占据优势而供者的淋巴细胞下降。撤销免疫抑制有利于受者自身原本的免疫系统占据优势，而进一步的免疫抑制并

同时输注供者的淋巴细胞有时能逆转这个过程。发生免疫排斥的患者可能会恢复自体造血，特别是那些再生障碍贫血的移植或接受非清髓预处理方案的移植。如果调整预处理方案使之更有效地进行免疫抑制，发生移植排斥的患者往往可以成功地接受同一供者或不同供者的再次移植。

急性或慢性 GvHD

急性 GVHD 当受者抗原呈递细胞（APC）呈递"非自我"抗原给供者 T 细胞时发生。这种发生急性 GVHD 的免疫状态需要 HLA 主要或次要抗原不匹配，供者免疫占优势并且存着宿主的 APC，受者体内处于炎症前环境或感染期是有利于发生急性 GVHD。因为宿主的 APC 细胞仅在移植后能存在几周至几个月，输注供者 T 细胞引起急性 GVHD 的风险随时间而降低。急性 GVHD 可以引起全身性疾病，但它的靶组织是很特异的，包括胃肠道上皮和胆道、皮肤、结膜、外分泌腺，可引起经典的胃炎、皮疹和阻塞性肝炎三联症。令人好奇的是，肾倒是个例外，即使它含有上皮、神经、肌肉和骨组织。急性 GVHD 的特征是一种相对稀薄的淋巴细胞浸润和单个正常自我更新的内皮和上皮细胞凋亡[45, 46]。

慢性 GVHD 大概在移植后 3 个月发生，急性 GVHD 是慢性 GVHD 最强的诱发因素，但即使没有急性 GVHD，慢性 GVHD 也可以发生。这种状态的免疫学并不完全清楚，但包含了供者 CD_4^+ 和 CD_8^+ T 细胞的异体活化，以及自身抗体的产生导致的组织破坏、纤维化和免疫无能。慢性 GVHD 具有与硬皮症相似的特征：靶组织是皮肤、外分泌腺、肺以及被内皮和筋膜纤维化影响的肌肉骨骼系统[47]。关于 GVHD 病理学的详细描述见第三十八、三十九章。

预防 GvHD

造血抑制和血小板减少常见，除了双生子和为重度联合免疫缺陷的婴儿做的相关供者移植，其他所有的异体移植都需要一些方法来预防 GVHD。之前的研究发现，如果不进行免疫抑制，即使 HLA 完全相合的兄弟移植也会有 80% 的重度 GVHD 风险。通过删除移植物中的 T 细胞并使输注的 T 细胞剂量少于每千克 10^4 CD 细胞，急性 GVHD 在很大程度上可以避免。有趣的是，这些受者还是可以发

展成慢性 GVHD，但程度较轻。这种清除 T 细胞的移植免疫重建会比较迟。这种方法延伸发展出另一种方法：T 细胞正常输注，但宿主的 APC 被清除，这样就不会有"细胞因子风暴"。延迟淋巴细胞输注可以降低急性 GVHD 的风险。替代 T 细胞清除的一个方法是移植后对宿主进行免疫抑制。最成功的预处理方案是在移植后第一周使用钙依赖磷酸酶抑制剂（环孢素或他克莫司）连同甲氨蝶呤、环磷酰胺或抗淋巴细胞抗体。该方案初期的强化可以移除新活化的异体反应性 T 细胞，而钙依赖磷酸酶抑制剂可以封闭细胞因子驱动的异体致敏淋巴细胞增殖。在错配移植中，由于存在更大的 GVHD 风险，需要同时进行 T 细胞清除和移植后免疫移植。

DNA 病毒再活化

DNA 病毒 CMV、BKV、HSV、VZV 以及 HPV 和一些腺病毒，感染后有能力在宿主体内长期潜伏。正常情况下，病毒的急性感染后，机体会生成相关的免疫记忆细胞库，一种情况下病毒的再活化被完全抑制，例如 EBV 和 CMV；另一种情况下再活化被限制在特定部位，例如 VZV 和 HSV 主要在神经末端。干细胞移植后，T 细胞库产生缺陷，这些病毒可以再次活化引起可以威胁生命的疾病。而抗病毒药物如阿昔洛韦、更昔洛韦对降低病毒引起的死亡率很有效，一般情况下可以在第 3 个月恢复病毒特异性 T 细胞免疫，因此对降低此类风险是很重要的[48]。

机会感染

移植后的患者是细菌、真菌、病毒及原生动物感染的易感人群。这些内容将在第四十一至四十四章进行细节讨论，这里只列出感染的危险因素，包括中性粒细胞减少时期，以及移植后 6 ~ 12 个月内细胞免疫和抗体生产缺陷时期，体被的破损使细菌可以通过黏膜炎进入胃肠道、隧道导管，以及 GvHD 和免疫抑制对淋巴和骨髓功能的负面影响[49]。

恶性肿瘤复发

干细胞移植治疗恶性肿瘤失败的主要原因是疾病的复发。根据移植是否是有效治疗方法（首次缓

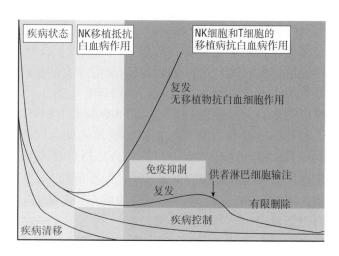

图2.7 疾病残留的模式以及它与治愈或复发的关系

解或疾病早期）或是仅作为一种补救措施（复发或顽固性晚期疾病），白血病和脊髓发育不良复发的风险从 10% 到 60% 不等。疾病的复发或者是因为预处理后的残余病灶简单的重新生长，也可能是因为低水平的残余病灶突破了 GvL 效应。疾病在移植后几个月内的早期复发或者自体干细胞移植后的复发可能是疾病的生长没有得到遏制。而数月或数年后的复发可能是因为免疫控制失败。事实上，有病例表明进行免疫抑制后患者复发，而停止免疫抑制后疾病消退。

复发通常发生在骨髓，也有可能发生在髓外位置，可能是为了逃避巡逻的淋巴细胞。研究白血病异体移植后的复发表明，复发的克隆通常是与移植前克隆不同的另一独特型克隆，说明在异体移植后新的免疫环境下，一个抗性更强的克隆从肿瘤库中被选择出来。关于白血病通过进一步的突变逃脱免疫控制的能力人们了解得不多，但一个研究表明白血病细胞可以通过下调 MHC Ⅰ类分子来逃避 T 细胞的识别，或者发展对 NK 细胞的抗性[50]。

导致不同肿瘤复发的原因也不同。例如 CML 就与 AML 不同，移植后复发已有多年的资料记录，这些资料表明疾病一直没有从患者体内根除，只不过是处在供者免疫系统约束之下，就像 DNA 病毒一样一直存在，只不过再活化被阻止了。令人迷惑的是，偶尔供者细胞也会发生恶性肿瘤。出现这种现象的原因可能是患者体内的环境使之对白血病具有易感性，这也可能与遗传易感性一起协同导致白血病的发生。干细胞移植后疾病控制和复发的模式见图 2.7。

非造血组织的损坏

　　使用高剂量的化疗或放疗预处理方案对非造血组织有明显的毒性。这种毒副反应可以是一种可逆的损害，如黏膜炎；也可能对主要的大器官带来永久的生命危险的损害，如肺（间质纤维化）、肝（静脉阻塞性疾病）以及心脏（心血管损害）。预处理方案中常用的放疗、烷化剂及其他常用方法的毒副作用将在后面的章节详细描述。如果患者在预处理之前就已有器官损坏，那么发生致命性的综合征的风险就会很高，但也可以通过选择适当的预处理方式或者降低预处理的强度来避免对主要器官的损害。

决定移植结果的因素

　　临床上主要通过一些终点事件来判定移植结果，如复发相关和非复发相关的死亡，生存期和无病生存期。这些终点源于一些生物学终点事件，如GVHD、GVL、植入、造血能力和免疫能力测定，以及感染和预处理相关的器官毒性。现在已经知道很多可以预测移植结果的因素。有些与上述生物学事件有很清楚的联系，有些则不清楚它们与哪些事件有关。预测因素最重要的是筛选潜在的供者，供者和受者遗传上的匹配，以及患者移植前的特征。对这些预测因素的认识可以使医生选择合适的预处理方案来得到特定的结果。其他预测结果的因素要在移植后才能看到。预测移植成功或失败的因素可来自遗传、血液、免疫多方面以及之前供者和受者简单但有力的临床特征（表2.4）。

MHC 座位匹配

　　如前面所述，MHC 座位的相容是移植成功的主要决定因素。GVHD 和移植相关的死亡（TRM）几乎与错配的基因座数有直接联系，从完全相同的双生子（主要组织抗原和次要组织抗原均相同）到HLA 匹配的兄弟，再到 HLA 匹配从 5/6、4/6、3/6和完全不匹配的非血缘供者，风险是不断增加的。HLA-A,B,C,DR,DP 和 DQ 座位的错配具有同等的引起异体反应的能力从而影响移植结果。近年人们认为仅仅考虑非血缘供者 - 受者座位的匹配不足以描述他们之间的相容性（例如 10/10 匹配），因为同时必须考虑个体的 MHC 单倍体。供者与受体在

表2.4　影响移植结果的因素

	有利的	不利的
患者		
移植前疾病状态	早期	晚期
	非恶性肿瘤	恶性肿瘤
	处于消退/控制过程	顽固的/进展中
评分（Karnofsky）	90%～100%	＜90%（TRM升高）
年龄	低于20岁	超过50岁（TRM升高）
供者免疫识别	无	抗供者T细胞/抗体（排斥）
供者		
免疫记忆		
感染因素（CMV等）	＋	-（感染风险加大）
肿瘤抗原	＋	-
受者抗原（怀孕、输血）	高	低（高GVHD）
供者-受者匹配		
HLA Ⅰ类Ⅱ类相合	低 GVHD	低 GVL
mHag 相合	低 GVHD	低 GVL
KIR 相合	高 GVL，低	复发/GVHD增多
KIR 不相合	GVHD	
移植物特征		
CD34⁺ 细胞量	高	低（参见表2.1）
标准预处理方案	复发降低	毒性增高
降低强度预处理	GVHD 风险降低	复发增高
强化 GvHD 预防（T 细胞预防）	GVHD 风险降低	复发增高
降低 GVHD 预防	复发降低	GVHD 风险增高
移植后特征		
30 天淋巴细胞 NK 细胞计数	高	低（高 TRM+复发）
非 MHC 遗传因素	参见表2.5	

HLA-A,B,C,DR 至少一个单倍型上座位相同要比要比供者受者排列不同要好。需要牢记的是，虽然错配增加风险，但它同时也可以保护患者免于复发。因此，完全相同的双生子移植复发率显著增高，但TRM 低，而在治疗晚期疾病时，不相合的干细胞移植带来的高 TRM 可被一个更强烈的 GVL 效应所

补偿。因此结论是，供者匹配和不匹配对总体生存率影响不大。

个体 HLA 配型的预测价值

为了证明是否特定的 HLA 类型在 HLA 相合的移植中能有利于得到更好的结果，人们开展了一系列研究。除了 HLA-DR15 这个明显的例外，其他类型的 HLA 没有发现与移植结果有明显的联系。DR15 与免疫再活化有关；它在自体免疫疾病中表达升高，是再生障碍性贫血和脊髓发育不全（MDS）中免疫抑制状态的血液学反应，与亚急性 GVHD 有关，与 HLA 相合的兄弟移植后复发轻微相关[51]。

KIR 相合

NK 细胞异体反应性对移植结果的影响是近年来最重要的发现。正如前面所讨论的那样，异体反应的 NK 细胞有能力清除宿主 APC，降低 GvHD，清除残余的受体免疫细胞，促进骨髓植入并对髓性白血病起到细胞毒作用。在髓性白血病中，HLA 半相合的移植和无关移植但干细胞移植中清除了 T 细胞且 KIR 配体同 MHC Ⅰ 类分子错配者有更好的生存期、更轻的 GVHD 和更少的复发。令人迷惑的是如同在不相合移植中一样，NK 在 HLA 完全相合的兄弟移植中也有同样的异体反应性[52,53]。

细胞因子基因多态性

免疫活性在遗传上是被严格控制的。很自然的，一些细胞因子基因的总体可以决定某个个体

表2.5 影响移植结果的遗传因素

	供者	受者
细胞因子启动基因		
TNF-α		+
IL-10		+
IL-6		+
IL-1 Ra	+	
杂项		
维生素 D 受体		+
雌激素受体		+
感染相关基因		
甘露糖结合凝集素	+	+
髓过氧化物酶	+	

的免疫系统更多的是处于炎症前状态还是抗炎症状态。产生炎症前细胞因子 [例如肿瘤坏死因子（TNF）IFN-γ 和 IL-1]、抗炎症细胞因子（例如 IL-10 和 IL-4），是由基因的启动子决定的，而启动子的效率与它们详细的遗传序列有关。研究患者和供者个体的多态性对移植结果的影响时发现，一些强力的基因多态性对移植结果有显著影响。当基因是纯合子影响会变大，大多影响移植结果的基因多态性位于受者体内。一个明显的例外是 IL-1 受体 α 多态性，它位于供者体内并对 GVHD、存活和复发有影响。细胞因子基因多态性影响的研究刚刚开展，还需要做很多工作以发现最重要的分子（表 2.5）[54-56]。

其他基因多态性

与细胞因子多态性（CGP）不同的是，影响药物代谢（影响免疫抑制）、粒细胞功能、胃肠功能的基因列表在不断增加，还有一些因子以其他未知的方式影响移植结果（例如雌激素受体、雄激素受体、维生素 D 受体多态性）。

种族

几个对大型移植数据库的分析致力于寻找种族对移植结果的影响，不可避免的在这些研究中，遗传对结果的影响大于环境的影响。有很清晰的证据表明东方人种，特别是日本人，较其他种群的 GVHD 反应较轻，这可能是由于人群的基因库比较小因而多态性也比较低[57]。

供者免疫特征

供者的免疫特征对于受者体内建立新的供者免疫系统方式有很重要的影响。供者能通过传递对病毒抗原的免疫记忆，发生 GVH 和 GVL 效应影响干细胞移植的结果。因此，供者感染史对受者发展成对特定感染的反应具有重要影响。供者对 CMV、VZV、HSV、EBV 的免疫是干细胞移植后受者建立对再激活病毒的免疫保护的最重要因素。比如，从没有接触过 CMV 的供者处得到移植的患者会比从具备免疫能力的供者处得到移植的患者感染再激活 CMV 时间延长。相反，女性供者，特别是在怀孕时被雄性抗原（H-Y）致敏后，在男性受者体内更容易发生 GVHD。一产多胎的女性可能被多个常染色体遗传的次要组织相容性抗原致敏过，会使任何性

别的受者都更容易发生 GVHD。供者对白细胞抗原（如 WT1、PR1）的免疫记忆也可以传递给受者[54]。

供者免疫功能的一些其他特征看起来也可以传递给受者。比如，循环中调节 T 细胞低于平均水平的供者使移植物在移植早期 Treg 水平较低，容易发生急性 GVHD[58]。

移植物组成

干细胞剂量

现在很清楚移植物中的特异细胞组成和细胞量可以通过植入、GVHD 和 GVL 对移植结果产生重要影响。根据细胞来源和移植类型的不同，所需要的最低干细胞剂量也不同。因此，对于采自外周血干细胞的自体干细胞移植，需要最低 1×10^6 CD34 细胞/千克体重以保证成功植入。对于异体的外周血干细胞移植和骨髓移植，理想的 CD34 剂量是大于 3×10^6 CD34 细胞/千克体重，对不相合的干细胞移植，可能需要更高的细胞剂量以得到更好的结果。3×10^6 CD34 细胞/千克体重或更高的剂量可以减少复发，取得更好的移植结果，这可能是因为可以快速生成 NK 细胞[9]。令人迷惑的是，在完全相合的同基因干细胞移植治疗髓性白血病中，更高的有核细胞数有利于减少复发[59]。脐血移植能得到的 CD34 细胞数要低，脐血干细胞植入的潜力更大，因此为了保证成功植入，脐血 CD34 细胞数量需要大于 3×10^5 CD34 细胞/千克体重[10]。

T 细胞剂量

虽然很清楚 T 细胞删除会干预移植后免疫恢复进而影响移植结果（较少的 GvHD，更多的感染和复发），但现在还不知道 T 细胞剂量与移植结果之间明确的相互作用。一项研究表明在清除 T 细胞的干细胞移植中，T 细胞剂量低于 10^5/kg 时，可以减少慢性 GVHD 的发病率和严重性，但这个剂量标准可能跟 T 细胞清除的方法以及其他预处理的因素有关[54]。已经知道 CD4+ T 细胞和 CD8+ T 细胞对 GVHD 的贡献不同，删除 CD8+ 的移植物会有一个小的但风险显著降低的 GVHD[60]。同样，在动物实验和之前的人体实验中有很强的证据表明：如果移植物中含有较多的 Treg 细胞，或者是 Th2 Tc2（分泌抗炎症细胞因子）占优势，就会消除 GVHD（可能同时也包括 GVL）[61]。在小鼠中，GVHD 主要是转移幼稚的胸腺后 T 细胞引起的。目前还不清除删除移植物中供者的幼稚细胞仅保留免疫记忆细胞是否有利于免疫重建[62]。

患者和供者的年龄

不论是基于免疫还是非免疫的理由，患者的年龄对移植结果都有着主要的影响。随着年龄的增长，免疫系统经历的一些重要变化可以影响移植结果。相对于年长的个体来说，小孩和婴儿有着强壮但相对幼稚的免疫系统。他们具有完整的有功能的胸腺，源于供者的前胸腺细胞可以迁移至胸腺并对宿主完全耐受。超过 30 岁后，胸腺会萎缩，移植后胸腺再生会变慢并且不完整，这样就导致受者移植后由供者胸腺后 T 细胞提供细胞免疫的时间会比较长。年龄越大的患者越依赖胸腺后 T 细胞群体。另外，他们的调节性 T 细胞比较少[63,64]。这可能是当受者接受年龄较大供者移植时更容易发生 GVHD 的原因。

不考虑免疫因素，年轻的受者往往能得到更好的移植结果；年轻的个体和儿童可以比年长患者更加耐受预处理的毒副作用以及 GVHD。TRM 每 10 年平均上升，但在第 2 个和第 3 个 10 年上升的最快，之后就缓慢上升直到 60 岁。60 岁以上患者的 TRM 并不清楚，因为治疗的患者相对比较少，而且他们大多采用降低强度的预处理方案，这样虽然降低了 TRM 但更容易复发。患者年龄超过 60 岁以后复发开始增加，心血管疾病，肾、肺功能不全成为移植后影响生存期的重要复发因素[65]。没有明显证据表明供者的年龄对患者结果有重大影响。但是，因为供者和受者的年龄在相合兄弟干细胞移植中联系紧密，为了排斥患者年龄的影响，评价供者年龄影响的研究主要集中在非血缘供者上，目前已经发现有一些影响。

移植时疾病状态

干细胞移植很少是患者接受的第一种对该疾病的治疗。患者接受移植时常带有其他治疗的负面影响，并同时伴随疾病的进展，这些都可能减少移植成功的机会。例如，尽管为珠蛋白生成障碍性贫血患者采用了修改后的预处理方案以提高生存期，但他们的移植结果取决于之前多次输注造成的离子过载和肝损害。恶性肿瘤患者不仅复发风险提高，还包括他们疾病带来的非复发性死亡。在疾病早期进行有效的干细胞移植能够降低 TRM 风险。不论是恶性肿瘤疾病还是非恶性肿瘤疾病，从发病到接受移植之间间隔的时间在广义上决定了生存期。

移植相关选择

选择不同的预处理方案以适应具体的情况是优化移植结果的重要手段。移植者可以选择移植的细胞剂量、细胞成分和干细胞来源，并且选择合适的供者受者配对。当多个 HLA 相合的供者存在时，应该根据供者的其他特征，如性别、CMV 感染情况和 NK 异体反应性来选择。预处理方案的选择范围也比较大，可以倾向于抗白血病或者安全性，但在移植治疗恶性肿瘤时必须在两者高复发风险和高 TRM 之间做出妥协。最好，最终的无病生存期可能根据采用高强度和低强度预处理方案带来不良反应的不同而变化很大。移植者在思考 GVHD 时面临着相同的选择：低强度的免疫移植以利于无病生存但会有更多的 GVHD 风险，而强烈的 T 细胞删除方案增大白血病复发的风险但可以预防 GVHD。一个优化的"中间路线"可能是可行的，研究表明减少环孢素剂量至正常水平的一半可以显著的降低疾病复发但不提高 GVHD[54]。

移植后预测因素

多项研究表明淋巴细胞计数的早期恢复可以作为预测移植后生存期的一个很强的指标。这种效应与 N K 细胞恢复的程度有关，干细胞移植 1 个月后 N K 细胞数达到 150/μl 的患者有着显著降低的复发率和 GVHD，以及更长的无病生存期[66-67]。

（陈　虎　译　陈　虎　校）

参考文献

1. Shiruzu JA, Negrin RS, Weissman IL. Hematopoietic stem and progenitor cells: clinical and preclinical regeneration of the hematolymphoid system. Ann Rev Med 2005;56:509–538
2. Orlic D. BM stem cells and cardiac repair: where do we stand in 2004? Cytotherapy 2005;7:3–15
3. Quesenberry PJ, Colvin GA, Abedi M et al. The stem cell continuum. Ann NY Acad Sci 2005;1044:228–235
4. Gottschalk S, Rooney CM, Heslop HE. Post-transplant lymphoproliferative disorders. Ann Rev Med 2005;56:29–44
5. Lapierre V, Oubouzar N, Auperin A et al. Societe Francaise de Greffe de Moelle. Influence of the hematopoietic stem cell source on early immunohematologic reconstitution after allogeneic transplantation. Blood 2001;97:2580–2586
6. Passweg JR, Stern M, Koehl U et al. Use of natural killer cells in hematopoetic stem cell transplantation. Bone Marrow Transplant 2005;35:637–643
7. Keating A. Mesenchymal stromal cells. Curr Opin Hematol 2006;13:399–406
8. Couban S, Barnett M. The source of cells for allografting. Biol Blood Marrow Transplant 2003;9:669–673
9. Schmitz N, Barrett J. Optimizing engraftment – source and dose of stem cells. Semin Hematol 2002;39:3–14
10. Laughlin MJ. Umbilical cord blood for allogeneic transplantation in children and adults. Bone Marrow Transplant 2001;27:1–6
11. Pamphilon D. Stem-cell harvesting and manipulation. Vox Sang 2004;87(suppl 1):20–25
12. Lapidot T, Petit I. Current understanding of stem cell mobilization: the roles of chemokines, proteolytic enzymes, adhesion molecules, cytokines, and stromal cells. Exp Hematol 2002;30:973–981
13. Chute JP. Stem cell homing. Curr Opin Hematol 2006;13:399–406
14. Barrett AJ, Rezvani K. Neutrophil granule proteins as targets of leukemia-specific immune responses. Curr Opin Hematol 2006;13:15–20
15. Peggs KS. Reconstitution of adaptive and innate immunity following allogeneic stem cell transplantation in humans. Cytotherapy 2006;8:427–436
16. Guimond M, Fry TJ, Mackall CL.Cytokine signals in T-cell homeostasis. J Immunother 2005;28:289–294
17. Barber LD, Madrigal JA. Exploiting beneficial alloreactive T-cells. Vox Sang 2006;91:20–27
18. Storek J. B-cell immunity after allogeneic hematopoietic cell transplantation. Cytotherapy 2002;4:423–424
19. Barrett AJ, Savani BN. Stem cell transplantation with reduced-intensity conditioning regimens: a review of ten years experience with new transplant concepts and new therapeutic agents. Leukemia 2006;20:1661–1667
20. Barrett AJ. Conditioning regimens for allogeneic stem cell transplants. Curr Opin Hematol 2000;7:339–342
21. Childs R, Clave E, Contentin N et al. Full donor T lymphocyte chimerism predicts for graft-vs-host disease, graft-vs marrow and graft-vs-malignancy effects following a non-myeloablative preparative regimen. Blood 1999;94:3234–3241
22. Rudolph MG, Stanfield RL, Wilson IA. How TCRs bind MHCs, peptides, and coreceptors. Annu Rev Immunol 2006;24:419–466
23. Goulmy E. Minor histocompatibility antigens: from transplantation problems to therapy of cancer. Hum Immunol 2006;67:433–438
24. Murphy WJ, Koh CY, Raziuddin A et al. Immunobiology of natural killer cells and bone marrow transplantation: merging of basic and preclinical studies. Immunol Rev 2001;181:279–289
25. Ruggeri L, Mancusi A, Burchielli E et al. Natural killer cell recognition of missing self and haploidentical hematopoietic transplantation. Semin Cancer Biol 2006;16:404–411
26. Barao I, Murphy WJ. The immunobiology of natural killer cells and bone marrow allograft rejection. Biol Blood Marrow Transplant 2003;9:727–741
27. Hansen JA, Choo SY, Geraghty DE, Mickelson E. The HLA system in clinical marrow transplantation. Hematol Oncol Clin North Am 1990;4:507–515
28. Petersdorf EW, Malkki M. Human leucocyte antigen matching in unrelated donor hematopoetic cell transplantation. Semin Hematol 2005;9:173–180
29. Tiercy JM. Molecular basis of polymorphism: implications in clinical transplantation. Transpl Immunol 2002;10:205–214
30. Jeras M. The role of in vitro T-cell function tests in the selection of HLA matched and mismatched haematopoietic stem cell donors. Transpl Immunol 2002;10:205–214
31. Wang XN, Collin M, Sviland L et al. Skin explant model of human graft-versus-host disease: prediction of clinical outcome and correlation with biological risk factors. Biol Blood Marrow Transplant 2006;12:152–159
32. Brenner MK, Rill DR, Moen RC et al. Gene marking and autologous bone marrow transplantation. Ann NY Acad Sci 1994;716:204–214
33. Puck JM, Malech HL. Gene therapy for immune disorders: good news tempered by bad news. J Allergy Clin Immunol 2006;117:865–869
34. van Laar JM, Tyndall A. Adult stem cells in the treatment of autoimmune diseases. Rheumatology 2006;45:1187–1193
35. Scheinberg P. Stem-cell transplantation for autoimmune diseases. Cytotherapy 2003;5:243–251
36. Young NS, Calado RT, Scheinberg P. Current concepts in the pathophysiology and treatment of aplastic anemia. Blood 2006;108:2509–2519
37. Weisdorf D, Chao N, Waselenko JK et al. Acute radiation injury: contingency planning for triage, supportive care, and transplantation. Biol Blood Marrow Transplant 2006;12:672–682
38. Storb RF, Lucarelli G, McSweeney PA, Childs RW. Hematopoietic cell transplantation for benign hematological disorders and solid tumors. Hematol Am Soc Hematol Edu Program 2003;372–397
39. Friedrich W, Muller SM. Allogeneic stem cell transplantation for treatment of immunodeficiency. Springer Semin Immunopathol 2004;26:109–118
40. Hobbs JR. Displacement bone marrow transplantation for some inborn errors. J Inherit Metab Dis 1990;13:572–596
41. Kolb HJ, Schmid C, Barrett AJ, Schendel DJ. Graft-versus-leukemia reactions in allogeneic chimeras. Blood 2004;103:767–776
42. Lundqvist A, Childs R. Allogeneic hematopoietic cell transplantation as immunotherapy for solid tumors: current status and future directions. J Immunother 2005;28:281–288
43. Barrett AJ, Malkovska V. Graft-versus-leukaemia: understanding and using the alloimmune response to treat haematological malignancies. Br J Haematol 1996;93:754–761
44. Farag SS, Fehniger TA, Ruggeri L et al. Natural killer cell receptors: new biology and insights into the graft-versus-leukemia effect. Blood 2002;100:1935–1947
45. Ferrara JL, Reddy P. Pathophysiology of graft-versus-host disease. Semin Hematol 2006;43:3–10
46. Ferrara JL, Yanik G. Acute graft versus host disease: pathophysiology, risk factors, and prevention strategies. Clin Adv Hematol Oncol 2005;3:415–419
47. Cutler C, Antin JH. Chronic graft-versus-host disease. Curr Opin Oncol 2006;18:126–131
48. Maeda Y, Teshima T, Yamada M, Harada M. Reactivation of human herpesviruses after allogeneic peripheral blood stem cell transplantation and bone marrow transplantation. Leuk Lymphoma 2000;39:229–239
49. Einsele H, Hebart H. Cellular immunity to viral and fungal antigens after stem cell transplantation. Curr Opin Hematol 2002;9:485–489

50. Dermime S, Mavroudis D, Jiang YZ et al. Immune escape from a graft-versus-leukemia effect may play a role in the relapse of myeloid leukemias following allogeneic bone marrow transplantation. Bone Marrow Transplant 1997;19:989–999

51. Battiwalla M, Hahn T, Radovic M et al. Human leukocyte antigen (HLA) DR15 is associated with reduced incidence of acute GVHD in HLA-matched allogeneic transplantation but does not impact chronic GVHD incidence. Blood 2006;107:1970–1973

52. Bignon JD, Gagne K. KIR matching in hematopoietic stem cell transplantation. Curr Opin Immunol 2005;17:553–559

53. Cook MA, Milligan DW, Fegan CD et al. The impact of donor KIR and patient HLA-C genotypes on outcome following HLA-identical sibling hematopoietic stem cell transplantation for myeloid leukemia.Blood 2004;103:1521–1526

54. Barrett AJ, Rezvani K, Solomon S et al. New developments in allotransplant immunology. Hematology Am Soc Hematol Educ Program 2003;372–397

55. Dickinson AM, Charron D. Non-HLA immunogenetics in hematopoietic stem cell transplantation. Curr Opin Immunol 2005;17:517–525

56. Charron D. Immunogenetics today: HLA, MHC and much more. Curr Opin Immunol 2005;17:493–497

57. Oh H, Loberiza FR Jr, Zhang MJ et al. Comparison of graft-versus-host-disease and survival after HLA-identical sibling bone marrow transplantation in ethnic populations. Blood 2005;105:1408–1411

58. Rezvani K, Grube M, Brenchley JM et al. Functional leukemia-associated antigen-specific memory CD8+ T-cells exist in healthy individuals and in patients with chronic myelogenous leukemia before and after stem cell transplantation. Blood 2003;102:2892–2900

59. Barrett AJ, Ringden O, Zhang MJ et al. Effect of nucleated marrow cell dose on relapse and survival in identical twin bone marrow transplants for leukemia. Blood 2000;95:3323–3327

60. Meyer RG, Britten CM, Wehler D et al. Prophylactic transfer of CD8-depleted donor lymphocytes after T-cell depleted reduced-intensity transplantation. Blood 2007;109:374–382

61. Fowler DH. Shared biology of GVHD and GVT effects: potential methods of separation. Crit Rev Oncol Hematol 2006;57:225–244

62. Chen BJ, Deoliveira D, Cui X et al. Inability of memory T-cells to induce graft-versus-host disease is a result of an abortive alloresponse. Blood 2007;109(7):3115–3123

63. Hakim FT, Gress RE. Reconstitution of thymic function after stem cell transplantation in humans.Curr Opin Hematol 2002;9:490–496

64. Mackall CL, Gress RE. Thymic aging and T-cell regeneration. Immunol Rev 1997;160:91–102

65. Artz AS, Pollyea DA, Kocherginsky M et al. Performance status and comorbidity predict transplant-related mortality after allogeneic hematopoietic cell transplantation. Biol Blood Marrow Transplant 2006;12:954–964

66. Powles R, Singhal S, Treleaven J et al. Identification of patients who may benefit from prophylactic immunotherapy after bone marrow transplantation for acute myeloid leukemia on the basis of lymphocyte recovery early after transplantation. Blood 1998;91:3481–3486

67. Savani BN, Rezvani K, Mielke S et al. Factors associated with early molecular remission after T-cell-depleted allogeneic stem cell transplantation for chronic myelogenous leukemia. Blood 2006;107:1688–1695

第2篇 干细胞移植在治疗中的作用

PART

2

急性髓性白血病

Alan K Burnett，Steven Knapper

60 岁以下的急性髓性白血病（AML）患者经联合诱导化疗后80%都可以达到完全缓解[1-2]，因此如何预防疾病复发是医生面临的主要问题。然而据统计就诊的中位年龄是68岁，多数的老年患者在经过传统诱导化疗后只有50%～60%能达到完全缓解，而且即使已完全缓解，85%也会在3年内复发[2-3]。目前造血干细胞移植的主要作用就是预防复发。众多研究表明移植是预防复发最有效的方法，无论是利用清髓还是移植物抗白血病（GVL）效应或两者共同作用的方式都能达到预防复发的目的[4-5]。

然而现实情况要更复杂，尽管干细胞移植能够发挥明显的抗白血病效应，但是也不可避免地增加了治疗相关死亡率，再加上有些患者复发后也能被挽救回来。因此，干细胞移植是否可作为第一次缓解巩固治疗的标准方案仍有待斟酌。从形态学、免疫表型、细胞遗传学，以及分子生物学多方面来看，AML 是一种异质性疾病，表现在疾病复发的风险有很大的变异范围。因此，干细胞移植作为一种治疗选择也需要将复发风险的评估考虑在内。另一复杂情况是当前年轻患者化疗效果越来越好，因此以往的数据资料不再适用于目前形势。另外，移植领域的发展，例如，非血缘供者越来越容易找到以及降低预处理强度等都拓展了移植的应用范围。

未行造血干细胞移植的患者治愈的可能性

几个前瞻性的多中心试验研究表明，低于60岁的患者中75%～85%都将会获得完全缓解，在这些人中，40%～50%的患者会存活5年[6-8]。大部分的复发都发生在3年内，因此，能安全度过该时间点的患者就会有很高的治愈概率。对于复发的患者，约有40%的病例能达到二次缓解，但一般来讲，生存期要明显短于一次缓解，能长期生存的患者仅占10%～15%。

预后影响因素

对预后影响因素的探讨有利于指导诱导后的治疗，目前被广泛接受的预测复发的独立因素有：细胞遗传学资料，年龄，诱导治疗后的形态学反应，新发或继发疾病，以及就诊时白细胞数目。

细胞遗传学

很多年前人们就意识到白血病原始细胞遗传学上的病变表现与治疗效果之间存在密切的关系。随着治疗效果逐步得到改善，许多现代的合作研究组对复发风险的描述也愈加清晰明确[9-11]，这些研究结果也有助于移植后复发风险的预测。急性早幼粒细胞白血病（APL）以 t（15;17）异位为主要特征，由于全反式维A酸和近年来发现的药物如亚砷酸、吉妥珠单抗奥唑米星都能有效治疗 APL，因此将 APL 划分为一个独立的病种[12,13]。近来研究表明85%～90% 的 APL 患者都能被治愈，未治愈的患者也能在诱导治疗时至少消灭一半的肿瘤细胞。然而 APL 也存在一定的高风险，如就诊时白细胞数较高（>10×10⁹/L），残留病灶的分子学证据持续存在，或分子学复发以及易出现血液学复发。但亚砷酸或吉妥珠单抗奥唑米星在这些情况下仍是有效的，因此患者需要进行移植的情况就相当少，尽管也有证据提示自体移植可能是最优的选择[14]。其他低危组包括携带 t（8；21）或 inv（16）的患者，只通过连续化疗就能有70%～75%的治愈率。这3种低危组可能还存在其他细胞遗传学异常，但是上述3种异常是必备条件。

最近，在 AML 患者中发现了 FLT-3 受体突变。FLT-3 突变常见于 APL 患者，与高白细胞数密切相关，但并不是不良预后的独立预测因素。近来有研究发现携带 t（8;21）和 inv（16）染色体异常的病例中几乎 30% 都存在 cKit 突变，该变异明显增加了复发的风险[15]。15% 的年轻患者都存在能增加复发风险和缩短缓解期的异常核型。对于存在 5 号或 7 号染色体异常，3q-，t（9;22）和 3 个以上异常的患者，单纯化疗后的复发率会达到 80%。不同于其他组的患者，在过去的 20 年中高危组的患者没有得到任何改善。除了上述异常核型和 60% 的年轻患者携带的正常核型外，其他所有的异常核型都归为中危组，中危组复发率为 50% ～ 55%。

年龄与核型之间存在一定的关系，低危组往往与年龄小有关，老年患者则相反，因而年龄也是预测预后的一个独立因素。目前儿童化疗可以达到 65% 的治愈率，少数患者在第一次诱导化疗后并不能完全清除骨髓的原始细胞，但随后也能达到完全缓解。一个疗程后的形态学反应能够作为一种判断疾病耐药的标记，耐药的患者存在较高的复发率，因此被归为高危组。在大型医学研究委员会（MRC）的试验研究中规定了三种风险组的分类并有望在将来得以验证[16]，其中高危组患者为携带有不利核型或 1 个疗程化疗后骨髓中原始细胞 >15% 者（图 3.1）。

分子学病变

由于某些突变的出现对预后影响较大，因此危险评估变得越来越复杂。12% ～ 15% 的患者出现 RAS 基因突变，但这一突变并不影响预后[17]。30% 的患者出现两种形式的 FLT-3 突变[18-21]：多数（25% ～ 30%）为受体近膜结构域的内部串联重复序列（ITD）突变，约 7% 为活化环的点突变。有文献提出 ITD 突变能够高度预测复发，重复序列的数目与预后可能也存在一定联系。相反，TK 突变可能是暗示预后良好的因素。ITD 突变并不是随机出现于 AML 的各种亚型中，而是多发于 APL、正常核型以及 8 号染色体三体的患者中[19]。FLT-3 突变可以加重细胞遗传学对预后的影响。MRC 的一项大型试验研究表明[19]，携带有高危异常核型的患者，同时存在一种基因突变时的复发率是 100%，不存在基因突变时的复发率为 78%；而携带中危异常核型的患者两者分别为 74% 与 48%，携带低危异常核型的患者分别为 39% 与 30%。

最近研究发现核型正常的患者中 50% 存在 NPM1 基因突变[22]。如果只存在这一种突变则是提示预后良好的因素。它常与 FLT-3 突变共同存在，降低了后者不良预后的风险[23,24]。约 15% 的核型正常的患者存在 CEBPα 基因突变，提示预后良好[25]。随着病例分析数不断增加，其他突变和异常表达可能会随之被发现。

治疗失败

患者一旦复发，其二次缓解的可能性和持续时间便取决于年龄、第一次缓解的持续时间以及最初的细胞遗传学异常风险分组，与再次诱导治疗相关性较小，在最近提出的危险评分中该结论得以确认[26]。

异基因造血干细胞移植的作用

过去 25 ～ 30 年发布的数据表明在 CR1 期行异基因造血干细胞移植的患者复发率为 20%（±5%），明显要优于用化疗作为巩固治疗的患者[4,5]。然而，移植也不可避免地与非白血病死亡率 20% ～ 25% 有关，预期生存率为 50% ～ 60%。在 MRC 的一项超过 1000 个受者的数据中，接受移植的患者 5 年生存率为 55%。然而该项研究中受试对象的择入标准明显倾向于赞成移植[27]，患者必须在缓解期存活，而且通常是不需 2 ～ 6 个月就达到缓解，要在满意的临床条件下进行移植，当然还排除了早期复

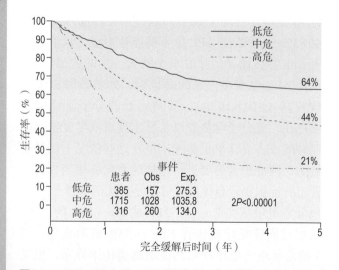

图3.1　MRC AML10 和 12 不同风险分组完全缓解后的生存率

表3.1　4个研究组的成人异基因干细胞移植研究结果

研究组	病例数	复发率（%）	无病生存率（%）	总体生存率（%）
	有供者组∶化疗组	有供者组∶化疗组	有供者组∶化疗组	有供者组∶化疗组
EORTC-GIMEMA	295∶377	NA	46∶33*	48∶40
GOELAM	88∶157	25∶37	44∶38	53∶53
MRC	428∶870	33∶51**	47∶40	53∶46
US Intergroup	113∶117	29∶62	43∶36	46∶52***

NA：无数据

*P=0.01；**P=0.02；***P=0.04

发者。当调整化疗组患者的时间截点时，仍有证据证明移植组的患者复发风险减小，但是是否会提高生存率尚不清楚。这一结果促进了多个合作组关于自体或异体移植以及与强化巩固治疗的对比研究。由于试验研究中并不能做到真正的随机化，优化评估的方法则基于有供者组和无供者组基因的随机化。

对比试验

在 20 世纪 80 年代末到 90 年代间，EORTC-GIMEMA、GOELAM、US Intergroup 和英国医学研究委员会这四个重点研究组进行了意义重大的研究[28-31]，大体上看他们的设计思路都是类似的，即有供者的患者接受标准方案的异基因移植，而无供者的患者被随机分配到化疗组（高剂量的阿糖胞苷）或自体骨髓移植组，只在 US Intergroup 的研究中自体移植组的患者骨髓细胞在体外进行了化学净化（图 3.2）。MRC 的研究略微有所不同，评估移植时排除了强化巩固治疗。在后续的研究中（AML12），MRC 对异基因移植进行了真正随机化的评估，患者被随机划分为移植组和非移植组，移植组的患者如果有供者则进行异体移植，没有供者则进行自体移植[32]。在所有这些研究中几乎有 1 200 名患者进行自体移植，整体上看自体移植会降低复发风险，但是并没有提高生存率，因为自体移植与治疗相关死亡率有关，而且相对来讲化疗后复发的患者更易挽救，因此，降低复发风险的优势就被这些因素所平衡。在 MRC 对 2 年存活者的分析研究中，自体移植存在明显的生存优势。4 个合作组的对比研究中 924 个患者有供者，1321 个患者无供者（表3.1）。只有 EORTC-GIMEMA 的研究发现有供者组

无病生存率明显增加，而其他 3 个研究组并未发现这一现象。4 个研究组都认为各组 4 年生存率无明显区别。

但这些研究都以 10～15 年前的临床经验为基础，对于现在的患者可能缺乏明确的相关性。同时这些研究也受到一些争议，首先，有供者的患者实际上只有 71% 进行了异体移植，其他未行移植的患者虽然没有产生移植物抗白血病效应，但同时也避免

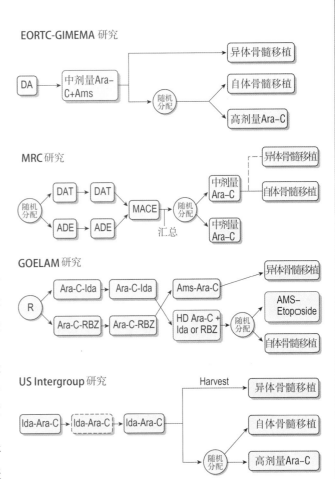

图3.2　各研究组试验模式

表3.2　低危患者移植效果

研究组	复发风险（%）有供者组：化疗组	无病生存率（%）有供者组：化疗组	总体生存率（%）有供者组：化疗组
EORTC-GIMEMA	39：49*	57：45	61：56
GOELAM	NA	61：51	71：67
MRC	26：36	61：60	71：73
US Intergroup	NA	NA	66：35

NA：无数据

风险定义：EORTC-GIMEMA：1 个疗程完全缓解，FAB 分型为 M2/M3 和 M4 eo；1 个疗程完全缓解，FAB 分型非 M1/M4，白细胞 < 25×10^9/L.

GOELAM:FAB 分型 M2 或 M3，白细胞 < 30×10^9/L。

MRC：FAB 分型 M3；t（15;17）t（8;21）inv（16）

US Intergroup

*P=0.01

了移植相关的并发症和对生活质量的负面影响[33,34]。提倡移植的学者也认为 30% 的患者没有接受已分配的治疗时评判治疗效益是不公平的[35]。

HOVON-SAKK 合作组近期发布了一项研究报告[36]，在该研究中患者在 1987—2004 年进行 3 次连续试验。其中 326 名患者有供者，599 名患者没有找到供者。有供者的患者 82% 进行了移植。与前述的结论类似，移植组与化疗组相比复发风险明显降低（32% 比 59%），无病生存率明显提高（48% 比 37%）。然而总体生存率并没有明显的区别（54% 比 46%），即使只分析中危和低危患者也是如此。他们还提出 40 岁以上的患者进行移植并没有明显的优势。

移植与复发风险

对 MRC AML10 研究的深入分析提示[28]，对于低危核型异常的患者，异体移植尽管可能降低复发风险，但优势并不明显。49 名有供者与 92 名无供者的患者相比，虽然病例数较少，两者复发率基本一致约为 30%（表 3.2）。由于异体移植对总生存率没有影响，因此在随后的研究中忽略了其作用。他们发现低危患者复发风险降低，但是原因只是因为疾病分型为 APL 亚型（22% 比 43%），数据均在全反式维 A 酸用于 APL 治疗前收集。

在 AML10 研究中，中危患者复发风险降低的非常明显（36% 比 56%），生存率增加也较明显

（54% 比 44%）。对于携带不良异常核型的患者，没有证据提示有供者的话复发风险降低（80% 比 75%），或总生存率提高（14% 比 27%）。概括来说，1988 至 1995 年间进行的研究得到的结论就是，在巩固治疗时进行移植只对那些标危或中危核型异常的患者有利。

在后续尚未发表的 AML12 研究中提出了两点有关移植的问题：首先，是否应在第 5 疗程进行移植，也就是比 AML10 多一疗程化疗，还是在第 4 疗程？其次，是否在每个病例中移植都优于化疗？在该研究中，患者被随机分为移植组和非移植组，如果移植组的患者获得匹配的供者则进行异体移植，如果没有合适的供者则进行自体移植。结论尚未完全发表，但每个风险分组总体生存率均未表现出优势[28]。由于化疗效果提高，在 AML10 中观察到受益的标危患者，在该研究中受益也不明显（表 3.3）。

尽管各研究组之间相关定义存在区别，但对这几项主要研究基于风险评估进行再分析是可行的，只有 MRC、US Intergroup 和 HOVON 的研究中采用类似的优先根据细胞遗传学异常分类的方法。在 US Intergroup 中，低危患者存在明显的生存率优势（66% 比 35%）（表 3.2），这与 MRC10 的结论不太一致，虽然两者关于低危患者的定义基本相同，同样与 EORTC-GIMEMA 和 GOELAM 的结论也不一致，他们采用的是不同的低危标准，可能原因是单用化疗的效果不尽如人意。除了 MRC10 研究，其

表3.3　中危患者移植效果

研究组	复发风险（%）有供者组：化疗组	无病生存率（%）有供者组：化疗组	总生存率（%）有供者组：化疗组
EORTC-GIMEMA	47：66*	42：29	46：38
GOELAM	NA	34：38	41：57
MRC	34：56**	53：39***	57：45****
US Intergroup	NA	NA	52：55

NA，无数据

风险定义：

EORTC-GIMEMA：1 个疗程完全缓解，FAB 分型为不良亚型或白细胞 < 25×10^9/L，或多于 1 个疗程完全缓解，FAB 分型为不良亚型及白细胞 >25×10^9/L。

MRC：非低危和高危分组

US Intergroup：正常核型，+8，+9，+6 或 del（12p）。

*P=0.00 002；**P=0.05；***P=0.003；****P=0.02

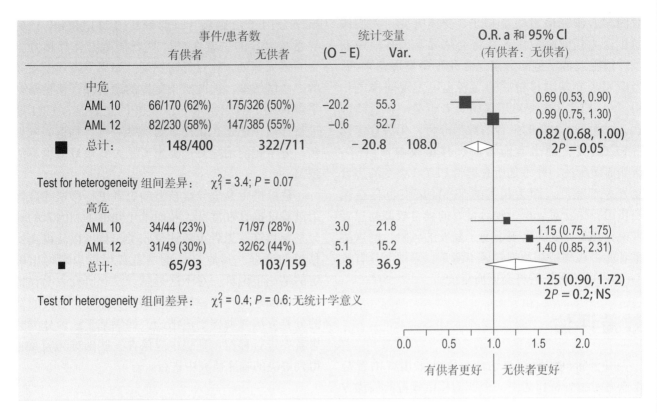

图3.3 AML 10和12试验研究：有供者与无供者组对比，各风险组总体生存率的统计分析

他3项研究的中危和高危患者都没有生存率的优势（表3.3），只有US Intergroup研究出现相似的优势结果（42%比15%）（表3.4）。

表3.4 高危患者移植效果

研究组	复发风险（%）	无病生存率（%）	总生存率（%）
	有供者组：化疗组	有供者组：化疗组	有供者组：化疗组
EORTC-GIMEMA	69：87*	22：12	28：22
GOELAM	NA	27：22	41：30
MRC	71：78	22：21	23：25
US Intergroup	NA	NA	42：15+

NA，无数据

风险定义：

EORTC-GIMEMA：多于1个疗程完全缓解；FAB分型M5、M6、M7；FAB分型M1、M2、M3及白细胞 $>25 \times 10^9$/L

GOELAM：FAB分型非M3型及白细胞 $>30 \times 10^9$/L

MRC：-5/del 5q,del 5q,del（7q），3q-,复杂核型，1个疗程后原始细胞 $>15\%$

US Intergroup：-5/del 5q

* $P = 0.03$；+无 P 值

临床上通常认为对于携带预后良好的异常核型的患者不应该将异体移植作为一线治疗，而上述研究对此产生了重要影响。中危患者是否需要移植尚未得到一致的结论，但是否要在补足其他信息的临床研究中继续评估移植的作用仍存在争议。对于那些将移植作为标准治疗的患者来说其他因素也需要考虑在内。最后，基于细胞遗传学、年龄、白细胞数、第一疗程治疗效果、新发或继发疾病等这些易获得的资料建立一种危险评分系统，用这种方法来判断患者在CR1期接受移植是否受益会更精确、严格[37]。对MRC数据的回顾分析提示这种评分系统将在细胞遗传学标准上被归为标危的患者划为高危组，因此高危组的比例从17%增加至27%。一小部分患者从高危组划到了低危组。重新对比有供者组和无供者组，用新标准划分的高危患者接受异体移植明显有利于生存。

由于标准清髓移植治疗的毒副作用随年龄增加而加重，因此探索出能从移植获益的上限年龄非常重要。在MRC AML10和12的研究中利用缓解期持续时间作为终点，上限年龄为35岁。超过此年龄时，移植相关并发症死亡率增加主要导致了移植失败。新兴的分子生物学理论提供了新的预后因素，研究最多的是 FLT-3 受体突变。人们倾向于认为任何高危患者都将会从异基因移植中获益。细胞遗传学危险分层是在化疗中发展起来的，当应用于异基因移植后的受者也可发现同样的作用[9-11]。FLT-3 突变对于移植患者也是一种危险因素，对大于 1 100 例患者的数据分析，无法肯定携带 FLT-3 突变的患者能否通过移植改善预后[38]。正如前面所述，并不是所有携带 FLT-3 突变的患者复发率都相同，因为相关的 NPM1 突变也存在调控作用。尽管对于携带预后良好的异常核型的患者来说，cKit 突变的出现增加了复发的风险，但这类患者能否从移植获益现在还不清楚，再加上具有抗 Kit 活性的小分子后将会更加复杂。

效益评估

由于随机试验很难达成，因此采用有供者与无供者对比分析作为下一个评估移植效益的最优方法。这一方法的优势在于它提供了一个通用的时间起点，但是前提是假定配型后找到供者那就要进行移植。实际上，只有 70% 的患者在找到供者后会接受移植。关于这点有很多原因，一方面，医生可能只会向患者解释可能的选择，例如，对于老年患者并不会在 CR1 期就计划进行移植，但是在治疗失败后就要考虑移植。如前所述，在 35% 的患者没有接受移植的情况下评估其作用是不公平的[35]。另一方面，接受移植的患者只有 50% 出现有效的抗白血病效应，但相反也同样面临着致死性的并发症。人们也应该意识到在评估预期的生活质量时，异基因移植并不一定优于自体移植或化疗[33-34]。

统计方法选用 Mantel-Byar 技术，所有患者都绘制出寿命表，在移植后患者进入移植生存线，这种方法能确保只评估接受移植的患者。然而，该方法倾向于赞成移植，因为复发或者经考虑不适合接受移植的患者仍位于单纯化疗组。用该方法对 MRC 数据库重新分析，所有细胞遗传学的风险分组都没有体现出移植的优势。然而在前面提及的高风险评分的患者中有看到移植的优势存在。

哪类患者应该在 CR1 进行移植？

前瞻性研究很难进行，但是有利于体现出要选择适合在 CR1 期进行移植的患者是非常复杂的。

核结合因子白血病（即携带 t（8;21）和 inv（16）异常核型）的患者在 CR1 期行同胞异体移植并不会有多大好处，这点毋庸置疑。如果复发还有较高的二次缓解率，因此对于复发的患者保守移植是合乎情理的。对于携带 cKit 突变的患者是在 CR1 期进行移植，还是在化疗重新诱导后再行移植尚未得知，分子靶向治疗对这类患者是否有效目前也不清楚。

建议携带高危异常核型的患者进行移植的合作组试验证据存在混乱，然而基于几种不利因素的评分系统对这些患者重新评分归类，就可以获得支持移植的证据。其他 60% 的中危或标危患者得出确定的结论很困难。对于这类患者没有研究表明移植能否增加总生存率。然而，以分子标记为特征的新的分类方法又动摇了该结论。如果基于这种分类的患者要进行移植，理想中应该在一些困难问题及时得到解决的临床研究中进行。

超过一次缓解的移植

患者一旦复发则不可能通过单纯化疗治愈，其预后仍有赖于年龄、CR1 期持续时间、细胞遗传学风险分组，以及是否有 FLT-3 突变。对 MRC 数据库进行回顾分析[39]，3495 名患者在 CR1 期未行移植，48% 的患者复发，其中 44%（751）又进入二次缓解。在 293 名复发的携带有低危异常核型的患者中，72%（212）达到二次缓解，有供者较无供者的患者存在生存优势（65% 比 36%）。在 931 名复发的携带标危异常核型的患者中，43%（396）达到二次缓解，有供者的患者也存在生存优势（40% 比 23%）。高危患者只有很小的概率能达到二次缓解，213 名患者中只有 54 名能达到（25%），而且令人失望的是存活的概率也很小（有供者 0，无供者 19%）。与此类似，在经过短暂的一次缓解期（< 6 个月）后复发的患者，不论是否进行移植，存活率也只有 19%。二次缓解的老年患者进行移植具有更多的说服力，因为对他们而言化疗的希望很渺小，在回顾性研究中这一结论得以证实，高于 40 岁的患者移植与不移植的生存率为 33% 比 18%。

这些数据表明患者一旦复发就应该进行移植。不能进行移植的患者因为他们没有达到 CR，或不适合移植或没有找到供者。尽管有证据表明移植治疗复发是可行的，从而有更多的患者接受移植，但从逻辑上来讲这是不切实际的。复发后接受移植的能力很大程度上受到细胞遗传学风险分组的影响。例如，在 MRC 数据库中，53% 的低危，27% 的标危以及 16% 的高危患者复发后接受了移植，同胞异体移植的总生存率（54%）高于非血缘供者移植（38%）或自体移植（34%）。

新策略

化疗和移植领域都在不断地发展，近来初步数据表明在化疗的同时添加吉妥单抗能够降低复发的风险[40]。如果在长期随访中能够证实这点并且将其作为一种新的标准治疗方案，就意味着之前所提出的那些对比研究就不那么重要了。然而吉妥单抗在高危患者中疗效并不明显，在异体移植前或后使用吉妥单抗，肝静脉阻塞病的发生率可能会达到 15%，而且发生与时间有关，如果在移植的 115 天内给予吉妥单抗，肝静脉阻塞病的发生风险最高[41]。在 MRC 试验中给予了低剂量的吉妥单抗（3mg/m²），但并没有报道有静脉阻塞疾病的发生，甚至在移植 115 天内给予的患者中也未出现。美国 ECOG 研究组正在评估在自体移植前添加吉妥单抗的作用。

新的分子学理论将继续优化以往用预后因素划分的高危和低危患者的分类，患者是应该避免移植还是会从移植获益仍需要花费很多年的深入研究才能确定。

上述 5 个主要的研究组都提出尽管 35 岁以上的患者复发风险明显降低，但并不存在生存优势，因为治疗相关并发症的死亡率也相应增加。老年患者 AML 更普遍，复发风险也更高，对于他们来说降低强度的异体移植无疑起了重要作用。

降低强度的预处理方案

在过去的 10 年，降低强度预处理方法的兴起扩大了造血干细胞移植应用范围，过去由于年龄或同时患有其他疾病的因素不能进行移植的 AML 患者现在也可以考虑移植。这种方法的目的在于利用供者细胞介导的 GVL 效应，而不是依赖高剂量的细胞毒性药物来根除残留病灶。

降低强度的预处理方案包含多种强度范围，概括来说主要可分为两种，第一种为"微小强度"或"非清髓"预处理[42]，几乎完全依靠免疫抑制药物促进供者干细胞植入。这种方法很少或几乎不会引起血细胞减少，单用低剂量的全身照射或联合使用嘌呤类似物氟达拉滨，随后进行免疫抑制治疗，通常是用环孢素和吗替麦考酚酯。第二种策略涉及不同强度的骨髓抑制，通常是用氟达拉滨联合烷化剂药物如白消安、美法仑或环磷酰胺。严格来说这种强度略高的预处理更符合"降低强度预处理"的定义，这种方法引起不同程度和持续时间的血细胞减少，是标准清髓预处理的一部分[43]。

降低强度预处理移植治疗的原理在于最大限度地发挥 GVL 效应，由于受者树突状细胞持续将受者特异的次要组织相容抗原提呈给供者 T 细胞，GVL 效应就更容易发生[44]。然而 GVL 效应的产生需要时间，由于这种方案细胞毒性较低，而且要达到完全供者嵌合的时间也常延迟，因此早期复发是一个潜在的问题，尤其对于进展快速的疾病比如 AML，GVL 的发生可能要落后于潜在疾病的快速进展。

AML 的临床经验

近年来降低强度预处理方案的应用扩展迅速，在欧洲，异基因移植时应用该方案的比例能占到 40% 以上[45]，但大部分都缺乏严格的前期临床试验，而且许多已有的数据都只是基于单中心研究的回顾分析。表 3.5 概括了已发表的降低强度预处理 - 造血干细胞移植试验研究的结果，有 20 多个 AML 患者参与，大部分研究都是在 1988—2004 年进行的。对这些研究直接比较研究受到患者分组不均一性的限制，涉及年龄、风险分组、疾病范围、先前的治疗方案、供者因素（干细胞来源、相关和非血缘供者的比例、与非血缘供者配对程度）、随访患者的不同持续时间、不同的预处理、T 细胞去除以及免疫抑制治疗方案。

尽管存在上述这些限制因素，但也能得出一些重要的结论。一般来说，降低强度的预处理方案在中位年龄为 47 ～ 60 岁的患者组证明是可行的，有相当低的死亡率和并发症发生率。在几个研究中移植失败很少发生，一项研究报道真正非清髓预处理植入失败率有 19%，相比而言降低强度的预处理只有 3% 的移植失败率[45]。在这些研究中治疗相关死

表3.5 AML患者降低强度预处理造血干细胞移植：包括至少20名患者的研究概述

参考文献	AML病例数/（总病例数）	中位年龄（范围）（岁）	预处理方案	供者类型（相关/无关）	植入失败	TRM/NRM	急性GVHD（2~4级）/慢性GVHD	复发	LFS/PFS	总体生存率
Giralt et al 2001[59]	43（86）	52（22~70）	Flu/Mel or 2～CDA/Mel	46 / 40	n/a	37%（100天）	49% / 68%	27%	23%（2年）	28%（2年）
Sayer et al 2003[46]	113	51（16~67）	Flu/Cy/Bu or TBI（4～8 Gy）/Flu	51 / 62	5%	53%（2年）	42% / 33%	n/a	29%（2年）	32%（2年）
Hamaki et al 2004[48]	24（36）	55（27~67）	2-CDA or Flu/Bu ±ATG	24 / 0	3%	3%（100天）	48% / 82%	22%	85%（1年）低危 64%（1年）低危	n/a
Ho et al 2004[60]	23（62）	53（22~70）	Flu/Bu/Campath	7 / 16	3%	15%（1年）	n/a	n/a	62%（1年）	74%（1年）
Gomez-Nunez et al 2004[61]	20（145）	54（19~67）	Flu/Mel or Flu/Bu	20 / 0	n/a	20%（1年）	34% / 41%（1年）	n/a	52%（1年）	60%（1年）
de Lima et al 2004[47]	68（94） FM 6（27~74） FAI	54（22~75）	Flu/Mel（FM） or Flu/AraC/Ida（FAI）	65 / 29	3% FM 19% FAI	26%（100天）FM 13%（100天）FAI	39% / 39% FM 25% /27% FAI	30% FM 61% FAI	32%（3年）FM 19%（3年）FAI	35%（3年）FM 30%（3年）FAI
Hallemeier et al 2004[49]	32	47（32~60）	Cy/TBI（5.5 Gy）	29 / 3	0%	28%	3%a / 54%	22%	57%（3年）CR1 39%（3年）CR2+	55%（3年）CR1 39%（3年）CR2+
Aoudjhane et al 2005[51]	315	57（50~73）	Flu/Bu or Flu/TBI（＜3 Gy）	315 / 0	n/a	18%（1年）	22% / 48%（2年）	41%	40%（2年）	47%（2年）
Baron et al 2005[62]	46（322）	54（5～72）	TBI（2 Gy）± Flu	192 / 130	7%	n/a	58% / 56%	34%	39%（3年）	50%（3年）
van Besien et al 2005[63]	41（52）	52（17～71）	Flu/Mel/Campath	27 / 25	4%	33%（2年）	33% / 18%（1年）	40%（年2）	31%（2年）	39%（2年）
Tauro et al 2005[64]	56（76）	52（18～71）	Flu/Mel/Campath	35 / 41	3%	19%（1年）	28% / 11%	36%	37%（3年）	41%（3年）
Schmid et al 2005[65]	75	52（19～66）	Sequential Flu/AraC/Amsa then Cy/TBI（4 Gy）/ATG	31 / 44	7%	33%（1年）	49% / 35%	17%	40%（2年）	42%（2年）

续表

参考文献	AML病例数/（总病例数）	中位年龄（范围）（岁）	预处理方案	供者类型（相关/无关）	植入失败	TRM/NRM	急性GVHD（2~4级）/慢性GVHD	复发	LFS/PFS	总体生存率
Claxton et al 2005[66]	23	59 (28~72)	Flu/Cy/Sirolimus ± ATG	6/17	0%	8%	43%/77%	n/a	n/a	50%（2年）
Mohty et al 2005[67]	25（35）	52 (26~55)	Flu/Bu/ATG	25/0	n/a	12%	n/a	12%（4年）	62%（4年）	n/a
Hegenbart et al 2006[50]	122	57 (17~74)	TBI（2 Gy）± Flu	58/64	5%	16%（2年）	40%/36%	39%（2年）	44%（2年）	48%（2年）
Platzbecker et al 2006[68]	26	49 (17~68)	Flu/Mel or Flu/Bu	11/15	n/a	15%（2年）	54%/64%	11%	63%（3年）	63%（3年）
Scott et al 2006[52]	20（38）	62 (40~72)	TBI（2 Gy）± Flu	26/12	12%	39%（3年）	54%/55%（2年）	31%（3年）	27%（3年）	28%（3年）
Shimoni et al 2006[69]	56（67）	50 (17~70)	Flu/Bu (either FB2: Bu 6.4 mg/kg or FB4: Bu 12.8 mg/kg)	29/38 7% FB2 4% FB4	8%（2年）FB2 & FB4	8%a/31% FB2 8%a/59% FB4	49% FB2 43% FB4	43%（2年）FB2 49%（2年）FB4	47%（2年）FB2 49%（2年）FB4

Abbreviations：2-CDA, cladribine；Amsa, amsacrine；AraC, cytosine arabinoside；ATG, antithymocyte globulin；Bu, busulfan；CR1, first complete remission；CR2+, second or subsequent complete remission;Cy,cyclophosphamide；Flu, fludarabine；GvHD, graft-versus-host disease；Gy, gray；lda, idarubicin；LFS, leukemia-free survival；Mel, melphalan；n/a, not available；NRM, aGrade lll-IV acute graft-versus-host disease.

亡率为10% ~ 20%，低于该年龄段传统预处理方案的死亡率，但是德国移植研究组报道2年非复发死亡率有53%，仅分析非血缘供者移植时数值会更高[46]。有几项研究证实在降低预处理强度时，感染、肝静脉阻塞病、黏膜炎的发生率，以及输血需求相对较低。大体上看GVHD发生率与传统清髓方案相比没什么不同。

复发和GVHD是AML患者行降低强度预处理移植后最主要的死亡原因，在尽力减少复发和GVHD发生的同时会增加其他并发症的发生率。de Lima等对微小强度预处理和降低强度的预处理进行对比，微小强度预处理组2 ~ 4级急性GVHD（25%比39%）和慢性GVHD发生率（27%比39%）都有所降低，但同时复发率较高（61%比30%）[47]。纵观关于AML患者降低预处理强度的试验研究，患者复发率都较高，14项研究中有8项都超过了30%，然而患者的无白血病生存率和总生存率还比较令人满意。对几项大型研究进行更深入的亚组分析，不出所料，根据患者和疾病特征的不同治疗效果也各不相同。Hamaki等[48]注意到低危患者1年生存率为85%，高危患者为64%，而且在一次完全缓解期进行移植的患者，其总生存率和无白血病生存率都高于那些在后期缓解接受移植或存在残留病灶证据的患者[49-50]。因此，可以做出如下假设，对于疾病状况更复杂的患者，预处理的强度仍是非常重要的，因为单靠GVL效应本身并不足以抵抗很高的复发风险。

对比传统清髓预处理和降低强度的预处理

直接用现有的资料对比AML患者清髓预处理和降低强度预处理的利弊是非常困难的，因为降低强度的预处理一般用在那些由于年龄较大或共患病的原因不适宜行传统清髓移植的患者。EBMT近

第3章 急性髓性白血病

来尝试对 722 名超过 50 岁的 AML 患者进行回顾性对比分析[51]。407 名患者进行传统的清髓预处理（10Gy 或更高剂量的 TBI，或 8mg/kg 的白消安），315 名患者进行降低强度的预处理（氟达拉滨联合低于 3Gy 的 TBI 或低于 8mg/kg 的白消安）。两组在核型、FAB 分型、就诊时白细胞数目及移植时的疾病状态上不存在统计学差异。清髓预处理组急性和慢性 GVHD 发生率明显较高，降低强度预处理组非复发死亡率明显较低（18% 比 32%，$P < 0.001$），但是这一优势被较高的复发率抵消（41% 比 24%，$P < 0.0001$）。两组 2 年无白血病生存率和总生存率没有明显差别。其他小型的回顾性研究得出的结论大体上与其类似[52,53]。然而，在日本的一项回顾性研究中对比了 70 名接受降低强度预处理和 137 名接受清髓预处理移植的患者[54]，发现降低强度的预处理能改善长期预后，非复发死亡率也明显更低（15% 比 31%，$P =0.006$），而且 2 年无白血病生存率和总生存率也较高（分别为 56% 比 30%，69% 比 39%）。

AML 患者降低预处理强度移植的现状和未来发展方向

尽管目前缺乏前瞻性随机对照试验，但近些年在 AML 患者中降低强度预处理的应用正按指数递增。在高于 55 岁的 AML 患者中单纯化疗的长期治愈率不高于 15%，迄今为止这一数字明显高于降低强度预处理，即使在认为适合行异基因移植而可以自行选择的患者中也是如此。表 3.6 概括了降低强度预处理的潜在优缺点。降低强度预处理应用至临床实践中引起多种多样的预处理方案产生，而哪类患者可能从降低预处理强度的移植方案中受益尚未达成共识。目前没有专门针对 AML 的降低强度预处理和传统清髓移植的对比前瞻性研究结果发表，但是主要的几个肿瘤学合作组正在弥补这一空白。为了更好地确定不同患者所适合的移植方案，在将来的前瞻性研究中考虑到大范围的患者、供者和疾病特异相关变量这些因素是至关重要的。

许多研究组都将焦点集中于更精确的共病评分系统的发展上，以协助临床医生为每一个患者选择合适的预处理强度。西雅图的一个研究组近来用更详细复杂的统计学分析方法对传统的 Charlson Co-

表3.6　AML患者降低强度预处理与传统清髓相比的潜在优缺点

RIC优点
● 降低治疗相关死亡率
● 降低移植期并发症发病率，包括黏膜炎，肝静脉阻塞病和感染
● 缩短中性粒细胞减少的持续时间
● 减少输血需求
● 可能降低急性和慢性 GVHD 发生率
● 移植可能部分或完全在门诊执行
● 可能节省治疗费用
● 扩展了异基因移植的适应范围，对于以前由于年龄和（或）共患病因素被排除的患者也适合

RIC缺点
● 可能增加植入失败的发生率
● 由于延迟 GVL 效应的发生，对于疾病进展迅速的患者可能不适合
● 为促进完全植入可能需要供者淋巴细胞输注
● 增加晚期复发率

morbidity Index（CCI）作出修订，有助于确定出哪种共患病在预测移植后患者非复发死亡率时是最重要的[55]。经证实在预测生存率和非复发死亡率时修改后的 HCT-CI 比 CCI 更灵敏。例如，在 HCT-CI 评分为 2 或 2 以上的 AML/MDS 患者中，接受非清髓预处理组的非复发死亡率明显低于接受传统清髓预处理组。

目前仍在探索，希望通过一些额外策略来扩展 RIC 移植的应用，同时也不增加移植相关死亡率。某些药物例如 ^{131}I 标记的抗 CD45 单抗或抗 CD33 单抗吉妥单抗有可能达到靶向治疗的目的，同时也不会对造血外器官造成毒性[56,57]。在疾病复发时应用供者淋巴细胞输注经证实在 AML 患者中的效果不如慢性髓性白血病患者[58]，但是对于 AML 患者在降低预处理强度的移植后预防应用 DLI 的效果评估和最优计划尚未完全确定。其他仍在研究中的策略包括抗白血病疫苗和细胞毒性 T 细胞输注。

概括来讲，降低强度的预处理为那些由于年龄或共患病因素而先前认为不适合行异基因造血干细胞移植的患者提供了可行和可能有效的治疗方案。迄今为止，有限的研究已证实降低强度的预处理移植相关死亡率相对较低，但是复发率较高。总之，对于第一次完全缓解的患者用传统清髓移植可能并不存在优势，然而，对于复杂的疾病，

39

预处理强度可能在预防复发方面仍是非常重要的因素。许多问题仍有待在将来的前瞻性研究中得以解答。

（李　倩译　胡亮钉校）

参考文献

1. Lowenberg B, Downing JR, Burnett A. Acute myeloid leukemia. N Engl J Med 1999; 341:1051–1062
2. Goldstone AH, Burnett AK, Wheatley K et al. Attempts to improve treatment outcomes in acute myeloid leukemia (AML) in older patients: the results of the United Kingdom Medical Research Council AML11 trial. Blood 2001;98:1302–1311
3. Hiddemann W, Kern W, Schoch C et al. Management of acute myeloid leukemia in elderly patients. J Clin Oncol 1999;17:3569–3576
4. Clift RA, Buckner CD, Thomas ED et al. The treatment of acute non-lymphoblastic leukemia by allogeneic marrow transplantation. Bone Marrow Transplant 1987;2:243–258
5. Gale RP, Buchner T, Zhang MJ et al. HLA-identical sibling bone marrow transplants vs chemotherapy for acute myelogenous leukemia in first remission. Leukemia 1996;10:1687–1691
6. Hann IM, Stevens RF, Goldstone AH et al. Randomized comparison of DAT versus ADE as induction chemotherapy in children and younger adults with acute myeloid leukemia. Results of the Medical Research Council's 10th AML Trial (MRC AML 10). Blood 1997;89:2311–2318
7. Bishop JF, Lowenthal PM, Joshua D et al. Etoposide in acute non-lymphoblastic leukemia. Blood 1990;75:27–32
8. Berman E. Chemotherapy in acute myelogenous leukemia: higher dose, higher expectations? J Clin Oncol 1995;13:1–4
9. Grimwade D, Walker H, Oliver F et al. The importance of diagnostic cytogenetics on outcome in AML: analysis of 1,612 patients entered into the MRC AML: 10 Trial. Blood 1998;92:2322–2333
10. Slovak M, Kopecky K, Cassileth PA et al. Karyotypic analysis predicts outcome of preremission and postremission therapy in adult acute myeloid leukemia: a Southwest Oncology Group/Eastern Cooperative Oncology Group Study. Blood 2000;96:4075–4083
11. Ferrant A, Doyen C, Delannoy A et al. Karyotype in acute myeloblastic leukemia: prognostic significance in a prospective study assessing bone marrow transplantation in first remission. Bone Marrow Transplant 1995;15:685–690
12. Soignet SL, Maslak P, Wang Z-G et al. Complete remission after treatment of acute promyelocytic leukemia with arsenic trioxide. N Engl J Med 1998;339:1341–1348
13. Petti MC, Pinazzi MB, Diverio D et al. Prolonged molecular remission in advanced acute promyelocytic leukemia after treatment with gemtuzumab ozogamicin (Mylotarg CMA-676). Br J Haematol 2001;115:63–65
14. Meloni G, Diverio D, Vignetti M et al. Autologous bone marrow transplantation for acute promyelocytic leukemia in second remission: prognostic relevance of pretransplant minimal residual disease assessment by reverse-transcription polymerase chain reaction of the PML/RARa fusion gene. Blood 1997;90:1321–1325
15. Paschka P, Marcucci G, Ruppert AS et al. Adverse prognostic significance of KIT mutations in adult acute myeloid leukemia with inv(16) and t(8;21): a Cancer and Leukemia Group B Study. J Clin Oncol 2006;24:3904–3911
16. Wheatley K, Burnett AK, Goldstone AH et al. A simple, robust, validated and highly predictive index for the determination of risk-directed therapy in acute myeloid leukemia derived from the MRC AML 10 trial. United Kingdom Medical Research Council's Adult and Childhood Leukemia Working Parties. Br J Haematol 1999;107:69–79
17. Bowen DT, Frew ME, Hills R et al. RAS mutation in acute myeloid leukemia is associated with distinct cytogenetic subgroups but does not influence outcome in patients younger than 60 years. Blood 2005;106:2113–2119
18. Nakao M, Yokota S, Iwai T et al. Internal tandem duplication of the flt3 gene found in acute myeloid leukemia. Leukemia 1996;10:1911–1918
19. Kottaridis PD, Gale RE, Frew ME et al.The presence of a Flt3 mutation in AML adds important prognostic information to cytogenetic risk group and response to the first cycle of chemotherapy: analysis of 854 patients from the MRC AML10 and 12 Trials. Blood 2000;96:825a
20. Meshinchi S, Woods WG, Stirewalt DL et al. Prevalence and prognostic significance of Flt3 internal tandem duplication in pediatric acute myeloid leukemia. Blood 2001; 97:89–94
21. Levis M, Small D. FLT3. ITD does matter in leukemia. Leukemia 2003;17:1738–1752
22. Dohner K, Schlenk RF, Habdank M et al. Mutant nucleophosmin (NPM1) predicts favorable prognosis in younger adults with acute myeloid leukemia and normal cytogenetics: interaction with other gene mutations. Blood 2005;106:3740–3746
23. Verhaak RGW, Goudswaard CS, van Putten W. Mutations in nucleophosmin NPM1 in acute myeloid leukemia (AML): association with other genetic abnormalities and previously established gene expression signatures and their favorable prognostic significance. Blood 2005;106:3747–3754
24. Thiede C, Koch S, Creutzig E et al. Prevalence and prognostic impact of NPM1 mutations in 1485 adult patients with acute myeloid leukemia (AML). Blood 2006;107:4011–4020
25. Liang DC, Shih LY, Huang CF et al. CEBPalpha mutations in childhood acute myeloid leukemia. Leukemia 2005;19:410–414
26. Breems DA, van Putten WL, Huijgens PC et al. Prognostic index for adult patients with acute myeloid leukemia in first relapse. J Clin Oncol 2005;23:1969–1978
27. Gray R, Wheatley K. How to avoid bias when comparing bone marrow transplantation with chemotherapy. Bone Marrow Transplant 1991;7(suppl 3):9–12
28. Burnett AK, Wheatley K, Goldstone AH et al. The value of allogeneic bone marrow transplant in patients with acute myeloid leukemia at differing risk of relapse: results of the UK MRC AML 10 trial. Br J Haematol 2002;118:385–400
29. Zittoun RA, Mandelli F, Willemze R et al. Autologous or allogeneic bone marrow transplantation compared with intensive chemotherapy in acute myelogenous leukemia. European Organization for Research and Treatment of Cancer (EORTC) and the Gruppo Italiano Malattie Ematologiche Maligne dell'Adulto (GIMEMA) Leukemia Cooperative Groups. N Engl J Med 1995;332:217–223
30. Harousseau JL, Cahn JY, Pignon B et al. Comparison of autologous bone marrow transplantation and intensive chemotherapy as postremission therapy in adult acute myeloid leukemia. Blood 1997;90:2978–2986
31. Cassileth PA, Harrington DP, Appelbaum F et al. Chemotherapy compared with autologous or allogeneic bone marrow transplantation in the management of acute myeloid leukemia in first remission. N Engl J Med 1998;339:1649–1656
32. Burnett AK, Wheatley K, Goldstone AH et al. MRC AML12: a comparison of ADE vs MAE and S-DAT vs H-DAT + retinoic acid for induction and four vs five total courses using chemotherapy or stem cell transplant in consolidation in 3459 patients under 60 years with AML. Blood 2002;100:155a
33. Watson M, Buck G, Wheatley K et al. Adverse impact of bone marrow transplantation on quality of life in acute myeloid leukemia patients: analysis of the UK Medical Research Council AML10 Trial. Eur J Cancer 2004;40:971–978
34. Zittoun R, Suciu, S, Watson M et al. Quality of life in patients with acute myelogenous leukemia in prolonged first complete remission after bone marrow transplantation (allogeneic or autologous) or chemotherapy: a cross-sectional study of the EORTC-GIEMEMA AML 8A trial. Bone Marrow Transplant 1997;20:307–315
35. Frassoni F. Commentary and randomised studies in acute myeloid leukemia: the double truth. Bone Marrow Transplant 2000;25:471–473
36. Cornelissen JJ, van Putten WL, Verdonck LF et al. Myeloablative HLA-identical sibling stem cell transplantation in first remission acute myeloid leukemia in young and middle aged adults: benefits for whom? Results of a HOVON/SAKK donor versus no donor analysis. Blood 2007;109(9):3658–3666
37. Hills RK, Kell WJ, Burnett AK. Treatment of AML in the elderly: who is 'fit' for intensive chemotherapy? Blood 2006;108:559a
38. Gale RP, Hills R, Kottaridis PD et al. No evidence that FLT3 status should be considered as an indicator for transplantation in acute myeloid leukemia (AML): an analysis of 1135 patients, excluding acute promyelocytic leukemia, from the UK MRC AML10 and 12 trials. Blood 2005;106:3658–3665
39. Burnett AK, Hills R, Goldstone AH et al. The impact of transplant in AML in 2nd CR: a prospective study of 741 in the MRC AML10 and 12 trials. Blood 2004;104:179a
40. Burnett AK, Kell WJ, Goldstone AH et al. The addition of gemtuzumab ozogamicin to induction chemotherapy for AML improves disease free survival without extra toxicity: preliminary analysis of 1115 patients in the MRC AML15 trial. Blood 2006;108:8a
41. Wadleigh M, Richardson PG, Zahrieh D et al. Prior gemtuzamab ozogamicin exposure significantly increases the risk of veno-occlusive disease in patients who undergo myeloablative allogeneic stem cell transplantation. Blood 2003;102:1578–1582
42. Storb R, Yu C, Wagner JL et al. Stable mixed hematopoietic chimerism in DLA-identical littermate dogs given sublethal total body irradiation before and pharmacological immunosuppression after marrow transplantation. Blood 1997;89:3048–3054
43. Bacigalupo A. Second EBMT workshop on reduced intensity allogeneic hemopoietic stem cell transplants (RI-HSCT). Bone Marrow Transplant 2002;29:191–195
44. Storb R. Nonmyeloablative preparative regimens: how relevant for acute myelogenous leukemia? Leukemia 2001;15:662–663
45. Gratwohl A, Baldomero H, Passweg J, Urbano-Ispizua A. Increasing use of reduced intensity conditioning transplants: report of the 2001 EBMT activity survey. Bone Marrow Transplant 2002;30:813–831
46. Sayer HG, Kroger M, Beyer J et al. Reduced intensity conditioning for allogeneic hematopoietic stem cell transplantation in patients with acute myeloid leukemia: disease status by marrow blasts is the strongest prognostic factor. Bone Marrow Transplant 2003;31: 1089–1095
47. de Lima M, Anagnostopoulos A, Munsell M et al. Nonablative versus reduced-intensity conditioning regimens in the treatment of acute myeloid leukemia and high-risk myelodysplastic syndrome: dose is relevant for long-term disease control after allogeneic hematopoietic stem cell transplantation. Blood 2004;104:865–872
48. Hamaki T, Kami M, Kim SW et al. Reduced-intensity stem cell transplantation from an HLA-identical sibling donor in patients with myeloid malignancies. Bone Marrow Transplant 2004;33:891–900
49. Hallemeier C, Girgis M, Blum W et al. Outcomes of adults with acute myelogenous leukemia in remission given 550 cGy of single-exposure total body irradiation, cyclophosphamide, and unrelated donor bone marrow transplants. Biol Blood Marrow Transplant 2004;10:310–319
50. Hegenbart U, Niederwieser D, Sandmaier BM et al. Treatment for acute myelogenous leukemia by low-dose, total-body, irradiation-based conditioning and hematopoietic cell transplantation from related and unrelated donors. J Clin Oncol 2006;24:444–453
51. Aoudjhane M, Labopin M, Gorin NC et al. Comparative outcome of reduced intensity and myeloablative conditioning regimen in HLA identical sibling allogeneic haematopoietic stem cell transplantation for patients older than 50 years of age with acute myeloblastic leukaemia: a retrospective survey from the Acute Leukemia Working Party (ALWP) of the European Group for Blood and Marrow Transplantation (EBMT). Leukemia 2005;19:2304–2312
52. Scott BL, Sandmaier BM, Storer B et al. Myeloablative vs nonmyeloablative allogeneic transplantation for patients with myelodysplastic syndrome or acute myelogenous leukemia with multilineage dysplasia: a retrospective analysis. Leukemia 2006;20:128–135
53. Alyea EP, Kim HT, Ho V et al. Comparative outcome of nonmyeloablative and myeloablative allogeneic hematopoietic cell transplantation for patients older than 50 years of age. Blood 2005;105:1810–1814
54. Kojima R, Kami M, Kanda Y et al. Comparison between reduced intensity and conventional myeloablative allogeneic stem-cell transplantation in patients with hematologic malignancies aged between 50 and 59 years. Bone Marrow Transplant 2005;36:667–674
55. Sorror ML, Maris MB, Storb R et al. Hematopoietic cell transplantation (HCT)-specific comorbidity index: a new tool for risk assessment before allogeneic HCT. Blood 2005;106:2912–2919
56. Pagel JM, Appelbaum FR, Sandmaier BM. 131I-anti-CD45 antibody plus fludarabine,

第3章 急性髓性白血病

low-dose total body irradiation and peripheral blood stem cell infusion for elderly patients with advanced acute myeloid leukemia (AML) or high-risk myelodysplastic syndrome (MDS). Blood 2005;106:119

57. Roman E, Cooney E, Harrison L et al. Preliminary results of the safety of immunotherapy with gemtuzumab ozogamicin following reduced intensity allogeneic stem cell transplant in children with CD33+ acute myeloid leukemia. Clin Cancer Res 2005;11:7164s–7170s

58. Collins RH Jr, Shpilberg O, Drobyski WR et al. Donor leukocyte infusions in 140 patients with relapsed malignancy after allogeneic bone marrow transplantation. J Clin Oncol 1997;15:433–444

59. Giralt S, Thall PF, Khouri I et al. Melphalan and purine analog-containing preparative regimens: reduced-intensity conditioning for patients with hematologic malignancies undergoing allogeneic progenitor cell transplantation. Blood 2001;97:631–637

60. Ho AY, Pagliuca A, Kenyon M et al. Reduced-intensity allogeneic hematopoietic stem cell transplantation for myelodysplastic syndrome and acute myeloid leukemia with multilineage dysplasia using fludarabine, busulphan, and alemtuzumab (FBC) conditioning. Blood 2004;104:1616–1623

61. Gomez-Nunez M, Martino R, Caballero MD et al. Elderly age and prior autologous transplantation have a deleterious effect on survival following allogeneic peripheral blood stem cell transplantation with reduced-intensity conditioning: results from the Spanish multicenter prospective trial. Bone Marrow Transplant 2004;33:477–482

62. Baron F, Maris, MB, Sandmaier BM et al. Graft-versus-tumor effects after allogeneic hematopoietic cell transplantation with nonmyeloablative conditioning. J Clin Oncol 2005;23:1993–2003

63. van Besien K, Artz A, Smith S et al. Fludarabine, melphalan, and alemtuzumab conditioning in adults with standard-risk advanced acute myeloid leukemia and myelodysplastic syndrome. J Clin Oncol 2005;23:5728–5738

64. Tauro S, Craddock C, Peggs K et al. Allogeneic stem-cell transplantation using a reduced-intensity conditioning regimen has the capacity to produce durable remissions and long-term disease-free survival in patients with high-risk acute myeloid leukemia and myelodysplasia. J Clin Oncol 2005;23:9387–9393

65. Schmid C, Schleuning M, Ledderose G et al. Sequential regimen of chemotherapy, reduced-intensity conditioning for allogeneic stem-cell transplantation, and prophylactic donor lymphocyte transfusion in high-risk acute myeloid leukemia and myelodysplastic syndrome. J Clin Oncol 2005;23:5675–5687

66. Claxton DF, Ehmann C, Rybka W. Control of advanced and refractory acute myelogenous leukemia with sirolimus-based non-myeloablative allogeneic stem cell transplantation. Br J Haematol 2005;130:256–264

67. Mohty M, de Lavallade H, Ladaique P et al. The role of reduced intensity conditioning allogeneic stem cell transplantation in patients with acute myeloid leukemia: a donor vs no donor comparison. Leukemia 2005;19:916–920

68. Platzbecker U, Thiede C, Fussel M et al. Reduced intensity conditioning allows for up-front allogeneic hematopoietic stem cell transplantation after cytoreductive induction therapy in newly-diagnosed high-risk acute myeloid leukemia. Leukemia 2006;20:707–714

69. Shimoni A, Hardan I, Shem-Tov N et al. Allogeneic hematopoietic stem-cell transplantation in AML and MDS using myeloablative versus reduced-intensity conditioning: the role of dose intensity. Leukemia 2006;20:322–328

第4章

慢性髓性白血病

John M Goldman，Tariq I Mughal

介绍

慢性髓性白血病（CML）是一种罕见的白血病，首先表现为与 Ph 染色体（被称为 22q-）有关的造血干细胞水平的 BCR-ABL 融合基因的产生。这种疾病会导致 Ph 阳性克隆逐渐增加，而具有造血作用的 Ph 阴性克隆（据推测是正常的）逐渐减少。多方面证据表明，当诊断有 Ph 阴性干细胞残留的时候，它们可能以一定的数量处于"静止期"或者"深 G_0 期"，一旦 Ph 阳性干细胞被选择性地抑制时，这些残存的 Ph 阴性细胞就能够重新复苏[1]。

对 CML 生物学上理解的重要标志有：1960 年发现 Ph 染色体；1973 年证明 CML 与 9 号和 22 号染色体间的相互转位有关；1984 年发现 22 号染色体长臂上的断点群聚区（BCR）；1986 年对 BCR-ABL 融合基因 mRNA 特征的描述；1990 年证明人类的这种疾病可以通过反转录病毒将 BCR-ABL 基因转移到小鼠造血干细胞模型中建立小鼠模型体系[2]。

尽管在过去的十年里对新诊断 CML 慢性期（CP）的治疗准则发生了实质性的改变，但是当前同种异体造血干细胞移植（SCT）一直是被证明有可能达到长期缓解和可能治愈的唯一治疗方法。表 4.1 中总结了 CML 治疗的发展史。1998 年最初引入的酪氨酸激酶抑制剂（TKI）甲磺酸伊马替尼（IM）使 CML 的治疗发生了革命性的变化，自此之后，其他种类的 TKI 也进入了临床应用。IM 实质上减少了 CML 细胞的数量，而且在大多数方面（如果不是在所有方面）提高了生存率。对治疗反应较好的患者中达到完全分子学缓解的比率起初较低，并随时间的发展而增高[3]（图 4.2）。然而，如果停药，大多数患者或早或晚都会复发，这将会导致白血病干细胞在大多数患者（如果不是所有患者）体内持续存在。尽管得出这样的结论，IM 治疗还是取代了同种异体 SCT 作为新诊断患者的一线治疗方案。然而，对于 IM 治疗失败或者 IM 治疗失败而且二代 TKI 治疗也失败的患者，同种异体 SCT 担任着重要的角色[4]。在本章中我们讨论改变治疗范例中的一些方面和在"酪氨酸酶抑制剂时代"中同种异体 SCT 的现状和未来。

细胞遗传学与分子生物学

当今 CML 最典型的特征是 BCR-ABL 融合基因的识别，这种融合基因经常但并不总是位于 Ph 染色体上。有一小部分患者在表面上看来正常的 22 号染色体上出现 BCR-ABL 融合基因，而被诊断为 Ph 阴性、BCR-ABL 阳性的 CML。这些患者的临床过程和对 IM 治疗的反应似乎与 Ph 阳性的患者没有区别。BCR-ABL 基因表达 BCR-ABL 转录本，我们可以通过反转录 PCR 在未治疗的患者血液和骨髓中很容易地将该转录本鉴别出来，而且 BCR-ABL 基因产生分子量为 210 kD 的肿瘤蛋白，常称之为 p210（bcr-abl）。BCR-ABL 融合基因的获取被认为是认识 CML 发病机制的第一步，但是这种被限制在白血病细胞胞质中的肿瘤蛋白是如何将信号传递到细胞核中的，仍然是一个谜。BCR-ABL 融合基因和其基因产物的存在似乎增加了白血病克隆进一步获得基因改变的易感性，这种基因改变被称为基因组不稳定性[5,6]。

自然病史和预后

人们普遍认为 CML 首先产生的损害在疾病被诊断前的几年里就已经发生了。在过去，患者经常表现出髓质极度增生引起的各种症状，包括脾大、白细胞增高和贫血，而且这些症候群在发展中国家仍然能看到。然而，在更加发达的国家，无症状患者的诊断率在不断增加，或许超过了 60%。在 IM

表4.1　引入新的CML治疗方案的时间表（EBMT）提出的预后评分所得到的生存概率

19 世纪	砷
20 世纪早期	放射治疗
20 世纪 60 年代	白消安
20 世纪 70 年代	羟基脲
20 世纪 80 年代	干扰素 -α 同种异体造血干细胞移植
20 世纪 90 年代	低剂量预处理移植
1998	甲磺酸伊马替尼

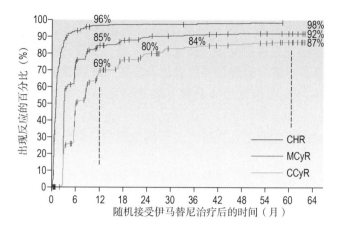

图4.2　在IRIS研究中，新诊断为慢性CML以随机的伊马替尼作为首次治疗的患者的累积的最好反应[3]。CHR，完全血液学反应；MCyR，主要细胞学反应；CCyR，完全细胞学反应

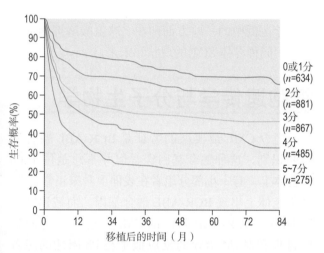

图4.1　根据Gratwohl等人[12]为欧洲血液和骨髓移植组建立的预后评分系统不同评分后的生存概率

开始使用之前，这种疾病表现出慢性期的特征，之后无情地发展为进展期。发展而成的进展期包括首先发展的加速器，然后是急变期，或者直接从慢性期发展为急变期。从疾病被诊断算起生存时间中位数为 5 ~ 6 年，但是这个变化范围很大。IM 或其他 TKI 治疗的患者生存中位数与以前的非移植治疗相比或许长很多。确实，IM 治疗的患者与早期干扰素 α 或者干扰素封闭疗法的比较支持这个结论：IM 大幅度增加了患者的总体生存率[7,8]。

在该疾病被诊断时，人们做出了许多尝试来通过可查明的因子预测存活时间。Sokal 和他的同事们对 813 名主要做白消安或羟基脲治疗的患者进行了多元统计分析，得出 4 个影响因素，有年龄、脾大、小循环血中原始细胞和血小板的百分比，这些因素计算危险比来预测生存率时具有合理的精确度[9]。随后，Hosford 与同事们研究了主要使用干扰素 -α 治疗的患者，在相同因素上与 Sokal 等得出相似的预

后评价，但是他们另外得出了嗜碱性粒细胞和嗜酸性粒细胞数目两个影响因素[10]。有趣的是，Sokal 的预后评价能够预测对 IM 的反应，这表明它可以作为疾病"侵袭性"指标，这与疾病的诊断是相独立的[11]。

Gratwohl 与同事们在理解同种异体 SCT 预后影响因素上做出了重要贡献，这基于他们研究在 1984—1994 年欧洲血液和骨髓移植组（EBMT）数据库中 3 142 名 CML 移植患者临床数据的研究结果[12]（图 4.1）。他们提出了一个评分系统，包含（a）患者年龄、（b）供者类型、（c）疾病分期、（d）诊断到移植的时间，以及（e）男性患者的供者性别。以此为基础，评分低的患者，如 0 或 1 分，5 年生存率远远高于评分高（6 或 7）的患者。这个评分系统的有效性已经通过另一组同种异体 SCT 数据得到验证[13]。

非移植治疗

在 20 世纪 90 年代，不能做同种异体 SCT 的慢性期 CML 患者的标准治疗是干扰素 -α 或者干扰素与阿糖胞苷联合治疗[14,15]。白消安的使用与之前的治疗相比适当地增加了患者的存活率[16]。当 IM 开始使用不久，就开始了一项对新诊断的慢性期 CML 患者使用 IM 与干扰素和阿糖胞苷联合治疗效果比较的前瞻性研究。以 IM 作为主要治疗的患者 5 年随访研究结果最近已发表出来[3]。累积的最好的血液学反应为 98%，累积最好的细胞学反应为

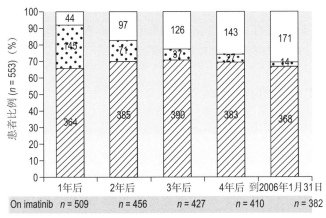

图4.3 以伊马替尼作为首治的慢性期CML患者不同时间点完全细胞学反应的发生率（数据来源于诺华制药公司，未发表的数据经允许后使用）

87%（表4.2）。这些数据没有考虑失访的患者。然而，这些数据表明，67%的患者一直使用 IM 治疗并且 5 年达到完全细胞学反应，有证据表明，使用 IM 的患者疾病进展的危险性是逐年下降的（表4.3）。对于 IM 耐药的患者来说，新的 TKI，如达沙替尼、尼罗替尼，很明显有它们的价值和必要，将来两药之一可能会替代 IM 作为一线治疗的药物 [17-18]。基于这些数据，大多数 CML 慢性期的成人都会被给予 IM 作为首要治疗，而不是同种异体 SCT（见下文）。

移植治疗

影响移植成功的因素有很多。这些因素包括，供者的选择，移植用细胞的来源，预处理的细节和减少移植物抗宿主病（GvHD）发生的方法，以及其他因素。

20 世纪 80 年代，CML 移植治疗主要使用 HLA 全合的同胞骨髓来源的干细胞。近来，人们在无关供者来源的干细胞移植中获得较多的经验，但是患者与供者 HLA 相合的程度相差很大。

供者类型

对 CML 慢性期患者首次移植成功使用的干细胞来源包括患者的双胞胎兄弟姐妹。1979，西雅图移植组报告了 4 例同胞来源的干细胞移植治疗 CML（3 个 CP 和 1 个进展期）的结果。4 例患者均

接受传统剂量环磷酰胺和全身照射（TBI）预处理。移植之后，患者在第 22、23、26 和 31 个月时分别持续表现为造血干细胞 Ph 阴性 [19]。其他移植组对兄弟姐妹中 HLA 全合的患者做了移植 [20-21]，自此之后，移植使用 HLA 匹配的志愿者的骨髓，而且建立了同时期组织分型技术 [22-23]。有一小部分移植是使用脐带血来源的干细胞。

干细胞来源

在整个 20 世纪 80 年代，异基因移植干细胞的唯一来源是骨髓。在 20 世纪 90 年代初，人们清楚地认识到，使用造血生长因子对供者进行预处理，尤其是使用粒细胞集落刺激因子，也能够动员大量的 $CD34^+$ 细胞在外周血中产生大量的 T 淋巴细胞。有一段时间，尽管使用外周血来源的干细胞进行移植增加 3 ~ 4 期急、慢性 GVHD 的发生风险，但是仍然有很多移植中心使用该来源。这种观念是基于外周血来源的干细胞能够更快地移植，而且能够提高无进展生存率，减少有继发性疾病患者的复发概率 [24,25]。然而，长期随访结果表明，第一个 CP 的 CML 使用骨髓来源的干细胞移植效果显著较好；相比之下，进展期的 CML 患者使用外周血来源的干细胞效果较好 [26]（图 4.4）。

预处理方案

异基因移植治疗 CML 早期的经验主要基于使

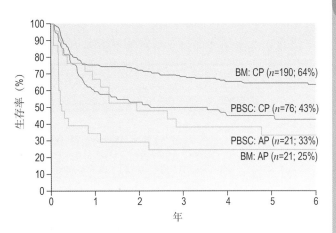

图4.4 慢性期或加速期CML患者经外周血或骨髓造血干细胞同种异基因移植后生存率。BM，骨髓；PBSC，外周血干细胞；CP，慢性期；AP，加速期（数据来自国际血液与骨髓研究中心，数据被允许使用）

表4.2 CML低强度下移植时使用的放化疗方法

氟达拉滨和低剂量全身照射
氟达拉滨和白消安
氟达拉滨和美法仑
氟达拉滨、美法仑和环磷酰胺
氟达拉滨、环磷酰胺与其他
环磷酰胺和噻替派

引自 Crawley 等[46]

用大剂量的环磷酰胺，再使用"超致死剂量"的TBI，以期清除所有的淋巴细胞。环磷酰胺通常使用60mg/kg，连续使用2天，TBI给予单次剂量，通常是1000 cGy，或者按每200 cGy照射[20-21,27-28]。在一些中心，使用环磷酰胺与白消安，而不是用TBI取得具有显著可比性的结果。调整白消安的剂量能够减少联合用药的毒性[30]。

低强度预处理（RIC）方案

人们逐渐认识到，与移植之前的放化疗相比，疾病的清除在相同程度上或者说在更大程度上依赖于供者T淋巴细胞介导的移植物抗白血病（GvL）效应，这就产生了低剂量预处理（RIC）异基因移植的概念，又称作低强度移植、非清髓移植或微移植[31,32]。总之，人们提议，预处理步骤应当强调免疫抑制和减少髓系抑制的强度，以达到使 GvL 效应最大化的目的。基于这个目的，大多数方案中包含氟达拉滨，但是在其他方面具有较大的异质性。

一个多中心研究使用了氟达拉滨联合低剂量 TBI（如 200cGy×1）。表 4.2 列出了一些低强度预处理移植治疗 CML 的方案中的代表药。

T 细胞的清除

20 世纪 80 年代，有种观点表明从收集的骨髓中清除 T 细胞可能会避免 GVHD 的发生，动物实验为此提供了前临床依据，而且临床研究也证实这种观点。因此，使用单克隆抗体如 OKT3（抗体 T 细胞）或 Campath（CD52，抗淋巴细胞，现在被称为阿仑单抗）或机械淘洗去除 T 细胞的方法处理供者骨髓，这种骨髓能高度有效地减少或完全消除急性和慢性 GVHD，但这与免疫重建延迟相关，而且增加感染风险的同时也大大增加了复发风险。

移植物抗白血病和供者淋巴细胞输注的原则（DLI）

发生 GVHD 的患者白血病复发的风险比没有的 GVHD 的患者低，虽然这种观点在 20 世纪 80 年代被广泛接受，但是人们观察到 T 细胞的清除大大增加了复发风险[27]，而且同基因移植比异基因移植有较高的复发风险。这些发现强烈支持这样的概念：GVL 效应在清除 CML 中起到主要作用[33]。1989 年慕尼黑的报道：3 例复发后异体移植的慢性期 CML 患者输注各自供体的白细胞后恢复

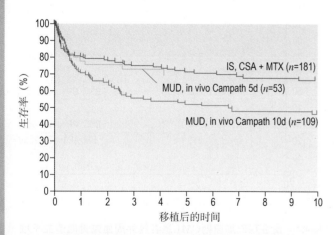

图4.5 同中心慢性期CML传统同种异体SCT的生存率（英国伦敦汉姆史密斯医院）。IS，HLA相合的同胞供者；MUD，匹配的无关供者；CSA，环孢素；MTX，甲氨蝶呤

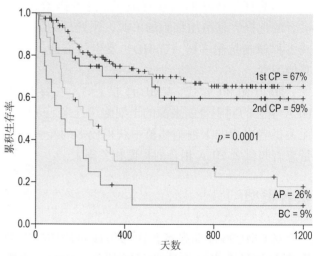

图4.6 对第一个慢性期（1st CP）、加速期治疗后的第二个慢性期（2nd CP）、加速期（AP）和急变期（BC）的CML进行低剂量条件移植后的生存率

了完全缓解，这使得效应的重要性更令人信服[34]。事实上，这些患者也接受了干扰素-α治疗，但是后续的研究表明干扰素对诱导缓解不起作用[35]。1995 年，纽约 Sloan Kettering 肿瘤中心的移植组研究表明由供者淋巴细胞输注产生的副作用主要有 GVHD、诱导骨髓发育不良，这些副作用可以通过初始相对低细胞量、逐步加量、后续剂量不引起可见反应的方法而大部分得以抑制[36]。

自体移植

20 世纪 70 年代发展起来的一种观点认为，干细胞可以在诊断时从患者的骨髓中采集、冷冻和用液氮保存数年，然后用作急变期 CML 治疗方案的一部分。20 世纪 70 年代末，人们发现在 CML 新发患者治疗前，其外周血中有大量的可以再生骨髓的干细胞[37]。接受高剂量化疗的急变期患者两个干细胞来源的任何一个都确实可以恢复骨髓功能，但是，接着发生的"第二个"慢性期通常短暂，而且生存期没有较多的延长。后来的研究表明，一些化疗和自体移植的慢性期患者能够持续产生 Ph 阴性造血[38]。然而，虽然自体移植在对 TKI 产生抗性的患者中有效，但是自从引入 TKI 后自体移植受欢迎的程度依旧下降[16]。

同种异体移植的预后

不同分期一般强度预处理移植的预后

针对 CML 的同种异体干细胞移植的成败，最重要的决定因素是患者开展手术时的年龄和患病时期。因此，一般而言多数进行移植的个体年龄上限是 50 岁左右，并且该患者需要符合进行移植手术的常规条件。对于较为年轻的，在慢性期进行同种异体干细胞移植的患者而言，5 年的预期生存率大概为 80%——如果包含了上述所说的 50 岁最高年龄标准的患者组，该比例为 70% 左右。有单中心研究报道了更好的研究结果[39]（图 4.5）。如果预防 GVHD 的药物由甲氨蝶呤和环孢素组成，那么 3 年内的复发概率大概在 20% 左右。基于 T 细胞减少的 GVHD 的预防与较高的复发率相关。

慢性期接受"符合配型的"非亲属捐赠者的 5 年预期生存率在 60% 左右。该患者群可能不可以与严格的与接收到亲属捐赠者的骨髓移植手术组相比，因为接受非亲属捐赠者的部分个体，具有更加低的年龄限制。此外，HLA 配型的匹配程度，在不同的系列中无疑是不同的。

晚期进行亲属配型或非亲属配型捐赠者骨髓移植的患者比起在慢性期进行移植的患者，生存率显著降低。在加速期进行骨髓移植的患者，5 年预期生存率大概在 35%，在移植的急变期患者生存率为 5% ～ 10%。

总体而言，患者在手术后生存 5 年并且没有复发的证据的，5 年之后的复发风险是非常低的。偶有患者在慢性期移植同种异体干细胞后确有复发，最长时间的复发报道在针对慢性期 CML 进行移植后的 18 年后复发。

低强度预处理移植的预后

低强度预处理的移植结果相对较难解释，部分原因是临床上尚未开展与普通移植和 RIC 移植对照的临床试验。事实上，根据多数报道来看，进行 RIC 移植的患者要比进行常规移植的患者年龄更大，并且部分患者具有导致不可进行常规移植的并发症。全强度预处理的移植条件下，生存率再次显现出与移植时的病程阶段相关。但事实上，由于 RIC 移植所导致的移植 100 天死亡率是要低于正常移植处理组的，在部分观察组中甚至为零。

此外，针对不同的骨髓抑制和免疫抑制强度，预处理方案变化较多，对于构成 RIC 移植的条件也尚未统一。这使得对比分析变得相对困难。在此警告下，早期针对多种类型 CML 患者的对比研究暗示，RIC 同种异体移植与普通同种异体移植，在治愈率与总生存率方面相近。而 RIC 移植后发生 GVHD 的概率与普通移植后不相上下，这使得部分进行 RIC 移植的组治疗前要进行针对降低供体 T 细胞的静脉抗体注射（如阿伦单抗和抗胸腺细胞球蛋白）。这反过来又与需进行供体淋巴细胞输入的高水平白血病持续发作或复发相关。

监测与复发

大多数接受传统剂量预处理移植的 CML 患者在移植数月后骨髓中有 Ph 阳性的中期细胞，因此延迟到 6 个月之后再进行检测已经成为传统习惯。

20世纪80年代，主要对患者进行细胞遗传学检测，但是当鉴别外周血BCR-ABL转录本和后来使用转录本定量技术后，骨髓细胞遗传学方法被大量的替代了。大多数患者移植1年内BCR-ABL转录本不可检测，而且许多病例在整个随访期内从未被检测出来。在其他一些病例中，BCR-ABL转录本可间断的被检测到，且处于较低水平。Hammersmith移植组提出了分子学复发的标准，即3次连续检测到超过0.02%的转录本，或者2次连续检测到超过0.05%的转录本[41]。这个提议的临床价值还没有其他学者证实。除了这些相对较低的转录本水平，在没有治疗性干预的情况下，BCR-ABL转录本的升高表明患者迟早会进展为细胞学，甚至血液学复发。

复发的管理

由于不同中心的检测方法不同，复发的诊断水平也不同。20世纪80年代，对于复发的患者，传统给予二次异基因移植，通常来自同一个供者，但是二次移植的效果普遍较差。20世纪90年代以后，复发的患者通常给予供者淋巴细胞输注（DLI）治疗。接受DLI治疗的分子学复发的患者有80%～90%的反应率，然而，接受该治疗的血液学复发的反应率较低[49]。与单次剂量或"大剂量"DLI相关的主要并发症为GVHD的发生或者偶尔出现的骨髓发育不良[50]。逐渐增加DLI剂量的方法出现之后，GVHD依然会发生，但是发生率有很大的减少[36]。曾经有患者接受DLI治疗后达到分子学缓解，这种二次缓解的持续时间超过一次缓解。这表明DLI有时会收到第一次移植达不到的治疗效果。进展期CML异基因移植后复发的患者对DLI的反应性不如慢性期的好。尽管如此，加速期移植的患者在DLI治疗后仍能受益。

在过去的8年里，许多复发的患者被予以IM治疗。这种反复发作对恢复到分子学阴性十分有效，但是疾病在分子学或细胞学上的反复常常使得停用IM治疗。其他还有对慢性期异基因移植后复发的患者使用干扰素-α。TKI和DLI的联合可能是最有效的治疗方法。

2008年的准则与共识

直到1999年，对于新诊断的慢性期CML，如果有合适的HLA相合的兄弟姐妹或相合的非血缘供者而且患者相对年轻（小于50岁），在标准的实践中推荐异基因移植治疗。呈现进展期表现的患者通常接受联合化疗。如果达到"第二个"慢性期，可以进行异基因移植。当人们明确发现IM能够使大部分慢性期患者达到完全细胞学缓解时，推荐的治疗方案发生了改变[52]。

许多研究者提议，除了少数符合异基因移植的患者以外，大多数新诊断患者应首先给予每天400mg的IM治疗。通过对新诊断慢性期CML且以IM为初始治疗的患者进行5年的随访，对新诊断慢性期CML的成年患者首先使用IM治疗成为标准治疗方案。

很明显，不管是否对IM有反应就考虑异基因移植需要一个随机实验验证，这是一种不切实际的想法。因此，人们在确定哪种患者通过基因移植治疗能够得到最好治疗效果方面进行努力。国际骨髓移植登记处（IBMTR）和EBMT的回顾性分析建议，对于所有成年患者，包括根据EBMT标准确定的低移植相关死亡率的患者，不考虑IM的效果的情况下，做一项立即移植与持续使用IM效果对比的队列研究是不可能的。对于具有潜在同基因供者而且根据Sokal或Hasford标准具有高危疾病的儿童患者，其预后是不确定的[13]。然而，近期的EBMT的经验表明，具有高危疾病风险而且低移植风险的患者应考虑尽快做异基因移植[53]。有这样一个队列研究，如果首先使用IM治疗，很可能复发时不用第二种TKI，而是进行移植。对于儿童，许多血液学家仍然建议如果患者低于16岁且有HLA相合的兄弟姐妹，应首先使用异基因移植治疗，主要是因为没有儿童使用IM作为一线治疗的相关数据。

证明起初就对IM抵抗或者刚开始有效而后来无效的患者中有25%治疗失败[54]。如果这些患者相对年轻而且有合适的兄弟姐妹或相合无关供者，给他们提供异基因移植治疗是合理的。事实上，这些患者可选择一种或其他可用的新型TKI，比如达沙替尼或尼罗替尼。如果使用这些药物，很可能是以在一定的时间内达到完全细胞学反应或主要分析学反应为治疗目标，对没有达到这一目标的患者再进行异基因移植治疗。

移植前接受伊马替尼治疗的患者复发率比不接受伊马替尼治疗的患者高[55]，并不奇怪，因为有可能相对具有抵抗性的疾病被选择出来了。然而，基于相对较少病例数的原始数据表明，首先使用伊马替尼治疗不增加移植相关死亡率[55,56]。此外，在少量研究中，激酶区突变的患者与未突变患者移植后的进展情况相同[57]。

对于进展期首先使用 IM 治疗后在异基因移植的经验仍然有限。不管怎样，对进展期或急变期首先使用 IM 然后如果条件允许再移植，这种方案是合理的。在一个对 229 位髓系急变患者的研究中，每天 400～600mg 的 IM 治疗达到完全血液学缓解的占 31%，达到主要细胞学反应的占 16%，中位生存时间仅为 6.9 个月[58]。由于对 TKI 的反应短暂，如果有可能，应对恢复到慢性期的患者进行移植治疗，因为这种慢性期状态不会持续存在。移植后使用 TKI 维持可能会有帮助。

展望

在未来的 5 或 10 年中，异基因移植在治疗 CML 中的角色很难预测。虽然在多数病例中，IM 治疗在治疗后的几年中减少了外周血 BCR-ABL 转录本的量，而且可能最终达到 BCR-ABL 转录本检测不到的程度，但是仍然不确定白血病干细胞是否最终被清除了。这就增加了尽管有较好反应的患者最终复发的风险，具有强效 GVL 效应的异基因移植就不会发生这种状况。也许，IM 具有使残留白血病干细胞达到较低水平的能力，而不是减少容易获得新基因型改变的白血病细胞，这种能力可能更符合长期免于复发和疾病进展的要求。相反地，异基因移植技术的任何重要的进展，比如在保留 GVL 效应的同时不发生 GVHD，这可能会使本来可能终身使用 TKI 的患者对异基因移植更有选择倾向。

（徐　磊 译　胡亮钉 校）

参考文献

1. Goldman JM, Gordon M. Why do CML stem cells survive allogeneic stem cell transplantation or imatinib? Does it really matter? Leuk Lymphoma 2006;47:1–8

2. Goldman JM, Daley GQ. Chronic myeloid leukemia – a brief history. In: Melo JV, Goldman JM (eds) Myeloproliferative disorders. Springer, New York, 2007, 1–13

3. Druker BJ, Guilhot F, O'Brien SG et al. Five-year follow up of patients receiving imatinib for chronic myeloid leukemia. N Engl J Med 2006;355:2408–2417

4. Mughal TI, Goldman JM. Optimal management of patients with newly diagnosed chronic phase chronic myeloid leukemia in 2007. Clin Lymphoma Myeloma 2007;7:S95–S101

5. Mughal TI, Goldman JM. Why does CML evolve from a chronic phase to blast phase? Front Biosci 2006;1:198–208

6. Melo JV, Barnes D. Chronic myeloid leukemia – biology of advanced phase. In: Melo JV, Goldman JM (eds) Myeloproliferative disorders. Springer, New York, 2007, 37–58

7. Roy L, Guilhot J, Krahnke T et al. Survival advantage from imatinib compared with the combination of interferon-alpha plus cytarabine in chronic-phase chronic myelogenous leukemia: historical comparison between two phase 3 trials. Blood 2006;108:1478–1484

8. Kantarjian HM, Talpaz M, O'Brien S et al. Survival benefit with imatinib mesylate versus interferon alfa-based regimens in newly diagnosed chronic-phase chronic myeloid leukemia. Blood 2006;108:1835–1840

9. Sokal JE, Cox EB, Baccarani M et al. Prognostic discrimination in good-risk chronic granulocytic leukemia. Blood 1984;63:789–799

10. Hasford J, Pfirrmann M, Hehlmann R et al. A new prognostic score for survival of patients with chronic myeloid leukemia treated with interferon-alpha. J Natl Cancer Inst 1998;90:850–858

11. Goldman JM, Lu D-P. Chronic granulocytic leukemia – origin, prognosis and treatment. Semin Hematol 1982;19:241–256

12. Gratwohl A, Hermans J, Goldman JM et al. Risk assessment for patients with chronic myeloid leukemia before allogeneic blood or marrow transplantation. Chronic Leukemia Working Party of the European Group for Blood and Marrow Transplantation. Lancet 1998;352:1087–1092

13. Passweg JR, Walker I, Sobocinski KA et al. Validation and extension of the EBMT Risk Score for patients with chronic myeloid leukemia (CML) receiving allogeneic hematopoietic stem cell transplants. The Chronic Leukemia Study Writing Committee of the International Bone Marrow Transplant Registry. Br J Hematol 2004;125:613–620

14. Tura S, Baccarani M, Zuffa E et al. Interferon alfa-2a as compared with conventional chemotherapy for the treatment of chronic myeloid leukemia. N Engl J Med 1994;330:820–828

15. Guilhot F, Chastang C, Michallet M et al. Interferon alfa-2b combined with cytarabine versus interferon alone in chronic myelogenous leukemia. N Engl J Med 1997;337:223–229

16. Chronic Myeloid Leukemia Trialists' Collaborative Group. Interferon alpha versus chemotherapy for chronic myeloid leukemia: a meta-analysis of seven randomized trials. J Natl Cancer Inst 1997;89:1616–1620

17. Talpaz M, Shah NP, Kantarjian H et al. Dasatinib in imatinib-resistant Philadelphia chromosome positive leukemias. N Engl J Med 2006;354:2531–2541

18. Kantarjian H, Giles F, Wunderle L et al. Nilotinib in imatinib-resistant Philadelphia chromosome-positive leukemias. N Engl J Med 2006;354:2542–2551

19. Fefer A, Cheever MA, Thomas ED et al. Disappearance of Ph1-positive cells in four patients with chronic granulocytic leukemia after chemotherapy, irradiation and marrow transplantation from an identical twin. N Engl J Med 1979;300:333–337

20. Clift RA, Buckner CD, Thomas ED et al. Treatment of chronic granulocytic leukemia in chronic phase by allogeneic marrow transplantation. Lancet 1982;2:621–623

21. Goldman JM, Baughan ASJ, McCarthy DM et al. Marrow transplantation for patients in the chronic phase of chronic granulocytic leukemia. Lancet 1982;2:623–625

22. Hansen JA, Gooley TA, Martin PJ et al. Bone marrow transplants from unrelated donors for patients with chronic myeloid leukemia. N Engl J Med 1998;338:962–968

23. Mackinnon S, Hows JM, Goldman JM et al. Bone marrow transplantation for chronic myeloid leukemia: the use of histocompatible unrelated volunteer donors. Exper Hematol 1990;18:421–425

24. Elmaagacli AH, Beelen DW, Opalka B et al. The risk of residual molecular and cytogenetic disease in patients with Philadelphia-chromosome positive first chronic phase chronic myelogenous leukemia is reduced after transplantation of allogeneic peripheral blood stem cells compared with bone marrow. Blood 1999;94:384–389

25. Stem Cell Trialists' Collaborative Group. Allogeneic peripheral blood stem-cell compared with bone marrow transplantation in the management of hematologic malignancies, an individual patient data meta-analysis of nine randomized trials. J Clin Oncol 2005;23:5074–5087

26. Giralt S. Allogeneic hematopoietic progenitor cell transplantation for the treatment of chronic myelogenous leukemia in the era of tyrosine kinase inhibitors: lessons learned to date. Clin Lymphoma Myeloma 2007;7:S102–S104

27. Goldman JM, Apperley JF, Jones L et al. Bone marrow transplantation for patients with chronic myeloid leukemia. N Engl J Med 1986;314:202–207

28. Thomas ED, Clift RA, Fefer A et al. Marrow transplantation for the treatment of chronic myelogenous leukemia. Ann Intern Med 1986;104:155–163

29. Slattery JT, Clift RA, Buckner CD et al. Marrow transplantation for chronic myeloid leukemia: the influence of plasma busulfan levels on the outcome of transplantation. Blood 1997;89:3055–3060

30. Radich JP, Gooley T, Bensinger WC et al. HLA-matched related hematopoietic cell transplantation for chronic phase CML using a targeted busulfan and cyclophosphamide preparative regimen. Blood 2003;102:31–35

31. Giralt S, Estey E, Albtar M et al. Engraftment of allogeneic hematopoietic progenitor cells with purine analog-containing chemotherapy: harnessing graft-versus-leukemia without myeloablative therapy. Blood 1997;89:4531–4537

32. Slavin S, Nagler A, Naparstek E et al. Nonmyeloablative stem cell transplantation and cell therapy as an alternative to conventional bone marrow transplantation with lethal cytoreduction for the treatment of malignant and nonmalignant hematologic disease. Blood 1998;91:756–763

33. Gale RP, Horowitz MM, Ash RC et al. Identical-twin bone marrow transplants for leukemia. Ann Intern Med 1994;120:646–652

34. Kolb H, Mittermuller J, Clemm C et al. Donor leukocyte transfusions for treatment of recurrent chronic myelogenous leukemia in marrow transplant patients. Blood 1990;76:462–465

35. Cullis JO, Jiang YZ, Schwarer AP et al. Donor leukocyte infusions in the treatment of chronic myeloid leukemia in relapse following allogeneic bone marrow transplantation (letter). Blood 1992;79:1379–1381

36. Mackinnon S, Papadopoulos EP, Carabasi MH et al. Adoptive immunotherapy evaluating escalating doses of donor leukocytes for relapse of chronic myeloid leukemia following bone marrow transplantation: separation of graft-versus-leukemia responses from graft-versus-host disease. Blood 1995;86:1261–1267

37. Goldman JM, Catovsky D, Hows J et al. Cryopreserved peripheral blood cells functioning as autografts in patients with chronic granulocytic leukemia in transformation. BMJ 1979;i:1310–1313

38. Mughal T, Hoyle C, Goldman JM. Autografting for patients with chronic myeloid leukemia. Stem Cell 1994;11:20–22

39. Radich JP, Gooley T, Bensinger W et al. HLA-matched related hematopoietic stem cell transplantation for chronic-phase CML using a targeted busulfan and cyclophosphamide preparative regimen. Blood 2003;102:31–35

40. Mughal TI, Yong A, Szydlo R et al. Molecular studies in patients with chronic myeloid leukemia in remission 5 years after allogeneic stem cell transplant define the risk of subsequent relapse. Br J Hematol 2001;115:569–574

41. Kaeda J, Syzdlo RM, O'Shea D et al. Serial measurements of BCR-ABL transcripts in the peripheral blood after allogeneic stem cell transplantation for chronic myeloid leukemia: an attempt to define patients who may not require therapy. Blood 2006;107: 4171–4176

42. Uzunel M, Mattsson J, Bruce M et al. Kinetics of minimal residual disease and chimerism in patients with chronic myeloid leukemia after nonmyeloablative conditioning and stem cell transplantation. Blood 2003;101:469–472

43. Sloand E, Childs RW, Solomon S et al. The graft versus leukemia effect of nonmyeloablative stem cell allografts may not be sufficient to cure chronic myelogenous leukemia. Bone Marrow Transplant 2003;32:897–901

44. Or R, Shapira MY, Resnick I et al. Nonmyeloablative allogeneic stem cell transplantation for the treatment of chronic myeloid leukemia in first chronic phase. Blood 2003;101:441–445

45. Weisser M, Schleuning M, Ledderose G et al. Reduced-intensity conditioning using TBI (8 Gy), fludarabine, cyclophosphamide and ATG in elderly CML patients provides excellent results especially when performed in the early course of the disease. Bone Marrow Transplant 2004;34:1083–1088

46. Crawley C, Szydlo R, Lalancette M et al. Chronic Leukemia Working Party of the EBMT. Outcomes of reduced-intensity transplantation for chronic myeloid leukemia: an analysis of prognostic factors from the Chronic Leukemia Working Party of the EBMT. Blood 2005;106:2969–2976

47. Cross NP, Hughes TP, Feng L et al. Minimal residual disease after allogeneic bone marrow transplantation for chronic myeloid leukemia in first chronic phase: correlation with acute graft-versus-host disease and relapse. Br J Haematol 1993;84:67–74

48. Radich JP, Gooley T, Bryant E et al. The significance of bcr-abl molecular detection in chronic myeloid leukemia patients 'late', 18 months or more after transplantation. Blood 2001;98:1701–1707

49. Dazzi F, Szydlo R, Cross N et al. Durability of responses following donor lymphocyte infusions for patients who relapse after allogeneic stem cell transplantation for chronic myeloid leukemia. Blood 2000;96:2712–2716

50. Kolb H, Schattenberg A, Goldman JM et al. Graft-versus-leukemia effect of donor lymphocyte transfusion in marrow grafted patients. Blood 1995;86:2041–2050

51. Olavarria E, Siddique S, Griffiths MJ et al. Posttransplantation imatinib as a strategy to postpone the requirement for immunotherapy in patients undergoing reduced-intensity allografts for chronic myeloid leukemia. Blood 2007;110:4614–4617

52. Goldman JM, Druker BJ. Chronic myeloid leukemia: current treatment options. Blood 2001;98:2039–2042

53. Gratwohl A, Brand R, Apperley J et al. Allogeneic hematopoietic stem cell transplantation for chronic myeloid leukemia in Europe 2006: transplant activity, long-term data and current results. An analysis by the Chronic Leukemia Working Party of the European Group for Blood and Marrow Transplantation (EBMT). Hematologica 2006;91:513–521

54. Baccarani M, Saglio G, Goldman JM et al. Evolving concepts in the management of chronic myeloid leukemia: recommendations from an expert panel on behalf of the European LeukemiaNet. Blood 2006;108:1809–1820

55. Deininger M, Schleuning M, Greinix H et al. The effect of prior exposure to imatinib on transplant-related mortality. Hematologica 2006;91:452–459

56. Oehler VG, Gooley T, Synder DS et al. The effects of imatinib mesylate treatment before allogeneic transplantation for chronic myeloid leukemia. Blood 2007;109:1782–1789

57. Jabbour E, Cortes J, Kantarjian H et al. Allogeneic stem cell transplantation for patients with chronic myeloid leukemia and acute lymphoblastic leukemia after Bcr-Abl kinase mutation-related imatinib failure. Blood 2006;108:1421–1423

58. Sawyers C, Hochhaus A, Feldman E et al. Imatinib induces hematologic and cytogenetic responses in patients with chronic myelogenous leukemia in myeloid blast crisis: results of a phase II study. Blood 2002;99:3530–3539

第 5 章

成人急性淋巴细胞白血病

Nicola Gökbuget，Dieter Hoelzer

介绍

20 世纪 80 年代之前，成人急性淋巴细胞白血病（ALL）很少得以治愈，总生存率（OS）小于 10%。采用儿童治疗方案后，总生存率提高到 30% ~ 40%。接下来的一段时间内总体发展停滞，只有在特定的亚型有所提高。然而，在过去的 5 年中，一项新的发展引起注意。诊断 ALL 的技术得到提高，包括干细胞移植（SCT）在内的标准治疗方案得到发展，而且许多用于 ALL 的新药也正在评估中。但是，综合治疗 ALL 的先决条件是良好质量控制的标准化诊断技术，这将允许快速诊断和分类，并可以确定预后因素。对微小残留病（MRD）的评估应该很明确，这样才能相应地使用治疗性干预措施。

流行病学

ALL 是儿童最常见的肿瘤疾病，第一个发病高峰出现在 3 ~ 4 岁（见第 6 章）。在成人的发病率为每年 0.7 ~ 1.8/100 000，第二个发病高峰在 75 岁以上年龄组。

自然病程

不成熟的淋巴母细胞在骨髓中不受控制地增殖抑制了正常造血，导致随后出现的贫血、血小板减少和粒细胞减少。通常白细胞（WBC）计数升高，但是 WBC 正常或降低也不排除 ALL。超过 90% 的 ALL 患者在外周血中出现原始淋巴细胞。最终诊断由骨髓穿刺或活检确定。淋巴系统的其他部分，如淋巴结、胸腺和脾也经常受累，原始淋巴细胞也可能会浸润到其他器官，包括中枢神经系统（CNS）。

ALL 一般都进展迅速，不予治疗的患者生存期不到 2 个月。

诊断

ALL 是异质性疾病，可分为不同的亚型。不同的亚型显示出不同的临床、生物学和预后特性。因此，精确的诊断是必不可少的，这样才能确定疾病的分类和适当的治疗方案。病情评估应包括形态学、免疫学、分子 / 细胞遗传学、微小残留病的评估，更进一步还应检测基因表型和药物遗传学。

形态学

最基本的诊断一般是依据骨髓形态学，包括细胞化学，根据世界卫生组织（WHO）的分类，ALL 和淋巴母细胞淋巴瘤一起被归为前体 B 细胞或 T 细胞肿瘤。B-ALL 即前体 B 淋巴母细胞白血病 / 淋巴瘤。L3-ALL 与 Burkitt 淋巴瘤一起归为 Burkitt 细胞白血病。T-ALL 与 T 淋巴母细胞淋巴瘤一起归为前体 T 淋巴细胞淋巴瘤 / 白血病[1]。

免疫表型分型

对 ALL 的生物学亚型分类最重要的方法是免疫表型分型。因此，原始细胞可以根据细胞系（B 或 T）和成熟程度（早期未分化型到成熟型）分组。遗憾的是，ALL 没有关于免疫表型统一的分类方法。欧洲免疫学分型协作组（EGIL）[2]试图确定一个统一的免疫分型分类法。ALL 的免疫表型往往与特定的临床特征相关，如最初表现、疾病进程和生物学标记，包括细胞遗传学和分子遗传学的改变。表 5.1 中列出了 ALL 的免疫学亚型和相应的分子标记。

表5.1　ALL的免疫学亚型和相应的细胞/分子遗传学标记

亚型	最重要的标记	发生率	细胞/分子遗传学标记**
B 系	HLA-D+，TdT$^+$，CD19$^+$ 和（或）CD79a$^+$ 和（或）CD22$^+$	74%	
原 B（B-I）	CD10-，没有其他分化标记	11%	6% t（4；11）/ALL1-AF4（原 B 中 70%）（MLL+ 中 20% Flt3）
普通 ALL（B-II）	CD10$^+$	50%	33% t（9；22）/BCR-ABL（c/前 B 中 30%～50%）
前 B（B-III）	cy IgM$^+$	9%	4% t（1；19）/PBX-E2A
成熟 B	cy 或 sk 或 λ	4%	5% t（8；14）/ c-myc-IgH
T 系	cy 或 s CD3$^+$，CD7$^+$	26%	
早期 T	cy CD3$^+$，CD7$^+$，CD5$^\pm$，CD2$^\pm$，sCD3$^-$，CD1a$^-$	6%	5% t（10；14）/HOX11-TCR < 5% t（11；14）/LMO-TCR
皮质（胸腺）T	CD2$^+$，CD5$^+$，CD1a$^+$，sCD3$^\pm$	13%	2% SIL-TAL1
成熟 T（T-IV）	CD2$^+$，CD5$^+$，sCD3$^+$，CD1a$^-$	7%	4% NUP213-ABL1（T-ALL 中）33% HOX11** 5% HOX11L2** 50% Notch1**

cy：环磷酰胺；s：表面；**：来自 GMALL 数据和参考文献 3

细胞遗传学

在 ALL 中细胞遗传学的主要作用是识别独立危险因素。畸变可以是定性或是定量的。在儿童 ALL 中，不伴其他附加染色体畸变的超二倍体核型提示预后良好，然而在成人中复杂核型与预后不好相关。最常见的结构突变是 t（9；22）易位，有 20%～30% 的发生率，在老年患者中上升至 50%。t（4；11）易位有 6% 的发生率，并与原 B-ALL 相关。两者都提示预后不良。

分子遗传学

分子遗传学可以针对性地检测由易位产生的融合基因，并且有高度敏感性。最重要的易位是 BCR-ABL，与 t（9；22）易位相关；ALL1-AF4 与 t（4；11）相关。微阵列分析越来越多地用于检测基因表型，这与特定亚型或预后相关。高表达或低表达的基因都与预后相关，并重新定义了预测预后的因素[3]。

微小残留病

聚合酶链反应（PCR）和多参数流式细胞仪可以定量检测在获得形态学完全缓解（CR）后残留的白血病细胞。PCR 用于检测与 ALL 亚型染色体易位相关的融合基因或者个体克隆的免疫球蛋白（IgH）重排和 T 细胞受体（TCR）基因。多参数流式细胞仪可以高度特异且敏感地检测个体白血病特定的表型，即抗原表面决定簇。

急性淋巴细胞白血病的标准治疗

ALL 的标准治疗方案包括的高强度的化疗方案，包括诱导化疗、早期巩固和长期维持治疗，完整的治疗周期最多达 2.5 年。在大多数试验中，SCT 是巩固治疗的一部分。另外，CNS 的预防治疗（鞘内注射、全身大剂量化疗和 CNS 照射）也是 ALL 治疗的重要组成部分[4]。

诱导治疗

成人 ALL 的标准诱导药物中应该至少包括一种类固醇，长春新碱和蒽环类抗生素。在最近的许多试验中，地塞米松（DEXA）取代了泼尼松，儿科临床试验的结果显示这可以降低 CNS 的复发率并提高生存率[5]。使用 DEXA 应谨慎，因为持续大

表5.2 大规模成人ALL的临床试验结果*

研究	年份	例数	SCT 策略	CR 率	早期死亡率	生存率
CALGB 9111，美国 [8]	1998	198	Ph+	85%	8%	40%（3 y）
LALA 87，法国 [25]	2000	572	PO	76%	9%	27%（10 y）
NILG 08/96，意大利 [29]	2001	121	PR	84%	8%	48%（5 y）
GMALL 05/93，德国 [30]	2001	1163	PR	83%	NR.	35%（5 y）
JALSG-ALL93，日本 [26]	2002	263	PO	78%	6%	30%（6 y）
UCLA，美国 [31]	2002	84	PR	93%	1%	47%（5 y）
瑞典 [32]	2002	153	PR	75%	n.r.	28%（5 y）
GIMEMA 0288，意大利 [9]	2002	767	–	82%	11%	27%（9 y）
MD Anderson，美国 [14]	2004	288	Ph+	92%	5%	38%（5 y）
EORTC ALL-3，欧洲 [27]	2004	340	PO	74%	n.r.	36%*（6 y）
LALA 94，法国 [33]	2004	922	PR	84%	5%	36%（5 y）
GOELAL02，法国 [34]	2004	198	HR	86%	2%	41%（6 y）
MRC XII/ ECOG E 2993，英国 - 美国 [28]	2005	1521	PO	91%	NR.	38%（5 y）
GIMEMA 0496，意大利 [35]	2005	450	n.r.	80%	NR.	33%（5 y）
Pethema ALL-93，西班牙 [36]	2005	222	HR	82%	6%	34%（5 y）
加权平均		7262		84%	7%	35%

Ph+：Ph+ ALL 患者行 SCT；PO：有供者的患者预计都行 SCT；PR：根据预测的风险模型行 SCT；HR：仅对关于 HR 的临床试验中的患者行 SCT；NR：没有报道；*：CR 期的存活患者

剂量应用可能导致长期的并发症 [5] 并增加感染的发生率和死亡率 [6]。

使用最多的蒽环类药物是柔红霉素（DNR）。许多治疗组持续给予大剂量 DNR（45 ~ 80 mg/m²）取代了每周一次的应用方案。然而，小样本临床结果可重复性差。其中一个原因是这样的治疗方案使血液学毒性增加。因此，蒽环类药物的强化应用是否对任何亚型，特别是获得分子缓解后的 ALL 都有利，仍有待观察。

提前使用环磷酰胺可能会带来好处 [7]，虽然还没有被随机试验所证实 [8]。现在大多数研究将门冬酰胺酶（ASP）包含在诱导方案中。一些试验用长效的聚乙二醇化门冬酰胺酶取代了大多数试验所使用的原生大肠杆菌门冬酰胺酶。对于诱导期血细胞减少的患者，ASP 往往与类固醇同时给予，这可能会诱发附加的副作用，如凝血功能障碍和肝功能异常。在诱导阶段支持治疗的重要性日益增加，包括使用 G-CSF[9]。

应用现行的方案，ALL 的缓解率是 85% ~ 90%（表 5.2），早期死亡率最高达 11%，死亡率随着年龄的增加而增加。然而，长时间的血细胞减少可能会削弱药物剂量及下一步的治疗。提高分子 CR 率是成人 ALL 最重要的目标。这可以通过低于微小残留疾病（MRD）检测下限 10^{-4}（0.01%）来判断；成人 ALL 的分子 CR 率为依马替尼治疗 Ph⁺ ALL 的 50%[10] 到标危 ALL 的 60%[11]。

巩固治疗

尽管大型研究中的巩固化疗周期不同，而且不可能一一评价其各自疗效，但是加强的巩固化疗仍是 ALL 的标准治疗方案之一。一般情况下认为使用大剂量甲氨蝶呤（HDMTX）似乎是有效的。然而，成年人 24 小时的输注量应该限制在 1.5 ~ 2g/m²，否则可能导致毒性反应，尤其是黏膜炎，使后续治疗延误和顺应性降低。越来越多来自儿童 ALL 试验的证据表明，ASP 的强化使用可以改善整体结果 [12,13]。这种方法对成人 ALL 似乎也是有用的，特别是在巩固阶段，其与诱导阶段相比毒性较小。大剂量蒽环类药物，鬼臼毒素和大剂量阿糖胞苷在巩固阶段的作用仍然不确定。总而言之，在成人 ALL，严格按照指南减少治疗延迟、药物减量和禁用有毒药物对治疗的改进做出了重要贡献。

维持治疗

即使是在加强的诱导和巩固化疗后，维持化疗仍然是 ALL 患者治疗的标准方案之一，这是因为所有省略这一步骤的尝试都导致长期生存的降低。因此，一些团队甚至在总治疗周期上将维持治疗的时间延长至 2 年。静脉注射（IV）MTX、口服巯基嘌呤（MP）是维持化疗的主要方法。在维持化疗过程中强化用药周期的作用仍有待确定。

CNS 预防

按照指南，强化的鞘内注射（it）治疗和全身大剂量治疗可以使成人 CNS 复发率低于 5%。没有研究仍然依赖于 CNS 照射。CNS 疾病的危险因素是众所周知的，例如 WBC 总数或乳酸脱氢酶（LDH）升高，外伤性腰椎穿刺和成熟 B-ALL 或 T-ALL 这种表型。因此，风险相关性的预防方法似乎是合理的[14]。

靶向治疗

Ph/BCR-ABL 阳性（Ph+）ALL 的分子学治疗

就像在慢性髓性白血病（CML）中一样，Ph+ ALL 中 BCR-ABL 融合基因是主要的致病因子，机制是提高了酪氨酸激酶（TK）的活性。伊马替尼是这个机制的第一个特异性抑制剂，而且在 CML 中首次证实了其临床疗效。Ⅱ期临床试验已经证明在复发/难治性 Ph+ ALL 中单一使用伊马替尼的 CR 率达 29%[15]。尽管许多在几周内就复发的患者病情发展很快，但仍有一些患者能坚持到做 SCT[16]。伊马替尼的疗效可以用定量 PCR 严密监控。一般情况下，治疗可以在门诊进行，而且相关副作用很少。年轻和老年初治患者的临床试验结果都不同：

- 起初在年轻患者中，伊马替尼是在化疗疗程之间给予的。但是，这种方法不能取得分子缓

解。因此，同时使用化疗和伊马替尼的研究得以开展，这使得 CR 率达到 91% ~ 96%，分子 CR 率达到 38% ~ 50%[10,17-19]。所有的研究都报道 OS 可以提高至 55% ~ 65%，而伊马替尼应用前的 OS 为 15%。没有研究报道联合应用比单纯化疗的毒性增加，或者在随后的 SCT 中出现副作用。

- 对于初治 Ph+ 的老年 ALL 患者治疗效果极差，特别是在诱导化疗阶段的死亡率很高。因此，诱导化疗的方案被伊马替尼单药治疗所代替。意大利的试验表明缓解率为 92%[20]。德国研究组（GMALL）进行的一项随机试验比较了减量化疗和伊马替尼单药治疗的效果。诱导缓解后，所有患者都接受化疗联合伊马替尼的治疗。伊马替尼的缓解率是 93%，化疗的缓解率是 54%[21]。生存率优于没有伊马替尼前的试验，但这两种治疗方案的复发率都很高，结果无显著差异。

经常监测 MRD 可以早期检测到分子耐药或分子学复发。因此，可以在全面复发前开始额外的治疗。如今，对于 TK 区域突变的检测也是必需的，因为这些突变可使患者对伊马替尼产生耐药性，有时对第二代 TK 抑制剂达沙替尼和尼罗替尼也可产生耐药[22,23]。两款药物与伊马替尼相比，都提高了疗效，并可以有效对抗除 T315I 突变外的绝大多数的突变。这些药物对于伊马替尼治疗失败患者的缓解率约 30%。目前，它们的作用正在复发阶段进行评估，但对于初治 Ph+ ALL 的研究已经开始。

抗体治疗

ALL 原始细胞表达一系列特异抗原，包括 CD20、CD19、CD22、CD33 和 CD52，这些都可作为单克隆抗体（MoAb）治疗的靶点。MoAb 依靠它的靶向性、亚型特异性而成为一种跟化疗相比更有吸引力的方法，其疗效和和副作用都不同。MRD 阳性情况下，它的作用可能是最有效的。抗 CD20 抗体利妥昔单抗已成功整合至成熟 B-ALL 的治疗方案中。现在在几项针对 CD20+ 的前体 B-ALL 研究中其疗效也正在评价中。根据 GMALL 对于老年患者的指南，利妥昔单抗应在化疗疗程前开始使用，从诱导化疗开始，一共 8 个剂量。据报道，在前体 B-ALL 中大剂量 CVAD 联合利妥昔单

抗的方案也证明对 CD20+ALL 是可行的，而且有很好结果的[24]。在复发或 MRD 阳性的情况下使用抗 CD52 的一些研究也正在进行中。

大型急性淋巴细胞白血病研究结果

成人 ALL 治疗的一个主要问题是 SCT 作为缓解后治疗的作用。因此，在过去的 10 年中，两组前瞻性试验主要报道了成人 ALL（表 5.2）。

- 一组致力于比较分析有同胞供者的患者行异基因 SCT 的作用。
- 另一组侧重于研究优化化疗方案，只对 Ph+ 预后特别差的 ALL 亚型患者行 SCT，或者基于预测性模型[29-33]。

CR 率介于 74%~93%，OS 介于 27%~48% 之间。值得注意的是，专注于 SCT（n=2 696）的研究，OS 一直没有什么明显区别；加权平均 CR 为 84%，OS 为 35%[25-28]，或者使用风险适当的方法研究（n=2 443），平均 CR 率 83%，OS 率 36%[8,29-33]。

急性淋巴细胞白血病的预后因素

年龄

年龄可能是最重要的预后因素[37]。OS 随着年龄的增加逐渐降低，从 30 岁以下的 34%～57% 至 50 岁以上的 15%～17%[8,9,14,26,28]，有些团队用年龄在 30～35 岁作为 CR1 进行 SCT 的指标[34,36]。这可能是适得其反的，因为 SCT 结果也随着年龄增加而恶化[38]。

白细胞计数（WBC）

诊断时 WBC 总数升高（< 30～50000 /μl）与较高的复发风险相关[8,9,14,25,26]。这也被认为是前体 B-ALL 中最不利的预后因素，OS 只能达到 19%～29%[28,30]。但是，GMALL 多元分析的结果是在 T-ALL 中 WBC 并不是一个有明显意义的因素[30]。在 GMALL 的研究中，B 系 ALL 和高 WBC 患者都存在高复发风险，在化疗和 SCT 后有更高的死亡率。

免疫表型

在许多研究中原 B-ALL 和（或）t（4；11）阳性的 ALL 都被认为是预后不好的亚型。据 GMALL 的研究，他们似乎特别适合于进行 SCT。普通（c）/ 前 B-ALL 常与 Ph / BCR-ABL 阳性联系起来，这次也将分开讨论。有些团队认为 t（1；19）易位是一个不利因素[33,34]。C / 前 -B-ALL 可更细地分为标危组和高危组，并有明显不同的结果。然而，即使标危组的 B 系 ALL 结果也不好，这是成人 ALL 总体结果改善缓慢的主要原因。成熟 B-ALL 通常用基于 HDMTX 和分次环磷酰胺的短期、加强化疗方案。

许多研究小组已经证实 T 系 ALL 与 B 系 ALL 相比有更好的结果[28,30]。T-ALL 的亚型包括早期 T-ALL，胸腺（皮质 T-ALL）和成熟 T-ALL。GMALL 研究表示，亚型是最重要的预后因素，其无白血病生存率（LFS）分别为 25%、63% 和 28%[30]。免疫表型的生物学重要性被 HOX11、HOX11L2、SIL-TAL1 和 CALM-AF10 分别在不同亚型中有高表达这一事实所强调，即胸腺细胞的成熟状态[41]。其他团队观察到早期 T-ALL 的不良预后[42,43]，其表达 CD13、CD33 和（或）CD34、HOX11L2、SIL-TAL[43] 阳性。与胸腺 T-ALL 相关的 HOX11 高表达可能有一个良好的预后。T-ALL 在目前的治疗方案中，CR 率可以达到 80% 以上，LFS 可达 50% 以上。

治疗反应和 MRD

除了年龄，最重要的预后因素仍然是 CR 的获得。其他与治疗相关的预后因素是获得 CR 的延迟时间或对泼尼松治疗的反应。更准确评估个体反应的方法是评价 MRD[37,40]，因为这是一个独立的可以反映原发耐药性、个体治疗反应和其他未知宿主因素的预后因素。以下两个主要目的已经成为成人 ALL 中最重要的 MRD 纵向评估。

- 确定高危患者作为 SCT 或者经验性治疗的候选人。巩固治疗开始后，任何时间点高 MRD（< 10^{-4}）都伴有 66%～88% 的高复发风险[11]，在稍后的时间点（6～9 个月）其预测价值更高[44]。在 GMALL 研究中，伴随高 MRD（< 10^{-4}）的患者在诱导和第一次巩固化疗后都

表5.3　成人ALL的预后不良因素

因素	所有亚型	前B-ALL	T-ALL
诊断时			
高WBC		$>30×10^9$（20～50）	（$>100×10^9$）
亚型		原B-ALL	早期T
		或CD10⁻的前B-ALL	成熟T
细胞/分子遗传学	复杂核型（HOX11）	**t（9；22）/BCR-ABL**	（HOX11L2）
		t（4；11）/ALL1-AF4	（BAALC）
		t（1；19）/PBX1-E2A	
年龄	**>35，>55，>60**		
治疗期间			
个体反应	激素反应		
	延期CR（>3～4周）		
	MRD持续3～4个月 $>10^{-4}$		

黑体：共识；非黑体：应用于个别研究小组；括号中：很少使用

被确定具有高风险，并成为CR1期进行SCT的候选人[45]。

● 确定低风险的患者，给予其尽量少的治疗可能更合理。在诱导过程中的早期和快速减少的MRD可以使得复发风险只有8%[11]。然而，这仅出现在10%的患者中。在GMALL研究中，诱导后MRD阴性的患者被认为MRD低风险，这已在第一年被两个敏感检测指标反复证实；30%的患者符合这些条件。

MRD评估也提供了评估分子CR的选择，从而评价不同诱导化疗方法、检测分子复发。这是后续分析成人ALL两个重要的新方面。即使在第二阶段的研究中，"分子复发"也已经纳入标准。这是合乎逻辑的，因为患者获得分子CR后MRD高于 10^{-4} 提示存在高复发风险（>80%），应该采取一些治疗性措施[46]。

新综合风险分类

对于一定的治疗指南，所有的风险因素，都针对具有特异性，而且被不同的小组用于不同的研究。除了既定因素（表5.3），各种通过基因芯片分析新检测出的分子标记已被提议作为预后因素[3]。所有这些因素都不可能被整合到传统确定CR1期行SCT候选者的风险模型中，但是，它们可以用于分析相关机制，寻找药物靶标或设计替代治疗策略。

造血干细胞移植

干细胞移植（SCT）在治疗成人ALL中已经获得了越来越重要的作用。尽管大多数成人ALL大型前瞻性研究已强调在第一次CR时行SCT的指征这一问题，但具体计划和步骤仍然没有得到令人满意的确定。为了绕过SCT和化疗疗效比较这个问题，一些团队用"遗传"随机性设计前瞻性试验，为所有有同胞供者的患者提供CR1时异体SCT。研究结果取决于与"传统"治疗方法的比较。有些团队仅仅设计了自体SCT，另一些团队随机比较自体SCT和化疗。这项试验设计采用"意向性治疗"分析方法，以此比较有供者和无供者的患者结果。然而，这种类型的分析只有在相当部分的患者都进行了移植时才有意义。

在下面的章节中，SCT对总体结果的影响和比较研究的结果将被讨论。

成人ALL试验中SCT对整体结果的影响

最难的结果参数是所有患者的OS评价，这可以回答基于SCT的治疗方法是否能提高总体疗效这个问题。应用"基因随机化"研究的总体生存率并没有优于那些单独使用化疗方法者（表5.2），这可能部分是由于异体-SCT仅能在11%～38%的患者中进行[25-27,33,34,36,47]。即使allo-SCT已取得了骄人的业绩，但其对 OS 的影响并不明显，因为接受这种治疗的患者数量并不多。

不同 SCT 类型的结果

异体 -SCT 结果：同胞供者

第一次缓解

据 IBMTR 统计（1996—2001 年），20 岁以上同胞供者异体 -SCT 后的存活率为 48% 左右[48]。包括 1 100 例患者的一篇文献分析揭示其 LFS 为 50%。复发率（RR）（24%）及移植相关死亡率（TRM）（27%）是类似的（表 5.4）。改进的支持治疗使得近日报道的 EBMT 统计数据从 1985 年前的 39% 降至目前的 26%[49]。同胞 SCT 后移植物抗宿主病（GVHD）在死亡率和发病率方面有着重要的影响。另一方面，RR 在局限性 GVHD 的患者中也比较低。

年龄是影响 SCT 预后的另一个重要因素。小于 20 岁的患者 LFS 是 62%，超过 20 岁的为 48%[48]。然而，进行 SCT 的年龄限制已上升到 50～55 岁。移植中心的经验可能也有一定影响，在美国专门的移植中心报道在第一次缓解期 ALL 同胞 SCT 的 LFS 为 61%～64%[50-52]。

后期缓解或复发

复发后行 SCT 的 LFS 较低，第二次缓解期为 34%，SCT 复发后 SCT 为 18%。这主要是因为 RR 的增加（表 5.4）。

异体 -SCT 结果：非血缘供者

第一次缓解

非血缘供者 SCT（匹配的非血缘供者，MUD）在成人 ALL 治疗中起着越来越重要的作用。在已发表的研究中 LFS 是 39%，与异体 -SCT 相比具有更低的 RR（10%），而 TRM（47%）更高。这两个现象可能由于其 GVHD 效应更加明显。然而，必须考虑到，MUD 一般适于经过选择的、高危的患者，如 Ph / BCR-ABL 阳性 ALL 患者。据 IBMRT 数据，42% 患者生存 20 年以上[48]。另一个调查表明在成人高危 ALL，在 CR1 移植后的 LFS 是 42%。

后期缓解或复发

在后期缓解时行 MUD SCT 的患者的长期生存率是 27%，而复发后移植的结果仅为 5%（表 5.4）。

表5.4 成人ALL行SCT后的结果（调查来自己发表的研究报告）

SCT类型	阶段	病例	TRM	复发率	LFS
异基因					
- 同胞供者	CR1	1100	27%	24%	50%
	≥ CR2	1019	29%	48%	34%
	Rel/Refr	216	47%	75%	18%
- 非血缘供者	CR1	318	47%	10%	39%
	≥ CR2	231	8%	75%	27%
	Rel/Refr*	47	64%	31%	5%
自体	CR1	1369	5%	51%	42%
	≥ CR2	258	18%	70%	24%
非清髓	所有阶段	132	42%	47%	23%

TRM，移植相关死亡率；LFS，无白血病生存率；* 一项试验[53]

异基因同胞和 MUD SCT 的比较

由于支持治疗的改进、更好的供者选择和高危患者适应证的扩展，目前在大型研究中 MUD SCT 的结果与同胞异体 SCT 相似。一项大型关于预期 SCT 的研究显示 321 例同胞 SCT 的患者生存率为 55%（标危和高危 ALL），67 例高危（Ph / BCR-ABL 阳性）患者 MUD SCT 后为 46%[47]。9 个德国中心的一项研究显示有更多的 MUD SCT（60% 比 27%）在获得第一次 CR 后进行，并显示 LFS 无显著差异（45% 比 42%）[55]。前瞻性 GMALL 试验显示同胞 SCT 的生存率为 34%，MUD SCT 的为 51%；TRM 结果相似，然而 RR 在 MUD-SCT 后则更低[56]。在前瞻性试验中，异体 -SCT 的 TRM 介于 15%~26%[25-27,33,34,36,47]，MUD-SCT 后可达 35%[47]。另几个因素可能也发挥了作用，包括 SCT 前的强化治疗，预处理方案，SCT 后的免疫抑制治疗和移植中心的经验和条件。

自体 -SCT 的结果

第一次缓解

据已发表的研究报告称，自体 SCT 后的生存率为 42%。主要的问题是高 RR（51%）（表 5.4）。发表的研究显示了广泛的结果。在未经挑选、高风险的患者中，生存率可能不超过 30%。前期治疗的强度可能对异体 SCT 结果有重要的影响，这是因为它可以降低肿瘤负荷。同时，SCT 后的维持治疗，特别是在 MRD 阳性的患者中，也是一个重要的问题。巯基嘌呤和氨甲蝶呤是标准的应用方案 [57]。

后期缓解或复发

极少数患者在第二次或后期缓解时或复发时行自体 SCT 后能获得长期生存。如果自体造血干细胞已在第一次 CR 时收集，这种方法可被视为异体 SCT 前的过渡治疗。

非清髓 SCT（NMSCT）的结果

NMSCT 越来越被视为老年患者在禁行常规 SCT 后的一种治疗选择。早期的研究结果表明，有些患者在第一次 CR 后可以实现稳定的缓解 [58]。已发表的结果显示在所有疾病阶段的患者中，LFS 为 23%，TRM 42%，RR 47%（表 5.4）。 根 据 EBMT 分析，91 例中位年龄 40 岁的成人 ALL 患者的 LFS 为 18%，TRM 为 24%，复发率为 58% [59]。这两项研究均显示如果 NMSCT 在第一次缓解期间进行，则 LFS 会更高。

脐血（UCB）和半相合 SCT 的结果

ALL 的脐血移植经验主要来自儿童患者 [60]，最近的回顾性分析结果显示其与骨髓干细胞移植的结果相似 [61]。对于成人来说，一个主要的障碍是细胞数量有限。然而，年轻成人急性白血病的第一次统计结果表明，一份或者两份脐血干细胞可以视为干细胞的替代来源。

半相合 SCT 的经验也主要来自儿童患者，这种方法在没有供者和急需 SCT 的患者中会考虑 [63]。一项回顾性分析表明，如果可行的话，对于成人 ALL 患者来说自体 SCT 的结果好于半相合 SCT；尽管 RR 较高，但是整体结果更好 [64]。基于现有经验，UCB 和半相合 SCT 应在专门的中心进行，在临床试验中进行，并只限于条件好的疾病。

Ph⁺ALL 的干细胞移植

由于强化化疗的不良后果，SCT 一直是治疗 Ph⁺ALL 的第一选择。第一次 CR 期进行的异体 -SCT 的 OS 介于 27%~65% [65]。与 Ph-ALL 相比其 RR 更高，因 Ph⁺ALL 患者的中位平均年龄更大，导致其结果因 TRM 而大打折扣。自体 -SCT 的长期结果缺失，这表明由于患者或移植物在移植前的肿瘤负荷使得 SCT 生存率低于 20%。

如今，大多数 Ph⁺ALL 患者都接受伊马替尼作为一线治疗。很明显在用药后进行 SCT 并不会增加 TRM。一项研究显示，在 SCT 前接受伊马替尼治疗的患者 RR 会大幅降低。因此，在 CR1 进行移植的患者比例大幅增加，对于前期接受伊马替尼治疗的患者 SCT 后的 LFS 更好（76% 比 38%）[66]。

SCT 前后的 MRD 状态和移植后接受伊马替尼作为治疗一部分都会影响 SCT 的效果。有证据表明，SCT 后 MRD 阳性的患者和伊马替尼迅速见效的患者，其生存率明显优于那些不起效的患者 [67]。SCT 前就伴随高 MRD 的患者预后很差。因此 MRD 状态和 TK 是否发生突变是 SCT 前后必须了解的，不管是为了确定是否在移植前增加治疗方案以减少肿瘤负荷，还是为了预防 SCT 后的复发。

SCT 和其他方法比较的研究

表 5.5 总结了包括以 SCT 作为研究设计一部分的前瞻性试验。有趣的是，在大多数研究中异体 SCT 的结果都比统计结果要好。这个现象的原因还不清楚。另一方面，治疗方法比较的结果有很大不同，例如自体 SCT 与化疗比较，这取决于多种因素，包括预处理方案、自体 -SCT 时间制订、化疗的疗效和持续时间。

有无供者的比较

一些研究表明，患者有（异体 - 同胞 SCT）或没有供者（随机自体 -SCT 和化疗）的结果并无差异 [26,27,68-70]。只有法国 BGMT 研究表明异体 -SCT（有供者）与自体 -SCT（无供体）相比结果更好（LFS 为 71% 比 30%）[71]。至今仍然无法解释在本研究中有供者的患者预后更好的原因。

针对高危患者的 PETHEMA 研究表明无供者的患者的预后良好趋势 [36]。相比之下，几项其他研究已经证实在高危患者中行 SCT 具有优势 [33,34,69]。

大型 ECOG / MRC 小组最近报告了他们对有供者（异体同胞 -SCT）的患者和没有供者（随机比较化疗或自体 -SCT）的患者进行比较的研究结果。这项研究的独特之处在于其把年龄（＞或 ＜ 35 岁）作为一项预后因素。标危患者是年龄

表5.5　成人ALL干细胞移植的前瞻性研究

作者，年份	研究	亚型	比较	例数	年龄	TRM	LFS	OS
Fiere et al, 1993[68]	LALA-87	全部	供者（异基因）	116	15～40	16%	45%	48%
Sebban et al, 1994[69]			无供者（R）	141	15～40	3%	31%	35%
			- 自体移植	95	15～50	4%	39%	49%
			- 化疗	96	15～48	4%	32%	42%
Thomas et al, 2004[33]	LALA-94	HR	供者（异基因）	100	15～55	18%	47%	51%
			无供者（R）	159	15～55	7%	34%	n.r.
			- 自体移植 + 维持治疗	70	15～55	0%	39%	44%
			- 化疗	59	15～55	7%	24%	35%
Takeuchi et al, 2002[26]	JALSG-93	全部	供者（异基因）	34	15～40			46%
			无供者（自体移植或化疗）	108	15～40			40%
Gupta et al, 2004[70]	Monocenter	全部	供者（异基因）	34	16～54	19%	40%	46%
			无供者（化疗）	25	16～52	5%	39%	58%
Ueda et al, 1998[73]	JALSG-90	全部	异基因移植，如果有供者	17	15～45			41%
			无供者（化疗）	40	14～45			30%
Hunault et al, 2004[34]	GOELAL02	HR	供者（异基因）	41	15～50	15%	72%	75%
			无供者（自体移植）	115	15～59	3%	33%	39%
Attal et al, 1995[71]	BGMT		供者（异基因）	43	15～55	12%	71%	
			无供者（自体）	77	15～55	2%	30%	
Ribera et al, 2005[36]	PETHEMA93	HR	供者（异基因）	84	15～50		33%	35%
			无供者（R）	98	15～50		39%	44%
			- 自体移植	50	15～50		35%	37%
			- 化疗	48	15～50		44%	50%
Labar et al, 2004[27]	EORTC ALL-3	全部	供者（异基因）	68	15～50	24%	38%	41%
			无供者（R）	116		7%	37%	39%
			- 自体移植	24			～35%	
			- 化疗	21			～35%	
Rowe et al, 2006[38]	ECOG-MRC	全部	供者（异基因）	388	15～50 (55)	39%HR 20%SR	50%	53%
			无供者（R）	527		NR.	41%	45%
			自体移植	220	15～65	12% HR 7% SR	33%	37%
			化疗	215	15～65	NR.	42%	46%
Goldstone et al, 2004[47]			（Ph+ALL）非血缘供者异体移植	67	15～50 (55)	35%		46%

R，随机——没有同胞供者的患者随机分在自体 SCT 和化疗组；HR，高危；黑体，供者与无供者意向性治疗的比较分析；-，从曲线估计

< 35 岁，白细胞 < 30 000/μl（前体 B-ALL）和 < 10 000 /μl（T-ALL 和 4 个星期内获得 CR 的患者）。与没有供者 45% 的 OS 相比，有供者的患者有更好的 OS（53%），在主要是由于其较低的 RR（29% 比 54%）。差异更明显地表现在标危（63% 比 51%OS）患者，而不是高危（39% 比 36%）患者中[38]。由于低龄是确定标危的主要因素，这样的

结果可以有两种解释[1]：众所周知，SCT 在年轻患者中有更好的结果[2]；另外，跟其他研究结果类似，年轻标危患者的化疗效果同样不错。

一项较早的关于本研究的报道引出了第三个问题：进行 SCT 的病例数有限（1508 例可评估患者中只有 321 例进行异体 - 同胞 SCT）[47]。即使在标危患者中，非复发死亡率也达到了 20%，因此，对

年轻标危患者中也不应一味进行 SCT。这也可以对照其他研究和对青少年、年轻成人应用儿童 ALL 化疗方案而不用 SCT 的成功案例，是因为后者治疗方法的急性期死亡率和长期疗效[72]。对于高龄、高危患者，ECOG / MRC 研究的结果有些令人失望，特别是 CR 期高达 39% 的死亡率，这点强调需要改进预处理方案并降低移植前的发病率。在本研究中，38% 的 OS 与其他研究结果类似[28]。

化疗或异体 SCT 与自体 SCT 的比较

在几项随机研究中，化疗与自体 SCT 的比较无显著性差异[25,27,33,36]。在大型随机试验 ECOG / MRC 中，就 LFS 而言，自体 SCT 的结果（33%）不如化疗（42%），这主要是由于其有更高的 RR[38]。自体 SCT 与化疗相比最主要的优点可能是治疗持续时间短。自体 SCT 可能更适于诱导化疗后低 MRD 的患者，或者 MRD 阴性的干细胞移植物，而且它提供了在自体 SCT 后基于 MRD 的维持治疗的一种选择方法。

所有异体和自体 SCT 的比较都显示出自体 SCT 的疗效差。在意向性治疗比较的两项研究中，自体 SCT 的结果更差（30% 和 33%）[34,71]。

成人 ALL 进行 SCT 的指征

基于证据的建议

最近公布的以证据为基础的综述强调了一项发现，即 SCT 与化疗相比，在高危患者和处于第二次缓解期的患者中更具优势。这篇综述的其他方面汇总在表 5.6 中。这项分析还发现 ALL 进行 SCT 缺乏前瞻性、对照性试验[74]。这可能是由于每一项包括 SCT 的研究设计都有包括供者情况、患者自身状况和意愿在内的太多不可控因素。不出所料，一项包含 7 个研究[26,27,33,34,36,69,75] 的 Meta 分析显示了完成移植情况的巨大差异：异体 SCT 的 68%~96%，自体 SCT 的 9% ~ 81%。这项 Meta 分析的结果显示出异体 SCT 和患者依从性的相关性。另外，SCT 的 OS 比化疗的 OS 好，尤其在高危患者中[76]。因此，标危 ALL 患者中异体 SCT 的作用仍不确定。

在第一次缓解期是否行 SCT 的指征并没有统

表5.6　成人ALL行SCT的循证医学[74]

问题	建议
CR1：异基因 SCT 与化疗比较	结果有可比性 SCT 可能在高危患者中效果更好 标危患者不做 SCT
CR2：异基因 SCT 与化疗的比较	SCT 更好
自体 SCT 与化疗的比较	结果有可比性
同胞供者与无关相合供者的比较	结果有可比性
预处理方案	数据缺失 基于 TBI 的预处理方案更有优势
自体与异体 SCT 的比较	异体 SCT 更有优势

临床试验的适应证

一。必须权衡 SCT 的优势（治疗时间短，在一些研究中预后好）与劣势（TRM，晚期并发症，生活质量差）。主要的问题是是否所有有同胞供者的患者都应该行 SCT，还是只限于那些有特定风险的患者。

- 风险调整方法。目前欧洲大多数的研究都表明，SCT 的适应证是基于存在包括 MRD 在内的预后不良因素。异体同胞 SCT 和 MUD SCT 都应该以相似的方式考虑。

- 青壮年尽量少做 SCT。虽然 SCT 在年轻患者中的结果更好，但是在治疗青少年患者时采用儿童式强化化疗方案和尽量少的移植仍然是趋势。

- 基于 MRD 的适应证。在决定是否行 SCT 时 MRD 的状态发挥着越来越重要的作用。进一步的研究将决定是否对于伴有高 MRD 负荷的患者 SCT 是一个有利的选择，具有高危因素但 MRD 阴性的患者是否应该作为 SCT 的候选人。

- 复发后行 SCT。人们普遍认为所有处在第二次或随后缓解期的患者都是 SCT 的候选人。根据供者情况和患者的一般状况，例如 NMSCT 的试验性治疗，脐血 SCT 和半相合 SCT 都应该给予考虑。

表 5.7 列出了德国多中心研究小组对于成人 ALL（GMALL）行 SCT 的适应证，以此作为风险适应的一个例子。

表5.7 GMALL试验中SCT的适应证

	适应证	优先级*
第一次缓解		
高危	从诊断开始3～4个月内的所有患者	1. 异基因同胞** 2. 异基因无关** 3. 自体 4. NMSCT
标危	分子无应答	见上文
复发，包括分子复发	在第二次缓解期的所有患者（或者状况好的PR或者刚开始复发）	见上文（如果无供者的话，考虑脐血或半相合SCT）

* 决定取决于年龄、患者的一般状况和供者的情况
** 匹配或一项不匹配

影响 ALL 患者行 SCT 后结果的因素

操作相关因素

- 不同来源干细胞的作用仍值得商榷。由于现实的原因，目前几乎所有的移植都依靠外周血造血干细胞（PBSCT），而不是骨髓（BMT）。然而有资料表明，PBSCT后的慢性GVHD发病率更高[77]。另一项研究表明，与PBSCT相比，BMT有更高的生存率（34% 比 24%）[78]。

- ALL 患者行 SCT 前并没有标准的预处理方案。大多数方案基于全身照射（TBI），常用剂量为12Gy。TBI最常与环磷酰胺或VP16连用。最近一项对于随访患者的分析显示，在CR1期行同胞SCT，应用TBI/VP16或TBI/环磷酰胺并无明显差异。联合VP16与第二次缓解期较低的RR相关[79]，这可能是由于其很好的抗白血病作用。报道称与基于TBI的预处理方案相比，基于白消安的预处理方案预后较差[55,80]。TBI对于Ph+ALL的优势已经有所报道。

- 急性和（或）慢性GVHD的程度对结果有一定的影响，因为一方面它会增加发病率和死亡率，另一方面它与GVL作用相关。不伴GVHD的患者有更高的复发风险，而广泛的GVHD有更高的TRM。最好的结果是伴随局限性的GVHD。

- 女性供者与男性受者的结果较差，这可能也适用于老年供者。

- HLA 相合程度与 TRM 和 RR 结果相关。同卵双胞胎的同源 SCT 有最低的 TRM，但是在这种情况下复发率更高[84]。尽管全相合供者与一个位点不合供者相比，预期结果没有差异，但是 TRM 随着后期不合位点数量的增加而增加。

SCT 后的疾病进程

移植后定期评估嵌合体和 MRD 可以监测疾病进程。嵌合程度与长期监测预后相关，这是因为复发初期嵌合体的数量就会增加[85]。对于 MRD 的分析也类似，MRD 的阳性率增加与复发的发生有关。在复发初期，免疫治疗，例如减少 GVHD 的预处理方案和（或）供者淋巴细胞回输，对于预防全面复发都是有帮助的[86]。

宿主因素

另外，除了开始就是 SCT 的适应证外，移植特异因素可以根据 RR 或 TRM 的增加来确定。

- 高龄在所有 SCT 研究中都是一个不利因素。然而，对于选择同胞还是非血缘供者 SCT 没有明确的年龄分界点，可以高达 55 岁，甚至在减少剂量的情况下可以更高龄。

- 疾病晚期阶段（难治/复发）是一个不利因素。对于在第二次或随后缓解期的 SCT 预后很差，这与患者早期或者晚期复发情况相似。

- ALL 的不同亚型导致不同结果。然而，对于 T 细胞系和 B 细胞系 ALL 在 SCT 后的结果不能

表5.8 SCT后的预后因素

预后因素	有利	不利
风险分组	原 B-ALL* T-ALL*	WBC> 30 000 的 B-ALL* Ph / BCR-ABL+ 的 ALL
年龄	< 35 岁	>35 岁
疾病阶段	第一次缓解	原发性难治性 ALL 复发 ALL ≥ CR2
微小残留病	MRD- 阴性	SCT 前 MRD 阳性 SCT 后 MRD 阳性
移植后 GVHD	中度	无 GVHD 严重的 GVHD

*GMALL 经验

表5.9　提高ALL的SCT预后的方式

异体移植	
降低复发率	优化预处理方案
	利用 GVL 效应，例如供者淋巴细胞
	基于 MRD 的移植后治疗，例如单克隆抗体、化疗、依马替尼
降低 TRM	积极预防感染和 GvHD
	供者的选择
可供选择的方法	没有供者的年轻患者可选择脐血或者半相合 SCT
	常规 SCT 禁忌的患者选择 NMSCT
自体移植	
降低复发率	优化预处理方案
	前期强化化疗方案来降低肿瘤负荷
	移植后的维持治疗

被直接观测到，GMALL 研究发现高危 ALL 的不同亚型有不同的生存情况。生存率从高危前 B-ALL 的 18% 到原 B-ALL 的 74%[39]，多项研究都表明 Ph / BCR-ABL 阳性 ALL 的预后差 [65]。ALL 行 SCT 后重要的预后因素总结在表 5.8 中。

SCT 的未来需求

全国甚至国际大型研究都致力于改进成人 ALL 的化疗计划和一般治疗策略。要想前瞻性地评估 SCT 整合到一线治疗的最佳方案迫切需要类似的多中心临床试验。重要的一点是在 SCT 前平衡治疗和预处理方案的疗效和毒性，以此减少 TRM。SCT 的最适宜的时间也必须被敲定。

为了异体 SCT 取得更好的预后结果，降低 RR 以及 TRM 是必需的。对于无供者的患者和常规 SCT 禁忌的患者，替代方法的探寻是必要的。

SCT 前后的 MRD 评估是必不可少的，特别是在决定是否给予维持治疗或免疫治疗，如供者淋巴细胞输注等。对不伴或者低水平 GVHD 的患者可考虑预防性输注供者淋巴细胞。这种方法也被成功地应用在 MRD 增高和（或）低嵌合的儿童患者中 [87]。在预后不良的成人患者中也以此获得了长期缓解 [88]。这种方法和其他方法都总结在表 5.9 中。

（牛婧文 译　胡亮钉 校）

参考文献

1. Harris NL, Jaffe ES, Diebold J et al. The World Health Organization classification of neoplastic diseases of the haematopoietic and lymphoid tissues: Report of the Clinical Advisory Committee Meeting, Airlie House, Virginia, November 1997. Histopathology 2000;36:69–86

2. European Group for the Immunological Characterization of Leukemia (EGIL), Bene MC, Castoldi G et al. Proposals for the immunological classification of acute leukemias. Leukemia 1995;9:1783–1786

3. Armstrong SA, Look AT. Molecular genetics of acute lymphoblastic leukemia. J Clin Oncol 2005;23:6306–6315

4. Gökbuget N, Hoelzer D. Treatment of adult acute lymphoblastic leukemia. Hematol Am Soc Hematol Educ Program 2006;133–141

5. Mitchell CD, Richards SM, Kinsey SE et al. Benefit of dexamethasone compared with prednisolone for childhood acute lymphoblastic leukemia: results of the UK Medical Research Council ALL97 randomized trial. Br J Haematol 2005;129:734–745

6. Gökbuget N, Baur K-H, Beck J et al. Dexamethasone dose and schedule significantly influences remission rate and toxicity of induction therapy in adult acute lymphoblastic leukemia (ALL): results of the GMALL pilot trial 06/99. Blood 2005;106:1832

7. Kantarjian HM, O'Brien S, Smith TL et al. Results of treatment with hyper-CVAD, a dose-intensive regimen, in adult acute lymphocytic leukemia. J Clin Oncol 2000;18:547–561

8. Larson RA, Dodge RK, Linker CA et al. A randomized controlled trial of filgrastim during remission induction and consolidation chemotherapy for adults with acute lymphoblastic leukemia: CALGB study 9111. Blood 1998;92:1556–1564

9. Annino L, Vegna ML, Camera A et al. Treatment of adult acute lymphoblastic leukemia (ALL): long-term follow-up of the GIMEMA ALL 0288 randomized study. Blood 2002;99:863–871

10. Wassmann B, Pfeifer H, Gökbuget N et al. Alternating versus concurrent schedules of Imatinib and chemotherapy as front-line therapy for Philadelphia-positive acute lymphoblastic leukemia (Ph+ALL). Blood 2006;108:1469–1477

11. Bruggemann M, Raff T, Flohr T et al. Clinical significance of minimal residual disease quantification in adult patients with standard-risk acute lymphoblastic leukemia. Blood 2006;107:1116–1123

12. Pession A, Valsecchi MG, Masera G et al. Long-term results of a randomized trial on extended use of high dose L-asparaginase for standard risk childhood acute lymphoblastic leukemia. J Clin Oncol 2005;23:7161–7167

13. Moghrabi A, Levy DE, Asselin B et al. Results of the Dana-Farber Cancer Institute ALL Consortium Protocol 95–01 for children with acute lymphoblastic leukemia. Blood 2007;109:896–904

14. Kantarjian H, Thomas D, O'Brien S et al. Long-term follow-up results of hyperfractionated cyclophosphamide, vincristine, doxorubicin, and dexamethasone (Hyper-CVAD), a dose-intensive regimen, in adult acute lymphocytic leukemia. Cancer 2004;101:2788–2801

15. Ottmann OG, Druker BJ, Sawyers CL et al. A phase II study of imatinib mesylate (Glivec) in patients with relapsed or refractory Philadelphia chromosome-positive acute lymphoid leukemias. Blood 2002;100:1965–1971

16. Wassmann B, Pfeifer H, Scheuring U et al. Therapy with imatinib mesylate (Glivec) preceding allogeneic stem cell transplantation (SCT) in relapsed or refractory Philadelphia-positive acute lymphoblastic leukemia (Ph+ALL). Leukemia 2002;16:2358–2365

17. Thomas DA, Kantarjian H, Cortes J et al. Outcome with the Hyper-CVAD and imatinib mesylate regimen as frontline therapy for adult Philadelphia (Ph) positive acute lymphocytic leukemia (ALL). Blood 2006;108:284

18. Yanada M, Takeuchi J, Sugiura I et al. High complete remission rate and promising outcome by combination of imatinib and chemotherapy for newly diagnosed BCR-ABL-positive acute lymphoblastic leukemia: a phase II study by the Japan Adult Leukemia Study Group. J Clin Oncol 2006;24:460–466

19. de Labarthe A, Rousselot P, Huguet-Rigal F et al. Imatinib combined with induction or consolidation chemotherapy in patients with de novo Philadelphia chromosome-positive acute lymphoblastic leukemia: results of the GRAAPH-2003 study. Blood 2007;109:1408–1413

20. Vignetti M, Fazi P, Cimino G et al. Imatinib plus steroids induces complete remissions and prolonged survival in elderly Philadelphia chromosome-positive acute lymphoblastic leukemia patients without additional chemotherapy: results of the GIMEMA LAL0201-B protocol. Blood 2007;109(9):3676–3678

21. Ottmann OG, Wassmann B, Pfeifer H et al. Imatinib compared with chemotherapy as front-line treatment of elderly patients with Philadelphia chromosome-positive acute lymphoblastic leukemia (Ph+ALL). Cancer 2007;109:2068–2076

22. Kantarjian H, Giles F, Wunderle L et al. Nilotinib in imatinib-resistant CML and Philadelphia chromosome-positive ALL. N Engl J Med 2006;354:2542–2551

23. Talpaz M, Shah NP, Kantarjian H et al. Dasatinib in imatinib-resistant Philadelphia chromosome-positive leukemias. N Engl J Med 2006;354:2531–2541

24. Gökbuget N, Hoelzer D. Rituximab in the treatment of adult ALL. Ann Hematol 2006;85:117–119

25. Thiebaut A, Vernant JP, Degos L et al. Adult acute lymphocytic leukemia study testing chemotherapy and autologous and allogeneic transplantation. A follow-up report of the French protocol LALA 87. Hematol Oncol Clin North Am 2000;14:1353–1366

26. Takeuchi J, Kyo T, Naito K et al. Induction therapy by frequent administration of doxorubicin with four other drugs, followed by intensive consolidation and maintenance therapy for adult acute lymphoblastic leukemia: the JALSG-ALL93 study. Leukemia 2002;16:1259–1266

27. Labar B, Suciu S, Zittoun R et al. Allogeneic stem cell transplantation in acute lymphoblastic leukemia and non-Hodgkin's lymphoma for patients > or =50 years old in first complete remission: results of the EORTC ALL-3 trial. Haematologica 2004;89:809–817

28. Rowe JM, Buck G, Burnett AK et al. Induction therapy for adults with acute lymphoblastic leukemia: results of more than 1500 patients from the international ALL trial: MRC UKALL XII/ECOG E2993. Blood 2005;106:3760–3767

29. Bassan R, Pogliani E, Casula P et al. Risk-oriented postremission strategies in adult acute lymphoblastic leukemia: prospective confirmation of anthracycline activity in standard-risk

class and role of hematopoietic stem cell transplants in high-risk groups. Hematol J 2001;2:117–126

30. Gökbuget N, Arnold R, Buechner Th et al. Intensification of induction and consolidation improves only subgroups of adult ALL: analysis of 1200 patients in GMALL study 05/93. Blood 2001;98:802a

31. Linker C, Damon L, Ries C, Navarro W. Intensified and shortened cyclical chemotherapy for adult acute lymphoblastic leukemia. J Clin Oncol 2002;20:2464–2471

32. Hallbook H, Simonsson B, Ahlgren T et al. High-dose cytarabine in upfront therapy for adult patients with acute lymphoblastic leukemia. Br J Haematol 2002;118:748–754

33. Thomas X, Boiron JM, Huguet F et al. Outcome of treatment in adults with acute lymphoblastic leukemia: analysis of the LALA-94 trial. J Clin Oncol 2004;22:4075–4086

34. Hunault M, Harousseau JL, Delain M et al. Better outcome of adult acute lymphoblastic leukemia after early genoidentical allogeneic bone marrow transplantation (BMT) than after late high-dose therapy and autologous BMT: a GOELAMS trial. Blood 2004;104: 3028–3037

35. Mancini M. An integrated molecular-cytogenetic classification is highly predictive of outcome in adult acute lymphoblastic leukemia (ALL): analysis of 395 cases enrolled in the GIMEMA 0496 Trial. Blood 2001;98:3492a

36. Ribera JM, Oriol A, Bethencourt C et al. Comparison of intensive chemotherapy, allogeneic or autologous stem cell transplantation as post-remission treatment for adult patients with high-risk acute lymphoblastic leukemia. Results of the PETHEMA ALL-93 trial. Haematologica 2005;90:1346–1356

37. Pui CH, Evans WE. Treatment of acute lymphoblastic leukemia. N Engl J Med 2006;354:166–178

38. Goldstone AH, Richards SM, Lazarus HM et al. In adults with standard-risk acute lymphoblastic leukemia, the greatest benefit is achieved from a matched sibling allogeneic transplantation in first complete remission, and an autologous transplantation is less effective than conventional consolidation/maintenance chemotherapy in all patients: final results of the International ALL Trial (MRC UKALL XII/ECOG E2993). Blood 2008;111(4): 1827–1833

39. Arnold R, Beelen D, Bunjes D et al. Phenotype predicts outcome after allogeneic stem cell transplantation in adult high risk ALL patients. Blood 2003;102:1719

40. Hoelzer D, Gökbuget N. New approaches in acute lymphoblastic leukemia in adults: where do we go? Semin Oncol 2000;27:540–559

41. Grabher C, von BH, Look AT. Notch 1 activation in the molecular pathogenesis of T-cell acute lymphoblastic leukemia. Nat Rev Cancer 2006;6:347–359

42. Vitale A, Guarini A, Ariola C et al. Adult T-cell acute lymphoblastic leukemia: biologic profile at presentation and correlation with response to induction treatment in patients enrolled in the GIMEMA LAL 0496 protocol. Blood 2006;107:473–479

43. Asnafi V, Buzyn A, Thomas X et al. Impact of TCR status and genotype on outcome in adult T-cell acute lymphoblastic leukemia: a LALA-94 study. Blood 2005;105: 3072–3078

44. Mortuza FY, Moreira I, Papaioannou M et al. Immunoglobulin heavy chain gene rearrangement in adult acute lymphoblastic leukemia reveals preference of JH-proximal variable gene segments. Blood 2002;97:2716–2726

45. Gökbuget N, Raff R, Brugge-Mann M et al. Risk/MRD adapted GMALL trials in adult ALL. Ann Hematol 2004;83(suppl 1):S129–S131

46. Raff T, Gökbuget N, Luschen S et al. Molecular relapse in adult standard risk ALL patients detected by prospective MRD-monitoring during and after maintenance treatment data from the GMALL 06/99 and 07/03 trials. Blood 2007;109(3):910–915

47. Goldstone AH, Lazarus HJ, Richards SM et al. The outcome of 551 1st CR transplants in adult ALL from the UKALL XII/ECOG 2993 Study. Blood 2004;104:615

48. Loberiza F. Summary slides 2003 – part III. IMBTR/ABMTR Newsletter 2006;10:6–9

49. Frassoni F, Labopin M, Gluckman E et al. Results of allogeneic bone marrow transplantation for acute leukemia have improved in Europe with time – a report of the Acute Leukemia Working Party of the European Group for Blood and Marrow Transplantation (EBMT). Bone Marrow Transplant 1996;17:13–18

50. Chao MJ, Forman SJ, Schmidt GM et al. Allogeneic bone marrow transplantation for high-risk acute lymphoblastic leukemia during first complete remission. Blood 1991;78: 1923–1927

51. Snyder DSN. Fractionated total body irradiation and high-dose etoposide as a preparatory regimen for bone marrow transplantation for 99 patients with acute leukemia in first complete remission. Blood 1993;82:2920–2928

52. Jamieson CH, Amylon MD, Wong RM, Blume KG. Allogeneic hematopoietic cell transplantation for patients with high-risk acute lymphoblastic leukemia in first or second complete remission using fractionated total-body irradiation and high-dose etoposide: a 15-year experience. Exp Hematol 2003;31:981–986

53. Cornelissen JJ, Carston M, Kollman C et al. Unrelated marrow transplantation for adult patients with poor-risk acute lymphoblastic leukemia: strong graft-versus-leukemia effect and risk factors determining outcome. Blood 2001;97:1572–1577

54. Cornelissen JJ, Carston M, Kollman C et al. Unrelated marrow transplantation for adult patients with poor-risk acute lymphoblastic leukemia: strong graft-versus-leukemia effect and risk factors determining outcome. Blood 2001;97:1572–1577

55. Kiehl MG, Kraut L, Schwerdtfeger R et al. Outcome of allogeneic hematopoietic stem-cell transplantation in adult patients with acute lymphoblastic leukemia: no difference in related compared with unrelated transplant in first complete remission. J Clin Oncol 2004;22: 2816–2825

56. Arnold R, Bunjes D, Ehninger G et al. Allogeneic stem cell transplantation from HLA-identical sibling donor in high risk ALL patients is less effective than transplantation from unrelated donors. Blood 2002;100:77a

57. Powles R, Sirohi B, Treleaven J et al. The role of posttransplantation maintenance chemotherapy in improving the outcome of autotransplantation in adult acute lymphoblastic leukemia. Blood 2002;100:1641–1647

58. Arnold R, Massenkeil G, Bornhauser M et al. Nonmyeloablative stem cell transplantation in adults with high-risk ALL may be effective in early but not in advanced disease. Leukemia 2002;16:2423–2428

59. Mohty M, Labopin M, Boiron J-M et al. Reduced intensity conditioning (RIC) allogeneic stem cell transplantation (allo-SCT) for patients with acute lymphoblastic leukemia (ALL): a survey from the European Group for Blood and Marrow Transplantation (EBMT). Blood 2005;106:659

60. Tse W, Laughlin MJ. Umbilical cord blood transplantation: a new alternative option. Hematol Am Soc Hematol Educ Program 2005;377–383

61. Eapen M, Rubinstein P, Zhang MJ et al. Outcomes of transplantation of unrelated donor umbilical cord blood and bone marrow in children with acute leukemia: a comparison study. Lancet 2007;369:1947–1954

62. Rocha V, Labopin M, Sanz G et al. Transplants of umbilical-cord blood or bone marrow from unrelated donors in adults with acute leukemia. N Engl J Med 2004;351: 2276–2285

63. Klingebiel T, Handgretinger R, Lang P et al. Haploidentical transplantation for acute lymphoblastic leukemia in childhood. Blood Rev 2004;18:181–192

64. Singhal S, Henslee-Downey PJ, Powles R et al. Haploidentical vs autologous hematopoietic stem cell transplantation in patients with acute leukemia beyond first remission. Bone Marrow Transplant 2003;31:889–895

65. Avivi I, Goldstone AH. Bone marrow transplant in Ph+ ALL patients. Bone Marrow Transplant 2003;31:623–632

66. Lee S, Kim YJ, Min CK et al. The effect of first-line imatinib interim therapy on the outcome of allogeneic stem cell transplantation in adults with newly diagnosed Philadelphia chromosome-positive acute lymphoblastic leukemia. Blood 2005;105:3449–3457

67. Wassmann B, Pfeifer H, Stadler M et al. Early molecular response to posttransplantation imatinib determines outcome in MRD+ Philadelphia-positive acute lymphoblastic leukemia (Ph+ ALL). Blood 2005;106:458–463

68. Fiere D, Lepage E, Sebban C et al. Adult acute lymphoblastic leukemia: a multicentric randomized trial testing bone marrow transplantation as postremission therapy. J Clin Oncol 1993;11:1990–2001

69. Sebban C, Lepage E, Vernant J-P et al. Allogeneic bone marrow transplantation in adult acute lymphoblastic leukemia in first complete remission: a comparative study. J Clin Oncol 1994;12:2580–2587

70. Gupta V, Yi QL, Brandwein J et al. The role of allogeneic bone marrow transplantation in adult patients below the age of 55 years with acute lymphoblastic leukemia in first complete remission: a donor vs no donor comparison. Bone Marrow Transplant 2004;33:397–404

71. Attal M, Blaise D, Marit G et al. Consolidation treatment of adult acute lymphoblastic leukemia: a prospective, randomized trial comparing allogeneic versus autologous bone marrow transplantation and testing the impact of recombinant interleukin-2 after autologous bone marrow transplantation. Blood 1995;86:1619–1628

72. Sallan SE. Myths and lessons from the adult/pediatric interface in acute lymphoblastic leukemia. Hematol Am Soc Hematol Educ Program 2006;128–132

73. Ueda T, Miyawaki S, Asou N et al. Response-oriented individualized induction therapy with six drugs followed by four courses of intensive consolidation, 1 year maintenance and intensification therapy: the ALL90 study of the Japan Adult Leukemia Study Group. Int J Hematol 1998;68:279–289

74. Hahn T, Wall D, Camitta B et al. The role of cytotoxic therapy with hematopoietic stem cell transplantation in the therapy of acute lymphoblastic leukemia in adults: an evidence-based review. Biol Blood Marrow Transplant 2006;12:1–30

75. Dombret H, Gabert J, Boiron JM et al. Outcome of treatment in adults with Philadelphia chromosome-positive acute lymphoblastic leukemia – results of the prospective multicenter LALA-94 trial. Blood 2002;100:2357–2366

76. Yanada M, Matsuo K, Suzuki T, Naoe T. Allogeneic hematopoietic stem cell transplantation as part of postremission therapy improves survival for adult patients with high-risk acute lymphoblastic leukemia: a metaanalysis. Cancer 2006;106:1657–1663

77. Ringden O, Labopin M, Bacigalupo A et al. Transplantation of peripheral blood stem cells as compared with bone marrow from HLA-identical siblings in adult patients with acute myeloid leukemia and acute lymphoblastic leukemia. J Clin Oncol 2002;20:4655–4664

78. Garderet L, Labopin M, Gorin NC et al. Patients with acute lymphoblastic leukemia allografted with a matched unrelated donor may have a lower survival with a peripheral blood stem cell graft compared to bone marrow. Bone Marrow Transplant 2003;31:23–29

79. Marks DI, Forman SJ, Blume KG et al. A comparison of cyclophosphamide and total body irradiation with etoposide and total body irradiation as conditioning regimens for patients undergoing sibling allografting for acute lymphoblastic leukemia in first or second complete remission. Biol Blood Marrow Transplant 2006;12:438–453

80. Davies SM, Ramsay NK, Klein JP et al. Comparison of preparative regimens in transplants for children with acute lymphoblastic leukemia. J Clin Oncol 2000;18:340–347

81. Yanada M, Naoe T, Iida H et al. Myeloablative allogeneic hematopoietic stem cell transplantation for Philadelphia chromosome-positive acute lymphoblastic leukemia in adults: significant roles of total body irradiation and chronic graft-versus-host disease. Bone Marrow Transplant 2005;36:867–872

82. Nordlander A, Mattsson J, Ringden O et al. Graft-versus-host disease is associated with a lower relapse incidence after hematopoietic stem cell transplantation in patients with acute lymphoblastic leukemia. Biol Blood Marrow Transplant 2004;10:195–203

83. Yanada M, Naoe T, Iida H et al. Myeloablative allogeneic hematopoietic stem cell transplantation for Philadelphia chromosome-positive acute lymphoblastic leukemia in adults: significant roles of total body irradiation and chronic graft-versus-host disease. Bone Marrow Transplant 2005;36:867–872

84. Gale RP, Horowitz MM, Ash RC et al. Identical-twin bone marrow transplants for leukemia. Ann Intern Med 1994;120:646–652

85. Bader P, Niethammer D, Willasch A et al. How and when should we monitor chimerism after allogeneic stem cell transplantation? Bone Marrow Transplant 2005;35:107–119

86. Schilham MW, Balduzzi A, Bader P. Is there a role for minimal residual disease levels in the treatment of ALL patients who receive allogeneic stem cells? Bone Marrow Transplant 2005;35(suppl 1):S49–S52

87. Bader P, Kreyenberg H, Hoelle W et al. Increasing mixed chimerism is an important prognostic factor for unfavorable outcome in children with acute lymphoblastic leukemia after allogeneic stem-cell transplantation: possible role for pre-emptive immunotherapy? J Clin Oncol 2004;22:1696–1705

88. Massenkeil G, Nagy M, Lawang M et al. Reduced intensity conditioning and prophylactic DLI can cure patients with high-risk acute leukemias if complete donor chimerism can be achieved. Bone Marrow Transplant 2003;31:339–345

第6章

儿童白血病

Kristin Baird，Alan S Wayne

引言

儿童白血病是儿科最常见的肿瘤，在15岁以下的儿童中占32%，20岁以下患者中占25%（图6.1）。急性淋巴细胞白血病（ALL）是目前为止最常见的类型，大约占儿童肿瘤的23%，美国的年发病率为每百万儿童新发30～40例。急性髓性白血病（AML）大约占儿童肿瘤的4%，占儿童白血病的20%，美国的年发病率为每百万儿童新发8例。Ph⁺的慢性粒细胞白血病（CML）很少见，占所有儿童肿瘤的1%，在年长的青少年中占10%。幼年型粒单核细胞白血病（JMML）很少见，占白血病的2%，占儿童骨髓增生异常综合征（MDS）的25%，其中3/4是3岁以下儿童（图6.2）[1]。儿童白血病的流行病学特征总结见表6.1。

虽然大部分儿童血液系统恶性肿瘤患者可治愈，但白血病仍是儿童肿瘤中最常见的死亡原因（图6.3）[1]。异基因造血干细胞移植（SCT）在治愈儿童血液肿瘤中起重要作用。这一章将综述移植在治疗儿童白血病和MDS中的作用。

急性淋巴细胞白血病

美国每年大约有2 400例儿童和20岁以下的青少年被诊断为ALL，ALL发病的高峰在2～7岁，发病与几个基因和非基因的危险因素和条件有关（表6.1）[1-5]。

分类

儿童ALL的分类以前是基于形态学的FAB分类系统，将ALL分为3类（L1、L2、L3）[6]，只有最后的L3型有临床和预后意义，因为L3的形态表明患者为成熟B细胞ALL和Burkitt ALL。目前，根据流式细胞仪测定的细胞表面标记所反映的系和分化阶段来进行表型分类。大多数的ALL是前B细胞型（CD10、CD19、HLA-DR、TDT⁺），10%～20%是T细胞型[CD2、CD3、CD5和（或）CD7⁺]，＜5%的是成熟B细胞型或Burkitt型（CD20、细胞表面IgM⁺）（表6.2）。

预后因素和危险分层

临床和生物学的特征常被用于危险分层和治疗指导（表6.3），最初的分组是基于年龄、外周血的白细胞（WBC）数、中枢神经系统情况和诊断时的表型[7]。中枢神经系统的情况可分为3类：CNS-1（＜5WBC/μl，无幼稚细胞），CNS-2（＜5WBC/μl，有幼稚细胞），CNS-3（≥5WBC/μl，有幼稚细胞）。CNS-2和CNS-3的患者复发风险增高，包括那些用有创诊断性腰椎穿刺的患者[8-12]。

细胞遗传学也被用于进一步进行危险度分组。白血病幼稚细胞经常有遗传学改变，包括重现性的染色体异位、基因重组、突变激活、超二倍体和亚二倍体。最常见的是t（12;21）TEL-AML1基因融合，见于25%的病例，提示预后较好[13-16]。11q23 MLL基因重排和t（9;22）提示预后极差[17-22]。t（1;19）E2A-PBX1异位提示复发风险增加，但是可被增强治疗抵消[23,24]。超二倍体预后较好[25,26]，4，10，7号染色体三体也预后较好[25,27-29]。亚二倍体治疗失败的风险较高[30-33]。

治疗早期反应是用于危险度分层和治疗方案选择的最后预后因素。对治疗迅速早期反应（RER）的患者，定义为在7～14天内骨髓中的幼稚细胞小于5%，或7～10天内清除外周血中的幼稚细胞，这些患者比那些缓慢反应（SER）的患者预后

表6.1 美国儿童白血病流行病学特征

	ALL	AML	JMML
男: 女	1.3 : 1 （4 : 1 T-ALL）	1 : 1	2 : 1
种族	白种人：黑种人为 2:1 西班牙裔高患病风险	西班牙裔高患病风险	
诱因	21 三体（15 倍风险），神经纤维瘤 -1，染色体断裂和免疫缺陷紊乱（例如共济失调性毛细血管扩张症、布卢姆综合征、舒 - 戴综合征），朗格汉斯细胞组织细胞增多病，李弗劳明综合征；克莱恩费尔特综合征	21 三体（AML50 倍风险、巨核细胞白血病 500 倍风险），染色体断裂和免疫缺陷紊乱（例如范科尼贫血 15 000 倍风险、布卢姆综合征、共济失调性毛细血管扩张症、舒 - 戴综合征，科斯特曼综合征），克莱恩费尔特综合征，神经纤维瘤 -1，需要免疫抑制剂治疗的再生障碍性贫血，阵发性睡眠性血红蛋白尿，骨髓增生异常综合征，家族性 7 号染色体单体	神经纤维瘤 -1（500 倍风险），努南综合征，7 号染色体单体
环境因素	放射 更高的社会经济状态	依托泊苷类，烷化剂，放射	

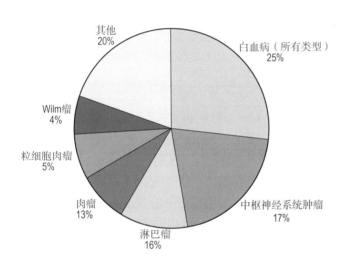

图6.1 儿童癌症类型分布，数据来自NCI SEER 1975—1995方案，年龄<20岁

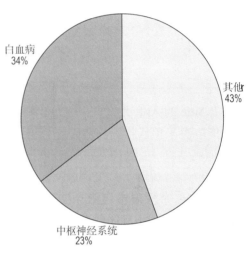

图6.3 儿童癌症相关死亡率分布，数据来自NCI SEER 1975—1995方案，年龄 < 20岁

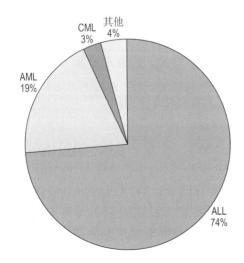

图6.2 儿童白血病类型分布，数据来自NCI SEER 1975—1995方案，年龄<20岁

表6.2 根据流式细胞仪测定细胞表面标志划分ALL的分类

	CD19	CD10	cIg	sIg	%
Pre pre-B cell	+	–	–	–	5
Early pre-B cell	+	+	–	–	63
Pre-B cell	+	+	+	–	16
Mature B cell	+	+/-	+	+	4
T-cell	–	–	–	–	12

表6.3 儿童前B-ALL预后因子

	标危	高危	极高危
年龄（岁）	1-9	≥ 10	< 1
白细胞数	< 50 000/μl	≥ 50 000/μl	
中枢神经系统	未受累	受累	
染色体	t（12；21），二倍体或三倍体三体 4/10/17	11q23，t（1;19）	t（9；22）
DNA 指数	≥ 1.16 ≤ 1.60	< 1	
初始治疗反应	迅速	缓慢	诱导失败

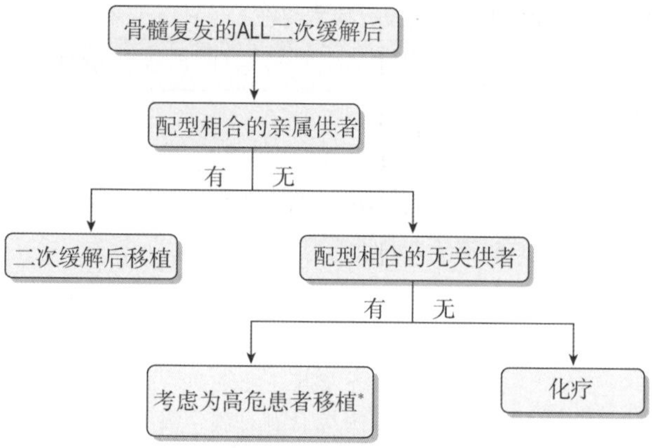

图6.4 ALL：二次缓解后移植方案。*参考正文，针对高危患者

好 [34-40]。

最近，利用 cDNA 基因芯片进行基因分析，使进一步的危险度分级和治疗反应预测成为可能 [41]。

治疗

大约有 80% 的 ALL 儿童可以通过化疗治愈 [42]。治疗的强度取决于预后指标的危险度分析。前体 B 细胞和 T 细胞 ALL 的治疗根据表型和预后因素分层（见表6.3），包括诱导、巩固 / 强化 / 再诱导治疗，中枢神经系统白血病预防，维持治疗，总疗程 2 ～ 3 年 [43-50]。分层治疗减少了低复发风险患者的毒性，提高了高危患者的无病生存率（DFS）。大多数患者属于标危患者：年龄 1 ～ 9 岁，WBC < 50 000/μl，无高危染色体异常 [7]。这些患者的典型治疗方案包括：1 个月的诱导治疗，应用泼尼松或地塞米松，环磷酰胺和左旋门冬酰胺酶，联合鞘内化疗。高危的患者加入蒽环类抗肿瘤抗生素和（或）环磷酰胺。大多数患者（>95%）可以诱导缓解。之后是 3 个月的强化和巩固治疗期。在这个时期，治疗方案有些变化，但典型的治疗包括甲氨蝶呤（MTX）（大剂量或中剂量）、左旋门冬酰胺酶、地塞米松、长春新碱、疏嘌呤（6-MP）和鞘内化疗。之后是维持治疗期，包括每日口服疏嘌呤和每周口服甲氨蝶呤，患者还需要每月进行一次长春新碱和激素化疗，以及间歇鞘内化疗。诊断时有中枢神经系统受累的患者需要颅脑照射，一般在巩固期进行。有明显睾丸受累的男孩需要进行双侧睾丸照射。

最后，成熟 B 细胞型患者需要依照 Burkitt 淋巴瘤的方案治疗，一般应用剂量和时间密集的短疗程联合化疗方案 [51-53]。

复发后结果

复发 ALL 儿童的预后主要与复发时间和复发部位有关 [54]，第一次缓解时间短（< 12 ～ 18 个月）的患者和在一线化疗完成的第一年内复发的患者与晚期复发的患者相比，DFS 更低。一项儿童肿瘤研究组织（COG）的研究评价了 214 例 ALL 患者，在完成最初治疗的 12 月内早期骨髓复发，50% 以上的患者死亡，再诱导无效或 3 个月内复发。前 B 细胞表型的和长 CR1 期的患者 DFS 最好。T 细胞 ALL 和那些不能获得二次缓解的患者预后最差 [55]。复发后化疗的有效性与最初治疗的强度有关。因此，最初治疗强度小的患者和晚期复发的患者化疗更有可能获得长期 DFS [56,57]。那些单独的髓外复发的患者预后比骨髓复发的患者要好 [58,59]。

移植在 ALL 中的作用

没有大宗的、前瞻性、随机对照临床试验来对比化疗和 SCT 在治疗儿童 ALL 中的作用。部分原因是源于标准一线化疗方案的成功，部分是源于获得造血干细胞供者的不确定性。然而，多项研究证明与化疗相比，异基因造血干细胞移植后复发率更低 [60]，但这些益处也被移植相关致病率和致死率抵消 [61]。相应的，造血干细胞移植常用于治疗复发

ALL，很少用于 CR1 的儿童患者，除非对高危患者，最常见的高危因素是 t（9;22）易位（表 6.3）。虽然基于风险 / 获益分析、供者情况、经济情况和技术情况，不同病例实际会有不同，图 6.4 和图 6.5 还是介绍了应用 SCT 治疗儿童 ALL 的建议。美国血液与骨髓移植学会最近全面复习了出版的文献，建立了应用 SCT 治疗儿童 ALL 的统一指南 [18,60-67]。

SCT 用于 CR2 的患者

应用 SCT 治疗 CR2 的儿童 ALL 的最近研究结果见表 6.5 [55,61,65-71]。对于有 HLA 相合同胞供者的孩子，异基因造血干细胞移植治疗 CR2 的 ALL 是标准治疗。无关供者 SCT 一般用于那些二线治疗后高复发的患者，见图 6.4。

COG 和国际骨髓移植登记处（IBMTR）的一组回顾性的配对研究比较了相合亲属供者移植和化疗治疗二次缓解的儿童 ALL 的结果，不论 CR1 的持续时间如何，SCT 组（无病生存和复发率等情况）均优于化疗组 [61]。COG 和 IBMTR 最近的研究表明，在早期复发患者中（CR1 时间 < 36 个月），应用 TBI 组的总生存率、无病生存率和治疗相关死亡率优于化疗组和非 TBI 组。在晚期复发患者中（CR1 时间 ≥ 36 个月），复发率、生存率在化疗组和 TBI 移植组相当，非 TBI 组在早期复发和晚期复发中均较差 [71]。

虽然 SCT 后复发率明显下降，但这种获益也必须考虑到移植相关风险的发生率和死亡率 [例如移植物抗宿主病（GVHD）]，同时考虑单纯化疗的预期结果。晚期复发的患者（即 CR1 持续时间 >36 个月），单纯应用强化疗可使大约 1/3 的患者获得长期 DFS[55,61,72,73]，当然强化疗也增加了相关毒性的风险 [74]。另外，曾应用更有效一线治疗的患者挽救治疗的成功率下降。

因此，何时应用 SCT 治疗复发的 ALL 一般是个体化的，基于临床特征、治疗和供者因素（图 6.4）。有同胞供者的复发患者不论预后如何，一般建议及时移植。然而，对于 CR1 持续时间长的患者，可将 SCT 保留到复发。其他供者（无关供者或不相合亲属供者）的移植相关并发症和死亡率高。相应地，这类移植常用于那些有不良预后因素的患者。对于那些一线治疗复发或在 6 个月内的初始治疗中骨髓复发的患者，单用化疗长期生存差，其他供者的移植应被重点考虑。对任何时间骨髓复发的急性 T 细胞性白血病，均推荐 SCT。对其他高危复发因素的患者（例如 Ph+ 患者）或化疗有限制的患者（如过敏、器官毒性）也可以考虑 SCT。

CR1 患者的移植

根据白细胞计数和年龄定义的高危 ALL 患者，

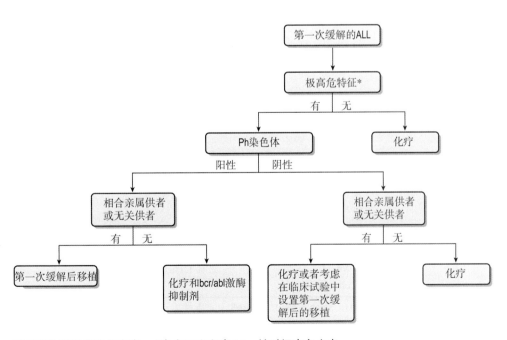

图6.5　ALL：针对首次缓解的移植方案。*参考正文和表6.3，针对极高危患者

在第一次完全缓解（CR1）时行 SCT 并不能使患者受益。然而，对那些长期缓解概率较低的患者（即极高危患者），例如 t（9；22）、亚二倍体和诱导治疗不能缓解的患者，一般考虑 HLA 相合的同胞供者 SCT（图 6.5，表 6.3），对 Ph⁺ 的 ALL 患者，与标准化疗相比，HLA 相合供者移植改善了预后（表6.6）[18,62,64,75-79]。对其他高危的 ALL 患者而言，SCT 的作用尚存在争论，建议进行临床实验[60]。在极高危患者中应用无关供者移植的作用更不确定。然而，随着最近 HLA 配型技术和 GVHD 预防的进步，患者的预后改善，将来可能会改变危险度的分层[80]。

SCT 对婴儿 ALL，尤其是合并 MLL 重排的患

表6.4　儿科ALL治疗推荐

推荐	指征	参考资料
第一次缓解后干细胞移植	仅 Ph⁺ 的患者从相合亲属供者干细胞移植中获益 其他高危患者不推荐，除非入组临床试验	Wheeler 2000[62] Chessells 1992[63] Arico 2000[18] Uderzo 1997[64]
早期骨髓复发的患者在二次缓解后行干细胞移植	有相合亲属供者的患者推荐，推荐无关供者移植证据不足	Barrett 1994[61] Wheeler 1998[65] Uderzo 1995[66] Harrison 2000[67]

者的作用，在一定程度上存在争论，部分是源于预处理对极小婴儿的毒性。在一个病例系列研究中发

表6.5　儿科ALL患者二次缓解后造血干细胞移植试验结果

研究组	研究日期	患者（n）	结果（年）	参考资料
BFM	1985—1991	51 MRD	52% EFS（5）	Dopfer 1991[68]
IBMTR/POG	1983—1991	255 MRD 255 chemo	40% DFS（5） 17% DFS（5）	Barrett 1994[61]
Leiden	1982—1991	25 MRD 97 chemo	44% DFS（4） 24% DFS（4）	Hoogerbrugge 1995[69]
AIEOP/GITMO	1980—1990	57 MRD 230 chemo	41% DFS（5） 21% DFS（5）	Uderzo 1995[66]
Paris	1983—1993	42 MRD	53%（4）	Moussalem 1995[70]
UKALL-X	1985—1990	83MRD, 27 MUD 61 ABMT 261 chemo	40% EFS（5） 34% EFS（5） 26% EFS（5）	Wheeler 1998[65]
UKALL-R1	1991—1995	63 MRD 41 MUD 15 ABMT, 89 chemo	46% EFS（5） 54% EFS（5） 43% EFS（5）	Harrison 2000[67]
IBMTR/COG	1991—1997	CR1 < 36 月 92 MRD+TBI 19 MRD no TBI 110 chemo CR1 ≥ 36 月 61 MRD+TBI 14 MRD no TBI 78 chemo	32% OS（8） 44% OS（8） 18% OS（8） 66% OS（8） 63% OS（8） 32% OS（8）	Eapen 2006[71]
COG	1995—1998	32 MRD 19 MUD 23 chemo	42% DFS（3） 29% DFS（3） 30% DFS（3）	Gaynon 2006[55]

chemo，化疗；MUD，相合无关供者；MRD，相合亲属供者；EFS，无事件生存；DFS，无病生存；OS，总生存；ABMT，自体骨髓移植；TBI，全身照射

现 CR1 的患者行 SCT 的疗效优于化疗[4]。然而，其他研究发现当应用强化治疗后，SCT 并无明显优势[17]。最近的研究表明，在这组患者中进一步地进行危险度分层，可能会优化治疗选择和疗效[84]。日本的一项最近的研究表明，有胚系 MLL 基因的婴儿 ALL 在强化疗后无事件生存率可达 95%[85]。与其他未选择的 MLL 相关的婴儿 ALL 的文献形成鲜明对比[86,87]。2006 年，IBMTR 报告了对 18 个月以下婴儿 ALL 行无关供者骨髓、脐带血移植和 HLA 相合同胞供者移植的比较，无关供者移植的死亡率较高，尤其是脐带血移植受者的移植相关死亡率为 31%。无关供者移植的复发率低，但对移植时肿瘤负荷高的患者这种优势丧失。与总生存率相关的唯一因素是移植时的疾病状态，相合同胞供者移植和无关供者移植治疗 CR1 患者的 3 年无病生存率分别为 49% 和 54%[88]。

预处理

几项研究发现儿童 ALL 应用含 TBI 的预处理方案比应用单纯化疗方案的治愈率更高，因此将 TBI 作为推荐方案[60,71,89,90]。但是，放疗引起一系列的长期副作用，包括对生长、内分泌功能、神经认知功能和白内障形成的影响，然而，仅用化疗的预处理方案（如白消安、环磷酰胺）也有一系列的毒性[91]。白消安引起的治疗相关死亡率在儿童比成人低，监测血清浓度会更好[92,93]。值得注意的是，在白消安为基础的方案复发后二次移植时，可成功应用 TBI 作为预处理[94]。

移植时的疾病状态

缓解状态的患者比复发或部分缓解的患者移植的效果好。另外，许多系列报告早期缓解的患者移植效果优于多次复发的患者。然而，这些数据容易受到明显的选择倾向的影响，与其他疾病不同，未获得完全缓解的 ALL 行移植并无意义[95]。

选择供者

虽然仍存在争论，许多小组报告了应用 HLA 相合的同胞供者、相合的无关供者、部分相合的亲属供者、部分相合的无关脐带血供者，以及单倍体

相合的供者移植的结果相同[96-101]。去除供者的 T 细胞技术、支持治疗的进步、感染和 GVHD 的有效预防和治疗，均进一步提高了移植的效果。然而，T 细胞去除增加了移植排斥、混合嵌合和复发的发生率，复发可能与移植物抗白血病（GVL）效应减弱有关[99]。在非同胞移植中，移植相关死亡率仍很高（>20%），部分是源于以前用这种方式治疗的患者大多数是高危 ALL 患者。临床报告的无关供者移植后广泛性慢性 GVHD 的发生率也很高[97-101]。

二次移植

对于异基因 SCT 后复发的 ALL 患者，二次移植是可行的。然而，许多患者因为疾病进展或挽救治疗相关毒性并不能耐受二次移植。选择的可进行二次移植的患者，预后也很差[102]。虽然 50% ～ 70% 的患者可获得缓解，缓解期一般很短，只有 10% ～ 30% 可获得长期无事件生存。首次移植后缓解时间长的患者和二次移植前获得 CR 的患者预后较好[98,103,104]。异基因 SCT 后复发的 ALL 患者行供者淋巴细胞输注（DLI）效果有限，尽管有 10% 的患者在停用免疫抑制剂和（或）DLI 后获得缓解[105-109]。

急性髓性白血病

急性髓性白血病（AML）占 15 岁以下儿童白血病的 16%，占 15~19 岁白血病患者的 36%。与 ALL 相同，接触特殊环境、基因危险因素或获得性异常等与 AML 的发生有关（见表 6.1）[2,110-114]。

分类

FAB 分类系统根据形态学和系列标记将 AML 进行了分类，新的 WHO 分类与之稍有不同（表 6.7）[115]。

预后因素和危险分层

已知一系列的临床和生物学特点可影响疗效。然而，到目前为止，大部分指标尚未用于修正治疗（见下文）。AML 中发现了一些重现性的细胞遗传

表6.6 第一次完全缓解后的儿童ALL 的SCT试验结果

研究组	研究日期	高危标志	患者（ n ）	结果（年）	参考文献
Toronto	1985—2001	t（9;22）	11MRD, MUD 10 chemo	53%EFS（4）	Sharathkumar 2004[75]
UKALL-X UKALL-XI	1985—1990 1990—1997	WBC>100 000/μl +/-t（9;22） 近单倍体，诱导失败	76MRD, 25 MUD 351 chemo	45%EFS（10） 39%EFS（10）	Wheeler 2000[62]
AIEOP/GITMO	1986—1994	WBC>100 000/μl BFM 危险指数 >1.7 t（9;22）,t（8;11） 类固醇抵抗 细胞疾病 诱导失败	30 MRD 130 chemo	58%DFS（4） 48%DFS（4）	Uderzo 1997[64]
NOPHO	1981—1991	WBC>100 000/μl	22 MRD 44 chemo* 405 chemo#	73% DFS（10） 50% DFS（10） 59% DFS（10）	Saarinen 1996[76]
IBMTR	1978—1990	t（9;22）	33 MRD	38% DFS（2）	Barrett 1992[77]
Groupe d'Etude de la Greffe de Moelle Osseuse	1980—1987	t（9;22） WBC>100 00/μl 诱导失败	32 MRD	84%DFS（2.5）	Bordigoni 1989[78]

chemo，化疗；EFS，无事件生存；DFS，无病生存
* 配对对照患者；# 配对患者

学异常，可作为预后的决定因素（表6.8）[116,117]。最有意义的不良预后因素包括 Flt-3 的内部串联重复[118]、治疗相关的 11q23 异常[119]、单体 7[120] 和继发性 AML[121]。

治疗

AML 的标准治疗包括诱导治疗、巩固治疗、中枢神经系统白血病预防。应用全反式维 A 酸的诱导和维持治疗提高了急性早幼粒细胞白血病的预后（FAB 分型为 M3），DFS 为 80%[122-125]。虽然化疗强度不大，合并 Down 综合征（三体综合征）的 AML 患儿预后也较好[126-127]。另外，10% 有三体综合征的婴儿可出现自限性的骨髓增殖性疾病，有时称为一过性的白血病，虽然部分患者需要化疗来控制幼稚细胞浸润的急性危险后果，但只有大约 1/3 的患者最终发展为 AML，大多数不需要治疗[128]。儿童 AML 的其他亚型预后差，只有 50% ~ 75% 患者能被治愈[129]。

目前大多数治疗儿童 AML 的首要目标是通过

增强化疗来提高 DFS，75% ~ 90% 的患者在初始的诱导治疗后可获得缓解，化疗方案一般由阿糖胞苷加蒽环类抗生素组成，有时加入其他药物[130-135]。通过增加化疗剂量和压缩治疗间隔来增加化疗的强度，即使并不增加缓解率，但提高了 DFS[130,136,137]。缓解后的巩固治疗很重要，一般应用大剂量的阿糖胞苷联合其他药物 2 ~ 3 个疗程[138,139]。标准巩固化疗和大剂量化疗联合自体造血干细胞解救的随机试验表明效果相当。自体造血干细胞移植减少了复发率，但以治疗相关死亡率为代价，抵消了其生存优势（表 6.9）[130-133,140-149]。

移植在 AML 治疗中的作用

HLA 相合同胞供者的异基因 SCT 一般可用于 CR1 的儿童 AML 患者。有许多随机试验研究异基因 SCT 作为儿童 AML 巩固治疗的效果。异基因 SCT 与化疗或自体移植解救相比，有更低的复发率和更好的 DFS（表 6.9）[130-133,140-143,145-148]。临床获益可能部分被移植相关并发症和死亡率抵消，在低危

组患者总的生存优势可能被完全抵消[131,150-153]。因此，对于 CR1 或 CR2 的有相合同胞供者的 AML 患者是否应该行移植尚存在争论[153-155]。ASBMT 最近出版了 SCT 治疗儿童 AML 的统一指南（表6.10）[141-143,145-147,156,157]，应用 SCT 治疗儿童 AML 的建议见图 6.6。

SCT 治疗 CR1 的患者

在美国，除低危患者外，有 HLA 相合同胞供者的儿童 CR1 期 AML 在强巩固治疗后一般均行异基因 SCT[143]。这些治疗建议大部分基于儿科肿瘤小组

（POG）和儿童癌症小组（CCG）发表的系列研究，最近出版的两个报告总结了 POG 1979—1995 年的经验和 CCG 1981—2000 年的经验[116]。两个小组均提出大剂量阿糖胞苷巩固治疗的重要性，同时发现中高危的患者在 CR1 时接受异基因 SCT 疗效较好。接受相合同胞供者移植的 CR1 患者 5 年总生存率为 52% ～ 72%（见表 6.9）[116,117,130-133]。有高危因素的 CR1 AML 患者可考虑相合无关供者 SCT（表 6.8）。

SCT 治疗 CR2 的患者

如上所述，有人建议保留 SCT 作为化疗后复发的治疗手段，尤其是对于低危的患者[155]。这样可使 30% ～ 50% 的通过化疗就能治愈的患者避免移植。对 CR2 期 AML 患者进行相合无关供者或不合亲属供者 SCT 的长期生存率约为 30%[133]。ASBMT 指南只建议对 CR2 的 AML 患者行 HLA 相合的同胞供者移植，而支持无关供者移植优势的论据尚缺乏[143]。

预处理方案

在成人 AML 的研究中，预处理方案一般包括白消安加环磷酰胺，或者环磷酰胺加全身照射，两种方案的 DFS 相似，但是移植相关死亡率较高[158]。在儿童患者中，两种方案的比较研究较少，并没有发现明显区别[159]。一般来说，儿童对白消安加环磷酰胺方案的耐受性较好，这也是治疗儿童 AML

表6.7　AML分类

法-美-英（FAB）
M0：急性髓细胞白血病未分化型
M1：急性粒细胞白血病微分化型、表达髓过氧化物酶
M2：急性粒细胞白血病分化型
M3：急性早幼粒细胞白血病（APL）
M4：急性粒 - 单核细胞白血病（AMML）
M5：急性单核细胞白血病（AMoL）
M6：急性红白血病（AEL）
M7：急性巨核细胞白血病（AMKL）

世界卫生组织系统（WHO）
AML 伴有重现性细胞遗传学异常
AML 伴有 t（8;21）（q22;q22），（AML1/ETO）
AML 伴有骨髓异常嗜酸粒细胞和 inv（16）（p13;q22）或者 t（16;16）（p13;q22），（CBFα/MYH11）
APL 伴 t（15;17）（q22;q12），（PML/RARα）及其变异体
AML 伴有 11q23（MLL）异常
AML 伴有多系增生异常
AML 和 MDS，治疗相关性
AML 不另做分类
急性粒细胞白血病低分化型
急性粒细胞白血病未分化型
急性粒细胞白血病部分分化型
急性粒单核细胞白血病
急性单核细胞白血病
急性红白血病
急性巨核细胞性白血病
急性嗜碱粒细胞白血病
急性全髓增殖症伴有骨髓纤维化
粒细胞肉瘤

表6.8　儿童AML的预后因素

	低危因素	高危因素
年龄（岁）	≥ 1	< 1
白细胞（/μl）	< 100 000/μl	≥ 100 000/μl
中枢神经系统	未受累	受累
细胞遗传学	21 三体，t（15;17），t（8;21），inv（16），t（16;16）	Flt-3/ITD，11q23（依托泊苷相关），-7，-5
亚型	FAB M1，M2，M3，M4 伴嗜酸性粒细胞增多	FAB M4/5 婴幼儿，M6，M7，继发的 AML
初始治疗反应	迅速	缓慢，诱导失败

最常用的方案。

移植时疾病的状态

虽然有些复发期的 AML 可以被 SCT 挽救 [95]，但是在移植时骨髓中有高比例幼稚细胞的患者复发的风险增高 [121]。与成人一样，治疗相关的 AML 和 MDS 在 SCT 后预后也较差，祖德医院报道生存率为 15%，移植相关死亡率为 60% [48]。

供者选择

选择自然杀伤细胞免疫球蛋白样受体（KIR）不合的供者可能提高移植治疗 AML 的疗效。

二次移植

与 ALL 相似，二次移植治疗 AML 的预后主要与第一次移植的间隔有关 [161]。

慢性粒细胞白血病

慢性粒细胞白血病（CML）是儿童慢性骨髓增殖性疾病中最常见的类型，但是比成人少见得多，约占儿童白血病的 5%。大多数患者在 5 岁以上，发病高峰在 16 岁以上。未见遗传、家族或地域倾

向，虽然暴露于射线的人发病率增加 [162]。

分类

与成人类似，CML 也是一种骨髓增殖性疾病，累及所有的造血细胞系，大部分有特征性的 Ph 染色体，即 9 号染色体和 22 号染色体的异位，t（9；22）。在 CML 中，融合基因翻译的经典肿瘤蛋白是 P210 kD，而在 Ph+ 的 ALL 患者，融合基因翻译的蛋白常是 P190 kD。CML 临床上分为三期：慢性期、加速期和急变期，大部分患者诊断时为慢性期

表6.10　儿科AML的治疗推荐[143]

推荐	指征	参考文献
第一次缓解后干细胞移植	相合同胞供者干细胞移植被证明获益	Alonzo 2005[156] Woods 2001[147] Ravindranath 1996[145] Wells 1994[141] Nesbit 1994[142] Amadori 1993[146]
第二次缓解后干细胞移植	推荐给有同胞供者的患者证据不足以推荐无关供者干细胞移植，除非入组临床试验	Aladjidi 2003[133] Pession 2000[231] Gorin 1996[232]

表6.9　儿童AML首次缓解后的缓解后治疗

研究组	无病生存			中位随访时间	参考文献
	相合同胞供者SCT	化疗	自体SCT		
AML-80	43%	31%	–	6 年	Dahl 1990[140]
AIEOP LAM-87	51%*	27%	21%	5 年	Amadori 1993[146]
CCG-213	54%*	37%	–	5 年	Wells 1994[141]
CCG-251	45%*	32%	–	8 年	Nesbit 1994[142]
POG-8821	52%*	36%	38%	3 年	Ravindranath 1996[145]
MRC AML-10	61%*	46%	68%^	7 年	Stevens 1998[131]
AML BFM-93	64%	61%	–	5 年	Creutzig 2001[130]
CCG-2891	55%*	47%	42%	8 年	Woods 2001[147]
LAME-89/91	72%*	48%	–	6 年	Perel 2002[132] Aladjidi 2003[133]

注：*P ≤ 0.05 同基因比其他；^ P ≤ 0.05 自体比化疗

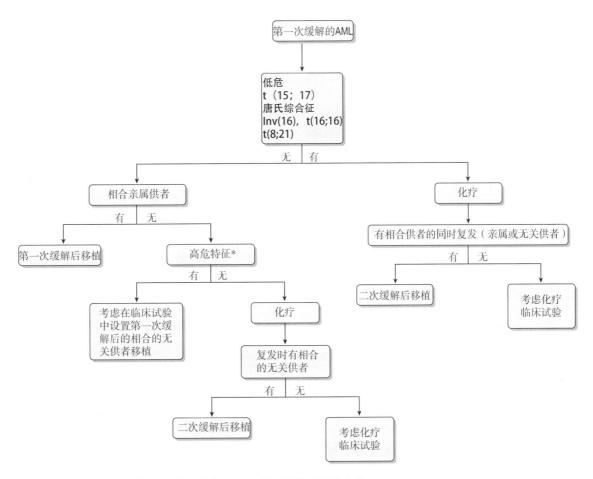

图6.6 AML，急性髓性白血病。*参考正文和表6.8，针对考虑高危的患者

第 6 章 儿童白血病

（表6.11）。慢性期的体征和症状一般是由于白细胞增高引起，表现为疲乏、发热、盗汗、骨痛、呼吸窘迫和脾大。加速期表现为进行性脾大、血小板减少、外周血和骨髓原始细胞增加，伴随出现 Ph 染色体以外的新染色体异常。每年转化为急性白血病的风险为 3% ~ 4%，特点是外周血或骨髓中的原始细胞大于 20%，临床表现与急性白血病很难区别。大约有 2/3 的患者变为急性髓性白血病，其他转变为 ALL，一般为 B 细胞表型。虽然很难完全除外，但是 P210 蛋白可用于鉴别急变的 CML 和 Ph⁺ALL[163]。

预后因素和危险分层

CML 的治疗反应和生存与分期有关。慢性期的患者生存期长，治疗反应好，急变期治疗反应是短期的，加速期的结果处于中间[164]。虽然对儿童 CML 患者尚未经过特殊研究，在 CML 慢性期，Sokal 积分系统可用于预测治疗反应和生存，这个系统中年龄是四个预后指标之一，其他为脾的大小、血小板计数和原始细胞比例[165]。

表6.11 WHO CML的诊断标准

慢性期
t（9；22）[P210]
原始细胞 < 10%
加速阶段
一个或更多以下附加发现（无关或对治疗无反应）：
原始细胞 10% ~ 19%
嗜碱性粒细胞 ≥ 20%（外周血）
血小板计数 < 100 000 /μl 或 > 1 000 000 /μl
进行性脾肿大和白细胞增多
克隆性演变
伴纤维化和（或）骨髓发育不良的巨核细胞增殖（提示性）
急变期
原始细胞 ≥ 20%（外周血或骨髓）
髓外原始粒细胞明显增多
原始粒细胞成簇（骨髓）

治疗

Bcr/abl 融合激酶抑制剂伊马替尼（格列卫）改变了 CML 的治疗选择[166]。这种药物可诱导大多数慢性期的 CML 患者获得血液学和细胞遗传学完全缓解[167]。然而，似乎需要持续的治疗，且可能发生伊马替尼耐药[167,168]。目前，几种新的更强的 Bcr/abl 酶抑制剂正在进行临床试验[169]，在美国只有一项对儿童开放。因此，虽然 bcr/abl 酶抑制剂治疗 CML 有特效，仍然没有充分的证据证明其可治愈 CML，对有 HLA 相合供者的 CML 患者而言，Bcr/abl 酶抑制剂尚未被推荐替代异基因 SCT[170]。对于开始应用伊马替尼治疗的患者，制定了何时移植的标准，包括失去治疗反应、3 个月后不能获得血液学缓解、3~6 个月后不能获得主要的细胞遗传学缓解[171]。

移植在治疗 CML 中的作用

如上所述，异基因移植是唯一证明可彻底治愈 CML 的手段。因此，所有诊断 CML 的儿童，都应该立刻考虑寻找供者和移植选择。移植后的 DFS 与年龄呈反比，对有同胞相合供者的年轻孩子，在 CML 的第一次慢性期行移植的 DFS 为 80% 以上。

预处理

与成人类似，白消安加环磷酰胺方案是治疗儿童 CML 的最常用预处理方案。应用去除 T 细胞来减轻 GVHD 引起复发率增加、生存率下降。另外，应用强的 GVHD 预防方案和不发生 GVHD 的患者复发的风险也增高[172]。

移植时疾病的状态

在 CML 的第一次慢性期行 SCT 和诊断 - 移植间隔时间短的患者，疗效最好。在加速期和急变期行 SCT，生存率明显下降，因此，应尽量诱导进入第二次慢性期。

供者选择

在儿童 CML 中相合无关供者移植和相合亲属供者移植的移植相关死亡率相似，都很低，因此，无同胞供者的患者推荐进行无关供者移植[166,170,174-177]。

二次移植

成人和小系列的儿童研究表明，移植后复发的 CML 慢性期患者应用 DLI 很有效[107]。当这种治疗无效时，可考虑二次移植，尤其是对于接受 T 细胞去除的或减量预处理的患者[109]。

儿童骨髓增生异常综合征

儿童骨髓增生异常综合征（MDS）约占儿童所有血液恶性肿瘤的 5%，代表了一组异质性的疾病，特点是无效造血、髓系祖细胞成熟障碍、全血细胞减少、病态改变，倾向于转化为急性髓性白血病[178-179]。

虽然大多数患者骨髓中的细胞密度正常或增高，部分患者也可表现为骨髓细胞减少，使之与再生障碍性贫血鉴别困难。发生 MDS 的危险因素包括环境因素，例如暴露于射线或烷化剂，遗传性因素例如范科尼贫血、Bloom 综合征、Shwachman 综合征和 Down 综合征。儿童 MDS 中很少有低增生性的。

分类

用于成人 MDS 分类的 FAB 和 WHO 分类系统并不完全适合儿童 MDS，因此，在儿童 MDS 中应用了修正的分类系统[180-182]。2003 年出版了儿童 MDS 和骨髓增殖性疾病的 WHO 修正分类系统，这个系统分为三个主要的诊断组：幼年型粒单核细胞白血病（JMML）、Down 综合征相关髓性白血病（包括 MDS、一过性骨髓增殖性疾病和急性髓性白血病）和原发或继发性 MDS。儿童 MDS 的主要亚型有：难治性全血细胞减少（RC）（骨髓原始细胞 < 5%）；难治性贫血伴原始细胞增多（RAEB）（骨髓原始细胞 5% ~ 20%）；难治性贫血伴原始细胞增多转变型（RAEB-T）（骨髓原始细胞 20% ~ 30%）[180]。有人建议应用另一个基于"病史、细胞学、细胞遗传学"（CCC）分类系统来进行 MDS 分类，并除外骨髓增殖性疾病[181]。

幼年型粒单核细胞白血病（JMML）以前称为幼年型慢性粒细胞白血病（JCML），其特征和诊断标准见表 6.1、表 6.12 和表 6.13[115,183,184]。

预后因素和危险分层

一般来说，儿童 MDS 预后较差，临床特点并不能完全指导治疗。MDS 和 JMML 患者中，低原始细胞和高血小板计数与生存期较长有关，有人报道，不进行 SCT 的 JMML 患者在诊断时胎儿血红蛋白水平 < 15% 提示生存期较长[185,186]。与 AML 明显不同，单体 7 并不增加儿童 MDS 和 JMML 患者的风险[120,186,187]。

治疗

除 SCT 外很少有治疗可使 MDS 和 JMML 患儿获得长期生存，因此，SCT 被认为是唯一的治愈手段。有些患者尤其是 RC 和有单体 7 的 RAEB 患者即使不治疗也会有一个几年的惰性期[120]。细胞毒性的药物首先在成人患者中进行研究，只有小系

表6.12　JMML的共同特征

临床
男孩（60%）
年龄 < 5 岁（95%）
肝脾大（100%）
上呼吸道感染，肺内浸润（50%）
出血（50%）
皮疹（60%）：黄色瘤，牛奶咖啡斑
多发性神经纤维瘤 1 型（NF-1）的特征（15%）
外周血
白细胞增多
贫血
血小板减少
不成熟的粒细胞和单核细胞
原始细胞小于 5%
骨髓
细胞过多
髓细胞和单核细胞前体扩张
原始细胞小于 20%

列的儿童应用 AML 的方案，结果与成人类似，反应率低、复发率高[179]。最大系列的研究包括了用 AML 类方案（CCG-2891）治疗的 60 例 MDS 的患者（RA 2 例，RAEB 33 例，RAEB-T 26 例，MDS-AML 16 例）[187]，RC 和 RAEB 的患者诱导缓解率低（48%），REEB-T 患者缓解率为 69%，MDS-AML 缓解率为 81%，与原发的 AML 相似（77%）。6 年生存率在 RC/RAEB 组（28%）和 RAEB-T 组（30%）较差，而 MDS-AML 组与原发的 AML 相似（分别为 50% 和 45%）。多种新的药物正在进行临床试验，主要是成人 MDS，包括抗血管新生药物、酪氨酸激酶受体抑制剂、法尼基转移酶抑制剂、DNA 甲基化抑制剂和组蛋白去乙酰基酶抑制剂[179]。一项最近的研究应用抗胸腺细胞球蛋白（ATG）和环孢素 A 治疗 29 例低增生的难治性全血细胞减少患者，作者报告了令人鼓舞的结果，3 年总生存率和无病生存率分别为 88% 和 57%[188]。

JMML 治疗抗拒，化疗仅仅能一过性地减少疾病负荷，反应一般持续时间较短且疾病很快进展，中位生存期只有大约一年[189]。欧洲儿童骨髓增生异常综合征工作组（EWOG-MDS）报告了一组 110 例 JMML 的回顾性分析，SCT 治疗后的 10 年预计生存率为 39%，非移植组的生存率为 6%[186]。一组小的试验性研究用 13- 顺式维 A 酸治疗 12 例 JMML 患者发现大约有 50% 的患者获得了部分或完全缓解，毒性很小[190]。

移植的作用

SCT 被认为是治愈儿童 MDS 和 JMML 的唯一手段。考虑到非移植治疗的低反应性和诊断后

表6.13　WHO JMML诊断标准

外周血单核细胞计数 > 1000/μl
外周血白细胞和骨髓有核细胞中原始 + 幼稚单核细胞 < 20%
Ph 染色体阴性
至少满足以下两种条件：
白细胞 > 10 000 /μl
外周血涂片可见髓系幼稚细胞
克隆性细胞遗传学异常（例如单体 7）
体外培养髓系细胞对 GM-CSF 高度敏感
血红蛋白 F 随年龄增加

及时移植的失败率很低，强烈建议诊断后尽早移植，尤其是对于有相合同胞供者的患者。应用免疫抑制剂或化疗药物的 DFS 为 10%，移植可提高至 50%~64%。应用 SCT 治疗儿童 MDS 和 JMML 的大系列研究总结在表 6.14[191-197]。疾病亚型、4 岁以上、女性是不良预后因素。对于出现 GVHD 的 JMML 患者，复发率下降[178,198]。

预处理方案

白消安和 TBI 为基础的方案都用于治疗儿童 MDS 和 JMML，并未显示出哪种方案更有优势，尽管在二次移植中 TBI 有益（见下文）。考虑到放疗对儿童的影响，白消安方案更常用于儿童 JMML 患者。

移植时疾病的状态

虽然因为这类疾病的稀有性，很难给出明确的建议，但是在原始细胞比例低时移植似乎疗效较好。因此，移植前诱导化疗一般用于原始细胞增高的患者[187,199]。同样，移植前脾切除的作用也不明确，虽然有时在 SCT 前切除巨大的脾是考虑到不能植入的风险。

供者选择

考虑到不移植的预后很差和相合无关供者移植的效果较好，建议对无 HLA 相合亲属供者的患者行无关供者移植（表 6.14）[192,193,196,197]。

二次移植

移植后复发的治疗一般包括停用免疫抑制剂和（或）DLI，虽然很少起效。与其他类型的白血病不同，JMML 患儿二次移植的效果与一次移植类似（见表 6.14）[194]。在一项最新的 EWOG-MDS 报告中，大多数患者接受了同一供者的移植，但是与第一次移植相比，减低了 GVHD 预防的强度，应用了 TBI 为基础的方案而不是白消安为主的方案。二次移植后慢性 GVHD 与 DFS 改善显著相关。引人注意的是，两次移植的间隔时间对疗效无明显影响[192]。

儿童患者造血干细胞移植的特别注意事项

一般建议

儿科肿瘤与成人肿瘤相比更少见。在治疗儿童

表6.14 儿童MDS和JMML患者造血干细胞移植试验结果

患者（n）	存活率（年）					参考文献
	RA/RARS	RAEB	RAEB/T	MDS/AML	JMML	
48MRD					55%EFS（5）	Locatelli 2005[192]
52MUD					49%EFS（5）	
30MRD,27MMRD,	59%EFS（3）	58%EFS（3）	18%EFS（3）		27%EFS（3）	Yusuf 2004[191]
30MUD,7MMUD	74%OS（3）	68%OS（3）	18%OS（3）		33%OS（3）	
46MUD					24% DFS（2）	Smith 2002[197]
9MUD					64% EFS（3）	Bunin 1999[196]
3MMRD						
131MRD	52%DFS（5）	34%DFS（5）	19%DFS（5）	26%DFS（5）		Runde 1998[195]
	57%OS（5）	42%OS（5）	24%OS（5）	28%OS（5）		
60MRD					36%OS（4）	Arico* 1997[193]
19MUD					31%OS（4）	
14MRD,1MMRD,7MUD,					32%DFS（5）	Yoshimi 2007[194]
2MMUD（2nd SCT）						

MRD，相合亲属供者；MMRD，不相合亲属供者；MUD，相合无关供者；MMUD，不相合无关供者。* 复习文献

白血病时，处理 SCT 相关的并发症时与年龄适当的支持治疗是很重要的。应该考虑到预处理和治疗对脏器发育的潜在副作用。基于以上原因，强烈建议儿童和青少年患者应该在有多学科儿科专家的移植中心治疗。

剂量

儿科患者的化疗剂量一般根据体表面积计算，然而，为减少 1 岁以下婴儿的严重毒性的风险，一些药物应该按照体重计算（即每千克）。

减量预处理方案

减量预处理（RIT）的目的是减少清髓性预处理的毒性。RIT 在成人血液系统肿瘤中的应用经验显示很有希望，在儿科肿瘤患者中证明这种方式可行性的试验性研究已经开始[200]。另外，研究也在儿科非恶性疾病中进行。虽然急性移植相关毒性减低，早期植入率高，但几项研究也发现随后的移植失败率增加，尤其在非恶性肿瘤的患儿中[201-204]。最近出版的一项研究应用白消安、氟达拉滨加 ATG 作为预处理，在非恶性肿瘤患儿中的移植失败率增高（21%），导致试验关闭。尽管如此，作者发现这个预处理方案耐受性良好，总的 2 年生存率为 89%，2 年无事件生存率为 74%[204]。

干细胞的来源

在儿科移植中，骨髓仍是最主要的干细胞来源，然而，其他来源的干细胞逐渐增加。

外周血造血干细胞

与成人相似，粒细胞刺激因子（G-CSF）动员的外周血干细胞（PBSC）在儿科的应用也逐渐增加[205,206]。在成人，外周血干细胞移植虽然增加了慢性 GVHD 的发生率，但治疗相关死亡率减少，生存率增加，但它在儿童中的作用尚不明确。IBMTR 的回顾性研究报告显示，在儿童患者外周血干细胞移植和骨髓移植相比，复发率相似，但生存率较差[205]。

脐带血移植

因为脐带血中的干细胞数目有限，因此常用于儿童患者。这种干细胞移植的效果很有希望，植入率为 80% 以上，急性和慢性 GVHD 的发生率很低，因此允许更多的 HLA 错配[207-211]。

单倍体供者

单倍体造血干细胞移植对无相合供者的儿童患者是另一项有前途的选择。血液系统恶性肿瘤的患儿在接受高剂量的 G-CSF 动员的 PBSC 移植后（经 CD34+ 或 CD133+ 选择），植入率很高，急性和慢性 GVHD 很轻，总的生存率与疾病状态有关，提示超大剂量的纯化 CD34+ 细胞可以克服 HLA 屏障[212,213]。

慢性 GVHD

慢性 GVHD 是 SCT 治疗恶性肿瘤除白血病复发之外的第二重要的死亡原因[214]，聚焦于此项条件的儿童研究很少。应用外周血干细胞和无关供者增加了慢性 GVHD 的发生率[215-216]，虽然在儿童慢性 GVHD 的发生率比成人低，但也确实增加了发生率[205,214,217-218]。治疗儿童慢性 GVHD 很有挑战性。最常用的治疗如糖皮质激素，可影响器官的发育、骨生长和骨完整、发育中孩子的激素平衡。另外，慢性的免疫抑制可广泛地影响孩子对感染和免疫接种的正常免疫反应。

晚期并发症

在儿科，癌症仍是 SCT 的主要适应证，SCT 后的 5 年生存率超过 80%。最近估计有 270 000 的儿童幸存者目前年龄在 20 ~ 39 岁，清楚地证明了晚期并发症对他们生活的主要影响[219,220]。随着移植后 DFS 的提高，急性和长期的毒性对器官功能、生活质量和总生存均产生永久的影响。当这些合并慢性、影响生活并发症的孩子成长为成年人后，对这些个体和社会的影响都很严重。发展毒性更小的治疗例如非清髓性移植[218]，治疗和预防继发毒性，对需要移植患儿是一项重要附加条件。对生长期的孩子尤其应该注意预处理对生长、生育、内分泌功能、神经认知功能的潜在影响[221-223]。

关于供体的思考

对许多儿科移植来说，供者的年龄一般也较小，这就会带来几个独特的伦理学和医学问题。骨髓仍是较小供者的主要干细胞来源，采集骨髓的并发症很少见[224]，2岁以下的供者也可安全捐献[225]。许多儿童，尤其是体重小于 20 kg 的儿童，捐献的骨髓比例相对较大，比成人更有可能需要输注红细胞[226]。输血相关的风险也必须考虑到，应努力将风险最小化。如果捐献外周干细胞，虽然 G-CSF 的动员对儿童的动员效果很好，但要考虑到注射的疼痛和静脉血管通道的限制。当有多个同胞供者时，应尽量选择最大的供者。进一步的干细胞采集、评价和小年龄供者采集后看护应该由保健人员和儿科专家执行。还应该包括心理学评估。如果年龄允许，应取得供者的口头同意。

为了避免医学的利益冲突，建议将供者与受者分离，安排有一个独立的医疗机构照顾。因为这些供者经常没有能力为自己选择是否同意，比非供者同胞的心理压力问题的发生率更高[227]，应该更重视伦理问题，并且过程应该接受完整的监管审查，仔细分析相对的风险和获益[206,224,226]。

造血干细胞移植治疗儿童白血病的未来

SCT 治疗儿童白血病的未来方向包括努力发展不影响无复发生存率的更小毒性的预处理方案，临床和相应的研究进一步提高分类[228]和危险度分层[41,229]，发现新的靶向治疗方法[230]。疾病特异的靶向治疗可能会更多地整合到移植方案中。新的 HLA 基因分型技术会提高供受者配对的选择[160]。虽然慢性 GVHD 的病理生理学并未完全阐明，但已经取得了明显的进步，可能会发展出新的 GVHD 预防和治疗方法。同样地，进一步发展和评价新的移植物处理方法、免疫调节和移植后针对肿瘤的免疫治疗策略在儿科中的作用。这些进展可能会导致移植相关死亡率、长期毒性下降，移植后无复发生存率和总生存率提高。

（张玉珠 译 刘丽辉 校）

参考文献

1. Reis LAG, Smith MA, Gurney JG et al (eds). Cancer incidence and survival among children and adolescents: United States SEER Program 1975–1995. NIH Pub no 99-4649. National Cancer Institute, Bethesda, Maryland, 1999
2. Hasle H, Clemmensen IH, Mikkelsen M. Risks of leukaemia and solid tumours in individuals with Down's syndrome. Lancet 2000;355:165–169
3. Bassal M, La MK, Whitlock JA et al. Lymphoblast biology and outcome among children with Down syndrome and ALL treated on CCG-1952. Pediatr Blood Cancer 2005;44:21–28
4. Zeller B, Gustafsson G, Forestier E et al. Acute leukaemia in children with Down syndrome: a population-based Nordic study. Br J Haematol 2005;128:797–804
5. Whitlock JA, Sather HN, Gaynon P et al. Clinical characteristics and outcome of children with Down syndrome and acute lymphoblastic leukemia: a Children's Cancer Group study. Blood 2005;106:4043–4049
6. Bennett JM, Catovsky D, Daniel MT et al. The morphological classification of acute lymphoblastic leukaemia: concordance among observers and clinical correlations. Br J Haematol 1981;47:553–561
7. Smith M, Arthur D, Camitta B et al. Uniform approach to risk classification and treatment assignment for children with acute lymphoblastic leukemia. J Clin Oncol 1996;14:18–24
8. Mahmoud HH, Rivera GK, Hancock ML et al. Low leukocyte counts with blast cells in cerebrospinal fluid of children with newly diagnosed acute lymphoblastic leukemia. N Engl J Med 1993;329:314–319
9. Gilchrist GS, Tubergen DG, Sather HN et al. Low numbers of CSF blasts at diagnosis do not predict for the development of CNS leukemia in children with intermediate-risk acute lymphoblastic leukemia: a Children's Cancer Group report. J Clin Oncol 1994;12:2594–2600
10. Pui CH, Mahmoud HH, Rivera GK et al. Early intensification of intrathecal chemotherapy virtually eliminates central nervous system relapse in children with acute lymphoblastic leukemia. Blood 1998;92:411–415
11. Burger B, Zimmermann M, Mann G et al. Diagnostic cerebrospinal fluid examination in children with acute lymphoblastic leukemia: significance of low leukocyte counts with blasts or traumatic lumbar puncture. J Clin Oncol 2003;21:184–188
12. Gajjar A, Harrison PL, Sandlund JT et al. Traumatic lumbar puncture at diagnosis adversely affects outcome in childhood acute lymphoblastic leukemia. Blood 2000;96:3381–3384
13. McLean TW, Ringold S, Neuberg D et al. TEL/AML-1 dimerizes and is associated with a favorable outcome in childhood acute lymphoblastic leukemia. Blood 1996;88:4252–4258
14. Borkhardt A, Cazzaniga G, Viehmann S et al. Incidence and clinical relevance of TEL/AML1 fusion genes in children with acute lymphoblastic leukemia enrolled in the German and Italian multicenter therapy trials. Associazione Italiana Ematologia Oncologia Pediatrica and the Berlin-Frankfurt-Munster Study Group. Blood 1997;90:571–577
15. Uckun FM, Pallisgaard N, Hokland P et al. Expression of TEL-AML1 fusion transcripts and response to induction therapy in standard risk acute lymphoblastic leukemia. Leuk Lymphoma 2001;42:41–56
16. Kanerva J, Saarinen-Pihkala UM, Niini T et al. Favorable outcome in 20-year follow-up of children with very-low-risk ALL and minimal standard therapy, with special reference to TEL-AML1 fusion. Pediatr Blood Cancer 2004;42:30–35
17. Pui CH, Chessells JM, Camitta B et al. Clinical heterogeneity in childhood acute lymphoblastic leukemia with 11q23 rearrangements. Leukemia 2003;17:700–706
18. Arico M, Valsecchi MG, Camitta B et al. Outcome of treatment in children with Philadelphia chromosome-positive acute lymphoblastic leukemia. N Engl J Med 2000;342:998–1006
19. Johansson B, Moorman AV, Haas OA et al. Hematologic malignancies with t(4;11)(q21;q23) – a cytogenetic, morphologic, immunophenotypic and clinical study of 183 cases. European 11q23 Workshop participants. Leukemia 1998;12:779–787
20. Pui CH, Frankel LS, Carroll AJ et al. Clinical characteristics and treatment outcome of childhood acute lymphoblastic leukemia with the t(4;11)(q21;q23): a collaborative study of 40 cases. Blood 1991;77:440–447
21. Crist W, Boyett J, Pullen J et al. Clinical and biologic features predict poor prognosis in acute lymphoid leukemias in children and adolescents: a Pediatric Oncology Group review. Med Pediatr Oncol 1986;14:135–139
22. Reaman G, Zeltzer P, Bleyer WA et al. Acute lymphoblastic leukemia in infants less than one year of age: a cumulative experience of the Children's Cancer Study Group. J Clin Oncol 1985;3:1513–1521
23. Crist WM, Carroll AJ, Shuster JJ et al. Poor prognosis of children with pre-B acute lymphoblastic leukemia is associated with the t(1;19)(q23;p13): a Pediatric Oncology Group study. Blood 1990;76:117–122
24. Uckun FM, Sensel MG, Sather HN et al. Clinical significance of translocation t(1;19) in childhood acute lymphoblastic leukemia in the context of contemporary therapies: a report from the Children's Cancer Group. J Clin Oncol 1998;16:527–535
25. Harris MB, Shuster JJ, Carroll A et al. Trisomy of leukemic cell chromosomes 4 and 10 identifies children with B-progenitor cell acute lymphoblastic leukemia with a very low risk of treatment failure: a Pediatric Oncology Group study. Blood 1992;79:3316–3324
26. Moorman AV, Richards SM, Martineau M et al. Outcome heterogeneity in childhood high-hyperdiploid acute lymphoblastic leukemia. Blood 2003;102:2756–2762
27. Charrin C, Thomas X, Ffrench M et al. A report from the LALA-94 and LALA-SA groups on hypodiploidy with 30 to 39 chromosomes and near-triploidy: 2 possible expressions of a sole entity conferring poor prognosis in adult acute lymphoblastic leukemia (ALL). Blood 2004;104:2444–2451
28. Heerema NA, Sather HN, Sensel MG et al. Prognostic impact of trisomies of chromosomes 10, 17, and 5 among children with acute lymphoblastic leukemia and high hyperdiploidy (<50 chromosomes). J Clin Oncol 2000;18:1876–1887
29. Sutcliffe MJ, Shuster JJ, Sather HN et al. High concordance from independent studies by

the Children's Cancer Group (CCG) and Pediatric Oncology Group (POG) associating favorable prognosis with combined trisomies 4, 10, and 17 in children with NCI standard-risk B-precursor acute lymphoblastic leukemia: a Children's Oncology Group (COG) initiative. Leukemia 2005;19:734–740

30. Harrison CJ, Moorman AV, Broadfield ZJ et al. Three distinct subgroups of hypodiploidy in acute lymphoblastic leukaemia. Br J Haematol 2004;125:552–559
31. Heerema NA, Nachman JB, Sather HN et al. Hypodiploidy with less than 45 chromosomes confers adverse risk in childhood acute lymphoblastic leukemia: a report from the children's cancer group. Blood 1999;94:4036–4045
32. Raimondi SC, Zhou Y, Mathew S et al. Reassessment of the prognostic significance of hypodiploidy in pediatric patients with acute lymphoblastic leukemia. Cancer 2003;98:2715–2722
33. Pui CH, Carroll AJ, Raimondi SC et al. Clinical presentation, karyotypic characterization, and treatment outcome of childhood acute lymphoblastic leukemia with a near-haploid or hypodiploid less than 45 line. Blood 1990;75:1170–1177
34. Gaynon PS, Desai AA, Bostrom BC et al. Early response to therapy and outcome in childhood acute lymphoblastic leukemia: a review. Cancer 1997;80:1717–1726
35. Steinherz PG, Gaynon PS, Breneman JC et al. Cytoreduction and prognosis in acute lymphoblastic leukemia–the importance of early marrow response: report from the Children's Cancer Group. J Clin Oncol 1996;14:389–398
36. Arico M, Basso G, Mandelli F et al. Good steroid response in vivo predicts a favorable outcome in children with T-cell acute lymphoblastic leukemia. The Associazione Italiana Ematologia Oncologia Pediatrica (AIEOP). Cancer 1995;75:1684–1693
37. Gajjar A, Ribeiro R, Hancock ML et al. Persistence of circulating blasts after 1 week of multiagent chemotherapy confers a poor prognosis in childhood acute lymphoblastic leukemia. Blood 1995;86:1292–1295
38. Rautonen J, Hovi L, Siimes MA. Slow disappearance of peripheral blast cells: an independent risk factor indicating poor prognosis in children with acute lymphoblastic leukemia. Blood 1988;71:989–991
39. Griffin TC, Shuster JJ, Buchanan GR et al. Slow disappearance of peripheral blood blasts is an adverse prognostic factor in childhood T cell acute lymphoblastic leukemia: a Pediatric Oncology Group study. Leukemia 2000;14:792–795
40. Panzer-Grumayer ER, Schneider M, Panzer S et al. Rapid molecular response during early induction chemotherapy predicts a good outcome in childhood acute lymphoblastic leukemia. Blood 2000;95:790–794
41. Holleman A, Cheok MH, den Boer ML et al. Gene-expression patterns in drug-resistant acute lymphoblastic leukemia cells and response to treatment. N Engl J Med 2004; 351:533–542
42. Unal S, Yetgin S, Cetin M et al. The prognosis and survival of childhood acute lymphoblastic leukemia with central nervous system relapse. Pediatr Hematol Oncol 2004; 21:279–289
43. Nachman JB, Sather HN, Sensel MG et al. Augmented post-induction therapy for children with high-risk acute lymphoblastic leukemia and a slow response to initial therapy. N Engl J Med 1998;338:1663–1671
44. Schrappe M, Reiter A, Ludwig WD et al. Improved outcome in childhood acute lymphoblastic leukemia despite reduced use of anthracyclines and cranial radiotherapy: results of trial ALL-BFM 90. German-Austrian-Swiss ALL-BFM Study Group. Blood 2000;95: 3310–3322
45. Richards S, Burrett J, Hann I et al. Improved survival with early intensification: combined results from the Medical Research Council childhood ALL randomised trials, UKALL X and UKALL XI. Medical Research Council Working Party on Childhood Leukaemia. Leukemia 1998;12:1031–1036
46. Silverman LB, Gelber RD, Dalton VK et al. Improved outcome for children with acute lymphoblastic leukemia: results of Dana-Farber Consortium Protocol 91–01. Blood 2001;97:1211–1218
47. Amylon MD, Shuster J, Pullen J et al. Intensive high-dose asparaginase consolidation improves survival for pediatric patients with T cell acute lymphoblastic leukemia and advanced stage lymphoblastic lymphoma: a Pediatric Oncology Group study. Leukemia 1999;13:335–342
48. Pui CH, Sandlund JT, Pei D et al. Improved outcome for children with acute lymphoblastic leukemia: results of Total Therapy Study XIIIB at St Jude Children's Research Hospital. Blood 2004;104:2690–2696
49. Goldberg JM, Silverman LB, Levy DE et al. Childhood T-cell acute lymphoblastic leukemia: the Dana-Farber Cancer Institute acute lymphoblastic leukemia consortium experience. J Clin Oncol 2003;21:3616–3622
50. Reiter A, Schrappe M, Ludwig WD et al. Intensive ALL-type therapy without local radiotherapy provides a 90% event-free survival for children with T-cell lymphoblastic lymphoma: a BFM group report. Blood 2000;95:416–421
51. Magrath I, Adde M, Shad A et al. Adults and children with small non-cleaved-cell lymphoma have a similar excellent outcome when treated with the same chemotherapy regimen. J Clin Oncol 1996;14:925–934
52. Atra A, Imeson JD, Hobson R et al. Improved outcome in children with advanced stage B-cell non-Hodgkin's lymphoma (B-NHL): results of the United Kingdom Children Cancer Study Group (UKCCSG) 9002 protocol. Br J Cancer 2000;82:1396–1402
53. Bowman WP, Shuster JJ, Cook B et al. Improved survival for children with B-cell acute lymphoblastic leukemia and stage IV small noncleaved-cell lymphoma: a pediatric oncology group study. J Clin Oncol 1996;14:1252–1261
54. Chessells JM. Relapsed lymphoblastic leukaemia in children: a continuing challenge. Br J Haematol 1998;102:423–438
55. Gaynon PS, Harris RE, Altman AJ et al. Bone marrow transplantation versus prolonged intensive chemotherapy for children with acute lymphoblastic leukemia and an initial bone marrow relapse within 12 months of the completion of primary therapy: Children's Oncology Group study CCG-1941. J Clin Oncol 2006;24:3150–3156
56. Rivera GK, Buchanan G, Boyett JM et al. Intensive retreatment of childhood acute lymphoblastic leukemia in first bone marrow relapse. A Pediatric Oncology Group Study. N Engl J Med 1986;315:273–278
57. Rivera GK, Hudson MM, Liu Q et al. Effectiveness of intensified rotational combination chemotherapy for late hematologic relapse of childhood acute lymphoblastic leukemia. Blood 1996;88:831–837
58. Ritchey AK, Pollock BH, Lauer SJ et al. Improved survival of children with isolated CNS relapse of acute lymphoblastic leukemia: a pediatric oncology group study. J Clin Oncol 1999;17:3745–3752
59. Buchanan GR, Boyett JM, Pollock BH et al. Improved treatment results in boys with overt testicular relapse during or shortly after initial therapy for acute lymphoblastic leukemia. A Pediatric Oncology group study. Cancer 1991;68:48–55
60. Hahn T, Wall D, Camitta B et al. The role of cytotoxic therapy with hematopoietic stem cell transplantation in the therapy of acute lymphoblastic leukemia in children: an evidence-based review. Biol Blood Marrow Transplant 2005;11:823–861
61. Barrett AJ, Horowitz MM, Pollock BH et al. Bone marrow transplants from HLA-identical siblings as compared with chemotherapy for children with acute lymphoblastic leukemia in a second remission. N Engl J Med 1994;331:1253–1258
62. Wheeler KA, Richards SM, Bailey CC et al. Bone marrow transplantation versus chemotherapy in the treatment of very high-risk childhood acute lymphoblastic leukemia in first remission: results from Medical Research Council UKALL X and XI. Blood 2000; 96:2412–2418
63. Chessells JM, Bailey C, Wheeler K et al. Bone marrow transplantation for high-risk childhood lymphoblastic leukaemia in first remission: experience in MRC UKALL X. Lancet 1992;340:565–568
64. Uderzo C, Valsecchi MG, Balduzzi A et al. Allogeneic bone marrow transplantation versus chemotherapy in high-risk childhood acute lymphoblastic leukaemia in first remission. Associazione Italiana di Ematologia ed Oncologia Pediatrica (AIEOP) and the Gruppo Italiano Trapianto di Midollo Osseo (GITMO). Br J Haematol 1997;96:387–394
65. Wheeler K, Richards S, Bailey C et al. Comparison of bone marrow transplant and chemotherapy for relapsed childhood acute lymphoblastic leukaemia: the MRC UKALL X experience. Medical Research Council Working Party on Childhood Leukaemia. Br J Haematol 1998;101:94–103
66. Uderzo C, Valsecchi MG, Bacigalupo A et al. Treatment of childhood acute lymphoblastic leukemia in second remission with allogeneic bone marrow transplantation and chemotherapy: ten-year experience of the Italian Bone Marrow Transplantation Group and the Italian Pediatric Hematology Oncology Association. J Clin Oncol 1995;13: 352–358
67. Harrison G, Richards S, Lawson S et al. Comparison of allogeneic transplant versus chemotherapy for relapsed childhood acute lymphoblastic leukaemia in the MRC UKALL R1 trial. MRC Childhood Leukaemia Working Party. Ann Oncol 2000;11:999–1006
68. Dopfer R, Henze G, Bender-Gotze C et al. Allogeneic bone marrow transplantation for childhood acute lymphoblastic leukemia in second remission after intensive primary and relapse therapy according to the BFM- and CoALL-protocols: results of the German Cooperative Study. Blood 1991;78:2780–2784
69. Hoogerbrugge PM, Gerritsen EJ, vd Does-van den Berg A et al. Case-control analysis of allogeneic bone marrow transplantation versus maintenance chemotherapy for relapsed ALL in children. Bone Marrow Transplant 1995;15:255–259
70. Moussalem M, Esperou Bourdeau H, Devergie A et al. Allogeneic bone marrow transplantation for childhood acute lymphoblastic leukemia in second remission: factors predictive of survival, relapse and graft-versus-host disease. Bone Marrow Transplant 1995;15: 943–947
71. Eapen M, Raetz E, Zhang MJ et al. Outcomes after HLA-matched sibling transplantation or chemotherapy in children with B-precursor acute lymphoblastic leukemia in a second remission: a collaborative study of the Children's Oncology Group and the Center for International Blood and Marrow Transplant Research. Blood 2006;107:4961–4967
72. Buchanan GR, Rivera GK, Pollock BH et al. Alternating drug pairs with or without periodic reinduction in children with acute lymphoblastic leukemia in second bone marrow remission: a Pediatric Oncology Group Study. Cancer 2000;88:1166–1174
73. Sadowitz PD, Smith SD, Shuster J et al. Treatment of late bone marrow relapse in children with acute lymphoblastic leukemia: a Pediatric Oncology Group study. Blood 1993;81: 602–609
74. Pui CH, Cheng C, Leung W et al. Extended follow-up of long-term survivors of childhood acute lymphoblastic leukemia. N Engl J Med 2003;349:640–649
75. Sharathkumar A, Saunders EF, Dror Y et al. Allogeneic bone marrow transplantation vs chemotherapy for children with Philadelphia chromosome-positive acute lymphoblastic leukemia. Bone Marrow Transplant 2004;33:39–45
76. Saarinen UM, Mellander L, Nysom K et al. Allogeneic bone marrow transplantation in first remission for children with very high-risk acute lymphoblastic leukemia: a retrospective case-control study in the Nordic countries. Nordic Society for Pediatric Hematology and Oncology (NOPHO). Bone Marrow Transplant 1996;17:357–363
77. Barrett AJ, Horowitz MM, Ash RC et al. Bone marrow transplantation for Philadelphia chromosome-positive acute lymphoblastic leukemia. Blood 1992;79:3067–3070
78. Bordigoni P, Vernant JP, Souillet G et al. Allogeneic bone marrow transplantation for children with acute lymphoblastic leukemia in first remission: a cooperative study of the Groupe d'Etude de la Greffe de Moelle Osseuse. J Clin Oncol 1989;7:747–753
79. Balduzzi A, Valsecchi MG, Uderzo C et al. Chemotherapy versus allogeneic transplantation for very-high-risk childhood acute lymphoblastic leukaemia in first complete remission: comparison by genetic randomisation in an international prospective study. Lancet 2005;366:635–642
80. Talano JM, Casper JT, Camitta BM et al. Alternative donor bone marrow transplant for children with Philadelphia chromosome ALL. Bone Marrow Transplant 2006;37:135–141
81. Jacobsohn DA, Hewlett B, Morgan E et al. Favorable outcome for infant acute lymphoblastic leukemia after hematopoietic stem cell transplantation. Biol Blood Marrow Transplant 2005;11:999–1005
82. Kosaka Y, Koh K, Kinukawa N et al. Infant acute lymphoblastic leukemia with MLL gene rearrangements: outcome following intensive chemotherapy and hematopoietic stem cell transplantation. Blood 2004;104:3527–3534
83. Silverman LB, Weinstein HJ. Treatment of childhood leukemia. Curr Opin Oncol 1997;9:26–33
84. Luciani M, Rana I, Pansini V et al. Infant leukaemia: clinical, biological and therapeutic advances. Acta Paediatr Suppl 2006;95:47–51
85. Nagayama J, Tomizawa D, Koh K et al. Infants with acute lymphoblastic leukemia and a germline MLL gene are highly curable with use of chemotherapy alone: results from the

Japan Infant Leukemia Study Group. Blood 2006;107:4663–4665
86. Pui CH, Behm FG, Downing JR et al. 11q23/MLL rearrangement confers a poor prognosis in infants with acute lymphoblastic leukemia. J Clin Oncol 1994;12:909–915
87. Hilden JM, Dinndorf PA, Meerbaum SO et al. Analysis of prognostic factors of acute lymphoblastic leukemia in infants: report on CCG 1953 from the Children's Oncology Group. Blood 2006;108:441–451
88. Eapen M, Rubinstein P, Zhang MJ et al. Comparable long-term survival after unrelated and HLA-matched sibling donor hematopoietic stem cell transplantations for acute leukemia in children younger than 18 months. J Clin Oncol 2006;24:145–151
89. Davies SM, Ramsay NK, Klein JP et al. Comparison of preparative regimens in transplants for children with acute lymphoblastic leukemia. J Clin Oncol 2000;18:340–347
90. Bunin N, Aplenc R, Kamani N et al. Randomized trial of busulfan vs total body irradiation containing conditioning regimens for children with acute lymphoblastic leukemia: a Pediatric Blood and Marrow Transplant Consortium study. Bone Marrow Transplant 2003;32:543–548
91. Wingard JR, Plotnick LP, Freemer CS et al. Growth in children after bone marrow transplantation: busulfan plus cyclophosphamide versus cyclophosphamide plus total body irradiation. Blood 1992;79:1068–1073
92. Kletzel M, Jacobsohn D, Duerst R. Pharmacokinetics of a test dose of intravenous busulfan guide dose modifications to achieve an optimal area under the curve of a single daily dose of intravenous busulfan in children undergoing a reduced-intensity conditioning regimen with hematopoietic stem cell transplantation. Biol Blood Marrow Transplant 2006;12:472–479
93. Tran HT, Madden T, Petropoulos D et al. Individualizing high-dose oral busulfan: prospective dose adjustment in a pediatric population undergoing allogeneic stem cell transplantation for advanced hematologic malignancies. Bone Marrow Transplant 2000;26:463–470
94. Shah AJ, Lenarsky C, Kapoor N et al. Busulfan and cyclophosphamide as a conditioning regimen for pediatric acute lymphoblastic leukemia patients undergoing bone marrow transplantation. J Pediatr Hematol Oncol 2004;26:91–97
95. Sullivan KM, Weiden PL, Storb R et al. Influence of acute and chronic graft-versus-host disease on relapse and survival after bone marrow transplantation from HLA-identical siblings as treatment of acute and chronic leukemia. Blood 1989;73:1720–1728
96. Dini G, Valsecchi MG, Micalizzi C et al. Impact of marrow unrelated donor search duration on outcome of children with acute lymphoblastic leukemia in second remission. Bone Marrow Transplant 2003;32:325–331
97. Bunin N, Carston M, Wall D et al. Unrelated marrow transplantation for children with acute lymphoblastic leukemia in second remission. Blood 2002;99:3151–3157
98. Saarinen-Pihkala UM, Gustafsson G, Ringden O et al. No disadvantage in outcome of using matched unrelated donors as compared with matched sibling donors for bone marrow transplantation in children with acute lymphoblastic leukemia in second remission. J Clin Oncol 2001;19:3406–3414
99. Green A, Clarke E, Hunt L et al. Children with acute lymphoblastic leukemia who receive T-cell-depleted HLA mismatched marrow allografts from unrelated donors have an increased incidence of primary graft failure but a similar overall transplant outcome. Blood 1999;94:2236–2246
100. Oakhill A, Pamphilon DH, Potter MN et al. Unrelated donor bone marrow transplantation for children with relapsed acute lymphoblastic leukaemia in second complete remission. Br J Haematol 1996;94:574–578
101. Fleming DR, Henslee-Downey PJ, Romond EH et al. Allogeneic bone marrow transplantation with T cell-depleted partially matched related donors for advanced acute lymphoblastic leukemia in children and adults: a comparative matched cohort study. Bone Marrow Transplant 1996;17:917–922
102. Bosi A, Laszlo D, Labopin M et al. Second allogeneic bone marrow transplantation in acute leukemia: results of a survey by the European Cooperative Group for Blood and Marrow Transplantation. J Clin Oncol 2001;19:3675–3684
103. Schroeder H, Gustafsson G, Saarinen-Pihkala UM et al. Allogeneic bone marrow transplantation in second remission of childhood acute lymphoblastic leukemia: a population-based case control study from the Nordic countries. Bone Marrow Transplant 1999;23:555–560
104. Sanders JE, Thomas ED, Buckner CD et al. Marrow transplantation for children with acute lymphoblastic leukemia in second remission. Blood 1987;70:324–326
105. Lawson SE, Darbyshire PJ. Use of donor lymphocytes in extramedullary relapse of childhood acute lymphoblastic leukaemia following bone marrow transplantation. Bone Marrow Transplant 1998;22:829–830
106. Atra A, Millar B, Shepherd V et al. Donor lymphocyte infusion for childhood acute lymphoblastic leukaemia relapsing after bone marrow transplantation. Br J Haematol 1997;97:165–168
107. Collins RH Jr, Shpilberg O, Drobyski WR et al. Donor leukocyte infusions in 140 patients with relapsed malignancy after allogeneic bone marrow transplantation. J Clin Oncol 1997;15:433–444
108. Helg C, Starobinski M, Jeannet M et al. Donor lymphocyte infusion for the treatment of relapse after allogeneic hematopoietic stem cell transplantation. Leuk Lymphoma 1998;29:301–313
109. Porter DL, Collins RH Jr, Hardy C et al. Treatment of relapsed leukemia after unrelated donor marrow transplantation with unrelated donor leukocyte infusions. Blood 2000;95:1214–1221
110. Hitzler JK, Cheung J, Li Y et al. GATA1 mutations in transient leukemia and acute megakaryoblastic leukemia of Down syndrome. Blood 2003;101:4301–4304
111. Massey GV, Zipursky A, Chang MN et al. A prospective study of the natural history of transient leukemia (TL) in neonates with Down syndrome (DS): Children's Oncology Group (COG) study POG-9481. Blood 2006;107:4606–4613
112. Deschler B, Lubbert M. Acute myeloid leukemia: epidemiology and etiology. Cancer 2006;107:2099–2107
113. Ohara A, Kojima S, Hamajima N et al. Myelodysplastic syndrome and acute myelogenous leukemia as a late clonal complication in children with acquired aplastic anemia. Blood 1997;90:1009–1013
114. Devine DV, Gluck WL, Rosse WF et al. Acute myeloblastic leukemia in paroxysmal nocturnal hemoglobinuria. Evidence of evolution from the abnormal paroxysmal nocturnal hemoglobinuria clone. J Clin Invest 1987;79:314–317
115. Jaffe E, Harris N, Stein N et al. World Health Organization classification of tumours. Pathology and genetics of tumours of haematopoietic and lymphoid tissues. IARC Press, Lyon, 2001
116. Smith FO, Alonzo TA, Gerbing RB et al. Long-term results of children with acute myeloid leukemia: a report of three consecutive Phase III trials by the Children's Cancer Group: CCG 251, CCG 213 and CCG 2891. Leukemia 2005;19:2054–2062
117. Ravindranath Y, Chang M, Steuber CP et al. Pediatric Oncology Group (POG) studies of acute myeloid leukemia (AML): a review of four consecutive childhood AML trials conducted between 1981 and 2000. Leukemia 2005;19:2101–2116
118. Meshinchi S, Woods WG, Stirewalt DL et al. Prevalence and prognostic significance of Flt3 internal tandem duplication in pediatric acute myeloid leukemia. Blood 2001;97:89–94
119. Hale GA, Heslop HE, Bowman LC et al. Bone marrow transplantation for therapy-induced acute myeloid leukemia in children with previous lymphoid malignancies. Bone Marrow Transplant 1999;24:735–739
120. Hasle H, Arico M, Basso G et al. Myelodysplastic syndrome, juvenile myelomonocytic leukemia, and acute myeloid leukemia associated with complete or partial monosomy 7. European Working Group on MDS in Childhood (EWOG-MDS). Leukemia 1999;13:376–385
121. Woodard P, Barfield R, Hale G et al. Outcome of hematopoietic stem cell transplantation for pediatric patients with therapy-related acute myeloid leukemia or myelodysplastic syndrome. Pediatr Blood Cancer 2006;47:931–935
122. Ortega JJ, Madero L, Martin G et al. Treatment with all-trans retinoic acid and anthracycline monochemotherapy for children with acute promyelocytic leukemia: a multicenter study by the PETHEMA Group. J Clin Oncol 2005;23:7632–7640
123. Testi AM, Biondi A, Lo Coco F et al. GIMEMA-AIEOPAIDA protocol for the treatment of newly diagnosed acute promyelocytic leukemia (APL) in children. Blood 2005;106:447–453
124. De Botton S, Chevret S, Sanz M et al. Additional chromosomal abnormalities in patients with acute promyelocytic leukaemia (APL) do not confer poor prognosis: results of APL 93 trial. Br J Haematol 2000;111:801–806
125. Fenaux P, Chevret S, Guerci A et al. Long-term follow-up confirms the benefit of all-trans retinoic acid in acute promyelocytic leukemia. European APL group. Leukemia 2000;14:1371–1377
126. Ravindranath Y, Abella E, Krischer JP et al. Acute myeloid leukemia (AML) in Down's syndrome is highly responsive to chemotherapy: experience on Pediatric Oncology Group AML Study 8498. Blood 1992;80:2210–2214
127. Gamis AS, Woods WG, Alonzo TA et al. Increased age at diagnosis has a significantly negative effect on outcome in children with Down syndrome and acute myeloid leukemia: a report from the Children's Cancer Group Study 2891. J Clin Oncol 2003;21:3415–3422
128. Massey GV. Transient leukemia in newborns with Down syndrome. Pediatr Blood Cancer 2005;44:29–32
129. Razzouk BI, Estey E, Pounds S et al. Impact of age on outcome of pediatric acute myeloid leukemia: a report from 2 institutions. Cancer 2006;106:2495–2502
130. Creutzig U, Ritter J, Zimmermann M et al. Improved treatment results in high-risk pediatric acute myeloid leukemia patients after intensification with high-dose cytarabine and mitoxantrone: results of Study Acute Myeloid Leukemia-Berlin-Frankfurt-Munster 93. J Clin Oncol 2001;19:2705–2713
131. Stevens RF, Hann IM, Wheatley K et al. Marked improvements in outcome with chemotherapy alone in paediatric acute myeloid leukemia: results of the United Kingdom Medical Research Council's 10th AML trial. MRC Childhood Leukaemia Working Party. Br J Haematol 1998;101:130–140
132. Perel Y, Auvrignon A, Leblanc T et al. Impact of addition of maintenance therapy to intensive induction and consolidation chemotherapy for childhood acute myeloblastic leukemia: results of a prospective randomized trial, LAME 89/91. Leucamie Aique Myeloide Enfant. J Clin Oncol 2002;20:2774–2782
133. Aladjidi N, Auvrignon A, Leblanc T et al. Outcome in children with relapsed acute myeloid leukemia after initial treatment with the French Leucemie Aique Myeloide Enfant (LAME) 89/91 protocol of the French Society of Pediatric Hematology and Immunology. J Clin Oncol 2003;21:4377–4385
134. Buckley JD, Lampkin BC, Nesbit ME et al. Remission induction in children with acute non-lymphocytic leukemia using cytosine arabinoside and doxorubicin or daunorubicin: a report from the Children's Cancer Study Group. Med Pediatr Oncol 1989;17:382–390
135. Wells RJ, Adams MT, Alonzo TA et al. Mitoxantrone and cytarabine induction, high-dose cytarabine, and etoposide intensification for pediatric patients with relapsed or refractory acute myeloid leukemia: Children's Cancer Group Study 2951. J Clin Oncol 2003;21:2940–2947
136. Woods WG, Kobrinsky N, Buckley JD et al. Timed-sequential induction therapy improves postremission outcome in acute myeloid leukemia: a report from the Children's Cancer Group. Blood 1996;87:4979–4989
137. Woods WG, Kobrinsky N, Buckley J et al. Intensively timed induction therapy followed by autologous or allogeneic bone marrow transplantation for children with acute myeloid leukemia or myelodysplastic syndrome: a Childrens Cancer Group pilot study. J Clin Oncol 1993;11:1448–1457
138. Capizzi RL, Poole M, Cooper MR et al. Treatment of poor risk acute leukemia with sequential high-dose ARA-C and asparaginase. Blood 1984;63:694–700
139. Woods WG, Ruymann FB, Lampkin BC et al. The role of timing of high-dose cytosine arabinoside intensification and of maintenance therapy in the treatment of children with acute nonlymphocytic leukemia. Cancer 1990;66:1106–1113
140. Dahl GV, Kalwinsky DK, Mirro J Jr et al. Allogeneic bone marrow transplantation in a program of intensive sequential chemotherapy for children and young adults with acute nonlymphocytic leukemia in first remission. J Clin Oncol 1990;8:295–303
141. Wells RJ, Woods WG, Buckley JD et al. Treatment of newly diagnosed children and adolescents with acute myeloid leukemia: a Children's Cancer Group study. J Clin Oncol 1994;12:2367–2377
142. Nesbit ME Jr, Buckley JD, Feig SA et al. Chemotherapy for induction of remission of childhood acute myeloid leukemia followed by marrow transplantation or multiagent

chemotherapy: a report from the Children's Cancer Group. J Clin Oncol 1994;12:127–135

143. Oliansky DM, Rizzo JD, Aplan PD et al. The role of cytotoxic therapy with hematopoietic stem cell transplantation in the therapy of acute myeloid leukemia in children: an evidence-based review. Biol Blood Marrow Transplant 2007;13:1–25
144. Bleakley M, Lau L, Shaw PJ et al. Bone marrow transplantation for paediatric AML in first remission: a systematic review and meta-analysis. Bone Marrow Transplant 2002;29:843–852
145. Ravindranath Y, Yeager AM, Chang MN et al. Autologous bone marrow transplantation versus intensive consolidation chemotherapy for acute myeloid leukemia in childhood. Pediatric Oncology Group. N Engl J Med 1996;334:1428–1434
146. Amadori S, Testi AM, Arico M et al. Prospective comparative study of bone marrow transplantation and postremission chemotherapy for childhood acute myelogenous leukemia. The Associazione Italiana Ematologia ed Oncologia Pediatrica Cooperative Group. J Clin Oncol 1993;11:1046–1054
147. Woods WG, Neudorf S, Gold S et al. A comparison of allogeneic bone marrow transplantation, autologous bone marrow transplantation, and aggressive chemotherapy in children with acute myeloid leukemia in remission. Blood 2001;97:56–62
148. Feig SA, Lampkin B, Nesbit ME et al. Outcome of BMT during first complete remission of AML: a comparison of two sequential studies by the Children's Cancer Group. Bone Marrow Transplant 1993;12:65–71
149. Burnett AK, Goldstone AH, Stevens RM et al. Randomised comparison of addition of autologous bone-marrow transplantation to intensive chemotherapy for acute myeloid leukaemia in first remission: results of MRC AML 10 trial. UK Medical Research Council Adult and Children's Leukaemia Working Parties. Lancet 1998;351:700–708
150. Watson M, Buck G, Wheatley K et al. Adverse impact of bone marrow transplantation on quality of life in acute myeloid leukaemia patients; analysis of the UK Medical Research Council AML 10 Trial. Eur J Cancer 2004;40:971–978
151. Cassileth PA, Harrington DP, Appelbaum FR et al. Chemotherapy compared with autologous or allogeneic bone marrow transplantation in the management of acute myeloid leukemia in first remission. N Engl J Med 1998;339:1649–1656
152. Zittoun RA, Mandelli F, Willemze R et al. Autologous or allogeneic bone marrow transplantation compared with intensive chemotherapy in acute myelogenous leukemia. European Organization for Research and Treatment of Cancer (EORTC) and the Gruppo Italiano Malattie Ematologiche Maligne dell'Adulto (GIMEMA) Leukemia Cooperative Groups. N Engl J Med 1995;332:217–223
153. Burnett AK, Wheatley K, Goldstone AH et al. The value of allogeneic bone marrow transplant in patients with acute myeloid leukaemia at differing risk of relapse: results of the UK MRC AML 10 trial. Br J Haematol 2002;118:385–400
154. Chen AR, Alonzo TA, Woods WG et al. Current controversies: which patients with acute myeloid leukaemia should receive a bone marrow transplantation? An American view. Br J Haematol 2002;118:378–384
155. Creutzig U, Reinhardt D. Current controversies: which patients with acute myeloid leukaemia should receive a bone marrow transplantation? A European view. Br J Haematol 2002;118:365–377
156. Alonzo TA, Wells RJ, Woods WG et al. Postremission therapy for children with acute myeloid leukemia: the children's cancer group experience in the transplant era. Leukemia 2005;19:965–970
157. Egeler RM, Neglia JP, Arico M et al. Acute leukemia in association with Langerhans cell histiocytosis. Med Pediatr Oncol 1994;23:81–85
158. Ferry C, Socie G. Busulfan-cyclophosphamide versus total body irradiation-cyclophosphamide as preparative regimen before allogeneic hematopoietic stem cell transplantation for acute myeloid leukemia: what have we learned? Exp Hematol 2003;31:1182–1186
159. Michel G, Gluckman E, Esperou-Bourdeau H et al. Allogeneic bone marrow transplantation for children with acute myeloblastic leukemia in first complete remission: impact of conditioning regimen without total-body irradiation–a report from the Societe Francaise de Greffe de Moelle. J Clin Oncol 1994;12:1217–1222
160. Hsu KC, Keever-Taylor CA, Wilton A et al. Improved outcome in HLA-identical sibling hematopoietic stem-cell transplantation for acute myelogenous leukemia predicted by KIR and HLA genotypes. Blood 2005;105:4878–4884
161. Meshinchi S, Leisenring WM, Carpenter PA et al. Survival after second hematopoietic stem cell transplantation for recurrent pediatric acute myeloid leukemia. Biol Blood Marrow Transplant 2003;9:706–713
162. Quintas-Cardama A, Cortes JE. Chronic myeloid leukemia: diagnosis and treatment. Mayo Clin Proc 2006;81:973–988
163. Melo JV. The diversity of BCR-ABL fusion proteins and their relationship to leukemia phenotype. Blood 1996;88:2375–2384
164. Quintas-Cardama A, Cortes J. Kinase inhibitors in chronic myelogenous leukemia. Clin Adv Hematol Oncol 2006;4:365–374
165. Sokal JE, Cox EB, Baccarani M et al. Prognostic discrimination in 'good-risk' chronic granulocytic leukemia. Blood 1984;63:789–799
166. Pulsipher MA. Treatment of CML in pediatric patients: should imatinib mesylate (STI-571, Gleevec) or allogeneic hematopoietic cell transplant be front-line therapy? Pediatr Blood Cancer 2004;43:523–533
167. Druker BJ, Guilhot F, O'Brien SG et al. Five-year follow-up of patients receiving imatinib for chronic myeloid leukemia. N Engl J Med 2006;355:2408–2417
168. Shah NP. Loss of response to imatinib: mechanisms and management. Hematol Am Soc Hematol Educ Program 2005:183–187
169. Walz C, Sattler M. Novel targeted therapies to overcome imatinib mesylate resistance in chronic myeloid leukemia (CML). Crit Rev Oncol Hematol 2006;57:145–164
170. Kolb EA, Pan Q, Ladanyi M et al. Imatinib mesylate in Philadelphia chromosome-positive leukemia of childhood. Cancer 2003;98:2643–2650
171. Goldman JM, Marin D. Management decisions in chronic myeloid leukemia. Semin Hematol 2003;40:97–103
172. Goldman J, Gordon M. Why do chronic myelogenous leukemia stem cells survive allogeneic stem cell transplantation or imatinib: does it really matter? Leuk Lymphoma 2006;47:1–7
173. Wassmann B, Pfeifer H, Scheuring U et al. Therapy with imatinib mesylate (Glivec) preceding allogeneic stem cell transplantation (SCT) in relapsed or refractory Philadelphia-positive acute lymphoblastic leukemia (Ph+ALL). Leukemia 2002;16:2358–2365
174. Weisdorf DJ, Anasetti C, Antin JH et al. Allogeneic bone marrow transplantation for chronic myelogenous leukemia: comparative analysis of unrelated versus matched sibling donor transplantation. Blood 2002;99:1971–1977
175. Goldman JM, Druker BJ. Chronic myeloid leukemia: current treatment options. Blood 2001;98:2039–2042
176. Gratwohl A, Hermans J, Goldman JM et al. Risk assessment for patients with chronic myeloid leukaemia before allogeneic blood or marrow transplantation. Chronic Leukemia Working Party of the European Group for Blood and Marrow Transplantation. Lancet 1998;352:1087–1092
177. Silver RT, Woolf SH, Hehlmann R et al. An evidence-based analysis of the effect of busulfan, hydroxyurea, interferon, and allogeneic bone marrow transplantation in treating the chronic phase of chronic myeloid leukemia: developed for the American Society of Hematology. Blood 1999;94:1517–1536
178. Stary J, Locatelli F, Niemeyer CM. Stem cell transplantation for aplastic anemia and myelodysplastic syndrome. Bone Marrow Transplant 2005;35(suppl 1):S13–16
179. Niemeyer CM, Kratz CP, Hasle H. Pediatric myelodysplastic syndromes. Curr Treat Options Oncol 2005;6:209–214
180. Hasle H, Niemeyer CM, Chessells JM et al. A pediatric approach to the WHO classification of myelodysplastic and myeloproliferative diseases. Leukemia 2003;17:277–282
181. Mandel K, Dror Y, Poon A et al. A practical, comprehensive classification for pediatric myelodysplastic syndromes: the CCC system. J Pediatr Hematol Oncol 2002;24:596–605
182. Occhipinti E, Correa H, Yu L et al. Comparison of two new classifications for pediatric myelodysplastic and myeloproliferative disorders. Pediatr Blood Cancer 2005;44:240–244
183. Choong K, Freedman MH, Chitayat D et al. Juvenile myelomonocytic leukemia and Noonan syndrome. J Pediatr Hematol Oncol 1999;21:523–527
184. Stiller CA, Chessells JM, Fitchett M. Neurofibromatosis and childhood leukaemia/lymphoma: a population-based UKCCSG study. Br J Cancer 1994;70:969–972
185. Hasle H, Baumann I, Bergstrasser E et al. The International Prognostic Scoring System (IPSS) for childhood myelodysplastic syndrome (MDS) and juvenile myelomonocytic leukemia (JMML). Leukemia 2004;18:2008–2014
186. Niemeyer CM, Arico M, Basso G et al. Chronic myelomonocytic leukemia in childhood: a retrospective analysis of 110 cases. European Working Group on Myelodysplastic Syndromes in Childhood (EWOG-MDS). Blood 1997;89:3534–3543
187. Woods WG, Barnard DR, Alonzo TA et al. Prospective study of 90 children requiring treatment for juvenile myelomonocytic leukemia or myelodysplastic syndrome: a report from the Children's Cancer Group. J Clin Oncol 2002;20:434–440
188. Yoshimi A, Baumann I, Fuhrer M et al. Immunosuppressive therapy with anti-thymocyte globulin and cyclosporine A in selected children with hypoplastic refractory cytopenia. Haematologica 2007;92:397–400
189. Freedman MH, Estrov Z, Chan HS. Juvenile chronic myelogenous leukemia. Am J Pediatr Hematol Oncol 1988;10:261–267
190. Castleberry RP, Emanuel PD, Zuckerman KS et al. A pilot study of isotretinoin in the treatment of juvenile chronic myelogenous leukemia. N Engl J Med 1994;331:1680–1684
191. Yusuf U, Frangoul HA, Gooley TA et al. Allogeneic bone marrow transplantation in children with myelodysplastic syndrome or juvenile myelomonocytic leukemia: the Seattle experience. Bone Marrow Transplant 2004;33:805–814
192. Locatelli F, Nollke P, Zecca M et al. Hematopoietic stem cell transplantation (HSCT) in children with juvenile myelomonocytic leukemia (JMML): results of the EWOG-MDS/EBMT trial. Blood 2005;105:410–419
193. Arico M, Biondi A, Pui CH. Juvenile myelomonocytic leukemia. Blood 1997;90:479–488
194. Yoshimi A, Mohamed M, Bierings M et al. Second allogeneic hematopoietic stem cell transplantation (HSCT) results in outcome similar to that of first HSCT for patients with juvenile myelomonocytic leukemia. Leukemia 2007;21:556–560
195. Runde V, de Witte T, Arnold R et al. Bone marrow transplantation from HLA-identical siblings as first-line treatment in patients with myelodysplastic syndromes: early transplantation is associated with improved outcome. Chronic Leukemia Working Party of the European Group for Blood and Marrow Transplantation. Bone Marrow Transplant 1998;21:255–261
196. Bunin N, Saunders F, Leahey A et al. Alternative donor bone marrow transplantation for children with juvenile myelomonocytic leukemia. J Pediatr Hematol Oncol 1999;21:479–485
197. Smith FO, King R, Nelson G et al. Unrelated donor bone marrow transplantation for children with juvenile myelomonocytic leukaemia. Br J Haematol 2002;116:716–724
198. Yoshimi A, Bader P, Matthes-Martin S et al. Donor leukocyte infusion after hematopoietic stem cell transplantation in patients with juvenile myelomonocytic leukemia. Leukemia 2005;19:971–977
199. Creutzig U, Bender-Gotze C, Ritter J et al. The role of intensive AML-specific therapy in treatment of children with RAEB and RAEB-t. Leukemia 1998;12:652–659
200. Kletzel M, Jacobsohn D, Tse W et al. Reduced intensity transplants (RIT) in pediatrics: a review. Pediatr Transplant 2005;9(suppl 7):63–70
201. Iannone R, Casella JF, Fuchs EJ et al. Results of minimally toxic nonmyeloablative transplantation in patients with sickle cell anemia and beta-thalassemia. Biol Blood Marrow Transplant 2003;9:519–528
202. Del Toro G, Satwani P, Harrison L et al. A pilot study of reduced intensity conditioning and allogeneic stem cell transplantation from unrelated cord blood and matched family donors in children and adolescent recipients. Bone Marrow Transplant 2004;33:613–622
203. Jacobsohn DA, Duerst R, Tse W et al. Reduced intensity haemopoietic stem-cell transplantation for treatment of non-malignant diseases in children. Lancet 2004;364:156–162
204. Horn B, Baxter-Lowe LA, Englert L et al. Reduced intensity conditioning using intravenous busulfan, fludarabine and rabbit ATG for children with nonmalignant disorders and CML. Bone Marrow Transplant 2006;37:263–269
205. Eapen M, Horowitz MM, Klein JP et al. Higher mortality after allogeneic peripheral-blood

transplantation compared with bone marrow in children and adolescents: the Histocompatibility and Alternate Stem Cell Source Working Committee of the International Bone Marrow Transplant Registry. J Clin Oncol 2004;22:4872–4880

206. Grupp SA, Frangoul H, Wall D et al. Use of G-CSF in matched sibling donor pediatric allogeneic transplantation: a consensus statement from the Children's Oncology Group (COG) Transplant Discipline Committee and Pediatric Blood and Marrow Transplant Consortium (PBMTC) Executive Committee. Pediatr Blood Cancer 2006;46: 414–421

207. Wagner JE, Kernan NA, Steinbuch M et al. Allogeneic sibling umbilical-cord-blood transplantation in children with malignant and non-malignant disease. Lancet 1995;346:214–219

208. Rocha V, Wagner JE Jr, Sobocinski KA et al. Graft-versus-host disease in children who have received a cord-blood or bone marrow transplant from an HLA-identical sibling. Eurocord and International Bone Marrow Transplant Registry Working Committee on Alternative Donor and Stem Cell Sources. N Engl J Med 2000;342:1846–1854

209. Yu LC, Wall DA, Sandler E et al. Unrelated cord blood transplant experience by the pediatric blood and marrow transplant consortium. Pediatr Hematol Oncol 2001;18: 235–245

210. Barker JN. Who should get cord blood transplants? Biol Blood Marrow Transplant 2007;13(suppl 1):78–82

211. Gluckman E, Rocha V, Chevret S. Results of unrelated umbilical cord blood hematopoietic stem cell transplantation. Rev Clin Exp Hematol 2001;5:87–99

212. Lang P, Greil J, Bader P et al. Long-term outcome after haploidentical stem cell transplantation in children. Blood Cells Mol Dis 2004;33:281–287

213. Klingebiel T, Handgretinger R, Lang P et al. Haploidentical transplantation for acute lymphoblastic leukemia in childhood. Blood Rev 2004;18:181–192

214. Higman MA, Vogelsang GB. Chronic graft versus host disease. Br J Haematol 2004;125:435–454

215. Lee SJ, Vogelsang G, Flowers ME. Chronic graft-versus-host disease. Biol Blood Marrow Transplant 2003;9:215–233

216. Akpek G, Lee SJ, Flowers ME et al. Performance of a new clinical grading system for chronic graft-versus-host disease: a multicenter study. Blood 2003;102:802–809

217. Zecca M, Prete A, Rondelli R et al. Chronic graft-versus-host disease in children: incidence, risk factors, and impact on outcome. Blood 2002;100:1192–1200

218. Busca A, Rendine S, Locatelli F et al. Chronic graft-versus-host disease after reduced-intensity stem cell transplantation versus conventional hematopoietic stem cell transplantation. Hematology 2005;10:1–10

219. Oeffinger KC, Mertens AC, Sklar CA et al. Chronic health conditions in adult survivors of childhood cancer. N Engl J Med 2006;355:1572–1582

220. Hewitt M, Rowland JH, Yancik R. Cancer survivors in the United States: age, health, and disability. J Gerontol A Biol Sci Med Sci 2003;58:82–91

221. Brougham MF, Wallace WH. Subfertility in children and young people treated for solid and haematological malignancies. Br J Haematol 2005;131:143–155

222. Phipps S, Dunavant M, Srivastava DK et al. Cognitive and academic functioning in survivors of pediatric bone marrow transplantation. J Clin Oncol 2000;18:1004–1011

223. Woolfrey AE, Gooley TA, Sievers EL et al. Bone marrow transplantation for children less than 2 years of age with acute myelogenous leukemia or myelodysplastic syndrome. Blood 1998;92:3546–3556

224. Horowitz MM, Confer DL. Evaluation of hematopoietic stem cell donors. Hematol Am Soc Hematol Educ Program 2005:469–475

225. Sanders J, Buckner CD, Bensinger WI et al. Experience with marrow harvesting from donors less than two years of age. Bone Marrow Transplant 1987;2:45–50

226. Pulsipher MA, Nagler A, Iannone R et al. Weighing the risks of G-CSF administration, leukopheresis, and standard marrow harvest: ethical and safety considerations for normal pediatric hematopoietic cell donors. Pediatr Blood Cancer 2006;46:422–433

227. Wiener LS, Steffen-Smith E, Fry T et al. Hematopoietic stem cell donation in children: a review of the sibling donor experience. J Psychosoc Oncol 2007;25:45–66

228. Golub TR, Slonim DK, Tamayo P et al. Molecular classification of cancer: class discovery and class prediction by gene expression monitoring. Science 1999;286:531–537

229. Yeoh EJ, Ross ME, Shurtleff SA et al. Classification, subtype discovery, and prediction of outcome in pediatric acute lymphoblastic leukemia by gene expression profiling. Cancer Cell 2002;1:133–143

230. Pastan I, Hassan R, Fitzgerald DJ et al. Immunotoxin therapy of cancer. Nat Rev Cancer 2006;6:559–565

231. Pession ARR, Paolucci P, Pastore G et al. Hematopoietic stem cell transplantation in childhood: report from the bone marrow transplantation group of the Associazione Italiana Ematologia Oncologia Pediatrica (AIEOP). Haematologia 2000;85:638–646

232. Gorin NC, Labopin M, Fouillard L et al. Retrospective evaluation of autologous bone marrow transplantation vs allogeneic bone marrow transplantation from an HLA identical related donor in acute myelocytic leukemia. A study of the European Cooperative Group for Blood and Marrow Transplantation (EBMT). Bone Marrow Transplant 1996;18:111–117

骨髓增生异常综合征

Zi Yi Lim , hulam J Mufti

引言

骨髓增生异常综合征（myelody splastic synd-romes，MDS）是一组以骨髓过度增生伴外周全血细胞减少为特点的、克隆性造血异常的异质性疾病。其临床过程多样，某一亚群患者可以有一段较长时期的全血细胞减少而不进展，而高达 25% 的患者最终将进展至急性髓性白血病（acute myeloid leukemia，AML）[1-2]。

MDS 的患病人群主要是老年人，中位发病年龄为 70 岁。据估计，MDS 的整体人群发病率为 2 ～ 13/10 万，而在 70 岁以上人群中发病率为 50/10 万 [3-5]。尽管多种环境因素，如年龄、饮酒、吸烟、电离辐射、苯及感染，被认为是 MDS 的致病因素 [6]，但多数为特发性。很大一部分继发性 MDS 与既往的治疗有关（治疗相关性 MDS，t-MDS），无论是化疗还是放疗均可引起。在既往用过烷化剂治疗者、近来用喹诺酮类似物如氟达拉滨治疗者中 t-MDS 的危险性尤其显著。t-MDS 与复杂染色体异常及不良预后有关 [7-8]。

分类

1982 年法美英分类法（FAB）被提出，这一分类系统仅仅基于外周血和骨髓的形态学特点，将 MDS 共分为 5 个亚群：难治性贫血（RA）、难治性贫血伴环形铁粒幼细胞（RARS）、难治性贫血伴原始细胞增多（RAEB）、难治性贫血伴原始细胞增多转化型（RAEBt）及慢性粒单核细胞白血病（CMML）[9]。尽管其后的临床研究证实了 FAB 系统的实用性，但这一分类的限制性之一在于它没有考虑到生物学差异，如细胞基因学异常的存在。于是，1997 年提出了国际预后评分系统（IPSS）[10]。

IPSS 系统整合了既往的 7 项研究和基于 700 例未治疗的 MDS 患者的评分系统的特点。基于有几系血细胞减少、骨髓中原始细胞百分比及特异性细胞遗传学异常 3 项关键因素，分为 4 期，即低危、中危 -1、中危 -2 及高危。低危 MDS 患者中位生存期为 5.7 年，而高危者中位生存期仅 0.4 年，转化 AML 的中位时间为 0.2 年。目前 FAB 和 IPSS 在 MDS 研究的回顾性及前瞻性评价中具有重要作用，并已被用做预后评估的临床工具。

最近，世界卫生组织（WHO）分类法被引入。其重要改变包括：根据是单纯红系增生不良还是多系增生不良，将 RA/RARS 患者进一步分层；定义 AML 的阈值降至 20%；另外，单独 5q- 的患者被重新归类为独立的一类，CMML 患者被归为 MDS/MPD 中的一类。几项研究证实，对于低危 MDS，WHO 分类确实改善了分类的预后价值 [11-14]。Howe 等在一个 64 例低危 MDS 患者的研究中证实，单系增生不良与多系增生不良患者中位生存期具有显著性差异 [13]。另外，Malcovati 及其同事对 467 例新诊断 MDS 患者进行研究证实，单独红系增生不良的患者具有很低的 AML 转化风险，相对于疾病本身的特点，这一亚组患者的生存更多地受到个人背景差异的影响 [14]。表 7.1 总结了 FAB 和 WHO 分类及 IPSS 系统。

非移植治疗

对于疾病理解的进步

最近 10 年来，在对 MDS 及 MPD 的发病机理及分子学基础的理解方面，取得了巨大的进步。与之相应的是，多种治疗药物对 MDS 可能具有潜在

表 7.1　骨髓增生异常综合征分类

FAB 分类				
Refractory anemia				
RARS				
RAEB				
RAEB-t				
CMML				
WHO 分类				
Refractory anemia				
RARS				
RCMD				
RCMD-RS				
RAEB-I				
RAEB-II				
5q- 综合征				
国际预后评分系统（IPSS）				
积分	0	0.5	1.0　1.5	2.0
染色体核型上 #	好	中	差	
骨髓原始细胞数	＜5%	5%～10%	11%～20%	21%～30%
血细胞减少系数	0/1	2/3		
总分				**IPSS 风险分组**
0				低危
0.5～1.0				中危 -1
1.5～2.0				中危 -2
≥ 2.5				高危

好：正常，5p-，20q-，-Y；差：7 号染色体异常，复杂细胞遗传学（≥ 3 个异常）；中：其他异常。

的治疗作用。可选的治疗方案较多，本章节不能一一介绍之。相反，这一节将简要地介绍几种治疗模式，部分是已经成熟的，部分是新出现的，它们均在该病的治疗中发挥了重要的作用。表 7.2 中给出了目前正在使用的或者正在进行临床研究的各种治疗。

支持治疗

支持治疗的主要目的是改善外周血细胞减少，维持 MDS 患者的生活质量。多数患者需要一定程度的支持治疗，有研究证明，改善血色素水平可取得较好的生活独立性和生活质量[15-16]。然而反复输血可能导致铁过载，尽管输血安全性已有所提高，仍有少许公认的输血获得性感染的风险。

表 7.2　MDS 治疗药物

生长因子	促红素
	G-CSF
免疫抑制剂	抗胸腺球蛋白
	Etanercept
	环孢素 A
免疫调节剂 / 抗血管生成药	雷利度胺
	沙利度胺
	贝伐单抗
	亚砷酸
DNMT	5- 氮杂胞苷
	地西他滨
组蛋白去乙酰化酶抑制剂	苯丁酸钠
	丙戊酸
	SAHA
小分子抑制剂	
法尼基转移酶抑制剂	替吡法尼
	洛纳法尼
FLT-3 抑制剂	PKC412
	MLN518（坦度替尼）
VEGFR 酪氨酸抑制剂	PTK787/ZK 222584

Malcovati 等研究证明，输血依赖的 MDS 患者相对于不需输血的患者生存期显著缩短[14]，另外，出现继发性铁过载会显著影响输血依赖患者的生存。Armand 及其同事发表的资料显示，对于 AML 或 MDS 患者，清髓移植时，移植前血清铁蛋白水平大于 1000μg/ml 为非复发死亡率及生存的独立预后因素[17]。目前应用的铁螯合剂及新型口服药物如 ICL670 有助于降低输血相关铁沉着症的影响[16,18]，但这些药物在移植前患者中的应用尚不明确。

尽管经选择的"低危"患者可能对生长因子治疗反应较好，但目前尚无证据证明，常规"预防性应用抗生素"或应用生长因子对于伴有粒缺或血小板减少的 MDS 患者能够改善预后[15,19]。

免疫抑制治疗

许多作者定义了自身免疫现象如结缔组织病及系统性血管炎与 MDS 之间的联系，临床和实验室检查提示了 T 细胞介导的免疫在 MDS 全血细胞减少及骨髓衰竭中的作用。免疫抑制治疗在一部分患者中可获得持续的血液学缓解[20]。

抗胸腺细胞球蛋白（ATG）是一种多克隆的免

疫球蛋白，可诱导 60% 以上的 MDS 患者达血液学缓解 [20-22]。虽然其准确的作用机制尚不明确，但有人认为与骨髓环境中淋巴细胞介导的免疫抑制作用的改善有关。Molldrem 等起初证实，对 ATG 治疗的反应与去除淋巴细胞介导的对粒 / 巨集簇的抑制有关 [23]，但近来他们又证实，这些患者失去了 T 细胞克隆优势 [24]。MDS 患者对免疫抑制的应答程度尚不明确，Saunthararajah 等 [22] 发现一些与治疗有反应相关的因素，如 HLA-DR15、年轻患者及红细胞输注依赖持续的时间较短。

靶向治疗

对 DNA 甲基化及组蛋白乙酰化作用的进一步理解，使得应用去甲基化药物如阿扎胞苷（商品名：维达扎，Pharmion 公司，博尔德）治疗取得了成功，它能使 60% 以上的患者取得血液学反应 [25]。同样的，应用沙利度胺类似物雷利度胺，能够诱导 5q-综合征患者达细胞遗传学及血液学缓解 [26-28]。尽管取得了这些进步，但迄今为止仍无资料证实这些药物能够根除异常增生的克隆。

表观遗传靶向

过去的十年里，众多研究小组已证实，大量基因如 CDKN2B 启动子的甲基化，与 MDS 预后不良有关，并且预示着向 AML 的转化 [29-31]。因而，DNA 甲基化转移酶（DNMT）抑制剂对于 MDS 的潜在治疗作用吸引了相当多研究者的兴趣 [32]。阿扎胞苷（5- 阿扎胞苷；商品名：维达扎）及地西他滨（商品名：达珂，SuperGen 公司，在都柏林，加拿大，美国，及 MGI 公司，在伯明顿，明尼苏达，美国）已被 FDA 批准用于 FAB 分型中各型 MDS 的治疗，包括低危及高危 [33]。

最近的 III 期临床试验 [25,34] 结果显示，阿扎胞苷能使不良预后 MDS 患者显著获益。Silverman 及其同事根据连续 3 项 CALGB（癌症及白血病小组 B）试验结果报道，阿扎胞苷能够显著阻止或延迟疾病向 AML 的转化，并显著延长无 AML 存活。与支持治疗相比，地西他滨也被证实能够有效治疗 MDS，伴持续血液学应答及脱离输血依赖。另外，地西他滨能够显著延长 IPSS 评分为中危 -2/ 高危组患者的无 AML 存活 [35]。关于 DNMT 抑制剂在移植前诱导治疗及移植后巩固治疗中的作用，目前正有进一步的研究来评价。

干细胞移植的作用

目前，尽管 MDS 的理解及治疗方面取得了众多进步，干细胞移植仍为 MDS 患者唯一确切的治愈方法。本节将探讨移植前需考虑的患者及供者因素（图 7.1）。

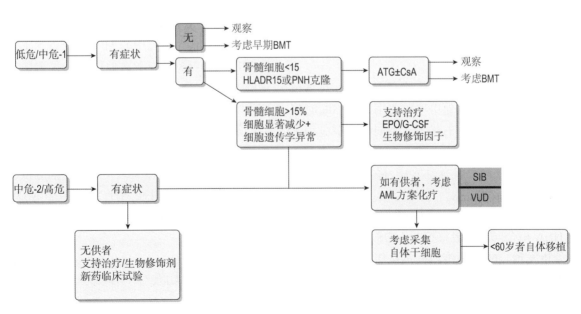

图7.1 推荐的MDS治疗原则

年龄及合并症

MDS 患者的中位年龄为 60~70 岁，许多患者同时存在合并症。老年患者中不良预后 MDS 的比例较高，t-AML 及不良细胞遗传学异常的比例也升高[36-37]。早期注册的研究显示，老龄与移植相关死亡率（TRM）高有显著的相关性[36,38-43]。血液和骨髓移植欧洲小组（EBMT）的一项研究，对比了年龄小于 20 岁、20 ~ 40 岁及大于 40 岁 3 组患者，发现随着年龄增加，其 TRM 分别为 30%、43%、50%，无病生存（DFS）分别为 45%、37%、31%[41]。

近来在预处理方案及支持治疗方面的改善，使得移植效果得到了改善，放宽了移植对年龄的限制。Hsu 等对 59 例经选择的大于 50 岁的患者与小于 50 岁的患者进行比较，结果两组之间未发现显著性差异，提示可以对经过筛选的、一般状况良好的老龄患者进行清髓异基因移植[44]。近年出现的减低强度的预处理方案，使得即使存在合并症的老龄患者也可进行异基因移植，而毒性亦较低（TRM < 10%）[45-46]。

考虑到移植方案及患者护理方面的进步，移植医师在评价患者是否适宜移植时，应更多地考虑年龄和其他合并症。Charlson 合并症评分或新近出现的专用造血细胞移植合并症指数（HCT-CI）等评分系统可能有助于筛选患者。这些评分系统在评价预后方面的应用已在几项 AML 及 MDS 行清髓和非清髓预处理造血干细胞移植（HSCT）研究中得到了确认[47-49]。

疾病分期及移植时疾病状态

除了年龄及合并症，多数研究中发现，对移植结果具有预后影响的其他单项重要因素是诊断时疾病的分期及移植时疾病的状态。不同研究中应用了不同的方法进行疾病分期：FAB 分型（RA、RARS 归为低危，其他类型归为高危）、移植时骨髓中原始细胞数或 IPSS 评分。

国际骨髓移植登记处对 1989—1997 年间 452 例行 HLA 相合同胞供者移植的 MDS 患者进行了回顾性分析发现，60% 为难治性贫血伴原始细胞增多（n=136）或伴原始细胞增多转化型（n=136），3 年 TRM、复发率及 DFS 分别为 37%、23% 及 40%，多因素分析发现，年轻及移植时血小板计数（> 100 ×

10⁹/L）与低 TRM 及高 DFS 有关。相反，移植时骨髓中原始细胞数较高或诊断时 IPSS 分值较高、去 T 细胞移植患者复发率较高，这些结果提示，对 MDS 患者行 HLA 相合同胞供者异基因移植的最合适人群为年轻患者伴原始细胞数低及血小板计数不低[50]。

一个西雅图小组曾报道，1981—1996 年间在 Fred Hutchinson 癌症研究中心（FHCRC）进行移植的 251 例 MDS 患者中位年龄 38 岁，其总体 DFS 为 40%，复发率为 18%。疾病持续时间长、形态学及细胞遗传学为预测复发的重要因素，另外，年龄大、疾病形态学及细胞遗传学是决定 DFS 的重要因素。IPSS 评分与 DFS 显著相关，中危 -1、中危 -2 及高危患者其 DFS 分别为 60%、36% 及 28%[51]。

诱导治疗的作用

强化治疗能诱导 15% ~ 65% 的患者完全缓解[52-54]，然而，由于疾病复发使得这种缓解通常持续时间较短，多项研究均认为移植时较低的疾病负荷为移植后复发的重要预后因素。虽然应用强化治疗来减少疾病负荷看起来很合理，但仍存在关于这一方法有效性的质疑，原因是尚不清楚强化治疗是否仅分离出一部分化疗敏感的患者亚群。

法国的一项长期研究显示，与移植前未达到缓解的患者相比，那些移植前通过化疗达到缓解的继发性 MDS 患者具有较好的无复发存活。然而，与移植前未接受治疗的患者相比，对诱导化疗无反应的患者移植成功的可能性反而较低[43]。另外，Fred Hutchinson 癌症研究中心回顾性分析了 125 例进展期 MDS 及 t-AML 患者，他们进行了清髓方案预处理的 HLA 相合同胞或无关志愿供者（VUD）移植，结果发现，尽管接受诱导化疗的患者移植后具有较低的复发率，但并不等于其无病生存或总体存活得到改善[55]。

目前 EBMT 正在组织实施一项前瞻性、随机多中心Ⅲ期试验，来评价对于 50 岁以下 MDS 患者行 HLA 相合同胞供者异基因移植前诱导缓解及巩固化疗的作用。

细胞遗传学状态

对于新诊断的 MDS 患者，细胞遗传学研究是一项重要的初始检测，它对于明确诊断及预测临床预后亦有主要作用[10,56-59]，这一点在 IPSS 系统中有体现，在新的 WHO 分类中也有一定程度的体现。

克隆性染色体异常在 MDS 中较常见，在 40%～70% 新诊断的 MDS 中及 95% 的 t-MDS 中可检测到[60]。出现不良预后的细胞遗传学异常者，移植后效果明显变差。Nevill 及其同事应用 IPSS 系统的细胞遗传学危险分层，回顾性评价了加拿大温哥华 60 例 BMT 患者的结果，其 7 年无事件存活在不良预后、中等预后及良好预后组分别为 6%、40%、51%[61]。类似的，法国一项研究包括了 71 例进行造血干细胞移植的 MDS 患者，具有复杂细胞遗传学异常的患者 7 年复发率为 83%[37]。另外，荷兰一个协会最近提出，5 号和（或）7 号染色体的部分或全部缺失及复杂染色体异常为 t-MDS 的显著特征，即使给予强化化疗及异基因造血干细胞移植来巩固治疗也预后不良[62]。

移植时机

考虑到部分中危或低危 MDS 患者相对惰性的疾病过程，因此关于这部分患者合适的移植时机仍有争议。为了回答这些问题，Cutler 及其小组建立了 Markov 模型，采用三种方案对新确诊 MDS 的患者进行 HLA 相合的同胞供者移植[63]：诊断时移植，进展至白血病时移植，及在两者之间的时间段移植。

对于 IPSS 评分为低危及中危 -1 的患者，延迟移植能够使总体存活尽可能延长，与进展至白血病时才移植的患者相比，在转化为白血病之前移植的人群生存时间明显延长。对于 IPSS 评分为中危 -2 及高危的患者，在诊断时即进行移植能够使总体存活尽可能延长。作者总结，对于低危及中危 -1 MDS 患者，延迟异基因移植时间能够使生存期最长。而对于中危 -2 及高危患者，诊断时立即移植能够最大限度延长生存。

干细胞来源

一项 EBMT 的多中心回顾性研究分析了 1995—1999 年行 HLA 相合同胞供者移植的 234 例 MDS 患者[64]，对比了不同造血干细胞来源[骨髓（TRM）对比粒细胞集落刺激因子动员后的外周血干细胞，PBSC]的移植结果。尽管应用 PBSC 减少了粒细胞缺乏及血小板减少的中位时间，但急性 GVHD 的发生是相似的，而慢性 GVHD 更可能发生于 PBSC。

PBSC 的 2 年预计 DFS 为 50%，而 BM 为 39%，经多因素分析后，应用 PBSC 的各型 MDS 患者结果均显著改善，除外 RA 或伴高危细胞遗传学的患者。在这一基础上，作者建议，PBSC 可能是有高复发风险 MDS 患者进行异基因造血干细胞移植干细胞来源的最佳选择，理由是这一干细胞来源治疗失败的发生率低、患者存活得到改善。然而，还需要进一步的前瞻性研究来验证这些结果。

干细胞移植的类型

自体移植

关于 MDS 患者自体移植方面，目前可用的资料有限，相当一部分患者是由于不能获得足够的干细胞数而限制了自体干细胞的应用。复发率较高部分是由于缺乏异基因的移植物抗白血病效应，也与获取的细胞可能受到恶性细胞的污染有关。

EBMT 曾报道了 114 例 MDS 和继发性 AML 患者进行自体 BMT 的结果，其中 79 例患者为 CR1，2 年 DFS 和复发率分别为 34% 和 64%[65]，这一数据近期已更新[66]。1992 年以来移植的 336 例患者中，3 年 DFS、复发率及 TRM 分别是 24%、61% 及 13%。另外，根据干细胞来源也对其进行了分析，虽然应用骨髓或外周血干细胞其结果并无差异，但早期研究仍提示应用 PBSC 与疾病复发有关。作者总结，由于应用外周血干细胞通常能获得较高的细胞数，并因此致移植后迅速植入，因此，应推荐外周血干细胞作为干细胞来源。

标准预处理方案移植

多数移植中心采用标准的清髓预处理方案，联合应用环磷酰胺和全身照射（TBI）/白消安。MDS 患者应用清髓 HSCT 其总体 DFS 为 29%～56%，TRM 为 34%～54%[36-37,41,51]。由耐药[67]、预处理毒性[37] 及 GVHD 所致的移植相关并发症，与受者的年龄正相关[68-69]。由于高达 75% 的 MDS 患者为 60

岁以上人群，许多人伴有重要的合并症，因此，清髓异基因移植仅限用于经过筛选的部分 MDS 患者。

在历史上，由于较高的 TRM，传统清髓异基因移植治疗 MDS 仅限于年轻患者。国际骨髓移植登记处（IBMTR）的注册资料显示，452 例行清髓 HSCT 的 HLA 相合同胞供者移植，中位年龄为 38 岁，3 年 TRM 和 DFS 分别为 37% 和 40%[50]，这一结果与 EBMT 对 1983—1998 年之间进行的 1 378 例异基因移植总结的结果一致，3 年 DFS 在 HLA 相合同胞供者移植受者中为 36%，VUD 受者为 25%，VUD 移植患者 TRM 较高，为 58%[70]。

然而，在过去的十年里，清髓预处理移植的效果已逐步改善，其 TRM 降低反映了预处理方案及支持治疗的进步[70]。为了降低 TRM，西雅图的 Deeg 及其小组，应用靶剂量的口服白消安加环磷酰胺的清髓预处理方案，行同胞或非血缘供者移植治疗 MDS。其共报道了 109 例 MDS 患者，中位年龄为 46 岁（6 ~ 66 岁），获得了较好的 3 年 TRM 和 DFS，分别为 30% 和 59%。然而，Ⅱ ~ Ⅳ度急性 GVHD 发生于 68% 的 HLA 相合非血缘供者移植及 100% 的 HLA 不相合移植，慢性 GVHD 发生率为 47%[71]。

近来，西雅图同一小组为了降低 GVHD 的发生，在调整剂量的口服白消安加环磷酰胺预处理中加入 ATG。共纳入 56 例 MDS 及其他髓系疾病患者，行同胞（n=30）或无关（n=26）供者 PBSC 移植，除了 2 例之外其他患者均移植治疗，56% 的患者在 1 年后仍缓解、存活，急性 GVHD 发生率为 50%，慢性 GVHD 为 34%。同期进行的 27 例 MDS 患者，应用不含胸腺球蛋白的目标剂量白消安预处理，其急性和慢性 GVHD 发生率为 82%[72]。

减低剂量的预处理（RIC）方案

在最近 10 年里，有报道减低强度或非清髓预处理可使供者干细胞稳定植入，而没有传统 HSCT 的毒性[73-74]。疾病的根除和控制有赖于移植物抗肿瘤（GVM）效应，很小程度上是靠移植的预处理。其方案包括联合低剂量 TBI、氟达拉滨、ATG 和（或）阿伦单抗（Campath-1H）的强化免疫抑制，之后输入未经处理的外周血干细胞或骨髓，能够产生供受者嵌合，其最终自动转化为完全供者造血，随着供者 T 细胞数的增加而转化[74]。

有些方案中，起初严重（Ⅲ ~ Ⅳ）急性 GVHD 的发生率仍高达 38% ~ 60%[74-76]，于是有些小组在预处理方案中加入 T 细胞去除。阿伦单抗（Campath-1H）为抗 CD52 单克隆抗体，应用它进行体内去 T 显著降低了减低剂量预处理中严重 a-GVHD 的发生率[77-78]。阿伦单抗半衰期较长，致使回输后供者 CD52+ 细胞包括循环中的抗原提呈树突状细胞也被清除[79-80]。虽然 GVHD 发生率及合并症显著下降，但应用阿伦单抗进行体内清除的弊端可能是 GVL 效应显著下降，且由于免疫抑制延长而导致移植后病毒感染的增加，这也可增加疾病复发的风险[81-83]。

早期关于减低强度异基因移植治疗 MDS 的资料较混杂，主要是不同研究者预处理方案的不同。尽管有人认为 RIC HSCT 作为标准预处理的一种选择是安全、可行的，但早期文献包含了不同的疾病状态，通常包括淋系及其他非髓系疾病。表 7.3 列出了最近大样本的 MDS 行 RIC 的研究结果。

表7.3 近期MDS研究汇总（包括行RIC）

研究	患者	中位 年龄	预处理	GVHD	评估点	GVHD（%）	DFS（%）	OS（%）
Martino 2002[42]	AML（17）MDS（20）	57	氟达拉滨白消安	a-GVHDII-IV 19%；c-GVHD 43%	1 年	5	66	
Taussig 2003[99]	AML（4）MDS（12）	54	氟达拉滨环磷酰胺	c-GVHD 66%	2 年	6	56	69
de Lima 2004[68]	AML（26）MDS（6）	32	氟达拉滨阿糖胞苷伊达吡星	a-GVHDII-IV 25%；c-GVHD 27%	3 年	15	32	30
de Lima 2004[68]	AML（42）MDS（20）	62	氟达拉滨白消安	a-GVHDII-IV 39%；c-GVHD 39%	3 年	39	19	35
Ho 2004[78]	MDS（62）	53	氟达拉滨白消安 Campath	a-GVHDII-IV 17%；c-GVHD 15%	1 年	15	62	74

选用哪种方案？

最近几个研究小组都进行了回顾性分析以试图解答这一问题。来自 Dana-Faber 学院的 Alyea 及其小组分析了 152 例进行异基因 HSCT 的大于 50 岁的患者[84]，71 例接受非清髓预处理方案，81 例接受清髓方案。尽管非清髓患者更多的是非血缘供者，及在移植时疾病进展，但该研究中其 1 年（51% 比 39%）和 2 年（39% 比 29%）总体存活均得到了改善，非清髓组 TRM 较低（32% 比 50%，P =0.01）、复发率较高（46% 比 30%，P=0.052）。

来自西雅图 FHCRC 的研究者分析报道了 150 例行异基因移植的 MDS 或 t-AML 患者的结果[85]，112 例行清髓方案预处理，38 例行非清髓预处理。非清髓组患者年龄较大（中位年龄 62 比 52 岁，$P <$ 0.001）、进展至 t-AML 的比例高（53% 比 31%，P = 0.06）、具有较高的 IPSS 危险评分（53% 比 30%，P = 0.004）、具有较高的移植并发症（68% 比 42%，P = 0.01）、对诱导化疗持续完全有效的比例较高（58% 比 14%），非清髓与清髓组 3 年总体存活（27% 比 48%，P = 0.56）、无进展存活（28% 比 44%，P = 0.60）及无复发死亡率（41% 比 34%，P = 0.94）并无显著性差异，对于诱导化疗达缓解的患者，无论其预处理强度如何，其总体存活和无进展存活均相似。

EBMT 最近报道了一项多中心研究结果，该研究包含 836 例行 HLA 相合同胞供者 HSCT 的 MDS 患者，将 215 例行 RIC 的患者与 621 例行清髓预处理的患者进行对比。RIC 组 3 年复发率显著升高（HR 1.64；95% 可信区间（CI）为 1.2 ~ 2.2，P = 0.001）、3 年无复发死亡率下降（HR 0.61；95% CI 0.41 ~ 0.91，P = 0.015），两组总体存活相似（45% 比 41%，P = 0.8）[86]。

非血缘供者移植

有无 HLA 相合供者是限制异基因 HSCT 的另一主要因素[36,39]。在欧洲或美国，仅有不足 1/3 的患者有合适的 HLA 相合同胞供者[36]。在全世界范围内扩大非血缘供者注册人数及增加脐带血干细胞的应用，能够增加找到 HLA 相合 VUD 的可能性[87-88]。

然而，VUD 移植尤其是在老年人中，能够增加移植排斥、GVHD 及 TRM 的风险[36-77]。

传统的非血缘供者移植 TRM 显著增加。美国国家骨髓捐赠计划（NMDP）曾报道过一项结果，其包括 510 例患者，中位年龄 38 岁（1 ~ 62 岁），2 年 TRM 和 DFS 分别为 54% 和 29%[36]，这一结果与 EBMT 的一项研究一致。该研究包括 118 例非血缘供者移植，中位年龄为 24 岁，TRM 为 57%，小于 18 岁的受者其 TRM 为 40%，而大于 35 岁的受者其 TRM 升至 81%[39]。

近来在支持治疗和预处理方案方面的进步改善了移植效果。正如上文所述，应用目标剂量的白消安方案清髓预处理，能够成功地降低 NRM，另外，应用减低强度的预处理方案进行同胞和非血缘供者移植可获得与之相媲美的结果[78,85]。近期，伦敦皇家学院附属医院一研究小组报道了一项前瞻性研究的结果，前后 75 例 MDS 患者接受了 FBC（氟达拉滨、白消安、阿伦单抗）RIC 方案进行 VUD 移植[89]，其中位年龄为 52.0 岁，中位随访时间 1 038.5 天，49 例（65%）患者 IPSS 分期为 ≥ 中危 -2，35 例（46%）为中危或细胞遗传学预后不良，23 例（31%）为 HLA 不相合。确切的 3 年总体存活、DFS 及复发率分别是 43%（95% CI 37 ~ 49）、41%（95% CI 35 ~ 47）及 43%（95% CI 36 ~ 50），Ⅲ ~ Ⅳ 度 a-GVHD 为 26%，广泛型 c-GvHD 累积发生率为 22%。

供者淋巴细胞输注的应用

对于复发的血液系统恶性病患者，可将供者淋巴细胞输注（DLI）应用于供者混合嵌合及疾病复发（分子学及临床复发），来诱导缓解[38,90]。虽然 DLI 的异基因 GVL 效应在慢性粒细胞白血病或多发性骨髓瘤患者中较显著，但在移植后复发的 MDS/AML 患者中仍能达到持续缓解[90-92]。

Ho 等观察到，之前进行去除 T 细胞 RIC 移植的 MDS 患者，当供者嵌合减少或细胞遗传学复发时行 DLI 效果较好，14/16 转化为完全供者嵌合，4/4 达到细胞遗传学缓解；而形态学复发的患者效果较差[78]。目前，关于 MDS 患者行 DLI 的最佳时机及细胞数仍不确定。鉴于 DLI 后 GVHD 的风险，目前还需前瞻性研究来评价移植后复发中 DLI 的应用。

另一方面，Schmid 及其小组提出，对于高危 AML/MDS 患者在序贯进行强化化疗、RIC 后，进行预防性供者淋巴细胞输注。RIC 包括 4Gy TBI、ATG 及 80~120mg/kg 环磷酰胺，对于未服用免疫抑制剂者及无 GvHD 者，预防性 DLI 从移植后 +120 天开始[93]。一项前瞻性研究中包含 75 例患者，中位年龄 52 岁，中位随访时间 35 个月，2 年总体存活及 DFS 分别为 42% 和 40%。有趣的是，难治性患者或伴有复杂细胞遗传学异常的患者，其结果与预后较好组患者一致。

脐带血移植

越来越多的患者倾向于选择异基因 HSCT，但多数患者难以找到合适的 HLA 相合供者，因此脐血移植（UCB）逐渐被重视。关于 UCB 具体操作的指导远少于 VUDs，然而，尽管 GVHD 发生率减少、应用 UCB 对 HLA 差异要求低，获得的造血干细胞数量少使得成人植入存在问题，因而限制其应用。

Eurocord 和 Netcord 注册处最新报道了一项研究，该研究分析了 682 例 AML 或 ALL，其中 98 例接受 UCB、584 例行骨髓移植。II ~ IV 度急性 GVHD 在 UCB 中发生率较低（26% 比 39%），且其中 94% 的 UCB 为 HLA 不相合供者，而骨髓移植受者为 HLA 全相合。两组之间 TRM、DFS 及总体生存无显著性差异[88]。Laughlin 等报道了一项多中心研究，该研究纳入血液系统恶性疾病包括 MDS，将 HLA 一个（34 例）和两个（116 例）位点不合的非血缘供者 UCB 结果，与 HLA 相合（367 例）及一个位点不合（83 例）的骨髓移植结果相比较，只有完全相合的骨髓移植受者显示出优势，而接受不相合的 UCB 或是不相合的骨髓移植，其结果并无显著性差异。HLA 不相合的骨髓移植急性 GVHD 发生率较高，而 UCB 移植慢性 GVHD 发生率较高[87]。

Ooi 等最近更新了日本关于成人 MDS 行 UCB 移植的经验[94]。22 例患者应用包含 TBI（12Gy）、阿糖胞苷及环磷酰胺的清髓预处理方案，其中位年龄为 40 岁，中位随访时间为 1 505 天，输入的 UCB 有核细胞中位数为 2.43×10^7/kg，21 例患者获得髓系造血重建（中性粒细胞计数 $> 0.5 \times 10^9$/L），中位时间为 22.5 天，预计 4 年 DFS 为 76%。

关于成人 UCB 的进一步研究仅包括一小部分不同病种的患者，包括 AML、ALL、CML 及少量 MDS[94-98]。尽管多数为 HLA 不相合，但是 III ~ IV 度急性 GVHD 的发生率较低，仅 7% ~ 27%。然而，100 天的 TRM 较高，为 43% ~ 56%。迄今为止的报道证实，UCB 移植可以作为因无合适的 HLA 相合供者而不能进行 BM 或 PBSC 移植患者的切实可行的选择。尽管其干细胞数及植入率均较低，但在 HLA 不相合供者 BM 或 PBSC 移植中也有类似结果。

总结

异基因造血干细胞移植仍是许多 MDS 患者潜在的治愈选择。移植存活逐步得到改善，主要是由于出现了耐受性更好的移植预处理方案，如减低强度的预处理。然而，预处理的剂量强度仍然很重要，尤其是对于那些疾病处于进展期的患者，因为他们的复发率较高。

新型免疫调节及疾病修饰制剂，如雷利度胺、地西他滨和 5- 氮杂胞苷，扩大了 MDS 一部分亚群患者治疗的选择。然而，这些制剂的应用并未能实现长期治愈，如何将他们整合到移植前诱导治疗或移植后维持治疗或同时应用到两者中，尚需进一步研究。

在评价是否适宜移植时，需个体化考虑疾病和患者的情况，如供者来源、患者年龄、患者合并症情况及疾病状态等。然而，由于在 MDS 移植领域可供选择的治疗逐渐增加，在针对具体患者制定治疗策略时需个体化考虑。

（胡文青 译 刘丽辉 校）

参考文献

1. Mufti GJ, Stevens JR, Oscier DG et al. Myelodysplastic syndromes: a scoring system with prognostic significance. Br J Haematol 1985;59:425–433
2. Mufti GJ. Pathobiology, classification, and diagnosis of myelodysplastic syndrome. Best Pract Res Clin Haematol 2004;17:543–557
3. Aul C, Gattermann N, Schneider W. Age-related incidence and other epidemiological aspects of myelodysplastic syndromes. Br J Haematol 1992;82:358–367
4. Aul C, Gattermann N, Schneider W. Epidemiological and etiological aspects of myelodysplastic syndromes. Leuk Lymphoma 1995;16:247–262
5. Aul C, Germing U, Gattermann N, Minning H. Increasing incidence of myelodysplastic syndromes: real or fictitious? Leuk Res 1998;22:93–100
6. Nisse C, Haguenoer JM, Grandbastien B et al. Occupational and environmental risk factors of the myelodysplastic syndromes in the North of France. Br J Haematol 2001;112:927–935
7. Milligan DW, Ruiz De Elvira MC, Kolb HC et al. Secondary leukemia and myelodysplasia

after autografting for lymphoma: results from the EBMT. EBMT Lymphoma and Late Effects Working Parties. European Group for Blood and Marrow Transplantation. Br J Haematol 1999;106:1020–1026

8. Rund D, Krichevsky S, Bar-Cohen S et al. Therapy-related leukemia: clinical characteristics and analysis of new molecular risk factors in 96 adult patients. Leukemia 2005;19:1919–1928

9. Bennett JM, Catovsky D, Daniel MT et al. Proposals for the classification of the myelodysplastic syndromes. Br J Haematol 1982;51:189–199

10. Greenberg P, Cox C, LeBeau MM et al. International scoring system for evaluating prognosis in myelodysplastic syndromes. Blood 1997;89:2079–2088

11. Germing U, Gattermann N, Strupp C et al. Validation of the WHO proposals for a new classification of primary myelodysplastic syndromes: a retrospective analysis of 1600 patients. Leuk Res 2000;24:983–992

12. Germing U, Strupp C, Kuendgen A et al. Prospective validation of the WHO proposals for the classification of myelodysplastic syndromes. Haematologica 2006;91:1596–1604

13. Howe RB, Porwit-MacDonald A, Wanat R et al. The WHO classification of MDS does make a difference. Blood 2004;103:3265–3270

14. Malcovati L, Porta MG, Pascutto C et al. Prognostic factors and life expectancy in myelodysplastic syndromes classified according to WHO criteria: a basis for clinical decision making. J Clin Oncol 2005;23:7594–7603

15. Bowen D, Culligan D, Jowitt S et al. Guidelines for the diagnosis and therapy of adult myelodysplastic syndromes. Br J Haematol 2003;120:187–200

16. Greenberg PL. Myelodysplastic syndromes: iron overload consequences and current chelating therapies. J Natl Compr Cancer Netw 2006;4:91–96

17. Armand P, Kim HT, Cutler CS et al. Prognostic impact of elevated pre transplant serum ferritin in patients undergoing myeloablative stem cell transplantation. Blood 2007;109(10):4586–4588

18. Gonzalez FA, Arrizabalaga B, Villegas A et al. [Study of deferoxamine in subcutaneous profusion treatment of iron overload in myelodysplastic syndromes]. Med Clin (Barc) 2005;124:645–657

19. Hellstrom-Lindberg E, Gulbrandsen N, Lindberg G et al. A validated decision model for treating the anemia of myelodysplastic syndromes with erythropoietin + granulocyte colony-stimulating factor: significant effects on quality of life. Br J Haematol 2003;120:1037–1046

20. Molldrem JJ, Leifer E, Bahceci E et al. Antithymocyte globulin for treatment of the bone marrow failure associated with myelodysplastic syndromes. Ann Intern Med 2002;137:156–163

21. Killick SB, Mufti G, Cavenagh JD et al. A pilot study of anti-thymocyte globulin (ATG) in the treatment of patients with 'low-risk' myelodysplasia. Br J Haematol 2003;120:679–684

22. Saunthararajah Y, Nakamura R, Nam JM et al. HLA-DR15 (DR2) is overrepresented in myelodysplastic syndrome and aplastic anemia and predicts a response to immunosuppression in myelodysplastic syndrome. Blood 2002;100:1570–1574

23. Molldrem JJ, Jiang Y, Stetler-Stevenson M et al. Haematological response of patients with myelodysplastic syndrome to antithymocyte globulin is associated with a loss of lymphocyte-mediated inhibition of CFU-GM and alterations in T-cell receptor Vbeta profiles. Br J Haematol 1998;102:1314–1322

24. Kochenderfer JN, Kobayashi S, Wieder ED et al. Loss of T-lymphocyte clonal dominance in patients with myelodysplastic syndrome responsive to immuno-suppression. Blood 2002;100:3639–3645

25. Silverman LR, Mufti GJ. Methylation inhibitor therapy in the treatment of myelodysplastic syndrome. Nat Clin Pract Oncol 2005;2(suppl 1):S12–23

26. List A, Dewald G, Bennett J et al. Lenalidomide in the myelodysplastic syndrome with chromosome 5q deletion. N Engl J Med 2006;355:1456–1465

27. List A, Kurtin S, Roe DJ et al. Efficacy of lenalidomide in myelodysplastic syndromes. N Engl J Med 2005;352:549–557

28. Steensma DP, List AF. Genetic testing in the myelodysplastic syndromes: molecular insights into hematologic diversity. Mayo Clin Proc 2005;80:681–698

29. Au WY, Fung A, Man C et al. Aberrant p15 gene promoter methylation in therapy-related myelodysplastic syndrome and acute myeloid leukemia: clinicopathological and karyotypic associations. Br J Haematol 2003;120:1062–1065

30. Daskalakis M, Nguyen TT, Nguyen C et al. Demethylation of a hypermethylated P15/INK4B gene in patients with myelodysplastic syndrome by 5-Aza-2′-deoxycytidine (decitabine) treatment. Blood 2002;100:2957–2964

31. Uchida T, Kinoshita T, Nagai H et al. Hypermethylation of the p15INK4B gene in myelodysplastic syndromes. Blood 1997;90:1403–1409

32. Fenaux, P. Inhibitors of DNA methylation: beyond myelodysplastic syndromes. Nat Clin Pract Oncol 2005;2(suppl 1):S36–44

33. Kaminskas E, Farrell AT, Wang YC et al. FDA drug approval summary: azacitidine (5-azacytidine, Vidaza) for injectable suspension. Oncologist 2005;10:176–182

34. Silverman LR, McKenzie DR, Peterson B et al. Further analysis of trials with azacitidine in patients with myelodysplastic syndrome: studies 8421, 8921, and 9221 by the Cancer and Leukemia Group B. J Clin Oncol 2006;24:3895–3903

35. Kantarjian H, Issa JP, Rosenfeld CS et al. Decitabine improves patient outcomes in myelodysplastic syndromes: results of a phase III randomized study. Cancer 2006;106:1794–1803

36. Castro-Malaspina H, Harris RE, Gajewski J et al. Unrelated donor marrow transplantation for myelodysplastic syndromes: outcome analysis in 510 transplants facilitated by the National Marrow Donor Program. Blood 2002;99:1943–1951

37. Sutton L, Chastang C, Ribaud P et al. Factors influencing outcome in de novo myelodysplastic syndromes treated by allogeneic bone marrow transplantation: a long-term study of 71 patients Societe Francaise de Greffe de Moelle. Blood 1996;88:358–365

38. Anderson JE, Anasetti C, Appelbaum FR et al. Unrelated donor marrow transplantation for myelodysplasia (MDS) and MDS-related acute myeloid leukemia. Br J Haematol 1996;93:59–67

39. Arnold R, de Witte T, van Biezen A et al. Unrelated bone marrow transplantation in patients with myelodysplastic syndromes and secondary acute myeloid leukemia: an EBMT survey. European Blood and Marrow Transplantation Group. Bone Marrow Transplant 1998;21:1213–1216

40. Copelan EA, Penza SL, Elder PJ et al. Analysis of prognostic factors for allogeneic marrow transplantation following busulfan and cyclophosphamide in myelodysplastic syndrome and after leukemic transformation. Bone Marrow Transplant 2000;25:1219–1222

41. Greenberg P, Anderson J, de Witte T et al. Problematic WHO reclassification of myelodysplastic syndromes. Members of the International MDS Study Group. J Clin Oncol 2000;18:3447–3452

42. Martino R, Caballero M., Simon JA et al. Evidence for a graft-versus-leukemia effect after allogeneic peripheral blood stem cell transplantation with reduced-intensity conditioning in acute myelogenous leukemia and myelodysplastic syndromes. Blood 2002;100:2243–2245

43. Yakoub-Agha I, de la Salmoniere P, Ribaud P et al. Allogeneic bone marrow transplantation for therapy-related myelodysplastic syndrome and acute myeloid leukemia: a long-term study of 70 patients-report of the French society of bone marrow transplantation. J Clin Oncol 2000;18:963–971

44. Hsu KC, Keever-Taylor CA, Wilton A et al. Improved outcome in HLA-identical sibling hematopoietic stem-cell transplantation for acute myelogenous leukemia predicted by KIR and HLA genotypes. Blood 2005;105:4878–4884

45. Parker JE, Shafi T, Pagliuca A et al. Allogeneic stem cell transplantation in the myelodysplastic syndromes: interim results of outcome following reduced-intensity conditioning compared with standard preparative regimens. Br J Haematol 2002;119:144–154

46. Shimoni A, Kroger N, Zabelina T et al. Hematopoietic stem-cell transplantation from unrelated donors in elderly patients (age >55 years) with hematologic malignancies: older age is no longer a contraindication when using reduced intensity conditioning. Leukemia 2005;19:7–12

47. Alamo J, Shahjahan M, Lazarus HM et al. Comorbidity indices in hematopoietic stem cell transplantation: a new report card. Bone Marrow Transplant 2005;36:475–479

48. Artz AS, Pollyea DA, Kocherginsky M et al. Performance status and comorbidity predict transplant-related mortality after allogeneic hematopoietic cell transplantation. Biol Blood Marrow Transplant 2006;12:954–964

49. Sorror ML, Maris MB, Storb R et al. Hematopoietic cell transplantation (HCT)-specific comorbidity index: a new tool for risk assessment before allogeneic HCT. Blood 2005;106:2912–2919

50. Sierra J, Perez WS, Rozman C et al. Bone marrow transplantation from HLA-identical siblings as treatment for myelodysplasia. Blood 2002;100:1997–2004

51. Appelbaum FR, Anderson J. Allogeneic bone marrow transplantation for myelodysplastic syndrome: outcomes analysis according to IPSS score. Leukemia 1998;12(suppl 1):S25–29

52. de Witte T, Muus P, de Pauw B, Haanen C. Intensive antileukemic treatment of patients younger than 65 years with myelodysplastic syndromes and secondary acute myelogenous leukemia. Cancer 1990;66:831–837

53. de Witte T, Suciu S, Peetermans M et al. Intensive chemotherapy for poor prognosis myelodysplasia (MDS) and secondary acute myeloid leukemia (sAML) following MDS of more than 6 months duration. A pilot study by the Leukemia Cooperative Group of the European Organisation for Research and Treatment in Cancer (EORTC-LCG). Leukemia 1995;9:1805–1811

54. Parker JE, Pagliuca A, Mijovic A et al. Fludarabine, cytarabine, G-CSF and idarubicin (FLAG-IDA) for the treatment of poor-risk myelodysplastic syndromes and acute myeloid leukemia. Br J Haematol 1997;99:939–944

55. Scott BL, Storer B, Loken MR et al. Pretransplantation induction chemotherapy and post-transplantation relapse in patients with advanced myelodysplastic syndrome. Biol Blood Marrow Transplant 2005;11:65–73

56. Morel P, Hebbar M, Lai JL. et al. Cytogenetic analysis has strong independent prognostic value in de novo myelodysplastic syndromes and can be incorporated in a new scoring system: a report on 408 cases. Leukemia 1993;7:1315–1323

57. Toyama K, Ohyashiki K, Yoshida Y et al. Clinical and cytogenetic findings of myelodysplastic syndromes showing hypocellular bone marrow or minimal dysplasia, in comparison with typical myelodysplastic syndromes. Int J Hematol 1993;58:53–61

58. Toyama K, Ohyashiki K, Yoshida Y et al. Clinical implications of chromosomal abnormalities in 401 patients with myelodysplastic syndromes: a multicentric study in Japan. Leukemia 1993;7:499–508

59. Trost D, Hildebrandt B, Beier M et al. Molecular cytogenetic profiling of complex karyotypes in primary myelodysplastic syndromes and acute myeloid leukemia. Cancer Genet Cytogenet 2006;165:51–63

60. Olney HJ, Le Beau MM. The cytogenetics of myelodysplastic syndromes. Best Pract Res Clin Haematol 2001;14:479–495

61. Nevill TJ, Fung HC, Shepherd JD et al. Cytogenetic abnormalities in primary myelodysplastic syndrome are highly predictive of outcome after allogeneic bone marrow transplantation. Blood 1998;92:1910–1917

62. van der Straaten HM, van Biezen A, Brand R et al. Allogeneic stem cell transplantation for patients with acute myeloid leukemia or myelodysplastic syndrome who have chromosome 5 and/or 7 abnormalities. Haematologica 2005;90:1339–1345

63. Cutler CS, Lee SJ, Greenberg P et al. A decision analysis of allogeneic bone marrow transplantation for the myelodysplastic syndromes: delayed transplantation for low-risk myelodysplasia is associated with improved outcome. Blood 2004;104:579–585

64. Guardiola P, Runde V, Bacigalupo A et al. Retrospective comparison of bone marrow and granulocyte colony-stimulating factor-mobilized peripheral blood progenitor cells for allogeneic stem cell transplantation using HLA identical sibling donors in myelodysplastic syndromes. Blood 2002;99:4370–4378

65. de Witte T, van Biezen A, Hermans J et al. Autologous bone marrow transplantation for patients with myelodysplastic syndrome (MDS) or acute myeloid leukemia following MDS. Chronic and Acute Leukemia Working Parties of the European Group for Blood and Marrow Transplantation. Blood 1997;90:3853–3857

66. de Witte T, Brand R, van Biezen A et al. The role of stem cell source in autologous hematopoietic stem cell transplantation for patients with myelodysplastic syndromes. Haematologica 2006;91:750–756

67. Leith CP, Kopecky KJ, Chen IM et al. Frequency and clinical significance of the expression of the multidrug resistance proteins MDR1/P-glycoprotein, MRP1, and LRP in acute myeloid leukemia: a Southwest Oncology Group Study. Blood 1999;94:1086–1099

第 7 章 骨髓增生异常综合征

68. de Lima M, Anagnostopoulos A, Munsell M et al. Nonablative versus reduced-intensity conditioning regimens in the treatment of acute myeloid leukemia and high-risk myelodysplastic syndrome: dose is relevant for long-term disease control after allogeneic hematopoietic stem cell transplantation. Blood 2004;104:865–872

69. Demuynck H, Verhoef G, Zachee P et al. Treatment of patients with myelodysplastic syndromes with allogeneic bone marrow transplantation from genotypically HLA-identical sibling and alternative donors. Bone Marrow Transplant 1996;17:745–751

70. de Witte T, Hermans J, Vossen J et al. Haematopoietic stem cell transplantation for patients with myelo-dysplastic syndromes and secondary acute myeloid leukemias: a report on behalf of the Chronic Leukemia Working Party of the European Group for Blood and Marrow Transplantation (EBMT). Br J Haematol 2000;110:620–630

71. Deeg HJ, Storer B, Slattery JT et al. Conditioning with targeted busulfan and cyclophosphamide for hemopoietic stem cell transplantation from related and unrelated donors in patients with myelodysplastic syndrome. Blood 2002;100:1201–1207

72. Deeg HJ, Storer BE, Boeckh M et al. Reduced incidence of acute and chronic graft-versus-host disease with the addition of thymoglobulin to a targeted busulfan/cyclophosphamide regimen. Biol Blood Marrow Transplant 2006;12:573–584

73. Khouri IF, Keating M, Korbling M et al. Transplant-lite: induction of graft-versus-malignancy using fludarabine-based nonablative chemotherapy and allogeneic blood progenitor-cell transplantation as treatment for lymphoid malignancies. J Clin Oncol 1998;16:2817–2824

74. Slavin S, Nagler A, Naparstek E et al. Nonmyeloablative stem cell transplantation and cell therapy as an alternative to conventional bone marrow transplantation with lethal cytoreduction for the treatment of malignant and nonmalignant hematologic diseases. Blood 1998;91:756–763

75. Giralt S, Thall PF, Khouri I et al. Melphalan and purine analog-containing preparative regimens: reduced-intensity conditioning for patients with hematologic malignancies undergoing allogeneic progenitor cell transplantation. Blood 2001;97:631–637

76. Martino R, Caballero MD, Canals C et al. Allogeneic peripheral blood stem cell transplantation with reduced-intensity conditioning: results of a prospective multicentre study. Br J Haematol 2001;115:653–659

77. Chakraverty R, Peggs K, Chopra R et al. Limiting transplantation-related mortality following unrelated donor stem cell transplantation by using a nonmyeloablative conditioning regimen. Blood 2002;99:1071–1078

78. Ho AY, Pagliuca A, Kenyon M et al. Reduced-intensity allogeneic haematopoietic stem cell transplantation for myelodysplastic syndrome and acute myeloid leukemia with multilineage dysplasia using Fludarabine, Busulphan and Alemtuzumab (CAMPATH-1H)(FBC) conditioning. Blood 2004;104:1616–1623

79. Buggins AG, Mufti GJ, Salisbury J et al. Peripheral blood but not tissue dendritic cells express CD52 and are depleted by treatment with alemtuzumab. Blood 2002;100:1715–1720

80. Klangsinsirikul P, Carter GI, Byrne JL et al. Campath-1G causes rapid depletion of circulating host dendritic cells (DCs) before allogeneic transplantation but does not delay donor DC reconstitution. Blood 2002;99:2586–2591

81. Lee SJ, Klein JP, Barrett AJ et al. Severity of chronic graft-versus-host disease: association with treatment-related mortality and relapse. Blood 2002;100:406–414

82. Perez-Simon JA, Caballero D, Diez-Campelo M et al. Chimerism and minimal residual disease monitoring after reduced intensity conditioning (RIC) allogeneic transplantation. Leukemia 2002;16:1423–1431

83. Perez-Simon JA., Diez-Campelo M, Martino R et al. Influence of the intensity of the conditioning regimen on the characteristics of acute and chronic graft-versus-host disease after allogeneic transplantation. Br J Haematol 2005;130:394–403

84. Alyea EP, Kim HT, Ho V et al. Comparative outcome of nonmyeloablative and myeloablative allogeneic hematopoietic cell transplantation for patients older than 50 years of age. Blood 2005;105:1810–1814

85. Scott BL, Sandmaier B, Storer B et al. Myeloablative vs nonmyeloablative allogeneic transplantation for patients with myelodysplastic syndrome or acute myelogenous leukemia with multilineage dysplasia: a retrospective analysis. Leukemia 2006;20:128–135

86. Martino R, Iacobelli S, Brand R et al. Retrospective comparison of reduced-intensity conditioning and conventional high-dose conditioning for allogeneic hematopoietic stem cell transplantation using HLA-identical sibling donors in myelodysplastic syndromes. Blood 2006;108:836–846

87. Laughlin MJ, Eapen M, Rubinstein P et al. Outcomes after transplantation of cord blood or bone marrow from unrelated donors in adults with leukemia. N Engl J Med 2004;351:2265–2275

88. Rocha V, Labopin M, Sanz G et al. Transplants of umbilical-cord blood or bone marrow from unrelated donors in adults with acute leukemia. N Engl J Med 2004;351:2276–2285

89. Lim ZY, Ho AY, Ingram W et al. Outcomes of alemtuzumab-based reduced intensity conditioning stem cell transplantation using unrelated donors for myelodysplastic syndromes. Br J Haematol 2006;135:201–209

90. Kolb HJ, Schattenberg A, Goldman JM et al. Graft-versus-leukemia effect of donor lymphocyte transfusions in marrow grafted patients. European Group for Blood and Marrow Transplantation Working Party Chronic Leukemia. Blood 1995;86:2041–2050

91. Depil S, Deconinck E, Milpied N et al. Donor lymphocyte infusion to treat relapse after allogeneic bone marrow transplantation for myelodysplastic syndrome. Bone Marrow Transplant 2004;33:531–534

92. Shiobara S, Nakao S, Ueda M et al. Donor leukocyte infusion for Japanese patients with relapsed leukemia after allogeneic bone marrow transplantation: lower incidence of acute graft-versus-host disease and improved outcome. Bone Marrow Transplant 2000;26:769–774

93. Schmid C, Schleuning M, Ledderose G et al. Sequential regimen of chemotherapy, reduced-intensity conditioning for allogeneic stem-cell transplantation, and prophylactic donor lymphocyte transfusion in high-risk acute myeloid leukemia and myelodysplastic syndrome. J Clin Oncol 2005;23:5675–5687

94. Ooi J. The efficacy of unrelated cord blood transplantation for adult myelodysplastic syndrome. Leuk Lymphoma 2006;47:599–602

95. Davies SM, Ruggieri L, DeFor T et al. Evaluation of KIR ligand incompatibility in mismatched unrelated donor hematopoietic transplants. Killer immunoglobulin-like receptor. Blood 2002;100:3825–3827

96. Long GD, Laughlin M, Madan B et al. Unrelated umbilical cord blood transplantation in adult patients. Biol Blood Marrow Transplant 2003;9:772–780

97. Rubinstein P, Stevens CE. Placental blood for bone marrow replacement: the New York Blood Center's program and clinical results. Baillière's Best Pract Res Clin Haematol 2000;13:565–584

98. Sanz GF, Saavedra S, Planelles D et al. Standardized, unrelated donor cord blood transplantation in adults with hematologic malignancies. Blood 2001;98:2332–2338

99. Taussig DC, Davies AJ, Cavenagh JD et al. Durable remissions of myelodysplastic syndrome and acute myeloid leukemia after reduced-intensity allografting. J Clin Oncol 2003;21(16):3060–3065

多发性骨髓瘤

Frits van Rhee , Bijay Nair

第 8 章

引言

流行病学调查和终点结果（SEER）数据显示美国有约 54 000 例骨髓瘤患者，估计 2007 年新增诊断的骨髓瘤患者有约 20 000 例，5 年生存率 34%，每年近 11 000 人死于本病[1]。多发性骨髓瘤是自体干细胞移植（AT）最常见的适应证，美国每年超过 4 000 例患者进行移植。骨髓瘤患者大部分在获得完全缓解（CR）前实施 AT，这是比较通行的。多数患者接受 AT 支持下的高剂量化疗（HDT）的直接结果是达到 CR。Ⅱ 期和随机 Ⅲ 期研究、临床试验、非随机比较和大量综述都支持 AT 比标准化疗能获得生存优势，美法仑（MEL）高剂量化疗已经成为年轻患者的标准处理。

过去数十年，治疗领域的快速变化已经使骨髓瘤产生了许多新进展。通过抑制骨髓微环境（ME）的刺激信号，已产生了一些的新药直接或间接针对恶性克隆。

虽然有 20% ~ 30% 的患者在 HDT 和 AT 后持续缓解而可生存 10 年，但大多数最终复发。新药无论单用还是联合，都具有克服烷化剂耐药的可能性。重要的问题在于新药能否代替以 MEL 为基础的 AT，或纳入目前所用的移植方案中，并改善结果，甚至治愈。

对骨髓瘤细胞遗传学、基因组学和蛋白质组学的理解，取得了重要进展，允许对骨髓瘤进行分子亚型分类[2-5]，重要的是这些技术可以确认对 HDT 效果不佳的患者。基因是患者结果异质性的最重要决定因素。骨髓瘤的分子特征将决定患者的危险分层，甚至个体化治疗[6,7]。

本章将讨论不同移植策略的单中心和随机研究、AT 后完全缓解对长期结果的影响、AT 危险分层中生物危险因素的作用，以及新药的作用。

单次自体移植

MEL 首次引入骨髓瘤的治疗是 1962 年[8,9]，数十年来，MEL 加泼尼松是骨髓瘤的标准处理，中位生存时间不到 3 年[9-12]。对多药联合化疗进行了广泛探索，但是发现与 MEL 加泼尼松比并没有产生生存的明显改善。这来自于 3 个观察：首先，西南肿瘤组（SWOG）组织了连续 7 项大样本 Ⅲ 期研究，报告生存没有改善[13]；其次，27 项试验 6 633 例患者的 Meta 分析证明联合化疗对生存无益[12]；最后，北欧骨髓瘤组报告过去 20 年年轻患者的生存没有改善[14]。综上所述，这些数据支持应该探索其他治疗方法。

McElwain 和 Powles 首次报道高剂量 MEL 诱导 3/9 例患者发生完全的生化和骨髓反应[15,16]。其后 Barlogie 等报道高剂量 MEL 治疗引起较长时间的骨髓抑制，可以通过输入自体骨髓细胞来明显缩短骨髓抑制[17,18]。作为干细胞的来源，外周血干细胞现在已取代自体骨髓，结果造血快速重建，移植相关死亡率（TRM）为 2% ~ 3%，与 6 个月的标准剂量治疗观察到的死亡率相似[19-21]。这推动了很多 Ⅰ、Ⅱ 期研究，都报道了高剂量 MEL 治疗骨髓瘤获得生存改善[23-42]。这些研究支持高剂量治疗使肿瘤明显减少，取得较长的无事件生存（EFS）和总生存（OS）。但是先前的这些研究在年龄、总体状态和肾功能等方面的选择性偏差，妨碍了与标准剂量治疗（STD）的充分比较。

2 项人口基础研究和 1 项病例对照研究报告 HDT 比 STD 在达到 CR 和 OS 方面的优越结果[43-45]。新诊断患者的几项前瞻性随机研究已发表，涉及 HDT 是否确实比 STD 具有优势的问题（表 8.1），这些研究包括法国骨髓瘤协作组（IFM）、英国医学研究会（MRCV Ⅱ）、骨髓瘤自体移植组（MAG）、

表 8.1　STD 与单次 AT 的随机对照试验

作者	组群	例数	年龄（岁）	中位随访时间（月）	方案	干细胞来源	CR%（STD 比 AT）	定义 CR 标准	中位 EFS（月）	中位 OS（月）	结论（基于统计学意义）
Attal[44]	IFM90	200	≤ 65	STD37，AT41	VMCP/BVAP 比 VMCP/BVAP → MEL(140/TBI)	BM	5 比 22	电泳	18 比 28	44 比 57	有益于 EFS 和 OS
Fermand[46]	MAG	190	55～65	120	VMCP 比 VAMP → Bu/MEL140 或 MEL200	PBSC	无数据	EBMT-IBMTR(IF)	19 比 25	48 比 48	有益于 EFS，而非 OS
Child[45]	MRC7	401	< 65	STD32，AT40	VBMCP/VBAD 比 VBMCP/VBAD → MEL200 或 MEL 140/TBI	PBSC	8 比 44	EBMT-IBMTR(IF)	20 比 32	42 比 54	有益于 OS 和 EFS
Blade[47]	PETHEMA	164	≤ 65	56		PBSC	11 比 33	EBMT-IBMTR(IF)	33 比 42	66 比 61	对 OS 或 EFS 无益
Palumbo[72]	M97G	194	50-70	STD39，AT41	MP 比 VAD → MEL100×2	PBSC	6 比 25	电泳	16 比 28	43 比 NR	有益于 OS 和 EFS
Barlogie[48]	USIG	516	< 70	76	HDCTx → VBMCP 比 HDCTx → MEL140 + TBI	PBSC	15 比 17	EBMT-IBMTR(IF)	22 比 25	54 比 62	对 EFS 或 OS 无益
Segeren[105]	HOVON	261	≤ 65	33	VAD → MEL70×2 比 VAD → MEL70×2 → Cy60×4/TBI	PBSC	13 比 29	免疫固定电泳	21 比 22	50 比 47	对 EFS 或 OS 无益

CR，完全缓解；EFS，无事件生存；OS，整体生存；BM，骨髓；PBSC，外周血干细胞；IFM，法国骨髓瘤协作组；MAG，骨髓瘤自体移植组；MRC，医学研究委员会；PETHEMA，恶性血液病治疗方案组；M97G，意大利多发性骨髓瘤试验组；USIG，美国协作研究组；HOVON，荷兰成人血液肿瘤组，VMCP，长春新碱，美法仑，环磷酰胺，泼尼松；BVAP，卡莫司汀，长春新碱，多柔比星，泼尼松；Mel 140，美法仑 140 mg/m²；Mel 200，美法仑 2000 mg/m²；Mel 70，美法仑 70mg/m²；TBI，全身照射；VAMP，长春新碱，多柔比星，甲破泼尼龙；Bu，美法仑；ABCM，多柔比星，卡莫司汀，环磷酰胺，美法仑；VAMPC，长春新碱，多柔比星，甲泼尼龙，环磷酰胺；VBMCP，长春新碱，卡莫司汀，美法仑，环磷酰胺，泼尼松；VBAD，长春新碱，卡莫司汀，多柔比星和高剂量地塞米松；MP，美法仑，泼尼松；VAD，长春新碱，多柔比星，地塞米松；HDCTx，高剂量环磷酰胺；EBMT-IBMTR，欧洲骨髓移植组 - 国际骨髓移植登记处；IF，免疫固定电泳

西班牙研究组（PETHEMA）和美国协作组试验 S9321 的研究[46-50]。回顾性和前瞻性的研究证据共同表明 HDT 于年轻患者（< 60 岁）具有生存益处，但是直接比较这些研究是困难的，因为 HDT 适应证和预处理方案的多样性，还有，STD 治疗方面在强度、持续时间上相当不同，某些研究在诊断时随机，另一些却其后随机。从 STD 组向 HDT 组交叉过渡率也有不同。因为这些研究是在 20 世纪 90 年代注册的，核型异常和基因表达谱方面信息极缺乏，这两项与预后强烈相关，最后，这些研究定义的反应标准也不尽相同。

在 IFM90 研究中[44]，患者年龄高至 65 岁，HDT 组产生较高的 CR 或 VGPR 率（38% 比 14%），5 年 OS 和 EFS 率也有优势（分别为 52% 比 12%；P=0.03 和 28% 比 10%；P=0.01），最佳结果见于 < 60 岁患者，5 年 OS 可能性为 70%，IFM 研究显示不好的方面是 < 65 岁 STD 组患者结果

差，按照设计的适合标准，他们的心、肾功能应是好的。MRCV Ⅱ 入组 407 例 < 65 岁患者，同样报告了较高 CR 率（44% 比 8%；$P < 0.001$），MEL 200 的 HDT 中位生存时间增加了近 1 年（54.1 比 42.3 个月），明显改善了疾病进展时间。

MAG、PETHEMA 和美国协作组研究没有显示 MEL 为基础的 HDT 明确的 OS 益处，几项因素可以解释之。美国协作组 S9321 试验中 STD 与 HDT 的 CR 率相似（17% 比 15%），明显低于 IFM 和 MRCV Ⅱ 研究，正常假设 HDT 后达到 CR 与生存改善相关，[51,52] 协作组研究中所用预处理可以解释 HDT 组 CR 率较低：MEL 剂量 140mg/m² 和 8Gy 全身照射（TBI）在历史和随机对照中不如 MEL200mg/m²[53-55]，另外 STD 组有高比例患者交叉到 HDT，这对解释 OS 的结果造成困难，由于两组 OS 没有差别，这只能说明试验仅仅显示前移 HDT 与复发时 HDT 等效。MAG 研究比较

55～56岁患者STD（VMCP）与用MEL200或MEL140mg/m²加白消安16mg/kg的HDT，在10年中位随访期，HDT组有较好的EFS趋势，不需治疗和无症状的时间有统计学意义的优势，但两组48个月OS实际上是相同的，需要注意的是STD组有22%的患者接受了挽救性HDT，这也许对平衡OS起了促进作用。PETHEMA研究中，诊断时没有随机，只在患者化疗敏感时随机分成HDT或STD，诱导化疗难治的患者可能多数需求HDT[56]，另外STD组的治疗包括12个周期的VBMP/VBAD，比其他随机试验强度大，但是美国协作组研究除外，这两个因素对减弱HDT生存益处起到了促进作用。

总之，大多数研究者同意65岁以下患者中单次HDT优于STD化疗，从HDT中获得最大益处的患者具有较少侵袭状态和良好预后特征，包括低β₂微球蛋白，无细胞遗传学异常（CA）（见下）[54]。

难治性疾病

对标准方案耐药的患者很少从以后的低剂量治疗中获益，中位生存期仅有可怕的3～12个月[57-59]，原发难治患者比耐药复发稍好些，中位生存期范围为15～26个月[60-62]，一些研究者报告HDT可以克服标准诱导缓解治疗失败患者的耐药，Vesole等报道135例难治／复发性骨髓瘤患者，非随机三种治疗方案（MEL90～100mg/m²而无AT、TBI/MEL140mg/m²或噻替哌750mg/m²、MEL200mg/m²并两次AT）[61]。两次连续MEL200mg/m²并AT支持的剂量增强克服耐药较好，因而明显延长了OS和EFS，且独立于其他预后参数。

最近阿肯色州的一项分析对496例患者采用两次连续AT治疗，109例原发性难治患者OS和EFS好于69例耐药复发患者（OS 39比25个月，*P* = 0.008；EFS 23比14个月）。MD Anderson组发现35例原发性难治骨髓瘤患者以MEL140 mg/m²、TBI加单次AT治疗，与历史配对控制、接受标准方法、因社会经济原因或拒绝HDT的患者比较，其中位生存期从37个月延长至83个月[58]。最近对原发耐药患者在疾病晚期应用HDT的深度分析，显示反应率低及无进展生存期短[63]。该研究中HDT的主要优点是通过作用于部分反应（PR）和CR率共达69%，而改善了反应质量，达到CR、PR和无反应

患者的中位生存时间分别为超过7年、4.5年和2.2年。

Mayo临床的研究者报告50例难治性患者接受HDT，CR率20%，1年无进展生存率70%，这个研究中CA异常患者只有34%，通常原发难治者应当较低。SWOG S8993 Ⅱ期研究现，66例对VAD（长春新碱、阿霉素、地塞米松）和（或）烷化剂耐药的患者，在AT支持下对MEL200mg/m²产生的反应率为65%，30%达到CR，高于以往治疗过的难治性骨髓瘤患者的预期[65]。Singhal等报告了Royal Marsden 221例患者的经验，患者接受C-VAMP（环磷酰胺、长春新碱、阿霉素、甲泼尼松龙）诱导缓解，其后MEL200mg/m²加AT[66]。总体上，159例患者（59%）达到CR，重要的在于这些患者5年OS独立于C-VAMP诱导化疗的反应。

需要说明的是，在解释这些研究时，原因不总是显而易见的。如果所有患者都是真正侵袭难治病例，或者不管是否是只对高剂量MEL反应惰性、慢循环的骨髓瘤患者，都应包含在分析中[54]。但是，综合一下，这些研究支持这样的观点，高剂量治疗能够克服原发难治疾病及细胞毒治疗期间和之后产生的耐药复发，即使EFS和OS还仍有待改善。还有证据表明，基于反应不充分，骨髓瘤患者不应被AT通道所拒绝，遗憾的是，到写本文时，美国医保患者还没有通往AT的通道，除非STD后至少获得PR。诸如沙度利胺、雷利度胺和硼替佐米等新药引入，与老药合用，也许可以克服难治性患者的耐药，其他包括骨示踪剂如 ¹⁶⁶钬DOTMP、异基因移植的临床研究（目的是增强移植物抗骨髓瘤作用而不增加GVHD）。最后，重要的是要了解还没有研究比较诊断后立即AT与诱导缓解治疗后AT，但似乎单次或连续两次AT前更有效的降细胞治疗较合理，可以转化出生存获益。

高龄患者

多数随机研究显示AT的益处是在年轻患者（通常＜65岁）中，但新诊断的骨髓瘤患者超过50%大于65岁。在非选择人群中，高龄被作为AT的不良预后因素。应当关注的是化疗和（或）AT对老年人产生继发于药物代谢不良的过度毒性，以及同时存在其他疾病，以往常规化疗研究的不佳结果，归因于治疗强度的减弱，而不是骨髓瘤所固有

表 8.2 按照不同年龄组比较 AT 结果的非随机研究

作者	年龄组	例数	预处理	TRM(%)	CR(%)	EFS(月)	OS(月)	结论(基于统计学意义)
Siegel[69]	< 65	49	MEL200 × 2	2	43	34	58	OS/EFS 无差别,年老者 TRM 较高
	≥ 65	49		8	20	18	40	
Dumontet[249]	< 60	35	MEL ± TBI	未提及	未提及	24	未提及	年老者 EFS, OS/TRM 无法比
	≥ 60	20				12		
Sirohi[250]	< 65	55	MEL200	11.7	47	23	36	EFS/OS/TRM 相似
	≥ 65	67		17.6	35.3	24	43	
Reece[71]	< 60	52	多种方案	6	34	27	39	EFS/OS/TRM 相似
	≥ 60	63		5	33	24	39	
Januten[251]	< 65	57	MEL200	1.4	36	21	66	EFS/OS/TRM 相似,年老者口腔/消化道 3～4 级毒性更多
	≥ 65	68		0	44	23	57	
Lenhoff[252]	< 60	52	MEL200	0.4	未提及	36	66	年老者 EFS/OS 较短,TRM 相似
	> 60~64	62		1		24	50	

改编自 Keplin, Hurd, BMT 2006; 38: 585-592

的不同产生的生物学行为的不同[67-68]。

由于毒性使得大多数随机 AT 研究限制于 65 岁或 60 岁以下的患者,然而在总体治疗试验(TT)和其他 AT 研究中,年龄从来不是多因素分析中主要终点的一个预测因素[62]。以 MEL200mg/m² 或 MEL140mg/m² 加 TBI 预处理,49 例患者与 501 例年轻患者的配对分析显示,两组 EFS 和 OS 相似[69],首轮 HDT 高龄患者 TRM 较高(8% 比 2%),但第二轮 AT 中相似(表 8.2)。进一步的研究报告,预处理 MEL 剂量从 200mg/m² 减为 140mg/m²,TRM 从 16% 降低至 2%,该研究中高龄患者两次连续 AT 3 年 OS 和 EFS 具有优势(分别为 4 年比 1.4 年,4 年比 1 年)。对年龄超过 65 岁的患者,现在多数研究者使用 MEL140mg/m² 作为预处理方案。自体血液和骨髓移植登记组(ABMTR)的一项研究显示,≥ 65 岁的 110 例患者与 < 60 岁的 382 例患者比,OS、EFS 和 CR 率均无不同。Palumbo 等在多中心随机试验中比较了 65～70 岁患者 6 周期 MEL/ 泼尼松与 2 周期 MEL/ 泼尼松加两个中等剂量 MEL100mg/m² 预处理的双次 AT,双次 MEL100mg/m² 将 OS 和 EFS 分别从 18%、58% 改善为 31%、73%,中位 OS 也有明显改善(58 个月比 37.2 个月)。虽然这些结果是阳性的,但 AT 前仍需要对高龄患者仔细评估。就关系而言,共有疾病和维持足够的生理机能比实际年龄更重要。

诸如硼替佐米、沙利度胺和雷利度胺等新药的引入为高龄患者提供了新的治疗选择。一项有 255

例年龄 60~85 岁新诊断骨髓瘤患者的大型随机试验[73],对 MEL、泼尼松和沙利度胺(MPT)与标准 MP 方案进行了比较。MPT 治疗明显提高了 CR 率(27.9% 比 7.2%)和 2 年 EFS(54% 比 27%),虽然 3 年 OS 率两组相似(80% 比 64%),由于感染和血栓栓塞等不良事件,MPT 组早期死亡率较高,因而抵消了生存获益。第二项 IFM 研究报告了 MPT 比 MP 有相似的优越性[74]。> 60 岁未治疗的 60 例骨髓瘤患者的 I/ II 期研究中,测试了硼替佐米、MEL 和泼尼松联合的效果。虽然随访时间短,但 32% 患者获得免疫固定电泳阴性 CR,16 个月 OS 为 90%[75]。有趣的是,有 del 17p、t(4;14)和 t(14;16)的患者也可见良好反应,这些患者通常用 AT 效果不佳。沙利度胺、地塞米松与聚乙二醇化阿霉素在 > 65 岁的 50 例未治疗过患者中的测试[76],3 年的 EFS 和 OS 分别为 57% 和 75%,优于标准的 MEL/ 泼尼松。

在有选择的高龄患者中,HDT 和 AT 无疑是可行的,耐受良好,TRM 低,特别是 MEL 使用剂量为 100～140mg/m² 时,新药将改善不合适 AT 患者的结果,但需要更长的随访来评估反应的持久性和全面的毒性,需要仔细设计的研究来解答这样一个问题,是否新药对高龄的移植候选者也优于 HDT。

肾衰竭

25%～50% 的骨髓瘤患者在诊断时表现为肾

衰竭，2% ～ 3% 的骨髓瘤患者需要透析。骨髓瘤的肾衰竭继发于管型肾病、淀粉样变、轻链沉积病、浆细胞浸润、高钙和脱水与肾毒性药物的不良反应如 NSAIDs。以我们的经验，发生超过 6 个月的完全肾衰竭是不可逆的[78]，没有轻链沉积或淀粉样变的肾预后最好。传统认为肾衰竭是不良预后因素[79]，但是这一观点最近受到挑战，认为肾衰竭由较高肿瘤负荷引起，而不是疾病的生物性侵袭行为。肾衰竭患者结局差也可能是继发于化疗剂量较低和（或）较高 TRM[80]。

一些研究显示肾衰竭并不妨碍收集干细胞的能力或植入的时间[81-83]，用 MEL 的 HDT 加 AT 可以改善肾功能。一组 59 例依赖透析的肾衰竭患者，近 1/4 在 AT 后中位 4 个月脱离透析[79]，对 AT 的反应质量（＞PR）是肾功能恢复的主要决定因素。但是多个系列报告 TRM 从 17% 到 29% 不等，表明有肾衰竭的骨髓瘤患者应当在熟悉处理复杂患者的高等级中心移植[81-82,84-85]。从透析开始 6 个月内完成 AT，肾功能恢复最常见[79]。肾功能恢复对生活质量极其重要，对肾衰竭的患者应当立即考虑可能的联合化疗、近期干细胞采集和其后的 HDT 加 AT，就 HDT 增加肾衰竭患者 TRM 的观点，需要重点指出的是，对依赖透析的肾衰竭患者只用 STD 处理，其生存是很差的[78,86]。

包括 $t_{1/2}$、曲线下面积和清除在内的 MEL 药代动力学并不受肾损伤的不利影响，但有报告把 MEL 剂量从 200mg/m² 减至 140mg/m² 或 100mg/m²，明显减低肾衰竭患者的 TRM 和黏膜毒性，而没有不利结果[81,83,87]。MEL 药代动力学不依赖于肾功能与 MEL 体内剂量依赖毒性的不一致原因还不清楚，一种推测是 MEL 代谢产物依赖于肾清除可能是重要的，最近也有报告，对不是特别肥胖的患者，MEL 剂量以 mg/m² 计算，有较高的 mg/kg 剂量，黏膜毒性更明显[88]。

针对有无肾衰竭患者恰当正规配对对照研究还没实施，调查文献支持肾衰竭患者可以从 HDT 中获益，但不如肾功能正常患者一般的生存效果。[81-83,85]

连续（双次）自体移植

总体治疗

针对新诊断骨髓瘤设计的总体治疗方案 I，包含（a）非交叉耐药诱导化疗，（b）连续（双次）自体移植和（c）α- 干扰素维持。该试验有意增加完全反应比例和持续时间，从而延长 OS[89]。这个概念受 St Jude 儿童医院急性白血病总体治疗（TT）项目的启发，在治愈儿童急性淋巴细胞白血病和急性髓性白血病方面，总体治疗获得空前进步[90]。"连续"移植的理念来自于高龄多发性骨髓瘤（MM）患者不能耐受 MEL 剂量超过 200mg/m²（MEL200），原因是引起剂量限制性毒性的黏膜炎。另外，单剂 MEL200 的 AT 通常 CR 率不超过 20%[18,26,91-92]。人们认为急性白血病治愈者只发生于用单药阿糖胞苷获得 CR ≥ 40% 的患者中[93]，因此，在骨髓瘤患者中以 CR 代替生存，根本的假设就是当 CR 率由标准 MEL- 泼尼松（MP）的不到 5% 增加到 40% 时，EFS 和 OS 就将明显延长，也许还能治愈[9]。

SWOG 试验对 TT 治疗和标准化疗患者配对比较，显示 TT 确有优越的 EFS 和 OS[41]，纳入 231 例患者的 TT₁ 长期结果最近公布，中位随访时间达到从无先例的 12 年[94]，在 10 年和 15 年时分别有 33% 和 17% 的患者存活，15% 和 7% 为 EFS，其中 18% 和 12% 患者处于持续的缓解。重要的认识是用高剂量 MEL 有 > 30% 骨髓瘤患者获得 10 年长期生存是可行的，这也为最近发展的新药建立了一个新的准绳。多因素分析中，中期细胞含亚二倍体和（或）del13、CRP ≥ 4mg/dl 者具有不良 OS 和 EFS，ISS 3 期和 β₂ 微球蛋白 ≥ 4mg/dl 与 OS 降低相关，同时 β₂ 微球蛋白和乳酸脱氢酶（LDH）是 EFS 的另外的高危特征，达到 CR 的时间作为时间依赖协变量与较长 EFS 相关。

长期生存者的区别基线特征是 12 个月内完成连续 AT，基线时没有 CA、C- 反应蛋白（CRP）水平降低、贫血和 LDH 正常。TT₁ 最初和长期的更新数据都支持存在骨髓瘤的独特亚型，可以通过中期细胞遗传学区分出来。最近，基因表达谱已经可以在分子水平识别骨髓瘤的几个亚群，它们在 TT₂ 和 TT₃ 中对结果具有预测性，而且有不同的临床、细胞遗传学、放射学和生化特征（见下文）[2,15]。

后续Ⅲ期试验 TT₂ 纳入 668 例患者，通过增强诱导缓解、连续 AT 后增强巩固化疗、IFN-α 维持治疗期间高剂量地塞米松冲击等，给予更强烈的治疗[95]，另外，患者从开始到疾病进展或发生不良事件随机接受沙利度胺。自 MP 方案以来，沙利度胺是第一个新活性的药物，加入它是基于其对难治性和（或）复发性骨髓瘤的挽救能力[96]。总体上，在沙利度胺组与非沙利度胺组，都有 65% 的患者生存 5 年，> 8 年中位生存没有达到，沙利度胺组比对照组 CR 率和 5 年 EFS 显著增高（分别为 62% 比 43%、56% 比 44%），但是该研究中两组 5 年 OS 大约是 65%，可以用沙利度胺组复发后生存更差来解释，支持持续暴露于沙利度胺可能促进耐药。EFS 和 OS 受钙（Ca）、LDH 增高和白蛋白 < 3.5g/dl 的负面影响。作为时间依赖协变量来分析，达到 CR 是预后良好的特征。

近来对 TT$_2$ 和 TT$_1$ 中非沙利度胺组进行了比较，目的是在没有沙利度胺混杂变量下，检查 TT$_2$ 内增加剂量诱导化疗与其后连续 AT 巩固化疗的潜在益处[97]。两个试验中 CR 率相似，分别为 41% 和 43%，但是 TT$_2$ 的预计 5 年连续 CR（45% 比 32%）和 5 年 EFS（43% 比 28%）明显优越，OS 也有改善趋势（62% 比 57%），第 1 年达到 CR 并在 1 年内连续 AT 的患者也有优越的 OS，两个试验的治疗相关死亡相似，都约 7%。这些数据总体上表明，TT$_2$ 中没用沙利度胺组优于 TT$_1$。由于 CA 是重要预后因素，两个试验结果都调查了良好危险（正常 CA）和高危（异常 CA）的特征患者，进入 CR 的 2/3 的良好危险患者，TT$_2$ 更常获益，有更长时间的 CR 期并优势的 EFS 和 OS。以连续 AT 后 6 个月为明显标志分析巩固治疗的影响，具有 CA 的 TT$_2$ 患者与相似情况的 TT1 患者相比，移植后的巩固明显改善了生存。事实上，TT$_2$ 高危 CA 患者巩固改善结果所达到的水平，与 TT$_1$ 低危组相当。虽然在 TT$_2$ 中取得了进步，但很清楚有异常 CA 的

MM 依然是治疗挑战，目前还不知道异常 CA 患者结果差是否是由于固有的耐药，还是代表骨髓瘤的快速再生，而没有肿瘤减低。

硼替佐米单用对晚期骨髓瘤有明显活性[98]，支持硼替佐米可能克服 CA 异常骨髓瘤患者的治疗耐药[99]。我们观察到硼替佐米、沙利度胺与地塞米松（VTD）联合的协同作用，对 AT 后复发骨髓瘤具有深远的作用，分别产生 PR60% 和 CR15%[100]，因而 TT$_3$ 中把 VTD 与 DTPACE 方案高度降细胞的 PACE 部分联合，诱导缓解减到只用两个化疗周期[101]，连续 AT 后巩固包含 2 周期 VDTPACE，其后维持是 1 年 VTD 加 2 年用地塞米松加沙利度胺。用沙利度胺和地塞米松的所谓"桥接疗法"覆盖脱离治疗期，以减少化疗和 AT 后细胞因子的释放，其发挥的抗凋亡效应有可能保护残存的骨髓瘤细胞[102]。初步结果非常令人鼓舞，显示 EFS 和 OS 曲线非常接近，分别为 86% 和 84%，2 年时 80% 患者维持在 CR 状态是前所未有的，且治疗相关死亡只有 5%，2 年 nCR（仅免疫固定电泳阳性）/CR 率和 CR 率，TT$_3$ 明显高于 TT$_2$（分别为 83% 比 68% 和 56% 比 44%）。

欧洲随机研究

欧洲数个随机试验研究了连续 AT 观念，包括 IFM94、荷兰 - 比利时 HOVON 和博洛尼亚 96 研究[103-106]（表 8.3），所有试验都证实连续 AT 没有过多毒性。法国协作组比较了 IFM94 研究中用 MEL140 的单一移植与分别在第一、二次预处理中

表 8.3　单次与双次 AT 比较的随机试验

试验组	例数	年龄限制	随访时间（月）	处理方案	CR%（单次比双次）	中位 EFS（单次比双次）	中位 OS（单次比双次）	结论
IFM[103]	399	≤ 60	75	MEL140+TBI → MEL140	42 比 50	25 比 30	48 比 58	双次组 OS/EFS 较好
HOVON24[253]	304	≤ 65	56	MEL140 → Cy120+TBI	13 比 28	20 比 22	55 比 50	双次组 EFS 较好，OS 无差别
MAG95[254]	227	≤ 55	53	MEL140+CCNU/VP16/Cy/TBI 比 MEL140 → MEL140+TBI	39 比 37	31 比 33	49 比 73	EFS 无差别，双次组 OS 较好
Bologna96[255]	228	≤ 60	55	MEL200 → MEL120+Bu12	35 比 48	25 比 35	59 比 73	双次组 OS/EFS 较好
GMMG HD2[256]	261	≤ 65	NR	MEL200 → MEL200	不可用	23 比 29	无差别	双次组 EFS 较好

用 MEL140、MEL140/TBI 的连续移植[103]，观察到连续移植组有优越的 7 年 EFS 和 OS 概率（分别为 20% 比 10% 和 42% 比 21%），3 年后 EFS 与 OS 曲线分离，当随访超过 5 年时，生存益处才有明显的统计学意义，表明重要的在于获得长期随访数据，且早期结果终点不要用 CR 作为替代指标。在多因素分析中，OS 改善与不存在 CA、年轻、LDH 和 β_2 微球蛋白水平低和分入连续 AT 组相关，从连续 AT 中获益最大的患者是首次 AT3 个月后至少没有获得非常良好的部分反应者。

在最近发布的博洛尼亚 96 研究中，双次 AT 明显将获得接近 CR（nCR）从 33% 增加到 47%，将 5 年 EFS 从 17% 延长到 29%[104]，连续 AT 延长 EFS 近 1 年，与较高 CR 率有关，首次移植后没有获得 nCR 的患者，再次移植后有 20% 还能达到 nCR，对 VAD 常规化疗敏感的患者，双次 AT 获得 CR 率为 73%，而单次 AT 组为 52%；相反地，对 VAD 难治的患者，单次和连续 AT 组的 CR 率相似，这支持了即使双次 AT 也难以克服对常规化疗的耐药。单次和双次 AT 关于 OS 的获益相似（46% 比 43%），复发后 2 年 OS 在单次移植组长于双次移植组（62% 比 51%），这可以用挽救治疗相继应用来解释。约 1/3 患者接受了非计划的第二次移植，掩盖了第二次移植步骤给予的生存益处，另外，一半患者用新药如沙利度胺和硼替佐米治疗，可能逆转了对 HDT 的耐药。

荷兰 - 比利时 HOVON24 研究，比较标准组（2 周期 MEL70mg/m² "强化"化疗）与高剂量组（2 周期 MEL70mg/m² "强化"化疗及其后环磷酰胺/TBI 加 AT）[105]。患者 VAD 诱导缓解化疗后随机化分组，纳入 379 例患者，仅 261 例随机化，清髓治疗 CR 率较高（29% 比 13%），至进展时间（TTP）较长（31 个月比 25 个月），但两组 EFS 和 OS 相似，细胞遗传学研究亚组的 120 例患者中，染色体 1p/q 异常预示 EFS、TTP 和 OS 不良。高剂量组 CR 相对低，以环磷酰胺和 TBI 作为清髓预处理是这个研究应受批评的地方，Cy/TBI 对减少骨髓瘤细胞不如更常用的高剂量 MEL，高剂量组至少 EFS 并不好，但这也不令人惊讶。法国 MAG95 在 230 例 < 56 岁患者中应用 2×2 设计来研究连续 AT 和 CD34+ 选择自体移植物净化的效果，与单次的 AT 相比，非 CD34+ 细胞选择的连续 AT 可改善 OS，CD34+ 细胞选择没有产生生存益处，且与感染

并发症危险增加有关。

非常明显，器官功能良好的年轻患者能很好地耐受连续 AT，且移植相关并发症和死亡率是可接受的，多数研究已经证明连续 AT 改善了 EFS，目前认为 MEL200mg/m² 是最合适的预处理方案，似乎从第二次 AT 步骤获益最大的患者是首次 AT 后没有 nCR 者，侵袭性疾病的患者好像并不能因连续 AT 改善情形，例如 CA 异常者，虽然在 TT₃ 中异常 CA 的不良预后好像减轻了。

报告的最好结果是两次移植施行间隔在 12 个月内[94,106]。TT₃ 的早期结果看来非常好，而且似乎支持硼替佐米或其他新药结合到移植程序中。直觉上这似乎是合理的假设，短时间段内两次按计划的移植将达到较好的细胞减少和结果。但是连续 AT 从来没有正式以随机方式与单次 AT 后复发病例的第二次挽救 AT 比较过，第二次移植的最佳时机因此也不清楚[107-110]。应当注意，复发时细胞遗传学异常和高危基因表达谱的比例增加，提示疾病有更多演化，可能对挽救过程反应不好。

维持治疗

HDT 和 AT 后随着不断复发，生存曲线缺乏平台，表明以延长反应持续时间为目标的维持治疗探索的合理性。此外，AT 可以把肿瘤负荷降到很低，这样使药物或免疫调节剂的长期抑制作用更容易，一些药物已经或正在用于维持探究，包括干扰素 -α（IFN-α）、皮质类固醇、双膦酸盐、沙利度胺、雷利度胺、硼替佐米以及这些药物的联合。

IFN 是作为 AT 后维持治疗研究的第一个药物，来自欧洲血液与骨髓移植组（EBMT）的 Meta 分析中它只有很小的益处[111]，但是两项随机试验没有显示任何明显的生存益处[48,112]。在 IFM99 研究中，AT 后患者随机分为无维持、帕米膦酸钠或帕米膦酸钠联合沙利度胺组[113]，以 3 年 EFS 为界的随机化结果分别为 36%、37% 和 52%，表明沙利度胺是有效的维持策略，获益的患者是没有获得 CR 或 VGPR 且无染色体 13 缺失。阿肯色州的结果显示：也许应该在 AT 后保存沙利度胺，以避免耐药的发展。在 TT₂ 中，治疗过程中始终应用沙利度胺，延长了 EFS，但由于耐药引起复发后生存期短，没有延长 OS，复发后短生存期是由于染色体 1q21 扩增增多[114]。在法国和阿肯色州的研究中，

由于神经病变都有相当的退出率。IFM 研究中沙利度胺的中位剂量是 200mg，剂量超过 400mg 也探究过，但多达 68% 的患者不能耐受，6 个月内需要调整剂量，表明沙利度胺维持治疗不应超过每日 200mg[115-116]。事实上，沙利度胺的确切治疗剂量并不清楚，因为观察到剂量低至每日 50 mg 也产生反应 [117-118]。雷利度胺因不引起神经病变，被建议作为沙利度胺的替代选择，然而，在 AT 后使用雷利度胺不得不审慎，因为可以引起明显的骨髓抑制，或许因为 AT 后骨髓储备减少了。

AT 后获得完全缓解重要吗？

本文骨髓瘤的 AT 试验中，M 蛋白的消失被认为在预测生存优势上起关键的作用 [44-45,52,119-123]。急性白血病的经验意味着没有早期 CR 生存是不可能的，由此推断，治愈骨髓瘤的关键一步是 CR。但是一些观察资料对 CR 是骨髓瘤中延长生存的必要条件的观点提出了挑战 [124]，Mayo 临床报告无论患者是否达到 CR，凡经过 AT，其 PFS 和 OS 就是相似的 [125]；TT₂ 中具有 CA 的患者 CR 率 40%，与无 CA 者相似，但高剂量 MEL 治疗后，他们的中位生存期却明显较短，TT₂ 沙利度胺组也有相似观察所见，较高的 CR 率和 EFS 却没有转化为生存优势。

骨髓瘤达到 CR 通常是逐渐的和累积的过程，即使应用了大剂量治疗计划，TT₂ 中达到 CR 所需中位时间也要 12 个月 [95]。另外，难治骨髓瘤细胞残留部位，在 MRI 上定义为点状病损（FL），其消

失滞后于血液和尿液中 M 蛋白消失 2 年 [126]。荒谬的是诸如 CA、LDH 增高等疾病侵袭特点和 IgA 型成为 CR 的预测因子 [97]。我们最近还报告，诊断时游离轻链水平高可以预测获得 CR[127]，这些参数一方面反映了骨髓瘤越增殖，对联合化疗越敏感，另一方面，当降低肿瘤增殖不够充分时，由于骨髓瘤的快速再生，就导致 EFS 和 OS 较短。

相反地，由意义未明单克隆丙种球蛋白增多症（MGUS）演进而来的骨髓瘤和冒烟型骨髓瘤的 CR 率明显较低，但其 EFS 和 OS 与原发性骨髓瘤比不相上下，这些患者的低 CR 率可能是由于较低增生率，反映了疾病更为惰性，不易受标准和高剂量化疗清除的影响。有趣的是这些患者 MRI 定义的 FL 也较少。目前不知道是否所有原发性骨髓瘤最初都来源于 MGUS，最近通过基因芯片分析确定了 1 例称为 MGUS 样骨髓瘤，其基因信号与 MGUS 或由 MGUS 演进的骨髓瘤相似 [4]，MGUS 样骨髓瘤有良好的临床特征，与非 MGUS 样骨髓瘤相比，CR 率虽低但生存较优。有趣的是，可以在 TT₁ 研究的长期生存（> 10 年）的大多数患者中，发现 MGUS 样信号 [94]。综合起来，这些事项提示 CR 与生存的相互关系不适合于所有骨髓瘤患者。

我们最近确定一个 70- 基因模型，是从 13% ～ 14% 患者中识别出来的，这些患者因 CR 期短处于疾病早期相关死亡的非常高危中（见下文）[7]，与包括中期细胞遗传学等标准预后变量相比，70- 基因模型对 TT₂ 患者具有更强的预测结果的能力，TT2 患者具有高危积分且不能获得 CR，OS 和 EFS

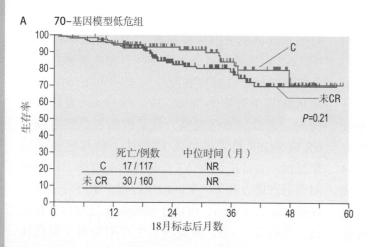

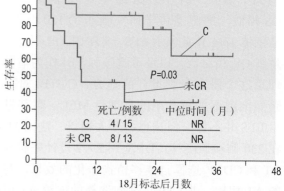

图8.1　达到CR对于高危骨髓瘤患者的OS是唯一重要的

有空前高危的比例（图 8.1）。相反地，未获 CR 却有良好 70- 基因积分的患者，并无不利，因此似乎获得 CR 仅是真正高危组骨髓瘤患者延长生存的关键，这样极有可能仅是基因表达谱所赐 [128]。这些数据提示在新药的临床试验中以 CR 作为 OS 和 EFS 的替代标志可能并不实用，没有分子水平描述骨髓瘤的特征，使用时应极为慎重。

细胞遗传学和基因表达谱可以预测 AT 后的结果

到目前为止对不同骨髓瘤亚组的治疗还并不是靶向性的，一些标准预后因素（SPF）已用于识别对 AT 预后的影响。类似于侵袭性淋巴瘤，LDH 增高既反映了肿瘤高负荷的表现，又常与髓外病变相关 [129]，常用的国际分期系统（ISS）基于与肿瘤负荷相关的血清 β_2 微球蛋白水平和表示细胞因子水平增高的白蛋白，但该分期系统没有考虑细胞遗传学的作用，因此很少以该变量评估患者 [130]。中期 CA 表明有较大风险，超过了标准预后变量的危险性。描述过的其他预后变量包括亚二倍体、以浆细胞标记指数测量骨髓瘤增生能力、循环浆细胞和蛋白小体 [131-133]。

虽然通常的病理反映浆细胞增生无法控制，但骨髓瘤显示了极大的基因组复杂性，最近细胞和分子基因的进展，使人们对骨髓瘤的病理生理和分类有了新的见解 [5]，通过细胞遗传学和基因表达谱（GEP）的识别，基因组错误和它们与治疗反应的关系被广泛理解，这对所采用的危险组策略的发展非常重要。约 30% 的患者中可检测到中期细胞遗传学异常 [134]，中期细胞遗传学比间期荧光原位杂交（FISH）预测结果更有力，因为包含了骨髓瘤克隆中具有自我增殖能力的细胞，这些细胞不需要骨髓微环境（ME）的支持。间期 FISH 不依靠细胞分裂，在非周期细胞中捕获错误基因组，因而可增加检测出异常细胞比例至 80% ~ 90% [135]，间期 FISH 还可检测如 t（4；14）这样的重要细胞遗传学隐蔽易位，而且保存的材料还可重复再用。[136,137]

有种假设就是三种细胞周期蛋白基因之一的广泛活化是髓性肿瘤发生的启动事件 [138]，流式细胞术检测出的非整倍体在骨髓瘤患者中占很高的比例 [100,139]，骨髓瘤可以分为超二倍体型和非超二倍体型。60% 的病例发生超二倍体型骨髓瘤，并以非

整倍数的染色体三体分型，包括三体 1、3、5、7、9、11、15、19 和 21，并与较差预后无关 [140]。超二倍体型骨髓瘤有骨损害发生率高的特点，并与 DKK$_1$ 表达增高相关 [141,142]，骨髓瘤细胞系通常是非超二倍体型，表明没有 ME 的支持也能生存。骨髓瘤骨损害的增加和细胞系缺乏超二倍体都表明超二倍体性骨髓瘤更依赖于 ME 的相互作用 [138,142,143]，获得染色体 1q 和 7、del13 及缺乏三体 11 的超二倍体亚组骨髓瘤具有更保守的预后 [144]。法国血液病细胞遗传学组证明染色体数量形式是骨髓瘤的重要预后因素，有非整数倍三体的超二倍体患者比亚二倍体病例经过明显要好（中位 OS，34 个月比 14 个月）。

其余 40% 病例为非超二倍体骨髓瘤，以 14q32 易位为特点，其免疫球蛋白重链位点可以引起通常是非活化的原癌基因的转录活化，这就引起周期性 IgH 易位活化了 CCDN1 t（11；14），发生率 17%。

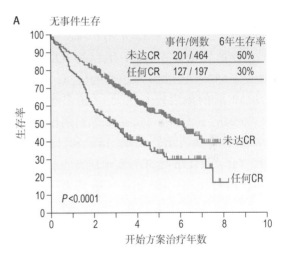

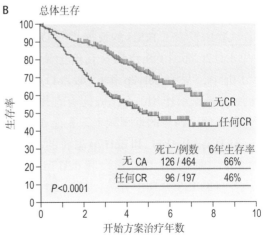

图8.2　细胞遗传学异常（CA）的重要性：TT2细胞遗传学的患者具有更优势的EFS和OS

FGFR3 和 MMSET 基因 t（4；14），发生率 17%；c-MAF t（14；16），发生率 6%；MAFB t（14；20），发生率 6% 和 CCND3 t（6；14），发生率 3%[5,135,145]。三体 11 或 t（11；14）引起细胞周期蛋白 D₁ 过表达，与对 STD 和 AT 有良好反应相关[146-148]，相比于 t（11；14），MAF 和 FGFR3/MMSET 基因易位显示结果较差[131,146,149]，其他不良细胞遗传学特征包括 del 17p、亚二倍体和 del 13q14，与前述的 IgH 相关易位和 MM-MDS 核型紧密联系[121,150-154]。

阿肯色组自 1989 年开始系统性地进行中期细胞遗传学研究，先期认识到染色体 del 13 和其他细胞遗传学异常代表不良预后[52,134,137,155,156]（图 8.2）。中期细胞遗传学异常在所有 3 个 TT 试验中独立地与较差 OS 和 EFS 生存相关，比仅根据基因表达谱有更强的预测能力。其他研究组使用间期 FISH 和中期细胞遗传学也证实了 del 13 所表明的不良预后[140,157,158]。

亚二倍体和高 β₂ 微球蛋白的出现，可以识别出低危的人群[131]，对 AT 治疗的 110 例患者的 del 13 和高 β₂ 微球蛋白进行了类似观察[159]，Keats 等报告了一个 208 例患者研究用 t（4；14）可以预测对 VAD 诱导化疗和 AT 后生存的不良反应[150]，17p13.1 是 p53 基因肿瘤抑制物的位点，它的出现也表明 AT 后的预后较差[160,161]。在东部肿瘤协作组 E9486/9487 试验中，Fonseca 等识别出常规化疗患者 3 种不同预后组：t（4；14）和（或）t（14；16）和（或）del17p 具有不良预后特点，del13q 但无 t（4；14）、t（14；16）和 del17p 具有中等预后特征，t（11；14）或无异常为良好预后组[149]。在 AT 背景下，del17p、t（4；14）和 t（14；16）也报告有同样的观察结果[147,153,161]。

Avel-Loiseau 等在纳入 IFM99 治疗的近 1 000 例患者试验中发表了 FISH 的数据[162]。Del13q、t（4；14）和 del17p 都对 OS 和 EFS 有负面影响，在多因素分析中，只有 del17p 和 t（4；14）对 EFS 和 OS 有独立的预示作用，del13q 的有害作用依赖于 del17p 和 t（4；14）的发现频率，无论 del13q 是否出现，没有 t（4；14）和 del17p 患者的 OS 及 EFS 是相似的，而且，t（4；14）和 del17p 可以把不同组从各自的 ISS 分期中分离，缺乏 t（4；14）和 del17p、且 β₂ 微球蛋白 < 4mg/dl 的患者 83% 有很好的 4 年 OS，很明显地从连续 AT 中获益，相反地，具有 t（4；14）或 del17p，结合 β₂ 微球蛋白 < 4mg/dl，AT 后只有 19 个月 OS 的不良预后表明这些患者应

当考虑其他治疗方法。

业已发现染色体 1 的连续重复和跳跃易位与更晚期骨髓瘤表型有关[163-166]。1q21 区增加是最常重现性的人类癌症异常[167-170]。分析 479 例骨髓瘤患者，从诊断到复发 1q21 扩增（amp1q21）的比例增加（43% 比 72%），提示该基因损害在疾病进展中发挥作用[114]。复发时 1q21 细胞比例和 1q21 复制数量都增加，表明存在促进耐药的基因剂量效应。Amp1q21 还缩短复发后的生存，TT₂ 治疗新诊断的含 amp1q21 的患者，5 年 EFS 和 OS 不佳（分别为 38% 比 52% 和 62% 比 78%；P < 0.001）（图 8.3）。基因列阵数据的相关性显示 100% 有 C-MAF 和 t（14；16）、75% 有 FGFR3/MMSET 和 t（4；14）峰的患者，含 amp1q21。这与 IFM99 连续 AT 研究中的发现相似，那个研究中 del13 与 t（14；16）和

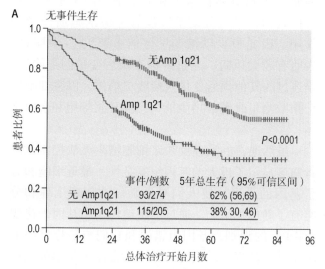

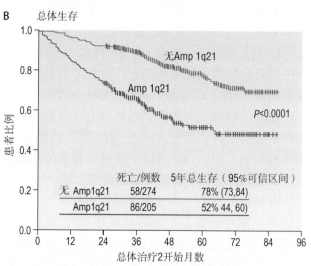

图8.3　TT2骨髓瘤方案中无amp1q21患者具有更优势

t（4；14）强烈相关[162]，有趣的是沙利度胺只改善缺乏 1q21 的患者增高其 EFS，表明 amp1q21 是分配患者接受包括沙利度胺的 AT 方案的重要决定因素[150]。CKS1B 基因定位于 1q21，与 AT 后较短无进展生存（PFS）相关[171]，CKS1-B 促进细胞周期蛋白依赖激酶抑制物 p27（Kipl）的泛素化和降低，其控制细胞周期 G_1 到 S 期的转变[172]。

总之，这些数据支持了这样的观点，即中期和 FISH 细胞遗传学技术的应用可以识别对 AT 方法倾向不佳的高危组，包括有高水平 amp1q21、t(4；14)、t（14；16）、t（16；20）和 MM-MDS 核型的患者。

即使细胞遗传学进展被用于识别高危患者的预后，患者个体的预后依旧是高度易变的，TT_2 数据最近的多因素分析强调，风险比不超过 2.0 时标准预后因素和中期细胞遗传学对生存易变性的解释能力是有限的[128]。白血病和淋巴瘤基因表达谱促进了对基本亚型的描述，这是有临床相关性的[173-177]。因此为了治疗进展，应在基因数据的背景下对结果数据进行分析。Zhan 等基于常见的基因表达信号结合不同临床特征和对连续 AT 的反应[5]，描述了骨髓瘤 7 种亚组[5]。识别出 3 组高危者：第一组是增殖基因过表达，称增殖组；第二组是 MMSET t（4；14）过表达；最后一组是 c-MAF 或 MAFB 峰表达，这些高危组的显著特点是染色体 1q 上基因过表达。Shaughnessy 等猜测极度基因表达可能表示基因复制数量的改变，其可用来预测生存[7]。定位于染色体 1 上的基因超过 70 个，要么高度过表达（chr.1q），要么表达水平明显降低（chr.1p）。按上调和下调基因平均表达水平比例，13% 的患者为高危积分（图 8.4）。在以两个不同的连续 AT 方法治疗的 532 例患者中，这个高危积分与 CR 持续时间、OS 和 EFS 缩短相关。不像传统的 SPF 和 CA 的风险比不超过 2，70- 基因模型在没有达到 CR 者中对应非常高危组患者，风险比前所未有地高（分别对 OS、EFS > 6 和 > 5），独立于 SPF、ISS 分期系统和细胞遗传学[128]。有趣的是基于 70 基因危险积分，t（4；14）组可分为良好和不良结果两组，清楚地表明并非所有 t（4；14）都预后不佳，正如以前曾提到的[178]，76% 的高危积分患者复发时，能够提供克隆演化的分子证据，它们决定复发后的结果。多因素判别分析识别了 17 个基因，对检测高危骨髓瘤有相似的预测能力[7]，TT_3 中高危组和低危组 2 年 OS 可能性为 91% 比 88%，EFS 可能性为 50% 比 54%。17- 基因的 PCR 套装试剂正在开发中，将提供一个简单而非常有效的分子基础预后测试，代替 SPF 和细胞遗传学，淘汰只有有限预测意义的许多预后变量的测定必要。

A 测试集里70个基因的识别和验证

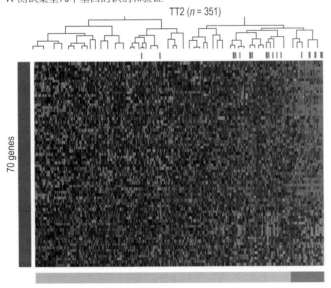

B 确定13%为高危MM

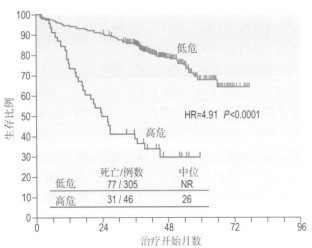

图8.4 （A）新诊断的骨髓瘤患者70个基因的热图具有明显的相似性。排成红条的51个基因代表上调因疾病早期死亡的风险，绿条指定的19个基因下调风险，柱上红条表示因疾病相关死亡的患者

（B）13%高危骨髓瘤患者OS明显更差（高危组）

骨髓瘤的异基因干细胞移植

已证明骨髓瘤完全清髓预处理后异基因干细胞移植（allo-SCT）有毒性，与 25% ～ 50% 的高 TRM 相关[179-184]。EBMT 报告比较移植时期 1983—1993 年（n=334）和 1994—1998 年（n=356），TRM 有改善，推测是由于选择了之前较轻治疗的患者和支持疗法的进步，TRM 由 46% 减少到 30%，但预处理相关死亡率仍然高的难以接受。[185] 总的来说，allo-SCT 后 5 年以上仍然处于 CR 的患者不超过 20%[180-181,184]。EBMT 和 HOVON 组的 2 项病例对照研究事实上表明 AT 有更长的生存期，而不是 allo-SCT[179,186]。高 TRM 基本上抵消了异基因移植比自体移植的潜在优势，且完全清髓异基因移植因此几乎被完全抛弃。

但是，因为使用异基因细胞移植有潜在益处，骨髓瘤的异体 SCT 依然是有意思的问题。首先，异基因移植物没有骨髓瘤细胞的污染，同基因移植与病例配对的 AT 比较，复发率较低（36% 比 78%，4 年时），表明 AT 背景下的一些复发可能来自污染的移植物，尽管同基因背景下移植物抗骨髓瘤（GVM）效应还不能排除[187]；第二，有实际的证据表明 GVM 效应是由异基因供体细胞介导的，复发患者撤退免疫抑制剂，产生了与 GVHD 相关的 GVM[188]，一些研究证实了供者淋巴细胞输注（DLI）对复发的抗骨髓瘤效应[189,190]。尽管最初的结果非常令人鼓舞，但最近研究表明 DLI 后 CR 率不会高于 30%，因此可能反映了（以前）报告的偏差[191-193]。一项单中心研究报告了 27 例患者中只有 5 例反应持续 30 多个月[194]，另外 GVM 效应发挥与较为严重的 GVHD 强烈相关[193]。

一篇对 29 例患者的回顾性文章报告发生 GVHD 的患者 82% 可见 GVM 效应，只有 29% 的患者临床无明显 GVHD[195]。骨髓瘤 allo-SCT 后发生慢性 GVHD 与复发率减少也相关，增强了骨髓瘤的 GVM 和 GVHD 的紧密相关性[196]；第三，allo-SCT 似乎能够使骨髓瘤细胞减低至敏感分子技术无法发现的水平，免疫球蛋白基因重排 PCR 阴性被定义为分子缓解，更常见于异基因移植后，而不是 AT 后，预示了生存改善[197,198]，48 例清髓 SCT 血液学缓解患者证实了这些结果，当 PCR 阳性时 5 年累积复发危险性为 100%，而保持持续 PCR 阴性的患者，该指标为 0[199]，这些都表明异基因移植有可能获得优越的降低细胞作用，某些患者可能转化为治愈。

全清髓性异基因移植的 TRM 率高导致移植前采用减低强度预处理方案（RICT 异基因移植），西雅图中心最先在狗模型发展了 RICT 异基因移植，并接着在人类中应用[200-206]。应用的基本前提是减低强度预处理（RIC）与预处理相关毒性较少，并注意是提供免疫抑制，允许供体移植物的建立，其后移植物中的供体免疫活性细胞获取肿瘤清除，这些细胞可以识别次要组织相容性抗原和其他抗原。数项研究表明对自体移植失败或化疗耐药的患者，RICT 并不是一个好的挽救策略，尽管 TRM 有比较可观的减少[207-209]。一项研究表明，之前 AT 复发可以预示 TRM、复发和死亡[210]。比较异基因移植后复发时 DLI 治疗的结果，显示 GVM 效应并没有复发性慢性髓性白血病和淋巴瘤中所见的抗肿瘤效应，因此下一步自然是把 MEL200mg/m² 的 HDT 减低细胞效应与 RICT 异基因移植的 GVM 效应结合起来，即所谓顺序自体 - "微小" 异基因移植过程[207,211,212]。

目前还没有用随机方式研究比较连续 AT 与自体 - "微小" 异基因移植的不同，已发表和正在进行的几项研究（IFM9903、HOVON-50 和 BMT-CTN0102）都依赖于 "基因" 随机化，即有 HLA 相合的同胞供体就纳入顺序自体 - "微小" 异基因移植。IFM-9903 研究纳入以 β_2 微球蛋白 > 3mg/dl 和 FISH del13 定义的高危骨髓瘤患者，连续 AT 组 219 例患者，65 例患者因有 HLA 相合同胞供体而进入顺序自体 - "微小" 异基因移植组[213]，两组比较，过程是安全的，100 天内死亡率 4.3%，TRM 为 10.9%，但是以治疗意向分析，两组中位 OS（41 个月比 35 个月）和 EFS（30 个月比 25 个月）没有差别，由于复发率高而没有平台期，预计 5 年 EFS 为 0，不良危险目标人群的事实可以对此做出解释，该结果表明顺序自体 - "微小" 异基因移植对高危骨髓瘤患者，并不比连续 AT 提供任何优势，该研究使用相对高剂量 ATG（12.5mg/kg）受到批评，这可能减弱了顺序自体—"微小" 异基因移植组的 GVM 效应[214,215]。

意大利多中心研究采用同样模式，纳入 80 例患者，MEL200mg/m² AT 接 200 cGy TBI 预处理的微小异基因移植[216]，接受微小异基因移植的患者中，19% 实际上因复发和疾病进展还接受了 DLI，连续 AT 对照组有 82 例患者第一次 AT 用

MEL200mg/m², 第二次 AT 的 MEL 剂量从中等的 100mg/m² 到清除性的 140 ～ 200mg/m² 各不相同, 顺序自体 - "微小" 异基因移植组的中位 OS 和 EFS 较优 (分别为 80 个月比 54 个月、35 个月比 29 个月)。与 IFM 研究比较, 这项研究的主要问题是 64% 患者缺乏细胞遗传学数据, 这是最强的结果预测因素。此外, 广泛型慢性 GVHD 2 年发生率达 32%, TT₂ 中年龄 < 65 岁患者 (n=532) 的 5 年生存率为 68%, 实际上等同于这篇报告的自体 - 异基因移植的结果, 且还没有慢性 GVHD 的不可预测结果[217]。

总的来说, 要比较发表的许多 RICT 异基因移植研究是困难的, 因为在预处理方案类型、T 细胞清除的应用、之前 AT 的次数、提前还是治疗性 DLI 的使用、诱导缓解化疗的次数和类型等方面有相当大的可变性[218]。据报告几项因素可以预测不良结果, 包括使用无血缘供体, 应用阿仑单抗而非 ATG 做 T 细胞清除、缺乏慢性 GVHD、del13q14、化疗难治性或复发性骨髓和之前 AT > 1 次[207,219-226]。大多数这些研究, TRM 有相当明显的减少, 可减少至 15% ～ 30%, 但是 OS 处于 30% ～ 40% 不等, 复发率 40%~77%。总之, 这些结果并不比连续 AT 明确更好, 主要的一个问题是对高危患者的处理, 似乎连续 AT 与顺序自体 - "微小" 异基因移植都有同样的困难经过; 相反地, 用目前的 AT 方法, 低危患者结果很好, 用异基因移植方法即便没有早期死亡和经历长期 GVHD 的风险, 在未来的研究中预计 10 年生存超过 50% 也是非理性的。

对 RICT 异基因移植数据的上述解读可能产生这样的印象, 那就是骨髓瘤的异基因移植如 "恐龙", 命中注定要灭绝。但实际可能并不如此, 有些方法可以改善骨髓瘤的 RICT 异基因移植, 应当考虑将异基因移植纳入临床试验, 以探索新的治疗策略。首先, 许多 RICT 异基因移植可能过于依赖于 GVM 效应, RICT 异基因移植前的众多预处理方案中, 有些明显不如金标准方案 MEL200mg/m², 在杀伤骨髓瘤方面, 不太理想的方案包括氟达拉滨 / 低剂量 TBI、MEL100mg/m²、MEL100mg/m² 与氟达拉滨 / 低剂量 TBI 和环磷酰胺 / 低剂量 TBI。用诸如 MEL200mg/m² 或 BEAM (卡莫司汀、依托泊苷、阿糖胞苷、美法仑) 这样高度有效而耐受良好的方案, 很容易取代那些方案, 把新药结合进入预处理方案可能增强减低细胞的能力, 硼替佐米和沙利度胺加入进 BEAM (VTD-BEAM), 很少有过多毒性, 已用于 "挽救性" AT (van Rhee 等, 未发表的观察)。

异基因移植后治疗新药的应用也可能起作用, 沙利度胺已用于慢性 GVHD 的治疗。一项研究报告小剂量沙利度胺联合 DLI 可以改善反应率[227], 老鼠实验研究表明硼替佐米可以减少 GVHD 且还可保留移植物抗白血病效应[228], 硼替佐米还能选择性清除异基因反应性 T 细胞, 目前正在临床研究中探索作为预防 GVHD 的药物[229], 对于骨髓瘤具有额外的抗骨髓瘤活性。雷利度胺在异基因移植后也找到了治疗性应用, 因为具有活化 NK 细胞和 T 细胞的能力, 尽管可能触发 GVHD[230]。

骨髓瘤的异基因移植的下一个主要步骤将是分离 GVHD 和 GVM。作为先驱者, Barrett 和 Cavazzano-Calvi 已经建立了分离 GVHD 和 GVL 的平台[231-232]。但实际上同样重要的是增强 GVM 的特异效果, 为了把供体的抗骨髓瘤免疫转移给患者, 实验研究已用个体化或肿瘤溶解疫苗接种于健康供体[233,234]。最近我们在健康供体中证明 MAGE-A₃ 蛋白的免疫能够产生强大的细胞毒性辅助 T 细胞和体液反应, 并把这种免疫转移给了同基因移植后 MAGE-A₃ 阳性骨髓瘤患者, 在过继免疫转移后 1 年多, 患者和供体中的记忆细胞毒 T 细胞仍能扩增[235]。

骨髓瘤中曾描述的肿瘤相关的一些其他抗原可于异基因移植后探索应用, 选择 KIR 不合供体及异基因 BMT 后输注 KIR 不合的 DLI 也可以特异性地增强 GVM 效应[226,232]。

最后, 重要的是应认识到骨髓瘤的异基因移植将在应用上总是有一些限制, 因为骨髓瘤明显是一个老年人的疾病, 当考虑到相合供体的可用性时, 可能只有 10% 的患者是异基因 SCT 的合适人选。

新药和纳入风险治疗策略

对复发性 / 难治性和新诊断的骨髓瘤, 已证明一些新药有活性, 包括沙利度胺、雷利度胺和硼替佐米[96,98,216-240], 包括 MPT、MPR、VTD、VMP、VMPT、PAD 和 ThaDD 等新药联合方案显示了协同作用, 且一些试验报告了高 PR 和 nCR 率[73-75],[241-246]。但是, 所有这些研究随访时间短, 且目前也不知道这些新药能否达到 10 年生存率 30%, 这是高剂量 MEL 为基础的 AT 的基准, 因而舍弃高剂量 MEL 为基础的 AT 还为时尚早。

处理骨髓瘤曾有一些建议，除了SPF外，多数都包含细胞遗传学[6,247]。仅基于SPF的危险分层模型对患者结果易变的解释能力有限，因此不可能对改善骨髓瘤的结果有主要贡献[123]。细胞遗传学具有重要性，技术水平发展方向是通过基因表达谱（GEP）确定高危疾病。GEP的缺点包括标本消耗（特别是多中心试验）、花费高、需要严格的质控和标本周转时间，在所谓的"杰出中心"之外应用受到限制[248]，"骨髓瘤PCR成套试剂"的引入可能消除这些问题，且在不久的将来可能基于疾病生物学危险的基因分层，以17个基因的RT-PCR数据为基础，这将可以在诊断时就把骨髓瘤患者分为标危和高危，这17个基因将提供骨髓瘤个体化的纳入风险治疗（MIRT）积分。目前所有方法对高危患者都很差，高危患者应当进入临床试验以探索新的疗法和新药的组合（图8.5），作为治愈策略的一部分，这些患者可能更需要"基因毒性"疗法，因为任何残存细胞都可能引起复发。可以想象，标危或低危老年患者，应遵从提供长期生存控制为目标的治疗方法，但是，尤其是对年轻患者，标危组中还有许多问题没能回答。未来的研究中，这些患者应当前瞻性随机分组为新药联合与MEL为基础的HDT对比，以研究新药是否能提供相似的长期生存。其他研究以随机化的形式可致力于几个尚未回

答的问题，包括：a.AT前最有效和最快速的诱导方案是什么？ b.新药与AT时的高剂量MEL有协同效应的可能性吗？ c.AT后持续缓解中，新药有无维持的作用？最后一个问题具有特别重要性，因为MEL为基础的AT似乎在生存曲线中并不能导致平台期。

致谢

感谢为我们的患者提供极好照料的MIRT临床、研究、护理和管理的所有人员，最后我们还要感激参加我们研究方案及对MIRT保持信心的患者。

（江 岷 译　江 岷 校）

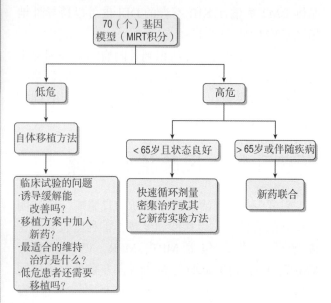

图8.5　基于基因表达的纳入方法确定风险为危险（70基因模型）和可能的临床试验，目前可用的最好的结果数据来自总体治疗，良好危险组患者中CR率>90%（ *n* ），3年中位随访期内很少复发，高危患者仍留下了艰难的问题，应当进入临床试验，探索新的方法。

参考文献

1. SEER:http://seer.cancer.gov/csr/1975 2004/results merged/sect 18 myeloma.pdf)
2. Zhan F, Hardin J, Kordsmeier B et al. Global gene expression profiling of multiple myeloma, monoclonal gammopathy of undetermined significance and normal bone marrow plasma cells. Blood 2002;99:1745–1757
3. Bergsagel PL, Michael Kuehl WM et al. Molecular pathogenesis and a consequent classi-fication of multiple myeloma. J Clin Oncol 2005;23:6333–6338
4. Zhan F, Barlogie B, Arzoumanian V et al. A gene expression signature of benign mono-clonal gammopathy evident in multiple myeloma is linked to good prognosis. Blood 2007;109:1692–1700
5. Zhan F, Yongsheng H, Simona C et al. The molecular classification of multiple myeloma. Blood 2006;108:2020–2028
6. Dispenzieri A, Rajkumar V, Gertz MA et al. Treatment of newly diagnosed multiple myeloma based on Mayo stratification of myeloma and risk-adapted therapy (mSMART). Mayo Clin Proc 2007;82:323–341
7. Shaughnessy JD, Fenghuang JR, Burington BE et al. A validated gene expression model of high-risk multiple myeloma is defined by deregulated expression of genes mapping to chromosome 1. Blood 2007;109:2276–2284
8. Bergsagel DE, Sprague CC, Austin C, Griffith KM. Evaluation of new chemotherapeutic agents in the treatment of multiple myeloma: IV. L-Phenylalanine mustard (NC-8806). Cancer Chemother Rep 1962;21:87–89
9. Alexanian R, Haut A, Khan AU et al. Treatment for multiple myeloma. Combination chemotherapy with different melphalan dose regimens. JAMA 1969;208:1680–1685
10. Alexanian R, Dimopoulos M. The treatment of multiple myeloma. N Engl J Med 1994;330:484–489
11. Gregory WM, Richards MA, Malpas JS. Combination chemotherapy versus melphalan and prednisolone in the treatment of multiple myeloma: an overview of published trials. J Clin Oncol 1992;10:334–342
12. Group MTC. Combination chemotherapy versus melphalan plus prednisone as treatment for multiple myeloma: an overview of 6633 patients from 27 randomized trials. Myeloma Trialists' Collaborative Group. J Clin Oncol 1998;16:3832–3842
13. Fassas A, Tricot G. Result of high-dose treatment with autologous stem cell support in patients with multiple myeloma. Semin Hematol 2001;38:203–208
14. Lenhoff S, Hjorth M, Holmberg E et al. Impact on survival of high-dose therapy with autologous stem cell support in patients younger than 60 years with newly diagnosed multiple myeloma: a population-based study. Nordic Myeloma Study Group. Blood 2000;95:7–11
15. McElwain TJ, Powles RL. High-dose intravenous melphalan for plasma-cell leukaemia and myeloma. Lancet 1983;2:822–824
16. Selby PJ, McElwain TJ, Nandi A et al. Multiple myeloma treated with high dose intrave-nous melphalan. Br J Haematol 1987;66:55–62
17. Barlogie B, Hall R, Zander A et al. High-dose melphalan with autologous bone marrow transplantation for multiple myeloma. Blood 1986;67:1298–1301
18. Barlogie B, Alexanian R, Dicke KA et al. High-dose chemoradiotherapy and autologous bone marrow transplantation for resistant multiple myeloma. Blood 1987;70:869–872
19. Alexanian, R, Barlogie, B, Tucker S. VAD-based regimens as primary treatment for multiple myeloma. Am J Hematol 1990;33:86–89
20. Raje N, Powles R, Kulkarni S. A comparison of vincristine and doxorubicin infusional chemotherapy with methylprednisolone (VAMP) with the addition of weekly cyclophos-phamide (C-VAMP) as induction treatment followed by autografting in previously untreated myeloma. Br J Haematol 1997;97(1):153–160
21. Ventura GJ, Barlogie B, Hester JP et al. High dose cyclophosphamide, BCNU and VP-16 with autologous stem cell support for refractory multiple myeloma. Bone Marrow Transplant 1990;5:265–268
22. Barlogie B, Gahrton G. Bone marrow transplantation in multiple myeloma. Bone Marrow Transplant 1991;7:71–79
23. Gore ME, Selby PJ, Viner C et al. Intensive treatment of multiple myeloma and criteria for complete remission. Lancet 1989;2:879–882

24. Jagannath S, Barlogie B, Dicke K et al. Autologous bone marrow transplantation in multiple myeloma: identification of prognostic factors. Blood 1990;76:1860–1866
25. Attal M, Huguet F, Schlaifer D et al. Intensive combined therapy for previously untreated aggressive myeloma. Blood 1992;79:1130–1136
26. Harousseau JL, Milpied N, Laporte JP et al. Double-intensive therapy in high-risk multiple myeloma. Blood 1992;79:2827–2833
27. Lokhorst HM, Meuwissen OJ, Verdonck LF, Dekker AW. High-risk multiple myeloma treated with high-dose melphalan. J Clin Oncol 1992;10:47–51
28. Anderson KC, Barut BA, Ritz J et al. Monoclonal antibody-purged autologous bone marrow transplantation therapy for multiple myeloma. Blood 1991;77:712–720
29. Reece DE, Barnett MJ, Connors JM et al. Treatment of multiple myeloma with intensive chemotherapy followed by autologous BMT using marrow purged with 4-hydroperoxycyclophosphamide. Bone Marrow Transplant 1993;11:139–146
30. Fermand JP, Chevret S, Ravaud P et al. High-dose chemoradiotherapy and autologous blood stem cell transplantation in multiple myeloma: results of a phase II trial involving 63 patients. Blood 1993;82:2005–2009
31. Reiffers J, Marit G, Boiron JM. Autologous blood stem cell transplantation in high-risk multiple myeloma. Br J Haematol 1989;72:296–297
32. Gianni AM, Tarella C, Bregni M et al. High-dose sequential chemoradiotherapy, a widely applicable regimen, confers survival benefit to patients with high-risk multiple myeloma. J Clin Oncol 1994;12:503–509
33. Cunningham D, Paz-Ares L, Gore ME et al. High-dose melphalan for multiple myeloma: long-term follow-up data. J Clin Oncol 1994;12:764–768
34. Cunningham D, Paz-Ares L, Milan S et al. High-dose melphalan and autologous bone marrow transplantation as consolidation in previously untreated myeloma. J Clin Oncol 1994;12:759–763
35. Vesole DH, Barlogie B, Jagannath S et al. High-dose therapy for refractory multiple myeloma: improved prognosis with better supportive care and double transplants. Blood 1994;84:950–956
36. Björkstrand B, Ljungman P, Bird JM et al. Double high-dose chemoradiotherapy with autologous stem cell transplantation can induce molecular remissions in multiple myeloma. Bone Marrow Transplant 1995;15:367–371
37. Dimopoulos MA, Alexanian R, Przepiorka D et al. Thiotepa, busulfan and cyclophosphamide: a new preparative regimen for autologous marrow or blood stem cell transplantation in high-risk multiple myeloma. Blood 1993;82:2324–2328
38. Bjorkstrand B, Ljungman P, Bird JM et al. Autologous stem cell transplantation in multiple myeloma: results of the European Group for Bone Marrow Transplantation. Stem Cells 1995;13(suppl 2):140–146
39. Alexanian R, Dimopoulous MA, Hester J et al. Early myeloablative therapy for multiple myeloma. Blood 1994;84:4278–4282
40. Harousseau JL, Attal M, Divine M et al. Autologous stem cell transplantation after first remission induction treatment in multiple myeloma: a report of the French Registry on autologous transplantation for myeloma. Blood 1995;85:3077–3085
41. Barlogie B, Jagannath S, Vesole D et al. Superiority of tandem autologous transplantation over standard therapy for previously untreated multiple myeloma. Blood 1997;89:789–793
42. Lenhoff S, Hjorth M, Holmberg E et al. Impact on survival of high-dose therapy with autologous stem cell support in patients younger than 60 years with newly diagnosed multiple myeloma: a population-based study. Blood 2000;95:7–11
43. Palumbo A, Triolo S, Argentino C et al. Dose-intensive melphalan with stem cell support (MEL100) is superior to standard treatment in elderly myeloma patients. Blood 1999;94:1248–1253
44. Attal M, Harousseau JL, Stoppa AM et al. A prospective, randomized trial of autologous bone marrow transplantation and chemotherapy in multiple myeloma. Intergroupe Français du Myélome. N Engl J Med 1996;335:91–97
45. Child JA, Morgan GJ, Davies FE et al. High-dose chemotherapy with hematopoietic stem-cell rescue for multiple myeloma. N Engl J Med 2003;348:1875–1883
46. Fermand JP, Katsahian S, Divine M et al. High-dose therapy and autologous blood stem-cell transplantation compared with conventional treatment in myeloma patients aged 55 to 65 years: long-term results of a randomized control trial from the Group Myelome-Autogreffe. J Clin Oncol 2005;23:9227–9233
47. Bladé J, Rosinol L, Sureda A et al. High-dose therapy intensification compared with continued standard chemotherapy in multiple myeloma patients responding to the initial chemotherapy: long-term results from a prospective randomized trial from the Spanish Cooperative Group PETHEMA. Blood 2005;106:3755–3759
48. Barlogie B, Kyle RA, Anderson KC et al. Standard chemotherapy compared with high-dose chemoradiotherapy for multiple myeloma: final results of phase III US Intergroup Trial S9321. J Clin Oncol 2006;24:929–936
49. Kyle RA, Rajkumar SV. Multiple myeloma. N Engl J Med 2004;351:1860–1873
50. Fassas A, Shaughnessy J, Barlogie B. Cure of myeloma: hype or reality? Bone Marrow Transplant 2005;35:215–224
51. Moreau P, Facon T, Attal M et al. Comparison of 200 mg/m^2 melphalan and 8 Gy total body irradiation plus 140 mg/m^2 melphalan as conditioning regimens for peripheral blood stem cell transplantation in patients with newly diagnosed multiple myeloma: final analysis of the Intergroupe Francophone du Myelome 9502 randomized trial. Blood 2002;99:731–735
52. Desikan KR, Tricot G, Dhodapkar M et al. Melphalan plus total body irradiation (MEL-TBI) or cyclophosphamide (MEL-CY) as a conditioning regimen with second autotransplant in responding patients with myeloma is inferior compared to historical controls receiving tandem transplants with melphalan alone. Blood 2000;25:483–487
53. Goldschmidt U, Hegenbart M, Wallmeier M et al. High-dose therapy with peripheral blood progenitor cell transplantation in multiple myeloma. Ann Oncol 1997;8:243–246
54. Bladé J, Vesole DH, Gertz M. Transplantation for multiple myeloma: who, when, how often? Blood 2003;102:3469–3477
55. Buzaid AC, Durie BG. Management of refractory myeloma: a review. J Clin Oncol 1988;6:889–905
56. Barlogie B, Smith L, Alexanian R. Effective treatment of advanced multiple myeloma refractory to alkylating agents. N Engl J Med 1984;310:1353–1356
57. Alexanian R, Barlogie B, Dixon D. High-dose glucocorticoid treatment of resistant myeloma. Ann Intern Med 1986;105:8–11
58. Alexanian R, Dimopoulos MA, Hester J et al. Early myeloablative therapy for multiple myeloma. Blood 1994;84:4278–4282
59. Alexanian R, Dimopoulos MA, Smith T et al. Limited value of myeloablative therapy for late multiple myeloma. Blood 1994;83:512–516
60. Dimopoulos MA, Alexanian R, Przepiorka D et al. Thiotepa, busulfan, and cyclophosphamide: a new preparative regimen for autologous marrow or blood stem cell transplantation in high-risk multiple myeloma. Blood 1993;82:2324–2328
61. Vesole DH, Barlogie B, Jagannath S et al. High-dose therapy for refractory multiple myeloma: improved prognosis with better supportive care and double transplants. Blood 1994;84:950–956
62. Vesole DH, Tricot G, Jagannath S et al. Autotransplants in multiple myeloma: what have we learned? Blood 1996;88:838–847
63. Alexanian R, Weber D, Delasalle K et al. Clinical outcomes with intensive therapy for patients with primary resistant multiple myeloma. Bone Marrow Transplant 2004;34:229–234
64. Kumar S, Lacy MQ, Dispenzieri A et al. High-dose therapy and autologous stem cell transplantation for multiple myeloma poorly responsive to initial therapy. Bone Marrow Transplant 2004;34(2):161–167
65. Vesole DH, Crowley JJ, Catchatourian R et al. High-dose melphalan with autotransplantation for refractory multiple myeloma: results of a Southwest Oncology Group Phase II Trial. J Clin Oncol 1999;17:2173–2179
66. Singhal S, Powles R, Sirohi R et al. Response to induction chemotherapy is not essential to obtain survival benefit from high-dose melphalan and autotransplantation in myeloma. Bone Marrow Transplant 2002;30:273–279
67. Clavio M, Casciaro S, Gatti AM et al. Multiple myeloma in the elderly: clinical features and response to treatment in 113 Patients. Haematologica 1996;81:238–244
68. Bladé J, Munoz M, Fontanillas M et al. Treatment of multiple myeloma in elderly people: long-term results in 178 patients. Age Ageing 1996;25:357–361
69. Siegel DS, Desikan KR, Mehta J et al. Age is not a prognostic variable with autotransplants for multiple myeloma. Blood 1999;93:51–54
70. Badros A, Barlogie B, Siegel E et al. Autologous stem cell transplantation in elderly multiple myeloma patients over the age of 70 years. Br J Haematol 2001;114:600–607
71. Reece DE, Bredeson C, Perez WS et al. Autologous stem cell transplantation in multiple myeloma patients <60 vs >/= 60 years of age. Bone Marrow Transplant 2003;32: 1135–1143
72. Palumbo A, Bringhen S, Petrucci MT et al. Intermediate-dose melphalan improves survival of myeloma patients aged 50 to 70: results of a randomized controlled trial. Blood;2004:3052–3057
73. Palumbo A, Bringhen S, Caravita T et al. Oral melphalan and prednisone chemotherapy plus thalidomide compared with melphalan and prednisone alone in elderly patients with multiple myeloma: randomised controlled trial. Lancet 2006;367:825–831
74. Facon T, Mary JY, Hulin C et al. Major superiority of melphalan – prednisone (MP) + thalidomide (THAL) over MP and autologous stem cell transplantation in the treatment of newly diagnosed elderly patients with multiple myeloma. Blood 2005;106:780
75. Mateos M-V, Hernández J-M, Hernández M-T et al. Bortezomib plus melphalan and prednisone in elderly untreated patients with multiple myeloma: results of a multicenter phase 1/2 study. Blood 2006;108:2165–2172
76. Offidani M, Corvatta L, Piersantelli M-N et al. Thalidomide, dexamethasone, and pegylated liposomal doxorubicin (ThaDD) for patients older than 65 years with newly diagnosed multiple myeloma. Blood 2006;108:2159–2164
77. Knudsen LM, Hippe E, Hjorth M et al. Renal function in newly diagnosed multiple myeloma – a demographic study of 1353 patients. The Nordic Myeloma Study Group. Eur J Haematol 1994;53:207–212
78. Lee CK, Zangari M, Barlogie B et al. Dialysis-dependent renal failure in patients with myeloma can be reversed by high-dose myeloablative therapy and autotransplant. Bone Marrow Transplant 2004;33:823–828
79. Knudsen ML, Hjorth M, Hippe E, Nordic Myeloma Study Group. Renal failure in multiple myeloma: reversibility and impact on the prognosis. Eur J Haematol 2000;65:175–181
80. Bladé J, Fernandez-Llama P, Bosch F et al. Renal failure in multiple myeloma: presenting features and predictors of outcome in 94 patients from a single institution. Arch Intern Med 1998;158:1889–1893
81. Knudsen LM, Nielsen B, Gimsing P et al. Autologous stem cell transplantation in multiple myeloma: outcome in patients with renal failure. Eur J Haematol 2005;75:27–33
82. Bird JM, Rhian F, Sirohi B et al. The clinical outcome and toxicity of high-dose chemotherapy and autologous stem cell transplantation in patients with myeloma or amyloid and severe renal impairment: a British society of blood and marrow transplantation study. Br J Haematol 2006;134:385–390
83. Bardros A, Barlogie B, Siegel E et al. Results of autologous stem cell transplant in multiple myeloma patients with renal failure. Br J Haematol 2001;114:822–829
84. Tricot G, Alberts DS, Johnson C et al. Safety of autotransplants with high-dose melphalan in renal failure: a pharmacokinetic and toxicity study. Clin Cancer Res 1996;2:947–952
85. San Miguel JF, Lahuerta JJ, Garcia-Sanz R et al. Are myeloma patients with renal failure candidates for autologous stem cell transplantation? Hematol J 2000;1:28–36
86. Eleutherakis-Papaiakovou V, Bamias A, Gika D et al. Renal failure in multiple myeloma: Incidence, correlations, and prognostic significance. Leuk Lymph 2007;48:337–341
87. Raab MS, Breitkreutz I, Hundemer M et al. The outcome of autologous stem cell transplantation in patients with plasma cell disorders and dialysis-dependent renal failure. Haematologica 2006;91:1555–1558
88. Grazziutti M, Dong L, Miceli MH et al. Oral mucositis in myeloma patients undergoing melphalan-based autologous stem cell transplantation: incidence, risk factors and a severity predictive model. Bone Marrow Transplant 2006;38:501–506
89. Barlogie B, Jagannath S, Desikan KR et al. Total therapy with tandem transplants for newly diagnosed multiple myeloma. Blood 1999;93:55–65
90. Pui CH, Evans WE, Pharm D. Treatment of acute lymphoblastic leukemia. N Engl J Med 2006;354:166–178
91. Fermand JP, Levy Y, Benbunan JG et al. Treatment of aggressive multiple myeloma by high-dose chemotherapy and total body irradiation followed by blood stem cells autologous graft. Blood 1989;73:20–23
92. Cunningham D, Powles R, Malpas J et al. A randomized trial of maintenance interferon following high-dose chemotherapy in multiple myeloma: long-term follow-up results. Br J Haematol 1998:102:495–502

93. Ellison RR, Holland JF, Weil M. Arabinosyl cytosine: a useful agent in the treatment of acute leukemia in adults. Blood 1968;32:507–523
94. Barlogie B, Tricot G, van Rhee F et al. Long-term outcome results of the first tandem autotransplant trial for multiple myeloma.Br J Haematol 2006;135:158–164
95. Barlogie B, Tricot G, Anaissie E et al. Thalidomide and hematopoietic-cell transplantation for multiple myeloma. N Engl J Med 2006;354:1021–1030
96. Singhal S, Mehta J, Desikan R et al. Antitumor activity of thalidomide in refractory multiple myeloma. N Engl J Med 1999;341:1565–1571
97. Barlogie B, Tricot G, Rasmussen E et al. Total therapy 2 without thalidomide in comparison with total therapy 1: role of intensified induction and post transplantation consolidation therapies. Blood 2006;107:2633–2638
98. Richardson PG, Schenkein D, Anderson KC. Bortezomib or high-dose dexamethasone for relapsed multiple myeloma. N Engl J Med 2005;352:2487–2498
99. Jagannath S, Barlogie B, Berenson J.A phase 2 study of two doses of bortezomib in relapsed or refractory myeloma. Br J Haematol 2004;127:165–172
100. Barlogie B, Raber MN, Schumann J et al. Flow cytometry in clinical cancer research. Cancer Res 1983;43:3982–3997
101. Barlogie B, Shaughnessy J, Tricot G et al. Treatment of multiple myeloma. Blood 2006;103:20–32
102. Lee C-K, Barlogie B, Munshi N et al. DTPACE: an effective, novel combination chemotherapy with thalidomide for previously treated patients with myeloma. J Clin Oncol 2003;21:2732–2739
103. Attal M, Harousseau JL, Facon T et al. Single versus double autologous stem-cell transplantation for multiple myeloma. N Engl J Med 2003;349:2495–2502
104. Cavo M, Tosi P, Zamagni E et al. Prospective, randomized study of single compared with double autologous stem-cell transplantation for multiple myeloma: Bologna 96 clinical study. J Clin Oncol 2007;25:2434–2441
105. Segeren CM, Sonneveld P, van der Holt B et al. Overall and event-free survival are not improved by the use of myeloablative therapy following intensified chemotherapy in previously untreated patients with multiple myeloma: a prospective randomized phase 3 study. Blood 2003;101:2144–2151
106. Fermand JP, Alberti C, Morolleau JP. Single versus tandem high dose therapy (HDT) supported with autologous blood stem cell (ABSC) transplantation using unselected or CD34-enriched ABSC: results of a two by two designed randomized trial in 230 young patients with multiple myeloma (MM). Hematol J 2003;4:S59
107. Morris C, Iacobelli S, Brand R et al. Benefit and timing of second transplantations in multiple myeloma: clinical findings and methodological limitations in a European Group for Blood and Marrow Transplantation Registry study. J Clin Oncol 2004;22(9):1674–1681
108. Tricot G, Jagannath S, Vesole DH et al. Relapse of multiple myeloma after autologous transplantation: survival after salvage therapy. Bone Marrow Transplant 1995;16: 7–11
109. Mehta J, Tricot G, Jagannath S et al. Salvage autologous or allogeneic transplantation for multiple myeloma refractory to or relapsing after a first-line autograft? Bone Marrow Transplant 1998;21:887–892
110. Elice F, Raimondi R, Tosetto A et al. Prolonged overall survival with second on-demand autologous transplant in multiple myeloma. Am J Hematol 2006;81:426–431
111. Bjorkstrand B, Svensson H, Goldschmidt H et al. Alpha-interferon maintenance treatment is associated with improved survival after high-dose treatment and autologous stem cell transplantation in patients with multiple myeloma: a retrospective registry study from the EBMT. Bone Marrow Transplant 2001;27:511–515
112. Cunningham D, Powles R, Malpas J et al. A randomized trial of maintenance interferon following high-dose chemotherapy in multiple myeloma: long-term follow-up results. Br J Haematol 1999;102:495–502
113. Attal M, Harousseau JL, Leyvraz S et al. Maintenance therapy with thalidomide improves survival in patients with multiple myeloma. Blood 2006;108:3289–3294
114. Hanamura I, Stewart JP, Huang Y et al. Frequent gain of chromosome band 1q21 in plasma-cell dyscrasias detected by fluorescence in situ hybridization: incidence increases from MGUS to relapsed myeloma and is related to prognosis and disease progression following tandem stem-cell transplantation. Blood 2006;108:1724–1732
115. Stewart KA, Chen CI, Kang Howson-Jan K et al. Results of a multicenter randomized Phase II trial of thalidomide and prednisone maintenance therapy for multiple myeloma after autologous stem cell transplant. Clin Cancer Res 2004;24:8170–8176
116. Sahebi F, R Spielberger R, Kogut NM et al. Maintenance thalidomide following single cycle autologous peripheral blood stem cell transplant in patients with multiple myeloma. Bone Marrow Transplant 2006;37:825–829
117. Palumbo A, Bertola A, Falco P et al. Efficacy of low-dose thalidomide and dexamethasone as first salvage regimen in multiple myeloma. Haematol J 2004;5:318–324
118. Durie BG. Low-dose thalidomide in myeloma: efficacy and biologic significance. Semin Oncol 2002;29:34–38
119. Barlogie B, Jagannath S, Desikan KR et al. Total therapy with tandem transplants for newly diagnosed multiple myeloma. Blood 1999;93:55–65
120. Davies FE, Forsyth PD, Rawstron AC et al. The impact of attaining a minimal disease state after high-dose melphalan and autologous transplantation for multiple myeloma. Br J Haematol 2001;112:814–819
121. Shaughnessy J, Barlogie B, Sawyer J et al. Continuous absence of metaphase-defined cytogenetic abnormalities especially of chromosome 13 and hypodiploidy assures long-term survival in multiple myeloma treated with Total Therapy I: interpretation in the context of global gene expression. Blood 2003;101:3849–3856
122. Nadal E, Gine E, Blade J, Estevel J. High-dose therapy/autologous stem cell transplantation in patients with chemosensitive multiple myeloma: predictors of complete remission. Bone Marrow Transplant 2004;33(1):61–64
123. Alvares CL, Davies FE, Horton C et al. Long-term outcomes of previously untreated myeloma patients: responses to induction chemotherapy and high-dose melphalan incorporated within a risk stratification model can help to direct the use of novel treatments. Br J Haematol 2005;129:607–614
124. Barlogie B, Tricot G. Complete response in myeloma: a Trojan horse? Blood 2006;108:2134–2134
125. Rajkumar SV, Fonseca R, Dispenzieri A et al. Effect of complete response on outcome following autologous stem cell transplantation for myeloma. Bone Marrow Transplant 2000;26:979–983
126. Walker R, Barlogie B, Haessler J et al. Magnetic resonance imaging in multiple myeloma: diagnostic and clinical implications. J Clin Oncol 2007;25:1121–1128
127. van Rhee F, Bolejack V, Hollming K. High serum free-light chain levels and their rapid reduction in response to therapy define an aggressive multiple myeloma subtype with poor prognosis.Blood 2007;110(3):827–832
128. Haessler J, Shaughnessy JD Jr, Zhan F et al. Benefit of complete response in multiple myeloma limited to high-risk subgroup identified by gene expression profiling. Clin Cancer Res 2007;13(23):7073–7079
129. Barlogie B, Smallwood L, Smith T et al. High serum levels of lactic dehydrogenase identify a high-grade lymphoma-like myeloma. Ann Intern Med 1989;110:521–525
130. Greipp PR, San Miguel J, Durie BG et al. International Staging System for multiple myeloma. J Clin Oncol 2005;23:3412–3420
131. Smadja NV, Bastard C, Brigaudeau C et al. Hypodiploidy is a major prognostic factor in multiple myeloma. Blood 2001;98:2229–2238
132. Greipp PR, Lust JA, O'Fallon WM et al. Plasma cell labeling index and beta 2-microglobulin predict survival independent of thymidine kinase and C-reactive protein in multiple myeloma. Blood 1993;81:3382–3387
133. Jakob C, Egerer K, Liebisch P. Circulating proteasome levels are an independent prognostic factor for survival in multiple myeloma. Blood 2007;109:2100–2105
134. Sawyer JR, Waldron JA, Jagannath S, Barlogie B.Cytogenetic findings in 200 patients with multiple myeloma. Cancer Genet Cytogenet 1995;82:41–49
135. Fonseca R, Barlogie B, Bataille R et al. Genetics and cytogenetics of multiple myeloma: a workshop report. Cancer Res 2004;64:1546–1558
136. Tabernero D, San Miguel JF, Garcia-Sanz MD et al. Incidence of chromosome numerical changes in multiple myeloma: fluorescence in situ hybridization analysis using 15 chromosome-specific probes. Am J Pathol 1996;149:153–161
137. Shaughnessy J, Tian E, Sawyer J et al. High incidence of chromosome 13 deletion in multiple myeloma detected by multiprobe interphase FISH. Blood 2000;96:1505–1511
138. Bergsagel PL, Kuehl WM, Zhan F et al. Cyclin D dysregulation: an early and unifying pathogenic event in multiple myeloma. Blood 2005;106:296–303
139. Barlogie B, Alexanian R, Dixon D. Prognostic implications of tumor cell DNA and RNA content in multiple myeloma. Blood 1985;66:338–341
140. Pérez-Simón JA, García-Sanz R, Tabernero MD et al. Prognostic value of numerical chromosome aberrations in multiple myeloma: a FISH analysis of 15 different chromosomes. Blood 1998;91:3366–3371
141. Davide F, Robbiani MC, Bergsagel PL. Bone lesions in molecular subtypes of multiple myeloma. N Engl J Med 2004;351:197–198
142. Erming T, Fenghuang Z,Walker RD, Rasmussen E. The role of the Wnt-signaling antagonist DKK1 in the development of osteolytic lesions in multiple myeloma. N Engl J Med 2003;349:2483–2494
143. Robbiani DF, Chesi M, Bergsagel PL. Bone lesions in molecular subtypes of multiple myeloma. N Engl J Med 2004;351:197–198
144. Carrasco DR, Tonon G, Huang Y. High-resolution genomic profiles define distinct clinico-pathogenetic subgroups of multiple myeloma patients. Cancer Cell 2006;9:313–325
145. Shaughnessy J, Gabrea A, Qi Y et al. Cyclin D3 at 6p21 is dysregulated by recurrent Ig translocations in multiple myeloma. Blood 2001;98:217–223
146. Soverini S, Cavo M, Cellini C. Clinical observations, interventions, and therapeutic trials. Blood 2003;102:1588–1594
147. Moreau P, Facon T, Leleu X et al. Recurrent 14q32 translocations determine the prognosis of multiple myeloma, especially in patients receiving intensive chemotherapy. Blood 2002;100:1579–1583
148. Fonseca R, Emily A, Oken MM. Myeloma and the t(11;14)(q13; q32): evidence for a biologically defined unique subset of patients. Blood 2002;99:3735–3741
149. Fonseca R, Blood E, Rue M et al. Clinical and biologic implications of recurrent genomic aberrations in myeloma. Blood 2003;101:4569–4575
150. Keats JJ, Reiman T, Maxwell CA et al. In multiple myeloma, t(4;14)(p16;q32) is an adverse prognostic factor irrespective of FGFR3 expression. Blood 2003;101:1520–1529
151. Fassas A, Spencer T, Sawyer J et al. Both hypodiploidy and deletion of chromosome 13 independently confer poor prognosis in multiple myeloma. Br J Hematol 2002;118:1041–1047
152. Fonseca R, Harrington D, Oken MM et al. Biological and prognostic significance of interphase fluorescence in situ hybridization detection of chromosome 13 abnormalities (delta13) in multiple myeloma: an Eastern Cooperative Oncology Group study. Cancer Res 2002;62:715–720
153. Gertz MA, Lacy MQ, Dispenzieri A et al. Clinical implications of t(11;14)(q13; q32), t(4;14)(p16.3;q32), and −17p13 in myeloma patients treated with high-dose therapy. Blood 2005;106:2837–2840
154. Jacobson J, Barlogie B, Shaughnessy J et al. MDS-type abnormalities within myeloma signature karyotype (MM-MDS): only 13% 1-year survival despite tandem transplants. Br J Haematol 3003;123:430–440
155. Tricot G, Barlogie B, Jagannath S et al. Poor prognosis in multiple myeloma is associated only with partial or complete deletions of chromosome 13 or abnormalities involving 11q and not with other karyotype abnormalities. Blood 1995;86:4250–4256
156. Tricot G, Sawyer JR, Jagannath S et al. Unique role of cytogenetics in the prognosis of patients with myeloma receiving high-dose therapy and autotransplants. J Clin Oncol 1997;15:2659–2666
157. Zojer N, Königsberg K, Ackermann J. Deletion of 13q14 remains an independent adverse prognostic variable in multiple myeloma despite its frequent detection by interphase fluorescence in situ hybridization. Blood 2000;95:1925–1930
158. Seong C, Delasalle K, Hayes K et al. Prognostic value of cytogenetics in myeloma. Br J Haematol 1998;101:189–194
159. Facon T, Avet-Loiseau H, Guillerm G et al. Chromosome 13 abnormalities identified by FISH analysis and serum β2 microglobulin produce powerful myeloma staging system for patients receiving high-dose therapy. Blood 2001;97:1566–1571
160. Drach J, Ackermann J, Fritz E et al. Presence of a p53 gene deletion in patients with multiple myeloma predicts for short survival after conventional-dose chemotherapy. Blood 1998;92:802–809
161. Chang H, Qi-Long Q, Yi C, Reece K. *p53* gene deletion detected by fluorescence in situ hybridization is an adverse prognostic factor for patients with multiple myeloma following autologous stem cell transplantation. Blood 2005;105:358–360

162. Avet-Loiseau H, Attal M, Moreau P. Genetic abnormalities and survival in multiple myeloma: the experience of the Intergroupe Francophone du Myélome. Blood 2007;109:3489–3495
163. Sawyer JR, Tricot G, Mattox S et al. Jumping translocations of chromosome 1q in multiple myeloma: evidence for a mechanism involving decondensation of pericentromeric heterochromatin. Blood 1998;91:1732–1741
164. Le Baccon P, Leroux D, Dascalescu C et al. Novel evidence of a role for chromosome 1 pericentric heterochromatin in the pathogenesis of B-cell lymphoma and multiple myeloma. Genes Chrom Cancer 2001;32:250–264
165. Sawyer J, Tricot G, Lukacs J et al. Jumping segmental duplications: evidence for novel types of chromosome instability in myeloma. Genes Chrom Cancer 2005;42(1):95–106
166. Cremer FW, Bila J, Buck I et al. Delineation of distinct subgroups of multiple myeloma and a model for clonal evolution based on interphase cytogenetics. Genes Chromo Cancer 2005;44:194–203
167. Itoyama T, Nanjungud G, Chen W et al. Molecular cytogenetic analysis of genomic instability at the 1q12–22 chromosomal site in B-cell non-Hodgkin lymphoma. Genes Chrom Cancer 2002;35:318–328
168. Tarkkanen M, Elomaa I, Blomqvist C et al. DNA sequence copy number increase at 8q: A potential new prognostic marker in high-grade osteosarcoma. Int J Cancer 1999;84:114–121
169. Kudoh K, Takano M, Koshikawa T et al. Gains of 1q21-q22 and 13q12-q14 are potential indicators for resistance to cisplatin-based chemotherapy in ovarian cancer patients. Clin Cancer Res 1999;5:2526–2531
170. Petersen S, Aninat-Meyer M, Schluns K et al. Chromosomal alterations in the clonal evolution to the metastatic stage of squamous cell carcinomas of the lung. Br J Cancer 2000;82:65–73
171. Chang H, Qi X, Trieu Y et al. Multiple myeloma patients with CKS1B gene amplification have a shorter progression-free survival post-autologous stem cell transplanation. Br J Haematol 2006;135:486–491
172. Zhan F, Colla S, Wu X et al. *CKS1B*, over expressed in aggressive disease, regulates multiple myeloma growth and survival through SKP2- and p27(Kip1)-dependent and independent mechanisms. Blood 2007;109:4995–5001
173. Alizadeh AA, Eisen MB, Davis RE et al. Distinct types of diffuse large B-cell lymphoma identified by gene expression profiling. Nature 2000;43:868–874
174. Yeoh EJ, Ross ME, Shurtleff SA et al. Classification, subtype, discovery, and prediction of outcome in pediatric acute lymphoblastic leukemia by gene expression profiling. Cancer Cell 2002;1:133–143
175. Rosenwald A, Wright G, Leroy K. Molecular diagnosis of primary mediastinal B cell lymphoma identifies a clinically favorable subgroup of diffuse large B cell lymphoma related to Hodgkin lymphoma. J Exp Med 2003;198:851–862
176. Bullinger L, Dohner K, Bair E et al. Use of gene-expression profiling to identify prognostic subclasses in adult acute myeloid leukemia. N Engl J Med 2004;350:1605–1616
177. Lossos A, Czerwinski DK, Alizadeh AA et al. Prediction of survival in diffuse large-B-cell lymphoma based on the expression of six genes. N Engl J Med 2004;350:1605–1614
178. Cavo M, Terragna C, Renzulli M et al. Poor outcome with front-line autologous transplantation in t(4;14) multiple myeloma: low complete remission rate and short duration of remission. J Clin Oncol 2006;24: e4-e5
179. Bjorkstrand BB, Ljungman P, Svensson H et al. Allogeneic bone marrow transplantation versus autologous stem cell transplantation in multiple myeloma: a retrospective case-matched study from the European Group for Blood and Marrow Transplantation. Blood 1996;88:4711–4718
180. Gahrton G, Tura S, Ljungman P et al. Prognostic factors in allogeneic bone marrow transplantation for multiple myeloma. J Clin Oncol 1995;13:1312–1322
181. Bensinger W, Buckner CD, Anasetti C et al. Allogeneic marrow transplantation for multiple myeloma: an analysis of risk factors on outcome. Blood 1996;88:2787–2793
182. Reece D, Shepherd J, Klingemann H et al. Treatment of myeloma using intensive therapy and allogeneic bone marrow transplantation. Bone Marrow Transplant 1995;15:117–123
183. Cavo M, Bandini G, Benni M et al. High-dose busulfan and cyclophosphamide are an effective conditioning regimen for allogeneic bone marrow transplantation in chemosensitive multiple myeloma. Bone Marrow Transplant 1998;22:27–32
184. Mehta J, Tricot G, Jagannath S et al. Salvage autologous or allogeneic transplantation for multiple myeloma refractory to or relapsing after a first-line autograft? Bone Marrow Transplant 1998;21:887–982
185. Gahrton G, Svensson H, Cavo M et al. Progress in allogeneic bone marrow and peripheral blood stem cell transplantation for multiple myeloma: a comparison between transplants performed 1983–93 and 1994–8 at European Group for Blood and Marrow Transplantation centres. Br J Haematol 2001;113:209–216
186. Lokhorst HM, Segeren CM, Holt B et al. T-cell depleted allogeneic stem cell transplantation as part of first line treatment of multiple myeloma if inferior to intensive treatment alone. Results from a prospective donor versus no donor comparison in patients treated in the HOVON 24 study. Blood 2001;98:481a
187. Gahrton G, Svensson H, Bjorkstrand B et al. Syngeneic transplantation in multiple myeloma – a case-matched comparison with autologous and allogeneic transplantation. Bone Marrow Transplant 1999;24:741–745
188. Libura J, Hoffmann T, Passweg JR et al. Graft-versus-myeloma after withdrawal of immunosuppression following allogeneic peripheral stem cell transplantation. Bone Marrow Transplant 1999;24:925–927
189. Tricot G, Vesole DH, Jagannath S et al. Graft-versus-myeloma effect: proof of principle. Blood 1996;87:1196–1198
190. Verdonck LF, Lokhorst HM, Dekker AW et al. Graft-versus-myeloma effect in two cases. Lancet 1996;347:800–801
191. Collins RH, Shpilberg O, Drobyski WR et al. Donor leukocyte infusions in 140 patients with relapsed malignancy after allogeneic bone marrow transplantation. J Clin Oncol 1997;15:433–444
192. Aschan J, Lonnqvist B, Ringden O et al. Graft-versus-myeloma effect. Lancet 1996;348:346
193. Salama M, Nevill T, Marcellus D et al. Donor leukocyte infusions for multiple myeloma. Bone Marrow Transplant 2000;26:1179–1184
194. Lokhorst HM, Schattenberg A, Cornelissen JJ et al. Donor lymphocyte infusions for relapsed multiple myeloma after allogeneic stem-cell transplantation: predictive factors for response and long-term putcome. J Clin Oncol 2002;18:3031–3037
195. Mehta J, Singhal S. Graft-versus-myeloma. Bone Marrow Transplant 1998;22:835–843
196. Crawley C, Lalancette M, Szydlo R et al. Outcomes for reduced-intensity allogeneic transplantation for multiple myeloma: an analysis of prognostic factors from the Chronic Leukaemia Working Party of the EBMT. Blood 2005;105:4532–4539
197. Bird J, Russell N, Samson D. Minimal residual disease after bone marrow transplantation for multiple myeloma: evidence for cure in long-term survivors. Bone Marrow Transplant 1993;12:651–654
198. Corradini P, Voena C, Tarella C et al. Molecular and clinical remissions in multiple myeloma: role of autologous and allogeneic transplantation of hematopoietic cells. J Clin Oncol 1999;17:208–215
199. Corradini P, Cavo M, Lokhorst H et al. Molecular remission after myeloablative allogeneic stem cell transplantation predicts a better relapse-free survival in patients with multiple myeloma. Blood 2003;102:1927–1929
200. Yu C, Storb R, Mathey B et al. DLA-identical bone marrow grafts after low-dose total body irradiation: effects of high-dose corticosteroids and cyclosporine on engraftment. Blood 1995;86:4376–4381
201. Yu C, Seidel K, Nash RA et al. Synergism between mycophenolate mofetil and cyclosporine in preventing graft-versus-host disease among lethally irradiated dogs given DLA-nonidentical unrelated marrow grafts. Blood 1998;91:2581–2587
202. Storb R, Yu C, Wagner JL et al. Stable mixed hematopoietic chimerism in DLA-identical littermate dogs given sublethal total body irradiation before and pharmacological immunosuppression after marrow transplantation. Blood 1997;89:3048–3054
203. Georges GE, Storb R, Thompson JD et al. Adoptive immunotherapy in canine mixed chimeras after nonmyeloablative hematopoietic cell transplantation. Blood 2000;95:3262–3269
204. Giralt S, Estey E, Albitar M et al. Engraftment of allogeneic hematopoietic progenitor cells with purine analog-containing chemotherapy: harnessing graft-versus-leukemia without myeloablative therapy. Blood 1997;89:4531–4536
205. Slavin S, Nagler A, Naparstek E et al. Nonmyeloablative stem cell transplantation and cell therapy as an alternative to conventional bone marrow transplantation with lethal cytoreduction for the treatment of malignant and nonmalignant hematologic diseases. Blood 1998;91:756–763
206. Garban F, Attal M, Rossi JF et al. Immunotherapy by non-myeloablative allogeneic stem cell transplantation in multiple myeloma: results of a pilot study as salvage therapy after autologous transplantation. Leukemia 2001;15:642–646
207. Lee CK, Bensinger W, Goodman M et al. Prognostic factors in allogeneic transplantation for patients with high-risk multiple myeloma after reduced intensity conditioning. Exp Hematol 2003;31:73–80
208. Giralt S, Bensinger W, Goodman M et al. Ho-DOTMP plus melphalan followed by peripheral blood stem cell transplantation in patients with multiple myeloma: results of two phase 1/2 trials. Blood 2003;102:2684–2691
209. Einsele H, Schafer HJ, Hebart H et al. Follow-up of patients with progressive multiple myeloma undergoing allografts after reduced-intensity conditioning. Br J Haematol 2003;121:411–418
210. Kroger N, Perez-Simon JA, Myint H et al. Relapse to prior autograft and chronic graft-versus-host disease are the strongest prognostic factors for outcome of melphalan/fludarabine-based dose-reduced allogeneic stem cell transplantation in patients with multiple myeloma. Biol Blood Marrow Transplant 2004;10:698–708
211. Kroger N, Schwerdtfeger R, Kiehl M et al. Autologous stem cell transplantation followed by a dose-reduced allograft induces high complete remission rate in multiple myeloma. Blood 2002;100:755–760
212. Maloney DG, Molina AJ, Sahebi F et al. Allografting with non-myeloablative conditioning following cytoreductive autografts for the treatment of patients with multiple myeloma. Blood 2003;102:3447–3454
213. Garban F, Attal M, Michallet M et al. Prospective comparison of autologous stem cell transplantation followed by dose-reduced allograft (IFM99-03 trial) with tandem autologous stem cell transplantation (IFM99-04 trial) in high-risk de novo multiple myeloma. Blood 2006;107:3474–3480
214. Lokhorst HM. No RIC in high-risk myeloma? Blood 2006;107:3420–3421
215. Bensinger WI. The current status of reduced-intensity allogeneic hematopoietic stem cell transplantation for multiple myeloma. Leukemia 2006;20:1683–1689
216. Bruno B, Rotta M, Patriarca F. A comparison of allografting with autografting for newly diagnosed myeloma. N Engl J Med 2007;356:1110–1120
217. van Rhee F, Crowley J, Barlogie B. Allografting or autografting for myeloma (letter). N Engl J Med 2007;356:2647–2648
218. van Rhee F. Allografting for myeloma: con. Clin Adv Hematol Oncol 2006;4:4–7
219. Kröger N, Schwerdtfeger R, Kiehl M et al. Autologous stem cell transplantation followed by a dose-reduced allograft induces high complete remission rate in multiple myeloma. Blood 2002;100:755–760
220. Badros A, Barlogie B, Siegel E et al. Improved outcome of allogeneic transplantation in high-risk multiple myeloma patients after nonmyeloablative conditioning.[see comment]. J Clin Oncol 2002;20:1295–1303
221. Crawley C, Szydlo R, Lalancette M et al. Outcomes of reduced-intensity transplantation for chronic myeloid leukemia: an analysis of prognostic factors from the Chronic Leukemia Working Party of the EBMT. Blood 2005;106:2969–2976
222. Lee CK, Zangari M, Fassas A et al. Clonal cytogenetic changes and myeloma relapse after reduced intensity conditioning allogeneic transplantation. Bone Marrow Transplant 2006;37:511–515
223. Kroger N, Schilling G, Einsele H et al. Deletion of chromosome band 13q14 as detected by fluorescence in situ hybridization is a prognostic factor in patients with multiple myeloma who are receiving allogeneic dose-reduced stem cell transplantation. Blood 2004;103:4056–4061
224. Perez-Simon JA, Martino R, Alegre A et al. Chronic but not acute graft-versus-host disease improves outcome in multiple myeloma patients after non-myeloablative allogeneic transplantation. Br J Haematol 2003;121:104–108
225. Passweg JR, Meyer-Monard S, Gregor M et al. High stem cell dose will not compensate for T cell depletion in allogeneic non-myeloablative stem cell transplantation. [see comment]. Bone Marrow Transplant 2002;30:267–271
226. Kroger N, Shaw B, Iacobelli S et al. Comparison between antithymocyte globulin and

alemtuzumab and the possible impact of KIR-ligand mismatch after dose-reduced conditioning and unrelated stem cell transplantation in patients with multiple myeloma. Br J Haematol 2005;129:631–643

227. Kroger N, Shimoni A, Zagrivnaja M et al. Low-dose thalidomide and donor lymphocyte infusion as adoptive immunotherapy after allogeneic stem cell transplantation in patients with multiple myeloma. Blood. 2004;104:3361–3363

228. Sun K, Wilkins DE, Anver MR et al. Differential effects of proteasome inhibition by bortezomib on murine acute graft-versus-host disease (GVHD): delayed administration of bortezomib results in increased GVHD-dependent gastrointestinal toxicity. Blood 2005;106:3293–3299

229. Blanco B, José A, Pérez-Simón JA et al. Bortezomib induces selective depletion of alloreactive T lymphocytes and decreases the production of Th1 cytokines Blood 2006;107:3575–3583

230. Chang DH, Liu N, Klimek V et al. Enhancement of ligand-dependent activation of human natural killer T cells by lenalidomide: therapeutic implications. Blood 2006;108:618–621

231. Solomon SR, Mielke S, Savani BN et al. Selective depletion of alloreactive donor lymphocytes: a novel method to reduce the severity of graft-versus-host disease in older patients undergoing matched sibling donor stem cell transplantation. Blood 2005;106:1123–1129

232. Cavazzano-Calvo M, Fromont C, Le DF et al. Specific elimination of alloreactive T cells by an anti-interleukin-2 receptor B chain-specific immunotoxin. Transplantation 1990;50:1–7

233. Kwak LW, Taub DD, Duffey PL et al. Transfer of myeloma idiotype-specific immunity from an actively immunized marrow donor. Lancet 1995;345:1016–1020

234. Neelapu SS, Munshi NC, Jagannath S et al. Tumor antigen immunization of sibling stem cell transplant donors in multiple myeloma. Bone Marrow Transplant 2005;36:315–323

235. Gnjatic S, Szmania S, Moreno A et al. Vaccination with MAGE-3 protein can induce a potent immune response in a healthy donor which can be adoptively transferred via stem cell transplant to a multiple myeloma patient. Blood 2005;106:620a

236. Richardson PG, Blood E, Mitsiades CS et al. A randomized phase 2 study of lenalidomide therapy for patients with relapsed or relapsed and refractory multiple myeloma. Blood 2006;108:3458–3464

237. Rajkumar SV, Hayman S, Gertz MA et al. Combination therapy with thalidomide plus dexamethasone for newly diagnosed myeloma. J Clin Oncol 2002;20:4319–4323

238. Rajkumar SV, Blood E, Vesole D et al. Phase III clinical trial of thalidomide plus dexamethasone compared with dexamethasone alone in newly diagnosed multiple myeloma: a clinical trial coordinated by the Eastern Cooperative Oncology Group. J Clin Oncol 2006;24:431–436

239. Rajkumar SV, Hayman SR, Martha QL et al. Combination therapy with lenalidomide plus dexamethasone (Rev/Dex) for newly diagnosed myeloma. Blood 2005;106:4050–4053

240. Jagannath S, Durie BGM, Wolf J et al. Bortezomib therapy alone and in combination with dexamethasone for previously untreated symptomatic multiple myeloma Br J Haematol 2005;129:776–783

241. Wang M, Delasalle K, Giralt S et al. Rapid control of previously untreated multiple myeloma with bortezomib-thalidomide-dexamethasone followed by early intensive therapy. Blood 2005;106:784

242. Richardson PG, Jagannath S, Avigan DE et al. Lenalidomide plus bortezomib (Rev-Vel) in relapsed and/or refractory multiple myeloma (MM): final results of a multicenter phase 1 trial. Blood 2006;108:405

243. Palumbo A, Falco P, Falcone A et al. Oral revlimid plus melphalan and prednisone (R-MP) for newly diagnosed multiple myeloma: results of a multicenter Phase I/II study. Blood 2006;108:800

244. Palumbo A, Ambrosini MT, Benevolo G et al. Bortezomib, melphalan, prednisone and thalidomide for relapsed multiple myeloma. Blood 2007;109:2767–2772

245. Orlowski R, Voorhees P, Garcia R et al. Phase 1 trial of the proteasome inhibitor bortezomib and pegylated liposomal doxorubicin in patients with advanced hematologic malignancies. Blood 2005;105:3058–3065

246. Oakervee HE, Popat R, Curry N et al. PAD combination therapy (PS-341/bortezomib, doxorubicin and dexamethasone) for previously untreated patients with multiple myeloma. Br J Haematol 2005;129:755–762

247. Hari P, Pasquini MC, Vesole DH. Cure of multiple myeloma – more hype, less reality. Bone Marrow Transplant 2006;37:1–18

248. Mulligan N, Mitsiades C, Bryant B et al. Gene expression profiling and correlation with outcome in clinical trials of the proteasome inhibitor bortezomib. Blood 2007;109:3177–3188

249. Dumontet C, Ketterer N, Espinouse D et al. Reduced progression-free survival in elderly patients receiving intensification with autologous peripheral blood stem cell reinfusion for multiple myeloma. Bone Marrow Transplant 1998;21:1037–1041

250. Sirohi B, Powles R, Treleaven J et al. The role of autologous transplantation in patients with multiple myeloma aged 65 years and over. Bone Marrow Transplant 2000;25:533–539

251. Jantunen E, Kuittinen T, Penttila K et al. High-dose melphalan (200 mg/m2) supported by autologous stem cell transplantation is safe and effective in elderly (>or = 65 years) myeloma patients: comparison with younger patients treated on the same protocol. Bone Marrow Transplant 2006;37:917–922

252. Lenhoff S, Hjorth M, Westin J et al. Impact of age on survival after intensive therapy for multiple myeloma: a population-based study by the Nordic Myeloma Study Group. Br J Haematol 2006;133:389–396

253. Fermand JP. High dose therapy supported with autologous blood stem cell transplantation in multiple myeloma: long term follow up of prospective studies of the MAG group. Hematologica 2005;90(suppl 1):40

254. Sonneveld P, van der Holt B, Segeren CM. Intensive versus double intensive therapy in untreated multiple myeloma: update analysis of the randomized pahse III HOVON 24 study. Hematologica 2005;90:38

255. Goldschmidt H. Single vs double high dose therapy in multiple myeloma: second analysis of the GMMG-HD2 trial. Haematologica 2005;90:38

256. Cavo M, Cellini C, Zamagni E. Update on high dose therapy – Italian studies. Haematologica 2005;90:39

霍奇金病与非霍奇金淋巴瘤

Jürgen Finke

淋巴瘤的预后依赖于组织学类型和其确诊时表现的特异性危险因素，本章对淋巴瘤的分型和治疗提供简明的概述，重点强调了这样一个本质，即干细胞移植是一个已经建立的或正在演进的治疗模式。

预后指数

通过对高度恶性淋巴瘤患者的多中心分析，在 20 世纪 90 年代早期建立了国际预后指数（IPI），对弥漫大 B 细胞、T 细胞（目前有微小修改）、滤泡性和套细胞性淋巴瘤，由于在无病生存和总体生存方面具有很好的预后价值，现在已被广泛接受[1]。

已经确定了 5 项独立危险因素（RF）：

1. 疾病晚期：Ann Arbor Ⅲ 或 Ⅳ 期
2. 乳酸脱氢酶（LDH）高于正常上限
3. Karnofsky 指数小于 80%
4. 超过一个结外受侵部位
5. 年龄大于 60 岁

校正年龄预后指数（aaIPI）只包括前三项（分期、LDH 和 Karnofsky 评分），而且最初倾向于适用 60 岁以下的患者，但是现在也在高龄患者中试用，特别是在考虑移植策略时。因为以往包括自体和异基因造血干细胞移植的高剂量治疗的年龄上限是 60 岁，而目前变为高龄组的患者也在考虑之列。

不同危险组其完全缓解率（complete remission CR）和 5 年总体生存率（overall survival，OS）是不同的，从只有 0 或 1 项 IPI 危险因素的低危组患者（CR 87% 和 5 年 OS 73%）；到具有 4 或 5 项危险因素的高危患者（CR 44% 和 5 年 OS 26%）。

年龄小于 60 岁的患者如用 aaIPI 来评价，对应于具有 aaIPI 危险因素 0、1、2 或 3 项危险因素的患者，其 5 年生存率分别为 83%、69%、46% 和 32%[1]。

值得注意的是这些结果是在利妥昔单抗时代之前获得的。在蒽环类为基础的一线化疗上加抗 CD20 单抗利妥昔（R）已经改善了弥漫大 B 细胞淋巴瘤的缓解率和近期结果。

世界卫生组织（WHO）分型

统一的淋巴瘤分型得以建立，且为国际科学界所接受。WHO 淋巴瘤分型发展自以前的 REAL 分类，依赖于光学显微镜下经典的 HE 染色、免疫表型和细胞遗传学 / 分子基因分析。这些方法的组合应用可以对大多数淋巴瘤做出精确进行分型，前提是设计试验及对已发表的数据分析、对比。例如以前被认为高度恶性的一些 B 细胞淋巴瘤，实际上现在被分类为套细胞或滤泡性淋巴瘤。WHO 淋巴瘤分型涵盖了所有起源于淋巴组织的恶性疾病[2]。

前体肿瘤包括特别具有侵袭性疾病过程的 B 或 T 淋巴细胞白血病和淋巴瘤，常规的治疗就是按照如同严重白血病类型的治疗，多个周期的诱导和巩固化疗，继之骨髓移植（通常是异基因供者来源），应用于高危或复发患者。

成熟 B 细胞淋巴瘤包括的广泛而异质，从慢性淋巴细胞白血病（Chronic lymphocytic leukemia CLL）到 Burkitt 淋巴瘤，由于生长方式和临床过程的不同，淋巴瘤可被归类为惰性或侵袭性，Burkitt 淋巴瘤为高度侵袭性，套细胞淋巴瘤（mantle cell lymphoma MCL）过去归为惰性或中度危险，但现在认为是一种侵袭性淋巴瘤。

成熟 T 细胞和 NK 细胞肿瘤包括 T-CLL、PLL、肠型 T 细胞淋巴瘤、蕈样霉菌病和其他皮肤淋巴瘤、皮下脂膜炎样 T 细胞淋巴瘤、外周 T 细胞和侵袭性 NK 细胞淋巴瘤、血管免疫母细胞（AILD）和间变性大细胞淋巴瘤。

表 9.1 惰性和侵袭性形式淋巴瘤的组织学

	B 细胞类型	T 细胞类型
惰性	慢性淋巴细胞白血病 (CLL)	慢性淋巴细胞白血病 (CLL)
	毛细胞白血病 (HCL)	大颗粒 T 淋巴细胞白血病
	华氏巨球蛋白血症	蕈样霉菌病 /Sezary 综合征
	多发性骨髓瘤	原发皮肤间变性大细胞淋巴瘤
	边缘区淋巴瘤 (MZL)	淋巴瘤样丘疹病
	黏膜组织相关淋巴瘤 (MALT)	
	滤泡型淋巴瘤 (FL)	
侵袭性	前 B 细胞白血病 (B-PLL)	前 T 细胞白血病 (T-PLL)
	弥漫大 B 细胞淋巴瘤 (DLBCL)	肠病型 T 细胞淋巴瘤
	纵隔大 B 细胞淋巴瘤	肝脾淋巴瘤
	套细胞淋巴瘤 (MCL)	皮下脂膜炎样淋巴瘤
	血管内淋巴瘤	
	原发渗出性淋巴瘤	外周 T 细胞和侵袭性 NK 细胞淋巴瘤
		血管免疫母细胞淋巴瘤 (AILD)
		间变性大细胞淋巴瘤 (ALCL)

表 9.1 可见到分类为惰性淋巴瘤的病理类型。霍奇金淋巴瘤是具有不同临床过程及联合化疗后大部分患者预后良好的一种 B 细胞淋巴瘤，分为 6 个亚型。主要的淋巴瘤如下述。

弥漫大 B 细胞淋巴瘤

标准治疗：一线治疗

弥漫大 B 细胞淋巴瘤（DLBCL）是最常见的淋巴瘤类型，占所有淋巴瘤患者 31%，发病中位年龄 64（14 ~ 98）岁，标准的治疗是含蒽环类的联合化疗加利妥昔单抗（R）。目前的治疗策略是根据 aaIPI 进行危险分层，对于具有 2 或 3 项 RF、5 年生存率不到 50% 的预后不佳的患者，保持更强烈的治疗；0 项或只有 1 项 aaIPI RF 的低危患者，6 个周期 CHOP（环磷酰胺、阿霉素、长春新碱和泼尼松）联合利妥昔单抗治疗显著改善了 2 年生存率，达到 95%，相比之下仅用 CHOP 则为 89%[3]。对没有 RF 的低危患者，剂量减少为 4 周期 R-CHOP，正在对比 6 周期 R-CHOP 进行评价，对 LDH 增高或大肿瘤块的患者，也在评价 R-CHOP 的密度（14 天 / 周期与 21 天 / 周期比较）。60 岁以上的患者接受 6 周期 R-CHOP 再加 2 剂 R。几项试验正在评估 R 维持治疗的作用。

造血干细胞移植作为一线治疗的一部分

对于具有 2 项或 3 项 aaIPI RF 的高危患者，增加利妥昔单抗，其他细胞毒药物，比如依托泊苷，或剂量增至中剂量，并不能明显改善结果。在几个试验中采用高剂量化疗和自体造血干细胞移植作为一线治疗的效果各不相同，常规化疗后于第一次 CR 或 PR 时移植，3 年生存率可高达 84%[4]，早期的实验受可行性问题妨碍，诸如因为等待采集自体骨髓时的早期复发、治疗相关毒性或 IPI 建立前包含了低危患者等[5-7]。

法国研究小组的最大一组试验 GOELAMS 涉及了自体造血干细胞移植在侵袭性淋巴瘤中的作用，目前可用的数据显示其对低危患者没有益处，该组患者最好是用利妥昔单抗联合 CHOP 样化疗。但是对具有 2 项或 3 项 aaIPI 危险因素的患者，自体 SCT 显著改善了生存，对于有 2 项 aaIPI 危险因素的患者，以加强 CEEP(环磷酰胺、表柔比星、长春地辛、泼尼松) 化疗，继之以高剂量 BEAM(卡莫司汀、依托泊苷、阿糖胞苷、美法仑) 和自体 SCT，该研究组报告其 5 年生存率为 75%，作为对比，单纯以多周期 CHOP 治疗的患者，生存率为 45%[8]；对于有 3 项 aaIPI 危险因素的患者，GOELAMS 常规应用高剂量化疗和自体 SCT 作为一线治疗的一部分 [9,10]。

治疗过程中增加利妥昔单抗的效果及作为维持治疗的可能性仍然不清楚，有报告利妥昔单抗应用使移植植入缓慢[11]，德国 HGNHL 研究组报告[12]，通过对高危患者应用多周期增加剂量 R-CHOP 和自体干细胞解救而改善了反应率。对高危患者的理想治疗方法也许是早期强烈化疗联合利妥昔单抗、继之高剂量化疗和自体 SCT 的综合方案。还没有随机试验比较常用的不同预处理，无论是全身照射（TBI）（10～12Gy）还是含有高剂量白消安（16mg/kg）联合环磷酰胺和（或）VP16 的预处理方案，都是在 20 世纪 90 年代后期应用的，现在多数中心喜欢 BEAM 方案，因为其预处理相关毒性低、缓解率高，烷化剂 BCNU（卡莫司汀）和美法仑有效针对静止期肿瘤细胞，该方案疗效的贡献体现于此。

在侵袭性淋巴瘤中采取的几项策略改善了效果。在有 2 或 3 项 aaIPI 危险因素的患者中实施连续双次自体 SCT。11 个患者诱导化疗 4 周期 ACVBP（阿霉素、环磷酰胺、长春地辛、博来霉素和泼尼松），或 17 个患者另加动员方案（环磷酰胺、VP16），之后采集外周血干细胞（PBSC），然后首轮高剂量化疗（HDT）（米托蒽醌、环磷酰胺、VP16、卡莫司汀）及自体 SCT，次轮 HDT 给予白消安、卡铂和美法仑，随后第二次 SCT，3 年生存率 50%，作者最后结论是 LNH87-2 研究中接受了单次巩固性 HDT 的患者，连续再移植并没能改变结果[13]。

与之相比，一项单中心，前瞻性临床试验评价了年龄 65 岁以下成人侵袭性非霍奇金淋巴瘤（NHL），有 2～3 项 aaIPI RF，接受 2 个周期高剂量诱导化疗。1 个周期标准 CHOP 后，患者接受一周期 DICEP，包括增加剂量的环磷酰胺 $5.25g/m^2$，依托泊苷 $1.05g/m^2$ 和顺铂 $105mg/m^2$，其后采集自体造血干细胞、一周期高剂量 BEAM 和自体 SCT。55 例患者年龄 20～63 岁（中位 44 岁），51 例（92%）为弥漫大 B 细胞 NHL。不良预后因素包括分期 4 期（46 例）、LDH 增高（47 例）、东部肿瘤协作组（ECOG）状态评分 2～4 分（43 例）、大病灶肿瘤超过 10cm（34 例）和骨髓受侵（16 例），只有 1 例患者出现非复发死亡，经过中位 49 个月随访，所有 55 例患者中 4 年无病生存（EFS）和总生存（OS）分别为 72% 和 79%，CHOP-DICEP-BEAM 已作为预后不良侵袭性 NHL 所推荐的治疗方案[14]。

只发生于颅内的侵袭性淋巴瘤，即原发中枢神经系统淋巴瘤（PCNSL），具有特殊的临床特征，组织学上通常也为 DLBCL，但即使高剂量甲氨蝶呤加颅脑照射的联合治疗，预后也很差。高剂量白消安、环磷酰胺和噻替派，及随后的自体 SCT 对 53% 的复发性 PCNSL 患者可达 3 年 EFS[15]，最近几个研究组公布了高剂量烷化剂为基础的化疗加自体 SCT 作为一线部分治疗的方案[16,17]，其中一个方案是甲氨蝶呤和阿糖胞苷诱导化疗后，高剂量 BCNU $400mg/m^2$ 及噻替派 20mg/kg，随之自体 SCT 和巩固放疗，结果 5 年中位随访期 DFS 为 72%[18]。

复发性、难治性疾病

首次缓解后复发的预后是很糟的，少于 10% 的侵袭性淋巴瘤患者生存能超过 5 年。Parma 随机试验在化疗敏感复发患者中确定了高剂量化疗和自体 SCT 的作用[19]。DHAP（地塞米松、阿糖胞苷、顺铂）挽救性治疗达到第二次缓解的患者，要么接受高剂量 BEAC（卡莫司汀、依托泊苷、阿糖胞苷、环磷酰胺）及随后自体骨髓移植，要么接受再次 DHAP 巩固治疗。移植组患者 5 年长期生存率为 46%，有显著改善，而非移植组只有 12%[19]；随访分析显示了 IPI 的预后价值。DHAP 治疗组的患者复发时的 IPI 与 OS 有强烈的相关性（IPI 0、1、2、3 项对应 5 年 OS 分别为 48%、21%、33%、0%，$P = 0.006$），但是 BEAC 组没有相关性（IPI 0、1、2、3 项对应 5 年 OS 分别为 51%、47%、50%、50%，$P = 0.90$）。对于 IPI > 0 项的患者，BEAC 组的 OS 明显优于 DHAP 组（$P<0.05$），但是 IPI 为 0 的患者，两组没有区别[20]（图 9.1）。

可以给予 60 岁以上的患者高剂量 BEAM 预处理后的自体 SCT。来自 Mayo 临床的数据显示，93 例年龄 60 岁以上（中位年龄 66 岁、最高 76 岁）的患者与年轻人比，治疗成功率和相关死亡率是相等的，aaIPI 是唯一的预后指数[21]。

因此，用 DHAP 或 ICE（异环磷酰胺 $5g/m^2$、卡铂 AUC 5、依托泊苷 $3×100mg/m^2$）挽救治疗后的自体 SCT[22] 是可接受的标准治疗，ICE 现在通常与利妥昔单抗组成 RICE 方案[23]。挽救治疗时 IPI RF 出现的价值在于预测结果，也可能导致包括自体与异基因造血干细胞序贯移植的新治疗策略的应用[24]。

足量一线 CHOP 样化疗后未获完全缓解的患者，作为原发难治性病例，预后不良。几项 II 期试验支持这些患者可以从高剂量化疗和自体 SCT 中获益，长期无进展生存率（PFS）为 20%～30%[25,26]。自体血液/骨髓移植登记组（ABMTR）的一项多因素分析研究 184 例应用传统化疗从未达到 CR 的侵袭性淋巴瘤患者，揭示了某些总生存不良预后因素[27]，包括化疗耐药、移植时 Karnofsky

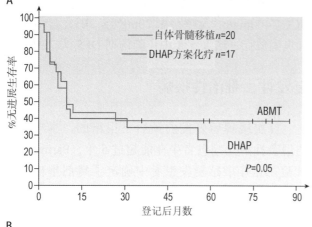

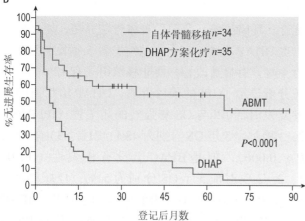

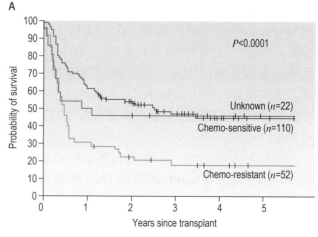

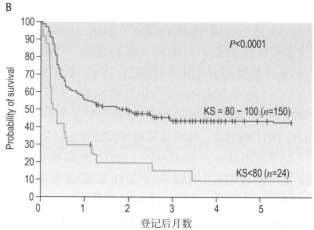

图9.1　PARMA试验分析：国际预后指数与复发性侵袭性淋巴瘤患者生存期有关。(A) IPI 0分患者：自体骨髓移植（ABMT）对比DHAP；(B) IPI 1～3分患者：ABMT对比DHAP。来自Blay等[20]

图9.2　自体移植治疗从未达到缓解的弥漫性侵袭性NHL患者。(A) 化疗敏感的生存概率；(B)移植时Karnofsky状态的生存概率。获得Vose等授权

积分小于80%、移植年龄≥55岁、之前化疗方案≥3个，移植前后受累区未进行放疗（图9.2）。

高剂量预处理 TBI 或 BCNU、依托泊苷和环磷酰胺，及去除 B 细胞的自体 PBSCT 前，加用 2 周期利妥昔单抗 / 每 4 周期标准治疗（每周期持续 6 周），对于复发性或难治性侵袭性淋巴瘤 2 年 PFS 为 81%，支持在该种情况下 R 是有益处的[28]。

由欧洲血液 / 骨髓移植组（EBMT）发起的 CORAL 试验，正在随机比较 CD20+ 复发期或难治性 DLBCL 患者 BEAM 和自体 SCT 前 R-DAHP 与 RICE 三周期治疗。第二个随机化步骤也在进行，就是移植后 6 周期利妥昔单抗与观察组之间的比较[29]。

放射性标记 ^{131}I CD$_{20}$ 单抗托西莫单抗的放射免疫预处理，联合高剂量依托泊苷、环磷酰胺及自体 SCT，治疗复发期侵袭性淋巴瘤，达到 2 年生存率 83%[30]。

诱导期或诱导治疗完成后 FDG-PET 阳性意味着复发危险增加[31]。必须进行前瞻性的试验，才能

明确这些发现是否能最终预示不同治疗策略的适合性，包括早期进行 SCT。

滤泡性淋巴瘤

滤泡性淋巴瘤（FL）是第二常见类型的淋巴瘤，占所有淋巴瘤 22%，中位起病年龄 59 岁。基于组织学和每高倍视野母细胞数分成 3 个亚组，3 级（中心母细胞数 > 15）的治疗与 DLBCL 一样。

晚期Ⅲ或Ⅳ期 FL，首诊时约 2/3 处于此期，被认为不可治愈，只对有症状患者才予以治疗，而局限Ⅰ或Ⅱ期的患者可以通过放疗治愈。在利妥昔单抗前时代，对于所有疾病分期的患者，中位生存期大约为 10 年，就像 DLBCL 一样，IPI 有预后价值，有时预后因素的指标变为 β$_2$ 微球蛋白水平或淋巴结累及数量。

在 CHOP 或 CVP（环磷酰胺、长春新碱、泼尼

松）中增加利妥昔单抗[33]已改善了反应率和无进展生存。氟达拉滨联合环磷酰胺作为一线化疗[34]，或增加 R 作为二线治疗，也是 FL 的有效疗法。

自体 SCT

一些涉及自体 SCT 的研究是在复发性 FL 患者中进行的，报告了（移植）较高的反应率，中位进展时间 3 ～ 5 年[35,36]，移植后复发率受给予的不同常规治疗方案数量、缓解状态和移植前化疗敏感性影响。虽然这些研究与常规治疗中的类似患者进行了很好的比较，但目前还缺乏随机 III 期试验。在 20 世纪 90 年代期间，净化自体移植物中疾病特异的 t（14；18）阳性 B 细胞，达到 PCR 检测水平以下，可以获得比 t（14；18）PCR 阳性患者移植有更好的结果，但净化能力可能只反映了患者疾病负荷的不同。哪些患者将从高剂量化疗和自体 SCT 作为二线治疗中获益仍有待观察[37]。

II 期试验证明了高剂量照射、化疗治疗的可行性和高 CR 率，在首次 CR 期自体 SCT 的结果是 10 年预计生存率为 86%[38,39]，德国 III 期前瞻性、随机试验显示了对 CR 率的益处，对 CHOP 敏感的患者以 dexa-BEAM 化疗动员干细胞，随后 TBI 12Gy 和环磷酰胺 120mg/kg 加自体 SCT，其 5 年 PFS 为 65%，干扰素 -α 对照组为 33%[40]，自体 SCT（ASCT）组急性毒性反应较高，但两组早期死亡率均不到 2.5%。在这个多中心随机试验中，首次缓解巩固治疗的 FL 患者，高剂量放化疗加 ASCT 比干扰素 -α 显著改善了 PFS，对于 ASCT 对总生存的效应还需更长时间的随访[40]。相似的数据在另外的随机试验中也可见到[41]。

后来一项随机测试利妥昔单抗加 CHOP 比较仅用 CHOP 作为诱导治疗的试验，R-CHOP 显著改善了 CR 率和 DFS 率[32]，其结果与早期强烈放化疗加 ASCT 组中所见是相当的，结合两种方法的前瞻性试验正在进行中，包括 R 作为维持治疗应用于 SCT 后或 R-CHOP 后的可能性。

套细胞淋巴瘤

套细胞淋巴瘤（MCL）在所有淋巴瘤中占 6%，中位年龄 63 岁，其可表现为惰性，但晚期患者中位生存不到 2 年。一线 CHOP 化疗中加入 R 明显改善了 MCL 的 CR 率和 PFS，就跟 DLBCL 和 FL 一样[42]，虽然氟达拉滨、环磷酰胺、米托蒽醌和利妥昔单抗的联合在诱导缓解上非常有效，但复发性 MCL 的治疗仍然困难，生存平台期无法达到[43]。

自体 SCT

虽然有些报告显示 MCL 患者在首次缓解时移植可以改善 DFS 和 OS[44,45]，但自体 SCT 不能长期治愈已经复发的大多数患者。

欧洲 MCL 网络的一项前瞻性 III 期试验显示 CHOP 样诱导后高剂量 TBI/ 环磷酰胺预处理加自体 SCT，可产生 81% 的 CR 率和 17% 的部分缓解（PR）率，而不用高剂量治疗和自体 SCT 的干扰素维持组的 CR 率为 37%，PR 率为 62%[46]。EBMT 正在评价 2×2 连续随机试验：比较诱导化疗 R-CHOP 与 R-CHOP/R-DHAP，以及两种不同的预处理方案：TBI 12Gy、环磷酰胺 120mg/kg 与 TBI 10Gy、Ara-C 2×2g/m^2 和美法仑 140mg/m^2，随后自体 SCT。这个试验将对 MCL 一线治疗范围内的移植策略的优化产生促进作用。

Burkitt 淋巴瘤

具有高度侵袭性的 Burkitt 淋巴瘤（BL）对化疗高度敏感，以高剂量甲氨蝶呤为基础的联合化疗方案的治愈率约为 70%，但是复发患者罕有第二次缓解。一项多中心 II 期研究调查了成人初治 BL、Burkitt 样淋巴瘤（BLL）或淋巴母细胞淋巴瘤（LyLy）前移连续高剂量化疗加自体 SCT 的可行性和有效性，这些患者没有中枢神经系统或广泛的骨髓受累[47]。治疗包括连续 2 周期高剂量诱导化疗，由泼尼松、环磷酰胺、阿霉素、依托泊苷和米托蒽醌组成，不含高剂量甲氨蝶呤或高剂量阿糖胞苷，至少达到 PR 的患者继续完成 BEAM 和 ASCT。85% 的 BL/BLL 和 87% 的 LyLy 患者完成了治疗。没有毒性死亡，治疗反应是 BL/BLL 患者 CR 为 81%、PR 为 11%，LyLy 患者 CR 为 73%、PR 为 20%。在中位 61 个月随访期，6 例 BL/BLL 和 8 例 LyLy 患者死亡。BL/BLL 患者实际 5 年总生存率和预计无事件生存率分别为 81% 和 73%，相比之下 LyLy 分别为 46% 和 40%。对于局限骨髓受累的成人 BL/BLL 患者，连续高剂量化疗加 ASCT 前移高度有效，但对于 LyLy 患者很少如此 [47]。

仍然不清楚的是首次 CR 期的自体 SCT 巩固治疗是否能比高剂量甲氨蝶呤为基础的化疗进一步获益，但这个方法应当在高危患者中考虑使用。

霍奇金淋巴瘤

现代联合化疗结果局限，低危霍奇金病 5 年生存率 97%，晚期高危者为 85%。初始治疗结束后一年以上的化疗晚期复发，可以被高剂量化疗及自体 SCT 成功挽救。一项随机试验比较了 2 周期 dexa-BEAM 后高剂量 BEAM 加自体 SCT 与 4 周期 dexa-BEAM 而无 SCT，结果前者 3 年 PFS 为 55%，明显好于后者的 34% [48]。早期复发和原发难治是造成临床过程艰难的原因，即使自体 SCT 治疗复发率仍较高，这种情况应当考虑异基因 SCT 治疗，或许可选择减低强度的预处理。

一项法国研究组对诊断时临床 IV 期和（或）纵隔肿块 ≥ 0.45 胸腔直径、一线联合化疗不能缓解的霍奇金患者应用高剂量化疗加自体 SCT。自体移植组 42 例患者与接受 GOELAMS 组 2 个方案联合化疗的 108 例患者比较，5 年无进展生存和无事件生存分别为 87% 比 55%、81% 比 51%，移植患者较好，但总体生存无明显差别（移植组 85% 比联合化疗组 71%）[49]。

科隆高剂量连续方案中的原发进展或复发霍奇金患者，接受 DHAP 2 周期加环磷酰胺 4g/m²，并动员外周血干细胞，再接受 1 周期甲氨蝶呤 8g/m² 加依托泊苷 2g/m²，最后 BEAM 预处理和自体 SCT。长期 DFS 在复发和难治性患者中分别为 62% 和 39% [50]。改良 CBVP 方案包括环磷酰胺 1.8g/m²、卡莫司汀 0.5g/m²，依托泊苷 2.4g/m² 和卡铂 150mg/m²，也获得类似结果 [2,51]。

T 细胞淋巴瘤

所有淋巴瘤的 6% ~ 8% 组织学上为 T 细胞，其临床表现可以有很大的不同，作为前体 T 细胞肿瘤的 T 淋巴母细胞淋巴瘤，其治疗是按照急性淋巴细胞白血病样的方案。显示 7 年 DFS 率为 62%，结果令人鼓舞 [52]。治疗反应不佳或复发患者的移植更适宜异基因。

大多数成熟外周 T 细胞淋巴瘤（PTCL）预后

不良，间变大细胞淋巴瘤（ALCL）作为一个特殊类型，在携带 t（2；5）NPM/ALK 转位时，蒽环类为基础的联合化疗后有较好的生存率，5 年生存率接近 80%，与 NPM/ALK 阴性的 ALCL 外周 T 细胞淋巴瘤形成对照。

评价法国 LNH87 方案的 1 883 例弥漫侵袭性 NHL 患者的形态学和免疫表型，15% 是 PTCL，85% 是 B 细胞淋巴瘤（BCL）。按照 Kiel 分类大多数 PTCL 是血管免疫母细胞（AIL，23%）、中等和大 T 多形细胞（PML，49%）或间变大细胞（ALCL，20%）淋巴瘤。BCL 和 PTCL 完全缓解率分别为 63% 和 54%，5 年 OS 率分别为 53% 和 41%。T-ALCL 5 年 OS 率 64%，优于其他类型的 PTCL(35%) 和弥漫大 B 细胞 NHL(53%)。如果把 IPI 积分只作为一个因素纳入多因素分析中，法国研究组发现非间变 PTCL 是独立的预后参数 [54]。

自体 SCT

对二线化疗敏感的难治性或复发性患者进行自体 SCT 效果进行了评价，不包括组织学呈惰性和表达 ALK 的间变大细胞淋巴瘤患者。结果：24 例 PTCL 患者与 86 例连续化疗敏感复发或原发难治性 DLBCL 后者比较，在生存患者的中位 6 年随访期内，前者和后者的 5 年 PFS 率分别为 24% 和 34%、总体生存率分别为 33% 和 39%，没有显著差异。在多因素分析中影响 PFS 和 OS 的唯一预后变量是 aaIPI。作者的结论认为，SCT 治疗化疗敏感复发或原发难治患者的结果，PTCL 与 DLBCL 相似 [54]。

自体 SCT 一线治疗 30 例 T 细胞淋巴瘤，4~6 周期 CHOP 接 dexa-BEAM（地塞米松、卡莫司汀、美法仑、依托泊苷和阿糖胞苷）或 ESHAP（依托泊苷、甲泼尼松龙、阿糖胞苷和顺铂）。30 例中的 21 例化疗敏感患者接受高分次 TBI 和高剂量环磷酰胺及 APBSCT，从治疗开始的中位随访 15 个月（6 ~ 32 个月），21 例中 16 例维持于 CR 状态，9 例患者主要由于病情进展没能进入自体外周血造血干细胞移植（APBSCT）[56]。

T 细胞淋巴瘤经常在化疗和准备自体 SCT 期间快速进展妨碍治疗成功。在法国 LNH87 和 LNH93 试验中，小于 60 岁的 330 例患者以高剂量环磷酰胺、阿霉素、长春新碱和泼尼松获得 CR，并接受 ASCT 巩固治疗。16% 是 T 细胞 NHL，其中 66%

患者 IPI 积分 2 ～ 3 分。该组 5 年 OS 和 PFS 分别为 75% 和 67%。T 细胞淋巴瘤该指标分别为 54% 和 44%。在多因素分析中，只有下述参数负面影响 OS 和 PFS：骨髓受累；结外受累 1 个以上部位；组织类型非间变 T 细胞对其他类型；所有蒽环种类（米托蒽醌对阿霉素，只影响 DFS）。这些结果支持 ASCT 可以防止有不良 IPI 因素患者的复发。表达非间变 T 细胞表型、结外受累 1 个以上部位，或骨髓受累的患者复发危险较高[57]。

一项前瞻性随机试验分析了高剂量化疗和自体 SCT 一线治疗 202 例中、高度 NHL 患者中的 ALCT。一线化疗包括两轮含蒽环类的方案，有反应的患者以 BEAM 预处理的自体 SCT 移植，有大块或残留瘤块的患者给予放疗。15 例 ALCL 患者 5 年以上随访期的 PFS 和 OS 均为 87%，这一结果明显好于 176 例其他类型淋巴瘤患者，他们的 EFS 为 53%，OS 为 60%，证明高剂量化疗加自体 SCT 治疗 ALCL 的有效性[58]。

单用 CHOP 对多数患者是不够的，目前高剂量 Ara-C 与 CHOP 样化疗、氟达拉滨和单克隆抗体如 CD52 抗体（CAMPATH）的多种方法正在联合进行。

异基因干细胞移植治疗淋巴瘤

晚期淋巴瘤使用单克隆抗体利妥昔（CD20 抗体）或 CAMPATH（CD52 抗体）联合抑制细胞生长药物，如氟达拉滨的嘌呤类似物，这种新的治疗方法可使低度恶性复发性淋巴瘤获得 20% ～ 40% 的短暂缓解。尽管血液学毒性易于处理，但增加了机会性感染率，特别是 CAMPATH 治疗后，这也是让人忧虑的原因。异基因 SCT 最初只用于治疗疾病晚期，引起高移植相关死亡（TRM），且复发率也很明显。然而，在大多数疾病亚组中证明存在移植物抗淋巴瘤（GVL）作用。有趣的是，就如体外所示，GVL 效应甚至可致化疗难治性淋巴瘤的清除[59]，GVL 经常与 GVHD 伴随，显示出对低度恶性淋巴瘤特别有效，如临床已证明供者淋巴细胞输注（DLI）用于异基因移植后疾病持续或复发[60]。

来自亲缘和无血缘的异基因 SCT 为高剂量化疗后提供了快速造血重建的潜在可能，也建立了健康的新生免疫系统。自体 SCT 后继发性骨髓增生异常综合征（MDS）有 2% ～ 8% 的危险性，而异基因 SCT 就没有这方面问题，因为输入的干细胞未在既往的化疗中暴露[61]。

国际骨髓移植登记组（IBMTR）由 50 个中心参与的 113 例晚期低度恶性淋巴瘤的观察性研究，提供了 HLA 相合同胞骨髓移植的结果[62]，患者中位年龄 38 岁（15 ～ 61 岁），移植时 80% 处于 IV 期，之前的中位化疗方案为 2 个（0 ～ 5 个），38% 为难治性，Karnofsky 状态积分（KPS）少于 80% 者占 29%，预处理 82% 用 TBI，74% 用环孢霉素预防 GVHD，3 年复发率、生存率和 PFS 分别为 16%、49% 和 49%，较好生存相关于下列因素：移植前 KPS > 90%、化疗敏感、预处理使用含 TBI 方案及年龄 40 岁以下[62]。

氟达拉滨的淋巴免疫毒性效应结合中等剂量淋巴骨髓毒性烷化剂，如环磷酰胺、美法仑、噻替派或卡莫司汀等，这种新的减低强度预处理（RIC）方案可以在高危组中降低 TRM。

另一种仅用免疫抑制预处理的方法，即氟达拉滨和 TBI 2Gy，已经成功应用于低度恶性淋巴瘤稳定期。淋巴瘤工作组报告了 188 例 EBMT 淋巴瘤患者低剂量异基因祖细胞移植（allo-SCT）的结果。患者中位年龄 40 岁，之前的中位治疗周期是 3 个，48% 患者曾经历过自体移植，84% 的患者采用了氟达拉滨为基础的预处理方案，10% 采用了 BEAM，100 例可评价患者中证实完全供者嵌合 71%。10/14 的患者对 DLI 有反应。中位随访 283 天，1 年和 2 年总生存率分别为 62% 和 50%。100 天和 1 年移植相关死亡率分别为 12.8% 和 25.5%，且老年患者显著更差。化疗耐药和敏感患者 1 年疾病进展可能性分别为 75% 和 25%。1 年 PFS 为 46%，化疗敏感患者、霍奇金病（HD）和低度恶性 NHL PFS 明显更好。减低剂量祖细胞移植与降低 TRM 相关，可以控制晚期 HD 和低度恶性 NHL。DLI 的结果令人鼓舞（图 9.3）。

复发的或难治性 T 细胞淋巴瘤患者也有鼓舞人心的结果报告。17 例患者中位年龄 41 岁（23 ～ 60 岁），挽救化疗后 RIC 异基因 SCT，预处理是噻替派、氟达拉滨和环磷酰胺，GVHD 预防是用环孢霉素及短程甲氨蝶呤。2 例化疗原发耐药，15 例复发，其中 8 例（47%）是自体移植后复发，从进入研究开始中位随访 28 个月（3 ～ 57 个月），14/17 例患者存活，2 例死于疾病进展，1 例死于感染。预计 3 年总体生存率和 PFS 分别为 81% 和 64%，2 年预计非复发死亡率为 6%[69]。

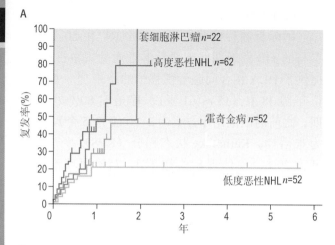

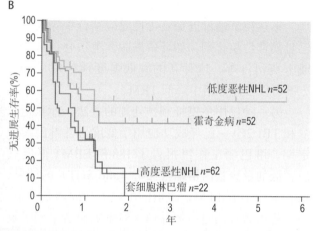

图9.3 化疗耐药或侵袭性淋巴瘤对减低剂量的异基因SCT，显示结果很差：EBMT淋巴瘤工作组分析。**(A)** 根据疾病分类的进展概率；**(B)** 根据病变组织学的无进展生存概率。来自Robinson等[68]

减低强度预处理目前主要用于淋巴瘤异基因移植方面。目前缺乏随机试验数据对这些方案进行相互的比较，或与"标准"预处理（比如 TBI 12Gy 或白消安 16mg/kg 加环磷酰胺）比较。因此，对任何标题冠以 RIC 或"非清髓"的组合分析都应当相当警惕。预处理方案经常受到关注，GVHD 的预防方法却常常被忽视。

普遍使用包括氟达拉滨和美法仑的 RIC 预处理及使用环孢霉素和 CAMPATH 预防 GVHD，相合同胞移植后的早期结果满意，毒性少，几乎没有严重急性 GVHD[70-71]。但是随访提示晚期致死性感染和复发危险增加。特异性抗全淋巴细胞单克隆抗体 CAMPATH 预防 GVHD 的理想剂量有待于剂量发现试验决定，可能依赖于临床和免疫相互影响因素，如同胞或无血缘供者、HLA 相合或不合。未来的策略将是测试减低剂量预处理早期异基因 SCT

表 9.2   SCT 的适应证

自体
化疗敏感复发或无法获得首次缓解：DLBCL 和其他高度恶性淋巴瘤、霍奇金淋巴瘤
处于首次缓解期：高度恶性 NHL，高危 aaIPI 2 ～ 3 分：DLCL、BL、外周 T 细胞淋巴瘤、晚期 MCL 作为一线治疗的一部分（试验）；Ⅲ ～ Ⅳ期 FL 作为一线治疗的一部分（试验）

异基因
自体 SCT 后复发；二线化疗（包括利妥昔单抗、氟达拉滨、蒽环类）后进展；化疗难治性疾病：MCL、FL、其他组织学上低度恶性淋巴瘤
首次缓解后早期复发（＜１年）；自体 SCT 后复发，虽不能处于第一次缓解，但病情可控：所有的高度恶性淋巴瘤；首次缓解：微小残留病阳性的淋巴母细胞淋巴瘤；高危侵袭性 T 细胞淋巴瘤（如骨髓受累）

的作用、优化 GVHD 预防和免疫治疗为基础的移植后策略，诸如提前 DLI、个体化疫苗、细胞因子免疫刺激优化 GVL 效应等。

总结：淋巴瘤患者的移植优化

自体 SCT 和不断增加的异基因 SCT 在淋巴瘤的治疗中起重要作用。单克隆抗体作为一线化疗的一部分的成功应用改变了其适应范围，该范围从某些情况下前移自体 SCT，比如低度恶性淋巴瘤，到异基因 SCT 作为挽救治疗程序。

单克隆抗体也可能改善了高危侵袭性淋巴瘤患者的结果，如联合应用利妥昔单抗、高剂量化疗和 SCT。

（江　岷译　江　岷校）

参考文献

1. International Non-Hodgkin's Lymphoma Prognostic Factors Project. A predictive model for aggressive non-Hodgkin's lymphoma. N Engl J Med 1993;329:987–994

2. Harris NL, Jaffe ES, Diebold J et al. World Health Organization classification of neoplastic diseases of the hematopoietic and lymphoid tissues: report of the Clinical Advisory Committee meeting-Airlie House, Virginia, November 1997. J Clin Oncol 1999;17:3835–3849

3. Pfreundschuh M, Trumper L, Osterborg A et al. CHOP-like chemotherapy plus rituximab versus CHOP-like chemotherapy alone in young patients with good-prognosis diffuse large-B-cell lymphoma: a randomized controlled trial by the MabThera International Trial (MInT) Group. Lancet Oncol 2006;7:379–391

4. Nademanee A, Molina A, O'Donnell MR et al. Results of high-dose therapy and autologous bone marrow/stem cell transplantation during remission in poor-risk intermediate- and high-grade lymphoma: international index high and high-intermediate risk group. Blood 1997;90:3844–3852

5. Kaiser U, Uebelacker I, Abel U et al. Randomized study to evaluate the use of high-dose therapy as part of primary treatment for 'aggressive' lymphoma. J Clin Oncol 2002;20: 4413–4419
6. Vitolo U, Liberati AM, Cabras MG et al. High dose sequential chemotherapy with autologous transplantation versus dose-dense chemotherapy MegaCEOP as first line treatment in poor-prognosis diffuse large cell lymphoma: an 'Intergruppo Italiano Linfomi' randomized trial. Haematologica 2005;90:793–801
7. Olivieri A, Santini G, Patti C et al. Upfront high-dose sequential therapy (HDS) versus VACOP-B with or without HDS in aggressive non-Hodgkin's lymphoma: long-term results by the NHLCSG. Ann Oncol 2005;16:1941–1948
8. Milpied N, Deconinck E, Gaillard F et al. Initial treatment of aggressive lymphoma with high-dose chemotherapy and autologous stem-cell support. N Engl J Med 2004;350: 1287–1295
9. Haioun C, Lepage E, Gisselbrecht C et al. Survival benefit of high-dose therapy in poor-risk aggressive non-Hodgkin's lymphoma: final analysis of the prospective LNH87–2 protocol – a groupe d'Etude des lymphomes de l'Adulte study. J Clin Oncol 2000;18:3025–3030
10. Haioun C, Lepage E, Gisselbrecht C et al. Benefit of autologous bone marrow transplantation over sequential chemotherapy in poor-risk aggressive non-Hodgkin's lymphoma: updated results of the prospective study LNH87–2. Groupe d'Etude des Lymphomes de l'Adulte. J Clin Oncol 1997;15:1131–1137
11. Khouri IF, Saliba RM, Hosing C et al. Concurrent administration of high-dose rituximab before and after autologous stem-cell transplantation for relapsed aggressive B-cell non-Hodgkin's lymphomas. J Clin Oncol 2005; 23; 2240–2247
12. Glass B, Kloess M, Bentz M et al. Dose-escalated CHOP plus etoposide (MegaCHOP) followed by repeated stem cell transplantation for primary treatment of aggressive high-risk non-Hodgkin lymphoma. Blood 2006;107:3058–3064
13. Haioun C, Mounier N, Quesnel B et al. Tandem autotransplant as first-line consolidative treatment in poor-risk aggressive lymphoma: a pilot study of 36 patients. Ann Oncol 2001;12:1749–1755
14. Stewart DA, Bahlis N, Valentine K et al. Upfront double high-dose chemotherapy with DICEP followed by BEAM and autologous stem cell transplantation for poor-prognosis aggressive non-Hodgkin lymphoma. Blood 2006;107:4623–4627
15. Soussain C, Suzan F, Hoang-Xuan K et al. Results of intensive chemotherapy followed by hematopoietic stem-cell rescue in 22 patients with refractory or recurrent primary CNS lymphoma or intraocular lymphoma. J Clin Oncol 2001;19:742–749
16. Cheng T, Forsyth P, Chaudhry A et al. High-dose thiotepa, busulfan, cyclophosphamide and ASCT without whole-brain radiotherapy for poor prognosis primary CNS lymphoma. Bone Marrow Transplant 2003;31:679–685
17. Abrey LE, Moskowitz CH, Mason WP et al. Intensive methotrexate and cytarabine followed by high-dose chemotherapy with autologous stem-cell rescue in patients with newly diagnosed primary CNS lymphoma: an intent-to-treat analysis. J Clin Oncol 2003;21:4151–4156
18. Illerhaus G, Marks R, Ihorst G et al. High-dose chemotherapy with autologous stem-cell transplantation and hyperfractionated radiotherapy as first-line treatment of primary CNS lymphoma. J Clin Oncol 2006;24:3865–3870
19. Philip T, Guglielmi C, Hagenbeek A et al. Autologous bone marrow transplantation as compared with salvage chemotherapy in relapses of chemotherapy-sensitive non-Hodgkin's lymphoma. N Engl J Med 1995;333:1540–1545
20. Blay J, Gomez F, Sebban C et al. The International Prognostic Index correlates to survival in patients with aggressive lymphoma in relapse: analysis of the PARMA trial. Parma Group. Blood 1998;92:3562–3568
21. Buadi FK, Micallef IN, Ansell SM et al. Autologous hematopoietic stem cell transplantation for older patients with relapsed non-Hodgkin's lymphoma. Bone Marrow Transplant 2006;37:1017–1022
22. Moskowitz CH, Bertino JR, Glassman JR et al. Ifosfamide, carboplatin, and etoposide: a highly effective cytoreduction and peripheral-blood progenitor-cell mobilization regimen for transplant-eligible patients with non-Hodgkin's lymphoma. J Clin Oncol 1999;17:3776–3785
23. Kewalramani T, Zelenetz AD, Nimer SD et al. Rituximab and ICE as second-line therapy before autologous stem cell transplantation for relapsed or primary refractory diffuse large B-cell lymphoma. Blood 2004;103:3684–3688
24. Hamlin PA, Zelenetz AD, Kewalramani T et al. Age-adjusted International Prognostic Index predicts autologous stem cell transplantation outcome for patients with relapsed or primary refractory diffuse large B-cell lymphoma. Blood 2003;102:1989–1996
25. Kewalramani T, Zelenetz AD, Hedrick EE et al. High-dose chemoradiotherapy and autologous stem cell transplantation for patients with primary refractory aggressive non-Hodgkin lymphoma: an intention-to-treat analysis. Blood 2000;96:2399–2404
26. Josting A, Sieniawski M, Glossmann JP et al. High-dose sequential chemotherapy followed by autologous stem cell transplantation in relapsed and refractory aggressive non-Hodgkin's lymphoma: results of a multicenter phase II study. Ann Oncol 2005;16:1359–1365
27. Vose JM, Zhang MJ, Rowlings PA et al. Autologous transplantation for diffuse aggressive non-Hodgkin's lymphoma in patients never achieving remission: a report from the Autologous Blood and Marrow Transplant Registry. J Clin Oncol 2001;19:406–413
28. Horwitz SM, Negrin RS, Blume KG et al. Rituximab as adjuvant to high-dose therapy and autologous hematopoietic cell transplantation for aggressive non-Hodgkin lymphoma. Blood 2004;103:777–783
29. Hagberg H, Gisselbrecht C. Randomized phase III study of R-ICE versus R-DHAP in relapsed patients with CD20 diffuse large B-cell lymphoma (DLBCL) followed by high-dose therapy and a second randomization to maintenance treatment with rituximab or not: an update of the CORAL study. Ann Oncol 2006;17(suppl 4):iv31-iv32
30. Press OW, Eary JF, Gooley T et al. A phase I/II trial of iodine-131-tositumomab (anti-CD20), etoposide, cyclophosphamide, and autologous stem cell transplantation for relapsed B-cell lymphomas. Blood 2000;96:2934–2942
31. Haioun C, Itti E, Rahmouni A et al. PET scan in the therapeutic strategy. Hematol J. 2004;5(suppl 3):S149–S153
32. Hiddemann W, Kneba M, Dreyling M et al. Frontline therapy with rituximab added to the combination of cyclophosphamide, doxorubicin, vincristine, and prednisone (CHOP) significantly improves the outcome for patients with advanced-stage follicular lymphoma compared with therapy with CHOP alone: results of a prospective randomized study of the German Low-Grade Lymphoma Study Group. Blood 2005;106:3725–3732
33. Marcus R, Imrie K, Belch A et al. CVP chemotherapy plus rituximab compared with CVP as first-line treatment for advanced follicular lymphoma. Blood 2005;105: 1417–1423
34. Flinn IW, Byrd JC, Morrison C et al. Fludarabine and cyclophosphamide with filgastrim support in patients with previously untreatedf indolent lymphoid malignancies. Blood 2000;96:71–75
35. Gribben JG, Freedman AS, Neuberg D et al. Immunologic purging of marrow assessed by PCR before autologous bone marrow transplantation for B-cell lymphoma. N Engl J Med 1991;325:1525–1533
36. Bastion Y, Brice P, Haioun C et al. Intensive therapy with peripheral blood progenitor cell transplantation in 60 patients with poor-prognosis follicular lymphoma. Blood 1995;86:3257–3262
37. Finke J. The role of stem cell transplantation in the treatment of follicular lymphoma. Semin Cancer Biol 2003;13:233–239
38. Horning SJ, Negrin RS, Hoppe RT et al. High-dose therapy and autologous bone marrow transplantation for follicular lymphoma in first complete or partial remission: results of a phase II clinical trial. Blood 2001;97:404–409
39. Ladetto M, Corradini P, Vallet S et al. High rate of clinical and molecular remissions in follicular lymphoma patients receiving high-dose sequential chemotherapy and autografting at diagnosis: a multicenter, prospective study by the Gruppo Italiano Trapianto Midollo Osseo (GITMO). Blood 2002;100:1559–1565
40. Lenz G, Dreyling M, Schiegnitz E et al. Myeloablative radiochemotherapy followed by autologous stem cell transplantation in first remission prolongs progression-free survival in follicular lymphoma: results of a prospective, randomized trial of the German Low-Grade Lymphoma Study Group. Blood 2004;104:2667–2674
41. Deconinck E, Foussard C, Milpied N et al. High-dose therapy followed by autologous purged stem-cell transplantation and doxorubicin-based chemotherapy in patients with advanced follicular lymphoma: a randomized multicenter study by GOELAMS. Blood 2005;105:3817–3823
42. Zelenetz AD. Mantle cell lymphoma: an update on management. Ann Oncol 2006;17(suppl 4):iv12-iv14
43. Forstpointner R, Dreyling M, Repp R et al. The addition of rituximab to a combination of fludarabine, cyclophosphamide, mitoxantrone (FCM) significantly increases the response rate and prolongs survival as compared with FCM alone in patients with relapsed and refractory follicular and mantle cell lymphomas: results of a prospective randomized study of the German Low-Grade Lymphoma Study Group. Blood 2004;104:3064–3071
44. de Guibert S, Jaccard A, Bernard M et al. Rituximab and DHAP followed by intensive therapy with autologous stem-cell transplantation as first-line therapy for mantle cell lymphoma. Haematologica 2006;91:425–426
45. Milpied N, Gaillard F, Moreau P et al. High-dose therapy with stem cell transplantation for mantle cell lymphoma: results and prognostic factors, a single center experience. Bone Marrow Transplant 1998;22:645–650
46. Dreyling M, Lenz G, Hoster E et al. Early consolidation by myeloablative radiochemotherapy followed by autologous stem cell transplantation in first remission significantly prolongs progression-free survival in mantle-cell lymphoma: results of a prospective randomized trial of the European MCL Network. Blood 2005;105:2677–2684
47. van Imhoff GW, van der Holt B, MacKenzie MA et al. Short intensive sequential therapy followed by autologous stem cell transplantation in adult Burkitt, Burkitt-like and lymphoblastic lymphoma. Leukemia 2005;19:945–952
48. Schmitz N, Pfistner B, Sextro M et al. Aggressive conventional chemotherapy compared with high-dose chemotherapy with autologous haemopoietic stem-cell transplantation for relapsed chemosensitive Hodgkin's disease: a randomized trial. Lancet 2002;359:2065–2071
49. Vigouroux S, Milpied N, Andrieu JM et al. Front-line high-dose therapy with autologous stem cell transplantation for high risk Hodgkin's disease: comparison with combined-modality therapy. Bone Marrow Transplant 2002;29:833–842
50. Josting A, Rudolph C, Mapara M et al. Cologne high-dose sequential chemotherapy in relapsed and refractory Hodgkin lymphoma: results of a large multicenter study of the German Hodgkin Lymphoma Study Group (GHSG). Ann Oncol 2005;16:116–123
51. Lavoie JC, Connors JM, Phillips GL et al. High-dose chemotherapy and autologous stem cell transplantation for primary refractory or relapsed Hodgkin lymphoma: long-term outcome in the first 100 patients treated in Vancouver. Blood 2005;106:1473–1478
52. Hoelzer D, Gokbuget N, Digel W et al. Outcome of adult patients with T-lymphoblastic lymphoma treated according to protocols for acute lymphoblastic leukemia. Blood 2002;99:4379–4385
53. Falini B, Pulford K, Pucciarini A et al. Lymphomas expressing ALK fusion protein(s) other than NPM-ALK. Blood 1999;94:3509–3515
54. Gisselbrecht C, Gaulard P, Lepage E et al. Prognostic significance of T-cell phenotype in aggressive non-Hodgkin's lymphomas. Groupe d'Etudes des Lymphomes de l'Adulte (GELA). Blood 1998;92:76–82
55. Kewalramani T, Zelenetz AD, Teruya-Feldstein J et al. Autologous transplantation for relapsed or primary refractory peripheral T-cell lymphoma. Br J Haematol 2006;134(2):202–207
56. Reimer P, Schertlin T, Rudiger T et al. Myeloablative radiochemotherapy followed by autologous peripheral blood stem cell transplantation as first-line therapy in peripheral T-cell lymphomas: first results of a prospective multicenter study. Hematol J 2004;5:304–311
57. Mounier N, Gisselbrecht C, Briere J et al. Prognostic factors in patients with aggressive non-Hodgkin's lymphoma treated by front-line autotransplantation after complete remission: a cohort study by the Groupe d'Etude des Lymphomes de l'Adulte. J Clin Oncol 2004;22:2826–2834
58. Deconinck E, Lamy T, Foussard C et al. Autologous stem cell transplantation for anaplastic large-cell lymphomas: results of a prospective trial. Br J Haematol 2000;109:736–742
59. Hoogendoorn M, Olde WJ, Smit WM et al. Primary allogeneic T-cell responses against mantle cell lymphoma antigen-presenting cells for adoptive immunotherapy after stem cell transplantation. Clin Cancer Res 2005;11:5310–5318
60. van Besien KW, de Lima M, Giralt SA et al. Management of lymphoma recurrence after allogeneic transplantation: the relevance of graft-versus-lymphoma effect. Bone Marrow Transplant 1997;19:977–982

61. Mach-Pascual S, Legare RD, Lu D et al. Predictive value of clonality assays in patients with non-Hodgkin's lymphoma undergoing autologous bone marrow transplant: a single institution study. Blood 1998;91:4496–4503

62. van Besien K, Sobocinski KA, Rowlings PA et al. Allogeneic bone marrow transplantation for low-grade lymphoma. Blood 1998;92:1832–1836

63. Bertz H, Illerhaus G, Veelken H, Finke J. Allogeneic hematopoetic stem-cell transplantation for patients with relapsed or refractory lymphomas: comparison of high-dose conventional conditioning versus fludarabine-based reduced-intensity regimens. Ann Oncol 2002;13:135–139

64. Khouri IF, Saliba RM, Giralt SA et al. Nonablative allogeneic hematopoietic transplantation as adoptive immunotherapy for indolent lymphoma: low incidence of toxicity, acute graft-versus-host disease, and treatment-related mortality. Blood 2001;98:3595–3599

65. Baron F, Maris MB, Sandmaier BM et al. Graft-versus-tumor effects after allogeneic hematopoietic cell transplantation with nonmyeloablative conditioning. J Clin Oncol 2005;23:1993–2003

66. Maris MB, Sandmaier BM, Storer BE et al. Allogeneic hematopoietic cell transplantation after fludarabine and 2 Gy total body irradiation for relapsed and refractory mantle cell lymphoma. Blood 2004;104:3535–3542

67. Sorror ML, Maris MB, Storer B et al. Comparing morbidity and mortality of HLA-matched unrelated donor hematopoietic cell transplantation after nonmyeloablative and myeloablative conditioning: influence of pretransplantation comorbidities. Blood 2004;104:961–968

68. Robinson SP, Goldstone AH, Mackinnon S et al. Chemoresistant or aggressive lymphoma predicts for a poor outcome following reduced-intensity allogeneic progenitor cell transplantation: an analysis from the Lymphoma Working Party of the European Group for Blood and Bone Marrow Transplantation. Blood 2002;100:4310–4316

69. Corradini P, Dodero A, Zallio F et al. Graft-versus-lymphoma effect in relapsed peripheral T-cell non-Hodgkin's lymphomas after reduced-intensity conditioning followed by allogeneic transplantation of hematopoietic cells. J Clin Oncol 2004;22:2172–2176

70. Kottaridis PD, Milligan DW, Chopra R et al. In vivo CAMPATH-1H prevents graft-versus-host disease following nonmyeloablative stem cell transplantation. Blood 2000;96:2419–2425

71. Morris E, Thomson K, Craddock C et al. Outcomes after alemtuzumab-containing reduced-intensity allogeneic transplantation regimen for relapsed and refractory non-Hodgkin lymphoma. Blood 2004;104:3865–3871

慢性淋巴细胞白血病

Rifca Le Dieu , John G Gribben

第 10 章

引言

对于慢性淋巴细胞白血病（CLL）的患者而言，目前还没有随机试验来比较干细胞移植与标准化疗的治疗疗效，但进行自体与异体干细胞移植的探索已越来越多了。临床试验表明这种治疗方式是可行的，但异体移植采用清髓方案移植相关死亡率较高，而自体移植又面临移植后复发的问题。由于对于慢性淋巴细胞白血病而言，移植物抗肿瘤的作用十分明确，因此降低剂量预处理的干细胞移植结果令人鼓舞。在没有其他治疗方法来提高生存率的情况下，对于低危 CLL 年轻患者，可以采用干细胞移植的方式。化疗已经可以取得一定的疗效，要不断地选择合适的患者入组、精心设计移植方案，对于持续评价干细胞移植在 CLL 中的作用是非常重要。

对于 CLL 的患者而言主要问题是根据疾病发生率及治疗相关死亡率来确定哪些患者属于高危疾病状态。这样才能考虑是否值得采用诸如干细胞移植这种方法来治疗。最近，一些对于 CLL 的预后评价因素有了进展，这样就可以对那些正在进行常规治疗而效果较差的患者进行评价，以便选择这种治疗。

预后和预测因素

关于 CLL 建立了一些评价预后的因素。虽然对生物学标志的研究有助于完善预后评价因素，但 Rai 和 Binet 系统是以对 CLL 预后的重要性和疾病阶段为基础建立的评价体系，虽然大部分处于高危疾病状态的患者（Rai 分期 III 期或 Binet 分期为 C）临床进展迅速，自然生存期短，但这些患者与其他患者的疾病过程也不尽完全相同，特别是那些 Rai 分期 0，Binet 分期 A 的患者疾病过程为良性的或缓慢的过程。因此，其他一些评估预后的因素对于评价疾病过程的意义有限。

诊断慢性淋巴细胞白血病不需要进行骨髓活检，但骨髓检查对提示预后有意义（弥漫性、间质性与结节性的改变不同）[1]。幼淋细胞异常增加的骨髓形态学改变也是一个独立因素，提示疾病预后 [2]。对于未经治疗的患者如果淋巴细胞倍增时间小于 12 个月则提示疾病进展 [3]。一些其他的血清因子临床用来提示肿瘤细胞倍增情况，如 β2 微球蛋白 [4]、Ki67 [5]、p276 和胸腺苷激酶 [7]。

细胞遗传学和分子生物学分析

常规的细胞遗传学分析可以发现 40% ～ 50% 的染色体异常，使用 FISH 的方法可以大大增加对于慢性淋巴细胞白血病异常染色体的诊断。FISH 可诊断 80% 以上慢性淋巴细胞白血病患者的异常染色体 [8]。基因异常是提示疾病进展和生存的十分重要的因素。最常见的改变是一些染色体缺失，如 13q、11q 和 17p，及 12q 三体。存在 17p 和 11q 缺失的患者疾病进展迅速，治疗后维持时间短，比无该染色体变化的患者预后差。存在 17p 缺失的患者治疗时对烷化剂及氟达拉滨的反应差，生存时间短。多因素分析显示 11q 和 17p 缺失是独立的预后不良信息。这些发现能够提示患者的治疗方案，并根据治疗风险调整治疗策略，包括是否选择干细胞移植 [9]。

免疫球蛋白基因突变状态，ZAP70 和 CD38 表达

不存在免疫球蛋白可变区域（IgVH）突变的慢性淋巴细胞白血病患者比存在该突变的患者预后差 [10, 11]。这可能与未突变的 IgV 基因 CD38 高表达有关 [10]，多

因素分析显示若 B 细胞型慢性淋巴细胞白血病患者 CD38 表达增高则疾病进展迅速，治疗反应差[12,13]。在一项 205 名慢性淋巴细胞白血病患者参与的多因素分析中，评价了遗传学异常在疾病临床表现、临床分期、淋巴细胞形态及 CD38 表达、IgVH 基因状态对预后的影响[14]，11q23 染色体缺失、13q14 缺失、异常的淋巴细胞形态和大于 30% 的 CD38 表达，这些和 IgVH 基因突变相关。在这项研究中发现，疾病为较晚期阶段、男性、异常细胞形态、超过 30% 的 CD38 表达、12 号染色体呈现三体、11q23 染色体缺失、p53 基因丢失或突变，以及 IgVH 基因无突变，这些都是预后差的单因素。但是多因素分析显示，IgVH 基因突变状态、p53 基因缺失或突变、疾病临床阶段对预后有明显影响[14]。作为 IgVH 突变的代替，对 ZAP70 的研究发现在慢性淋巴细胞白血病患者中表达 ZAP70 为预后差的因素[15-17]。继续的研究发现如果慢性淋巴细胞白血病患者同时存在多种预后较差的因素，对化疗的治疗反应差，可能应该考虑进行其他的治疗方法，如干细胞移植。

慢性淋巴细胞白血病的治疗

有证据表明，目前的治疗一般是针对 Rai Ⅲ 和 Ⅳ 或 Binet B 和 C 级的患者。处于疾病早期阶段的患者（Rai 0~II，Binet A）一般不予以治疗，但以"观望和等待"的策略监控病情。治疗时机由临床分期、症状的出现和疾病活动确定。仅当出现疾病相关症状或有证据表明疾病恶化（由白细胞计数或淋巴结大小的迅速增加确定）时，早期治疗才是必要的。

一旦需要治疗，早期治疗以烷化剂为基础，使用苯丁酸氮芥、环磷酰胺、阿霉素、泼尼松（CAP），或环磷酰胺、阿霉素、长春新碱、泼尼松（CHOP）。3 个大规模随机试验表明，与基于烷化剂治疗（包括苯丁酸氮芥，CAP 或 CHOP[18-20]）相比，使用嘌呤类似物的单一疗法可产生更好的整体反应率和更长的反应时间。对于早期使用烷化剂治疗的患者，若需进行挽救性治疗，可使用嘌呤类类似物，有相对较高的治疗反应率，但并不增加长期生存率。与单独使用氟达拉滨相比，随机试验中证明氟达拉滨和环磷酰胺的（FC）的联合应用可增加治疗反应率和延长反应的持续时间[21,22]。作为单一制剂，抗

CD20 单克隆抗体——美罗华在 CLL 中的治疗效果低于滤泡型淋巴瘤。然而，与单独使用氟达拉滨或使用 FC 方案相比[23,24]，在化疗中加入美罗华（R）的化疗似乎可提高治疗反应率和反应的持续时间。

复发的慢性淋巴细胞白血病患者的治疗取决于多种因素，最重要的是年龄、体力状态、以往的治疗、治疗的反应和对这种治疗的反应时间，以及从最后一次治疗至现在的时间。此外，当决定进行下一轮治疗时，不论疾病是恶化还是缓解，必须考虑治疗的目标。复发的患者应用化学免疫疗法可以取得较好的治疗反应效果[25]。然而，迄今为止没有任何证据表明这些治疗是根治性的，几乎所有患者都会再次复发，之后对化疗产生耐药性，并常常伴随着 p53 的功能丧失[26]。特别是一旦患者对嘌呤类似物耐药，预后较差，平均存活时间不到一年[27]。

人源化抗 CD52 单克隆抗体阿仑被批准用于对氟达拉滨耐药的 CLL 患者。在 93 例氟达拉滨耐药的 CLL 患者应用阿仑单抗治疗的研究中，虽然仅 2% 的患者达到完全缓解（CR），但整体治疗反应率是 33%[28]。患者病情进展的平均时间为 9.5 个月，在治疗有反应的患者中，存活时间提高为 32 个月，而对于所有患者而言仅为 16 个月。值得注意的是，由于存在 p53 突变，阿仑单抗似乎对化疗无反应的患者有作用[29, 30]。阿仑单抗对淋巴结肿大的疗效差，但在清除外周血和骨髓中的肿瘤细胞疗效非常好。当与氟达拉滨联合使用时，阿仑单抗显示出较好的疗效[31-32]。研究也证明，化疗后采用阿仑单抗治疗可以减少残留肿瘤[33]，这可能是一种获得无 CLL 肿瘤细胞污染的自体外周血干细胞的有效方法[34]。

移植对慢性淋巴细胞白血病的治疗

有许多研究致力于证明干细胞移植对 CLL 的治疗作用，确定这种治疗方式的可行性，观察这种治疗方式是否能预防或逆转对化疗的耐药性。CLL 主要是一种老年病，报告的平均发病年龄为 65~70 岁。因为多数患者疾病的进展缓慢，死亡率不是很高，大多数 CLL 患者因年龄太大而不考虑采用这种方法。然而，40% 的 CLL 患者在确诊时小于 60 岁，12% 小于 50 岁。与更为年长的患者相比，年轻患者预后更差，并且也有类似的影响预后的因素。与通常死于与 CLL 无关的合并病的老年患者

表 10.1　CLL 的自体移植

病例数	移植相关死亡	持续缓解	中位随访时间（月）	参考
137	5 early（早期） 13 MDS/AML 15 other cancer（其他肿瘤）	67	78	Gribben et al 2005[44]
77	0	50	28	Jantunen et al 2006[45]
65	1 early 5 late	45	36	Milligan et al 2005[43]
16	2	5	37	Pavletic et al 1998[42]
13	0	12	19	Dreger et al 1998[41]
11	1	2	10	Khouri et al 1994[39]
8	0	5	36	Sutton et al 1998[81]
10（入组） 12（干细胞采集）				
5	0	4	9	Itala et al 1997[40]

相比，90% 以上的年轻患者直接死于 CLL 疾病本身[35]。

此外，如上所述，在对 CLL 预后因素的确认方面有重大的进展，这样有助于确定那些疾病可能进展的患者，或者由于对化疗药物的耐药、化疗效果可能不好的患者。

慢性淋巴细胞白血病患者干细胞移植的适应证为：

现在没有明确的指南用于确定哪些患者适合进行自体干细胞移植，但欧洲骨髓移植（EBMT）指南现在已被用于确定慢性淋巴细胞白血病进行异基因移植的适应证[36]。该指南认为，慢性淋巴细胞白血病的患者存在进行异基因干细胞移植治疗的适应证，这在高风险 CLL 患者中得到证明。准确地讲，何种因素是高风险还没有明确的定义，但 p53 缺失或突变且获得第一次缓解的患者是可能需要进行该种治疗的患者，许多进行中的研究正在评价生物标志物（包括 IgVH 突变状态和细胞遗传学异常）的影响，以确定足够高风险的患者是否值得在初次缓解后进行移植。EBMT 研究组一致认为，对未完全缓解或应用嘌呤类似物后 12 个月内病程进展的年轻 CLL 患者，以及那些应用基于嘌呤类似物联合治疗或自体移植后有效但 24 个月内复发的患者，在病程的早期推荐异基因 SCT。很显然，这些均不需要评估其生物风险因素，正在进行的前瞻性临床研究则需要确定具体的风险因素，这些风险因素可

用于确认足够高风险的患者在初次完全缓解后是否值得进行异基因 SCT。然而，一致认为，需要治疗的存在 p53 异常的患者预后极差，需要在初次完全缓解后进行移植。

对许多不能耐受这种治疗的老年患者，或疾病进展缓慢的患者，虽然不能进行干细胞移植，但对具有预后不佳因素的年轻患者，可尝试进行干细胞移植。关于如何选择合适的患者进行干细胞移植、何时开始干细胞移植、自体还是异基因干细胞移植的选择、是否进行非清髓性预处理以及探索移植物抗肿瘤（目前正在研究中）的疗效等这些问题仍未得到解决。

自体干细胞移植

对于慢性淋巴细胞白血病而言，自体干细胞移植的抗肿瘤效果依赖于剂量相关反应。虽然有些回顾性配对试验说明自体干细胞移植后生存期长于常规治疗，但现在还没有前瞻性的研究来比较常规治疗和自体干细胞移植治疗的效果[37]。预处理方法的进展，可以看作化疗治疗的有益进步，这直接与自体移植的效果形成了比较。

一些慢性淋巴细胞白血病自体移植的二期研究结果报告如表 10.1。这种方法是可行的，移植相关死亡率在 2% ~ 10%[43-44]。早期对化疗敏感的疾病患者自体移植的效果更令人鼓舞，但对化疗不敏感的患者或复发的患者移植效果较差[39]。在一项

16例患者参加的研究中也看到自体干细胞移植后慢性淋巴细胞白血病患者的复发率较高，中位随访时间为41个月，8例患者复发，6例死亡（3例死于肿瘤进展）[42]。其他一些研究也报道过较好的结果。在一项18例患者参加的研究中，包括慢性淋巴细胞白血病早期的患者，13例进行了干细胞移植，直至发表时只有1例患者复发[41]。8例预处理量较大的患者，部分进行了纯化的 CD34+ 外周血造血干细胞移植，有4例患者为持续完全缓解状态，但这项研究的中位随访时间仅有9个月[40]。芬兰最近报道了自1995年至2005年5个中心72例患者进行自体移植的经验[45]。患者的平均年龄为57岁（38～69岁），移植时间为诊断后平均32个月（6～181个月）。前期平均治疗疗程为1个。最常用的预处理为全身照射（TBI）和环磷酰胺(CY)($n=8$, 53%)。无早期移植死亡。中位随访28个月后发现37%的患者复发或疾病进展。报告的中位疾病无事件进展时间(PFS)和总体生存(OS)为48和95个月。

一项英国医学研究中心 (MRC) 报道了一项试验结果，是对一些未经治疗的慢性淋巴细胞白血病患者前瞻性评估其进行自体造血干细胞移植的可行性[43]。115例患者中只有65例（56%）能够进行自体干细胞移植。然而，只有1例患者由于移植相关并发症死亡，移植之后的完全缓解率为74% (48/65)。5年的OS是77.5%，5年的PFS是51.5%。进入研究的患者都没有提前预计PFS或OS。移植之后第一个6个月，使用PCR检测疾病，监测疾病复发，20例患者中的16例达到了分子生物学完全缓解。令人关注的是，65例患者中有5人移植之后患了急性髓性白血病或骨髓增生异常综合征。虽然移植早期相关死亡率低，但与其它进行移植治疗的疾病相比，诊断慢性淋巴细胞白血病进行移植的患者，移植后机会性感染率高。这是由于慢性淋巴细胞白血病患者存在很大程度的免疫缺陷还是由于使用了氟达拉滨等其他免疫抑制治疗尚不确定。患者在疾病早期肿瘤负荷较低的时候进行治疗效果较好，这表明选择进行移植和患者治疗越早进行越好，甚至是在疾病的第一次完全或部分缓解后就进行。选择高危患者进行移植的困难之处在于可能这些患者移植之后的效果也不好。免疫球蛋白突变的状态预示自体移植的预后较差[46]，而这一点可能采用异基因移植的方式才能克服[47, 48]。一项欧洲骨髓移植中心的随机研究证实了这一点。采集干

细胞的时机以及是否在第一次疾病完全缓解期采集干细胞直到疾病治疗的后期尚需进一步研究。并不是总能采集到足够的干细胞，特别是对于大剂量治疗的患者而言[49]，使用过氟达拉滨的患者至少需要间隔3个月才能进行干细胞采集[50]。

自体干细胞移植后主要的问题还是疾病复发的问题，有的患者在进行移植术后数年仍出现疾病复发[51]。一些包括使用流式细胞仪技术[52]、活PCR技术[53]的方法可以用来检测微小残留病是否进展，这样来预测慢性淋巴细胞白血病患者进行移植后复发的情况。移植之后有2/3的患者可以达到分子生物学缓解，但并不持久[43, 53-55]，许多自体移植术后达到完全缓解的患者最终仍然出现疾病复发。但是，移植后检测分子疾病可以预测一些临床疾病[43]，特别是最近报道的一些自体移植术后出现的骨髓增生异常综合征和急性髓性白血病（MDS/AML）。在MRC对CLL的研究中，在65例新诊断的采用自体移植治疗之后使用氟达拉滨治疗，8例患者发生 MDS/AML[43]。这相当于自体移植后5年发生 MDS/AML 的风险为12.4%（95% CI 2.5%～24%）。没有进行潜在的风险因素分析的预测。这项研究假设潜在的致病因素可能是氟达拉滨、细胞数量少，以及使用TBI作为预处理方案。这一结论也被 Dana-Farber 肿瘤中心的一项系列的长期研究所证实，这一研究报告了慢性淋巴细胞白血病进行自体移植的患者8年的移植后 MDS/AML 发病率为12%[44]。一种常见的说法是自体移植时细胞的重新输注可能在理论上肿瘤细胞也再次回输，这增加了复发的风险。一些研究试图使用"净化"移植物的方法来改进这一结果。这项技术多采用B-细胞单克隆抗体去除肿瘤细胞的阴性选择或使用 CD34+ 细胞抗体从移植物中选择干细胞的阳性选择。不幸的是，这些方法对于去除慢性淋巴细胞白血病细胞而言效率都比较低[53]。净化也导致干细胞丢失。如果如MRC研究中所见，大约50%的患者很难获得足够大量的干细胞，那么净化就很难进行。这个问题也可以通过移植前体内使用阿仑单抗或美罗华解决。

在德国CLL研究组的一个CLL3试验中，使用大剂量阿仑单抗用于自体移植物的预处理，并达到意想不到的结果。在这个试验中，对56个患者进行了治疗，阿仑单抗的平均剂量为103mg。最初发现了无法解释的皮疹，对此进行了进一步的分析。16例患者中的12例（87%）在自体干细胞

移植后的第43至601天出现皮疹，其中7例诊断为 GvHD，而在 TBI/Cy 治疗的患者中无人出现皮疹。自体 GvHD 是自体免疫综合征，该综合征由识别自身 MHC II 类抗原的自体效应 T 细胞启动，并通常是自限性的。然而在该试验中，所有患者需要进行免疫抑制，平均持续时间为517天（60～867天）。该试验由于非复发性的高死亡率而终止。但是，值得注意的是，加入阿仑单抗可在分子水平提高对疾病的控制。有趣的是，在异基因 SCT 之前，与其他免疫抑制剂联合使用阿仑单抗可有效预防 GVHD。在这种条件下，假定该免疫抑制方案耗尽了调节 CD4 和 CD8$^+$T 细胞和 NK 细胞，并随后发展为自身免疫病。接受阿仑单抗 /TBI/Cy 的患者在干细胞移植后的第1年具有严重的 CD8$^+$ 淋巴细胞减少症。作者推荐将来研究使用阿仑单抗体内净化的治疗，应使用更弱的免疫抑制预处理方案，如 BEAM，并避免使用 TBI。

也许还不应该放弃为体内净化而使用阿仑单抗的方法。36 例既往对氟达拉滨治疗有反应的患者使用调整剂量后的阿仑单抗治疗（10mg 皮下注射，1 周 3 次，共 6 周），完全缓解率从 35% 提高到 79.5%，56% 的患者微小残留病的检测为阴性[57]。92% 的患者随后成功采集了外周血造血干细胞。18 例患者进行了自体造血干细胞移植，其中 17 例患者在移植后随访的 14.5 个月中为持续完全缓解状态。

清髓性的异基因造血干细胞移植

异基因造血干细胞移植比自体造血干细胞移植增加了剂量，并且有细胞免疫治疗参与，可以产生移植物抗肿瘤效应。这样对疾病控制有益，但有更大的毒性反应。异基因造血干细胞移植器官功能衰竭的发病率和死亡率与移植时联合的预处理方案，急性（a-GVHD）和慢性移植物抗宿主病（c-GVHD），及感染相关。因为 CLL 的患者多为老年人，这种风险就极大地增加了。

1988 年第一次在 8 例 CLL 患者中进行了异基因造血干细胞移植，其中的 5 例在移植后中位随访的 27 个月中仍然为持续完全缓解状态[58]。从登记表的数据可见移植相关死亡率较高，为 46%～50%[59]。如果不考虑较高的移植相关死亡率，那么存活的患者在移植之后能够长时间控制疾病，获得长期生存[38,59-62]（表 10.2）。在 Fred Hutchinson 癌症中心进行异基因移植的 25 例 CLL 患者 14 例

表 10.2　CLL 的清髓性移植

病例数	移植相关死亡	重度 GVHD	持续完全缓解	中位随访时间（月）	参考
54	25	18	24	27	Michallet et al 1996[59]
25	1 early 5 late	5	13 8 after DLI	78	Gribben et al 2005[44]
25	7	56	9	60	Doney et al 2002[52]
23	8	47	14	24	Pavletic et al 2000[61]
15	5	26	8	35	Khouri et al 1997[68]

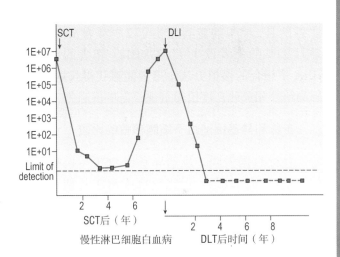

图10.1　慢性淋巴细胞白血病供者淋巴细胞输注反应。在进行 T 细胞去除异基因造血干细胞移植术后采用实时定量 PCR 分析监测疾病状态。在发现疾病临床复发后单独进行供者淋巴细胞输注治疗可以再次获得完全缓解。**Gribben et al 报告。**

发生了 2～4 度急性移植物抗宿主病[62]，10 例发生了广泛型慢性移植物抗宿主病。7 例采用白消安和环磷酰胺预处理的患者非复发死亡率过高，为 57%，另外 18 例使用 TBI 作为预处理方案的患者非复发死亡率为 17%。这 25 例患者实际的 5 年生存率为 32%。采用白消安与环磷酰胺预处理的患者在移植后 3 年之内全部死亡。接受了全身照射（TBI）的 14 例患者自 1992 年移植之后实际 5 年总体生存率是 56%，可以推断可能获得了长期的无病生存。

异基因移植主要的优势是潜在的移植物抗肿瘤作用。当发生急性或慢性移植物抗宿主病时可以看

到比较强的移植物抗肿瘤效应，这种效应可以有效地预防复发[63]。这种效应可以在异基因移植之后通过输注供者淋巴细胞诱导产生（图10.1）[44, 64]，也可以通过使用免疫抑制剂而终止[65]。目前对慢性淋巴细胞白血病或其他血液学肿瘤的研究着眼于异基因移植之后输注供者淋巴细胞（DLI）的最佳数量和最适合的时机。一些正在进行的前临床的研究试图确定出能够诱导最大的移植物抗肿瘤效应而又不同时诱导发生移植物抗宿主病的方法。

由于只有1/4的患者可能进行HLA相合的同胞供者异基因移植，因此需要进一步研究采用非血缘供者进行移植的方法。38例前期进行大剂量治疗的患者，11例在进行干细胞移植之后平均6年仍保持无病长期生存状态[66]。5年的总体生存率（OS）是33%，TRM是38%，疾病进展率是32%。值得注意的是，45%的患者发生了2～4度a-GVHD，并且85%的患者发生了c-GVHD。作者的结论是HLA不相合的移植方法，患者能够获得长期缓解，但高治疗相关死亡率值得重视，需尽量避免。

自体和异基因造血干细胞移植的比较

登记数据表明，虽然异基因SCT后疾病得到控制的时间比较长，但比较自体SCT长期存活率较低，45%的异基因SCT患者能够获得3年生存率而自体移植患者为87%[67]。然而，MD Anderson的研究结果却表明，与自体移植物相比，采用异基因移植物的效果更好[39]。在14例难治性CLL或氟达拉滨化疗后复发的患者中，13例（87%）移植后获得完全缓解。在提交报告的时候，9例（53%）患者仍然存活，平均随访36个月仍获得完全缓解[68]，这表明异基因造血干细胞移植可获得疾病的持久缓解，甚至对氟达拉滨耐药的CLL患者也同样。没有研究直接比较自体和异基因SCT的结果。在Dana-Farber癌症研究所的一个II期临床研究中（图10.2），在1989—1999年期间，共登记了162例高危CLL患者，其中25例具有HLA相合的同胞供者进行了T细胞去除的异基因移植，137例无相合的同胞供者进行了B细胞去除的自体移植[44]。虽然后期的治疗相关死亡对结果产生了重大的影响，但在自体和异基因SCT组中，100天的死亡率是4%。平均随访6.5年，OS无差异，自体SCT后为58%，异基因SCT后为55%。与T细胞去除的异基因SCT相比，采用自体SCT的PFS显著延长，但是比较移

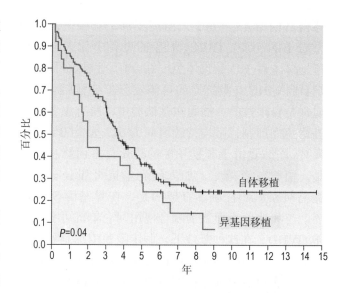

图10.2　自体移植和T细胞去除异基因移植后疾病无进展生存率

植物类型，在疾病复发或无复发死亡方面无显著差异。

减低剂量（RIC）的造血干细胞移植

采用RIC异基因SCT的原则是利用移植物抗肿瘤效应，避免清髓性预处理方案放化疗相关的显著的发病率和死亡率。这一方案特别适用于CLL老年患者组，RIC方案似乎与异基因SCT后的低死亡率相关，并可应用于老年患者，使得这一方案更适用于日益增加的CLL患者[69-75]。这些患者既往治疗剂量较大，并表现为难治性疾病。尽管如此，大多数接受供者移植物后可以达到完全缓解。当患者的疾病对化疗敏感时，移植患者的存活率更高。这些研究可能提供了迄今为止最强有力的移植物抗肿瘤效应的直接证据，该效应可用于CLL患者的治疗。当前研究的重点是需要确定移植前和移植后免疫抑制剂的剂量，以建立稳定的混合嵌合体，并最终在非清髓性干细胞移植后实现完全的供者嵌合体。需要强调的是这种方法正在研究之中，虽然与大剂量预处理的异基因移植相比急性期相关并发症的发病率和死亡率有所降低，目前还缺乏与慢性移植物抗宿主病相关的并发症的发病率和疾病长期控制的结果。为了评价RIC移植方式治疗慢性淋巴细胞白血病是否降低了异基因干细胞移植的治疗相关死亡率，欧洲骨髓移植中心比较了73例进行RIC移植方式和82例进行标准移植的全相合患者的数据，而欧洲骨髓移植中心同期制定了慢性淋

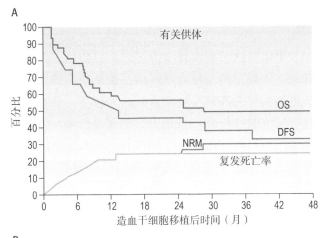

A

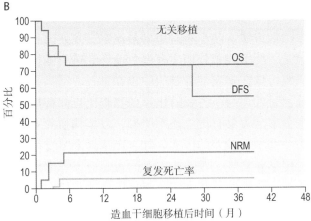

B

图10.3　CLL减低剂量的异基因造血干细胞移植结果，Sorror等报名，OS总体生存率；DFS疾病无进展生存率；NRM非复发死亡率

巴细胞白血病的标准清髓性预处理方案[76]。采用RIC方法的患者明显降低了治疗相关死亡率但复发率增加。这两组之间 OS 和 EFS 无明显差异。Fred Hutchinson 癌症治疗中心也报道了 64 例进展期的慢性淋巴细胞白血病患者进行 RIC 方式的结果，这项多中心参加的研究 44 例为相关供者，20 例为非血缘供者，见图 10.3[74]。如表 10.3 所示，平均年龄为 56 岁（44 ～ 69 岁）。大部分患者对氟达拉滨耐药。100 天的 TRM 是 11%，2 年的是 22%，有明显的 GVHD 发生。中位随访 24 个月时，有 39 例患者仍存活，25 例患者为完全缓解状态。2 年的总体生存率是 60%，无病生存率是 52%。虽然非血缘供者移植的移植相关并发症较相关供者更为常见，但这组患者完全缓解率更高、复发率更低，这可能与非血缘供者移植物抗肿瘤的效果更强有关。澳大利亚的一个小规模研究中也发现了类似的 GVHD 高发率[77]。因此虽然 RIC 移植常被称为"小移植"但其并发症的发病率，特别是 GVHD 的发病率并不低。

在移植预处理中使用阿仑单抗可以减少移植物抗宿主病，这样相应减少治疗相关死亡率。但不幸的是，这样做会延迟移植后免疫重建，增加感染并发症发生的风险，并且可能影响到移植物抗肿瘤效果。对于抗肿瘤作用的影响可以通过在移植后早期进行供者淋巴细胞输注弥补[78]。英国骨髓移植中心 (BSBMT) 进行了一项阿仑单抗联合氟达拉滨及美法

表 10.3　CLL 的减低剂量的异基因移植

病例	年龄	前期治疗（范围）	化疗反应	供者情况（包括不相合）	治疗相关死亡	GVHD 急性 2-4度	慢性 广泛性	生存率	参考
30	50 (12 ～ 63)	3 (0 ～ 8)	47%	50% related 50% unrelated	13% overall	56%	21%	OS 72% 2 yr PFS 67%	Schetelig er al 2002[69]
77	54 (30 ～ 66)	3 (0 ～ 8) 10 自体移植后	33%	81% related	18% 12m	34%	58%	OS 72% 2 yr PFS 56%	Dreger et al 2003[73]
64	56 (44 ～ 69)	4	53%	69% related 31% unrelated	11% at 100 d 22% overall	61%	50%	OS 60% 2 yr PFS 52%	Sorror et al 2005[74]
39	57 (34 ～ 70)	3 (2 ～ 8)	无 *87%'active'disease	90% related 10% unrelated	2% at 100 d	45%	58%	OS 48% 2 yr PFS 44%	Khouri et al 2006[82]
46	53 (35 ～ 67)	5 (2 ～ 10) 10 自体移植后	57%	33% related 67% unrelated	17% overall	34%	43%	OS 54% 2 yr PFS 34%	Brown et al 2006[75]
41	54 (37 ～ 67)	3 (1 ～ 8) 11 自体移植后	27%	58% related 42% unrelated	5% at 100 d 26% overall	10% (grade 3-4)	33%*	OS 51% 2 yr PFS 45%	Delgado et al 2006[79]

*after DLI.

表 10.4　移植治疗的选择

自体造血干细胞移植	非确定选择 仅用于临床实验
清髓性异基因造血干细胞移植	年轻化疗治效果差患者
减低剂量的异基因造血干细胞移植	一线治疗未达到完全缓解 嘌呤类似物治疗后反应不持久 Richter 转化 首次治疗后 P53 出现突变 其他"高危"临床征象

仑进行预处理的研究[79]。有 41 例患者入组，24 例有 HLA 相合同胞供者而 17 例为非血缘供者（4 例不相合）。

　　这个预处理方案具有明显的抗肿瘤作用，对化疗敏感的患者 100% 都取得了效果，而 86% 难治性的患者也达到了完全缓解或部分缓解。治疗相关死亡率是 26%，总体生存率为 51%，2 年内的复发风险为 29%。GVHD 的发生率相对较低，17 例患者发生急性 GVHD（41%），13 例发生 c-GVHD（33%）。意想不到的高治疗相关死亡率与真菌和病毒感染相关。从这个研究中可以明确的一点是对氟达拉滨的耐药是影响预后的一项不良因素。这组患者 2 年的总体生存率仅为 31%。

　　已经明确的是没有突变的慢性淋巴细胞白血病患者进行自体移植效果差[37, 46]。这一点可以采用异基因移植的方法来克服[48]。在 50 例进行干细胞移植的患者中，34 例不存在 IgVH 突变（14 例进行了异基因移植 20 例进行了自体移植）16 例存在 IgVH 基因突变（9 例进行了异基因移植而 7 例进行了自体干细胞移植）。移植方式和 IgVH 突变状态对完全缓解率无明显影响。在中位随访 5 年后，有突变的一组自体移植的患者比异基因移植的患者呈现出明显升高的疾病复发率。这样看来异基因移植带来的移植物抗肿瘤效果可以克服 VH 基因未突变状态的负面影响。取得这种效果不一定需要清髓性的预处理方式。30 例无 VH 基因突变但存在（11q-, 17p-）细胞遗传学异常，预后较差的患者进行了 RIC 异基因干细胞移植，其 OS 和 EFS 分别为 90% 和 92%，这与预后良好组的患者相比没什么显著差异[80]。

总结

　　采用自体干细胞移植方式对年轻的预后差的患者进行大剂量的治疗时可行的。清髓性的异基因干细胞移植相关疾病发生率及死亡率较高，虽然还没有比较清髓性与 RIC 移植方式的明确结果，但对于存在预后差的因素，年龄较大的，需要选择进行异基因干细胞移植的慢性淋巴细胞白血病患者而言，可能采用 RIC 异基因干细胞移植方式更为合理。为避免疾病耐药，移植应在疾病早期进行。表 10.4 罗列了一些治疗方法。自体干细胞移植治疗相关死亡率较低，可以持续一段时间的缓解状态。但它不是根治性方法，几乎所有患者最终都会复发。自体移植是否能够改善长期生存率目前还在进行随机试验研究，像在多发性骨髓瘤中也在进行，结果尚不明确。另外，与一些新的化疗药物相比自体移植改善生存率是否具有优势还不明确。自体移植并不能清除一些预后较差的因素，如 VH 基因未突变，细胞遗传学异常等。对这些患者而言，应该考虑异基因移植。清髓性异基因移植与自体移植相比在增加生存率方面并不具备优势，减低剂量的预处理（RIC）移植方法可能作为一种较好的治疗选择，但是需要考虑到移植物抗宿主病的风险。还需要进一步研究一些最佳的免疫抑制性预处理方法，可以最小化移植物抗宿主病，同时将移植物抗肿瘤效果最大化。尽管取得了一些令人鼓舞的初步结果，但因为随访的时间较短，仍需进行进一步的研究确定干细胞移植是否能够根治慢性淋巴细胞白血病。今后对慢性淋巴细胞白血病这种疾病的治疗方法必须考虑到干细胞移植带来的并发症的发病率与死亡率，同时也要考虑到这种治疗方式的治疗潜力，在二者中取得平衡。由于目前还没有更好的改善疾病预后的治疗方式，对于年轻的高危患者可以选择异基因或自体干细胞移植。还不断有患者入组经过精心设计的临床试验中，因此可以期待取得更好的治疗结果。

（李欲航 译 李欲航 校）

参考文献

1. Rozman C, Montserrat E, Rodriguez-Fernandez JM et al. Bone marrow histologic pattern – the best single prognostic parameter in chronic lymphocytic leukemia: a multivariate survival analysis of 329 cases. Blood 1984;64:642–648
2. Oscier DG, Matutes E, Copplestone A et al. Atypical lymphocyte morphology: an adverse prognostic factor for disease progression in stage A CLL independent of trisomy 12. Br J Haematol 1997;98:934–939

3. Montserrat E, Sanchez-Bisono J, Vinolas N, Rozman C. Lymphocyte doubling time in chronic lymphocytic leukemia: analysis of its prognostic significance. Br J Haematol 1986;62:567–575
4. Fayad L, Keating MJ, Reuben JM et al. Interleukin-6 and interleukin-10 levels in chronic lymphocytic leukemia: correlation with phenotypic characteristics and outcome. Blood 2001;97:256–263
5. Cordone I, Matutes E, Catovsky D. Monoclonal antibody Ki-67 identifies B and T cells in cycle in chronic lymphocytic leukemia: correlation with disease activity. Leukemia 1992;6:902–906
6. Vrhovac R, Delmer A, Tang R et al. Prognostic significance of the cell cycle inhibitor p27Kip1 in chronic B-cell lymphocytic leukemia. Blood 1998;91:4694–4700
7. Hallek M, Langenmayer I, Nerl C et al. Elevated serum thymidine kinase levels identify a subgroup at high risk of disease progression in early, nonsmoldering chronic lymphocytic leukemia. Blood 1999;93:1732–1737
8. Dohner H, Stilgenbauer S, Benner A et al. Genomic aberrations and survival in chronic lymphocytic leukemia. N Engl J Med 2000;343:1910–1916
9. Stilgenbauer S, Bullinger L, Lichter P, Dohner H. Genetics of chronic lymphocytic leukemia: genomic aberrations and V(H) gene mutation status in pathogenesis and clinical course. Leukemia. 2002;16:993–1007
10. Damle RN, Wasil T, Fais F et al. Ig V gene mutation status and CD38 expression as novel prognostic indicators in chronic lymphocytic leukemia. Blood 1999;94:1840–1847
11. Hamblin TJ, Davis Z, Gardiner A et al. Unmutated Ig V(H) genes are associated with a more aggressive form of chronic lymphocytic leukemia. Blood 1999;94:1848–1854
12. Tamburini A, Suppo G, Battaglia A et al. Clinical significance of CD38 expression in chronic lymphocytic leukemia. Blood 2001;98:2633–2639
13. Ibrahim S, Keating M, Do KA et al. CD38 expression as an important prognostic factor in B-cell chronic lymphocytic leukemia. Blood 2001;98:181–186
14. Oscier DG, Gardiner AC, Mould SJ et al. Multivariate analysis of prognostic factors in CLL: clinical stage, IGVH gene mutational status, and loss or mutation of the p53 gene are independent prognostic factors. Blood 2002;100:1177–1184
15. Crespo M, Bosch F, Villamor N et al. ZAP-70 expression as a surrogate for immunoglobulin-variable-region mutations in chronic lymphocytic leukemia. N Engl J Med 2003;348:1764–1775
16. Rassenti LZ, Huynh L, Toy TL et al. ZAP-70 compared with immunoglobulin heavy-chain gene mutation status as a predictor of disease progression in chronic lymphocytic leukemia. N Engl J Med 2004;351:893–901
17. Orchard JA, Ibbotson RE, Davis Z et al. ZAP-70 expression and prognosis in chronic lymphocytic leukemia. Lancet 2004;363:105–111
18. Johnson S, Smith AG, Loffler H et al. Multicentre prospective randomized trial of fludarabine versus cyclophosphamide, doxorubicin, and prednisone (CAP) for treatment of advanced-stage chronic lymphocytic leukemia. The French Cooperative Group on CLL. Lancet 1996;347:1432–1438
19. Rai KR, Peterson BL, Appelbaum FR et al. Fludarabine compared with chlorambucil as primary therapy for chronic lymphocytic leukemia. N Engl J Med 2000;343:1750–1757
20. Leporrier M, Chevret S, Cazin B et al. Randomized comparison of fludarabine, CAP, and ChOP in 938 previously untreated stage B and C chronic lymphocytic leukemia patients. Blood 2001;98:2319–2325
21. Eichhorst BF, Busch R, Hopfinger G et al. Fludarabine plus cyclophosphamide versus fludarabine alone in first-line therapy of younger patients with chronic lymphocytic leukemia. Blood 2006;107:885–891
22. Grever MR, Lucas DM, Dewald GW et al. Comprehensive assessment of genetic and molecular features predicting outcome in patients with chronic lymphocytic leukemia: results from the US Intergroup Phase III Trial E2997. J Clin Oncol 2007;25:799–804
23. Byrd JC, Rai K, Peterson BL et al. Addition of rituximab to fludarabine may prolong progression-free survival and overall survival in patients with previously untreated chronic lymphocytic leukemia: an updated retrospective comparative analysis of CALGB 9712 and CALGB 9011. Blood 2005;105:49–53
24. Keating MJ, O'Brien S, Albitar M et al. Early results of a chemoimmunotherapy regimen of fludarabine, cyclophosphamide, and rituximab as initial therapy for chronic lymphocytic leukemia. J Clin Oncol 2005;23:4079–4088
25. Wierda W, O'Brien S, Wen S et al. Chemoimmunotherapy with fludarabine, cyclophosphamide, and rituximab for relapsed and refractory chronic lymphocytic leukemia. J Clin Oncol 2005;23:4070–4078
26. Dohner H, Fischer K, Bentz M et al. p53 gene deletion predicts for poor survival and non-response to therapy with purine analogs in chronic B-cell leukemias. Blood 1995;85:1580–1589
27. Keating MJ, O'Brien S, Kontoyiannis D et al. Results of first salvage therapy for patients refractory to a fludarabine regimen in chronic lymphocytic leukemia. Leuk Lymphoma 2002;43:1755–1762
28. Keating MJ, Flinn I, Jain V et al. Therapeutic role of alemtuzumab (Campath-1H) in patients who have failed fludarabine: results of a large international study. Blood 2002;99:3554–3561
29. Stilgenbauer S, Dohner H. Campath-1H-induced complete remission of chronic lymphocytic leukemia despite p53 gene mutation and resistance to chemotherapy. N Engl J Med 2002;347:452–453
30. Lozanski G, Heerema NA, Flinn IW et al. Alemtuzumab is an effective therapy for chronic lymphocytic leukemia with p53 mutations and deletions. Blood 2004;103:3278–3281
31. Kennedy B, Rawstron A, Carter C et al. Campath-1H and fludarabine in combination are highly active in refractory chronic lymphocytic leukemia. Blood 2002;99:2245–2247
32. Elter T, Borchmann P, Schulz H et al. Fludarabine in combination with alemtuzumab is effective and feasible in patients with relapsed or refractory B-cell chronic lymphocytic leukemia: results of a phase II trial. J Clin Oncol 2005;23:7024–7031
33. Wendtner CM, Ritgen M, Schweighofer CD et al. Consolidation with alemtuzumab in patients with chronic lymphocytic leukemia (CLL) in first remission – experience on safety and efficacy within a randomized multicenter phase III trial of the German CLL Study Group (GCLLSG). Leukemia 2004;18:1093–1101
34. Montillo M, Tedeschi A, Rossi V et al. Successful CD34+ cell mobilization by intermediate-dose Ara-C in chronic lymphocytic leukemia patients treated with sequential fludarabine and Campath-1H. Leukemia 2004;18:57–62
35. Montserrat E, Gomis F, Vallespi T et al. Presenting features and prognosis of chronic lymphocytic leukemia in younger adults. Blood 1991;78:1545–1551
36. Dreger P, Corradini P, Kimby E et al. Indications for allogeneic stem cell transplantation in chronic lymphocytic leukemia: the EBMT transplant consensus. Leukemia 2007;21:12–17
37. Dreger P, Stilgenbauer S, Benner A et al. The prognostic impact of autologous stem cell transplantation in patients with chronic lymphocytic leukemia: a risk-matched analysis based on the VH gene mutational status. Blood 2004;103:2850–2858
38. Rabinowe SN, Soiffer RJ, Gribben JG et al. Autologous and allogeneic bone marrow transplantation for poor prognosis patients with B-cell chronic lymphocytic leukemia. Blood 1993;82:1366–1376
39. Khouri IF, Keating MJ, Vriesendorp HM et al. Autologous and allogeneic bone marrow transplantation for chronic lymphocytic leukemia: preliminary results. J Clin Oncol 1994;12:748–758
40. Itala M, Pelliniemi TT, Rajamaki A, Remes K. Autologous blood cell transplantation in B-CLL: response to chemotherapy prior to mobilization predicts the stem cell yield. Bone Marrow Transplant 1997;19:647–651
41. Dreger P, von Neuhoff N, Kuse R et al. Early stem cell transplantation for chronic lymphocytic leukemia: a chance for cure? Br J Cancer 1998;77:2291–2297
42. Pavletic ZS, Bierman PJ, Vose JM et al. High incidence of relapse after autologous stem-cell transplantation for B-cell chronic lymphocytic leukemia or small lymphocytic lymphoma. Ann Oncol 1998;9:1023–1026
43. Milligan DW, Fernandes S, Dasgupta R et al. Results of the MRC pilot study show autografting for younger patients with chronic lymphocytic leukemia is safe and achieves a high percentage of molecular responses. Blood 2005;105:397–404
44. Gribben JG, Zahrieh D, Stephans K et al. Autologous and allogeneic stem cell transplantation for poor risk chronic lymphocytic leukemia. Blood 2005;106:4389–4396
45. Jantunen E, Itala M, Siitonen T et al. Autologous stem cell transplantation in patients with chronic lymphocytic leukemia: the Finnish experience. Bone Marrow Transplant 2006;37:1093–1098
46. Ritgen M, Lange A, Stilgenbauer S et al. Unmutated immunoglobulin variable heavy-chain gene status remains an adverse prognostic factor after autologous stem cell transplantation for chronic lymphocytic leukemia. Blood 2003;101:2049–2053
47. Ritgen M, Stilgenbauer S, von Neuhoff N et al. Graft-versus-leukemia activity may overcome therapeutic resistance of chronic lymphocytic leukemia with unmutated immunoglobulin variable heavy-chain gene status: implications of minimal residual disease measurement with quantitative PCR. Blood 2004;104:2600–2602
48. Moreno C, Villamor N, Colomer D et al. Allogeneic stem-cell transplantation may overcome the adverse prognosis of unmutated VH gene in patients with chronic lymphocytic leukemia. J Clin Oncol 2005;23:3433–3438
49. Sala R, Mauro FR, Bellucci R et al. Evaluation of marrow and blood hemopoietic progenitors in chronic lymphocytic leukemia before and after chemotherapy. Eur J Hematol 1998;61:14–20
50. Michallet M, Thiebaut A, Dreger P et al. Peripheral blood stem cell (PBSC) mobilization and transplantation after fludarabine therapy in chronic lymphocytic leukemia (CLL): a report of the European Blood and Marrow Transplantation (EBMT) CLL subcommittee on behalf of the EBMT Chronic Leukemias Working Party (CLWP). Br J Haematol 2000;108:595–601
51. Dreger P, Montserrat E. Autologous and allogeneic stem cell transplantation for chronic lymphocytic leukemia. Leukemia 2002;16:985–992
52. Rawstron AC, Kennedy B, Evans PA et al. Quantitation of minimal disease levels in chronic lymphocytic leukemia using a sensitive flow cytometric assay improves the prediction of outcome and can be used to optimize therapy. Blood 2001;98:29–35
53. Provan D, Bartlett-Pandite L, Zwicky C et al. Eradication of polymerase chain reaction-detectable chronic lymphocytic leukemia cells is associated with improved outcome after bone marrow transplantation. Blood 1996;88:2228–2235
54. Schey S, Ahsan G, Jones R. Dose intensification and molecular responses in patients with chronic lymphocytic leukemia: a phase II single centre study. Bone Marrow Transplant 1999;24:989–993
55. Schultze JL, Donovan JW, Gribben JG. Minimal residual disease detection after myeloablative chemotherapy in chronic lymphatic leukemia. J Mol Med 1999;77:259–265
56. Zenz T, Ritgen M, Dreger P et al. Autologous graft-versus-host disease-like syndrome after an alemtuzumab-containing conditioning regimen and autologous stem cell transplantation for chronic lymphocytic leukemia. Blood 2006;108:2127–2130
57. Montillo M, Tedeschi A, Miqueleiz S et al. Alemtuzumab as consolidation after a response to fludarabine is effective in purging residual disease in patients with chronic lymphocytic leukemia. J Clin Oncol 2006;24:2337–2342
58. Michallet M, Corront B, Hollard D et al. Allogeneic bone marrow transplantation in chronic lymphocytic leukemia: report from the European Cooperative Group for bone marrow transplantation (8 cases). Nouv Rev Fr Hematol 1988;30:467–470
59. Michallet M, Archimbaud E, Bandini G et al. HLA-identical sibling bone marrow transplantation in younger patients with chronic lymphocytic leukemia. European Group for blood and marrow transplantation and the International bone marrow transplant registry. Ann Intern Med 1996;124:311–315
60. Khouri I, Champlin R. Allogeneic bone marrow transplantation in chronic lymphocytic leukemia. Ann Intern Med 1996;125:780–787
61. Pavletic ZS, Arrowsmith ER, Bierman PJ et al. Outcome of allogeneic stem cell transplantation for B cell chronic lymphocytic leukemia. Bone Marrow Transplant 2000;25:717–722
62. Doney KC, Chauncey T, Appelbaum FR. Allogeneic related donor hematopoietic stem cell transplantation for treatment of chronic lymphocytic leukemia. Bone Marrow Transplant 2002;29:817–823
63. Toze CL, Galal A, Barnett MJ et al. Myeloablative allografting for chronic lymphocytic leukemia: evidence for a potent graft-versus-leukemia effect associated with graft-versus-host disease. Bone Marrow Transplant 2005;36:825–830
64. Rondon G, Giralt S, Huh Y et al. Graft-versus-leukemia effect after allogeneic bone marrow transplantation for chronic lymphocytic leukemia. Bone Marrow Transplant 1996;18:669–672
65. deMagalhaes-Silverman M, Donnenberg A, Hammert L et al. Induction of graft-versus-leukemia effect in a patient with chronic lymphocytic leukemia. Bone Marrow Transplant 1997;20:175–177

66. Pavletic SZ, Khouri IF, Haagenson M et al. Unrelated donor marrow transplantation for B-cell chronic lymphocytic leukemia after using myeloablative conditioning: results from the Center for International Blood and Marrow Transplant research. J Clin Oncol 2005;23:5788–5794

67. Horowitz M, Montserrat E, Sobocinski K et al. Hemopoietic stem cell transplantation for chronic lymphocytic leukemia. Blood 2000;96(suppl 1):522a

68. Khouri IF, Przepiorka D, van Besien K et al. Allogeneic blood or marrow transplantation for chronic lymphocytic leukemia: timing of transplantation and potential effect of fludarabine on acute graft-versus-host disease. Br J Haematol 1997;97:466–473

69. Schetelig J, Thiede C, Bornhauser M et al. Reduced non-relapse mortality after reduced intensity conditioning in advanced chronic lymphocytic leukemia. Ann Hematol 2002;81(suppl 2):S47–48

70. Schetelig J, Thiede C, Bornhauser M et al. Evidence of a graft-versus-leukemia effect in chronic lymphocytic leukemia after reduced-intensity conditioning and allogeneic stem-cell transplantation: the Cooperative German Transplant Study Group. J Clin Oncol 2003;21:2747–2753

71. Khouri IF, Keating M, Korbling M et al. Transplant-lite: induction of graft-versus-malignancy using fludarabine-based nonablative chemotherapy and allogeneic blood progenitor cell transplantation as treatment for lymphoid malignancies. J Clin Oncol 1998;16:2817–2824

72. Khouri IF, Saliba RM, Giralt SA et al. Nonablative allogeneic hematopoietic transplantation as adoptive immunotherapy for indolent lymphoma: low incidence of toxicity, acute graft-versus-host disease, and treatment-related mortality. Blood 2001;98:3595–3599

73. Dreger P, Brand R, Hansz J et al. Treatment-related mortality and graft-versus-leukemia activity after allogeneic stem cell transplantation for chronic lymphocytic leukemia using intensity-reduced conditioning. Leukemia 2003;17:841–848

74. Sorror ML, Maris MB, Sandmaier BM et al. Hematopoietic cell transplantation after non-myeloablative conditioning for advanced chronic lymphocytic leukemia. J Clin Oncol 2005;23(16):3819–3829

75. Brown JR, Kim HT, Li S et al. Predictors of improved progression-free survival after non-myeloablative allogeneic stem cell transplantation for advanced chronic lymphocytic leukemia. Biol Blood Marrow Transplant 2006;12:1056–1064

76. Dreger P, Brand R, Milligan D et al. Reduced-intensity conditioning lowers treatment-related mortality of allogeneic stem cell transplantation for chronic lymphocytic leukemia: a population-matched analysis. Leukemia 2005;19:1029–1033

77. Hertzberg M, Grigg A, Gottlieb D et al. Reduced-intensity allogeneic hemopoietic stem cell transplantation induces durable responses in patients with chronic B-lymphoproliferative disorders. Bone Marrow Transplant 2006;37:923–928

78. Morris E, Thomson K, Craddock C et al. Outcomes after alemtuzumab-containing reduced-intensity allogeneic transplantation regimen for relapsed and refractory non-Hodgkin lymphoma. Blood 2004;104:3865–3871

79. Delgado J, Thomson K, Russell N et al. Results of alemtuzumab-based reduced-intensity allogeneic transplantation for chronic lymphocytic leukemia: a British Society of Blood and Marrow Transplantation Study. Blood 2006;107:1724–1730

80. Caballero D, Garcia-Marco JA, Martino R et al. Allogeneic transplant with reduced intensity conditioning regimens may overcome the poor prognosis of B-cell chronic lymphocytic leukemia with unmutated immunoglobulin variable heavy-chain gene and chromosomal abnormalities (11q- and 17p-). Clin Cancer Res 2005;11:7757–7763

81. Sutton L, Maloum K, Gonzalez H et al. Autologous hematopoietic stem cell transplantation as salvage treatment for advanced B cell chronic lymphocytic leukemia. Leukemia 1998;12:1699–1707

82. Khouri IF. Reduced-intensity regimens in allogeneic stem-cell transplantation for non-Hodgkin lymphoma and chronic lymphocytic leukemia. Hematology Am Soc Hematol Educ Program 2006:390–397

第2篇 干细胞移植在治疗中的作用

第11章

儿童实体瘤

Lochie Teague，Robin P Corbett

引言

在过去的 40 年中，儿童所罹患的大多数类型肿瘤的生存率都取得了显著的提高，但是以目前的化疗手段，仍然有许多儿童期恶性肿瘤难以治疗。来自欧洲和北美的统计资料表明，一些儿童和青少年通过大剂量化疗和干细胞移植能增加其治愈率。许多正在进行中的研究将会继续帮助优化病例选择中的预后因素，但与此同时，除了大剂量化疗和干细胞移植之外，多数高危疾病患者需要新的治疗方式。部分新治疗方式可以与大剂量化疗和干细胞移植相配合使用。

本章将回顾干细胞移植术在儿科实体肿瘤中各个主要实体瘤中的治疗作用。

胚胎性肿瘤

神经母细胞瘤

神经母细胞瘤是起源于胚胎神经嵴细胞的一种恶性肿瘤，在胚胎发育过程中，此类干细胞形成肾上腺髓质和周围交感神经节。绝大部分神经母细胞瘤（大约 2/3）发生在腹腔内，多达 75% 的患者在诊断时已经出现转移，且在国际神经母细胞瘤分期系统 (INSS，见下文) 第 4 期的儿童患者中，高达 50% 的患者血液中可检测出循环肿瘤细胞[1-3]。

神经母细胞瘤是儿童最常见的颅外实体瘤，占所有儿童肿瘤的 8% ~ 10%，诊断的年龄中位数约为 19 个月，其中 36% 的患者不到 1 周岁，89% 不到 5 周岁，98% 不到 10 周岁。神经母细胞瘤主要好发于婴儿期和儿童早期。研究表明，该病存在很大的遗传异质性，可自发性或者因为各种因素刺激而发生分化。目前已证明神经母细胞瘤的很多遗传

特性与临床表现存在相关性。我们把经过广泛认可的用于诊断过程的肿瘤特征纳入到肿瘤分期和危险因素分类中去，并服务于患者的管理。

全球绝大多数中心采用外科分期，即 INSS（表 11.1）[4]。

儿科肿瘤学团体及其他协作的团体从有效性和可行性两方面明确了一系列指标来进行危险因素分组（表 11.2）[5]。

根据目前治疗水平，低危组和中危组的预后生存率分别是 > 90% 和 < 80%，不幸的是，大约 50% 的 1 岁以上患儿被归于高危组。直到最近十年左右，高危组的生存率仍然 < 15%。最新的Ⅲ期研究表明，通过使用强化诱导、大剂量化疗巩固治疗、自体干细胞移植、原发灶放疗合并微小残余病灶治疗和非细胞毒性药物（如顺式维 A 酸等分化因子）等治疗方式，该组生存率已取得明显改善，达到 30% ~ 40%。神经母细胞瘤是少数进行了化疗

表 11.1 国际神经母细胞瘤分期系统 [4]

分期	定义
1	局限于局部区域的肿瘤经外科手术完整切除，有或没有微小残留（显微镜检）；显微镜检同侧淋巴结阴性
2A	局限于局部区域的肿瘤经外科手术完整切除，显微镜检同侧淋巴结阴性
2B	局限于局部区域的肿瘤经外科手术完整切除，显微镜检同侧淋巴结阳性。扩大的对侧淋巴结镜检必须阴性
3	不能手术切除肿瘤浸润一侧中线以内，有或无区域淋巴结转移，或肿瘤局部对侧区域淋巴结转移，或肿瘤双侧浸润或淋巴结转移
4	任何具有传播到远处淋巴结，骨，骨髓，肝等器官原发肿瘤（除外 4S 期）
4S	局限的原发肿瘤（定义为第一阶段，2A 或 2B），在患者 < 一年，仅限于皮肤，肝和（或）骨髓浸润（骨髓恶性细胞 < 有核细胞总数的 10%）

表 11.2 神经母瘤的危险分层 [5]

INSS	年龄（天）	MYCN	组织学	倍体	风险
1	Any	Any	Any	Any	低
2A/2B	< 365	Any	Any	Any	低
	≥ 365	Non-amplified	Any	–	低
	≥ 365	Amplified	FH	–	低
	≥ 365	Amplified	UH	–	高
3	< 365	Non-amplified	Any	Any	中
	< 365	Amplified	Any	Any	高
	≥ 365	Non-amplified	FH	–	中
	≥ 365	Non-amplified	UH	–	高
	≥ 365	Non-amplified	Any	–	高
4	< 365	Non-amplified	Any	Any	中
	< 365	Amplified	Any	Any	高
	≥ 365	Any	Any	–	高
4S	< 365	Non-amplified	FH	DI > 1	低
	< 365	Non-amplified	FH	DI = 1	中
	< 365	Non-amplified	UH		中
	< 365	Amplified	Any	Any	高

和原粒细胞治疗的随机对照研究并发表相应的结果的儿科实体瘤。第一次随机研究是在 1983 年至 1985 年由欧洲神经母细胞瘤研究组（ENSG）[6] 展开，此次研究样本量相对较小，84 名 Ⅳ 期患者中，仅有 50% 适宜患者入选。研究表明，经高剂量美法仑治疗，患者可以获得稳定的存活率。在 1991 年至 1996 年期间进行了一项由 434 名临床分期 Ⅳ 期的神经母细胞瘤患者组成的大型儿童癌症 Ⅲ 期研究 [7]，该研究显示，接受细胞移植的 189 名患者 3 年无事件存活率达 34%（±4%），与接受连续化疗患者 22%（±4%）的存活率相比有显著改善。重要的是，在该研究中一项对于 13 顺式维 A 酸作用的随机对照发现，该药物对于移植组和连续化疗组的无事件存活率都有提高。由儿童肿瘤学组开启的一

项从 2001 年开始的后续研究 A3973 最近刚刚结束并得出结论。这是一项针对高危组神经母细胞瘤患者在强化诱导治疗后清除外周血造血干细胞与不清除情况下的随机对比研究。这项研究通过采用多种单克隆抗体和磁珠来纯化肿瘤细胞的造血干细胞移植株。在此次研究中仅有两个机构可以进行此项操作，目前仍然在等待该研究结论。另一项肿瘤学中心研究组（COG）的 Ⅲ 期随机研究正着眼于比较分别给予细胞因子配伍 13- 顺式维 A 酸和单独给予 13- 顺式维 A 酸进行干细胞移植后，进入缓解期的患者体内抗 GD2 抗体的水平。早期研究证据证实，在儿童神经母细胞瘤患者里，移植过程发生的肿瘤细胞污染可能会导致其肿瘤复发，因此往往通过 CD34+ 干细胞选择、单克隆抗体或者免疫磁珠等手段来清除自体产物 [8-9]。尽管经过 3 个月诱导化疗后循环神经母细胞瘤细胞减少，但是 25% 的骨髓样本和 7% 的外周血样本中仍然存在肿瘤细胞污染 [2]。研究表明体内清除率与无事件存活率密切相关，因此骨髓中含有 > 0.1 肿瘤细胞的患者诱导化疗后预后较差。

目前最佳移植预处理方案尚未确定。国际儿童肿瘤学协会（SIOP）欧洲分会正在研究对比两种大剂量原粒细胞方案，根据初步数据显示：与卡铂、依托泊苷和美法仑方案相比，白消安 / 美法仑方案有显著的优势。相比较而言，白消安 / 美法仑方案（表 11.3）的毒性较小，并且目前正在用于 Ewing 试验中。

在 1997 到 2002 年，在德国和瑞士进行的另一项对 339 名高危组神经母细胞瘤患者随机研究证实了自体骨髓移植治疗的疗效 [10]。该研究针对自体干细胞移植分别配合清髓性化疗（使用美法仑、依托泊苷、卡铂）和配合口服环磷酰胺维持化疗两种进行了比较。研究表明，在意向治疗的前提下，大型

表 11.3 白消安用量

		D-7	D-6	D-5	D-4	D-3	D-2	D-1	D-0
Busulfan per os（po）37.7 mg/m²/dose	0 h		X	X	X	X			
=150 mg/m²/d（4 divided doses per day）	6 h		X	X	X	X			
=600 mg/m² cumulative dose	12 h		X	X	X	X			
	18 h		X	X	X	X			
Melphalan iv 140 mg/m² iv infusion，30 min							X		
Clonazepam po，iv 0.025 ~ 0.1 mg/kg/d		X	X	X	X	X	X	X	
Stem cell reinfusion min. 3×10⁶/kg CD34									X

注意：在患者体重 ≥ 60kg 时，计算出每 kg 体重，而不是每平方米 BSA 的用量；累积剂量 16mg/kg，16 份剂量，1mg/kg 体重 / 剂量，超过 4 天，每天 4 个剂量

禁忌（高剂量白消安疗法）：接受任何中轴线放疗（如胸部、骨盆）的患者是无法预测白消安高剂量治疗预期的毒性的

疗法（mega therapy）与维持化疗相比，使患者的3年无事件存活率显著提高47%（95%CI 38～55）比31%（95%CI 23～39）；危险比（HR）1.404（95%CI 1.048～1.881），P = 0.221)，但对3年总生存率（OS）没有明显改善 [62%（95% CI 54～70）比53%（95% CI45～62）；HR 1.329（95% CI 0.958～1.843)，P = 0.0875]。

在试点和单一机构的研究中，利用大剂量化疗与干细胞支持组合治疗的非交叉耐药这一理论优势的策略已经成功进行了试验，并证实了其可行性和安全性[11-13]。然而，对于比较单一和双向清髓性方案疗效方面的随机研究仍然处于空白。值得注意的是，有报道指出选用自体CD34外周血干细胞进行串联移植的患儿患疱疹病毒（EBV）淋巴增生性障碍的发病率增高[14]。

尽管与自体骨髓移植相比并没有统计学差异，异基因骨髓移植也在被采用。这大概是这种疾病相对缺乏移植物抗肿瘤效应（其他儿童实体瘤类似）和异基因移植更大的发病率和死亡率，因此该方式并不被推荐[16-22]。

尽管全身照射（TBI）的治疗效果还没有完全得到证实，而包含TBI照射与不包含照射的方案均已用于神经母细胞瘤的移植治疗，因此许多该年龄组患者出现的严重的后遗症被认为与之相关[23-25]。

目前在神经母细胞瘤的干细胞移植治疗中，还没有大剂量化疗方案采用全身照射治疗。

总之，大剂量化疗联合自体干细胞移植可以显著地增加高危组神经母细胞瘤患者的存活率，并且目前被认为是对这些患者的标准化治疗的一部分。该病患者的长期存活率普遍低于40%，那些复发或者经进一步补救治疗的顽固性病变者更是低于10%。显然，迫切需要开发新型药物来治疗本病。与此同时，各种不同的大剂量化疗方案正在由神经母细胞瘤治疗联盟（NANT）和其他合作机构进行Ⅰ期、Ⅱ期临床试验。我们相信，对于神经母细胞瘤的发病机制的分子水平的研究进展将会大大促进分子靶向治疗，这种新的治疗方式拥有良好的前景：与目前治疗方式的长期和短期副作用相比，不仅将能显著提高治愈率，而且能大大降低发病率和死亡率。

肾母细胞瘤

肾母细胞瘤在所有儿童罹患的癌症中发病率为

6%。幸运的是，有证明显示通过SIOP或NWTS等现代多学科综合治疗方法，该病生存率显著提高，目前已接近90%[26-27]。据统计大约15%组织学良好的和50%的未分化型肾母细胞瘤的患者存在复发，多数复发发生在初次诊断后2年内。然而，该病患者复发后的生存率不到30%[28-29]，对于初期处理不佳、组织学形态不好、晚期复发或早期复发（自诊断后12个月内）的患者则更低。

部分患者在大剂量化疗后接受干细胞移植治疗，其结果促使这一疗法在对化疗后易发肾母细胞瘤的患者的治疗中更多地被考虑。欧洲骨髓移植治疗固体肿瘤的Garaventa等公司[30]，对1984年和1991年之间25例大剂量化疗后接受自体骨髓移植（自体骨髓移植）治疗的耐药或复发的肾母细胞瘤患者的结果进行了统计并公布。在七种不同的治疗方案中大部分都使用了高剂量左旋沙可来新，其中17例患者治疗后达到完全缓解，另8例病情得到缓解并平均持续了34个月。但是，8例移植治疗的患者中只有1名可以衡量的疾病成为长期幸存者。3名移植相关死亡患者死于肺囊虫疾病，这普遍高于当时的移植研究。

Pein等人[31]在法国儿科肿瘤学会的报告中，记录了1994年和1998年间，29例大剂量化疗后接受自体干细胞治疗的高风险的反复复发性肾母细胞瘤患者。所有患者均对补救性化疗完全或部分敏感，其中20例患者初次复发后参与了研究。巩固化疗使用了左旋沙可来新、依托泊苷、卡铂，尽管治疗存在相关的毒性，12例患者持续完全缓解平均达到48.5个月[36-96]。3年内无病生存率和总生存率在分别为50%（17%）和60%（18%）。初次复发（第二次完全缓解或部分缓解治疗的患者）疗效显著高于第二次复发患者，3年内无病存活率为63.15%（±20%）与22.2%（±24%）。

Kremens等人[32]在德国肾母细胞瘤肿瘤合作社研究统计中记录了从1992年4月至1998年12月，23例接受高剂量化疗后自体干细胞治疗的肾母细胞瘤复发患者。化疗中使用左旋沙可来新、依托泊苷、卡铂的结果与如上述法国的研究中提到的相似。在13例完全缓解的移植患者中10人达到无病生存，而部分缓解的10例移植患者中只有2人无病生存。随访平均58个月后，无事件生存率为48.2%（±13.6%），整体存活率为60.9%（±10.2%）[37-116]。

在这两个研究中重要的一点是，大多数仅涉及肺部的患者对化疗敏感，且移植后处于完全缓解的状态。而病情持续进展的患者，没有获得作为强化治疗一部分的高剂量干细胞移植治疗。

Tannous 等人[33] 报告了 66 例高危复发肾母细胞瘤患者，化疗时使用环磷酰胺和依托泊苷（CE）治疗 2 个周期，之后使用卡铂和依托泊苷（PE）治疗 2 周期。完全缓解的肿瘤患者继续维持治疗 5 周期，由 CE 和 PE 交替。而部分缓解或病情稳定的患者在离格化疗后接受自体骨髓移植。持续治疗和自体骨髓移植治疗组的 3 年 EFS（无事件生存率）分别为 59%（±9%）和 40%（±14%），3 年 OS（生存率）分别为 64%（±8%）和 42%（±14%）。

大多数常发性肾母细胞瘤患者接受移植治疗后只剩下一个肾，因此适当调整肾毒性药物的计量对他们而言非常重要。 例如，卡铂的用量基于 Calvert 等公式定义的单个肾小球滤过率[34]。

常发性肾母细胞瘤患者同时接受高剂量化疗和干细胞移植的治疗方法（HDC）尚未被证实是否会比二线化疗方法更有效或是毒性更低。然而，上述研究显示，对于再诱导化疗反应良好的患者，这种治疗方法可以提高生存率到 36%～73%。这种高剂量化疗配合干细胞移植治疗更有优势的设想，现在处于基于儿童肿瘤学组随机研究的第三阶段，它将有助于阐明高剂量化疗配合干细胞移植在治疗复发性肾母细胞瘤患者中的作用。

视网膜母细胞瘤

这种罕见的小儿恶性肿瘤在活产儿中发病率大约为 1:18 000；尽管如此，它是儿童时期最常见的眼癌。该诊断时的年龄中位数为 2 年。很大一部分比例的患者显性 RB1 基因突变或缺失，并有遗传性视网膜母细胞瘤：

- 75% 单侧发病：其中 15% 有遗传性视网膜母细胞瘤；
- 25% 为双侧发病：均为遗传性视网膜母细胞瘤。 遗传性视网膜母细胞瘤是一种常染色体隐性遗传性病，外显率 90%。

局限性单侧疾病通常是眼球摘除治疗。但是本地化局限性双侧疾病应合并化疗和局部治疗，如激光眼科治疗。对这类患者的整体存活率预后良好。少数的儿童无论现在或复发的眼转移性疾病涉及一个或骨髓、骨骼、淋巴更多节点，肝或中枢神经系

表 11.4　HDC、ASCT 治疗转移性（非中枢转移）视网膜母细胞瘤的结果报告[37-38]

例数	预处理方案	总生存（%）
11	依托泊苷 + 卡铂 + 环磷酰胺	3 年无病生存 5 例（45%）
8	卡铂（C）+ 噻替哌（T）=1 例 C+T+ 依托泊苷 =4 例 拓扑替康 +C +T=3 例	7 年无事件生存率 7 例（88%）
4	卡铂 + 依托泊苷 =1 例 白消安 + 环磷酰胺 + 美法仑 =1 例 环磷酰胺 + 依托泊苷 =1 例 环磷酰胺 + 拓扑替康 =1 例	＞6 年无病生存 2 例（50%）

统。有研究表明，这种疾病是常化学敏感，但生存是穷人用常规剂量的化疗[35-36]。然而，相对较小的巩固治疗研究小班教学与 HDC 和自体（ASCT）显示，特别有希望的结果是，对儿童疾病的转移性亚群不涉及中枢神经系统（表 11.4）。

有中枢神经系统转移的造血干细胞移植的儿童（CNS）结果并不令人鼓舞。为了前瞻性研究视网膜母细胞瘤远处转移的患者族群，美国儿童肿瘤科集团目前已公开审理其中高剂量卡铂，噻替哌和 ASCT 依托泊苷是提供以下课程的常规化疗。

肝母细胞瘤

肝母细胞瘤占儿童恶性肿瘤的 1%，发病年龄通常为 6 个月至 3 岁[40]。目前大多数病例局限在肝，治疗包括多制剂化疗和手术治疗，预后是相对比较乐观的。目前约 20% 的疾病转移到肺和（或）淋巴结，偶尔涉及中枢神经系统。在这种情况下，前景非常谨慎。使用大剂量化疗及自体干细胞移植治疗转移性肝母细胞瘤的数据非常少。然而，西村等人[41] 选用不同的大剂量药物组合来治疗三位患儿（包括各种依托泊苷、阿霉素、铂剂和 5 - FU），3 位患儿在当下报道时仍然无病存活。肝母细胞瘤是一种化学敏感胚胎性肿瘤；HDC 与 ASCT 在高风险疾病中的作用仍需进一步调查。

肉瘤

尤文肉瘤和原始神经外胚层肿瘤

尤文氏肉瘤是仅次于神经母细胞瘤的恶性程度第二的适于行造血干细胞移植的实体肿瘤。尤文氏

肉瘤与原始神经外胚层肿瘤（PNET）的遗传性表现在细胞表面的糖蛋白的 MIC-2 的表达和存在相互易位 t（11；22）（q24；q12），导致了 EWS 与 ets 家族的转录因子 fli-I 的融合。按目前的分期应用流程，20% ~ 25% 的病例在诊断时已转移。对于局部疾病，传统化疗的无病生存率在 55% ~ 65%，但原发性转移性疾病包括骨和骨髓转移的患者有大约 20% 的无病生存率。Kushner 报道[42] 原发性肺转移患者表现比原发性骨髓病变的患者更好。在早期的 CESS 和 EICESS 研究中[43-45]，这些发现具有可比性。单独使用白消安 / 美法仑的移植方案已纳入其中。即使考虑到移植相关死亡率有下降，最近的报道并不能显著改善早期研究的结果，其 EFS 率从 29% 至 39%[45-47]。

正如神经母细胞瘤，肿瘤细胞经常污染尤文肉瘤患者的干细胞收获，其移植后存在和肿瘤的复发相关[48-49]。

从 1995 年更新面向 EBMT 实体肿瘤登记中接收自体或异体造血干细胞移植的相关患者，报告 EFS 分别约为 25% 和 20%[50]。

小样本量的结果支持该病患者行异基因造血干细胞移植可改善结果，但仅为小样本的结果[42-44,50-54]；且移植前少数患者及使用更密集的移植前治疗，患者化疗期间因严重的疾病脱落已被排除在结论分析之外。

现今治疗更多为意向性治疗，缺乏分析。一个大型 III 期研究欧洲研究，欧洲 EWING99 的一项大型 III 期协作组研究目前正在开展，并在一项随机实验中积累病例进行对照。这些试验的结果期待着有益处，并应解决干细胞支持的尤文肉瘤患者高剂量治疗的影响问题。由于高剂量化疗和干细胞移植所固有的风险，高剂量化疗与造血干细胞移植中尤文肉瘤的治疗目前只建议参加临床试验。新的治疗方法可改善有高风险复发因素的患者的结果。尤文肉瘤患者疾病复发通常是患者死亡的重要原因，即使是在那些接收高剂量化疗和干细胞移植的患者[55-56]。

横纹肌肉瘤

横纹肌肉瘤（RMS）是儿童时期最常见的软组织肉瘤，占这一年龄组中恶性肿瘤的 8%[57]。综合治疗（化疗，手术，而且在许多情况下，放疗）使得非转移的横纹肌肉瘤患儿的治愈率大于 75%。不幸的是，对于那些已转移或复发的患儿，只有 20% ~ 30% 的生存率。对于大于 10 岁并在诊断时已有转移，或是任何年龄阶段伴有骨和（或）骨髓转移的患者，前景非常差。为了改善在这个年龄组的治愈率，在传统化疗方案后试验使用大剂量化疗和自体干细胞移植。威格尔等[58] 分析了 22 份关于用自体干细胞移植治疗横纹肌肉瘤的已发表的研究中，最常用的为美法仑（44%），环磷酰胺（40%）及噻替哌（24%），28% 的使用手术治疗。结果列于表 11.5。

这些结果并不优于使用传统化疗。最大的单中心已发表的研究中，52 位患者在 6 个传统化疗的疗程之后接受了大剂量化疗和自体干细胞移植[59]。这一队列与另外 44 位进行了 12 个疗程的传统化疗而未进行自体干细胞移植的患者进行了比较。作者的结论是大剂量化疗可能延长 PFS，而对整体存活率没有明显影响。其他相关结论有待进一步探讨。儿童癌症异体移植研究小组目前正在研究新的战略，以改善在高风险 RMS 的反应率。

脑肿瘤

中枢神经系统肿瘤是儿童时期第二个最常见的癌症。在诊断，分期和治疗的进步，改善了疾病的预后，如今近 70% 的脑肿瘤患者能够生存[61]。然而，很大一部分的幸存者被肿瘤和治疗的晚期后遗症所困扰。恶性脑肿瘤的治疗包括手术和放疗，在某些特定的情况下，例如髓母细胞瘤和生殖细胞肿瘤，传统化疗被常规加入治疗方案中。

大剂量化疗已在儿童中枢系统肿瘤中进行试验，以改善预后和（或）减少放疗后遗症，尤其是在年幼的孩子。脑瘤对化疗的反应相对较差通常可以由两个因素解释：

表 11.5　HDC、ASCT 在高风险的横纹肌肉瘤中的结果[57]

HDC	例数	无病生存	总生存
第一完全缓解或第一次部分缓解	161	3 ~ 6 年为 24% ~ 29%	2 ~ 6 年为 20% ~ 40%
第二次或第三次缓解	69	—	17 个月 ~ 3 年为 12% ~ 15%

- 渗入中枢神经系统的药物被血脑屏障阻拦；
- 脑肿瘤相比发生在中枢神经系统意外的儿童肿瘤对于化疗的反应较差。大剂量化疗可能"溜过"血 - 脑屏障。大剂量化疗的成分通常是根据其渗入中枢神经系统的能力，最常使用的药物包括烷化剂（噻替哌、白消安、环磷酰胺和美法仑）、依托泊苷和卡铂[62]。

髓母细胞瘤

髓母细胞瘤是儿童脑肿瘤中最常见的恶性肿瘤，它发生在后颅窝。在进行手术，放疗及传统多制剂化疗后，具有良好的手术清除且没有转移的患者中有 80% 是长期存活者[63]。在诊断时已有转移或复发的患者风险更高。Dunkel 和 Finlay[64] 总结了 HDC 在复发的髓母细胞瘤中的治疗和结果。

- HDC 的组合包括美法仑、噻替哌、白消安、卡铂和环磷酰胺。结果介于 20% ~ 50% 的 24 ~ 36 个月后复发。
- 复发局限在后颅窝的患者无病存活率最好，转移复发的患者无病存活率最差。
- HDC 显然为局部复发的患者提供了可行的治疗机会。

幕上原发神经外胚层肿瘤

从组织学角度看，髓母细胞瘤幕上原始（sPNET）神经外胚层肿瘤是没有什么区别。sPNET 出现在松果体，称为松果体母细胞瘤。治疗儿童 sPNET 中发挥重要作用的方式为手术，放疗和化疗相结合。但是，对于复发或进展 sPNET 患者传统化疗的结果是严峻的[65]。Broniscer 等[66] 最近报道 17 例复发或难治性 sPNET 高剂量化疗使用噻替哌，依托泊苷及卡铂的患者中 10 个患者复发。HDC 组中位生存期为 160 天，5 年 EFS 为 29%。所有 8 个松果体母细胞瘤患者死亡，统计结果显示 HDC 优于手术和放射治疗。笔者分析了在 sPNET HDC 的 6 个较小的早期的研究：截至报道时间在 19 例入组患者中 8 位患者仍存活。复发 sPNET（不包括松果体母细胞瘤）患者可通过积极的手术，放疗和 HDC 等到救治。

生殖细胞瘤

中枢神经系统生殖细胞瘤（GCT）起源于鞍上或松果体，在 20 ~ 40 岁期间发病率最高。GCT 对单纯放疗或减少量放疗和化疗反应相当敏感，生存率高。相反，NGGCT 较 GCT 对放疗反应差，且结果不如 GCT[67]。法国儿科肿瘤协会报道 13 例中枢神经系统 GCT 复发的患者接收 HDC 治疗（依托泊苷和噻替哌）[68]，其中 10 例中位随访 16 个月存活。Modak 等[69] 21 例报道与中枢神经系统疾病的复发或进展患者，最初性化疗和（或）放疗，噻替哌为基础的 HDC 治疗。整体和 4 年无事件生存率为 57%（12%）和 52%（14%）。7 名患者生存，只有 4 名死亡。这看来，HDC 是有效的治疗复发性或进展性生殖细胞瘤。为了改善 NGGCT 患者的预后，儿童肿瘤学组目前正在观察初始化疗和手术后有残余病灶的新近诊断的患儿中大剂量化疗的效果。

脑干肿瘤

在 20 世纪 90 年代初小型研究报告显示，一小部分复发性高级别胶质瘤的儿童，因外脑干，均行 HDC 治疗；生存时间延长，似乎是限制在一个队列中接收设定的最低残留量的 HDC 患者[70]。儿童癌病小组已运行了多项研究 HDC 的新诊断的高级别胶质瘤，约 25% 儿童无进展生存超过 5 年的治疗[71]。其他研究也没有表现出 HDC 的益处，对 HDC 的非脑干高级别胶质瘤的作用仍然没有什么结论。有可能对有良好的手术清理的患者有作用，美国儿童肿瘤学组目前在临床Ⅲ期试验[70]。任何在脑干（脑桥弥漫）化疗作用形式胶质瘤仍然微乎其微。

婴幼儿脑肿瘤

患有恶性脑肿瘤的婴儿被视为一个特殊的群体，这是因为在这个年龄段进行放射治疗往往会导致重大的神经认知后遗症。多数的儿童癌症研究小组已制订治疗方法是依靠外科手术和化疗，放射治疗仅用于对手术及化疗反应不佳的和复发的患者。大剂量化疗已在复发病例中试验，目前用于前期治疗。先声夺人 I 协议是用于治疗 62 例患有各类脑肿瘤的患儿；传统化疗 3 个月后使用大剂量化疗巩固治疗。令人鼓舞的是，3 年整体和无事件生存率分别为 40% 和 28%[72]。最好的结果是出现在儿童髓母细胞瘤，sPNET 和室管膜瘤，而高级别胶质瘤的表现很差。高剂量噻替哌为基础的方案已用于 20 名青年儿童脑肿瘤化疗后复发（无初始放疗），而 3 年 EFS 为 47%（±14%）[64]。最近关于 HDC 治疗婴幼儿脑肿瘤的总结支持成神经管细胞瘤患者的这种治疗。同时，使用无放射的 HDC 对于 sPNET 患儿的治疗显得困难。复发的室管膜瘤对 HDC 反应较差[73]。合作社儿童癌症研究组目前致力于婴儿脑肿瘤亚群的 HDC。

其他的脑肿瘤

非典型畸胎 / 横纹肌瘤（AT/RT）是罕见的、恶性程度高的胚胎性肿瘤，特别是在影响婴儿方面。侵入性化疗在 AT/RT 的作用有越来越多的证据，报道其延长无病生存，尤其是在那些完整切除肿瘤的患者[74]。这些作者报道 13 名儿童接受 HDC；6 例仍然活着，时间从确诊开始 9.5～90 个月。意大利 AIEOP 研究组同样采用 HDC，他们大量的患者 5 年无病生存，时间从接受治疗开始[75]。该组目前正在调查对肉瘤的传统定向化疗，之后是 AT/RT 的 HDC[71]。HDC 间变性少突胶质细胞，尤其是那些 1P 和 19q 基因变异对化疗敏感[76]。最近的一份报告文件长期随访 39 个成年人，他们新诊断为退行性或侵袭性少突神经胶质瘤，传统化疗后接受高剂量噻替哌[77]。提交报告的平均时间无进展生存期为 78 个月，中位总生存尚未达到。46% 的患者复发。这些数据是令人鼓舞的，值得进一步调查。

脉络丛肿瘤是罕见的中枢神经系统肿瘤，大部分经常出现在横向或第三脑室系统。脉络丛癌，对化疗有反应，且一些研究者支持常规使用化疗[78]。这是目前 SIOP 的一个主题。有少量 HDC 治疗复发脉络丛肿瘤报告。两项研究报告 HDC 用于治疗复发性 / 难治儿童室管膜瘤，均没有明显疗效[79-80]。

颅外生殖细胞瘤

小儿恶性肿瘤中的 3% 由生殖细胞瘤（GCT）组成。这部分生殖细胞肿瘤主要发生在中枢神经系统之外；中枢神经系统的生殖细胞肿瘤在脑肿瘤部分已叙述。常规治疗儿童 GCT 的包括铂类药物（顺铂或卡铂）和手术，它的治愈率在 80% 以上[81]。鉴于此结果，大剂量化疗（HDC）和自体干细胞移植（ASCT）起着非常有限的作用。El-Helw 和 Coleman[82] 回顾了成人高剂量化疗 ASCT 对 GCT 的作用，其随访研究报告对患者的长期无病生存分析如下：

- 13% 难治 / 严重预处理疾病；
- 45% 第一次化疗间歇期复发；
- 52% 一线治疗疗效欠佳。

然而，在成人的许多随机对照实验中起始治疗疗效差或一线化疗失败的患者未能体现 HDC 的益处[83]。EBMT 分析显示 23 名儿童接受了 ASCT（HDC）；14 例接受第二次或第三次复发后治疗。在该报告时，14 例颅外生殖细胞瘤（57%），保持中位随访至 66 个月[84]。结果是令人鼓舞的，HDC 应在儿童复发性生殖细胞瘤中进行前瞻性临床试验。

淋巴瘤

淋巴瘤在儿童恶性肿瘤发病率排行第三，占 12%，其中 2/3 是非霍奇金淋巴瘤，另外 1/3 是霍奇金淋巴瘤。大部分儿童淋巴瘤容易治愈。

霍奇金淋巴瘤

霍奇金淋巴瘤是最重要的可治愈性儿童肿瘤之一，通常使用化疗和放射联合治疗后的 5 年生存率接近 90%。另有 10%～15% 的霍奇金淋巴瘤患儿达不到完全缓解或者更多的是复发。患有难治性的肿瘤或者在联合治疗后复发的成人和小孩再进行补救性治疗，疗效往往不佳。幸运的是，很多报道证实 HDC 治疗这些困难病例的有效性（表 11.6）[85-87]。

表 11.6 HDC、ASCT 治疗儿童难治性或复发性霍奇金淋巴瘤

例数	无事件 / 无进展生存	总生存	参考资料
41	5 年 EFS 53%	5 年 OS 68%	Lieskovsky et al 2004[85]
53	5 年 EFS 31%	5 年 OS 43%	Baker et al 1999[86]
81	3 年 PFS 39%	3 年 OS 64%	Williams et al 1993[87]

将成人 HL 患者随机分组，一部分接受传统补救治疗，另一部分接受 HDC 方案，结果 HDC 治疗方案在无事件生存率上表现出明显的优势，这是对上表数据的佐证[88-89]。

下列因素可能导致 HL 患者应用 HDC 治疗后效果不佳：第一次复发时出现其他疾病、大剂量化疗时出现纵隔肿瘤以及初次诱导失败[85]。HDC 治疗后因为治疗因素导致的致死率在 10% 左右，特定的危险因素包括：

● 前纵隔放疗。
● 弥散肺损伤综合征：在 HDC 治疗中发生率可达 40%，肺损伤的危险因素包括前纵隔放疗和博来霉素，以及 HDC 疗法中的卡莫司汀。

儿童患有 HL 后，罹患第二种恶性肿瘤的可能性飙升。Baker 等人[91] 研究过成人及儿童在应用造血干细胞移植后新发肿瘤的发生率：124 个 HL 病例有 14 个（11%）出现移植后新发肿瘤。最常见的新发肿瘤为脊髓发育不良 / 急性髓性白血病。HDC 对难治性 HL 的疗效已经证实。但是，应对在 HDC 治疗后引起的急性或长期的毒性副作用高度重视。

非霍奇金淋巴瘤

在没有归类到霍奇金病的免疫细胞导致的肿瘤中，非霍奇金淋巴瘤占据首位。目前的 WHO/REAL 组织将儿童非霍奇金淋巴瘤分为 5 类：

● 伯基特淋巴瘤 40%
● 弥漫性大 B 细胞性淋巴瘤 20%
● 前 B 细胞性淋巴瘤 5%
● 前 T 细胞性淋巴瘤 25%
● 间变性大细胞淋巴瘤 10%

目前用传统的治疗白血病的方法来治疗这些疾病是有效的。对于儿童而言，标准的治疗白血病的方法治疗非霍奇金淋巴瘤可以在不用自身免疫抑制剂的情况下可以达到很好的效果。

对复发患者而言，使用造血干细胞移植的疗效得到肯定。

Burkitt 淋巴瘤

Burkitt 淋巴瘤的复发倾向较早，通常发生在患儿接受化疗或者紧接着第一步的治疗方案后，这是疾病表现出恶性并且耐药。如果在这个阶段应用像

美罗华这样的药物达到再缓解后，同种异体或甚至自体干细胞移植也许是长期生存的最好的办法[92-94]。

复发性前 B 或 T 细胞淋巴瘤

对于复发性前 B 或 T 细胞淋巴瘤引起的急性淋巴细胞性白血病，同种异体骨髓移植因其额外的移植物抗淋巴瘤效应是治疗的首选。但是，Levine 等[95] 代表国际骨髓移植登记处及自体血液和骨髓移植登记处的淋巴瘤研究写作委员会，回顾性分析了 128 例接受自体移植和 76 例接受人类白细胞抗原 - 相合同胞异基因移植的患者。他们观察发现，在移植后 6 个月时的总存活率，自体移植稍微高于异体移植，但是长期存活率并没有明显提高，两组第 1 年与第 5 年的总存活率对比分别为 60% 比 45%（$P = 0.09$）和 44% 比 39%（$P = 0.47$）。不考虑干细胞类型，比起完全缓解，骨髓移植更多的与移植时机以及疾病状态有关。

总之，与自体造血干细胞移植相比，异基因干细胞移植治疗淋巴细胞淋巴瘤的复发率更小，但是其伴随的高移植相关死亡率抵消了任何潜在的对于存活率益处。此次研究报道异基因骨髓移植的移植相关死亡率是 18%。

间变性大细胞淋巴瘤

间变性大细胞淋巴瘤（ALCL）最早于 1985 年由 Stein 等人描述为一种临床病理实体[96]。从形态学上，它是表达 CD30 分子的巨大、多形性细胞，这些细胞，常伴随上皮细胞膜抗原（EMA）和白细胞介素 2（IL -2）受体[97-98]。绝大多数病例表达 T 细胞型淋巴特异性抗原。分子水平上，近 80% 的儿童及青少年淋巴瘤涉及 ALK 受体酪氨酸激酶在染色体 2 上的易位[98-99]。大多数情况下，ALK 基因融合到第 5 染色体上的 NPM 基因，导致 ALK - 1 单克隆抗体科检测的 NPM- ALK 融合蛋白的产生[98-102]。

ALCL 是一种高化学敏感性疾病，经多药化疗，其完全缓解率在 65% 到 90% 之间[103-105]。然而，25% ～ 40% 的患者在确诊后的第一年复发。

Woessman[106]，代表 BFM 集团，最近发表了一份回顾性调查，关于 20 名高危复发或难治性间变性大细胞淋巴瘤儿童和青少年患者，在接受异体造血干细胞移植后，3 年无事件存活率为 75%（±10%）。其中八名患者接受来自相匹配同胞的捐

助，八名来自无关捐助者，还有四名来自半相合家庭成员捐助。目前供者型或者预处理方案对结果还没有影响。6 名进展型患者经过一线治疗后存活了 2 名，而 14 名经一线治疗的患者中 13 名发生第一次复发。该报告证实，尽管存在毒性副作用，异基因造血干细胞移植作为救治高危间变性大细胞淋巴瘤是有效的，甚至能够治愈一些难治型患者，这说明了移植对治疗 ALCL 的效果。

依据 1995 年德国、澳大利亚和瑞士签署的 NHL 治疗策略，对于一线治疗后复发的 ALCL 的分析结果已经被用于明确预后相关因子以便给予适度治疗，还用于形成当代儿童非霍奇金淋巴瘤欧洲国际集团合作组（EICNHL）的多中心性研究。

这项研究在 2005 年 9 月开始，并预计持续收纳病例数直到 2011 年。一些高危患者 [在第一线治疗时复发的和（或）那些肿瘤外周血 CD3[+] 的] 将接受照射 / 噻替哌 / 依托泊苷等治疗，并考虑行同胞匹配供者或匹配非血缘供者非血缘供者异基因干细胞移植。那些之后复发、CD3[-] 的患者将会接受 BEAM 治疗（卡莫司汀、依托泊苷、阿糖胞苷、美法仑）联合异基因干细胞移植[107]。

弥漫性大 B 细胞淋巴瘤（DLBCL）

儿童复发性弥漫性大 B 细胞淋巴瘤和其他极少被报道的少见亚型的淋巴瘤[108]，最常给予补救化疗方案，这常基于成人经验。正如在成人的经验[109-110]，当复发性患者属于化疗敏感性、获得完全缓解或者良好部分缓解时，后续的移植治疗效果将达到最佳。

Cairo 等[111] 建议降强度异基因移植治疗联合过继免疫治疗为淋巴瘤移植治疗的未来发展方向。这种方法的优势在于强化肿瘤细胞的免疫攻击，减少患者的全清髓性化疗毒性。需要克服的问题还包括与侵袭性疾病和（或）高肿瘤负荷患者缺乏疗效，以及解决移植物抗宿主病的高发病率。特别是在利用降强度干细胞移植的非恶性疾病中的移植失败已经被人们所重视。

组织细胞疾病

组织细胞病是一组以器官组织细胞恶性增生为特点的疾病，包含朗格汉斯细胞组织细胞增生症（LCH）、幼年黄色肉芽肿、噬血性淋巴组织细胞增多症（HLH）和 Rosai-Dorfman 病[112]。尽管儿童组织细胞病被认为是非恶性，但是大多数 HLH 有极强的侵袭性，需要化疗和异基因造血干细胞移植治疗。研究表明：造血干细胞移植（HSCT）可以用于对普通疗法无效的严重的累及多系统的 LCH[113]。

噬血性淋巴组织细胞增多症（HLH）

HLH 为一种罕见的疾病，可能是家族性（FLH）或者继发于病毒感染、恶性肿瘤（SHLH）。然而，值得注意的是，FLH 及 HLH 的区别通常模糊的。组织细胞协会已经制定出了 HLH 诊断指南（HLH-2004 协议）[114]。HLH 通常引起快速的临床恶变，当临床上高度怀疑时，即使无法完全符合诊断必需标准时，也需要及时给予治疗。导致 FHL 的 7 种基因变异已经被阐明，这些抑制免疫细胞凋亡的机制造成了免疫系统的过度活跃、组织细胞增殖和活化。最常见的一种突变是影响穿孔蛋白，该蛋白在免疫调节中负责介导细胞毒性效应分子的靶细胞[115]。

如果不进行治疗，HLH 是致命的；对于 FLH，其平均存活时间是 1 ~ 2 个月[116]。1994 年，组织细胞协会制定了一个全面的包含诱导及持续化疗方案治疗策略（HLH-94）；异体造血干细胞移植，对于 FLH 以及持续性和复发性 HLH，可给予异体造血干细胞移植。其 3 年总体存活率为 55%（±9%）[117]。在 HLH-94 研究中的 113 名儿童中，86 名接受造血干细胞移植的患者的平均年龄为 13 个月，该方案包括白消安，环磷酰胺和依托泊苷。关于供者选择的结果在表 11.7 中描述[118]。这些患者中 36% 死亡，其中 84% 死于移植相关并发症，这些并发症包括：

- 非植入移植物，一个对于某些活动性疾病的移植患者来说特定的危险因素
- 肝静脉闭塞病（HVOD）
- "高细胞因子血症"表现为与 HLH 相似的发热，毛细血管渗漏，血管不稳定，呼吸窘迫和肝功能障碍症状。这些可能被皮质类固醇和（或）抗肿瘤坏死因子扭转[118]

HLH-94 已经给存活率带来了显著改善。目前

表 11.7　HLH-94 中造血干细胞移植后结果 [117]

移植供者类型	例数	3 年生存 %（置信区间内）
相关匹配	24	71（±18）
无关匹配	70	（±16）
亲属半相合	50	（±24）
无关	54	（±27）
总数	86	64

的组织细胞协会治疗策略是 HLH-2004。医生们受到鼓励去寻找与 FHL 相关的变异基因，以此来更为准确的确定那些有资格接受造血干细胞移植的患者。在考虑捐助匹配时必须小心谨慎，因为兄弟姐妹之间也可能存在临床上尚未表达的基因突变。部分以 HLH-94 策略治疗的患者存在混合嵌合体。所有非活动性疾病的患者在接受移植后获得了平均 3 年的存活期。考虑到这一点，在 12 名患者中进行了降强度研究 [119]。其中 9 名（75%）在造血干细胞移植后活着并且获得了平均 30 个月的缓解期。降强度研究可以适用于企图减少移植相关死亡率的患者。

朗格汉斯细胞组织细胞增生症

朗格汉斯细胞是存在于正常皮肤中抗原提呈组织细胞。朗格汉斯细胞组织细胞增生症（LCH）代表了这些细胞的克隆性增殖。LCH 是一种自发地对多主体治疗无效以及高死亡率的不明疾病 [112]。后一组通常是由 1 到 3 岁的儿童组成，这些儿童多涉及骨髓、脾、肝和（或）肺部等所谓的"风险器官"的受累。

由组织细胞协会（LCH-Ⅰ和Ⅱ）和德国合作组（DAL 的 HX-83 和 90）指导的研究已经表明，对于那些"风险"疾病患者，其中 50% 在治疗第 12 周病症活跃，这个亚组中 75% 死于进展性 LCH。异基因造血干细胞移植已经被用于治疗少数无反应性病的患者，22 名中有 13 名在报告发表时仍然存活。药物毒性相关死亡率很高；一些活动性病变的患者接受了移植治疗 [120-121]。4/5 的接受异体造血干细胞移植的患者在移植后有持续活动性疾病。异基因移植存活者产生继发性恶性肿瘤的风险在逐渐增加 [122]。异基因造血干细胞移植不能被视为难治型侵袭性朗格汉斯细胞组织细胞增生症患者

的标准化治疗，该治疗方式还需要进一步研究 [112]。

（刘　婷译　胡亮钉　校）

参考文献

1. Moss TJ, Cairo M, Santana VM et al. Clonogenicity of circulating neuroblastoma cells: implications regarding peripheral blood stem cell transplantation. Blood 1994;893: 3085–3089
2. Seeger RC, Reynolds CP, Gallego R et al. Quantitative tumor cell content of bone marrow and blood as a predictor of outcome in stage IV neuroblastoma: a Children's Cancer Group Study. J Clin Oncol 2000;18:4067–4076
3. Burchill SA, Lewis IJ, Abrams KR et al. Circulating neuroblastoma cells detected by reverse transcriptase-polymerase chain reaction for tyrosine hydroxylase mRNA are an independent poor prognostic indicator in stage 4 neuroblastoma in children over 1 year. J Clin Oncol 2001;19:1795–1801
4. Brodeur GM, Pritchard J, Berthold F et al. Revisions of the international criteria for neuroblastoma diagnosis, staging, and response to treatment. J Clin Oncol 1993;11: 1466–1477
5. Matthay KK, Castleberry RP. Treatment of advanced neuroblastoma: the US experience. In: Brodeur GM, Sawada T, Tsuchida Y, Voûte PA (eds) Neuroblastoma. Elsevier Science, Amsterdam, 2000:417–436
6. Pinkerton CR. ENSG 1-randomized study of high-dose melphalan in neuroblastoma. Bone Marrow Transplant 1991;7(suppl):112–113
7. Matthay KK, Villablanca JG, Seeger RC et al. Treatment of high-risk neuroblastoma with intensive chemotherapy, radiotherapy, autologous bone marrow transplantation, and 13-cis-retinoic acid: Children's Cancer Group. N Engl J Med 1999;341:1165–1173
8. Rill DR, Santana VM, Roberts WM et al. Direct demonstration that autologous bone marrow transplantation for solid tumors can return a multiplicity of tumorigenic cells. Blood 1994;84:380–383
9. Handgretinger R, Leung W, Ihm K et al. Tumor cell contamination of autologous stem cells grafts in high-risk neuroblastoma: the good news? Br J Cancer 2003;88:1874–1877
10. Berthold F, Boos J, Burdach S et al. Myeloablative megatherapy with autologous stem-cell rescue versus oral maintenance chemotherapy as consolidation treatment in patients with high-risk neuroblastoma: a randomized controlled trial. Lancet Oncol 2005;6: 649–658
11. Grupp SA, Stern JW, Bunin N et al. Tandem high-dose therapy in rapid sequence for children with high-risk neuroblastoma. J Clin Oncol 2000;18:2567–2575
12. Kletzel M, Katzenstein HM, Haut PR et al. Treatment of high-risk neuroblastoma with triple-tandem high-dose therapy and stem-cell rescue: results of the Chicago Pilot II Study. J Clin Oncol 2002;20:2284–2292
13. Marcus KJ, Shamberger R, Litman H et al. Primary tumor control in patients with stage 3/4 unfavorable neuroblastoma treated with tandem double autologous stem cell transplants. J Pediatr Hematol Oncol 2003;25:934–940
14. Powell JL, Bunin NJ, Callahan C et al. An unexpectedly high incidence of Epstein-Barr virus lymphoproliferative disease after CD34+ selected autologous peripheral blood stem cell transplant in neuroblastoma. Bone Marrow Transplant 2004;33:651–657
15. Ladenstein R, Lasset C, Hartmann O et al. Comparison of auto versus allografting as consolidation of primary treatments in advanced neuroblastoma over 1 year of age at diagnosis: report from the European Group for Bone Marrow Transplantation. Bone Marrow Transplant 1994;14:37–46
16. August CS, Serota FT, Koch PA et al. Treatment of advanced neuroblastoma with supralethal chemotherapy, radiation, and allogeneic or autologous marrow reconstitution. J Clin Oncol 1984;2:609–616
17. Pole JG, Casper J, Elfenbein G et al. High-dose chemoradiotherapy supported by marrow infusions for advanced neuroblastoma: a Pediatric Oncology Group study. J Clin Oncol 1991;9:152–158. [Published erratum appears in J Clin Oncol 1991;9:1094.]
18. Kamani N, August CS, Bunin N et al. A study of thiotepa, etoposide and fractionated total body irradiation as a preparative regimen prior to bone marrow transplantation for poor prognosis patients with neuroblastoma. Bone Marrow Transplant 1996;17:911–916
19. Evans AE, August CS, Kamani N et al. Bone marrow transplantation for high risk neuroblastoma at the Children's Hospital of Philadelphia: an update. Med Pediatr Oncol 1994;23:323–327
20. Kremens B, Klingebiel T, Herrmann F et al. High-dose consolidation with local radiation and bone marrow rescue in patients with advanced neuroblastoma. Med Pediatr Oncol 1994;23:470–475
21. Dopfer R, Berthold F, Einsele H et al. Bone marrow transplantation in children with neuroblastoma. Folia Hematol Int Mag Klin Morph Blutforsch 1989;116:427–436
22. Garaventa A, Rondelli R, Lanino E et al. Myeloablative therapy and bone marrow rescue in advanced neuroblastoma. Report from the Italian Bone Marrow Transplant Registry. Italian Association of Pediatric Hematology-Oncology. BMT Group. Bone Marrow Transplant 1996;18:125–130
23. Smedler AC, Bolme P. Neuropsychological deficits in very young bone marrow transplant recipients. Act Pediatr Japon 1995;84:429–433
24. Olshan JS, Willi SM, Gruccio D et al. Growth hormone function and treatment following bone marrow transplant for neuroblastoma. Bone Marrow Transplant 1993;12:381–385
25. Kolb HJ, Bender-Gotze CH. Late complications after allogeneic bone marrow transplantation for leukaemia. Bone Marrow Transplant 1990;6:61
26. D'Angio GJ, Evans AE, Breslow N et al. The treatment of Wilms' tumor. Results of the Second National Wilms' Tumor Study. Cancer 1981;47:2302–2311
27. Lemerle J, Voute PA, Tournade MF et al. Effectiveness of preoperative chemotherapy in Wilms' tumor: results of an International Society of Pediatric Oncology (SIOP) clinical trial. J Clin Oncol 1983;1:604–609
28. Grundy P, Breslow N, Green DM et al. Prognostic factors for children with recurrent Wilms' tumor: results from the Second and Third National Wilms' Tumor Study. J Clin

Oncol 1989;7:638–647

29. Pinkerton CR, Groot-Loonen JJ, Morris-Jones PH et al. Response rates in relapsed Wilms' tumor. A need for new effective agents. Cancer 1991;67:567–571

30. Garaventa A, Hartmann O, Bernard H et al. Autologous bone marrow transplantation for pediatric Wilms' tumor: the experience of the European Bone Marrow Transplantation Solid Tumor Registry. Med Pediatr Oncol 1994;22:11–14

31. Pein F, Michon J, Valteau-Couanet D et al. High-dose melphalan, etoposide and carboplatin followed by autologous stem-cell rescue in pediatric high-risk recurrent Wilms' tumor: a French Society of Pediatric Oncology study. J Clin Oncol 1998;16:3295–3301

32. Kremens B, Gruhn B, Klingebiel T et al. High-dose chemotherapy with autologous stem cell rescue in children with nephroblastoma. Bone Marrow Transplant 2002;30:893–898

33. Tannous R, Giller R, Holmes E et al. Intensive therapy for high risk (HR) relapsed Wilms' tumor (WT). A CCG-4921/POG-9445 study report. Proc ASCO 2000;19:A2315

34. Calvert AH, Newell DR, Gumbrell LH et al. Carboplatin dosage: prospective evaluation of a simple formula based on renal function. J Clin Oncol 1989;7:1748–1756

35. Antoneli CBG, Steinhorst F, Ribiero KCB. Extraocular retinoblastoma: a 13 year experience. Cancer 2003;98:1292–1298

36. Chantada G, Fandino A, Casak S et al. Treatment of overt extraocular retinoblastoma. Med Pediatr Oncol 2003;40:158–161

37. Dunkel IJ, Aledo A, Finlay JL et al. Intensive multimodality therapy for metastatic retinoblastoma. Pediatr Blood Cancer 2004;43:378

38. Namouni F, Doz F, Tanguy ML et al. High-dose chemotherapy with carboplatin, etoposide and cyclophosphamide followed by hematopoietic stem cell rescue in patients with high-risk retinoblastoma: a SFOP and SFGM study. Eur J Cancer 1997;33:2368–2375

39. Rodriguez-Galindo C, Wilson MW, Haik BG et al. Treatment of metastatic retinoblastoma. Ophthalmology 2003;110:1237–1240

40. Schnater JM, Kohler SE, Lamers WH et al. Where do we stand with hepatoblastoma? Cancer 2003;98:668–678

41. Nishimura S-I, Sato T, Fujita N et al. High-dose chemotherapy in children with metastatic hepatoblastoma. Pediatr Int 2002;44:300–305

42. Kushner BH, Meyers PA, Gerald WL et al. Very-high-dose short-term chemotherapy for poor-risk peripheral primitive neuroectodermal tumors, including Ewing's sarcoma, in children and young adults. J Clin Oncol 1995;13:2796–2804

43. Cornbleet MA, Corringham RE, Prentice HG et al. Treatment of Ewing's sarcoma with high-dose melphalan and autologous bone marrow transplantation. Cancer Treat Rep 1981;65:241–244

44. Graham Pole J, Lazarus HM, Herzig RH et al. High-dose melphalan therapy for the treatment of children with refractory neuroblastoma and Ewing's sarcoma. Am J Pediatr Hematol Oncol 1984;6:17–26

45. Young MM, Kinsella TJ, Miser JS et al. Treatment of sarcomas of the chest wall using intensive combined modality therapy. Int J Radiat Oncol Biol Phys 1989;16:49–57

46. Burdach S, Meyer-Bahlburg A, Laws HJ et al. High-dose therapy for patients with primary multifocal and early relapsed Ewing's tumors: results of two consecutive regimens assessing the role of total-body irradiation. J Clin Oncol 2003;21:3072–3078

47. Hawkins DS, Felgenhauer J, Park J et al. Peripheral blood stem cell support reduces the toxicity of intensive chemotherapy for children and adolescents with metastatic sarcomas. Cancer 2002;95:1354–1365

48. Leung W, Chen AR, Klann RC et al. Frequent detection of tumor cells in hematopoietic grafts in neuroblastoma and Ewing's sarcoma. Bone Marrow Transplant 1998;22:971–979

49. Yaniv I, Cohen IJ, Stein J et al. Tumor cells are present in stem cell harvests of Ewing's sarcoma patients and their persistence following transplantation is associated with relapse. Pediatr Blood Cancer 2004;42:404–409

50. Burdach S, van Kaick B, Laws HJ et al. Allogeneic and autologous stem-cell transplantation in advanced Ewing tumors. An update after long-term follow-up from two centers of the European Intergroup study EICESS. Stem-Cell Transplant Programs at Dusseldorf University Medical Center, Germany and St. Anna Kinderspital, Vienna, Austria. Ann Oncol 2000;11:1451–1462

51. Hartmann O, Oberlin O, Beaujean F et al. [Role of high-dose chemotherapy followed by bone marrow autograft in the treatment of metastatic Ewing's sarcoma in children] Place de la chimiotherapie a hautes doses suivie d'autogreffe medullaire dans le traitement des sarcomes d'Ewing metastatiques de l'enfant. Bull Cancer Paris 1990;77:181–187

52. Burdach S, Jürgens H, Peters C et al. Myeloablative radiochemotherapy and hematopoietic stem-cell rescue in poor-prognosis Ewing's sarcoma and rhabdomyosarcoma. J Clin Oncol 1993;11:1482–1488

53. Horowitz ME, Kinsella TJ, Wexler LH et al. Total-body irradiation and autologous bone marrow transplant in the treatment of high-risk Ewing's sarcoma and rhabdomyosarcoma. J Clin Oncol 1993;11:1911–1918

54. Ladenstein R, Lasset C, Pinkerton R et al. Impact of megatherapy in children with high-risk Ewing's tumors in complete remission: a report from the EBMT Solid Tumor Registry. Bone Marrow Transplant 1995;15:697–705

55. Shankar AG, Ashley S, Craft AW et al. Outcome after relapse in an unselected cohort of children and adolescents with Ewing sarcoma. Med Pediatr Oncol 2003;40:141–147

56. Mackall C, Berzofsky J, Helman IJ. Targeting tumor specific translocations in sarcomas in pediatric patients for immunotherapy. Clin Orthop Relat Res 2000;373:25–31

57. McDowell HP. Update on childhood rhabdomyosarcoma. Arch Dis Child 2003;88:354–357

58. Weigel BJ, Breitfeld PP, Hawkins D et al. Role of high-dose chemotherapy with hematopoietic stem cell rescue in the treatment of metastatic or recurrent rhabdomyosarcoma. J Pediatr Hematol/Oncol 2001;23:272–276

59. Carli M, Colombatti R, Oberlin O et al. High-dose melphalan with autologous stem cell rescue in metastatic rhabdomyosarcoma. J Clin Oncol 1999;17:2796–2803

60. Doelken R, Weigel S, Schueler F et al. Poor outcome of two children with relapsed stage IV alveolar rhabdomyosarcoma after allogeneic stem cell transplantation. Pediatr Hematol Oncol 2005;22:699–703

61. Jemal A, Clegg LX, Ward E et al. Annual report to the nation on the status of cancer, 1975–2001, with a special feature regarding survival. Cancer 2004;101:3–27

62. Kalifa C, Valteau D, Pizer B et al. High-dose chemotherapy in childhood brain tumors. Child's Nerv Syst 1999;15:498–505

63. Packer RJ, Goldwein J, Nicholson HS et al. Treatment for children with medulloblastoma with reduced-dose craniospinal radiation therapy and adjuvant chemotherapy: a Children's Cancer Group study. J Clin Oncol 1999;17:2127–2136

64. Dunkel IJ, Finlay JL. High-dose chemotherapy with autologous stem cell rescue for brain tumors. Crit Rev Oncol/Hematol 2002;41:197–204

65. Van Eys J, Baram TZ, Cangir A et al. Salvage chemotherapy for recurrent primary brain tumors in children. J Pediatr 1988;113:601–606

66. Broniscer A, Nicolaides TP, Dunkel IJ et al. High-dose chemotherapy with autologous stem-cell rescue in the treatment of patients with recurrent non-cerebellar primitive neuroectodermal tumors. Pediatr Blood Cancer 2004;42:261–267

67. Matsutani M, Sano K, Takakura K et al. Primary intracranial germ cell tumors: a clinical analysis of 153 histologically verified cases. J Neurosurg 1997;86:446–455

68. Baranzelli MC, Pichon F, Patte C et al. High-dose etoposide and thiotepa for recurrent intracranial malignant germ cell tumors: experience of the SFOP. Child's Nerv Syst 1999;14:520

69. Modak S, Gardner S, Dunkel IJ et al. Thiotepa-based high-dose chemotherapy with autologous stem-cell rescue in patients with recurrent or progressive CNS germ cell tumors. J Clin Oncol 2004;22:1934–1943

70. Finlay JL, Zacharoulis S. The treatment of high grade gliomas and diffuse intrinsic pontine tumors of childhood and adolescence: a historical – and futuristic – perspective. J Neuro-Oncol 2005;75:253–266

71. Dallorso S, Dini G, Ladenstein R et al. Evolving role of myeloablative chemotherapy in the treatment of childhood brain tumors. Bone Marrow Transplant 2005;35:S31-S34

72. Mason WP, Grovas A, Halpern S et al. Intensive chemotherapy with bone marrow rescue for young children with newly diagnosed malignant brain tumors. J Clin Oncol 1998;16:210–221

73. Kalifa C, Grill J. The therapy of infantile malignant brain tumors: current status? J Neuro-Oncol 2005;75:279–285

74. Hilden JM, Meerbaum S, Burger P et al. Central nervous system atypical teratoid/rhabdoid tumor: results of therapy in children enrolled in a registry. J Clin Oncol 2004;22:2877–2884

75. Garré ML, Abate ME, Giangaspero F et al. Clinical features and treatment of CNS atypical teratoid/rhabdoid tumor. Med Pediatr Oncol 2002;39:275

76. Cairncross JG, Ueki K, Zlatescu MC et al. Specific predictors of chemotherapeutic response and survival in patients with anaplastic oligodendrogliomas. J Natl Cancer Inst 1998;90:1473–1479

77. Abrey LE, Childs BH, Paleologos N et al. High-dose chemotherapy with stem cell rescue as initial therapy for anaplastic oligodendroglioma: long-term follow-up. J Neuro-Oncol 2003;65:127–134

78. Greenberg ML. Chemotherapy of choroid plexus carcinoma. Child's Nerv Syst 1999;15:571–577

79. Grill J, Kalifa C, Doz F et al. A high-dose busulfan-thiotepa combination followed by autologous bone marrow transplantation in childhood recurrent ependymoma: a phase II study. Pediatr Neurosurg 1996;25:7–12

80. Mason WP, Goldman S, Yates AJ. Survival following intensive chemotherapy with bone marrow reconstitution for children with recurrent intracranial ependymoma – a report of the Children's Cancer Group. J Neuro-Oncol 1998;37:135–143

81. Mann JR, Raafat F, Robinson K et al. The United Kingdom Children's Cancer Study Group's second germ cell tumor study: carboplatin, etoposide and bleomycin are effective treatment for children with malignant extracranial germ cell tumors, with acceptable toxicity. J Clin Oncol 2000;18:3809–3818

82. El-Helw L, Coleman RE. Salvage, dose intense and high-dose chemotherapy for the treatment of poor prognosis or recurrent germ cell tumors. Cancer Treat Rev 2005;31:197–209

83. Shelley MD, Burgon K, Mason MD. Treatment of testicular germ-cell cancer: a Cochrane evidence-based systematic review. Cancer Treat Rev 2002;28:237–253

84. De Giorgi U, Rosti G, Slavin S et al. Salvage high-dose chemotherapy for children with extragonadal germ-cell tumors. Br J Cancer 2005;93:412–417

85. Lieskovsky YE, Donaldson SS, Torres MA et al. High-dose therapy and autologous hematopoietic stem-cell transplantation for recurrent or refractory pediatric Hodgkin's disease: results and prognostic indices. J Clin Oncol 2004;22:4532–4540

86. Baker KS, Gordon BG, Gross TG et al. Autologous hematopoietic stem-cell transplantation for relapsed or refractory Hodgkin's disease in children and adolescents. J Clin Oncol 1999;17:825–831

87. Williams CD, Goldstone AH, Pearce R et al. Autologous bone marrow transplantation for pediatric Hodgkin's disease: a case-matched comparison with adult patients by the European Bone Marrow Transplant Group Lymphoma Registry. J Clin Oncol 1993;11:2243–2249

88. Linch DC, Winfield D, Goldstone AH et al. Dose intensification with autologous bone marrow transplantation in relapsed and resistant Hodgkin's disease: results of a BNLI randomized trial. Lancet 1993;341:1051–1054

89. Schmitz N, Pfistner B, Sextro M et al. Aggressive conventional chemotherapy compared with high-dose chemotherapy with autologous hemopoietic stem-cell transplantation for relapsed chemosensitive Hodgkin's disease: a randomized trial. Lancet 2002;359:2065–2071

90. Stoneham S, Ashley S, Pinkerton CR et al. Outcome after autologous hemopoietic stem cell transplantation in relapsed or refractory childhood Hodgkin disease. J Pediatr Hematol/Oncol 2004;26:740–745

91. Baker KS, DeFor TE, Burns LJ et al. New malignancies after blood or marrow stem-cell transplantation in children and adults: incidence and risk factors. J Clin Oncol 2003;21:1352–1358

92. Sandlung JT, Bowman L, Heslop HE et al. Intensive chemotherapy with hematopoietic stem-cell support for children with recurrent or refractory NHL. Cytotherapy 2002;4:253–258

93. Phillipe T, Hartmann O, Pinkerton R et al. Curability of relapsed childhood B-cell non-Hodgkins lymphoma after intensive first line therapy: report from the Societe Francaise d'Oncologie Pediatrique. Blood 1993;81:2003–2006

94. Ladenstein R, Pearce R, Hartmann O et al. High-dose chemotherapy with autologous bone marrow rescue in children with poor-risk Burkitt's lymphoma. A report from the European Lymphoma Bone Marrow Transplantation Registry. Blood 1997;90:2921–2930

95. Levine JE, Harris RE, Loberiza FR Jr et al. A comparison of allogeneic and autologous

bone marrow transplant for lymphoblastic lymphoma. Blood 2003;101:2476–2482

96. Stein H, Mason DY, Gerdes J et al. The expression of the Hodgkin's disease associated antigen Ki-1 in reactive and neoplastic lymphoid tissue: evidence that Reed-Sternberg cells and histiocytic malignancies are derived from activated lymphoid cells. Blood 1985;66:848–858

97. Delsol G, Al Saati T, Gatter KC et al. Coexpression of epithelial membrane antigen (EMA), Ki-1, and interleukin-2 receptor by anaplastic large cell lymphomas. Diagnostic value in so-called malignant histiocytosis. Am J Pathol 1998;130:59–70

98. Stein H, Foss HD, Durkop H et al. CD30+ anaplastic large cell lymphoma: a review of its histopathologic, genetic, and clinical features. Blood 2000;96:3681–3695

99. Pulford K, Morris SW, Turturro F. Anaplastic lymphoma kinase proteins in growth control and cancer. J Cell Physiol 2004;199:330–358

100. Drexler HG, Gignac SM, von Wasielewski R et al. Pathobiology of NPM-ALK and variant fusion genes in anaplastic large cell lymphoma and other lymphomas. Leukemia 2000;14:1533–1559

101. Duyster J, Bai RY, Morris SW. Translocations involving anaplastic lymphoma kinase (ALK). Oncogene 2001;20:5623–5637

102. Falini B. Anaplastic large cell lymphoma: pathological, molecular and clinical features. Br J Haematol 2001;114:741–760

103. Brugieres L, Deley MC, Pacquement H et al. CD30+ anaplastic large-cell lymphoma in children: analysis of 82 patients enrolled in two consecutive studies of the French Society of Pediatric Oncology. Blood 1998;92:3591–3598

104. Seidemann K, Tiemann M, Schrappe M et al. Short-pulse B-non-Hodgkin lymphoma-type chemotherapy is efficacious treatment for pediatric anaplastic large cell lymphoma: a report of the Berlin-Frankfurt-Münster Group Trial NHL-BFM 90. Blood 2001;97:3699–3706

105. Reiter A, Schrappe M, Tiemann M et al. Successful treatment strategy for Ki-1 anaplastic large-cell lymphoma: a report of the Berlin-Frankfurt-Münster group studies. J Clin Oncol 1994;12:899–908

106. Woessman W, Peters C, Lenhard M et al. Allogeneic hematopoietic stem cell transplantation in relapsed or refractory anaplastic large cell lymphoma of children and adolescents – a Berlin-Frankfurt-Münster Group report. Br J Haematol 2006;133:176–182

107. Wojcik B, Kowalczyk JR, Chybicka A et al. Autologous stem-cell transplantations in children with non-Hodgkin lymphoma (article in Polish). Przegl Lek 2004;61(suppl 2):53–56

108. Imamura T, Yoshihara T, Morimoto A et al. Successful autologous peripheral blood stem cell transplantation with rituximab administration for pediatric diffuse large B-cell lymphoma. Pediatr Hematol Oncol 2006;23:19–24

109. Kobrinsky NL, Sposto R, Shah NR et al. Outcomes of treatment of children and adolescents with recurrent non-Hodgkin's lymphoma and Hodgkin's disease with dexamethasone, etoposide, cisplatin, cytarabine, and L-asparaginase, maintenance chemotherapy, and transplantation: Children's Cancer Group Study CCG-5912. J Clin Oncol 2001;19:2390–2396

110. Kung FH, Harris MB, Krischer IP. Ifosfamide/carboplatin/etoposide (ICE), an effective salvaging therapy for recurrent malignant non-Hodgkin lymphoma childhood: a Pediatric Oncology Group phase II study. Med Pediatr Oncol 1999;32:225–226

111. Cairo MS, Reiter AR. Second International Symposium on Childhood Adolescent and Adult non-Hodgkin's Lymphoma, May 2006. New York

112. Henter J-I, Tondini C, Pritchard J. Histiocyte disorders. Crit Rev Oncol/Hematol 2004;50:157–174

113. Kinugawa N, Imashuku S, Hirota Y et al. Hematopoietic stem cell transplantation (HSCT) for Langerhans cell histiocytosis (LCH) in Japan. Bone Marrow Transplant 1999;24:935–938

114. Henter J-I, Elinder G, Ost A. Diagnostic guidelines for hemophagocytic lymphohistiocytosis. Semin Oncol 1991;18:29–33

115. Verbsky JW, Grossman WJ. Hemophagocytic lymphohistiocytosis: diagnosis, pathophysiology, treatment and future perspectives. Ann Med 2006;38:20–31

116. Janka GE. Familial hemophagocytic lymphohistiocytosis. Eur J Pediatr 1983;140:221–230

117. Henter J-I, Samuelsson-Horne A-C, Arico M et al. Treatment of hemophagocytic lymphohistiocytosis with HLH-94 immunochemotherapy and bone marrow transplantation. Blood 2002;100:2367–2373

118. Horne A-C, Janka G, Egeler RM et al. Hematopoietic stem cell transplantation in hemophagocytic lymphohistiocytosis. Br J Haematol 2005;129:622–630

119. Cooper N, Rao K, Gilmour K et al. Stem cell transplantation with reduced-intensity conditioning for hemophagocytic lymphohistiocytosis. Blood 2006;107:1233–1236

120. Akkari V, Donadieu J, Piguet C et al. Hematopoietic stem cell transplantation in patients with severe Langerhans cell histiocytosis and hematological dysfunction: experience of the French Langerhans Cell Study Group. Bone Marrow Transplant 2003;31:1097–1103

121. Hale GA, Bowman LC, Woodard JP et al. Allogeneic bone marrow transplantation for children with histiocytic disorders: use of TBI and omission of etoposide in the conditioning regimen. Bone Marrow Transplant 2003;31:981–986

122. Ringden O, Lonnqvist B, Holst M. 12-year follow-up of allogeneic transplantation for Langerhans cell histiocytosis. Lancet 1997;349:476

乳 腺 癌

Nancy M Hardy , Michael R Bishop

第12章

引言：背景及传统治疗选择

乳腺癌是女性最常见的癌症，并且占据世界女性癌症死亡原因的首位。每年有超过 115 万新诊断的乳腺癌病例，2002 年有超过 410 000 人死于该病 [1-2]。局部扩散的乳腺癌具有治愈的可能，其预后很大程度上取决于腋下淋巴结受累程度 [3]：无淋巴结受累（Ⅰ/Ⅱ_A 期）的妇女约 100% 在诊断后 10 年仍存活，而 4 ~ 9 个淋巴结受累者（Ⅱ/Ⅲ期）45% ~ 59% 存活，10 个及以上淋巴结受累者约 68% ~ 77% 存活 [4]。局部晚期乳腺癌与炎性乳腺癌是一组异质性的肿瘤，因此预后很难预测，且很大程度上受个体肿瘤生物学特点影响 [5]。炎性乳腺癌是一种少见的亚型，其特点是真皮淋巴管受累，常见广泛局部受累，具有侵袭性行为，即使联合治疗，其 5 年无病生存率（DFS）也只有大约 30%[6]。

只有不足 6% 的乳腺癌妇女在初诊时伴随有远处转移 [7]，然而一旦出现转移播散，乳腺癌即成为一种慢性、不可治愈的疾病，有 20% 的患者可存活 5 年，平均存活 2 ~ 3 年 [8]。Ⅲ期患者传统方法治疗后仍有较高的复发率，尤其是伴有 10 个以上腋下淋巴结阳性者及转移播散者的不良预后，促进了对新的治疗模式的评估。自体造血干细胞（AHSC）支持下的大剂量化疗（HDT）、应用异基因淋巴细胞为基础的或疫苗为基础的细胞免疫治疗策略已被应用于乳腺癌的治疗。

伴有局部播散的乳腺癌，传统治疗方法为联合治疗，目的在于清除原发灶（手术）、预防局部复发（放射治疗）和远处（系统治疗）复发。辅助性的多种化疗可改善早期乳腺癌妇女的 DFS 及总生存（OS），这在多数应用含蒽环类方案的 50 岁以下的妇女中得到证实 [9]。随机对照试验提示，应用表柔比星剂量递增方案 [10] 及蒽环类联合紫杉烷类方案 [10-11]，均可改善 DFS 和 OS。关于这两种方案的直接对照较少，尤其是对于淋巴结受累的患者。然而，一项间接对照试验提示，与传统剂量蒽环类为基础的方案相比，应用 6 个疗程的多烯紫杉醇、多柔比星加环磷酰胺（TAC）方案或 5- 氟尿嘧啶、表柔比星 100mg/m² 加环磷酰胺（FEC100）等辅助化疗方案，可使这类患者具有生存优势 [10]。对于肿瘤表达雌激素和（或）孕激素受体或 Her2/neu 高表达的患者，分别应用雌激素拮抗剂 [8] 及曲妥珠单抗 [12-13]，均增加了 DFS 及 OS。对Ⅲ期乳腺癌（包括炎性乳腺癌）的传统疗法涉及了新辅助化疗、手术及放疗联合治疗，及额外的辅助系统治疗等积极疗法 [14]。然而，复发率仍较高，因此理想药物的选择、不同方案治疗的顺序及化疗的疗程数均依然是研究的课题，而这一课题受到局部晚期肿瘤生物学异质性的牵制。

化疗、内分泌治疗、放射治疗、生物治疗及局部手术治疗均被应用于转移性乳腺癌患者（MBC），几乎所有 MBC 妇女最终均对激素治疗耐药而必须进行系统化疗。对 MBC 最有活性的两类化疗药是蒽环类和紫杉烷类，然而，这两种药物更普遍地被用来作为辅助治疗的一部分，因而这可能限制了它们在转移患者中的有效性 [15]。现在有多种二线及三线化疗药物可用，包括诺维本、吉西他滨及卡培他滨，单药应用或联合曲妥珠单抗等生物制剂。这些药物的反应率相对一致（15% ~ 30%），用药后平均存活基本上＜ 24 个月 [16]。针对局限性疾病采用积极的治疗策略可使复发率下降，尤其是组织学及基因学提示预后较差的肿瘤。然而，尽管出现越来越多的新的对乳腺癌具有活性的细胞毒性药物及生物制剂，伴有转移的患者预后仍未改变 [17]。正是这些失败促进人们研究更有效的控制晚期乳腺癌的替代治疗方案。

乳腺癌大剂量化疗

由于观察到量效关系[18]、剂量强度[19]对于乳腺癌化疗效果的重要性及实施自体造血干细胞移植技术的成熟，有人提出了一种假说：应用 AHSC 支持下的 HDT 将会改善高危原发性及转移性乳腺癌的治疗效果。应用这一方法治疗转移性乳腺癌的早期限制，是肿瘤细胞可能随着干细胞再次回输体内，而有效的外周血干细胞动员和干细胞采集技术及更灵敏的肿瘤污染检测技术的进步，将这一限制最小化[20,21]。

HDT 已被广泛应用于治疗高危及转移性乳腺癌。综合北美自体外周血及骨髓移植注册处（ABMTR）登记的移植资料显示，在 19 世纪 80 年代晚期、90 年代早期及 1993—1994 年，这种治疗显著增加，乳腺癌成为所有类型造血干细胞移植最常见的适应证[22]。基于那些非随机研究成功的早期热潮，使 HDT 成为不良预后患者包括广泛淋巴结受累或转移患者的标准治疗[22-23]。结果，大规模的随机试验逐渐开展，但同时，保险公司的反对、继之立法机关斗争[24-25]及关于虚假数据的报道[26]，增加了这一领域的争议。当小范围、随机试验没能发现上述治疗显著疗效，人们的热情迅速消减。然而，近年来，AHSC 支持下 HDT 的更大规模随机试验结果提供了一些令人兴奋的结果，现综述如下。

高危原发性乳腺癌的大剂量化疗

正如前文所述，局限期乳腺癌伴广泛淋巴结受累者，为转移性复发及乳腺癌致死的高危人群。对于高危原发性乳腺癌，包括 II 期或 4～9 个[27]及 10 个以上[28-30]阳性淋巴结受累的 III 期，非随机研究发现，HDT 作为传统辅助治疗后的巩固治疗，具有令人鼓舞的 5 年无复发存活率，分别是 73% 及 50%～70%。用序贯 HDT 代替传统辅助治疗显示了相似的令人鼓舞的结果[31]。然而，到目前为止已发表的随机、对照实验数据，并未显示 HDT 优于传统剂量的辅助治疗，或者辅助治疗后的巩固治疗（表 12.1）。共有 14 项关于应用 HDT 治疗高危原发性乳腺癌的随机研究结果，3 项研究报道了显著性差异并认为 HDT 效果较好，4 项研究提示 HDT 可能获益，6 项研究报道了在 EFS 或 OS 上并无差异，1 项研究发现 AHSC 支持下的 HDT 结果更差[32]。

然而，最后一项研究以应用 HDT 巩固治疗（CTC：环磷酰胺，噻替哌及卡铂）作为对照组，来评价调整剂量的 FEC（5- 氟尿嘧啶、表柔比星、环磷酰胺，根据血液学耐受情况调整剂量）作为辅助治疗的效果，在治疗组中，受试者接受的化疗总剂量较 HDT 对照组显著增加。

最大的一组研究认为 AHSC 支持下的 HDT 有益。荷兰 Rodenhuis 等[33]将 885 例伴有 4 个以上淋巴结受累、接受 4 个疗程 FEC（氟尿嘧啶 500mg/m², 表柔比星 90 mg/m², 环磷酰胺 500 mg/m², 每3 周一次）治疗的受试者，随机分为 HDT（CTC：环磷酰胺 6000 mg/m², 噻替哌 480 mg/m², 卡铂 1600 mg/m²）巩固治疗组或接受第 5 个疗程传统剂量 FEC 巩固组。尽管 5 年无复发生存率（RFS）及 OS 无统计学显著差异，然而，在伴 10 个及以上淋巴结受累组，HDT 较传统剂量治疗（CDT）似乎能够改善 5 年 RFS（61% 比 51%，$P=0.05$）。

在 Nitz[34]报道的西德研究组试验中，对 403 例原发乳腺癌伴 10 个及以上淋巴结受累患者，在接受高剂量的 EC 方案（表柔比星 90 mg/m², 环磷酰胺 600 mg/m², 每 2 周一次）化疗后，随机分为接受两个序贯的 AHSC 支持下的 HDT 组（ECT：表柔比星 90 mg/m², 环磷酰胺 3000 mg/m², 噻替哌 400 mg/m²）和 3 个疗程的密集静脉 CMF 化疗组（环磷酰胺 600 mg/m², 甲氨蝶呤 40 mg/m², 氟尿嘧啶 600 mg/m²）。这一研究显示，HDT 组在 4 年 EFS（60% 比 44%，$P=0.00069$）及 OS（75% 比 70%，$P=0.02$）均有显著优势。

第三个显示 HDT 具有优势的研究是法国的 PEGASE 01 试验[35]。在这一研究中，共纳入 314 例伴有 7 个及以上受累淋巴结的患者，他们接受 4 个疗程的 FEC100（5- 氟尿嘧啶 500 mg/m², 表柔比星 100 mg/m², 环磷酰胺 500 mg/m², 每 3 周一次）方案后，被随机分为接受 AHSC 支持下的 HDT 组（1 个疗程 CMA：环磷酰胺 120mg/kg, 米托蒽醌 45 mg/m², 美法仑 140 mg/m²）和不再接受化疗组。HDT 组的 3 年 DFS 显著改善（71% 比 55%，$P=0.002$），EFS 也一样显著改善（68.5% 比 53.5%，$P=0.006$）。尽管 3 年的 OS 没有差异，但在随后的报道中却显示随访更长时间后 HDT 组 OS 有改善[36]。

有 4 项研究并未发现 HDT 使预后有显著性改变，但仍提示 HDT 组较好。Basser 等[37]报道了国际乳腺癌研究组（IBCSG）的试验，该试验将

表 12.1 HDT 和 CDT 对于高危原发乳腺癌的随机、对照试验

研究	入组条件	数量	HDT	CDT/对照	EFS HDT 比 CDT	OS HDT 比 CDT	平均随访	结论
Dutch 协作组[33]	4-LN	885（10+: 317）	诱导: FEC×4; HDT: CTC; XRT 他莫昔芬	FEC×5; XRT 他莫昔芬	5 年 RFS: 65% 比 59%; HR 复发率: 0.83 （P=0.09）; 10+ 淋巴结: 61% 比 51% （P=0.05）	P=0.38	57 个月	HDT 改善了下列人群 RFS: 年龄 <40(P=0.05), I 级 (P=0.002), Her-2(-)(P=0.02) 继发性恶性病: HDT: 4.75%(21)[MDS/AML 0.2%(1)], CDT: 15(MDS/AML: 0)
WSG[34]	10+LN	403	诱导: EC×2; HDT: ECT×2 XRT 他莫昔芬	EC×2; EC×4; XRT 他莫昔芬	4 年 EFS: 60% 比 44% （P=0.00069）	4 年: 75% 比 70%(P=0.02)	49 个月	TRM: 无 AML: 一例 CDT 组患者转为 HDT 组之后
PEGASE01[35,106]	7+LN	314	FEC100×4 CMA×1 XRT 他莫昔芬	FEC 100×4; XRT 他莫昔芬	3 年 DFS: 71% 比 55%(P=0.002)	3 年: 85% 比 84%(P=0.33)×后	39 个月	TRM 0.6% 继发性恶性病: 无
IBCSG[37,49]	10+LN 或 5+LN&ER- 或 T3	344	HDT: EC×3 他莫昔芬	AC 或 EC×4 CMF×3 他莫昔芬	5 年 DFS: 52% 比 43% HR: 0.77(P=0.07)	5 年: 70 比 61% HR: 0.79(P=0.17)	5.8 年	TRM: 2.5% 继发性恶性病: HDT/CDT: 5 比 1, HDT 1AML
JCOG9208[48]	10+LN	97	诱导: CAF×6 C-T 他莫昔芬	CAF×6 他莫昔芬	RR 1.23(0.85 ～ 1.79)	RR 1.01(0.75-1.35)		TRM: 无
GABG[38,39]	10+LN	307	诱导: EC×4; HDT: 环磷酰胺、噻替派、米托蒽醌，他莫昔芬 +/-XRT	EC×4 CMF×3 他莫昔芬 +/-XRT	HR: 0.80(P=0.15)	HR: 0.84(P=0.33)	6.1 年	TRM (HDT) 2% HDT 对伴有 III 级肿瘤的患者效果较好 (P=0.049)
MDACC[44,45,110]	10+LN 或 III 期 w/4+LN	78	诱导: FAC×8 HDT: CEC×2 XRT 他莫昔芬	FAC×8 XRT 他莫昔芬	10 年 RFS: 26% 比 40%(P=0.11)	10 年: 42% 比 47%(P=0.13)	142.5 个月	TRM: 2.8% MDS/AML: 2.8% （1 例）
Dutch 试验[46,47]	III 期淋巴结	81	Neoadj $FE_{120}C \times 3$ $4^{th}FE_{120}C$ HDT: CTC XRT 他莫昔芬	Neoadj $FE_{120}C \times 3$ $4^{th}FE_{120}C$ XRT 他莫昔芬	5 年 DFS: 49% 比 47.5%(P=0.37)	5 年: 61% 比 62.5%(P=0.85)	6.9 年	MDS: 2.4%[117] 继发性恶性病: HDT 4.9% CDT 2.5%
ECOG[41]	10+LN	540	诱导: CAF×6 HDT: C-T	CAF×6	6 年 DFS: 49% 比 47%(P=0.55) 严格 RFS: 55% 比 45%(P=0.045)	6 年: 58% 比 62%(P=0.32)	6.1 年	TRM: 3.3% 继发性恶性病: CDT 3.3%, HDT 实体癌: 2.2%, MDS/AML: 3.3%

续表12.1 HDT 和 CDT 对于高危原发乳腺癌的随机、对照试验

研究	入组条件	N	HDT	CDT/对照	EFS HDT 比 CDT	OS HDT 比 CDT	平均随访	结论
ACOG[42]	4+LN	605	诱导: 多柔比星×4 环磷酰胺×1 HDT: C-T XRT 他莫昔芬	多柔比星×4 CMF×8 XRT 他莫昔芬	5 年 RFS: 57% 比 54% (P=0.73)	5 年: 62% 比 64% (P=0.38)	6 年	TRM (HDT): 1.6%
CALBG[78,115]	10+LN	785	诱导: CAF×4 HDT: 'TAMP I': CPB 他莫昔芬	CAF×4 中剂量: 环磷酰胺、顺铂、卡莫司汀, 他莫昔芬	5 年 EFS 61% 比 58% (NS)	5 年: 71% 比 71% (P=0.75)	7.3 年	TRM: 8.9% (3.8% 100 天); 继发性恶性病: HDT 4.1% IDT 5.1% MDS/AML: HDT 1.8% 比 IDT 1.0% 大于 50 岁者 HDT 效佳
ICCG[43]	4+LN	281	诱导: FEC×3 HDT: 环磷酰胺 表柔比星 卡铂 XRT 他莫昔芬	FEC×3 CDT: 另外 3 个 FEC XRT 他莫昔芬	HR 1.06 (P=0.76)	HR 1.18(P=0.40)	5.8 年	TRM HDT 2.1% CDT 3.6%
MCG[40,49]	4+LN	398	连续环磷酰胺、米托蒽醌、表柔比星、噻替哌+美法仑 他莫昔芬	表柔比星 120mg/m² CMF×6 他莫昔芬	5 年 PFS: 65% 比 62% RR 1.05(0.90～1.22)	5 年: 76% 比 77% RR 0.99(0.88～1.10)	54 个月	TRM(HDT) 0.5% 下列患者 HDT 治疗有改善 PFS 的趋势: < 36 岁 (n=112, HR 0.66), 4～9 个阳性淋巴结 (n=147, HR 0.69)
斯堪的纳维亚乳腺组 9401[32]	8+LN 或 5+LN & 预后不良	525	诱导: FEC HDT: CTC XRT 他莫昔芬	减量 FEC XRT 他莫昔芬	3 年 RFS: 63% 比 72% (P=0.013)	77% 比 83% (P=0.12)	34.3 个月	与 HDT 组相比 FEC 接受了较高的剂量强度; 继发性恶性病: HDT 2.2% FEC 2.8% MD/AML 3.6%(8)

AC, 阿霉素与环磷酰胺; CAF, 阿霉素、环磷酰胺、5-氟尿嘧啶; CEC, 环磷酰胺、依托泊苷、顺铂; CMA, 环磷酰胺、米托蒽醌及美法仑; CMF, 环磷酰胺、米托蒽醌、5-氟尿嘧啶; CPB, 环磷酰胺、顺铂、卡莫司汀; CTC, 环磷酰胺、卡铂、噻替哌; EC, 表柔比星、环磷酰胺; ECT, 表柔比星、环磷酰胺、噻替哌; FAC, 5-氟尿嘧啶、多柔比星(阿霉素)、环磷酰胺; FEC, 5-氟尿嘧啶、表柔比星、环磷酰胺; XRT, 放射治疗

344 例 10 个以上淋巴结受累或 5 个以上淋巴结受累且雌激素受体阴性的患者或 T3 肿瘤患者，随机分为接受 3 个疗程 AHSC 支持下的大剂量 EC 组（表柔比星 200 mg/m²，环磷酰胺 4000 mg/m²，每 21 天一个疗程）或 4 个疗程 AC（多柔比星 60 mg/m² 或表柔比星 90 mg/m²，环磷酰胺 600 mg/m²，每 21 天一个疗程）继之 3 个疗程的标准 CMF 组（口服环磷酰胺 100 mg/m²，d1 ～ 14，氟尿嘧啶 600 mg/m²，甲氨蝶呤 40 mg/m²，d1、d8，每 28 天一个疗程）。HDT 组似有改善 5 年 DFS 的趋势（52% 比 43%，P=0.07），但 OS 并无显著性差异（70% 比 61%，P=0.17）。

第二个研究是 Zander 等 [38-39] 报道的德国辅助乳腺癌组（GABG）的试验，该试验中，307 例伴 10 个及以上受累淋巴结的患者，接受了 4 个疗程 EC 方案化疗后，被随机分为 HDT 组（环磷酰胺 6000 mg/m²，噻替哌 600 mg/m²，米托蒽醌 40 mg/m²）或 3 个疗程 CMF 组（环磷酰胺 500 mg/m²，甲氨蝶呤 40 mg/m²，氟尿嘧啶 600 mg/m²，d1、d8，每 28 天 1 个疗程）。尽管 EFS [风险比（HR）0.80，P=0.15] 和 OS（HR 0.84，P=0.33）均未达到显著性差异，但Ⅲ度肿瘤患者 HDT 治疗后预后较好。

第三个是癌症与白血症研究组 B（CALBG）试验，该试验将患者在辅助 CAF 化疗后随机分为大剂量和中剂量 CBP（环磷酰胺、顺铂、卡莫司汀）巩固组，然而在这最后一项研究中，一项计划外的分析提示，50 岁以上的患者 HDT 后可能具有较好的 EFS[115]。在 Gianni 等 [40] 报道的意大利研究中，将 398 例伴 4 个及以上阳性淋巴结的患者随机分组，比较了传统剂量方案组，即应用 3 个疗程表柔比星 120mg/m²，随后予 6 个疗程 CMF 与 AHSC 支持下的 HDT 组，即环磷酰胺 7000 mg/m²、甲氨蝶呤 8000 mg/m² 加甲酰四氢叶酸、2 个疗程表柔比星 120mg/m²、1 个疗程噻替哌 600 mg/m² 加美法仑 160 ～ 180 mg/m²。随访 52 个月时，无进展生存（PFS）或 OS 均无差异，然而，年轻患者（小于 35 岁）及伴有 4 ～ 9 个受累淋巴结的患者似乎有改善 PFS 的趋势，HDT 后 HR 分别为 0.66 和 0.69。

3 项大样本的随机试验评价了在高危、原发乳腺癌患者中应用 HDT 的疗效，结果，随访 5 年以上，EFS 或 OS 无明显差异。美国东部肿瘤协作组（ECOG）试验 [41]，将 540 例伴 10 个及以上淋巴结受累的患者，在接受 6 个疗程 28 天方案的辅助 CAF 方案（环磷酰胺 100 mg/m²，d1 ～ 14，阿霉素 30 mg/m²、氟尿嘧啶 500 mg/m²，d1、d8）化疗后，随机分为观察组和 HDT（环磷酰胺 6000mg/m²，噻替哌 800mg/m²）巩固治疗组，平均随访 6.1 年，未发现 DFS 或 OS 的差异。然而，当去除所有违反协议的数据后，HDT 组 RFS 较长（6 年 RFS：55% 比 45%，P =0.045）。英国凯尔特肿瘤协作组（ACCOG）试验，将 605 例伴 4 个及以上受累淋巴结的患者，在接受阿霉素辅助化疗（75 mg/m²，4 个疗程）后随机分为 CDT 组（8 个疗程 21 天静滴 CMF 方案：环磷酰胺 600 mg/m²，甲氨蝶呤 50 mg/m²,5-氟尿嘧啶 600 mg/m²）及 HDT 组（一疗程环磷酰胺 4000 mg/m²，伴粒细胞刺激因子支持；之后予环磷酰胺 6000 mg/m² 及噻替哌 800 mg/m²），平均随访 60 个月，未发现 RFS 及 OS 的差异 [42]。

国际癌症协作组（ICCG）的一项试验 [43]，计划入组 300 人，在实际入组 281 人时，由于获益率下降而终止。这组数据被独立分析，而不是作为既定平行对照试验的 Meta 分析的一部分，因此，样本数显著低于预期。伴有 4 个及以上淋巴结受累（根据受累淋巴结数小于 10 或大于等于 10 分层）的患者，接受了 3 个疗程 FEC 方案（5- 氟尿嘧啶 600 mg/m²，表柔比星 50 mg/m²，环磷酰胺 600 mg/m²）化疗，其后被随机分为接受 3 个疗程 FEC 方案组（5- 氟尿嘧啶及环磷酰胺在第 8 天重复），加 CTC 方案（环磷酰胺 6000 mg/m²，噻替哌 500 mg/m²，卡铂 800 mg/m²）的 HDT 组，和加另外 5 个疗程每个月一次的 FEC 方案（5- 氟尿嘧啶及环磷酰胺在第 8 天重复）。平均随访 5.82 年，RFS 或 OS 均无差异。原计划的亚组分析并未报道。

报道阴性结果的随机试验中有 3 项是相对小型试验，每一项病例数小于 100，且均评价 HDT 作为巩固治疗的结果。MD 安德森癌症中心（MDACC）的一项试验 [44,45]，平均随访近 12 年，在 8 个疗程标准剂量辅助 FAC 方案（5- 氟尿嘧啶 500 mg/m²，多柔比星 50 mg/m²，环磷酰胺 500 mg/m²）化疗后，比较观察接受连续 2 个疗程 CEC 方案（环磷酰胺 5250 mg/m²，依托泊苷 1200 mg/m²，顺铂 165 mg/m²）的 HDT 巩固效果。荷兰的小型试验 [46,47]，平均随访近 7 年，比较观察了新辅助 FE120C 方案（5- 氟尿嘧啶 500 mg/m²，环磷酰胺 500 mg/m²）加第四疗程的辅助 FE120C 方案化疗后，接受 1 个疗程 CTC 方案（环磷酰胺 6000 mg/m²，噻替哌 480 mg/m²，

表 12.2 HDT 治疗炎性乳腺癌

研究	N	HDT	CDT	EFS HDT 比 DT	OS	平均随访
PEGASE02 PEGASE 05[111-113]	223（CDT） 95（02） 54（05）	（4 个疗程） 新辅助化疗 环磷酰胺、多柔比星、5-氟尿嘧啶或环磷酰胺、多柔比星、多烯紫杉醇	多柔比星为基础的方案（历史方案）	3 年 DFS：42% 比 52% 比 35%	3 年：65% 比 72% 比 50% 平均 OS：60 个月比 NR 比 41 个月	
Response 肿瘤学[54]	56	15 辅助 41 新辅助 环磷酰胺、噻替哌、卡铂	n/a	3 年 EFS 53%	3 年：75%	44 个月
渥太华[118]	21 随机	（3 个疗程） 5- 氟尿嘧啶、多柔比星、环磷酰胺 HDT：辅助前后（2） 环磷酰胺、依托泊苷、顺铂	（9 个疗程） 5- 氟尿嘧啶、多柔比星、环磷酰胺	4 年 DFS：39% 比 58%	4 年：64% 比 64%	
拉文纳[109]	21	诱导：表柔比星 ×4 HDT：新辅助前后（2） 米托蒽醌、噻替哌、环磷酰胺	n/a	DFS：54 个月 5 年 DFS：54%	53 个月 5 年：63%	48 个月
EBMTR[114]	921	不固定	n/a		未达到	
马赛[106]	74：54 HDT	环磷酰胺、美法仑、+/- 米托蒽醌或剂量强度 CAF	蒽环类为基础的方案	27 比 13 个月 5 年 DFS：28% 比 15%	5 年：50% 比 18%	48 个月（HDT：50 个月比 CDT 13 个月）
City of Hope[52]	120	包含多柔比星的新辅助化疗（73%）/辅助化疗（100%）CDT；98% MRM；XRT：93% 辅助 HDT： 单个疗程或前后两个疗程多柔比星为基础（如果能用）或铂类为基础的方案 +/-XRT	n/a	5 年 RFS：44%	5 年：64%	61 个月（21-161）

02，PEGASE 02；05，PEGASE 05；CAF，环磷酰胺、多柔比星、5- 氟尿嘧啶；XRT，放射治疗；NR，无效；MRM，改良的根治性乳腺切除术

卡铂 1600 mg/m²) 的 HDT 巩固。日本临床肿瘤组（JCOG）9208 试验[48] 比较观察了 6 个疗程标准的辅助 CAF 方案（环磷酰胺 500 mg/m²，阿霉素 40 mg/m²，氟尿嘧啶 500 mg/m²）化疗后，接受 1 个疗程 HDT（环磷酰胺 6000 mg/m²，噻替哌 600 mg/m²）巩固。上述试验无一显示出 EFS 或 OS 的差异。

最近一项关于 HDT 对于高危原发乳腺癌作用[49] 的 Cochrane Meta 分析，包括了 5064 例患者，多数数据在作者综述时还不成熟。这项 Meta 分析发现，TRM 具有统计学显著性差异、CDT 具有优势（RR8.58，95%CI 4.13 ~ 17.70），3 年及 4 年 EFS 也有统计学显著性差异、HDT 具有优势（分别是 RR1.12，95% CI 1.06 ~ 1.19；RR1.30，95% CI 1.16 ~ 1.45）。而 5 年或 6 年 EFS、3、4、5、6 年 OS 无差异。作者指出，该 Meta 分析中包括的数据在分析时基本都数据不充分，部分试验中显示出的生存率在后期的分歧，提示我们可能需要延长随访时间来明确 HDT 的真正价值。

表 12.3 对比 HDT 和 CDT 对 MBC 患者疗效的随机、对照试验

研究	疾病分期	N	HDT	对照	TTP HDT 比 CDT (月)	EFS HDT 比 CDT	OS	平均随访 (月)	结论
PEGASE 03 [35,69]	iv, 可测量疾病, 对 4 个疗程的 FEC100 诱导有反应	180	C-T	观察	11 比 6.9, ($P=0.0005$)	1 年 DFS: 46% 比 19% ($P=0.0001$)	3 年: 38% 比 30% ($P=0.7$)	48	TRM (HDT) 1.1%
PEGASE 04 [35,65,69]	iv, 对 9 个疗程含蒽环类诱导化疗有反应	61 (原定 156)	CMA	2-4 额外疗程的 "传统治疗" (12/29 例)	12 比 6; ($P<0.0056$)		44.1 比 19.3; ($P<0.0294$)	92 (HDT); 87 (CDT)	TRM: 无
IBDIS [64]	iv, 初治的转移性疾病, 辅助治疗 >1 年; AT×3 诱导后疾病未进展	110 (原定 264)	先后 HDT#1 HD ICE HDT#2 C-T	4th AT CMF×4	14.4 比 10.6 ($P=0.0033$)	416 比 312 ($P=0.01$)	949 比 804 天 ($P=0.145$)	60	TRM: 8.9% 比 3.7%
PBT-1 [63,70]	iv, 初治转移性疾病; 6 个月内未接受辅助化疗 CAF 或 CMF (4-6 个疗程) 诱导后疾病未进展	199 (原定 346, 改为 164)	CTC 'STAMPV'	24 个疗程 CMF	9.6 比 9.1, ($P=0.29$)	5 年: 4% 比 3%	25.8 比 26.1 ($P=0.62$); 5 年 14% 比 13%	67.5	TRM (HDT) 1% 雌激素受体阴性者 CDT 方案具有较长的 TTP ($P=0.05$)
NCIC / Crump [69]	iv, 初治的转移性疾病; 4 个疗程.蒽环类或烷类为基础的方案诱导后有反应	224	+1-2 诱导 CMC ER+: Tam 孤立性骨/转移组织转移: XRT	+2-4 诱导 CMC ER+: Tam 孤立性骨/软组织转移: XRT	12 比 8.4, ($P=0.014$)		24 比 27.6; ($P=0.95$)	19	
柏林 [66]	iv, 未接受过细胞毒性治疗的 60 岁以下转移性疾病患者	92 (原定 440, 改为 720)	先后 (2) CME ER+: 他莫昔芬	6 个疗程: 多柔比星、紫杉醇 ER+: 他莫昔芬	14.3 比 10.3; ($P=0.0565$)		26.9 比 23.4; ($P=0.60$)	14	TRM (HDT) 2.1% (1) 继发 AML (HDT) 2.1% (1)
杜克大学 [67]	iv, 单独骨转移, 2-4 个疗程 AFM 诱导后疾病未进展	69	'STAMP-1': CPB 巩固性放疗治疗疾病	CPB 巩固性放疗治疗组织疗变部位		12 比 4.3 ($P<0.0001$)	35.6 比 21.7 ($P=0.144$)	97	TRM 9.7% MDS/AML: 无 对照组复发时用 HDT 方案
杜克大学 68	iv, 激素敏感, 可测量转移性疾病灶; 初治转移 AFM 诱导后 CR	100	'STAMP-1': CPB 对软组织巨块型病灶进行巩固性放疗	对软组织巨块型病灶进行巩固性放疗		9.7 比 3.8 ($P=0.006$)	39.6 比 25.2 ($P=0.20$)	137	TRM: 8.6% 对照组复发时用 HDT 方案

AT, 多柔比星、多烯紫杉醇或紫杉醇; AFM, 多柔比星、5-氟尿嘧啶、甲氨蝶呤; CMA, 环磷酰胺、米托蒽醌; C-T, 环磷酰胺、噻替哌、卡铂; CMC, 环磷酰胺、米托蒽醌、卡铂; CME, 环磷酰胺、米托蒽醌、依托泊苷; CMF, 环磷酰胺、甲氨蝶呤、5-氟尿嘧啶; CPB, 环磷酰胺、顺铂、卡莫司汀; FEC100, 5-氟尿嘧啶、表柔比星、环磷酰胺; HD-ICE, 大剂量异环磷酰胺、卡铂及依托泊苷; Tam, 他莫昔芬; XRT, 放疗

炎性乳腺癌大剂量化疗

前瞻性 Ⅱ 期研究 [50-52] 及其亚组研究、回顾性分析提示，ⅢB 期炎性乳腺癌妇女可能会从辅助化疗前提下的大剂量化疗中获益，据报道 5 年 DFS 高达 54%[6]，并且当与综合治疗模式联合应用时获益最大（表 12.2）。这些结果与传统综合治疗模式后 30% 的 5 年 DFS 相比有优势[6]。人们正在继续进一步明确大剂量治疗在这一亚组患者中的作用，可能还需要随机、对照试验来证实这些被看好的结果。

转移性乳腺癌的大剂量化疗

大剂量化疗在治疗转移性疾病方面具有丰富的历史。Ⅱ 期研究的结果也同样令人鼓舞，其显著的反应率达 73% ～ 100%，高达 30% 的患者在 1 年以后、甚至偶尔数年后仍保持完全缓解（CR）[57-61]。基于最初的数据，HDT 成为了 MBC 的标准治疗[22]，但之后的随机对照试验病例积累较慢，且经常使用交叉设计，影响了进一步的评价。不幸的是，第一个对比 HDT 和 CDT 对于转移性乳腺癌作用的随机对照试验，发现 HDT 具有优势，但最终被发现其结论是基于虚假数据[26]。然而，在过去的几年里，有几项随机对照试验的结果被报道[35, 63-70]（表 12.3）。尽管疾病进展时间（TTP）经常达到统计学差异，部分达到临床差异，但只有 Lotz 等[65] 报道的法国 PEGASE 04 试验提示 HDT 改善了 OS。

在 PEGASE 04 试验中，61 例未接受过治疗的转移性疾病且化疗敏感患者，被随机分为接受 CMA 方案的 HDT 组和用传统的、已被证实有效的化疗方案维持 / 巩固组。这项研究计划入组 156 例患者，由于入组缓慢实际只有 61 例。HDT 组的 TTP 显著延长（12 个月 比 6 个月，$P < 0.0056$），OS 也如此（44.1 个月 比 19.3 个月，$P < 0.0294$）。

然而，其他试验并未显示出 OS 优势，其中最大的研究是由 Crump 等[71] 报道的加拿大国家肿瘤研究所的试验。在该试验中，初治的转移性乳腺癌患者接受 4 疗程蒽环类为基础或紫杉烷为基础的方案，其中化疗敏感肿瘤的患者（224 人）被随机分为接受额外 2 个疗程相同的传统方案，随之行 HDT（环磷酰胺 6000 mg/m², 米托蒽醌 70 mg/m², 卡铂 1800 mg/m²），或额外 4 个疗程 CDT。平均随访 19

个月，HDT 组平均 TTP 较长（12 个月 比 0.4 个月，$P=0.014$），但 OS 的差异（24 个月 比 27.6 个月，$P=0.95$）不具有统计学意义。

法国 PEGASE03 试验将 180 例对 FEC100 方案（5- 氟尿嘧啶 500 mg/m², 表柔比星 100 mg/m², 环磷酰胺 500 mg/m²）有效、具有可测量指标的转移性疾病患者，随机分为接受 HDT（"CHUT"：环磷酰胺和噻替哌）或不再接受治疗[72]。平均随访 48 个月后，HDT 组 TTP（11 个月 比 6.9 个月，$P=0.0005$）及 1 年 DFS（46% 比 19%，$P=0.0001$）均改善，OS 方面的差异未达到显著性（3 年：38% 比 30%，$P=0.7$）。

在 Stadtmauer 等[63] 报道的费城组间试验中，553 例对化疗敏感患者中的 199 例（184 例可评价）被随机分为，应用"实体肿瘤自体骨髓移植计划方案 V"（STAMP V：环磷酰胺 6000 mg/m², 噻替哌 500 mg/m², 卡铂 800 mg/m²）的 HDT 组，或高达 24 个疗程标准 CMF 方案的 CDT 组[63]。起初设计需要随机分配 99 例完全缓解（CR）及 247 例 PR 的患者，由于病例积累缓慢，最后修改为 164 例，且未按疾病反应情况分层。中位随访 69.5 个月，两组 TTP 或 OS 均无差异，然而，分组分析显示，对于小于 43 岁的患者 HDT 具有一定的优势，大于 42 岁及肿瘤表达雌激素受体的患者传统治疗具有优势。

有两项研究将化疗不论是否敏感的疾病均随机分组。Crown 等[64, 73-74] 报道的国际随机乳腺癌剂量强度研究（IBDIS），随机分组要求疾病状态稳定而不是对诱导化疗有反应，是其独特之处。该研究将 110 例初治 MBC 且 3 个疗程诱导化疗后未进展的患者，随机分为先后两个疗程自体移植支持下的 HDT 或 CDT 组。具体方案为：（1）诱导：AT（多柔比星 50 mg/m², 多烯紫杉醇 75 mg/m²）；（2）第一次 HDT：异环磷酰胺 12000 mg/m², 卡铂 AUC18 及依托泊苷 12000 mg/m²；（3）第二次 HDT：环磷酰胺 6000 mg/m², 噻替哌 800 mg/m²；（4）CDT：第四疗程 AT 后予共 4 个疗程的 CMF（环磷酰胺 600 mg/m², 甲氨蝶呤 40 mg/m², 5- 氟尿嘧啶 600 mg/m², 28 天中第 1、8 天用药）。原定入组 264 人由于入组较慢而终止于 110 人。中位随访 5 年，HDT 组 EFS 较长（416 天 比 312 天，$P=0.01$），但 OS 方面的差异不具统计学意义（949 天 比 804 天，$P=0.145$）。HDT 组中 6 例患者随访 5 年仍 CR，而 CDT 组无一人（P=0.027）。

Schmid 等[166] 报道的德国试验，计划入组 440 例患者，实际入组 92 例，也是由于入组较慢而被提前终止，因此原计划要比较的 HDT 组与 CDT 组 CR 率的优越性或等同性的目的未能实现。该研究将具有可测量病灶的初治 MBC 患者随机分为两组，一组给予序贯两次 AHSC 支持下（用环磷酰胺动员）的 HDT（环磷酰胺 2400 mg/m²（第一次），4400 mg/m²（第二次），米托蒽醌 45 mg/m²，依托泊苷 2500 mg/m²）；另一组给予 CDT（AT：多柔比星 60 mg/m²，紫杉醇 200 mg/m²，每 3 周一次，至少 6 个疗程）；6 个疗程 AT 后部分缓解（PR）的患者可接受 3 个疗程的单药紫杉醇 200 mg/m²。中位随访 14 个月，HDT 组的 TTP 稍有改善（14.3 个月 比 10.3 个月，P=0.0565），但 OS 无差异（26.9 个月 比 23.4 个月，P=0.60）。

Vredenburgh 等[67-68] 报道了杜克大学两项随机试验的长期随访结果，这两项试验评价了 HDT 作为巩固化疗对中剂量诱导化疗有反应患者的疗效。两项试验均允许观察组复发时转至 HDT 组，不评价 OS 的疗效。一项试验入组的患者为有可测量病灶、激素受体阴性或激素耐药的 MBC 患者，第二项只入组仅有骨转移的 MBC 患者[68]。一项激素耐药的研究，将通过 4 个疗程中剂量诱导化疗达 CR 的患者，随机分为 AHST 支持的 HDT 组，或观察组（诱导采用 AFM 方案：5- 氟尿嘧啶 750 mg/(m²·d)，d1 ~ 5，多柔比星 25 mg/m²·d，d3 ~ 5，甲氨蝶呤 250 mg/m² 加亚叶酸钙解救，d15，每 3 周重复一次，共 4 个疗程；STAMP I 方案的 HDT：环磷酰胺 5625 mg/m²，顺铂 165 000 mg/m²，卡莫司汀 600 mg/m²）。在激素无效的试验中，诱导治疗后有 27% 的 CR 率。中位随访 11.4 年，主要的研究终点 EFS 在 HDT 组显著延长（9.7 个月 比 3.8 个月，P=0.006），且 HDT 组的 11 例患者、观察组的 5 例患者仍然持续 CR。观察组的 43 例患者复发后进行了挽救性 HDT，CR 率达 58%。原始研究组之间的总体生存无差异（HDT：39.6 个月 比观察组：25.2 个月，P = 0.20）。巩固性 HDT 组与挽救性 HDT 组之间 OS 的差异不具有统计学意义（P = 0.69）。在仅有骨转移 MBC 的研究中，诱导化疗后疾病状态稳定的 69 例患者，被随机分为接受相同的 HDT 加巩固性放射治疗，或单独巩固性放射治疗。中位随访 8.1 年，HDT 组的 EFS 明显延长（12 个月 比 4.3

个月，P < 0.0001），观察组的所有患者疾病均进展，34 例中的 27 例进行了挽救性 HDT，其 EFS 为 5 个月（直接 HDT 者为 12 个月，P=0.0051），OS 的差异不具有统计学意义（2.97 年 比 1.81 年，P =0.144）。这篇文章发表时，直接 HDT 组的 4 例患者仍处于 CR 状态，挽救性 HDT 后达 CR 的两名患者疾病仍无进展。

另外一项研究将 187 例化疗敏感的 MBC 患者，随机分为接受单次或序贯两个疗程 AHST 支持下的 STAMP-V 方案的 HDT（环磷酰胺，噻替哌，卡铂）。由于缺乏传统治疗组的对比，因此没有得出关于 HDT 疗效的结论，但作者注意到，尽管不具统计学意义，相比于单次 AHST，序贯 AHST 组具有改善 PFS 的趋势（11.2 个月 比 9.4 个月，P=0.06），但其 OS 似乎较差（23.5 个月 比 29 个月，P=0.4）。

最近一项关于 HDT 对于转移性乳腺癌疗效的 Cochrane meta 分析包括了 438 例患者，在作者综述时多数数据尚不成熟。该 meta 分析明确了 TRM 方面 CDT 具有优势，且有显著的统计学意义（RR 4.07，95%CI 1.39 ~ 11.88），1 年和 5 年 EFS 方面 HDT 具有优势（RR 1.76，95%CI 1.40 ~ 2.21；RR 2.84，95%CI 1.07 ~ 7.50），3 年 EFS 或 1、3、5 年的 OS 无差异。尽管 meta 分析不包括 TTP，作者还是注意到，有 4 项研究发现 HDT 具有优势且有显著的统计学意义，另外一项研究观察到 HDT 有益的趋势，只有一项研究未发现 HDT 组及 CDT 组在 TTP 方面的差异。

大剂量化疗后的毒性及长期副作用

治疗相关死亡率（TRM）高达 9.7%，随治疗方案不同而不同，多中心试验中的部分中心具有相当高的 TRM[68]。关于 HDT 随机试验的 Cochrane meta 分析发现，高危原发乳腺癌患者治疗相关死亡的相对危险度为 8.58，CDT 具有优势（95%CI 4.13 ~ 17.80），MBC 患者 HDT 治疗后 TRM 的相对危险度为 4.07（95%CI 1.39 ~ 11.88）[49]。

在应用烷化剂及拓扑异构酶 II 靶向治疗药物化疗后，继发性恶性肿瘤，包括骨髓增生异常综合征（MDS）及急性髓性白血病（AML）值得注意。考虑到 HDT 方案中经常使用环磷酰胺、蒽环类及米托蒽醌，几项研究及回顾性综述中均研究了继发性 MDS/AML 的发生率。在报道的试验中，其 MDS 及 AML 发生率在表 12.1 及 12.3 中概括。总体而言，HDT 治疗高危原发乳腺癌后，AML/MDS 的发生率小于等于 3%，然而，由于随访的长度有限，其危险性似乎被低估了。在回顾性综述中，Laughlin 等[75] 报道了 864 例应用环磷酰胺、顺铂及 BCNU（STAMP I）治疗的患者，其 MDS/ 急性白血病的发生率为 1.6%，EBMT 注册组记录了 364 例应用大剂量化疗的高危原发乳腺癌患者，Kroger 等[76] 在对其综述中仅发现一例 AML。Kroger 等[77] 报道了 305 例接受米托蒽醌为基础的 HDT 治疗的高危原发乳腺癌患者，其中有 3 例继发性 AML，他们注意到接受米托蒽醌作为传统辅助治疗的一部分的患者，其继发性 AML 发生率可高达 8%。与应用相同药物、传统剂量化疗方案相比，HDT 后继发 MDS/AML 的危险性似乎稍微低一些。这可能反映出年轻及无化疗暴露史的患者在接受 HDT 的乳腺癌患者中占多数。

事实上，如果关于疾病预后方面 HDT 和 CDT 是相当的，那么在进行临床决定时理应考虑经济因素和生活质量（QOL）因素。关于 HDT、中剂量[78] 及传统方案[79] 治疗高危原发乳腺癌的对比研究发现，3 个月或 6 个月时评价 QOL，支持传统剂量方案，但在开始治疗后 12 个月该效应消失。Cochrane 综述发现，在报道 QOL 数据的辅助治疗前提下，多数关于 HDT 的随机对照试验发现，如果有差异，那么倾向于 CDT 在 QOL 早期有差异，只有一项研究发现 HDT 后 QOL 有晚期损害[49]。

HDT 的经济和 QOL 负担被排在最前面，在慢性 MBC 的治疗过程中，维持治疗的患者其这些负担由于继续应用 CDT 而下降，这两种情况均是可能的。然而，现有数据不支持这一观点。费城国际试验原定包括对 QOL 的分析，但由于在辅助治疗的设计情况下，移植后 6 个月时的 QOL 受到负面影响，后期时间点的情况未被报道[80]。加拿大 NCIC 试验也观察了 QOL，并发现 HDT 受者的评分在 HDT 后立即显著下降，但到移植后 6 个月和 9 个月时，多数评分得到改善，并且与 CDT 受者不再具有显著性差异[81]。尽管效价分析的资料也倾向于 MBC 患者应用传统剂量化疗，但长期的经济数据尚缺乏。

乳腺癌应用大剂量化疗的意义

几项辅助治疗条件下关于 HDT 的随机对照试验，及最近关于这些试验的 Cochrane meta 分析，均提示 HDT 改善了 EFS 和 TTP。尽管只有一项研究提示 OS 获益，但这些数据共同提示这种治疗模式可能对部分患者是有益的，当然最佳治疗时机和药物选择尚不明确。下列患者似乎可以获益：伴 10 个及以上受累淋巴结、年轻、肿瘤 her-2 阴性。解释辅助治疗情况下 HDT 作用的试验结果存在一定的限制，主要原因包括所用方案的异质性，HDT 是作为传统辅助治疗后的巩固治疗还是代替 CDT，重要的是，如上所述，对照组应用的是已被证实优于目前所用剂量强度的化疗方案。由于病例积累较慢，关于转移性疾病的试验提前终止，导致其数据大打折扣，因此关于 HDT 是否能让 MBC 患者获益的问题仍未得到回答。虽然如此，仍有几项研究显示 HDT 后 EFS 和 TTP 均得到改善并且持续 CR，一项试验提示 OS 改善。HDT 对 MBC 作用的 Cochrane meta 分析[69] 发现 EFS 和 TTP 改善，且均提示 HDT 具有改善 OS 的趋势，但无显著性差异。这些报道均提示，足够长时间的随访及合适的样本量可能能够明确 MBC 患者是否能从 HDT 获益。尽管现有数据不足以改变标准治疗，但将 HDT 归到评价靶向治疗的试验设计中、为解决微小残留病灶打下基础是可行的。

异基因细胞免疫治疗

异基因 HSCT 免疫治疗是 MBC 的治疗方法之一，且完全不同于 AHSC 支持下的 HDT。有少量病例报道、系统研究及 II 期试验描述了异基因移植物的抗乳腺癌作用（表 12.4）。20 世纪 90 年代中期，第一次报道了异基因 HSCT 后乳腺癌缓解的病例。在第一个报道中，大剂量化疗后行同胞相合供者骨髓移植的患者获得了缓解，并同时出现了急性移植物抗宿主病（GVHD）。当应用激素治疗 GVHD 时，患者乳腺癌病情进展了。体外试验提示了移植物抗肿瘤（GVT）效应的存在，表明有反应时患者外周血中存在宿主次要组织相容性抗原特异性、主要组织相容性复合物 I 类限制性细胞毒性淋巴细胞，它们能够识别乳腺癌细胞系的亚群。第二

表 12.4　MBC 的异基因移植

研究	N	转移部位	预处理方案	晚期效应 GVT	移植相关 GVHD（急性或慢性）	RR	EFS	OS	平均随访
Hadassah[84]	1	胸壁，并存 AML	甲磺酸安吖啶 / 阿糖胞苷 / 依托泊苷 / 米托蒽醌预处理：n/s	1	可能（皮疹 c/w 晚期 - 急性）	n/a	n/a	n/a	12 个月
NCI[88, 89]	16		诱导：氟达拉滨，环磷酰胺；RIST：氟达拉滨，环磷酰胺	6	5/6[急性（4）、慢性（1）]	37.5%		10.3 个月	23.4 个月
米兰[107]	6（新近升至 9）[108]	难治性 MBC，可评价	RIST：噻替哌，氟达拉滨，环磷酰胺	2	2/2（晚期 - 急性 / 慢性）				范围：109 ~ 1003 天
热那亚[90]	17	除脑	HDT/ 自体 SCT：米托蒽醌，噻替哌 RIST：氟达拉滨，环磷酰胺	4	4/4（慢性）	24%			
因斯布鲁克[83]	1	肝，骨	HDT：噻替哌，卡铂，环磷酰胺	1（+27 天）Y（急性）	Y（急性）	n/a	n/a	n/a	+110 天死亡
Hadassah[88]	6		HDT：卡铂，依托泊苷，噻替哌，美法仑；回输前：环磷酰胺 500-1000mg/m[2]（-1 天）；未动员的供者 PBL+IL-2；+/-IL-2 活化	4	0（未植入）	n/a	7 - 12 个月	n/a	11 个月
MDACC[85]	10	骨髓和（或）肝，用标准剂量化疗后稳定或有效	诱导（CDT）HDT：环磷酰胺，卡莫司汀，噻替哌	2	2/2（急性）	50%	238	未达	408 天死亡
MDACC[87]	8	除脑之外；标准剂量化疗有效	RIST：氟达拉滨，美法仑	4	3/4（慢性）	37.5%	n/a	1 年 75% 平均：493 天	470.5 天死亡

AML，急性髓性白血病；NCI，国际癌症组织；RIST，减低剂量的造血干细胞移植；HDT，大剂量治疗；auto-SCT，自体干细胞移植；Y，是；d，死亡；PBL，外周血淋巴细胞；MDACC，德克萨斯州 MD 安德森大学癌症中心；CDT，传统剂量治疗

个报道[84] 介绍了一例合并 AML 及乳腺癌胸壁复发的妇女，在接受了配型相合的同胞供者 HSCT 后 12 个月内其胸壁乳腺癌完全消退。

Ueno 等[85] 的报道进一步证实了移植物抗乳腺癌的活性。10 例 MBC 妇女接受了大剂量化疗

（CBP：环磷酰胺 6000 mg/m², 卡莫司汀 450 mg/m², 噻替哌 720 mg/m²）及 HLA 相合的同胞供者外周血 HSCT。总体反应率 50%，中位 PFS 238 天，中位随访 408 天，中位 OS 还未达到。停用免疫抑制剂后，4 例疾病进展期的患者中有 2 例肝转移灶消

退，伴发皮肤急性 GVHD。两例患者最后均发展为慢性 GVHD，移植后 402 天及 884 天乳腺癌均稳定。停用免疫抑制剂后出现迟发性反应，同时以 GVHD 的形式出现的同种异体反应提示这些反应存在免疫介导的基础。Or 等 [86] 报道的第二个系列研究中，6 例 MBC 患者应用 AHSC 支持下的 HDT（卡铂，依托泊苷，噻替哌及美法仑），随后予免疫去除、异基因淋巴细胞及外源性白介素 -2 输注。尽管无一例患者可检测到供者植入，但 4 例患者可检测到对关于异基因细胞治疗的应答。与单独 HDT 治疗相比，异基因细胞治疗的所有患者均达到了较长的 PFS，然而环磷酰胺在维持疾病控制中的潜在作用，使之不能完全归功于 GVT 效应。Ueno 等 [87] 研究了减低剂量预处理方案（氟达拉滨和美法仑）的异基因 HSCT 后，对转移性或复发性乳腺癌及转移性肾细胞癌的 GvT 作用。在这项研究中，如果患者疾病早期进展（30 天）或 100 天时疾病仍持续存在，则免疫抑制剂逐渐减量，随后对无效者或无 GVHD 者输注供者淋巴细胞（DLI）。在 8 例治疗的 MBC 患者中，2 例达 CR，其中 1 例晚期达到、与免疫抑制剂的停用有关，1 例具有混合反应。

Bishop 等 [88-89] 报道了一项拟将预处理化疗的作用与潜在的 GvT 效应分离的研究。MBC 伴可测量病灶的妇女接受了减低剂量预处理（氟达拉滨 / 环磷酰胺）后行去除 T 细胞（每千克 1×10^5 T 细胞）的 PBSC 异基因移植。在无 GVHD 时，免疫抑制剂（环孢素）从 28 天到 42 天迅速减量，42 天、70 天、98 天行 DLI。16 例患者中 6 例在 28 天后肿瘤消退，包括 2 例 DLI 前疾病进展者；晚期反应归因于异基因淋巴细胞的 GvT 效应。晚期肿瘤反应的时间高度提示了移植物抗乳腺癌作用：T 细胞去除者，疾病消退发生于完全供者嵌合建立时或建立后，并且与急性 GVHD 的发生高度相关。

最近，Carella 等 [90] 报道了一项序贯应用自体及异基因 HSCT 治疗 17 例伴可测量病灶 MBC 的研究结果。先行 AHSC 支持下的 HDT（米托蒽醌 45 mg/m²，噻替哌 600 mg/m²），在恢复后继之减低强度预处理方案（氟达拉滨，环磷酰胺）的异基因 HSCT。自体 HDT 后及异基因 HSCT 后 100 天内无 TRM。异基因 HSCT 后，3 例患者由 HDT 后 PR 转为 CR，其中 1 例在异基因 HSCT 后疾病持续，最后对 DLI 起效。第 4 例患者在异基因 HSCT 后 300 天达到部分缓解，与慢性 GVHD 的发生同步。值得注意的是，所有晚期反应者、包括疾病稳定者，均与慢性 GVHD 的发生有关。达到晚期 CR 的 3 例患者在异基因 HSCT 后 1320 天、1530 天及 2160 天仍存活。从这项试验中似乎能看出，异基因移植物介导的 GVT 效应似乎增加了 HDT 后的反应率。

综上，大量研究证明异基因介导的 GVT 效应可能在控制转移性乳腺癌中具有临床活性。联合 HDT 与异基因细胞治疗，由于 HDT 具有明显的疾病反应率的优点、同时减低剂量预处理的异基因 HSCT 毒性减低，因此可能成为获得有效免疫反应的同时使肿瘤负荷最小化的可行性治疗方法。

乳腺癌干细胞治疗的未来方向

在移植和细胞免疫治疗乳腺癌领域，有前途的研究是通过联合了 HDT 和（或）新式异基因免疫治疗来改善疗效。正在进行的评价乳腺癌新式免疫策略的研究，包括了治疗性疫苗、分子工程细胞疗法及异基因细胞治疗。疫苗方法包括改良的癌细胞疫苗（例如，Dana Farber 的研究——转移性乳腺癌患者接种经设计分泌粒细胞 - 巨噬细胞集落刺激因子（GM-CSF）的自体乳腺癌细胞疫苗）[91]，靶向乳腺癌抗原的疫苗如 CEA 和 MUC-1（例如，NCI 研究——转移性乳腺癌患者剂量强度诱导化疗联合免疫清除化疗前后的疫苗治疗）[92]，Her2/neu（例如，华盛顿大学的研究——HER-2/Neu 疫苗加 GM-CSF 治疗Ⅲ期或Ⅳ期乳腺癌、卵巢癌或非小细胞肺癌）[93]，负载肿瘤抗原或 RNA 的树突状细胞疫苗（如宾夕法尼亚大学的研究——手术治疗后的乳腺导管原位癌患者的疫苗治疗）[94]，北卡罗来纳州大学的疫苗治疗——曲妥珠单抗及长春瑞滨治疗局部复发或转移性乳腺癌 [95]。分子设计的细胞治疗试验包括 NCI 的关于应用 T 细胞治疗转移性黑色素瘤患者的研究，该研究中应用的是被基因修饰过的、具有肿瘤特异性 T 细胞受体的 T 细胞 [96-97]。

也有人评价了基于异基因 HSCT 基础之上的治疗方法。例如，在应用 IL-2 激活的 [99] 或基因修饰的供者淋巴细胞后（例如，Hadassah 大学——体外双特异性抗体标记的供者淋巴细胞免疫治疗癌症；rIL-2 活化的异基因外周血淋巴细胞治疗转移性实体肿瘤）[100]，再过继性输注成熟的异基因免疫细胞，包括富含成熟杀伤细胞的异基因移植物（如，明尼苏达州大学的研究——氟达拉滨与环磷酰胺之后行供者外周血干细胞移植治疗转移性乳腺癌）[98]。

异基因细胞治疗具有可靶向治疗多种不明确的肿瘤抗原的潜在优势，与自体细胞疫苗治疗相比，其 GVT 效应似乎较少受到宿主调节性细胞群的限制[101]。然而，对于乳腺癌，包括其他上皮细胞来源的肿瘤，可能很难将 GVT 与 GVHD 相分离，与更具有免疫原性及异基因应答性的血液系统恶性病相比，GVT 效应对于乳腺癌的治疗指征也更窄。减少 GVHD 而维持植入及 GVT 效应的策略有可能扩大异基因细胞在治疗 MBC 患者中的应用[102-105]。

目前，移植的作用——包括 HSCT 支持下的 HDT 及异基因细胞免疫治疗——仍处于临床研究阶段，并且仅限于明确无可治愈手段的患者。HDT 及异基因免疫治疗，作为基于最近发展的分子靶向制剂、治疗性单克隆抗体及细胞免疫的临床应用的综合治疗策略的一部分，具有最好的发展前景。由于恶性病新的治疗手段的广泛发展，当对预后极差、标准治疗耐药患者的初始尝试受到限制时，改善乳腺癌疾病过程的最佳手段在于早期治疗，此时疾病负荷最低、肿瘤细胞对所有形式的治疗最敏感。这些具有侵袭性的临床研究方法，包括异基因 HSCT 及联合异基因免疫治疗和（或）伴新型靶向治疗的 HDT，考虑到其所具有的抗乳腺癌活性，对于应用最低毒性的激素和（或）靶向 Her2 的治疗不能控制、且一般状态较好的年轻转移性疾病患者，应考虑应用这些侵袭性治疗。

（胡文青 译 叶丽萍 校）

参考文献

1. Bray F, McCarron P, Parkin DM. The changing global patterns of female breast cancer incidence and mortality. Breast Cancer Res 2004;6:229–239
2. Ferlay J, Bray F, Pisani P et al. GLOBOCAN 2002: cancer incidence, mortality and prevalence worldwide. CancerBase No. 5, version 2.0. IARC Press, Lyon, 2004
3. Fisher B, Bauer M, Wickerham DL et al. Relation of number of positive axillary nodes to the prognosis of patients with primary breast cancer. An NSABP update.Cancer 1983;52:1551–1557
4. Adjuvant! Online Database 2006. www.adjuvantonline.com
5. Walshe JM, Swain SM. Clinical aspects of inflammatory breast cancer. Breast Dis 2005;22:35–44
6. Yang CH, Cristofanilli M. Systemic treatments for inflammatory breast cancer. Breast Dis 2005;22:55–65
7. Surveillance, Epidemiology, and End Results (SEER) Program. SEER*Stat Database 2006. National Cancer Institute, DCCCPS, Surveillance Research Program, Cancer Statistics Branch, Bethesda, Maryland
8. Early Breast Cancer Trialists' Collaborative Group. Effects of chemotherapy and hormonal therapy for early breast cancer on recurrence and 15-year survival: an overview of the randomised trials. Lancet 2005;365:1687–1717
9. DeVita V, Hellman S, Rosenberg S et al. Cancer: principles and practice of oncology. Lippincott Williams and Wilkins, Philadelphia, 2005
10. Trudeau M, Charbonneau F, Gelmon K et al. Selection of adjuvant chemotherapy for treatment of node-positive breast cancer. Lancet Oncol 2005;6:886–898
11. Dang CT. Drug treatments for adjuvant chemotherapy in breast cancer: recent trials and future directions. Expert Rev Anticancer Ther 2006;6:427–436
12. Piccart-Gebhart MJ, Procter M, Leyland-Jones B et al. Trastuzumab after adjuvant chemotherapy in HER2-positive breast cancer. N Engl J Med 2005;353:1659–1672
13. Romond EH, Perez EA, Bryant J et al. Trastuzumab plus adjuvant chemotherapy for operable HER2-positive breast cancer. N Engl J Med 2005;353:1673–1684
14. Wood WC, Muss HB, Solin LJ, Olopade OI. Malignant tumors of the breast. In: DeVita V, Hellman S, Rosenberg S et al (eds) Cancer: principles and practice of oncology. Lippincott Williams and Wilkins, Philadelphia, 2005, 1415–1477
15. Perez EA. Adjuvant therapy approaches to breast cancer: should taxanes be incorporated? Curr Oncol Rep 2003;5:66–71
16. Crown J, Dieras V, Kaufmann M et al. Chemotherapy for metastatic breast cancer – report of a European expert panel. Lancet Oncol 2002;3:719–727
17. Gennari A, Conte P, Rosso R et al. Survival of metastatic breast carcinoma patients over a 20-year period: a retrospective analysis based on individual patient data from six consecutive studies. Cancer 2005;104:1742–1750
18. Frei E 3rd, Canellos GP. Dose: a critical factor in cancer chemotherapy. Am J Med 10980;69:585–594
19. Hryniuk W, Bush H. The importance of dose intensity in chemotherapy of metastatic breast cancer. J Clin Oncol 1984;2:1281–1288
20. Basser RL. New developments in high-dose chemotherapy for breast cancer. Recent Results Cancer Res 1998;152:355–367
21. Strobl FJ, Stadtmauer EA. Breast tumor cell contamination of hematopoietic stem cell collections. Breast Dis 2001;14:9–19
22. Antman KH, Rowlings PA, Vaughan WP et al. High-dose chemotherapy with autologous hematopoietic stem-cell support for breast cancer in North America. J Clin Oncol 1997;15:1870–1879
23. Crown J. Smart bombs versus blunderbusses: high-dose chemotherapy for breast cancer. Lancet 2004;364:1299–1300
24. Vogl DT, Stadtmauer EA. High-dose chemotherapy and autologous hematopoietic stem cell transplantation for metastatic breast cancer: a therapy whose time has passed. Bone Marrow Transplant 2006;37:985–987
25. Davidson NE. Out of the courtroom and into the clinic. J Clin Oncol 1992;10:517–519
26. Weiss RB, Rifkin RM, Stewart FM et al. High-dose chemotherapy for high-risk primary breast cancer: an on-site review of the Bezwoda study. Lancet 2000;355:999–1003
27. Stuart MJ, Peters WP, Broadwater G et al. High-dose chemotherapy and hematopoietic support for patients with high-risk primary breast cancer and involvement of 4 to 9 lymph nodes. Biol Blood Marrow Transplant 2002;8:666–673
28. Peters WP, Ross M, Vrendenburgh JJ et al. High-dose chemotherapy and autologous bone marrow support as consolidation after standard-dose adjuvant therapy for high-risk primary breast cancer. J Clin Oncol 1993;11:1132–1143
29. Somlo G, Doroshow JH, Forman SJ et al. High-dose chemotherapy and stem-cell rescue in the treatment of high-risk breast cancer: prognostic indicators of progression-free and overall survival. J Clin Oncol 1997;15:2882–2893
30. Cheng YC, Rondon G, Yang Y et al. The use of high-dose cyclophosphamide, carmustine, and thiotepa plus autologous hematopoietic stem cell transplantation as consolidation therapy for high-risk primary breast cancer after primary surgery or neoadjuvant chemotherapy. Biol Blood Marrow Transplant 2004;10:794–804
31. Gianni AM, Siena S, Bregni M et al. Efficacy, toxicity, and applicability of high-dose sequential chemotherapy as adjuvant treatment in operable breast cancer with 10 or more involved axillary nodes: five-year results. J Clin Oncol 1997;15:2312–2321
32. Bergh J, Wiklund T, Erikstein B et al. Tailored fluorouracil, epirubicin, and cyclophosphamide compared with marrow-supported high-dose chemotherapy as adjuvant treatment for high-risk breast cancer: a randomised trial. Scandinavian Breast Group 9401 study. Lancet 2000;356:1384–1391
33. Rodenhuis S, Bontenbal M, Beex LV et al. High-dose chemotherapy with hematopoietic stem-cell rescue for high-risk breast cancer. N Engl J Med 2003;349:7–16
34. Nitz UA, Mohrmann S, Fischer J et al. Comparison of rapidly cycled tandem high-dose chemotherapy plus peripheral-blood stem-cell support versus dose-dense conventional chemotherapy for adjuvant treatment of high-risk breast cancer: results of a multicentre phase III trial. Lancet 2005;366:1935–1944
35. Roche H, Viens P, Biron P et al. High-dose chemotherapy for breast cancer: the French PEGASE experience. Cancer Control 2003;10:42–47
36. Zander AR, Kroger N. High-dose chemotherapy for breast cancer – a case of suspended animation. Acta Haematol 2005;114:248–254
37. Basser RL, O'Neill A, Martinelli G et al. Multicycle dose-intensive chemotherapy for women with high-risk primary breast cancer: results of International Breast Cancer Study Group Trial 15–95. J Clin Oncol 2006;24:370–378
38. Zander AR, Kroger N, Schmoor C et al. High-dose chemotherapy with autologous hematopoietic stem-cell support compared with standard-dose chemotherapy in breast cancer patients with 10 or more positive lymph nodes: first results of a randomized trial. J Clin Oncol 2004;22:2273–2283
39. Zander AR, Kroeger N, Schmoor C et al. Randomized trial of high-dose chemotherapy with autologous haematopoietic stem cell support vs standard-dose chemotherapy in breast cancer patients with 10 or more positive lymph nodes: overall survival after 6 years of follow up. Proceedings of the ASCO Annual Meeting, 2006. J Clin Oncol 2006;24(18):672
40. Gianni A, Bonadonna G. Five-year results of the randomized clinical trial comparing standard versus high-dose myeloablative chemotherapy in the adjuvant treatment of breast cancer with >3 positive nodes (LN+). Proceedings of the ASCO Annual Meeting 2001. ASCO, Alexandria, Virginia
41. Tallman MS, Gray R, Robert NJ et al. Conventional adjuvant chemotherapy with or without high-dose chemotherapy and autologous stem-cell transplantation in high-risk breast cancer. N Engl J Med 2003;349:17–26
42. Leonard RC, Lind M, Twelves C et al. Conventional adjuvant chemotherapy versus single-

cycle, autograft-supported, high-dose, late-intensification chemotherapy in high-risk breast cancer patients: a randomized trial. J Natl Cancer Inst 2004;96:1076–1083
43. Coombes RC, Howell A, Emson M et al. High dose chemotherapy and autologous stem cell transplantation as adjuvant therapy for primary breast cancer patients with four or more lymph nodes involved: long-term results of an international randomised trial. Ann Oncol 2005;16:726–734
44. Hortobagyi GN, Buzdar AU, Theriault RI et al. Randomized trial of high-dose chemotherapy and blood cell autografts for high-risk primary breast carcinoma. J Natl Cancer Inst 2000;92:225–233
45. Hanrahan EO, Broglio K, Frye D et al. Randomized trial of high-dose chemotherapy and autologous hematopoietic stem cell support for high-risk primary breast carcinoma: follow-up at 12 years. Cancer 2006;106:2327–2336
46. Rodenhuis S, Riche DJ, van der Wall E et al. Randomised trial of high-dose chemotherapy and haemopoietic progenitor-cell support in operable breast cancer with extensive axillary lymph-node involvement. Lancet 1998;352:515–521
47. Schrama JG, Faneyte IF, Schornagel JH et al. Randomized trial of high-dose chemotherapy and hematopoietic progenitor-cell support in operable breast cancer with extensive lymph node involvement: final analysis with 7 years of follow-up. Ann Oncol 2002;13:689–698
48. Tokuda Y, Tajima T, Narabayashi M et al. Randomized phase III study of high-dose chemotherapy (HDC) with autologous stem cell support as consolidation in high-risk postoperative breast cancer: Japan Clinical Oncology Group (JCOG9208). Proceedings of the ASCO Annual Meeting, 2001. ASCO, Alexandria, Virginia
49. Farquhar C, Marjoribanks J, Lethaby A et al. High dose chemotherapy and autologous bone marrow or stem cell transplantation versus conventional chemotherapy for women with early poor prognosis breast cancer. Cochrane Database Syst Rev 2005: CD003139
50. Ayash LJ, Elias A, Ibrahim J et al. High-dose multimodality therapy with autologous stem-cell support for stage IIIB breast carcinoma. J Clin Oncol 1998;16:1000–1007
51. Cagnoni PJ, Nieto Y, Shpall EJ et al. High-dose chemotherapy with autologous hematopoietic progenitor-cell support as part of combined modality therapy in patients with inflammatory breast cancer. J Clin Oncol 1998;16:1661–1668
52. Somlo G, Frankel P, Chow W et al. Prognostic indicators and survival in patients with stage IIIB inflammatory breast carcinoma after dose-intense chemotherapy. J Clin Oncol 2004;22:1839–1848
53. Adkins D, Brown R, Trinkaus K et al. Outcomes of high-dose chemotherapy and autologous stem-cell transplantation in stage IIIB inflammatory breast cancer. J Clin Oncol 1999;17:2006–2014
54. Schwartzberg L, Weaver C, Lewkow L et al. High-dose chemotherapy with peripheral blood stem cell support for stage IIIB inflammatory carcinoma of the breast. Bone Marrow Transplant 1999;24:981–987
55. Kasten-Sportes C, McCarthy NJ, Bishop MR et al. High-dose chemotherapy and autologous transplant for stage IIIB inflammatory breast cancer (abstract). Blood 2002;100:2447
56. Sportes C, McCarthy NJ, Hakim F et al. Establishing a platform for immunotherapy: clinical outcome and study of immune reconstitution after high-dose chemotherapy with progenitor cell support in breast cancer patients. Biol Blood Marrow Transplant 2005;11:472–483
57. Peters WP, Shpall EJ, Jones RB et al. High-dose combination alkylating agents with bone marrow support as initial treatment for metastatic breast cancer. J Clin Oncol 1988;6:1368–1376
58. Williams SF, Mick R, Desser R et al. High-dose consolidation therapy with autologous stem cell rescue in stage IV breast cancer. J Clin Oncol 1989;7:1824–1830
59. Kennedy MJ, Beveridge RA, Rowley SD et al. High-dose chemotherapy with reinfusion of purged autologous bone marrow following dose-intense induction as initial therapy for metastatic breast cancer. J Natl Cancer Inst 1991;83:920–926
60. Antman K, Ayash L, Elias A et al. A phase II study of high-dose cyclophosphamide, thiotepa, and carboplatin with autologous marrow support in women with measurable advanced breast cancer responding to standard-dose therapy. J Clin Oncol 1992;10:102–110
61. Williams SF, Gilewski T, Mick R et al. High-dose consolidation therapy with autologous stem-cell rescue in stage IV breast cancer: follow-up report. J Clin Oncol 1992;10:1743–1747
62. Bezwoda WR, Seymour L, Dansey RD et al. High-dose chemotherapy with hematopoietic rescue as primary treatment for metastatic breast cancer: a randomized trial. J Clin Oncol 1995;13:2483–2489
63. Stadtmauer EA, O'Neill A, Goldstein L et al. Conventional-dose chemotherapy compared with high-dose chemotherapy (HDC) plus autologous stem-cell transplantation (SCT) for metastatic breast cancer: 5-year update of the 'Philadelphia Trial' (PBT-1) (abstract 169). Proceedings of the ASCO Annual Meeting, 2002. ASCO, Alexandria, Virginia
64. Crown J, Leyvraz S, Verill M et al. High-dose chemotherapy (HDC) produces a superior rate of durable complete remission (DCR) compared to conventional chemotherapy in metastatic breast cancer (MBC): mature results of the International Breast Cancer Dose-Intensity Study. ESMO. Ann Oncol 2004;15(3):27
65. Lotz JP, Cure H, Janvier M et al. High-dose chemotherapy with haematopoietic stem cell transplantation for metastatic breast cancer patients: final results of the French multicentric randomised CMA/PEGASE 04 protocol. Eur J Cancer 2005;41:71–80
66. Schmid P, Schippinger W, Nitsch T et al. Up-front tandem high-dose chemotherapy compared with standard chemotherapy with doxorubicin and paclitaxel in metastatic breast cancer: results of a randomized trial. J Clin Oncol 2005;23:432–440
67. Vredenburgh JJ, Coniglio D, Broadwater G et al. Consolidation with high-dose combination alkylating agents with bone marrow transplantation significantly improves disease-free survival in hormone-insensitive metastatic breast cancer in complete remission compared with intensive standard-dose chemotherapy alone. Biol Blood Marrow Transplant 2006;12:195–203
68. Vredenburgh JJ, Madan B, Coniglio D et al. A randomized phase III comparative trial of immediate consolidation with high-dose chemotherapy and autologous peripheral blood progenitor cell support compared to observation with delayed consolidation in women with metastatic breast cancer and only bone metastases following intensive induction chemotherapy. Bone Marrow Transplant 2006;37:1009–1015
69. Farquhar C, Marjoribanks J, Basser R et al. High dose chemotherapy and autologous bone marrow or stem cell transplantation versus conventional chemotherapy for women with metastatic breast cancer. Cochrane Database Syst Rev 2005;CD003142
70. Stadtmauer EA, O'Neill A, Goldstein LJ et al. Conventional-dose chemotherapy compared with high-dose chemotherapy plus autologous hematopoietic stem-cell transplantation for metastatic breast cancer. Philadelphia Bone Marrow Transplant Group. N Engl J Med 2000;342:1069–1076
71. Crump M., Gluck S, Douglas Stewart D et al. A randomized trial of high-dose chemotherapy (HDC) with autologous peripheral blood stem cell support (ASCT) compared to standard therapy in women with metastatic breast cancer: a National Cancer Institute of Canada (NCIC) Clinical Trials Group Study (abstract 82). Proceedings of the ASCO Annual Meeting, 2001. ASCO, Alexandria, Virginia
72. Biron P, Durand M, Roche H et al. High dose thiotepa (TTP), cyclophosphamide (CPM) and stem cell transplantation after 4 FEC 100 compared with 4 FEC alone allowed a better disease free survival but the same overall survival in first line chemotherapy for metastatic breast cancer. Results of the PEGASE 03 French Protocole (abstract 167). Proceedings of the ASCO Annual Meeting, 2002. ASCO, Alexandria, Virginia
73. Crown J, Perey L, Lind M et al. Superiority of tandem high-dose chemotherapy (HDC) versus optimized conventionally-dosed chemotherapy (CDC) in patients (pts) with metastatic breast cancer (MBC): The International Randomized Breast Cancer Dose Intensity Study (IBDIS 1) (abstract 88). Proceedings of the ASCO Annual Meeting, 2003. ASCO, Alexandria, Virginia
74. Crown J, Leyvraz S, Verrill M et al. Effect of tandem high-dose chemotherapy (HDC) on long-term complete remissions (LTCR) in metastatic breast cancer (MBC), compared to conventional dose (CDC) in patients (pts) who were not selected on the basis of response to prior C: mature results of the IBDIS-I. Proceedings of the ASCO Annual Meeting, 2004. ASCO, Alexandria, Virginia
75. Laughlin MJ, McGaughey DS, Crews JR et al. Secondary myelodysplasia and acute leukemia in breast cancer patients after autologous bone marrow transplant. J Clin Oncol 1998;16:1008–1012
76. Kroger N, Zander AR, Martinelli G et al. Low incidence of secondary myelodysplasia and acute myeloid leukemia after high-dose chemotherapy as adjuvant therapy for breast cancer patients: a study by the Solid Tumors Working Party of the European Group for Blood and Marrow Transplantation. Ann Oncol 2003;14:554–558
77. Kroger N, Damon L, Zander AR et al. Secondary acute leukemia following mitoxantrone-based high-dose chemotherapy for primary breast cancer patients. Bone Marrow Transplant 2003;32:1153–1157
78. Peppercorn J, Herndon J 2nd, Kornblith AB et al. Quality of life among patients with Stage II and III breast carcinoma randomized to receive high-dose chemotherapy with autologous bone marrow support or intermediate-dose chemotherapy: results from Cancer and Leukemia Group B 9066. Cancer 2005;104:1580–1589
79. Malinovszky KM, Gould A, Foster E et al. Quality of life and sexual function after high-dose or conventional chemotherapy for high-risk breast cancer. Br J Cancer 2006;95:1626–1631
80. Daly M, Goldstein LJ, Topolsky D et al. Quality of life experience in women randomized to high-dose chemotherapy (HDC) and stem cell support (SCT) or standard dose chemotherapy for responding metastatic breast cancer in Philadelphia Intergroup Study (PBT-1) (abstract 327). Proceedings of the ASCO Annual Meeting, 2000. ASCO, Alexandria, Virginia
81. Dancey J, Crump M, Gluck S et al. Quality of life (QOL) analysis of a randomized trial of high-dose chemotherapy (HDCT) with peripheral stem cell transplant (PSCT) versus standard chemotherapy (SCT) in women with metastatic breast cancer (MBC): National Cancer Institute of Canada Clinical Trials Group study (NCIC CTG) MA-16 (abstract 301). Proceedings of the ASCO Annual Meeting, 2003. ASCO, Alexandria, Virginia
82. Schulman KA, Stadtmauer EA, Reed SD et al. Economic analysis of conventional-dose chemotherapy compared with high-dose chemotherapy plus autologous hematopoietic stem-cell transplantation for metastatic breast cancer. Bone Marrow Transplant 2003;31:205–210
83. Eibl B, Schwaighofer H, Nachbaur D et al. Evidence for a graft-versus-tumor effect in a patient treated with marrow ablative chemotherapy and allogeneic bone marrow transplantation for breast cancer. Blood 1996;88:1501–1508
84. Ben-Yosef R, Or R, Nagler A et al. Graft-versus-tumour and graft-versus-leukaemia effect in patients with concurrent breast cancer and acute myelocytic leukaemia. Lancet 1996;348:1242–1243
85. Ueno NT, Rondon G, Mirza NQ et al. Allogeneic peripheral-blood progenitor-cell transplantation for poor-risk patients with metastatic breast cancer. J Clin Oncol 1998;16:986–993
86. Or R, Ackerstein A, Nagler A et al. Allogeneic cell-mediated immunotherapy for breast cancer after autologous stem cell transplantation: a clinical pilot study. Cytokines Cell Mol Ther 1998;4:1–6
87. Ueno NT, Cheng YC, Rondon G et al. Rapid induction of complete donor chimerism by the use of a reduced-intensity conditioning regimen composed of fludarabine and melphalan in allogeneic stem cell transplantation for metastatic solid tumors. Blood 2003;102: 3829–3836
88. Bishop MR, Fowler DH, Marchigiani D et al. Allogeneic lymphocytes induce tumor regression of advanced metastatic breast cancer. J Clin Oncol 2004;22:3886–3892
89. Bishop MR, Steinberg SM, Gress RE et al. Targeted pretransplant host lymphocyte depletion prior to T-cell depleted reduced-intensity allogeneic stem cell transplantation. Br J Haematol 2004;126:837–843
90. Carella AM, Beltrami G, Corsetti MT et al. Reduced intensity conditioning for allograft after cytoreductive autograft in metastatic breast cancer. Lancet 2005;366: 318–320
91. Vaccination with autologous breast cancer cells engineered to secrete granulocyte-macrophage colony-stimulating factor (GM-CSF) in metastatic breast cancer. www.clinicaltrials.gov/ct/show/NCT00317603;jsessionid=5CBB223B14F69F918CE42FC5130962C3?order=50-17k-
92. Vaccine therapy before and after dose-intensive induction chemotherapy plus immune-depleting chemotherapy in treating patients with metastatic breast cancer. www.clinicaltrials.gov/ct/show /NCT00053170;
93. HER-2/Neu vaccine plus GM-CSF in treating patients with stage III or stage IV breast, ovarian, or non-small cell lung cancer. www.clinicaltrials.gov/ct/show/NCT00003002–17
94. Vaccine therapy in treating patients who are undergoing surgery for ductal carcinoma in situ of the breast. Protocol IDs: UPCC-08102. www.cancer411.org/clinicaltrials/ getTrialDetail.asp?Trial_Key=5340&PoliticalUnit=&City=-9k

95. Vaccine therapy, trastuzumab, and vinorelbine in treating women with locally recurrent or metastatic breast cancer. www.clinicaltrials.gov/ct/gui/show/ NCT00088985;jsessionid=AA3C32B2B3DF257FD750385AAD04B518?order=41~20k

96. Kershaw MH, Westwood JA, Parker LL et al. A phase I study on adoptive immunotherapy using gene-modified T cells for ovarian cancer. Clin Cancer Res 2006;12(20 Pt 1):6106–6115

97. Morgan RA, Dudley ME, Wunderlich JR et al. Cancer regression in patients after transfer of genetically engineered lymphocytes. Science 2006;314:126–129

98. Donor peripheral stem cell transplant after fludarabine and cyclophosphamide in treating patients with metastatic breast cancer. www.clinicaltrials.gov/ct/show/NCT00376805?order=4

99. Cell therapy of cancer with allogeneic blood lymphocytes activated with rIL-2 for metastatic solid tumors. www.clinicaltrials.gov/ct/screen/BrowseAny;jsessionid=23688F63559D5716DF0F59B52D180486?

100. Immunotherapy of cancer using donor lymphocytes labelled with in-vitro bispecific antibodies. http://clinicaltrials.gov/ct/show/NCT00149019?order=1

101. Yang Y, Huang CT, Huang X et al. Persistent Toll-like receptor signals are required for reversal of regulatory T cell-mediated CD8 tolerance. Nat Immunol 2004;5:508–515

102. Fowler DH, Bishop MR, Gress RE et al. Immunoablative reduced-intensity stem cell transplantation: potential role of donor Th2 and Tc2 cells. Semin Oncol 2004;31:56–67

103. Fowler DH, Gress RE. CD8+ T cells of Tc2 phenotype mediate a GVL effect and prevent marrow rejection. Vox Sang 1998;74(suppl 2):331–340

104. Noonan K, Matsui W, Serafini P et al. Activated marrow-infiltrating lymphocytes effectively target plasma cells and their clonogenic precursors. Cancer Res 2005;65: 2026–2034

105. Hardy NM, Fowler DH, Bishop MR. Immunotherapy of metastatic breast cancer: phase I trail of reduced-intensity allogeneic hematopoietic stem cell transplantation with Th2/Tc2 T-cell exchange. Clin Breast Cancer 2006;7:87–89

106. Bertucci F, Tarpin C, Charafe-Jauffret E et al. Multivariate analysis of survival in inflammatory breast cancer: impact of intensity of chemotherapy in multimodality treatment. Bone Marrow Transplant 2004;33:913–920

107. Bregni M, Dodero A, Peccatori J et al. Nonmyeloablative conditioning followed by hematopoietic cell allografting and donor lymphocyte infusions for patients with metastatic renal and breast cancer. Blood 2002;99:4234–4236

108. Bregni M, Fleischhauer K, Bernardi M et al. Bone marrow mammaglobin expression as a marker of graft-versus-tumor effect after reduced-intensity allografting for advanced breast cancer. Bone Marrow Transplant 2006;37:311–315

109. Dazzi C, Cariello A, Rosti G et al. Neoadjuvant high dose chemotherapy plus peripheral blood progenitor cells in inflammatory breast cancer: a multicenter phase II pilot study. Haematologica 2001;86:523–529

110. Hortobagyi GN, Buzdar AU. RESPONSE: randomized trial of high-dose chemotherapy and blood cell autografts for high-risk primary breast carcinoma. J Natl Cancer Inst 2000;92:1273

111. Palangie T, Viens P, Roche H et al. Dose-intensified chemotherapy and additional Docetaxel may improve inflammatory breast cancer patients' outcome over two decades: results from Institut Curie protocols 1977–1987 and two consecutive French multicenter trials Pegase 02 (1995–96) and Pegase 05 (1997–99). J Clin Oncol 2004;22(14S): 848

112. Viens P, Palangie T, Janvier M et al. First-line high-dose sequential chemotherapy with rG-CSF and repeated blood stem cell transplantation in untreated inflammatory breast cancer: toxicity and response (PEGASE 02 trial). Br J Cancer 1999;81:449–456

113. Viens P, Penault-Llorca F, Jacquemier J et al. High-dose chemotherapy and haematopoietic stem cell transplantation for inflammatory breast cancer: pathologic response and outcome. Bone Marrow Transplant 1998;21:249–254

114. Pedrazzoli P, Ferrante P, Kulekci A et al. Autologous hematopoietic stem cell transplantation for breast cancer in Europe: critical evaluation of data from the European Group for Blood and Marrow Transplantation (EBMT) Registry 1990–1999. Bone Marrow Transplant 2003;32:489–494

115. Peters WP, Rosner GL, Vredenburgh JJ et al. Prospective, randomized comparison of high-dose chemotherapy with stem-cell support versus intermediate-dose chemotherapy after surgery and adjuvant chemotherapy in women with high-risk primary breast cancer: a report of CALGB 9082, SWOG 9114, and NCIC MA-13. J Clin Oncol 2005;23:2191–2200

116. Roche H, Pouillart P, Meyer N et al. Adjuvant high dose chemotherapy (HDC) improves early outcome for high risk (n > 7) breast cancer patients: the Pegase 01 Trial (abstract 102). Proceedings of the ASCO Annual Meeting, 2001. ASCO, Alexandria, Virginia

117. Schrama JG, Holtkamp MJ, Baars JW et al. Toxicity of the high-dose chemotherapy CTC regimen (cyclophosphamide, thiotepa, carboplatin): the Netherlands Cancer Institute experience. Br J Cancer 2003;88:1831–1838

118. Yau JC, Gertler SZ, Hanson J et al. A phase III study of high-dose intensification without hematopoietic progenitor cells support for patients with high-risk primary breast carcinoma. Am J Clin Oncol 2000;23:292–296

第13章

成人实体瘤

Andreas Lundqvist, Shivani Srivastava , Richard Childs

引言

造血干细胞移植是治疗造血性、免疫性、代谢性、肿瘤性疾病等多种致命性疾病的有效手段。20世纪40年代末，造血干细胞移植最早在动物模型中的研究是作为接受清髓剂量的细胞毒药物或全身照射后挽救骨髓功能的方法。目前异基因或自体造血干细胞移植最常用于造血系统恶性疾病的治疗。在最近20年间，人们开始探索应用大剂量化疗（HDC）联合自体干细胞移植（ASCT）治疗多种成人实体瘤。因为目前HDC联合ASCT治疗实体瘤与传统化疗对照的Ⅲ期试验完成数量尚少，对于多数实体瘤，HDC的意义还存在争议并有待进一步研究。在清髓性的异基因造血干细胞移植中，治愈肿瘤源于预处理的减瘤作用，及由供者免疫细胞产生的免疫介导的抗肿瘤效应，如移植物抗白血病效应（GvL）或移植物抗肿瘤效应（GVT）。

利用GVL/GVT效应可能治愈血液系统恶性疾病，吸引着肿瘤学家们去探索异基因造血干细胞移植在治疗传统疗法难以控制的实体瘤中的潜力。目前小规模临床试验的数据已经能够初步证实GVT效应对耐药实体瘤具有抗肿瘤作用。目前已经有报道，一部分转移性肾细胞癌、乳腺癌、卵巢癌、胰腺癌、结肠癌患者治疗后发生延迟性肿瘤细胞消退。然而只在极少数患者中发现了完全反应，这可能与患者生存期短、疾病处于晚期、肿瘤生长快有关。

本章讨论自体和异基因造血干细胞移植治疗实体瘤以及提高异基因移植中GVT效应的策略及进展。

自体造血干细胞移植

利用骨髓或外周血进行ASCT，可以将化疗药物剂量提高2～10倍。在体外，HDC比标准剂量化疗对于很多肿瘤都具有更强的抗肿瘤活性，这些研究提示HDC可能改善晚期肿瘤患者预后。在ASCT中，髓外器官毒性是主要剂量限制性毒性。随着外周血造血干细胞广泛地取代骨髓干细胞作为干细胞来源，以及支持治疗的发展，增加了HDC的安全性，使目前移植相关死亡率（TRM）不足5%。

卵巢癌

仅不足25%的Ⅲ期卵巢癌患者在应用包括肿瘤切除、联合化疗在内的多种方法的联合治疗下可获得长期无病生存，而对于复发患者，补救化疗仅缓解症状而非治愈性的。Ⅳ期患者预后更差，5年生存率不足5%。为了改善预后，HDC和自体干细胞移植被用来治疗复发患者，或作为标准剂量化疗和二次探查手术后的一线巩固治疗方案。

HDC治疗复发性卵巢癌

Stiff等报道了一项大规模、单中心临床研究，对100例应用强的一线治疗及铂类治疗难以控制的卵巢癌患者，予以卡铂或美法仑为基础的HDC方案，继之进行自体干细胞移植解救，结果令人失望，无事件生存期（EFS）和总生存期（OS）分别为7个月和13个月。低肿瘤负荷和铂类敏感患者预计无进展生存期1年，总生存率为76%[1]。一项ABMTR的回顾性研究分析了1989－1996年间421例复发卵巢癌接受HDC联合自体干细胞移植治疗的患者，结果与之相近，2 年 EFS 和 OS 分别为 12% 和 35%。机体一般状态好、铂类敏感者预后相对较好，EFS 和 OS 分别为 22% 和 55%[2]。

HDC 作为晚期卵巢癌治疗的一线方案

Bertucci 等回顾性分析了 33 例对一线化疗敏感的晚期卵巢癌患者，接受大剂量美法仑预处理后予自体干细胞解救，其中很多为手术后仍有肿瘤的患者，5 年中位无事件生存率和总生存率分别为 29% 和 45%。二次手术后仍有肿瘤残留的患者预后差。相反，二次探查手术发现病理学完全缓解的患者预后较好，5 年无事件生存率和总生存率分别为 43% 和 75%[3]。一项来自 EBMT 登记处的 254 例接受 HDC 联合自体干细胞移植作为一线治疗的回顾性分析中，有一半患者移植时有难治性残留肿瘤，40% 患者为第一次完全缓解或接近完全缓解。结果显示完全缓解患者较有残留肿瘤患者预后好，中位无事件生存期分别为 18 个月和 9 个月，中位总生存期分别为 33 个月和 14 个月[4]。

Cure 等组织了一项随机临床试验来评价低肿瘤负荷、一线化疗敏感的患者 HDC 的效果。110 例患者随机分成两组，一组接受大剂量卡铂联合环磷酰胺化疗联合自体外周造血干细胞移植，另一组接受常规剂量的卡铂联合环磷酰胺巩固治疗 3 疗程。HDC 并不能获益，中位随访 60 个月，无病生存期和总生存期分别为 12.2 个月和 49.7 个月，移植组与常规化疗巩固组无显著性差异[5]。

最近，Goncalves 等进行了一项多中心的 II 期临床研究，来评价 HDC 联合自体干细胞解救

作为术后一线治疗的效果，34 例晚期卵巢癌术后患者接受 HDC 并予自体造血干细胞解救，结果只有 37% 患者获得病理学缓解，与传统化疗相比无明显优势[6]。

总之，在治疗晚期卵巢癌方面，没有足够证据证明干细胞移植支持的 HDC 存在明显优势。最多是对铂类敏感的缓解期患者可能获益。HDC 药物的毒副作用和可疑的临床效果限制了自体干细胞移植治疗卵巢癌的临床试验的开展。

小细胞肺癌

在传统治疗下，只有 20% ~ 40% 的局限期的小细胞肺癌（SCLC）和不足 5% 的广泛级的小细胞肺癌患者生存超过 2 年[7-9]。这些令人沮丧的结果促使人们在 20 世纪 80 年代早期开始探索 HDC 联合自体干细胞移植方案。采用两种不同的方案：早期强化方案和晚期强化方案。早期强化方案具有理论上的优势，认为不会因为常规剂量的化疗诱导肿瘤耐药，晚期强化方案认为，假定微小残留细胞对标准剂量的化疗仍然敏感，那么对强化治疗将更加敏感。总结 HDC 联合自体干细胞移植解救的临床试验见表 13.1。

Humblet 等进行了第一次随机临床研究，45 例诱导化疗敏感的小细胞肺癌患者随机分成两组，一组予巩固化疗，另一组予环磷酰胺 - 卡莫司汀（BCNU）- 依托泊苷方案联合自体干细胞移植和颅脑照射。移植组虽然在治疗反应和无事件生存期方面存在优势，但是总生存期为 68 周，与标准化疗

表 13.1 HDC 联合自体干细胞移植治疗小细胞肺癌的临床试验

方案 + 支持	倒数（n）	CR（%）	MST（月）	2 年生存率（%）	参考文献
Ifo + Epi/Cb + Vp16 + PBPCs	35	66	24.6	51	119
ICE + PBPCs	140	37	19.1	19（3 年）	11
Ctx + ABMT	36	33	20（LD）	NA	120
Ctx + Vp16 ± A ± Mtx × 2 + ABMT	32	28	NA	12.5	121
Ctx + BCNU + Vp16 + ABMT	23	30	NA	NA	10
Ctx + C + BCNU + ABMT ± PBSCs	36	69	NA	57	27
Vp16 + Ifo + Cb + Epi + PBSC	30	23	8（ED）	53（LD）	122

A，阿霉素；ABMT，自体骨髓移植；BCNU，卡莫司汀；C，顺铂；Cb，卡铂；CR，完全缓解；Ctx，环磷酰胺；ED，疾病广泛进展阶段；Epi，表柔比星；ICE，异环磷酰胺、卡铂、依托泊苷；Ifo，异环磷酰胺；MST，中位生存时间；Mtx，甲氨蝶呤；PBSC，外周血干细胞；Vp16，依托泊苷

组 53 周相比无明显统计学差异（P=0.13），并且移植组的 TRM 发生率高达 17%[10]。

在 1996 年进行的一项较大规模的多中心Ⅲ期 EBMT 临床研究中对比了 PBPCs 支持下的连续 3 个疗程大剂量 ICE（异环磷酰胺、卡铂和依托泊苷）化疗与 6 疗程常规剂量的 ICE 化疗治疗小细胞肺癌的疗效，结果同样令人失望。145 例患者中，可评价的 140 例，常规治疗组 71 例，HDC 组 69 例，CR 率分别为 32% 和 37%（P=0.188）。中位随访 4.9 年，中位总生存期分别为 15 个月和 19.1 个月（P=0.659），两组中位随访 3 年，总生存率为 19%[11]。

总之，目前文献（表 13.1）没有证据表明在自体干细胞支持下通过增加化疗药物剂量强度、峰值剂量或总剂量能够改善小细胞肺癌的疗效，这种强化治疗方案应该舍弃。并且小细胞肺癌患者常常一般状态差，由于长期的吸烟史导致心肺功能差，对进行自体干细胞移植提出了挑战，也导致了高死亡率，限制了自体干细胞移植的应用。

黑色素瘤

转移性黑色素瘤预后差，中位生存期不足一年，对大多数化疗方案不敏感。加入了 IL-2 和 TNF-α 的化疗方案也不能明显的提高反应率、无进展生存（PFS）或总生存率（OS）[12-15]。因此，开始了增强剂量的化疗联合自体干细胞解救作为克服常规化疗耐药的方案研究。不同的 HDC 联合自体骨髓支持治疗黑色素瘤的临床试验报道的反应率为 45% ~ 69%。早期研究应用大剂量单药化疗，如 BCNU[16]、美法仑[17] 或噻替派[18]，与常规剂量化疗相比获得了较高的反应率，但是大多数有反应的患者 PFS 很短。

一项小规模随机临床研究对比了两组高危非转移性黑色素瘤患者一组，环磷酰胺 - 顺铂 -BCNU 联合的 HDC 另一组观察直至复发，复发后再进行 HDC，入组的 39 例患者均有 5 处以上的淋巴结区域受累，两组预后无差别[19]。

总之，虽然自体干细胞移植支持的 HDC 治疗黑色素瘤与传统化疗方案相比可提高治疗反应率，但是 PFS 很短，并不能延长生存期。大剂量化疗联合 ASCT 可作为其他治疗前的一种减瘤措施，如应用正在进行临床试验的肿瘤浸润的淋巴细胞或其他类型的免疫治疗来诱导更持久的免疫介导的抗肿瘤反应。

颅内肿瘤

大多数恶性神经胶质瘤在手术和放疗后复发，并在诊断后 2 年内死亡。（加入 HDC 稍提高生存期，特别是对于年轻的恶性星形细胞瘤患者[20]。）放疗联合替莫唑胺（temozolomide）治疗可延长恶

表 13.2　大剂量 BCNU 联合自体干细胞解救治疗恶性胶质瘤的试验

患者特征	例数（n）	OS	治疗失败时间	参考文献
恶性胶质瘤，辅助手术（部分或完全切除）	217	20 个月（5 年生存率 32%）	7 个月	21
恶性胶质瘤，辅助和反复手术（完整或局部切除活检）	36	NR	辅助组：3 例患者 PFS 分别是 70、48 和 27 个月	16
恶性胶质瘤，不能手术切除的 3 或 4 级	25	26 个月	NR	123
恶性胶质瘤；初诊和复发；手术（完全或部分切除活检）	98	12 个月	NR	124
GM 手术（全部或部分切除活检）	39	14 个月（5 年生存率 25%）	NR	125
恶性胶质瘤，辅助治疗，手术（完全或部分切除和活检）	114	15 个月（5 年生存率 32%）	9 月	126

NR，未见报告；GM，多形性胶质母细胞瘤

性胶质瘤的生存。尽管如此，大多数高度恶性的恶性胶质细胞瘤患者预后仍然很差。大剂量卡莫司汀化疗能够通过增加总的化疗剂量提高治疗反应率。一项大规模研究回顾性分析了来自1988年到2004年欧洲血液和骨髓移植组的217例患者的预后，其中96例肿瘤完全切除，121例部分切除或仅进行病理活检。术后1个月予BCNU化疗，48~72小时后进行自体干细胞输注，移植后大约40天进行颅脑照射。可评价患者121例，客观反应率53%，移植相关死亡4.5%，中位随访8年，中位生存20个月，中位治疗失败时间7个月。在多形性恶性神经胶质瘤（GM）中，年龄和手术质量为影响预后的因素[21]。本结果和其他类似研究结果（表13.2）与以前未接受HDC的结果相似，表明自体干细胞支持下的大剂量BCNU不能使晚期GM患者获益。

总之，目前的研究主要是针对高度恶性的GM成人患者，主要是应用大剂量BCNU单药方案，与传统治疗相比未显示改善预后。进一步的研究将明确在多种方案治疗非典型星形细胞瘤后HDC的作用。

成人骨和软组织肉瘤

转移性肉瘤为一类罕见的异质性疾病，不能手术切除的或晚期转移的骨肉瘤特别是软组织肉瘤预后差，5年无病生存期不足10%[22]。只有很少的化疗方案被证明有效，阿霉素、表柔比星、异环磷酰胺单药的反应率为20%[23-25]。研究证实肉瘤对蒽环类抗肿瘤药物及异环磷酰胺存在剂量反应关系，这就让一些研究者去探索自体干细胞支持下的HDC。但是，到目前仍没有自体干细胞移植支持下的HDC与传统治疗方案的随机对照研究。已经报道的研究相对较小，包括不同的亚型软组织肉瘤，结果多是与历史对照相比较。

Fagioli等应用包括卡铂和依托泊苷的HDC2周期后予自体干细胞移植治疗32例转移性骨肉瘤，同时予包括手术在内的多种辅助治疗。3年总生存率为20%，但是复发率却高达85%。虽然该方案CR率高但缓解期短[26]。其他应用自体干细胞移植支持下的HDC治疗转移性骨肉瘤、尤文肉瘤、横纹肌肉瘤的研究均未显示超过传统化疗的优势[23-26]。

对于软组织肉瘤，自体干细胞支持下的HDC作为早期治疗或复发后的补救治疗均无明显的生存优势[27]。然而，有人建议自体干细胞支持下的HDC作为标准剂量化疗后的巩固治疗，特别是完全缓解后进行移植，可能会改善预后。Blay等应用大剂量异环磷酰胺、依托泊苷（VP-16）、顺铂治疗30例转移患者，中位随访94个月，EFS和OS均好于预期，分别为21%和23%，HDC之前达到CR的患者预后明显优于那些只达到部分缓解的患者，5年总生存率分别为75%和5%[28]。最近，Engelhardt等分析了35例高危软组织肉瘤接受自体干细胞移植的患者，移植后中位随访101个月，中位生存17.1个月，11例存活，其中包括9例持续CR[29]。

因为还没有自体干细胞移植与传统治疗的随机对照研究报道，HDC在治疗肉瘤中的作用还不清楚，目前存在的挑战之一是评价哪些患者更可能从HDC中获益。目前正在欧洲和北美进行的一项多中心的HDC和维持治疗的对照研究，有望更加明确增强剂量的化疗在治疗这类恶性疾病中将起到何种作用[30]。

异基因免疫治疗肿瘤

近20年，免疫治疗在癌症治疗中起到越来越重要的作用。免疫领域的进步，特别是主要组织相容性复合体（MHC）限制性的发现，加速了一些肿瘤相关抗原（TAA）的发现。目前发现的多数TAA为同时表达于正常组织和肿瘤的自身抗原[31]。肿瘤疫苗治疗最初目的之一就是打破这些抗原的自身耐受，从而获得有效的T细胞介导的抗肿瘤效应。许多在临床前老鼠模型中显示出能够诱导T细胞抗肿瘤效应的抗原，现在已经开始应用于人类临床试验[32-36]。

目前可以确定，抗TAA疫苗能够诱导具有识别和杀灭肿瘤细胞作用的抗原特异性T细胞增殖，在一些病例中引起临床上肿瘤的消退[37-49]。除疫苗接种以外的免疫治疗策略包括输注体外扩增的抗肿瘤淋巴细胞，在一些患者中也能诱导转移的肿瘤细胞消退[41-44]。虽然有明确的证据证明免疫细胞可以用来攻击肿瘤细胞，但是只有少数肿瘤患者能够从这种增强免疫功能的免疫治疗方案中获益。越来越多的证据表明肿瘤存在一系列的免疫逃避机制，这就部分解释了传统免疫治疗的效应；这些机制包括通过下调与抗原加工和表达有关的转运物来减少肿瘤抗原的加工和表达，β₂微球蛋白和MHC-Ⅰ类抗原多样性的丢失，上调免疫抑制性细胞因子（如IL-10、IL-5），Fas配体上调导致了Fas介导的T细胞凋亡，并且已经有报道肿瘤可通过上调丝氨酸蛋白酶抑制剂PI-9来逃避死亡受体信号，表现为抵抗颗粒酶B介导的杀伤作用 [45-51]。近年来发现，调节T细胞的免疫抑制作用与转移性肿瘤的播散有关，并表现为抑制可能导致肿瘤特异性淋巴细胞输注无效 [52-54]。

为了至少部分地克服这些阻碍，研究人员在20世纪90年代中期开始探索异基因造血干细胞移植（HCT）作为晚期实体瘤的一种免疫治疗方法。几十年来，已经证实异基因造血干细胞移植能够治愈血液系统晚期恶性肿瘤 [55]。最初，应用HDC联合或不联合全身照射（TBI）的清髓方案多有利于治愈患者。经典的清髓方案，通过摧毁受者的造血、免疫系统，清除潜在肿瘤，来促进异基因移植物的植入。供者免疫细胞能够根除残留或复发白血病作用的发现，使人们由此想到GvL或GvT效应的实用性。供者淋巴细胞输注（donor lymphocyte infusions，DLI）治愈复发CML的能力是一项创造性发现，第一次提供了明确的证据，证实了GvL效应有足够的能力清除一些肿瘤细胞。更重要的是，由此发展了新的移植方案，通过减低强度或非清髓预处理方案来减低移植相关毒性。这种移植方案提供了能达到移植物免疫细胞植入的免疫抑制水平，从而允许了GvT效应的发生 [56]。减低强度预处理方案改善了安全性，从而为20世纪90年代研究者们探索GvT效应治疗转移实体瘤作用提供了安全平台。

移植物抗宿主病和移植物抗肿瘤作用的关系

为了更好地利用GVT治疗实体瘤，了解异基因造血干细胞移植的生物学过程是必要的。早期的HCT方案利用大剂量的处理方案，经常导致直接的器官毒性，进一步增加了多系统器官功能衰竭和死亡的风险 [57]。并且，供者免疫细胞的快速植入和之前大剂量的预处理方案导致的器官损伤最终导致重度GVHD的发生 [57-59]。相反，非清髓移植中预处理相关组织损伤小，并且在一个短暂的时期内，患者的骨髓和外周血中可以同时发现供受者的骨髓和淋巴细胞，称之为嵌合状态。嵌合状态能诱导供者

对受者组织的耐受，从而降低急性GvHD风险 [60-61]。但是，减低预处理方案后GVT效应也延迟，甚至到嵌合状态消失，完全供者或供者T淋巴细胞嵌合增加时才会出现 [62-64]。因此，非清髓预处理干细胞移植后常通过中止预防GVHD，联合供者淋巴细胞输注来加速混合嵌合状态到完全供者状态的转化。

虽然预防和治疗GVHD取得了明显的进步，但是急慢性GVHD仍是骨髓移植成功的主要障碍。但是发生GVHD的患者更有可能从GVT效应获益 [65-68]。对2 000多名来自IBMTR接受异体造血干细胞移植患者的回顾性研究是最早的明确证实急慢性GVHD与减少疾病复发相关性的研究之一 [69]。另外减少和减轻GVHD的方法，包括移植物T细胞去除和应用免疫抑制剂，已经被反复证实有效，代价是增加白血病复发 [70-72]。

很多实体瘤起源于上皮组织。上皮组织是引起GVHD效应的同种异体T细胞的靶组织。既然胃肠道黏膜细胞、肝胆管、角化细胞、外分泌腺等上皮组织表达的同种异体抗原能够被GVHD诱导的T细胞攻击，那么胃肠道恶性肿瘤、肝细胞瘤、皮肤癌、腺癌很有可能表达相同的同种异体抗原，能够诱导同种异体T细胞产生GVT效应。在最近10年中，一些小规模的研究已经证实GVT效应存在于造血系统以外的很多实体瘤 [73-83]，如表13.3所示。

移植物抗肾细胞癌（RCC）

最早的验证异基因HCT治疗实体瘤的试验是在已经证实对自体免疫治疗敏感的肿瘤中进行的。20世纪晚期，在非清髓造血干细胞移植治疗血液系统恶性肿瘤取得良好效果报道以后不久，研究人员开始将减低强度的干细胞移植（reduced-intensity stem cell transplantation，RIST）或非清髓造血干细胞移植用于转移性肾细胞癌。从历史的观点来看，清髓性预处理风险高、死亡率高，且肾细胞癌对化疗耐药。因此，研究人员应用RIST方法来减少预处理相关损伤，以利于评价移植物抗肿瘤的潜能。

过去八年中，研究人员报道了应用不同的RIST方法，通过移植物抗实体瘤作用诱导了转移的肾细胞癌的延期缓解，见表13.3。这些报道的反应率差别很大，从8%到58%，EBMT分析了124

表13.3 RIST治疗肾癌的临床试验

倒数	处理方案	GvHD预防	处理相关死亡率	反应率（CR/PR/MR）	中位反应时间（天）	DLI反应报道	参考文献
19	Flu + Cy	CSA	12%	53%（3/7/0）	129	Yes	77
7	Thio + Flu + Cy	CSA + MTX	14%	57%（0/4/0）	117	Yes	74
7	Flu + Cy	CSA + MTX	29%	0%（0/0/0）	NA	NA	80
12	Flu + Cy	Tac + MMF	33%	33%（0/4）	180	No	81
10	Flu + TBI	CSA + MMF	30%	30%（0/3）	NR	No	78
15	Flu + Mel	Tac + MTX	33%	47%（1/2/4）	NR	No	83

Flu，氟达拉滨；Cy，环磷酰胺；Thio，噻替哌；TBI，全身照射；Bu，白消安；GvHD，移植物抗宿主病；CSA，环孢素；MTX，甲氨蝶呤；NA，不可用；MMF，吗替麦考酚酯；Tac，他克莫司；Mel，美法仑；CR，完全反应；PR，部分反应；MR，微小反应；NR，未报道

例经过RIST治疗的转移性RCC，总反应率为32%[84]。一般来说，移植后更积极地减停免疫抑制剂与GVHD高发生率和肿瘤有反应相关。

大多数移植方案的目标是通过利用强免疫抑制性预处理摧毁受者免疫系统，以利于供者T细胞植入，同时减小环孢素或他克莫司预防GVHD的时间，以诱导GVT效应最大化。在国立心肺血液研究所的前瞻性研究中，第一批19例治疗患者中的10例（54%）肿瘤消退，其中7例PR，3例CR；第一例治疗的患者在移植8年以上保持无疾病状态[77]。在最近更新的系列研究中，73/74例患者获得持续供者植入，其中38%患者获得PR（27%）或CR（9%）。肿瘤反应常表现为肿瘤进展延迟，移植后中位延期时间为5个月（30～425天），有时发生在DLI后或者移植后IFN-α治疗后。大约50%患者会发生急慢性GVHD。8%的患者死于TRM，其中半数死于GVHD相关并发症[85]。GVT效应（靠影像学诊断）一般发生在环孢素减量和T细胞中混合嵌合转换为基本完全供者嵌合时。

肿瘤的退缩既可以发生在GVHD过程中也可以发生在那些从来没有发生GVHD的患者，这一发现间接证明，供体T细胞能直接作用于次要组织相容性抗原以及肿瘤限制性抗原。事实上，已经从接受非清髓性移植的转移性肾细胞癌患者中分离出能够在体外识别RCC细胞的次要组织相容性抗原特异性的T细胞克隆。最近，已经从1例移植后产生GVT效应的患者中，发现了能识别大部分肾癌细胞株均表达的一种RCC抗原的T细胞

克隆（Journal of Clinical Investigation，2008）。

疾病处于晚期、肿瘤增长迅速及存活期极短的患者的增加，所有这些因素似乎均限制这一方案治疗转移性肾癌的疗效。由于GvT效应一般延迟到移植后几个月，疾病迅速进展的患者常常不能从非清髓性移植中获益。尽管报道的数据相对有限，迄今报告的反应也是局限性的，完全反应通常（发生在转移局限于肺部的透明细胞癌的患者）。一般来说，转移性RCC患者对RIST耐受良好。然而，移植相关死亡率仍然在10%～15%，主要是急性重度GVHD的后果。并且只有25%的患者有HLA相合的同胞，使这种方案局限于相对小部分患者。因此，目前正在进行利用HLA相合非血缘供者的可行性试验。

正如在血液恶性肿瘤中发现的那样，移植时疾病状态对移植结果有重大影响。缓慢增长的转移性肾癌患者对异体造血干细胞移植反应的机会大，而那些广泛的、增长迅速的肿瘤患者似乎较少获益。在移植之前，通过手术切除或者使用较新抑制肿瘤血管生成制剂如索拉非尼、贝伐单抗、舒尼替尼（sunitinib）减少总疾病负荷，有可能提高同种异体移植诱导的GVT作用的机会。

GVT效应对抗肾细胞癌以外的实体瘤

与RCC相似，黑色素瘤也对免疫介导的杀伤敏感。然而，到目前为止，非清髓HCT在转移性黑色素瘤患者中的效果令人失望。在一项对来自四个

移植中心的 25 例接受 RIST 治疗转移性黑色素瘤患者的报道中，结果中位生存期仅 100 天，疾病的快速进展是主要死亡原因[76]。虽然 24/25 例患者获得了持续供者植入，大约半数出现了急性 GVHD，只有 1 例患者有延迟的皮下黑色素瘤病灶的减少，与 GvT 效应一致。结果差的部分原因可能是由于将高危患者列入其中，肿瘤增长快消除了延迟的 GvT 的效果。在另一项报道中，两例接受移植的转移性黑色素瘤患者中的一例表现为淋巴结转移的消退；后来从这例患者中分离到供者来源的肿瘤特异性的 CD8$^+$ T 细胞[79]。但是两例患者均在移植后 200 天内死于疾病进展。

最近也有报道认为乳腺癌、胰腺癌、结肠癌和转移性卵巢癌可以成为一个 GvT 效应的作用靶点[78,86]。5 例手术不能切除的胰腺癌患者中有 2 例被报道经过 RIST 治疗后肿块缩小。在一项报道中，发现应用免疫抑制治疗 GVHD 后的 GVT 效应减弱，疾病进展，再次显示了 GVHD 和 GVT 之间的密切关系[82]。

这些试验已经表明，异体 GvT 效应可以产生抗晚期实体瘤作用。不幸的是，将极晚期患者，包括那些治疗失败的肿瘤患者纳入移植，将其作为其他治疗手段失败后的最后选择，可能对实体瘤移植的成功产生负面影响。初步数据显示，一些转移性乳腺癌患者接受自体移植减瘤后进行异基因 RIST 无病生存率大于 3 年，为实现进一步的疾病控制，优化移植结果提供了进一步证据[87]。

改进和未来发展方向

虽然已经在一些没有明显 GVHD 的患者中观察到了疾病的消退，但是实体瘤患者中的 GvT 效应经常在患有急性或慢性 GVHD 的患者中被观察到[88,89]。这些资料提供的间接证据表明，供体 T 细胞能直接作用于抗原限制性的正常组织（即次要组织相容性抗原），也能作用于肿瘤细胞（图 13.1）。异基因 HCT 治疗肿瘤的动物模型已经表明，供者 T 细胞能够识别表达在正常组织和肿瘤细胞上的次要组织相容性抗原，导致这些抗原成为 GvHD 和 GvT 靶点[90-92]。已知的次要组织相容性抗原在迅速增加，迄今为止，17 个次要组织相容性抗原已由 CD8$^+$CTL 的识别而确定[87]。就像在血液肿瘤中发现的那样，已经在异基因 HCT 后转移性肾癌患者

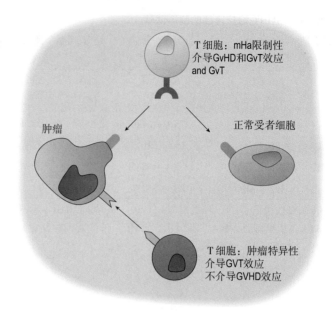

图13.1 供者T细胞杀灭实体瘤能力

中发现能在体外识别肿瘤细胞的次要组织相容性抗原特异性的 T 细胞克隆[88,89]。

虽然迄今已观察到的接受异体 HCT 治疗的实体瘤患者中完全反应相对较少，但是新的移植方案的基础已经奠定，重点在于提高供者免疫细胞介导的 GVT 效应。异基因 HCT 一个主要的目标是分离有益的 GVT 效应和有害的 GVHD 效应。目前临床试验正在研究选择性地去除导致 GVHD 效应的同种异体反应性 T 细胞，同时保留抗肿瘤效应 T 细胞的方法[93,94]。临床前移植小鼠模型提供的证据表明，宿主抗原提呈细胞（APC）在急性 GVHD 发生中起到重要作用[95,96]。因此，目前重大的研究正致力于宿主 APC 和供者 T 细胞相互作用的途径研究。大量证据表明，在动物模型中供者 CD4$^+$CD25$^+$ 调节性 T 细胞可以抑制 GvHD 效应的致死作用[97,98]。Edinger 等发现 CD4$^+$CD25$^+$ 调节性 T 细胞可抑制同种异体反应性供者 T 细胞的早期扩增，同时抑制其引起 GVHD 的能力，而不减少其增加 GVT 效应的能力[99]。同样，已证实注射调节性 APC 可导致调节性 T 细胞的分化，避免 GVHD，同时保持抗白血病作用[100]。肿瘤抗原致敏的记忆 CD4$^+$T 细胞也被证实可以抑制体内肿瘤的生长，而不诱导 GVHD[101]。根据这些数据，可能会进行临床试验来研究调节 T 或记忆 T 对人类 GVHD 和 GVT 的影响。

实验动物模型表明，在接受树突状细胞（DC）为基础的疫苗的同种异体 HCT 受者中 GvT 作用增

加[102,103]。此外，研究表明，过继转移的次要组织相容性抗原或肿瘤抗原特异性的 T 细胞可以增强 HCT 受者的抗肿瘤作用[91,104]。

另一项研究领域包括异基因免疫治疗和肿瘤生长相关的分子通路特异性靶向治疗相结合的方法。最近有报告，伊马替尼联合 DLI 作为非清髓性异基因 HCT 后复发的 Ph 染色体阳性白血病的挽救治疗，获得了分子学缓解[105]。在 RCC 中，目前正在动物模型中研究联合使用舒尼提尼或索拉非尼这两个最近已经被美国 FDA 批准治疗转移性肾癌的酪氨酸激酶抑制剂和异基因免疫治疗的效果[106-109]。

另一种增强 GVT 抗实体瘤作用的策略是利用杀伤细胞 IgG 样受体（KIR）配体不相容的 NK 细胞增强抗肿瘤作用。在体外，KIR 不相合的 NK 细胞与 KIR 相合或自体 NK 细胞相比提高了抗实体瘤，如 RCC 和黑色素瘤的细胞毒效应[110]。此外，最近的文献表明，KIR 配体不相合的（同种异体反应）NK 细胞可能通过减少移植后宿主 APC 减少GVHD[111-113]。最近几年，越来越多的 NK 细胞识别靶细胞有关的受体已经被确定，最大的一群属于结合于特定的 HLA 子类的免疫球蛋白超家族[114]。实验动物模型已经表明，同种反应性 NK 细胞输注可减少 GVHD 的发生率及严重程度[112,115]。同样，在小鼠肾肿瘤的异基因 HCT，同种反应性 NK 细胞输注能减少 GvHD 和介导抗小鼠肾癌的 GvT 效应，延长了生存[116]。研究表明人类 KIR 不相合的异基因 HCT 减少了单倍体移植后 AML 白血病的复发和 GVHD 的发生[111- 112,117]。基于之前体外数据讨论的基础，RCC 的同种异体 NK 细胞也可能存在类似的益处。最近的回顾性分析表明，缺少 HLA-Bw4（KIR3DL1 的 KIR 配体）的 RCC 患者，接受 KIR3DL1 基因表达的供者移植时反应率明显提高，生存期延长[118]。输注同种异体反应性 NK 细胞是否可以改善 RCC 移植预后，提高 GVT 效应（如动物模型中发现的一样），可能在将来的临床试验中得到证实。如果成功，这些方案将导致异基因免疫治疗在很多不同实体瘤中的更广泛的应用。

（李国建 译 刘丽辉 校）

参考文献

1. Stiff PJ, Bayer R, Kerger C et al. High-dose chemotherapy with autologous transplantation for persistent/relapsed ovarian cancer: a multivariate analysis of survival for 100 consecutively treated patients. J Clin Oncol 1997;15:1309–1317

2. Stiff P, Veum-Stone J, Lazarus H et al. High-dose chemotherapy and autologous stem-cell transplantation for ovarian cancer: an Autologous Blood and Marrow Transplant Registry report. Ann Intern Med 2000;133(7):504–515

3. Bertucci F, Viens P, Delpero JR et al. High-dose melphalan-based chemotherapy and autologous stem cell transplantation after second look laparotomy in patients with chemosensitive advanced ovarian carcinoma: long-term results. Bone Marrow Transplant 2000;26:61–67

4. Ledermann JA, Herd R, Maraninchi D et al. High-dose chemotherapy for ovarian carcinoma: long-term results from the Solid Tumour Registry of the European Group for Blood and Marrow Transplantation (EBMT). Ann Oncol 2001;12:693–699

5. Cure H, Guastalla. JP. Phase III randomized trial of high-dose chemotherapy (HDC) and peripheral blood stem cell (PBSC) support as consolidation in patients (pts) with advanced ovarian cancer (AOC): 5-year follow-up of a GINECO/FNCLCC/SFGM-TC study. J Clin Oncol 2004;229(suppl):14S

6. Goncalves A, Delva R, Fabbro M et al. Post-operative sequential high-dose chemotherapy with haematopoietic stem cell support as front-line treatment in advanced ovarian cancer: a phase II multicentre study. Bone Marrow Transplant 2006;37:651–659

7. Chrystal K, Cheong K, Harper P. Chemotherapy of small cell lung cancer: state of the art. Curr Opin Oncol 2004;16:136–140

8. Hoffman PC, Mauer AM, Vokes EE. Lung cancer. Lancet 2000;355:479–485

9. Zochbauer-Muller S, Pirker R, Huber H. Treatment of small cell lung cancer patients. Ann Oncol 1999;10(suppl 6):83–91

10. Humblet Y, Symann M, Bosly A et al. Late intensification chemotherapy with autologous bone marrow transplantation in selected small-cell carcinoma of the lung: a randomized study. J Clin Oncol 1987;5:1864–1873

11. Leyvraz S, Pampallona S, Martinelli G et al. Randomized phase III study of high dose sequential chemotherapy supported by peripheral blood progenitor cells for the treatment of small cell lung cancer: results of the EBMT Random-ICE trial. J Clin Oncol 2006;24(18S):7064

12. Eton O, Legha SS, Bedikian AY et al. Sequential biochemotherapy versus chemotherapy for metastatic melanoma: results from a phase III randomized trial. J Clin Oncol 2002;20:2045–2052

13. Flaherty LE, Atkins M, Sosman J et al. Outpatient biochemotherapy with interleukin-2 and interferon alfa-2b in patients with metastatic malignant melanoma: results of two phase II cytokine working groups trials. J Clin Oncol 2001;19:3194–3202

14. McDermott DF, Mier JW, Lawrence DP et al. A phase II pilot trial of concurrent biochemotherapy with cisplatin, vinblastine, dacarbazine, interleukin 2, and interferon alpha-2B in patients with metastatic melanoma. Clin Cancer Res 2000;6:2201–2208

15. Rosenberg SA, Yang JC, Schwartzentruber DJ et al. Prospective randomized trial of the treatment of patients with metastatic melanoma using chemotherapy with cisplatin, dacarbazine, and tamoxifen alone or in combination with interleukin-2 and interferon alfa-2b. J Clin Oncol 1999;17:968–975

16. Phillips GL, Fay JW, Herzig GP et al. Intensive 1,3-bis(2-chloroethyl)-1-nitrosourea (BCNU), NSC #4366650 and cryopreserved autologous marrow transplantation for refractory cancer. A phase I-II study. Cancer 1983;52:1792–1802

17. Cornbleet MA, McElwain TJ, Kumar PJ et al. Treatment of advanced malignant melanoma with high-dose melphalan and autologous bone marrow transplantation. Br J Cancer 1983;48:329–334

18. Wolff SN, Herzig RH, Fay JW et al. High-dose thiotepa with autologous bone marrow transplantation for metastatic malignant melanoma: results of phase I and II studies of the North American Bone Marrow Transplantation Group. J Clin Oncol 1989;7:245–249

19. Meisenberg BR, Ross M, Vredenburgh JJ et al. Randomized trial of high-dose chemotherapy with autologous bone marrow support as adjuvant therapy for high-risk, multi-node-positive malignant melanoma. J Natl Cancer Inst 1993;85:1080–1085

20. Fine HA, Dear KB, Loeffler JS et al. Meta-analysis of radiation therapy with and without adjuvant chemotherapy for malignant gliomas in adults. Cancer 1993;71:2585–2597

21. Jacques-Olivier B, Claude L, Pierre B et al. Does high-dose carmustine increase overall survival in supratentorial high-grade malignant glioma? An EBMT retrospective study. Int J Cancer 2007;120:1782–1786

22. van Glabbeke M, van Oosterom AT, Oosterhuis JW et al. Prognostic factors for the outcome of chemotherapy in advanced soft tissue sarcoma: an analysis of 2,185 patients treated with anthracycline-containing first-line regimens – a European Organization for Research and Treatment of Cancer Soft Tissue and Bone Sarcoma Group Study. J Clin Oncol 1999;17:150–157

23. Antman K, Crowley J, Balcerzak SP et al. An intergroup phase III randomized study of doxorubicin and dacarbazine with or without ifosfamide and mesna in advanced soft tissue and bone sarcomas. J Clin Oncol 1993;11:1276–1785

24. Edmonson JH, Ryan LM, Blum RH et al. Randomized comparison of doxorubicin alone versus ifosfamide plus doxorubicin or mitomycin, doxorubicin, and cisplatin against advanced soft tissue sarcomas. J Clin Oncol 1993;11:1269–1275

25. Santoro A, Tursz T, Mouridsen H et al. Doxorubicin versus CYVADIC versus doxorubicin plus ifosfamide in first-line treatment of advanced soft tissue sarcomas: a randomized study of the European Organization for Research and Treatment of Cancer Soft Tissue and Bone Sarcoma Group. J Clin Oncol 1995;13:1537–1545

26. Fagioli F, Aglietta M, Tienghi A et al. High-dose chemotherapy in the treatment of relapsed osteosarcoma: an Italian sarcoma group study. J Clin Oncol 2002;20:2150–2156

27. Elias AD, Ayash LJ, Wheeler C et al. Phase I study of high-dose ifosfamide, carboplatin and etoposide with autologous hematopoietic stem cell support. Bone Marrow Transplant 1995;15:373–379

28. Blay JY, Bouhour D, Ray-Coquard I et al. High-dose chemotherapy with autologous hematopoietic stem-cell transplantation for advanced soft tissue sarcoma in adults. J Clin

Oncol 2000;18:3643–3650
29. Engelhardt M, Zeiser R, Ihorst G et al. High-dose chemotherapy and autologous peripheral blood stem cell transplantation in adult patients with high-risk or advanced Ewing and soft tissue sarcoma. J Cancer Res Clin Oncol 2007;133:1–11
30. Clark MA, Fisher C, Judson I, Thomas JM. Soft-tissue sarcomas in adults. N Engl J Med 2005;353:701–711
31. van der Bruggen P, Stroobant V, van Pel A, van den Eynde B. T-cell defined tumor antigens. Cancer Immunity 2001; revised 2007. www.cancerimmunity.org/peptidedatabase/Tcellepitopes.htm#text
32. Eder JP, Kantoff PW, Roper K et al. A phase I trial of a recombinant vaccinia virus expressing prostate-specific antigen in advanced prostate cancer. Clin Cancer Res 2000;6:1632–1638
33. Panelli MC, Wunderlich J, Jeffries J et al. Phase 1 study in patients with metastatic melanoma of immunization with dendritic cells presenting epitopes derived from the melanoma-associated antigens MART-1 and gp100. J Immunother 2000;23:487–498
34. Phan GQ, Touloukian CE, Yang JC et al. Immunization of patients with metastatic melanoma using both class I- and class II-restricted peptides from melanoma-associated antigens. J Immunother 2003;26:349–356
35. Schwaab T, Lewis LD, Cole BF et al. Phase I pilot trial of the bispecific antibody MDXH210 (anti-Fc gamma RI X anti-HER-2/neu) in patients whose prostate cancer overexpresses HER-2/neu. J Immunother 2001;24:79–87
36. Thomas-Kaskel AK, Zeiser R, Jochim R et al. Vaccination of advanced prostate cancer patients with PSCA and PSA peptide-loaded dendritic cells induces DTH responses that correlate with superior overall survival. Int J Cancer 2006;119:2428–2434
37. Muderspach L, Wilczynski S, Roman L et al. A phase I trial of a human papillomavirus (HPV) peptide vaccine for women with high-grade cervical and vulvar intraepithelial neoplasia who are HPV 16 positive. Clin Cancer Res 2000;6:3406–3416
38. Nestle FO, Alijagic S, Gilliet M et al. Vaccination of melanoma patients with peptide- or tumor lysate-pulsed dendritic cells. Nat Med 1998;4:328–332
39. Peterson AC, Harlin H, Gajewski TF. Immunization with Melan-A peptide-pulsed peripheral blood mononuclear cells plus recombinant human interleukin-12 induces clinical activity and T-cell responses in advanced melanoma. J Clin Oncol 2003;21:2342–2348
40. Wierecky J, Muller MR, Wirths S et al. Immunologic and clinical responses after vaccinations with peptide-pulsed dendritic cells in metastatic renal cancer patients. Cancer Res 2006;66:5910–5918
41. Bukowski RM, Sharfman W, Murthy S et al. Clinical results and characterization of tumor-infiltrating lymphocytes with or without recombinant interleukin 2 in human metastatic renal cell carcinoma. Cancer Res 1991;51:4199–4205
42. Dudley ME, Wunderlich JR, Robbins PF et al. Cancer regression and autoimmunity in patients after clonal repopulation with antitumor lymphocytes. Science 2002;298:850–854
43. Morgan RA, Dudley ME, Wunderlich JR et al. Cancer regression in patients after transfer of genetically engineered lymphocytes. Science 2006;314:126–129
44. Savoldo B, Huls MH, Liu Z et al. Autologous Epstein-Barr virus (EBV)-specific cytotoxic T cells for the treatment of persistent active EBV infection. Blood 2002;100:4059–4066
45. Akdis CA, Blaser K. Mechanisms of interleukin-10-mediated immune suppression. Immunology 2001;103:131–136
46. Garcia-Lora A, Martinez M, Algarra I et al. MHC class I-deficient metastatic tumor variants immunoselected by T lymphocytes originate from the coordinated downregulation of APM components. Int J Cancer 2003;106:521–527
47. Hicklin DJ, Wang Z, Arienti F et al. beta2-Microglobulin mutations, HLA class I antigen loss, and tumor progression in melanoma. J Clin Invest 1998;101:2720–2729
48. Maeurer MJ, Gollin SM, Martin D et al. Tumor escape from immune recognition: lethal recurrent melanoma in a patient associated with downregulation of the peptide transporter protein TAP-1 and loss of expression of the immunodominant MART-1/Melan-A antigen. J Clin Invest 1996;98:1633–1641
49. Medema JP, de Jong J, Peltenburg LT et al. Blockade of the granzyme B/perforin pathway through overexpression of the serine protease inhibitor PI-9/SPI-6 constitutes a mechanism for immune escape by tumors. Proc Natl Acad Sci USA 2001;98:11515–11520
50. O'Connell J, Bennett MW, O'Sullivan GC et al. Fas counter-attack – the best form of tumor defense? Nat Med 1999;5:267–268
51. Seliger B, Hohne A, Jung D et al. Expression and function of the peptide transporters in escape variants of human renal cell carcinomas. Exp Hematol 1997;25:608–614
52. Antony PA, Piccirillo CA, Akpinarli A et al. CD8+ T cell immunity against a tumor/self-antigen is augmented by CD4+ T helper cells and hindered by naturally occurring T regulatory cells. J Immunol 2005;174:2591–2601
53. Curiel TJ, Coukos G, Zou L et al. Specific recruitment of regulatory T cells in ovarian carcinoma fosters immune privilege and predicts reduced survival. Nat Med 2004;10:942–949
54. Ormandy LA, Hillemann T, Wedemeyer H et al. Increased populations of regulatory T cells in peripheral blood of patients with hepatocellular carcinoma. Cancer Res 2005;65:2457–2464
55. Baron F, Storb R. Allogeneic hematopoietic cell transplantation as treatment for hematological malignancies: a review. Springer Semin Immunopathol 2004;26:71–94
56. Storb RF, Champlin R, Riddell SR et al. Non-myeloablative transplants for malignant disease. Hematology Am Soc Hematol Educ Program 2001:375–391
57. Parr MD, Messino MJ, McIntyre W. Allogeneic bone marrow transplantation: procedures and complications. Am J Hosp Pharm 1991;48:127–137
58. Majolino I, Saglio G, Scime R et al. High incidence of chronic GVHD after primary allogeneic peripheral blood stem cell transplantation in patients with hematologic malignancies. Bone Marrow Transplant 1996;17:555–560
59. Nash RA, Storb R. Graft-versus-host effect after allogeneic hematopoietic stem cell transplantation: GVHD and GVL. Curr Opin Immunol 1996;8:674–680
60. Mattsson J, Uzunel M, Remberger M, Ringden O. T cell mixed chimerism is significantly correlated to a decreased risk of acute graft-versus-host disease after allogeneic stem cell transplantation. Transplantation 2001;71:433–439
61. Trivedi HL, Vanikar AV, Modi PR et al. Allogeneic hematopoietic stem-cell transplantation, mixed chimerism, and tolerance in living related donor renal allograft recipients. Transplant Proc 2005;37:737–742
62. Childs R, Clave E, Contentin N et al. Engraftment kinetics after nonmyeloablative allogeneic peripheral blood stem cell transplantation: full donor T-cell chimerism precedes alloimmune responses. Blood 1999;94:3234–3241
63. Imamura M, Tsutsumi Y, Miura Y et al. Immune reconstitution and tolerance after allogeneic hematopoietic stem cell transplantation. Hematology 2003;8:19–26
64. Maris M, Sandmaier BM, Maloney DG et al. Non-myeloablative hematopoietic stem cell transplantation. Transfus Clin Biol 2001;8:231–234
65. Cross NC, Hughes TP, Feng L et al. Minimal residual disease after allogeneic bone marrow transplantation for chronic myeloid leukaemia in first chronic phase: correlations with acute graft-versus-host disease and relapse. Br J Haematol 1993;84:67–74
66. Enright H, Davies SM, DeFor T et al. Relapse after non-T-cell-depleted allogeneic bone marrow transplantation for chronic myelogenous leukemia: early transplantation, use of an unrelated donor, and chronic graft-versus-host disease are protective. Blood 1996;88:714–720
67. Sullivan KM, Fefer A, Witherspoon R et al. Graft-versus-leukemia in man: relationship of acute and chronic graft-versus-host disease to relapse of acute leukemia following allogeneic bone marrow transplantation. Prog Clin Biol Res 1987;244:391–399
68. Zikos P, van Lint MT, Lamparelli T et al. Allogeneic hemopoietic stem cell transplantation for patients with high risk acute lymphoblastic leukemia: favorable impact of chronic graft-versus-host disease on survival and relapse. Haematologica 1998;83:896–903
69. Horowitz MM, Gale RP, Sondel PM et al. Graft-versus-leukemia reactions after bone marrow transplantation. Blood 1990;75:555–562
70. Apperley JF, Jones L, Hale G et al. Bone marrow transplantation for patients with chronic myeloid leukaemia: T-cell depletion with Campath-1 reduces the incidence of graft-versus-host disease but may increase the risk of leukaemic relapse. Bone Marrow Transplant 1986;1:53–66
71. Goldman JM, Gale RP, Horowitz MM et al. Bone marrow transplantation for chronic myelogenous leukemia in chronic phase. Increased risk for relapse associated with T-cell depletion. Ann Intern Med 1988;108:806–814
72. Martin PJ, Hansen JA, Buckner CD et al. Effects of in vitro depletion of T cells in HLA-identical allogeneic marrow grafts. Blood 1985;66:664–672
73. Bishop MR, Fowler DH, Marchigiani D et al. Allogeneic lymphocytes induce tumor regression of advanced metastatic breast cancer. J Clin Oncol 2004;22:3886–3892
74. Bregni M, Dodero A, Peccatori J et al. Nonmyeloablative conditioning followed by hematopoietic cell allografting and donor lymphocyte infusions for patients with metastatic renal and breast cancer. Blood 2002;99:4234–4236
75. Carella AM, Beltrami G, Corsetti MT et al. Reduced intensity conditioning for allograft after cytoreductive autograft in metastatic breast cancer. Lancet 2005;366:318–320
76. Childs R, Bradstock K. Non-myeloablative allogeneic stem cell transplantation (NST) for metastatic melanoma: nondurable chemotherapy responses without clinically meaningful graft-vs-tumor (GVT) effects. Society of Hematology Meeting, Philadelphia, USA, 2002 (abstracts)
77. Childs R, Chernoff A, Contentin N et al. Regression of metastatic renal-cell carcinoma after nonmyeloablative allogeneic peripheral-blood stem-cell transplantation. N Engl J Med 2000;343:750–758
78. Hentschke P, Barkholt L, Uzunel M et al. Low-intensity conditioning and hematopoietic stem cell transplantation in patients with renal and colon carcinoma. Bone Marrow Transplant 2003;31:253–261
79. Kurokawa T, Fischer K, Bertz H et al. In vitro and in vivo characterization of graft-versus-tumor responses in melanoma patients after allogeneic peripheral blood stem cell transplantation. Int J Cancer 2002;101:52–60
80. Pedrazzoli P, da Prada GA, Giorgiani G et al. Allogeneic blood stem cell transplantation after a reduced-intensity, preparative regimen: a pilot study in patients with refractory malignancies. Cancer 2002;94:2409–1245
81. Rini BI, Zimmerman T, Stadler WM et al. Allogeneic stem-cell transplantation of renal cell cancer after nonmyeloablative chemotherapy: feasibility, engraftment, and clinical results. J Clin Oncol 2002;20:2017–2024
82. Takahashi T, Omuro Y, Matsumoto G et al. Nonmyeloablative allogeneic stem cell transplantation for patients with unresectable pancreatic cancer. Pancreas 2004;28:e65–e69
83. Ueno NT, Cheng YC, Rondon G et al. Rapid induction of complete donor chimerism by the use of a reduced-intensity conditioning regimen composed of fludarabine and melphalan in allogeneic stem cell transplantation for metastatic solid tumors. Blood 2003;102:3829–3836
84. Barkholt L, Bregni M, Remberger M et al. Allogeneic haematopoietic stem cell transplantation for metastatic renal carcinoma in Europe. Ann Oncol 2006;17:1134–1140
85. Bregni M, Ueno NT, Childs R. The second international meeting on allogeneic transplantation in solid tumors. Bone Marrow Transplant 2006;38:527–537
86. Bay JO, Fleury J, Choufi B et al. Allogeneic hematopoietic stem cell transplantation in ovarian carcinoma: results of five patients. Bone Marrow Transplant 2002;30:95–102
87. Warren EH, Greenberg PD, Riddell SR. Cytotoxic T-lymphocyte-defined human minor histocompatibility antigens with a restricted tissue distribution. Blood 1998;91:2197–2207
88. Tykodi SS, Warren EH, Thompson JA et al. Allogeneic hematopoietic cell transplantation for metastatic renal cell carcinoma after nonmyeloablative conditioning: toxicity, clinical response, and immunological response to minor histocompatibility antigens. Clin Cancer Res 2004;10:7799–7811
89. Warren EH, Tykodi SS, Murata M et al. T-cell therapy targeting minor histocompatibility Ags for the treatment of leukemia and renal-cell carcinoma. Cytotherapy 2002;4:441
90. Fontaine P, Roy-Proulx G, Knafo L et al. Adoptive transfer of minor histocompatibility antigen-specific T lymphocytes eradicates leukemia cells without causing graft-versus-host disease. Nat Med 2001;7:789–794
91. Mutis T. Targeting alloreactive donor T-cells to hematopoietic system-restricted minor histocompatibility antigens to dissect graft-versus-leukemia effects from graft-versus-host disease after allogeneic stem cell transplantation. Int J Hematol 2003;78:208–212
92. Perreault C, Jutras J, Roy DC et al. Identification of an immunodominant mouse minor histocompatibility antigen (MiHA). T cell response to a single dominant MiHA causes

graft-versus-host disease. J Clin Invest 1996;98:622–628

93. Amrolia PJ, Muccioli-Casadei G, Yvon E et al. Selective depletion of donor alloreactive T cells without loss of antiviral or antileukemic responses. Blood 2003;102:2292–2299

94. Solomon SR, Tran T, Carter CS et al. Optimized clinical-scale culture conditions for ex vivo selective depletion of host-reactive donor lymphocytes: a strategy for GvHD prophylaxis in allogeneic PBSC transplantation. Cytotherapy 2002;4:395–406

95. Matte CC, Liu J, Cormier J et al. Donor APCs are required for maximal GVHD but not for GVL. Nat Med 2004;10:987–992

96. Shlomchik WD, Couzens MS, Tang CB et al. Prevention of graft versus host disease by inactivation of host antigen-presenting cells. Science 1999;285:412–415

97. Cohen JL, Trenado A, Vasey D et al. CD4+D25+ immunoregulatory T Cells: new therapeutics for graft-versus-host disease. J Exp Med 2002;196:401–406

98. Taylor PA, Lees CJ, Blazar BR. The infusion of ex vivo activated and expanded CD4+D25+ immune regulatory cells inhibits graft-versus-host disease lethality. Blood 2002;99:3493–3499

99. Edinger M, Hoffmann P, Ermann J et al. CD4+CD25+ regulatory T cells preserve graft-versus-tumor activity while inhibiting graft-versus-host disease after bone marrow transplantation. Nat Med 2003;9:1144–1150

100. Sato K, Yamashita N, Baba M, Matsuyama T. Regulatory dendritic cells protect mice from murine acute graft-versus-host disease and leukemia relapse. Immunity 2003;18:367–379

101. Chen BJ, Cui X, Sempowski GD et al. Transfer of allogeneic CD62L- memory T cells without graft-versus-host disease. Blood 2004;103:1534–1541

102. Bendandi M, Rodriguez-Calvillo M, Inoges S et al. Combined vaccination with idiotype-pulsed allogeneic dendritic cells and soluble protein idiotype for multiple myeloma patients relapsing after reduced-intensity conditioning allogeneic stem cell transplantation. Leuk Lymphoma 2006;47:29–37

103. Zoller M. Tumor vaccination after allogeneic bone marrow cell reconstitution of the non-myeloablatively conditioned tumor-bearing murine host. J Immunol 2003;171:6941–6953

104. Ji YH, Weiss L, Zeira M et al. Allogeneic cell-mediated immunotherapy of leukemia with immune donor lymphocytes to upregulate antitumor effects and downregulate antihost responses. Bone Marrow Transplant 2003;32:495–504

105. Savani BN, Srinivasan R, Espinoza-Delgado I et al. Treatment of relapsed blast-phase Philadelphia-chromosome-positive leukaemia after non-myeloablative stem-cell transplantation with donor lymphocytes and imatinib. Lancet Oncol 2005;6:809–812

106. Chalandon Y, Schwaller J. Targeting mutated protein tyrosine kinases and their signaling pathways in hematologic malignancies. Haematologica 2005;90:949–968

107. McInnes C, Fischer PM. Strategies for the design of potent and selective kinase inhibitors. Curr Pharm Des 2005;11:1845–1863

108. Murray N, Salgia R, Fossella FV. Targeted molecules in small cell lung cancer. Semin Oncol 2004;31(1 suppl 1):106–111

109. Wiedmann MW, Caca K. Molecularly targeted therapy for gastrointestinal cancer. Curr Cancer Drug Targets 2005;5:171–193

110. Igarashi T, Wynberg J, Srinivasan R et al. Enhanced cytotoxicity of allogeneic NK cells with killer immunoglobulin-like receptor ligand incompatibility against melanoma and renal cell carcinoma cells. Blood 2004;104:170–177

111. Ruggeri L, Capanni M, Casucci M et al. Role of natural killer cell alloreactivity in HLA-mismatched hematopoietic stem cell transplantation. Blood 1999;94:333–339

112. Ruggeri L, Capanni M, Urbani E et al. Effectiveness of donor natural killer cell alloreactivity in mismatched hematopoietic transplants. Science 2002;295:2097–2100

113. Yu G, Xu X, Vu MD et al. NK cells promote transplant tolerance by killing donor antigen-presenting cells. J Exp Med 2006;203:1851–1858

114. Sentman CL, Barber MA, Barber A, Zhang T. NK cell receptors as tools in cancer immunotherapy. Adv Cancer Res 2006;95:249–292

115. Asai O, Longo DL, Tian ZG et al. Suppression of graft-versus-host disease and amplification of graft-versus-tumor effects by activated natural killer cells after allogeneic bone marrow transplantation. J Clin Invest 1998;101:1835–1842

116. Lundqvist A, McCoy JP, Samsel L, Childs R. Reduction of GVHD and enhanced anti-tumor effects after adoptive infusion of alloreactive Ly49-mismatched NK-cells from MHC-matched donors. Blood 2007;109:3603–3606

117. Giebel S, Locatelli F, Lamparelli T et al. Survival advantage with KIR ligand incompatibility in hematopoietic stem cell transplantation from unrelated donors. Blood 2003;102:814–819

118. Srinivasan R, Carrington M, Suffredini D et al. Impact of KIR and HLA genotypes on outcome in nonmyeloablative hematopoietic cell transplantation (HCT) Using HLA matched related donors (ASH Annual Meeting Abstracts #323). Blood 2006;108:11

119. van de Velde H, Bosquee L, Weynants P et al. Moderate dose-escalation of combination chemotherapy with concomitant thoracic radiotherapy in limited-disease small-cell lung cancer: prolonged intrathoracic tumor control and high central nervous system relapse rate. Groupe d'Oncologie-Pneumologie Clinique de l'Universite Catholique de Louvain, Brussels and Liege, Belgium. Ann Oncol 1999;10:1051–1057

120. Smith IE, Evans BD, Harland SJ et al. High-dose cyclophosphamide with autologous bone marrow rescue after conventional chemotherapy in the treatment of small cell lung carcinoma. Cancer Chemother Pharmacol 1985;14:120–124

121. Spitzer G, Farha P, Valdivieso M et al. High-dose intensification therapy with autologous bone marrow support for limited small-cell bronchogenic carcinoma. J Clin Oncol 1986;4:4–13

122. Fetscher S, Brugger W, Engelhardt R et al. Dose-intense therapy with etoposide, ifosfamide, cisplatin, and epirubicin (VIP-E) in 107 consecutive patients with limited- and extensive-stage non-small-cell lung cancer. Ann Oncol 1997;8:57–64

123. Johnson DB, Thompson JM, Corwin JA et al. Prolongation of survival for high-grade malignant gliomas with adjuvant high-dose BCNU and autologous bone marrow transplantation. J Clin Oncol 1987;5:783–789

124. Biron P, Vial C, Chauvin F. Strategy including surgery, high dose BCNU followed by ABMT and radiotherapy in supratentorial high grade astrocytomas: a report of 98 patients. In: Dicke KA, Armitage JO, Dicke-Evinger MJ (eds) Autologous bone marrow transplantation. Proceedings of the 5th International Symposium, University of Nebraska Medical Center, 1991, 637–645

125. Linassier C, Destrieux C, Benboubker L et al. [Role of high-dose chemotherapy with hemopoietic stem-cell support in the treatment of adult patients with high-grade glioma]. Bull Cancer 2001;88:871–876

126. Durando X, Lemaire JJ, Tortochaux J et al. High-dose BCNU followed by autologous hematopoietic stem cell transplantation in supratentorial high-grade malignant gliomas: a retrospective analysis of 114 patients. Bone Marrow Transplant 2003;31:559–564

第14章

生殖细胞肿瘤

Alan Horwich, Duncan Gilbert

引言

生殖细胞肿瘤是年轻男性（15～35岁）最常见的恶性肿瘤，发生率呈上升趋势，原因目前不太清楚。生殖细胞肿瘤包括睾丸肿瘤和累及腺体外组织的肿瘤，例如来源于原始生殖细胞的腹膜后和纵隔肿瘤。随着以顺铂为主的联合化疗方案的应用，转移性的生殖细胞肿瘤已经成为可治愈的疾病，更多的研究集中于如何减少治疗相关副作用。然而，患者仍然存在异质性，非精原生殖细胞肿瘤（NSGCT）患者尽管应用标准化疗，预后仍然很差。

1997年，国际生殖细胞肿瘤协作组（IGC-CCG）出版了一个基于5202例NSGCT患者的预后指数，利用回归分析法分析了多种危险因素，包括原发部位，不包括肺的脏器累及、肿瘤标记物α-甲胎蛋白（AFP）、β-人绒毛膜促性腺激素（β-HCG）、乳酸脱氢酶（LDH）[1]。根据预计生存期分为不同预后组。预后良好组5年生存率为90%，中危组为80%，高危组只有48%（表14.1）。预后不良的患者占14%，包括具有高危特征的患者（β-HCG > 50 000U/L，AFP > 10 000U/L 或 LDH >正常上限的10倍）、有脏器转移的患者（不包括肺）、纵隔原发患者或具有以上任意组合特征的患者。目前的标准治疗包括3～4个周期的BEP方案化疗（博来霉素、依托泊苷和顺铂）。到目前为止，虽然报告了多种II期临床试验，但尚无随机试验证明哪种方案更有效（表14.2）。当然，在考虑非随机病例影响的同时，也要考虑到不同治疗机构的影响（更大的中心有更好的效果），随着时间的推移、生存率不断提高的影响[2-3]，以及病例选择的影响。

外科手术对控制化疗后的残留病灶和化疗后复发有重要作用[4]。尤其在化疗后肿瘤标志物持续增高和有肉眼可见病灶的患者，应考虑切除腹膜后淋

表 14.1 睾丸生殖细胞肿瘤的预后分组

NSGCT	精原细胞瘤
预后良好组	
睾丸 / 腹膜后原发和无脏器转移（不包括肺）伴低水平的血浆标志物	任何原发部位 / 腹膜后原发和不包括肺的脏器转移，不论血浆标志物（AFP 正常）
占 NSGCT 56%	占精原细胞瘤的 90%
5 年生存率 92%	5 年生存率 86%
5 年无进展生存率 89%	5 年无进展生存率 82%
预后中等组	
睾丸 / 腹膜后原发和无脏器转移（不包括肺）伴中等水平的血浆标志物	任何原发部位 / 腹膜后原发和不包括肺的脏器转移，不论血浆标志物（AFP 正常）
占 NSGCT 28%	占精原细胞瘤的 10%
5 年生存率 80%	5 年生存率 72%
5 年无进展生存率 75%	5 年无进展生存率 67%
预后不良组	
纵隔原发或脏器转移（不包括肺）或高水平的血浆标志物	无
占 NSGCT 16%	
5 年生存率 48%	
5 年无进展生存率 41%	

表 14.2 预后不良组的治疗结果（无大剂量化疗）

研究	药物	患者数	无复发生存率（%）	总生存率（%）
Bower（1997）[6]	POMB-ACE	92		75
Germa-Lluch（1999）[45]	POMB-EPI	22	58	
Decatris（2000）[46]	BEP-CEC	20		60
Fizazi（2002）[47]	BOP-CISCA POMB-ACE	38	65	
Schmoll（2003）[42]	HD VIP	182	69	
Christian（2003）[9]	CBOP-BEP	54	83	
Fossa（2005）[48]	CBOP-BEP	56	56	

巴结或去除其他的残留肿块，目的是去除活动的并且可能是耐药的肿瘤，以及可能会增大的或晚期发生恶性变的分化畸胎瘤。

虽然大约85%有转移瘤的患者可治愈，但化疗后复发的患者预后并不好。有转移的患者中有20%～30%会复发。虽然复发后仍对化疗敏感，但预后很差。晚期复发的患者，如每年有0.5%～1%的患者会在初始治疗2年后复发[5]，这些患者一般是相对耐药的，一旦有可能需外科切除。

因此，需要观察大剂量化疗和干细胞移植在以下两组患者的作用，即作为复发患者的"挽救"治疗和预后不良患者的"一线"治疗。

非清髓化疗

一线治疗

最近的旨在提高传统化疗有效率的研究总结在表14.2。许多试验证明提高剂量或加入新的药物对预后不良组患者有效。变换化疗方案可避免特殊药物的累积毒性，减小药物耐药的可能。在一项研究中，POMB/ACE方案（顺铂、长春新碱、甲氨蝶呤、博来霉素和放线菌素D、环磷酰胺、依托泊苷交替）治疗的3年生存率为75%（95%CI 65%～84%）[6]，但之后的研究未获得如此好的疗效[7,8]。Royal Marsden医院应用CBOP/BEP密集方案（卡铂、博来霉素、长春新碱和顺铂，随后应用博来霉素、依托泊苷和顺铂），开始6周交替应用卡铂、顺铂化疗，联合博来霉素和长春新碱，之后是3周期的BEP（博来霉素适当减量以不超过剂量上限）。在1998—2000年应用上述方案治疗54例患者，5年总生存率87.6%（95% CI 71.3%～94.6%），甚至原发纵隔的患者也获得77.1%的3年生存率[9]。在一项NCRI的研究中，正将此方案和标准BEP方案进行对比。到目前为止，仅有的随机试验是BOP/VIP-B[10]或CISCA/VB[11]与BEP的对照，两个方案均未显示出明显优势。将BEP方案中的博来霉素用异环磷酰胺代替，毒性增加但并未取得更好疗效[12]。在小规模的研究中将紫杉醇加入BEP方案取得让人鼓舞的反应率[13]，现在（欧洲癌症研究与治疗组织）EORTC正在研究其对中危患者的作用。最近证明奥沙利铂和吉西他滨对治疗生殖细胞肿瘤有效[14-17]，但它们在一线治疗中的作用尚未被评价。

挽救方案

一线化疗失败后，预后变得很差，如果诱导化疗时未完全缓解或肿瘤标记物明显升高，无进展生存小于2年[18]。存在以上3个危险因素的患者是高危组患者，在这组统计数据中无人存活3年以上。而有2个危险因素的患者预后要好很多，采用化疗联合随后的手术或放疗处理残留病变可取得47%的5年生存率。纪念斯隆－凯特琳癌症中心（MSKCC）将睾丸原发肿瘤患者和一线化疗后曾取得完全缓解的复发患者定义为预后较好的患者。

经典的化疗方案包括异环磷酰胺、顺铂和依托泊苷（IPE）或最近的新方案紫杉醇、异环磷酰胺和顺铂（TIP）。46例预后较好的MSKCC复发患者曾应用后一种方案，32例（70%）取得完全缓解，总的无进展生存率为65%[19]。英国医学研究理事会开展了TIP方案治疗的II期临床试验[20]，共有43例可评价的患者，只有8例获得完全缓解（18例肿瘤标记物阴性的患者获得部分缓解），1年无病生存率36%（95% CI 22%～50%），而MSKCC的预后较好组患者的结果明显优于此结果。

正如上述，晚期复发的患者（治疗后2年）如果不能手术，虽然可能对TIP挽救治疗有反应，但对化疗更耐药，预后更差[21]。在新的药物中，紫杉醇是对复发患者最有效的药物，因此也用于复发患者的一线治疗，也可与奥沙利铂和吉西他滨联合使用（见表14.3），有效率为30%～40%（持续有反应患者在10%以上）。

高剂量化疗的结果

挽救治疗

一线治疗无效的生殖细胞肿瘤患者，可考虑大剂量化疗作为挽救治疗。基于这种肿瘤对化疗的敏感性，低剂量的顺铂即有反应，进一步提高关键药物的剂量，如卡铂、依托泊苷、环磷酰胺或异环磷酰胺可能进一步提高疗效。因为在造血干细胞的支持下，剂量限制性的毒性主要是依托泊苷引起的黏

表14.3　复发/难治GCT的联合化疗

参考文献	化疗方案	患者例数	1年PFS（%）
Pico（2005）[29]	长春碱/依托泊苷 异环磷酰胺 顺铂	128	35（3年）
Kondagunta（2005）[19]	紫杉醇 异环磷酰胺 顺铂	46（选择 MSKCC 预后良好 患者）	65（2年）
Mead（2005）[20]	紫杉醇 异环磷酰胺 顺铂	43	36
Hinton（2002）[14]	紫杉醇 吉西他滨	28	7
Pectasides（2004）[15]	吉西他滨 奥沙利铂	29	10
Kollmannsberger（2004）[17]	吉西他滨 奥沙利铂	35	11
Pectasides（2004）[16]	依立替康 奥沙利铂	18	11

膜炎，异环磷酰胺引起的肾毒性，尤其是以前应用过铂类的患者，还有联合应用上述药物和卡铂引起的肠毒性。

首先评估的是大剂量化疗联合自体骨髓移植，1986年印第安纳大学首先应用大剂量卡铂和依托泊苷治疗，有32例患者登记入组，前2年应用的化疗方案

表14.4　Beyer预后分组

变量	得分
铂类耐药的GCT	1
原发纵隔的NSGCT	1
在HDCT前为进展性病变	1
对铂类绝对耐药	2
HCG > 1000u/ml	2
累积分	2年PFS
0	51%
1 ~ 2	27%
> 2	5%

GCT，生殖细胞肿瘤；HCG，绒毛膜性腺激素；NSGCT，非精原生殖细胞瘤；HDCT，大剂量化疗

包括依托泊苷 $1200mg/m^2$、卡铂由 $900\ mg/m^2$ 逐渐增加到 $2000\ mg/m^2$，7例患者死于移植相关并发症，8例患者获得完全缓解，总的反应率是42%[22]。随后对40例患者的进一步随访发现，在中位36个月的随访期后，6例（15%）患者无病存活。然而，1例缓解的患者在自体移植后28个月后死于急性髓性白血病[23]。最近报告在印第安纳大学应用HDCE方案（大剂量卡铂＋依托泊苷）治疗的184例患者，63%仍无无病存活[24]。

回顾分析310例用高剂量化疗和自体干细胞移植治疗患者的危险因素，将一系列的危险因素制定成一个评分系统（见表14.4）[25]，没有预后不良因素的患者（0分）2年无病生存率为51%，中危组患者（1~2分）为27%，高危组（＞2分）为5%。1988—2001年在印第安纳大学治疗的一系列患者进一步证明了这些危险因素的有效性[26]。

欧洲治疗结外肿瘤的经验也长期有效，58个月的随访，30%的患者无病存活[27]，但是也证明腹膜后肿瘤（3年总生存率48%）和纵隔肿瘤（3年总生存率14%）的差异较大，且伴有5%的治疗相关死亡率。

Beyer的74例患者配对研究证明，接受大剂量化疗患者的2年生存率提高了9% ～ 11%[28]。然而，到目前为止，随机试验并未证明大剂量化疗优于标准的挽救治疗。一项最大的欧洲多中心研究[29]，将一线化疗后未完全缓解或复发的280例患者随机分组，一组接受传统剂量的挽救治疗（4疗程的顺铂、异环磷酰胺和依托泊苷或长春新碱），一组采用3疗程以上方案，之后用大剂量卡铂、依托泊苷和环磷酰胺加干细胞支持，两组的3年无病生存率和总生存率无明显区别，传统治疗的治疗相关死亡率为3%，而大剂量组为7%。在获得CR的患者中，大剂量组有更高的无病生存率，但总生存率并未提高。值得注意的是，考虑到入组患者的数量，小于15%的生存率差异并无统计学显著性差异。

尽管缺乏大剂量化疗优越性的证据，一项德国的临床试验仍将216例复发、难治生殖细胞肿瘤患者随机分为单次和序贯大剂量化疗组[30]，单次组应用VIP方案（依托泊苷、异环磷酰胺和顺铂），序贯组应用3次大剂量卡铂和依托泊苷，或3次VIP方案和1次大剂量卡铂和依托泊苷（CE方案），同样，只有两组的差异大于15%才能有统计学差异。然而，由于单次大剂量的化疗的治疗相关死亡率太

高（15/105 例），该试验被永久关闭，两组间无明显差异（1 年无进展生存率 PFS 为 55% 和 49%）。

紫杉醇也被加入了挽救治疗，高剂量化疗方案包括 TIP 方案，随后应用大剂量卡铂、依托泊苷和塞替哌，3 年无病生存率为 25%[31]。应用相似的组合（用紫杉醇 / 异环磷酰胺诱导，大剂量卡铂 / 依托泊苷后外周血干细胞采集），中位随访期 37 个月，使 15/37 例（41%）患者获得持久反应[32]。紫杉醇联合盐酸表阿霉素也被用于诱导治疗，随后应用 3 次大剂量化疗（环磷酰胺和塞替哌），之后应用依托泊苷、异环磷酰胺和卡铂[33]，虽然 45 例患者只有不足一半完成了治疗，并且有 5 例患者死亡，3 年无进展生存率仍为 24%。紫杉醇可与大剂量依托泊苷、卡铂和环磷酰胺联合作为替代方案[34]。在这 36 例患者研究中，顺铂敏感组 1 年无事件生存率为 64%，顺铂耐药或绝对耐药患者的生存率则降为 25%。另外，有 6 例治疗相关死亡。

应用大剂量化疗方案作为挽救疗法来治疗生殖细胞肿瘤的结果总结在表 14.5。

初始治疗

也有人观察了以大剂量化疗作为预后不良患者的初始治疗，来试图改善预后。适应证包括满足 ICCCG 标准的高危患者和最初化疗后标记物下降不理想的患者[35,36,37]，结果总结在表 14.6。

在一项 II 期临床试验中，28 例预后不良的患者应用 2 周期的双倍剂量的顺铂、长春碱、博来霉素和依托泊苷（改良 PVeBV 方案）和 1 周期的大剂量化疗（双倍剂量的顺铂、依托泊苷和环磷酰胺 -PEC），之后行自体骨髓移植[38]，随后的随机对照研究中检验了上述方案[39]。然而，结果证明上述治疗并无优势。也有证据证明双倍剂量顺铂 200mg/m^2 并不优于标准剂量 100mg/m$^{2[40]}$。

在纪念斯隆－凯特琳癌症中心，通过分析传统化疗后肿瘤标记物的变化模式，提示肿瘤标记物清除慢或清除不完全的患者预后差。清除慢的患者转为接受大剂量治疗，唯一的问题是肿瘤标记物的减少速度依赖于检测时间。结果 9/16 例消退速度慢的

表 14.5 大剂量化疗挽救治疗复发 / 进展性疾病

参考文献	大剂量化疗方案	患者数	无进展生存率	毒性相关死亡
Vaena（2003）[26]	依托泊苷 卡铂	80	32%（2 年）	6.3%
De Georgi（2005）[27]	不同方案	59	30%（中位 58 个月）	5%
Pico（2005）[29]	卡铂 依托泊苷 环磷酰胺	135	42%（3 年）	7%
Rick（2001）[31]	紫杉醇 依托泊苷 塞替哌	62	25%（3 年）	1.6%
Motzer（2000）[32]	紫杉醇 异环磷酰胺 卡铂 依托泊苷	37	41%（中位 30 个月）	0%
Lotz（2005）[33]	环磷酰胺 塞替哌	45	23.5%（3 年）	11%
McNeish（2004）[34]	卡铂 依托泊苷 环磷酰胺 紫杉醇	36	48%（2 年）	17%
Lorch（2006）[30]	卡铂 依托泊苷 环磷酰胺	216	55% 1 年（1×HDCT） 49% 1 年（3×HDCT）	14% 3.6%

HDCT，大剂量化疗

表 14.6 大剂量化疗作为预后不良患者的初始治疗

参考文献	大剂量化疗	患者数	无进展生存率
Droz (1992)[38]	顺铂 依托泊苷 环磷酰胺	28	42%（中位随访 66 个月）
Chevreau (1993)[39]	顺铂 依托泊苷 环磷酰胺	41	39%（2 年）
Flechon (1999)[49]	不同	44	50%（中位随访 42 个月）
Morris (1999)[41]	卡铂 依托泊苷 环磷酰胺	220	50%（中位随访 30 个月）
Schmoll (2003)[42]	依托泊苷 异环磷酰胺 卡铂	221	68%（5 年）
Bajorin (2006)[43]	卡铂 依托泊苷 环磷酰胺	108	52%（1 年）

患者在大剂量化疗后完全缓解[41]。

德国开展的一项Ⅰ／Ⅱ期临床试验观察了序贯大剂量依托泊苷、异环磷酰胺和顺铂（VIP）化疗联合造血干细胞支持，旨在提高预后不良患者的疗效[42]。在4 年的中位随访期后，2 年和 5 年 PFS 分别为 69% 和 68%（221 例）。EORTC 正在开展一项多中心的随机对照试验比较该方案和 4 疗程的 BEP 方案。

考虑到一线大剂量化疗相比传统治疗的所谓优越性，一项最近完成的美国随机试验将预后不良和中等组患者分为两组，对比应用 2 周期的 BEP，之后行 2 周期的 HDCT（环磷酰胺、依托泊苷和卡铂）与应用标准的 4 疗程 BEP 方案[43]。219 例患者入组，目的是将以前的 1 年生存率 45% 再提高 20%。然而，1 年的完全缓解率无明显区别，大剂量组 52%，单纯 BEP 组 48%。

概要

卡铂加依托泊苷，加或不加氧氮磷环类作为大剂量化疗方案，随后加造血干细胞支持，可治愈 20% ～ 30% 的顺铂为主方案治疗后复发的生殖细胞肿瘤患者，对传统剂量化疗仍有一定敏感性的肿瘤更有效。

考虑到大剂量治疗的毒性和缺乏随机研究证明其益处，迫切需要多学科联合讨论传统剂量挽救治疗联合局部治疗（手术和放疗）的优势。然而，大

表 14.7 Royal Marsden 医院应用大剂量化疗治疗 GCT

输干细胞前 6d 至前 3d （4 天）	格雷司琼 1mg iv 地塞米松 8mg iv 卡铂 AUC 6 [6×（EDTA GFR+25）] iv 依托泊苷 150mg/m² iv 2h 以上 依托泊苷 150mg/m² iv 2h 以上 0.9% 氯化钠 1L 4h 以上
0 天	干细胞回输

剂量化疗应该作为二线治疗，部分晚期复发的患者除外。到目前为止，尚未推荐将大剂量化疗作为一线治疗。

实际上，外周血造血干细胞由于采集方便已经基本取代了骨髓，作为自体移植物的来源。虽然在一线治疗如 BEP 方案治疗后，造血干细胞仍然很容易动员，只需在化疗后应用粒细胞刺激因子注射即可。依托泊苷单药或联合异环磷酰胺和表柔比星，都是有效的动员剂。

目前没有应用自体移植治疗生殖细胞肿瘤的报告数据。

Royal Marsdon 医院应用大剂量化疗治疗生殖细胞肿瘤的方案见表 14.7。

未来发展方向

正如对其他肿瘤的治疗，对生殖细胞肿瘤的分子生物学基础的了解可能在各层次上提高疗效。进一步地识别出传统治疗不能治愈的部分患者，使之首先从增加剂量的化疗中获益，并且避免不必要治疗的毒性。同样，对化疗耐药机制更好的了解也有助于寻找合理的药物设计和治疗的靶点。

结论

无论作为一线治疗还是挽救治疗，目前尚无证据证明大剂量化疗对治疗生殖细胞肿瘤有益处，Ⅲ期临床试验还不够大，但确实将疾病控制率提高了 15%，这项研究目前仍可用于选择的患者。

（刘丽辉 译 刘丽辉 译）

参考文献

1. International Germ Cell Cancer Collaborative Group. International Germ Cell Consensus

Classification: a prognostic factor-based staging system for metastatic germ cell cancers. J Clin Oncol 1997;15:594–603

2. Collette L, Sylvester RJ, Stenning SP et al. Impact of the treating institution on survival of patients with 'poor prognosis' metastatic nonseminoma. J Natl Cancer Inst 1999;92:839–846

3. Sonneveld DJ, Hoekstra HJ, van der Graaf WT et al. Improved long term survival of patients with metastatic nonseminomatous testicular germ cell carcinoma in relation to prognostic classification systems during the cisplatin era. Cancer 2001;91:1304–1315

4. Horwich A, Huddart R. Retroperitoneal lymph-node dissection after chemotherapy for germ-cell cancer in patients with elevated levels of serum tumor markers. Nat Clin Pract Urol 2006;3:2–3

5. Shahidi M, Norman AR, Dearnaley DP et al. Late recurrence in 1263 men with testicular germ cell tumors: multivariate analysis of risk factors and implications for management. Cancer 2002;95:520–530

6. Bower M, Newlands ES, Holden L et al. Treatment of men with metastatic non-seminomatous germ cell tumors with cyclical POMB/ACE chemotherapy. Ann Oncol 1997;8:477–483

7. Bhala N, Coleman JM, Radstone CR et al. The management and survival of patients with advanced germ cell turmous: improving outcome in intermediate and poor prognosis pateints. Clin Oncol 2004;16:40–47

8. Dorff TB, Rupani R, Wei DT et al. POMB-ACE therapy for patients with International Germ Cell Cancer Collaborative Group (IGCCCG) poor risk germ cell tumors (GCT): the USC experience. J Clin Oncol 2006;24(suppl):18

9. Christian JA, Huddart RA, Norman A et al. Intensive induction chemotherapy with CBOP/BEP in patients with poor prognosis germ cell tumors. J Clin Oncol 2003;21:871–877

10. Kaye SB, Mead GM, Fossa S et al. Intensive induction-sequential chemotherapy with BOP/VIP-B compared with treatment with BEP/EP for poor prognosis metastatic nonseminomatous germ cell tumor: a randomized Medical Research Council/European Organization for Research and Treatment of Cancer study. J Clin Oncol 1998;16:692–701

11. Droz JP, Pico JL, Ghosn M et al. Preliminary results of a randomized trial comparing bleomycin, etoposide, cisplatin (BEP) and cyclophosphamide, doxorubicin, cisplatin/vinblastin, bleomycin (CISCA/VB) for patients with intermediate and poor risk metastatic non seminomatous germ cell tumors (NSGCT) (abstract 690). Proceedings of the ASCO Annual Meeting, 2001. ASCO, Alexandria, Virginia

12. Nichols CR, Catalano PJ, Crawford ED et al. Randomized comparison of cisplatin and etoposide and either bleomycin or ifosfamide in treatment of advanced disseminated germ cell tumors: an Eastern Cooperative Oncology Group, Southwest Oncology Group, and Cancer and Leukemia Group B study. J Clin Oncol 1998;16:1287–1293

13. de Wit R, Louwerens M, de Mulder PH et al. Management of intermediate-prognosis germ-cell cancer: results of a phase I/II study of Taxol-BEP. Int J Cancer 1999;83:831–833

14. Hinton S, Catalano P, Einhorn LH et al. Phase II study of paclitaxel plus gemcitabine in refractory germ cell tumors (E9897): a trial of the Eastern Cooperative Oncology Group. J Clin Oncol 2002;20:1859–1863

15. Pectasides D, Pectasides M, Farmakis D et al. Gemcitabine and oxaliplatin (GEMOX) in patients with cisplatin-refractory germ cell tumors: a phase II study. Ann Oncol 2004;15:493–497

16. Pectasides D, Pectasides M, Farmakis D et al. Oxaliplatin and irinotecan plus granulocyte-colony stimulating factor as third-line treatment in relapsed or cisplatin-refractory germ-cell tumor patients: a phase II study. Eur Urol 2004;46:216–221

17. Kollmannsberger C, Beyer J, Liersch R et al. Combination chemotherapy with gemcitabine plus oxaliplatin in patients with intensively pretreated or refractory germ cell cancer: a study of the German Testicular Cancer Study Group. J Clin Oncol 2004;22:108–114

18. Fossa SD, Stenning SP, Gerl A et al. Prognostic factors in patients progressing after cisplatin-based chemotherapy for malignant non-seminomatous germ cell tumors. Br J Cancer 1999. 80:1392–1399

19. Kondagunta GV, Bacik J, Donadio A et al. Combination of paclitaxel, ifosfamide, and cisplatin is an effective second-line therapy for patients with relapsed testicular germ cell tumors. J Clin Oncol 2005;23:6549–6555

20. Mead GM, Cullen MH, Huddart R et al. MRC Testicular Tumor Working Party. A phase II trial of TIP (paclitaxel, ifosfamide and cisplatin) given as second-line (post-BEP) salvage chemotherapy for patients with metastatic germ cell cancer: a medical research council trial. Br J Cancer 2005;93:178–184

21. Ronnen EA, Kondagunta GV, Bacik J et al. Incidence of late-relapse germ cell tumor and outcome to salvage chemotherapy. J Clin Oncol 2005;23:6999–7004

22. Nichols CR, Tricot G, Williams SD et al. Dose-intensive chemotherapy in refractory germ cell cancer – a phase I/II trial of high-dose carboplatin and etoposide with autologous bone marrow transplantation. J Clin Oncol 1989;7:932–939

23. Broun ER, Nichols CR, Kneebone P et al. Long-term outcome of patients with relapsed and refractory germ cell tumors treated with high-dose chemotherapy and autologous bone marrow rescue. Ann Intern Med 1992;117:124–128

24. Einhorn LH, Williams S, Abonour RH. Salvage chemotherapy with high dose carboplatin + etoposide (HDCE) and peripheral blood stem cell transplant (PBSCT) in patients with germ cell tumors (GCT). J Clin Oncol 2006;24(suppl):4549

25. Beyer J, Stenning S, Gerl A et al. High-dose chemotherapy as salvage treatment in germ cell tumors: a multivariate analysis of prognostic variables. J Clin Oncol 1996;10:2638–2645

26. Vaena DA, Abonour R, Einhorn LH et al. Long-term survival after high-dose salvage chemotherapy for germ cell malignancies with adverse prognostic variables. J Clin Oncol 2003;21:4100–4104

27. De Giorgi U, Demirer T, Wandt H. Solid Tumor Working Party of the European Group for Blood and Marrow Transplantation 2005. Second-line high-dose chemotherapy in patients with mediastinal and retroperitoneal primary non-seminomatous germ cell tumors: the EBMT experience. Ann Oncol 2005;1:146–151

28. Beyer J, Stenning S, Gerl A et al. High-dose versus conventional-dose chemotherapy as first-salvage treatment in patients with non-seminomatous germ-cell tumors: a matched-pair analysis. Ann Oncol 2002;4:599–605

29. Pico JL, Rosti G, Kramar A, Genito-Urinary Group of the French Federation of Cancer Centers (GETUG-FNCLCC), France; European Group for Blood and Marrow Transplantation (EBMT) et al. A randomized trial of high-dose chemotherapy in the salvage treatment of patients failing first-line platinum chemotherapy for advanced germ cell tumors. Ann Oncol 2005;16:1152–1159

30. Lorch O, Rick JT, Hartmann C et al, for the German Testicular Cancer Study Group. Single versus sequential high-dose chemotherapy (HDCT) in patients with relapsed or refractory germ-cell tumors (GCT). J Clin Oncol 2006 2(suppl):4511

31. Rick O, Bokemeyer C, Beyer J et al. Salvage treatment with paclitaxel, ifosfamide, and cisplatin plus high-dose carboplatin, etoposide, and thiotepa followed by autologous stem-cell rescue in patients with relapsed or refractory germ cell cancer J Clin Oncol 2001;19:81–88

32. Motzer RJ, Sheinfeld J, Mazumdar M et al. Paclitaxel, ifosfamide, and cisplatin second-line therapy for patients with relapsed testicular germ cell cancer. J Clin Oncol 2000;18(12):2413–2418

33. Lotz JP, Bui B, Gomez F et al, on the behalf of the Groupe d'Etudes des Tumeurs Uro-Genitales (GETUG). Sequential high-dose chemotherapy protocol for relapsed poor prognosis germ cell tumors combining two mobilization and cytoreductive treatments followed by three high-dose chemotherapy regimens supported by autologous stem cell transplantation. Results of the phase II multicentric TAXIF trial. Ann Oncol 2005;16:411–418

34. McNeish IA, Kanfer EJ, Haynes R et al. Paclitaxel-containing high-dose chemotherapy for relapsed or refractory testicular germ cell tumors. Br J Cancer 2004;90:1169–1175

35. Stevens MJ, Norman AR, Dearnaley DP et al. Prognostic significance of early serum tumor marker half-life in metastatic testicular teratoma. J Clin Oncol 1995;13:87–92

36. Mazumdar M, Bajorin DF, Bacik J et al. Predicting outcome to chemotherapy in patients with germ cell tumors: the value of the rate of decline of human chorionic gonadotrophin and alpha-fetoprotein during therapy. J Clin Oncol 2001;19:2534–2541

37. Fizazi K, Culine S, Kramar A et al. Early predicted time to normalization of tumor markers predicts outcome in poor-prognosis nonseminomatous germ cell tumors. J Clin Oncol 2004;22:3868–3876

38. Droz JP, Pico JL, Ghosn M et al. A phase II trial of early intensive chemotherapy with autologous bone marrow transplantation in the treatment of poor prognosis non seminomatous germ cell tumors. Bull Cancer 1992;79:497–507

39. Chevreau C, Droz, Pico JL et al. Early intensified chemotherapy with autologous bone marrow transplantation in first line treatment of poor risk non-seminomatous germ cell tumors. Preliminary results of a French randomized trial. Eur Urol 1993;23:213–217

40. Nichols CR, Williams SD, Loehrer PJ et al. Randomized study of cisplatin dose intensity in poor-risk germ cell tumors: a Southeastern Cancer Study Group and Southwest Oncology Group protocol. J Clin Oncol 1991;9:1163–1172

41. Morris MJ, Bosl GJ. High-dose chemotherapy as primary treatment for poor-risk germ-cell tumors: the Memorial Sloan-Kettering experience (1988–1999). Int J Cancer 1999;83:834–838

42. Schmoll HJ, Kollmannsberger C, Metzner B, German Testicular Cancer Study Group et al. Long-term results of first-line sequential high-dose etoposide, ifosfamide, and cisplatin chemotherapy plus autologous stem cell support for patients with advanced metastatic germ cell cancer: an extended phase I/II study of the German Testicular Cancer Study Group. J Clin Oncol 2003;21:4083–4091

43. Bajorin DF, Nichols CR, Margolin KA et al. Phase III trial of conventional-dose chemotherapy alone or with high-dose chemotherapy for metastatic germ cell tumors (GCT) patients (PTS): a cooperative group trial by Memorial Sloan-Kettering Cancer Center, ECOG, SWOG, and CALGB. J Clin Oncol 2006;24(suppl):4510

44. El-Helw L, Coleman RE. Salvage, dose intense and high-dose chemotherapy for the treatment of poor prognosis or recurrent germ cell tumors. Cancer Treat Rev 2005;3:197–209

45. Germa-Lluch JR, Garcia del Muro X, Tabernero JM et al. BOMP/EPI intensive alternating chemotherapy for IGCCC poor-prognosis germ-cell tumors: the Spanish Germ-Cell Cancer Group experience. Ann Oncol 1999;10:289–293

46. Decatris MP, Wilkinson PM, Welch RS et al. High-dose chemotherapy and autologous hemopoietic support in poor-risk seminomatous germ-cell tumors: an effective first-line therapy with minimal non-toxicity. Ann Oncol 2000;11:427–434

47. Fizazi K, Prow DM, Do KA et al. Alternating dose-dense chemotherapy in patients with high volume disseminated non-seminomatous germ cell tumors. Br J Cancer 2002;86:1555–1560

48. Fossa SD, Paluchowska B, Horwich A et al. Intensive induction chemotherapy with C-BOP/BEP for intermediate- and poor-risk metastatic germ cell tumors (EORTC trial 30948). Br J Cancer 2005;93:1209–1214

49. Flechon A, Biron P, Droz JP et al High-dose chemotherapy with hematopoietic stem-cell support in germ-cell tumor patient treatment: the French experience. Int J Cancer 1999;83:844–847

第15章

原发性免疫缺陷疾病

Paul Veys and H Bobby Gaspar

引言

原发性免疫缺陷疾病（PID）是由于淋巴细胞或巨噬细胞系统的内在缺陷造成。用造血干细胞移植（HSCT）来取代有缺陷的细胞系可治愈大部分患者。

1968年首次应用移植治疗PID成功：Gatti等[1]成功纠正严重联合免疫缺陷（SCID）患者，Bach等[2]应用HLA相合的亲属同胞供体骨髓移植使Wiskott-Aldrich综合征（WAS）得到部分纠正。30年间，3 500多例患30种不同原发免疫缺陷病的患者通过造血干细胞移植（SCT）得到治疗。

随着对PID了解的增加、基因试验的开展，PID患者可早期诊断，为SCT治疗患者提供更为便利的临床资源。无HLA相合亲缘供者的患者也可在志愿捐献者库和脐带血库中寻找分子配型相合的供者（全世界有900万志愿者，脐带血30万份）。而细胞学技术的进步也促进了单倍体相合供者在SCID中的应用。减量预处理、以聚合酶链反应（PCR）为基础的诊断技术和移植前抗生素治疗的提高都进一步减少了移植相关死亡率。总之，近年的进展使得应用SCT治疗PID取得了极大进步。

新的治疗方法包括酶替代、将基因转入自体T细胞或干细胞，移植胸腺组织为特殊类型的PID提供了一种替代治疗方法。这些治疗方法在患者找不到相合度比较好的异体供者时具有显著的优势。

疾病

PID广义上可分为SCID和非SCID类免疫缺陷病。通过功能和基因检测可进一步对SCID进行分类（表15.1）。SCID亚型不同，SCT治疗的结果也有所不同，特定的SCID亚型有相应替代治疗（见下述"替代治疗"）。非SCID类免疫缺陷病可进一步分为T细胞缺陷、CD40配体缺乏、WAS、X连锁淋巴细胞增殖性疾病（XLP）、吞噬细胞病、噬血细胞综合征和自身免疫/免疫调节异常疾病（表15.2）。

严重联合免疫缺陷

SCID的总发生率大约为1/75 000，4个主要的SCID综合征见表15.1，主要是T细胞合并或不合并B细胞和NK细胞分化的遗传缺陷，引起相应的成熟细胞缺失或无功能。在最近20年，对各种类型SCID的基因突变研究取得突破性进展，如今可以根据遗传学基础对其进行分类（表15.1）。

临床上，大多数患者在出生3个月前即会出现异常严重的、频发的一般感染或机会性感染，经常伴有一次或多次的腹泻、皮炎、发育停滞。SCID是一种急性免疫缺陷疾病，患者的生存依赖及时的干细胞重建，如果不进行成功的SCT，大多数患儿将在出生后1~2年死于严重的感染。

50%的SCID患者可植入成熟T细胞，大多数情况下不会引起移植物抗宿主反应（GVHD）[3]，但偶可引起一种病理上类似Omenn综合征（见下文）的严重病变。患者也可发生移植排斥[4]，因此在单倍体SCT时，如果患者不能耐受预处理时，供者最好选择母亲。另外，输血相关的GVHD，对SCID患儿经常是致命的，因此怀疑SCID的患儿应该输注照射过的血制品。

SCID患者注射卡介苗（BCG）可引起播散的BCG脓肿反应[5]，因此所有出生时怀疑免疫缺陷的患儿应避免接种；BCG脓肿反应的症状和体征经常在首次注射时出现，在T细胞重建时加重，抗结核治疗同时可能需要暂时的免疫抑制。

表 15.1　原发免疫缺陷性疾病的分类：SCID

功能	基因
T- B- NK-	ADA 缺乏（AR）
	（XL 或 AR）
T- B- NK+	RAG 缺陷（AR）
	伴 Artemis 的 SCID
T- B+ NK-	γ 缺陷（XL）
	Jak 3 激酶缺陷（AR）
T- B+ NK+	IL-7 Rα 缺陷
未分类	
其他	

表 15.2　原发免疫缺陷性疾病的分类：非 SCID

T 细胞缺陷 /SCID
—CD4 淋巴细胞减少
—ZAP70 激酶缺陷
—MHC Ⅱ 缺陷
—PNP 缺陷
—Omenn 综合征
—严重 DiGeorge 复合物
—CID 伴骨骼发育障碍
—软骨、毛发发育不良
—其他
CD40 配体缺乏（低 IgM 综合征）
WASP 缺乏
XLP（Purtilo 综合征）
噬血综合征
—免疫缺陷伴部分白化病
—家族性 HLH
—颗粒缺乏症
—LAD
—X 连锁的 CGD
—Kostmann 疾病
—AR-CGD
—IFN- γ 受体缺乏症
自身免疫 / 免疫调节异常疾病
—ALPS（fas 缺乏）
—IPEX 综合征

相合同胞供体 SCT 治疗 SCID

在首次报告应用 HLA 相合移植成功治疗 SCID 后[1]，SCT 治疗效果不断改善，到 1985 年，治愈率超过 80%[6]，现在可能已经超过 90%。值得指出的是，相合同胞供体骨髓可直接输注给 SCID 患者，不需预处理和预防 GVHD。严重的 GVHD 发生率小于 10%[7]，可能是由于供者和患者都年龄偏低和

没有预处理引起的组织损伤。SCID 疗效的提高源于 SCID 的早期诊断，感染预防、监测和治疗的进步。

输入同胞供体骨髓可在 SCT 后迅速完成 T 细胞和 B 细胞的功能重建，虽然一般只有供体的 T 细胞发挥作用，而髓系和红系细胞仍来自受体。只有不足 50% 患者的 B 细胞会成为供受体嵌合，但供体 T 细胞可以和受体 B 细胞协作，产生特异性抗体[8-9]；一些学者认为供者 B 细胞的微嵌合可能有助于这种协作[10]。在相合同胞供体移植后，只有不足 10% 的患者需要长期补充丙种球蛋白。

其他相合的亲属和非血缘供体移植治疗 SCID

文献报道 HLA 表型相合的亲属供者和非血缘供者移植治疗 SCID 均取得了成功[6,11-13]。比较基因型相同的同胞供体、表型相同的亲属供者和非血缘供者移植，在总生存率上并无明显下降（分别为 81%、72%、63%）[6]（图 15.1）。

联合应用低分辨和（或）高分辨组织分型技术检测 6 ~ 10 个位点，来定义非血缘供者的"相合"度，如果将骨髓中的 T 细胞去除，1 个 HLA 抗原的不合是可以接受的。单纯输入表型相合的无关骨髓，排斥或 GVHD 的风险太高，一般建议进行预处理和 GVHD 预防。然而，在单倍体型的 12 个位点（HLA, B, C, DRB1, DQB1, DPB1）均相合的亲属或非血缘供者，也可以按照同胞供体完全相合移植处理。

利用非血缘供者的最大问题是寻找和获得供者需要时间，这会延长从诊断到移植的时间，虽然现在感染预防和治疗的技术不断提高，但尚不明确这种延迟是否会影响结果。在一项多因素分析中，延迟超过 12 个月和无磺胺类预防会影响 HLA 相合 SCT 的结果[6]。

HLA 不合的亲属供者治疗 SCID

在非血缘供者库发展之前，只有不足 20~30% 的 SCID 患者可找到健康的 HLA 相合的亲属供者。随着 T 细胞去除技术的发展，所有患儿都能找到单倍体相合的父母供者，HLA 部分相合的 SCT 也可代替成功率较低的胎肝移植[14]。在 1983 年，Reisner 等人联合应用大豆凝集和绵羊红细胞玫瑰花环法去除单倍体相合父母供者骨髓中的 T 细胞，成功治疗了 3 例 SCID 患者[15]。未应用移植前预处理

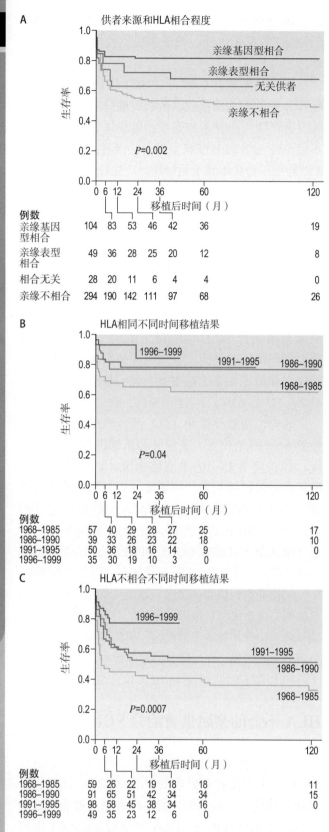

图15.1　SCID患者的累积生存率，根据供者来源、HLA相合程度、移植的不同时间。获得Antoine等同意2003[6]

和 GVHD 预防的患者获得了持久的淋系植入。由于外周血造血干细胞可作为更好的干细胞来源，大多数治疗中心应用 CD34 选择法[16] 或大量的 CD3/CD19 去除[17]，获得 4 ～ 5 个对数级的 T 细胞去除，将 CD3+ 细胞控制在（1 ～ 5）×10^4/kg 以下，不需 GVHD 预防[18]。T 细胞去除技术的发展也提高了单倍体移植治疗 SCID 的成功率，尤其是减少了 GVHD 的发生，在目前最大系列的移植治疗 SCID 研究中，生存率低于 HLA 相合的同胞供体（77% 比 54%，P=0.02），在一组 1996—1999 年的研究中生存率则接近 80%[6]。

在一项欧洲的研究中，B- 的 SCID 预后比 B+ 的 SCID 差，这与以前的研究结果一致[19]。原因可能是多方面的，包括残存的 NK 细胞活性引起植入率低、移植后严重并发症发生率高、T 细胞和 B 细胞重建不佳[19-20]。在 B- 的 SCID 组，根据基因亚型的不同预后不同。例如，源于 DCLREIC（Artemis）基因变异的 B- 的 SCID 患者，对放疗的敏感性高，但由于移植前期化疗药物损害、感染和 GVHD 引起的 DNA 断裂的修复缺陷，预后较差。ADA 缺乏症和网状组织发育不良症的患者，HLA 不合和 HLA 相合移植的生存率差异很大，HLA 不合移植组明显低于 HLA 相合移植组（分别为 29% 比 81%，和 29% 比 75%）。

预处理的应用

在 B- 的 SCID 患者中，应用清髓性的预处理更好，但在其他 SCID 组并不获益[6]。而对于单倍体相合移植前患者应用何种预处理存在争论，Buckley[21] 报告 89 例 SCID 患者不应用预处理生存率为 81%。SCID 患者 3 个月以下的预计生存率为 95%，可能是因为移植前没有感染和 T 细胞再生比较快[22]，这组患者可能更适合不用预处理的 T 细胞去除的单倍体 SCT。另一方面，不用预处理可能引起 T 细胞重建延迟和 75% 患者的 B 细胞不能植入，需要持续的丙种球蛋白（IVIG）替代[20,21]。而应用预处理可使 75% 患者的 B 细胞植入[23]。

免疫重建

未经处理的 HLA 相合患者行 SCT 后，早期的有功能 T 细胞可能来自移植物中成熟的 T 细胞扩

第 2 篇　干细胞移植在治疗中的作用

增。在去除 T 细胞的 HLA 不合患者的骨髓移植中，T 淋巴细胞和 B 淋巴细胞功能的恢复则慢得多[24]。T 细胞和 B 细胞反应的完全恢复在 HLA 不合移植组为 505 天，在 HLA 相合移植组为 186 天。这反映了供者淋系前体细胞迁移到胸腺，在胸腺特定的结构和功能作用下逐渐成熟，随后在受者微环境下分化为成熟的淋巴细胞。胸腺作用的证据，见于供者 T 细胞选择性植入的患者（常见于输入去 T 的单倍体相合移植物后），供者的 T 细胞会产生对供者 MHC Ⅱ 类分子的特异性的"自体反应性"[25]。这可能是因为受者胸腺缺乏供者源的 MHC Ⅱ 类表达的树突状细胞，导致缺乏阴性选择。单倍体移植后 T 细胞功能的延迟恢复使患者病毒、真菌和其他机会感染的风险提高[26]；应用低剂量的供者淋巴细胞输注，并不能加快免疫重建[27]，且常伴有严重的 GVHD[28]。

几个研究小组尝试通过去除参与受体抗原提呈细胞反应的 T 细胞，选择性去除 GVHD 相关的同种异体反应性 T 细胞，行供者淋巴细胞输注（DLI）[29-30]。另外的选择是将供者淋巴细胞转入单纯疱疹病毒胸苷激酶（HSV-TK）基因，即所谓的"自杀"基因，当严重的 GVHD 发生时，可被更昔洛韦前体激活后选择性清除[31-32]。

SCID 患者移植后胸腺产生的 T 细胞逐渐下降，通过检测 T 细胞受体的重排删除环（TRECs）来反映胸腺最近输出细胞的数量，这一数量在 14 年后降低为零[33]。一些这样的患者因疾病复发需要二次移植。这种 T 细胞耗竭的机制尚不明确，但在供者多能干细胞没有植入的患者更常见，此类患者常表现为缺乏髓系细胞。如果没有骨髓来源的早期祖细胞的支持，胸腺将逐渐退化。最近的研究提示在单倍体移植后 2 年内，TRECs 达到平台期。平台期的发生与患儿的年龄有关，平台的水平（可能决定 T 细胞功能的寿命）随着移植细胞的数量增高而增高，GVHD 发生后会降低（P Schlegel，个人通讯，2006）。对 T 细胞恢复不佳的 SCID 患者，可考虑在胸腺退化和 T 细胞耗竭之前的 2 年追加治疗。

无关脐带血移植治疗 SCID

现在全世界储存有超过 250 000 单位脐带血[34]。应用脐带血干细胞治疗 SCID 理论上有如下优势：获得快速（鉴定、获得只需要 8 天[35]），与单倍体相合的父母供者类似，但不需 T 细胞去除，与成年供者相比发生 GVHD 的风险低[36]，对供者无任何风险，更长的增殖寿命，这一点对年轻的患者更重要。也有几个缺点：植入慢[37]，缺乏病毒特异性的细胞毒 T 细胞，再次移植时不易获得供者。在文献报道和最近综述的 20 例行脐带血移植（CBT）的 SCID 中[38]，3 例接受相合的同胞脐带血，9 例接受 6/6 相合的无关脐带血，4 例接受 5/6 相合的脐带血，2 例接受 5/6 相合的脐带血，2 例接受 3/6 相合的脐带血。4 例（20%）死亡，所有死亡的患者移植前均存在问题（1 例副流感肺炎，1 例胎母植入，2 例慢性肺病）。1 例死亡与明显的 GVHD 有关。所有存活的 16 例患者（80%）获得包括 B 细胞在内的免疫重建。

CBT 处于发展早期，随着新技术的应用，疗效可能进一步提高，新技术包括脐带血祖细胞的扩增[39]，或联合应用多份脐血提高细胞数[40]，或同时加用间充质干细胞来减弱某一供者优势[41]，联合脐带血和单倍体相合的亲属供者移植减少粒细胞缺乏期[42]，髓内注入脐带血可增加植入效率。

移植治疗 SCID 总结

总之，在无相合同胞供体、无特定基因治疗的特定 SCID 患者（见下文），可选择单倍体相合、基本相合的非血缘供者的骨髓和脐带血作为干细胞来源，可获得类似的疗效。选择在一定程度上依靠不同单位

表 15.3　不同干细胞供者移植的优点和缺点

供者	可利用性	获得速度	花费	排斥风险	植入	GVHD 风险	免疫重建
无关骨髓	10/10=50% ＞9/10=80% 少数民族=20%	慢	高	低	中度	中度	中等
无关脐带血	＞5/6=45% ＞4/6=90%	快	中度	高	慢	低	慢
单倍体亲属	＞90%	马上	低	中度	快	低	很慢

的偏好和专长，综合考虑患者的临床情况。不同干细胞来源的优点和缺点总结见表 15.3。

非严重联合免疫缺陷（非 SCID）

非 SCID 和 SCID 的主要区别是想获得植入必须进行预处理[43]。Omenn 综合征可能是例外。联合应用白消安 16 ~ 20mg/kg 加环磷酰胺 200mg/kg 是目前常用的同胞供体移植治疗非 SCID 患者的预处理方案[44]。不同患者应用白消安的差异性很大，尤其在接受口服白消安的年轻患者[45]，可能需要治疗药物的监测（TDM）来达到一个较好的窄治疗窗（AUC 900 ~ 1500mmol/min），另一个选择是根据患者体重计算静脉用白消安的用量，不需监测 TDM（G Vassal，个人通讯）。进一步的选择是用白消安的类似物二羟白消安来替代白消安，其免疫抑制和骨髓抑制的程度相似，但一般不引起肝小静脉阻塞综合征（VOD）[46]。21 例基因异常疾病的患者，包括 6 例非 SCID 患者，虽然共存疾病较多，应用二羟白消安 12 ~ 14 g/m² 联合氟达拉滨或环磷酰胺作为预处理后移植，生存率仍高达 90%。

非 SCID 免疫缺陷的特点是常合并其他疾病，清髓性预处理可能加重病情。由于非 SCID 较之 SCID 病情轻，最初几年可能无明显表现，随着细胞内病原体的感染，逐渐引起器官功能衰竭。早期诊断有助于尽早进行异体移植，提高治愈率。实际上，在欧洲的一项非 SCID 疾病相关的调查中，2 岁以前行移植的成功率为 70%，而 4 岁以后行移植的成功率为 48%[47]。

欧洲 SCETIDE 登记处的 444 个非 SCID 患者[6]，HLA 相合移植的生存率明显高于 HLA 不合的移植。HLA 遗传型完全相合的、HLA 表型完全相合的、HLA 不合的相关和非血缘供者的 3 年生存率分别为 71%、42%、42% 和 59%（P=0.0006）（图 15.2）。与 SCID 患者不同，HLA 遗传型完全相合移植与相合的非血缘供者移植无明显差异，HLA 相合的非血缘供者移植优于 HLA 不合的亲属供者移植。同样，无关脐带血移植对治疗非 SCID 也很有希望，应用 4/6-6/6 相合的脐带血移植后，29/32 例（91%）患者生存[38]。与 SCID 相比，自 1985 年以来，不论供者来源和 HLA 的匹配性，非 SCID 患者的生存率无明显增高[6]。提高生存率的进展是避免清髓性

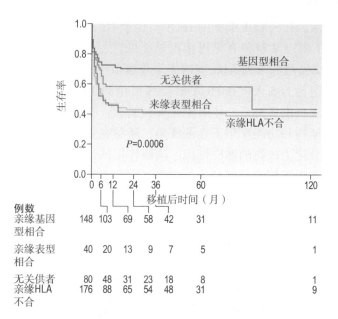

图15.2 非SCID患者的累积生存率，根据供者来源（血缘或无关供者）和HLA配型。获得Antoine等同意2003[6]

例数							
亲缘基因型相合	148	103	69	58	42	31	11
亲缘表型相合	40	20	13	9	7	5	1
无关供者	80	48	31	23	18	8	1
亲缘HLA不合	176	88	65	54	48	31	9

的预处理，应用减量预处理，尤其在存在器官功能不全的患者。

非清髓性 SCT

许多 PID 的患者在 SCT 前合并其他严重疾病，传统的预处理常并发明显的治疗相关毒性的长期后遗症。最近的报道建议应用非清髓性预处理使免疫正常的供者细胞获得持久植入，减轻移植相关并发症和死亡率。传统的 SCT 通过超致死量的化疗来去除宿主抗移植物反应（HVG）、腾空骨髓空间来防止排斥，经常在移植后早期获得完全供者嵌合。非清髓性移植通过移植前后的免疫抑制获得耐受和移植物抗骨髓反应来创造空间防止排斥。经常获得混合嵌合，如果需要，可通过逐渐减少免疫抑制剂或 DLI 转为完全供者嵌合。与恶性疾病不同，稳定的混合嵌合对纠正基因异常已足够。

非清髓性预处理目前有两项进展[48]。其一是降低毒性的方案（图 15.3），将清髓性的药物用免疫抑制更强、骨髓抑制更弱的药物替代[49-50]。这种方案获得成功，7/8 例 SCID/ 非 SCID 患者移植后存活 8 ~ 17 个月[51]，7/10 例 CGD 患者移植后存活 16 ~ 26 个月[52]，9/12 例噬血综合征（HLH）患者移植后存活 5 ~ 61 个月[53]，多种基因疾病包括免疫缺陷病，患者均获得稳定供者植入，预处理毒性较小[54]。

目前尚没有前瞻性地比较非清髓和传统移植治

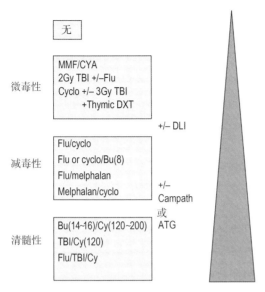

图15.3　预处理强度梯度图。**MMF**，霉酚酸酯；**CYA**，环孢素；**Flu**，氟达拉滨；**TBI**，全身照射；**DXT**，深部X线治疗；**cyclo**，环磷酰胺；**Bu**，马利兰；**melphalan**，马法兰；**DLI**，供者淋巴细胞输注；**Campath**，阿来组单抗；**ATG**，抗胸腺细胞球蛋白

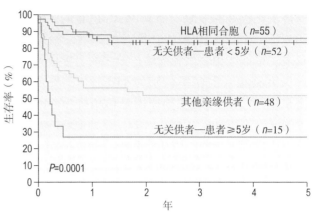

图15.4　170例接受骨髓移植的WAS患者的生存率，根据供者类型、年龄。在5岁以下患者HLA相合的同胞供者和无关供者移植无明显差别。无论受到年龄多大，亲缘非同胞供者移植生存率差，5岁以上患者的无关供者移植生存率差。获得Filipovich等同意2001[66]

疗原发免疫缺陷病的研究。Rao 等[55]报告减量预处理的 SCT 和清髓性 SCT 比较，免疫重建相同，而总生存率提高，应用减量预处理的 SCT 总生存率为 31/33 例（94%），而清髓性 SCT 为 10/19 例（53%）。然而，减量 SCT 也存在一定问题，包括高水平的病毒再激活[56]，尤其是 EBV[57]，在相合亲属供者移植后产生低水平的供者嵌合[56]，移植物抗肿瘤作用减弱。

另一项进展是"微毒性"预处理（图 15.3），首先在动物试验中发现，在移植前应用照射诱导一定程度的免疫抑制，移植后继续给予免疫抑制来控制剩余受者和新输入供者的同种异体反应性 T 细胞[58]。从定义上来说，微毒性比降低毒性的 SCT 毒性更小，但前者单独依靠 GVH 反应来腾空骨髓，有人认为可增加 GVHD、尤其是慢性 GVHD 的发生率，在非血缘供者时更明显。4/6 例患者应用微毒性移植后获得稳定的供者嵌合，存活 9 ～ 39 个月[48]。新的微毒性方案应用作用于造血细胞上的单抗来取代化疗药物，例如结合放射性同位素或不结合同位素的抗 CD33 单抗（Mylotarg）、抗 CD45 单抗、抗 CD66 单抗。

目前的研究证明非清髓移植治疗原发性免疫缺陷病有重要作用。与标准治疗相比，非清髓的预处理方案可用于合并机会感染和严重肺和肝疾病的患者，无严重毒性，移植后的长期并发症例如不育或生长迟缓也可减轻或避免。在免疫缺陷的儿童，非

清髓移植可作为建立供者植入的第一步，随后再输入供者干细胞、DLI，或在只有低水平供者嵌合时行二次清髓性移植。

WAS 综合征

WAS 是一种 X 连锁的异常，发生率为百万分之四左右，特点是血小板减少伴小血小板、湿疹和进行性发展的免疫缺陷[59, 60, 61]。这种疾病由 WASP 基因（Xp11.22）的变异引起[62]，该基因编码一种胞浆蛋白，主要表达在造血细胞上，与细胞骨架重整调节有关。不行 SCT 的 WAS 患者预后很差，主要的死因是感染、出血和淋巴细胞增殖性疾病（LPD）。脾切除可提高血小板数量，减少严重出血的发生，但感染引起死亡的风险提高[63]。1968 年 Bach 等[2]报告，在大剂量环磷酰胺后行同胞供体相合移植后可部分纠正 WAS，但髓系并未植入，患者仍有血小板减少。

1978 年 Parkman 等[64]应用清髓预处理移植后 WAS 获得完全纠正。回顾 1968—1995 年世界范围内的文献[65]，57/65 例 WAS 患儿在同胞供体相合骨髓移植后获得长期生存，应用清髓性预处理的 HLA 相合同胞供体移植仍是这种疾病的治疗首选。国际骨髓移植登记处报告在无相合亲属供者的情况下，相合非血缘供者移植的生存率为 71%，取得了令人满意的结果[66]。5 岁以下患者预后明显优于年龄较大患者（89% 比 30%），年龄较大患者存在的主要问题是 GVHD（图 15.4）。无关脐带血移植也

取得了比较好的效果，15 例 WAS 患者的生存率为 80%[67]。对没有 HLA 相合供者的患者，治疗选择有限。单倍体相合供者的移植效果明显差于亲属相合供者移植（生存率分别为 45% 比 81%[6] 或 52% 比 87%[66]），失败的主要原因是移植排斥、EBV 相关的淋巴增殖性疾病和 GVHD。在其他新的疗法如基因治疗等可行前，脾切除和支持治疗可能是首选治疗。

如果患者能保持完全供者嵌合，WAS 的所有缺陷均可被 SCT 纠正，如果只有供者 T 细胞植入，可能因为无供者髓系植入，血小板减少可能持续存在或恢复，脾切除对血小板减少可能有效，但自身免疫问题可能会持续存在。

T 细胞免疫缺陷

在 SCETIDE 的欧洲研究中[6]，无论相合和不相合的移植治疗 T 细胞免疫缺陷疾病的疗效均较差（63% 和 35%）（表 15.4）。

HLA-Ⅱ（MHC-Ⅱ）类抗原缺陷

MHC-Ⅱ类抗原缺陷患者预后特别差，在 1996 年的欧洲总结中，用 BMT 治疗该病的 23 例患者，HLA 相合移植的无病生存率（DFS）是 40%（9 例），而 HLA 不合移植的 DFS 仅 20%（14 例）[68-70]。8 例移植后较好的患者，因为胸腺上皮缺乏 HLA-Ⅱ类抗原表达，CD_4^+T 细胞在胸腺成熟障碍，数量持续减低，使患者对各种机会性感染易感。在英国的研究中[71]，10 例患儿中只有 2 例存活，其中 6 例曾行 8 次移植。严重的病毒感染是死亡的主要原因。这些患者需要其他的移植策略和新的治疗方法。

Omenn 综合征（OS）

OS 的特征是 SCID 合并典型的三联征：红皮病、肝脾大和淋巴结病[72]。常有显著的嗜酸性细胞增多、不同数量自体的、激活的寡克隆的 T 细胞浸润靶组织，且一般对丝裂原反应差[73, 74]。Villa[75] 证明 OS 一般由重排活化基因（RAG）的次形态态突变引起，保留部分蛋白表达和功能。Cavadini[76] 证明 OS 患者胸腺表达的自身免疫调节因子（AIRE）存在缺陷，AIRE 是控制胸腺髓上皮细胞表达组织特异性多肽的转录因子。这种缺陷可能导致胸腺对自体反应性的 T 细胞的阴性选择缺陷，此类 T 细胞对

表 15.4 非 SCID 患者的 3 年生存率，根据原发病、供受者匹配性，获 Antoine 等授权[6]

	基因型相合		亲属 HLA 不合	
	例数	生存率（%,95%CI）	例数	生存率（%,95%CI）
疾病				
吞噬细胞病	23	70（49～91）	14	69（44～95）
WAS	32	81（67～94）	43	45（30～60）*
噬血综合征	32	68（48～87）	28	49（39～67）
T 细胞缺陷	47	63（50～77）	72	35（24～46）

* 基因型相合与不合的亲属供者之间差异，$P < 0.001$

自体抗原产生反应并在外周扩增。

SCT 治疗 OS 的经验并不一致。Comez[77] 报告中心应用相合亲属供者治疗的总生存率为 66.7%；而另一项主要应用不相合亲属供者和相合非血缘供者的移植生存率低至 16.7%[78]。最近一个单中心的研究报告，11 例 OS 患者行 SCT 15 次（单倍体相合 7 次，非血缘供者 4 次，亲属表型相同 3 次，亲属基因型相同 1 次）[79]，9/11 例存活，在移植后 30~146 个月免疫重建。总的死亡率低于以前的报道；可能源于 OS 的更早发现，更快开始足够的支持治疗，以及在移植前局部或全身应用糖皮质激素和环孢素控制免疫反应恶化。

CD40 配体缺陷（X 连锁的高 IgM 综合征）

CD40 配体缺陷是一种少见的 X 连锁的 T 细胞免疫缺陷，由表达在 T 细胞的编码 CD40 配体糖蛋白（CD154）的基因突变引起[80-81]。CD40 配体与 B 细胞、单核 / 巨噬细胞和上皮细胞上的 CD40 相互作用[82]。这种作用在启动免疫球蛋白从 IgM 向 IgG、IgA 和 IgE 的同种型转换中起重要作用，对单核 / 巨噬细胞的激活也起重要作用。患者表现为肺孢子菌肺炎或反复发作的鼻窦和肺部感染，最终导致支气管扩张。胃肠道易感染，尤其对原虫易感，例如可感染微小隐孢子虫引起硬化性胆管炎、肝硬化和胆管癌[83]。不行 SCT 的患者，约 50% 可存活至 40 岁[84]。1993—2000 年，8 个欧洲国家报告了一个最大的 SCT 系列，包括 38 例患者[85]，供者干细胞来源包括 14 例 HLA 相合的同胞，22 例非血缘

供者，2 例表型相合的父母供者。SCT 治愈了 58% 的患者，其中 72% 合并肝疾病，32% 患者死于感染相关的并发症，6 例为严重的隐孢子虫病。移植前存在肺损伤是最重要的危险因素。在此项研究中，3 例患者在 SCT 前因为肝硬化和肝功能衰竭行选择性原位肝移植。

X 连锁的淋巴细胞异常增殖综合征（XLP）

XLP 是由淋巴细胞表面的信号淋巴细胞激活分子（SLAM）相关的蛋白（SAP）/SH2D1A 基因突变引起的一种罕见免疫缺陷病[86]，特点是对 EBV 和其他病原体的免疫反应调节异常。临床表现常呈异质性，包括暴发性的传染性单核细胞增多症、噬血细胞性淋巴组织细胞增生症、淋巴瘤、低丙种球蛋白血症和再生障碍性贫血。

虽然初期表现不同，但若不行异基因 SCT 干预，XLP 患者一般在 20 岁以前死亡[87]。自从 1987 年首次报道 SCT 治疗 XLP 以来[88]，文献共报道了 14 例[89]，干细胞供者包括 HLA 相合同胞供体（7 例）、相合的同胞供体脐带血（1 例）、相合的非血缘供者（4 例）和无关的脐带血（1 例）。总生存率为 71%（10/14 例），仅用化疗的预处理方案明显优于含 TBI 的方案（8/9 例比 1/5 例），也可能源于 TBI 组年龄较大（19.4 岁比 4.7 岁），年龄大者可能合并更多的感染和器官毒性。对这类患者最好应用 EBV 阳性的供者，而且，如果移植过程中去除了 T 细胞，建议用 EB 病毒特异的 RQ-PCR 仔细监测 EBV 负荷的变化。培养和应用 EB 病毒特异的杀伤 T 细胞[90]，或者应用利妥昔单抗去除供者 / 受者的 B 细胞都是有帮助的[91]。

吞噬细胞疾病

Kostmann 综合征

严重的先天性粒细胞缺乏征（CN）（Kostmann 综合征）是一种血液系统异常，特征是早幼粒 / 中幼粒细胞的发育障碍[92-93]。这种障碍导致严重的粒细胞缺乏，粒细胞绝对数 < 0.2×10⁹/L，伴有从婴儿期即开始的严重细菌感染。1987 年后，重组人粒细胞刺激因子（G-CSF）的发明明显地改善了 CN 患者的预后和生活质量[94]（替代治疗，见下文）。

90% 以上的 CN 患者 G-CSF 治疗有效，粒细胞可升至 > 1.0×10⁹/L，减少了抗生素的应用和住院[95]。

所有的 CN 患者，不管他们对 G-CSF 是否敏感，都有转为骨髓增生异常综合征（MDS）和急性髓性白血病（AML）的风险，但对 G-CSF 反应差的患者恶性转变和感染性死亡的风险更高：在 10 年后，大约 40% 的反应差的患者发展为 MDS/AML，14% 死于感染，而反应好的患者则分别为 11% 和 4%。因此，对于 G-CSF 反应较差的患者，应该更早地选择 SCT。

Zeidler 等[96] 报告了 11 例未恶性转化患者行 SCT 的结果，其中 8 例为原发性 G-CSF 无反应，1 例是在没有 G-CSF 前，2 例为 G-CSF 受体变异，此变异被认为是向白血病转化的重要途径[97]。所有接受同胞相合供者骨髓的 8 例患者均存活，虽然有 1 例患者发生移植排斥，但对 G-SCF 治疗产生反应；不相合移植的患者只有 1/3 例存活，伴随广泛的慢性 GVHD。G-CSF 难治的患者可从 HLA 相合 SCT 中获益。然而，非血缘供者 SCT 的结果仍然不尽如人意[96,98-99]。当 CN 发展为白血病后预后很差，在一项研究中，只有 3/18 例患者在 SCT 治疗白血病后存活[96]。

白细胞黏附缺陷（LAD）

LAD 是一种常染色体隐性遗传病，特征是粒细胞由血管内迁出时受损[100]，源于 B2 白细胞整合素（CD11/CD18）部分或完全缺失。CD11/CD18 的完全缺失可引起严重型的 LAD，患者易发生严重细菌感染，常在 5 岁前死亡[101]。

传统的清髓性预处理可能不足以产生完全供者嵌合[102]，可能需要在白消安、环磷酰胺方案中加入依托泊苷。然而与其他非 SCID 疾病的 HLA 不合移植效果差不同，在基因型相同和亲属 HLA 不合的 LAD 患者移植中取得了相似的良好效果（70% 比 69%）。更强的免疫抑制方案可能更适用于 LAD，在应用 CAMPATH、氟达拉滨和白消安的非清髓预处理后，3/3 例患者存活并获得完全植入[103]。

干扰素 -γ（IFNγR1）受体缺陷

IFNγR1 缺陷是一种常染色体隐性遗传疾病，预后很差[104,105]。因为严重的分枝杆菌（如鸟分枝杆菌）感染导致器官功能损害，只有 20% 患者可存活到 12 岁以上。IFNγR1 基因变异引起细胞表面的 IFNγ 受体表达和功能缺失，导致抗原特异性的 T 细胞分泌的 IFN-γ 不能激活巨噬细胞。随后，表现为 TNFα 产量以及细胞杀伤病原作用明显下降，肉芽肿形成[106]。

Rosler[107] 报告 8 例 IFNγR1 缺陷的患者共进行了来自家庭供者的 11 次 SCT，包括 10 例 HLA 相合的同胞供者和非同胞供者移植，1 例 HLA 单倍体相合的供者移植，4 例患者在移植后 8 月内死亡，2 例与 IFNγR1 缺陷有关。在存活患者中，2 例供者植入极低或无植入，只有 2 例患者在移植后 5 年完全治愈。后 2 例患者应用清髓性预处理的非去 T 的同胞 HLA 相合供者移植。

Shwachman-Diamond 综合征（SDS）

SDS 是一种累及婴儿的罕见常染色体隐性遗传疾病，由 Shwachman 等[108] 首先报告，发生率为 1/70 ~ 1/80 000[109]。SDS 临床特征为胰腺外分泌不足，干骺端成骨不全，生长迟缓和（或）身材矮小和骨髓功能异常。最近发现可能源于 7 号染色体的异常，虽然尚未完全明确，但可能与 RNA 的加工和代谢有关[110]。

SDS 患者的主要死因是感染和出血，与粒细胞减少、发育不良和 MDS/AML 等各种血液系统异常有关[111]。当发展为严重的骨髓发育不良或 MDS/AML 后，除了支持治疗（输血、胰腺酶、G-CSF 和抗生素），SCT 是唯一有效的治疗。Cesaro 等[112] 报告了 26 例 SDS 合并严重骨髓异常患者行 SCT 的结果，20 例（77%）来源于无关或亲属不相合供者，在移植后中位 70 天，9 例患者死亡。在中位 1.1 年的随访时间后，移植相关死亡率为 35.5%，总生存率为 64.5%。SDS 患者的骨髓细胞对 Fas 介导的凋亡特别敏感，使这些患者预处理后易继发感染和产生器官毒性[109]。在这项研究中，主要的死因是器官毒性和感染，GVHD 的影响不大。因此，SDS 患者可能更适用于减量预处理，尤其是那些合并再障而非遗传学或克隆异常的患者。

慢性肉芽肿病（CGD）

CGD 是一种巨噬细胞功能异常的遗传性疾病，特征是反复发作的、经常危及生命的细菌和真菌感染，重要脏器肉芽肿形成。粒细胞、单核/巨噬细胞和嗜酸细胞因为吞噬细胞 NADPH 氧化酶 4 个亚基之一有缺陷，导致杀菌性氧代谢障碍。尽管应用复方磺胺甲噁唑、伊曲康唑、和（或）干扰素 γ 预防，每年的死亡率在 2%（常染色体隐性遗传 CGD）至 5%（X 连锁的 CGD）[114]，其中 1/4 死于侵袭性的真菌感染。

无合并症的 CGD 不宜行 SCT，但是有 HLA 基因型相合同胞供者的 X 连锁的 CGD 和常染色体隐性遗传的 CGD 患者，在合并一个以上的并发症时一般考虑 SCT；并发症包括：不易获得专业的医疗保健；不能依从长期的抗生素预防；至少有 1 次危及生命的感染；严重的肉芽肿伴脏器进行性机能障碍（例如肺限制性病变）；激素依赖的肉芽肿疾病（例如结肠炎）；正在发生难治的感染（如曲霉菌）（R Seger，个人通讯，2005）。

在 1985 至 2000 年，在 14 个合作的欧洲中心，27 例有上述合并症的 CGD 患者行 SCT[115]，大多数患者是儿童（25 例），接受清髓性马利兰为主的方案（23 例），骨髓未经处理（23 例），供者为 HLA 相合的同胞供者。23/27 例患者存活，22/23 例患者 CGD 治愈。在移植时无感染的患者预后尤其好（18/18 例）。在活动性感染时移植，中性粒细胞植入时可能会合并感染部位的严重炎症反应和严重的皮肤 GVHD，类似毒性表皮坏死松解综合征（Lyell 病），这两种疾病的发生也都被认为与 TNFα 水平升高有关。

Horwitz 等[116] 应用非清髓预处理，去除 T 细胞的同胞供者外周血干细胞移植治疗 5 例 CGD 患儿和 5 例 CGD 成人患者。所有患者之后接受梯度递增的 DLI，在中位 17 月随访后，8/10 例患者有 33% ~ 100% 的供者粒细胞植入，2 例患者发生移植失败，3 例患者分别死于移植失败、肺炎球菌肺炎和 GVHD。Gungor 等人[117] 报告 3 例高危合并严重并发症的成人 CGD 患者，应用 HLA 相合的相关/非血缘供者和减低剂量的预处理包括氟达拉滨、白消安 8mg/kg 和抗胸腺球蛋白（ATG）。

噬血综合征

家族性噬血综合征（FHL）

FHL 是一种常染色体隐性遗传性疾病，特征是早期发生发热、肝脾大，合并全血细胞减少、高三酰甘油血症和低纤维蛋白原血症，骨髓中可见噬血现象[118-120]。而且，严重者可出现中枢神经系统受累，可引起持久的中枢神经系统功能障碍。FHL与淋巴细胞的杀伤通路受损有关，不受控制的T细胞激活引起炎症因子的增高[121]。30%病例与穿孔素（PRF1）基因的变异有关[122]，另外大约30%与MUNC13-4变异有关[123]。发生率为1/50 000，如果没有足够的治疗（包括SCT）可能危及患者生命。

最初的治疗包括依托泊苷、地塞米松和环孢素A（CSA）（HLH94）[124]或ATG、激素和CSA[125]，如果有中枢神经系统累及，应用鞘内注射甲氨蝶呤，随后选用能获得的最好供者行移植。Horne等[126]报告了1995—2000年的86例患者，最初用HLH94方案治疗，之后行SCT，预处理方案主要是依托泊苷、白消安和环磷酰胺。移植后总的3年预计生存率为64%；相合亲属供者移植的为71%，相合非血缘供者移植的为70%，亲属单倍体相合移植的为54%，不合非血缘供者移植的为54%。治疗后2月活动性疾病的死亡率比不活动性疾病的死亡率为2.75：1，在移植前儿童活动性疾病的死亡率比不活动性疾病的死亡率为1.8：1。HLH的移植中最主要的毒性为VOD[127]，因为供者淋巴细胞植入超过20%即可获得持续缓解，减量预处理可能是新的选择。一项研究报告表明8/11例患者在减量预处理后应用大剂量无关/单倍体相合供者移植后生存[53]。

先天性白细胞颗粒异常综合征（CHS）

CHS是一种极少见的常染色体隐性遗传综合征，特征为眼-皮肤白化病，反复感染，在显微镜下造血细胞和其他细胞中可见巨大颗粒，神经系统异常和易出血[128-130]。溶酶体转运调节基因（LYTS）的病理性变异定位于人类染色体的1q42-q43，与CHS的发生有关[131]。粒细胞减少、NK细胞活性、T细胞毒性、粒细胞和单核细胞的趋化作用及杀菌作用均有缺陷，导致易发生感染。感染并发症后的幸存者表现为疾病加速期，特点是危及生命的噬血现象，一般发生在10～20岁。

共有34例行SCT的CHS患儿被报告到IBMTR（C Delatt，个人通讯）。20例移植前曾有危及生命的加速期历史，9例在移植时处于加速期，HLA相合亲属、非血缘者和HLA不合亲属供者SCT的生存率分别为79%、67%和30%，提示对加速期CHS患者SCT是有效治疗。然而，对SCT

后长期存活的轻症患者，虽然不再有反复感染和噬血综合征表现，但神经系统仍逐渐失功，与不移植的成人患者相似[132]。提示在移植后，神经元和胶质细胞的溶酶体缺陷仍缓慢进展，因此非加速期的CHS是否需要移植尚需讨论。

Griscelli综合征（GS）

GS是一种极少见的伴色素脱失的常染色体隐性遗传病，特点是显著的银灰色头发，电镜下头发轴内可见有大块的色素，并发原发神经系统损害或严重免疫缺陷[133]。有肌凝蛋白Vα基因（GS1）突变（GS1）的患者有严重的神经系统损害[134]，而RAB27A基因变异（GS2）的患者，表现为免疫缺陷和噬血淋巴组织细胞增生症[135]。SCT可防止GS2患者的HLH复发，与其他HLH疾病一样，混合嵌合就足以控制该病[136]。

其他非SCID免疫缺陷病

SCT可纠正来源于Fas缺陷的自身免疫性淋巴细胞增生综合征（ALPS）[137]和源于调节T细胞缺陷的X染色体连锁的免疫功能失调、多发性内分泌病和肠病（IPEX）[138]。

非传统疗法

生长因子

最近20年，除SCT外还发展出一些针对特定免疫缺陷的非传统疗法。例如，先天性粒细胞缺乏症患者可定期皮下注射G-CSF获得有效治疗，但长期应用G-CSF可使特定亚群的患者骨髓增生不良和AML的发生率增高[139-140]。通过预防性应用抗生素以及干扰素γ的治疗，CGD的预后也明显改善，但干扰素可能有发热等副作用[141, 142]。

酶替代

1987年以来，酶替代已经用于治疗腺苷脱氨酶（ADA）缺陷[143]。纯化的小牛ADA与聚乙二醇相结合可减慢其清除速度。聚乙二醇ADA每周肌注1～2次，可迅速纠正代谢紊乱，使dATP水平恢复正常，血浆 ADA 活性恢复正常，完成细胞和体液免疫重建 [144]。但在较长的时间后，患者的 T 细胞数量减少，再次出现淋巴细胞减少状态 [145]。尽管如此，随访发现患者临床上仍比较稳定，不易感染、生长正常。

基因治疗

对特定的基因缺陷，最大的进展可能就是干细胞基因治疗。第一例应用基因治疗 X 连锁的严重联合免疫缺陷具有明显优势。在巴黎和伦敦的 2 个试验中，应用反转录病毒将 IL-2R 转染入自体 CD34$^+$ 细胞，大多数患者成功重建了细胞免疫和体液免疫 [146,147]。因为基因转染的细胞有明显的生存优势，之前可不应用细胞毒的治疗，因此治疗的短期死亡率很低。

1990 年以后出现了几个应用基因治疗 ADA 缺陷的试验。在美国和欧洲，应用反转录病毒将 ADA 基因转染入不同的自体细胞（外周血淋巴细胞、脐带血细胞、骨髓和经 CD34 阳性选择的干细胞）[148-151]。所有这些研究中，在基因治疗的同时均继续应用 PEG-ADA，因此单独基因治疗纠正免疫情况的效果未能完全证明 [152,153]。如果在基因治疗前停用 PEG-ADA 可能有利于发挥基因转染细胞的选择性优势，可能会更有效。而且，应用轻微的非清髓预处理可进一步促进基因转染细胞的植入。在 2 例 X-CGD 患者中，在回输基因转染的自体细胞前应用非清髓预处理，显示出基因转染入中性粒细胞，产生大量的功能获得纠正的吞噬细胞，临床症状明显改善 [153]。

这些基因治疗的研究表明，将基因转入自体干细胞可纠正免疫功能。然而，因为反转录病毒整合入了原癌基因（LMO2）中，导致 3/10 例 X-SCID 患者发展为 T 细胞性白血病 [154]。肿瘤形成的确切原因尚不明确，可能与反转录病毒的插入和表达 IL-2RG 转基因本身有关。载体的改进正在进行，可能会克服最初试验中的问题。近期基因治疗其他免疫缺陷病（例如 WAS）的研究即将开始。

胸腺移植

在严重型的先天胸腺发育不全的患者（例如严重的 DiGeorge 和 CHARGE 综合征），T 细胞生成的严重异常只能用 HLA 相合亲属的异基因 HSCT 才能治疗。因为胸腺发育不全，其他来源的供者 SCT 后，供者干细胞来源的 T 细胞很难产生而授，这些供者 T 细胞在不相合的胸腺教育后，可能引起严重 GVHD。对这些患者来说，同种异体的胸腺移植成为唯一选择，只有这样才能产生发育和功能正常的自体 T 细胞 [155-156]。在这些研究中，来源于先天心脏病手术的新生儿胸腺组织被培养后植入外周肌肉，形成胸腺组织，可形成有功能的胸腺。

宫内移植

几种原发免疫缺陷病可产前诊断，让宫内移植成为可能 [157-158]，但目前相关经验有限。至少在 B+SCID 患者植入单倍体相合的 CD34$^+$ 干细胞可恢复 T 细胞的功能 [159]。考虑到产后成功治疗的手段很多，宫内移植将仅限于特殊病例。

总结

最近几十年，无论移植和非移植手段治疗 PID 均取得明显进步。对于有些疾病，目前已有一系列治疗方法，包括不同的预处理方案、不同的干细胞供者、不同的干细胞来源，不同的基因治疗方案。因为患者数量太少，很难开展前瞻性的随机试验。虽然短期效果相似，长期的随访可能会发现在免疫重建的质量和寿命、包括晚期效应情况的差异。

（刘丽辉 译 刘丽辉 校）

参考文献

1. Gatti RA, Meuwissen HJ, Allen HD et al. Immunological reconstitution of sex linked lymphogenic immunological deficiency. Lancet 1968;ii:1366-1369
2. Bach FH, Albertini RJ, Anderson JL et al. Bone marrow transplantation in a patient with the Wiskott-Aldrich syndrome. Lancet 1968;ii:1364-1366
3. Pollack MS, Kirkpartick D, Kapoor N et al. Identification by HLA typing of intrauterine-derived maternal T cells in four patients with severe combined immunodeficiency. N Engl J Med 11982;307:662-666
4. Haddad E, Le Deist F, Aucouturier P et al. Long term chimerism and B cell function after bone marrow transplantation in patients with severe combined immunodeficiency with B cells: a single-centre study of 22 patients. Blood 1999;94:2923-2930
5. Heydermann RS, Morgan G, Levinsky RJ et al. Successful bone marrow transplantation and treatment of BCG infection in two patients with severe combined immunodeficiency. Eur J Pediatr 1991;150:477-480
6. Antoine C, Muller S, Cant A et al. Long- term survival and hematopoietic stem cell transplantation for immunodeficiencies: a survey of the European experience 1968-1999. Lancet 2003;361:553-560
7. Fisher A, Landais P, Friedrich W et al. European experience of bone marrow transplantation for SCID. Lancet 1990;ii:850-854
8. Fisher A, Griscelli C, Friedrich W et al. Bone marrow transplantation for immunodeficiencies and osteoporosis. A European survey, 1968-1985. Lancet 1986;ii:2:1080-1084
9. Buckley RH, Schiff SE, Schiff RI et al. Haploidentical bone marrow stem cell transplanta-

tion in human severe combined immune deficiency. Semin Hematol 1993;30:92–104
10. White H, Thrasher A, Veys P et al. Intrinsic defects of B cell function in X-linked severe combined immunodeficiency. Eur J Immunol 2000;30:732–737
11. Ash RC, Casper JT, Chitambar CR et al. Successful allogenic transplantation of T cell depleted bone marrow from closely HLA matched unrelated donors. N Engl J Med 1990;322:485–495
12. Filipovich AH, Shapiro RS, Ramsay NK et al. Unrelated donor bone marrow transplantation for correction of lethal congenital immunodeficiencies. Blood 1992;80:270–276
13. Dalal I, Reid B, Doyle J et al. Matched unrelated bone marrow transplantation for combined immunodeficiency. Bone Marrow Transplant 2000;25:613–621
14. O' Reilly RJ, Pollock MS, Kapoor N et al. Fetal liver transplantation in man and animals. In: Gale RP (ed) Recent advances in bone marrow transplantation. Alan R Liss, New York, 1989, 789–830
15. Reisner Y, Kapoor N, Kirkpatrick D et al. Transplantation for severe combined immunodeficiency with HLA-A,B,D,DR incompatible parental marrow cells fractionated by soybean agglutinin and sheep red blood cells. Blood 1983;61:341–348
16. Schumm M, Lang P, Taylor G et al. Isolation of highly purified autologous and allogeneic peripheral CD34+ cells using the CliniMACS device. J Hematother 1999;8:209–218
17. Handgretinger R, Leimig T, Babarin-Dorner A et al. The potential role of graft engineering strategies in haploidentical stem cell transplantation. Bone Marrow Transplant 2002;30: S11
18. Reisner Y, Martelli MF. Tolerance induction by 'megadose' transplants of CD34+ stem cells: a new option for leukemia patients without an HLA-matched donor. Curr Opin Immunol 2000;12:536–541
19. Bertrand Y, Landais P, Friedrich W et al. Influence of severe combined immunodeficiency phenotype on the outcome of HLA non-identical, t cell depleted bone marrow transplantation: a retrospective European survey from the European group for bone marrow transplantation and the European Society for Immunodeficiency. J Pediatr 1999;134:740–748
20. Haddad E, Landais P, Friedrich W et al. Long term immunological reconstitution and outcome after HLA-non-identical T-cell depleted BMT for SCID: An European retrospective study of 116 patients. Blood 1998;91(10):3646–3653
21. Buckley RH, Schiff SE, Schiff RI et al. Hematopoietic stem-cell transplantation for the treatment of severe combined immunodeficiency. N Engl J Med 1999;18(340):508–516
22. Myers LA, Patel DD, Puck JM et al. Hematopoietic stem cell transplantation for severe combined immunodeficiency in the neonatal period leads to superior thymic output and improved survival. Blood 2002;99:878–878
23. Brady KA, Cowan MJ, Leavitt AD. Circulating red cells usually remain of host origin after bone marrow transplantation for severe combined immunodeficiency. Transfusion 1996;36:314–317
24. Wijnaendts L, Le Deist F, Griscelli C et al. Development of immunological functions after BMT in 33 patients with SCID. Blood 1989;74:2212–2219
25. De Villartay JP, Griscelli C, Fisher RA. Self tolerance to host and donor following HLA mismatched BMT. Eur J Immunol 1986;19:323–329
26. Kook H, Goldman F, Padley D et al. Reconstruction of the immune system after unrelated or partially matched T-cell-depleted bone marrow transplantation in children: immunophenotypic analysis and factors affecting the speed of recovery. Blood 1996;88:1089–1097
27. Eyrich M, Lang P, Lal S et al. A prospective analysis of the pattern of immune reconstitution in a paediatric cohort following transplantation of positively selected human leukocyte antigen-disparate hematopoietic stem cells from parental donors. Br J Haematol 2001;114:422–432
28. Aversa F, Tabilio A, Velardi A et al. Treatment of high-risk acute leukemia with T-cell-depleted stem cells from related donors with one fully mismatched HLA haplotype. N Engl J Med 1998;339:1186–1193
29. Andre-Schmutz I, Le Deist F, Hacein-Bey-Abina S et al. Immune reconstitution without graft-versus-host disease after hemopoietic stem-cell transplantation: a phase 1/2 study. Lancet 2002;360:130–137
30. Amrolia PJ, Muccioli-Casadei G, Huls H et al. Adoptive immunotherapy with allodepleted donor T-cells improves immune reconstitution after haploidentical stem cell transplant. Blood 2006;108(6):1797–1808
31. Bonini C, Ferrari G, Verzeletti S et al. HSV-RK gene transfer into donor lymphocytes for control of allogeneic graft-versus-leukemia. Science 1997;276:1719–1724
32. Tiberghien P, Ferrand C, Lioure B et al. Administration of herpes simplex-thymidine kinase-expressing donor T cells with a T-cell-depleted allogeneic marrow graft. Blood 2001;97:63–72
33. Patel DD, Gooding ME, Parrott RA et al. Thymic function after hematopoietic stem cell transplantation for the treatment of severe combined immunodeficiency. N Engl J Med 2000;342:1325–1332
34. Gluckman E, Koegler G, Rocha V. Human leukocyte antigen matching in cord blood transplantation. Semin Hematol 2005;42:85–90
35. Bhattacharya A, Slatter MA, Chapman CE et al. Single centre experience of umbilical cord stem cell transplantation for primary immunodeficiency. Bone Marrow Transplant 2005;36:1–5
36. Rocha V, John MD, Wagner JE Jr et al. Graft versus host disease in children who have received a cord blood or bone marrow transplant from an HLA identical sibling. N Engl J Med 2000;342:1846 -1854
37. Benito AI, Diaz MA, Gonzalez-Vicent M et al. Hematopoietic stem cell transplantation using umbilical cord blood progenitors: review of current clinical results.Bone Marrow Transplant 2004;33:675–690
38. Slatter MA, Gennery AR. Umbilical cord stem cell transplantation for primary immunodeficiencies. Expert Opin Biol Ther 2006;6:555–565
39. Shpall EJ, Quinones R, Giller R et al. Transplantation of ex vivo expanded cord blood. Biol. Blood Marrow Transplant 2002;8:368–376
40. Barker JN, Weisdorf DF, Defor TE et al. Transplantation of 2 partially HLA matched umbilical cord blood units to enhance engraftments in adults with hematologic malignancy. Blood 2005;105:1343–1347
41. Kim DW, Chung YJ, Kim TG et al. Cotransplantation of third party mesenchymal stromal cells can alleviate single donor predominance and increase engraftment from double cord transplantation. Blood 2004;103:1741–1948
42. Fernandez MN, Regidor C, Cabrera R et al. Unrelated umbilical cord blood transplants in adults: Early recovery of neutrophils by supportive co-transplantation of a low number of highly purified peripheral blood CD34+ cells from an HLA haploidentical donor. Exp Hematol 2003;31:535–544
43. O'Reilly RJ, Brochstein J, Dinsmore R et al. Marrow transplantation for congenital disorders. Semin Hematol 1989;21:188–225
44. Blazar DR, Ramsay MKC, Kersey JH et al. Pretransplant conditioning with Busulfan and Cyclophosphamide for non malignant diseases. Transplantation 1985;39:597–603
45. Vassal G, Fischer A, Challien D et al. Busulfan disposition below the age of 3: alteration in children with lysosomal storage disease. Blood 1993;82:1030–1034
46. Wachowiak J, Chybicka A, Kowalczyk J et al. Treosulphan based preparative regimen for allogeneic hematopoietic stem cell transplantation in children with increased risk of conventional regimen toxicity. Blood 2005;106:500a-501a
47. Fisher A, Landais P, Friedrich W et al. Bone marrow transplant (BMT) in Europe for primary immunodeficiencies other than severe combined immunodeficiency: a report from the European group for BMT and the European group for immunodeficiency. Blood 1994;83:1149–1154
48. Woolfrey A, Pulsipher MA, Storb R. Non-myeloablative hematopoietic cell transplant for treatment of immune deficiency. Curr Opin Pediatr 2001;13:539–545
49. Giralt S, Estey E, Albitar M et al. Engraftment of allogeneic hematopoietic progenitor cells with purine analog-containing chemotherapy: harnessing graft-versus-leukemia without myeloablative therapy. Blood 1997;89:4531–4536
50. Slavin S, Nagler A, Naparstek E et al. Nonmyeloablative stem cell transplantation and cell therapy as an alternative to conventional bone marrow transplantation with lethal cytoreduction for the treatment of malignant and nonmalignant hematologic diseases. Blood 1998;91:756–763
51. Amrolia P, Gaspar B, Hassan A et al. Non-myeloablative stem cell transplantation for congenital immunodeficiencies. Blood 2000;96:1239–1246
52. Horowitz ME, Barrett AJ, Brown MR et al Treatment of chronic granulomatous disease with nonmyeloablative conditioning and a T-cell-depleted hematopoietic allograft. N Engl J Med 2001;344:881–888
53. Cooper N, Rao K, Gilmour K et al. Stem cell transplantation with reduced intensity conditioning for hemophagocytic lymphohistiocytosis. Blood 2006;107:1233–1236
54. Resnick IB, Shapira MY, Slavin S. Nonmyeloablative stem cell transplantation and cell therapy for malignant and non-malignant diseases. Transplant Immunol 2005;14:207–219
55. Rao K, Amrolia PJ, Jones A et al. Improved survival after unrelated donor bone marrow transplant in children with primary immunodeficiency using a reduced intensity conditioning regimen. Blood 2005;105:879–885
56. Veys P, Rao K, Amrolia P. Stem cell transplantation for congenital immunodeficiencies using reduced-intensity conditioning. Bone Marrow Transplant 2005;35(suppl 1):S45–47
57. Cohen J, Rogers V, Gaspar HB et al. Increased incidence of EBV-related disease following paediatric stem cell transplantation with reduced-intensity conditioning. Br J Haematol 2005;129:229–239
58. Storb R, Yu C, Wagner JL et al. Stable mixed hematopoietic chimerism in DLA identical littermate dogs given sublethal total body irradiation before and pharmacological immunosuppression after marrow transplantation. Blood 1997;89:3048–3054
59. Wiskott A. Familiärer, angeborener Morbus Werlhoffi? Monatsschrift für Kinderheilkunde 1937;68:212–216
60. Aldrich RA, Steinberg AG, Campbell DC. Pedigree demonstrating a sex-linked recessive condition characterized by draining ears, eczematoid dermatitis and bloody diarrhoea. Pediatrics 1954;13:133–139
61. Peddy GS, Spector BD, Schuman LM et al. The Wiskott-Aldrich syndrome in the United States and Canada (1892–1979). J Pediatr 1980;97:72–78
62. Derry JM, Ochs HD, Francke U. Isolation of a novel gene mutated in Wiskott-Aldrich syndrome. Cell 1994;78:635–644
63. Lum LG, Tubergen DG, Corash L et al. Splenectomy in the management of the thrombocytopenia of the Wiskott-Aldrich Syndrome. N Engl J Med 1980;302:892–896
64. Parkman R, Rappeport J, Geha R et al. Complete correction of the Wiskott-Aldrich syndrome by allogeneic bone marrow transplantation. N Engl J Med 1978;208:921–927
65. Buckley RH. Bone marrow reconstitution in primary immunodeficiency. Clin Immunol Principles Pract 1995;2:1813–1830
66. Filipovich AH, Stone JV, Tomany SC et al. Impact on donor type on outcome of bone marrow transplantation for Wiskott-Aldrich syndrome: collaborative study of the International Bone Marrow Transplant Registry and National Marrow Donor Program. Blood 2001;97:1598–1603
67. Kobayashi R, Ariga T, Nonoyama S et al. Outcome in patients with Wiskott-Aldrich syndrome following stem cell transplantation: an analysis of 57 patients in Japan. Br J Haematol 2006;135(3):362–366
68. Elhasid R, Etzioni A. Major histocompatability complex class II deficiency: a clinical review. Blood Rev 1996;10:242–248
69. Griscelli C, Lisowska-Grospierre B, Mach B. Combined immunodeficiency with defective expression of MHC class II genes. Immunodef Rev 1989;1:135–153
70. Klieg C, Cavazzana-Calvo M, Le Deist F et al. Bone marrow transplantation in major histocompatability complex class II deficiency: a single centre study of 19 patients. Blood 1995;85:580–587
71. Saleem MA, Arkwright PD, Davies EG et al. Clinical course of patients with major histocompatibility complex class II deficiency. Arch Dis Child 2000;83:356–359
72. Omenn G. Familial reticuloendotheliosis with eosinophilia. N Engl J Med 1965;273:427–432
73. Villa A, Sobacchi C, Notarangelo LD et al. V(D)J recombination defects in lymphocytes due to RAG mutations: severe immunodeficiency with a spectrum of clinical presentations. Blood 2001;97:81–88
74. Rieux-Laucat F, Bahadoran P, Brousse N et al. Highly restricted human T cell repertoire in peripheral blood and tissue-infiltrating lymphocytes in Omenn's syndrome. J Clin Invest 1998;102:312–321
75. Villa A, Santagata S, Bozzi F et al. Partial V(D)J recombination activity leads to Omenn's syndrome. Cell 1998;93:885–896
76. Cavadini P, Vermi W, Facchetti F et al. AIRE deficiency in thymus of 2 patients with Omenn symdrome. J Clin Invest 2005;115:728–732
77. Gomez L, Le Deist F, Blanche S et al. Treatment of Omenn syndrome by bone marrow transplantation. J Pediatr 1995;127:76–81

78. Loechelt BJ, Shapiro RS, Jyonouchi H et al. Mismatched bone marrow transplantation for Omenn syndrome: a variant of severe combined immunodeficiency. Bone Marrow Transplant 1995;16:381–385
79. Mazzolari E, Moshous D, Forino C et al. Hematopoietic stem cell transplantation in Omenn syndrome: a single centre experience. Bone Marrow Transplant 2005;36:107–114
80. Korthauer U, Graf D, Mages HW et al. Defective expression of T cell CD 40 ligand caused x linked immunodeficiency with hyper IgM. Nature 1993;361:539–541
81. Disanto JP, Bonnefoy JY, Gauchat JF et al. CD40 Ligand mutations in x linked immunodeficiency with hyper-IgM. Nature 1993;361:541–543
82. Van Kooten C, Banchereau J. Functions of CD40 on B cells, dendritic cells and other cells. Current Opin Immunol 1997;9:330–337
83. Heyward AR, Levy J, Facchetti F et al. Cholangiopathy and tumours of the pancreas, liver and bilary tree in boys with x linked immunodeficiency with hyper-IgM. J Immunol 1997;158:977–983
84. Toniati P, Savoldi G, Jones AM et al. Report of the ESID collaborative study on clinical features and molecular analysis of x linked hyper IgM syndrome (abstract). Eur Soc Immunodeficiencies Newsletter 2002;(supplement):F9:40
85. Gennery AR, Khawaja K, Veys P et al. Treatment of CD40 ligand deficiency by hematopoietic stem cell transplantation: a survey of the European experience, 1993–2002. Blood 2004;103:1152–1157
86. Sayos J, Wu C, Morra M et al. The X linked lymphoproliferative disease gene product SAP regulates signals through the co-receptor SLAM. Nature 1998;395:462–469
87. Seemayer TA, Gross TG, Egeler RM et al. X linked lymphoproliferative disease: twenty five years after the discovery. Pediatric Res 1995;38:471–478
88. Filipovich AH, Blazar BR, Ramsay NK et al. Allogeneic bone marrow transplantation for X linked lymphoproliferative syndrome. Transplantation 1986;42:222–224
89. Lankester AC, Visser LFA, Hartwig NG et al. Allogeneic stem cell transplantation in X linked lymphoproliferative disease: two cases in one family and review of the literature. Bone Marrow Transplant 2005;36:99–105
90. Rooney CM, Smith CA, Ng CY et al. Infusion of cytotoxic T cells for the prevention and treatment of Epstein-Barr virus induced lymphoma in allogeneic transplant recipients. Blood 1998;92:1549–1555
91. Milone M, Tsai DE, Hodinka RL et al.Treatment of primary Epstein-Barr virus infection in patients with X linked lymphoproliferative disease using B cell directed therapy. Blood 2005;105:994–996
92. Kostmann R. Infantile genetic agranulocytosis. Acta Pediatr Scand 1956;5:1
93. Kostmann R. Infantile genetic agranulocytosis: a review with presentation of ten new cases. Acta Pediatr Scand 1975;64:362
94. Bonilla M, Gillio A, Ruggeiro M et al. Effects of recombinant human granulocyte colony-stimulating factor on neutropenia in patients with congenital agranulocytosis. N Engl J Med 1989;320:1574
95. Welte K, Gabrilove J, Bronchud MH et al. Filgrastim (r-metHuG-CSF): the first 10 years. Blood 1996;88:1907
96. Zeidler C, Welte K, Barak Y et al. Stem cell transplantation in patients with severe congenital neutropenia without evidence of leukemic transformation. Blood 2000;4:1195–1198
97. Welte K, Boxer L. Severe chronic neutropenia: pathophysiology and therapy. Semin Hematol 1997;34:267
98. Choi SW, Boxer LA, Pulsipher MA et al. Stem cell transplantation in patients with severe congenital neutropenia with evidence of leukemic transformation. Bone Marrow Transplant 2005;35:473–477
99. Ferry C, Quachee M, Leblanc T et al. Hematopoietic stem cell transplantation in severe congenital neutropenia: experience of the French SCN register. Bone Marrow Transplant 2005;35:40–50
100. Lekstrom-Himes JA, Gallin JI. Immunodeficiency diseases caused by defects in phagocytes. N Engl J Med 2000;343:1703–1714
101. Laksman R, Finn A. Neutrophil disorders and their management. J Clin Pathol 2001;54:7–19
102. Thomas C, Le Deist F, Cavazzana-Calvo M et al. Results of allogeneic bone marrow transplantation in patients with leukocyte adhesion deficiency. Blood 1995;86:1629–1635
103. Rao K, Amrolia PJ, Jones A et al. Improved survival after unrelated donor bone marrow transplantation in children with primary immunodeficiency using a reduced-intensity conditioning regimen. Blood 2005;105:879–885
104. Dupuis S, Doffinger R, Picard C et al. Human interferon-gamma-mediated immunity is a genetically controlled continuous trait that determines the outcome of mycobacterial invasion. Immunol Rev 2000;178:129–137
105. Jouanguy E, Altare F, Lamhamedi-Cherradi S et al. Infections in IFNGR-1-deficient children. J Interferon Cytokine Res 1997;17:583–587
106. Newport MK, Huxley CM, Huston S et al. A mutation in the interferon-gamma-receptor gene and susceptibility to mycobacterial infection. N Engl J Med 1996;335:1941–1949
107. Roesler J, Horwitz ME, Picard C et al. Hematopoietic stem cell transplantation for complete IFN-gamma receptor 1 deficiency: a multi-institutional survey. J Pediatr 2004;145:806–812
108. Shwachman H, Diamond LK, Oski FA et al. The syndrome of pancreatic insufficiency and bone marrow dysfunction. J Paediatr 1964;65:645–663
109. Dror Y, Freedman MH. Shwachman–Diamond syndrome. Br J Haematol 2002;118: 701–703
110. Savchenko A, Krogan N, Cort JR et al. The Shwachman-Bodian-Diamond syndrome protein family is involved in RNA metabolism. J Biol Chem 2005;280:19213–19220
111. Smith OP, Hann IM, Chessells JM et al. Hematological abnormalities in Shwachman-Diamond syndrome. Br J Haematol 1996;94:279–284
112. Cesaro S, Oneto R, Messina C et al 2006. Hematopoietic stem cell transplantation for Shwachman-Diamond disease: a study from the European Group for blood and marrow transplantation. Br J Haematol 2005;131:231–236
113. Dror Y, Freedman MH. Shwachman-Diamond syndrome marrow cells show abnormally increased aptosis mediated through Fas pathway. Blood 2001;97:3011–3016
114. Winkelstein JA, Marino MC, Johnston RB et al. Chronic granulomatous disease: report on a national registry of 368 patients. Medicine 2000;79:155–169
115. Seger RA, Gungor T, Belohradsky BH et al.Treatment of chronic granulomatous disease with myeloablative conditioning and an unmodified hemopoietic allograft: a survey of the European experience, 1985–2000. Blood 2002;13:4344–4350
116. Horwitz ME, Barrett J, Brown MR et al. Treatment of chronic granulomatous disease with nonmyeloablative conditioning and a T-cell-depleted hematopoietic allograft. N Engl J Med 2001;344:881–888
117. Gungor T, Halter J, Klink A et al. Successful low toxicity hematopoietic stem cell transplantation for high-risk adult chronic granulomatous disease patients. Transplantation 2005;79:1596–1606
118. Loy TS, Diaz-Arias AA, Perry MC. Familial erythrophagocytic lymphohistiocytosis. Semin Oncol 1991;18:34–39
119. Henter J, Elinder G, Ost A. Diagnostic guidelines for hemophagocytic lymphohistiocytosis. The FHL study group of the Histiocyte Society. Semin Oncol 1991;18:29–33
120. Filipovich AH. Hemophagocytic lymphohistiocytosis: a lethal disorder of immune regulation. J Pediatr 1997;130:337–338
121. Arico M, Danesino C, Pende D, Moretta L. Pathogenesis of hemophagocytic lymphohistiocytosis. Br J Haematol 2001;114:761–769
122. Stepp SE, Dufourcq-Lagelouse R, Le Deist F et al. Perforin gene defects in familial hemophagocytic lymphohistiocytosis. Science 1999;286:1957–1959
123. Feldmann J, Callebaut I, Raposo G et al. Munc13–4 is essential for cytolytic granules fusion and is mutated in a form of familial hemophagocytic lymphohistiocytosis (FHL3). Cell 2003;115:461–473
124. Henter J, Samuelsson-Horne A, Arico A et al. Treament of hemophagocytic lymphohistiocytosis with HLH 94 immunochemotherapy and bone marrow transplantation. Blood 2002;100:2367–2373
125. Stefan JL, Donadieu J, Ledeist F et al. Treatment of familial hemophagocytic lymphohistiocytosis with antithymocyte globulins, steroids and cyclosporin A. Blood 1993;82:2319–2323
126. Horne AC, Janka G, Maarten Egeler R et al. Hematopoietic stem cell transplantation on hemophagocytic lymphohistiocytosis. Br J Haematol 2005;129:622–630
127. Ouachee-Chardin M, Elie C, de Saint Basile G et al. Hematopoietic stem cell transplantation in hemophagocytic lymphohistiocytosis: a single-center report of 48 patients. Pediatrics 2006;117:e743–750
128. Barak Y, Nir E. Chediak-Higashi syndrome. Am J Hematol/Oncol 1987;9:42–55
129. Pettit RE, Berdal KG. Chediak-Higashi syndrome. Neurologic appearance. Arch Neurol 1984;41:1001–1002
130. Grossi CE, Crist WM, Abo T et al. Expression of the Chediak-Higashi lysosomal abnormality in human peripheral blood lymphocytes subpopulations. Blood 1985;65:837–844
131. Certain S, Barrat F, Pastural E et al. Protein truncation test of LYST reveals heterogeneous mutations in patients with Chediak-Higashi Syndrome. Blood 2000;95:979–983
132. Tardieu M, Lacroix C, Navern B et al. Progressive neurologic dysfunctions 20 years after allogeneic bone marrow transplantation for Chediak-Higashi Syndrome. Blood 2005;106:40–42
133. Griscelli C, Durandy A, Guy-Grand D et al. A syndrome associating partial albinism and immunodeficiency. Am J Med 1978;65:691–702
134. Pastural E, Barrat FJ, Dufourcq-Lagelouse R et al. Griscelli disease maps to chromosome 15q21 and is associated with mutations in the myosin-Va gene. Nat Genet 1997;16:289–292
135. Ménasché G, Pastural E, Feldmann J et al. Mutations in RAB27A cause Griscelli syndrome associated with hemophagocytic syndrome. Nat Genet 2000;25:173–176
136. Trigg ME, Schugar R. Chediak-Higashi syndrome hematopoietic chimerism corrects genetic defect. Bone Marrow Transplant 2001;27:1211–1213
137. Benkerrou M, Le Deist F, de Villartay JP et al. Correction of Fas (CD95) deficiency by haploidentical bone marrow transplantation. Eur J Immunol 1997;8:2043–2047
138. Baud O, Goulet O, Canioni D et al. Treatment of the immune dysregulation, polyendocrinopathy, enteropathy, X linked syndrome (IPEX) by allogeneic bone marrow transplantation. N Engl J Med 2001;344:1758–1762
139. Dale DC, Bonilla MA., Davis MW et al. A randomized controlled phase III trial of recombinant human granulocyte colony-stimulating factor (filgrastim) for treatment of severe chronic neutropenia. Blood 1993;81:2496–2502
140. Rosenberg PS, Alter BP, Bolyard AA et al. The incidence of leukemia and mortality from sepsis in patients with severe congenital neutropenia receiving long-term G-CSF therapy. Blood 2006;107:4628–4635
141. Marciano BE, Wesley R, de Carlo ES et al. Long-term interferon-gamma therapy for patients with chronic granulomatous disease. Clin Infect Dis 2004;39:692–699
142. International Chronic Granulomatous Disease Cooperative Study Group. A controlled trial of interferon gamma to prevent infection in chronic granulomatous disease. N Engl J Med 1991;324:509–516
143. Hershfield MS, Buckley RH, Greenberg ML et al. Treatment of adenosine deaminase deficiency with polyethylene glycol-modified adenosine deaminase. N Engl J Med 1987;316:589–596
144. Hershfield MS. PEG-ADA replacement therapy for adenosine deaminase deficiency: an update after 8.5 years. Clin Immunol Immunopathol 1995;76:S228–232
145. Chan B, Wara D, Bastian J et al. Long-term efficacy of enzyme replacement therapy for adenosine deaminase (ADA)-deficient Severe Combined Immunodeficiency (SCID). Clin Immunol 2005;117:133–143
146. Hacein-Bey-Abina S, Le Deist F, Carlier F et al. Sustained correction of X-linked severe combined immunodeficiency by ex vivo gene therapy. N Engl J Med 2002;346: 1185–1193
147. Gaspar HB, Parsley KL, Howe S et al.Gene therapy of X-linked severe combined immunodeficiency by use of a pseudotyped gammaretroviral vector. Lancet 2004;364:2181–2187
148. Blaese RM, Culver KW, Miller AD et al. T lymphocyte-directed gene therapy for ADA-SCID: initial trial results after 4 years. Science 1995;270:475–480
149. Bordignon C, Notarangelo LD, Nobili N et al. Gene therapy in peripheral blood lymphocytes and bone marrow for ADA-immunodeficient patients. Science 1995;270:470–475
150. Kohn DB, Weinberg KI, Nolta JA et al. Engraftment of gene-modified umbilical cord blood cells in neonates with adenosine deaminase deficiency. Nat Med 1995;1:1017–1023
151. Hoogerbrugge PM, van Beusechem VW, Fischer A et al. Bone marrow gene transfer in three patients with adenosine deaminase deficiency. Gene Ther 1996;3:179–183
152. Aiuti A, Slavin S, Aker M et al. Correction of ADA-SCID by stem cell gene therapy combined with nonmyeloablative conditioning. Science 2002;296:2410–2413

153. Ott MG, Schmidt M, Schwarzwaelder K et al. Correction of X-linked chronic granulomatous disease by gene therapy, augmented by insertional activation of MDS1-EVI1, PRDM16 or SETBP1. Nat Med 2006;12:401–409

154. Hacein-Bey-Abina S, von Kalle C, Schmidt M et al. LMO2-associated clonal T cell proliferation in two patients after gene therapy for SCID-X1. Science 2003;302:415–419

155. Markert .L, Boeck A, Hale LP et al. Transplantation of thymus tissue in complete DiGeorge syndrome. N Engl J Med 1999;341:1180–1189

156. Markert ML, Sarzotti M, Ozaki DA et al. Thymus transplantation in complete DiGeorge syndrome: immunologic and safety evaluations in 12 patients. Blood 2003;102:1121–1130

157. Flake AW, Roncarolo MG, Puck JM et al. Treatment of X-linked severe combined immunodeficiency by in utero transplantation of paternal bone marrow [see comments]. N Engl J Med 1996;335:1806–1810

158. Wengler GS, Lanfranchi A, Frusca T et al. In-utero transplantation of parental CD34 haematopoietic progenitor cells in a patient with X-linked severe combined immunodeficiency (SCIDXI). Lancet 1996;348:1484–1487

159. Pirovano S, Notarangelo LD, Malacarne F et al. Reconstitution of T-cell compartment after in utero stem cell transplantation: analysis of T-cell repertoire and thymic output. Haematologica 2004;89:450–461

第16章

获得性再生障碍性贫血和范科尼贫血

Vikas Gupta，Judith Marsh

引言

再生障碍性贫血（aplastic anmia，AA）传统上被定义为和骨髓低增生相关的外周血全血细胞减少，而且还要求没有（a）骨髓异常浸润；（b）网硬蛋白的增加；（c）剩余的造血细胞形态学异常（除外 AA 中经常出现的异常红系造血）。AA 包括了获得性 AA 和表 16.1 中列出的一系列先天性骨髓衰竭综合征。

获得性再生障碍性贫血

获得性 AA 是一种少见病，在欧洲和北美的研究中显示总的年发病率是（1～2)/100 万。在亚洲，发病率高出 2~4 倍，可能和环境因素、遗传因素有关[1-3]。获得性 AA 的发病年龄有两个高峰，分布在 15～25 岁和 60 岁后[3-4]，在大多数情况下，AA 是一种免疫介导的疾病，过度活化的 T 细胞的免疫攻击导致了骨髓衰竭（参考文献 5 中做了综述）。

诊断

确诊获得性 AA 需要仔细地除外其他的全血细胞减少的原因，从以下几个角度界定此病：(a) 是获得性还是先天性的；(b) 病因学；(c) 是否存在及存在多少异常克隆；(d) 疾病严重程度。

确定诊断

大多数情况下 AA 的诊断不复杂，但是有些疾病有时也表现为全血细胞减少、骨髓增生低下或假性 AA，尤其是低增生型骨髓增生异常综合征（参考文献 6 中作了综述）。优质的外周血涂片、骨髓涂片和足够长度的骨髓组织对诊断很重要。重复的骨髓检查和一些特殊检验，如细胞遗传学检查、细胞集落培养、克隆分析对一些但并非所有病例的诊断有帮助。

排除先天性再生障碍性贫血

在儿童和青年患者中要高度怀疑是否是先天性 AA，这类疾病包括了范科尼贫血（FA）、先天性角化不良症（DC）和非常罕见的 Shwachman-Diamond 综合征，详细询问家族史和全面的体格检查可能会提供一些先天性 AA 的线索。确定诊断时基因检测可能会有帮助（表 16.1），已经广泛开展的基因检测给越来越多的先天性骨髓衰竭综合征的确诊提供了帮助，而这些患者按照临床标准似乎是原发性的 AA，并且临床检查没有任何体格方面的异常。对于按照临床标准判断是原发性 AA 而临床的检查上却没有体格异常的患者而言，已经广泛开展的基因检测给越来越多的先天性骨髓衰竭综合征的确诊提供了帮助[7-11]。FA 和 DC 的诊断不仅可以避免不必要的免疫抑制治疗和骨髓移植（BMT）被延误，而且如果被推荐 BMT，有助于选择合适的预处理方案，也避免了不恰当的预处理方案所致的严重的并发症，甚至死亡。

相关异常克隆的存在

所有患者都应该进行异常细胞遗传学的筛查，因为在诊断 AA 时大约 10% 的患者可以检测到异常的细胞遗传学改变，而这些患者没有 MDS 的形态学特征。这究竟算是 AA 还是低增生型 MDS 还存有争议[12]。St George（圣乔治）医院的一项研究显示，新诊断的成人 AA 中，12% 的患者存在异常克隆[13]。三体（+6，+8，+15）是最常见的异常核

表 16.1 再生障碍性贫血病因和确认试验

病因	诊断	确诊诊断
先天性	范科尼贫血	培养的外周血淋巴细胞染色体自发性断裂增加，以及经 DEB 或 MMC 诱导的染色体断裂增加
	先天性角化不良症（DC）	DKC1 基因突变见于 X 染色体连锁遗传的 DC；TERC 基因（编码端粒酶的 RNA 组分）突变见于常染色体显性遗传的 DC；TERT（TERC 的反转录酶）和 TERC 基因突变见于 5% 表观上是获得性 AA 的患者（"隐匿性 DC"）
	Shwachman-Diamon 综合征	SBDS 基因突变见于 80% 的患者
获得性	特发性（75%～80%）	—
	药物：如 NSAID、金制剂、氯霉素、磺胺等	详细的用药史，但是没有可以证实相关性的试验
	化学制剂：苯、涂料、有机氯、杀虫剂	详细的暴露史，但是没有可以证实相关性的试验
	病毒：甲型肝炎病毒、乙型肝炎病毒、非甲非乙非丙型肝炎病毒以及少见的 EB 病毒	肝功能检测，病毒分析（甲型、乙型、丙型、庚型肝炎病毒，但是通常阴性，EB 病毒很少见）
	PNH	流式细胞仪检测红细胞、中性粒细胞和单核细胞表面的 GPI-锚链蛋白
	妊娠	—
	少见的：SLE、胸腺瘤、嗜酸细胞性筋膜炎、神经性厌食症	自身免疫性疾病筛查

DEB，双环氧丁烷；MMC，丝裂霉素 C；DC 先天性角化不良症；SBDS，Shwachman-Bodian Diamond 综合征；NSAID，非甾体类抗炎药；GPI，糖化磷脂酰肌醇；EB，Epstein-Barr；SLE，系统性红斑狼疮；PNH，阵发性睡眠型血红蛋白尿

表16.2 再生障碍性贫血的严重程度

重型 AA (Camitta)[18]	标准：骨髓中细胞 < 25% 或 25%～50% 伴 < 30% 残留的造血细胞数，伴以下 3 项中的 2 项：中性粒细胞 < 0.5×10⁹/L；血小板 < 20×10⁹/L；网织红细胞 < 20×10⁹/L
极重型 AA (Bacigalupo)[17]	和重型 AA 相似，除了中性粒细胞 < 0.2×10⁹/L

型（60%），且通常数量较少[13]。存在三体型细胞遗传学克隆的患者，对免疫抑制治疗的反应、反应的持续时间，以及以后发生克隆性疾病的危险性和正常核型的患者相似，而非数量型细胞遗传学异常的患者对免疫抑制治疗的反应较差。存在 7 号染色体单体型提醒可能应该诊断 MDS，提示 MDS 诊断可能性大。

需要更大的多中心研究来进一步阐明 AA 患者出现的个别的细胞遗传学异常的预后意义，目前的资料显示，存在三体型细胞遗传学异常的 AA 患者应该按照核型正常的 AA 患者相似方式处理。如果治疗法则显示还有其他治疗方法，AA 患者不能因为存在三体核型而自动提示需要 BMT。

所有 AA 患者诊断时均应该用流式细胞术筛查阵发性睡眠型血红蛋白尿（PNH）。应用流式细胞术，新诊断的 AA 患者中至少有 1/3 的患者显示存在不同程度的 PNH 克隆[14-15]。在日本，PNH 克隆的存在被发现与免疫抑制治疗反应良好相关[16]。

确定疾病的严重程度

疾病的严重性可以按照 Camitta 等制定的历史标准确定为重型再生障碍性贫血（SAA）和按照 Bacigalupo 制定的标准确定为非常严重的再生障碍性贫血（表 16.2）[17-18]，所有剩下的患者都属于非重型再生障碍性贫血（NSAA）。这些简单的临床标准为 AA 患者治疗方案选择提供了重要的框架。

治疗选择

支持治疗

在采取决定性的治疗前，支持治疗是能够显著影响 AA 患者最终结果的最重要的因素之一。支持治疗主要是为了预防骨髓衰竭相关的并发症发生，主要是感染和出血。

血制品支持

在 20 世纪 70 年代末和 80 年代初，SAA 的 BMT 结果显示，相对输血较少的患者结果预后明显优于多次输血的患者[19]。因此提倡除非有绝对的必要性，新诊断的 AA 患者尽量不输血，以避免 BMT 前异体免疫形成。结果有时候一些严重贫血和血小板减少的患者得不到生命攸关的血小板、红

细胞输注，从而导致患者没来得及做 BMT 就发生了致死性的或几乎是致死性的出血。对一个具体患者而言，预测出血的风险是很困难的。对于 AA 患者，想要维持安全的血细胞计数，红细胞、血小板支持性输注是必要的。通常发生在颅内的致死性出血，更多见于血小板计数 < 10×10⁹/L，且同时有广泛的视网膜出血、口腔出血和迅速扩散的紫癜的患者。当血小板计数 < 10×10⁹/L（或 < 20×10⁹/L，同时存在脓毒症、发热时），推荐进行性预防性血小板输注，而不是仅仅在等到有了出血表现后才输注血小板[6]。此外，对于一些个体病例，氨甲环酸、口服避孕药防止月经过多等方法也可以考虑采用。

大多数 SAA 患者需要经常性输血支持，因此可能会对输注红细胞、血小板中存在的白细胞产生异体免疫，这是由于对人类白细胞抗原（HLA）或非-HLA（次要组织相容性复合体）抗原产生了抗体[20]。这种异体免疫会导致血小板输注无效，从而影响到 BMT 的结果，通常是因为移植物排斥率升高[21]。在诊断血小板输注无效时，需要排除脓毒症和药物因素，患者应该行 HLA 抗体筛查。

去除白细胞的血制品储存前去除白细胞似乎有助于减少异体免疫的风险[22,23]。来自英国的一项回顾性研究显示，和输注储存前不去除白细胞的血制品相比，全部输注去白细胞血制品后，AA 患者的异体免疫风险可以从 50% 显著降低到 12%。[24] 假如患者是对随机供者血小板敏感导致了血小板输注无效，应该输注 HLA 匹配的血小板。

对于所有移植受者，应该从移植预处理时即开始输注辐照的红细胞、血小板，对于潜在的移植患者，计划好的 BMT 前的支持治疗中是否需要输注辐照血还有争议。

假如一个患者早晚要进行 BMT，那么应该在知晓患者的巨细胞病毒（CMV）感染情况前只输注 CMV 阴性的血制品。只有当供、受者都是 CMV 阴性时，才有必要继续输注 CMV 阴性的血制品，除非患者和献血者的 CMV 都是阴性的，否则患者必须继续输注 CMV 阴性的血制品[25]。

预防感染

AA 患者通常有发生细菌、真菌感染的危险，这种感染风险取决于中性粒细胞减少的严重性和单核细胞计数，但也有个体差异，有些患者会反复感染而有些却很少发生。中性粒细胞计数 < 0.2×10⁹/L 的患者存在感染高风险，应该预防性使用抗生素，多数中心使用喹诺酮类抗生素如环丙沙星，但还需要注意喹诺酮类耐药菌的出现和更多的革兰阳性菌感染。各中心应该遵循当地的指南做好严重中性粒细胞减少患者的感染预防。

氟康唑在预防真菌感染中最常用，如果既往史提示有曲霉菌感染，应该考虑使用伊曲康唑，因为氟康唑对曲霉菌无效。由于伊曲康唑胶囊口服吸收不稳定，需要时应该使用伊曲康唑悬液。新的抗真菌药物在真菌预防中的地位还有待研究。

尚未接受治疗的 AA 患者没有必要进行常规的卡氏肺孢子菌肺炎（PCP）和病毒感染的预防，进行 BMT 和免疫抑制治疗的患者有必要给予 6 个月的阿昔洛韦预防病毒感染。BMT 的患者有必要进行 PCP 预防，但是对于接受 ATG 治疗的患者不是必须的。BMT 后预防性治疗的持续时间因预处理方案和供者种类不同而有差异，去 T 细胞移植和替代性供者移植患者需要更长时间的预防。

感染的处理

严重粒细胞减少患者的所有感染都要给予强有力的治疗。应该遵循当地的指南处理发热的粒细胞减少患者。足够的广谱抗细菌治疗 48~72 小时后，患者的体温不降，应该进行经验性抗真菌治疗。患者对抗生素反应不佳时，为了查明感染源，即使没有症状也应该进行肺部和脾的影像学检查。一些尚存骨髓造血活性的 AA 患者对于粒细胞集落刺激因子（G-CSF）还有反应，因此当严重系统感染的患者对于静脉使用抗细菌药和抗真菌药反应不佳时，也应考虑应用 G-CSF，如果使用 G-CSF 5~7 天后中性粒细胞计数没有升高，可以停止使用。

特殊治疗

新诊断的获得性 AA 患者标准的特殊治疗方案是采用 HLA 全相合的同胞供者（MSD）的异基因 BMT 或者 ATG 联合环孢素（CSA）的 IST。这两种治疗的结果均有明显改善，生存率超过 80%[26,27]。选择 BMT 还是 IST 取决于患者年龄、AA 的严重性和是否有合适供者。一项 EBMT 的研究显示，在 > 40 岁年龄组患者中，BMT 的死亡率明显升高，在这个年龄组 IST 较 BMT 有明显优势。

因此，通常推荐 ≤ 40 岁的 SAA 患者的一线治疗方案是 BMT[27]。红细胞、血小板输注依赖的 NSAA 患者，ATG 联合 CSA 的 IST 应该被推荐为一线方案。新诊断的 SAA 患者总的治疗策略列举于图表 16.1。

骨髓移植

近年来，获得性 AA 接受 BMT 后的结果不断改善。年轻的 SAA 患者行 HLA 全相合的同胞供者移植现在已经非常成功，能够获得 75% ~ 90% 的长期治愈的机会[21,28-31]。最近，已经观察到 IST 失败的 AA 患者进行替代性供者移植也取得了不错的结果[32,33]。为了使 AA 的 BMT 取得最佳结果，再怎么强调仔细的移植前评估都不过分。

移植前评估的目的不仅仅是为了再次确定诊断和疾病的严重程度，也是为了弄清是否有必要对预处理方案或支持治疗进行必要的调整。下面讨论计划要进行移植前必须要完善的额外检查。

重新评估骨髓细胞形态学、细胞遗传学和 PNH 克隆状况，并明确排除先天性 AA BMT 前重新评估骨髓细胞形态学、细胞遗传学和 PNH 克隆状况，以除外向恶性疾病前期或恶性疾病发展的可能，这一点很重要，因为这会影响到移植预处理方案的选择。范科尼贫血和 DC 患者不能耐受用于获得性 AA 的传统强度的预处理。

HLA 抗体筛查——AA 患者反复的血液、血小板输注会增加 HLA 异体免疫形成的风险，导致对随机供者血小板的排斥。早期的研究报道，这种风险概率从 34%~100% 不等[34,35]。去除白细胞的血制品目前在西欧、北美国家被常规应用，可以有助于减少异体免疫的风险。随机血小板输注后血小板增加不理想和 HLA 抗体的存在，表明可能需要 HLA 匹配的血小板，因此最好是预处理开始前就完成这些检查。

伴发疾病评估——多个研究报告了血液肿瘤患者

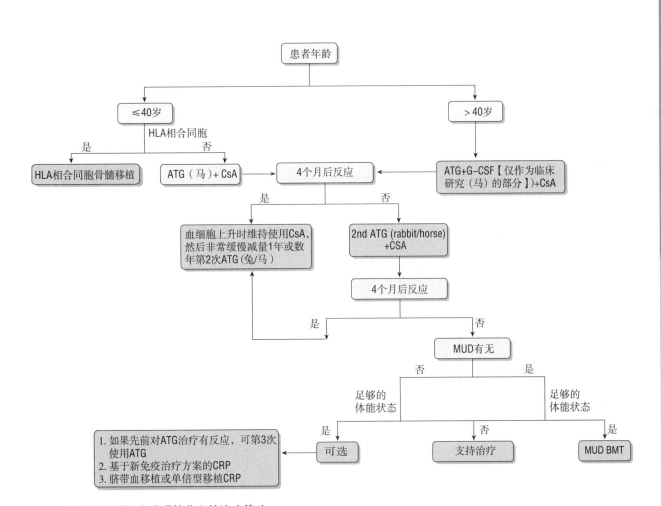

图 16.1　新诊断重型再生障碍性贫血的治疗策略

ATG，抗胸腺细胞球蛋白；CSA，环孢素；MUD，相合的非血缘相关供者；CRP，临床试验方案；IST，免疫抑制治疗；UCB，脐带血

Table 16.3 Recent studies of MSD stem cell transplantation for acquired AA

Reference/group	Year of transplants	n	Graft rejection	Acute GvHD II–IV	Chronic GvHD	Survival	Regimen
Passweg/IBMTR[38]	1988–1992	471	16%	19%	32%	66% at 5 years	Cy, 46%; Cy + TBI, 5%; Cy + LFR, 36%; Cy + ATG, 9%; others, 4%
Bacigalupo/EBMT[45]	1976–1998	1699	12%	13%	13% (limited) 10% (extensive)	66% at 4 years	Details not given, majority high-dose Cy-based protocol
Strob/Seattle[29]	1988–1999	94	4%	29%	32%	88% at 6 years	Cy + ATG
Kim/Seoul[31]	1995–2001	113	14%	11%	12%	89% at 6 years	Cy + procarbazine and ATG
Dulley/Sao Paolo	1993–2001	81	22%	37%	39%	56% at 6 years	Low-dose Bu (1 mg/kg) + Cy
Ades/Paris[30]	1978–2001	100 33	2% 6%	42% 0%	64% 42%	59% at 16 years 94% at 4.4 years	Cy + TAI Cy + ATG
Gupta/London[21]	1989–2003	33	24%	14%	4%	81% at 5 years	Cy + CAMPATH antibodies

Abbreviations: Cy, cyclophosphamide; TBI, total body irradiation; LFR, limited field radiation; ATG, antithymocyte globulin; NK, not known; Bu, busulfan; MSD, matched sibling donor.

移植前的伴发疾病，会对非复发死亡率产生负面影响[36,37]。尽管对 AA 患者还没有这方面正式的研究，但这可能是决定移植相关死亡率的重要因素，尤其是老年患者，其 BMT 后生存状况明显不如年轻患者。移植前伴发疾病评分较高的患者可能需要调整预处理方案、移植物抗宿主病（GVHD）预防方案和支持治疗策略。

　　存在活动性感染——存在活动性感染是一个对 AA 干细胞移植后结局不利的因素[38]。任何活动性感染都应该给予治疗，开始 BMT 前全身状况应该稳定。然而，有时即使存在活动性感染也得进行 BMT，特别是真菌感染。减低或最小化预处理强度的移植和移植后近期并发症较少有关，这样的一种移植为中性粒细胞尽早恢复提供了最佳机会，延迟移植可能会面临真菌感染加重的危险。

HLA 相合同胞供者移植的预处理方案

　　获得性 AA 的最优预处理方案在不断变化中，常用于 AA 患者的预处理方案还有非清髓性的。AA 患者预处理强度的界定目前还是个有争议的话题。就这里所讨论的，我们会用"传统强度预处理方案"代表传统的大剂量环磷酰胺为基础的方案，用"最小化强度预处理方案"代表比较新的小剂量化疗方案。

传统强度预处理方案

　　20 世纪 60 年代的动物实验显示，环磷酰胺是一种强有力的免疫抑制剂，有助于异基因造血干细胞的稳定植入[39-41]。自从 20 世纪 70 年代被应用以来[42,43]，环磷酰胺一直是获得性 AA 患者预处理方案的主要组成成分。最初的研究显示 AA 患者的移植物排斥率高达 35%~60%[42,44]。随后 ATG 被作为一种减少移植物排斥的方法引入预处理方案，移植物排斥有了显著的改善[28]。剂量为 200mg/kg [50mg/kg ×4（−5 天 ～ −2 天）] 的环磷酰胺联合马抗 ATG（总剂量 90mg/kg）是目前获得性 AA 最常用的预处理方案。

　　多数新诊断的 SAA 患者进行 MSD 的 BMT 预后比较好，据多个研究报道长期生存率在 70% ～ 90%（表 16.3）[21,29-31,38,45]。EBMT 的一个研究表明年龄对 HLA 全相合同胞供者移植结局有明显影响[27]。在这个研究中，16 岁以下、17~40 岁、40 岁以上患者的实际生存率分别是 77%、68%、54%（$P < 0.001$）。其他的不良预后因素是此前 IST 失败[30]、从诊断到 BMT 间隔期较长[17,27,38,45]、过多的输血[17,21,27,38,45]、血小板输注无效和 BMT 前有活动性感染[21,38]。

最小化强度预处理方案

　　40 岁以上患者采取传统强度预处理方案后行 BMT 的结果明显不如年轻的患者。年龄较大的患者结果不理想可能和多方面因素综合作用相关，譬如先前 IST 失败导致输血负荷的增加，再转而进行较晚开始的 BMT，预处理相关毒性或者增加或 GVHD 发生率增高。

　　为了改善年龄较大的 AA 患者移植的结果，各个移植中心纷纷把注意力集中到采用可以增加免疫抑制强度而又能使其骨髓毒性最小化的预处理方案。这些方案的潜在优点是减轻了预处理相关的毒性，譬如出血性膀胱炎、心脏毒性和晚期泌尿生殖道肿瘤的发生。各个中心报道的初步结果令人鼓舞，晚期患者也都植入顺利 [48-51]。不同研究中化疗的剂量各不相同。通常，这些方案均使用了氟达拉滨（总剂量 90 ～ 125mg/m^2）、低剂量环磷酰胺（总剂量 40 ～ 120mg/kg），部分还包含 ATG、阿仑单抗 ATG 或阿仑单抗。

目前还没有资料可以比较传统强度预处理和最小化强度预处理在 AA 中的优劣。在当前，给年龄较大的或者有明显伴发疾病的患者采用最小化强度预处理方案似乎比较合理，而在推荐给有 MSD 的年轻患者前还需要长期的对照研究，这些患者目前通常采用传统强度预处理，因为他们可以适应这样的处理。

移植物抗宿主病的预防

用 CSA 替代甲氨蝶呤（MTX）预防 GVHD 有利于改善 SAA 患者的生存状况 [38,52]。比起单用 MTX，用 CSA 和短期 MTX 联合预防 GVHD 的患者有更好的结果 [53-55]。GITMO/EBMT 的一个前瞻性随机研究在 SAA 患者中比较了 CSA 联合短期 MTX 和单用 CSA 预防 GVHD 的情况，这个研究显示接受 CSA 和 MTX 联合预防的生存率更好 [56]。基于这些资料，推荐 CSA 联合短期 MTX 作为 AA 患者的 GVHD 预防方案。

CAMPATH-1 抗体或阿仑单抗已经被用于 AA 患者 GVHD 的预防。值得注意的是，当 CAMPATH 抗体被用于 AA 患者的预处理方案时，单用 CSA 预防 GVHD 就足够了 [21,57-58]。因为 AA 患者存在晚期植入失败的风险，GVHD 的预防通常需要持续12 个月，9 个月时开始缓慢减量 [6]。

造血祖细胞的来源和数量

G-CSF 动员的外周血干细胞（G-PBSC）比骨髓干细胞植入更快发挥作用，然而移植后慢性 GVHD 发生率明显高于骨髓干细胞移植。国际、欧洲骨髓移植联合登记处（CIBMTR/EBMT）最近的一项回顾性研究，比较了 PBSC 移植和 BMT 的结果，尽管 PBSC 移植植入更快发挥作用，但是可以看到由于 GVHD 的发生增加，其结局明显不如

PBSC 移植。PBSC 移植后的结局明显不如 BMT，主要原因是 GVHD 的增多 [59]。目前，不常规推荐 AA 患者采用 PBSC 移植，它仅仅可以作为临床研究方案的一部分。

近来，越来越多的人对使用 G-CSF 动员的骨髓（G-BM）作为一种造血细胞的来源产生兴趣 [60]。最近一项 III 期临床试验在相合同胞异基因移植物受者中对 G-BM 和 G-PBSC 进行了比较，结果显示 G-BM 组有相似的造血恢复速度，但是广泛的慢性 GVHD 发生率减少 [61]。这项研究主要包括了血液肿瘤患者，而相对于 AA 患者的常态 BM 移植，G-BM 移植的功效如何，还不得而知。CIBMTR 的一项回顾性研究正在进行，对 SAA 患者采用 G-BM、常态 BM 和 PBSC 进行移植结果的比较。目前，G-BM 的应用还仅仅被推荐作为精心设计的临床试验的一部分。

当使用 BM 作为供者细胞来源时，很重要的是至少需要给予 3×10^8/kg 的单个核骨髓细胞，因为如果细胞数量过低，移植物排斥的风险会显著增高 [62,63]。

移植后管理

一旦成功植入，需要严密监测以免继发性植入失败。AA 患者继发性植入失败的风险很高，主要和 CSA 剂量偏低或过早撤减有关，CSA 的谷浓度应该维持在 250 ～ 350 μg/L。重要的是 CSA 撤减过程中特别需要注意监测嵌合率，只要有任何证据表明受者细胞比例在增加，此时 CSA 就不应该再减量或停药。

再生障碍性贫血骨髓移植的关键影响因素

移植排斥

相对于血液肿瘤，AA 患者有较高的移植排斥率。血液肿瘤患者的细胞免疫因为疾病本身和（或）者反复多个周期的化疗而陷入瘫痪。相比之下，AA 患者的免疫系统完好无损，加上疾病本身潜在的异常免疫的病理生理状态，使得移植排斥更有可能发生。同胞相合 BMT 后的移植排斥发生率为 5% ～ 20% [64,65]。EBMT 登记的资料显示植入失败发生率随着时间的推移逐渐下降 [65]，尽管在 IBMTR 研究中没有得到证实 [38]。

早期的移植排斥要么是导致移植后没有植入证

据的持续性全血细胞减少，要么是导致中性粒细胞和单核细胞早期植入后又出现全血细胞减少。晚期植入失败发生在已确认成功植入一段时间后，可能和 CMV 感染、GVHD，以及复方磺胺甲噁唑、更昔洛韦这些药物有关，更晚的发生在移植后 6 ~ 9 个月 CSA 撤减时，后者对重新使用 CSA 可能有反应。

移植排斥的影响因素

BMT 前过多输血是最重要的移植排斥相关因素之一 [19,30,63-64]。尽管不同研究对于"过多输血"的定义各不相同，但是多数专家认为 BMT 前输血超过 50 次应该算是"过多输血"。多次输血可以导致针对受者缺乏而供者存在的次要组织相容性抗原异体免疫的形成 [20]。使用 CSA 已经使得移植排斥的发生有所减少 [65-66]。有趣的是，肝炎后 AA 患者移植排斥发生率低，或许是因为较早的选择移植，输血量较少 [65]。预处理中采用放疗作为额外的免疫抑制手段，能使得移植排斥率减低，但是被增加的预处理相关毒性和 GVHD 所抵消，生存率并没有改善 [52,64-65]。有些研究发现低剂量供者造血干细胞和植入失败发生率增高有关 [62,63]，但是没有得到其他研究的证实 [64]。供者骨髓 T 细胞去除也和移植排斥发生率高有关 [64]。英国的一些研究中体内使用 CAMPATH 抗体，当干细胞输注前后都使用时，移植排斥发生率较高 [21,57]。当仅用于干细胞回输前时，移植排斥发生率显著降低，提示 CAMPATH 的应用时机可能是个重要因素 [21]。

移植排斥的治疗策略

假如 4 周时还没有植入的证据，使用 7~10 天的造血生长因子是合理的。如果依然没有反应，应该计划二次移植。同时应该继续良好的支持治疗，以免发生感染。

植入失败或最初植入后再发生植入失败的患者，如果身体状况良好、没有感染，可以从二次移植获益 [67]。各种策略已经被用于二次移植，譬如使用同一个供者或其他供者，使用细胞因子动员的外周血干细胞，以及预处理方案中使用低剂量照射。但是没有前瞻性研究的情况下很难作出明确的推荐。这些病例应该与有经验的移植中心进行讨论，根据患者的具体情况制定个体化治疗策略。

为了下一步的治疗安排，应查明植入失败的原因很重要，是因为没能维持供者的造血活动，还是因为 AA 复发恢复了受者的造血活动。假如造血活动是部分或完全受者来源，二次 BMT 前受者必须要重新预处理。与供者造血不足有关的移植排斥，或许增添供者干细胞就能获益，而不需要进一步的免疫抑制。晚期植入失败如果是发生在撤减 CSA 后，可能对重新使用治疗剂量的 CSA 有反应 [66]。也可以考虑使用甲波尼松龙进行另外的免疫抑制治疗。如果这些策略失败，应该考虑二次移植。

移植物抗宿主病

GVHD（急性和慢性）是最重要的并发症之一，会对 BMT 后体力状况、生活质量和生存期产生不利影响 [68,69]。在西雅图的一项研究中，209 个接受了 BMT 且生存 2 年以上的获得性 AA 患者中，86 个患者（41%）发生了慢性 GVHD[68]。单变量分析结果显示，有急性 GVHD 病史、输注供者白细胞和患者年龄偏大是慢性 GVHD 发生的重要危险因素，而使用 ATG 似乎有预防保护作用。

慢性 GVHD 是移植后各种远期并发症的一个主要危险因素。慢性 GVHD 的不利影响不仅仅和牵涉的靶器官有关，而且和慢性 GVHD 的治疗有关。长期使用类固醇激素可以导致感染、皮肤问题、关节挛缩、白内障、限制性或阻塞性肺病、无菌性坏死或骨质疏松症之类的骨病、精神问题等明显增加。用了大剂量 Cy 和 ATG，慢性 GVHD 的发生率在 30% ~ 40%[29,30]。骨髓移植中使用 CAMPATH 抗体似乎对急慢性 GVHD 均有有利的效应 [21]。St George 医院的一项研究显示，慢性 GVHD 的发生率只有 4%，移植后一年以上没有一例患者需要类固醇激素。防止 GVHD 是 AA 患者 BMT 后的主要目标之一，因为在这种移植中，GVHD 没什么有益的治疗作用。AA 的急慢性 GVHD 治疗和血液恶性肿瘤后移植中的急慢性 GVHD 治疗相似。

骨髓移植的远期并发症

不孕不育

相对于血液肿瘤患者，AA 患者接受 BMT 后怀孕、生育的机会更多。如果预处理方案中不用放疗，生殖能力通常会得到很好的保留 [70-71]。做过移植的 AA 患者如果怀孕，通常会成功生育 [21]。急、慢性 GVHD 的发生似乎都对生殖不利 [68,72]。采用当前大剂量环磷酰胺联合 ATG 或者阿仑单抗的方案，AA 患者移植后成功怀孕或生育的概率是 35% ～ 45%[21,68]。文献报道的一个主要的局限性是难于精确确定多少比例的患者想要孩子。氟达拉滨为基础的减低强度预处理方案中使用了相对低剂量的化疗，比起传统强度预处理方案，在保留生殖能力方面理论上应该有优势。然而，使用包含氟达拉滨的预处理方案后性腺功能方面的资料目前还不足[73]。要评估基于氟达拉滨的预处理方案对生殖能力的影响还有待长期的资料。

二次肿瘤

已观察到 AA 患者骨髓移植后经过一段长时间的潜伏期，实体恶性肿瘤发病率有所增高[30,68,74-75]。比起只有急性而没有慢性 GVHD 的患者，急慢性 GVHD 均有的患者可能性更大（30% 比 0）[68]。西雅图和巴黎的一个联合研究显示，在 AA 患者，使用硫唑嘌呤治疗慢性 GVHD 是移植后恶性肿瘤的一个明显的危险因素[76]。相对于无放疗的预处理方案，较高的恶性肿瘤发生率和预处理中采用放疗有关在预处理中采取放疗的患者恶性肿瘤发生率较不采用此方案高[76]。

免疫抑制治疗

对于不准备进行 BMT 的患者，ATG 联合 CSA 仍然是当前 SAA 和输血依赖的 NSAA 标准的免疫抑制治疗（IST）方案，SAA 的治疗反应率（标准为脱离输血）在 6 个月时是 60% ～ 70%[77-78]。德国的一项对比单用 ATG 和 ATG 联合 CSA 的前瞻性研究的长期随访结果显示，11.3 年时总生存率是 54% ～ 58%，无失败生存率（定义为没有复发、无反应、PNH、MDS、AML 和实体瘤的生存率）是 39%[78]。

复发的风险是 30%~40%，但是最近更多的实践显示延长使用 CSA 到 6 个月后，复发率似乎会更低。在 26%~62% 的患者中观察到 CSA 依赖的发生，必须是此药长期维持。IST 后发展为溶血性的 PNH、MDS/AML 或实体瘤的实际发生率，在 11 年时分别是 10%、8% 和 11%，这强调了长期随访所有患者的重要性[78]。

股骨头缺血性坏死可能会导致严重的疾病状态，因此，预防血清病时应该给予最小剂量的波尼松[79]。ATG 和 CSA 治疗时如果加入 G-CSF（每天给药，使用 3 ～ 4 个月），可以导致中性粒细胞更快的恢复，但是在全血细胞恢复方面没有益处，也没有改善生存[80]。儿童大剂量使用 G-CSF 或者延长 IST 时间是一个有 7 号染色体单体型的 MDS/AML 的危险因素[81]，但是迄今为止在成年患者中没有发现[80]。EBMT 的一项多中心前瞻性随机研究正在进行中，目的为了阐明 G-CSF 在 IST 治疗 SAA 中的作用。除非是作为研究方案，目前不推荐 IST 治疗 SAA 时常规使用 G-CSF。

再生障碍性贫血的生存质量（QOL）问题

AA 患者接受 BMT 和 IST 后的结果在不断改善，以致两种治疗模式的生存率差别已经不明显，因此，QOL 方面的差别对于医生和患者的抉择变得极其重要。还没有前瞻性研究追踪比较 AA 患者 BMT 或 IST 后的 QOL。一项回顾性研究应用无症状和毒性时间校正的生存质量（Q-TWiST）分析方法比较了 1976—1999 年间 52 个移植患者和 155 个接受 IST 的患者的 QOL 结果[82]，没有发现生存率的差别。然而，Q-TWiST 分析显示 IST 治疗过的患者更长一段时间存在：（a）有药物毒性的症状；（b）输血依赖；（c）部分缓解；（d）继发克隆性疾病（图表 16.2）。移植患者无需药物的完全缓解期更长和无症状阶段持续时间也更长。

接受初始免疫抑制治疗后难治或复发的患者

初期接受 IST 治疗的患者，大约有 1/3 是对 ATG 和 CSA 为基础的 IST 无效的难治患者，约 1/3 会复发。假如有相合的同胞供者，患者的身体状况良好，应该考虑选择 BMT。对于没有 MSD 的患者，目前通常的做法是给予第二疗程的包括 ATG 的 IST。不同研究中，反应率在 30% 到 60% 之间不等[83-86]。难治或复发的患者的治疗反应率方面有些研究没有发现任何的差别[83-85]，有些研究则显示经过一个疗程 ATG 治疗后复发的患者比难治的患者有更高的反应率（68% vs 33%）[86]。还没有前瞻性研究对兔和马 ATG 进行比较，选择哪种 ATG 进行第二疗程取决于前一疗程是否发生过严重反应、各个中心自己的偏好和哪种药物更容易获得。

两个疗程 IST 治疗失败的患者，应该考虑采用相合的非血缘相关供者移植（图 16.1）。对于没有

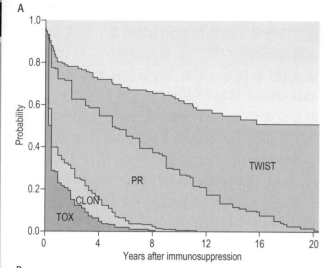

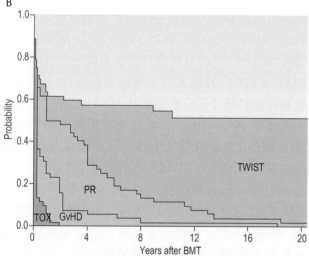

图16.2　AA患者接受免疫抑制治疗或骨髓移植后生存质量校正的生存率

（A）把接受免疫抑制治疗的患者的生存时间分割为4种临床相关状态：TOX（有毒性的时间和输血依赖的时间）；PR（包括部分缓解的时间和完全缓解但仍需药物的时间）；CLON（克隆性并发症）和TWiST（没有症状和毒性的时间）。（B）把接受骨髓移植者的生存时间分割为4种临床相关状态：TOX（有毒性的时间和输血依赖的时间）；PR（包括部分缓解的时间和完全缓解但仍需药物的时间）；GVHD（移植物抗宿主病和相关并发症）和TWiST。获Viollier等人[82]授权使用

合适供者的，可以考虑第三个疗程的ATG为主的治疗。英国一个回顾性研究显示，7个对前两疗程ATG治疗有反应但又都复发的患者，对第三个疗程再次产生治疗反应，而11个前两个疗程难治的患者只有两个获得短暂的反应[87]。多疗程的ATG治疗同增多的严重全身反应和过敏反应危险相关，因此必须特别谨慎。然而，第三疗程ATG经常对复发患者有效，表明这些患者可能存在对造血活动不

断的免疫攻击，从而需要某种持续的免疫抑制治疗。对于难治的患者，应该考虑其他试验性治疗。

完全相合同胞供者以外其他供者的骨髓移植

HLA 表型相同的非同胞供者 BMT

大约有6%的患者有可能找到表型匹配的父母亲，或者因为碰巧或近亲结婚的原因，扩展开的家庭检测可能会找到一个表型匹配的家庭供者。现有的有限资料显示这些患者可以获得和MSD移植相似的结果[88]。

同基因的孪生供者 BMT

最初认为在同基因BMT，预防移植排斥的预处理不是必须的。后来的研究显示没有接受预处理的患者植入失败发生率相当高，然而，很大一部分患者因二次移植而得到挽救[89,90]。IBMTR的研究中，没有看到同基因移植的患者接受或不接受预处理在生存率方面有显著差别[90]。考虑到植入失败率高，给同基因移植的患者予移植前预处理是合理的。

匹配的非血缘相关供者（MUD）BMT

相对于MSD移植，非血缘相关供者移植患者的生存率只有20%~50%[45,91,92]。非血缘相关供者移植失败的主要原因有较高的植入失败率、预处理相关毒性和GVHD。CIBMTR近期的一项研究回顾了1988—1998年之间接受非血缘相关供者BMT的SAA患者（表16.4），突显了不佳的结果（5年生存率为39%）和较高的移植排斥、GVHD、感染发生率[92]，而且没有发现随着时间推移有改善迹象。这项研究一个主要的局限性在于没有高分辨配型资料。

来自日本骨髓库（JMDR）的一个研究证实了应用HLA高分辨配型技术选择更好供者的重要性[93]。154个SAA移植患者的5年总生存率达到了56%，特别需要注意的是，相对于那些A或B位点有一个错配的患者，接受A、B、DRB1高分辨配型相合供者移植患者的生存率有显著优势。

最近试图减少移植排斥、提高生存率的一些努力的措施包括了低剂量全身照射（TBI）或一个无照射、以氟达拉滨为基础的预处理方案（表16.4）。在一个前瞻性多中心研究中，Deeg等报道了一个较低的移植排斥率，87个非血缘供者移植的患者中

Table 16.4 Recent studies of UD stem cell transplantation for acquired AA

Reference	Year of transplants	n	Graft rejection	Acute GvHD II–IV	Chronic GvHD All/extensive	Survival	Regimen
Kojima/Japan[93]	1993–2000	154 79 (MUD), 75 (M/M)	11%	29%	30%/15%	60% at 5 yr for A, B, DRB1 matches	Cy (120–200 mg/kg), irradiation ± ATG
Bacigalupo/EBMT[32]	1998–2004	38 28(MUD),10(M/M: 5 UD, 5 family)	18%	27%	27%/6%	73% at 5 yr	Fludarabine 120 mg/m², Cy 1200 mg/m², ATG
Passweg/CIBMTR[92]	1988–1998	181(MUD) 51 (M/M)	17% 51%	48% 37%	29%/NK 24%/NK	39% at 5 yr 36% at 5 yr	Cy ± irradiation ± antibodies
Deeg/North America[33]	1994–2004	62 (MUD) 25 (M/M)	2% (MUD) 11% (M/M)	69%(MUD) 77% (M/M)	52%/NK (MUD) 57%/NK (M/M)	61% at 5 yr (MUD) 40% (M/M)	Cy 200 mg/kg, ATG, low-dose TBI (2–6 Gy). If ATG intolerant, Cy 120 mg/kg, TBI 12 Gy

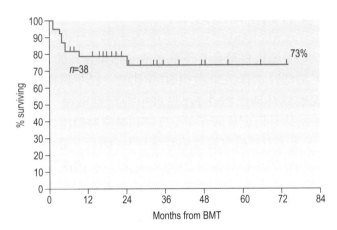

图16.3　采用减低强度预处理方案进行其他供者移植的SAA患者的生存率（EBMT研究）。38例获得性SAA患者进行相合同胞供者以外其他供者（非血缘相关供者33例，错配的家庭供者5例）移植后的实际生存率。获Bacigalupo等人[32]授权使用

只有5%（全相合供者为2%，有错配供者为11%），大多数患者采用减低剂量的TBI。不过，该研究观察到了肺部毒性，GVHD仍然是个问题[33]。相反，EBMT一项采用氟达拉滨、低剂量Cy（1200mg/m²）和ATG预处理的研究发现，移植排斥率较高（18%），特别是老年患者中，但是急慢性GVHD发生率较低，生存率令人振奋（图16.3）[32]。还有的方法用阿仑单抗替代了ATG，而其他和EBMT预处理相似[58]，或者是G-CSF动员的CD34⁺PBSC分选[94]，然而，后面这些方法还需要通过更大规模的研究进一步评估。

错配的家庭供者

采用错配的家庭供者的移植结果资料还不足。最近一个CIBMTR的研究没有发现错配家庭供者移植和相合非血缘相关供者移植的结果之间有明显差别[92]。由于缺少HLA高分辨配型资料，这个研究没能看出高分辨配型完全相合的非血缘供者是否优于错配的家庭供者。

脐血移植

采用脐带血（UCB）作为SAA患者进行非血缘相关供者BMT时干细胞来源的一个潜在的优势就是HLA错配可以被很好地耐受，因此理论上更容易获得。已经发表的有关获得性AA进行UCB移植的资料有限，而且一个供者UCB中干细胞数量低在AA中产生了特殊的问题，因为在AA，充足的干细胞数量对于植入达到最大化非常重要。近来作为一种增加成人受者干细胞数量的方法，双份UCB移植已经在高危的MDS/AML患者中取得了较高的植入率[95]。个别患者中，双份UCB中只有一份可以长期植入。最近一个来自中国的研究证实，在9个成年获得性AA患者中有7个成功植入，而且是持久的混合嵌合[96]。其中4个患者输注了双份UCB，都是其中一份植入。

单倍体相合移植

对于两个疗程以上IST无效、又没有合适同胞或非血缘供者的患者，有必要采用其他的像亲缘单倍体这样的供者，然而，在这种状况下单倍体相合移

第16章 获得性再生障碍性贫血和范科尼贫血

植很少实施，可能是因为高植入失败风险。目前已经报道的资料很少，有些受制于出版偏见[97-100]。这些资料显示一些精心挑选的患者可能会从这种移植中获益。这种移植仅仅推荐有经验的中心在身体状况良好的没有其他治疗选择的年轻患者中进行。

范科尼贫血

范科尼贫血（FA）是一种常染色体隐性遗传性疾病（除 FA- B 以外的互补群）或一种罕见的 X- 连锁隐性遗传性疾病（FA-B 互补群）[101-103]，基于细胞融合研究结果界定，FA 至少可以被分为 12 种互补表型（A, B, C, D1, D2, E, F, G, I, J, L 和 M），12 种基因中有 11 种已经得到确定[102]。由于 DNA 修复能力的缺陷，FA 患者显示出对 DNA 交联剂引起的染色体损伤敏感性增高。FA 蛋白（包括 BRCA2/FANCD1）协同参与 DNA 的修复过程（所谓的 FA-BRCA 通路）。已经在人类许多肿瘤中发现 FA 基因缺陷。FA 的患病率据估计是 1~5/100 万，总体来说杂合子的频率是 1/300，但是在南非和德裔犹太人中更高。这种疾病的特点是多种多样的先天性异常、骨髓衰竭和易患 MDS、AML、实体瘤的倾向，特别是头颈部鳞状细胞癌、肝和妇科肿瘤。使用过同化激素的患者发生肝肿瘤的风险更大。FA 患者中常见的先天性缺陷，包括身材矮小（51%）、皮肤异常（55%）、上肢（43%）、头颅（26%）、眼睛（23%）、肾（21%）、耳朵（11%），以及生长发育障碍（11%）[104]。尽管诊断时的中位年龄在男性患者是 6.5 岁，女性患者是 8 岁，但还是经常有报道 20 岁以上没有形态异常的不典型的病例[9,104]。

诊断可以在 FA 细胞暴露于丝裂霉素 C 和双环氧丁烷之类的 DNA 交联物质后染色体断裂增加得以确认[105]。FA 亚型（根据每个 FA 患者的互补群界定）显示不同表型之间存在某些关联，而某一特定的表型还有多向变异[106]。FA 患者血清甲胎蛋白水平高，这种检测可以被用于需要进行确认试验患者的初始筛查[107]。

FA 的自然病程逐步向进行性加重的骨髓衰竭发展，患者 20 岁前如果不治疗这种骨髓衰竭通常是最致命的。40 岁前发展到骨髓衰竭的实际风险是 90%[108,109]，而血液和非血液肿瘤的风险分别是 33% 和 28%[108]。

FA 的治疗

治疗性干预措施重点解决的是骨髓衰竭症状如何改善，红细胞和血小板输注、抗生素治疗、雄性激素和造血生长因子有助于改善 FA 患者的生存。口服羟甲烯龙可以诱导大约 60% 的患者三系细胞产生反应。多数对治疗有反应的患者以后会复发，但是这还是一种有用的药物，可以帮助计划行干细胞移植的患者维持血细胞计数。羟甲烯龙的剂量是 $2 \sim 5mg/(kg \cdot d)$。雄性激素治疗期间常规监测肝功能和肝超声探查对于早期发现肝并发症很重要。然而，异基因干细胞移植还是唯一可以恢复 FA 患者正常造血的治疗选择。

FA 骨髓移植的结果

干细胞移植是有严重血液学临床表现的 FA 患者的治疗选择。20 世纪 80 年代初，巴黎研究小组观察到环磷酰胺在 FA 患者中的严重毒性[110]，后来的体外研究比较了 FA 患者和健康对照组，证实 FA 患者对环磷酰胺敏感性高[111]。随后，采用了较低剂量的环磷酰胺（20mg/kg）和 5Gy 的胸腹照射（TAI），在匹配同胞供者的移植患者观察到了良好的供者嵌合状态[112]。

来自 IBMTR 的一项研究分析了接受 MSD 移植的 151 例患者和接受替代性供者移植的 48 例患者[113]。这项研究中，MSD 和替代性供者移植的 2 年生存率分别是 66% 和 29%，年轻、移植前血小板计数高、使用 ATG、低剂量环磷酰胺和限制范围的照射，以及用 CSA 预防 GVHD 和生存改善有关。鉴于血小板计数较高的患者生存率高，建议一旦确定有 MSD，应该尽早移植。采用低剂量环磷酰胺（20mg/kg）和 4 ～ 6Gy 胸腹照射有助于改善生存[113,114]，但是，照射也增加了二次肿瘤的风险，FA 患者尤其容易发生[76,115-117]。发生慢性 GVHD 的患者二次肿瘤的风险也较高[76,116]。

EBMT 的一项研究报道了 69 例相合非血缘相关供者移植的 FA 患者，3 年生存率只有 33%[118]。广泛畸形、受者巨细胞病毒血清学阳性、移植前使用了雄性激素，以及女性供者和较差的结果相关[118]。相对于有限畸形的患者 44% 的 3 年生存率，有广泛性先天畸形的患者 3 年生存率只有 14%。这些患者有较高的植入失败和 GVHD 发生率，尤其是有泌尿道/肾畸形和四肢畸形的患者更常发生GVHD。

在一项来自巴黎的研究中，FA患者急慢性GVHD的风险要明显高于非FA的AA患者[117]。有淋巴细胞体细胞嵌合体[即存在双环氧丁烷（DEB）不敏感的细胞]的患者似乎植入失败率更高[119]。

最近以来，氟达拉滨为基础的预处理方案被越来越多的用于FA患者[58,120-122]。据这些小规模研究报道，对植入和GVHD方面的影响是令人鼓舞的。但是，目前随访时间短，对远期并发症尤其是二次肿瘤的影响还不太清楚。这些方案已被用于相关、非血缘相关供者和脐血移植，也显示有明显的抗白血病活性[120,123]。如果有可能的话，对于初期就患MDS/AML的FA患者，直接行干细胞移植而不是先给予化疗似乎更合适。一些小样本的研究资料显示ATG或阿仑单抗对GVHD有益处[58,120,121]，然而还需要更大样本的精心设计的前瞻性研究。一个病例数8例的小样本研究观察了替代性供者的CD34分选外周血祖细胞移植的可行性，显示FA患者的GVHD的风险很低[124]。

相对于获得性AA，FA患者的肿瘤发生率很高，除了其他的像慢性GVHD、预处理方案使用了照射等这些成因，主要是由于有遗传学倾向。这些患者也需要严密监测生长发育延迟的问题，这是FA表型经典特征之一。移植后其他因素在生长发育延迟方面也起了作用[116]。

干细胞移植治疗先天性角化不良症

由于早期和晚期并发症的原因，异基因BMT治疗先天性角化不良症（DC）的结果不佳。这是由于对预处理所致的内皮损伤的易感性增加，引起肠道和颅脑的弥漫性毛细血管炎，以及促成肺部纤维化，这种毛细血管炎可以造成肠道致死性溃疡和出血。因为这个原因，被推荐使用减低强度的预处理和避免采用照射、白消安，尽管这也不一定能消除风险。还需要更大规模的研究进一步评估在DC患者中使用减低强度预处理方案[125-127]。

所有年龄小于35岁的新AA患者，SCT前都被建议排查FA。由于越来越多地认识到DC和Shwachman-Diamond贫血等其他类型的遗传性AA，使得医生进行额外基因筛查的门槛降低了。譬如说，就DC来说，IST治疗无效的重型AA患者，有AA或血细胞计数异常或有大红细胞症家族史的患者，有骨质疏松症（可能会是股骨头缺血性坏死）或肺部症状等罕见临床特征的患者，以及有长期血细胞计数偏低的成年患者，都应该进行端粒酶突变的筛查。对FA（和DC）患者来说，应该对有可能作供者的家庭成员进行强制性筛查。

总结

年轻一些的SAA患者的MSD骨髓移植结果这些年来逐步改善，更好的输血和支持治疗对于这种移植结果的改善起了主要作用。尽管BMT或IST后生存率方面没有显著的差别，但时间还是倾向于支持BMT。在这组患者，临床研究的焦点正向慢性GVHD的预防、保留生育能力和二次肿瘤等这些生存质量问题转移，以达到生存质量最佳化。年龄较大的患者可以从新的减低强度预处理方案获益。通过高分辨配型选择更好的供者，通过预处理强度最优化降低预处理相关毒性，通过应用ATG或阿仑单抗这样的药物预防GVHD，这些措施已经在接受非血缘相关供者移植的患者中显出希望。如果最近的非血缘相关供者移植的研究结果能在进一步更大规模的研究中被重复，制定SAA治疗策略时非血缘相关供者的地位将被重新确定。脐血移植和单倍体相合移植的方法目前仍在实验阶段，只有对难治的患者才可以作为临床试验的一部分进行尝试。

对FA患者，基于氟达拉滨的预处理方案的移植后的近期结果令人鼓舞。尽管FA相关的造血缺陷可以被移植治愈，但还是需要仔细的监测策略来监视远期的并发症。

（施兵译 施兵校）

参考文献

1. Issaragrisil S, Kaufman DW, Anderson T et al. The epidemiology of aplastic anemia in Thailand. Blood 2006;107:1299–1307

2. Issaragrisil S, Leaverton PE, Chansung K et al. Regional patterns in the incidence of aplastic anemia in Thailand. The Aplastic Anemia Study Group. Am J Hematol 1999;61:164–168

3. Bottiger LE. Epidemiology and aetiology of aplastic anemia. Hematol Blood Transfus 1979;24:27–37

4. Davies SM, Walker DJ. Aplastic anemia in the Northern Region 1971–1978 and follow-up of long term survivors. Clin Lab Hematol 1986;8:307–313

5. Young NS, Calado RT, Scheinberg P. Current concepts in the pathophysiology and treatment of aplastic anemia. Blood 2006;108(8):2509–2519

6. Marsh JC, Ball SE, Darbyshire P et al. Guidelines for the diagnosis and management of acquired aplastic anemia. Br J Haematol 2003;123:782–801

7. Yamaguchi H, Calado RT, Ly H et al. Mutations in TERT, the gene for telomerase reverse transcriptase, in aplastic anemia. N Engl J Med 2005;352:1413–1424

8. Fogarty PF, Yamaguchi H, Wiestner A et al. Late presentation of dyskeratosis congenita as apparently acquired aplastic anemia due to mutations in telomerase RNA. Lancet 2003;362:1628–1630

9. Giampietro PF, Verlander PC, Davis JG, Auerbach AD. Diagnosis of Fanconi anemia in patients without congenital malformations: an international Fanconi Anemia Registry Study. Am J Med Genet 1997;68:58–61

10. Vulliamy TJ, Marrone A, Knight SW et al. Mutations in dyskeratosis congenita: their impact on telomere length and the diversity of clinical presentation. Blood 2006;107: 2680–2685

11. Huck K, Hanenberg H, Gudowius S et al. Delayed diagnosis and complications of Fanconi anemia at advanced age–a paradigm. Br J Haematol 2006;133:188–197

12. Maciejewski JP, Selleri C. Evolution of clonal cytogenetic abnormalities in aplastic anemia. Leuk Lymphoma 2004;45:433–440

13. Gupta V, Brooker C, Tooze JA et al. Clinical relevance of cytogenetic abnormalities at diagnosis of acquired aplastic anemia in adults. Br J Haematol 2006;134:95–99

14. Maciejewski JP, Rivera C, Kook H et al. Relationship between bone marrow failure syndromes and the presence of glycophosphatidyl inositol-anchored protein-deficient clones. Br J Haematol 2001;115:1015–1022

15. Parker C, Omine M, Richards S et al. Diagnosis and management of paroxysmal nocturnal hemoglobinuria. Blood 2005;106:3699–3709

16. Sugimori C, Chuhjo T, Feng X et al. Minor population of CD55-CD59- blood cells predicts response to immunosuppressive therapy and prognosis in patients with aplastic anemia. Blood 2006;107:1308–1314

17. Bacigalupo A, Hows J, Gluckman E et al. Bone marrow transplantation (BMT) versus immunosuppression for the treatment of severe aplastic anemia (SAA): a report of the EBMT SAA working party. Br J Haematol 1988;70:177–182

18. Camitta BM, Thomas ED, Nathan DG et al. Severe aplastic anemia: a prospective study of the effect of early marrow transplantation on acute mortality. Blood 1976;48:63–70

19. Storb R, Thomas ED, Buckner CD et al. Marrow transplantation in thirty 'untransfused' patients with severe aplastic anemia. Ann Intern Med 1980;92:30–36

20. Kaminski ER, Hows JM, Goldman JM, Batchelor JR. Pretransfused patients with severe aplastic anemia exhibit high numbers of cytotoxic T lymphocyte precursors probably directed at non-HLA antigens. Br J Haematol 1990;76:401–405

21. Gupta V, Ball SE, Yi QL et al. Favorable effect on acute and chronic graft-versus-host disease with cyclophosphamide and in vivo anti-CD52 monoclonal antibodies for marrow transplantation from HLA-identical sibling donors for acquired aplastic anemia. Biol Blood Marrow Transplant 2004;10:867–876

22. Killick SB, Mufti G, Cavenagh JD et al. A pilot study of antithymocyte globulin (ATG) in the treatment of patients with 'low-risk' myelodysplasia. Br J Haematol 2003;120:679–684

23. Ljungman P. Supportive treatment of patients with severe aplastic anemia. In: Schrezenmeier H, Bacigalupo A (eds) Aplastic anemia, pathophysiology and treatment. Cambridge University Press, Cambridge, 2000:137–153

24. Killick SB, Win N, Marsh JC et al. Pilot study of HLA alloimmunization after transfusion with pre-storage leucodepleted blood products in aplastic anemia. Br J Haematol 1997;97:677–684

25. Pamphilon DH, Rider JR, Barbara JA, Williamson LM. Prevention of transfusion-transmitted cytomegalovirus infection. Transfus Med 1999;9:115–123

26. Doney K, Leisenring W, Storb R, Appelbaum FR. Primary treatment of acquired aplastic anemia: outcomes with bone marrow transplantation and immunosuppressive therapy. Seattle Bone Marrow Transplant Team. Ann Intern Med 1997;126:107–115

27. Bacigalupo A, Brand R, Oneto R et al. Treatment of acquired severe aplastic anemia: bone marrow transplantation compared with immunosuppressive therapy – The European Group for Blood and Marrow Transplantation experience. Semin Hematol 2000;37:69–80

28. Storb R, Etzioni R, Anasetti C et al. Cyclophosphamide combined with antithymocyte globulin in preparation for allogeneic marrow transplants in patients with aplastic anemia. Blood 1994;84:941–949

29. Storb R, Blume KG, O'Donnell MR et al. Cyclophosphamide and antithymocyte globulin to condition patients with aplastic anemia for allogeneic marrow transplantations: the experience in four centers. Biol Blood Marrow Transplant 2001;7:39–44

30. Ades L, Mary JY, Robin M et al. Long-term outcome after bone marrow transplantation for severe aplastic anemia. Blood 2004;103:2490–2497

31. Kim HJ, Park CY, Park YH et al. Successful allogeneic hematopoietic stem cell transplantation using triple agent immunosuppression in severe aplastic anemia patients. Bone Marrow Transplant 2003;31:79–86

32. Bacigalupo A, Locatelli F, Lanino E et al. Fludarabine, cyclophosphamide and antithymocyte globulin for alternative donor transplants in acquired severe aplastic anemia: a report from the EBMT-SAA Working Party. Bone Marrow Transplant 2005;36:947–950

33. Deeg HJ, O'Donnell M, Tolar J et al. Optimization of conditioning for marrow transplantation from unrelated donors for patients with aplastic anemia after failure of immunosuppressive therapy. Blood 2006;108(5):1485–1491

34. Klingemann HG, Self S, Banaji M et al. Refractoriness to random donor platelet transfusions in patients with aplastic anemia: a multivariate analysis of data from 264 cases. Br J Haematol 1987;66:115–121

35. Grumet FC, Yankee RA. Long-term platelet support of patients with aplastic anemia. Effect of splenectomy and steroid therapy. Ann Intern Med 1970;73:1–7

36. Sorror ML, Maris MB, Storb R et al. Hematopoietic cell transplantation (HCT)-specific comorbidity index: a new tool for risk assessment before allogeneic HCT. Blood 2005;106:2912–2919

37. Sorror ML, Maris MB, Storer B et al. Comparing morbidity and mortality of HLA-matched unrelated donor hematopoietic cell transplantation after nonmyeloablative and myeloablative conditioning: influence of pretransplantation comorbidities. Blood 2004;104: 961–968

38. Passweg JR, Socie G, Hinterberger W et al. Bone marrow transplantation for severe aplastic anemia: has outcome improved? Blood 1997;90:858–864

39. Santos GW, Owens AH Jr. Allogeneic marrow transplants in cyclophosphamide treated mice. Transplant Proc 1969;1:44–46

40. Storb R, Epstein RB, Rudolph RH, Thomas ED. Allogeneic canine bone marrow transplantation following cyclophosphamide. Transplantation 1969;7:378–386

41. Storb R, Buckner CD, Dillingham LA, Thomas ED. Cyclophosphamide regimens in rhesus monkey with and without marrow infusion. Cancer Res 1970;30:2195–2203

42. Storb R, Thomas ED, Buckner CD et al. Allogeneic marrow grafting for treatment of aplastic anemia. Blood 1974;43:157–180

43. Thomas ED, Storb R, Fefer A et al. Aplastic anemia treated by marrow transplantation. Lancet 1972;1:284–289

44. Storb R, Thomas ED, Weiden PL et al. Aplastic anemia treated by allogeneic bone marrow transplantation: a report on 49 new cases from Seattle. Blood 1976;48:817–841

45. Bacigalupo A, Oneto R, Bruno B et al. Current results of bone marrow transplantation in patients with acquired severe aplastic anemia. Report of the European Group for Blood and Marrow transplantation. On behalf of the Working Party on Severe Aplastic Anemia of the European Group for Blood and Marrow Transplantation. Acta Hematol 2000;103:19–25

46. Haselberger MB, Schwinghammer TL. Efficacy of mesna for prevention of hemorrhagic cystitis after high-dose cyclophosphamide therapy. Ann Pharmacother 1995;29:918–921

47. Travis LB, Curtis RE, Glimelius B et al. Bladder and kidney cancer following cyclophosphamide therapy for non-Hodgkin's lymphoma. J Natl Cancer Inst 1995;87:524–530

48. Srinivasan R, Takahashi Y, McCoy JP et al. Overcoming graft rejection in heavily transfused and allo-immunised patients with bone marrow failure syndromes using fludarabine-based hematopoietic cell transplantation. Br J Haematol 2006;133:305–314

49. Rzepecki P, Sarosiek T, Szczylik C. Alemtuzumab, fludarabine and melphalan as a conditioning therapy in severe aplastic anemia and hypoplastic myelodysplastic syndrome – single center experience. Jpn J Clin Oncol 2006;36:46–49

50. Resnick IB, Aker M, Shapira MY et al. Allogeneic stem cell transplantation for severe acquired aplastic anemia using a fludarabine-based preparative regimen. Br J Haematol 2006;133:649–654

51. Kumar R, Prem S, Mahapatra M et al. Fludarabine, cyclophosphamide and horse antithymocyte globulin conditioning regimen for allogeneic peripheral blood stem cell transplantation performed in non-HEPA filter rooms for multiply transfused patients with severe aplastic anemia. Bone Marrow Transplant 2006;37:745–749

52. Gluckman E, Horowitz MM, Champlin RE et al. Bone marrow transplantation for severe aplastic anemia: influence of conditioning and graft-versus-host disease prophylaxis regimens on outcome. Blood 1992;79:269–275

53. Storb R, Deeg HJ, Farewell V et al. Marrow transplantation for severe aplastic anemia: methotrexate alone compared with a combination of methotrexate and cyclosporine for prevention of acute graft-versus-host disease. Blood 1986;68:119–125

54. Storb R, Sanders JE, Pepe M et al. Graft-versus-host disease prophylaxis with methotrexate/cyclosporine in children with severe aplastic anemia treated with cyclophosphamide and HLA-identical marrow grafts. Blood 1991;78:1144–1145

55. Storb R, Leisenring W, Deeg HJ et al. Long-term follow-up of a randomized trial of graft-versus-host disease prevention by methotrexate/cyclosporine versus methotrexate alone in patients given marrow grafts for severe aplastic anemia. Blood 1994;83:2749–2750

56. Locatelli F, Bruno B, Zecca M et al. Cyclosporin A and short-term methotrexate versus cyclosporin A as graft versus host disease prophylaxis in patients with severe aplastic anemia given allogeneic bone marrow transplantation from an HLA-identical sibling: results of a GITMO/EBMT randomized trial. Blood 2000;96:1690–1697

57. Hamblin M, Marsh JC, Lawler M et al. Campath-1G in vivo confers a low incidence of graft-versus-host disease associated with a high incidence of mixed chimerism after bone marrow transplantation for severe aplastic anemia using HLA-identical sibling donors. Bone Marrow Transplant 1996;17:819–824

58. Gupta V, Ball SE, Sage D et al. Marrow transplants from matched unrelated donors for aplastic anemia using alemtuzumab, fludarabine and cyclophosphamide based conditioning. Bone Marrow Transplant 2005;35:467–471

59. Schrezenmeier H, Bredeson C, Bruno B et al. Comparison of allogeneic bone marrow and peripheral blood stem cell transplantation for aplastic anemia: collaborative study of European Blood and Marrow Transplant Group (EBMT) and International Bone Marrow Transplant Registry (IBMTR). Blood 2003;102:79a (abstr)

60. Elfenbein GJ, Sackstein R. Primed marrow for autologous and allogeneic transplantation: a review comparing primed marrow to mobilized blood and steady-state marrow. Exp Hematol 2004;32:327–339

61. Morton J, Hutchins C, Durrant S. Granulocyte-colony-stimulating factor (G-CSF)-primed allogeneic bone marrow: significantly less graft-versus-host disease and comparable engraftment to G-CSF-mobilized peripheral blood stem cells. Blood 2001;98:3186–3191

62. Niederwieser D, Pepe M, Storb R et al. Improvement in rejection, engraftment rate and survival without increase in graft-versus-host disease by high marrow cell dose in patients transplanted for aplastic anemia. Br J Haematol 1988;69:23–28

63. Storb R, Prentice RL, Thomas ED. Marrow transplantation for treatment of aplastic anemia. An analysis of factors associated with graft rejection. N Engl J Med 1977;296: 61–66

64. Champlin RE, Horowitz MM, van Bekkum DW et al. Graft failure following bone marrow transplantation for severe aplastic anemia: risk factors and treatment results. Blood 1989;73:606–613

65. McCann SR, Bacigalupo A, Gluckman E et al. Graft rejection and second bone marrow transplants for acquired aplastic anemia: a report from the Aplastic Anemia Working Party of the European Bone Marrow Transplant Group. Bone Marrow Transplant 1994;13:233–237

199

66. Hows JM, Palmer S, Gordon-Smith EC. Use of cyclosporin A in allogeneic bone marrow transplantation for severe aplastic anemia. Transplantation 1982;33:382–386
67. Stucki A, Leisenring W, Sandmaier BM et al. Decreased rejection and improved survival of first and second marrow transplants for severe aplastic anemia (a 26-year retrospective analysis). Blood 1998;92:2742–2749
68. Deeg HJ, Leisenring W, Storb R et al. Long-term outcome after marrow transplantation for severe aplastic anemia. Blood 1998;91:3637–3645
69. Syrjala KL, Langer SL, Abrams JR et al. Recovery and long-term function after hematopoietic cell transplantation for leukemia or lymphoma. JAMA 2004;291:2335–2343
70. Sanders JE, Hawley J, Levy W et al. Pregnancies following high-dose cyclophosphamide with or without high-dose busulfan or total-body irradiation and bone marrow transplantation. Blood 1996;87:3045–3052
71. Anserini P, Chiodi S, Spinelli S et al. Semen analysis following allogeneic bone marrow transplantation. Additional data for evidence-based counselling. Bone Marrow Transplant 2002;30:447–451
72. Rovo A, Tichelli A, Passweg JR et al. Spermatogenesis in long-term survivors after allogeneic hematopoietic stem cells transplantation is associated with age, time interval since transplantation and apparently with absence of chronic GvHD. Blood 2006;108(3):1100–1105
73. Kyriacou C, Kottaridis PD, Eliahoo J et al. Germ cell damage and Leydig cell insufficiency in recipients of nonmyeloablative transplantation for hematological malignancies. Bone Marrow Transplant 2003;31:45–50
74. Kojima S, Horibe K, Inaba J et al. Long-term outcome of acquired aplastic anemia in children: comparison between immunosuppressive therapy and bone marrow transplantation. Br J Haematol 2000;111:321–328
75. Socie G, Rosenfeld S, Frickhofen N et al. Late clonal diseases of treated aplastic anemia. Semin Hematol 2000;37:91–101
76. Deeg HJ, Socie G, Schoch G et al. Malignancies after marrow transplantation for aplastic anemia and fanconi anemia: a joint Seattle and Paris analysis of results in 700 patients. Blood 1996;87:386–392
77. Rosenfeld S, Follmann D, Nunez O, Young NS. Antithymocyte globulin and cyclosporine for severe aplastic anemia: association between hematologic response and long-term outcome. JAMA 2003;289:1130–1135
78. Frickhofen N, Heimpel H, Kaltwasser JP, Schrezenmeier H. Antithymocyte globulin with or without cyclosporin A: 11-year follow-up of a randomized trial comparing treatments of aplastic anemia. Blood 2003;101:1236–1242
79. Marsh JC, Zomas A, Hows JM et al. Avascular necrosis after treatment of aplastic anemia with antilymphocyte globulin and high-dose methylprednisolone. Br J Haematol 1993;84:731–735
80. Gluckman E, Rokicka-Milewska R, Hann I et al. Results and follow-up of a phase III randomized study of recombinant human-granulocyte stimulating factor as support for immunosuppressive therapy in patients with severe aplastic anemia. Br J Haematol 2002;119:1075–1082
81. Kojima S, Ohara A, Tsuchida M et al. Risk factors for evolution of acquired aplastic anemia into myelodysplastic syndrome and acute myeloid leukemia after immunosuppressive therapy in children. Blood 2002;100:786–790
82. Viollier R, Passweg J, Gregor M et al. Quality-adjusted survival analysis shows differences in outcome after immunosuppression or bone marrow transplantation in aplastic anemia. Ann Hematol 2005;84:47–55
83. Di Bona E, Rodeghiero F, Bruno B et al. Rabbit antithymocyte globulin (r-ATG) plus cyclosporine and granulocyte colony stimulating factor is an effective treatment for aplastic anemia patients unresponsive to a first course of intensive immunosuppressive therapy. Gruppo Italiano Trapianto di Midollo Osseo (GITMO). Br J Haematol 1999;107:330–334
84. Tichelli A, Passweg J, Nissen C et al. Repeated treatment with horse antilymphocyte globulin for severe aplastic anemia. Br J Haematol 1998;100:393–400
85. Schrezenmeier H, Marin P, Raghavachar A et al. Relapse of aplastic anemia after immunosuppressive treatment: a report from the European Bone Marrow Transplantation Group SAA Working Party. Br J Haematol 1993;85:371–377
86. Scheinberg P, Nunez O, Young NS. Retreatment with rabbit anti-thymocyte globulin and ciclosporin for patients with relapsed or refractory severe aplastic anemia. Br J Haematol 2006;133:622–627
87. Gupta V, Gordon-Smith EC, Cook G et al. A third course of anti-thymocyte globulin in aplastic anemia is only beneficial in previous responders. Br J Haematol 2005;129:110–117
88. Bacigalupo A, Hows J, Gordon-Smith EC et al. Bone marrow transplantation for severe aplastic anemia from donors other than HLA identical siblings: a report of the BMT Working Party. Bone Marrow Transplant 1988;3:531–535
89. Champlin RE, Feig SA, Sparkes RS, Galen RP. Bone marrow transplantation from identical twins in the treatment of aplastic anemia: implication for the pathogenesis of the disease. Br J Haematol 1984;56:455–463
90. Hinterberger W, Rowlings PA, Hinterberger-Fischer M et al. Results of transplanting bone marrow from genetically identical twins into patients with aplastic anemia. Ann Intern Med 1997;126:116–122
91. Hows J, Szydlo R, Anasetti C et al. Unrelated donor marrow transplants for severe acquired aplastic anemia. Bone Marrow Transplant 1992;10(suppl 1):102–106
92. Passweg JR, Perez WS, Eapen M et al. Bone marrow transplants from mismatched related and unrelated donors for severe aplastic anemia. Bone Marrow Transplant 2006;37:641–649
93. Kojima S, Matsuyama T, Kato S et al. Outcome of 154 patients with severe aplastic anemia who received transplants from unrelated donors: the Japan Marrow Donor Program. Blood 2002;100:799–803
94. Benesch M, Urban C, Sykora KW et al. Transplantation of highly purified CD34+ progenitor cells from alternative donors in children with refractory severe aplastic anemia. Br J Haematol 2004;125:58–63
95. Barker JN, Weisdorf DJ, Defor TE et al. Transplantation of 2 partially HLA-matched umbilical cord blood units to enhance engraftment in adults with hematologic malignancy. Blood 2005;105:1343–1347
96. Mao P, Zhu Z, Wang H et al. Sustained and stable hematopoietic donor-recipient mixed chimerism after unrelated cord blood transplantation for adult patients with severe aplastic anemia. Eur J Hematol 2005;75:430–435
97. Lacerda JF, Martins C, Carmo JA et al. Haploidentical stem cell transplantation with purified CD34+ cells after a chemotherapy-alone conditioning regimen in heavily transfused severe aplastic anemia. Biol Blood Marrow Transplant 2005;11:399–400
98. Tzeng CH, Chen PM, Fan S et al. CY/TBI-800 as a pretransplant regimen for allogeneic bone marrow transplantation for severe aplastic anemia using HLA-haploidentical family donors. Bone Marrow Transplant 1996;18:273–277
99. Woodard P, Cunningham JM, Benaim E et al. Effective donor lymphohematopoietic reconstitution after haploidentical CD34+-selected hematopoietic stem cell transplantation in children with refractory severe aplastic anemia. Bone Marrow Transplant 2004;33:411–418
100. Yabe H, Inoue H, Matsumoto M et al. Unmanipulated HLA-haploidentical bone marrow transplantation for the treatment of fatal, nonmalignant diseases in children and adolescents. Int J Hematol 2004;80:78–82
101. D'Andrea AD, Grompe M. Molecular biology of Fanconi anemia: implications for diagnosis and therapy. Blood 1997;90:1725–1736
102. Taniguchi T, D'Andrea AD. Molecular pathogenesis of Fanconi anemia: recent progress. Blood 2006;107:4223–4233
103. Meetei AR, Levitus M, Xue Y et al. X-linked inheritance of Fanconi anemia complementation group B. Nat Genet 2004;36:1219–1224
104. Alter B. Inherited bone marrow failure syndromes. In: Nathan and Oski's hematology of infancy and childhood, 6th edn. WB Saunders, Philadelphia, 2003;280–365
105. Joenje H, Patel KJ. The emerging genetic and molecular basis of Fanconi anemia. Nat Rev Genet 2001;2:446–457
106. Shimamura A, D'Andrea AD. Subtyping of Fanconi anemia patients: implications for clinical management. Blood 2003;102:3459
107. Cassinat B, Guardiola P, Chevret S et al. Constitutive elevation of serum alpha-fetoprotein in Fanconi anemia. Blood 2000;96:859–863
108. Kutler DI, Singh B, Satagopan J et al. A 20-year perspective on the International Fanconi Anemia Registry (IFAR). Blood 2003;101:1249–1256
109. Butturini A, Gale RP, Verlander PC et al. Hematologic abnormalities in Fanconi anemia: an International Fanconi Anemia Registry study. Blood 1994;84:1650–1655
110. Gluckman E, Devergie A, Schaison G et al. Bone marrow transplantation in Fanconi anemia. Br J Haematol 1980;45:557–564
111. Berger R, Bernheim A, Gluckman E, Gisselbrecht C. In vitro effect of cyclophosphamide metabolites on chromosomes of Fanconi anemia patients. Br J Haematol 1980;45:565–568
112. Socie G, Gluckman E, Raynal B et al. Bone marrow transplantation for Fanconi anemia using low-dose cyclophosphamide/thoracoabdominal irradiation as conditioning regimen: chimerism study by the polymerase chain reaction. Blood 1993;82:2249–2256
113. Gluckman E, Auerbach AD, Horowitz MM et al. Bone marrow transplantation for Fanconi anemia. Blood 1995;86:2856–2862
114. Kohli-Kumar M, Morris C, DeLaat C et al. Bone marrow transplantation in Fanconi anemia using matched sibling donors. Blood 1994;84:2050–2054
115. Guardiola P, Socie G, Pasquini R et al. Allogeneic stem cell transplantation for Fanconi anemia. Severe Aplastic Anemia Working Party of the EBMT and EUFAR. European Group for Blood and Marrow Transplantation. Bone Marrow Transplant 1998;21(suppl 2):S24–27
116. Socie G, Devergie A, Girinski T et al. Transplantation for Fanconi's anemia: long-term follow-up of fifty patients transplanted from a sibling donor after low-dose cyclophosphamide and thoraco-abdominal irradiation for conditioning. Br J Haematol 1998;103:249–255
117. Guardiola P, Socie G, Li X et al. Acute graft-versus-host disease in patients with Fanconi anemia or acquired aplastic anemia undergoing bone marrow transplantation from HLA-identical sibling donors: risk factors and influence on outcome. Blood 2004;103:73–77
118. Guardiola P, Pasquini R, Dokal I et al. Outcome of 69 allogeneic stem cell transplantations for Fanconi anemia using HLA-matched unrelated donors: a study on behalf of the European Group for Blood and Marrow Transplantation. Blood 2000;95:422–429
119. MacMillan ML, Auerbach AD, Davies SM et al. Hematopoietic cell transplantation in patients with Fanconi anemia using alternate donors: results of a total body irradiation dose escalation trial. Br J Haematol 2000;109:121–129
120. Bitan M, Or R, Shapira MY et al. Fludarabine-based reduced intensity conditioning for stem cell transplantation of fanconi anemia patients from fully matched related and unrelated donors. Biol Blood Marrow Transplant 2006;12:712–718
121. de la Fuente J, Reiss S, McCloy M et al. Non-TBI stem cell transplantation protocol for Fanconi anemia using HLA-compatible sibling and unrelated donors. Bone Marrow Transplant 2003;32:653–656
122. Tan PL, Wagner JE, Auerbach AD et al. Successful engraftment without radiation after fludarabine-based regimen in Fanconi anemia patients undergoing genotypically identical donor hematopoietic cell transplantation. Pediatr Blood Cancer 2006;46:630–636
123. Guardiola P, Kurre P, Vlad A et al. Effective graft-versus-leukaemia effect after allogeneic stem cell transplantation using reduced-intensity preparative regimens in Fanconi anaemia patients with myelodysplastic syndrome or acute myeloid leukaemia. Br J Haematol 2003;122:806–809
124. Boyer MW, Gross TG, Loechelt B et al. Low risk of graft-versus-host disease with transplantation of CD34 selected peripheral blood progenitor cells from alternative donors for Fanconi anemia. J Pediatr Hematol Oncol 2003;25:890–895
125. Nobili B, Rossi G, De Stefano P et al. Successful umbilical cord blood transplantation in a child with dyskeratosis congenita after a fludarabine-based reduced-intensity conditioning regimen. Br J Haematol 2002;119:573–574
126. Brazzola P, Duval M, Fournet JC et al. Fatal diffuse capillaritis after hematopoietic stem-cell transplantation for dyskeratosis congenita despite low-intensity conditioning regimen. Bone Marrow Transplant 2005;36:1103–1105; author reply 1105
127. Dror Y, Freedman MH, Leaker M et al. Low-intensity hematopoietic stem-cell transplantation across human leukocyte antigen barriers in dyskeratosis congenita. Bone Marrow Transplant 2003;31:847–850

第16章 获得性再生障碍性贫血和范科尼贫血

第17章

珠蛋白生成障碍性（地中海）贫血和镰状细胞贫血病

Irene AG Roberts，Josu de la Fuente

引言

对地中海贫血和镰状细胞病患者的支持治疗取得重大进展，已显著延长了患者的寿命。但是患者仍然会受致人伤残的症状的折磨，特别是到了中年，大多数患者会因疾病的并发症和（或）治疗时出现的并发症而早逝。干细胞移植（SCT）是唯一被证实能够治愈该病的疗法，不仅能使症状消退，而且患者不必进行费神又费力的终身治疗。对异常血红蛋白病患者及其医生而言，考虑到其中存在的风险，决定是否进行 SCT 并不容易，因为这些疾病通常不是马上就会有生命危险。本章将讨论每个患者都需要考虑的最重要的一些问题，总结现有证据，以帮助患者和其治疗小组决定是否进行移植。

干细胞移植治疗重型地中海贫血

地中海贫血的临床表现和自然史

最新估计表明全世界每年有 120 000 多名地中海贫血患儿出生 [1]。最常见于生活在或来自于印度次大陆和中东的家庭。几乎所有那些适合进行干细胞移植的患者都是重型 β- 地中海贫血患者，偶尔也会有中间型 β- 地中海贫血和 HbE-β- 地中海贫血患者受益于干细胞移植 [2]，就像极少数被产前诊断并进行宫内输血的重型 α- 地中海贫血儿童一样能够健康地活下来 [3]。

重型地中海贫血患者出生后第一年内会出现贫血和发育不良。大多数儿童由于骨髓外造血也会出现肝脾大。如果不输红细胞，大多数重型地中海贫血患儿会在 10 岁内死亡。如果有条件，在 1 周岁前就开始定期输血的多数患者，即使未根治，也可以依靠每隔 3 ～ 4 周输一次红细胞而维持终身 [4]。

输红细胞可以改善贫血症状，恢复正常发育，减少铁吸收的增加，防止胸部、腹部和骨骼部位髓外造血的不利影响 [5]。但不幸的是所有患者都会出现输血相关的铁过载，它会导致进行性的多脏器功能障碍，尤其会影响心脏、肝、胰腺和脑垂体。如果不进行有效的去铁治疗，由此引发的心律失常、心力衰竭、肝硬化、糖尿病、生长发育受阻会导致很多患者在 20 ～ 30 岁间死亡，即使在发达国家也一样 [6]。去铁治疗的依从性在很大程度上决定了经输血治疗的地中海贫血患者寿命的长短：近期数据显示，高达 68%~92% 的对治疗依从性好的患者活到了 40 岁，尽管会有相当多的并发疾病存在 [7,8]；而对去铁治疗依从性差的患者就很少有活到 35 岁以上的 [6-7]。

地中海贫血的治疗方案

重型地中海贫血的治疗方案概括起来主要有两种：定期输红细胞联合去铁治疗或者 SCT，SCT 是唯一被证实能够治愈该病的疗法。基因治疗实验已在进行，显示了一定的前景，但在进入临床使患者受益前可能还需要进行很多改进 [9-10]。重要的是，移植医生需要了解非干细胞移植治疗方案的最新进展；在决定是否要进行 SCT 时，铁螯合剂疗效和耐受性的变化或输血的安全性都必须考虑进去。在大多数发达国家，通过接种疫苗、去除白细胞和对捐献者检测来降低输血相关的感染以及通过红细胞表型测定极力降低同种异体免疫，输血的风险已经大大降低。但阮病毒相关和未知病原体的风险仍存在 [11]，建立血管通道困难和植入静脉通道装置引起的并发症对许多患者都有长期影响 [12]。

和输血一样，去铁治疗也需要终生进行。治疗地中海贫血最常用、最有效的铁螯合剂是去铁胺，这种药不仅昂贵，而且使用不便，因为去铁胺每周至少需要肠外用药四次，通常是通过夜间皮下静脉滴注，还必须严密监测防止毒副作用发生 [12]。通过使用精心设计的针头（如 Thalaset 输液器）、局部麻醉软膏、轮换注射位置、气囊输液器和依靠临床护理专家的支持，患者的依从性有所改善。因此，在决定 SCT 是孩子最好的选择前，患者家庭需要能够获得充分的社会心理支持以便取得对去铁治疗的最佳依从性。最近出现的两种口服铁螯合剂去铁酮和地拉罗司（desferasirox），可以改变地中海贫血患者因铁过载而引起的长期疾病状态和死亡率。去铁酮在排出心脏的铁方面效果显著，但需每天服用三次，并且可能会引起致命性的粒细胞缺乏 [13]。地拉罗司（desferasirox）的毒性似乎小一些，能有效降低肝的铁负荷，但该药是近期才获得许可上市的，其长期疗效仍未知 [14-16]。

HbE-β 型地中海贫血和中间型地中海贫血患者的情况要复杂得多，由于这些疾病的异质性，必须具体情况具体对待：最严重的患者需要依赖红细胞输注，可能会从 SCT 获益 [2]；病情稍轻的患者采取 HbF 调节剂、脾切除手术和（或）间歇性红细胞输注等治疗可能有效，而极少考虑 SCT[17]。

干细胞移植在地中海贫血治疗中的作用

SCT 最大的优点是其治愈的可能性大，若不进行干细胞移植，患者很可能终生都要进行有创的、代价极高的治疗，寿命也会缩短。随着内科治疗不断改善，去铁治疗依从性好的患者几乎 100% 都能活过儿童期 [8]。对这样的儿童来说，SCT 能为其提供更好的生存质量。SCT 对生存率的显著影响需要在接受移植的儿童活到 30 多岁甚至 40 多岁时才会显现出来，因为这时未接受移植的患者死亡率急剧升高 [6-8]。另一方面，对去铁治疗依从性较差的患者则很少能活过 35 岁；对这些患者来说，SCT 提高其生存质量的同时的确能提供生存率方面的优势。

HLA 完全相合家庭供者骨髓移植

大多数地中海贫血移植使用的骨髓来自人类白细胞抗原（HLA）全相合同胞供者。尽管进行 SCT 的家庭只有不足一半能找到合适的同胞供者，许多进行或未进行产前检查的家庭还是决定要孩子，希望生育的孩子是 HLA 完全相合的且不会患地中海贫血。另外，越来越多的夫妇开始依靠胚胎植入前的基因诊断和 HLA 配型（PGD-H）来确定要生育的孩子是未患地中海贫血的 HLA 匹配同胞供者，虽然目前的成功率还非常低 [19-21]。同胞供者有地中海贫血性状并不是 SCT 的禁忌，因为它对移植结果并没有显著影响。为获得足够的干细胞，供者年龄至少应该两岁以上；即使要以脐带血作为干细胞来源，也建议等到供者两岁以后，这样一旦需要，可以提供备用干细胞。有血缘关系的近亲有时也能提供 HLA 相合的配型，如果确有必要进行 SCT，可以找出准确的家系图，扩大供者检测范围。这种移植的资料比较有限但没有发现结果有显著差异 [22]。相比之下，利用错配亲属供者的移植物排斥率和死亡率则很高。仅有的一项已发表的系列研究报告了 6 例移植成功，10 例移植相关死亡，13 例植入失败 [22]。

脐带血移植

用 HLA 全相合同胞供者的脐带血干细胞进行 SCT 治疗血红蛋白病较骨髓移植有一些优势：脐带血干细胞常可以（但不总是）不需要供者骨髓采集，移植物抗宿主病（GVHD）发生率降低可能与脐带血干细胞有关，欧洲脐血库的数据显示了高存活率（33 例地中海贫血患者存活率 100%）[23]。然而，这些数据也显示移植物排斥率有所升高（21%）。这可能反映了没有一贯采取清髓性预处理的情况下，干细胞数量的重要性 [24]。虽然这项研究中，干细胞数量未预示植入结果，但通过添加塞替派 [23] 加强预处理强度或者不使用甲氨蝶呤预防 GVHD，移植物排斥率会下降。

外周血干细胞移植

已发表的关于血红蛋白患者进行外周血干细胞（PBSC）移植的报告较少，且没有大规模或前瞻性研究 [25-28]。PBSC 还没有被广泛用于地中海贫血 SCT，主要是由于大部分供者是幼童，不愿意使用粒细胞集落刺激因子（G-CSF）或中心静脉导管。另外，在一个最大规模的回顾性系列研究中，比较了 73 例接受 PBSC 的患者和 109 例接受骨髓移植的患者，在 PBSC 移植中出现严重 GVHD 的风险更高（相对危险系数 RR 1.94；$P = 0.036$）[28]，表明骨髓仍应是地中海贫血 SCT 首选干细胞来源。

非血缘相关供者 SCT

非血缘相关供者 SCT 治疗地中海贫血的临床经验仅限于少部分患者，且其预处理方案、患者年龄段和供者类型呈现多样化，随访时间相对较短[29-34]。在一个最大的系列研究中，意大利多中心协作组报告在中位年龄为 14 岁的 32 例连续的患者中，总生存率为 79%，无病生存率为 66%[29]。这些数据显示了非血缘相关供者 SCT 治疗地中海贫血的可行性，最近又有新的资料补充进来，一项总数为 68 例患者的研究也显示了类似的结果[30]。但是，非血缘相关供者 SCT 在地中海贫血治疗中的作用还有待进一步确认，最好能通过仔细选择供者和精心设计的临床对照试验来深入研究[30,34]。

干细胞移植的结果

生存率和无病生存率

单中心治疗的最大系列的患者来自佩萨罗中心，他们最先提倡用 SCT 治疗地中海贫血[35]。从 1981 到 2002 年的 22 年间，1003 例连续性患者（年龄 1~35 岁）接受了移植，20 年以上的 Kaplan Meier 生存分析结果无病生存率为 68%[36]，显示干细胞移植实现了该病的长期治愈。这些资料中除了 HLA 全相合同胞供者移植外，还包括错配和非血缘相关供者移植，有儿童也有成人。当前的临床实践中，大多数移植是在儿童中采用 HLA 全相合同胞供者骨髓进行的，对于这些患者，多数中心（包括佩萨罗中心）报告的结果相当好，总生存率 90% 左右，无病生存率 80% ~ 90%，除了那些有严重铁过载的患者[18,26,36-43]。采用非血缘相关供者的移植结果通常不佳。相对于那些 HLA 全相合家庭供者 SCT 后的结果，来自 LA Nasa 及其同事的 68 例患者的系列研究的最新结果也进一步证实了先前研究所显示的较低总生存率（79%）和无病生存率（66%）结果，尽管这可能和非血缘相关供者移植的受者相对较高的中位年龄（15 岁）有关[30]。

影响干细胞移植后生存率和治愈率的预后因素

关于预后因素的多数资料都来自于佩萨罗中心，他们确定了 3 个可以预测 SCT 治疗儿童地中海贫血后结果的因素：肝大，汇管区纤维化的肝组织学证据和对去铁治疗的依从性差[44]。这三个因素

表 17.1 根据佩萨罗危险度分级分层后的地中海贫血的骨髓移植结果*

	1 级	2 级	3 级
生存率（%）	94	84	80
无病生存率（%）	87	81	56
移植相关死亡率（%）	6	15	18
移植物排斥率（%）	7	4	33

*患者如果具备下列所有 3 个危险因素就被分为 3 级：肝大（肋缘下 > 2cm）；肝活检存在汇管区纤维化；不规律的去铁治疗史（首次输血后 > 18 个月没有开始使用去铁胺或者达不到至少每周 5 天每次连续 8 小时的用药标准）。患者如果具备任何 1 个或 2 个危险因素则被界定为 2 级，如果这 3 个危险因素 1 个都没有则被界定为 1 级（Lucarelli et al[44]）。需要注意的是后来预处理方案的改变改善了危险度 3 级患者的移植结果（Sodani et al[46]）

可以将具体病例区分为预后良好、中危和高危（分别是 1、2、3 级）。表 17.1 显示了这些危险度分组是如何预测佩萨罗中心患者的总生存率、无病生存率和移植物排斥率的[45]。这些资料显示移植前即使是中等程度的器官损害也可以减少移植成功的机会，譬如，有一个单一危险因素存在就意味着是 2 级危险度，移植相关死亡率（TRM）就会从 6% 升高至 15%。早期资料分析也显示高危（3 级）患者极难耐受标准的预处理方案（早期高危组患者 TRM 为 47%）。表 17.1 显示最初的降低预处理毒性的尝试导致了较高的移植物排斥率（33%）[44,45]。一个更新的方案采用了从移植前 45 天就开始的复合预处理，结果显示可以显著改善总生存率（93%）和无病生存率（85%）[46]，但是这种方法是否能被其他中心重复是很重要的。

佩萨罗分级法并没有在所有中心都能预测到结果，可能是由于病例数量少、预处理方案不同和（或）者是许多最近的研究中移植相关死亡率低：英国自 1993 年以来连续的 57 例移植患者的资料显示总生存率为 95%[18]，我们自己中心接受移植的 65 例地中海贫血患者中只有 1 名儿童死亡。然而，佩萨罗分级法还是在以下几个方面起到了至关重要的作用：可以确定哪些最高危的患者可能无法从 SCT 获益，或哪些患者需要调整预处理方案，同时它也提供了基准数据，其他中心可以对比这些数据评价他们自己的结果。

年龄的影响

小于 17 岁的儿童患者中，年龄不是一个独立的 SCT 结果的预测指标，但成年患者的研究资料

一直都显示出较差的总生存率和无病生存率。尽管如此，采用了为高危儿童患者（佩萨罗3级）设计的预处理方案后，大约2/3的青年地中海贫血患者被治愈：107例17～35岁的接受HLA全相合的相关供者移植的患者中，69例存活（64%），其中66例无病生存[47]，中位随访12年后结果仍然如此[48]。较高的TRM进一步证实，对于年龄较大的患者，SCT应该仅用于那些移植愿望强烈、只有有限器官损害且充分了解相关风险的患者。这个结论被最近一个研究的初步结论所支持，该研究中15例成年地中海贫血患者接受了采用减低强度预处理方案的移植，结果TRM由37%减低到27%[48]，表明对于成年患者而言SCT仍然应该被认为是高风险的治疗。

干细胞移植治疗地中海贫血的移植相关死亡率和并发症

佩萨罗的病例中，急性GVHD和感染是两种最常见的死亡原因，分别占了32%和24%[45]，随后是慢性GVHD、肝和心脏疾病以及移植物排斥所致骨髓增生不良。同胞供者SCT后严重的慢性GVHD相当少见（2-5%），这或许与患者的年龄较轻和相对无毒性的预处理有关[18,49]。正如上面讨论过的，异常的肝功能是TRM的一个主要预测指标。在佩萨罗的系列研究中，这是由于铁过载和慢性病毒性肝炎。乙型和丙型病毒性肝炎本身不会增加TRM和降低无病生存率，但它们和肝纤维化有关；同样，SCT不会加重先前存在的肝炎相关的肝纤维化[50,51]。佩萨罗中心报告的结果显示心包填塞的风险有所增加，400例患者中有8例发生，其中6例死亡。[52]因此，所有患者干细胞移植前必须进行评估，以确定是否存在心脏铁沉积的证据和心功能异常，因为血清铁蛋白和肝内铁负荷都不是可靠的铁过载相关的心功能不全的替代检测手段[53]。

移植物排斥和混合嵌合体

SCT治疗地中海贫血时移植物排斥比在其他疾病进行SCT时更常见，尤其是高危患者。多数研究中总的移植物排斥风险在10%左右，不管是同胞供者SCT后[18,42-43,45]还是非血缘相关供者SCT后[34]。几项研究的资料和我们自己的经验显示，移植前加入抗胸腺细胞球蛋白（ATG）或阿仑单抗这样的免疫抑制剂似乎能减少移植物排斥[41]，但是

还没有对照研究。表现为持久骨髓增生不良的初始植入失败很少见，而且即使给予二次异基因移植，结果也不理想；一个最大系列的研究（32例患者）中，总生存率49%，无病生存率只有33%[54]。对于这部分患者，采用事先冻存的干细胞进行自体移植可能是个比异基因SCT更安全的选择；由于这个原因，我们在实践中依然会在异基因SCT前几个月给所有地中海贫血患者采集自体骨髓。

发生移植物排斥的多数患者没有或者仅有一个很短暂的骨髓增生不良阶段，相反会出现地中海贫血自身造血的迅速恢复以及重现依赖输血的贫血。移植物排斥多数常发生在SCT后最初的6个月内[24,55]，尽管移植2年后发生晚期移植物排斥的情况也有报道[56-57]。自体造血的重建在早期阶段可能较难诊断，因为患者通常状况良好，唯一的线索常常是对红细胞输注的依赖不断增强或持续存在。因此，推荐最初的3～6个月内应该每月检测供受者嵌合体；这种检测可以很容易地用外周血单个核细胞进行[24]。所有可以检测到宿主细胞的患者应该被监测，因为供者细胞的水平连续性下降往往预示着继发性移植物排斥[24,56]。对于这群患者，撤除免疫抑制剂可能会重建供者型造血[58]。非正式的报告显示供者淋巴细胞输注（DLI）很少能逆转已经发生的移植物排斥，尽管偶尔也发现有成功的案例[57]，或许，应该在移植物排斥的早期阶段进行DLI。

混合型造血嵌合体比较常见，发生在多达1/3的患者[24,55]。一个对295例患者的回顾性研究发现，移植后最初2个月内95例（32%）患者有混合嵌合体；到第2年，其中42例已经成为完全供者型，33例进展为移植物排斥，还有20例保持着供者细胞占30%~90%的混合嵌合体[55]。有趣的是，所有混合嵌合的那部分患者一直状况良好，不需要输血，SCT后2~11年血红蛋白稳定在8g/dl以上[56]。这些发现表明了完全的供者型造血对于长期治愈来说并不是必需的，来自动物模型的资料[59]和非清髓预处理方案移植（下面会有讨论）后治愈地中海贫血的非正式报告也支持这一点[60-62]。

预处理方案

多数预处理方案都采用了白消安、环磷酰胺的联合化疗和环孢素、甲氨蝶呤的免疫抑制治疗[18,35]。在脐血移植中甲氨蝶呤通常被省略掉，因为它和

203

第17章 珠蛋白生成障碍性（地中海）贫血和镰状细胞贫血病

显著增加的移植物排斥风险相关[23]，在有些中心（包括我们自己）也会因为同样的原因在骨髓移植（BMT）后使用低于传统剂量的甲氨蝶呤（10mg/m² × 2剂），尽管还缺乏支持这种做法的证据[18,46]。几个中心增加了抗胸腺细胞球蛋白（ATG）或阿仑单抗以减少移植物排斥，取得了明显的成功[18,46]，尽管也没有对照研究支持这一做法。其他一些中心使用美法仑[42]、塞替派[23,34]或氟达拉滨[34,46]，再加上或取代环磷酰胺[63]，短期内毒性没有增加，甚至在高危患者也有较好的植入率。

白消安最佳的剂量很难确定，因为这个药物代谢的个体差异很明显[64-67]。剂量超过16mg/kg时有毒，但剂量低又可能引起移植物排斥率增加[44,68-69]。最普遍被采用的预处理方案（我们从1992年以来一直使用）是白消安总剂量14mg/kg，分4天给药，之后再分4天给予200mg/kg的环磷酰胺[18,35]。这个方案被普遍较好的耐受。黏膜炎发生率低意味着通常不需要阿片类药物和胃肠外营养。一些中心测定白消安的血药浓度以优化剂量，但是没有证据表明这样做对总生存率和无病生存率有显著影响[43,65,70]。这些剂量相关的问题也是为什么通常不推荐18个月以下的孩子进行移植的原因之一。

如前面提到过的，佩萨罗分级3级的患者被推荐使用减低剂量的环磷酰胺以避免高TRM[46,69]，但必须要联合其他措施以预防移植物排斥。最近的佩萨罗方案显示，如果干细胞移植前几周使用高量输血和羟基脲抑制红系造血，并且预处理方案中加入氟达拉滨，移植物排斥率有明显改善（8%）[46]。其他减低预处理毒性的方法包括一些新药，如静脉用的白消安[71]和苏消安（二羟马利兰）[72]，一些小规模试验和非清髓性预处理方案正对此展开研究。

干细胞移植治疗重症地中海贫血的远期效应

干细胞移植的远期效应受到移植时年龄、预处理方案、移植前后并发症以及原有地中海贫血和铁过载所致的脏器损害等因素影响。

铁过载

移植后铁过载改善缓慢，但是可以通过定期的放血或者去铁胺等铁螯合治疗而加快改善[73-75]。去铁治疗通常在SCT后9～12个月开始，一直持续到总的铁负荷接近正常水平（即肝铁负荷 < 7mg/

g肝干重或血清铁蛋白 < 300ng/ml）。最近的证据证实了降低乙型肝炎和（或）者丙型肝炎患者SCT后铁过载的重要性，否则这些患者有进展为严重肝纤维化的高风险[76]。

生长发育

很难区分是干细胞移植还是铁过载的影响，因为高达2/3未接受移植的地中海贫血患者也存在生长发育延迟[4,7]。对于移植较早的儿童（< 8岁），移植后的生长正常。然而年龄较大的儿童和那些佩萨罗分级3级的儿童移植后生长会有障碍[77-78]。生长激素很少需要使用，但是对于较轻微的病例可能有效[79]。假如接受了移植，大约37%的男孩和60%的女孩不能自然进入青春期，这和那些接受内科治疗的患者的比例差不多[80-81]。在青春期后进行移植，大多数女孩会继发闭经，而多数男孩有正常水平的睾酮和促性腺激素[81]。关于SCT治疗地中海贫血后生育的资料很少。据报道有3名进行了SCT的女性地中海贫血患者成功怀孕[35,82]，还有3名男性患者正常地做了父亲[83]。然而，在其他疾病中用白消安/环磷酰胺预处理后广泛的生育研究结果表明不孕不育或许是常见的[84-85]。最近睾丸和卵巢组织冷冻技术的进展显示出很好的前景，即使是对于青春期前的儿童。SCT前和孩子及其父母亲充分讨论各种可行的选择显得很重要，因为现在很多单位可以提供这项服务[86-88]。

二次肿瘤

近来最大规模的系列研究报告了在其接受移植的血红蛋白病患者中总共有8例恶性肿瘤发生，发生率0.8%[83]。3个患者发生了移植后淋巴瘤，1个发生了晚期非霍奇金淋巴瘤，其他4个发生了实体瘤：各有1例棘细胞癌、Kaposi肉瘤、黑色素瘤和结肠癌。

干细胞移植在重型地中海贫血中的适应证

总体考虑

对于患者和他们的家人、医生来说，在决定是否进行SCT时最重要的问题是：移植是否会改善长期生存的前景和（或）者生存质量？没有干细胞移植和输血之间的对照研究，也没有足够的生存质量研究来帮助回答这个问题。然而，还是可以得出一些肯定的结论。近期的资料显示，去铁治疗依从性好以及没有心脏和肝损害证据的患者预期能活到 40 多岁甚至可能更久 [7,8]，尽管很难在儿童时期选择出这组患者。因为 SCT 相关的 TRM 是 2% ~ 5%，植入失败的风险大约是 5%，两种方法中不管采取哪种治疗方法，这些患者在 35 岁左右时的预期生存率在 90% ~ 95%，决定是否进行移植将主要基于对生存质量的考虑——能明确看到的免于终生输血、去铁治疗和长期并发症的好处。相反，对于依从性差的患者来说，很显然能活到 35 岁的概率较低，SCT 不仅可以改善其生存质量，还能提供更多的长期生存的机会 [89]。

建议（表 17.2）

我们提议 SCT 应该被推荐给所有年龄小于 16 岁并且有合适的 HLA 全相合家庭供者的重型地中海贫血患儿的家庭。应该对风险、益处和其他供选方案给予充分讨论，不要仓促作出决定。在给予了患者家庭最佳支持后依从性还是很差的情况下，SCT 提供了生存率优势，大多数家庭会因为可以看到的生存质量的改善以及一旦度过干细胞移植后最初的几个月就消除了很多未来健康方面的不确定性而选择 SCT。

对于那些年龄小于 16 岁、去铁治疗依从性好的儿童和年龄大于 16 岁、SCT 风险较高以及依从性差又没有 HLA 全相合家庭供者的患者，确定最佳的治疗选择是最困难的。对于没有 HLA 全相合家庭供者的儿童，假如所有内科治疗方法都失败了，把 SCT 作为临床对照试验的一部分，在有经验的中心进行非血缘相关供者 SCT 或许是个选择。SCT 在 16 岁以上的地中海贫血患者中地位还不明确。对于一些移植意愿很强烈的 17 ~ 35 岁的患者，干细胞移植的益处或许超过了目前使用的预处理方案的风险。假如有 HLA 全相合的同胞供者或者展开查找到的单倍体匹配的非血缘相关供者，有经验的中心考虑 SCT 是合理的。

对将来重型地中海贫血治疗改进的展望

未来十年里内科治疗和预防移植相关并发症方面的进展会影响到医生和他们的患者关于 SCT 作用的决定。内科治疗方面主要的进展可能来自：基于磁共振成像（MRI）技术评估出的肝和心脏铁负荷制定适合不同患者的去铁治疗方案 [90]；对新的口服铁螯合剂远期疗效的更多了解；红细胞配型技术和安全性的改善；对不同基因型对地中海贫血并发症和治疗反应的影响的进一步了解 [91]。在干细胞移植方面，主要的进展应该是集中在发展有效的非清髓性预处理方案上，以减少移植相关毒性，消除目前观察到的较高的移植排斥风险。最后，基因治疗临床试验现在已经开始给我们带来治愈所有重型地中海贫血患者的希望，而不仅仅是那些有 HLA 全相合供者的患者 [9-10]。

干细胞移植治疗镰状细胞病

镰状细胞病的临床特点和自然史

全世界每年大约有 25 万名镰状细胞病患儿出生，大多数在不发达国家，多数患儿在出生几年内死亡 [1]。即使在发达国家，病情最严重、最常见的类型（纯合子镰状细胞病）的患者的中位生存期是 45 岁，10% 以上的儿童成年前死亡 [92-93]。在多数中

表 17.2　干细胞移植在重型地中海贫血中的应用指征

明确的干细胞移植应用指征
输血依赖的重型地中海贫血
年龄 ≤ 16 岁
有 HLA 全相合的同胞供者
符合所有标准同时详细咨询过关于治疗风险、益处和其他可选的治疗方案的患者应该被提供干细胞移植

特殊情况下应该考虑干细胞移植的候选患者
输血依赖的重型地中海贫血 　　年龄 17~35 岁或者 　　≤ 16 岁，有一个 HLA 全相合的非同胞家庭成员供者
此前接受干细胞移植后复发的地中海贫血
输血依赖的 SB^0 地中海贫血

影响一个地中海贫血患者决定是否进行干细胞移植的因素
治愈的可能性和移植相关死亡率
广泛的慢性 GVHD 的风险
生育的重要性
患者的年龄
是否有可用的 HLA 全相合供者
根据依从性和铁过载情况预计不进行干细胞移植的长期生存率

表 17.3　镰状细胞病的临床特征

所有患者
慢性溶血性贫血
易继发感染
反复发作的疼痛性血管闭塞危象
寿命缩短（纯合子镰状细胞病）
急性的问题
急性胸部综合征
肠系膜危象
脾和肝隔离征
由于细小病毒 B19 所致的再障危象
阴茎勃起
慢性脏器损害
中枢神经系统损害，包括明显的中风、癫痫发作和隐匿的损害
慢性镰状细胞肺病
慢性肾损害 - 肾衰竭、肾乳头坏死、恶性肿瘤
心肌病
肺动脉高压

表 17.4　骨髓移植治疗镰状细胞病的应用指征

列入标准
1. 年龄＜ 16 岁并且有 HLA 匹配的同胞供者
2. 符合下列一项或多项
（1）镰状细胞病相关的神经功能缺损、卒中或蛛网膜下腔出血
（2）反复发作的急性镰状细胞病胸部综合征（＞ 2 次），而且至少 6 个月的羟基脲治疗无效或者羟基脲禁忌
（3）反复发作的因血管闭塞危象所致的使患者衰弱的严重疼痛，而且至少 6 个月的羟基脲治疗无效或者羟基脲禁忌
（4）和将来的医疗有关的问题，譬如得不到充分筛查过的血制品
排除标准
1. 供者有严重的血红蛋白病
2. 符合以下一项或多项：
（1）卡氏体能状况评分＜ 70%
（2）严重的智力障碍
（3）中等 / 严重的汇管区纤维化
（4）肾小球滤过率预计＜ 30%
（5）Ⅲ级和Ⅳ级镰状细胞肺病
（6）心肌病
（7）HIV 感染

根据英国儿科血液学论坛标准修订（Amrolia et al[105]）

心（包括我们自己这里），只有纯合子镰状细胞病和另一种严重的镰状细胞疾病（镰状细胞 -β⁰ 地中海贫血）患者才会被考虑进行 SCT。在不太严重的患者中（如血红蛋白 SC 病和镰状细胞 -β⁺ 地中海贫血），镰状细胞病相关并发症的发生率和严重程度要低很多，这些患者仅在极个别情况下会被建议进行 SCT。因此这个章节剩余的部分将全部用于讨论这两种严重的类型，并且将它们一并称作镰状细胞病。

镰状细胞病的临床进程是很多变的，不同患者之间是这样，同一个患者随着时间的推移临床表现也会不断发生变化[94]。这种不可预测性是患者的家人和医生在处理该疾病和确定哪些患者有可能从 SCT 获益最大时面对的最大问题之一。主要的临床特征如表 17.3 所示。症状通常在 2 岁左右开始出现并持续终生。很多患者会经历几次镰状细胞病相关的急性胸部综合征（一生中发生的风险为 40% 左右），会很快出现呼吸窘迫；多数患者会重复发作，儿童患者中每次发作死亡率为 1%，成年患者几乎是 10%[95]。镰状细胞病患者一生中发生中风的概率约 25%，风险会随年龄增长而增加[96-97]。慢性损害随着年龄增长而增多，几乎可以影响所有脏器，包括心、肺、肝、肾、骨骼和大脑。[98-100] 最常见的死亡

原因是急性胸部综合征、感染和多脏器衰竭[95,98,101]。

镰状细胞病的治疗选择

治疗方案的选择取决于临床问题的性质和严重程度。所有的患者都需要采取预防性措施和支持治疗（青霉素、疫苗、叶酸、镇痛以及对疼痛危象的社会心理支持）。对于那些严重的反复发生疼痛危象的患者，治疗的主体是羟基脲，它可以降低大多数成年和儿童患者危象的发生频率和严重程度[102-104]。羟基脲也可以作为预防反复发生的胸部综合征的治疗选择[104]，如果长期使用，可以减低死亡率[99]。尽管羟基脲已经改善了许多严重受疾病困扰的患者的前景，但是 SCT 却是现有的唯一能治愈该疾病的方法，羟基脲治疗失败时应该考虑 SCT[104-105]。

处理发生卒中的镰状细胞病患者需要采取不同的方法。第一次发生卒中后复发的风险至少是 67%，特别是在最初的 3 年内[97]。这种风险可以通过每月一次的红细胞输注减低到 10% 左右[97]。多

数患者会发展为输血相关的铁过载，输血 12~18 个月后需要去铁治疗。输血治疗的持续时间是有争议的，但是对于大多数儿童，持续存在 MRI 提示的脑白质病变或 MRA 和多普勒检查提示的血管病变会使得输血方案一直持续贯穿儿童时期[106-108]。在这种情况下，SCT 应该作为需要去铁治疗的长期输血方案的主要替代方案给予考虑；羟基脲最多可以缓解疾病，没有确切证据表明它能预防脑卒中[103,109-111]。

干细胞移植在镰状细胞病治疗中的作用

SCT 在镰状细胞病中的应用指征在表 17.4 中作了概括。尽管镰状细胞病呈现异质性，但是一些特有的临床特征（譬如几年内反复发生严重的疼痛危象，反复的急性胸部综合征和脑卒中）可以帮助将预后不良的患者区分出来[92,98,112-113]。

HLA 全相合的家庭供者的干细胞移植

大多数 SCT 是采用 HLA 全相合同胞供者的骨髓进行的。不幸的是，符合干细胞移植标准的儿童中只有 1/5 的患者有合适的 HLA 全相合的同胞供者[114,115]。考虑到近亲的概率很低，从扩展的家庭中找出一个 HLA 匹配的供者是很罕见的。没有 HLA 全相合同胞供者的家庭越来越多地寻求使用磷酸葡萄糖脱氢酶。供者存在镰状细胞性状不是一个干细胞移植的禁忌。

脐血和非血缘相关供者移植

关于脐血移植的资料仍很有限。血缘相关的脐血移植是可行、有效的[23]，定向的捐献（采集没有患病的同胞的脐血）是现在镰状细胞病和地中海贫血常见的做法[116]。和地中海贫血一样，移植物排斥的风险可能会增高[23]。通过加入塞替派和把甲氨蝶呤从 SCT 后 GVHD 预防方案中去除可以尽可能减少移植物排斥风险，但由于这种风险的存在，我们建议在所有血红蛋白病 SCT 前采集自体骨髓，并把干细胞移植推迟到脐血供者至少 2 岁后进行，这样在有需要时可以补充输注骨髓。采用志愿的非血缘相关供者可以明显拓宽 SCT 在镰状细胞病患者中的应用范围。然而，最近的一项研究发现，只有不足 5% 的患者可以得到一份 HLA 匹配的脐血[117]，目前为止，这种方法还只是限于个案报道[118-119]。

干细胞移植治疗镰状细胞病的结果

生存率和无病生存率

全球范围内大约有 250 名镰状细胞病患者接受了干细胞移植，几乎所有的患者都小于 16 岁[120]。有 3 个较大的系列研究分别来自法国、比利时和 27 个中心的欧美国际多中心小组[121-123]。这些研究都使用了清髓性预处理方案，表 17.5 汇总了其研究结果。总生存率刚好超过 90%，无病生存率为 82-86%；TRM 为 7% ~ 8%，移植物排斥率为 8%[120,124]。不同研究的结果没有明显的差异，尽管法国和国际多中心的研究只包括了有症状的严重患者，而比利时的系列研究既包括了有症状的患者也包括了很年轻的症状较少的患者。然而有趣的是，来自比利时的资料显示，病例数较少的一些年幼儿童（n=14）在出现镰状细胞病相关的并发症前较早做了移植，其总生存率和无病生存率分别为 100% 和 93%，相比之下病情更严重的儿童（n=36）总生存率（88%）和无病生存率（75%）则比较低[124]。所有研究中，已经稳定植入的患者都没有再出现镰状细胞病的临床表现。

预后因素

目前为止还没有一个研究的规模大到足以界定独立的预后因素。然而，值得注意的是，相对于小于 16 岁儿童患者令人鼓舞的结果，成年患者采用完全清髓性预处理进行 SCT 的结果总体上是令人失望的，报告的死亡数和生存数相似，尽管这个数目是很小的[120,125]，这一结果也支持进行减低强度预处理方案的研究（见下文）。

移植相关死亡率和其他并发症

最常见的死亡原因是 GVHD 和感染。20% ~ 30% 的移植患者会发生急性 GVHD，但很少是严重的[120-122]。如其他疾病进行 SCT 那样，出血性膀胱炎、肺炎链球菌脓毒血症、静脉闭塞性疾病和无菌性坏死等也都被观察到过[122]。更为重要的是发生神经系统问题的风险。镰状细胞病患者在移植早期发生神经系统并发症的风险明显增高，特别是癫痫发作和颅内出血。国际多中心研究最初的结果显示他们的 21 例患者中 1/3 发生了神经系统并发症，特别是那些前期有卒中病史的患者[126]。采取预防性措施（包括从干细胞移植开始并持续到移植后至少 6 个月的抗癫痫治疗，保持血小板计数 > 50×10⁹/L 和血红蛋白水平为 9 ~ 11g/dl，严格控制环孢素浓度、镁离子和血压的水平）可以降低 TRM，尽管仍有较高的癫痫发作风险（20%）[123]。12% 的患者发生了慢性 GVHD，其中一半左右是广泛性的 [121-123]。

移植物排斥和混合造血嵌合

植入失败的发生率相当高，达到了 10% ~ 18%[120,122]。在大多数情况下，排斥都伴随着自体造血的恢复和镰状细胞病的复发 [122,123]，尽管胎儿血红蛋白在复发后数月都可能保持较高水平，这就避免了再重新引入其他治疗的需要 [127]。虽然明确的排斥相关的危险因素还没有被确定，但 Bernaudin 和他的同事发现移植预处理方案中加入 ATG 可以将移植排斥率由 25% 降低到 7%[121]，Bachet 等最近报道了在一个移植前既给予 ATG 也给予羟基脲的亚组病例中没有一起移植排斥事件发生 [128]。

在接受了传统的清髓性预处理方案（下文会讨论）的患者中，25% 左右的患者是稳定的混合嵌合，没有演变为排斥 [129,130]。有报告显示，偶尔一些病例的嵌合会发生演变，供者细胞进行性减少，然后通过供者淋巴细胞输注又恢复到 100% 的供者造血 [131]。这些发现提示通过免疫抑制和 DLI 进行移植物控制的非清髓性预处理方案可以改善结果，尽管早期的研究结果是令人失望的，迄今为止报告的 29 例患者的无病生存率为 9% ~ 50%[120,125,132-136]。需要进一步的研究以弄清楚在镰状细胞病中异体细胞的植入和排斥机制，大家都比较关注正在进行中的研究会得出什么结果。

预处理方案

最常用的清髓性方案就如地中海贫血移植那样使用口服白消安（14 ~ 16mg/kg）和静脉用环磷酰胺（200mg/kg）；一些研究为了减少移植物排斥加入了塞替派、氟达拉滨或美法仑，但它们所起的作用还不清楚 [125,135]。其他中心（包括我们自己）在移植前预处理方案中加入了 ATG 或阿仑单抗以减少移植物排斥，取得了令人鼓舞的结果，然而很重要的一点是不要使用被用于预防 GVHD 那样的大剂量 [121,123,135]。多数研究使用环孢素和甲氨蝶呤作为 GVHD 的预防方案；如在地中海贫血中那样，我们使用低剂量甲氨蝶呤（10mg/m² × 2 剂）以减

表 17.5 规模较大且已经发表的清髓性骨髓移植治疗镰状细胞病的系列研究结果

	Walters et al 2000[123] (n=50)	Bernaudin et al 1997[121] (n=26)	Vermylen et al 1998[122] (n=50)
总生存率	94%（6 年）	92%（8 年）	93%（11 年）
无事件生存率	84%（6 年）	75%（8 年）	82%（11 年）
移植物排斥率*	10%	18%	10%
急性 GVHD ≥ 2 级	7.7%	23%	20%
慢性 GVHD- 局限性	无	7.7%	14%
慢性 GVHD- 广泛性	3.8%	7.7%	6%

*所有患者在镰状细胞病复发时都获得了自体造血重建

少移植物排斥的风险。

镰状细胞病进行干细胞移植的长期效应

干细胞移植对移植前存在的脏器功能障碍的影响

至少一些和镰状细胞病相关的脏器损伤可以保持稳定，甚至在移植后发生逆转。大多数病例中有症状的中枢神经系统疾病在 SCT 后会得到改善 [123]，但是在小部分患者中，先前存在的神经系统损害发生了 MRI/MRA 检查可以显示的细微的恶化迹象 [137]。肺功能会保持稳定 [123]，已有报告显示 SCT 后脾网状内皮系统功能有改善 [138]。

生长发育

多数镰状细胞病患者在干细胞移植后显示生长发育得到改善，除非他们依然在使用免疫抑制剂治疗慢性 GVHD 或者他们是正处在或接近青少年快速生长期进行的干细胞移植 [139]。不幸的是，性腺功能衰减和性发育延迟似乎相当常见，尽管目前病例数太少还没法进行确切的评估。在已经报告的系列研究中，13 名女孩中有 11 名发生原发性闭经，多数可以评估的男性患者性发育正常，但是随访时间仍然很短，很多患者还没有进入青春期[122,123]。其他一些使用白消安和环磷酰胺移植的经验显示不孕不育可能是常见的。

二次肿瘤

尽管 SCT 数量较少，随访时间相对较短，但是在比利时系列研究中还是观察到了一例二次肿瘤——

SCT 4 年后由骨髓增生不良演变成急性髓系白血病[122]。

生存质量

SCT 对生存质量有何影响目前还没有详细的研究，尽管患者家庭在这方面的认知对于他们决定是否接受 SCT 时显然是个很重要的因素[140]。在国际多中心和比利时的研究中，90% 以上植入成功的患者的卡氏评分或兰斯基评分达到 100%[122,123]。

干细胞移植在镰状细胞病中的适应证

整体考虑

多数镰状细胞病患者是因为出现了与该疾病相关的并发症且其预后预计较差而接受移植的（表17.4）[124,141]。如果采用这些标准，估计不足 10% 的镰状细胞病儿童能符合干细胞移植的标准，而其中只有 1/5 的患者会有一个 HLA 全相合的同胞供者[115,142]。另一种方法就是把 SCT 提供给有一个 HLA 全相合家庭供者的所有纯合子镰状细胞病儿童，理由是 SCT 的总体生存率优于内科治疗，特别是当患者居住的国家无法确保能获得高质量内科治疗时[124]。这种方法得到了比利时研究中年轻患者组出色的总生存率（100%）和无病生存率（93%）数据的支持，他们就是采用这些标准进行移植的[122]。但是对于生活在发达国家的患者不作常规推荐，因为考虑到除了移植的远期影响，还有一些必然的早期 TRM。

一旦原则上决定了要进行 SCT，必须进行严格的移植前病情检查，包括了头颅 MRI/MRA 和神经认知方面的评估。移植前评估可以揭示严重的脏器损害，尤其是可能会使得 SCT 很危险的神经系统和肺部损害，向患者家庭讲明这一点是很重要的。最终的决定应该由患者家庭、医生和移植团队一起参与确定。让患者及其父母亲参与决定的过程是必要的，它有助于我们了解确定严重镰状细胞病患者治疗方案选择时所采用的不同标准[140,143-144]。

建议（表 17.4）

我们中心和英国的多数中心所遵循的应用指征是 1993 年英国儿科血液学论坛制定的标准的一个修订版[105]。国际研究小组的指南与此相似，但包括了严重镰状细胞肾病、视网膜病、骨坏死和红细胞异体免疫[123]。在英国，SCT 作为推荐治疗方案

仅限于纯合子镰状细胞病和 Sβ⁰ 地中海贫血患者。最常见的移植应用指征是 CNS 疾病（中风或反复发生的短暂性脑缺血发作）和反复发生的急性胸部综合征。由于羟基脲可以减少急性胸部综合征和疼痛性血管闭塞性镰状细胞危象的发生并减轻其严重程度，强烈推荐把试验性羟基脲治疗作为治疗第一步，只有在羟基脲无效时才考虑干细胞移植[105]。对于使用经颅多普勒检查确定中风危险有增加但还没有发生脑血管意外的患者，目前认为不适合进行干细胞移植，因为已经发现在这种情况下输血可以起到保护作用[97,145]。然而，来自 STOP Ⅱ 期研究的资料显示如果不终生输血，这种保护作用就会丧失，这就促使人们关注这种治疗方案的并发症，特别是铁的蓄积和感染 / 免疫性并发症，它们有可能导致另一个可以从干细胞移植中获益的儿童患者亚群的产生。

对将来镰状细胞病治疗改进的展望

作为唯一被证明可以持久治愈该疾病且风险可以接受的治疗手段，清髓性 SCT 可能还要在未来若干年里发挥重要的作用。保留生育能力方面的进展可以减低清髓性预处理方案的毒性，通过原位移植冻存的卵巢组织恢复卵巢功能取得了令人欣喜的结果，也会让人们看到一些希望[146]。通过老鼠模型和对患者的细致研究，更好地认识了植入和排斥机制，现在已经在采用减低强度预处理方案来解决高移植物排斥率的问题[130,147-148]。众多处理神经和肺部并发症方面的临床研究、通过镰状细胞病动物模型研发新药[107-109,149] 以及胎儿血红蛋白诱导治疗等都已在计划中或者正在进行中[150]。最后，在进行了大量的体外实验和动物模型的研究后，为镰状细胞病患者提供的基因治疗试验正在进行中[9]。

总结

SCT 仍然是唯一可以治愈镰状细胞病和地中海贫血的治疗手段。治愈似乎是终生的，而且只有极小的远期风险。当决定是否进行 SCT 时，患者家庭和医生必须要对照内科治疗的预期生存率和生存质量权衡移植的风险，包括 TRM 和植入失败。对于地中海贫血而言，年龄小于 16 岁、对去铁治疗依从性好而且没有肝功能障碍迹象的患者 SCT 结

果最好。这组患者预期的长期生存率为95%，无病生存率为90%。具有高风险特征的患者治愈率则较低（56% ~ 82%），且 TRM 风险较高（可高达20%），但是相对于传统的内科治疗仍然有长期生存优势。

镰状细胞病的异质性更明显，预期能从 SCT 获益最大的患者是那些即使用了羟基脲还是有 CNS 疾病或者反复发生急性胸部并发症的患者。儿童镰状细胞病患者 SCT 后长期无病生存率为82% ~ 86%。既然这几乎与最近美国的纯合子镰状细胞病内科治疗的生存率数据相同，干细胞移植可能仍是一个有价值的选择，即使药理学疾病修饰剂研究取得了较大的进展。

（施 兵译 叶丽萍校）

参考文献

1. Weatherall DJ, Clegg JB. Inherited hemoglobin disorders: an increasing global health problem. Bull WHO 2001;79:1–15
2. Pakakasama S, Hongeng S, Chaisiripoomkere W et al. Allogeneic peripheral blood stem cell transplantation in children with homozygous beta-thalassemia and severe beta-thalassemia/hemoglobin E disease. Pediatr Hematol Oncol 2004;26:248–252
3. Thornley I, Lehrmann L, Ferguson WS et al. Homozygous alpha-thalassemia treated with intrauterine transfusions and postnatal hematopoietic stem cell transplantation. Bone Marrow Transplant 2003;32:341–342
4. Rund D, Rachmilewitz E. β-thalassemia. N Engl J Med 2005;353:1135–1146
5. Cunningham MJ, Macklin EA, Neufeld EJ, Cohen AR. Complications of β-thalassemia major in North America. Blood 2004;104:34–39
6. Modell B, Khan M, Darlison M. Survival in beta-thalassemia major in the UK: data from the UK Thalassaemia Register. Lancet 2000;355:2051–2052
7. Borgna-Pignatti C, Rugolotto S, di Stefano P et al. Survival and complications in patients with thalassemia major treated with transfusion and deferoxamine. Hematologica 2004;89:1187–1193
8. Telfer P, Coen PG, Christou S et al. Survival of medically treated thalassemia patients in Cyprus. Trends and risk factors over the period 1980–2004. Hematologica 2006;91:1187–1192
9. Bank A, Dorazio R, Leboulch P. A phase I/II clinical trial of beta-globin gene therapy for beta-thalassemia. Ann NY Acad Sci 2005;1054:308–316
10. Sadelain M, Boulad F, Galanello R et al. Therapeutic options for patients with severe b-thalassemia: the need for globin gene therapy. Hum Gene Ther 2007;18:1–9
11. Wroe SJ, Pal S, Siddique D et al. Clinical presentation and pre-mortem diagnosis of variant Creutzfeldt-Jakob disease associated with blood transfuion: a case report. Lancet 2006;368:2061–2067
12. Davis BA, Porter JB. Long-term outcome of continuous 24-hour desferrioxamine infusion via indwelling intravenous catheters in high-risk beta-thalassemia. Blood 2000;95:1229–1236
13. Ceci A, Biairdi P, Feliisi M et al. The safety and effectiveness of deferiprone in a large-scale, 3-year study in Italian patients. Br J Haematol 2002;118:330–336
14. Galanello R, Piga A, Forni GL et al. Phase II clinical evaluation of deferasirox, a once-daily oral chelating agent, in pediatric patients with β-thalassemia major. Hematologica 2006;91:1343–1351
15. Capellini MD, Cohen A, Piga A et al. A phase 3 study of deferasirox (ICL670), a once-daily iron chelator, in patients with b-thalassemia. Blood 2006;107:3455–3462
16. Piga A, Galanello R, Forni GL et al. Randomized phase II trial of deferasirox (Exjade, ICL 670), a once-daily, orally-administered iron chelator, in comparison with deferoxamine in thalassemia patients with transfusional iron overload. Hematologica 2006;91:873–880
17. Singer ST, Kuypers FA, Olivieri NF et al. Fetal hemoglobin augmentation in E/beta⁰ thalassemia: clinical and hematological outcome. Br J Haematol 2005;131:378–388
18. Lawson S, Roberts IAG, Amrolia P et al. Bone marrow transplantation for β-thalassemia major: the UK experience in two paediatric centres. Br J Haematol 2003;120:289–295
19. van de Velde H, Georgiou I, de Rycke M et al. Novel universal approach for preimplantation genetic diagnosis of beta-thalassemia in combination with HLA matching of embryos. Hum Reprod 2004;19:700–708
20. Kuliev A, Rechitsky S, Verlinsky O et al. Preimplantation diagnosis and HLA typing for hemoglobin disorders. Reprod Biomed Online 2005;11:362–370
21. Qureshi N, Foote D, Walters MC et al. Outcomes of preimplantation genetic diagnosis therapy in treatment of beta-thalassemia: a retrospective analysis. Ann NY Acad Sci 2005;1054:500–503
22. Gaziev D, Galimberti M, Lucarelli G et al. Bone marrow transplantation from alternative donors for thalassemia: HLA-phenotypically identical relative and HLA-nonidentical sibling or parent transplants. Bone Marrow Transplant. 2000;25:815–821
23. Locatelli F, Rocha V, Reed W et al. Related umbilical cord blood transplant in patients with thalassemia and sickle cell disease. Blood 2003;101:2137–2143
24. Amrolia P, Vulliamy T, Vassiliou G et al. Analysis of chimaerism in thalassaemic children undergoing stem cell transplantation. Br J Haematol 2001;114:219–225
25. Yesilpek MA, Hazar V, Kupesiz A et al. Peripheral blood stem cell transplantation in children with beta-thalassemia. Bone Marrow Transplant 2001;28:1037–1040
26. Fang J, Huang S, Chen C et al. Allogeneic peripheral blood stem cell transplantation in β-thalassemia. Pediatr Hematol Oncol 2002;19:453–458
27. Farzana T, Shamshi TS, Irfan M et al. Peripheral blood stem cell transplantation in children with beta-thalassemia major. Coll Physicians Surg Pak 2003;13:204–206
28. Mohyeddin Bonab M, Alimoghaddam K, Vatandoust S et al. Are HLA antigens a risk factor for acute GVHD in thalassemic patients receiving HLA-identical stem cell transplantation? Transplant Proc 2004;36:3190–3193
29. La Nasa G, Giardini C, Argiolu F et al. Unrelated donor bone marrow transplantation for thalassemia: the effect of extended haplotypes. Blood 2002;99:4350–4356
30. La Nasa G, Argiolu F, Giardini C et al. Unrelated bone marrow transplantation for beta-thalassemia patients: the experience of the Italian Bone Marrow Transplant Group. Ann NY Acad Sci 2005;1054:186–195
31. Jaing T-H, Hung I-J, Yang C-P et al. Rapid and complete donor chimerism after unrelated mismatched cord blood transplantation in 5 children with b-thalassemia major. Biol Blood Marrow Transplant 2005;11:349–353
32. Feng Z, Sun E, Lan H et al. Unrelated donor bone marrow transplantation for beta-thalassemia major- an experience from China. Bone Marrow Transplant 2006;37:171–174
33. Hongeng S, Pakakasama S, Chuansumrit A et al. Outcomes of transplantation with related- and unrelated-donor stem cells in children with severe thalassemia. Biol Blood Marrow Transplant 2006;12:683–687
34. Fleischauer K, Locatelli F, Zecca M et al. Graft rejection after unrelated donor hematopoietic stem cell transplantation for thalassemia is associated with nonpermissive HLA-DPB1 disparity in host-versus-graft direction. Blood 2006;107:2984–2992
35. Lucarelli G, Andreani M, Angelucci E. The cure of thalassemia by bone marrow transplantation. Blood Rev 2002;16:81–85
36. Schrier S, Angelucci E. New strategies in the treatment of the thalassemias. Ann Rev Med 2005;56:157–171
37. Di Bartolomeo P, Di Girolamo G, Olioso P et al. The Pescara experience. Bone Marrow Transplant 1997;19(suppl 2):48–53
38. Ghavamzadeh A, Nasseri P, Eshraghian M et al. Prognostic factors in bone marrow transplantation for beta thalassemia major: experiences from Iran. Bone Marrow Transplant 1998;22:1167–1169
39. Mentzer W, Cowan M.Bone marrow transplantation for beta-thalassemia: the University of California San Francisco experience. J Pediatr Hematol Oncol 2000;22:598–601
40. Peristeri J, Kitra V, Goussetis E et al. Hematopoietic stem cell transplantation for the management of hemoglobinopathies in Greek patients. Transfus Sci 2000;23:263–264
41. Li CK, Shng MM, Chik KW et al. Hamatopoietic stem cell transplantation for thalassemia major in Hong Kong: prognostic factors and outcome. Bone Marrow Transplant 2002;29:101–105
42. Ball LM, Lankester AC, Giordano PC et al. Pediatric allogeneic bone marrow transplantation for homozygous beta-thalassemia, the Dutch experience. Bone Marrow Transplant 2003;31:1081–1087
43. Chandy M, Balasubramanian P, Ramachandran SV et al. Randomized trial of two different conditioning regimens for bone marrow transplantation in thalassemia- the role of busulfan pharmacokinetics in determining outcome. Bone Marrow Transplant 2005;36:839–845
44. Lucarelli G, Galimberti M, Polchi P et al. Bone marrow transplantation in patients with thalassemia. N Engl J Med 1990;322:417–421
45. Angelucci E, Lucarelli G. Bone marrow transplantation in beta thalassemia. In: Steinberg MH, Forget BG, Higgs DR, Nagel RL (eds) Disorders of hemoglobin: genetics, pathophysiology and clinical management. Cambridge University Press, Cambridge, 2001:1052–1072
46. Sodani P, Gaziev D, Polchi P et al. New approach for bone marrow transplantation in patients with class 3 thalassemia aged younger than 17 years. Blood 2004;104:1201–1203
47. Lucarelli G, Clift R Galimberti M et al. Bone marrow transplantation in adult thalassemic patients. Blood 1999;93:1164–1167
48. Gaziev J, Sodani P, Polchi P et al. Bone marrow transplantation in adults with thalassemia: treatment and long-term follow up. Ann NY Acad Sci 2005;1054:196–205
49. Gaziev D, Polchi P, Galimberti M et al. Graft-versus-host disease after bone marrow transplantation for thalassemia: an analysis of incidence and risk factors. Transplantation 1997;63:854–860
50. Giardini C, Galimberti M, Lucarelli G et al. Desferrioxamine therapy accelerates clearance of iron deposits after bone marrow transplantation for thalassemia. Br J Haematol 1995;89:868–873
51. Angelucci E, Muretto P, Nicolucci A et al. Effects of iron overload and hepatitis C virus positivity in determining progression of liver fibrosis in thalassemia following bone marrow transplantation. Blood 2002;100:17–21
52. Angelucci E, Mariotti E, Lucarelli G et al. Sudden cardiac tamponade after chemotherapy for marrow transplantation in thalassaemia. Lancet 1992;339:287–289
53. Anderson LJ, Wonke B, Prescott E et al. Comparative effects of oral deferiprone and subcutaneous desferrioxamine on myocardial iron concentrations and ventricular function in beta-thalassaemia. Lancet 2002;360:516–520
54. Gaziev D, Polchi P, Lucarelli G et al. Second bone marrow transplant for graft failure in patients with thalassemia. Bone Marrow Transplant 1999;24:1299–1306
55. Nesci S, Manna M, Lucarelli G et al. Mixed chimerism after bone marrow transplantation in thalassemia. Ann NY Acad Sci 1998;850:495–497
56. Andreani M, Nesci S, Lucarelli G et al. Long-term survival of ex-thalassemic patients with persistent mixed chimerism after bone marrow transplantation. Bone Marrow Transplant 2000;25:401–404
57. Aker M, Kapelushnik J, Pugatsch T et al. Donor lymphocyte infusions to displace residual host hematopoietic cells after allogeneic bone marrow transplantation for beta-thalassemia major. J. Pediatr Hematol Oncol 1998;20:145–148
58. Zakrzewski JL. Successful management of impending graft failure in a thalassemic bone marrow transplant recipient. Hematologica 2002;87:ECR32

59. Nishino T, Tubb J, Emery DW. Partial correction of murine beta-thalassemia with a gammaretrovirus vector for human gamma-globin. Blood Cells Mol Dis 2006;37:1–7
60. Hongeng S, Chuansumrit A, Chaisiripoomkere W et al. Full chimerism in nonmyeloablative stem cell transplantation in a β-thalassemia major patient (Class 3 Lucarelli). Bone Marrow Transplant 2002;30:299–314
61. Iannone R, Casella JF, Fuchs EJ et al. Results of minimally toxic nonmyeloablative transplantation in patients with sickle cell anemia and thalassemia. Biol Blood Marrow Transplant 2003;9:519–528
62. Horan JT, Liesveld JL, Fenton P et al. Hematopoietic stem cell transplantation for multiply transfused patients with sickle cell disease and thalassemia after low-dose total body irradiation, fludarabine and rabbit anti-thymocyte globulin. Bone Marrow Transplant 2005;35:171–177
63. Sauer M, Bettoni C, Lauten M et al. Complete substitution of cyclophosphamide by fludarabine and ATG in a busulfan-based preparative regimen for children and adolescents with beta-thalassemia. Bone Marrow Transplant 2005;36:383–387
64. Vassal G, Deroussent A, Challine D et al. Is 600 mg/m2 the appropriate dosage of busulfan in children undergoing bone marrow transplantation? Blood 1992;79:2475–2479
65. Yeager A, Wagner JE Jr, Graham M et al. Optimization of busulfan dosage in children undergoing bone marrow transplantation: a pharmacokinetic study of dose escalation. Blood 1992;80:2425–2428
66. Poonkuzhali B, Srivastava A, Quernin M et al. Pharmacokinetics of oral busulfan in children with beta thalassemia major undergoing allogeneic bone marrow transplantation. Bone Marrow Transplant 1999;24:5–11
67. Bostrom B, Enockson K, Johnson A et al. Plasma pharmacokinetics of high-dose oral busulfan in children and adults undergoing bone marrow transplantation. Pediatr Transplant 2003;7(suppl 3):12–18
68. Slattery J, Sanders J, Buckner C et al. Graft-rejection and toxicity following bone marrow transplantation in relation to busulfan pharmacokinetics. Bone Marrow Transplant 1995;16:31–42
69. Lucarelli G, Clift R, Galimberti M et al. Marrow transplantation for patients with thalassemia: results in class 3 patients. Blood 1996;87:2082–2088
70. Balasubramanian P, Chandy M, Krishnamoorthy R, Srivastava A. Evaluation of existing limited sampling models for busulfan kinetics in children with beta thalassemia major undergoing bone marrow transplantation. Bone Marrow Transplant 2001;28:821–825
71. Cremers S, Schoemaker R, Bredius R et al. Pharmacokinetics of intravenous busulfan in children prior to stem cell transplantation. Br J Clin Pharmacol 2002;53:386–389
72. Casper J, Knauf W, Blau I et al. Treosulfan/fludarabine: a new conditioning regimen in allogeneic transplantation. Ann Hematol 2004;83(suppl 1):S70–71
73. Giardini C, Galimberti M, Lucarelli G et al. Desferrioxamine therapy accelerates clearance of iron deposits after bone marrow transplantation for thalassaemia. Br J Haematol 1995;89:868–873
74. Angelucci E, Muretto P, Lucarelli G et al. Phlebotomy to reduce iron overload in patients cured of thalassemia by bone marrow transplantation. Italian Cooperative Group for Phlebotomy Treatment of Transplanted Thalassemia Patients. Blood 1997;90:994–998
75. Muretto P, Angelucci E, Lucarelli G. Reversibility of cirrhosis in patients cured of thalassemia by bone marrow transplantation. Ann Intern Med 2002;136:667–672
76. Angelucci E, Muretto P, Nicolucci A et al. Effects of iron overload and hepatitis C virus positivity in determining progression of liver fibrosis in thalassemia following bone marrow transplantation. Blood 2002;100:17–21
77. Gaziev D, Galimberti M, Giardini C et al. Growth in children after bone marrow transplantation for thalassemia. Bone Marrow Transplant 1993;19(suppl 2):100–101
78. de Sanctis V, Galimberti M, Lucarelli G et al. Growth and development in ex-thalassemic patients. Bone Marrow Transplant 1997;19(suppl 2):48–53
79. de Simone M, Olioso P, di Bartolomeo P et al. Growth and endocrine function following bone marrow transplantation for thalassemia. Bone Marrow Transplant 1995;15:227–233
80. de Sanctis V, Galimberti M, Lucarelli G et al. Gonadal function in long term survivors with b thalassemia major following bone marrow transplantation. Bone Marrow Transplant 1993;12(suppl 1):104
81. Vlachopapadopoulou E, Kitra V, Peristeri J et al. Gonadal function of young patients with beta-thalassemia following bone marrow transplantation. J Pediatr Endocrinol Metab 2005;18:477–483
82. Borgna-Pignatti C, Marradi P, Rugolotto S, Marcolongo A. successful pregnancy after bone marrow transplantation for thalassemia. Bone Marrow Transplant 1996;18:235–236
83. Gaziev J, Lucarelli G. Stem cell transplantation for hemoglobinopathies. Curr Opin Pediatr 2003;15:24–31
84. Sanders J, Hawley J, Levy W et al. Pregnancies following high-dose cyclophosphamide with or without high-dose busulfan or total-body irradiation and bone marrow transplantation. Blood 1996;87:3045–3052
85. Gulati S, van Poznak C. Pregnancy after bone marrow transplantation. J Clin Oncol 1998;16:1978–1985
86. Tournaye H, Goossens E, Verheyen G et al. Preserving the reproductive potential of men and boys with cancer: current concepts and future prospects. Hum Reprod Update 2004;10:525–532
87. Donnez J, Martinez-Madrid B, Jadoul P et al. Ovarian tissue cryopreservation and transplantation: a review. Hum Reprod Update 2006;12:519–535
88. Poirot CJ, Martelli H, Genestie C et al. Feasibility of ovarian tissue cryopreservation for prepubertal females with cancer. Pediatr Blood Cancer 2007;49(1):74–78
89. Vassiliou G, Amrolia P, Roberts IAG. Allogeneic transplantation for hemoglobinopathies. Best Pract Res Clin Hematol 2001;14:807–822
90. Voskaridou E, Douskou M, Terpos E et al. Magnetic resonance imaging in the evaluation of iron overload in patients with b-thalassaemia and sickle cell disease. Br J Haematol 2004;126:736–742
91. Weatherall DJ. Weak phenotype-genotype relationships in monogenic disease: lessons from the thalassemias. Nat Rev Genet 2001;2:245–255
92. Platt O, Brambilla D, Rosse W et al. Mortality in sickle cell disease. Life expectancy and risk factors for early death. N Engl J Med 1994;330:1639–1644
93. Quinn CT, Rogers ZR, Buchanan GR. Survival of children with sickle cell disease. Blood 2004;103:4023–4027
94. Buchanan GR, DeBaun M, Quinn CT, Steinberg MH. Sickle cell disease. Hematology (Am Soc Hematol Educ Program) 2004;35–47
95. Vichinsky E, Neumayr LD, Earles AN et al. Causes and outcome of the acute chest syndrome in sickle cell disease. N Engl J Med 2000;342:1855–1865
96. Ohene-Frempong K, Weiner SJ, Sleeper LA et al. Cerebrovascular accidents in sickle cell disease: rates and risk factors. Blood 1998;91:288–294
97. Kirkham FJ, DeBaun M. Stroke in children with sickle cell disease. Curr Treat Options Neurol 2004;6:357–375
98. Manci EA, Culberson DE, Yang YM et al. Causes of death in sickle cell disease: an autopsy study. Br J Haematol 2003;123:359–365
99. Steinberg MH, Barton F, Castro O et al. Effect of hydroxyurea on mortality and morbidity in adult sickle cell anemia: risks and benefits up to 9 years of treatment. JAMA 2003;289:1645–1651
100. Gladwin MT, Sachdev V, Jison ML et al. Pulmonary hypertension as a risk factor for death in patients with sickle cell disease. N Engl J Med 2004;350:886–895
101. Perrone V, Roberts-Harewood M, Bachir D et al. Patterns of mortality in sickle cell disease in adults in France and England. Hematol J 2002;3:56–60
102. Charache S, Terrin ML, Moore RD et al. Effect of hydroxyurea on the frequency of painful crises in sickle cell anemia. Investigators of the Multicenter Study of Hydroxyurea in Sickle Cell Anemia. N Engl J Med 1995;332:1317–1322
103. Ferster A, Tahriri P, Vermylen C et al. Five years of experience with hydroxyurea in children and young adults with sickle cell disease. Blood 2001;97:3628–3632
104. Halsey C, Roberts IAG. The role of hydroxyurea in sickle cell disease. Br J Haematol 2003;120:177–186
105. Amrolia PJ, Almeida A, Halsey C et al. Therapeutic challenges in childhood sickle cell disease. Part 1: current and future treatment options. Br J Haematol 2003;120:725–736
106. Adams RJ, Brambilla D, STOP Investigators. Discontinuing prophylactic transfusions used to prevent stroke in sickle cell disease. N Engl J Med 2005;353:2769–2778
107. Kirkham FJ, Lerner MB, Noetzel M et al. Trials in sickle cell disease. Pediatr Neurol 2006;34:450–458
108. Platt O. Prevention and management of stroke in sickle cell anemia. Hematology (Am Soc Hematol Educ Program) 2006:54–57
109. Ware RE, Zimmerman SA, Schultz WH. Hydroxyurea as an alternative to blood transfusions for the prevention of recurrent stroke in children with sickle cell disease. Blood 1999;94:3022–3026
110. Ware RE, Zimmerman SA, Sylvestre PB et al. Prevention of secondary stroke and resolution of transfusional iron overload in children with sickle cell anemia using hydroxyurea and phlebotomy. J Pediatr 2004;145:346–352
111. de Montalembert M, Brousse V, Elie C et al. Long-term hydroxyurea treatment in children with sickle cell disease: tolerance and clinical outcomes. Hematologica 2006;91:125–128
112. Houston-Yu P, Rana SR, Beyer B, Castro O. Frequent and prolonged hospitalizations: a risk factor for early mortality in sickle cell disease patients. Am J Hematol 2003;72:201–203
113. Prasad R, Hasan S, Castro O et al. Long-term outcomes in patients with sickle cell disease and frequent vaso-occlusive crises. Am J Med Sci 2003;325:107–109
114. Mentzer WC, Heller S, Pearle PR et al. Availability of related donors for bone marrow transplantation in sickle cell anemia. Am J Pediatr Hematol Oncol 1994;16:27–29
115. Walters M, Patience M, Leisenring W et al. Barriers to bone marrow transplantation for sickle cell anemia. Biol Blood Marrow Transplant 1996;2:100–104
116. Walters MC, Quirolo L, Trachtenberg ET et al. Sibling donor cord blood transplantation for thalassemia major: experience of the Sibling Donor Cord Blood Program. Ann NY Acad Sci 2005;1054:206–213
117. Adamkiewicz TV, Boyer MW, Bray R et al. Identification of unrelated cord blood units for hematopoietic stem cell transplantation in children with sickle cell disease. J Pediatr Hematol Oncol 2006;28:29–32
118. Adamkiewicz TV, Mehta PS, Boyer MW et al. Transplantation of unrelated placental blood cells in children with high-risk sickle cell disease. Bone Marrow Transplant 2004;34:405–411
119. Mazur M, Kurtzberg J, Halperin E et al. Transplantation of a child with sickle cell anemia with an unrelated cord blood unit after reduced intensity conditioning. J Pediatr Hematol Oncol 2006;28:840–844
120. Morris CR, Singer ST, Walters MC. Clinical hemoglobinopathies: iron, lungs and new blood. Curr Opin Hematol 2006;13:407–418
121. Bernaudin F, Souillet G, Vannier JP et al. Report of the French experience concerning 26 children transplanted for severe sickle cell disease. Bone Marrow Transplant 1997;19(suppl 2):112–115
122. Vermylen C, Cornu G, Ferster A et al. Hematopoietic stem cell transplantation for sickle cell anemia: the first 50 patients transplanted in Belgium. Bone Marrow Transplant 1998;22:1–6
123. Walters M, Storb R, Patience M et al. Impact of bone marrow transplantation for symptomatic sickle cell disease: an interim report. Multicenter investigation of bone marrow transplantation for sickle cell disease. Blood 2000;95:1918–1924
124. Vermylen C. Hematopoietic stem cell transplantation in sickle cell disease. Blood Rev 2003;17:163–166
125. van Besien K, Bartholomew A, Stock W et al. Fludarabine-based conditioning for allogeneic transplantation in adults with sickle cell disease. Bone Marrow Transplant 2000;26:445–449
126. Walters M, Sullivan K, Bernaudin F et al. Neurologic complications after allogeneic marrow transplantation for sickle cell anemia. Blood 1995;85:879–884
127. Ferster A, Corraza F, Vertongen F et al. Transplanted sickle-cell disease patients with autologous bone marrow recovery after graft failure develop increased levels of fetal haemoglobin which corrects disease severity. Br J Haematol 1995;90:804–808
128. Bachet C, Azzi N, Demulder A et al. Hydroxyurea treatment for sickle cell disease: impact on hematopoietic stem cell transplantation's outcome. Bone Marrow Transplant 2004;33:799–803
129. Walters M, Patience M, Leisenring W et al. Stable mixed hematopoietic chimerism after bone marrow transplantation for sickle cell anemia. Biol Blood Marrow Transplant 2001;7:665–673
130. Walters MC. Stem cell therapy for sickle cell disease: transplantation and gene therapy.

Hematology (Am Soc Educ Program) 2005;66–73

131. Baron F, Dresse MF, Beguin Y. Donor lymphocyte infusion to eradicate recurrent host hematopoiesis after allogeneic BMT for sickle cell disease. Transfusion 2000;40:1071–1073

132. Krishnamurti L, Blazar BR, Wagner JE. Bone marrow transplantation without myeloablation for sickle cell disease. N Engl J Med 2001;344:68

133. Schleuning M, Stoezer O, Waterhouse C et al. Hematopoietic stem cell transplantation after reduced-intensity conditioning as treatment for sickle cell disease. Exp Hematol 2002;30:7–10

134. Iannone R, Luznik L, Engstrom LW et al. Effects of mixed hematopoietic chimerism in a mouse model of bone marrow transplantation for sickle cell anemia. Blood 2001;97:3960–3965

135. Horan JT, Liesveld JL, Fenton P et al. Hematopoietic stem cell transplantation for multiply transfused patients with sickle cell disease and thalassemia after low-dose total body irradiation, fludarabine and rabbit anti-thymocyte globulin. Bone Marrow Transplant 2005;35:171–177

136. Shenoy S, Grossman WJ, Di Persio J et al. A novel reduced-intensity stem cell transplant regimen for nonmalignant disorders. Bone Marrow Transplant 2005;35:345–352

137. Woodard P, Helton KJ, Khan RB et al. Brain parenchymal damage after haematopoietic stem cell transplantation for severe sickle cell disease. Br J Haematol 2005;129:550–552

138. Ferster A, Bujan W, Corazza F et al. Bone marrow transplantation corrects the splenic reticuloendothelial dysfunction in sickle cell anemia. Blood 1993;81:1102–1105

139. Eggleston B, Patience M, Edwards S et al. Effects of myeloablative bone marrow transplantation on growth of children with sickle cell anaemia: results of the multicentre study of sickle cell anaemia. Br J Haematol 2007;2007;136:673–676

140. Hankins J, Hinds P, Day S et al. Therapy preference and decision-making among patients with severe sickle cell anemia and their families. Pediatr Blood Cancer 2007;48:705–710

cell disease. Part 2: a problem-orientated approach.Br J Haematol 2003;120:737–743

142. Davies SC, Roberts IAG. Bone marrow transplant for sickle cell disease – an update. Arch Dis Child 1996;75:3–6

143. Kodish E, Lantos J, Stocking C et al. Bone marrow transplantation for sickle cell disease. A study of parents' decisions. N Engl J Med 1991;325:1349–1353

144. van Besien K, Koshy M, Anderson-Shaw L et al. Allogeneic stem cell transplantation for sickle cell disease. A study of patients' decisions. Bone Marrow Transplant 2001;28: 545–549

145. Nietert PJ, Abboud M, Silverstein M, Jackson SM. Bone marrow transplantation versus periodic prophylactic blood transfusion in sickle cell patients at high risk of ischemic stroke: a decision analysis. Blood 2000;95:3057–3064

146. Donnez J, Dolmans MM, Demylle D et al. Restoration of ovarian function after orthotopic (intraovarian and periovarian) transplantation of cryopreserved ovarian tissue in a woman treated by bone marrow transplantation for sickle cell anemia: case report. Hum Reprod 2006;21:183–188

147. Iannone R, Ohene-Frempong K, Fuchs EJ et al. Bone marrow transplantation for sickle cell anemia: progress and prospects. Pediatr Blood Cancer 2005;44:436–440

148. Kean LS, Durham MM, Adams AB et al. A cure for murine sickle cell disease through stable mixed chimerism and tolerance induction after nonmyeloablative conditioning and major histocompatibility complex-mismatched bone marrow transplantation. Blood 2002;99:1840–1849

149. Manci EA, Hillery CA, Bodian CA. Pathology of Berkeley sickle cell mice: similarities and differences with human sickle cell disease. Blood 2006;107:1651–1658

150. Fathallah H, Atweh GF. Induction of fetal hemoglobin in the treatment of sickle cell disease. Hematology (Am Soc Educ Program) 2006:58–62

溶酶体贮积症

Robert Wynn

第 18 章

引言

溶酶体是细胞内有膜包裹的细胞器，内含酸性水解酶，调节大分子物质的水解。对溶酶体生理功能的探讨，有助于更好地理解干细胞移植治疗溶酶体功能异常的原理，以及现有的其他治疗方法[1]。

溶酶体通过溶酶体酶电子泵来维持其 pH 值。溶酶体酶与其消化的大分子物质通过不同途径运达溶酶体。底物通过 3 种途径进入溶酶体。

1. 内吞作用。内源性、胞外大分子物质通过此途径进入到溶酶体被消化。这类物质的累积导致了溶酶体贮积症（LSDs）。

2. 吞噬作用。细胞外碎片及微生物通过此途径被消化。

3. 自噬作用。细胞内需要被消化的物质通过此途径被溶酶体消化。

底物通过上述途径形成吞噬囊泡，初级溶酶体与吞噬囊泡融合形成次级溶酶体。

溶酶体酶的转运及交叉更正原理

溶酶体酶在粗面内质网中生成，被转运到高尔基体中加工。在高尔基体，溶酶体酶获得甘露糖 -6- 磷酸标记。这是由两个高尔基体酶，一种磷酸转移酶和一种二酯酶，序贯标记上的。正是由于酶带有甘露糖 -6- 磷酸的标记，才能被识别并运送至溶酶体（图 18.1）[2]。这个步骤很重要，有以下两点原因：

原因之一，如果没有这两种酶中的任何一种酶的作用，把甘露糖 6- 磷酸标记到前体酶上，就会导致溶酶体功能障碍，虽然只是前体酶的缺陷。黏多糖症 II 型及 III 型（I- 细胞病）就是因为这两种酶的缺陷[3]。

原因之二，带有甘露糖 -6- 磷酸标记的溶酶体酶对临床医生，包括移植组医生更有意义。一些被标记的酶离开细胞，被邻近的细胞摄取，并进入的到溶酶体内，这也是借甘露糖 -6- 磷酸配基来完成的。这就意味着：①酶可以由能分泌酶的细胞——在移植领域，即未患病的个体（供者）白细胞——来分泌（图 18.2）；②分泌酶只要被甘露糖 -6- 磷酸酶标记，此酶就能被（缺陷）宿主细胞摄取。因此，这就是骨髓移植治疗 LSDs 的原理。供者白细胞分泌酶，来自供者的酶，通过甘露糖 -6- 磷酸受体被受者缺陷细胞的溶酶体摄取，从而交叉更正其酶缺陷。试验中首次发现，当来自 LSD 患者与正常人的成纤维细胞共培养时，LSD 被纠正了。在一个同样具有开创意义的实验中发现，仅培养正常成纤维细胞的上清液（含所分泌的酶）就可纠正 LSD 的成纤维细胞缺陷[4]。在骨髓移植治疗黏多糖病 IH 型（MPSIH）的临床实践中，我们发现自体细胞被供者细胞分泌的酶交叉更正的证据。在酶替代治疗中，外源性酶被甘露糖 -6- 磷酸标记并由治疗性酶转运输注至患者组织内[5-6]。

溶酶体贮积症

溶酶体贮积症是单基因突变导致的疾病，单基因突变可发生在溶酶体酶或添加甘露糖 6- 磷酸配基进而引导新合成的酶由高尔基体转至溶酶体的酶[1]。除外 Hunter 病（MPSII）及 Fabry 病是 X 链锁显性遗传外，溶酶体贮积症多为常染色体隐性遗传。对于每种疾病都有特征性的基因突变，有些突变与残留酶的多少相关，残留酶少的亚型的比残留酶多的亚型病情要重。

这类疾病是罕见病，基因频率很低。此类疾病的一个危险因素就是亲缘关系，尽管近亲关系可以引起疾病，但对于移植团队来说，近亲关系也带来了在较大家族内找到除同胞兄弟姐妹的供者的可

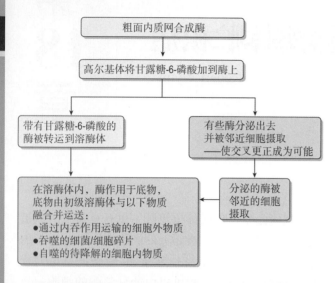

图18.1 溶酶体酶在内质网合成，通过高尔基复合体，被转运至溶酶体。在溶酶体降解特异的底物。有些溶酶体酶来自邻近细胞，通过特殊受体摄入细胞内

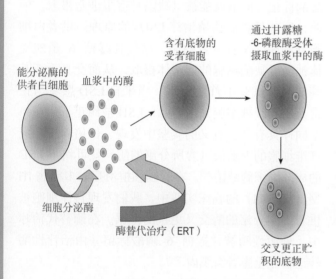

图18.2 交叉更正的原理，也是ERT及干细胞治疗LSDs的基础。酶由供者能分泌酶的白细胞分泌至血浆或静脉输注至血浆。带有甘露糖-6-磷酸标记的酶被酶缺陷细胞摄取。酶被转运至溶酶体，使溶酶体有能力清除贮积的底物

能性。

疾病模式

LSDs 是多系统疾病，在不同种类的 LSDs 间，每种疾病在特定系统的病变的范围及程度又是各异的。其中的原因很难解释。一种 LSD 病的范围及严重程度与其残留酶的活性相关。这在考虑如骨髓移植之类的治疗风险时是一个重要因素；总体而言，尽管骨髓移植是一种可以接受的治疗方法，但对于不伴有中枢神经经系统受累的轻度酶缺陷患者，仍

然不考虑行骨髓移植。

简要来讲，疾病的影响如下：

● 中枢神经系统：不同疾病种类的中枢神经系统受累程度不一，同一疾病的中枢神经系统受累程度与其酶缺乏水平相关。在重度受累者，表现为，已获技能的提早丧失以及智力的提早下降。

● 骨骼系统：这在多种疾病中均可受累，其特征性的改变是多发的骨发育不全。随着受损骨骼的逐渐长大及病变骨骼生长导致的神经性后遗症，致使骨骼受损不断扩大。

● 网状内皮系统：肝脾大是许多疾病的特征性表现。

● 心血管系统：心肌病和心瓣膜异常在这类疾病中常见。

● 丑陋面容：受累个体有特征性的临床外貌。

病理生理学

虽然溶酶体分解底物功能缺陷导致特定的溶酶体贮积症，但病因学关系却不是这么分明。对 LSD 病因学复杂性的认识，有助于移植团队更好地理解，为什么有些疾病通过骨髓移植能更好地改善，以及为什么有些组织在特定条件下，通过外源性酶的引入能更好地被纠正。溶酶体的扩张及细胞器的变形是 LSD 的最初表现，进而触发了其他事件，并导致疾病发生。这些事件本质上是炎症反应，包括巨噬细胞的激活，影响疾病的各方面，尤其是骨病[7-8]。细胞外基质的堆积，可能影响细胞因子的结合以及细胞信号的传导。这些改变可能能够解释大脑及其他器官进行性恶化[9]。这些继发性事件比起原发底物的堆积，更难被有效的酶所改善。

中枢神经系统疾病

改善 LSD 神经系统异常是一个巨大的挑战。或许是因为中枢神经系统的底物来源与身体其他部位不同，并不是所有 LSDs 都有显著的中枢神经系统累及。因此，在非神经病变的 Gaucher 病，残余的酶活性不足以处理红细胞降解而来的葡糖神经酰胺（缺陷酶的底物），但足以消化中枢神经系统神经节苷酯来源的底物[10]。在有神经病变的疾病中，酶的水平依然很低，不足以处理全身的及中枢神

系统的底物堆积[111]。

由星形胶质细胞紧密包绕毛细血管基底膜共同组成的血脑屏障，阻挡血浆中可溶性酶扩散入脑脊液中。酶替代治疗（ERT），是间断予以伴神经系统病变的LSD患者治疗性输注缺陷酶，血脑屏障的存在是ERT的阻碍。尽管商业化酶可得，但因血脑屏障的存在，移植在中枢神经系统受累的儿童的治疗中不可或缺。

骨髓移植后，单核巨噬细胞系统的细胞可穿越血脑屏障，成为组织巨噬细胞，在中枢神经系统中被称为小角质细胞。这样，酶就可以通过小胶质细胞运到中枢神经系统。随移植后时间的延长，越来越多的供者来源的小角质细胞，为中枢神经系统分泌酶[12-13]。

干细胞移植治疗 LSD

移植治疗 LSDs 的风险效益评估

骨髓移植治疗LSDs的唯一常见指征是MPSIH[14]。基于这个原因，骨髓移植在以下内容中会详细讨论。骨髓移植在其他类型的LSDs中计划及实施，可从Hurler骨髓移植中参考足够的经验。

所有移植实施前，必须评估移植风险与供者细胞植入可能的获益。在这些方面，我们与计划做移植的家庭详尽地商议。任何移植的风险受供受者HLA相合程度及患者的总体情况的影响。配型事宜对所有移植来说都是一样的，Hurler病人供者的选择会在以下文章中讨论到。类似讨论适用于其他拟行移植的代谢病患者。在讨论患者风险因素时，LSDs患者有较高的移植前死亡率，这会影响移植前同意的讨论。并且，这些因素对于计划做移植的很多LSDs患者是一致的，这会在下面的Hurler骨髓移植中讨论。

移植风险，受患者总体身体状况、配型相合程度的影响，需要与患者从骨髓移植中可能的获益相权衡。疾病未行移植的自然病史也会指导移植前讨论。若疾病未行移植的自然病史很差，如过早死亡、显著的中枢神经系统受累，那移植的风险就比那些自然病史不是那么差的更容易接受。有些疾病我们了解的还非常少，因为患者例数少，移植治疗这些病例也少，那对此病的任何一种治疗的影响都很难有确定的结论。如有必要，这些不确定性必须

向患者及其家属讲明。在拥有ERT或其它即将出现的治疗的时代，这些治疗对疾病和其自然病史的影响必须考虑到。

哪些 LSDs 应该考虑行移植治疗？

基于以上原因，在此领域的移植的绝对适应证几乎没有。移植治疗Hurler病是公认的，即使如此，患者的个体因素，如就诊时年龄、有无共病，都可能会影响移植的决策。有几篇综述已探讨了，移植在其他LSDs中的作用，表18.1总结了LSDs目前主流的治疗策略。

黏多糖贮积症

虽然移植可能认为是MPSIH（Hurler综合征）的标准治疗[15-21]，但不能认为移植治疗就是常规治疗，或轻率地实施移植。任何移植都要考虑到相关的风险，并且有些风险可能在特定的患者身上放

表18.1 目前LSDs的总结及其移植指征

	疾病
标准适应证	MPSIH（Hurler）
	MPS VII（Sly）
	α-甘露糖贮积症
	Krabbe病症状前期
	晚发球形细胞样脑白质病
	沃尔曼病
	晚期MLD
移植治疗有效，但越来越多地应用ERT作为一线治疗	MPSIH/S, MPSIS（Hurler-Scheie, Scheie）
	MPS VI
	戈谢病
	尼曼匹克病B型
数据不足尚无明确定论——可以尝试移植	岩藻糖苷病
	天冬氨酰葡糖胺尿症
	黏多糖贮积症II型（I-细胞病）
	神经元蜡样脂褐质沉积症（Batten病）
	法韦尔病
无移植指征	MPS II（Hunter综合征）
	MPS III（San Filippo综合征）
	MPS IV（Morquio）
	法布里病
	Tay-Sachs
	Sandhoff
	糖原贮积症II型（蓬佩病）
	尼曼匹克病A型及C型

每个病的详细论述及相关的移植经验具体见文中

大。即使供者细胞长期成功植入，也会有长期问题，成功的移植需要多学科长期随访。这会在以下内容涉及。在没有中枢神经系统累及的较轻的类型（Hurler-Scheie 和 Scheie），移植的指征就不很明确。对这些患者，ERT 可能是最主要的治疗，但如果移植的风险可以减低，可以找到未患病的同胞兄弟姐妹，或移植技术不断进步，移植可能会被考虑。

骨髓移植治疗 MPS Ⅱ（Hunter 综合征）或 MPS Ⅲ（San Filippo 综合征）无效[22-26]。已经有很多关于骨髓移植治疗这些疾病无效的报道，即使在疾病早期或有合适的供者。虽然较一致的观点是骨髓移植治疗这些疾病无效，但在美国某些中心，脐带血移植会常规应用。这些实验性移植项目，可能会对未来的移植有所影响。为什么移植治疗这些疾病时，不像治疗 MPSIH 时，通过供者分泌的酶来交叉更正受者组织缺陷那样有效，是个很值得思考的问题。我们最好的解释是，疾病的进展很快，供者的酶没有足够的时间，来遏止这些疾病中枢神经系统的恶化。

MPS Ⅳ 酶缺乏的主要表现在骨骼，因为骨骼的异常最难被骨髓移植纠正，所以此类疾病很少考虑移植治疗。MPS Ⅳ 有酶缺乏的躯体表现（心脏病，肝脾肿大，角膜混浊），有报道称，这些异常可通过供者细胞成功纠正[26-28]。然而，在曼彻斯特，随着 ERT 治疗这些病症的出现，我们的经验是给患者用 ERT，而不再推荐患者做移植[28-30]。MPS Ⅶ（Sly 综合征）患者不常见，但对于此病的移植是成功的，如果患者在就诊时，神经心理及临床状况并不是很糟糕时，可以考虑行移植治疗。

神经鞘脂贮积病和其他脂质沉积病

球形细胞样脑白质病有两种形式。早发型，也被称为 Krabbe 病，若在产前就已确诊，可以考虑在新生儿期行移植治疗[32-37]。一项最近的研究表明，就诊时疾病的状态对生存率有重大影响：无症状组全部存活，而有症状组只有 40% 存活，有症状组中，疾病进展是死亡最常见的原因[35]。移植在晚发型、幼年组及成人组，也有作用，在适当的时机行移植治疗可以稳定疾病状态及 MRI 扫描的表现。

在异染性脑白质营养不良的患者，没有大宗的移植病历报道。然而，来自部分患者的移植经验是，在症状发生前的患者，以及神经心理功能和日常独立生活能力尚好的情况下，通常会推荐移植[14,28,38-39]。

对于尼曼 - 匹克（NP）病，尽管移植对改善 NP B 型患者症状有一定疗效，A 型因其暴发型的临床进程，不宜行移植治疗，ERT 时代的到来，意味着大多数此类患者会建议行 ERT，而非干细胞移植[40]。相似的是，ERT 的临床成效及其相关低病死率，限制了移植治疗戈谢病，尽管移植在缓解戈谢病多数病症方面有明确疗效。只有在戈谢病 Ⅲ 型伴有神经学恶化或肺功能进行性恶化时，可能才考虑行移植治疗[41]。

只有一例干细胞移植治疗 Farber 病的个案报道，并且伴有植入物丢失[42]。虽然皮下结节有所改善，但神经发育继续恶化。很难得出明确的结论。

Wolman 病，因胆固醇酯及三酰甘油在多数组织堆积，以弥漫性肝脾大为特征。因为无神经系统受累，虽然理论上移植应成功，但只有 1 例移植成功的报道。移植受疾病早期快速恶化的限制以及肝病的限制，有 4 例因可疑肝静脉闭塞病导致移植相关死亡的移植失败病例。尽管如此，若就诊时机及时，我们依然会推荐移植治疗此类疾病[43-44]。

来自无症状患者及动物模型的证据显示，神经元蜡样脂褐质沉积症患者（Batten 病）未能从移植中获益。但是，在明确的结论得出前，无疑还需要更多数据[45-46]。

几乎没有移植治疗 Ⅰ- 细胞病（黏多糖症 Ⅱ 型）的病例，因此缺乏确切数据。有相应的移植方案，并且特定的供者细胞也能植入。在疾病早期行移植治疗，可保持心肺功能评分，但患儿常被轻到中度延误诊治[47]。

糖蛋白贮积症

α- 甘露糖贮积症有明确的移植指征。虽然世界范围内仅有很少移植治疗此病的病例，但已行移植的病例表明，移植可以保存神经认知功能和心肺功能。对于岩藻糖贮积症及天冬氨酰葡萄糖胺尿症，没有长期随访的足够的病例报道来支持移植决策。确定的是，有相应的移植方案，也有供者细胞成功植入的报道。因此，对于合适的此类患者，可以考虑行移植治疗[48-49]。

移植治疗 MPSIH-Hurler 综合征

Hurler 综合征的自然病史

Hurler 综合征患者严重缺乏艾杜糖苷酸酶。此病的遗传学日渐明朗，并且其基因型与表型间有明确的关系。大多数严重病例是因为框移突变或提前终止突变造成的。特定患者的突变信息，可以帮助这样的家庭，下一次妊娠的产前诊断[50]。

组织中这种酶的缺乏，导致早年多系统损害。若不行干细胞移植治疗，患者多在儿童期死亡。在一系列标准的临床实验中，移植前需要评估疾病的病变范围。尽量少用全麻药物，MPSIH患儿不应无节制地予以镇静药物。

移植前对疾病的评估是首要的，因此，影响移植的病态可以被识别出来并予以纠正。进而建立起移植后对患儿多学科随访的基线水平。移植前疾病状态的汇总，可以作为移植前告知的基础，告知成功的供者细胞植入可以做到什么，不能做到什么。

与移植团队相关的疾病特征如下：

- 进行性神经认知功能的下降。患者在早先获得的技能随儿童期成长逐步丧失，学习速度早期延缓或过早进入平台期，随后进入痴呆状态。脑水肿是可能是一个临床特征，需要特殊干预。已形成的神经认知障碍不会通过移植逆转。通常我们不会为24个月龄后的儿童做移植，若越早行移植治疗，神经发育结果会越好。我们的目标是，一旦有合适供者，无论在哪里，患儿到移植中心就诊后3个月内即行移植治疗。在就诊到做移植期间行ERT（具体如下）。

- 贮积物质在上呼吸道沉积导致麻醉困难、阻塞性睡眠呼吸暂停、肺动脉高压及传导性耳聋。我们常规对欲行移植的MPS患者，行睡眠检查，为防止急诊情况，请有MPS患儿管理经验的麻醉师，实施所有常规手术程序。我们的目标是在一次全身麻醉下行尽可能多的检查，尽可能将单次检查的麻醉风险降至最低。

- 心脏病。可能有显著的心肌病及心瓣膜病。若不治疗，贮积物质在冠状动脉的沉积导致早发缺血性心脏病，是本病的一个特征。对心肌病的认识是很重要的，因为移植预处理常会用到心脏毒性药物，如环磷酰胺，ERT会改善收缩分数及射血分数，所以应在移植前就开始应用。

- 肝脾肿大。我们的经验没有证据证明，肝脾肿大会增加干细胞移植期间肝并发症。肝静脉闭塞病可能是与应用白消安和环磷酰胺相关。腹腔内其他器官的肿大会进一步损害呼吸功能并且加重脐疝和腹股沟疝。我们可能会推荐，在移植前与其他需要全麻的操作时一起，可能会推荐修补疝，尤其是腹股沟疝。

- 伴角膜混浊的眼病。此病需要有MPS经验的眼科医师来评估，但很少需要在移植前干预。

- 骨病，重症者称为多发骨发育不全。骨病可能在早年就很重，先天性髋关节脱位、显著的胸腰椎后屈畸形和脚畸形，均让我们疑诊或早期诊断MPS。麻醉师可能关注寰枢椎关节不稳定，但除了告知家属成功的移植不会纠正骨病外，骨病对移植计划几乎无影响。

供者的选择

一般LSDs及MPSIH移植供者选择的主要影响因素是：

- HLA配型
- 可用供者捐献的速度
- 供者相关酶的水平

家族表型相合也是供者的来源。近亲关系导致疾病，但也因此产生了更广泛的供者库，遗传学健康视察者应该建立一个近亲家族的家谱，来识别谁与供者可能是HLA相合的，然后再做相应的检测。用家族内的供者，必然会有杂合子供者的可能性——父母100%是杂合子，同胞兄弟姐妹有50%可能性是杂合子。因为杂合子酶的水平是减低的，移植后供者混合嵌合状态，酶的水平会更低，这样，在理论上会有这种可能性，酶的水平太低了，以至于不像完全植入的非杂合子供者那样，能足够交叉更正受者酶的缺陷。MPS移植后结果差别很大，有的患者比其他人能达到更好的长期疗效。这其中有很多可能原因（表18.2）。虽然用杂合子供者可能会影响移植效果，但亲缘相关供者依然是移植的首选，除非有正在进行的回顾性或前瞻性多因素分析指出，这严重影响移植移植效果。即使这样，也会在移植计划中基于风险的决策时仔细讨论，因为非亲缘移植会有更高的移植相关风险。

如果没有HLA相合的亲缘供者，基于UK儿童骨髓移植组，最近EBMT工作组做出了供者推荐（表18.3）。我们应更加关注脐血供者的干细胞数量

表 18.2　Hurler 病移植后影响其长期移植结果的因素

MPSIH 基因型
移植前疾病的严重程度，如脑水肿
移植时的年龄
供者酶的水平
供者嵌合程度
移植相关并发症，如 GVHD
移植物丢失且需要二次移植
移植后教育强度，语言疗法等

表 18.3　如果没有 HLA 相合的亲缘供者，Hurler 病移植时供者选择的优先顺序

6/6 脐血 =10/10 成人供者
5/6 脐血供者
9/10 成人供者
4/6 脐血供者

和 MHC-I 类分子（HLA-A 及 HLA-B）的低分辨及 MHC-II 类分子的高分辨配型结果。我们不会用配型相合点少于 9 个位点的成人作为供者。成人骨髓供者要求在 HLA-A、HLA-B、HLA-Cw、HLA-DRB1 及 HLA-DQB1 位点分子学相合。

有几个印象深刻的报道，详细论述了脐血移植治疗不同疾病包括 Hurler 病。杜克大学报道了一个单系列的脐血移植治疗 MPS 患儿 [16]。EBMT 登记处的数据显示，行脐血干细胞移植患者的总体结果并无不同，但在脐血移植的受者，完全供者植入的比例更高些 [51]。导致高水平供者细胞植入的因素有，因为更高的不合度导致的更好的移植物抗骨髓效应（GVM），脐血干细胞更大的增殖潜能，以及脐血中的间充质干细胞促进植入。

这些令人印象深刻的结果已反映在供者选择的指南上，以及确实是逐步增加的脐血移植治疗这类疾病的病例上。干细胞数目在脐血移植中很重要，有证据证实至少和 HLA 配型一样重要 [52-53]。大多数 Hurler 患者在移植时不足 10kg，这对干细胞数目充足是积极有益的。脐血比非血缘成人骨髓或外周血供者能更快获得，在一旦确诊就需要立即行移植治疗的患者，就更支持选用脐血作为干细胞来源。在新就诊的 MPSIH 患者选用脐血移植以及据配型结果和细胞数首选脐血移植，无疑是我们的常规。我们通常会再选择其他脐血单位多用以防植入

失败，尽管我们也可选的成人供者作为后备。

预处理化疗

这是最近一篇 EBMT 工作组的综述的主题，要点如下：

- 足强度的预处理方案。EBMT 最近一项回顾性研究表明，多因素分析得出，减低剂量的预处理在首次移植中是治疗失败的一个危险因素。

- 白消安应该应用并应监测其药代动力学。在应用口服预处理方案时更应监测其药代动力学。MPSIH 移植结果的登记数据表明，在以白消安为基础的预处理方案中监测白消安的药代动力学与更优的移植结果相关 [32,51]。口服用药时，推荐剂量是 40mg/m²，一天 4 次。最近，我们应用静脉白消安，也是一天 4 次，据患者体重用药，不需像口服给药时那样，频繁调整药物用量。值得注意的是静脉应用白消安，一天 4 次，对于护理人员来说是相当大的工作量。有的病房将给药策略改为一天两次，甚至是一天一次，但没有证据证明这些剂量的有效性。

- 通常白消安与环磷酰胺联用，没有证据表明环磷酰胺剂量超过常规 200mg/kg×4 天的优越性。

- 因为与植入失败相关，不应行体外 T 细胞去除 [32,51]。目前 EBMT 推荐，在非亲缘移植中应用阿伦单抗或抗人胸腺细胞免疫球蛋白（ATG）血清治疗，在非亲缘脐血移植中，应用 ATG 治疗。HLA 相合的供者移植不用 ATG 治疗。

- 在亲缘移植中，应用环孢素及短程甲氨蝶呤，预防移植物抗宿主病（GVHD）。在脐血移植中，我们应用环孢素联合泼尼松（1mg/kg/d 连用 28 天，然后在 2 周内减停），在非亲缘移植中应用环孢素/MMF[30mg/(kg·d)，连用 28 天]。环孢素持续应用至脐血移植后 6 个月，但在非血缘移植中，我们开始减量得更早，大约在移植后 50 天开始减量。这是我们经验的反应，GVHD 与很好的移植物存活相关，如果在停用环孢素时，是完全供者嵌合，那么以后移植物被排斥也不会发生。

我们没有行很多的半相合移植治疗 MPSIH，而是近几年更倾向行 HLA 不相合脐血移植。因此，对于半相合移植的预处理方案，在这里不会详述。二次移植的预处理方案的选择，会在下面监测 MPSIH 植入时讨论。

酶替代治疗联合骨髓移植治疗

ERT 已在治疗艾杜糖苷酸酶缺乏症的患者中应用了几年。对于 Hurler-Scheie 病和 Scheie 病无中枢神经系统侵犯者，也是一个治疗的可能选择 [5, 54-56]。我们和其他团队已更多地将其与移植联合应用 [57]。无疑 ERT 治疗是安全的，最近的一项研究表明，与没有接受 ERT 的骨髓移植做历史对照相比，ERT 不影响移植结果 [58]。

两个英国中心，在移植治疗 Hurler 病时，从确诊至供者细胞植入持续应用 ERT，因为 ERT 没有负面影响移植结果，且有证据表明，早期暴露于酶与更好的长期、功能改善结果相关。我们也发现，接受 ERT 的患者体质状态更好，也更能耐受移植过程。此外，在寻找供者及确定移植计划时，有不可避免的间期。我们认为，患者在此间期接受酶替代治疗更可取。我们这样理解这些数据，ERT 治疗组和无酶治疗组，在移植结果上无差异，这就为增强患者舒适度和影响长期结果提供了一个机会，而不是通过对缺陷酶的增敏作用来破坏移植结果。

监测 Hurler 移植患者的植入功能

所有研究均指出在 Hurler 病有较高的移植物排斥率 [15,17-18,20]。已提出许多因素来解释这种高移植物排斥率。Hurler 病的骨髓基质是异常的，我们和其他研究者已报道过，在体外，异常的骨髓基质影响血细胞生成 [59]。异常的骨髓基质影响正常供者细胞植入，这也是为什么将 ERT 及骨髓移植联用的原理。确定的是，T 细胞去除及减低剂量的预处理增加移植物排斥，而监测白消安药代动力学及应用脐血作为干细胞来源会减少移植物被排斥（见下文）。

因为很高的植入失败率，所以监测植入就很重要。我们应用如下方法监测植入，从移植后白细胞恢复至减停免疫移植剂稳定植入，至少每月一次。我们在以后长期随访中，持续每年监测植入状态。

- 血中酶的水平：α- 艾杜糖醛酸
- 尿底物：尿糖定量计能表达所有尿糖以及硫酸皮肤素与硫酸软骨素的比例（DS/CS）。后者在 Hurler 病底物贮积表达更特异（图 18.3）。

用短串联重复序列（STR）或可变串联重复序列（VNTR）法在分子学水平监测植入。

- 用这些方法，我们可以鉴别 5 种植入状态。

1. 起初和持续完全供者细胞植入。这种完全供者植入状态有很好的酶水平以及逐步降低的 GAG 及 DS/CS 比例，取决于低杂合度的供者来源。此种植入模式见图 18.4。

2. 起初完全供者细胞植入但随后自体细胞重建。起初有供者酶水平的增加，但随着供者细胞的丢失，酶水平逐步下降。GAGs 及 DS/CS 率随供者植入逐步下降，随后复又升高。在自体细胞重建的过程中，血细胞计数基本稳定，只有上述特异性监测植入，才能评估移植物实际上已经被排斥掉了，认识到这点很重要。此种植入模式见图 18.5。

3. 起初完全供者植入但随后稳定的供者嵌合状态。这种水平的嵌合是否足够尚无科学定论。当嵌合状态不能支持稳定的或逐步降低的 GAGs 水平时，我们倾向于推荐患者做二次移植。此种植入模式见图 18.6。

4. 原发植入失败。这种模式中从未有供者细胞植入。这种情况很少发生，在曼彻斯特超过 60 例的 MPS 移植患者，我们只遇到过 1 例植入失败者。如果患者还处于再生障碍的状态，我们可能会回输患者自体骨髓作为支持或从同一供者或不同供者获得二次捐献细胞。

5. 在脐血移植中，我们观察到起初混合嵌合植入，但随访中逐步增加至完全供者植入状态。在其他移植物移植中，未见到此种植入模式。其他供者细胞来源的移植，混合嵌合状态随后转为稳定嵌合（上面的模式 3）或不可逆转的植入失败（上面的模式 2）。用不同酶水平的供者，在遵循以上植入模式的情况下，不同个体会有变异。总体来讲，酶水平在有完全供者植入和未受累供者的，要比嵌合植入，尤其是杂合子的嵌合状态更高。图 18.7 图示，长期随访可以观察到，植入物可以使 GAG 返回至基线水平（图 18.7a），据不同的供者以及不同的嵌合状态，植入物酶的水平有所变化（图 18.7b），酶水平的变化与底物清除密切相关（图 18.7c）。植入

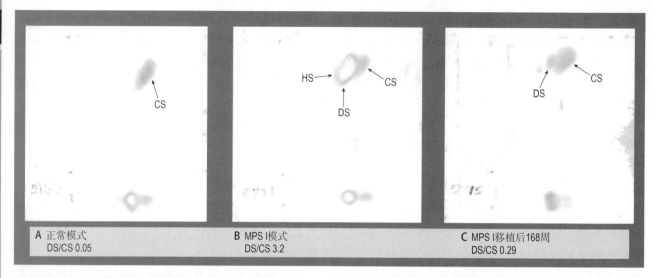

| A 正常模式 | B MPS I模式 | C MPS I移植后168周 |
| DS/CS 0.05 | DS/CS 3.2 | DS/CS 0.29 |

图18.3 正常人尿中只有硫酸软骨素（A），与正常人相比，MPS I患儿有很高的尿硫酸皮肤素（DS）和少量的硫酸乙酰肝素（HS）（B）。移植后，尿中检测到的DS量随时间延长逐步下降（C）；这可以通过半定量技术分析，用DS/CS比来表示

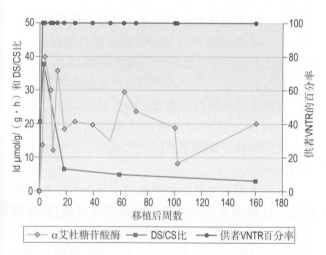

图18.4 植入物功能模式。起初和持续完全供者植入状态。这种植入模式中，完全供者植入，酶的水平较高，GAG水平与DS/CS比逐步降低，与供者来源相关，供者杂合度较低

状态与患者治疗结果受很多因素影响，他们之间的关系尚未明确（表18.2，见上文）。

Hurler 病行二次移植的指征和结果

即使在我们选用脐血作为首选干细胞来源后，植入失败见得比之前少多了，但 Hurler 病移植，植入失败依然是很常见的并发症。植入失败通常发生在后期自体细胞重建后，而非原发植入失败。我们很少在完全植入状态且免疫抑制剂停用后，见到晚期植入失败者。这就是在 Hurler 移植时早期减停

免疫抑制剂的原理—我们推荐在非血缘移植后无 GVHD 时，移植后 50 天开始将环孢素减量。我们见到在移植后第 1 个 100 天内，自体细胞重建，供者细胞丢失（图 18.5 和图 18.6）。

我们尚未找到任何干预措施（减少或增加环孢素用量）来影响植入物的命运。我们避免在 Hurler 病及其他非恶性病中，应用供者淋巴细胞输注（DLI）。然而 DLI 是合理的干预措施，有观察发现，有 GVHD 发生时，移植物丢失得更少，这支持 DLI 的应用，因为有无法控制的可能与死亡相关的 GVHD 发生，我们避免应用 DLI。相反，我们更倾向于观察是否可得到稳定的嵌合状态，如果得不到稳定嵌合状态，再行二次移植。我们更倾向于此法，因为我们中心二次移植的效果好，移植相关死亡率低。

我们行二次移植的指征是植入物功能不足以清除贮积底物，我们通过检测血中酶水平低于杂合子状态以及升高的 GAG 水平来获知。有人报道，低水平供者嵌合状态也可以长期纠正中枢神经经系统异常，这样就很难做出确切的推荐。我们用同一供者做二次移植，应用减低剂量预处理方案，氟达拉滨（30mg/m²，连用 5 天），美法仑一次量应用 140mg/m²。如果是非血缘供者，我们加用阿伦单抗，0.2mg/（kg·d），连用 5 天，亲缘供者用 0.1mg/（kg·d），连用 3 天。单用环孢素预防 GVHD，若完全供者植入且无 GVHD 时，早期减停环孢素。

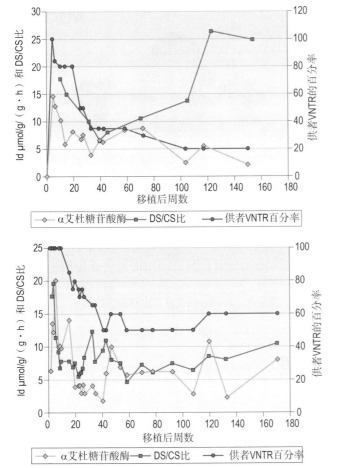

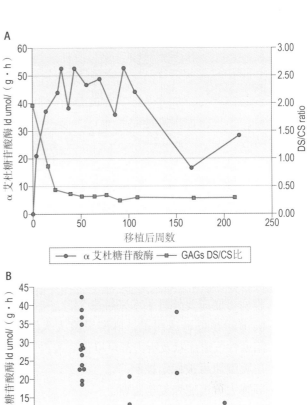

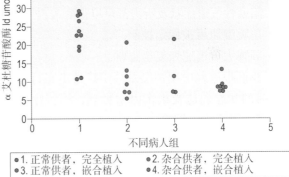

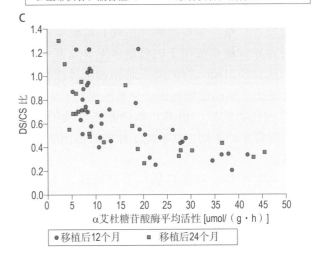

图18.5和图18.6 在移植后100天内，移植物早期丢失，受者细胞出现

最近，EBMT 登记处数据报道了相似的数据，首次用清髓性移植，二次用非清髓性移植，约80%的存活率及植入率。这些数据要比首次移植的存活率及植入率要好。很少有患者行 3 次移植，但 3 次移植的结果很可能也会较好，因此如果持续植入失败时，如有必要，我们推荐行 3 次移植。

MPSIH 移植后的长期随访—骨髓移植可以做到什么？

骨髓移植治疗 Hurler 病创造了一个新的临床实体——长期植入的受者群。在一定意义上，自 20 世纪 80 年代首例移植成功，到当他们进入成人期，我们一直在学习这些受者的自然病史[60]。认识到移植如何影响患者结局，对拟行移植的家庭来说非常重要。总体来讲，移植的影响如下。

- 移植可纠正心脏病，降低早期缺血性心脏病的死亡风险。可以消除快速心率失常。心瓣

图18.7 （A）此患者行干细胞移植治疗，供者为健康人，完全植入（100%供者）。艾杜糖苷酸酶活性在正常范围内波动。移植后最初的6个月，残余GAGs已降低至一个平台，显示DS/CS比持续＜0.5。这些是健康供者完全植入的典型数据。（B）移植后最初的12个月测量每个患者的平均艾杜糖苷酸酶活性。第1组平均值=26.1，第2组平均值=10.2，第3组平均值=17，第4组平均值=7.1。（C）移植后前12个月及12～24个月每个患者平均艾杜糖苷酸酶活性与DS/CS之比的关系。Spearman秩相关系数（Rho）12个月=0.760，P ＜0.0001。12～24个月=0.755，P ＜0.0001。血中循环酶的水平越高，尿GAGs减低越多

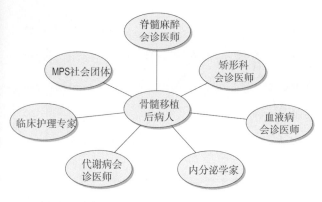

图18.8 移植后最初的第一个月由移植团队来完成，此后需要各学科团队合作。

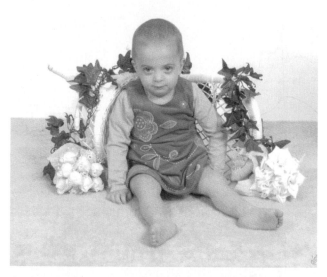

图18.9 蕾切尔，Hurler综合征二次移植后数月

膜病可能需要外科手术来解决 [61-63]。

- 气道问题可迅速纠正，麻醉风险大大降低。阻塞性气道症状及听力都可以得到改善 [64-65]。
- 角膜混浊可被稳定控制 [66]。
- 肝脾大可迅速恢复至正常。
- 我们报道称中枢神经系统疾病稳定在行移植时的状态。这受很多因素影响，语言疗法可能能改善这一结果。
- 丑陋外貌恢复正常，或丑陋远远不那么明显了。

但是，医学问题依然继续。有些患者的问题要比其他患者严重。很难准确评估现有的医学问题。特定器官异常最难被纠正的就是多发骨发育不全。或许，这反映出植入物的酶很难穿透至骨或软骨，或许反映出疾病的受细胞因子驱使的炎性本质，而非简单的底物贮积。很多儿童仍需要继续矫形治疗，虽然各中心不同，从事此工作的矫形团队热情有所减。

在曼彻斯特，移植后第一个月的随访由移植团队来完成，此后的随访需要多学科合作（图18.8）。在每年的一系列评估或门诊随访时，患者会在同一天或同一次随访时看所有的相关专家。在某些地区，患者的组织，不包括医疗及护理团队，也会出现在诊所里帮助患者，必要时，患者组织会将患者需要反映到医生那里。接触那些成功移植的 Hurler 患儿，对于患者家庭来说，也是寻求支持及分享经验的一种渠道，这些诊所就成为相当友好的交流场所。

结语

MPS 移植是值得一做的经历。这其中还有很多问题，这一章已经探讨了很多。我们一天天地看着患儿移植后的生活被干细胞移植改变，患儿及家庭的生命力一直在支持我们，完成我们的工作。谨以此章，献给那些孩子及他们的家庭（图 18.9）。

（乔卓青 译 乔卓青 校）

参考文献

1. Vellodi A. Lysosomal storage disorders. Br J Haematol 2005;128(4):413–431
2. Waheed A, Hasilik A, von Figura K. Processing of the phosphorylated recognition marker in lysosomal enzymes. Characterization and partial purification of a microsomal alpha-N-acetylglucosaminyl phosphodiesterase. J Biol Chem 1981;256(11):5717–5721
3. Hickman S, Neufeld EF. A hypothesis for I-cell disease: defective hydrolases that do not enter lysosomes. Biochem Biophys Res Commun 1972;49(4):992–999
4. O'Brien JS, Miller AL, Loverde AW et al. Sanfilippo disease type B: enzyme replacement and metabolic correction in cultured fibroblasts. Science 1973;181(101):753–755
5. Wraith JE, Clarke LA, Beck M et al. Enzyme replacement therapy for mucopolysaccharidosis I: a randomized, double-blinded, placebo-controlled, multinational study of recombinant human alpha-L-iduronidase (laronidase). J Pediatr 2004;144(5):581–588
6. Eng CM, Guffon N, Wilcox W et al. Safety and efficacy of recombinant human alpha-galactosidase A- replacement therapy in Fabry's disease. N Engl J Med 2001;345(1):9–16
7. Simonaro CM, Haskins ME, Schuchman EH. Articular chondrocytes from animals with a dermatan sulfate storage disease undergo a high rate of apoptosis and release nitric oxide and inflammatory cytokines: a possible mechanism underlying degenerative joint disease in the mucopolysaccharidoses. Lab Invest 2001;81(9):1319–1328
8. Simonaro CM, D'Angelo M, Haskins ME et al. Joint and bone disease in mucopolysaccharidoses VI and VII: identification of new therapeutic targets and biomarkers using animal models. Pediatr Res 2005;57(5 Pt 1):701–707
9. Futerman AH, van Meer G. The cell biology of lysosomal storage disorders. Nat Rev Mol Cell Biol 2004;5(7):554–565
10. Brady RO, Barton NW, Grabowski GA. The role of neurogenetics in Gaucher disease. Arch Neurol 1993;50(11):1212–1224
11. Zhao H, Bailey LA, Elsas LJ 2nd et al. Gaucher disease: in vivo evidence for allele dose leading to neuronopathic and nonneuronopathic phenotypes. Am J Med Genet A 2003;116(1):52–56
12. Ling EA, Wong WC. The origin and nature of ramified and amoeboid microglia: a historical review and current concepts. Glia 1993;7(1):9–18

13. Walkley SU, Thrall MA, Dobrenis K et al. Bone marrow transplantation corrects the enzyme defect in neurons of the central nervous system in a lysosomal storage disease. Proc Natl Acad Sci USA 1994;91(8):2970–2974

14. Peters C, Steward CG. Hematopoietic cell transplantation for inherited metabolic diseases: an overview of outcomes and practice guidelines. Bone Marrow Transplant 2003;31(4):229–239

15. Vellodi A, Young EP, Cooper A et al. Bone marrow transplantation for mucopolysaccharidosis type I: experience of two British centres. Arch Dis Child 1997;76(2):92–99

16. Staba SL, Escolar ML, Poe M et al. Cord-blood transplants from unrelated donors in patients with Hurler's syndrome. N Engl J Med 2004;350(19):1960–1969

17. Souillet G, Guffon N, Maire I et al. Outcome of 27 patients with Hurler's syndrome transplanted from either related or unrelated hematopoietic stem cell sources. Bone Marrow Transplant 2003;31(12):1105–1117

18. Peters C, Shapiro EG, Krivit W. Hurler syndrome: past, present, and future. J Pediatr 1998;133(1):7–9

19. Peters C, Shapiro EG, Krivit W. Neuropsychological development in children with Hurler syndrome following hematopoietic stem cell transplantation. Pediatr Transplant 1998;2(4):250–253

20. Peters C, Shapiro EG, Anderson J et al. Hurler syndrome: II. Outcome of HLA-genotypically identical sibling and HLA-haploidentical related donor bone marrow transplantation in fifty-four children. The Storage Disease Collaborative Study Group. Blood 1998;91(7):2601–2608

21. Guffon N, Souillet G, Maire I et al. Follow-up of nine patients with Hurler syndrome after bone marrow transplantation. J Pediatr 1998;133(1):119–125

22. Vellodi A, Young E, New M et al. Bone marrow transplantation for Sanfilippo disease type B. J Inherit Metab Dis 1992;15(6):911–918

23. Vellodi A, Young E, Cooper A et al. Long-term follow-up following bone marrow transplantation for Hunter disease. J Inherit Metab Dis 1999;22(5):638–648

24. Sivakumar P, Wraith JE. Bone marrow transplantation in mucopolysaccharidosis type IIIA: a comparison of an early treated patient with his untreated sibling. J Inherit Metab Dis 1999;22(7):849–850

25. Bergstrom SK, Quinn JJ, Greenstein R et al. Long-term follow-up of a patient transplanted for Hunter's disease type IIB: a case report and literature review. Bone Marrow Transplant 1994;14(4):653–658

26. Krivit W, Pierpont ME, Ayaz K et al. Bone-marrow transplantation in the Maroteaux-Lamy syndrome (mucopolysaccharidosis type VI). Biochemical and clinical status 24 months after transplantation. N Engl J Med 1984;311(25):1606–1611

27. Herskhovitz E, Young E, Rainer J et al. Bone marrow transplantation for Maroteaux-Lamy syndrome (MPS VI): long-term follow-up. J Inherit Metab Dis 1999;22(1):50–62

28. Krivit W, Aubourg P, Shapiro E et al. Bone marrow transplantation for globoid cell leukodystrophy, adrenoleukodystrophy, metachromatic leukodystrophy, and Hurler syndrome. Curr Opin Hematol 1999;6(6):377–382

29. Hein LK, Meikle PJ, Dean CJ et al. Development of an assay for the detection of mucopolysaccharidosis type VI patients using dried blood-spots. Clin Chim Acta 2005;353(1–2):67–74

30. Desnick RJ. Enzyme replacement and enhancement therapies for lysosomal diseases. J Inherit Metab Dis 2004;27(3):385–410

31. Yamada Y, Kato K, Sukegawa K et al. Treatment of MPS VII (Sly disease) by allogeneic BMT in a female with homozygous A619V mutation. Bone Marrow Transplant 1998;21(6):629–634

32. Boelens JJ. Trends in hematopoietic cell transplantation for inborn errors of metabolism. J Inherit Metab Dis 2006;29(2–3):413–420

33. Martin PL, Carter SL, Kernan NA et al. Results of the cord blood transplantation study (COBLT): outcomes of unrelated donor umbilical cord blood transplantation in pediatric patients with lysosomal and peroxisomal storage diseases. Biol Blood Marrow Transplant 2006;12(2):184–194

34. McGraw P, Liang L, Escolar M et al. Krabbe disease treated with hematopoietic stem cell transplantation: serial assessment of anisotropy measurements – initial experience. Radiology 2005;236(1):221–230

35. Escolar ML, Poe MD, Provenzale JM et al. Transplantation of umbilical-cord blood in babies with infantile Krabbe's disease. N Engl J Med 2005;352(20):2069–2081

36. Wenger DA, Susuki K, Susuki Y. Galactosylceramide lipidosis: globoid cell leukodystrophy (Krabbe Disease). In: Scriver CR (ed) The metabolic and molecular basis of inherited disease, 8th edn. McGraw-Hill, New York, 2001:3669–3964

37. Krivit W. Allogeneic stem cell transplantation for the treatment of lysosomal and peroxisomal metabolic diseases. Springer Semin Immunopathol 2004;26(1–2):119–132

38. Malm G, Ringden O, Winiarski J et al. Clinical outcome in four children with metachromatic leukodystrophy treated by bone marrow transplantation. Bone Marrow Transplant 1996;17(6):1003–1008

39. Krivit W, Lipton ME, Lockman LA et al. Prevention of deterioration in metachromatic leukodystrophy by bone marrow transplantation. Am J Med Sci 1987;294(2):80–85

40. Vellodi A, Hobbs JR, O'Donnell NM et al. Treatment of Niemann-Pick disease type B by allogeneic bone marrow transplantation. BMJ (Clin Res Ed) 1987;295(6610):1375–1376

41. Schiffmann R, Brady RO. New prospects for the treatment of lysosomal storage diseases. Drugs 2002;62(5):733–742

42. Yeager AM, Uhas KA, Coles CD et al. Bone marrow transplantation for infantile ceramidase deficiency (Farber disease). Bone Marrow Transplant, 2000;26(3):357–363

43. Krivit W, Peters C, Dusenbery K et al. Wolman disease successfully treated by bone marrow transplantation. Bone Marrow Transplant 2000;26(5):567–570

44. Krivit W, Freese D, Chan KW et al. Wolman's disease: a review of treatment with bone marrow transplantation and considerations for the future. Bone Marrow Transplant 1992;10(suppl 1):97–101

45. Lake BD, Henderson DC, Oakhill A et al. Bone marrow transplantation in Batten disease (neuronal ceroid-lipofuscinosis). Will it work? Preliminary studies on coculture experiments and on bone marrow transplant in late infantile Batten disease. Am J Med Genet 1995;57(2):369–373

46. Deeg HJ, Shulman HM, Albrechtsen D et al. Batten's disease: failure of allogeneic bone marrow transplantation to arrest disease progression in a canine model. Clin Genet 1990;37(4):264–270

47. Yamaguchi K, Hayasaka S, Hara S et al. Improvement of tear lysosomal enzyme levels after treatment with bone marrow transplantation in a patient with I-cell disease. Ophthalmic Res 1989;21(3):226–229

48. Krivit WC, Peters C, Shapiro EG. Bone marrow transplantation as effective treatment of central nervous system disease in globoid cell leukodystrophy, metachromatic leukodystrophy, adrenoleukodystrophy, mannosidosis, fucosidosis, aspartylglucosaminuria, Hurler, Maroteaux-Lamy, and Sly syndromes, and Gaucher disease type III. Curr Opin Neurol 1999;12(2):167–176

49. Grewal SS, Shapiro EG, Krivit W et al. Effective treatment of alpha-mannosidosis by allogeneic hematopoietic stem cell transplantation. J Pediatr 2004;144(5):569–573

50. Neufeld EF, Muenzer J. The mucopolysaccharidoses. In: Scriver CR (ed) The metabolic and molecular basis of inherited disease, 8th edn. McGraw-Hill, New York, 2001:3421–3452

51. Boelens JJ, Wynn R, O'Mearra A et al. Results of hemopoietic stem cell transplantation for Hurler Syndrome: European experience 1994–2004 ASH 2005. Blood 2005;106(11):121a

52. Gluckman E, Rocha V, Arcese W et al. Factors associated with outcomes of unrelated cord blood transplant: guidelines for donor choice. Exp Hematol 2004;32(4):397–407

53. Kogler G, Enczmann J, Rocha V et al. High-resolution HLA typing by sequencing for HLA-A, -B, -C, -DR, -DQ in 122 unrelated cord blood/patient pair transplants hardly improves long-term clinical outcome. Bone Marrow Transplant 2005;36(12):1033–1041

54. Wraith JE. Limitations of enzyme replacement therapy: current and future. J Inherit Metab Dis 2006;29(2–3):442–447

55. Harmatz P, Giugliani R, Schwartz I. MPS VI Phase 3 Study Group. Enzyme replacement therapy for mucopolysaccharidosis VI: a phase 3, randomized, double-blind, placebo-controlled, multinational study of recombinant human N-acetylgalactosamine 4-sulfatase (recombinant human arylsulfatase B or rhASB) and follow-on, open-label extension study. J Pediatr 2006;148(4):533–539

56. Wraith JE. The first 5 years of clinical experience with laronidase enzyme replacement therapy for mucopolysaccharidosis I. Expert Opin Pharmacother 2005;6(3):489–506

57. Grewal SS, Wynn R, Abdenur JE et al. Safety and efficacy of enzyme replacement therapy in combination with hematopoietic stem cell transplantation in Hurler syndrome. Genet Med 2005;7(2):143–146

58. Cox-Brinkman J, Boelens JJ, Wraith JE et al. Hematopoietic cell transplantation (HCT) in combination with enzyme replacement therapy (ERT) in patients with Hurler syndrome. Bone Marrow Transplant 2006;38(1):17–21

59. Baxter MA, Wynn RF, Schyma L et al. Marrow stromal cells from patients affected by MPS I differentially support hematopoietic progenitor cell development. J Inherit Metab Dis 2005;28(6):1045–1053

60. Hobbs JR, Hugh-Jones K, Barrett AJ et al. Reversal of clinical features of Hurler's disease and biochemical improvement after treatment by bone-marrow transplantation. Lancet 1981;2(8249):709–712

61. Braunlin EA, Stauffer NR, Peters CH et al. Usefulness of bone marrow transplantation in the Hurler syndrome. Am J Cardiol 2003;92(7):882–886

62. Braunlin EA, Rose AG, Hopwood JJ et al. Coronary artery patency following long-term successful engraftment 14 years after bone marrow transplantation in the Hurler syndrome. Am J Cardiol 2001;88(9):1075–1077

63. Braunlin EA, Hunter DW, Krivit W et al. Evaluation of coronary artery disease in the Hurler syndrome by angiography. Am J Cardiol 1992;69(17):1487–1489

64. Whitley CB, Ramsay NK, Kersey JH et al. Bone marrow transplantation for Hurler syndrome: assessment of metabolic correction. Birth Defects Orig Artic Ser 1986;22(1):7–24

65. Malone BN, Whitley CB, Duvall AJ et al. Resolution of obstructive sleep apnea in Hurler syndrome after bone marrow transplantation. Int J Pediatr Otorhinolaryngol 1988;15(1):23–31

66. Summers CG, Purple RL, Krivit W et al. Ocular changes in the mucopolysaccharidoses after bone marrow transplantation. A preliminary report. Ophthalmology 1989;96(7):977–984; discussion 984–985

67. Shapiro EG, Lockman LA, Balthazor M et al. Neuropsychological outcomes of several storage diseases with and without bone marrow transplantation. J Inherit Metab Dis 1995;18(4):413–429

自身免疫性疾病

Paolo Muraro, Jaap van Laar, Gabor Illei,Steven Pavletic

引言

造血干细胞移植（HSCT）技术用于治疗自身免疫性疾病是一种相对较新的领域。第一例造血干细胞移植病例开始于上世纪 90 年代中期，当时进行移植手术的前期准备工作取得了一些进展：例如，造血干细胞移植的安全性逐步提高；从自身免疫性疾病的动物模型中获得了满意的结果；有病例报道移植治疗其他疾病时，成功治愈了伴发的自身免疫性疾病；对难治性自身免疫性疾病有了更好的治疗方案等。1995 年在美国西雅图及 1996 年在巴塞尔举行的国际会议中制定了移植手术的规范，将自体造血干细胞移植治疗推荐作为早期临床试验的主要方案[3]。

迄今为止，全世界已有超过 1000 例严重自身免疫性疾病患者接受了造血干细胞移植治疗，其中包括多发性硬化、系统性硬化症、类风湿关节炎、幼年类风湿关节炎和系统性红斑狼疮[4]。近年来，美国和欧洲进行了一系列随机和前瞻性的临床试验研究，用来对比标准治疗与自体造血干细胞移植治疗在严重的系统性硬化症、多发性硬化症、系统性红斑狼疮和克罗恩病中的疗效[5]。

造血干细胞移植治疗自身免疫性疾病的潜在作用机制列于表 19.1。尽管造血干细胞移植治疗自身免疫性疾病有十多年的经验，但缺乏对移植治疗疾病作用机制的研究。主要问题是自体造血干细胞移植是否能根治自身免疫性疾病，还仅只是大剂量的淋巴细胞清除。最近的研究表明自体造血干细胞移植后一个新的 T 细胞群再生[6]和受损的免疫调控系统得以恢复[7]。现如今显而易见的是，临床上自体造血干细胞移植可以使大约一半的患者有效的控制疾病数年。但是，在安全性和有效性方面还存在一定的提升空间，目前仍然不清楚自体造血干细胞移植是否可以治愈患者，还只是抑制和延缓了疾病恶化。

表 19.1　HSCT 为自身免疫性疾病——潜在作用的机制

	自体	异体
剂量强度影响	++	+/-
消除记忆细胞	+	++
自身免疫耐受	+	+
重置免疫系统	+	+
改变遗传	-	+/ ?
移植物 -vs- 自身免疫系统	-	+

HSCT，造血干细胞移植；Auto 自体移植，Allo，同种异体

造血干细胞移植的优势在于治疗上的潜力：避免毒性累积，减少费用，提高难治性自身免疫性疾病患者的长期生活质量。然而，一方面移植相关死亡率与剂量强度、基础疾病和预先存在的器官损害有关[8]，另一方面，自体造血干细胞移植能控制疾病得益于高强度的预处理方案。而这就带来了挑战，它需要研究出更好的造血干细胞移植的预处理方案。

当前的努力主要集中在以下 3 个方面：

1. 精心设计具有前瞻性随机性的试验，以确定自体造血干细胞移植治疗疾病的适应证。
2. 追求创新的试验研究，利用目前自体造血干细胞移植的进展，探讨更好的移植方案，包括细胞治疗[9]。
3. 开始尝试异体造血干细胞移植的试验研究[10]。

优化患者选择仍然是最大挑战，迫切需要研究制定一个标准，更好地区分哪些是治疗失败的高危患者。造血干细胞移植治疗重症自身免疫性疾病，是真正意义上的跨学科研究，要想取得治疗的进展必须有多学科综合团队的努力，其中包括移植专家，自体免疫疾病专家和基础科学家。

在下面的章节，将介绍目前临床最常见的应用造血干细胞移植治疗的自体免疫性疾病；多发性硬

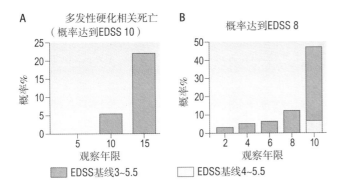

图19.1 多发性硬化病人进展到死亡的原因为：**A**. 疾病进展为无能（可定义为EDSS评分达到8.0，相当于卧床不起）**B**. 未接受治疗（*n*=285）数据是来源西尔维亚Lawry多发性硬化研究中心

化、系统性硬化症、类风湿关节炎、少年性关节炎和系统性红斑狼疮。

移植效果

多发性硬化症

背景

多发性硬化是最常见的获得性中枢神经系统（CNS）脱髓鞘疾病，在北欧和美洲等国家的发病率介于10万分之80~240之间[11]，疾病的早期，20岁至40岁青壮年典型的症状特征是：短暂发作的神经功能障碍，每次持续数小时，数天后缓解（缓解复发型多发性硬化）。其临床症状可能涉及任何和神经功能相关的组成部分，经常会影响视觉，感觉或运动（包括力量，协调或两者皆有）。随着疾病的进展，功能恢复可能变得不那么完整，最后造成神经功能障碍。许多患者最终持续恶化，甚至不再缓解（进展型多发性硬化）。

较少见类型为疾病开始就是进展期症状（原发进展型）。从疾病初期到恶化死亡是一个逐步积累的过程[12]。多数患者都处在这两个极端之间的一个中间病程。最常用的划分多发性硬化症患者神经功能残疾等级的方法是残疾进展状态量表（EDSS），它的范围从0（正常的神经功能状态）到10（死亡原因为MS），以每0.5为间隔[13]。

MS在传统上被视为是一种不影响正常生存年限的疾病。这对大多数的轻微疾病患者来说确实如此。然而，重症或进展期患者可能因硬化和神经功

能失调发生威胁生命的并发症，如尿路感染和肺炎。近期数据库已开始了对未经治疗的中等残疾（EDSS评分4.0到5.5）的多发性硬化症患者进行调查，5年的疾病相关死亡率是零，但10年上升到5.4%，在15年为22%[14]。在同一患者群中，长期卧床（EDSS评分8.0）的风险5年为12%，10年上涨至40%（图19.1）。不过，因为疾病分布的不均一和选择偏差，由这些数据来推断大多数MS患者是不准确的。进展为严重残疾的不利预后因素包括：男性发病，年龄较大，多症状发病，和早期高复发率。研究发现[15]运动神经，小脑和括约肌受累与预后差有关[15-16]。磁共振成像（MRI）已经成为一个不仅对诊断非常有用的工具，还可以监测和了解MS疾病的发展进程。除了常规MRI检查可以提示疾病活动（出现新的或钆粉引起的病变）及进展（病变的积累，萎缩）[17]，新技术如磁化传递还有可能预测未来的残疾程度[18]。

目前的知识表明，多发性硬化症是一种自身免疫性炎症引发的T细胞和B细胞对中枢神经系统髓鞘成分定向攻击的结果。复发缓解的多发性硬化症中轴突改变一般相对少见，但在疾病进展时轴突损伤表现突出，被认为是致残的临床原因。人们普遍认为，在这些阶段，轴突炎症变性可以独立的持续性进展。

目前还没有有效治愈MS的临床病例。治疗方案可以归纳为急性复发和维持治疗两种。通常对复发的治疗是静脉注射类固醇激素，以提高恢复的速度和程度。MS维持治疗的目的是防止或减少复发频率和炎症侵袭导致中枢神经系统白质病变的发展程度。目前的药物治疗只能产生部分效果，或是因为副作用和风险性，从而限制了其长期使用。如干扰素-β和格拉默醋酸酯的免疫调节治疗，通常大约1/3的患者临床反应积极；其余的临床治疗效果要么是没有反应，要么最初有反应但随后疾病进展。

那他珠单抗是一种单克隆抗体，已经证明可抑制淋巴细胞迁移到中枢神经系统，临床试验表明它在减少疾病活动方面是有效的。但是，它的高成本，及引起相关的进行性多灶性脑炎等风险使得它在很多国家不被接受。其他生物制剂如赛尼哌和芬戈莫德（FTY720）还是有发展前景的，在一些较大和较长期的评估生物制剂的临床研究中证明可减少疾病的活动，如复发率和钆增强病灶数量[19-20]，但是研究结果和临床实践则表明，一些患者，特别

是那些更严重的疾病，没有明显的效果或没有可用的免疫调节药物。在这些患者中，往往需要免疫抑制剂治疗控制疾病活动。免疫抑制治疗方案包括口服硫唑嘌呤，每个月应用环磷酰胺、米托蒽醌（只有化疗可控制第二阶段的 MS）。长期使用两个药品的毒性虽有限，然而疾病活动进展相当普遍。

CAMPATH-1H（阿仑单抗）是强免疫抑制剂，治疗 MS 试验已经证明其可长期缓解疾病的炎症活动，但并不影响慢性患者疾病进展及病情恶化的结果[21]。研究发现，应用阿仑单抗治疗后可发生包括甲状腺功能亢进和特发性血小板减少性紫癜在内的继发性自身免疫性疾病[22,23]。最近的一项由美国约翰霍普金斯集团首创的研究表明[24]：12 例 MS 患者在没有干细胞支持下的大剂量的环磷酰胺（HDC 的）治疗中，没有出现大的毒性，并持续完全缓解6 ～ 24 个月[25]。这些令人鼓舞的结果应该在更多的患者中进行进一步研究，以评估 HDC 后临床反应的持久性。

自体造血干细胞移植

基本原理

造血干细胞移植后免疫消融能达到试验性治疗 MS 的目的，不用药物诱导达到新的疾病缓解。MS 治疗的基本原理和其他自身免疫性疾病是一样的，即清除免疫系统的调解细胞并重建一种新的且健康的免疫系统[26]。支持这一治疗方案的数据来自于一个自身免疫性脱髓鞘动物模型实验，EAE 模型的研究表明，临床发作后过敏性脑脊髓炎急性自身免疫性脱髓鞘可以被预防或阻断，但慢性神经损害无法逆转[27,28]。

临床经验

迄今为止，世界各地已有超过 300 名多发性硬化症患者接受了自体造血干细胞移植。从1996 年到 2005 年，国际血液和骨髓移植研究中心（CIBMTR）在北美和南美的中心注册了 77 例多发性硬化症患者，他们大部分接受了自体移植治疗，只有一个异体移植（博士管委会 Pasquini，个人通信）。2006 年 12 月，欧洲血液和骨髓移植（面向 EBMT）中心登记了 264 例接受自体移植治疗的 MS 患者（Saccardi 博士，个人通信）。据我们所

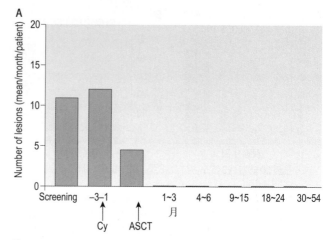

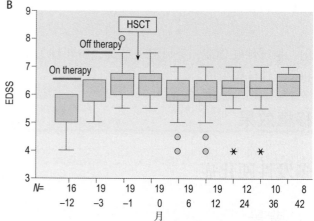

图19.2 自体移植对重症多发性硬化患者的延缓炎症疾病活化及临床致残的疗效。可参照 Saccardi 等的研究[33]。A. MRI 结果。计数每个月每位病人的受损器官数目，以动员前 3 个月作为基线，然后是 Cy 后，移植后，一直到随访结束。B. EDSS 结果。盒装图表示在整个研究期间以及登记之前的一年中 EDSS 的得分，错误条指出最高和最低的价值，不含特殊值，这是例价值1.5 ～ 3 箱长度之间上限或下的禁区边缘侵犯，极端*为例价值超过 3 个盒子长度上或更低的禁区边缘侵犯，长度表示四分位范围

知，其他地区没有提供类似的注册数据。

早期的临床试验报告中包括少数患者和短期追踪。他们没有确定的疗效，但证明了造血干细胞移植可使严重的多发性硬化症患者获得缓解。一些临床试验和 2000 年以来发表的相关回顾性调查结果的摘要载于表 19.2。虽然这些研究有一定的限制，其中包括多种多样的患者群和移植方案，患者人数少，以及缺乏一个控制参数，但这些研究提供了重要信息。

首先，造血干细胞移植通常对疗效产生深远的有利影响，它可以抑制炎性疾病活动，如急性临床症状加重，移植后抑制大脑或脊髓 MRI 检查中钆

表 19.2 在最近的试验中自体 HSCT 多发性硬化患者

相关病人	治疗病人数	MS 子类型	EDSS 等级	移植物处理	预处理方案	危及生命的毒性	中位随访时间	炎症反应	神经障碍反应
2000年 Fassas 等[43]	24	13SPMS, 8 PPMS, 3 PRMS	4.5～8.0	9例 CD34+	照射+ATG	1例死于曲霉菌; 1例肝脏 VOD; 1例 TTP	40个月 (21～51)	在 21/23 (91%)无增强病变	18/23 (78%) 稳定或改进
2000年 Kozak 等[44]	8	SPMS	6.5～7.5	CD34+ 和缺损 T	照射 (+ATG)	无	8.5个月 (8～12)	6/7(86%)无新或增强病变	7/8 (87%) 稳定或改进
2001年 Mancardi 等[31]	10	SPMS	5.5～6.5	无	照射+ATG	无	15个月 (4～30)	10/10 (100%) TX 后3月无新或增强病变	10/10 稳定或改进
2002年 Fassas 等[45]	85	60SPMS 22PPMS 3RRMS	4.5～8.5	多种	多种	死亡7例: 神经退化2; 心脏毒性1; 曲霉菌1; 吸血症1; 流感肺炎1; 肺炎链球菌败血症1	16个月 (3～59)	56/61 (92%)无增强病变	74% (±12) 3年证实无进展生存
2003年 Nash 等[29]	26	17SPMS 8PPMS 1RRMS	5.0～8.0	CD34+	TBI+ATG	死亡1例: EBV 相关移植后淋巴组织紊乱	24个月 (3～36)	21/25 (84%)无增强病变;1例与神经恶化相关性发烧 (植入综合征)	19/25 (76%) 稳定或改进
2003年 Burt 等[36]	21	14SPMS 6PRMS 1RRMS	3.0～8.5	CD34+	CY+TBI	死亡2例: 神经恶化并发症	24个月 (5～60)	13/18 (72%))无增强病变; 1例14月后复发	13/21 (62%) 稳定 或 改进 .9/9病人TX前 EDSS3.0-6.0; 4/12病人EDSS > 6.0
2004年 Saiz 等[46]	15	9SPMS 6RRMS	4.5～6.5	CD34+	卡莫司汀+CY+ATG	无	36个月 (19～55)	15/15 (100%)无增强病变; 2例复发	12/15 (80%) 稳定或改进
2005年 Saccardi 等[33]	19	15SPMS 4RRMS	5.0～6.5	无	照射+ATG	1例需内镜干预的胃溃疡出血	36个月 (12～72)	18/19 (95%)无增强病变;	18/19 (95%) 稳定或改进
2006年 Ni 等[47]	21	16SPMS 2PPMS 2PRMS 1恶性 MS	5.0～9.5	CD34+	照射 (20名病人) 或者 CY+TBI	死亡2例: 1肺炎; 1VZV 肝炎	42个月 (6～65)	18/21 (86%)无增强病变;	16/19 (84%) 稳定或改进
2006年 Samijn 等[34]	14	SPMS	5.5～6.5	CD34+	CY+TBI+ATG	EBV 相关移植后淋巴组织紊乱1; MDS1; 死亡1例: 移植后5年死于呼吸道感染	36个月 (7～36)	14/14 (100%)无增强病变;	5/14 (36%) 稳定或改进
2006年 Saccardi 等[33]	178	多种		多种	多种	19952000移植相关治疗的死亡率为 5.3%; 2000 年以来没有	41.7个月	不可行	90/142 (63%) 稳定或改进

增强病变。极少数治疗后有神经复发的报道，那些早期移植后观察到的与抗胸腺细胞球蛋白（ATG）相关的发热或植入综合征，是由于释放可溶性介质所致，并已证明可以通过应用糖皮质激素药物加以预防[29-30]。Mancardi[31]、Saiz[32] 和 Saccardi 等人应用增强磁共振成像的评估报告[33] 有力地证明移植后炎性疾病活动可以终止（图 19.2）。

其次，在一项随访观察治疗后临床病程稳定性的研究中[34] 发现了治疗后继续恶化患者的发生比例与造血干细胞移植之前患者残疾的严重程度（EDSS 评分 6.0 以上）的关系，这有力地证明了这些患者病情慢性恶化更可能与轴突和少突胶质细胞变性过程有关，而不是抑制炎症活动过程失败。研究证明了这个观点：尽管移植后抑制了炎症反应，但相关的活化小胶质细胞仍有中枢神经系统脱髓鞘和轴索损伤的改变[35]。

第三，可以想象最强的移植预处理方案和淋巴细胞耗竭可能存在药物毒性和感染并发症的风险，但由于现有数据的多样性，总结性评价是不可能的。

预处理方案中包括总全身照射（TBI）[29,34,36] 治疗方案频繁出现的神经功能恶化，提高了照射对中枢神经系统的不利影响的认识，对未来方案中全身照射的使用提出警告。最近的一项大规模的回顾性调查中欧洲注册表提供了治疗相关死亡率（TRM）[37]。TRM 的研究于 2000 年底结束（总 TRM 的 5.3%），并无毒性相关死亡的报道，这增加了移植治疗 MS 的经验，包括选择更合适的患者使安全性得到改进。此外，53 例接受 BEAM（卡莫司汀、依托泊苷、胞嘧啶阿糖胞苷、美法仑）加抗胸腺细胞球蛋白方案的移植组，没有 TRM 的报道。这再次提出了在各移植方案中的毒性差异。

目前和今后的临床试验

研究类型、患者的选择、治疗方案、措施和结果的一些关键问题，需要在判断造血干细胞移植治疗 MS 的规划阶段考虑。

研究类型 专家间的共识是只要有机会，多发性硬化症患者都应接受造血干细胞移植的临床试验治疗。然而，意见分歧是第二阶段试验是否要进行新的研究设计来随机，对照的观察治疗的安全性和有效性。目前有两个临床试验招募患者：一为国际自体干细胞移植多发性硬化试验（ASTIMS; www.astims.org），是由 BEAM-ATG 方案组成，分为移植治疗和非移植治疗，再一个研究是非清髓性造血干细胞移植（首席研究员 R Burt，西北大学，芝加哥，IL）。这两个研究的对照组分别为米托蒽醌和已被认可的标准药物（即干扰素、copaxone 或米托蒽醌）。

病例选择 无论是从临床试验中取得的造血干细胞移植的经验还是对 MS 的病理生理变化的深入地理解来讲，都应指导患者选择造血干细胞移植。造血干细胞移植有效地终止了相当高比例的 MS 受试者（那些患者血脑屏障破坏，外周免疫细胞浸润和急性临床复发）中枢神经系统急性炎症的发展，其中处于轻微或无残疾的高炎症活动期患者作为最佳的治疗候选人（图 19.2）。与此相反，已经经历疾病进展期的受试者是不太可能从中受益的。该临床试验的下一轮主要挑战将是选择患者：哪些有严重的疾病，但没有长时间的恶化或者进入了一个不可逆转的阶段。这些基本原则已在 1998 年米兰会议达成共识[38]。随着知识的更新此次提出如下进一步完善的入选标准：

1. MS 的诊断根据 McDonald 标准[39]
2. 复发期，二次进展，复发进展期
3. 年龄 18～50 岁
4. 病程 1 年，但诊断时间少于 10 年
5. EDSS 评分在 3.0 和 5.5 之间
6. 最近（去年）进展的严重残疾（EDSS 评分至少 1 点），至少持续 3 个月
7. 一年至少有两次复发，或增强 MRI 检查有确凿的疾病复发活动证据
8. 增强 MRI 扫描提示病灶存在
9. 对其他常规的治疗无反应

一些正在进行或计划进行的临床试验采用此标准，但什么是最佳的入选评估标准并无一致意见。这种不确定性源自于侵袭性 MS 无确切的定义，并且无法通过生物标志物或临床特征准确预测高危患者的不良预后。

治疗方案 未来关于自体造血干细胞移植过程的临床试验中有两个优先事项：①标准化；②剂量降级。当务之急是规范治疗方案，减少分散在各个中心及研究者中的具体方案。以 TBI 为基础的免疫清除方案结果令人失望，而 BEAM-ATG 方案疗效显著，安全性在可接受范围，其将有可能作为 MS 移植的规范方案。

因此，美国国家卫生中心资助多中心 MS 临床试验（R Nash，首席研究者）已采纳 BEAM-ATG

方案加分选的 CD$_{34}^+$ 细胞造血干细胞移植方案。两个减低预处理方案强度（"非清髓性"）的自体移植随机试验正在进行：美国西北大学由 GL Mancardi 发起的（上述）研究，及意大利多发性硬化症学会赞助的意大利热那亚大学的研究。这些研究将讨论降低强度的治疗方案是否可达到清髓性方案类似的结果。如果这些试验结果是阳性的，则毒性较低，非清髓性预处理方案可以被用来治疗疾病早期的患者（图 19.3）。

观察指标 除了既定的对神经系统残疾和复发的临床指标，未来最好的判断亚临床疾病活动的指标是严密的 MRI 系列分析。脑萎缩定量评价应包括初步筛选阶段，将其作为证据，在移植后第一年报告脑容量的损失[32,40-41]，但临床指标的基线资料应包括评估疲劳和生活质量，从患者的角度捕捉对病程的治疗效果成为重要组成部分。

异基因造血干细胞移植

异基因造血干细胞移植在理论上可治疗严重的 MS，其吸引力主要有两个原因：

- 它可以把患者的免疫系统换成一个健康的捐助宿主免疫系统以纠正自身免疫性疾病。
- 它将可能控制自身免疫性疾病的机制称为是移植物抗自身免疫的效果。这种效应已在动物实验模型中证明，但不知道在人类中是否存在移植物抗自身免疫及它是否可能发生移植物抗宿主。

异基因造血干细胞移植治疗 MS 的经验仅限于对一个长期伴随自身免疫性疾病的恶性肿瘤患者的治疗[42]。目前，异体造血干细胞移植仍然是一个很好的概念，但大多数神经学家不这样认为因为对于 MS 异体移植的死亡率非常高。然而，对于那些自体造血干细胞移植失败而又拥有完全匹配的捐赠者的进展期 MS 患者，可以作探索性的入组异体 HSCT 临床试验[10]。

结论

- MS 自体造血干细胞移植临床试验的结果已确定：其可能诱导长期完全缓解或减少的 MS 侵袭的严重性。
- 作用机制研究已证实造血干细胞移植可以再生一个新的、健康的免疫系统。
- 临床结果表明，疾病早期及处于高炎症性疾

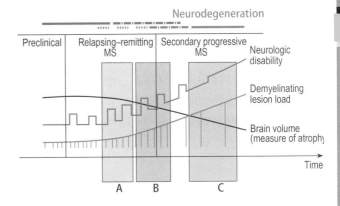

图19.3 多发性硬化与造血干细胞移植的时机的病理组成。虽然这些炎症描述了早期的复发型多发性硬化，但是在大多数患者中，修复和补偿机制发挥了更好的功能。然而，一些有侵袭性的疾病，恢复力差或者二者皆有的患者，累积的中枢系统脱髓鞘病变开始导致初始神经障碍。**A.** 这或许表示理想的机会，治疗的目标从根本上阻止疾病的进展，包括理论上的造血干细胞移植。现实的考量涉及触手可及的耐受良好免疫调节药物和难以预测疾病进展的通常病程后期才考虑强化治疗，例如：当从缓解情况转变到复发情况时。**B.** 这一阶段表示神经胶质和神经元的退化已经开始，可见脑萎缩的采取措施，尽管存在的炎症中枢神经系统不太可能会完全停止临床进展。造血干细胞移植仍然在正面影响疾病的过程中进一步减少炎症损伤。目前自体移植的试验正努力于在此阶段招募患者。在下一阶段疾病是以降低炎症活动和慢性进步的退行性变化为特征的。**C.** 迄今为止，大多数进行造血干细胞移植的患者都在一个病情相似的阶段；然而，这一晚期阶段并不代表是一个适合免疫疗法的治疗窗,除非这些免疫疗法结合神经修复提升治疗

病活动状态的患者是最有可能受益于移植治疗的。适当的患者群的选择非常重要，因为造血干细胞移植可能对已经残疾的患者无效。

- 造血干细胞移植治疗 MS（与其他免疫疾病）仍然是一个试验性治疗，应尽可能采用临床试验。

系统性硬化症

背景

系统性硬化症（硬皮病），也称为"硬皮病"，是一种罕见的，病因不明的，以微血管损伤、炎症、免疫功能失调为特点（如产生自身抗体，过剩的胶原沉积在皮肤和内脏器官）的疾病，存在遗传因素[48]。临床研究表明，临床表现不一致的同卵双胞胎硬皮病患者，其成纤维细胞基因表达图谱一致。

根据美国风湿病协会的定义，硬皮病主要有两种临床类型。根据皮肤的受累面积、自身抗体谱

及受累器官的范围分为局限性硬皮病和弥漫性硬皮病。局限性硬皮病的特点是仅限于手、脚、脸和（或）前臂皮肤受累，且自身抗体的抗着丝粒抗体发生率很高。弥漫性硬皮病特点是：包含了前臂和躯干的皮肤，早期发生间质性肺病、高血压危象、肾衰竭、弥漫性胃肠病和心肌受累，抗 Scl70 抗体阳性。这两种形式疾病都与雷诺现象、肺动脉高压的血管异常表现有关。

系统性硬化症是纤维化疾病原型。硬皮病皮肤和肺成纤维细胞在体外产生过量的 Ⅰ 型胶原蛋白。据认为，自体免疫反应在纤维化之前发生，淋巴细胞浸润皮肤和肺部，并且在病变早期出现，自身抗体经常出现在疾病的发展之前。抗核抗体拓扑异构酶 Ⅰ 和着丝粒蛋白在其他疾病很少看到，并与特定的 HLA -D 基因型有关。最近的一项研究发现，硬皮病患者血清中也含有抗血小板衍生生长因子受体抗体，其中选择性诱导细胞内转录因子和反应氧，并刺激 Ⅰ 型胶原蛋白基因表达肌纤维母细胞表型转化和正常人成纤维细胞。尽管有这方面的证据，但自身免疫性反应和血管病变之间的关系目前还不清楚，在疾病早期血管异常可能比较明显。同样地，在何种程度上自身免疫反应和炎症反应有助于纤维化修复仍然不确定，但目前证据认为，一旦确立便成为独立的纤维化进程免疫驱动器，并作为一个独立的过程继续。

严重的器官受累发生在弥漫性硬皮病早期，暗示可以有机会来修改病程。快速进展的弥漫性硬皮病预后最差，死亡率高（估计 5 年为 40% ~ 50%）尤其是并发心脏、肾和肺部相关疾病[49-50]。间质性肺部疾病是目前硬皮病患者死亡的主要原因。大约一半硬皮病患者的肺部疾患，可以通过肺功能测试表现。超过 10 年生存的硬皮病患者的用力肺活量（FVC）< 50%，预测的是接近 50%。但是，扩散能力（一氧化碳肺扩散容量 DLCO），是最能反映硬皮病肺泡炎症程度的肺功能参数，而一氧化碳肺扩散容量 < 70% 是早期死亡率的预兆，尤其是当伴有蛋白尿和红细胞沉降率（ESR）升高。

系统性硬化症的自体造血干细胞移植

直到最近，尚没有行之有效的治疗来防止疾病恶化或逆转纤维化。D - 青霉胺、α- 干扰素、5- 氟尿嘧啶和苯丁酸氮芥在实验中证明无效[51]。在一个多中心、前瞻性、安慰剂随机对照试验中甲氨蝶呤可改善皮肤增厚，但对改善一个大器官功能障碍无效[52]。单一糖皮质激素对硬皮病的疗效没有任何证据，高剂量皮质类固醇治疗，即 15mg/d 泼尼松或同等剂量其他激素，与出现硬皮病肾衰竭相关，这可能会导致不可逆转的肾衰竭。在一些非随机研究中已被证明，环磷酰胺加或不加激素能改善皮肤增厚，改善肺功能，增加生存率。特别是在疾病早期。

最近证实，两个前瞻性安慰剂对照的临床试验中环磷酰胺对肺泡炎硬皮病患者有有利影响。在北美 162 例硬皮病肺病的研究中，与接受安慰剂患者相比，环磷酰胺对改善肺活量，呼吸困难指数，皮肤评分，器官功能和生存质量有显著的效果[53]。英国纤维化肺泡炎硬皮病试验（FAST），涉及 45 例患者，与安慰剂相比在改善最大肺活量（FVC）上也有显著差异[54]。并指出与安慰剂在一氧化碳肺扩散容量（DLCO），计算机断层扫描（CT）的变化，呼吸困难评分没有差异。尽管是温和的，这些研究结果第一次令人信服地证明了环磷酰胺对硬皮病的疗效。在与硬皮病相关的肺动脉高压的治疗上也取得了进展，出现特定的前列腺素，内皮素 Ⅰ 受体拮抗剂和磷酸二酯酶抑制剂[55]。

环磷酰胺治疗硬皮病的成效，促使了应用大剂量环磷酰胺加或不附加淋巴清除剂做预处理后行自体造血干细胞移植治疗严重的硬皮病的可行性，安全性及有效性的调查研究。考虑到预后差的硬皮病假定的自身免疫性起源，可用的治疗方法不多，这种疾病被认为特别适合作自体 SCT 耐受性和疗效的初步研究[56-59]。工作小组从 EBMT 自身免疫性疾病和欧盟的面向风湿病组织（EULAR）所收集的结果显示：随访至少 3 个月的 41 例硬皮病患者，移植治疗对改善皮肤评分发挥着重要影响，有改善肺功能的趋势：69% 患者达到了 25% 或以上的皮肤评分改善[59]（图 19.4）。

在最近分析的 65 例患者中（其中包括第一批）1 年的移植相关死亡率是 12.3%，7.7% 的患者因不符合筛选条件被排除[60]，详细的结果来源于美国和法国的多中心研究所。北美研究涉及 19 例预后差的硬皮病患者，平均年龄 40 岁（范围 23 ~ 61 岁），中位 Rodnan 皮肤评分（一种皮肤硬化的评价方式）31（最多 51）和中位一氧化碳肺扩散容量数（DLCO）57%[61]。预处理包括全身照射剂量为 800cGy（± 肺

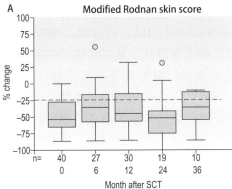

P<0.001 at all times points versus baseline (Wilcoxon signed rank test)

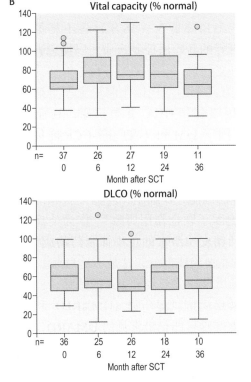

图19.4　EBMT和欧拉收集的第41系统性硬化症患者至少3个月随访结果表示了Rodnan皮肤评分的重大影响(皮肤厚度分数评估工具)对**69%**的患者达到改善**25%**或以上

屏蔽，剂量约 200cGy），120mg/kg 环磷酰胺，和 90mg/kg 的马抗胸腺细胞免疫球蛋白，回输用 G-CSF 动员的对 CD34 阳性细胞分选后的自体造血干细胞造血。中位随访 14.7 个月，用 Kaplan-Meier 估计 2 年生存率为 79%。3 名患者死于治疗相关并发症，一例死于疾病的进展期。早期的 8 个患者其中两人死于预处理相关的肺部损伤，随后 11 个全身照射过程中屏肺的患者没有发现并发症。移植后内脏的功能稳定至微差，4 例患者疾病有进展或无反应。1 年后由皮肤评分和残疾指数来衡量评估了 12 例中

12 位患者有重大的疾病反应。

法国的一项研究中包含 12 例患者 [62]。干细胞动员使用环磷酰胺（4g/m²）和重组人 G-CSF 动员并纯化的 CD34⁺ 的细胞。预处理根据心脏功能情况采用环磷酰胺（200mg/kg）或美法仑（140 mg/m²）。其中一名患者动员失败，一例 CD34 纯化和一例强化。11 位患者接受移植，其中一个骨髓移植，其他接受外周血造血干细胞移植。一个移植相关性死亡。其他造血早期恢复。中位随访 18 个月（范围 1～26 个月），11 例中 8 例有完全或部分缓解。

北美和法国最近更新的试验（后者包括来自荷兰与现在移植方案相同的治疗的患者）证实了高剂量免疫抑制治疗和 SCT 持续的临床疗效 [63-64]。在过去的试验中评估与基线相比 4 年后皮肤增厚 73%，显著提高了 56% 残疾指数。估计五年总体存活率为 64%。在后者的研究中，用 Kaplan –Meier 曲线估计 7 年生存率为 57%，15/ 16 例患者随访 5 年，仍然具有显着皮肤评分改善和表现状况。

在试验研究获得数据的基础上，欧洲和北美分别形成了国际硬皮病自体干细胞移植（ASTIS）和硬皮病环磷酰胺移植（的 SCOT）两个试验中心，验证这种新方法是否比长期的传统做法存在生长优势。要结合安全和有效性，中等强度的方案被选为可以实现免疫清除。在 ASTIS 试验组中，用环磷酰胺（2×2g/m²）和 G-CSF 动员造血干细胞，使用纯化的 CD34⁺ 细胞作为移植物，同时干细胞移植预处理中使用大剂量环磷酰胺（200mg/kg）加兔抗 ATG（7.5mg/kg）。SCOT 的研究组，使用 G-CSF 动员后纯化的 CD34⁺ 干细胞作为移植物，而预处理方案采用 TBI 8Gy（分次照射）并屏蔽肺，环磷酰胺（120mg/kg）和马抗 ATG（90mg/kg）。在对照组的治疗几乎是相同的：ASTIS 和 Scot 首次静脉冲击分别是 750 mg/m²，或 500mg/m²，以后每月静滴 750 mg/m² 共 11 个月。这些试验针对的是那些有早期死亡风险且患有早期弥漫性系统性硬化症的患者。其中包括早期疾病表现，广泛皮肤增厚，有心、肺和肾疾病证据的患者。排除标准是终末期器官功能衰竭，大剂量环磷酰胺预处理，及其他妨碍入组的原因，主要终点是无事件生存，以天计算，直至死亡或不可逆的终末期器官衰竭。次要终点是无进展生存，根据 WHO 标准的移植相关死亡率和毒性。据推测，移植治疗优于冲击治疗，因为它更深刻地影响了免疫系统，但其他的机制也可能卷入其

中。迄今为止，在 ASTIS 研究中，有 87 例随机，目前的安全结果令人鼓舞，而 SCOT 试验现在也开放[5]。

异基因干细胞移植治疗系统性硬化症

异基因造血干细胞移植治疗系统性硬化尚未得到系统的评价，但有两个病例的经验很能说明问题，同时显示了治疗上的潜力和异体移植的风险。两例伴发肺部病变的弥漫性硬皮病患者，常规免疫抑制药物治疗无效，为难治性硬皮病，采用清髓性预处理方案，其中包括白消安、环磷酰胺及 ATG[65]、移植物抗宿主病（GVHD）的预防采用环孢素和甲氨蝶呤。骨髓来源为 HLA 配型完全相同的同胞兄弟姐妹。一名患者没有发生预处理相关的并发症，移植后没有发生 GVHD。在移植后 5 年，硬皮病几乎完全缓解，肺功能和生理功能显著改善。一系列皮肤活检标本检查显示皮肤纤维化消除。另一名病患出现预处理方案相关的皮肤毒性和高血压危象，很可能与预防移植物抗宿主（GVHD）的高剂量皮质类固醇激素有关。尽管这名患者的硬皮病与整体功能改善，但他死于移植后 17 个月的机会性感染。

摘要和结论

- 自体造血干细胞移植和免疫清除治疗正在成为严重的系统性硬化症患者的希望。
- 皮肤增厚有所改善，这在常规免疫抑制治疗中是无法实现的。
- 通过病例选择和改善患者的治疗方案，相关毒性和死亡率已降低。
- 持续的前瞻性随机试验和长期随访，将决定移植的收益是否大于风险。
- 异基因造血干细胞移植是一种有 HLA 匹配的供体的严重硬化症患者的治疗选择，但迄今为止的经验是有限的。

类风湿关节炎和幼年特发性关节炎

背景

类风湿关节炎（RA）和幼年特发性关节炎（JIA）是最常见的风湿性疾病，成年人和儿童的发病率分别为 1% 和 0.1%。类风湿性关节炎是一种全身性疾病主要影响关节滑膜。JIA 是比较复杂的一组疾病，从少关节炎和多发性关节病（相当于儿科的 RA）到所谓的系统性 JIA，以发热、淋巴结肿大、浆膜炎、肝脾大为特征，其继发性并发症有生长障碍，骨质疏松症，继发性淀粉样变性等。RA 和 JIA 主要临床特点是长期性与关节破坏。但是这两个条件均是变量。虽然大多数患者为复发好转型疾病，个别的病例表现为进行性加重，导致关节损坏和严重伤残，甚至死亡。 RA 和 JIA 的严重程度不仅取决于关节症状，而且还有全身和关节外症状。流行病学研究表明，患有 RA 和（系统）JIA 的患者与相同年龄和性别的健康人比较总死亡率增加[66-67]。估计 RA 预期寿命降低 3 ~ 18 年，各不相等，但它很可能有更好的新疗法控制疾病，以使患者更好地生存（见下文）。

在 RA，有几个因素用以预测易患严重渐进性疾病，这些因素包括 HLA-Ⅱ类抗原，在血清中存在类风湿因子 IgM 和（或）抗 -CCP 抗体（抗环瓜氨酸肽抗体）IgG，这些特点暗示了自身免疫性因素。RA 和 JIA 慢性滑膜炎的病理特点是由 CD_4^+Th1 型淋巴细胞，B 细胞，巨噬细胞和滑膜细胞产生的细胞因子联合作用所致[68] 作为炎症疾病的原型，包括糖皮质激素的免疫抑制药物成为 RA 和 JIA 治疗的主要组成部分，这是不足为奇。

为优化类风湿性关节炎和 JIA 的治疗，已经在努力寻找缓解疾病抗风湿药物（DMARD）和生物制剂[69]。甲氨蝶呤可能是最常见的 DMARD，被视为有效单一疗法，但多与其他 DMARD 药物，如皮质类固醇或生物制剂联合使用。生物制剂构成一种新的治疗类，设计专门针对一个炎症细胞亚群或炎性细胞因子。

最近几年，随着单克隆抗体和可溶性受体如抗 TNF-α（英夫利昔单抗、阿达木单抗、依那西普），IL-6（MRA）和抗 B- 细胞抗体（利妥昔单抗）靶向治疗的引进，目前已经转向更积极地治疗早期疾病，这对 RA 和 JIA 的病程和预后有着重大影响。然而，即便是目前最好的常规疗法，大多数初诊类风湿性关节炎和 JIA 患者都没有一个长期，无毒和完全缓解的疗法，这强调了进一步探索诸如干细胞移植治疗方案的必要性。

造血干细胞移植在系统性自身免疫性疾病上的治疗潜力，首先在试验动物模型中研究。应用免疫清除和异基因干细胞移植治疗类风湿性关节炎的动物试验和临床观察平行进行，用以观察随之变化的造血或肿瘤学环境。两例 RA 患者接受自体移植治疗非霍奇金淋巴瘤，自体造血干细胞移植后 20 个月 RA 复发。这些复发是由于移植并没有耗尽潜在的自身反应性淋巴细胞。然而，使用"经典"的预处理方案的异体造血干细胞移植治疗慢性疾病，其死亡率和发病率不被接受，因为这些慢性病如类风湿性关节炎，其预防发病率和死亡率是主要目标。此外，复发一直被视为异体造血干细胞移植中的发展障碍。

自体造血干细胞移植在 RA 和 JIA

造血干细胞移植清除了原有的免疫系统，重建了一个早期的，自我耐受的免疫系统，可以使免疫异常得到纠正，这种治疗方式值得在 RA 和 JIA 研究。1995 年 EBMT 发布的专家共识指南提出了几个方案[3]。设计第一个方案时，不知 RA 患者的干细胞动员能否成功，因为 RA 患者内在的干细胞缺陷可能会妨碍动员的结果。回顾性分析 187 个病例，包括 37 例 RA 患者，包括类风湿关节炎患者，结果表明，自身免疫性疾病患者的干细胞可以成功采集[73-74]。在这项研究中，G-CSF 和环磷酰胺联合动员的效果好于单用 G-CSF 动员。

实验室研究中显示关节炎和慢性关节炎发病机制中 T 细胞起关键作用。所以为防止自身反应性 T-和 B 细胞在回输过程中再次输注，形成了去 T 细胞移植的机理。有几种方法被用来清除骨髓或血液移植中的 T-细胞，但大部分涉及抗 T 细胞单克隆抗体（无论有或没有补体）或 CD$_{34}^+$ 细胞富集。一个小型随机试验，比较了 31 例 RA 患者大剂量化疗后（环磷酰胺 200mg/kg）去 T 或不去 T 的自体干细胞移植的效果，结果显示在持续缓解时间和缓解程度上两组之间无重要的差异[74]。这些发现反驳体内去 T 细胞的重要性，至少表明在体内淋巴清除不完整。关于预处理方案，大部分中心已经使用大剂量环磷酰胺联合或不联合 ATG 或全身照射实现淋巴清除。清髓性方案因为毒性问题已较少使用[24,75-82]。

这些多种多样的研究结果难以比较，但出现在所有患者的治疗步骤均安全可行。没有意外的毒性或治疗相关的死亡率发生，虽然几名患者因感染并发症而须额外入院应用抗生素治疗。其中一名应用清髓性方案（白消安，环磷酰胺）治疗的患者，死于败血症和随之而来的肺癌。大剂量环磷酰胺动员

后观察到疾病活动短暂改善，造血干细胞移植后出现更持久的反应。8 名患者随访 2 年的单中心结果，都在图 19.5 中描述[83]。

汇总分析 EBMT / EULAR 数据库的其他病例，15 个中心共 76 例患者，中位随访 16 个月（范围 3 ~ 55），证实了试验研究结果[84]。2/3 的患者观察到良好的临床效果反应，应用美国风湿病学院改善计量标准衡量也至少有 50% 好转。重要的是，通过健康评估问卷（HAQ）测量显示功能障碍显著减

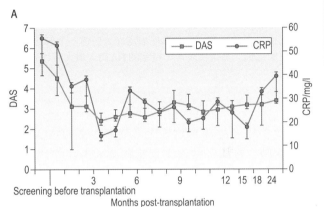

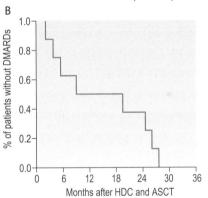

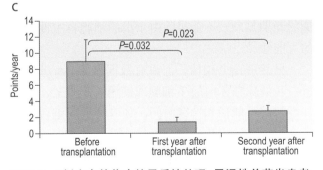

图19.5 8例患者的临床结果后续处理<风湿性关节炎患者，大剂量化疗（HDC）和CD34$^+$选定的自体移植式血液干细胞移植（AHSCT）。A. 通过测量疾病课程平均（±SEM）疾病活动得分(实际,有效综合分数肿胀和招标的联合数、ESR和病人的评估疾病活动和直观类比标度C反应蛋白的血清浓度（mg/L）。B. HDC和AHSCT之后直到DMARDs被重新建立的时间。患者DMARDs后的中位时间是14.8个月（95％CI 7.4 ~ 22.2）。C. HDC和AHSCT后在手和脚的小关节的中位放疗剂量

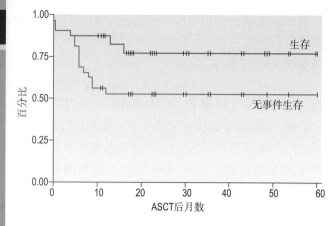

图19.6　Kaplan-Meier曲线显示带JIA患者生存的比例和JIA病人无病生存的比例。一个事件被定义为任何一个部分或完全复发的疾病。每条代表某一特定的JIA病人最大后续剂量

少。这些患者先前平均5次（范围2~9）DMARDs治疗失败，证明了造血干细胞移植的潜在疗效。然而，大多数患者通常在3年内疾病活动复发，这显示自体造血干细胞移植和免疫清除不能根治疾病。但值得注意的是，对于复发的患者再次接受DMARDs治疗，可使疾病活动大幅改善，其中大多数患者移植前已耐药（即使在高剂量），这表明对一些传统药物的敏感程度已经恢复。在10例造血干细胞移植后复发的类风湿性关节炎患者，8例美罗华是非常有效，再次表明疾病已经更容易治疗[85]。

RA的自体造血干细胞移植后复发的原因可能是片面的，或回输的致病性的T或B淋巴细胞克隆在体内再次扩增，和（或）因为干细胞原有的内在缺陷导致产生新的致病性淋巴细胞克隆。此外，疾病的晚期复发，不能排除由于滑膜细胞自主性生长的可能性[80]。

虽然理论上相信，但没有数据表明RA患者如进一步清除在体内的T细胞或使用清髓方案，将增加缓解的可能性和持续时间。还有待证明是否任何一个更严格的方法会增加毒性弥补优越的疗效，调整预期寿命[86]。这个问题尤其适用于异体造血干细胞移植，由于患者的移植相关死亡率和移植物抗宿主病风险，其至今尚未得到系统的研究。

对于JIA，最近的随访资料回顾性分析34例接受自体造血干细胞移植治疗的，在九个不同的欧洲移植中心JIA儿童，发现了18例（53%）完全无药物缓解，持续了12~60个月。87其中7例患者先前

抗肿瘤坏死因子治疗失败。34例中6例（18%）显示部分反应（30%~70%的改善），有7人（21%）对AHSCT无任何反应。感染是常见的并发症。有3例（9%）移植相关死亡率和2例（6%）疾病相关死亡率。所有的死亡病例和疾病部分或完全复发的病例发生在移植后18个月内（图19.6）。3个治疗有关的死亡原因是巨噬细胞活化综合征（MAS），其中两例是感染相关。与此类似，美国一个系统性JIA在自体骨髓移植后发生非致命的MSA[87]。MSA在风湿疾病一般是一种严重和具有潜在致命的并发症，系统性JIA尤其如此。它的特点是发热，肝脾肿大，淋巴结肿大，而且还包括血液系统异常，弥散性血管内凝血和神经系统的异常。有骨髓，淋巴结、肝、脾巨噬血细胞吞噬的证据。MSA经常与感染及抗风湿药物有关。

RA的异基因造血干细胞移植

如果体内存在异常干细胞，且通过移植物抗自身免疫性疾病的效果可以根除患者体内异常的免疫细胞造血群，异基因造血干细胞移植可能比自体造血干细胞移植更有效。最新进展的异体移植提高了安全性，从而为允许其在非恶性疾病如类风湿关节炎的应用提供了条件。大多数非清髓性预处理方案目前使用一个相对安全的方式：提供受者足够的免疫抑制允许异体干细胞快速植入。具有卓越安全性的减低强度方案的HLA匹配的异基因造血干细胞移植的潜在效能在两个RA患者身上获得了初步证据[88]。

摘要和结论

- 无论方案如何，自体造血干细胞移植和免疫清除治疗RA和JIA均已被证明可诱导大部分患者完全缓解。

- 在RA，没有大的毒性已得到实现，移植相关死亡率已出奇的低。

- JIA的死亡原因是促使巨噬细胞活化综合征的治疗方案，包括衰减的T细胞耗竭，抗病毒药物的预防性应用，以及全身照射的预处理方案。

- 然而，随着越来越多地采用积极的常规治疗方案和高效生物制剂的问世，JIA和RA治疗前景急剧改变，以及自体造血干细胞移植

治疗和免疫清除不太可能成为这些疾病的常规治疗。

异体移植可在不久的将来，成为一个有吸引力的实验性治疗策略，如果有合适的捐赠者可用于进展性 JIA 或 RA 标准治疗失败的患者。

系统性红斑狼疮

背景

系统性红斑狼疮（SLE）是原发的系统性自身免疫性疾病，拥有多元化的临床表现和病程。流行病学数据显示在美国狼疮的发病率大约为每 10 万人口发生 15 到 51 例，非洲裔、拉美裔和亚裔人群发病率更高，且与白种人相比病情更重。系统性红斑狼疮女性的发病率是男性的九倍，多发生在哺乳期。在同卵双胞胎之间疾病一致性为 24%，而在异卵双胞胎之间只有 2%[89]，提示了遗传因素的重要性，但同时也提示了环境或随机因素的重要影响。

SLE 的严重程度是由主要器官受累程度决定的。在临床上 50% ~ 60% 的患者存在严重的肾损伤。中枢神经系统受累在 SLE 比较常见，表现为行为改变和认知障碍。大脑和脊柱的急性炎症（脑血管炎、脑炎、横断性脊髓炎）是罕见的，但发病比较急。其他危及生命的临床表现，包括狼疮性肺炎、肺栓塞、肺出血、肺泡炎和严重的抗磷脂综合征。少数患者还可以出现严重的难治性自身免疫性溶血性贫血，自身免疫性血小板减少。

SLE 患者死亡率的决定因素

系统性红斑狼疮的整体 10 年生存率是 64% ~ 93%。患病人口死亡率（SMR）比普通人口死亡率增加了 4 倍[90]，并且在年轻患者中最高。鉴于系统性红斑狼疮的临床和实验室特征，目前最重要的提示不良预后的指标是重要器官受累和持续的疾病活动[91-92]。

大多数 SLE 患者死于主要器官功能衰竭，继发感染和心血管疾病[92] 活动期 SLE 最常见的死亡原因是肾炎，多器官功能衰竭或中枢神经系统疾病。在接受高剂量皮质类固醇和（或）免疫治疗的活动期 SLE 患者最常发生感染[93]。其余患者死于伴随疾病和治疗相关并发症。

治疗涉及的主要器官

狼疮性肾炎是唯一建立了有效的治疗方法的主要器官病变[96-98] 其他主要器官病变的治疗是经验治疗和基于对狼疮性肾炎和（或）非狼疮患者类似病变治疗经验的对症支持治疗[99-100]。

主要器官病变的治疗基础是大剂量的糖皮质激素治疗如常规治疗 [泼尼松 0.5 ~ 1.0mg/（kg·d）] 或静脉冲击治疗（甲泼尼龙 0.5 ~ 1.0g，持续 1 ~ 3 天）。对于大多数主要器官病变可同时联合应用其他免疫抑制剂。基于治疗重症狼疮性肾炎的经验，环磷酰胺是治疗最严重病变的传统选择，它可以每天或每月给予静脉冲击治疗。伴随累积剂量和患者年龄的增加，而增加的环磷酰胺所致不孕症的风险，受到人们的广泛关注。因为大多数患者是育龄妇女[101]。最近一些研究建议霉酚酸酯对妇女的生育能力没有影响，可以替代环磷酰胺治疗狼疮性肾炎[95-96]。系统性红斑狼疮中免疫介导的溶血性贫血和血小板减少被视为原发疾病，即自身免疫性溶血性贫血（AIHA）和特发性血小板减少性紫癜（ITP）。持续免疫抑制治疗减少了复发率，提高了远期疗效，但是明显提高了治疗相关疾病的发病率[102]。然而，时至今日长期治愈的目标仍难以实现。高达 1/3 的患者没有达到完全缓解，另外 1/3 取得疗效的患者可能复发[103]。有几个临床试验正在进行新生物制剂评估，如 B 细胞清除剂（利妥昔单抗，依帕珠单抗）、抗 - CTLA4 抗体和抗 -Blys 单抗，但这些都被认为是没有潜在疗效。

自体造血干细胞移植

系统性红斑狼疮的基本原理

复杂系统性红斑狼疮发病机制是：有易感基因的个体，耐受早期异常时产生初步的自体反应，然后扩展为自体免疫反应的各种表现[104-105]。发病的关键是：针对靶器官进行白细胞浸润，产生自身抗体，如抗核抗体，补体激活，免疫复合物沉积。诱发自身免疫反应的主要因素是未知的，而在发生 SLE 时，临床上可观察到持续活化的自身反应性 B 细胞和 T 细胞在淋巴器官中自我修饰的过程。活化的 B 细胞和 T 细胞产生炎症因子，导致器官损伤，提供炎性环境，由抗原递呈细胞介导自身抗原异常表达。清除治病的 B 细胞可能导致淋巴器官自身抗原递呈减少，又可减少自身反应性 T 细胞的数量，减少自身抗体产生和其他效应细胞的活化。清除活化的T细胞不仅可阻止自身反应性B祖细胞的活化，同时可以阻止辅助性T细胞自然形成低亲和性的自身反应性细胞，该细胞往往在免疫系统的再生过程中产生。

临床经验

迄今为止，已有100名接受了自体造血干细胞移植的严重SLE患者加入早期的研究[106]。主要数据来自EBMT / EULAR两大机构，而最大的单中心经验来自于美国芝加哥西北大学（表19.3）。

EBMT and EULAR 登记处分析了53例接受自体造血干细胞移植的SLE患者的数据，（该数据来自于12个国家的23组报告）[107]平均观察时间为移植后26个月。41/53例造血干细胞的来源为外周血。干细胞动员最常用的方法是联合应用环磷酰胺和G-CSF。预处理是典型的非清髓性方案，最常用的是高剂量环磷酰胺联合ATG，加（n=25）或不加（n=11）全淋巴区照射。41%病例的造血干细

胞使用的是去T的CD_{34}^+分选细胞。移植后死亡12例患者，6例100天内死亡［消化道出血1例，感染3例，血栓性血小板减少性紫癜（TTP）的1例，未知1例］，1例因4年6个月后继发急性髓系白血病而自杀。4例患者死于系统性红斑狼疮疾病进展于1、24、32和40个月。狼疮活动明显下降，系统性红斑狼疮疾病活动指数（SLEDAI）评分平均从移植前的33.2下降至移植后的2.6～3.8。33例（66%）系统性红斑狼疮患者获得缓解，即SLEDAI评分＜3，和泼尼松剂量＜10mg/d。缓解与移植前的状态无关。实现缓解的病例32%复发。CD_{34}^+细胞的分选与复发并没有显示出任何联系。自身抗体水平减少明显可见，但大多数患者只是暂时性的。在最后的随访中，仅8/22（36%）患者成功减停类固醇激素，其他患者移植后仍然需要免疫抑制剂控制疾病发展，最常见的是应用霉酚酸酯[13,30]。

西北大学的经验 芝加哥的西北大学是最大的单中心，50例重症难治性SLE患者接受了自体造

表19.3 患者自体HSCT系统性红斑性狼疮

研究	治疗病人例数	主要器官表示(%)	移植处理	预处理方案	重度术后并发症	随访	结果	5年长期生存率
Jayne 2004[107]	53	肾：65；中枢：46；肺：35；血管：34	无 28/51；CD_{34}^+ 21/51；CD_{34}^+和T细胞 2/51	CY+TBI 25（48%）CY+TBI+ATG 11（22%）其他 14（27%）	12例死亡；TRM：7；SLE：4；自杀：1；严重：AEs；感染：22；自体免疫事件：5；EBV：1；AML：1	中位时间23个月（0～78）	6个月有效评价50例；NR：1（2%）PR：7（14%）R：33（66%）复发：10/31（32%）	理论生存率：62%；无病生存率：50%。
Burt 2006[5]	50	肾：50；中枢：64；肺：48；血管：18；APS：44	CD_{34}^+	CY+ATG	死亡8；2例死于预处理：SLE：1；感染1；6例死于移植后：SLE：4；意外伤害：1；感染：1；严重AEs感染：早：27；晚：9；肺毒性：6；细胞因子释放：19；免疫事件：3；肾：2	中位时间29个月（6个月至7年）	有效评价48例NR：4（8%）PR：NS R：S复发：NS	理论生存率84%无病生存率50%

1：病人可能涉及多个器官

2：CY，环磷酰胺；ATG，抗胸腺细胞球蛋白；TLI，总淋巴输注。

3：TRM，移植相关死亡率；PTLD，移植后淋巴组织疾病；ALM，急性髓性白血病

4：NR，没有缓解；PR，部分缓解；R，缓解；使用不一的定义研究；NS，没有具体数据

5：生存概率根据Kaplan-Meier法估测。

血干细胞移植治疗[108]。干细胞动员方案为：环磷酰胺（2.0g/m²）和 G-CSF[5ug/（kg·d）]。移植物选择去 T 的 CD34⁺ 细胞。预处理方案采用：环磷酰胺（200mg/kg），马抗胸腺细胞球蛋白（90mg/kg），甲泼尼龙（3g）。主要评价终点是总生存和无病生存。平均随访时间为 29 个月（6 个月至 7.5 年）。两例患者于动员后预处理前死亡（一例死于毛霉菌病和一例死于狼疮）。无治疗相关死亡的报道包括 48 例接受了造血干细胞移植的患者。6 例患者死于非治疗相关的事件，其中有 4 人死于狼疮进展所至的并发症。5 年的生存率为 84%。无病生存定义为：无疾病活动，及除了小于 10mg 泼尼松或羟氯喹以外没有其他免疫抑制治疗。5 年无病生存率为 50%。

造血干细胞移植治疗 SLE 的未来临床试验

患者的选择

在对自体造血干细胞移植的当前风险和远期疗效进行可靠评估的情况下，首先要选择可通过移植最大获益，并同时有较长生存机会的患者。由于移植相关死亡的风险与移植时疾病的状况高度相关，所以干细胞移植的最佳时机应在系统性红斑狼疮的早期，发生重要器官损伤之前。如果有可靠的指标能在早期提示不良预后，我们应该考虑对那些预后不良的患者尽早选择干细胞移植治疗，而不是等到他们常规治疗失败时再干预。总体目标是选择一般状况好，有抗药性，可能进展为活动性的严重狼疮的患者。

选择患者入组的标准可以定义为 3 条原则：①患者必须有重要脏器损伤的表现，该损伤与死亡率增加及严重致畸的风险相关，如弥漫性增生性肾小球肾炎或肺血管炎等。②在入选时，患者必须有常规免疫抑制治疗后疾病进展的表现，但进展不会造成永久性损伤。③难治性疾病的定义为尽管接受了足够的免疫抑制治疗，但疾病仍恶化，或激素依赖。之前免疫抑制治疗的最短时限可以每个器官分别限定（例如环磷酰胺治疗狼疮肾炎为 6 个月）。

治疗方案

选择最佳预处理方案的关键是确定造血干细胞移植治疗系统性红斑狼疮的最终目标：是作为挽救性治疗或还是一种潜在的治愈手段。如果作为一个常规疗法失败患者的挽救性治疗，首要目标是用来遏制其活动期，使其转变成一个更易于控制的状态。那么，从高强度免疫抑制治疗获得的收益或疾病中的一

个根本性的变化将是次要的。这可以视为一个相对短至中期的目标，仅仅短期死亡率略有增加也可以接受。来自西北大学的数据表明，在经验丰富的中心，可采用相对安全的以高剂量环磷酰胺为基础的导致淋巴细胞衰竭的方案，并且大多数患者有临床反应。

第二个策略意味着造血干细胞移植的长期目标：应该是持久免疫耐受达到 SLE 治愈，不仅仅是延缓疾病进展或症状恶化。但是，如果造血干细胞移植的目标是实现长期持久的免疫耐受或系统性红斑狼疮的治愈，可能需要更加积极的办法。关于先天免疫和其他非免疫介导机制的启动和维护自身的重要作用的数据正在迅速积累。今天，这些"次要的"，非淋巴细胞衰竭的预处理方案对自身免疫性疾病的基本病理效应的影响在很大程度上是未知的，但专家建议如果原有的免疫系统仍未清除，单纯的淋巴细胞衰竭方法可能无法足以避免疾病的复发。无论是 EBMT 注册中心还是西北大学，都支持 SLE 接受自体造血干细胞移植后 5 年无病生存率为 50% 这一观点，应开始酝酿能带来潜在疗效的更积极的预处理方案，加以精心设计试点研究。

评价标准

影响观察数据有效性的因素是：移植后缓解的数据质量不可靠，复发的定义不准确，以及大量患者不能停止泼尼松的治疗。所有这些使人们对目前自体造血干细胞移植治疗系统性红斑狼疮的整体潜力产生怀疑。因此，必须事先定义治疗有效和治疗失败的评价标准。评价标准应该能通过疾病活动的重要靶器官在自体免疫过程中疾病活动指数的改善中得出。由于伴随的糖皮质激素治疗是产生疗效的重要影响因子，所以糖皮质激素按照预定的方案成功地减量是评价疗效的必要条件。疗效评价的不同档次（完全有效、部分有效或完全无效）应该对每个靶器官都加以定义，而且应将成功的定义设置为比较高的标准。

异基因造血干细胞移植

事实上，50% 接受过自体造血干细胞移植治疗的 SLE 患者没有实现持续缓解。因此专家提出 SLE 根本的病因为：遗传或后天的内在原因导致造血干细胞异常所至。无论如何，异体移植都是根治疾病的理想选择——由一个新的健康供体来源的免疫系统取代宿主的免疫系统[109]。此外，有

来自动物实验的证据[110-111]。也有一些异体造血干细胞移植治疗系统性红斑狼疮有效的临床证据[112-115]。应用异体造血干细胞移植治疗 SLE 的主要限制因素是较高的死亡率预期和移植物抗宿主病的风险。

总结和结论

1. 自体外周血造血干细胞移植后应用大剂量免疫抑制剂治疗对于难治性 SLE 患者可产生短期至中期的疗效，有些患者这种疗效至少可持续几年。

2. 手术相关死亡率各个研究中心不尽相同，波动在 4% ~ 12%，在相对较大的研究中心比较低。但是，其治疗严重 SLE 的有效性仍是未知数。

3. 异基因造血干细胞移植有潜力，但是，尚未在人类身上得到验证。

4. 为了实现最佳的治疗效果，每个患者都必须由具备移植和 SLE 治疗经验的专业团队精心制订治疗方案。所有的方案必须结合免疫重建的研究，以便明确治愈或无效的机制。

（陈健琳 译 陈健琳 校）

参考文献

1. van Bekkum DW. Experimental basis for the treatment of autoimmune diseases with autologous hematopoietic stem cell transplantation. Bone Marrow Transplant 2003;32(suppl 1):S37–39

2. Snowden JA, Patton WN, O'Donnell JL et al. Prolonged remission of longstanding systemic lupus erythematosus after autologous bone marrow transplant for non-Hodgkin's lymphoma. Bone Marrow Transplant 1997;19:1247–1250

3. Tyndall A, Gratwohl A. Blood and marrow stem cell transplants in auto-immune disease: a consensus report written on behalf of the European League against Rheumatism (EULAR) and the European Group for Blood and Marrow Transplantation (EBMT). Bone Marrow Transplant 1997;19:643–645

4. van Laar JM, Tyndall A. Adult stem cells in the treatment of autoimmune diseases. Rheumatology (Oxford) 2006;45:1187–1193

5. Burt RK, Marmont A, Oyama Y et al. Randomized controlled trials of autologous hematopoietic stem cell transplantation for autoimmune diseases: the evolution from myeloablative to lymphoablative transplant regimens. Arthritis Rheum 2006;54:3750–3760

6. Muraro PA, Douek DC, Packer A et al. Thymic output generates a new and diverse TCR repertoire after autologous stem cell transplantation in multiple sclerosis patients. J Exp Med 2005;201:805–816

7. de Kleer I, Vastert B, Klein M et al. Autologous stem cell transplantation for autoimmunity induces immunologic self-tolerance by reprogramming autoreactive T-cells and restoring the CD4+CD25+ immune regulatory network. Blood 2005;1:1

8. Gratwohl A, Passweg J, Bocelli-Tyndall C et al. Autologous hematopoietic stem cell transplantation for autoimmune diseases. Bone Marrow Transplant 2005;35:869–879

9. Dazzi F, van Laar JM, Cope A, Tyndall A. Cell therapy for autoimmune diseases. Arthritis Res Ther 2007;9:206

10. Griffith LM, Pavletic SZ et al. Feasibility of allogeneic hematopoietic stem cell transplantation for autoimmune disease: position statement from a National Institute of Allergy and Infectious Diseases and National Cancer Institute-Sponsored International Workshop, Bethesda, MD, March 12 and 13, 2005. Biol Blood Marrow Transplant 2005;11:862–870

11. The atlas of MS. Multiple Sclerosis International Federation;2006. www.atlasofms.org/index.aspx

12. Lublin FD, Reingold SC. Defining the clinical course of multiple sclerosis: results of an international survey. National Multiple Sclerosis Society (USA) Advisory Committee on Clinical Trials of New Agents in Multiple Sclerosis. Neurology 1996;46:907–911

13. Kurtzke JF. Rating neurologic impairment in multiple sclerosis: an expanded disability status scale (EDSS). Neurology 1983;33:1444–1452

14. Daumer M, Griffith LM, Meister W et al. Survival, and time to an advanced disease state or progression, of untreated patients with moderately severe multiple sclerosis in a multi-center observational database: relevance for design of a clinical trial for high dose immunosuppressive therapy with autologous hematopoietic stem cell transplantation. Mult Scler 2006;12:174–179

15. Bergamaschi R. Prognosis of multiple sclerosis: clinical factors predicting the late evolution for an early treatment decision. Expert Rev Neurother 2006;6:357–364

16. Weinshenker BG, Bass B, Rice GP et al. The natural history of multiple sclerosis: a geographically based study. 2. Predictive value of the early clinical course. Brain 1989;112(Pt 6):1419–1428

17. Brex PA, Ciccarelli O, O'Riordan JI et al. A longitudinal study of abnormalities on MRI and disability from multiple sclerosis. N Engl J Med 2002;346:158–164

18. Agosta F, Rovaris M, Pagani E et al. Magnetization transfer MRI metrics predict the accumulation of disability 8 years later in patients with multiple sclerosis. Brain 2006;129(Pt 10):2620–2627

19. Bielekova B, Richert N, Howard T et al. Humanized anti-CD25 (daclizumab) inhibits disease activity in multiple sclerosis patients failing to respond to interferon beta. Proc Natl Acad Sci USA 2004;101:8705–8708

20. Kappos L, Antel J, Comi G et al. Oral fingolimod (FTY720) for relapsing multiple sclerosis. N Engl J Med 2006;355:1124–1140

21. Coles AJ, Cox A, Le Page E et al. The window of therapeutic opportunity in multiple sclerosis. Evidence from monoclonal antibody therapy. J Neurol 2005;27:27

22. Coles AJ, Wing M, Smith S et al. Pulsed monoclonal antibody treatment and autoimmune thyroid disease in multiple sclerosis. Lancet 1999;354:1691–1695

23. Loh Y, Oyama Y, Statkute L et al. Development of a secondary autoimmune disorder after hematopoietic stem cell transplantation for autoimmune diseases: role of conditioning regimen used? Blood 2007:109:2643–2648

24. Brodsky RA, Petri M, Smith BD et al. Immunoablative high-dose cyclophosphamide without stem-cell rescue for refractory, severe autoimmune disease. Ann Intern Med 1998;129:1031–1035

25. Gladstone DE, Zamkoff KW, Krupp L et al. High-dose cyclophosphamide for moderate to severe refractory multiple sclerosis. Arch Neurol 2006;63:1388–1393

26. Muraro PA, Douek DC. Renewing the T cell repertoire to arrest autoimmune aggression. Trends Immunol 2006;27:61–67

27. Karussis DM, Vourka-Karussis U, Lehmann D et al. Prevention and reversal of adoptively transferred, chronic relapsing experimental autoimmune encephalomyelitis with a single high dose cytoreductive treatment followed by syngeneic bone marrow transplantation. J Clin Invest 1993;92:765–772

28. Burt RK, Padilla J, Begolka WS et al. Effect of disease stage on clinical outcome after syngeneic bone marrow transplantation for relapsing experimental autoimmune encephalomyelitis. Blood 1998;91:2609–2616.

29. Nash RA, Bowen JD, McSweeney PA et al. High-dose immunosuppressive therapy and autologous peripheral blood stem cell transplantation for severe multiple sclerosis. Blood 2003;102:2364–2372

30. Oyama Y, Cohen B, Traynor A et al, Burt RK. Engraftment syndrome: a common cause for rash and fever following autologous hematopoietic stem cell transplantation for multiple sclerosis. Bone Marrow Transplant 2002;29:81–85

31. Mancardi GL, Saccardi R, Filippi M et al. Autologous hematopoietic stem cell transplantation suppresses Gd-enhanced MRI activity in MS. Neurology 2001;57:62–68

32. Saiz A, Carreras E, Berenguer J et al. MRI and CSF oligoclonal bands after autologous hematopoietic stem cell transplantation in MS. Neurology 2001;56:1084–1089

33. Saccardi R, Mancardi GL, Solari A et al. Autologous HSCT for severe progressive multiple sclerosis in a multicenter trial: impact on disease activity and quality of life. Blood 2005;105:2601–2607

34. Samijn JP, te Boekhorst PA, Mondria T et al. Intense T cell depletion followed by autologous bone marrow transplantation for severe multiple sclerosis. J Neurol Neurosurg Psychiatry 2006;77:46–50

35. Metz I, Lucchinetti CF, Openshaw H et al. Multiple sclerosis pathology after autologous stem cell transplantation: ongoing demyelination and neurodegeneration despite suppressed inflammation. Mult Scler 2006;12:S9

36. Burt RK, Cohen BA, Russell E et al. Hematopoietic stem cell transplantation for progressive multiple sclerosis: failure of a total body irradiation-based conditioning regimen to prevent disease progression in patients with high disability scores. Blood 2003;102:2373–2378

37. Saccardi R, Kozak T, Bocelli-Tyndall C et al. Autologous stem cell transplantation for progressive multiple sclerosis: update of the European group for blood and marrow transplantation auto immune diseases working party database. Mult Scler 2006;12:1–10

38. Comi G, Kappos L, Clanet M et al. Guidelines for autologous blood and marrow stem cell transplantation in multiple sclerosis: a consensus report written on behalf of the European Group for Blood and Marrow Transplantation and the European Charcot Foundation. BMT-MS Study Group. J Neurol 2000;247:376–382

39. McDonald WI, Compston A, Edan G et al. Recommended diagnostic criteria for multiple sclerosis: guidelines from the International Panel on the diagnosis of multiple sclerosis. Ann Neurol 2001;50:121–127

40. Inglese M, Mancardi GL, Pagani E et al. Brain tissue loss occurs after suppression of enhancement in patients with multiple sclerosis treated with autologous haematopoietic stem cell transplantation. J Neurol Neurosurg Psychiatry 2004;75:643–644

41. Chen JT, Collins DL, Atkins HL et al. Brain atrophy after immunoablation and stem cell transplantation in multiple sclerosis. Neurology 2006;66:1935–1937

42. McAllister LD, Beatty PG, Rose J. Allogeneic bone marrow transplant for chronic myelogenous leukemia in a patient with multiple sclerosis. Bone Marrow Transplant 1997;19:395–397

43. Fassas A, Anagnostopoulos A, Kazis A et al. Autologous stem cell transplantation in progressive multiple sclerosis – an interim analysis of efficacy. J Clin Immunol 2000;20:24–30

44. Kozak T, Havrdova E, Pit'ha J et al. High-dose immunosuppressive therapy with PBPC support in the treatment of poor risk multiple sclerosis. Bone Marrow Transplant

2000;20:24–30

44. Kozak T, Havrdova E, Pit'ha J et al. High-dose immunosuppressive therapy with PBPC support in the treatment of poor risk multiple sclerosis. Bone Marrow Transplant 2000;25:525–531

45. Fassas A, Passweg JR, Anagnostopoulos A et al. Hematopoietic stem cell transplantation for multiple sclerosis. A retrospective multicenter study. J Neurol 2002;249:1088–1097

46. Saiz A, Blanco Y, Carreras E et al. Clinical and MRI outcome after autologous hematopoietic stem cell transplantation in MS. Neurology 2004;62:282–284

47. Ni XS, Ouyang J, Zhu WH et al. Autologous hematopoietic stem cell transplantation for progressive multiple sclerosis: report of efficacy and safety at three years of follow up in 21 patients. Clin Transplant 2006;20:485–489

48. Charles C, Clements P, Furst DE. Systemic sclerosis: hypothesis-driven treatment strategies. Lancet 2006;367:1683–1691

49. Baroni SS, Santillo M, Bevilacqua F et al. Stimulatory autoantibodies to the PDGF receptor in systemic sclerosis. N Engl J Med 2006;354:2667–2676

50. Trad S, Amoura Z, Beigelman C et al. Pulmonary arterial hypertension is a major mortality factor in diffuse systemic sclerosis, independent of interstitial lung disease. Arthritis Rheum 2006;54:184–191

51. Furst DE, Clements PJ. D-penicillamine is not an effective treatment in systemic sclerosis. Scand J Rheumatol 2001;30:189–191

52. Pope JE, Bellamy N, Seibold JR et al. A randomized, controlled trial of methotrexate versus placebo in early diffuse scleroderma. Arthritis Rheum 2001;44:1351–1358

53. Tashkin DP, Elashoff R, Clements PJ et al. Cyclophosphamide versus placebo in scleroderma lung disease. N Engl J Med 2006;354:2655–2666

54. Hoyles RK, Ellis RW, Wellsbury J et al. A multicenter, prospective, randomized, double-blind, placebo-controlled trial of corticosteroids and intravenous cyclophosphamide followed by oral azathioprine for the treatment of pulmonary fibrosis in scleroderma. Arthritis Rheum 2006;54:3962–3970

55. Williams MH, Das C, Handler CE et al. Systemic sclerosis associated pulmonary hypertension: improved survival in the current era. Heart 2006;92:926–932

56. Tyndall A, Black C, Finke J et al. Treatment of systemic sclerosis with autologous haemopoietic stem cell transplantation. Lancet 1997;349:254

57. Komatsuda A, Kawabata Y, Horiuchi T et al. Successful autologous peripheral blood stem cell transplantation using thiotepa in a patient with systemic sclerosis and cardiac involvement. Tohoku J Exp Med 2006;209:61–67

58. Miniati I, Saccardi R, Pagliai F et al. [The treatment of diffuse cutaneous systemic sclerosis with autologous hemopoietic stem cells transplantation (HSCT): our experience on 2 cases.] Reumatismo 2005;57:277–282

59. Tsukamoto H, Nagafuji K, Horiuchi T et al. A phase I-II trial of autologous peripheral blood stem cell transplantation in the treatment of refractory autoimmune disease. Ann Rheum Dis 2006;65:508–514

60. Farge D, Passweg J, van Laar JM et al. Autologous stem cell transplantation in the treatment of systemic sclerosis: report from the EBMT/EULAR Registry. Ann Rheum Dis 2004;63:974–981

61. McSweeney PA, Nash RA, Sullivan KM et al. High-dose immunosuppressive therapy for severe systemic sclerosis: initial outcomes. Blood 2002;100:1602–1610

62. Farge D, Marolleau JP, Zohar S et al. Autologous bone marrow transplantation in the treatment of refractory systemic sclerosis: early results from a French multicentre phase I-II study. Br J Haematol 2002;119:726–739

63. van Laar JM, McSweeney PA. High-dose immunosuppressive therapy and autologous progenitor cell transplantation for systemic sclerosis. Best Pract Res Clin Haematol 2004;17:233–245

64. van Laar JM, Farge D, Tyndall A. Autologous Stem cell Transplantation International Scleroderma (ASTIS) trial: hope on the horizon for patients with severe systemic sclerosis. Ann Rheum Dis 2005;64:1515

65. Nash RA, McSweeney PA, Nelson JL et al. Allogeneic marrow transplantation in patients with severe systemic sclerosis: resolution of dermal fibrosis. Arthritis Rheum 2006;54:1982–1986

66. Myllykangas-Luosujarvi RA, Aho K, Isomaki HA. Mortality in rheumatoid arthritis. Semin Arthritis Rheum 1995;25:193–202

67. Borchers AT, Selmi C, Cheema G et al. Juvenile idiopathic arthritis. Autoimmun Rev 2006;5:279–298

68. Choy EH, Panayi GS. Cytokine pathways and joint inflammation in rheumatoid arthritis. N Engl J Med 2001;344:907–916

69. Savage C, St Clair EW. New therapeutics in rheumatoid arthritis. Rheum Dis Clin North Am 2006;32:57–74

70. Euler HH, Marmont AM, Bacigalupo A et al. Early recurrence or persistence of autoimmune diseases after unmanipulated autologous stem cell transplantation. Blood 1996;88:3621–3625

71. Cooley HM, Snowden JA, Grigg AP, Wicks IP. Outcome of rheumatoid arthritis and psoriasis following autologous stem cell transplantation for hematologic malignancy. Arthritis Rheum 1997;40:1712–1715

72. McKendry RJ, Huebsch L, Leclair B. Progression of rheumatoid arthritis following bone marrow transplantation. A case report with a 13-year followup. Arthritis Rheum 1996;39:1246–1253

73. Burt RK, Fassas A, Snowden J et al. Collection of hematopoietic stem cells from patients with autoimmune diseases. Bone Marrow Transplant 2001;28:1–12

74. Moore J, Brooks P, Milliken S et al. A pilot randomized trial comparing CD34-selected versus unmanipulated hemopoietic stem cell transplantation for severe, refractory rheumatoid arthritis. Arthritis Rheum 2002;46:2301–2309

75. Joske DJ, Ma DT, Langlands DR, Owen ET. Autologous bone-marrow transplantation for rheumatoid arthritis. Lancet 1997;350:337–338

76. Durez P, Toungouz M, Schandene L et al. Remission and immune reconstitution after T-cell-depleted stem-cell transplantation for rheumatoid arthritis. Lancet 1998;352:881

77. Burt RK, Traynor AE, Pope R et al. Treatment of autoimmune disease by intense immunosuppressive conditioning and autologous hematopoietic stem cell transplantation. Blood 1998;92:3505–3514

78. Snowden JA, Biggs JC, Milliken ST et al. A phase I/II dose escalation study of intensified cyclophosphamide and autologous blood stem cell rescue in severe, active rheumatoid arthritis. Arthritis Rheum 1999;42:2286–2292

79. Lowenthal RM, Graham SR. Does hemopoietic stem cell transplantation have a role in treatment of severe rheumatoid arthritis? J Clin Immunol 2000;20:17–23

80. Verburg RJ, Toes RE, Fibbe WE et al. High dose chemotherapy and autologous hematopoietic stem cell transplantation for rheumatoid arthritis: a review. Hum Immunol 2002;63:627–637

81. Bingham SJ, Snowden J, McGonagle D et al. Autologous stem cell transplantation for rheumatoid arthritis – interim report of 6 patients. J Rheumatol 2001;64(suppl):21–24

82. Pavletic SZ, Odell JR, Pirruccello SJ et al. Intensive immunoablation and autologous blood stem cell transplantation in patients with refractory rheumatoid arthritis: the University of Nebraska experience. J Rheumatol 2001;64(suppl):13–20

83. Verburg RJ, Sont JK, van Laar JM. Reduction of joint damage in severe rheumatoid arthritis by high-dose chemotherapy and autologous stem cell transplantation. Arthritis Rheum 2005;52:421–424

84. Snowden JA, Passweg J, Moore JJ et al. Autologous hemopoietic stem cell transplantation in severe rheumatoid arthritis: a report from the EBMT and ABMTR. J Rheumatol 2004;31:482–488

85. Moore J, Ma D, Will R et al. A phase II study of Rituximab in rheumatoid arthritis patients with recurrent disease following haematopoietic stem cell transplantation. Bone Marrow Transplant 2004;34:241–247

86. Verburg RJ, Sont JK, Vliet Vlieland TP et al. High dose chemotherapy followed by autologous peripheral blood stem cell transplantation or conventional pharmacologic treatment for refractory rheumatoid arthritis? A Markov decision analysis. J Rheumatol 2001;28:719–727

87. De Kleer IM, Brinkman DM, Ferster A et al. Autologous stem cell transplantation for refractory juvenile idiopathic arthritis: analysis of clinical effects, mortality, and transplant related morbidity. Ann Rheum Dis 2004;63:1318–1326

88. Burt RK, Oyama Y, Verda L et al. Induction of remission of severe and refractory rheumatoid arthritis by allogeneic mixed chimerism. Arthritis Rheum 2004;50:2466–2470

89. Deapen D, Escalante A, Weinrib L et al. A revised estimate of twin concordance in systemic lupus erythematosus. Arthritis Rheum 1992;35:311–318

90. Urowitz MB, Gladman DD, Abu-Shakra M, Farewell VT. Mortality studies in systemic lupus erythematosus. Results from a single center. III. Improved survival over 24 years. J Rheumatol 1997;24:1061–1065

91. Rus V, Hochberg.MC. The epidemiology of systemic lupus erythematosus. In: Wallace DJ, Hahn BH (eds) Dubois' lupus erythematosus, 6th edn. Lippincott Williams and Wilkins, Philadelphia, 2002:65–86

92. Trager J, Ward MM. Mortality and causes of death in systemic lupus erythematosus. Curr Opin Rheumatol 2001;13:345–351

93. Pryor BD, Bologna SG, Kahl LE. Risk factors for serious infection during treatment with cyclophosphamide and high-dose corticosteroids for systemic lupus erythematosus. Arthritis Rheum 1996;39:1475–1482

94. Boumpas DT, Austin HA, Vaughn EM et al. Controlled trial of pulse methylprednisolone versus two regimens of pulse cyclophosphamide in severe lupus nephritis. Lancet 1992;340:741–745

95. Contreras G, Pardo V, Leclercq B et al. Sequential therapies for proliferative lupus nephritis. 2004;350:971–980

96. Ginzler EM, Dooley MA, Aranow C et al. Mycophenolate mofetil or intravenous cyclophosphamide for lupus nephritis. N Engl J Med 2005;353:2219–2228

97. Gourley MF, Austin HA, III, Scott D et al. Methylprednisolone and cyclophosphamide, alone or in combination, in patients with lupus nephritis. A randomized, controlled trial. Ann Intern Med 1996;125:549–557

98. Houssiau FA, Vasconcelos C, D'Cruz D et al. Immunosuppressive therapy in lupus nephritis: the Euro-Lupus Nephritis Trial, a randomized trial of low-dose versus high-dose intravenous cyclophosphamide. Arthritis Rheum 2002;46:2121–2131

99. Boumpas DT, Austin HA, Fessler BJ et al. Systemic lupus erythematosus: emerging concepts. Part 1: Renal, neuropsychiatric, cardiovascular, pulmonary, and hematologic disease. Ann Intern Med 1995;122:940–950

100. Boumpas DT, Austin HA, Fessler BJ et al. Systemic lupus erythematosus: emerging concepts. Part 1: Renal, neuropsychiatric, cardiovascular, pulmonary, and hematologic disease. Ann Intern Med 1995;122:940–950

101. Boumpas DT, Austin HA, Vaughan EM et al. Risk for sustained amenorrhea in patients with systemic lupus erythematosus receiving intermittent pulse cyclophosphamide therapy. Ann Intern Med 1993;119:366–369

102. Illei GG, Austin HA, Crane M et al. Combination therapy with pulse cyclophosphamide plus pulse methylprednisolone improves long-term renal outcome without adding toxicity in patients with lupus nephritis. Ann Intern Med 2001;135:248–257

103. Illei GG, Takada K, Parkin D et al. Renal flares are common in patients with severe proliferative lupus nephritis treated with pulse immunosuppressive therapy: long-term followup of a cohort of 145 patients participating in randomized controlled studies. Arthritis Rheum 2002;46:995–1002

104. Lipsky PE. Systemic lupus erythematosus: an autoimmune disease of B cell hyperactivity. Nat Immunol 2001;2:764–766

105. Shlomchik MJ, Craft JE, Mamula MJ. From T to B and back again: positive feedback in systemic autoimmune disease. Nat Rev Immunol 2001;1:147–153

106. Pavletic SZ, Illei GG. The role of immune ablation and stem cell transplantation in severe SLE. Best Pract Res Clin Rheumatol 2005;19:839–858

107. Jayne D, Passweg J, Marmont A et al. Autologous stem cell transplantation for systemic lupus erythematosus. Lupus 2004;13:168–176

108. Burt RK, Traynor A, Statkute L et al. Nonmyeloablative hematopoietic stem cell transplantation for systemic lupus erythematosus. JAMA 2006;295:527–535

109. Pavletic SZ. Nonmyeloablative allogeneic hematopoietic stem cell transplantation for autoimmune disease. Arthritis Rheum 2004;50:2387–2390

110. Ikehara S, Good RA, Nakamura T et al. Rationale for bone marrow transplantation in the treatment of autoimmune diseases. Proc Natl Acad Sci USA 1985;82:2483–2487

111. Jones OY, Steele A, Jones JM et al. Nonmyeloablative bone marrow transplantation of BXSB lupus mice using fully matched allogeneic donor cells from green fluorescent protein transgenic mice. J Immunol 2004;172:5415–5419

112. Gur-Lavi M. Long-term remission with allogeneic bone marrow transplantation in systemic lupus erythematosus. Arthritis Rheum 1999;42:1777

113. Khorshid O, Hosing C, Bibawi S et al. Nonmyeloablative stem cell transplant in a patient

with advanced systemic sclerosis and systemic lupus erythematosus. J Rheumatol 2004;31:2513–2516

114. Olalla JI, Ortin M, Hermida G et al. Disappearance of lupus anticoagulant after allogeneic bone marrow transplantation. Bone Marrow Transplant 1999;23:83–85

115. Lu Q, Lu L, Niu X et al. Non-myeloablative allogeneic stem cell transplant in a patient with refractory systemic lupus erythematosus. Bone Marrow Transplant 2006;37: 979–981

第 3 篇　移植准备

PART

3

Samar Kulkarni，Jennifer Treleaven

第20章

病例的选择：前期访谈，患者及供者的筛选

引言

过去30多年，造血干细胞移植（hematopoietic stem cell transplantation，HSCT）领域发展迅速，从最初在高危、晚期恶性疾病中的尝试失败，到目前已经常规应用于各种疾病的早期阶段，以期获得治愈。正如前面章节所述，干细胞移植也逐渐用于治疗一些非恶性疾病，这类疾病如果不能治愈，病情将严重恶化，甚至死亡。随着对大剂量放化疗相关问题的深入理解以及支持治疗的改进，移植技术不断进展，减少了移植相关问题的发生，这主要归功于更好的抗生素、抗真菌及抗病毒药物，更多的控制移植物抗宿主病（graft-versus-host disease，GVHD）的药物以及血制品支持水平的提高。

但是，尽管取得了上述这些进步，异基因造血干细胞移植仍然存在着严重的移植相关并发症及死亡率，而移植失败的主要原因仍然是原发病复发、GVHD及其并发症、肺部感染，仍与20世纪七八十年代Thomas等描述的基本一致[1,2]。在异基因造血干细胞移植中，相当一部分患者可能会死于移植相关并发症，这依赖于个体的危险因素，包括受者年龄较大、供受者之间人类白细胞抗原（HLA）不合的程度、先前治疗量及疾病分期，这些因素都被认为与预后相关[3-5]。对于考虑接受移植的患者，应该对可能发生的一系列并发症向其作一个客观的、积极的解释，而不能因患者恐惧而放弃这一可能挽救生命的治疗措施。

自体造血干细胞移植的相关死亡率已经降至5%左右，而且与诸如患者自身状态等多种因素密切相关，但是也不能忽视，尽管抗生素治疗不断进展，一个前期治疗强度并不大的相对合适的患者，若移植过程中出现粒细胞缺乏的状态，也可能死于严重的败血症。因此患者应该被告知可能的并发症。

一般来说，传统强度预处理的异基因造血干细胞移植不推荐用于年龄大于55岁的患者，因为对于55岁以上的患者来说，移植的并发症明显增加。这就导致需要做移植的患者数量与能够接受移植的患者数量之间存在明显差异。以前，对于这样一些患者，自体移植可能是唯一的治疗选择，但最近非清髓或减低强度（RIC）预处理的异基因造血干细胞移植已经很常见。这就让很多老年患者及伴发高危疾病的患者可以接受异基因移植，也就可能获益于自体移植中是不存在的移植物抗肿瘤效应。

外周血干细胞和骨髓移植对人体损伤很大，即使对低危患者来说，也不敢保证能获得好的预后，而且移植费用非常昂贵。因此，对于每一个患者准备移植的恰当性都应该认真评价，充分考虑其所有的危险因素，这样客观地评估才可能带来成功的机会，这一点是非常重要的。

本章概述了目前我们对如下问题的理解：自体及异基因造血干细胞移植患者的合理选择；异基因移植的供者选择，讨论了在异基因移植实施前与患者、供者谈话时应涉及的问题，列举了供、受者移植前应做的检查。表20.1概括了拟行外周血干细胞或骨髓移植的患者移植前的全盘考虑并列举了最为重要的问题。

病例选择

移植类型

根据所患疾病特点，被认为适合进行干细胞移植的患者大概可以分为3组：

1. 适合选择清髓预处理方案的患者
2. 适合选择非清髓或减低强度预处理方案的

表 20.1 拟行外周血干细胞或骨髓移植患者移植前的全盘考虑

1. 移植是否是目前条件下最好的选择?
2. 是否存在明显的移植禁忌证(如年龄、身体状态、并发症等)?
3. 更适合选择自体移植还是异基因移植?
4. 如果更适合做异基因移植,是否有合适的 HLA 相合的供者?
5. 如果还没有获得供者的信息,那么:
   a. 是否已经安排家庭成员做 HLA 配型?
   b. 是否已经开始寻找无关供者的准备工作?
6. 如果更适合做自体移植或者没有找到异基因供者,那么:
   a. 细胞是否已采集?
   b. 什么时候采集?
   c. 外周血干细胞还是骨髓?
   d. 如何动员外周血干细胞?
   e. 净化/分选还是不处理?
7. 如果更适合做异基因移植而且有供者,那么:
   a. 选择外周血干细胞还是骨髓?
   b. 清髓还是非清髓预处理?
   c. 选择什么 GVHD 预防方案?
8. 什么时候进行移植?
9. 采用什么预处理方案?

选自 Menta 和 Singhal 的文章[90]

患者

3. 适合选择自体移植的患者

总体上来说,如果认为所患疾病易受移植物抗肿瘤效应的影响,那么通常选择异基因移植更合适。与自体移植相比,异基因移植生存者的疾病复发的可能性更小,但有更明显的移植相关并发症及死亡率。而对于骨髓衰竭综合征(如再生障碍性贫血)、免疫缺陷疾病以及先天性代谢缺陷病(如黏多糖贮积症)等疾病,异基因移植是唯一的移植治疗选择。

一旦考虑进行异基因移植,就必须尽快确定一个合适的异基因供者,HLA 相合同胞或是无关供者。如果患者没有合适的异基因供者,而且有证据表明所患疾病能够从自体移植获益,那么患者就可以考虑进行自体造血干细胞移植。事实上,对于某些疾病来说,自体移植可能是更好的移植方式。例如,多发性骨髓瘤的患者诊断时往往年龄偏大,在大剂量美法仑的预处理之后接受自体造血干细胞移植的结果可能更为有利[6,7]。而对于年轻的骨髓瘤患者,如果能找到合适供者,可以考虑异基因移植。

另外还有一个非常重要的问题至今没有明确答案,那就是对于有条件接受清髓性移植的患者来说,如果接受 RIC 或非清髓移植(NMT),结果是否类似于或优于清髓性异基因移植。理论上说,在这部分患者中,通过减少治疗相关死亡率,同时如果能够产生很强的移植物抗肿瘤效应,总体结果应该更好。但是,目前还缺乏可以回答这一问题的有力证据。

患者年龄

如前所述,年龄超过 55 岁的患者,一般不推荐进行清髓性预处理的移植,这部分患者的移植相关死亡率明显高于较之年轻的患者。国际骨髓移植登记处(IBMTR)的数据明确表明[8-9],移植相关并发症及死亡率(TRM)都随着患者年龄的增长而增加。因此,年龄在 55 岁以上的患者是减低强度预处理移植的选择对象,而且这种移植已经成功实施于 70 岁的患者。尽管如此,我们还必须承认,虽然减低强度或非清髓移植已经扩大了可以接受移植的患者的数目及年龄组,但仍然存在相当大的毒性,而且,至今还没有随机研究可以明确这类移植在恶性肿瘤中的作用。

疾病类型

随着其他治疗手段的发展,那些需要移植治疗的疾病范围必须不断地评价和完善。例如,由于酪氨酸激酶抑制剂(TKIs)的出现[10],慢性粒细胞白血病患者中需要做异基因移植的越来越少,只有在患者对伊马替尼及更新的 TKIs 不再有反应的时候,或是由于疾病的突变有所改变以至于患者对目前所有的 TKIs 均已耐药的时候,才常规考虑进行异基因移植。欧洲癌症研究与治疗组织(EORTC)及欧洲骨髓移植登记处(EBMT)总结了目前有关异基因移植的数据,以此作为确定适应证的基础[11-13]。这是一个有意义的开端,但如前所述,治疗决策必须针对不同患者的情况而具体化,充分考虑可能影响移植成功的所有因素。对于血液系统及免疫系统疾病的移植适应证在第三至十九章已经详述。

疾病分期

如果在完全缓解期进行清髓性移植效果会更好[14,15]，而且已经明确，在第一次完全缓解期（CR）做移植的效果优于其他后续缓解期。这可能是由于早期治疗以及后续耐药细胞的出现。

并发症及身体状况

为了最大程度地减少移植后并发症及死亡率，移植前最佳的器官功能状态是必要的条件。那些接受 RIC 移植的老年患者并发与年龄相关的不同疾病的可能性更大，从而影响移植过程。因此，如果能有一个预测移植后结果的评价方法，会是非常有用的。目前已经设计了不同的标准来评价移植患者的并发症[4]。而且有趣的是，预测性并不受是否是同胞供者还是无关供者的影响。

并发症指数对于特定肿瘤可能是重要的预测指标[4]，对于高危患者也如此，比如清髓性移植失败后再次接受 NMT/RIC 移植的患者[16]。另一个广泛应用的简单方法是身体状况的判断。Artz 等的初步研究表明[3]，结合身体状况及并发症指标的预测性强于单独依靠并发症指标。但是，多数数据都是回顾性的，更完善的指标还有待于确定。并发症指标除了可以判定患者的风险，可能还有助于调整特殊情况下的治疗措施。比较不同研究的数据也是有帮助的，在这一领域还需要进行前瞻性的研究。

器官功能评价

肝

HSCT 以后的肝功能损害明显增加死亡率。肝功能损害的早期结果包括：水肿 / 腹水、低蛋白血症、凝血障碍、出血危险、药物代谢异常以及静脉闭塞症的发生，而后期的结局就是肝纤维化、肝硬化及肝细胞癌。针对所有计划 HSCT 的患者，都应该考虑可能影响肝功能的相关因素，包括：先前的病毒性肝炎、酒精的摄入、药物使用情况、门脉高压的征兆或者肝病家族史。每一位患者都应该进行体格检查，判断是否存在肝脾肿大以及肝功能异常的指征，如黄疸、腹水、水肿、蜘蛛痣及男性乳房发育。

常用的肝功能检查包括：血清胆红素、血清白蛋白、凝血试验、碱性磷酸酶、乳酸脱氢酶、谷丙转氨酶、谷草转氨酶以及谷氨酰转肽酶。已经证实，移植前肝功能异常与移植后的肝功能不全是相关的[17-18]，而且血清铁蛋白水平的升高与移植结果呈负相关[19-20]。对于某些患者，如果肝功能检查表明存在严重的肝功能不全，就需要进行 CT 扫描、多普勒超声甚至肝组织活检。如果想了解更多细节，可以参考 Carreras 发表的精彩综述[21]。

心脏

在 HSCT 患者中，直接由于心脏事件死亡的并不常见[22-23]，可能是因为移植的患者一般都是相对年轻的。不过，由于 NMT/RIC 移植正用于年龄较大的患者，他们患有心脏疾病的可能性更大。HSCT 造成心脏压力的不同机制包括：贫血、液体超负荷、化疗、脓毒症以及心律失常[24-26]。下列患者可能存在心脏问题的特殊危险：先前使用过蒽环类药物的患者，并发淀粉样变性、系统性硬化、自身免疫性疾病、血红蛋白病、贮积病或是先前有过心肌梗死病史的患者。目前还没有标准的、普遍接受的移植前心脏评价策略，不过一般认为，射血分数 40% 以上的患者应该有进行 HSCT 足够的储备[27]。最近几年，包括肌钙蛋白及 N 末端脑钠尿肽前体在内的生物化学指标可以提示心肌损害，而且与移植后风险增加相关[28-29]。最近发表的一篇综述非常详尽地讨论了移植前心脏功能的评估[30]。

肺

HSCT 前一般常规进行肺功能评估，包括标准的肺功能检查（PFT）及弥散功能检查（DLCO），而 PFT 或 DLCO 障碍的患者一般认为不适合进行清髓性移植。很少有研究评价 HSCT 前 PFT/DLCO 对死亡率的影响。Crawford 和 Fisher[31] 发现 DLCO 异常（参考值 > 80%）及肺泡 - 动脉氧气压力差超过 20mmHg 是 TRM 的独立相关因素，其他人也报道过类似的结果[32]。遗憾的是，目前还没有确定 HSCT 所要求的肺功能的最低标准，如果低于这个水平，HSCT 将很难进行。因此，应该考虑其他合并症以评价移植患者。

肾

HSCT 后，30% ~ 40% 的患者会出现肾功能损害，主要原因包括：药物毒性、脓毒症及放射性肾炎，另一个重要但不常见的原因是溶血性尿毒综合征。多因素分析显示，SCT 后肾功能不全的程度与 TRM 密切相关[33-34]。

与实体器官移植相比，HSCT 后慢性肾功能不全并不常见，主要是因为一般在 HSCT 后 6 个月时就停服环孢霉素 A。Gronroos 等发现[35]，儿童患者 HSCT 后 1 年时，肾小球滤过率（GFR）及有效肾血流量（ERPF）都明显减少，移植后 1 年、3 年和 7 年时出现肾功能不全的患者分别是 41%、31% 和 11%，而且 3 年时 GFR 轻微恢复，但 ERPF 没有改变。Miralbell 等也报道了类似的结果[36]。

已经表明，移植前血清肌酐高与慢性肾功能不全相关[37]，而移植前评价肾功能的最常用的指标是血清肌酐以及通过乙二胺四乙酸（EDTA）清除率估计的肾肌酐清除率。这也有助于决定预处理化疗药物的剂量，特别是用于 RIC/NMT 的氟达拉滨，这也有助于确定哪些患者可能受益于药物剂量减少，避免可能引起肾毒性的药物，以及采取诸如体液置换和碱化尿液的预防措施。

病毒感染

对于患者及其供者来说，判断目前是否存在病毒感染或是既往病毒感染史都是非常重要的。多年来，在病毒感染的治疗方面取得了明显的发展，特别是巨细胞病毒（CMV）的再激活。HSCT 前病毒学检查的目的是避免那些感染过特定病毒的供者，确定供者 / 患者病毒感染情况的最佳组合，确定那些 HSCT 后病毒再激活的风险较高的患者。对于大多数病毒，可以采用血清学方法来确定之前的感染史。抗体的类型，IgG 还是 IgM，有助于判定是之前还是新近感染。第 42 章更全面地评述了目前在干细胞移植中有关病毒的情况。

人免疫缺陷病毒（HIV）

HIV 阳性是 HSCT 的禁忌证，但是到目前为止很少有病例报道，而且随访时间很短[38-41]。因为自体移植需要的免疫抑制相对较轻，对于 HIV 阳性的患者进行自体移植，情况可能会好一些[40]。禁止 HIV 阳性者作为供者。

人类 T 淋巴瘤病毒（HTLV-1 和 HTLV-2）

HTLV-1 是与成人 T 淋巴细胞白血病 / 淋巴瘤（ATLL）是相关的，减低强度的异基因 HSCT 已经成功用于治疗这类情况[42-44]。应避免选择 HTLV-1 阳性的供者，而且禁止 HTLV-2 阳性者作为供者[45]。

巨细胞病毒

对于血清学阴性的患者，理想的是有血清学阴性的供者，因为用血清学阳性的供者会增加 CMV 再激活的风险。而对于 CMV 血清学阳性的患者，相关数据是有争议的，一个大规模研究表明，采用血清学阳性的供者是有好处的[46]，特别是无关供者移植中，但是也有其他研究发现用 CMV 阳性的供者并没有生存优势[47,48]。

单纯疱疹病毒（HSV）

HSV 再激活在 HSCT 后是很普遍的，但是自从 20 世纪 80 年代阿昔洛韦的使用以来[49]，这已经不是严重问题，特别是很多中心使用阿昔洛韦或缬昔洛韦来预防[50]。因此，供者的 HSV 感染情况并不至关重要，因为即使出现感染的征象，患者也很容易治愈。

EB 病毒（EBV）

已知 EB 病毒与移植后的淋巴组织增生性疾病（PTLD）相关[51-52]，在 HSCT 中的发生率明显低于实体器官移植（1% 与 > 10%）[53]，而无关供者、HLA 不相合供者或是去 T 细胞的 HSCT 的发生率较高[54]。对 HSCT 患者及供者都推荐进行 EBV 血清学检测。

水痘 - 带状疱疹病毒（VZV）

在特定情况下，患者的 VZV 血清学检查非常有用。如果血清学阴性的患者暴露于外界的 VZV，预防性使用人免疫球蛋白及抗病毒的预防措施是有益的，而且由于抗体滴度会随时间逐渐降低，因此了解长期生存者的 VZV 血清学状态也是有益的[55-56]。

肝炎病毒

输血传染的病毒性肝炎目前已经很少见了，但在世界某些地区，乙型肝炎病毒阳性率高达 30%[57]，文献报道丙型肝炎病毒的阳性率类似[17,58-59]。

乙型肝炎病毒（HBV）

评估乙肝病毒状况的检查包括：乙肝表面抗原（HBsAg）、乙肝e抗原（HbeAg）、乙肝核心抗体（anti-HBc）（IgM/IgG）、乙肝表面抗体（anti-HBs）、乙肝e抗体（anti-HBe）和乙肝病毒DNA。可以通过抗原和抗体的检查来确定患者的病毒状态，这不仅可以预测是否存在增加肝并发症的风险，也判断哪类患者应该接受预防性抗病毒治疗[60-62]。如果患者并发活动性肝炎[肝功能检查异常（LFTs）]，那么延迟移植可能更安全。

对于乙肝病毒DNA阳性的患者及存在核前突变的患者（HBeAg-、抗-HBe+、HBV-DNA+），应该给予预防性抗病毒治疗，而对于HBsAg阳性但没有肝功能异常的患者，HSCT并不是禁忌证。对于HBsAg阴性但抗-HBc及抗-HBs均阳性的患者，建议进行乙肝病毒DNA检查，如果检查结果变为阳性，就应该开始抗病毒治疗[63,64]。供者也建议进行疫苗接种[59]。

HBsAg+供者传播病毒的情况很常见，因此如果可能的话应选用其他供者。如果只有一个乙肝病毒DNA阳性的供者，在捐赠干细胞前应对供者进行抗病毒治疗，或者HSCT后监测患者的HBV-DNA，一旦变为阳性即开始抗病毒治疗[60]。如果患者anti-HBc阳性或anti-HBs阳性而HbeAg及HBV-DNA均阴性，是不可能传播感染的。

丙型肝炎病毒（HCV）

常规血清学检测并不足以排除丙型肝炎病毒感染，因此采用聚合酶链反应（PCR）的方法进行病毒血症的检测。HCV-DNA阳性的患者，同时存在肝功能异常，肝活检有明显的纤维化，如果接受清髓性移植可能会引起高的移植相关死亡率[61,62]，因此，应其探索他治疗方法。合并HCV感染的长期生存者中25%会在SCT后发展至肝硬化，因此需要进行长期随访[65]。HCV-DNA阳性但肝功能正常的患者并不是移植的禁忌。但是，HCV-DNA阳性供者应该是禁忌，因为这种情况下几乎所有病例都会发生HCV的传播[66]。

其他病毒

对于有症状的患者或供者，可能应该进行其他病毒的检测，包括呼吸道合胞病毒（RSV）[67]、腺病毒[68]或西尼罗河病毒。不过并不推荐作为常规检测。

表20.2和20.3列举了移植前患者及可能的供者应进行的常规检查。

最初的会谈、提供信息及知情同意过程

计划接受移植的患者应该予以充足的准备，这是非常重要的。利用针对不同恶性肿瘤的风险评估体系，就可能在治疗早期阶段即确定可能进行移植的候选患者。这样，移植团队就可以开始为患者提供信息，从而使患者有足够的时间来吸收和评估信息，并以此作出知情决定。这样还可以使患者有时间确定他或她个人所关注的问题以及可以解决的任何特殊问题。

详细的病史非常重要，应该包括吸烟、饮酒、消遣性毒品的使用、长期用药、既往疾病、感染和

表20.2　HSCT受者应进行的常规检查程序

1. 组织配型
2. ABO血型及利用抗体检测Rh血型
3. 全血细胞计数
4. 凝血功能检查
5. 尿素及电解质
6. 肌酐清除率
7. 肝功能检查
8. 血糖
9. 胸部X线
10. 心电图及MUGA扫描
11. 骨髓穿刺及活检
12. 耐甲氧西林金黄色葡萄球菌（MRSA）、艰难梭菌（C.diff）及万古霉素耐药肠球菌（VRE）的筛查
13. 病毒筛查：CMV、EBV、HBV（HBsAg）、HCV、HIV、HSV、VZV
14. 梅毒筛查（VDRL、TPHA法）
15. 弓形虫筛查
16. 心脏功能评价
17. 肾功能评价
18. 肺功能检查
19. 牙科检查
20. 完成疾病再分期

表 20.3 移植前供者的检查

1. 血型及抗体筛查
2. 凝血功能检查
3. 全血细胞计数
4. 组织配型
5. 肝功能检查
6. 妊娠试验
7. 尿素及肌酐
8. 梅毒（VDRL）
9. 病毒的血清学检查：CMV、EBV、HBV（HBsAg）、HCV、HIV、HSV、VZV
10. 胸部 X 线
11. 心电图

在特定情况下

12. 细胞遗传学研究（染色体脆性）
13. 骨髓检查
14. 超声心动图和（或）MUGA 扫描
15. 血红蛋白电泳
16. 肺功能检查
17. 镰状细胞试验
18. 弓形虫滴度

过敏史，因为所有这些因素都可以影响移植结果[69]。会谈应在舒适、无威胁的环境中进行。还应该记住一点，相对于一直在准备进行移植的医院接受所有初始治疗的患者来说，从别处来寻求移植的患者可能会更紧张、更不能完全理解获得的信息。如果可能，一名护理移植的协调员应该在场，可以给患者提供更多的信息和支持，特别是关于诸如饮食限制及探视等问题。"移植会谈"应该涵盖以下主题。

预期治疗的性质

HSCT 是高强度的治疗方式，20% ~ 50% 的患者可能会发生致死性的结果。计划接受 HSCT 的患者应该知道选择这种特殊治疗方式的理由、可能预期的结果以及其他选择。利用来自文献的统计资料和数据可能不会有助于某个人做出决定，但确实有助于患者的决策过程更容易一些。

在最初的会谈中最重要的部分是解释移植程序的确切性质。由于大部分患者的医疗术语知识有限，因此以非医学术语的方式简化讨论总是非常有帮助的。可以到一些网站获取适当的信息，而且大部分机构还印发书面文件及宣传册以告知患者有关移植的问题。他们可能也有自己的，个性化的书面资料。这有利于患者了解按时间顺序将会发生什么事情。此外，讨论还应包括用于预处理的药物、全身照射的剂量和计划、移植前及移植后免疫抑制的描述、其他需要用到的措施（如阿仑单抗）。

副作用

对急性副作用的讨论应包括每一个的时间模式、严重程度和预计持续时间。让患者知道将会采取什么措施来预防和治疗副作用是有益的。大多数患者在之前的诱导治疗过程中都将经历常见的早期副作用如恶心、呕吐和腹泻。同样，在之前的治疗过程中还将发生骨髓抑制和感染。病毒性感染，特别是巨细胞病毒再激活可能发生在骨髓造血恢复之后，因此患者可能需要在首次出院后接受良好的治疗。

应该告知患者，严重的黏膜炎可能会导致摄入不足，因此可能需要肠内或肠外营养支持。关于GVHD 的讨论应该包括对临床表现的解释、严重程度评分及治疗方案。有必要让患者知道，GVHD 的初期发展可能会出现在第一个月之后，应根据症状和体征的发展寻求及时的医疗支持。另外，相关的治疗方案和副作用也应予以解释。

患者还应被告知有关静脉闭塞病的临床症状、检查和治疗方法，并应该知道有必要接受预防性抗生素及卡氏肺囊虫的预防措施。应该尽可能对每个患者给出其发生致死性器功能不全的总体评估。

长期并发症

讨论第 46 章所涵盖的后期和长期并发症的可能性也是同样重要的。患者应该知道，特别是在清髓性移植之后，他们很可能很长一段时间处于免疫缺陷状态，余生会脾功能不全。在清髓性移植之后不孕不育几乎是不可避免的，而 NMT/RIC 的相关数据还没有。

住院时间

患者应该认识到，他们最初的住院时间可能在6周以上，而且许多患者在首次出院后需要 2 ~ 3 次再入院。如果患者需要隔离护理，那么有关隔离的确切性质、期间实施的探视规定及限制，应予以解释。身体恢复至少需要 6 个月的时间，某些患者可能需要一年以上，在此期间患者不可能工作，这会严重影响家庭经济状况。患者应该提供他们可以联系以寻求帮助的有关机构的资料。

供者选择

HLA 相合程度

供、受体之间 HLA 的相合程度是决定造血干细胞移植的总体成功率及移植后死亡风险的最重要的因素。有关 HLA 分型及相合情况在第 23 章讨论。欧洲骨髓移植协作组（EBMT）及世界骨髓捐赠者组织（BMDW）已经公布了关于选择无血缘供者的指南 [70]。

CMV 情况

如上所述，对于 CMV 血清学检查阴性的患者的最佳选择是 CMV 阴性的供者，而对于 CMV 血清学检查阳性的患者，供者 CMV 情况并不那么重要。但已往有些证据建议，对于 CMV 阳性的患者，接受去除 T 细胞的异基因干细胞移植，选择 CMV 血清阳性的供体可能是更好的选择，大概是因为供体的 CMV 免疫可能有助于患者免受 CMV 感染 [46,48,71]。供体先前的 CMV 感染可能会使血清阴性的受者 CMV 转阳的风险增加，然而，多变量分析表明，供体先前的 CMV 感染可以明显降低血清阳性受者的 CMV 再激活的风险。由此看来，CMV 转阳风险的首要决定因素似乎是受者的 CMV 血清学状态，而不是供者。而对 CMV 的免疫能力似乎可以随着供者移植物传递，从而避免血清阳性的造血干细胞移植受者的 CMV 再激活 [72]。

血型及 Rh 血型

血型和（或）Rh 血型不合不是移植的禁忌证。

对于骨髓移植，如果主要血型不合，则需要对干细胞采集物进行处理，以去除红细胞，降低血管内溶血的风险 [73-74]。关于血型不合的作用以及移植后复发的风险 [75-76]，有些数据是相互矛盾的，但有许多发表的文章表明，ABO 血型和 Rh 血型不合并不影响移植的结果 [75,77-78]。

性别匹配

供受体的性别匹配是移植相关死亡率的一个重要的预测因素，我们知道当男性受者接受女性供者的干细胞移植时，慢性 GVHD 的风险增加，而且移植相关死亡率更高 [79]，但这并没有降低所有疾病的复发风险 [80]，不过在这种情况下，多发性骨髓瘤的复发风险似乎降低了 [81]。另外，当再生障碍性贫血的女性患者接受男性供者的干细胞移植时，移植排斥的风险会增加 [82]。

孕产情况

经产妇接触过子宫内的胎儿抗原，因此 HLA 特异性抗体的水平高 [83]。众所周知，经产妇捐献造血干细胞给男性或女性受者，意味着慢性 GVHD 的风险更高 [47]。因此，建议尽可能避免选择经产妇作为干细胞捐献者。

年龄

干细胞捐献者的较小年龄是造血干细胞移植预后的有利因素。随着供者年龄的增长，急性 GVHD（Ⅲ度或以上）及慢性 GVHD 的风险更高，总体生存率更低 [47,48,84]。

老年供者筛查的特殊考虑

超过 25% 的 HSCT 是针对老年患者的 [85]，因此，在同胞相合的移植中，55 岁以上供者的机会也较高。由于这部分供者存在健康问题的可能性更大，因此近来已建议对于 55 岁以上的供者应进行额外的检查，以减少供者来源的疾病传递给患者的风险，同时也确保供者的安全。这些额外检查的目的是减少恶性肿瘤及先天性疾病的传播风险，它们包括男性的前列腺特异性抗原（PSA）、大便潜血、如果病史或检查异常可行骨髓穿刺检查、蛋白电泳、乳酸脱氢酶（LDH）以及有吸烟史的供者的胸部 CT 检查[86]。

干细胞来源及失血

外周血干细胞（PBSC）是目前最常用的干细胞来源，而在大约 10 年前，主要来源还是骨髓。其实两者各有优点和缺点，在一项研究中，一组正常供者既捐赠外周血干细胞，也捐献骨髓来源的干细胞，因此可以对两者进行比较[87]。外周血干细胞采集时失血不严重，但良好的静脉通路是一个先决条件，而且必须注射 G-CSF 以将干细胞动员到外周血，这会导致明显的骨痛。当骨髓作为干细胞来源时，在骨髓采集前的 2～4 周一般要事先采集一个或两个单位的自体血，以备骨髓采集术中或术后输血，而且要补充叶酸和铁剂。促红细胞生成素的使用对于正常供者及患者都是有良好效果的，可以尽量减少输血[88-89]。

同意书

当所有的调查工作完成之后，应在移植前评估结束时获得患者的书面同意。移植同意书应该全面的详述移植的确切性质、预处理方案、干细胞来源以及 GVHD 的预防方案。同意书的形式可以是一个特定惯例的文件，同时提供了一个描述推荐程序的资料表。或者，也可以是一个恰当的结合一般同意书形式的资料表，以产生一个详细的、特定程序的同意书。

对于外周血干细胞采集，注射刺激因子的同意书应包括正常供者及患者，如果有必要进行中心静脉置管，也应有同意书。另外，可能发生的副作用也应予以概括。

（王 军 译 王 军 校）

参考文献

1. Thomas ED, Buckner CD, Banaji M et al. One hundred patients with acute leukemia treated by chemotherapy, total body irradiation, and allogeneic marrow transplantation. Blood 1977;49:511–533
2. Thomas ED. Bone-marrow transplantation in acute leukaemia. Lancet 1978;1:876
3. Artz AS, Pollyea DA, Kocherginsky M et al. Performance status and comorbidity predict transplant-related mortality after allogeneic hematopoietic cell transplantation. Biol Blood Marrow Transplant 2006;12:954–964
4. Sorror ML, Sandmaier BM, Storer BE et al. Comorbidity and disease status based risk stratification of outcomes among patients with acute myeloid leukemia or myelodysplasia receiving allogeneic hematopoietic cell transplantation. J Clin Oncol 2007;25:4246–4254
5. Sorror ML, Maris MB, Storb RF et al. Hematopoietic cell transplantation (HCT)-specific comorbidity index: a new tool for risk assessment before allogeneic HCT. Blood 2005;106:2912–2919
6. McElwain TJ, Gore ME, Meldrum M et al. VAMP followed by high dose melphalan and autologous bone marrow transplantation for multiple myeloma. Bone Marrow Transplant 1989;4(suppl 4):109–112
7. Gore ME, Selby PJ, Viner C et al. Intensive treatment of multiple myeloma and criteria for complete remission. Lancet 1989;2:879–882
8. Ringden O, Horowitz MM, Gale RP et al. Outcome after allogeneic bone marrow transplant for leukemia in older adults. JAMA 1993;270:57–60
9. Horowitz MM, Loberiza FR, Bredeson CN et al. Transplant registries: guiding clinical decisions and improving outcomes. Oncology (Williston Park) 2001;15:649–659
10. Goldman JM, Melo JV. Editorial: targeting the BCR-ABL tyrosine kinase in chronic myeloid leukemia. N Engl J Med 2001;344:1084–1086
11. Gratwohl A, Passweg J, Baldomero H, Hermans J. Blood and marrow transplantation activity in Europe 1997. European Group for Blood and Marrow Transplantation (EBMT). Bone Marrow Transplant 1999;24:231–245
12. Gratwohl A, Baldomero H, Passweg J et al. Accreditation Committee of the European Group for Blood and Marrow Transplantation (EBMT); Working Parties Acute (ALWP) Chronic Leukemias (CLWP); Lymphoma Working Party. Hematopoietic stem cell transplantation for hematological malignancies in Europe. Leukemia 2003;17:941–959
13. Ljungman P, Urbano-Ispizua A, Cavazzana-Calvo M et al. Allogeneic and autologous transplantation for haematological diseases, solid tumours and immune disorders: definitions and current practice in Europe. Bone Marrow Transplant 2006;37:439–449
14. Hunault M, Harousseau JL, Delain M et al. Better outcome of adult acute lymphoblastic leukemia after early genoidentical allogeneic bone marrow transplantation (BMT) than after late high-dose therapy and autologous BMT: a GOELAMS trial. Blood 2004;104:3028–3037
15. Runde V, de Witte T, Arnold R et al. Bone marrow transplantation from HLA-identical siblings as first-line treatment in patients with myelodysplastic syndromes: early transplantation is associated with improved outcome. Chronic Leukemia Working Party of the European Group for Blood and Marrow Transplantation. Bone Marrow Transplant 1998;21:255–261
16. Baron F, Storb R, Storer BE et al. Factors associated with outcomes in allogeneic hematopoietic cell transplantation with nonmyeloablative conditioning after failed myeloablative hematopoietic cell transplantation. J Clin Oncol 2006;24:4150–4157
17. Locasciulli A, Alberti A, de Bock R et al. Impact of liver disease and hepatitis infections on allogeneic bone marrow transplantation in Europe: a survey from the European Bone Marrow Transplantation (EBMT) Group – Infectious Diseases Working Party. Bone Marrow Transplant 1994;14:833–837
18. Carreras E, Bertz H, Arcese W et al. Incidence and outcome of hepatic veno-occlusive disease after blood or marrow transplantation: a prospective cohort study of the European Group for Blood and Marrow Transplantation Chronic Leukemia Working Party. Blood 1998;92:3599–3604
19. Angelucci E, Muretto P, Nicolucci A et al. Effects of iron overload and hepatitis C virus positivity in determining progression of liver fibrosis in thalassemia following bone marrow transplantation, Blood 2002;100:17–21
20. Armand P, Kim HT, Cutler CS et al. Prognostic impact of elevated pretransplantation serum ferritin in patients undergoing myeloablative stem cell transplantation. Blood 2007;109:4586–4588
21. Carreras E. Risk assessment in hematopoietic stem cell transplantation: the liver as a risk factor. Best Pract Res Clin Hematol 2007;20:231–246
22. Cazin B, Gorin NC, Laporte JP et al. Cardiac complications after bone marrow transplantation. A report on a series of 63 consecutive transplantations. Cancer 1986;57:2061–2069
23. Murdych T, Weisdorf DJ. Serious cardiac complications during bone marrow transplantation at the University of Minnesota, 1977–1997. Bone Marrow Transplant 2001;28:283–287
24. von Bernuth G, Adam D, Hofstetter R et al. Cyclophosphamide cardiotoxicity. Eur J Pediatr 1980;134:87–90
25. Artucio H, Digenio A, Pereyra M. Left ventricular function during sepsis. Crit Care Med 1989;17:323–327
26. Mackenzie I. The hemodynamics of human septic shock. Anaesthesia 2001;56:130–144
27. Bearman SI, Petersen FB, Schor RA et al. Radionuclide ejection fractions in the evaluation of patients being considered for bone marrow transplantation: risk for cardiac toxicity. Bone Marrow Transplant 1990;5:173–177
28. Dispenzieri A, Gertz M, Kyle R et al. Prognostication of survival using cardiac troponins and N-terminal pro-brain natriuretic peptide in patients with primary systemic amyloidosis undergoing peripheral blood stem cell transplantation. Blood 2004;104:1181–1887
29. Horacek JM, Pudil R, Tichy M et al. The use of biochemical markers in cardiotoxicity monitoring in patients treated for leukemia, Neoplasma 2005;52:430–434
30. Coghlan JG, Handler CE, Kottaridis PD. Cardiac assessment of patients for hematopoietic stem cell transplantation. Best Pract Res Clin Hematol 2007;20:247–263
31. Crawford SW, Fisher L. Predictive value of pulmonary function tests before marrow transplantation. Chest 1992;101:1257–1264
32. Goldberg SL, Klumpp TR, Magdalinski AJ, Mangan KF. Value of the pretransplant evaluation in predicting toxic day-100 mortality among blood stem-cell and bone marrow transplant recipients J Clin Oncol 1998;16:3796–3802
33. Parikh CR, Coca SG. Acute renal failure in hematopoietic cell transplantation. Kidney Int 2006;69:430–435
34. Parimon T, Au DH, Martin PJ, Chien JW. A risk score for mortality after allogeneic hematopoietic cell transplantation. Ann Intern Med 2006;144:407–414
35. Grönroos MH, Bolme P, Winiarski J, Berg UB. Long-term renal function following bone marrow transplantation. Bone Marrow Transplant 2007;39:717–723
36. Miralbell R, Sancho G, Bieri S et al. Renal insufficiency in patients with hematologic malignancies undergoing total body irradiation and bone marrow transplantation: a prospective assessment. Int J Radiat Oncol Biol Phys 2004;58:809–816
37. Kist-van Holthe JE, Bresters D, Ahmed-Ousenkova Y-M et al. Long-term renal function

after hemopoietic stem cell transplantation in children Bone Marrow Transplant 2005;36:605–610

38. Molina A, Zaia J, Krishnan A. Treatment of human immunodeficiency virus-related lymphoma with hematopoietic stem cell transplantation. Blood Rev 2003;17:249–258

39. Sorà F, Antinori A, Piccirillo N et al. Highly active antiretroviral therapy and allogeneic CD34+ peripheral blood progenitor cells transplantation in an HIV/HCV coinfected patient with acute myeloid leukemia. Exp Hematol 2002;30:279–284

40. Wolf T, Rickerts V, Staszewski S et al. First case of successful allogeneic stem cell transplantation in an HIV-patient who acquired severe aplastic anemia. Haematologica 2007;92:56–58

41. Kang EM, de Witte M, Malech H et al. Nonmyeloablative conditioning followed by transplantation of genetically modified HLA-matched peripheral blood progenitor cells for hematologic malignancies in patients with acquired immunodeficiency syndrome. Blood 2002;99:698–701

42. Fukushima T, Miyazaki Y, Honda S et al. Allogeneic hematopoietic stem cell transplantation provides sustained long-term survival for patients with adult T-cell leukemia/lymphoma. Leukemia 2005;19:829–834

43. Kami M, Hamaki T, Miyakoshi S et al. Allogeneic haematopoietic stem cell transplantation for the treatment of adult T-cell leukaemia/lymphoma. Br J Haematol 2003;120:304–309

44. Okamura J, Utsunomiya A, Tanosaki R et al. Allogeneic stem-cell transplantation with reduced conditioning intensity as a novel immunotherapy and antiviral therapy for adult T-cell leukaemia/lymphoma. Blood 2005;105:4143–4145

45. CDC, Infectious Disease Society of America, American Society of Blood and Marrow Transplantation. Guidelines for preventing opportunistic infections among hematopoietic stem cell transplant recipients. Recommendations of CDC, the Infectious Disease Society of America, and the American Society of Blood and Marrow Transplantation 2000/49(RR10). www.cdc.gov/mmwr/preview/mmwrhtml/rr4910al.htm

46. Ljungman P, Brand R, Einsele H et al. Donor CMV serologic status and outcome of CMV-seropositive recipients after unrelated donor stem cell transplantation: an EBMT megafile analysis. Blood 2003;102:4255–4260

47. Kollman C, Howe CW, Anasetti C et al. Donor characteristics as risk factors in recipients after transplantation of bone marrow from unrelated donors: the effect of donor age. Blood 2001;98:2043–2051

48. Boeckh M, Nichols WG. The impact of cytomegalovirus serostatus of donor and recipient before hematopoietic stem cell transplantation in the era of antiviral prophylaxis and preemptive therapy. Blood 2004;103:2003–2008

49. Gluckman E, Lotsberg J, Devergie A et al. Prophylaxis of herpes infections after bone-marrow transplantation by oral acyclovir. Lancet 1983;2:706–708

50. Dignani MC, Mykietiuk A, Michelet M et al. Valacyclovir prophylaxis for the prevention of Herpes simplex virus reactivation in recipients of progenitor cells transplantation. Bone Marrow Transplant 2002;29:263–267

51. Paya CV, Fung JJ, Nalesnik MA et al. Epstein–Barr virus-induced posttransplant lymphoproliferative disorders. ASTS/ASTP EBV-PTLD Task Force and The Mayo Clinic Organized International Consensus Development Meeting. Transplantation 1999;68:1517–1525

52. Sundin M, LeBlanc K, Ringdén O et al. The role of HLA mismatch, splenectomy and recipient Epstein-Barr virus seronegativity as risk factors in post-transplant lymphoproliferative disorder following allogeneic hematopoietic stem cell transplantation. Haematologica 2006;91:1059–1068

53. Everly MJ, Bloom RD, Tsai DE, Trofe J. Posttransplant lymphoproliferative disorder. Ann Pharmacother 2007;41:1850–1858

54. Juvonen E, Aalto S, Tarkkanen J et al. Retrospective evaluation of serum Epstein Barr virus DNA levels in 406 allogeneic stem cell transplant patients. Haematologica 2007;92:819–825

55. Boeckh M, Kim HW, Flowers ME et al. Long-term acyclovir for prevention of varicella zoster virus disease after allogeneic hematopoietic cell transplantation – a randomized double-blind placebo-controlled study. Blood 2006;107:1800–1805

56. Steer CB, Szer J, Sasadeusz J et al. Varicella-zoster infection after allogeneic bone marrow transplantation: incidence, risk factors and prevention with low-dose aciclovir and ganciclovir. Bone Marrow Transplant 2000;25:657–664

57. Yim HJ, Lok AS. Natural history of chronic hepatitis B virus infection: what we knew in 1981 and what we know in 2005. Hepatology 2006;43(suppl 1):S173–S181

58. Locasciulli A, Testa M, Valsecchi MG et al. The role of hepatitis C and B virus infections as risk factors for severe liver complications following allogeneic BMT: a prospective study by the Infectious Disease Working Party of the European Blood and Marrow Transplantation Group. Transplantation 1999;68:1486–1491

59. Idilman R, Ustün C, Karayalçin S et al. Hepatitis B virus vaccination of recipients and donors of allogeneic peripheral blood stem cell transplantation. Clin Transplant 2003;17:438–443

60. Lau GK, Lie AK, Kwong YL et al. A case-controlled study on the use of HBsAg-positive donors for allogeneic hematopoietic cell transplantation. Blood 2000;96:452–458

61. Strasser SI, McDonald GB. Hepatitis viruses and hematopoietic cell transplantation: a guide to patient and donor management. Blood 1999;93:1127–1136

62. Locasciulli A, Bruno B, Alessandrino EP et al. Hepatitis reactivation and liver failure in hemopoietic stem cell transplants for hepatitis B virus (HBV)/hepatitis C virus (HCV) positive recipients: a retrospective study by the Italian group for blood and marrow transplantation. Bone Marrow Transplant 2003;31:295–300

63. Hsiao LT, Chiou TJ, Liu JH et al. Extended lamivudine therapy against hepatitis B virus infection in hematopoietic stem cell transplant recipients. Biol Blood Marrow Transplant 2006;12:84–94

64. Hui CK, Lie A, Au WY et al. Effectiveness of prophylactic Anti-HBV therapy in allogeneic

65. Peffault R, de Latour R, Levy V et al. Long-term outcome of hepatitis C infection after bone marrow transplantation. Blood 2004;103:1618–1624

66. Shuhart MC, Myerson D, Childs BH et al. Marrow transplantation from hepatitis C virus seropositive donors: transmission rate and clinical course. Blood 1994;84:3229–3235

67. Peck AJ, Corey L, Boeckh M. Pretransplantation respiratory syncytial virus infection: impact of a strategy to delay transplantation. Clin Infect Dis 2004;39:673–680

68. Runde V, Ross S, Trenschel R et al. Adenoviral infection after allogeneic stem cell transplantation (SCT): report on 130 patients from a single SCT unit involved in a prospective multi center surveillance study. Bone Marrow Transplant 2001;28:51–57

69. Hoodin F, Kalbfleisch KR, Thornton J, Ratanatharathorn V. Psychosocial influences on 305 adults' survival after bone marrow transplantation; depression, smoking, and behavioral self-regulation. J Psychosom Res 2004;57:145–154

70. Wiegand T, Raffoux C, Hurley CK et al. World Marrow Donor Association Quality Assurance Work Group, WMDA Donor Registries Working Group. A special report: suggested procedures for international unrelated donor search from the donor registries and quality assurance working groups of the World Marrow Donor Association (WMDA). Bone Marrow Transplant 2004;34:97–101

71. Grob JP, Grundy JE, Prentice HG et al. Immune donors can protect marrow-transplant recipients from severe cytomegalovirus infections. Lancet 1987;1:774–776

72. Lin TS, Zahrieh D, Weller E et al. Risk factors for cytomegalovirus reactivation after CD6+ T-cell-depleted allogeneic bone marrow transplantation. Transplantation 2002;74:49–54

73. Guttridge MG, Sidders C, Booth-Davey E et al. Factors affecting volume reduction and red blood cell depletion of bone marrow on the COBE Spectra cell separator before hematopoietic stem cell transplantation. Bone Marrow Transplant 2006;38:175–181

74. Larghero J, Rea D, Esperou H et al. ABO-mismatched marrow processing for transplantation: results of 114 procedures and analysis of immediate adverse events and hematopoietic recovery. Transfusion 2006;46:398–402

75. Seebach JD, Stussi G, Passweg JR et al. GVHD Working Committee of Center for International Blood and Marrow Transplant Research. ABO blood group barrier in allogeneic bone marrow transplantation revisited. Biol Blood Marrow Transplant 2005;11:1006–1013

76. Mehta J, Powles R, Sirohi B et al. Does donor-recipient ABO incompatibility protect against relapse after allogeneic bone marrow transplantation in first remission acute myeloid leukemia? Bone Marrow Transplant 2002;29:853–859

77. Klumpp TR, Herman JH, Ulicny J et al. Lack of effect of donor-recipient ABO mismatching on outcome following allogeneic hematopoietic stem cell transplantation. Bone Marrow Transplant 2006;38:615–620

78. Wirk B, Klumpp TR, Ulicny J et al. Lack of effect of donor-recipient Rh mismatch on outcomes after allogeneic hematopoietic stem cell transplantation. Transfusion 2007; Sept 27 (epub ahead of print)

79. Gratwohl AH, Niederwieser D, van Biezen A et al. Female donors influence transplant-related mortality and relapse incidence in male recipients of sibling blood and marrow transplants. Hematol J 2001;2:363–370

80. Loren AW, Bunin GR, Boudreau C et al. Impact of donor and recipient sex and parity on outcomes of HLA-identical sibling allogeneic hematopoietic stem cell transplantation. Biol Blood Marrow Transplant 2006;12:758–769

81. Gahrton G, Iacobelli S, Apperley J et al. The impact of donor gender on outcome of allogeneic hematopoietic stem cell transplantation for multiple myeloma: reduced relapse risk in female to male transplants. Bone Marrow Transplant 2005;35:609–617

82. Stern M, Passweg J, Locasciulli A et al. Influence of donor/recipient sex matching on outcome of allogeneic hematopoietic stem cell transplantation for aplastic anemia. Transplantation 2006;82:218–226

83. James E, Chai JG, Dewchand H et al. Multiparity induces priming to male-specific minor histocompatibility antigen, HY, in mice and humans. Blood 2003;102:388–393

84. Carreras E, Jiménez M, Gómez-García V et al. Donor age and degree of HLA matching have a major impact on the outcome of unrelated donor hematopoietic cell transplantation for chronic myeloid leukemia. Bone Marrow Transplant 2006;37:33–40

85. McSweeney PA, Niederwieser D, Shizuru JA et al. Hematopoietic cell transplantation in older patients with hematologic malignancies: replacing high-dose cytotoxic therapy with graft-versus-tumor effects. Blood 2001;97:3390–3400

86. Niederwieser D, Gentilini C, Hegenbart U et al. Transmission of donor illness by stem cell transplantation: should screening be different in older donors? Bone Marrow Transplant 2004;34:657–665

87. Powles R, Mehta J, Kulkarni S et al. Allogeneic blood and bone-marrow stem cell transplantation in haematological malignant disease: a randomised trial. Lancet 2000;335:1231–1237

88. Mitus AJ, Antin JH, Rutherford CJ et al. Use of recombinant human erythropoietin in allogeneic bone marrow transplant donor/recipient pairs. Blood 1994;83:1952–1957

89. Martínez AM, Sastre A, Muñoz A et al. Recombinant human erythropoietin (rh-Epo) administration to normal child bone marrow donors. Bone Marrow Transplant 1998;22:137–138

90. Mehta J, Singhal S. Pre-transplant evaluation of the patient and the donor. In: Barrett AJ, Treleaven JG (eds) The clinical practice of stem cell transplantation. Isis Medical Media, Oxford, 1998

干细胞捐献者登记

Susan Cleaver

引言

2005 年 11 月 16 日环球新闻发表评论："1000 万骨髓捐献者——1000 万生命的机会"，以庆祝第 1000 万个捐献者加入世界骨髓捐献者资料库（BMDW）[1]。这意味着 42 个国家的 57 个干细胞捐献者登记处及 38 个脐血库的努力协作的成功，他们正是为了那些需要接受无关供者造血干细胞移植（HSCT）治疗的患者的共同利益而协作工作的。BMDW 最早成立于 1988 年，当时 JJ van Rood 教授代表欧洲骨髓移植协作组（EBMT）的免疫工作小组，承担了收集全世界所有无关志愿捐赠者的 HLA 表型的工作，并将其整理收集在荷兰莱顿的一个数据库中，以这种形式方便快捷地为患者提供搜寻。

1989 年 2 月发布了第 1 版来自 8 个骨髓登记处的 155 000 志愿捐赠者的资料库，当时他们的 HLA 分型均记录在纸上，之后无论是捐献者数量还是必要的信息技术都不断取得显著进步，以形成目前复杂精密的配型程序。援引 van Rood 教授 2005 年 11 月向世界的公开陈述："BMDW 是全世界希望的象征，也是全人类友善的见证，在他们的共同努力下为那些需要的人提供帮助，拯救生命。"自从 BMDW 成立以来，这些年这种协作努力的重要性越来越明显。随着分子水平分型技术的出现，已经表明人类主要组织相容性复合物多态性的规模，以至于截止到 2005 年，1/3 以上（39%）的无关造血干细胞移植的捐赠者是外国捐献者，在 64% 的进行非亲缘供者移植的国家，至少一半的患者要使用外国捐献者的干细胞[2]。因此，为了挽救生命，这种国际间的交流是必需的。

干细胞捐献者登记处的数量及位置

BMDW 是寻找非亲缘供者不可缺少的工具，访问其网站 www.bmdw.org 可以获得许多有用的资料，包括所有捐献者登记处及脐带血库的名字和联系方式，以及目前每个参与单位的捐助者数目或脐血单位（那些少数还没有参加的登记处及脐带血库也被列出）。每个登记处的捐献者或脐血单位数目都会进行汇总，而且也会提供已经完成 HLA-A，B，DR 分型的比例，以及采用分子技术进行 HLA-I 类、II 类分型的数目。这些数据每月都会更新。

其主要特点是在线配型程序，可以为患者快速提供全球范围的非亲缘供者的概况。这些访问需要适当的授权，其中的细节可在网站上获取。授权主要是通过国家中心获得，即英国的安东尼诺兰基金会，适用于移植医生和查询联络员，而那些不是骨髓移植（BMT）协会专业成员的人将不会被授权。

由于在欧洲和北美地区登记的数量及规模，世界上大多数捐献者是西北欧血统，几乎一半（46%）的捐献者居住在北美，42% 在欧洲，其余 12% 来自于其他国家（图 21.1）。历史上，首个专门进行无关骨髓捐赠者登记的是 1974 年在英国成立的安东尼诺兰基金会（www.anthonynolan.org.uk），创始人雪莉诺兰 2000 年被授予英国千禧年荣誉勋章，以表彰其建立骨髓捐献者登记处的远见和决心。在过去 30 多年间这一努力已帮助 4600 多名患者，但不幸的是她的儿子安东尼没能接受移植而去世了。目前世界上最大的登记处是成立于 1986 年 7 月的美国国家骨髓捐献者计划（NMDP），当时经过相关人士的激烈活动，国会指示美国海军建立一个国家登记处（www.marrow.org）。到 20 世纪

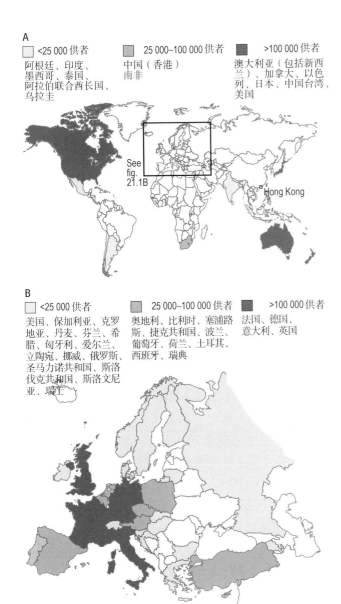

图 21.1

（A）世界干细胞捐献者的分布，引自世界骨髓捐献者协会2005年报告；（B）欧洲干细胞捐献者的分布，引自世界骨髓捐献者协会2005年报告

算机为基础的配型程序为患者提供匿名搜寻的服务。登记处可以是一个内部捐献者中心进行服务，如安东尼诺兰基金会；也可以是国内不同地点存在许多捐献者中心，如德国登记处（ZKRD）负责管理来自35个捐献者中心的270万个捐献者数据，其中最大的中心是位于图宾根的DKMS，该中心有140万捐献者。登记处充当着该国捐献者中心和国内移植中心之间的桥梁。在国际间，登记处负责与其他国家类似的登记处进行联络，并作为指定的合作中心向本国捐献者中心及移植中心辐射，同时通过外国中心向其他国家的捐献者及移植中心辐射。这种安排将一大批具有专业知识的团队集中在中心，以方便国内及国际间的搜寻和HSC采集，并使所有相关的管理及财务程序简化高效。世界骨髓捐献协会已进一步发展了这种中心的概念[3]。

新捐献者的招募策略及方向

尽管全球有1000万捐献者，但仍有许多患者不能找到匹配的捐献者。2005年，英国移植中心有1080例新患者要求搜寻捐献者，其中76例（7%）在全世界范围内都没有找到匹配的捐赠者。这可能是因为他们有一种罕见的高加索HLA表型，或者是因为在世界捐献者中其种族或人种的HLA表型缺乏。虽然可能为这些患者提供其他移植方式如脐带血或半相合供者移植，但新捐献者的招募仍在继续，以帮助未来的患者搜寻匹配的捐献者。部分新捐献者加入到诸如亚美尼亚、墨西哥这些以前没有大的登记处的国家和地区，但大多数捐献者还是被招募到现有的登记处。安东尼诺兰基金会在2006年成功地招募了20000名新捐献者。一些关键因素在新捐献者招募中的重要性得到确认。

登记处及捐献者年龄

由于许多登记处已经成立15年或以上的时间，因此捐献者的老龄化问题是一个公认的问题。2005年在全世界范围内，共有101274捐献者由于达到年龄上限而从登记处退出，因此需要招募新的捐献者以弥补这一损失[2]。德国捐献者中心DKMS拥有的140万捐献者的平均年龄已经从1991年的33.5岁上升到2005年的40.4岁。而在同一时期新招募的捐献者的平均年龄仍然保持在与1991年的

90年代初大部分欧洲国家都建立了自己的登记处，以及一些亚洲国家也建立了捐献者登记处，如日本东京的日本骨髓捐献者计划及中国台湾的佛教慈济骨髓干细胞中心。

虽然新的登记处一般以现有登记处为蓝本，但组织特征并不相同，捐献者中心负责招募和管理捐献者，中心有内部HLA配型实验室或外包配型服务。登记处是一个全国性组织，其职责是处理对造血干细胞的需求，捐献者可以来自国内和国外。登记处储存有捐献者的HLA配型信息，并通过以计

33.5 岁相接近的水平，2005 年的平均年龄是 34.1 岁（Schmidt A，Rutt C，2006 年未公开发表的文章）。安东尼诺兰基金会的经验也是相似的，1993 年登记在册的捐献者的中位年龄是 35 岁，而 2006 年则增加到 41 岁。年轻捐献者是成功招募的对象，2005 年加入到安东尼诺兰登记处的捐献者中 46% 的人年龄为 18～25 岁。

有证据表明，使用年轻捐献者可以降低骨髓移植后移植物抗宿主病的发生率，提高生存率[4]。事实证明移植中心更愿意选择年轻的捐献者。应该铭记 HLA 相匹配是对移植最重要的，在移植中使用较年轻捐献者的数量成比例的高于年龄较大的捐献者（图 21.2）。而且事实上较年轻的捐献者更可能是巨细胞病毒阴性，对巨细胞病毒阴性的受者来说是一个理想的捐献者。从登记处的角度来看，较年轻的捐献者是一个更好的投资，因为理论上他们可以在一个更长的时期内实现捐献。此外，如果新招募的捐献者是年轻人，他们更有可能身体健康，从而满足捐献干细胞的严格的健康标准。

虽然捐献者可以保留在登记处至最大年龄 60 岁以完成捐献（或根据不同国家规定的更小的年龄上限），但大多数登记处会设置一个更低的年龄限制。例如，意大利骨髓捐献者登记处所要求的年龄限制是 18～35 岁，而安东尼诺兰基金会的年龄限制是 18～40 岁。在这些年龄段的偏低端，招募捐献者的策略包括针对高中、大学和学院。

捐献者性别

虽然男性捐献者和女性捐献者的移植都可以获得成功，但经验表明，应首选男性捐献者（图 21.3）。一些科学证据显示男性受者接受经产女性

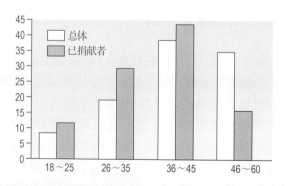

图21.2　2005年安东尼诺兰基金会登记处不同年龄阶段的志愿捐献者比例及已捐献者比例

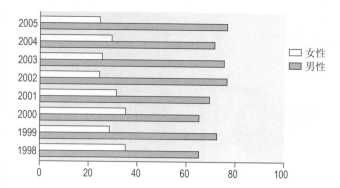

图21.3　安东尼诺兰基金会捐献者每年完成造血干细胞捐献的男女比例

捐献者的干细胞移植的移植物抗宿主病发生率较高[5]，而且从实际角度来看，男性一般体格更强壮，可以提供更高数量的干细胞。生育年龄的女性在怀孕、分娩和哺乳这段长达 2 年的时间内，一般暂时不适合捐献干细胞。

全世界提供捐献者性别数据的 53 个登记处中，76% 的登记处女性潜在捐献者多于男性，这一结果导致女性志愿捐献者超出男性 140 万[2]。多年来，安东尼诺兰基金会的政策一直是针对男性捐献者的招募，但也不拒绝有意向的女性，这一政策已经逐渐提高了登记处男性捐献者的比例，从 1995 年底的 39% 提高到 2005 年底的 41.7%。

捐献者 HLA 分型策略

新捐献者 HLA 分型指南建议，最低限度应该进行 HLA-A，B 和 DR 位点的低分辨抗原水平检测[6]。登记处对所有位点的检测一般采用 DNA 分型，优先于血清学检测。理想情况下，每一个新的捐献者都应该采用分子技术将在移植中有意义的所有 HLA 位点进行高分辨分型，从而为患者加快搜寻。不过实际上，要掌握一个平衡以使有限的资源得到最有效的利用。一般来说，这就要求进行两个阶段的检测，新招募的捐献者首先进行 HLA-A、B，DRB1 位点（推荐优先）或 HLA-A、B 位点的低/中分辨分型，然后对于被选定的捐献者再进行高分辨分型及其他 HLA 位点的检测。这种进一步的分型作为计划中的登记处分型改进程序可能具有前瞻性，或可能是针对特定的患者受益，因为此时捐献者可能匹配而被要求检测。

捐献者的种族及 HLA 的多样性

尽管高加索人种，北欧的英国患者在安东尼诺兰基金会登记处初步搜寻时大概有 70% 的机会找到匹配的捐献者，但这个数字对于少数种族或民族的患者来说则下降到 20%～30%。在招募新的捐献者时应该有目的的增加所登记的组织分型的多样性，而实现这一目标的方法之一就是针对一个国家内的少数种族进行招募。安东尼诺兰基金会有 9 名捐献者招募官员，其中 2 名是黑人少数民族（BME）官员，一名专门针对非洲 / 非洲 - 加勒比裔社区进行工作，一名针对英国的亚裔社区，主要是提高对捐献者需求的认识程度。这种招募常常是与一个需要移植并同意成为诉求焦点的患者结合起来。

相当多的 HLA 多样性也发生在一个国家的土著人口中。来自安东尼诺兰研究机构的研究证实了这一点，该机构开发了一个软件包——仙人掌，可以利用等位基因、单体型和表型频率计算多样性的模式。使用这种方法，就可以描绘安东尼诺兰基金会登记处的全英国北欧高加索人口中 HLA 等位基因及单倍型频率的变化，从而确定 HLA 表型多样高和低的地区（Marsh SGE，个人交流，2006）。这种分析有助于提高招募的效率，从而为登记处增加进一步的多样性。

由于现有的造血干细胞登记处还不能充分代表全世界多数人口，因此已建立的登记处应该义不容辞地帮助世界不同国家的新登记处的建立。在这方面，安东尼诺兰基金会一贯欢迎到其办事处和（或）实验室参观，进行短期或长期的培训。包括安东尼诺兰基金会在内的一些登记处，已经通过配型程序及捐献者管理的软件共享，提供了实际支持。

世界骨髓捐献者协会的贡献

世界骨髓捐献者协会（WMDA）的目标及措施

随着 1988 年作为非正式组织的合作骨髓捐献者计划的形成，早在捐献者登记处的发展初期就已认识到国际合作和经验交流的重要性。合作骨髓捐献者计划在 1994 年更名为世界骨髓捐献者协会（WMDA），并在荷兰莱顿建立办公室。正如

WMDA 任务说明：世界骨髓捐献者协会（WMDA）旨在为全世界捐献者及患者努力改进和简化干细胞捐献程序。1994 年 WMDA 成立之时，旨在解决移植涉及不同国家的捐献者及受者时所面临的障碍，现在 WMDA 建立了造血干细胞采集和转移的国际准则。包括捐献者登记处、脐血登记处的成员与许多个人共同努力以促进造血干细胞移植。

WMDA 措施如下：

● 发布年度报告总结全球非亲缘造血干细胞移植的情况。这些报告是有价值的资源，以利于评估这一领域的趋势、目前增长障碍和最佳的捐献者招募及选择策略。

● 提供论坛，讨论有关造血干细胞移植国际进展的问题。这包括 EBMT 的年会论坛、美国国家骨髓捐献者计划会议和两年一次的国际捐献者登记处会议。

● 发展关于统一 HLA 检测及专业术语的共识，以方便登记处之间的交流。

● 发展关于捐献者登记程序的所有方面的标准模式。

● 分析和宣传有关捐献者安全、伦理和保密问题。为国内和国际上造血干细胞移植相关管理机构提供数据和专业知识，WMDA 协调成员国之间的规章制度，减少造血干细胞全球交流的障碍。

● 为造血干细胞登记处确立一个 WMDA 认证方案。WMDA 认证意味着登记处已承诺遵守 WMDA 标准。这些标准能够促进优质的、及时的获得最合适的非血缘志愿捐献者的造血干细胞，同时保护捐献者的匿名性、健康和幸福。

这些标准包括：

● 登记处的整体组织

● 捐献者招募

● 捐献者特点

● 信息技术

● 搜寻请求的便利性

● 后续的捐献

● 干细胞的采集 / 处理 / 运输。

这些措施的详情可在网站（www.world-marrow.org）上找到，同时还有关于成员、会议、出版物、工作组及小组委员会正在进行的活动以及 WMDA 标准的信息。为了遵守 WMDA 标准，登

记处必须拥有一整套质量管理系统，并与其捐献中心、采集中心及移植中心达成适当的服务水平协议，通过上述手段这些机构也同意遵守 WMDA 的标准。

干细胞管理问题

与大多数血液和器官捐献不同，造血干细胞是针对特定患者的捐献，该捐献者有时是世界上唯一能够满足某个患者移植需要的最佳捐献者。在该领域加强管理活动的时代，WMDA 代表了登记处以及患者的利益，致力于努力协调全世界不同地区的规章制度，并编录这些确实存在的规章制度，以使国际间造血干细胞的交流更简化高效。在欧洲，欧盟组织和细胞章程 2006 年 4 月在全欧盟生效，以设置人体组织和细胞的捐赠、采集、检验、处理、保质、储存及运送的质量和安全标准。在美国，食品及药品管理局（FDA）要求进口细胞必须遵守对于捐献者资格和捐献者检查［特别是有关传染性疾病的参考指标（IDM）］的特殊要求，而且要求细胞来源国家的采集中心要在 FDA 登记。WMDA 捐献者登记工作组的管理问题小组委员会已经收集了来自许多国家的有关管理的数据，包括 IDM 检查、产品商标、产品包装、诊断标本装运、产品的海关文件及相关法规要求，以便于造血干细胞及其他血液制品的进口和出口。

WMDA 与其他国际组织一起工作，这些组织执行他们自己的标准，如 FACT-JACIE 标准及造血干细胞移植机构的资格认证系统，还有 FACT-Netcord 标准及脐带血库的资格认证系统，以比较和统一覆盖所有非血缘造血干细胞采集及捐献方面的标准。

捐献者确定

患者 HLA 分型及匹配可能性评估

鉴于 HLA 系统的多态性以及全世界捐献者和登记处的数量，为一个给定的患者确定一个适合的非血缘捐献者的任务似乎是艰巨的。寻找非血缘捐献者的第一个必要步骤是确保患者 HLA 准确分型而且是高分辨分型。安东尼诺兰基金会的政策指示如下：

- 患者的 HLA 分型必须在欧洲免疫遗传学联合会（EFI）认可的实验室，或由具有类似标准和认证程序的机构进行。
- 患者的 HLA 分型必须在两次不同时间抽样进行，以确保分型和身份的确定。
- 患者的 HLA 分型必须用 DNA 方法，但可以将血清学检查作为补充以确定蛋白表达（无效等位基因的存在或缺失）。
- 最低限度必须进行 HLA-A，B，C 及 HLA-DRB1 位点的分型。另外，HLA-DRB3，DRB4，DRB5，DQB1 位点一般是可以要求进行分型的，而 DPB1 位点可以选择。
- 对于 HLA-A，B，DRB1 位点最好进行高分辨分型，最低限度要分析 HLA-A，B 位点外显子 2 和外显子 3 内的多态性，以及 HLA-DRB1 位点外显子 2 内的多态性。所有血清学确定的抗原都应该进行分析。

随着 HLA 配型分子技术的出现，许多捐献者进行了中／高分辨的 HLA 分型，这样就有可能在登记处初步搜寻时找到一个分子水平匹配良好的捐献者。这更加强了在搜寻开始患者即进行高分辨配型的主要理由。

诸如安东尼诺兰基金会、BMDW 和 NMDP，许多复杂的配型程序，要在 HLA-Ⅰ类（A 和 B 或 A，B 和 C）及 HLA-Ⅱ类（DRB1，或 DRB1 和 DQB1）等位基因水平进行匹配，并将最佳的匹配捐献者列在名单前列。如果没有患者前期的高分辨分型，捐献者的长名单可能会减少，就难以判断实际上的最佳匹配情况。

通过患者高分辨分型，将捐献者名单局限在最合适的范围，再对这些捐献者进行进一步的检查，可以节约在非血缘捐献者搜寻过程中非常有价值的时间和金钱。

如果没有完全匹配的捐献者，就要考虑有一个抗原不合的捐献者，这样如何能够确定其他"匹配"的 HLA 等位基因位点的匹配程度就非常重要了。

必须强调有一点非常重要，就是要由 HLA 专家来检查患者的 HLA 分型，并评价匹配的可能性，包括移植中心希望的等位基因匹配数目以及分辨水平。下述因素将影响确定相合捐献者的可能性。

- 患者及捐献者的种族／民族匹配。由于单倍型在不同人群中分布，可能存在种群特异性，因此 HLA 专家将利用 HLA 等位基因和单倍型频率以及种族/民族信息来确定进行搜寻的最适当的登记处。

- 患者及捐献者分型准确。HLA 专家可以评估抗原/等位基因缺失或错配的可能性，尤其是那些可能已经发生的捐献者 HLA 分型，可以及时追溯到利用血清学而不是分子技术进行的 HLA 分型。
- 捐献者分型的分辨率以及等位基因检查位点的数目。HLA 专家基于普遍的单倍型知识，可以从不完整的信息中推断出可能的分型，从而有重点的选择最佳的捐献者进行进一步检测。
- 要求的匹配水平。一些中心要求进行移植的患者和捐献者之间 HLA-A，B，DRB1 位点（6/6）相合，其他一些中心要求 HLA-A，B，C，DRB1 位点（8/8）或 HLA-A，B，C，DRB1 和 DQB1 位点（10/10）相合。HLA 专家可以建议，对于某些特定的难以匹配的患者，应该扩大捐献者范围进行分型，以增加确定相合捐献者的可能性。另外，移植医师应该有机会重新考虑匹配要求，以使患者可以在一个与疾病分期相适应的时间段内进行移植，或可以采取非移植的策略。

搜寻过程

负责搜寻及选择捐献者的人员（搜索协调员）必须熟悉 HLA 命名系统[7]的复杂性，并能熟练使用由 NMDP 设计的代表等位基因系列的字母速记编码。这套 NMDP 编码系统被广泛使用，被用来表示中分辨分子水平分型得来的有时非常长的等位基因系列。这些可以在 NMDP 网站（www.marrow.org）的生物信息学部分看到。此外，由于过去这些年用于捐献者分型的不同技术，得到不同分辨水平的结果，这些不同的分配在被包括进匹配原则之前被转换成"搜寻决定因素"[8]。搜索协调员必须熟悉登记处所使用的匹配程序的不同，并熟悉不同的搜索决定因素，这样潜在的匹配就不会错过。NMPD 在 2005 年采取了一个主要的步骤以支持这个搜寻过程，即引用所谓的单倍体这种加强的匹配原则。这就是利用志愿捐献者 DNA 多态性的原始数据，收集多年，并对 NMPD 登记处的捐献者的等位基因水平 HLA 单倍型频率进行分析，以在准

确分型之前预测最可能的高分辨结果，并给出一个与患者匹配的可能性[9]。由于 NMPD 登记处的涉及范围广及种族多样性，这一程序对患者的益处是不可估量的。

在实验室及业务部门的用户指南上描述了安东尼诺兰基金会执行的搜寻程序及匹配方案，这可以从网站（www.anthonynolan.org）下载。安东尼诺兰基金会发展的匹配方案包括在分类原则中的 HLA-A，B，DRB1 分子分型数据。如有不清楚的地方存在，导致中分辨结果，就会利用由 NMDP（美国）开发的等位基因代码来把数据输入到计算机。如果认为适当，搜索将扩大到 HLA-A，B 或 DR 单个位点不匹配的捐献者。在 HLA 匹配的程度之内，对捐献者列表的标准格式是男性捐献者排序在女性之前（以移植中心偏好为基础），年轻的在年老的之前。如果知道的话，还提供关于匹配捐献者的其他信息，包括血型、巨细胞病毒（CMV）情况、民族和体重。大多数这些因素可以用作可选择的筛选条件，以缩减匹配捐献者的长名单。例如，可能要求提供巨细胞病毒阴性的匹配捐献者的名单。那些暂时无法获得的捐献者会被标记为"无法获得"，并附上发布日期，而那些在为另一位患者检测的捐献者会被标记为"检测中"。安东尼诺兰基金会可以就具体案例或者召开会议为患者提供选择供者的建议。

尽管为西北欧患者搜寻适合的非亲缘造血干细胞捐献者的过程已经随着时间的推移变得更加成功，但仍然可以进一步改善搜寻过程的时间跨度[11]。非亲缘捐献者的搜寻应该及时着手进行。虽然通常在着手开始搜寻非亲缘捐献者之前进行同胞和（或）其他近亲属的 HLA 分型，但在某些情况下，如果同胞暂时无法使用，无法决定或难以追查，此时一旦获得患者的 HLA 分型就应该着手进行非亲缘捐献者的搜寻。初步搜索将涉及确定一个合适的捐献者的可能性，无须承担任何费用。

安东尼诺兰基金会接受来自英国移植中心的搜寻请求，这些中心已获得欧洲 EBMT-ISCT 联合评审委员（JACIE）的资格认证，或正在努力获得该认证资格（www.jacie.org）。搜寻非亲缘捐献者时，除了提交医生及移植中心隶属机构的名字及具体联络方式以外，还需要提供患者的如下信息[12]：

- HLA 分型
- 姓名

- 出生日期
- 诊断
- 检索状态（普通或紧急）

如果可能，还可以提供其他有用的患者资料，将加快检索过程：

- 诊断日期
- 疾病状况及缓解次数（可适用的地方）
- 性别
- 民族或种族群体
- 巨细胞病毒情况
- 血型（ABO/Rh）
- 体重（特别是对脐血的检索）
- 家庭 HLA 单倍型

向英国登记处申请的检索要求必须单独的发往每一个英国登记处，不过英国移植中心的要求除外，如果有合作协议在接受当天可以交换这些要求。每个英国登记处，如安东尼诺兰基金会、英国骨髓登记处（BBMR）和威尔士骨髓捐献者登记处（WBMDR），都有自己单独的捐献者名单。安东尼诺兰基金会将在自己的登记处处理所有来自英国的检索要求，并提供一个安东尼诺兰基金会的捐献者名单，也可以在 BMDW 处理检索要求，从而为申请医生提供正在鉴定的可能匹配捐献者的全世界范围内的信息。

国际间检索

一旦收到移植中心医生的检索申请，在审查完检索报告之后，就可以向任何可能存在匹配捐献者的国际登记处展开检索。国内登记处或中心的任务是指导移植中心顺利完成这一过程，通过提供管理信息、协调样品请求 / 发货、并就如何加快检索或者克服任何可预见的影响检索顺利进展的障碍提供建议。在英国要求进行国际检索的患者比例已经从 2000 年的 32% 稳步提高到 2005 年的 55%。安东尼诺兰基金会一向鼓励移植中心为他们的患者寻求"最好"的捐献者，所以每当存在 HLA 相合捐献者的选择机会时，其他的捐献者因素就要考虑：

- 年龄
- 性别
- CMV 情况
- 血型
- 体重

- 孕产史（女性）
- 输血情况
- 获得最佳移植物的可能性（通常是 PBSC）
- 捐献者的可用性
- 捐献者 HLA 配型的可靠性
- 登记处管理因素（如成本、捐献者提供的速度、捐献者公开的限制）

发往登记处的国际检索申请报告，可以通过传真或者通过欧洲骨髓捐献者信息系统（EMDIS）（www.zkrd.de/emdis.html?&L=1）。EMDIS 是一个开放的交流系统，许多国家登记处的本地数据库之间可以通过这个系统进行标准信息的交流，这些国家包括欧洲国家以及近来扩展到美国等更多欧洲以外的国家。它包括了非亲缘捐献者检索的所有步骤，从最初检索申请，重新检索最新的捐献者名单，申请及结果的交流，以及最后的骨髓采集计划等。这种国家登记处之间信息交流过程的通畅及自动化大大提高了检索的速度和效率，并最终取得成功。由此获得的捐献者名单被转交给有关的移植中心，以便于他们进行捐献者的选择。

捐献者检查

绝大多数（99%）接受安东尼诺兰基金会捐献者移植的患者，在登记处初步检索时就可以确定匹配的捐献者。同样，当外国捐献者被选中时，他们通常出现在初步国际检索报告中。如果在全世界 700 多万已经进行 HLA-A，B 和 DR 分型的捐献者中没有找到一个匹配的，那么几乎也没有可能通过给那些仅进行了 HLA-I 类抗原，HLA-A，B 分型的捐献者再进行 DR 分型来找到一个相合的捐献者。例外可能是对一个非常罕见的 I 类分型，顾名思义，就是几乎没有捐献者，在这种情况下对 DR 位点的附加检测就可能增加所希望的 DR 分型，这是由于这些 HLA 基因之间的连锁不平衡造成的。

在捐献之前，捐献者必须在与患者进行分型的同一实验室进行 HLA 分型。而且对患者及捐献者分型应该采用相同的技术，并在同样的时间段内完成。这个检测被称为验证性分型（CT），通常会为某一特定患者进行许多捐献者的验证性分型，以便在最终选择之前确定最佳的匹配捐献者。传染病标志物检测也是在这个阶段通常由捐献者中心进行。

捐献者可用性

许多登记处 / 捐献者中心都有办法与捐献者保持联系，以便在需要时可用。由于大多数登记处已经运作了 10 年以上，维持就成了一个捐献者中心工作的主要组成部分。这可以与捐献者采取积极主动的联系形式，如通讯简报、贺卡或者是当他们确实是某一特定患者的可能匹配者时的联系方式。通常这些策略都是必要的。WMDA 2005 年年报统计显示，在 CT 阶段要求时有 32% 的捐献者血样由于捐献者方面的原因而没有获得，这就表明在开始阶段就要求更大量的捐献者血样是非常明智的。

全世界在 2005 年，在身体检查时被搁置并导致采集取消的各国捐献者的中位百分数为 4.4%[2]。可能大部分是医疗原因引起的搁置，因为直到捐献前身体检查和相关实验室化验时，一些情况才能确定。在安东尼诺兰基金会，当参加登记时以及在后续作为一个可能匹配的捐献者而要求提供血样时，捐献者都必须要完成一个全面的医疗问卷。这份医疗问卷要经过基金会医疗顾问委员会的审查和定期更新，医疗人员将根据个人问询做出裁定，并在必要时获取捐献者更进一步的资料。这样，在工作中缘于医疗的搁置就可以减至最低。

不过，明智的做法是如果可能就继续进行捐献者检测，直到确定一个备选捐献者。在荷兰，根据 1987 年至 2002 年为 425 位荷兰患者进行的 502 位非亲缘捐献者身体检查程序的数据显示，每 11 位身体检查的捐献者中就有一位不能捐献。所有与捐献者相关的取消（n=46 例）中，78% 是因为医疗原因，22% 是非医疗原因。对于 50% 的已经确定备选捐献者的患者来说，移植推迟了不到 2 周的时间；而对于没有备选捐献者的患者来说，延迟中位时间增加至 18 周[13]。

捐献者承诺

信息和教育是捐献者承诺的关键。在检索过程的不同阶段都必须获得知情同意 - 招募时；为验证分型再次提供血样以及确实需要捐献时[14]。移植医师必须了解，患者最终也必须了解，同意书的本质是捐献者允许在任何时候退出，甚至包括患者正在进行预处理[15]。鉴于此，捐献者中心 / 登记处就要尽一切努力以排除那些在预定风险中的潜在捐献

者，也就是那些有身体上或心理上不适的，或者表现出过分犹豫的，这也许是因为对整个过程害怕或是因为缺乏家庭或工作单位的支持。在安东尼诺兰基金会，在程序的每个阶段都会给捐献者提供书面信息，并有机会与基金会以及采集中心的工作人员讨论整个过程的任何方面。在捐献干细胞之后，捐献者须通过问卷的形式亲自向安东尼诺兰基金会指定给他们的捐献者福利官员提供反馈信息。通过这种方法，整个过程处在持续监管并根据需要进行调整之中。在捐献者完成捐献之后的恢复期间，捐献者福利官员保持着与捐献者的联系，并负责在接到为同一患者二次捐献的申请时联系到捐献者。如果在任何时候捐献者表示他们不会同意二次捐献，此信息都必须毫无延迟的传达给移植中心。

选择外周血干细胞或是骨髓来源的干细胞

从移植中心的申请看一般偏好选择外周血干细胞（PBSC）而不是骨髓，尽管这往往是根据患者的疾病情况。2005 年安东尼诺兰基金会收到的 400 份申请中，77% 表示优先选择外周血干细胞，尽管在大多数情况下骨髓作为第二选择将会被接受。

安东尼诺兰基金会 2001 年开始常规提供外周血干细胞。有一点是明确的，由于许多捐献者是在捐献 PBSC 时代之前加入登记处的，而捐献哪种移植物应该是捐献者的选择，并且应该是在充分获得相关程序详细信息以及了解两种方法短期和长期风险的情况之后再做出的选择。一般来说，捐献者希望提供的移植物是对移植成功最需要的，而如果捐献者问询这一点，移植中心的优先选择会转达给捐献者。自 2001 年以来，安东尼诺兰基金会提供的干细胞捐献中 PBSC 的比例逐年增加，并超过了骨髓（图 21.4）。在其他国家的登记处根据其捐献者 PBSC 的可用性有不同的政策，这些信息可以从 BMDW 网站或国家中心获得。

捐献者与受者匿名

捐献前确定无疑的保持捐献者与患者的严格匿名性对于非亲缘造血干细胞计划的成功是必需的。这将确保没有非亲缘捐献者的任何强迫，没有提供任何好处的引诱。患者的隐私权也要受到尊重。在

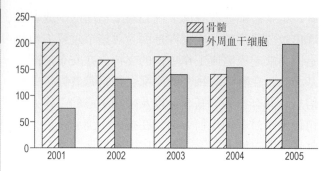

图21.4 安东尼诺兰基金会捐献的干细胞来源（骨髓与外周血干细胞）的逐年变化

安东尼诺兰登记处捐献者希望能够提供的患者资料仅限于患者大概年龄范围（即儿童、青少年、成人）和患者性别。患者及捐献者的地理位置严格保密，很少公开。一般来说不提供患者的诊断，除非有特别要求，不过在首次捐献后估计再次捐献的可能性时，针对捐献者咨询有时也会提及患者的诊断。确保捐献者匿名的措施是通过对发往移植中心的血样及最终的造血干细胞采集物进行编码标记。造血干细胞标签的设计确保了最初登记处的身份在可以对患者公开之前被去除。如果是外国捐献者为国内患者提供干细胞，有一点非常重要，就是移植中心人员不要不经意的向那些可能有利害关系的人透露捐献者细节，如捐献者国籍，同样，造血干细胞运送人员在运送采集物时也必须尊重捐献者来源的保密性。

（王　军译　王　军校）

参考文献

1. Bone Marrow Donors Worldwide 2006. www.bmdw.org/
2. WMDA. Unrelated Stem Cell Donor Registries Annual Report 2005. www.worldmarrow. org
3. Goldman JM. A special report: bone marrow transplants using volunteer donors – recommendations and requirements for a standardized practice throughout the world – 1994 update. Blood 1994;84:2833–2839
4. Kollman C, Howe CWS, Anasetti C et al. Donor characteristics as risk factors in recipients after transplantation of bone marrow from unrelated donors: the effect of donor age. Blood 2001;98:2043–2051
5. Weisdorf D, Hakke R, Blazar B et al. Risk factors for acute graft-versus-host disease in histocompatible donor bone marrow transplantation. Transplantation 1991;51:1197–1203
6. Hurley CK, Wade JA, Oudshoorn M et al. A special report: histocompatibility testing guidelines for hematopoietic stem cell transplantation using volunteer donors. Tissue Antigens 1999;53:394–406
7. Marsh SGE, Albert ED, Bodmer WF et al. Nomenclature for factors of the HLA system, 2004. Tissue Antigens 2005;65:301–369
8. Hurley CK, Setterholm M, Lau M et al. Hematopoietic stem cell donor registry strategies for assigning search determinants and matching relationships. Bone Marrow Transplant 2004;33:443–450
9. Hurley CK, Wagner JE, Setterholm MI et al. Advances in HLA: practical implications for selecting adult donors and cord blood units. Biol Blood Marrow Transplant 2006;12(suppl 1):28–33
10. Duarte RF, Pamphilon D, Cornish J et al. Topical issues in unrelated haematopoietic stem cell transplants: a report from a workshop convened by the Anthony Nolan Trust in London – 2005. Bone Marrow Transplant 2006;37:901–908
11. Heemskerk MB, van Walraven SM, Cornelissen JJ et al. How to improve the search for an unrelated haematopoietic stem cell donor. Faster is better than more! Bone Marrow Transplant 2005;35:645–652
12. Wiegand T, Raffoux C, Hurley CK et al. A special report: suggested procedures for international unrelated donor search from the donor registries and quality assurance working groups of the World Marrow Donor Association (WMDA). Bone Marrow Transplant 2004;34:97–101
13. van Walraven SM, Heemskerk MB, Lie JL et al. Donor identification. The importance of identifying a back-up donor for unrelated stem cell transplantation. Bone Marrow Transplant 2005;35:437–440
14. Rosenmayr A, Hartwell L, Egeland T. Stem cell donation. Informed consent – suggested procedures for informed consent at various stages of recruitment, donor evaluation, and donor workup. Bone Marrow Transplant 2003;31:539–545
15. Bakken R, van Walraven A-M, Egeland T. Normal donors. Donor commitment and patient needs. Bone Marrow Transplant 2004;33:225–230

脐血库与儿童及成人的脐血移植

Vanderson Rocha，Eliane Gluckman

引言

脐血移植（umbilical cord blood transplantation，UCBT）扩大了异基因造血干细胞移植（HSCT）的患者范围，否则这部分患者将失去这种医疗方法的机会。1989年Gluckman等人报道了第一例UCBT成功[1]，是HLA相合同胞移植给患有严重范科尼贫血的儿童，此后亲缘及非亲缘脐血移植的数量急剧增加，我们估计至今已有超过8000例患者接受了非亲缘脐血移植，以治疗各种不同的遗传、血液、免疫、代谢和肿瘤疾病。来自国际骨髓移植登记处（IBMTR）调查估计，1998年以来接受干细胞移植的年轻患者（＜20岁）中20%是脐血移植（IBMTR通信）。目前日本大约50%的非亲缘造血干细胞移植是脐血移植（T.Takahashi，东京脐血库，个人通信）。

相对于其他来源的异基因造血干细胞移植，脐带血逻辑上和临床上的优势包括：

- 库存冷冻脐带血的可获得性明显加快，接受脐血移植的患者较接受骨髓（BM）的患者提前中位天数25～36天[2,3]
- 由于可以允许6个HLA位点中1～2个HLA位点不合（更多的HLA位点不合意味着植入率更低），因此捐献者的范围扩大
- 急性移植物抗宿主病（GVHD）的发病率降低，严重程度降低
- 潜伏病毒传递感染的风险降低，如巨细胞病毒（CMV）与EB病毒（EBV）
- 捐献者没有损失
- 捐献者没有风险
- 与骨髓登记处比较，罕见单倍型的频率更高，因为脐血更容易针对少数种族人群[4]

UCBT的缺点是：

- 与骨髓或动员的外周血干细胞（PBSC）比较，脐血中造血祖细胞和造血干细胞的数量少，这将增加植入失败和造血恢复延迟的风险
- 无法进行供者淋巴细胞输注的免疫治疗

脐血移植领域的进展是与建立和发展世界各地的脐带血库同步的。目前，可以从40多个脐带血库获得超过30万份的脐带血移植物。这些脐血库在脐血移植的进展中发挥着重要作用。Netcord组织就是代表Eurocord而创建的，以在下述方面建立良好经验：脐血储存、方便捐献者检索、提高移植物质量、完善国际标准、重要的是建立脐血库与FACT（细胞治疗资质基金会）合作的资质评审程序。Netcord是大规模、经验丰富的脐带血库的合作网络，目前已经有超过13万份冻存脐血单位可供非亲缘受者临床使用，已经输送了超过5000份移植物[5]。最近，美国国家骨髓捐献者计划（NMDP）在美国国会的财政支持下已经建立了类似的脐带血库网络。Netcord-Eurocord和NMDP已建立了协作，目标就是为特定患者提供最合适、优质的脐带血。也建立了其他类型的脐带血库，如同胞捐献者脐带血库或不存在移植受者的自体（或商业性家庭脐血库）脐血库。

本章内容包括：儿童和成年人各种血液病的亲缘及非亲缘脐血造血干细胞移植的预后及风险因素；与其他来源的造血干细胞移植结果的比较，主要是骨髓；以及不同类型脐带血库的发展。

亲缘及非亲缘脐血移植的临床经验

Eurocord登记处

为了发展脐带血细胞不同生物学方面的研究和评价脐血移植，欧洲血液和骨髓移植协作组

（EBMT）1995 年在欧盟的支持下建立了 Eurocord 组织。Eurocord 组织最重要的成就之一是建立了 Eurocord 登记处。它与 Netcord 库密切合作，收集和验证接受 Netcord 脐血移植的患者的临床资料。由于这一合作，从 1988 年至 2007 年 2 月，已有 3372 例脐血移植上报至 Eurocord 登记处，其中 64% 来自 43 个欧洲国家的 186 个欧洲移植中心，36% 来自其他国家的 187 个移植中心。已报道 359 例接受亲缘捐献者（大多数是 HLA 相合同胞捐献者）的脐血移植，主要是用于患有恶性及非恶性疾病的儿童，2965 例儿童及成人接受了非亲缘脐血移植。在过去 3 年，上报至 Eurocord 的非亲缘脐血移植的数量已增至 300 多例 / 年，而且 2004 年以来进行脐血移植的成年人数量已经超过了进行脐血移植的儿童（Eurocord 登记处数据）。

脐血移植已用于治疗各种基因、血液、免疫、代谢和肿瘤疾病。表 22.1 列出了上报至 Eurocord 接受非亲缘脐血移植的患者，并根据年龄和诊断分类。

亲缘脐血移植

目前进行的亲缘脐血移植几乎完全是用于儿童[6]。一份最新的 Eurocord 数据显示，针对儿童亲缘脐血移植后随访中位时间 41 个月，恶性肿瘤患者（$n=96$）的 3 年生存率为 47%±5%，骨髓衰竭患者（$n=33$）为 82%±7%，血红蛋白病（$n=52$）为 100%（90% 的无病生存率），先天代谢异常或原发性免疫缺陷病（Eurocord 未发表数据）为 70%±15%（$n=10$）。恶性肿瘤的儿童患者，疾病早期（白血病首次完全缓解）进行脐血移植的 3 年总体生存率为 71%±12%，疾病中期（第二次完全缓解）的为 45%±7%，疾病进展期为 24%±7%。

有一份针对 44 例接受亲缘脐血移植的儿童患者所进行的具体分析及报道，这些患儿患有地中海贫血（Thal）和镰状细胞病（SCD）[7]。我们已经更新了这一分析，并确认 63 位患儿均存活，44 位地中海贫血患者的 5 年无病生存率（DFS）是 78%，19 位镰状细胞病患者为 94%。未使用甲氨蝶呤预防移植物抗宿主病以及预处理中使用氟达拉滨是与增加 DFS 相关的最重要因素。

Eurocord 和国际骨髓移植登记处的一份联合研究比较了 113 名接受 HLA 相合同胞脐血移植的儿童与 2052 名接受 HLA 相合同胞骨髓移植（BMT）的儿童的移植结果[8]。脐血移植受者中性粒细胞和血小板恢复更慢，而急性和慢性 GVHD 的风险较

表22.1 根据诊断及受者年龄，上报至Eurocord登记处的非亲缘脐血移植数量

诊断	儿童（≤ 16 岁，$n=1602$）	成人（＞ 16 岁，$n=1136$）
急性淋巴细胞白血病	579（36.1%）	269（23.7%）
急性髓性白血病	257（16%）	356（31.3%）
继发性急性白血病	38（2.4%）	63（5.5%）
骨髓增生异常综合征	120（7.5%）	97（8.5%）
慢性粒细胞白血病	40（2.5%）	119（10.5%）
慢性淋巴细胞白血病	–	16（1.4%）
霍奇金 / 非霍奇金淋巴瘤	31/–（1.9%）	97/32（11.4%）
多发性骨髓瘤	–	20（1.8%）
实体肿瘤	9（0.6%）	5（0.4%）
组织细胞增多病	60（3.7%）	1（0.1%）
先天及获得性骨髓衰竭综合征	157（9.8%）	50（4.4%）
血红蛋白病	4（0.2%）	–
原发性免疫缺陷病	170（10.6%）	1（0.1%）
代谢性疾病	126（7.9%）	5（0.4%）
其他疾病	11（0.7%）	5（0.4%）

低。有趣的是，两组间复发相关的死亡、移植后100天的死亡率以及总体生存率并没有显著差别[8]。这些结果表明，对于 HLA 相合同胞移植的儿童，脐血移植与骨髓移植一样有用。

基于这些结果，当家庭中有遗传或血液疾病患儿时，我们建议采集并冻存同胞脐血。同胞脐血库的建立就是为了拥有高品质的脐带血单位[9]。

恶性肿瘤及非恶性疾病患儿的非亲缘脐血移植

多中心[6,10,11]、单机构[3,12,13] 及联合[14,15] 研究都表明，大多数儿童非亲缘脐血移植都能够重建造血并获得持久植入，而且 GVHD 的发生率低，并不会导致较高的复发风险。几乎所有涉及儿童非亲缘脐血移植的系列研究都已证实细胞剂量对植入、移植相关副作用及生存率的重要影响，细胞剂量是通过检测有核细胞总数、集落形成细胞和 CD$_{34}^+$ 细胞得到的[6,10-12,16]。虽然在早期的系列研究中没有明确认识 HLA 不合的预示作用，但在最近更新中已变得明显[11,12,16]。

已经发表了一些特定疾病的患儿接受非亲缘脐血移植的结果，包括急性髓性白血病[10]、Hurler 综合征[14] 及 Krabbe 病[15]。Eurocord 组织最近进行了3 项研究（未发表数据）：儿童急性淋巴细胞白血病（ALL）、原发性免疫缺陷病和范科尼贫血的非亲缘脐血移植的结果。

我们分析了 1994 年至 2005 年接受脐血移植的总数 361 例的 ALL 儿童，来自 24 个国家，大部分在欧洲。其中 87 名患儿在第一次完全缓解期（CR）进行移植，并具有不利的细胞遗传学改变[89% 有（9；22）或 t（4；11）]；152 名儿童在第二次 CR 期移植，122 名在疾病进展期移植。中位年龄 6.5 岁，输注细胞中位数为 4.1 ×10^7/kg，中位随访时间 22 个月（3 ～ 96 组）。80% 的病例一个或两个 HLA 位点不合（HLA-A 和 B 低分辨分型或 HLA-DRB1 高分辨分型）。总体而言，在 CR1 期移植的患者的 3 年无白血病生存率（LFS）为 33%±7%，CR2 期移植的患者为 35%±4%，疾病进展期移植的为 21%±4%。多变量分析显示只有 CR1 和 CR2 与更高的 LFS 相关（P ＜ 0.0001）。在 CR2 期移植的患儿组（n=151），根据多变量分析与 2 年 LFS 相关的主要风险因素是脐血移植前的早期

复发，而不论是治疗中或是脱离治疗后（P=0.02）。事实上，如果患者在接受治疗的同时复发，3 年 LFS 为 26%，而那些脱离治疗后复发的 3 年 LFS 为 45%。在其他患者组，根据多变量分析疾病和移植物特点与结果并不相关（Eurocord；数据未发表）。

来自 40 个中心的上报给 Eurocord 的 93 例重度原发性免疫缺陷病（SPID）儿童接受非亲缘脐血移植的结果也得到分析（J.Ortega 代表 Eurocord；数据未发表）。年龄中位数为 0.9 岁（范围 0 ～ 26 岁），体重中位数 8kg（3 ～ 39）。诊断包括重症联合免疫缺陷（n=61），Wiskott-Aldrich 综合征（n=20）及其他（n=12）。56 名患者与脐血 HLA 配型相合或者有一个 HLA 位点不合。输注的有核细胞（NC）中位数为 8.3×10^7/kg（0.1 ～ 94），CD$_{34}^+$ 细胞中位数为 3.4×10^5/kg（0.4 ～ 33）。44 名患者接受白消安 / 环磷酰胺的预处理，11 名没有预处理，74 名患者接受环孢素（CsA）/ 激素作为 GVHD 预防方案。中性粒细胞和血小板恢复的累积发生率（CIs）分别为 85% 和 77%。2 ～ 4 度急性 GVHD 和慢性 GVHD 的 CIs 分别为 41% 和 23%。在 2 年时移植相关死亡率为 31%。2 年总体生存率为 68%，如果患者 / 脐血 HLA 完全相合或有一个位点不合的生存率是 78%，有 2 ～ 3 个 HLA 位点不合则为 58%（多变量分析，P=0.04）。

我们还分析了 93 例范科尼贫血（FA）患者的非亲缘脐血移植的结果。移植的中位年龄为 8.6 岁（1 ～ 45）。12 例 HLA-A、B，DRB1 完全相合，35 例 HLA 一个位点不合，45 例为 HLA 2 个或 3 个位点不合。根据受者体重，输注的有核细胞（NC）及 CD$_{34}^+$ 细胞的中位数为分别 4.9×10^7/kg 和 1.9×10^5/kg。参加中心选择了自己的预处理方案；57 例患者（61%）包括氟达拉滨。+60 天中性粒细胞恢复的 CI 为 60%±5%。多变量分析显示包含氟达拉滨的预处理方案以及输注有核细胞数 4.9×10^7/kg 与中性粒细胞恢复的更高可能性相关。2 ～ 4 度急性 GVHD 和慢性 GVHD 的 CIs 分别为 32%±5% 和 16%±4%。总体生存率为 40%±5%。根据多变量分析，与预后好的相关因素包括预处理中使用氟达拉滨，输注有核细胞数 ＞ 4.9×10^7/kg 以及受者 CMV 血清学阴性（未发表）。

总之，这些结果表明，对于那些患有遗传性和代谢性疾病或恶性肿瘤的患儿来说，需要进行造血干细胞移植而又没有 HLA 相合同胞供者时，非亲

缘脐血移植是一个可以考虑的异基因干细胞来源。其结果与患者、疾病和移植特点相关。因此，改善患者选择及便于更改的因素，如脐带血选择、预处理方案或 GVHD 预防方案的改变，可以提高预后。

儿童非亲缘脐血移植与骨髓移植的比较

儿童非亲缘骨髓移植和脐血移植的结果比较具有极其重要的意义，因为很多患者的检索过程既要对非亲缘脐血单位又要对骨髓捐献者进行鉴定。3 份公开的研究，2 个为单中心研究和一个 Eurocord 登记处系列研究，回顾性分析了儿童非亲缘脐血移植和骨髓移植的结果比较 [3,17-18]。简而言之，这 3 个研究中，非亲缘脐血移植受者较之非亲缘骨髓移植的患儿移植的时间更早，中性粒细胞和血小板恢复延迟，急性 GVHD 发生较少，而总体生存率并没有显著不同。Eurocord 组织报道非亲缘脐血移植早期 TRM 更高，可能是由于植入延迟引起的相关感染。重要的是要注意到，Eurocord 系列研究中的所有患者均是在 1998 年以前进行移植的，当时非亲缘脐血移植还被认为是白血病治疗的最后选择。

最近，发表了一份综合这些比较研究的 meta 分析 [19]。该分析纳入 161 例接受非亲缘脐血移植的儿童（多数是一个或两个 HLA 抗原不匹配）和 316 例接受非亲缘骨髓移植的儿童（几乎全部是 HLA 完全相合）。对儿童非亲缘脐血移植和非亲缘骨髓移植的集中比较研究发现，前者慢性 GVHD 的发生率较低，但 3 ~ 4 度急性 GVHD 的发生率没有差别。2 年总体生存率（OS）也没有差别。

所有这些以前的比较研究已经分析了根据 HLA-A 和 B 位点低分辨分型及 HLA-DRB1 高分辨分型确定的 HLA 完全相合的骨髓移植。在一项初步分析中，Eapen 等 [20] 人代表国际骨髓移植登记中心（CIBMTR）及纽约脐血计划，最近比较了 503 例脐血移植受者与 116 例 HLA 等位基因（HLA-A，B，C 和 DRB1）完全相合的骨髓移植受者的结果。在脐血移植受者中，35 例在 HLA-A，B（抗原水平）及 DRB1（等位基因水平）完全相合，201 例在一个位点不合，267 例存在两个位点不合。所有患者（年龄＜ 16 岁）均为急性白血病，在 1995 年至 2003 年之间完成移植。脐血移植和骨髓移植受者的中位随访时间分别是 45 个月和 59 个月。HLA 相合的脐血移植受者的 LFS 较高（P=0.040）。值得注意

的是，等位基因水平完全相合的骨髓移植与一个或两个位点不相合的脐血移植受者比较，5 年 LFS 及 OS 相当。患者群体之间的移植相关死亡率（TRM）及复发的风险差异可以部分解释 LFS 和 OS 的这些结果。与等位基因水平完全相合的骨髓移植相比，完全相合及一个位点不合且高细胞剂量（＞ 0.3×10^8/kg）的脐血移植的 TRM 没有区别，而一个位点不合且低细胞剂量（＜ 0.3×10^8/kg）的脐血移植（P=0.005）以及两个位点不合的脐血移植（任何细胞剂量）的 TRM 更高（P＜ 0.001）。相反，一个和两个位点不合的脐血移植的复发率较低（P=0.037，P=0.003）。如前述，42 天中性粒细胞恢复（＞ 500/µl）的概率依赖于移植物类型、HLA 配型和细胞剂量（骨髓移植 98%；相合脐血移植 85%；一个或两个位点不相合 / 高细胞剂量的脐血移植 79%；一个和两个位点不相合 / 低细胞剂量的脐血移植 64%）。与等位基因完全相合的骨髓移植相比，完全相合的脐血移植后 2 ~ 4 度急性 GVHD 及 3 ~ 4 度急性 GVHD 的风险较低 [相对危险度（RR）0.45，P=0.035；RR 0.51，P=0.035），而不完全相合的脐血移植没有明显差别。完全相合或不完全相合的脐血移植的慢性 GVHD 的风险较低（RR 0.66，P=0.036）]。

这些数据有力地表明，对于儿童来说，脐血是一个可以接受的替代完全相合非亲缘骨髓的移植物，也支持一开始就同时进行非亲缘骨髓和脐血捐献者的检索。最终是选择非亲缘骨髓还是脐带血，应该基于移植的紧迫性以及非亲缘骨髓及脐血的特性，如细胞剂量及 HLA 匹配性。对于那些需要紧急移植的儿童，通常在 3 个月以内，脐血似乎更有利。此外，脐带血库应该增加库容量，以期找到更加匹配的脐血移植物。

成人非亲缘脐血移植

脐血移植领域取得的进展主要局限在儿童，主要是因为细胞剂量对植入和 TRM 风险的影响。不过，近年来由于改善了脐带血的筛选，更明确地界定了移植的适应证及更多的移植经验，成人脐血移植也有所改善（图 22.1）。关于成人非

亲缘脐血移植的临床结果的综述已经发表 [21-23]。迄今为止，已有完成了 2000 多例来自 Netcord 组织的单份成人脐血移植 [5]。不过，这部分信息能够

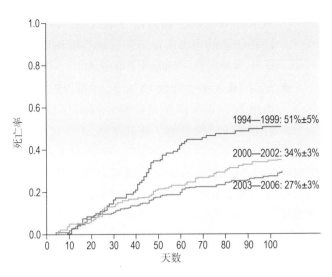

图22.1 根据移植时期，557例恶性血液病患者接受单一脐血移植的早期移植相关死亡率

获得的还是有限的。6个系列研究报告了成人单份非亲缘脐血移植的结果和风险因素[24-29]。回顾性和多中心研究中，就受者和疾病相关特点而言是多种多样的，如类型和移植时疾病状态[24,29]。不过，单中心报道的患者和疾病更均一，接受标准的预处理和 GVHD 预防方案[25-27]。例如，在日本的研究系列中[26,27]，来自单中心的分析报告显示，患者是骨髓增生异常综合征（MDS）或急性髓性白血病（AML），并接受统一的预处理方案 [不用抗胸腺细胞球蛋白（ATG）]，GVHD 的预防是甲氨蝶呤联合使用环孢素。另一个重要区别是，6个系列的4个研究中，按每千克受者体重计输注的有核细胞中位数低于 2×10^7/kg，一些患者接受小于 1.5×10^7 有核细胞 /kg，这些数据低于最近提出的建议[12,16]。不过，在日本系列研究中，输注脐血细胞剂量小于 2×10^7/kg 的患者为极少数。在所有系列研究中脐血移植后一般都使用 GCSF。60天髓系植入率 80% ~ 100%，180天血小板植入率为 65% ~ 90%。中性粒细胞达到 0.5×10^9/L 以上的中位时间为 22 ~ 32 天。成人非亲缘脐血移植的急性和慢性 GVHD 的发生率差异很大，正如 100 天 TRM（0 ~ 54%）和无病生存率从 15% ~ 76% 不等。很难解释这些差异的原因，因为涉及的影响因素很多，如患者及脐带血移植物的选择，疾病及疾病状态，移植中心的影响以及移植时间。

最近，Eurocord 组织已发表了恶性血液病成人患者脐血移植的结果及危险因素，这些患者均在清髓性预处理后移植一个单位脐带血[29]。171 例患者是在 1997 年以后进行移植。中位年龄 29 岁（15 ~ 55 岁），中位随访时间 18 个月（1 ~ 71 个月）。大多数患者为急性或慢性白血病（n=142，83%），91 例（53%）是在疾病进展期进行移植，32 例是自体移植失败（19%）。大多数患者（87%）接受了 HLA 1 ~ 2 个位点不合的脐血移植。输注的有核细胞及 CD34$^+$ 细胞中位数分别为 2.1×10^7/kg 及 1×10^5/kg。60 天中性粒细胞恢复的累积发生率为 72±3%，中位时间为 28 天（11 ~ 57 天）。较高的有核细胞数（> 2.0×10^7/kg）以及使用造血生长因子是中性粒细胞恢复更快的独立相关因素。II ~ IV 度急性 GVHD 的累积发生率是 32%±4%，而且这种并发症与是 HLA 位点不合的数目不相关。慢性 GVHD、移植相关的死亡率和复发的 2 年累积发生率分别为 36%±10%、51%±4% 和 22%±4%。在疾病的早期、中期和进展期进行移植的患者的 2 年无病生存率分别为 41%±9%、34%±10% 和 18%±4%。多变量分析显示，疾病进展期是复发和无病生存率的不利因素。

因此，对于缺乏 HLA 完全相合捐献者的恶性血液病成人患者来说，较高细胞剂量的非亲缘 HLA 不合脐血移植物可以考虑作为替代的干细胞来源。为了避免细胞剂量及移植相关死亡率的问题，成人脐血移植的新方法已经增加了成人脐血移植的应用，如双份脐血的应用及减低强度的预处理。这些方法在本章后面讨论。

恶性血液病成人患者的非亲缘脐血移植与非亲缘或亲缘骨髓移植的结果比较

3 个回顾性研究比较了成人非亲缘脐血移植与骨髓移植的结果[30-32]。日本单中心的研究人员比较了 113 例恶性血液病患者接受非亲缘骨髓移植（n=45）或非亲缘脐血移植（n=68）的结果。在这个单中心分析中，比较从检索捐献者到移植的时间发现，脐血移植受者（中位时间 2 个月）明显少于 11 个月的骨髓移植受者。但脐血移植受者的中性粒细胞和血小板恢复延迟。脐血移植受者移植后免疫抑制剂减量更快，使用激素治疗急性 GVHD 的机会更少。此外，尽管 HLA 不合程度高，但没有脐血移植受者死于 GVHD。与骨髓移植相比，脐血移植以后的 TRM 降低，DFS 增高。在这项研究中，除 4 位患者以外，其余所有患者输注的脐带血细胞剂量均超过 2.0×10^7/kg[30]。

Eurocord 组织和 EBMT 的急性白血病工作组进行了一项基于登记处的回顾性比较研究，该研究纳入的成人急性白血病患者，98 名接受了非亲缘脐血移植，584 名接受了非亲缘骨髓移植[31]。移植在 1998 年至 2002 年间完成。脐血移植受者更年轻（中位年龄 24.5 岁比 32 岁；$P < 0.001$），体重更轻（中位数 58kg 比 68kg；$P < 0.001$），移植时有更多的患者处于疾病进展期（52% 比 33%，$P < 0.001$）。全部骨髓移植都是 HLA 完全相合，而脐血移植 94% 为 HLA 不相合（$P < 0.001$）。脐血移植输注的有核细胞中位数为 2.3×10^7/kg，骨髓移植为 2.9×10^8/kg（$P < 0.001$）。多变量分析显示，脐血移植后 II ~ IV 度急性 GVHD 的风险更低（RR 0.57；95% CI 0.37 ~ 0.87；$P=0.01$），但中性粒细胞恢复显著延迟（RR 0.49；95%CI 0.41 ~ 0.58；$P < 0.001$）。移植相关死亡率、复发率、慢性 GVHD 和 LFS 两组间没有显著区别。

Laughlin 等代表 IBMTR 进行的另一项基于登记处的分析，发现白血病患者脐血移植的结果要差于 HLA 完全相合的非亲缘骨髓移植。不过，当脐血移植与 HLA 一个位点不合的非亲缘骨髓移植比较时结果类似[32]。

综合这些研究的 meta 分析已经发表：316 例成人脐血移植（大多数是一个或两个抗原不合）与 996 例成人非亲缘骨髓移植（几乎全部是完全相合）进行了比较，与预想的一样，尽管脐血移植组的中性粒细胞恢复延迟，但两组间移植相关死亡率和无病生存率均无统计学差异[19]。

有趣的是，同样的日本研究团队发现，成人恶性血液病非亲缘脐血移植的结果要好于非亲缘骨髓移植，该研究比较了 HLA 基因分型完全相合的骨髓或外周血干细胞（PBSC）移植（n=71）与 HLA 不合的脐血移植（n=100）的结果。所有患者均接受了清髓性预处理方案。多变量分析显示，两组在 TRM（脐血移植 9%，骨髓 / 外周血干细胞移植 13%），复发率（脐血移植 17%，骨髓 / 外周血干细胞移植 26%）和 DFS（脐血移植 70%，骨髓 / 外周血干细胞移植 60%）方面没有明确的统计学差异[33]。

综合这四个比较研究的 meta 分析显示：

● 当脐血中含有大量细胞数时，脐血移植对于成人是可行的，而且对于缺乏 HLA 相合骨髓捐献者的患者来说，脐血移植应该可以考虑作为异基因干细胞来源的选择

● 尽管 HLA 不合程度增加了，但对成人恶性血液病，非亲缘脐血移植获得了与 HLA 相合非亲缘骨髓移植一样的结果

因此可以得出结论，和儿童一样，对骨髓及脐带血非亲缘捐献者的检索应该同时启动，特别是对急性白血病患者来说，因为他们的时间因素是至关重要的。

提高脐血移植结果的策略

已经提出很多方法来提高非亲缘脐血移植的结果。这些方法旨在加速造血恢复和减少移植相关毒性。下述是目前正在研究的策略。

通过增加细胞剂量加速植入及脐血细胞的归巢

脐血收集程序的最优化

高质量脐血库的建立以及捐献者范围的扩大已证明是非常有意义的，特别是对少数民族和种族。

脐血细胞的体外扩增

已报道 2 个利用扩增脐血细胞的 I 期临床试验[34-35]。这两项研究已经证实了脐血细胞体外扩增的可行性，但还需要有一个更有效的扩增方法，并需要找到扩增细胞的基因标记以评估它们的植入能力。目前美国和欧洲的 I 期临床试验正在使用一些新的药物来扩增脐血干细胞，如线性多胺铜螯合剂。

2 份不同的 HLA 相合脐血移植

双份脐血移植，不管是减低剂量或是清髓性预处理，初步结果都支持其安全性，并用来克服青少年和成人移植中细胞剂量的障碍[36-42]。但这些研究的嵌合数据显示，通常只有一份脐血植入。另外，当比较一份脐血（n=210）与双份脐血移植受者（n=169）时，初步数据显示，双份脐血移植与更强的移植物抗白血病效应相关[41]，这可能是由于急性 GVHD 的发生率更高[42]。尽管急性 GVHD 的风险增加，但在发生 3 ~ 4 度急性 GVHD 的患者中，双份脐血移植受者（17%，95%CI 5% ~ 29%）与单份脐血移植受者（47%，95%CI 26% ~ 68%；$P=0.02$）相比，1 年的 TRM 显著降低。而且在发生 3 ~ 4 度急性 GVHD 的患者中，双份脐血移植受者

（67%，95%CI 51%～83%）的 1 年生存率显著高于单份脐血移植受者（41%，95%CI 21%～61%；P=0.04）。这些结果可能在理解造血干细胞龛的免疫学性质及其调节如何影响移植结果方面具有重要的科学意义。

脐血与高度纯化的单倍体相合家庭捐献者 CD34⁺细胞的共移植

Ⅰ～Ⅱ期临床试验已经发表，并有吸引人的结果[43]。

脐血细胞的骨内输注

小鼠试验已经证实，骨内输注 CD34⁺脐血细胞的植入比静脉输注高 15 倍，可能是因为细胞在归巢之前循环过程中的损失减少了[44]。这种方法看起来非常有吸引力。最近，报道这些发现的研究团队已经开始 Ⅰ 期临床试验。10 位白血病进展期的成人患者，在短期麻醉下从髂后上棘输注中位细胞数 $2.7×10^7$/kg。所有患者均植入（100% 供者细胞），稳定的中性粒细胞恢复的中位时间为 20 天（14～33 天）。随访时间还较短（3～11 个月），但 7 位患者仍存活并在缓解期[45]。这些令人鼓舞的结果还需要在更大规模的患者中证实。

根据细胞剂量、HLA 以及诊断选择最佳的脐血单位

已经提示，细胞剂量及 HLA 不合的数目可以相互对植入及其他移植结果产生影响。因此，移植物中细胞剂量更高可以部分克服 HLA 每一水平不合的负面影响，不过这种假设尚未完全证实。不过，根据以往数据[11,12]以及 Eurocord 数据[16]，我们建议对于不超过 2 个 HLA 位点不合的脐血移植物，冻存时有核细胞应超过 $3×10^7$/kg。诊断等其他因素对植入率也有重要作用。这是由于下列情况：大多数患者具有完整的骨髓而且在预处理前未接受化疗或免疫抑制，或者是再生障碍性贫血患者往往是在移植前进行过多次输血，或是在移植时存在严重感染，这样就增加了植入失败的风险。

最近，鉴于观察到恶性肿瘤及非恶性疾病对细胞剂量及 HLA 匹配性的要求不同，我们试图建立一种方法以指导临床医生选择的"最好"的脐血单位，在接受单份脐血移植的患者要考虑到诊断、细胞剂量以及 HLA 不相合的影响。如果单份脐血的细胞剂量没有达到要求，就应该考虑进行双份脐带血移植。按照这一目标，我们分析了 1994 年至 2005 年接受单份脐血移植的 2 部分不同患者：925 例患有恶性疾病，279 例患有非恶性疾病（Eurocord；未发表数据）。供受者组织相容性是通过 HLA-A 和 HLA-B 血清学或抗原分型以及 HLA-DRB1 基因分型来决定的。

恶性疾病患者

恶性疾病患者的中位年龄为 11 岁（1 个月～56 岁），诊断包括急性髓性白血病 24.6%，急性淋巴细胞白血病 44.3%，慢性白血病 9.1% 和骨髓增生异常综合征 10%。只有 9% 的患者与其捐献者 HLA Ⅰ 类抗原和Ⅱ类等位基因完全相合，42% 的有一个 HLA 位点不合，40% 有 2 个 HLA 位点不合，其余的有 3 个或 4 个 HLA 位点不合。有一个 HLA 位点不合的患者中，67% 的是 Ⅰ 类位点不合，33% 的是 Ⅱ 类位点不合。有 2 个 HLA 位点不合的患者中，38% 的是 2 个 Ⅰ 类位点不合，7% 的是 2 个 Ⅱ 类位点不合，55% 的是一个 Ⅰ 类和一个 Ⅱ 类位点不合。输注的有核细胞中位数是 $3.1×10^7$/kg [（2～5）$×10^7$/kg]。100 天时中性粒细胞恢复（中性粒细胞计数达到 > 500/μl 的第一天）的累积发生率（CI）为 77.4%，而血小板恢复（血小板计数达到 > 20 000/μl 的第一天）的 CI 为 54.7%。这与输注的细胞数有关（P < 0.0001）。HLA 是另一个影响中性粒细胞植入的因素，在 0～1(81%)、2(75%) 和 3～4（63%）个 HLA 位点不合之间有所不同（P=0.037）。除了在 3～4 个 HLA 位点不合移植组，HLA 不合的影响可以通过增加细胞剂量而抵消。

在恶性疾病组，我们发现细胞剂量是影响结果最重要的因素；采集时细胞剂量要达到的最低要求是 $3×10^7$/kg，输注时的最低要求是 $2×10^7$/kg。我们还发现，HLA 不合的数目增加了延迟植入的风险，导致 TRM 及慢性 GVHD 的发生率更高（图 22.2）；不过它降低了复发的风险，从而在总体上对 OS 和 DFS 没有影响。HLA 不合的类型并不影响结果，不过对于两个 HLA 位点不合的移植患者来说，HLA-DRB1 位点相合的结果似乎更好。如前所述，增加细胞剂量可以抵消 HLA 不合的影响，但对三个或四个 HLA 位点不合的移植没有影响。

非恶性疾病患者

纳入研究的非恶性疾病患者的中位年龄为 3 岁（范围 3 个月至 10 岁）。疾病诊断包括骨髓衰竭综合征 40%，原发性免疫缺陷 36% 和遗传性代谢疾病 24%。

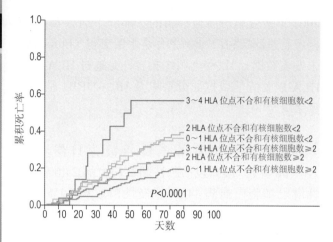

图22.2 根据输注的有核细胞数(×10⁷/kg)及HLA位点不合的数目，925例恶性疾病患者脐血移植的移植相关死亡率

只有18%的患者是HLA Ⅰ类抗原及Ⅱ类等位基因分型完全相合，43%的是HLA一个位点不合，35%的是HLA两个位点不合，其余的有3个HLA位点不合。有一个HLA位点不合的患者中，69%的Ⅰ类位点不合，31%的是Ⅱ类位点不合。有两个HLA位点不合的患者中，43%是两个Ⅰ类位点不合，3%是两个Ⅱ类位点不合，54%是Ⅰ类和Ⅱ类各一个位点不合。输注的有核细胞中位数为$6.4 \times 10^7/kg$［范围$(0.8 \sim 66) \times 10^7/kg$］。

100天时，中性粒细胞恢复的CI为69.3%，血小板恢复的CI为50%。这两个结果都与输注的细胞中位数相关（$P < 0.000\,055$）。HLA也是一个与中性粒细胞恢复相关的重要因素，在$0 \sim 1$个位点和≥ 2个位点HLA不合的两组间有统计学差异（$P = 0.046$）。HLA不合的负面作用可以通过增加细胞剂量来抵消，但在$3 \sim 4$个HLA位点不合的移植组中不起作用。中性粒细胞恢复与HLA不合位点的类别没有关系（Ⅰ类或Ⅱ类，或HLA-A，B或DRB1）。

Ⅱ～Ⅳ度急性GVHD的CI为31.8%，Ⅲ～Ⅳ度急性GVHD的CI为18%，而且仅与HLA不合的数目有关（$P=0.0029$）。慢性GVHD的CI为24%，也与HLA不合位点的数目有关（$P=0.01$）。100个月时OS的CI为49%。这受到细胞剂量和HLA不合位点的数目的影响。输注有核细胞$< 3.5 \times 10^7/kg$且有$2 \sim 3$个HLA位点不相合的脐血移植组的生存率$< 10\%$。增加细胞剂量可以部分抵消HLA不合的影响；但在有核细胞$> 3.5 \times 10^7/kg$的患者中，0、1、2或3个HLA位点不合的几组间

没有统计学差异。

因此，非恶性疾病患者必须得到比恶性疾病患者更高的细胞剂量，以获得植入；即在采集时有核细胞数应该不低于$4.9 \times 10^7/kg$，输注时不低于$3.5 \times 10^7/kg$。在非恶性疾病中，HLA不合对植入、GVHD、TRM（图22.3）和生存率发挥着主要影响，但可以通过增加细胞剂量部分抵消。而有核细胞数低于$3.5 \times 10^7/kg$且有两个或以上HLA位点不合的脐血移植应该避免。非恶性疾病的双份脐血移植的经验还很有限，无法常规推荐这种移植方式。

减少预处理相关死亡率

最近有报道采用减低强度预处理方案的移植在植入及TRM方面获得了令人鼓舞的结果[37,46-48]。明尼苏达大学的研究者已报告了43例进展期或高危恶性血液病成人患者（中位年龄49.5岁）在非清髓预处理（NMA）后接受HLA不合非血缘脐血移植的初步结果[46]。在这个研究系列中，有些患者接受了双份脐血移植，有两种非清髓性预处理方案：一种是氟达拉滨200mg/m²，白消安8mg/kg，全身照射（TBI）200cGY（Flu/Bu/TBI），用于21例患者；另一种是氟达拉滨200mg/m²，环磷酰胺50mg/kg和TBI 200 cGY（Flu/Cy/TBI），用于其余患者。所有患者均接受CsA和MMF预防GVHD。Flu/Bu/TBI组的中性粒细胞恢复的中位时间为26天（12～30天），累计发生率76%，而Flu/Cy/TBI组的中性粒细胞恢复的中位时间只有

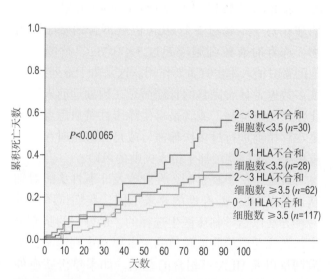

图22.3 根据输注的细胞数（×10⁷/kg）及HLA不合程度，268例非恶性疾病患者的移植相关死亡率

9.5 天（5 ～ 28 天），累计发生率 94%。II - IV 度及 III - IV 度急性 GVHD 的累积发生率分别是 44% 和 9%。100 天时，Flu/Bu/TBI 组及 Flu/Cy/TBI 组的 TRM 分别是 48% 和 28%。在前 100 天的死亡原因主要是器官功能衰竭和感染。在这些高危患者中，Flu/Bu/TBI 组的 1 年 DFS 是 24%，Flu/Cy/TBI 组的 1 年 DFS 是 41%。同一研究团队已经更新了这些结果，纳入 95 例 RIC 后单份或双份脐血移植患者。他们发现使用 ATG 与 EB 病毒复燃及疾病的发生率较高有相关性[47]。还有其他有关减低强度预处理的双份脐血移植的系列研究报告[37]。

我们分析了 65 例进展期恶性血液病患者（49% 处于疾病进展期和 39% 已接受过自体移植），主要是 1999 年至 2005 年进行移植的白血病患者，已上报 Eurocord[48]。中位随访时间只有 8 个月（3 个月 ～ 26 个月），中位年龄为 47 岁（16 ～ 76 岁）。预处理方案根据疾病及移植中心有所变化：33 例是氟达拉滨（Flu）+ 环磷酰胺（End）+TBI（2Gy），11 例是 Flu+End 或美法仑，13 例是 Flu+BU（< 8mg/kg）加或不加其他药物，还有 8 例是其他预处理方案。26% 的患者还加用 ATG/ 抗淋巴细胞球蛋白（ALG）。输注的有核细胞中位数为 2.4×10^7/kg。3 例是 HLA 完全相合（6/6），15 例是 5/6 相合，37 例是 4/6，10 例是 3/6。中性粒细胞恢复（> 500/mm³）的中位时间为 20 天（0 ～ 56 天），血小板恢复（> 20 000/mm³）的中位时间是 35 天。60 天时，33 例接受 Flu+End+TBI 预处理的患者中性粒细胞恢复的概率为 87%±7%，而其他预处理方案的患者中性粒细胞恢复的概率为 65%±10%（P < 0.01）。II 度急性 GVHD13%，III 度急性 GVHD7%，IV 度急性 GVHD7%。总体 TRM 为 45%±7%；急性白血病 TRM 为 50%±15%，淋巴瘤为 30%±15%，其他诊断为 27%±16%。1 年时，那些输注有核细胞数 < 2.4×10^7/kg 的患者的 TRM 为 53%±9%，而那些输注有核细胞数 > 2.4×10^7/kg 的患者的 TRM 为 39%±10%（P=0.07）。Flu+End+TBI 预处理组的患者 1 年时 TRM 是 24%±10%，而其他预处理组的 TRM 是 60%±9%（P=0.001）。淋巴瘤患者的 1 年 DFS 为 50%±9%，白血病患者为 27%±7%，其他诊断的为 0。HLA 位点 6/6 或 5/6 相合组的 1 年 DFS 为 42%±12%，4/6 相合的是 27%±9%，3/6 相合的是 0。Flu+End+TBI 预处理组患者的 DFS 是 43%±11%，而其他预处理组的是 16%±7%

（P=0.005）。那些输注有核细胞数 > 2.4×10^7/kg 的患者的 DFS 为 31%±12%，而输注有核细胞数 < 2.4×10^7/kg 的患者为 14%±8%（P=0.05）。

总之，在 RIC 移植中细胞剂量和 HLA 仍然是重要的影响因素。Flu+End+TBI 预处理方案似乎与 TRM 降低及 DFS 升高有关，其他因素也可能影响 RIC 脐血移植的结果。还需要更多的数据来建立 RIC 移植中单份及双份脐血移植的标准。

改善免疫重建

由于脐血淋巴细胞数量少和不成熟，以及 HLA 不合的程度，因此脐血移植以后的免疫重建是一个非常感兴趣和关注的领域。尽管存在这些因素，但一些研究表明，从 T 淋巴细胞、B 淋巴细胞以及 NK 细胞亚群的数量[49]、T 细胞亚群的多样性、胸腺功能[50] 以及对病毒和真菌的特异性免疫反应的恢复这些方面看[51]，接受脐血移植的儿童的免疫重建与骨髓移植相比并没有延迟。相反，成年人脐血移植后中央 T 细胞和淋巴细胞的恢复与儿童相比是延迟的，特别是在有 GVHD 时[52]。无论感染是否与中性粒细胞植入延迟、GVHD 或免疫紊乱相关，它仍然是脐血移植后主要的死亡原因[11]。最近，有研究针对接受脐血移植的儿童急性白血病患者，后续评估其对疱疹病毒的抗原特异性 T 淋巴细胞免疫的发展。抗原特异性反应存在的结果是无复发生存率的优势（P=0.0001），这主要是由于白血病复发率的降低（P=0.003）。多变量分析显示，非抗原特异性 T 淋巴细胞增殖与复发风险增加具有相关性。值得注意的是，无论是急性或慢性 GVHD 对白血病复发率都没有影响[53]。

脐血库

全世界脐血库（CBBs）的建立已经大大提高了脐血移植的可能性。脐血库是一个综合团队，在一个脐血库主任的领导下，负责脐血的收集、处理、检测、入库、选择和发放。按照 Netcord-FACT（细胞治疗认证委员会）的标准，脐血库的每个采集及处理装置的操作都必须遵守当地法律以及当前国家许可和注册要求。

根据经济利益和财政支持，脐血库可以分为两种类型：公共的和私营的；根据捐献形式和用途可以分为 3 种类型：非亲缘捐献者、同胞捐献者或自体脐血库。非亲缘移植方案采用公共脐血库作为捐献者脐血单位（CBU）的来源。这些脐血单位是分娩健康足月婴儿的妇女在自愿基础上捐献的。私营脐血库，是以营利为目的的机构，储存由产科医生收集的"指定性捐献"的脐血，该脐血是婴儿家庭希望在将来需要移植治疗时用于婴儿自身（自体捐献）或其他家庭成员的。已为有造血干细胞移植意向的家庭建立了公共的或私营的同胞捐献者脐血库（SDCBB）计划。这 3 种类型脐血库的区别见表 22.2[54]。

非亲缘脐血库

全世界非亲缘脐血库的数量以及后续可供使用的非亲缘脐血单位的数量越来越多。我们估计在许多国家的 40 多个脐血库中可以获得超过 30 万单位的脐血以供移植（www.bmdw.org，2007 年 2 月）。一个脐血单位的价格在 15 000 ～ 22 000 欧元之间不等。

目前，脐血国际交流的数量不断增多。例如在法国，1994—2005 年，63% 的脐血移植是使用国外的脐血。因此，许多国家监管机构和移植中心意识到需要建立脐血采集、处理、检测、入库、选择及发送的国际标准。2006 年，Netcord- FACT 发表了第三版脐血国际标准。成立于 1998 年的 Netcord 是 Eurocord 的国际脐血库分支。Netcord 的任务是促进建立高质量的脐血库并为异基因干细胞移植提供脐带血的临床应用。Netcord 通过其网上虚拟办公室（www.netcord.org），使来自成员库的脐血单位可以被用来进行非亲缘捐献者移植。Netcord 大约有 20 个成员脐血库，主要是欧洲的，提供了全球近 50% 的脐血单位。要想成为 Netcord 的有效成员，除了符合其他标准之外还需要 Netcord-FACT 的资格认证。有一些 Netcord 的脐血库已经获得资格认证，其他的正在办理资格认证的过程中。这些

表22.2　3种类型脐血库的特点比较

	自体	非亲缘	同胞
运作方式			
经济性质	盈利性	非盈利	非盈利
捐献性质	商业性	志愿性	目的性
捐献者性质	付费人	中立性	非受托人利益
捐献物所属	视付费而定	公共	家庭
操作地点	远距离	很少特定位置	远距离
潜在大小 / 市场	非常大	大	小
安全及质量评价			
资格	所有付费人	医疗及实验延期	很少绝对延期
身份验证	未公开	全血供者	供者再次验证
遗传疾病检查	未公开	是，酌情扩展	建立，通常针对家族突变
促进脐血采集量的策略	无	无	不排除
供受者联系	独特性	存在争论	内在的
采集者受训	无	是	采集时有限培训
质量保证	未公开	已建立	按血液中心模式
样本处理			
完全相合的可能	100%	低	约25%
用于移植的可能	低或无	适中	相对高
研究可能	低或无	高	适中或高
公共使用	否	未受影响	讨论中

标准的主要目的是促进优质医疗和实验室操作贯穿于建立脐血库的各个过程中，以期为移植获得一贯高质量的胎盘和脐带血单位。这些标准包括：

- 脐血细胞的采集，无论采集方法或地点
- 按照当地法律孕产妇及婴儿筛查、检测及资格确定
- 处理和储存的所有过程，包括脐血单位的检疫、检验及鉴定
- 使脐血单位可用于移植，直接应用或通过登记处检索
- 筛选特定脐血单位的检索过程
- 脐血单位的所有运输或装运过程，无论新鲜或冻存的

为了符合标准，脐血库必须使用验证过的方法、用品、试剂和设备。它们必须保持一个全面的，备有真实证明文件的质量管理程序，并且跟踪从该库获得脐血单位的患者的临床结果。资格认证过程包括书面文件的上报和采集、处理及存储设施的现场检查。Netcord-FACT 认证的脐血库每 3 年要常规重新检查。

脐血库的所有实践方面已经发表，如需要获得母亲的知情同意、采集技术、标记及鉴定、传染性和遗传性疾病的检测、HLA 配型、细胞处理方法、冷冻、运输和发放[4,55]。所有这些问题在 Netcord-FACT 的最新版标准中都有详述（www.factwebsite.org）。

同胞捐献者脐血库

同胞捐献者脐血库（SDCBB）计划已经建立，为那些有造血干细胞移植意向的家庭[9,54]。因为新出生的同胞与现有同胞有 25% 的概率是 HLA 完全相合，所以家庭及孩子的医生往往认为，当存在脐血移植的临床意向时，收集并冻存新同胞的脐带血是明智的。目前，大多数同胞脐血单位是在家庭受者正在接受治疗的医院中采集并冻存的。为了按照监管程序统一和同质化脐血的采集和处理，建立了同胞捐献者脐血库。由于这些相对少数的家庭是在不同的较小医院里分娩，因此为他们提供专业化、高质量的 SDCB 库服务，是一个相当大的挑战。这种类型的国家库计划的一个例子就是美国奥克兰儿童医院的 SDCBB[9,54]。已经为国家综合性 SDCB 库计划建立了许多运作程序和医疗政策。

虽然远小于非亲缘捐献者脐血库计划的规模，但对 SDCB 库服务的需求范围也是相当大的。在美国每年新诊断出患有恶性疾病的 0～14 岁儿童大约有 5000 例，而其中约 40% 是恶性血液病[56]。在奥克兰 SDCB 计划的登记人员与这一流行病学相一致，近一半登记人员是来自有恶性血液病患儿的家庭。

自体脐血库

公共脐血库是为造血系统疾病患者收集脐血（亲缘或非亲缘异基因移植），私营脐血库保存新生儿脐血是为了将来同一个人的可能使用（自体移植）。2006 年 4 月，全世界共有 134 个私营脐血库，拥有大概 780 000 单位脐血（图 22.4）[57]。

54 个公共脐血库拥有约 1/3 的储存：227 000 单位脐血（来源：www.bmdw.org，2006 年 4 月）。

公共脐血库的发展受限于它所依赖公共资金。从经济角度看，私营脐血库的储存代表了父母的需要，并愿意为此付费，而公共脐血库的储存代表了可为本国公民提供的服务。由于全世界储存的脐血有 75% 在私营脐血库，因此供应和需求之间的不平衡会导致公共脐血库要依靠私人脐血库储存的脐血移植物。虽然私营脐血库在一些欧洲国家是禁止的，如法国和意大利，但比利时、英国和德国发展迅速。亚洲、澳大利亚和美国私营脐血库的发展也非常迅速[57]。2000 年以来，美国三大私营脐血库每年增加移植物储备约 40%（www.parentsguidecordblood.org）。

许多伦理问题已经被提出，有关为自体脐血移

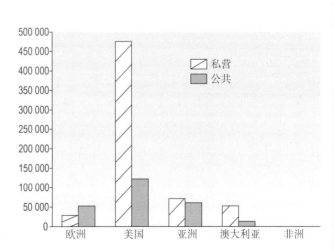

图22.4 全世界公共和私营脐血库可供使用的脐血单位数目（来源：BMDW，ESSEC 2005）

植的商业性脐血库的科学价值以及与公共脐血库的竞争[57,58]。尽管大量的私人脐血单位为自体使用冻存，但最近只报道了一例急性白血病儿童的自体使用[59]。

致谢

我们要感谢来自西班牙瓦伦西亚的 G Sanz 医生，因为他的建议和意见，还要感谢所有 Eurocord-Netcord 成员和数据管理人员，提供登记处数据。

（王　军译　王　军校）

参考文献

1. Gluckman E, Broxmeyer HE, Auerbach AD et al. Hematopoietic reconstitution in a patient with Fanconi's anemia by means of umbilical-cord blood from an HLA-identical sibling. N Engl J Med 1989;321:1174–1178
2. Barker JN, Krepski TP, DeFor T et al. Searching for unrelated donor hematopoietic stem cell grafts: availability and speed of umbilical cord blood versus bone marrow. Biol Blood Marrow Transplant 2002;8:257–260
3. Dalle JH, Duval M, Moghrabi A et al. Results of an unrelated transplant search strategy using partially HLA-mismatched cord blood as an immediate alternative to HLA-matched bone marrow. Bone Marrow Transplant 2004;33:605–611
4. Davey S, Armitage S, Rocha V et al. The London Cord Blood Bank: analysis of banking and transplantation outcome. Br J Haematol 2004;125:358–365
5. Wernet P. The Netcord inventory and use (Netcord website). Available at: https://office.de.netcord.org/inventory.gif. Accessed March 2007
6. Gluckman E, Rocha V, Boyer-Chammard A et al. Outcome of cord blood transplantation from related and unrelated donors. Eurocord Transplant Group and the European Blood and Marrow Transplantation Group. N Engl J Med 1997;337:373–381
7. Locatelli F, Rocha V, Reed W et al. Related umbilical cord blood transplant in patients with thalassemia and sickle cell disease. Blood 2003;101:2137–2143
8. Rocha V, Wagner JE, Sobocinski KA et al. Graft-versus-host disease in children who have received a cord blood or bone marrow transplant from an HLA-identical sibling. N Engl J Med 2000;342:1846–1854
9. Reed W, Smith R, Dekovic F et al. Comprehensive banking of sibling donor cord blood for children with malignant and nonmalignant disease. Blood 2003;101:351–357
10. Michel G, Rocha V, Chevret S et al. Unrelated cord blood transplantation for childhood acute myeloid leukemia: a Eurocord Group analysis. Blood 2003;102:4290–4297
11. Rubinstein P, Carrier C, Scaradavou A et al. Outcomes among 562 recipients of placental-blood transplants from unrelated donors. N Engl J Med 1998;339:1565–1577
12. Wagner JE, Barker JN, DeFor TE et al. Transplantation of unrelated donor umbilical cord blood in 102 patients with malignant and nonmalignant diseases: influence of CD34 cell dose and HLA disparity on treatment-related mortality and survival. Blood 2002;100:1611–1618
13. Styczynski J, Cheung YK, Garvin J et al. Outcomes of unrelated cord blood transplantation in pediatric recipients. Bone Marrow Transplant 2004;34:129–136
14. Staba SL, Escolar ML, Poe M et al. Cord-blood transplants from unrelated donors in patients with Hurler's syndrome. N Engl J Med 2004;350:1960–1969
15. Escolar ML, Poe MD, Provenzale JM et al. Transplantation of umbilical-cord blood in babies with infantile Krabbe's disease. N Engl J Med 2005;352:2069–2081
16. Gluckman E, Rocha V, Arcese W et al. Eurocord Group. Factors associated with outcomes of unrelated cord blood transplant: guidelines for donor choice. Exp Hematol 2004;32:397–407
17. Rocha V, Cornish J, Sievers E et al. Comparison of outcomes of unrelated bone marrow and umbilical cord blood transplants in children with acute leukemia. Blood 2001;97:2962–2971
18. Barker JN, Davies SM, DeFor T et al. Survival after transplantation of unrelated donor umbilical cord blood is comparable to that of human leukocyte antigen-matched unrelated donor bone marrow: results of a matched-pair analysis. Blood 2001;97:2957–2961
19. Hwang WY, Samuel M, Tan D et al. A meta-analysis of unrelated donor umbilical cord blood transplantation versus unrelated donor bone marrow transplantation in adult and pediatric patients. Biol Blood Marrow Transplant 2007;13:444–453
20. Eapen M, Rubinstein P, Zhang MJ et al. Unrelated donor hematopoietic stem cell transplantation (HSCT) in children with acute leukemia: risks and benefits of umbilical cord blood (CB) versus HLA A, B, C, DRB1 allele-matched bone marrow (BM). Blood 2006;108:434
21. Rocha V, Sanz G, Gluckman E, Eurocord and European Blood and Marrow Transplant Group. Umbilical cord blood transplantation. Curr Opin Hematol 2004;11:375–385
22. Brunstein CG, Setubal DC, Wagner JE. Expanding the role of umbilical cord blood transplantation. Br J Haematol 2007;137:20–35
23. Schoemans H, Theunissen K, Maertens J et al. Adult umbilical cord blood transplantation: a comprehensive review. Bone Marrow Transplant 2006;38:83–93
24. Laughlin MJ, Barker J, Bambach B et al. Hematopoietic engraftment and survival in adult recipients of umbilical-cord blood from unrelated donors. N Engl J Med 2001;344:1815–1822
25. Sanz GF, Saavedra S, Planelles D et al. Standardized, unrelated donor cord blood transplantation in adults with hematological malignancies. Blood 2001;98:2332–2338
26. Ooi J, Iseki T, Takahashi S et al. Unrelated cord blood transplantation for adult patients with de novo acute myeloid leukemia. Blood 2004;103:489–491
27. Ooi J, Iseki T, Takahashi S et al. Unrelated cord blood transplantation for adult patients with advanced myelodysplastic syndrome. Blood 2003;101:4711–4713
28. Long GD, Laughlin M, Madan B et al. Unrelated umbilical cord blood transplantation in adult patients. Biol Blood Marrow Transplant 2003;9:772–780
29. Arcese W, Rocha V, Labopin M et al, Eurocord-Netcord Transplant Group. Unrelated cord blood transplants in adults with hematologic malignancies. Haematologica 2006;91:223–230
30. Takahashi S, Iseki T, Ooi J et al. Single-institute comparative analysis of unrelated bone marrow transplantation and cord blood transplantation for adult patients with hematological malignancies. Blood 2004;104:3813–3820
31. Rocha V, Labopin M, Sanz G et al. Acute Leukemia Working Party of European Blood and Marrow Transplant Group; Eurocord-Netcord Registry. Transplants of umbilical-cord blood or bone marrow from unrelated donors in adults with acute leukemia. N Engl J Med 2004;351:2276–2285
32. Laughlin MJ, Eapen M, Rubinstein P et al. Outcomes after transplantation of cord blood or bone marrow from unrelated donors in adults with leukemia. N Engl J Med 2004;351:2265–2275
33. Takahashi S, Ooi J, Tomonari A et al. Comparative single-institute analysis of cord blood transplantation from unrelated donors with bone marrow or peripheral blood stem-cell transplants from related donors in adult patients with hematologic malignancies after myeloablative conditioning regimen. Blood 2007;109:1322–1330
34. Shpall EJ, Quinones R, Giller R et al. Transplantation of ex vivo expanded cord blood. Biol Blood Marrow Transplant 2002;8:368–376
35. Jaroscak J, Goltry K, Smith A et al. Augmentation of umbilical cord blood (UCB) transplantation with ex vivo-expanded UCB cells: results of a phase 1 trial using the Aastrom-Replicell System. Blood 2003;101:5061–5067
36. Barker JN, Weisdorf DJ, DeFor TE et al. Transplantation of 2 partially HLA-matched umbilical cord blood units to enhance engraftment in adults with hematologic malignancy. Blood 2005;105:1343–1347
37. Ballen KK, Spitzer TR, Yeap BY et al. Double unrelated reduced-intensity umbilical cordblood transplantation in adults. Biol Blood Marrow Transplant 2007;13:82–89
38. Fernandes J, Rocha V, Robin M et al. Second transplant with two unrelated cord blood units for early graft failure after haematopoietic stem cell transplantation. Br J Haematol 2007;137:248–251
39. Majhail NS, Brunstein CG, Wagner JE. Double umbilical cord blood transplantation. Curr Opin Immunol 2006;18:571–575
40. Rocha V, Madureira A, Robin M et al. Double cord blood transplantation for patients with high risk hematological diseases: delayed immune recovery and high incidence of infections. Blood 2006;108:2923
41. Verneris MR, Brunstein C, DeFor TE et al. Risk of relapse (REL) after umbilical cord blood transplantation (UCBT) in patients with acute leukemia: marked reduction in recipients of two units. Blood (ASH Annual Meeting Abstracts) 2005;106:305
42. MacMillan ML, Brunstein C, DeFor TE et al. Single versus double umbilical cord blood transplantation (UCBT): higher risk of acute graft-versus-host disease (GVHD) but lower transplant related mortality (TRM) in recipients of double UCBT. Blood (ASH Annual Meeting Abstracts) 2006;108:435
43. Magro E, Regidor C, Cabrera R et al. Early hematopoietic recovery after single unit unrelated cord blood transplantation in adults supported by co-infusion of mobilized stem cells from a third party donor. Haematologica 2006;91:640–648
44. Castello S, Podesta M, Menditto VG et al. Intra-bone marrow injection of bone marrow and cord blood cells: an alternative way of transplantation associated with a higher seeding efficiency. Exp Hematol 2004;32:782–787
45. Raiola A.M, Ibatici A, Gualandi F et al. Direct intra-bone marrow transplant of cord blood cells: a way to overcome delayed engraftment in adult patients. Bone Marrow Transplant 2007;39(suppl 1):S31
46. Barker JN, Weisdorf DJ, DeFor TE et al. Rapid and complete donor chimerism in adult recipients of unrelated donor umbilical cord blood transplantation after reduced-intensity conditioning. Blood 2003;102:1915–1919
47. Brunstein CG, Weisdorf DJ, DeFor T et al. Markedly increased risk of Epstein-Barr virus-related complications with the addition of antithymocyte globulin to a nonmyeloablative conditioning prior to unrelated umbilical cord blood transplantation. Blood 2006;108:2874–2880
48. Rocha V, Rio B, Brunstein C et al. Unrelated cord blood transplantation after reduced intensity conditioning (RIC) in adults with hematological malignancy. An EBMT-Eurocord-Netcord, Société Française de Greffe de Moelle et de Thérapie cellulaire and University of Minnesota collaborative study. Blood 2007;110:603a
49. Niehues T, Rocha V, Filipovich A et al. Factors affecting lymphocyte subset reconstitution after either related or unrelated cord blood transplantation in children – a Eurocord analysis. Br J Haematol 2001;114:42–48
50. Talvensaari K, Clave E, Douay C et al. A broad T-cell repertoire diversity and an efficient thymic function indicate a favorable long-term immune reconstitution after cord blood stem cell transplantation. Blood 2002;99:1458–1464
51. Montagna D, Locatelli F, Moretta A et al. T lymphocytes of recipient origin may contribute to the recovery of specific immune response toward viruses and fungi in children undergoing cord blood transplantation. Blood 2004;103:4322–4329
52. Hamza NS, Lisgaris M, Yadavalli G et al. Kinetics of myeloid and lymphocyte recovery

and infectious complications after unrelated umbilical cord blood versus HLA-matched unrelated donor allogeneic transplantation in adults. Br J Haematol 2004;124:488–498

53. Parkman R, Cohen G, Carter SL et al. Successful immune reconstitution decreases leukemic relapse and improves survival in recipients of unrelated cord blood transplantation. Biol Blood Marrow Transplant 200612:919–927

54. Lubin B, Trachtenberg E, Saba J et al. Banking of sibling donor cord blood for children with malignant and non-malignant disease. In: McCurdy P (ed) Cord blood banking. Marcel Dekker, New York, 2003

55. Rubinstein P. Why cord blood? Hum Immunol 2006;67:398–404

56. Nathan DG, Orkin SH (eds). Nathan and Oski's hematology of infancy and childhood, vol 2, 5th edn. WB Saunders, Philadelphia, 1998

57. Katz-Benichou G. Umbilical cord blood banking: economic and therapeutic challenges. Int J Healthcare Technol Management 2007;8:464–477

58. American Academy of Pediatrics Section on Hematology/Oncology, American Academy of Pediatrics Section on Allergy/Immunology, Lubin BH, Shearer WT. Cord blood banking for potential future transplantation. Pediatrics 2007;119:165–170

59. Hayani A, Lampeter E, Viswanatha D et al. First report of autologous cord blood transplantation in the treatment of a child with leukemia. Pediatrics 2007;119:296–300

第**22**章 脐血库与儿童及成人的脐血移植

人类白细胞抗原配型、相容性检测和供者选择

Bronwen E Shaw

引言

人类白细胞抗原（HLA）领域的进展是干细胞移植结果得以改善的主要因素之一，这些进展不仅包括快速精准的组织配型技术的发展，还包括对HLA系统、功能，和HLA配型对移植并发症影响的深入理解。

本文首先概述了主要组织相容性抗原（MHC）/HLA的背景并深入讨论了一些概念；其次讨论当前样本的组织配型的方法及其优劣；最后，基于当前的文献研究，为最适供者（无关供者，UD）的选择提供指南。

已发表的许多研究都涉及HLA配型对无关供者移植结果的影响。一个由Petersdorf等完成的综述备受推崇[1]。本章的目的不是报道那些过时的方法，而是主要从这些近期的综合文献中节选重要资料，来协助移植医生做供者选择。

主要组织相容性抗原和人类白细胞抗原

引言

Peter Gorer和George Snell发现了小鼠的MHC[2-3]。他们的研究发现一种与不同种系间小鼠肿瘤排斥相关的抗原（抗原Ⅱ）。后来发现这些抗原和其他种系小鼠的抗原Ⅱ相关，并认为它们可能是肿瘤抗病基因的等位基因。第一个主要组织相容性座位被称为H（后称为H-2）。

在研究多次输血患者的血清时，通过凝集试验发现人类抗血清也有抗白细胞作用，这些抗原和先前发现的小鼠抗原类似[4]。但由于人群间血缘关系较远，人类组织相容性抗原要比小鼠复杂得多。

HLA分子是T细胞获得性免疫的基础，在T细胞活化过程中特定的抗原肽必须结合到HLA分子上，而一个等位基因可以同时结合和表达成百上千种抗原肽。只有遇到与启动免疫反应时相同的MHC分子，T细胞受体（TCR）才能识别MHC提呈的抗原序列，此为MHC限制性[5]。T细胞与抗原肽结合的主要作用是识别和清除外来抗原颗粒，同时也能防止免疫系统误伤自身抗原，这也是异基因移植后受者接受供体需要克服的障碍。

基因组成

MHC分子包括200多个基因，许多和免疫功能相关，其位于6号染色体短臂6p21.3，长4.2Mbp[6]。分为3个主要区域：末端着丝粒端的HLA-Ⅰ类区域，着丝粒端的HLA-Ⅱ类区域，以及其间的HLA-Ⅲ类区域。HLA区域的综合地图已发表并定期更新[7]。其中和移植关系密切的有6个"经典的"HLA基因，编码高度多态性的位点，即HLA-A，B，C（Ⅰ类分子），HLA-DR，DQ，DP（Ⅱ类分子）。

这两簇基因内还有一些重要分子，如MHCⅠ类链相关家族（MIC）的基因，抗原处理相关转运体（TAP）的两个亚基的基因。HLA-Ⅲ类区域挤满了编码补体因子和肿瘤坏死因子（TNF）的基因。

多态性

HLA区域是已知的人类基因中最具有多态性的基因座控制区[6]，Ⅰ类分子和Ⅱ类分子的结构类似，大多数多态性位于肽结合槽（PBG），环绕在其周围的是影响PBG形成和与TCR作用的位点[8]。这种广泛的多态性是免疫系统控制千变万化病原的需要，是基于进化压力平衡选择的结果[6,9-10]。

HLAI 类分子包括一个高度多态性的 α 链和一个非多态性的 β2 微球蛋白链。Ⅱ类分子包括一个 α 链，一个 β 链，其中 β 链更具有多态性。截止 2006 年 7 月，共命名了 2437 个 HLA 等位基因。

HLA 的命名法

HLA 系统的命名变化很大，反映了配型技术的革新和重要的理念：用核酸水平的 HLA 等位基因来定义。第 10 届国际组织相容性研讨会上提出用核酸序列命名 HLA 等位基因，开始是基因名字后跟个星号，然后用 4 位数字进行命名。前两位标明该等位基因的血清组，后两位标明这个等位基因在这个组内的序列号[11]。现在的命名系统可扩展到 8 位数字，5 位和 6 位数字代表同义突变，7 位和 8 位代表内在变种，并可在序列后添加任选的字母表明基因表达的主要变更（例如 N 代表无效等位基因）。

国际骨髓供者计划发明了等位基因密码，来为移植中心提供最多的等位基因信息，例如 DRB1*01AD 意思是配型可能是 0101 或者 0104，而不是 0102、0103。这些密码的意义和用法在网站（http: //bioinformatics.nmdp.org/HLA/allele_code_lists.html）上有具体描述。

单倍体和连锁不平衡

单倍体是一个染色体的基因组合[12]。一些 HLA 单倍体组合在人群中发生率比想像的高，这是由于基因连锁不平衡导致的。这种等位基因间的连锁不平衡依赖于基因座间重组率的强度[13]。在人 MHC 中 LD 等位基因的连锁不平衡依赖于基因座间重组率的大小，人类 MHC LD 在相邻的基因座间更容易出现，但有时能横跨 3 个区域。

因此，二类分子 α 和 β 亚基间最容易出现强烈的 LD[14-17]。同样，B、C 和 DR、DQ 也有强的 LD，C 和 DQ 可以从 B、DR 中演绎出。可解释为什么这些基因座的组织配型落在 ABDR 后面，但随着 HLA 多态性知识的增加，研究发现许多情况下 LD 并没有完全的预测作用。研究显示许多 C 点和特定 B 点连锁，C 点不合在 AB 血清相合时很常见[18]，在 A、B、DR 和 DQ 相合时也有[19,20]，例如，95% 以上的高加索人如果有 B0702，则可表达 CW1203，表达 B1801 可表达 Cw0701（38%），Cw1203（38%），Cw0501（34%）[21]，同样，DR0401 可和 DQ0301 或 DQ0302 连锁[22]。

这种现象在普通 BCDRDQ 等位基因中占很大比例，要求精确的高分辨配型，当然经费不足时也可发展中分辨配型来利用等位基因间强烈连锁特性。是否无关供者和同胞供者一样，整个 MHC 区域完全相合？答案并非如此，因为重组事件仅发生在 MHC 的某些点[24]，例如 HLA-DP、Ⅱ类分子基因座，和 TNF-α 基因周围[23]。

配型方法

背景

无关供者移植时不再适合单用血清学配型来选择供者，DNA 水平的配型能发现所有的供受者间等位基因不同，现在的金标准是 5 个位点四位数字配型（HLA-A，B，C，DRB1，DQB1），但实际上由于技术，经费，系统参数等原因很多做不到。然而医生需要明确哪些区域不合是容许的，而哪些区域是必须相合的。现在的配型技术研究集中在哪些

表23.1 目前已命名的HLA每一基因座位的等位基因数量

HLA位点	Ⅰ类等位基因数量	HLA位点	Ⅱ类等位基因数量
HLA-A	479	HLA-DRB1	460
HLA-B	805	HLA-DRB3, 4, 5	74
HLA-C	257	HLA-DQA1	34
		HLA-DQB1	73
		HLA-DPA1	23
		HLA-DPB1	125

表23.2 HLA命名法示例及其与组织配型的关系

配型方法	命名法
血清学	A1
DNA 分型：低分辨	A*01
DNA 分型：中分辨	A*0101/0102/0104N/0106/0109
DNA 分型：高分辨	A*0101/0104N
DNA 分型：等位基因水平	A*0101

既省钱，又快且高通量的技术。许多供者登记库能快速增加新供者，在加入登记库时就行中高分辨配型，这样找供者更快。

列举 Anthony Nolan Trust 配型实验室的配型策略如下：

- 同胞、无关供者和患者进行相同的初次配型策略。
- 进行血清学配型，这就可以快速确定标本是否正确，除外无效等位基因。
- 同时做中高分辨配型，用 luminex 技术对HLA-ABCDRDQ 进行配型。
- 用 PCR-SSP 技术进一步分辨 DRB1 的等位基因水平。
- 接受无关供者移植的患者，供受者接受高分辨进一步配型 ABCDPB1。

像这类的高通量实验室因可以方便获得经过验证和标准化的实验平台与试剂盒而获益良多，也可以维持较低成本。

分辨率

不同技术可以导致低，中，高或等位基因水平分辨率配型。低分辨是血清学配型，中分辨比血清学更特异，但识别力不足以明确等位基因的精确分布。但给出个范围，如 HLA-A 0201 等位基因可被配为 HLA-A0201/0207/0209/0215N/0218/0220/0224/0229。高分辨就能把中分辨不能分清的 A0201/0209 清楚地分为 A0201。

DNA 技术

所有的中高分辨技术现在都采用 PCR 方法，PCR 只要求用外周血或口腔拭子中的少量 DNA 就能配型。由于实验不需要活细胞，所以转运和处理就没有那么紧张。目前多采用商用 DNA 提取试剂盒，许多实验室用全自动或半自动机器人来建设实验误差。并且 DNA 标本可存储在小试管内。但PCR 敏感性高，容易被污染，所以要求实验台上要谨慎分开 PCR 前和 PCR 后区域。

序列特异性寡核苷酸探针（SSOP）

根据探针的不同，SSOP 可以是中分辨也可以

是高分辨，斑点分子杂交[26]是把通过 PCR 扩增的产物固定在尼龙膜上。然后用特定的短片段寡聚核苷作为标记探针，检测扩增产物的多态性。还可以反过来用这种技术（逆向点杂交技术）把序列特异性探针固定[27]，然后用标记的样本 DNA 去结合它。

Luminex xMAP 系统也是利用 SSO 技术，通过试剂盒进行 HLA DNA 配型。它是一种多路的微球体悬浮数列平台[28]。在一个反应器内可以分析和报告 100 多种不同的反应，每个微球体上都结合一个不同的寡聚核苷，生物素基化的 PCR 产物杂交到颗粒上。用 Luminex flowmetrix 系统的流式细胞术分析结果。这个系统允许高容量快速处理的配型，适合样本量大的配型。另外，它还有附加配型系统，如 KIR 单倍体配型。SSOP 技术的优势是结果可信，每个位点仅需要一个 PCR 反应，相对省钱。但由于多了一个杂交的步骤，所以比 SSP 慢。

序列特异性启动 SSP

依据 PCR 扩增引物的数量，SSP 可分为中到高分辨[29,30]。PCR 反应中应用序列特异性引物，它是一组能检测到配型位点所有已知多态性的引物。然后把产物放在琼脂糖凝胶上跑电泳，依据各种 PCR产物存在或缺失特异性条带来判断 HLA 配型。

SSP 比 SSOP 快，并适合同时做几个样本。这种方法的模糊点很少，用亚类 试剂盒能做出等位基因水平的分辨率

参考链介导的构象分析（RSCA）

依据感兴趣的位点，RSCA 能提供中到高分辨配型[31]。先进行特定位点的 PCR，然后把 PCR 产物和特异的荧光标记参考 DNA 片段杂交。再把样本分离出来，在自动 DNA 序列分析仪中，通过非变性聚丙烯酰胺凝胶电泳。用这种方法可以发现新的等位基因。

序列为基础的配型 SBT

这是个高分辨工具，用于检测多态外显子等位基因的核酸序列[32-33]。通过 PCR 扩增一个位点的两个等位基因，加入荧光探针后，把两个等位基因

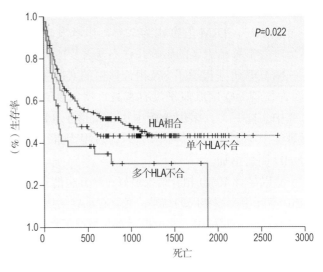

在聚丙烯酰胺凝胶上序列混合。然后通过计算机软件分析识别杂合区域。比较所获得的等位基因合谱就能推断出样本的可能配型。也可以通过位点特异性序列获得等位基因水平的配型。随着 HLA 多态性的扩大，有必要通过第二轮等位基因组特异性序列来获得单个等位基因结果。SBT 比 SSP 慢，需要新式的所有 HLA 等位基因库来分辨所有模糊点。

血清学配型

这是利用抗体来发现细胞表面上的抗原的技术。这项技术的主要局限性在于只有少数Ⅰ类、Ⅱ类分子等位基因有血清学等价物，所以只有和其他方法联合才能发挥作用。

功能分析

最开始，移植前组织配型实验室广泛应用 MLC 和 CTL 前体分析来预测 HLA Ⅰ类和Ⅱ类分子不相合程度，现在已大多被 DNA 配型方法所替代。主要是由于 DNA 方法配型速度和精度都优于功能分析，同时 MLC 和 CTL 前体细胞在预测移植并发症时也没有那么可靠[20]。虽然现在大多数配型实验室都不再常规用这些方法，但它们在将来的作用还不能完全否定。理想状态下，合适的功能分析是快速可靠的，能提供移植前的可预测信息，包括非 HLA 基因因素，确定哪些错配是可容忍的，哪些是不可容忍的。但这些方法在应用前需要得到验证。

选择合适的无关供者

HLA 因素

完美的供者

不幸的是，这种完美的供者是不存在的，至少没有一种公式总能预测有利的结果而用于供者选择。在现代移植中，就 HLA 配型而言，完美供者是指 ABCDRDQ 的所有等位基因上都完全相合，如 10/10 相合。在某些情况下一定程度上的不相合也是可以容忍的。

需要 10/10 相合？

造血干细胞移植国际组织相容工作组（IHWG）

是最大的国际合作研究，报道了 4 796 对供受者接受清髓预处理的无关供者移植[34]，IHWG 委托全世界 30 个移植中心收集这些供受者的结果，结果充分显示了地域和临床上的异质性。在这个研究中，61% 为 10/10 相合，39% 为 1 个等位基因或者一个抗原不合，回顾性研究提示有一个 HLA 位点不合的患者生存明显比全相合的差。死亡危险比（据疾病状态，年龄，种族进行调整）为 1.2（95%RR 1.12 ~ 1.3，$P \leqslant 0.0001$），是否单点不合的生存差异依赖于受者的疾病状态。有趣的是，这种单点不合的影响在低危疾病中最显著 [（危害比（HR）为 1.5，95%CI 1.28 ~ 1.76，$P \leqslant 0.0001$）]，中危的不甚显著（HR1.15，95% CI 0.92 ~ 1.22，$P=0.43$），高危的患者没有显著差异。一个含 948 对无关供者移植的研究也得出了类似结果。这种致死率增加归结为移植相关死亡率增加[35]。

这个研究中的致死率增加归于移植相关的死亡率增加（TRM，HR2.13）[35]。

来自非清髓移植的经验也进一步支持选择供者时，一个位点不和是可以容忍的。在 144 例患者接受去 T 非清髓无关供者移植的研究中，和两个以上位点不合的移植相比，一个位点不合和全相合移植的总生存没有明显差别（$P = 0.005$）。这个队列研究的唯一有害效应是一个位点不合（和多个位点不合的风险一样）会增加原始性植入失败（13%vs1%，$P = 0.006$）。

图23.1 在英国一项423例患者行非血缘供者移植的队列研究中，就总体生存而言1个HLA位点不合可以容忍，而多个位点不合则不能容忍

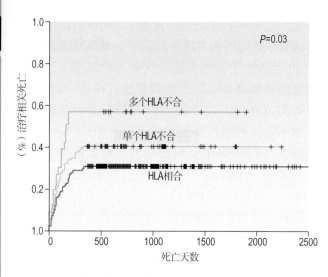

图23.2　在英国一项423例患者行非血缘供者移植的队列研究中，1年TRM在HLA1个位点不合者增加，在HLA多个位点不合者明显增加

这些数据再次被 ANRI 的研究（423 对无关供者移植）证实，它是个英国的多中心研究[37]，大多数患者在预处理过程中用了去 T 剂，CD52 单抗是最常用的。供受者对中，67% 全相合，24%1 个点不合，9% 多点不合，全相合的患者 3 年实际生存率优于不相合者（47% 比 40%），然而 1 个点不合的患者实际生存率为 43%，而多点不合为 30%。这表明去 T 移植中单点不合是可以容忍的。但早期 TRM 有差异（1 点不合为 40%，全相合 31%），这可能和前者急性 GVHD 发生率高于后者有关（1 点不合为 59%，全相合 48%）。

114 例 CML 患者接受 9 个点以下相合的无关供者清髓移植，其中 1/3 接受 ATG 治疗，5 年生存危害比 2.43，TRM 危害比为 2.58，作者发现 HLA 不合对去 T 移植患者的影响几乎不显著[38]。

NMDP 研究报道了 8/8 相合移植的实际生存率（因为发现 DQ 位点似乎没有害处，所以在这部分研究中忽略）[39]，多因分析中作者报道了 8/8 相合明显优于 1 个或 2 个点不合，后者表现为 Ⅲ ～ Ⅳ度 GVHD 明显增加。

所以尽管 10/10 相合结果最好，9/10 也能得到和 10/10 实际生存率相同的结果，尤其在那些疾病晚期、去 T 移植、小移植中。这也提示有些情况下直接用 1 个点不合的供者要比等待全相合供者更有利。

9/10 相合时该选那一个？

这是个让移植医生很困惑的问题，供者不合时哪个位点重要？是否有证据表明某些点不合是容许的？等位基因不合是否比抗原不合好？

在早些年的移植中，移植前仅用血清学配型技术，存在许多潜在不合，基于配型情况去解释移植结果，会感到困惑和不准确。1995 年 FHCRC 第一次报道了强烈支持等位基因水平配型的数据[40]。他们的研究发现，用血清学试验 ABDR 相合的配对，DRB1 在一个等位基因水平的不合与移植后急性 GVHD 发生密切相关，并且有 TRM 增加和实际生存下降。由此 DRB1 在等位基因水平相合就成为无关供者移植的金标准，一直沿用至今。当时还没有对所有位点进行精确的等位基因配型，那时的供者选择受到 DRB1 相合程度的影响大，结果可能存在偏倚。近期同是这个研究组对 467 例慢粒无关供者移植的研究显示，就实际生存率而言，单一的 Ⅱ 类分子不合（DRB1 或者 DQB1），是能得到很好耐受的。尽管移植后急性 GVHD 比全相合多（45% 比 32%）。同时发现单一的 Ⅰ 类分子不合在急性 GVHD 方面能被很好耐受，但是死亡危险比增加。

IHWG 专门研究了这个问题[34]，HLA-A、B、C 位点单一不合和实际生存差相关，相比而言，一个等位基因 DRB1 或 DQB1 不合没有看出生存劣势。可能的解释是研究中 DRB1 不合相对较少，另外一个原因是针对配型不合修改了一些移植程序。

由于不会对结果有太多影响，DQB1 位点的不合被忽略了。NMDP 的数据也支持这个结果[39]，DQB1 不合对实际生存、急慢性 GVHD、植入都没有显著影响，但是在多位点不合时，有 DQB1 不合比没有 DQB1 不合者差。HLA-A、B、C、DR 不合会导致明显的生存劣势，A 位点不合会增加急慢性 GVHD 的发生率 [RR 分别为 1.41（P=0.005）和 1.35（P=0.006）]。

ANRI 分析了 423 对无关供者移植，也发现 DRB1 或 BQB1 不合对移植结果没有明显影响（尽管不合基因座的数量少）。另外 HLA-A 不合对结果没有明显影响。相比而言，B 位点小合意味着更显著的生存劣势（P=0.0005），尽管还没有发现显著的统计学差异，不合的移植对中，1 年治疗相关死亡增加（P=0.072），同时 Ⅲ ～ Ⅳ度急性 GVHD 增加（11% vs 4%）。尽管 C 位点不合没有对总生存造成明显统计学差异，但急性 GVHD 发生率比相合组明显增加（57% vs 48%）。这个位点对慢性 GVHD 的影响更显著。不合移植对发生慢性 GVHD

风险明显增加，表现为局限型（43% vs 28%）和广泛型 (21% vs 15%) 增加。在这个研究中存在局限型慢性 GVHD 和生存率减低明显相关，最可能解释这个位点不合对总生存缺乏负面影响 [37]。也有报道 100 例患者接受去 T 清髓移植后，B 位点下合对生存的危害 [41]。

日本的 JMDP 数据报道了 1 298 对移植的结果，他们发现在 A，B 位点小合的移植对中，3 年生存率较 10/10 全合者差（39.3% vs 65.4%）（不巧的是．他们在文章中没有区分位点的差异，而是显示不和位点数量的和略均衡）者，在标危和高危疾病中都是一样的。这种生存劣势是出于 3 年 TRM 增加 (AB 不合 54.6%，相合为 27.7%)，和急重型 GVHD 风险增加，及与慢性 GVHD 发生率和程度加重有关。尽管 C 点和 DRB1 都能增加急性 GVHD 发生率，但不增加 OS 和 TRM。DQB1 不合不影响结果。

IHWG 的报道提出容许错配的可能性。也就是一个位点的某些错配是可以容忍的，而另外一些是不能容许的。A 位点不合在 JMDP 中很难被容忍，但在非 JMDP 中要好得多。相反，C 位点不合在 JMDP 中能被容忍，而在非 JMDP 中则很难被容忍。这些结果和各自人群中实际等位基因错配的差异有关 [43]。JMDP 人群中主要的 A 等位基因错配是 A0201/A0206，而在非 JMDP 中这种错配罕见。在不考虑种族背景情况下，这种错配也有明显的生存劣势。其他的 A 位点等位基因对结果没有这么显著的影响，于是这种错配被称为不可允许的错配，在其他位点也发现类似的不可允许的错配现象，这些研究有助于我们在错配患者中做出最佳选择，但目前的工作量很大。

等位基因不合和抗原不合

HLA 等位基因和抗原错配的差别，在于抗原错配的特点是对肽结合及 T 细胞识别都很重要的氨基酸的替代。而等位基因错配的特点是对肽结合区域重要的氨基酸的替代 [44]。等位基因错配通常不能用血清学方法识别，有报道 1 个氨基酸变异诱导骨髓移植排斥，提示这种看似小的差异其实足以引发体内的异原反应性 [45]。由于外来 MHC 分子和自身 MHC 分子极其相似，更容易和自我教育的 T 细胞交叉反应，所以越是差异不大越能诱导强烈的异基因免疫反应 [46,47]，因为外源 MHC 分子和自身 MHC 分子越相近，越容易和自身教育过的 T 细胞发生交叉反应。Heemskerk 的近期研究显示 I 类分子出现许多序列异常 [48]，并不能引出异基因 CTL 反应。NMDP 的研究发现 HLA-A，B，C，DRB1 的低分辨错配比高分辨错配结果差，暗示抗原错配比等位基因错配引起的异原反应性强 [39]。也有研究发现单个 I 类分子抗原错配明显增加移植物排斥的机会 [49]，而单个等位基因错配是能被容忍的。但如果这个错配位点在受者是纯合子，那么结果就会很差。近期的研究发现等位基因和抗原错配对生存方面影响没有差别 [35]。

配型预测积分系统

有的研究尝试通过积分系统预测两个不和个体发生异原性反应的可能性。HistoCheck 软件就是个典型例子 [50]。它考虑到 HLA 一个位点的两个等位基因结构和功能差异，假设供者和患者的 HLA 配型越相似移植成功的机会越大，但这也有例外。ANRI 研究了 26 个 A 点不合的患者 [51]，发现这个程序产生的分值和移植结果相关性不好。尽管这样，我们相信将来结合更先进的功能试验，样本更大的研究能为我们提供更实用的积分系统，更有利于移植医生选择供者。

其他 HLA 等位基因

大多数移植分析集中在 5 个传统的位点，然而在其他 HLA 位点和 MHC 区域的非 HLA 遗传性状也有多态性。这些位点中 DPB1 的多态性最显著，相反其他位点的多态性程度均较低，伴有或不伴有强的连锁不平衡。但现在的研究大多没有关注这些位点的多态性，所以有关资料很少 [52-54]，但它们确实有一定多态性，而它们错配对结果的影响还不知道。

HLA-DPB1

尽管它具有高度多态性，但和其他位点相比，它的研究相对滞后。DP 和其他 II 类分子的连锁很弱 [25]，其他 5 个点相合了就没必要再去专门找 DP 相合的供者。研究显示同胞供者中 DP 不合的机会是 5.3% ～ 10% [55,56]，而在无关供者中则为 75% ～ 89% [16,57,58]。

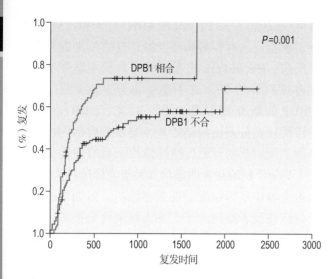

图23.3 一项含282名患者（与其非血缘供者HLA10/10位点相合）的研究中，1个DPB1位点不合与低复发率明显相关

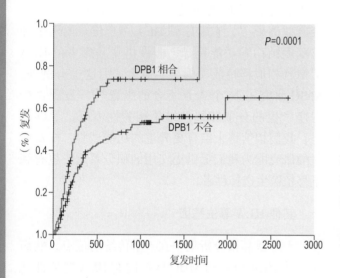

图23.4 一项423例患者的研究中，1个DPB1位点不合与低复发率明显相关

尽管如此，有很多证据支持这些分子有异源性，并且它们是否相合必然会影响移植结果[57-64]。另外，也有报道这个位点允许错配的肯定证据[63-65]

一些研究发现DPB1有1~2个等位基因不合，急性GVHD明显增加，并呈现门槛效应，2个点不合反应明显高于1个点不合[57-62,66]，有一个报道表明DPB1不合增加TRM，从而使OS缩短[66]。大多数研究没有发现这种错配对生存有影响，IHWC的DPB1工作组发现DPB1不合的患者II~IV度GVHD发生率明显高于相合的患者，并没有门槛效应[61]。

ANRI的一个研究报道了DPB1相合程度对大多数进行去T移植的423例患者结果的影响[62]，发现DPB1不合急性GVHD发生率高于相合的情形（52% vs 38%），令人瞩目的是他们发现DPB1相合的患者，无论是10/10还是9/10相合，其复发率都明显增加，ALL患者如果DPB1相合意味着差的生存率。

这个结果已被IHWC（5 930例患者）验证[61]，并证明DPB1不合有一定保护作用。但这种保护作用仅限于10/10相合的移植。和前者结果不一致的原因主要是预处理方案不同。

现在的数据表明DPB1不合是容许的[63-65]。基于共同的T细胞表位[64]，Zino通过功能表位分析，将不同的DPB1错配分为强到弱的免疫原性。他们发现一个DPB1特异性T细胞克隆（来自两个等位基因不合的家族供者，后来移植物被排斥）[67]，这个T细胞克隆能和特定等位基因强烈交叉反应（DPB11001和1007），而和其他等位基因发生较弱的反应（0301，1401，4501），对大多数其他等位基因不反应（0401，0201，0402，1901，4601）。应用他们的积分系统分析118例移植，结果不允许错配组GVHD发生率和TRM均明显高于允许错配组。最近，他们的研究显示72例无关供者移植治疗海洋性贫血中，HVG方向的非允许错配和移植物被排斥相关，最终降低无海洋性贫血生存率[63]。

非HLA因素

即便供受者MHC位点完全一样，仍有并发症发生，这是由于HLA以外的基因因素，如次要组织相容性抗原[68-71]，细胞因子基因多态性[72,73]，KIR单倍体[74-77]等。此为还有其他供者相关的因素，供者年龄，CMV状态，性别[15,78-87]，移植物途径，CD34量等[88-93]都会影响移植结果。

总结

毫无疑问，HLA配型技术进步和对供者选择的理解是无关供者移植结果提高这么多的重要因素。然而现在仍没有完美供者，所以还有许多工作要做。许多新的HLA分析方法需要开发，还有一些非HLA基因的作用也引起大家的兴趣。分层选择最好的供者不仅需要所有供者的基因信息，还需要考虑一些供者的特点。另外，针对具体患者，还要考虑到患者的疾病种类和病期。

国际协作和资源共享的重要性再怎么强调都不过分，因为我们需要从如此庞大数目的基因对中分析出前面提到的相对重要的因素。

供者选择策略（HLA 配型）小结

1．大多数数据表明 10/10 相合的供者是最好的选择，对一些特定患者要进行 DPB1 配型，如果有多个供者，就可以选择合适的 DPB1 类型，但如果仅有 1 个供者，就需要修正预处理和免疫预防方案

2．多数情况下 9/10 相合和 10/10 相合的结果类似，供受者不相合的等位基因也要考虑到。

- 多数研究表明 DQB1 不合最不可能引起不利的结果
- 许多近期的研究不能确认 DRB1 不合就会导致不好的结果，可能是因为现在的研究中许多供者选择尽可能避开 DRB1 不合，导致数据偏移。
- 多数研究报道 I 类分子不合的结果差，但是位点特异性效应是相合矛盾的。这可能反映了特定人群中等位基因变异。这也是允许错配的证据。建议依据当地的研究和经验来选择 A，B，或 C 错配的供者。

3．2 ～ 3 个等位基因不合通常意味着预后差

4．没有数据表明等位基因或者抗原错配哪个影响更大，依据个人喜好选择。

（金建刚 译 金建刚 校）

参考文献

1. Petersdorf EW, Anasetti C, Martin PJ, Hansen JA. Tissue typing in support of unrelated hematopoietic cell transplantation. Tissue Antigens 2003;61:1–11
2. Gorer P. The genetic and antigenic basis of tumour transplantation. J Pathol Bacteriol 1937;44:691–697
3. Gorer P, Lyman S, Snell G. Studies on the genetic and antigenic basis of tumour transplantation. Linkage between a histocompatibility gene and 'fused' in mice. Proc R Soc London Ser B 1948;135:499–505
4. Dausset J. Leuko-agglutinins IV. Leuko-agglutinins and blood transfusion. Vox Sang 1954;4:190–198
5. Zinkernagel RM, Doherty PC. Restriction of in vitro T-cell-mediated cytotoxicity in lymphocytic choriomeningitis within a syngeneic or semiallogeneic system. Nature 1974;248:701–702
6. MHC Sequencing Consortium. Complete sequence and gene map of a human major histocompatibility complex. Nature 1999;401:921–923
7. Campbell RD, Trowsdale J. A map of the human major histocompatibility complex. Immunol Today 1993;14:349–352
8. Parham P, Lawlor DA, Lomen CE, Ennis PD. Diversity and diversification of HLA-A,B,C alleles. J Immunol 1989;142:3937–3950
9. Hughes AL, Nei M. Pattern of nucleotide substitution at major histocompatibility complex class I loci reveals overdominant selection. Nature 1988;335:167–170
10. Parham P, Ohta T. Population biology of antigen presentation by MHC class I molecules. Science 1996;272:67–74
11. WHO Nomenclature Committee. Nomenclature for factors of the HLA system, 1987. Tissue Antigens 1988;32:177–187
12. Ceppellini R, Curtoni ES, Mattiuz PL et al. Genetics of leukocyte antigens: a family study of segregation and linkage. In: Curtoni ES, Mattiuz PL, Tosi RM (eds) Histocompatibility testing, vol. 1. Munksgaard, Copenhagen, 1967:149–187
13. Cavalli-Sforza LL, Bodmer WF. The genetics of human populations. Dover Publications, New York, 1999
14. Bodmer JG, Marsh SGE, Albert ED et al. Nomenclature for factors of the HLA system, 1991. WHO Nomenclature Committee for factors of the HLA system. Tissue Antigens 1992;39:161–173
15. Petersdorf EW, Longton GM, Anasetti C et al. Definition of HLA-DQ as a transplantation antigen. Proc Natl Acad Sci USA 1996;93:15358–15363
16. Hurley CK, Baxter-Lowe LA, Begovich AB et al. The extent of HLA class II allele level disparity in unrelated bone marrow transplantation: analysis of 1259 National Marrow Donor Program donor-recipient pairs. Bone Marrow Transplant 2000;25:385–393
17. Sage DA, Evans PR, Howell WM. HLA DPA1-DPB1 linkage disequilibrium in the British caucasoid population. Tissue Antigens 1994;44:335–338
18. Scott I, O'Shea J, Bunce M et al. Molecular typing shows a high level of HLA class I incompatibility in serologically well matched donor/patient pairs: implications for unrelated bone marrow donor selection. Blood 1998;92:4864–4871
19. Petersdorf EW, Stanley JF, Martin PJ, Hansen JA. Molecular diversity of the HLA-C locus in unrelated marrow transplantation. Tissue Antigens 1994;44:93–99
20. El Kassar N, Legouvelo S, Joseph CM et al. High resolution HLA class I and II typing and CTLp frequency in unrelated donor transplantation: a single-institution retrospective study of 69 BMTs. Bone Marrow Transplant 2001;27:35–43
21. Bunce M, Barnardo MC, Procter J et al. High resolution HLA-C typing by PCR-SSP: identification of allelic frequencies and linkage disequilibria in 604 unrelated random UK Caucasoids and a comparison with serology. Tissue Antigens 1996;48:680–691
22. Stastny P, Carcassi C, Mehra NK et al. HLA-DR4, DR53. In: Charron D (ed) HLA. Genetic diversity of HLA. Functional and medical implications, vol. 1. EDK, Paris, 1997:100–102
23. Vorechovsky I, Kralovicova J, Laycock MD et al. Short tandem repeat (STR) haplotypes in HLA: an integrated 50-kb STR/linkage disequilibrium/gene map between the RING3 and HLA-B genes and identification of STR haplotype diversification in the class III region. Eur J Hum Genet 2001;9:590–598
24. Foissac A, Salhi M, Cambon-Thomsen A. Microsatellites in the HLA region: 1999 update. Tissue Antigens 2000;55:477–509
25. Begovich AB, McClure GR, Suraj VC et al. Polymorphism, recombination, and linkage disequilibrium within the HLA class II region. J Immunol 1992;148:249–258
26. Tiercy JM, Morel C, Freidel AC et al. Selection of unrelated donors for bone marrow transplantation is improved by HLA class II genotyping with oligonucleotide hybridization. Proc Natl Acad Sci USA 1991;88:7121–7125
27. Trachtenberg EA, Erlich HA. DNA-based HLA typing for cord blood stem cell transplantation. J Hematother 1996;5:295–300
28. Dunbar SA. Applications of Luminex xMAP technology for rapid, high-throughput multiplexed nucleic acid detection. Clin Chim Acta 2006;363:71–82
29. Bunce M, Welsh KI. Rapid DNA typing for HLA-C using sequence-specific primers (PCR-SSP): identification of serological and non-serologically defined HLA-C alleles including several new alleles. Tissue Antigens 1994;43:7–17
30. Krausa P, Bodmer JG, Browning MJ. Defining the common subtypes of HLA A9, A10, A28 and A19 by use of ARMS/PCR. Tissue Antigens 1993;42:91–99
31. Arguello R, Pay AL, McDermott A et al. Complementary strand analysis: a new approach for allelic separation in complex polyallelic genetic systems. Nucleic Acids Res 1997;25:2236–2238
32. Rozemuller EH, Bouwens AG, van Oort E et al. Sequencing-based typing reveals new insight in HLA-DPA1 polymorphism. Tissue Antigens 1995;45:57–62
33. Scheltinga SA, Johnston-Dow LA, White CB et al. A generic sequencing based typing approach for the identification of HLA-A diversity. Hum Immunol 1997;57:120–128
34. Petersdorf EW, Gooley T, Malkki M et al, for the International Histocompatibility Working Group in Hematopoietic Cell Transplantation. Clinical significance of donor-recipient HLA matching on survival after myeloablative hematopoietic cell transplantation from unrelated donors. Tissue Antigens 2007;69(suppl 1):25–30
35. Petersdorf EW, Anasetti C, Martin PJ et al. Limits of HLA mismatching in unrelated hematopoietic cell transplantation. Blood 2004;104:2976–2980
36. Shaw BE, Russell NH, Devereux S et al. The impact of donor factors on primary non-engraftment in recipients of reduced intensity conditioned transplants from unrelated donors. Haematologica 2005;90:1562–1569
37. Shaw BE. Understanding the immunogenetic and clinical factors which influence the outcome of haematopoietic stem cell transplantation using unrelated donors. Anthony Nolan Research Institute. University of London, London, 2004:315
38. Tiercy JM, Passweg J, van Biezen A et al. Isolated HLA-C mismatches in unrelated donor transplantation for CML. Bone Marrow Transplant 2004;34:249–255
39. Flomenberg N, Baxter-Lowe LA, Confer D et al. Impact of HLA class I and class II high-resolution matching on outcomes of unrelated donor bone marrow transplantation: HLA-C mismatching is associated with a strong adverse effect on transplantation outcome. Blood 2004;104:1923–1930
40. Petersdorf EW, Longton GM, Anasetti C et al. The significance of HLA-DRB1 matching on clinical outcome after HLA-A, B, DR identical unrelated donor marrow transplantation. Blood 1995;86:1606–1613
41. Perz JB, Sergeant R, Szydlo R et al. Impact of HLA Class I and Class II DNA high-resolution HLA typing on outcome in adult unrelated stem cell transplantation after in vivo T-cell depletion with CAMPATH 1H: a single centre experience in 100 patients (abstract). Blood 2005;106:1804
42. Morishima Y, Sasazuki T, Inoko H et al. The clinical significance of human leukocyte antigen (HLA) allele compatibility in patients receiving a marrow transplant from serologically HLA-A, HLA-B, and HLA-DR matched unrelated donors. Blood 2002;99:

4200–4206

43. Morishima Y, Kawase T, Malkki M, Petersdorf EW. Effect of HLA-A2 allele disparity on clinical outcome in hematopoietic cell transplantation from unrelated donors. Tissue Antigens 2007;69(supl 1):31–35

44. Bjorkman PJ, Saper MA, Samraoui B et al. Structure of the human class I histocompatibility antigen, HLA-A2. Nature 1987;329:506–512

45. Fleischhauer K, Kernan NA, O'Reilly RJ et al. Bone marrow-allograft rejection by T lymphocytes recognizing a single amino acid difference in HLA-B44. N Engl J Med 1990;323:1818–1822

46. Lechler RI, Lombardi G, Batchelor JR et al. The molecular basis of alloreactivity. Immunol Today 1990;11:83–88

47. Housset D, Malissen B. What do TCR-pMHC crystal structures teach us about MHC restriction and alloreactivity? Trends Immunol 2003;24:429–437

48. Heemskerk MB, Roelen DL, Dankers MK et al. Allogeneic MHC class I molecules with numerous sequence differences do not elicit a CTL response. Hum Immunol 2005;66:969–976

49. Petersdorf EW, Hansen JA, Martin PJ et al. Major-histocompatibility-complex class I alleles and antigens in hematopoietic-cell transplantation. N Engl J Med 2001;345:1794–1800

50. Elsner HA, DeLuca D, Strub J, Blasczyk R. HistoCheck: rating of HLA class I and II mismatches by an internet-based software tool. Bone Marrow Transplant 2004;33:165–169

51. Shaw BE, Barber LD, Madrigal JA et al. Scoring for HLA matching? A clinical test of HistoCheck. Bone Marrow Transplant 2004;33:165–169

52. Schaffer M, Aldener-Cannava A, Remberger M et al. Roles of HLA-B, HLA-C and HLA-DPA1 incompatibilities in the outcome of unrelated stem-cell transplantation. Tissue Antigens 2003;62:243–250

53. Tamouza R, Rocha V, Busson M et al. Association of HLA-E polymorphism with severe bacterial infection and early transplant-related mortality in matched unrelated bone marrow transplantation. Transplantation 2005;80:140–144

54. Kitcharoen K, Witt CS, Romphruk AV et al. MICA, MICB, and MHC beta block matching in bone marrow transplantation: relevance to transplantation outcome. Hum Immunol 2006;67:238–246

55. Buchler T, Gallardo D, Rodriguez-Luaces M et al. Frequency of HLA-DPB1 disparities detected by reference strand-mediated conformation analysis in HLA-A, -B, and -DRB1 matched siblings. Hum Immunol 2002;63:139–142

56. Nomura N, Ota M, Kato S et al. Severe acute graft-versus-host disease by HLA-DPB1 disparity in recombinant family of bone marrow transplantation between serologically HLA-identical siblings: an application of the polymerase chain reaction-restriction fragment length polymorphism method. Hum Immunol 1991;32:261–268

57. Varney MD, Lester S, McCluskey J et al. Matching for HLA DPA1 and DPB1 alleles in unrelated bone marrow transplantation. Hum Immunol 1999;60:532–538

58. Petersdorf EW, Gooley T, Malkki M et al. The biological significance of HLA-DP gene variation in haematopoietic cell transplantation. Br J Haematol 2001;112:988–994

59. Loiseau P, Esperou H, Busson M et al. DPB1 disparities contribute to severe GVHD and reduced patient survival after unrelated donor bone marrow transplantation. Bone Marrow Transplant 2002;30:497–502

60. Shaw BE, Potter MN, Mayor NP et al. The degree of matching at HLA-DPB1 predicts for acute graft-versus-host disease and disease relapse following haematopoietic stem cell transplantation. Bone Marrow Transplant 2003;31:1001–1008

61. Shaw BE, Gooley T, Madrigal JA et al. Clinical importance of HLA-DPB1 in haematopoietic cell transplantation: Joint Report from the IHWG in HCT. Tissue Antigens 2007;69(supl 1):36–41

62. Shaw BE, Marsh SG, Mayor NP et al. HLA-DPB1 matching status has significant implications for recipients of unrelated donor stem cell transplants. Blood 2006;107:1220–1226

63. Fleischhauer K, Locatelli F, Zecca M et al. Graft rejection after unrelated donor hematopoietic stem cell transplantation for thalassemia is associated with nonpermissive HLA-DPB1 disparity in host-versus-graft direction. Blood 2006;107:2984–2992

64. Zino E, Frumento G, Marktel S et al. A T-cell epitope encoded by a subset of HLA-DPB1 alleles determines nonpermissive mismatches for hematologic stem cell transplantation. Blood 2004;103:1417–1424

64. Shaw BE, Marsh SGE, Mayor NP, Madrigal JA. Matching status at amino acid positions 57 and 65 of the HLA-DPB1 beta chain determines outcome in recipients of unrelated donor haematopoietic cell transplants (abstract). Blood 2004;104:827

66. Filion A, Loiseau P, Rocha V et al. Decreased transplant related mortality and better survival in HLA matched (12/12 A, B, C, DRB1, DQB1, DPB1) unrelated bone marrow transplants. Bone Marrow Transplantation 2004;33:S55

67. Fleischhauer K, Zino E, Mazzi B et al. Peripheral blood stem cell allograft rejection mediated by CD4(+) T lymphocytes recognizing a single mismatch at HLA-DP beta 1*0901. Blood 2001;98:1122–1126

68. Dickinson AM, Charron D. Non-HLA immunogenetics in hematopoietic stem cell transplantation. Curr Opin Immunol 2005;17:517–525

69. Goulmy E, Schipper R, Pool J et al. Mismatches of minor histocompatibility antigens between HLA-identical donors and recipients and the development of graft-versus-host disease after bone marrow transplantation. N Engl J Med 1996;334:281–285

70. Mutis T, Gillespie G, Schrama E et al. Tetrameric HLA class I-minor histocompatibility antigen peptide complexes demonstrate minor histocompatibility antigen-specific cytotoxic T lymphocytes in patients with graft-versus-host disease. Nat Med 1999;5:839–842

71. Hambach L, Goulmy E. Immunotherapy of cancer through targeting of minor histocompatibility antigens. Curr Opin Immunol 2005;17:202–210

72. Dickinson AM, Middleton PG. Beyond the HLA typing age: genetic polymorphisms predicting transplant outcome. Blood Rev 2005;19:333–340

73. Zeiser R, Marks R, Bertz H, Finke J. Immunopathogenesis of acute graft-versus-host disease: implications for novel preventive and therapeutic strategies. Ann Hematol 2004;83:551–565

74. Bignon JD, Gagne K. KIR matching in hematopoietic stem cell transplantation. Curr Opin Immunol 2005;17:553–559

75. Ruggeri L, Capanni M, Mancusi A et al. The impact of donor natural killer cell alloreactivity on allogeneic hematopoietic transplantation. Transpl Immunol 2005;14:203–206

76. Parham P. MHC class I molecules and KIRs in human history, health and survival. Nat Rev Immunol 2005;5:201–214

77. Hsu KC, Pinto-Agnello C, Gooley T et al. Hematopoietic stem cell transplantation: killer immunoglobulin receptor component. Tissue Antigens 2007;69(supl 1):42–45

78. Buckner CD, Clift RA, Sanders JE et al. Marrow harvesting from normal donors. Blood 1984;64:630–634

79. Kollman C, Howe CW, Anasetti C et al. Donor characteristics as risk factors in recipients after transplantation of bone marrow from unrelated donors: the effect of donor age. Blood 2001;98:2043–2051

80. Hansen JA, Gooley TA, Martin PJ et al. Bone marrow transplants from unrelated donors for patients with chronic myeloid leukemia. N Engl J Med 1998;338:962–968

81. Davies SM, Kollman C, Anasetti C et al. Engraftment and survival after unrelated-donor bone marrow transplantation: a report from the national marrow donor program. Blood 2000;96:4096–4102

82. Meyers JD, Flournoy N, Thomas ED. Risk factors for cytomegalovirus infection after human marrow transplantation. J Infect Dis 1986;153:478–488

83. Ljungman P, Brand R, Einsele H et al. Donor CMV serologic status and outcome of CMV-seropositive recipients after unrelated donor stem cell transplantation: an EBMT megafile analysis. Blood 2003;102:4255–4260

84. Grob JP, Grundy JE, Prentice HG et al. Immune donors can protect marrow-transplant recipients from severe cytomegalovirus infections. Lancet 1987;1:774–776

85. Nichols WG, Corey L, Gooley T et al. High levels of death due to bacterial and fungal infection among cytomegalovirus (CMV)-seronegative recipients of stem cell transplants from seropositive donors: evidence for indirect effects of primary CMV infection. J Infect Dis 2002;185:273–282

86. Craddock C, Szydlo RM, Dazzi F et al. Cytomegalovirus seropositivity adversely influences outcome after T-depleted unrelated donor transplant in patients with chronic myeloid leukaemia: the case for tailored graft-versus-host disease prophylaxis. Br J Haematol 2001;112:228–236

87. Kroger N, Zabelina T, Kruger W et al. Patient cytomegalovirus seropositivity with or without reactivation is the most important prognostic factor for survival and treatment-related mortality in stem cell transplantation from unrelated donors using pretransplant in vivo T-cell depletion with anti-thymocyte globulin. Br J Haematol 2001;113:1060–1071

88. Eapen M, Horowitz MM, Klein JP et al. Higher mortality after allogeneic peripheral-blood transplantation compared with bone marrow in children and adolescents: the Histocompatibility and Alternate Stem Cell Source Working Committee of the International Bone Marrow Transplant Registry. J Clin Oncol 2004;22:4872–4880

89. Miflin G, Russell NH, Hutchinson RM et al. Allogeneic peripheral blood stem cell transplantation for haematological malignancies – an analysis of kinetics of engraftment and GVHD risk. Bone Marrow Transplant 1997;19:9–13

90. Ringden O, Remberger M, Runde V et al. Peripheral blood stem cell transplantation from unrelated donors: a comparison with marrow transplantation. Blood 1999;94:455–464

91. Remberger M, Ringden O, Blau IW et al. No difference in graft-versus-host disease, relapse, and survival comparing peripheral stem cells to bone marrow using unrelated donors. Blood 2001;98:1739–1745

92. Storek J, Gooley T, Siadak M et al. Allogeneic peripheral blood stem cell transplantation may be associated with a high risk of chronic graft-versus-host disease. Blood 1997;90:4705–4709

93. Scott MA, Gandhi MK, Jestice HK et al. A trend towards an increased incidence of chronic graft-versus-host disease following allogeneic peripheral blood progenitor cell transplantation: a case controlled study. Bone Marrow Transplant 1998;22:273–276

骨髓及外周血造血干细胞的采集和加工处理

Michele Cottler-Fox，Matthew Montgomery，John Theus

第24章

引言

Thomas 和 Storb 于 1970 年描述的骨髓采集方法[1]，至今没有太大的改动。移植医师期望获得的细胞数，未处理的异基因骨髓移植物为 $(2 \sim 4) \times 10^8$ 有核细胞 /kg 受者体重；未处理的自体移植物为 $(1 \sim 3) \times 10^8$ 有核细胞 $/kg^2$。通常情况下，获得此数量的细胞需要采集骨髓（10 ~ 20）ml/kg 受者体重，尽管单位体积骨髓内细胞数量 20 岁以下供者明显增多，而 60 岁以上供者则明显减少[3]。当决定骨髓的采集量时，为了采集足够的细胞以保证植入，必须知道移植物是否要经过体外处理及其所造成的细胞损失。目前可以从人骨髓、外周血或者脐带血中获得造血祖 / 干细胞（HPC）移植物。从人尸体供者采集骨髓也是可行的[4-5]，已经有尸体供者的骨髓在血缘受者中植入的报道[6]。还可以从胎肝中获取移植物[7]，或者通过对少量的骨髓、外周血或脐带血进行组织培养扩增获得[8]。由于产量大而且供者舒适便利，许多中心主要使用通过外周血采集获得的移植物。虽然如此，与外周血采集相比，传统的骨髓采集仍然有潜在的优势，包括慢性移植物抗宿主病（GVHD）发生率减低，以及由于骨髓中独有的间充质干细胞的存在，进而可能长期骨髓功能更好。其他骨髓中独有的或广泛存在的对于外周血、骨髓移植或再生医学有潜在益处的细胞群包括：巨噬细胞、网状内皮细胞、内皮祖细胞、成纤维细胞、脂肪细胞和成骨祖细胞[9,10]。

骨髓的采集

何时采集

血缘供者的骨髓通常于移植当日在受者移植中心进行采集。如果运送时间不超过 24 小时，非血缘供者的骨髓可以在移植当日进行采集。另外，为了让移植物能在计划输注的当天到达，也可以将非血缘供者的骨髓采集安排在移植的前一天。自体骨髓通常被冻存，因而采集的时机几乎不是问题。然而，对于短程预处理方案如大剂量美法仑，一些移植中心将自体骨髓于 4℃ 以液体状态一直到保存至 48 小时[11]。室温下保存是不推荐的。

虽然由于担心 HPC 损失，因而较少使用冷冻的异基因移植物。但已有使用此类移植物成功植入的报道[6,12]。

骨髓采集的风险

全身麻醉、脊髓麻醉和硬膜外麻醉都已成功用于骨髓采集。骨髓采集的主要风险与麻醉诱导有关，包括非致死性心脏停搏、肺栓塞、吸入性肺炎、室性心动过速和脑梗死[13]。至少有一个年龄较大的供者死于心脏停搏，但没有详细的报道[14]。西雅图移植组报道 27% 的异基因供者出现并发症，其中 92% 被认为较轻微，即菌血症、采集部位局部感染、术后发热、髂嵴骨折、穿刺针断裂需要手术取出、采集部位血肿压迫周围神经、椎管性头痛[15]。大约一半严重并发症与麻醉有关。

Hedal 等评估了骨髓或者外周血干细胞捐献后患者不适及操作相关风险，发现患者感觉捐献外周血干细胞比捐献骨髓顾虑明显减少。如果被要求再次捐献的话，大多数人会选择捐献外周血干细胞[16]。他们也总结了分别与外周血干细胞捐献（腰痛、肌痛、骨痛和头痛）和骨髓采集（腰痛、疲倦、食欲减退 / 恶心和头晕）相关的常见问题[16]。对运用于再生医学（心肌修复、创伤整形）的少量采集（≤ 200 ml），局麻就可以了。

采集技术

一般而言，成人自髂后上棘即可获得足够的骨髓。其他可用的部位包括髂前上棘、胸骨以及胫骨（小于 1 岁的供者）。因此，在麻醉诱导之后，供者通常俯卧位，用枕头支撑臀部，使胸腔降低，这样膈肌可以自由运动，或者就像椎板切除术那样，放一个可调的脊柱框架。也有报道使用侧卧位采集的方法[17]。

无菌区准备好后，骨髓被抽吸入不含防腐剂肝素冲洗过或含有肝素溶液的注射器。建议每次抽吸不超过 3 ~ 5ml，因为更多的体积增加的只是血液，并使得采集物中的 T 细胞数量增加，并导致采集体积增加，以获得足够数量的干细胞[18]。髂嵴上的皮肤柔韧性很好，所以，一个 1 ~ 1.5L 的普通采集可能只需要每侧髂嵴三或四处皮肤穿刺。已有多种不同类型的穿刺针用于采集，其舒适程度和效率各不相同[19]，包括一次性针。更为普遍的是使用一次性塑料注射器，而不是原先所描述的玻璃注射器，这可以避免因随着注射器使用而因老化和断裂在穿刺处留碎片，并避免因为灭菌失败导致的潜在感染的可能。

抽出的骨髓放进装有肝素化液体的容器。最初使用的是组织培养液，最近一种缓冲盐溶液被批准供人类使用，如 Plasmalyte-A 或 Normosol。每次采集使用多少肝素以及是否使用防腐剂仍存在争议，因为成功使用的产品范围很广。容器最初是一个不锈钢或玻璃烧杯，但已经有商业化的带有滤器的采集袋（Baxter Fenwal，Deerfield，IL）可供使用。如果不使用 Fenwal 套件，那么必须找到一些其他的办法来过滤出骨质，打散细胞团。采集的骨髓经过滤过后，许多中心添加相当于 10% 采集骨髓总体积的枸橼酸以进一步抗凝。

骨髓采集之后

采集结束时，绷带加压包扎采髓部位，需要时给予镇痛。在手术后即刻和恢复室期间减轻肿胀冰敷，对于减轻肿胀和疼痛是很有用的。无论如何，在采集后的几天以上，供者很少需要轻微止痛剂（例如对乙酰氨基酚、可待因或羟考酮）以上的镇痛药物。

随着骨髓移植的发展，骨髓采集被安排住院后操作已有许多年了。然而，为了减少住院费用，导致研究骨髓采集作为门诊患者操作程序[20,21]。现今，如果患者出现低血压、过度疼痛或者采集引起的意外并发症而准备入院的话，大多数自体或异基因供者都可以在采集的 12 小时内出院。

骨髓的其他来源

手术切除的肋骨、尸体椎体和完整的髂骨均可作为潜在的骨髓来源[22]。使用以上骨髓来源进行采集的原则是打开骨质，暴露骨髓腔，并将采集的骨髓放入含有 DNA 酶而无肝素的缓冲盐溶液中[23]。轻轻搅拌释放出骨基质中的细胞，然后洗涤、过滤细胞悬液，准备使用或冷存。另外，可以将最初从骨中采集的骨髓放入无菌液体中。虽然仅有一例尸体骨髓移植的报道[6]，但与取自正常供者的骨髓相比，尸体骨髓含有的 T 细胞少，因而 GVHD 发生少是可能的[24]。这种方法被认为是实体器官移植诱导免疫耐受的一种手段[25]。

骨髓的运输

将骨髓放入贴有标明供受者（如果是血缘供者）及采集时所添加液体和抗凝剂标识的 600 ~ 2000ml 的标准血液转移袋，并将其从手术室送到加工处理实验室。将非血缘供者骨髓标以识别编号而非供者姓名，传递员用手携带，从采集中心手术室送到移植中心加工处理实验室。非血缘供者骨髓需要在湿冰上或没有冷却剂的隔热容器中运送，并应该在采集的 24 小时内到达受者的移植中心。既然骨髓的采集和运输是在世界范围内进行，因而骨髓传递员在常规工作时间以外到达是司空见惯的事。因此，如果需要处理，接收者实验室需要 24 小时有人员待命。

从外周血采集造血祖 / 干细胞

HPC 动员

HPC 动员、采集多个方面均优于传统的骨髓采集，但同时有几个不同的风险。骨髓采集主要造成与麻醉和采集的侵入性有关的风险。而动员 HPC 的单采造成的风险不仅与实际的单采过程，包括建立静脉通路，而且与采用的动员方案有关。直到最近，大多数对 HPC 采集和骨髓采集的比较是关注动员的外周祖细胞与稳态，即未动员的骨髓。为解决这种差异，许多研究组已经开始在所有患者组动员后对两种方法采集干细胞进行比较。他们的研究结果，连同对骨髓龛性质和功能的基础研究，提示传统的骨髓采集仍有一定的作用。

开始采集

虽然可以在化疗动员或单独使用生长因子动员后的既定之日开始采集，但开始采集的最佳时机最好是根据供者外周血中循环的 CD34$^+$ HPC 数。这种结果可以每天通过流式细胞仪来监测，可以通过商业提供的单平台系统，例如 ProCount（Becton-Dickson, Mt View, CA） 或 StemKit（Beckman-Coulter, Fullerton, CA），或通过双平台系统——使用 ISHAGE 方法和一个自动细胞计数仪的流式细胞仪对供者外周血中循环的 CD34$^+$ HPC 水平进行监测。单平台方法具有可以在各机构间进行直接比较的优势，这对于标准的流式细胞仪则很难 [26]。

目前正在研究的其他方法包括使用一个标准的希森美康（日本神户）的配备不成熟信息通道（Immature Information channel）的自动细胞计数仪，基于细胞大小、密度和抗溶解能力，对 HPC 计数 [27]。此外，不是所有的 HPC 表达 CD34 [28]，另一种方法则涉及使用 Aldecount 试剂染色以评估细胞质中乙醛脱氢酶活性，而乙醛脱氢酶在 CD34$^+$ 细胞和 CD34$^-$ 细胞都存在 [29]。

预测公式

单平台系统流式细胞仪计数值为 5 ~ 20 CD34$^+$ 细胞 /μL 被认为是开始采集的最佳阈值。许多中心使用此阈值，而其他中心则根据测试值使用预测公式估算采集产量：

预期的 CD34$^+$ 细胞 = # 处理血量 (L) × CD34$^+$ 细胞 /μL × 机器采集的效率 / 患者体重 (kg)。

单采通常的目标是单次采集含（2 ~ 4）× 10^6 CD34$^+$ 细胞 /kg 的移植物 [30,31]。如果患者为多发性骨髓瘤，有些中心则常规采集到足够进行二次移植

的数量。

影响动员的变量

许多因素影响患者移植前动员 HPC 的能力。目前差的动员定义为采集 < 2.0 × 10^6 CD34$^+$ 细胞 /kg [32-33]。在骨髓瘤人群，年龄大于 70 岁、化疗超过 12 个月和血小板计数 > 200 × 10^9 /L 与差的动员相关 [34-35]。在急性白血病人群，外周血 CD34$^+$ 细胞计数基线、单采当日外周血 CD34$^+$ 细胞数和没有发热或感染已被证明为最有意义的变量 [36]。最后，动员方案、骨髓受累程度和放疗史也显示有临床意义 [37-38]。

动员方案

化疗和造血细胞生长因子联用动员效果明显优于两者单独使用 [37]。已有许多化疗药物用于动员，其中环磷酰胺最为常用，不久之后使用以一种或多个生长因子 [39-40]，如下所述。

G-CSF 和 GM-CSF

粒细胞集落刺激因子（G-CSF）和粒细胞 - 巨噬细胞集落刺激因子（GM-CSF）是目前最常使用的动员剂。两者能增加骨髓中成熟中性粒细胞蛋白水解酶的释放，这有助于干扰更幼稚的 HPC 的锚定，从而使 HPC 进入到外周血 [41]。环磷酰胺对骨髓微环境具有相似的效应，因而与生长因子联用时，非常有效。与 G-CSF 相比，GM-CSF 动员 HPC 的能力较弱、毒性较强 [42]。两者均能引起骨痛、恶心、呕吐、腹泻、失眠、恶寒、发热和盗汗 [43]。与骨髓采集比较，以上为外周血干细胞采集相关的主要风险。使用 GM-CSF 动员捐献者出现发热的概率更大、住院时间更长 [40,44]。然而，在动员差的患者时，GM-CSF 联合 G-CSF 能增加 CD34$^+$ 细胞的产量，因此这部分人中可能有些获益。G-CSF 给药后的最佳采集时间为 4 ~ 12 小时之间 [45,46]。

红细胞生成素

干细胞表面上存在少量红细胞生成素（EPO）受体，目前认为这些受体被激活后能增加抗凋亡蛋白，从而正向影响干细胞的生存，因此，认为 EPO 增加动员的效果 [47]。当与 G - 或 GM - CSF 的联用，

效应可能是相加的 [48]，尽管并非所有的研究能显示这样的效应 [49-50]。

干细胞因子

某些研究已经显示干细胞因子（SCF）与 G-CSF 联用时，能增加动员效果以及移植受者的造血恢复速度 [51,52]。然而其他的研究并未显示出这种效果 [53]。SCF 有明显的缺点，包括严重的变态反应、给药后需要监护，这些都妨碍了其应用 [54]。

AMD-3100

AMD-3100（Mozobil，Genzyme 公司，CA）是一个新的动员剂，最初为了治疗 HIV 感染而设计。为 CD34+ 细胞趋化因子受体 CXCR4 的可逆性抑制剂。CXCR4 受体与它的配体 - 基质衍生因子 1（SDF-1）介导干细胞的归巢、运输和滞留 [51,55]。一旦 CXCR4 被 AMD-3100 结合，HPC 向骨髓迁移并黏附到骨髓龛的能力受损，从而导致这些祖细胞的数量在外周循环中增加。与 G-CSF 联用时，效应为协同而毒性未增加 [56]。迄今，AMD-3100 的大多数研究已经在健康供者 [57] 或诊断非霍奇金淋巴瘤或多发性骨髓瘤的患者中进行 [56]。

GROβ/CXCL2

GROβ 趋化因子与中性粒细胞的 CXCR2 受体作用，导致基质金属蛋白酶 -9（MMP-9）的释放。MMP-9 是 HPC 离巢必需的涉及骨髓基质降解的 3 种主要酶之一，另外两种酶是中性粒细胞弹性蛋白酶（NE）和组织蛋白酶 G（CG）。已经确定给予 G-CSF 增加了骨髓微环境中这些酶的水平 [41]。所有这些化合物都能降解 SDF-1，因而打乱 HPC 滞留在骨髓所需的 SDF-1/CXCR4 轴，从而有利于造血干细胞释放到外周血 [51]。G-CSF 导致骨髓中酶浓度增加，而对血浆内酶浓度没有明显影响 [58]。相反，GROβ 导致血浆中的 MMP-9、NE 和 CG 的浓度增加，而对骨髓中上述酶浓度无明显影响。

Pelus 等人通过一系列复杂的实验已表明 [58-59]，在小鼠和非人类灵长类动物中进行不同酶 / 受体的阻断和抑制研究，GROβ 介导动员中的重要因素是血浆中 MMP-9 水平增加，MMP-9 来自成熟的、外周的中性粒细胞。他们指出，血浆 MMP-9 导致 G-CSF 介导的动员明显增强的确切机制并不完全清楚。然而，他们推测，外周血中 MMP-9 水平可能

干扰了血管内皮细胞连接，在 G-CSF 的骨髓效应存在时，导致了 HPC 离巢效应增强。具有临床意义的是 GROβ 的效应在给药后的 15～30 分钟内即明显观察到，并使得 HPC 产量增加远远超过 200 倍。此外，与正常骨髓细胞或单独使用 G-CSF 动员的 HPC 相比，联用 G - CSF 与 GROβ 动员获得的移植物具有显著的再生优势。虽然这项研究迄今仅在小鼠和非人类灵长类动物进行过，但在人类有望取得阳性结果。Pelus 等 [58] 建议加用 GROβ，尤其是在差动员患者，可以减少高剂量 G-CSF 的潜在毒性，和明显增强采集效果。

与造血生长因子给药相关的 HPC 采集时机

许多研究显示：对于成功的移植，定义为移植后 14 天内中性粒细胞和血小板恢复至足够数量，需要采集 ≥（2～2.5）× 10^6 CD34+ 细胞 /kg 的移植物 [32,34,37,38]。使用预测公式，当预测值 ≥ 1 × 10^6 CD34+ 细胞 /kg 时开始采集，可以达成上述目标。尽可能在 G-CSF 给药后动员效果的峰值时进行采集。对于标准的非聚乙二醇化的 G-CSF，动员的峰值与药物约 3～4 小时的半衰期相关 [60]。聚乙二醇化的 G-CSF，半衰期更长，约为 33 小时 [60]，因而在给药和采集时间上允许更大程度的灵活性。然而需要注意的是，聚乙二醇化制剂，一方面因给药次数较少而可能更便利，但同时丧失了一部分管控的能力或者短期作用药物如标准的 G-CSF 具有的对动员峰值的微调能力。AMD-3100 的动员峰出现在给药后大约 6 个小时，G-CSF 具有相似的动力学，因而两者联用具有较好的协同作用 [56,61]。

再动员

5%～30% 的患者初次动员失败 [62-63]，即初次采集细胞少于（2～2.5）× 10^6 CD34+ 细胞 /kg。在动员困难的患者如何采集和动员，进行了多方面的尝试，包括 PBSC 动员加用骨髓采集 [63]，或者通过调整动员方案尝试 2 次（有时甚至 3 次）动员 [62,64]。这些研究的结果表明在这组患者中尝试进一步动员是值得的，造血生长因子的剂量增加后，毒性并没有明显增加 [65-66]。然而，已经观察到，在健康供者中，G-CSF 的剂量达到或超过 8μg/kg，每天两次，会导致更加严重的骨痛、头痛和乏力 [67]。这些患者需要更加严密监护毒性所引起的症状和体征。

外周血 HPC 再动员与采集骨髓比较

资料显示对于患者初始动员失败后，所采取的措施并不统一。一些研究显示随即的骨髓采集没有一点临床益处，而且与再次外周血干细胞采集相比，前者增加了患者并发症 [63,68]。然而，另一项研究却发现两者的植入和住院时间相近 [69]。

作为 HPC 来源骨髓与外周血比较

比较采集骨髓与采集外周血干细胞的大多数研究着眼于稳定状态、未被刺激的骨髓。因此，留下的问题是当比较经标准动员后采集 PBSC 与生长因子刺激后采集骨髓时，如果有的话，会看到什么效应。前者的研究已经表明采集外周血干细胞具有明显的益处，即采集过程轻松、副作用很少、植入快速，以及住院时间缩短 [70-71]。然而后者的研究，相对于采集动员的外周血干细胞，采集生长因子刺激的骨髓尚未表现出明确的优势。已经表明骨髓移植物可能含有独特的细胞群，有助于植入及造血重建移植，从而优于外周血获得的移植物。

移植物细胞成分

已经显示源自刺激后骨髓的移植物含有独特的祖细胞群 - 间充质基质细胞（MSC），这在外周血祖细胞采集物中是不存在的 [72]。在一项研究中，体内扩增这一亚群，然后输注，致使中性粒细胞和血小板分别在 +8 天和 +9 天恢复，而毒性没有增加 [73]。除 MSC 外，骨髓中还含有巨噬细胞、网状内皮细胞、内皮祖细胞、成纤维细胞、脂肪细胞和成骨祖细胞，提供各种整合素、基质受体、生长因子和造血与祖细胞分化所需的细胞与细胞间相互作用 [74-75]。

移植物产量

与未刺激的骨髓相比，使用 G-CSF 刺激的骨髓的单个核细胞数量更高，植入更快，显示出动员方案对骨髓采集的益处 [76]。Elfenbein 等完成的一项 meta 分析显示：外周血采集物中含有中位细胞数 2.6（1.0 ~ 6.4）× 10^6 CD34+ 细胞，而受刺激的骨髓采集物中则含有 1.5（0.6 ~ 2.3）× 10^6 CD34+ 细胞 [77]。

植入和结果

Elfenbein 所做的 meta 分析最终得出结论：在随机对照试验中，用 G-CSF 刺激的骨髓和外周血祖细胞相比，其成功植入的潜力和无病生存是相同的 [77]。此外，该研究者发现，在 HLA 相合的异基因移植受者，骨髓来源的 HPC 和外周血来源的 HPC 在植入方面是等同的。两种采集程序的花费和并发症相似 [78]。Weisdorf 等研究霍奇金和非霍奇金淋巴瘤患者使用 G - 或 GM-CSF 刺激的外周血或骨髓，发现无论是植入或住院时间都无显著差异 [79]。

骨髓和外周血祖 / 干细胞采集物的加工处理

减少体积

最初，在许多中心，血型相合的同种异基因骨髓采集后直接从手术室送到病床边，而后通过中心静脉输入。此种情况，对于受者而言，潜在的并发症与输入的体积、所含肝素量，以及虽然经过过滤，细胞凝块仍可能导致呼吸困难的可能性有关。今天，更为普遍的是将采集物送至加工处理实验室，以便于留取质控标本进行有核细胞计数、HPC 活力测定及计数、微生物检测和 ABO/Rh 血型确认。如果采集物的体积输入后足够引起受者液体超负荷，可以通过离心去除血浆减少体积。这会增加终产物的红细胞压积，然而只要将骨髓输注在合适的时间内（3 ~ 4 小时）完成，并不会产生临床问题。如果供者骨髓中血浆含有针对受者血细胞成分有临床意义的抗体（即在血型不合的移植中，供者含有针对 ABO 或其他红细胞抗原的凝集素），则要去除供者血浆。

红细胞去除

对于 ABO 主要不合异基因骨髓移植（受者含有针对供者红细胞抗原的凝集素），去除红细胞就能够预防急性溶血的发生。过去，由于担心此种处理可能会影响植入，因此在骨髓输入前，通过血浆去除术，或者免疫吸附剂柱血浆置换，或者通过输入少量不相容的红细胞以吸附供者的凝集素，以去除受者的凝集素。然而，已经表明红细胞去除仅造成少量白细胞（即 HPC）丢失。现在使用下述方法之一去除红细胞已经相当普遍[80]：

- 淀粉沉降
- 用相容的红细胞反复稀释
- 白膜层制备
- 单个核细胞分离

从同种异基因或自体骨髓中去除的红细胞在采集后也可以回输给供者。

淀粉沉降

含有肝素的骨髓与 6% 羟乙基淀粉以 8：1 的比例混合后，将血液转移袋倒置，由于重力的作用，红细胞开始沉降。30～180 分钟后，将沉降的红细胞移入另一袋子中。最初的袋子中，含有大约 75% 的原有有核细胞，以及 5～25 ml 的原有红细胞。这些不相容红细胞仍有可能引起溶血性输血反应，因此，其他技术更受青睐。

使用相容红细胞反复稀释

对经沉降法制备的富含白细胞的细胞产物，可以使用 1 单位供者相容的、辐照的、去除白细胞的红细胞和 150ml 供者血浆（如果可以从骨髓供者获得）进行稀释的方法，进一步减少剩余的不相容细胞。对上述混合物进行再次沉降，将不相容红细胞的总体积减少到 10ml，而保留了 85% 的有核细胞。然而此操作费时，多数加工处理实验室今天会选择能够浓集白细胞的方法。

白膜层制备

白膜层法制备通常是 T 细胞去除、肿瘤细胞净化或者低温保存骨髓和血 HPC 采集物前的第一步。富含白细胞的浓缩物——白膜层，是利用标准血库离心机、血细胞洗涤机，或者目前可获得的单采设备，对原产物进行离心而得。可以保留大约 80% 的源自骨髓的有核细胞，同时减少体积和红细胞浓度达 80%。虽然这种方法对于骨髓和血 HPC 低温保存前缩减体积已经足够，而且是从骨髓分离单个核细胞较好的最初措施，但是在红细胞污染可能干扰化学或免疫净化方法时并不推荐。

单个核细胞分离

利用手工或自动化的方法，使用或不使用密度梯度物质，例如白蛋白、Ficoll 和 Percoll（可以将几乎所有红细胞和骨髓造血细胞，只剩下移植物单个核细胞部分——形态上为淋巴细胞、单核细胞群），可以将成熟的骨髓造血细胞从血沉棕黄层分离[80]。这对于自体移植的净化方案的成功和经济可行性、异基因移植 T 细胞去除非常重要。存在的问题是移植物中 30% 以上原有 HPC 会被丢失掉。为了弥补这一损失，并且在随后的分离过程中保留足够数量的 HPC，采集比最终移植物需要更多的 HPC 是必需的。

低温保存

通常将自体骨髓和血 HPC 低温保存后以供使用。将低温保存的细胞分装入小管型瓶中，或置入容积为 30～200ml 的冷冻袋中。如果冷冻前袋子需要热封，则热封前必须排空袋内空气。否则复温融化过程中当空气快速膨胀而袋子尚未柔软时，会导致袋子爆炸。

冷冻保护剂的添加

二甲基亚砜（DMSO）是目前用于冷冻保存造血干细胞使用最广泛的冷冻保护剂。DMSO 是一种较为普遍的溶剂，能够在急剧变化的条件下稳定细胞膜，在冷冻期防止细胞内冰晶形成，在相变期防止热量释放。室温下，DMSO 对干细胞具有毒性，正是由于这一原因，研究者们强调，在程控冷冻之前 4℃下将 DMSO 加入细胞中，而后迅速开始低温保存。通常 DMSO 需与白蛋白或人血清混合，终浓度为 10%。一些中心使用羟乙基淀粉帮助稳定细胞膜，可将 DMSO 的浓度降至 5%。

一种新的细胞保护剂，Cryostor ™（BioLife Solutions Inc.，Corning，NY），也能在市场上获得。此化合物在冷冻过程中调整细胞生化，不需要血清、白蛋白和 DMSO。

低温保存的方法

冷冻通常在程控降温仪中进行。输入液氮使温度以 1～2℃/min 的速率下降，直到相变发生，此期间样品释放出热量，随后加大液氮的输入量防止温度上升。之后，降温速率调整为 5 ~ 10℃ /min，直到混合物温度接近 -120℃。

一种程控降温冷冻的替代方法为所谓"dump"冷冻[81]。在这一技术中，冷冻混合物包含 DMSO、白蛋白或人血清和羟乙基淀粉，加入细胞中，然后直接放入 -80℃ 冷冻箱保存。

保存条件

冷冻结束后，产物从冷冻仪器移出，在液氮冷冻器的液相（-196℃）或气相（-156℃）中储存，或者（-80℃）冰箱中储存。

经程控降温的方法冷冻后的骨髓，在液氮中储存 11 年以上，回输受者，该受者造血重建良好[82]。而经冷冻、-80℃ 储存的造血干细胞则变质的很快[81]。

最近的研究显示：源自骨髓的某些细胞会因为冻存丧失功能。Shepherd 等的一项研究中，研究者收取经外周血采集的具有内皮分化能力的 HPC，使用 DMSO 将其低温保存，继而融化、输入后肢缺血的鼠体内，然后测量细胞的血管生成能力[83]。他们发现两群显著不同的内皮祖细胞：体外培养能够生成血管的内皮祖细胞（EPCs）和循环血管生成细胞（CACs），CACs 比 EPCs 出现更早，通过分泌血管内皮生长因子（VEGF）促进血管发生。研究者发现低温保存 CACs 的功能没有影响，而 EPCs 经融化后，其功能则很少能恢复。虽然该研究使用的是经外周血采集的 HPC，冷冻对骨髓来源的 HPC 影响可能会呈现相似的结果。这一问题有待探讨。

解冻和输注

许多研究表明快速解冻利于 HPC 的存活。[84] 解冻可以在温控的水浴中进行，或者在无菌盆中（使用前将无菌盐水加热至 37 ~ 40℃）中进行。一旦复温，通常将细胞直接经中心血管通路快速输注。每一袋大约 15 分钟内输完，以避免 DMSO 对干细胞产生毒性。

与快速输注相关的即时副反应包括容量超负荷、心动过缓（冷心脏停搏的结果）、恶心和呕吐（DMSO 在血中直接神经刺激的结果）、发热、心动过速、低血压或高血压（溶解的粒细胞引起），中枢神经系统毒性包括意识模糊、癫痫和变态反应 [与血浆蛋白和（或）DMSO 有关]。

通过减少采集后产物的体积，干细胞输注前给予止吐药、苯海拉明和（或）氢化可的松可以避免大多数副反应。在输注干细胞产物后，可以见到延迟的与溶血相关的肾功能不全，因此，一些中心在输注 HPC 的同时预防性使用甘露醇和呋塞米。[85] 最近，有人提出大多数毒性实际上与白细胞溶解有关，而不是与 DMSO 有关。另外一种替代办法是，将解冻后的产物在输注前去除 DMSO，并减少体积。然而由于对干细胞丢失的担心，这是一个未被广泛接受的处理方法。迅速解冻后用无菌缓冲盐水溶液稀释，然后室温下缓慢输注，这也是可以的（E. Areman, personal communication, 1996）。然而这种方法要求处理实验室以最高效的方式处置可能的袋子破损，增加了输注的体积，并需要使用DNase 以免细胞聚集。

产品评估 / 质量保证

既然认为造血干细胞存在一个阈剂量，在阈剂量之上，可以预期快速造血重建。因而评估移植物的质量是重要的。最初对移植物的评估仅限于计算每千克受者体重输入的有核细胞数。自体移植比异基因移植需要的有核细胞数量更少。然而，总的有核细胞数仅仅是重建造血的那些细胞的替代指标，为了寻找更适当的阈剂量，人们做了大量的努力。直到最近，使用最广泛的测定移植物重建造血能力的方法为观察半固体培养基 14 天粒细胞 - 巨噬细胞集落形成单位（GM-CFU）的生长。CFU-GM 的阈剂量差别较大，骨髓为（0.1 ~ 1）× 10⁴/kg。遗憾的是，各个实验室培养条件不同，使得比较产生困难。而且，由于收集干细胞后 14 天才能计数体外培养的 GM-CFU，因而使得移植物的实时评估是不可能的。由于这一原因，大多数中心现在使用流式细胞仪计数（利用 HPC 上 CD34 细胞表面标记）以确定移植物是否适合移植。同样，由于技术上的问题使得各中心间的比较产生困难。然而现在有了标准方法（ISHAGE），目前至少 2.0×10^6 CD34⁺ 细胞 /kg 是临床可接受的。在无生长因子支持的情况下，输注后 14 ~ 21 天内可获得可靠植入。所有的处理实验室都会在低温保存前使用上述一种方法对移植物进行计数，许多中心还会评估解冻之后细胞的活力（在美国，如果采集后干细胞在低温保存前超过 4 小时，美国病理学家学会要求对其进行活力评估）。可以通过流式细胞仪使用碘化丙啶或 7AAD（7- 氨基放线菌素 D）以显示 CD34 细胞中的死细胞，或者使用 ALDH 分析（Aldacount，Aldagen，Durham，NC）。台盼蓝也被使用过，用这种方法计算输入的活细胞是间接的、不精确的。

最后，对移植物在采集或加工处理过程中可能导致的污染进行微生物学评估。

虽然一些人认为所有的移植物都应该在采集后和加工处理后进行细菌、真菌培养，然而其他人则指出：

- 通常是直到移植物输注后也没有培养结果
- 培养费用较贵
- 由于多数加工处理实验室愿意用来培养的移植物体积小，结果可能是无效的。
- 还没有输注被污染的移植物引起受者发病的报告[87]。

然而，美国 FDA 则指出所有有关组织的产物，如骨髓移植物，需经过筛查，以防止传染性疾病的传播[87]。

结论

对骨发育和神经分布本质的基础研究已经显示成骨细胞、血管内皮、细胞外基质和交感神经分布之间存在重要的相互作用[88-89]。鼠和人成骨细胞能产生 G-CSF、GM-CSF、VEGF 和 SDF-1[89-90]。Katayama 等研究显示 G-CSF 直接作用于骨髓中的交感神经元，引起去甲肾上腺素的释放，后者抑制成骨细胞产生 SDF-1，利于干细胞迁移[89]。这样的实验结果可以有多种解释。这些机制可能是 G-CSF 将 HPC 动员到外周血中背后的基础。然而，他们指出骨髓微环境和祖细胞归巢、分化也存在重要的相互作用。鉴于造血干细胞移植通常继于一定程度的骨髓清除，通过加用骨髓能否改善外周血 HPC 归巢和重建？诸如 Lazarus 等的研究[73]似乎提示：同时输入血 HPC 和只有骨髓才有的细胞，好于单独输入两者之一。骨髓采集的风险需与患者的因素和合并症权衡。骨髓采集，虽然在减少，但远未过时和被废弃。

（吴国林 译　李渤涛 校）

参考文献

1. Thomas ED, Storb R. Technique for human marrow grafting. Blood 1970;36:507–511
2. Klingemann HG. Collection, processing and infusion of marrow. In: Deeg H, Klingemann H, Phillips G (eds) A guide to bone marrow transplantation. Springer-Verlag, New York, 1988
3. Deeg HJ. Bone marrow and hematopoietic stem cell transplantation: sorting the chaff from the grain. In: Areman E, Deeg H, Sacher R (eds) Bone marrow and stem cell processing: a manual of current techniques. Davis, Philadelphia, 1992
4. Ferrebee JW, Atkins L, Lochte HL et al. The collection, storage and preparation of viable cadaver marrow for intravenous use. Blood 1959;14:140–147
5. Mugashimi H, Terasaki P, Sueyoshi A. Bone marrow from cadaver donors for transplantation. Blood 1985;65:392–396
6. Blazar BR, Lasky LC, Perentesis JP et al. Successful donor cell engraftment in a recipient of bone marrow from a cadaveric donor. Blood 1986;6:1655–1660
7. Touraine JL. In utero transplantation of fetal liver stem cells in humans. Blood Cells 1991;17:379–387
8. Zimmerman TM, Williams SF, Bender JG et al. Clinical use of selected and expanded peripheral blood CD34+ cells: a preliminary report of feasibility and safety. J Haematother 1995;4:527–529
9. Devine SM, Hoffman R. Role of mesenchymal stem cells in hematopoietic stem cell transplantation. Curr Opin Hematol 2000;7:358–363
10. Pittenger MF, Mackay AM, Beck SC et al. Multilineage potential of adult human mesenchymal stem cells. Science 1999;284:143–146
11. Burnett A, Tansey P, Hills C et al. Haematological reconstitution following high dose and supralethal chemoradiotherapy using stored, non-cryopreserved autologous bone marrow. Br J Haematol 1983;54:309–316
12. Gluckman E, Broxmeyer HE, Auerbach AD et al. Hematopoietic reconstitution in a patient with Fanconi's anemia by means of umbilical cord blood from an HLA identical sibling. N Engl J Med 1989;321:1174–1178
13. Buckner CD, Clift RA, Sanders JE et al. Marrow harvesting from normal donors. Blood 1984;64:630–634
14. Bortin MM, Buckner CD. Major complications of marrow harvesting for transplantation. Exp Haematol 1983;11:916–921
15. Petersen FB, Buckner CD, Bolonesi B et al. Marrow harvesting from normal donors. Exp Haematol 1990;18:676
16. Heldal D, Brinch L, Tjonnfjord G et al. Donation of stem cells from blood or bone marrow: results of a randomized study on safety and complaints. Bone Marrow Transplant 2002;29:479–486
17. Wilson RE. Techniques of human bone marrow procurement by aspiration from living donors. N Engl J Med 1959;261:781–785
18. Batinic D, Marusic M, Pavletic Z et al. Relationship between differing volumes of bone marrow aspirates and their cellular composition. Bone Marrow Transplant 1990;6:103–107
19. Cottler-Fox M. Bone marrow collection techniques. In: Areman E, Deeg H, Sacher R (eds) Bone marrow and stem cell processing: a manual of current techniques. Davis, Philadelphia, 1992
20. Brandwein JM, Callum J, Rubinger M et al. An evaluation of outpatient bone marrow harvesting. J Clin Oncol 1989;7:648–650
21. Dicke KA, Hood DL, Hanks S et al. A marrow harvest procedure under local anesthesia. Exp Haematol 1995;23:1229–1232
22. Haurani FI, Repplinger E, Tocantis LM. Attempts at transplantation of human bone marrow in patients with acute leukemia and other marrow depletion disorders. Am J Med 1960;28:794–806
23. Sharp TG, Sachs DH, Matthews JG et al. Harvest of human bone marrow directly from bone. J Immunol Methods 1984;69:187–195
24. Saunders EF, Kapelushnik J, Solh H et al. Graft vs host disease is reduced in allogeneic bone marrow transplantation using marrow obtained surgically. Blood 1990;76 (Suppl 1):563
25. Barber WH, Diethelm AG, Laskow DA et al. Use of cryopreserved donor bone marrow in cadaver kidney allograft recipients. Transplantation 1989;47:66–71
26. Rivadeneyra-Espinoza L, Perez-Romano B, Gonzalez-Flores A et al. Instrument- and protocol-dependent variation in the enumeration of CD34+ cells by flow cytometry. Transfusion 2006;46:530–536
27. Suh C, Kim S, Kim SH et al. Initiation of peripheral blood progenitor cell harvest based on peripheral blood hematopoietic progenitor cell counts enumerated by the Sysmex SE9000. Transfusion 2004;44:1762–1768
28. Dao MA, Arevelo J, Nolta JA. Reversibility of CD34 expression on human hematopoietic stem cells that retain the capacity for secondary reconstitution. Blood 2003;101:112–118
29. Hess DA, Wirthlin L, Craft TP et al. Selection based on CD133 and high aldehyde dehydrogenase activity isolates long-term reconstituting human hematopoietic stem cells. Blood 2006;107:2162–2169
30. Bender JG, To LB, Williams S, Schwartzberg LS. Defining a therapeutic dose of peripheral blood stem cells. J Hematother 1992;1:329–341
31. Weaver CH, Hazelton B, Birch R et al. An analysis of engraftment kinetics as a function of the CD34 content of peripheral blood progenitor cell collections in 692 patients after the administration of myeloablative chemotherapy. Blood 1995;86:3961–3969
32. Cottler-Fox M, Lapidot T. Mobilizing the older patient with myeloma. Blood Rev 2006;20:43–50
33. Koenigsmann M, Jentsch-Ullrich K, Mohren M et al. The role of diagnosis in patients failing peripheral blood progenitor cell mobilization. Transfusion 2004;44:777–784
34. Tricot G, Jagannath S, Vesole D et al. Peripheral blood stem cell transplants for multiple myeloma: identification of favorable variables for rapid engraftment in 225 patients. Blood 1995;85:588–596
35. Morris CL, Siegel E, Barlogie B et al. Mobilization of CD34+ cells in elderly patients (>/=70 years) with multiple myeloma: influence of age, prior therapy, platelet count and mobilization regimen. Br J Haematol 2003;120:413–423

36. Pastore D, Specchia G, Mestice A et al. Good and Poor CD34+ cell mobilization in acute leukemia: analysis of factors affecting the yield of progenitor cells. Bone Marrow Transplant 2004;33:1083–1087

37. Bensinger W, Appelbaum F, Rowley S et al. Factors that influence collection and engraftment of autologous peripheral-blood stem cells. J Clin Oncol 1995;13:2547–2555

38. Fu P, Bagai RK, Meyerson H et al. Pre-mobilization therapy blood CD34+ cell count predicts the likelihood of successful hematopoietic stem cell mobilization. Bone Marrow Transplant 2006;38:189–196

39. Olavarria E, Kanfer EJ. Selection and use of chemotherapy with hematopoietic growth factors for mobilization of peripheral blood progenitor cells. Curr Opin Hematol 2000;7:191–196

40. Ballestrero A, Ferrando F, Garuti A et al. Comparative effects of three cytokine regimens after high-dose cyclophosphamide: G-CSF, GM-CSF, and sequential interleukin-3 and GM-CSF. J Clin Oncol 1999;17:1296–1303

41. Copelan EA. Hematopoietic stem-cell transplantation. N Engl J Med 2006;354:1813–1826

42. Weaver CH, Schulman KA, Buckner CD. Mobilization of peripheral blood stem cells following myelosuppressive chemotherapy: a randomized comparison of filgrastim, sargramostim, or sequential sargramostim and filgrastim. Bone Marrow Transplant 2001;2(suppl): S23-S29

43. Anderlini P, Przepiorka D, Seong D et al. Clinical toxicity and laboratory effects of G-CSF mobilization and blood stem cell apheresis from normal donors, and analysis of charges for the procedures. Transfusion 1996;36:590–595

44. Peters WP, Rosner G, Ross M et al. Comparative effects of GM-CSF and G-CSF on priming peripheral blood progenitor cells for use with autologous bone marrow after high-dose chemotherapy. Blood 1993;81:1709–1719

45. Watts MJ, Addison I, Ings SJ et al. Optimal timing for collection of PBPC after glycosylated G-CSF administration. Bone Marrow Transplant 1998;21:365–368

46. Stroncek DF, Matthews CL, Follmann D, Leitman SF. Kinetics of G-CSF-induced granulocyte mobilization in healthy subjects: effects of route of administration and addition of dexamethasone. Transfusion 2002;42:597–602

47. Testa U, Fossati C, Samoggia P et al. Expression of growth factor receptors in unilineage differentiation culture of purified hematopoietic progenitors. Blood 1996;88:3391–3406

48. Olivieri A, Offidani M, Cantori I et al. Addition of erythropoietin to granulocyte colony-stimulating factor after priming chemotherapy enhances hemopoietic progenitor mobilization. Bone Marrow Transplant 1995;16:765–770

49. Perillo A, Ferrandina G, Pierelli L et al. Cytokines alone for PBPC collection in patients with advanced gynaecological malignancies: G-CSF vs. G-CSF plus EPO. Bone Marrow Transplant 2004;34:743–744

50. Sautois B, Baudoux E, Salmon JP et al. Administration of erythropoietin and granulocyte colony-stimulating factor in donor/recipient pairs to collect peripheral blood progenitor cells (PBPC) and red blood cell units for use in the recipient after allogeneic PBPC transplantation. Haematologica 2001;86:1209–1218

51. Lapidot T, Petit I. Current understanding of stem cell mobilization: the roles of chemokines, proteolytic enzymes, adhesion molecules, cytokines, and stromal cells. Exp Haematol 2002;30:973–981

52. Dawson MA, Schwarer AP, Muirhead JL et al. Successful mobilization of peripheral blood stem cells using recombinant human stem cell factor in heavily pretreated patients who have failed a previous attempt with a granulocyte colony-stimulating factor-based regimen. Bone Marrow Transplant 2005;36:389–396

53. Da Silva MG, Pimentel P, Carvalhais A et al. Ancestim (recombinant human stem cell factor, SCF) in association with filgrastim does not enhance chemotherapy and/or growth factor-induced peripheral blood progenitor cell (PBPC) mobilization in patients with a prior insufficient PBPC collection. Bone Marrow Transplant 2004;34:683–691

54. Costa JJ, Demetri GD, Harrist TJ et al. Recombinant human stem cell factor (Kit Ligand) promotes human mast cell and melanocyte hyperplasia and functional activation in vitro. J Exp Med 1996;183:2681–2686

55. Fricker SP, Anastassov V, Cox J et al. Characterization of the molecular pharmacology of AMD3100: A specific antagonist of the G-protein coupled chemokine receptor, CXCR4. Biochem Pharmacol 2006;72:588–596

56. Flomenberg N, Devine SM, DiPersio JF et al. The use of AMD3100 plus G-CSF for autologous hematopoietic progenitor cell mobilization is superior to G-CSF alone. Blood 2005;106:1867–1874

57. Liles WC, Rodger E, Broxmeyer HE et al. Augmented mobilization and collection of CD34+ hematopoietic cells from normal human volunteers stimulated with granulocyte-colony-stimulating factor by single-dose administration of AMD3100, a CXCR4 antagonist. Transfusion 2005;45:295–300

58. Pelus LM, Bian H, King AG et al. Neutrophil-derived MMP-9 mediates synergistic mobilization of hematopoietic stem and progenitor cells by the combination of G-CSF and the chemokines GROβ/CXCL2 and GROβT/CXCL2₄. Blood 2004;103:110–119

59. Fukuda S, Bian H, King A, Pelus L. The chemokine GROb mobilizes early hematopoietic stem cells characterized by enhanced homing and engraftment. Blood 2007;110:860–869

60. Hosing C, Qazilbash MH, Kebriaei P et al. Fixed-dose single agent pegfilgrastim for peripheral blood progenitor cell mobilization in patients with multiple myeloma. Br J Haematol 2006;133:533–537

61. Broxmeyer HE, Orschell CM, Clapp DW et al. Rapid mobilization of murine and human hematopoietic stem and progenitor cells with AMD3100, a CXCR4 antagonist. J Exp Med 2005;201:1307–1318

62. Boeve S, Strupeck J, Creech S, Stiff PJ. Analysis of remobilization success in patients undergoing autologous stem cell transplants who fail an initial mobilization: risk factors, cytokine use and cost. Bone Marrow Transplant 2004;33:991–1003

63. Goterris R, Hernandez-Boluda JC, Teruel A et al. Impact of different strategies of second-line stem cell harvest on the outcome of autologous transplantation in poor peripheral blood stem cell mobilizers. Bone Marrow Transplant 2005;36:847–853

64. Lefrere F, Levy V, Makke J et al. Successful peripheral blood stem cell harvesting with granulocyte colony-stimulating factor alone after previous mobilization failure. Haematologica 2004;89:1532–1534

65. Winter JN, Lazarus HM, Rademaker A et al. Phase I/II study of combined granulocyte colony-stimulating factor administration for the mobilization of hematopoietic progenitor cells. J Clin Oncol 1996;14:277–286

66. Gazitt Y. Comparison between granulocyte colony-stimulating factor and granulocyte-macrophage colony-stimulating factor in the mobilization of peripheral blood stem cells. Curr Opin Hematol 2002;9:190–198

67. Kroger N, Renges H, Sonnenberg S et al. Stem cell mobilization with 16 μg/kg vs 10 μg/kg of G-CSF for allogeneic transplantation in healthy donors. Bone Marrow Transplant 2002;29:727–730

68. Stiff PJ. Management strategies for the hard-to-mobilize patient. Bone Marrow Transplant 1999;23(suppl. 2): S29–S33

69. Lemoli RM, DeVivo A, Damiani D et al. Autologous transplantation of G-CSF-primed bone marrow is effective in supporting myeloablative chemotherapy in patients with hematologic malignancies and poor peripheral blood stem cell mobilization. Blood 2003;102:1595–1600

70. Beyer J, Schwella N, Zingsem J et al. Hematopoietic rescue after high-dose chemotherapy using autologous peripheral-blood progenitor cells or bone marrow: a randomized comparison. J Clin Oncol 1995;13:1328–1335

71. Schmitz N, Linch DC, Dreger P et al. Randomized trial of filgrastim-mobilized peripheral blood progenitor cell transplantation versus autologous bone-marrow transplantation in lymphoma patients. Lancet 1996;347:353–357

72. Lazarus HM, Haynesworth SE, Gerson SL, Caplan AI. Human bone marrow-derived mesenchymal (stromal) progenitor cells (MPCs) cannot be recovered from peripheral blood progenitor cell collections. J Hematother 1997;6:447–455

73. Lazarus HM, Haynesworth SE, Gerson SL et al. Ex vivo expansion and subsequent infusion of human bone marrow-derived stromal progenitor cells (mesenchymal progenitor cells): implications for therapeutic use. Bone Marrow Transplant 1995;16:557–564

74. Devine SM, Hoffman R. Role of mesenchymal stem cells in hematopoietic stem cell transplantation. Curr Opin Hematol 2000;7:358–363

75. Pittenger MF, Mackay AM, Beck SC. Multilineage potential of adult human mesenchymal stem cells. Science 1999;284:143–146

76. Damiani D, Fanin R, Silvestri F et al. Randomized trial of autologous filgrastim-primed bone marrow transplantation vs. filgrastim-mobilized peripheral blood stem cell transplantation in lymphoma patients. Blood 1997;90:36–42

77. Elfenbein GJ, Sackstein R. Primed marrow for autologous and allogeneic transplantation: A review comparing primed marrow to mobilized blood and steady-state marrow. Exp Haematol 2004;32:327–339

78. Elfenbein GJ, Sackstein R, Oblon DJ. Do G-CSF mobilized, peripheral blood-derived stem cells from healthy, HLA-identical donors really engraft more rapidly than do G-CSF primed, bone marrow-derived stem cells? No! Blood Cells Mol Dis 2004;32:106–111

79. Weisdorf D, Miller J, Verfaillie C et al. Cytokine-primed bone marrow stem cells vs. peripheral blood stem cells for autologous transplantation: a randomized comparison of GM-CSF vs. G-CSF. Biol Blood Marrow Transplant 1997;3:217–223

80. Spitzer TR. Bone marrow component processing. In: Areman E, Deeg H, Sacher R (eds) Bone marrow and stem cell processing: a manual of current techniques. Davis, Philadelphia, 1992

81. Stiff PJ. Simplified bone marrow cryopreservation using dimethyl sulfoxide and hydroxyethyl starch as cryoprotectants. In: Gee AP (ed) Bone marrow processing and purging: a practical guide. CRC Press, Boca Raton, 1991

82. Aird WC, Labopin M, Gorin N, Antin JH. Long-term cryopreservation of human bone marrow. Blood 1990;76(suppl 1):525

83. Shepherd RM, Capoccia BJ, Devine SM et al. Angiogenic cells can be rapidly mobilized and efficiently harvested from the blood following treatment with AMD3100. Blood 2006;108:3662–3667

84. Gorin NC. Cryopreservation and storage of stem cells. In: Areman E, Deeg H, Sacher R (eds) Bone marrow and stem cell processing: a manual of current techniques. Davis, Philadelphia, 1992

85. Davis J, Rowley S, Santos GW. Toxicity of autologous bone marrow graft infusion. Prog Clin Biol Res 1990;330:531–540

86. Rowley SD, Davis J, Dick J et al. Bacterial contamination of bone marrow grafts intended for autologous and allogeneic bone marrow transplantation. Transfusion 1988;28:109–112

87. American Code of Federal Regulations. §1271 subpart D. 2006

88. Aguila HL. Regulation of hematopoietic niches by sympathetic innervation. BioEssays 2006;28:687–691

89. Katayama Y, Battista M, Wei-Ming K et al. Signals from the sympathetic nervous system regulate hematopoietic stem cell egress from bone marrow. Cell 2006;124:407–421

90. Taichman RS, Emerson SG. The role of osteoblasts in the hematopoietic microenvironment. Stem Cells 1998;16:7–15

第25章

血管通路

John Oram，Andrew Bodenham

引言

血管通路在干细胞移植中非常重要，不同的时间点具有不同的作用：首先是用于采集干细胞，其次用于化疗，第三是用于高危患者的支持治疗。外周静脉导管几乎可以满足上述所有治疗，但因许多患者曾经历多次静脉内强化疗，反复用这些外周静脉最终会用尽。因此我们将目光放在了中心静脉导管上，尤其是那些能提供长期静脉通路的。

依据预期目的、预计保留时间和当地专家的意见可以有多种装置供选择。本文列举了一些常用的装置，它们的适应证、禁忌证以及操作指南。

导管的类型

可选的静脉通路很多，可以根据患者、目的和留置时间来选择。成分输血需要血管通路有两个口，这可以通过两个独立的导管或者是双腔管装置来实现。有多种装置分别适用于短期或者长期使用。移植后患者需要不断输入血液、液体、营养物质和抗生素来提供支持。所以需要长期留置管道。了解所有的导管及各种导管的优缺点才能作出正确的选择。

经导管的流体物理学

评价与流体相关的导管的特性时需要了解流体动力学的基本知识。导管尺寸和流量的关系可通过 Hagen-Poiseuille 方程来表达。它显示流量和半径的 4 次方成正比，和导管长度成反比，即导管越粗、越短，流量越大。同样黏度越大，流量也越小。

流量 = $Pr^4\pi/8\eta L$

P 为压力，r 为半径，η 为黏度系数，L 为长度。

短期应用的导管

简单的外周静脉导管

简单的外周静脉插管可快速建立静脉通道，依据使用目的选择不同的型号。但导管容易感染、脱出，外渗和血栓非常常见，因而置管时间最多不超过几天。高流量的短粗导管可用于血液采集时的流出和回输。因其常见，且大多数临床医师易于理解，在此不多赘述。

短期中心静脉

从大静脉插入，通过很短的距离到达中心循环。依据使用目的有不同的型号可供选择。最常用的型号是 15 ～ 20cm 长，含 3 ～ 4 个管腔的 14G 插管。CVC 能保证刺激药物安全输注，并可从中采取血样，尽管外管直径大，但每根内管直径小且长，因而最大流速慢。高压时有导管爆裂的病例。

如果要求高的流出流入率时，需要用为透析设计的导管。这种导管是双腔大管径导管，流率为 200 ～ 300ml/min，最好通过没有弯道的右颈内静脉或股静脉通路。

在超声引导下 CVC 插管相对较快，且并发症少，如果很顺利地进入静脉，行进中未遇到任何抵抗，导管头很容易可以进入右心房。然而导管不到位相对常见，并常碰到与经外周中心静脉置管（PICC）相同的问题，尽管置管后的移位少见。

如果护理好，短期 CVC 可以比外周置放更长时间，但罕有能保留 2 ～ 3 周以上。预计导管要用 3 周以上的患者应该采用隧道或者其他长期装置。

长期导管

外周插入的中心静脉导管（PICC）

PICC 包括所有从外周插入的导管，它沿着静脉管腔前行，导管头到达中心静脉。一般从肘窝或者稍上方插入，通过手臂到达右心房或者上腔静脉。由于导管头在中心静脉，所以适合输注刺激性药物。一般不用在皮下打隧道，也不用固定。

PICC 插管并发症少而能提供安全的中心通路，但导管早期失败率高达 21%[1]，这种导管长而内径小，所以不能用于快速输注血制品，很难从中取血，也不适合采集干细胞，也有双腔的，但管径更细。

PICC 相对容易插，先把一个大套管插入肘窝静脉，然后把导管通过套管插入静脉，到达预定深度（通过测量胸壁或者胸片来估计），再把套管拔出。主要的技术难点是保证导管头位置足够深，送导管时穿过胸锁筋膜（外展手臂时更好操作）。

插管过程中导管头适当定位，因为插管后患者运动手臂而导致导管头移位的问题很常见。40% 的病例会出现初始位置不正确，只能通过荧光屏筛查来避免[1-3]。最多可移位 9cm，并发症大大增加[4,5]。如果导管头位于锁骨下静脉或者头臂静脉，血栓发生率高达 60%（在上腔静脉或者右心房内则为 21%），如果导管进入心脏，运动手臂可导致心律失常，也可能因导管头在血管内腔移动破坏血管壁。

开隧道的中心静脉导管

是现代造血干细胞移植最常用的长期静脉通路，包括软而柔韧可以插入中心静脉的导管，然后通过皮下隧道到达远离静脉穿刺部位的出口。隧道内有聚酯纤维袖口连在导管上，并通过局部纤维反应将导管和袖口固定在组织中。自 Broviac 在 1973 年引进这个技术以来[7]，出现过一些样式各异的类似装置。隧道内的导管可用数月到数年而无并发症。

Hichman 导管基本上和 Brovic 导管一样，但内腔大些，是笔者目前用得最多的长期导管。有双腔、三腔导管，应用范围更广。大内径植入导管，如 TESIO 导管，拥有两个大管径平行隧道导管。通常用于肾替代治疗，一支为动脉端，另一支为静脉端，都能用于透析。

带阀门的导管，远端或近端有阀门，管内压能否达到 80mmHg 以上的压力开放或关闭阀门。不能用于测中心静脉压。可防止血倒流，不用肝素封管，还能防止空气栓塞。有双腔型导管。

植入港口 有一个隧道下的静脉导管连接插入皮下的进入装置（通常是在胸壁）。需要一种特制的无芯针来穿透输液港的厚膜，导管的内径较小，限制了最大流率，但这种装置在皮下，从外面完全看不出，还可以带着去游泳洗澡，在长期留置导管中这种装置的感染概率最小。当需要持续几天或者几周输液时就显不出这种装置的优越性。此时需要针持续破坏皮肤屏障，就像一个流速慢 Hichman 型导管，很容易脱出和外渗液体。表 25.1 简述了各类导管的特性。

通路的位置

位置选择依赖多种因素，不同位置各有优缺点，尽管缺乏客观证据支持。选择可能受先前导管血栓并发症，解剖变异和局部病理因素的限制。因此，操作者要对每个穿刺点的局部解剖和危险有详尽的了解。

表 25.1 导管特点

导管类型	使用时间	优点	缺点
外周静脉	2 ~ 3 天	便宜，易于插入，主要并发症少	使用时间很短，不能用于输注刺激性药物
PICC	数月	易于插入	难于控制顶端位置，输液流速慢
短期中心静脉	最多 3 周	可用于抽取血标本和输注	因感染而使用时间有限
隧道式中心静脉	数月 - 数年	使用时间很长，可用于抽取血标本和输注	昂贵，难以达到高流速
输液港	数月 - 数年	完全位于体内，外观无影响	需要穿刺皮肤，昂贵，流速有限

颈部

双侧颈部的颈内外静脉都可作为穿刺静脉。颈内静脉的优势是相对表浅，在右颈部可从皮肤直插到上腔静脉长轴，可在盲操作下到达最可靠的导管头位置。从左侧插则需要通过两个拐角，所以不容易到达满意的中心静脉位置。

颈内静脉位于颈动脉外侧，可借助许多标记工具引导插管。但这个血管和颈动脉的关系不那么可靠[8]，这就使单独使用标记技术具有潜在危险，这个位置的导管会很不舒服，穿过锁骨的装置也不好看。它的血栓发生率最低[9]，因对侧的侧支血流经过常减少了血栓形成。

锁骨下静脉

锁骨下静脉在穿过锁骨和第一肋之间比较表浅而容易穿刺，在它穿过锁骨前，在更靠外侧就能穿到该静脉。也有用标记技术的，但其位置变异大，用超声引导通常要求更靠外侧到达腋静脉，这样做的好处是静脉离动脉和肋支架远，并发症少，一旦发生血肿也可以直接压[10]。

这条通路能让患者感觉舒服，可直接进入中心循环，右侧比左侧更短、更方便，直接进入上腔静脉，血栓也比左侧少，这可能反映左侧导管留的太短[11]。锁骨下静脉插管比颈内静脉插管发生血栓的概率高，但容易在临床上早期发现（患侧上肢水肿）。

股部

股静脉穿刺在瘦长型患者相对容易，且并发症低，同样股静脉的变异也远大于教科书里讲的。谨慎应用标记技术，由于导管插入位置靠近皮肤皱褶，所以会有一些不舒服。感染率较高，插入股静

脉的隧道导管通路，常常需要出口开在腹部皮肤（图 25.1）。当上腔静脉阻塞或者发生血栓时，限制性应用该部位穿刺作为长期通道。表 25.2 综述了不同插入路径。

右侧和左侧的导管

对股静脉而言，两侧一样。而对插入胸部的导管而言，右侧通常在血管内走行较短，并且与血管长轴更平行，一些无对照研究认为右侧血栓少，左侧导管必须穿越无名静脉，因而血管内走行较长，

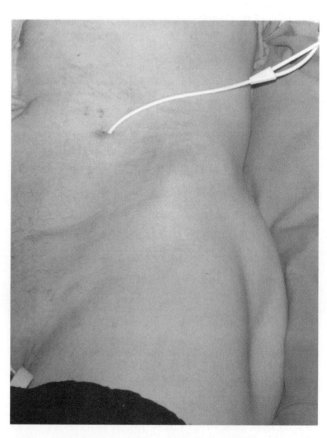

图25.1 股部Hickman导管。导管经由左侧股静脉插入，前腹壁上挖隧道。该方法用于上腔静脉阻塞患者

表 25.2 通路的位置

位置	颈静脉	锁骨下静脉/腋静脉	股静脉
插入难易程度	标志容易识别，位置变异	较难，腋静脉通路需要超声定位	与股动脉相关的位置变异
舒适性	头部运动受限，舒适性有限	较舒适	邻近皮肤皱褶，不舒适
毗邻动脉	离颈动脉很近	离内侧动脉近	离股动脉很近
毗邻神经	迷走神经、臂丛、交感神经	臂丛	股神经
感染风险	高于锁骨下，皮肤皱褶处难于清洁	低	高
气胸风险	中等	明显	无

导管以一定角度进入 SVC，戳着血管壁，有穿孔的可能。

其他可选择的中心静脉途径

上述途径都不符合时，可选择更深的静脉。门静脉，乳内静脉，头静脉，阴部静脉，生殖静脉和奇静脉等都已成功被用作插管通路[12-15]。也有直接插下腔静脉的技术。这些径路显然不适合于新手，而且都需要手术切开。同样，置入支架可使先前损伤的狭窄的中心静脉重新开放[16]。应与有经验的专业人员一起讨论解决困难病例。

导管的构建

导管是通过一些构件连在一起能埋在组织里而不产生炎性反应。它们必须具备化学免疫惰性，不易诱发血栓，柔软有韧性而运动性机械损伤少。多数导管由硅胶制成，内覆不透射线物质。

导管表面抗凝涂层减少血栓的做法多不成功。抗菌导管可减少导管菌落[17-19]，但他们对菌血症和死亡率的影响还有争议。目前长期和短期的抗菌导管都有应用。

应用超声

UK 的指南提出所有的颈内静脉穿刺都应该常规应用超声[20]，还没有足够证据证明它在其他位置的作用，但所有穿刺部位的血管都有变异，当血管发生变异，即便是再经验丰富的操作者用常规标记技术也会失败。而超声能帮助术者确定静脉位置。所以他能用于所有穿刺部位，是确认静脉的简单快速，无创的方法。它能帮助操作者肯定血管位置，引导穿刺针进入血管，更重要的是能避开其他结构[21]。

在紧急情况下标记技术还是很有用的，但超声可以用于任何情况。

插管技术

一般措施

插管的方法很多，我们只介绍短期或者经皮隧道装置。

所有的操作前都要和患者签正式的知情同意书，紧急情况下至少要进行口头解释。操作要求严格无菌，要准备有复苏设备，给操作者和助手足够的空间。可以在病房插管但无菌和复苏设备不能保障。手术室或放射科常是较好的选择，且必须要有透视设备。

1．给患者适当的镇静，有时需要全麻。

2．用超声技术确认要穿刺的静脉，先选择合适的静脉通路，常规手术消毒局部皮肤铺单。局部麻醉同时给肾上腺素局部浸润，来获得手术部位完全麻醉。

3．在直接超声影像的指导下穿刺静脉，将导丝插入静脉，镜下能看到导丝，并保证它到达指定位置，测量导丝在内长度，估计要插入导管的长度。

4．在预计出口处和导丝离开皮肤处切个小口。

5．从出口处插入开隧器，在皮下轻轻向静脉入口和导丝位置前进，导管紧贴隧道器被拽出。于是导管就置于皮下隧道内，袖口也位于隧道内，防止被挤出。

6．根据先前的测量将导管截成一定长度，用硬的带鞘扩张器通过导丝进入静脉，然后把扩张器和导丝去除，导管通过鞘进入静脉，然后把鞘撤出仅留导管在静脉内。

7．透视下调整导管正确位置。

8．缝皮固定。

9．X 线片发现导管头位置和操作并发症。

选择出口位置

出口位置选择要考虑美观问题和是否有局部疾患的问题，对于大乳房和肥胖患者，要考虑到站姿和坐姿对出口的牵拉，可能把导管拽出来，或者缩短导管静脉内部分和改变导管头位置[22]。

选择导管头的位置

这是一个存在争议的问题。通常中心导管插入SVC，要求头端置于心包反折之上，如果导管不慎破坏心肌壁，这样做能减少心脏压塞的可能。隆凸是心包反折的放射学标记。

导管插到这个深度会因 SVC 内太短而引起问题。从锁骨下或左颈内静脉进入导管时与 SVC 成角度。如果在 SVC 中太短，咳嗽就可能让它移位，紧贴血管壁，增加疼痛、刺激、血栓和穿孔的风险。如果导管插得深些，就能在 SVC 中行走更长些，导管头可能进入右心房。但这样的风险还是低一点 [11,23-24]（图 25.2）。

值得注意的是心包可能扩展到 SVC 以上，所以高位导管头也不一定减少心包填塞的风险 [25-27]。

胸部 X 线

穿刺后标准流程，是为了看导管头的位置和确认有无气胸等并发症，但如果是超声引导的穿刺，透视确认皮下导管位置，就没必要一定常规行 X 线片 [28,29]。插管导致的气胸在穿刺术后短期内可能看不到，所以最好等一等再拍片子，即便有气胸也不必改变护理方法，除非有症状。

抗凝的患者

抗凝可以是治疗需要也可以是病理性的，有凝血症的患者在插管前要进行适当的纠正，国际标准化率小于 1.5，血小板大于 50 000，纤维蛋白原大于 1g/L [30]。

抗凝患者的处理方法依赖于抗凝目的和停止抗凝的安全时限。理想状态是在操作前停用抗凝药并留有一定间隔以待药效完全消除。但这对高血栓

风险的患者是不可能的，不用抗凝药会增加血栓风险。如果抗凝剂需要一直应用到插管，患者就需要换成静脉肝素维持适当的 APTT，直到 INR 正常，肝素可以在术前停止，并建议在止血后继续用。如有疑问，术前需与术者讨论。

并发症

并发症的发生和导管的类型和插管位置有关，分为操作并发症（插管过程中发生）与晚期并发症（与插管存续状态相关）。

操作并发症

出血

出血可以由于穿刺到静脉，不慎穿刺到动脉，撕裂动脉或静脉，穿刺导管位置附近渗漏。皮下组织出血可局部加压或者增加缝针。静脉部位出血可按压该静脉止血，只要破口不大，大多数出血都可停止。必须保证在扩张前导丝进入正确组织，以免静脉被撕裂出大洞，一旦出现静脉大洞就需要手术缝合。

在那些与诊断治疗相关的有易出血疾患的患者中出血并发症更常见，典型的局部出血包括血肿形成，胸腔等部位出血需要请血管、心胸外科及放射介入师会诊。

气胸

颈内静脉和锁骨下静脉途径更容易出现气胸，肺尖可凸入颈部基地很长一段距离，这些位置的穿刺要当心触及肺，用超声引导颈内静脉穿刺，穿刺点靠外的锁骨下静脉穿刺能减少这种并发症。气胸的治疗依赖于位置和临床症状，有症状的大气胸需要排气，小气胸不必做特殊治疗，插管后就不用防气胸了。

非故意的动脉插管

误入动脉可通过从针中流出的波动血判断，会引起穿刺动脉局部出血，如果损伤大就需要手术，并可以在插管位置的远端形成血栓，如果导管插入颈动脉，这种血栓会引起严重后果。

如果误入动脉，就应迅速把针拔出，按压局部。如果导管也置入动脉，这时拔出就会因动脉穿

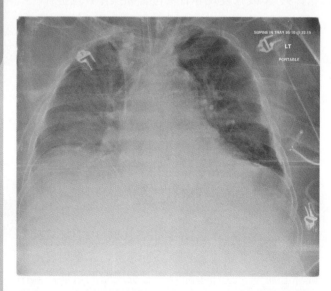

图25.2 长导管和短导管。具有两根中心静脉导管的患者胸部X线片。短的一根位置较高，在心包以上，有可能穿过上腔静脉，而长的一根则在心包以下，位于血管的长轴内，穿过上腔静脉的可能性较小

刺孔洞扩张而引起严重出血，拔除导管前应请血管外科或介入放射师会诊，压迫穿刺颈动脉会有问题，锁骨下动脉在体表又没法压，必要时需要手术闭合，如果有可能可进行血管内修复。

脱出或者套囊挤出

大多数长期导管都有套囊，它能诱发纤维反应，从而把导管愈合在组织中。这种反应通常需要 3 ~ 4 周，尤其是在化疗和免疫抑制情况下，在纤维固定导管之前随时有可能脱出。导管在出口位置明显移动就意味着导管头移动，可能已不在安全位置，当套囊脱出时需要重插。

晚期并发症

感染

长期放置导管的感染很常见，60% 的患者会在放置导管期间发生感染[31-33]。感染可以是小的表面感染也可以是严重的全身感染，根据感染区域再细分。

出口感染 局部的蜂窝织炎，患者可能不舒服，但很少需要拔管，用抗生素也很容易治疗。

隧道感染，根据微生物的侵袭性决定导管是否被拔除，有外来物存在的情况下（导管），这些感染会形成脓肿，不易处理。一般在拔除导管后感染就能控制，但有的严重病例需要手术引流。

导管相关的菌血症 是最严重的威胁生命的感染并发症，死亡率 24%[34]。诊断很困难，有时导管并不是菌血症来源，而被误拔。

血管内血栓形成和感染有一定联系，减少血栓的策略可减少导管相关菌血症的发生。不拔出导管治疗导管相关性菌血症依赖于正确诊断病原。拔除导管让治疗更简单，但可能去除了唯一的抗生素给药通道。依据个体差异来决定导管去留，外周静脉和导管内血培养可鉴别菌血症来源，有助于决定是否拔管。

导管阻塞

插管后随时可以发生导管阻塞，可以是管外受压也可以是管内阻塞。

导管被夹，锁骨下静脉导管可被锁骨和第一肋夹住（图 25.3），导致流速减慢，随着时间延长导致导管断裂。如果导管断裂，血管内部分可发生栓

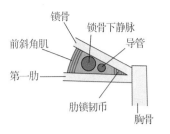
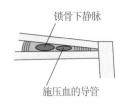

图25.3 挤夹机制。当手臂移动时，锁骨和第一肋骨靠近。如果导管位于两者之间，导管会被压扁。一段时间以后，会损害导管，引起导管渗漏，最终破裂

塞，导致严重后果，早期发现导管被夹是防止导管被夹断的关键。改变上肢位置会导致流速变化是导管被夹的征象。其他的征象还有：①打不进去也抽不出来；②注射时有肩痛（由于药物外渗）；③ X线片可见导管被压（图 25.4 和图 25.5）。

管腔内阻塞，多由于血栓形成，也可由于导管内同时输不相容的药物，预防阻塞主要是用肝素冲洗或者用带阀门的导管（不允许血回流入导管），溶栓药不用全身应用就能溶开导管内血栓，如果导管不完全阻塞，就能缓慢输注溶栓药，如果导管完全阻塞，药物很难到达血栓部位，这时用三通接两个注射器，一个注射器抽导管内空气，形成负压，然后将三通转向另一个充满溶栓剂的注射器，溶栓剂就能到达血栓。另一种办法就是将溶栓剂沿管壁弥散到阻塞部位

一般用尿激酶 5 000 ~ 10 000U[35]，也有专门用于处理这种情况的商业制剂[30]。有时会出现有机血栓沿着导管形成纤维袖套，这样的阻塞可用纤溶药，或者在放射科医师的帮助下机械清除。

导管头移动

插管后导管头移动很普遍，容易引起血栓和血管穿孔，常常通过偶尔拍 X 线片发现，或者发现导管不容易抽血和注射，一旦发现导管头移动就应该拔除以免发生严重并发症。图 25.6 显示隧道内导管脱出。通过无菌操作也不能把脱出的带袖口的导管送回。血管内成环可通过介入放射处理。

血管内血栓

导管相关血栓很常见，超声研究者发现 67% 的患者有血栓，一般是亚临床血栓[36]。血栓是感染的前奏，大静脉血栓将会危及生命。

华法林、低分子肝素和普通肝素都能减少导管

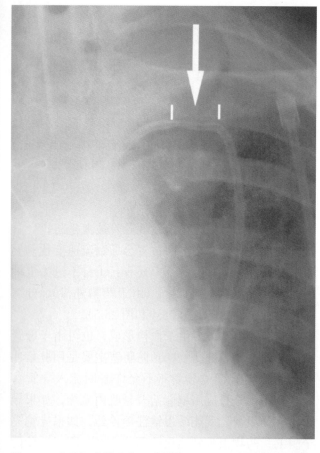

图25.4　扇贝征（箭头）。该影像显示位于锁骨和第一肋骨之间的导管被挤压。这是典型的挤夹作用。在并发症出现之前应立刻拔除导管

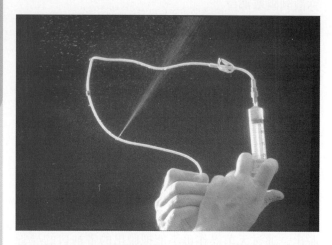

图25.5　Hickman导管破损。图25.4的导管拔除后。挤夹作用已经将导管壁损坏，导致注射剂外漏

相关血栓，都会产生一些不能耐受的抗凝作用。小剂量华法林是无效的[37,38]，让我们想到是否可只给高危血栓者预防用抗凝。肝素封管的预防作用也没有在长期临床试验中得到证实。

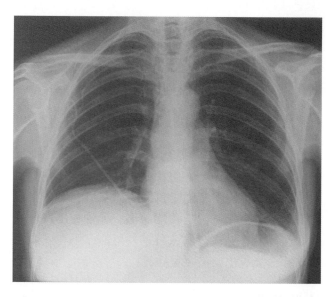

图25.6　导管移动。该Hickman导管插入后向外移动。导管头现在位于右侧锁骨下静脉和颈内静脉交汇处。该导管需要在引起血栓前移除

治疗血栓不用拔管，血栓的最大问题是会导致静脉长期阻塞，主要由机化血栓引起，再通机会小。阻塞可因局部高静脉压引起远端水肿，如果阻塞在靠近中心的位置就可导致SVC阻塞，危及生命。这时就需要静脉切开，或者用血管内设备扩张静脉。

静脉穿孔

主要是没放好的中心导管头引起的，最常见的情形是经左侧插入的导管以一定角度进入SVC，外面留的短，这样导管头就压破SVC的侧壁。血管内长轴留有足够长的管道就能防止导管戳破静脉。

导管穿孔的结果和四个因素有关，可以出现纵隔炎、心包填塞和胸水，应当专业处置。

- 缺损口的大小
- 发现的及时与否
- 是否有液体从静脉孔中漏出
- 漏出液体的性状

反复穿刺

许多患者在治疗过程中需要至少一个导管，在导管感染后，拔管和再插管之间要留出一定时间。大多数情况下，通过超声还是能发现合适的穿刺位置，复杂的情况需要静脉造影、CT或其他可显示中心静脉的方法。如果找不到合适的中心静脉，就要靠放射引导撑开静脉，需要专业设备（图

25.7 ~ 25.9）。在这些情况下，外周静脉通过超声看来正常，适合插管，但是近端阻塞会导致导丝和导管过不去。

拔管

导管的拔除指征有两个：不再需要，出现并发症了。后者一般是由临床决定，应该考虑患者个体因素。拔管时要求患者仰卧，避免空气进入形成栓子。没有袖口的导管直接拔除，然后压迫 5 ～ 10 分钟，出口用敷料包扎，当怀疑导管相关败血症时将导管头拿去培养。

袖口导管插入时间短或者感染严重，固定不好时可以直接拔除，其他情况下硬拔会非常痛，并有可能拉断导管。

拔除已植入组织的隧道装置，要先解离袖口周围组织，需要先进行局麻，这时很容易切除软导管。血管内栓塞部分可能脱入 SVC，右心房，右心室和肺动脉，可以用放射套网取出这些栓子。在袖口切除之前要保证导管静脉段的安全（图 25.10）。

在皮肤上切个小口，钝性分离暴露袖口和导管，取出静脉部分导管首先要保证它没有血栓，然后把袖口从粘连部位切除，对静脉穿刺部位加压减少其出血。

谁给插管

不同专业的人都能给自己的患者放长期或短期

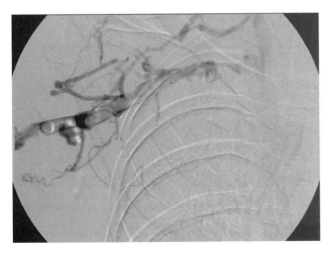

图 25.7　锁骨下阻塞。右侧腋静脉/锁骨下静脉系统静脉造影片。腋静脉阻塞和造影剂流过侧支血管

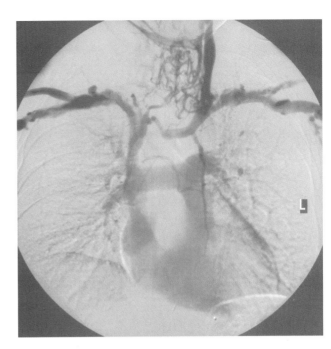

图 25.8　造影剂注入双上肢显示长期中心静脉置管术后左侧无名静脉阻塞。向左侧颈内静脉和侧支静脉网反流

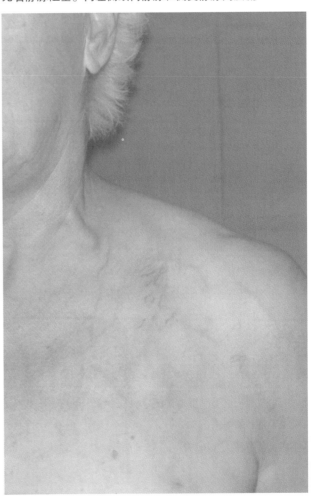

图 25.9　患者胸部皮肤表现。先前中心静脉导管穿刺处胸壁侧支静脉扩张提示操作者中心静脉阻塞。该患者先前已经由于阻塞而将左侧锁骨下静脉导管拔除

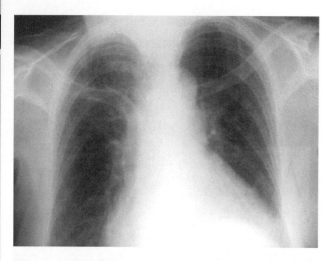

图25.10　胸部X线片显示在导管静脉段固定之前，隧道内的外段已被切断，导管静脉段向内迁移，位于锁骨下静脉内需要在放射引导下从肢静脉拔出

的导管，没有哪个专家的插管并发症或结果优于另一个，但是需要标准化的操作与训练程序。有丰富经验的医生负责训练新手，核心能力包括局麻、静脉镇静、应用超声和透视。熟悉所有常见插管部位的通路，能识别控制常见并发症。

插管技术

可以经皮隧道插管，也可手术切开。经皮途径一般用于成人，局麻下辅助用静脉镇静和镇痛剂。儿童在全麻下切开置管还是许多中心的常规。研究显示成人皮下途径的优势包括：

- 感染率低
- 插管失败少
- 插管快

手术切开会限制将来这侧静脉的其他插管。

结论

中心静脉途径是干细胞移植的基本部分，了解这些装置及其并发症和风险收益对安全操作至关重要。

（金建刚　译　金建刚　校）

参考文献

1. Merrill S, Peatross B, Grossman M et al. Peripherally inserted central venous catheters. Low-risk alternatives for ongoing venous access. Western J Med 1994;160:25–30
2. Duerksen D, Papineau N, Siemens J et al. Peripherally inserted central catheters for parenteral nutrition: a comparison with centrally inserted catheters. J Parenteral Enteral Nutr 1999;23:85–89
3. Ragasa J, Shah N, Watson R. Where antecubital catheters go: a study under fluoroscopic control. Anesthesiology 1989;71:378–380
4. Kalso E, Rosenberg P, Vuorialho M et al. How much do arm movements displace cubital central venous catheters? Acta Anaesthesiol Scand 1982;26:354–356
5. Nadroo A, Glass R, Lin J et al. Changes in upper extremity position cause migration of peripherally inserted central catheters in neonates. Pediatrics 2002;110:131–136
6. Kearns P, Coleman S, Wehner J. Complications of long arm catheters: a randomised trial of central versus peripheral tip location. J Parenteral Enteral Nutr 1996;20:20–24
7. Broviac J, Cole J, Scribner B. A silicone rubber right atrial catheter for prolonged parenteral alimentation. Surg Gynecol Obstet 1973;136:602–606
8. Caridi JG, Hawkins IF, Wiechman BN et al. Sonographic guidance when using the right internal jugular vein for central vein access. Am J Roentgenol 1998;171:1259–1263
9. Timsit JF, Farkas JC, Boyer JM et al. Central vein catheter-related thrombosis in intensive care patients: incidence, risks factors, and relationship with catheter-related sepsis. Chest 1998;114:207–213
10. Sharma A, Bodenham AR, Mallick A. Ultrasound-guided infraclavicular axillary vein cannulation for central venous access. Br J Anaesth 2004;93:188–192
11. Stonelake PA, Bodenham AR. The carina as a radiological landmark for central venous catheter tip position. Br J Anaesth 2006;96:335–340
12. Chuter T, Starker P. Placement of Hickman-Broviac catheters in the cephalic vein. Surg Gynecol Obstet 1988;166:163–164
13. Fukui S, Coggia M, Goeau-Brissonniere O et al. Introducing an implantable central venous catheter via the right pudendal vein. Presse Medicale 1995;24:1608–1609
14. Coit D, Turnbull A. Long term central vascular access through the gonadal vein. Surg Gynecol Obstet 1992;175:362–364
15. Patel N. Percutaneous translumbar placement of a Hickman catheter into the azygos vein. Am J Roetgenol 2000;175:1302–1304
16. Bennett J, Papadouris D, Rankin R, et al. Percutaneous inferior vena caval approach for long term central venous access. J Vasc Intervent Radiol 1997;8:851–855
17. Maki D, Stolz S, Wheeler S et al. Prevention of central venous catheter-related bloodstream infection by use of an antiseptic-impregnated catheter. Ann Intern Med 1997;127:257–266
18. Pai M, Pendland S, Danziger L. Antimicrobial-coated/bonded and -impregnated intravascular catheters. Ann Pharmacother 2001;35:1255–1263
19. Veenstra D, Saint S, Saha S et al. Efficacy of antiseptic-impregnated central venous catheters in preventing catheter-related bloodstream infection. A meta-analysis. JAMA 1999;281:261–267
20. National Institute for Clinical Excellence (NICE). Guidance on the use of ultrasound locating devices for central venous access. NICE Technology Appraisal. National Institute for Clinical Excellence, London, 2002:49
21. Chapman GA, Johnson D, Bodenham AR. Visualisation of needle position using ultrasonography. Anaesthesia 2006;61:148–158
22. Nazarian GK, Bjarnason H, Dietz CA Jr et al. Changes in catheter tip position when a patient is upright. J Vasc Intervent Radiol 1997;8:437–441
23. Gravenstein N, Blackshear RH. In vitro evaluation of relative perforating potential of central venous catheters: comparison of materials, selected models, number of lumens and angles of incidence to simulated membrane. J Clin Monitor 1991;7:1–6
24. McGee WT, Ackermann BL, Rouben LR et al. Accurate placement of central venous catheters: a prospective, randomized, multicenter trial. Crit Care Med 1993;21:1118–1123
25. Dailey R. Late vascular perforations by CVP catheters. J Emerg Med 1998;146:487–490
26. Puel V, Cudrey M, Le Metayer P et al. Superior vena cava thrombosis related to catheter malposition in cancer chemotherapy given through implanted ports. Cancer 1993;72:2248–2252
27. Schuster M, Nave H, Piepenbrock S et al. The carina as a landmark in central venous catheter placement. Br J Anaesth 2000;85:191–193
28. Lucey B, Varghese J, Haslam P et al. Routine chest radiographs after central line insertion: mandatory postprocedural evaluation or unnecessary waste of resources? Cardiovasc Intervent Radiol 1999;22:381–384
29. Gladwin M, Slonim A, Landucci D et al. Cannulation of the internal jugular vein: is postprocedural chest radiography always necessary? Crit Care Med 1999;27:1819–1823
30. Bishop L, Dougherty L, Bodenham A et al. Guidelines on the insertion and management of central venous access devices. Int J Lab Hematol 2007;29(4):261–278
31. Hartman G, Shochat S. Management of septic complications associated with Silastic catheters in childhood malignancy. Pediatr Infect Dis J 1987;6:1042–1047
32. Shaw J, Douglas R, Wilson T. Clinical performance of Hickman and Portacath atrial catheters. Aust NZ J Surg 1988;58:657–659
33. Greene F, Moore W, Strickland G et al. Comparison of a totally implantable access device for chemotherapy (Port-ACath) and long-term percutaneous catheterization (Broviac). Southern Med J 1988;81:580–603
34. Pittet D, Tarara D, Wenzel R. Nosocomial bloodstream infection in critically ill patients. Excess length of stay, extra costs and attributable mortality. JAMA 1994;271:1598–1601
35. Haire W, Lieberman R. Thrombosed central venous catheters: restoring function with 6-hour urokinase infusion after failure of bolus urokinase. J Parenteral Enteral Nutr 1992;16:129–132
36. Randolph A, Cook D, Gonzales C et al. Benefit of heparin in central venous and pulmonary artery catheters. A meta-analysis of randomized controlled trials. Chest 1998;113:165–171
37. Couban S, Goodyear M, Burnell M et al. Randomized placebo-controlled study of low-dose warfarin for the prevention of central venous catheter-associated thrombosis in patients with cancer J Clin Oncol 2005;20:4063–4069
38. Young AM, Begum G, Billingham LJ et al, WARP Collaborative Group. WARP – a multicentre prospective randomised controlled trial (RCT) of thrombosis prophylaxis with warfarin in cancer patients with central venous catheters (CVCs). Proceedings of the ASCO Annual Meeting 2005, 23 (16S): LBA8004. ASCO, Alexandria, Virginia
39. Galloway S, Bodenham AR. Safe removal of long-term cuffed Hickman-type catheters. Hosp Med 2003;64:120–123

高剂量化疗和自体干细胞移植

Suzanne Fanning，John W Sweetenham

第26章

引言

高剂量化疗和自体干细胞移植（ASCT）不断发展。在过去的 10 年里，支持性治疗的改良使接受 ASCT 治疗的患者人数大幅增加。随机临床试验更好地确定了 ASCT 在治疗白血病和淋巴瘤等某些恶性血液病中的作用。针对实体瘤特别是乳腺癌的大规模的随机试验研究，使得这种治疗策略对于某些适应证几乎被放弃。利妥昔单抗治疗 B 淋巴瘤，伊马替尼治疗慢性粒细胞白血病，沙度利胺和硼替佐米治疗多发性骨髓瘤，这些新的有效措施的发展，给 ASCT 在这些疾病治疗的应用中提出了新的问题，也为这些药物成为 ASCT 的预处理方案中的一员提出了可能性。

ASCT 在非恶性疾病，如自身免疫失调和淀粉样变性病等情况中的应用，目前正被研究，并已形成了一种新的预处理方案的模式，它不是简单的剂量叠加，而是直接抑制免疫反应，以克服相对的药物耐药性。尽管人们对 ASCT 在各种疾病治疗中的作用有了更进一步的认识，但是在自身移植前的高剂量化疗的最适剂量仍在研究中。较少的前瞻性随机研究比较了 ASCT 各种高剂量治疗方案，而且对于某一特定疾病的治疗方案的原理也极不清楚。ASCT 在所有非霍奇金和霍奇金淋巴瘤的相同应用就是这一现象的很好例子。

虽然对于这些疾病的初始化疗案差别很大，但是用在移植上的方案是完全相同的，即便没有数据证明这个说法。基本上这些方案都是从经验总结而来。

大多数在 ASCT 中应用的高剂量化疗方案是以经典的剂量反应为依据的。虽然一些高剂量化疗方案，如美法仑，是建立在单一方案上的，但是大多数是采用联合药物方案，以非重叠剂量依赖性毒性来限制血液毒性。改进支持治疗，尤其是外周血祖细胞和造血生长因子的应用，使得联合移植策略，包括高剂量序贯疗法得以应用。这些方法最常连续使用自体干细胞支持，特别是采用一种特别的非交叉抵抗的高剂量化疗方案使得抗肿瘤效果最大化。最近，已经左淋巴瘤等一些疾病中开展了在 ASCT 之后进行非清髓造血干细胞移植的研究。在这种情况下，大剂量化疗治方案和随后的 ASCT 被认为是一种"减瘤"策略，以尽可能达到微小残留的效果，然后给予非清髓异基因移植。第二步方案是进一步根除微小残留病变。在这种情况下，ASCT 的高剂量化疗方案是不但利用它的减瘤效果，而且在非清髓性移植中达到一个非交叉抵抗效果。ASCT 的高剂量化疗方案已被广泛应用于以下疾病。

急慢性白血病

在过去的十年中，急性髓性白血病（AML）的 ASCT 指征已被改变。现在的标准是第一次完全缓解（CR1）并且没有细胞遗传学上的高风险患者，或是在 CR1 之后复发但是没有 HLA 匹配或不匹配供体的患者[1]。

由于有近三分之一的患者没有 HLA 匹配的供体，所以大量 AML 的患者需要 ASCT 的治疗[2]。在最近的一项回顾性观察性数据研究中，对象是处于 AML 的 CR1 或 CR2 阶段的 668 名自体移植患者和 476 名异体移植患者。ASCT 可以显著的减少移植死亡率（TRM），但有较高的复发率。在许多案例中，ASCT 前预化疗方案来源于自体造血干细胞移植（ASCT），其中很多基于使用全身照射（TBI）甚至部分是来自异基因干细胞移植的经验，尤其是 ANIL。

全身照射（TBI）

TBI 最早被应用于异体移植前以减少严重的免疫抑制反应。虽然这种效应和 ASCT 没有直接关联，但是临床前模型研究证实 TBI 在髓性白血病中的减瘤效果。早期的动物实验，以及后期重复的临床实验均显示了分次的 TBI 治疗比单次的治疗有较少的毒性[3-8]。由此改进的方案为每天两次 2Gy 的放疗，持续 3 天总量 12Gy 的治疗。还存在其他更多分次放疗的方案，如每天 3 次 2Gy，持续 3 天总量 15 Gy 的治疗。这些方案使得亚损伤得以修复，因此，减少 TBI 对正常组织的毒性，同时得到更好的抗瘤效果。

尚不清楚分层或超分层 TBI 是否可产生更好的抗白血病效果，在 ASCT 中无此类研究。西雅图小组之前在患有急慢性髓系白血病且接受了 ASCT 的患者中，对比了接受总量为 12Gy 的分次 TBI 和总量为 15.75Gy 的多次 TBI 的疗效[9]。多次 TBI 的复发率要明显低得多（37%），但是有较高的 TRM。间质性肺炎是 TBI 的一种主要的毒性之一。这种并发症的发病率可以通过调整 TBI 的照射剂量和使用肺屏障所减少。在自体移植中，TBI 的应用可能会引起造血干细胞的亚致死性损伤，从而导致基因改变并容易引起骨髓异常增生综合征（MDS）和继发性白血病。虽然有报道接受 TBI 方案的 ASCT 患者的骨髓有细胞学异常[10]，但是较少的数据证实继发性 AML/MDS 的长期风险的增加是与 TBI 密切相关的。

化疗 /TBI 联合

TBI 不再作为 ASCT 前的单一治疗方式。某些方案正研究将 TBI 和各种化疗药物联合起来，因为临床前研究证实两种方法联合应用可以杀死更多的白血病细胞。联合运用的标准是环磷酰胺 60 mg/（kg·d），应用两天后，经过一个短暂的休息期进行分次 TBI[3-4,11]。短暂的休息期被认为对于 TBI 前修复亚致死性损伤是很重要的，虽然随后的研究并未证实这点，但是两种模式通常被连续运用。随后的方案还加入了环磷酰胺的补充药或替代药，以透过血脑屏障增强抗白血病细胞的活力和能力。补充药包括依托泊苷、阿糖胞苷和美法仑。这些方案的总结列在表 26.1。

单一化疗方案

单一多联化疗方案已被运用于接受移植治疗的白血病患者，而且其中大多数最早被应用于异种基因移植，并随后被应用于自体移植。应用于白血病的 ASCT 的单一化疗方案的总结见表 26.1。

不但由于低的潜在毒性，而且有实际方面的原因，单一化疗方案比基于 TBI 的方案具有潜在的优势。TBI 不一定所有中心都有，因此单一化疗方案应用得更广泛。而且，单一化疗方案避免分割 TBI 的必要性，并要求患者离开移植单位，因此容易有高风险的感染因素。

白消安联合环磷酰胺（Bu/Cy）治疗最早见于 20 世纪 80 年代[23]，现在仍然是治疗白血病的 ASCT 患者的标准治疗方案。在一项前瞻性随机研究中，对比白消安 / 环磷酰胺和环磷酰胺 / TBI，这两种方案的有效性和毒性基本一致，但是接受环磷酰胺 / TBI 治疗的 CR2 患者有 DFS 的改善[13]。一项接受（Bu/CY 比 CY/TBI）治疗对比的 824 例患者的病例回顾性分析，在 DFS、TRM 和复发方面都有类似的结果。

各种改进的不同剂量的 Bu/Cy 方案已被报道，但并没有报道与自体移植方案相比较的研究。许多其他的药物也被加入 ASCT 的预处理方案。这些方案显示于表 26.1，而且不同方案之间的比较研究仍正在进行[24]。

一项对比 BAVC（卡莫司汀、安吖啶、依托泊苷、阿糖胞苷）和 Bu/Cy 方案回顾性研究显示，在总体生存率上并没有显著的差异性，但是 BAVC 方案有较低的 TRM[18]。对于 60 岁以上的患者，包括 Bu/Cy2、BAVC 和 1-Bu 的 ASCT 预处理方案是可行的，并且与年轻患者相比毒性不相上下。

抗 CD33、抗 CD45、抗 CD66 的单克隆抗体已被应用于治疗接受异体干细胞移植的急性髓性白血病患者[26-28]，但是它们的功效尚未被证实。

骨髓增生异常综合征

异基因干细胞移植，无论是清髓性还是非清髓性的，都是治疗这种疾病常见的移植方式。虽然具有一定的高风险复发性，但 ASCT 治疗这种疾病被证实是可行的。缺少 HLA 匹配的异基因移植的患者，ASCT 仍然是一个可行的选择，因为在某些

表 26.1　急性白血病 ASCT 预处理

方案	n	F/U	结果	注释	文献
依托泊苷 60 mg/kg， 美法仑 140 mg/m²， TBI 500 ~ 2400 cGy	145	96 个月	OS：CR1 62%，CR2 36%	81% 达 CR1，没有长期的生存者 > CR2	12
CY/TBI 环磷酰胺 120 mg/kg TBI 950 ~ 1440 Gy	18 43 190	24 个月 39 个月 84 个月	DFS 50%，RR 43%，DFS for CR1 67%，≥ CR2 42% DFS approx 50% at 4y DFS 53%	AML in CR ≥ 1，CY/TBI with better 2y DFS for those > CR1 AML in CR1 AML in CR1	13 14 15
BuCy4 白消安 16 mg/kg， 环磷酰胺 200 mg/kg	17 63 52 86	24 个月 48 个月 39 个月 48 个月	DFS 24%，RR 70%，DFS for CR1 50%，≥ CR2 9% DFS 35% DFS 50% DFS 44%	AML in ≥ CR1 AML in CR1，不优于标准化疗 AML in CR1 AML in CR1，与标准化疗无明显差异	13 16 14 17
BuCy2 白消安 16 mg/mg， 环磷酰胺 20 mg/kg	432	59 个月	TRM 4%，OS 50%，LFS 46%，RI 44%	回顾对照 to BAVC，AML in CR1	18
BAVC 卡莫司汀 800 mg/m² 安吖啶 450 mg/m² 依托泊苷 450 mg/m² 阿糖胞苷 900 mg/m	94 60	89 个月 60 个月	TRM 11%，OS 47%，LFS 37%，RI58% RIDFS 42% (projected at 10 ~ y)	回顾比较 to Bu/Cy2，AML in CR1 AML in CR2	18 19
BUMEL 白消安（16 mg/kg）/ 美法仑（180 mg/m²）	17	84 个月	DFS 28%	AML CR1 68% TRM 11.7%	20 21
伊达比星（20 mg/m² ci×3d）/ 白消安（16 mg/kg）	40	32 个月	75% 生存，65% 持续 CR	82% 3 ~ 4° 黏膜炎，TRM 0%	22
BU/VP16 白消安（16 mg/kg）/VP-16（60 mg/kg）	22	84 个月	DFS 46%	AML CR1 33% TRM 13.6%	21
BEM 卡莫司汀（300 mg/m²）/ VP-16（2 g/m²）美法仑（160 mg/m²）	3	84 个月		AML CR1 50%	21

情况下，它可以延长无疾病生存（DFS）。表 26.2 列出了 MDS 一些预处理方案，这些方案与治疗急性白血病的方案有些类似，都是基于 TBI 或是 Bu/Cy。没有比较研究得出关于这方面的最佳方案。

霍奇金淋巴瘤和非霍奇金淋巴瘤

高剂量化疗和 ASCT 已应用于治疗复发性和难治性霍奇金淋巴瘤（HL）和非霍奇金淋巴瘤（NHL）患者。高剂量化疗应用的具体情况见第 9 章。相对于急性白血病而言，研究人员评估了高剂量多联药物应用于这些疾病。代表方案的总结见表 26.3 和 26.4。串联移植也被广泛应用于这方面，代表方案也详见表格。

大多数中心都应用同一种高剂量的化疗方案治疗不同的疾病和群体，而且较少的研究去探讨不同

表 26-2　MDS 患者 ASCT 方案

方案	n	F/U	结果	注释	文献
环磷酰胺 200 mg/m², 白消安 16 mg/kg	24	19 个月	DFS 29 个月 OS 33 个月	MDS CR1, 55% 高危, 58% 正常染色体核型, 移植相关死亡 12.5% (3/16 ABMT, 0/8 ASCT)	29
TBI/ 环磷酰胺 环磷酰胺 / 白消安 Non-TBI 计划 其他组	18 10 7 26	Median actuarial f/u: 3.6 年	4 年 DFS 27.3%, 4 年达 CR OS 32.7%	35/61 CR1, 35 患者 TRM CR = 11%	30
TBI Non-TBI 其他	10 52 3		3 年 OS: 35%, 3 年 DFS: 32%, 5 年 RI: 58%	CR1 = 46, CR2 = 46, R/R = 6, TRM = 12%, 年龄 > 40 显著增长	31

表 26-3　霍奇金淋巴瘤的 ASCT 方案

方案	n	F/U	结果	注释	文献
Bu/Cy/VP16 白消安 16mg/kg 环磷酰胺 120mg/kg 依托泊苷 30 ～ 45mg/kg	10	21 个月	Ⅱ期, 3 年 OS 43%, EFS 31%	高危患者	43 36 44
TBI 12 Gy, 环磷酰胺 60 ～ 100 mg/kg, 依托泊苷 30 ～ 60 mg/kg	42 28	60 个月 60 个月	52% 生存, 45% 达缓解, 38% 复发 OS 61%, PFS 43%	复发难治 HD 复发难治 HD	33 34
白消安 2 mg/kg 美法仑 100 mg/m² 赛替派 500 mg/m²	50	41 个月	52% 存活, 46% 缓解 34% 复发 复发难治 HD	复发难治 HD	33
卡莫司汀 15 mg/kg 依托泊苷 60 mg/kg 环磷酰胺 100 mg/kg	48	60 个月	OS 50%, PFS 43%	复发难治 HD	34
赛替派 750 mg/m² 米托蒽醌 40 mg/m² 卡铂 1000 mg/m²	37	91 个月	中为生存期 87 个月	所有化疗敏感的患者复发	35
BEAM 卡莫司汀 300 mg/m² 阿糖胞苷 800 ～ 1600 mg/m² 依托泊甘 800 ～ 1200 mg/m² 美法仑 140 mg/m²	42 21	60 个月 37 个月	OS 71% OS 81%	对进展期 HD, CBV 化疗联合 TBI 方案明显优于 BEAM 方案 原发难治 HD, ASCT 优于传统化疗	36 37
CBV 环磷酰胺 1.8 g/m² 卡莫司汀 600 mg/m² 依托泊甘 2.4 g/m²	29	136 个月	RR 43% TRM 26%	原发难治或复发 HD	38
CBVP 环磷酰胺 1.8 g/m² 卡莫司汀 500 mg/m² 依托泊甘 2.4 g/m² 顺铂 150 mg/m²	71	136 个月	RR 36% TRM 23%	原发难治或复发 HD 黏膜及肝损害少于 CBV	38

方案	*n*	F/U	结果	注释	文献
联合方案					
第 1 疗程：TMJ 赛替派 750 mg/m² 米托蒽醌 40 mg/m² 卡铂 1000 mg/m² 第 2 疗程：ICE 异环磷酰胺 16 g/m² 卡铂 1800 mg/m² 依托泊甘 1800 mg/m²	76	83 个月	HD 32.14% 长期生存 DFS 7 个月，TRM 15.8%	49 名 NHL 和项目患者 接受 ASCT	39
第 1 疗程：CBV + mito 米托蒽醌 30 mg/m² 第 2 疗程： 阿糖胞苷 6 g/m² 马法兰 140 mg/m² TBI 12 Gy 或白消安 12 ～ 16 mg/kg	43	24 个月	1 次 ASCT os 65% os 74% after 2nd ASCT	自体移植复发 32 名患者接受第 2 次 ASCT	40
第 1 疗程： 卡莫司汀 300 mg/m² 环磷酰胺 4.5 g/m² 依托泊苷 1 g/m² 米托蒽醌 30 ～ 45 mg/m² 第 2 疗程： 白消安 12 mg/kg 卡铂 1.2 g/m² 美法仑 140 mg/m²	9	18 个月	RR 67%，58% 持续 CR	患者复发小于 1 年的初始治疗应避免 VOD 及黏膜炎的发生	41
第 1 疗程：TMC 赛替派 750 mg/m² 米托蒽醌 40 mg/m² 卡铂 990 mg/m² 第 2 疗程：BEAM	10	10 个月	缓解率 70%（CR 2，PR 5）， TRM 20%	原发耐药或复发难治的 HD	42
第 1 疗程： 美法仑 140 mg/m² 第 2 疗程：BEAC 卡莫司汀 300 mg/m² 依托泊苷 800 mg/m² 阿糖胞苷 800 mg/m² 环磷酰胺 6 g/m²	8	60 个月	OS 86%	进展 HD	36

TRM，移植相关死亡率

表 26-4 NHL 的 ASCT 方案

方案	*n*	F/U	结果	注释	文献
BEAM 卡莫司汀 300 mg/m² 依托泊苷 900 ~ 1200 mg/m² 阿糖胞苷 1200 ~ 1600 mg/m² 美法仑 140 mg/m²	31 49 57	34 个月 25 个月	CR 100%，RR 39% 和 RFS 34 个月 （部分缓解者优先选择 ASCT） OS 45%，PFS 26% OS 47%，FF2F 25%	复发耐药 B-NHL 复发低增生 B-NHL 难治复发 B-NHL	 43 36 44
BEAC 卡莫司汀 300 mg/m² 依托泊苷 600 mg/m² 阿糖胞苷 600 mg/m² 环磷酰胺 105 mg/kg	44	63 个月	RR 84%，OS 53%，EFS 46%	化疗后复发的 B-NHL， BEAC 伏于标准化方案	45
BCV 卡莫司汀 600 mg/m² 环磷酰胺 2 g/m² × 3 d 依托泊苷 800 mg/m² d × 3d	9		CR 100%，RFS：6 个月	难治 B-NHL，ASCT 没有长期缓解	43
TBI (12 Gy) + 环磷酰胺 120 mg/kg	11 4 21 62	4.2 年 15 个月 25 个月	5 年 PFS 64.7%（*P*=.0001） ORR = 100%（20CR，1PR） 长期 PFS（*P* = .0108）， 3 年 OS 83%	第一缓解后滤泡性 NHL 外周 T 细胞型淋巴瘤（第 Ⅱ期）套细胞淋巴瘤， 作为第一巩固后 ASCT	46 47 48
Bu/Cy/VP16 白消安 16 mg/kg 环磷酰胺 120 mg/kg 依托泊苷 30 ~ 45 mg/kg	43	21 个月	Ⅱ期，OS 43%，EFS 31%.	高危患者	32
CBV 环磷酰胺 4.8 ~ 7.2 g/m² 依托泊苷 1200 ~ 2400 g/m² BCNU 300 mg/m²	16	34 个月	短期复发 B-NHL	OS 45%，PFS 26%	36
TMJ 赛替派 米托蒽醌 卡铂	63	91 个月	中位生存 107 个月	所有化疗复发的患者	35
放射免疫疗法（RIT）					
¹³¹I- 托西莫单抗（0.75 Gy TDB）/BEAM	23	38 个月	CR 57%，ORR 65%，OS 55%， EFS 39%	化疗后复发或难治 B-NHL，Ⅰ期	49
⁹⁰Y-ibrtumo mab tiuxetan/ BEAM	22 12	36 个月 9 个月	OS 60%，PFS 47% 复发率 17%	Ⅰ期，大剂量预处理 Ⅱ期	50 51
⁹⁰Y-ibrtumo mab （target 1000 cGy）/ 依托泊 苷（40 ~ 60 mg/kg）/ 环磷酰 胺（100 mg/kg）	31	22 个月	OS 93%，DFS 80%	Ⅰ/Ⅱ期，TRM 6%， B 细胞 NHL	52

PFS，无病生存；⁹⁰Y-ibrutumo mab tiuxefan，一种放射免疫治疗药物；RR，难治复发；TBO，全身剂量；ORR，总反应率；OS，
总生存；EFS，无事件生存；PTCL，外周 T-NHL；

方案	*n*	F/U	结果	注释	文献
[131]I-labeled 抗 CD22	21		Ⅰ/Ⅱ期，RR 33%（5CR，2PR）	复发 B 细胞 NHL	53
[131]I- 托西莫单抗	29	42	RR 86%，CR 79%，OS 68 个月，	高复发，但可持续缓解，	54
	27	评估 5 年	PFS 42 个月 . OS 67%，PFS 48%，TRM 3.7%	与传统 HDCT 相比效果较好	55
[131]I- 托西莫单抗 / 依托泊苷（60 mg/kg）/ 环磷酰胺（100 mg/kg）	52	估计 3 年	Median f/u 2 yrs：85% alive，73% 无进展	套细胞 NHL	55
	16		CR 91%，RR 100%，OS 93%，PFS 61%	复发 B-NHL	

联合化疗

方案	*n*	F/U	结果	注释	文献
第 1 疗程 赛替派 750 mg/m² 米托蒽醌 40 mg/m² 卡铂 1000 mg/m² 第 2 疗程：ICE 异环磷酰胺 16 g/m² 卡铂 1800 mg/m² 依托泊甘 1800 mg/m²	76	83 个月	HD 长期生存 32.14%，DFS 7 月 .，TRM 15.8%	NHL 和耐药的 HD 患者 49 名，接受了 ASCT	39
第 1 疗程：米托蒽醌 60～90 mg/m² 马法兰 140～180 mg/m² 第 2 疗程：依托泊苷 1.5 g/m² 卡铂 1.5 g/m²	25	24 个月	CR > 90%，OS 79%，DFS 85% 侵袭性 B-NHL CR 患者	侵袭性 B-NHL 的初始治疗	56
第 1 疗程：卡莫司汀 300 mg/m² 环磷酰胺 4.5 g/m² 依托泊苷 1 g/m² 米托蒽醌 30～45 mg/m² 第 2 疗程：白消安 12 mg/kg 卡铂 1.2 g/m² 美法仑 140 mg/m²	9	18 个月	RR 67%，CR 维持 58%	侵袭性 B-NHL 有不良预后因素 有 VOD 及黏膜炎相关毒性的	41
第 1 疗程：TMC 赛替派 750 mg/m² 米托蒽醌 40 mg/m² 卡铂 990 mg/m² 第 2 疗程：BEAM	10	10 个月	反应率 46%（CR 2，PR 5）TRM 20%	复发的侵袭性的 B-NHL	42

PFS，无病生存；[90]Y-ibrutumo mab tiuxefan，一种放射免疫治疗药物；RR，难治复发；TBO，全身剂量；ORR，总反应率；OS，总生存；EFS，无事件生存；PTCL，外周 T-NHL；

方案治疗不同病理亚型淋巴瘤的不同效果。患者的异质性和组织学类型与疾病分期，被认为与高剂量化疗方案和其他交叉方案的对比结果有关。

广泛应用于治疗 HL 的高剂量方案包括环磷酰胺和 TBI,BEAM（卡莫司汀、依托泊苷、阿糖胞苷、美法仑），CBV（环磷酰胺、卡莫司汀、依托泊苷）和 BEAV（卡莫司汀、依托泊苷、阿糖胞苷、环磷酰胺）。方案内单一药物的剂量可以视个人情况和不同中心的情况而定。没有直接的对比研究，证实任何亚型的 HL 和 NHL 存在最佳方案。在某些中心，方案的选择取决于各自的治疗标准。

串联治疗方案对于两个周期中的每一个周期，一般要选择不同的没有交叉抵抗的高剂量化疗方案。表 26.3 和 26.4 显示了 Ⅱ 期临床实验这些方案要优于单一化疗方案，尽管显示了有选择偏倚。一些回顾性研究显示，在白消安、美法仑、噻替哌和辐射为基础的方案，有效性和显著性并没有显著差异[33]，而 BEAM 具有有利的结果[36]。对于高危患者（诱导化疗失败，难治复发或诱导化疗后12 个月内复发）联合移植的 CR 率为 51%，2 年总体生存率为 74%，另一项研究表明在某些患者联合移植可延长缓解时间[41]。

单克隆抗体

嵌合型抗 CD20 抗体利妥昔单抗用于治疗 B 细胞 NHL 的介绍，证实了可以增加许多 B 细胞 NHL 患者的 DFS 和 OS。大量的研究现在证实了化疗联合利妥昔单抗可以提高多种临床类型结果，包括侵袭性和惰性亚型的 NHL 及一线治疗和挽救治疗。

最近，利妥昔单抗被应用联合移植前预处理方案，如 ICE（异环磷酰胺，卡铂，依托泊苷）。二期临床实验证实这个方案可以改善移植的反应率，促进患者对于 ASCT 的接受效果和移植的长期疗效。为了增加利妥昔单抗为基础的方案的有效率，并且观察其可能减少移植后复发风险的体内"清除"效应，现在这个方案常增加活化方案和高剂量方案[57]。目前，关于移植期间应用利妥昔单抗的研究少见。

另一种基于抗体的策略是放射 - 免疫治疗。这种联合标记有放射同位素的抗 CD20 单克隆抗体的治疗，将单克隆抗体的疗效与目标放射的疗效结合起来。这样可以使肿瘤的放射剂量最大化，而对正

常组织的剂量最小化。两种放射 - 免疫联合疗法已被应用于 NHL 患者：[131]I-tositu mo mab（Bexxar）和 90Y-ibritu mo mab tiuxetan（Zevalin）。这两种方案都可被应用于 ASXT 的高剂量方案中，作为单一组分，或联合高剂量应用。这些研究结果被总结于表 26.4 中。Ⅰ 期和 Ⅱ 期临床实验已证实了这种联合方案的可行性，并且与很多标准高剂量方案相比，并没有显著的附加毒性。通常情况下，放射 - 免疫联合疗法治疗之后，需要一段恢复期，然而再进行高剂量的化疗。联合方案的毒性与单一化疗相比没有显著的差异，而且在药代动力学方面也没有明显不同。而这些方案是否会增加 DFS 和 OS 还需要回顾性随机研究。现在正有一个比较 BEAM/^{131}I-tositu mo mab 和 BEAM/ 利妥昔单抗的研究正在进行。

多发性骨髓瘤和淀粉样变

被认为治疗多发性骨髓瘤的最佳治疗方案可能是美法仑 200 mg/m^2（MEL200）。高剂量美法仑联合或不联合 TBI 都是常用的方案。在一项 moreau 等人的研究中发现，美法仑 200 mg/m^2 的治疗效果要优于美法仑 140 mg/m^2 联合 8 Gy TBI[58]。另一些研究证实 MEL200 mg/m^2 [59,60] 具有更少的毒性，而且 TBI 并不能延长疾病生存期。这些方案的有效率高过 69%[61]。然而，这些方案仍有包括肾衰、肝静脉梗阻症（VOD）、败血症、肺炎等副作用的局限[63,67]。联合高剂量烷化剂的方案具有剂量依赖的特性和不重叠的毒性，可以最大化减瘤以促使患者痊愈。

在表 26.5 列出了一些用于治疗多发性骨髓瘤的方案。联合的 ASCT 在某些情况下要优于单一的 ASCT，并且在无事件生存率（EFS）和 OS 上有显著改善[74]。在阿肯色大学一个关于联合 ASCT 的长期研究中，21% 的患者保持 CR 或是 PR 9 年时间，而 65% 在复发之后接受治疗。ASCT 的中位复发时间是 2.9 年，中位生存时间是 2.4 年。ASCT 治疗时美法仑剂量增加到 220 mg/m^2 可以增加反应率，尽管关于美法仑剂量 220 mg/m^2 的随机比较并不完全[58,72]。

最近，被加入新型治剂（如沙度利胺、来那度胺，硼替佐米）的且无 ASCT 的标准化疗方案有回潮趋势。在多发性骨髓瘤中，这些方案的疗效比 ASCT 后高剂量化疗要好。更多关于这些治疗方案

表 26-5 多妇性骨髓瘤的 ASCT 方案

方案	n	F/U	结果	注释	文献
美法仑 200 mg/m²	57	17 个月	观察 12 个月	前期治疗过，RR 68%	63
	89		EFS 85%，OS 85%	初始治疗，PFS 20 个月	61
			CR 27%，PR 42%		
美法仑 140 mg/m² + TBI 8~12 Gy	37	12 个月	RFS 16 个月，OS 47 个月	对于耐药复发者不推荐 ASCT/ 长期 CR	63
	71	41 个月	27% CR，46% PR	患者中位生存期较长。	64
	74	76 个月	38% CR or 非常好的，	之前未治疗的患者。	65
	213		中位 EPS 27 个月	与 SDT 无区别，TRM 8/213	66
			EFS 27 个月		
			7 年，PFS 17%，OS 37%		
赛替派 450 mg/m² 白消安 16 mg/kg 环磷酰胺 120 mg/kg	97	45 个月	CR 16%，PR 50%	PFS 21 个月	61
白消安 12 mg/kg 依托泊苷 30 mg/kg 环磷酰胺 120 mg/kg	26	30 个月	CR 38%，PR/SD 58%，EFS 24 个月 OS 43 个月	初始治疗后 73% 进行移植，62% ⅢA，TRM 0%	62
美法仑 140 mg/m²	25			CR 患者中位生存期较长	64
白消安 16 mg/kg	15		CR 4，PR 2	前期经过高强度治疗，TRM：20%，能用于合并肾病患者	66
白消安 14 mg/kg 环磷酰胺 120 mg/m² 白消安 14~16 mg/kg Cy 120~174 mg/kg	104	26 个月	OS 57 个月 .	71% 在第 1 次缓解	69
	18			增加剂量使 3 ~ 4 级毒性反应发生增加	70
白消安 12 mg/kg 美法仑 100 mg/m² 赛替派 500 mg/m²	9				70
赛替派 750 mg/m²/ TBI 850 cGy	18		RFS 7 个月 OS 15 个月		63
白消安 16 mg/m² 环磷酰胺 120 mg/kg，TBI 6 ~ 10.5 Gy	36			加用 TBI 未增加死亡率	70
环磷酰胺 6 g/m² 卡铂 800 mg/m² 依托泊苷 1800 mg/m²	18		RR 22%	前期经过高强度治疗，复发，TRM 22%	71
Tandem regimens 联方案					
美法仑 200 mg/m² 美法仑 200 mg/m² or 140 mg/m² + TBI 10 Gy	123	31 个月	CR 40%，EFS 49 个月 . OS 62+ 个月	TRM 4%，预后良好，6 个月内 CR	68
美法仑 200 mg/m² 美法仑 220 mg/m²	85	54 个月 .	EFS 35 个月	高危原发，RR 30.6%	72
美法仑 100 mg/m² 美法仑 100 mg/m²	71	30 个月	在给予 MEL 100 mg/m² 1st，2nd，3rd. CR 分别为 19%、34%、47% PR 77%、86%、88%	0 TRM	73

表 26-6　原发性淀粉样变的 ASCT 的方案

方案	*n*	F/U	结果	注释	文献
MEL 200 mg/m² Mel 140+TBI,Mel 140 Mel 100	171		有效者获得较长的中位生存 无效或没出现反应的患者中位 生存 12 ~ 6 周	回顾，TRM 12%，Mel 200 和 Mel 140+TBI RR 明显更高	75
MEL 200 Mel 140+TBI Mel 140 Mel 100	63	44 mo	2 年 OS 71%	4 年 71% vs 41%（*P* < 0.001）	78
Mel 200 Mel 140 Mel 100	312		提高 5 年生存率（中位生存 5 周）	TRM 13%，在 CM 患者中最高，TRM 13%	77
美法仑 140 ~ 200 mg/m²	100	45 mo	2 年 OS 54% ~ 60%(depending on oral couse prior to ASCT)	对于新诊断的患者，2 个疗程 MP 方案后 进行 ASCT 没有更多益外	78

MP，马法兰 / 强的松；CM，心肌病。Mel，美法仑

的前瞻性随机性研究是必要的。

　　ASCT 应用于原发性淀粉样变性的方案与多发性骨髓瘤类似。表 26.6 包括了 ASCT 应用于原发性淀粉样变性的预处理方案的研究结果。ASCT 与标准化疗相比[76]，可以增加 TRM，而且回顾性研究表明 ASCT 还可增加生存率[77]。淀粉样变性的患者往往被分类为高危、中危、低危三组。之前有研究报道心血管受累症状、两个或更多的受累器官、症状较差的这类患者并不适合 ASCT[75-76,79]。Comenzo 和 Gertz 观察了 Mayo 诊所的剂量相关和年龄相关差别的病例，并提出了改善风险方法来治疗方案。这个方案建议 60 岁以上患者，使用美法仑 200mg/m²，61 ~ 70 岁患者使用美法仑 140mg/m²，71 岁以上患者使用美法仑 100 mg/m²[80]。

实体瘤

　　高剂量化疗和 ASCT 应用于各种固体肿瘤仍然不明朗并存在争议。此话题在本书其他章节有涉及。到目前为止，根据大量的 Ⅱ 期临床实验的结果，利用 ASCT 治疗复发性 / 难治性生殖细胞肿瘤十分普遍。一般来说，Ⅲ 期临床并没有证实该方法优于传统剂量方法（见第 14 章）。对许多固体肿瘤的高剂量化疗已进行了 Ⅱ 期临床评估。研究表明，与传统剂量治疗相比，在 20 世纪 90 年代流行的 ASCT 用于治疗乳腺癌的方法，并未提高生存率，

现在已经基本放弃了这种方案（见第 12 章）。表 26.7 总结了一些治疗实体肿瘤的常用化疗方案及治疗结果，以作为参考。

自身免疫性疾病

　　在某些严重的自身免疫疾病中，自体干细胞移植的应用越来越频繁，但仍需进行探讨及进行临床研究。ASCT 是否有利于这类患者仍有待验证。相比于 ASCT 应用于恶性血液病，ASCT 的目标不仅仅是重度骨髓抑制，更是要通过随后重输入的造血干细胞分离出的 T 淋巴细胞的强烈免疫抑制来消除免疫反应[94]。必须要注意到这些不同自身免疫疾病的异质性，以及并发症的发病率和相关的终末器官疾病。有些患者可以相对无症状，而另外一些可以经常复发。DMARS 被证实可以修复终末器官损伤，但却无法治愈。ASCT 在自身免疫疾病中的应用已经在自身免疫疾病的动物模型研究中取得了一些成果，同样的结果也在某些自身免疫疾病伴随癌症的患者的临床治疗中观察到。目前为止这个关于自身免疫疾病的 ASCT 的研究的固有性缺陷是异质性和回顾性分析。回顾关于 ASCT 的资料，每种自身免疫疾病都有它自己对于治疗的反应的衡量标准。例如对于多发性硬化症，一个治疗反应的标准是扩展的残疾评分（EDSS）[95]。表 26.8 显示了预处理方案可用于治疗的各种自身免疫疾病以及它们治疗的

表 26.7　实体瘤的自体移植方案

实体瘤	方案	*n*	F/U	结果	注释	文献
化疗敏感的生殖细胞肿瘤	CEC： 环磷酰胺 依托泊苷 卡铂 carboPEC： 卡铂 And d-7 依托泊苷 450 mg/m²/d×5 d 环磷酰胺 1600mg/m²/d×5 d 美司钠 3600 mg/m²/d×5 d TVCa： 赛替派 500 mg/m² 依托泊苷 1000 mg/m² 卡铂 1500 mg/m² （根据肾功能调整）	108 135 24	45 个月	与传统化疗相比 1 年 CR 率无区别。 3 年 EFS：42% OS：46TRM 7%	ASCT 与传统化疗相比无优势 对于 I／II 患者采用调稳剂量的卡铂联合 ASCT，得到了 38% CR，持久有效时间为 71 日，7%TRM	81 82 83
成人软组织肉瘤	VIC： 异环磷酰胺 12 g/m² 依托泊苷 800 mg/m² 顺铂 200 mg/m² 多柔比星 75 mg/m² 异环磷酰胺 5 g/m² rhGM-CSF 250 ìg/m²×13 d Tandem ICE： 异环磷酰胺 3 g/m²×5 d 卡铂 400 mg/m²×3 d 依托泊苷 500 mg/m²×3 d	30 145 2	94 个月	5 年 OS：23% PFS：21% 与 ASCT 比 OS PFS 无增加 （*P* = 0.03） 一些肿瘤缓解 延缓肿瘤进展	III 期患者随机分组 CR 组与非 -CR 组进行 ASCT OS：75 vs 5%（*P*=.001） 个案报告	84 85 86
卵巢肿瘤	环磷酰胺／卡铂／米托蒽醌 环磷酰胺／ 卡铂／赛替派 异环磷酰胺／卡铂 异环磷酰胺／卡铂 美法仑 140 mg/m² 环磷酰胺 120 mg/kg 美法仑 140 mg/m² 卡铂 300 mg/m²×4 d， 依托泊苷 250 mg/m²×4 d， 美法仑 140 mg/m² 铂、美法仑基础之上 其他	99 57 35 23 207 8 9 16 117 62 68 23 2	29 个月 60 个月 76 个月 11.7 月	2 年 PFS：12% OS 35% 5 年 PFS：29% OS：45%， CPR 的患者，ASCT 好于 SLO 治疗 CR+VGPR vs not： DFS 18 vs 9 个月（*P* = 0.005），	89% 诊断 III～IV 期，化疗敏感的 EOC 患者通过移植，CR 率达到了 49% II～IV 期 FIGO 通过移植前联合卡铂方案得到 CR 或 VGPR（*P*=0.001） III 期的患者预处理前加了 OC 方案，88% 发生了持续性房颤	87 88 89 90
	放射 未知 3 次连续 ASCT： 1：卡铂 AUC 20 紫杉醇 250 mg/m² 2：托泊替康 5 mg/m² 依托泊苷 600 mg/m² 3：赛替派 500 mg/m²	16 14		OS，ORR 无差别： 50%（5CR，2PR，SD2）， PFS：7 个月 OS：18 个月 TRM 0		

续表

实体瘤	方案	n	F/U	结果	注释	文献
脑瘤	赛替派 900 mg/m²	39	80.5 个月	PFS 78 个月	Ⅱ 期间变型呈形细胞瘤	91
	卡莫司汀 800 mg/m²	114	89 个月	OS 未获得	PCV 联合 ASCT 与放疗联	92
	赛替派 600 mg/m²	7		OS：GBM 12 个月，	合 ASCT，TRM 5/114（其	93
	白消安 12 mg/m²			OD	中 4 例 KPS 60%）早期中	
	环磷酰胺 4 g/m²			37 个月，AA 81 个月	根系统淋巴瘤 5/7 给予 HD-	
				CR：ASCT 6/7，5	MTX 联合 ASCT，2/7 给予	
				存活，5，8，24，36，	ASCT	
				42 个月时无复发		

EOC，卵巢上皮癌；CPR，完全病理学反应；SLO，二次探查术；CR，完全缓解；VGPR，非常好的部分反应；GBM，多形性胶质母细胞瘤；AA，间变型星行细胞瘤；TRM，治疗相关死亡；KPS，Karnofsky 体能状态

表 26-8

疾病 预处理方案	n	F/U	TRM	TRM 评估指标	注释	文献
多发性硬化						
BEAM*	85	16 个月	8.2%	EDSS，MRI	原发进展型 MS 3 年无	96
BEAM/ATG*	14	36 个月	0%	EDSS，MRI，CSF，	进展生存期为 74%	95
环磷酰胺 /ATG*				SNRS.	继发进展型 MS 为 66%	
环磷酰胺 /TBI/ATG*					14 例中 9 例进展	
白消安 ± 环磷酰胺 ± ATG*					2 例提高	
氟达拉滨 /ATG*					3 例稳定	
环磷酰胺 120 mg/kg						
TBI 10 Gy						
ATG 45 mg/kg						
系统性硬化						
环磷酰胺 150 ～ 200 mg/kg	57	22.9 个月	8.7%	Rodnan 皮肤评分	5 年进展 48%，	97
环磷酰胺 150 ～ 200 mg/kg/TBI*	19	14.7 个月	15.7%	Rodnan 皮肤评分，	OS 72%	98
环磷酰胺 150 ～ 200 mg/kg/TLI*				mHAQ-DI	2 年 OS 79%，ORR	
环磷酰胺 150 ～ 200 mg/kg/ATG*					100%，减少 M/M	
氟达拉宾单独					肺部屏蔽	
BCNU 单独						
环磷酰胺 120 mg/kg						
TBI 800 cGy						
ATG 45 mg/kg						
风湿性关节炎						
环磷酰胺 200 mg/kg	62	16 个月	0%	ACR 标准 – 67% 患者得	EBMT/ABMTR	99
环磷酰胺 /ATG*	7			到了 50% 的 ACR 的回应		–
环磷酰胺 / 白消安	2			HAQ- 疾病等级显著降低		
环磷酰胺 /ATG/TBI*	1			＜ 6 个月内重新服用 DMA		
氟达拉滨 /ATG*	1			RDS		
				对顽固性、复发性疾病反应		

疾病 预处理方案	n	F/U	TRM	TRM 评估指标	注释	文献
特发性血小板减少性紫癜						
环磷酰胺 200 mg/kg	14	42 月.	0%	Durable CR 2，PR 2	EBMT	100
环磷酰胺 *	12		11.7%	Continuous remission 4		101

ACR，美国风湿病协会；HAQ，健康调查评估；DAS，疾病活动度评分；MS，多发性硬化；BEAM，BCNU，依托泊苷，阿糖胞苷，美法仑；

mHAQ-DI，进行健康评估月差调查者指数；ORR，总反应率；SNRS，斯克里普斯神经评分得分；TLI，全淋巴结照射

* 半剂量没有详细提供

衡量标准。在表 26.9 中，预化疗方案根据骨髓抑制程度被分为高中低三等强度。由于可能长期的生存率是依据潜在病程，接受 ASCT 的自免患者并不一定都有不被预期的 TRM，为了减少副反应，通常治疗的预处理方案需要计算好常用化疗和放疗所产生的毒性，这些包括卡莫西订、博来霉素和 TBI 所带来的肺损伤[102]。在一项对 234 例患者的回顾性研究中，根据对于免疫蚀剂的敏感性，ASCT 预处理方案被分组。接受不同预处理方案的患者分为：高强度组（22%），中强度组（32%），低强度组（46%）。在这个分析中，接受高强度组的患者的 1 年生存率，比中低强度组分别提高 5% 和 7%（$P = 0.008$）。组间的进展和无进展生存率之间并没有显著性差异。EBMT 的回顾性分析评估了低中高强度的预化疗方案之间的差别。在这个 473 例接受 ASCT 的自身免疫疾病患者的病例分析中，有 17% 接受的是高强度化疗方案，52% 的化疗方案是中等强度，而另外 31% 是低强度化疗。3 年的 TRM 约为 7（±3）%。低中强度的化疗会促进疾病进程发展，但是高强度的化疗方案却会使生存率增加。另外，在这个研究中，还发现这些 ASCT 治疗的自身免疫性疾病中，变异率和病程发展有相关性。

一些预处理方案应避免用于某些自身免疫性疾病的治疗。例如，在系统性硬化症中，以照射为基础的预处理方案会导致肺的终末器官损伤。同样的，BEAM 方案中的 BCNC 组分会导致肺毒性。而由于环磷酰胺会增加心脏毒性，因而需避免用于治疗心功能不全相关的系统疾病的患者。虽然目前没有关于如何选择 ASCT 最佳预处理化疗方案的比较数据，但是大剂量的环磷酰胺（200mg/kg）已被证实有很好的耐受性，并且是目前为止这类患者最常

表 26.9 自身免疫性疾病 ASCT 方案

低强度
环磷酰胺
美法仑
氟达拉滨
中等强度
BEAM
BEAM ± ATG
高强度
TBI-based
白消安 + 环磷酰胺 ± ATG

用的化疗方案。

（刘婷婷 译 刘婷婷 校）

参考文献

1. Nathan PC, Sung L, Crump M et al. Consolidation therapy with autologous bone marrow transplantation in adults with acute myeloid leukemia: a meta-analysis. J Natl Cancer Inst 2004;96:38–45
2. Lazarus HM, Perez WS, Klein JP et al. Autotransplantation versus HLA-matched unrelated donor transplantation for acute myeloid leukaemia: a retrospective analysis from the Center for International Blood and Marrow Transplant Research. Br J Haematol 2006; 132:755–769
3. Thomas ED, Buchner T, Clift RA et al. Marrow transplantation for acute non-lymphoblastic leukemia in first remission. N Engl J Med 1979;301:597–599
4. Thomas ED, Buchner CD, Banaji M et al. One hundred patients with acute leukemia with chemotherapy, total body irradiation and allogeneic marrow transplantation. Blood 1977;49:511–533
5. Clift RA, Buchner D, Appelbaum FR et al. Allogeneic marrow transplantation in patients with acute myeloid leukemia in first remission: a randomized trial of 2 irradiation regimens. Blood 1990;76:1867–1871
6. Socié G, Devergies A, Gerinsky T et al. Influence of fractionation of total body irradiation on complications and relapse rate for chronic myelogenous leukemia. Int J Radiat Biol Phys 1991;20:397–404
7. Oszahin M, Pene F, Touboul E et al. Total body irradiation before bone marrow transplantation. Results of two randomized instantaneous dose rates in 157 patients. Cancer 1992;69:2853–2865
8. Oszahin M, Belkacemi Y, Pene F et al. Interstitial pneumonitis following autologous bone

marrow transplantation conditioned with cyclophosphamide and total body irradiation. Int J Radiat Biol Phys 1996;34:71–77
9. Deeg HJ, Flournoy N, Sullivan K et al. Cataracts after total body irradiation and marrow transplantation. Effect of dose fractionation. Int J Radiat Biol Phys 1984;10:957–964
10. Perot C, van den Akker J, Laporte J et al. Multiple chromosome abnormalities in patients with acute leukemia after autologous bone marrow transplantation using total body irradiation and marrow purged with mafosfamide. Leukemia 1993;7:509–515
11. Thomas ED. Total body irradiation regimens for marrow grafting. Int J Radiat Biol Phys 1990;19:1285–1288
12. Mollee P, Gupta V, Song K et al. Long-term outcome after intensive therapy with etoposide, melphalan, total body irradiation and autotransplant for acute myeloid leukemia. Bone Marrow Transplant 2004;12:1201–1208
13. Dusenbery KE, Daniels KA, McClure JS et al. Randomized comparison of cyclophosphamide-total body irradiation versus busulfan-cyclophosphamide conditioning in autologous bone marrow transplantation for acute myeloid leukemia. Int J Radiat Oncol Biol Phys 1995;31:119–128
14. Zittoun RA, Mandelli F, Willemze R et al. Autologous or allogeneic bone marrow transplantation compared with intensive chemotherapy in acute myelogenous leukemia. European Organization for Research and Treatment of Cancer (EORTC) and the Gruppo Italiano Malattie Ematologiche Maligne dell'Adulto (GIMEMA) Leukemia Cooperative Groups. N Engl J Med 1995;332:217–223
15. Burnett AK, Goldstone AH, Stevens RM et al. Randomised comparison of addition of autologous bone-marrow transplantation to intensive chemotherapy for acute myeloid leukaemia in first remission: results of MRC AML 10 trial. UK Medical Research Council Adult and Children's Leukaemia Working Parties. Lancet 1998;351:700–708
16. Cassileth PA, Harrington DP, Appelbaum FR et al. Chemotherapy compared with autologous or allogeneic bone marrow transplantation in the management of acute myeloid leukemia in first remission. N Engl J Med 1998;339:1649–1656
17. Harrousseau JL, Cahn JY, Pignon B et al. Comparison of autologous bone marrow transplantation and intensive chemotherapy as postremission therapy in adult acute myeloid leukemia. The Groupe Ouest-Est des Leucemies Aigues Myeloblastiques (GOELAM). Blood 1997;90:2978–2986
18. Fouillard L, Labopin M, Meloni G et al. Comparison of BAVC to BuCy regimens in autologous stem cell transplantation for adult patients with acute myeloid leukemia. Haematologica 2004;89:107–108
19. Meloni G, Vignetti M, Avvisati G et al. BAVC regimen and autograft for acute myelogenous leukemia in second complete remission. Bone Marrow Transplant 1996;18:693–698
20. Reiffers J, Stoppa AM, Attal M et al. Allogeneic vs autologous stem cell transplantation vs chemotherapy in patients with acute myeloid leukemia in first remission: the BGMT 87 study. Leukemia 1996;10:1874–1882
21. Martins C, Lacerda JF, Lourenco F et al. Autologous stem cell transplantation in acute myeloid leukemia. Factors influencing outcome. A 13 year single institution experience. Acta Med Port 2005;18:329–337
22. Ferrera F, Palmieri S, de Simone M et al. High-dose idarubicin and busulphan as conditioning to autologous stem cell transplantation in adult patients with acute myeloid leukaemia. Br J Haematol 2005;128:234–241
23. Santos GW, Tutschka PJ, Brokmeyer R et al. Marrow transplantation for acute non-lymphocytic leukemia after treatment with busulphan and cyclophosphamide. N Engl J Med 1983;309:1347–1353
24. Ringden O, Labopin M, Tura S et al. A comparison of busulphan versus total body irradiation combined with cyclophosphamide as conditioning for autograft or allograft bone marrow transplantation in patients with acute leukaemia. Acute Leukaemia Working Party of the European Group for Blood and Marrow Transplantation (EBMT). Br J Haematol 1996;93:637–645
25. Villela L, Sureda A, Canals C et al. Low transplant related mortality in older patients with hematologic malignancies undergoing autologous stem cell transplantation. Haematologica 2003;88:300–305
26. Matthews DC, Appelbaum FR, Eary JF et al. Phase I study of ^{131}I-anti-CD45 antibody plus cyclophosphamide and total body irradiation for advanced acute leukemia and myelodysplastic syndrome. Blood 1999;94:1237–1247
27. Burke JM, Caron PC, Papadopoulos EB et al. Cytoreduction with iodine-131-anti-CD33 antibodies before bone marrow transplantation for advanced myeloid leukemias. Bone Marrow Transplant 2003;32:549–556
28. Bunjes D. 188Re-labeled anti-CD66 monoclonal antibody in stem cell transplantation for patients with high-risk acute myeloid leukemia. Leuk Lymphoma 2002;43:2125–2131
29. Wattel E, Solary E, Leleu X et al. A prospective study of autologous bone marrow or peripheral blood stem cell transplantation after intensive chemotherapy in myelodysplastic syndromes. Groupe Francais des Myelodysplasies. Group Ouest-Est d'etude des Leucemies Aigues Myeloides. Leukemia 1999;13:524–529
30. de Witte T, Suciu S, Verhoef G et al. Intensive chemotherapy followed by allogeneic or autologous stem cell transplantation for patients with myelodysplastic syndromes (MDSs) and acute myeloid leukemia following MDS. Blood 2001;98:2326–2331
31. Kroger N, Brand R, van Beizen A et al. Autologous stem cell transplantation for therapy-related acute myeloid leukemia and myelodysplastic syndrome. Bone Marrow Transplant 2006;37:183–189
32. Hanel M, Kroger N, Sonnenberg S et al. Busulfan, cyclophosphamide, and etoposide as high-dose conditioning regimen in patients with malignant lymphoma. Ann Hematol 2002;81:96–102
33. Gutierrez-Delgado F, Holmberg L, Hooper H et al. Autologous stem cell transplantation for Hodgkin's disease: busulfan, melphalan and thiotepa compared to a radiation-based regimen. Bone Marrow Transplant 2003;32:279–285
34. Stiff P, Unger JM, Foreman SJ et al. The value of augmented preparative regimens combined with an autologous bone marrow transplant for the management of relapsed or refractory Hodgkin disease: a Southwest Oncology Group phase II trial. Biol Blood Marrow Transplant 2003;9:529–539
35. Waheed F, Kancherla R, Seiter K et al. High dose chemotherapy with thiotepa, mitoxantrone and carboplatin (TMJ) followed by autologous stem cell support in 100 consecutive lymphoma patients in a single centre: analysis of efficacy, toxicity and prognostic factors. Leuk Lymphoma 2004;45:2253–2259
36. Nachbaur D, Greinix HT, Koller E et al. Long-term results of autologous stem cell transplantation for Hodgkin's disease (HD) and low-/intermediate-grade B non-Hodgkin's lymphoma (NHL): a report from the Austrian Stem Cell Transplantation Registry (ASCTR). Ann Hematol 2005;84:462–473
37. Morabito F, Stelitano C, Luminaro S et al. The role of high-dose therapy and autologous stem cell transplantation in patients with primary refractory Hodgkin's lymphoma: a report from the Gruppo Italiano per lo Studio dei Linfomi (GISL). Bone Marrow Transplant 2006;37:283–288
38. Lavoie JC, Connors JM, Phillips GL et al. High-dose chemotherapy and autologous stem cell transplantation for primary refractory or relapsed Hodgkin lymphoma: long-term outcome in the first 100 patients treated in Vancouver. Blood 2005;106:1473–1478
39. Ahmed T, Rashid K, Waheed F et al. Long-term survival of patients with resistant lymphoma treated with tandem stem cell transplant. Leuk Lymphoma 2005;46:405–414
40. Brice P, Divine M, Simon D et al. Feasibility of tandem autologous stem-cell transplantation (ASCT) in induction failure or very unfavorable (UF) relapse from Hodgkin's disease (HD). SFGM/GELA Study Group. Ann Oncol 1999;10:1485–1488
41. Fitoussi O, Simon D, Brice P et al. Tandem transplant of peripheral blood stem cells for patients with poor-prognosis Hodgkins's disease or non-Hodgkin's lymphoma. Bone Marrow Transplant 1999;24:747–755
42. Glossman JP, Staak JO, Nogova JL et al. Autologous tandem transplantation in patients with primary progressive or relapsed/refractory lymphoma. Ann Hematol 2005;84:517–525
43. Ferrara F, Viola A, Copia C et al. Therapeutic results in patients with relapsed diffuse large B cell Non-Hodgkin's lymphoma achieving complete response only after autologous stem cell transplantation. Hematol Oncol 2006;24:73–77
44. Josting A, Sieniawski M, Glossmann JP et al. High-dose sequential chemotherapy followed by autologous stem cell transplantation in relapsed and refractory aggressive non-Hodgkin's lymphoma: results of a multicenter phase II study. Ann Oncol 2005;16:1359–1365
45. Philip T, Guglielmi C, Hagenbeek A et al. Autologous bone marrow transplantation as compared with salvage chemotherapy in relapses of chemotherapy-sensitive non-Hodgkin's lymphoma. N Engl J Med 1995;333:1540–1545
46. Lenz G, Dreyling M, Schneignitz E et al. Myeloablative radiochemotherapy followed by autologous stem cell transplantation in first remission prolongs progression-free survival in follicular lymphoma: results of a prospective, randomized trial of the German Low-Grade Lymphoma Study Group. Blood 2004;104:2667–2674
47. Reimer P, Schertlin T, Rudiger T et al. Myeloablative radiochemotherapy followed by autologous peripheral blood stem cell transplantation as first-line therapy in peripheral T-cell lymphomas: first results of a prospective multicenter study. Hematol J 2004;5:304–311
48. Dreyling M, Lenz G, Hoster E et al. Early consolidation by myeloablative radiochemotherapy followed by autologous stem cell transplantation in first remission significantly prolongs progression-free survival in mantle-cell lymphoma: results of a prospective randomized trial of the European MCL Network. Blood 2005;105:2677–2684
49. Vose JM, Bierman PJ, Enke C et al. Phase I trial of iodine-131 tositumomab with high-dose chemotherapy and autologous stem-cell transplantation for relapsed non-Hodgkin's lymphoma. J Clin Oncol. 2005;23:461–467
50. Cilley J, Winter JN. Radioimmunotherapy and autologous stem cell transplantation for the treatment of B-cell lymphomas. Haematologica 2006;91:114–120
51. Fung HC, Forman SJ, Nademanee A et al. A new preparative regimen for older patients with aggressive CD-20 positive B-cell lymphoma utilizing standard dose Yttrium 90 ibritumomab tiuxetan radioimmunotherapy combined with high dose BEAM followed by autologous hematopoietic cell transplantation. Blood 2003;102:248a
52. Nademanee A, Forman SJ, Molina A et al. A phase 1/2 trial of high-dose yttrium-90-ibritumomab tiuxetan in combination with high-dose etoposide and cyclophosphamide followed by autologous stem cell transplantation in patients with poor-risk or relapsed non-Hodgkin lymphoma. Blood 2005;106:2896–2902
53. Vose JM, Colcher D, Gobar L et al. Phase I/II trial of multiple dose 131Iodine-MAb LL2 (CD22) in patients with recurrent non-Hodgkin's lymphoma. Leuk Lymphoma 2000;38:91–101
54. Liu SY, Eary JF, Petersdorf SH et al. Follow-up of relapsed B-cell lymphoma patients treated with iodine-131-labeled anti-CD20 antibody and autologous stem-cell rescue. J Clin Oncol 1998;16:3270–3278
55. Gopal AK, Gooley TA, Maloney DG et al. High-dose radioimmunotherapy versus conventional high-dose therapy and autologous hematopoietic stem cell transplantation for relapsed follicular non-Hodgkin lymphoma: a multivariable cohort analysis. Blood 2003;102:2351–2357
56. Ballestrero A, Calvio M, Ferrando F et al. High-dose chemotherapy with tandem autologous transplantation as part of the initial therapy for aggressive non-Hodgkin's lymphoma. Int J Oncol 2000;17:1007–1013
57. Kewalramani T, Zelenetz AD, Nimer SD et al. Rituximab and ICE as second line therapy before autologous stem cell transplantation for relapsed or primary refractory diffuse large B0-cell lymphoma. Blood 2004;103:3684–3688
58. Moreau P, Facon T, Attal M et al. Comparison of 200 mg/m^2 melphalan and 8 Gy total body irradiation plus 140 mg/m^2 melphalan as conditioning regimens for peripheral blood stem cell transplantation in patients with newly diagnosed multiple myeloma: final analysis of the Intergroupe Francophone du Myelome 9502 randomized trial. Blood 2002;99:731–735
59. Majolino I, Vignetti M, Meloni G et al. Autologous transplantation in multiple myeloma: a GITMO retrospective analysis on 290 patients. Gruppo Italiano Trapianti di Midollo Osseo. Haematologica 1999;84:844–852
60. Lahuerta JJ, Martinez-Lopez J, Grande C et al. Conditioning regimens in autologous stem cell transplantation for multiple myeloma: a comparative study of efficacy and toxicity from the Spanish Registry for Transplantation in Multiple Myeloma. Br J Haematol 2000;109:138–147
61. Anagnostopoulos A, Aleman A, Ayers G et al. Comparison of high-dose melphalan with a more intensive regimen of thiotepa, busulfan, and cyclophosphamide for patients with multiple myeloma. Cancer 2004;100:2607–2612
62. Cogle CR, Moreb JS, Leather HL et al. Busulfan, cyclophosphamide, and etoposide as

conditioning for autologous stem cell transplantation in multiple myeloma. Am J Hematol 2003;73:169–175

63. Jagannath S, Vesole DH, Glenn L et al. Low-risk intensive therapy for multiple myeloma with combined autologous bone marrow and blood stem cell support. Blood 1992;80:1666–1672

64. Harousseau JL, Attal M, Divine M et al. Autologous stem cell transplantation after first remission induction treatment in multiple myeloma: a report of the French Registry on autologous transplantation in multiple myeloma. Blood 1995;85:3077–3085

65. Barlogie B, Jagganath S, Naucke S et al. Long-term follow-up after high-dose therapy for high-risk multiple myeloma. Bone Marrow Transplant 1998;21:1101–1107

66. Attal M, Harrousseau JL, Stoppa AM et al. A prospective, randomized trial of autologous bone marrow transplantation and chemotherapy in multiple myeloma. Intergroupe Francais du Myelome. N Engl J Med 1996;335:91–97

67. Mansi J, daCosta F, Viner C et al. High-dose busulfan in patients with myeloma. J Clin Oncol 1992;10:1569–1573

68. Barlogie B, Jagganath S, Naucke S et al. Long-term follow-up after high-dose therapy for high-risk multiple myeloma. Bone Marrow Transplant 1998;21:1101–1107

69. Toor AA, Ayers J, Strupeck J et al. Favourable results with a single autologous stem cell transplant following conditioning with busulphan and cyclophosphamide in patients with multiple myeloma. Br J Haematol 2004;124:769–776

70. Bensinger WI, Rowley SD, Demirere T et al. High-dose therapy followed by autologous hematopoietic stem-cell infusion for patients with multiple myeloma. J Clin Oncol 1996;14:1447–1456

71. Mehta J, Tricot G, Jagganath S et al. High-dose chemotherapy with carboplatin, cyclophosphamide and etoposide and autologous transplantation for multiple myeloma relapsing after a previous transplant. Bone Marrow Transplant 1997;20:113–116

72. Moreau P, Hullin C, Garban F et al. Tandem autologous stem cell transplantation in high-risk de novo multiple myeloma: final results of the prospective and randomized IFM 99–04 protocol. Blood 2006;107:397–403

73. Palumbo A, Triolo S, Argentino C et al. Dose-intensive melphalan with stem cell support (MEL100) is superior to standard treatment in elderly myeloma patients. Blood 1999;94:1248–1253

74. AttalM, Harrousseau JL, Facon T et al. Single versus double autologous stem-cell transplantation for multiple myeloma. N Engl J Med 2003;349:2495–2502

75. Gertz MA, Lacy MO, Dispenzieri A et al. Risk-adjusted manipulation of melphalan dose before stem cell transplantation in patients with amyloidosis is associated with a lower response rate. Bone Marrow Transplant 2004;34:1025–1031

76. Skinner M, Sanchorawala V, Seldin DC et al. High-dose melphalan and autologous stem-cell transplantation in patients with AL amyloidosis: an 8-year study. Ann Intern Med 2004;140:85–93

77. Dispenzieri A, Kyle R, Lacy MO et al. Superior survival in primary systemic amyloidosis patients undergoing peripheral blood stem cell transplantation: a case-control study. Blood 2004;103:3960–3963

78. Sanchorawala V, Wright DG, Seldin DC et al. High-dose intravenous melphalan and autologous stem cell transplantation as initial therapy or following two cycles of oral chemotherapy for the treatment of AL amyloidosis: results of a prospective randomized trial. Bone Marrow Transplant 2004;33:381–388

79. Comenzo RL, Vosburgh E, Falk RH et al. Dose-intensive melphalan with blood stem-cell support for the treatment of AL (amyloid light-chain) amyloidosis: survival and responses in 25 patients. Blood 1998;91:3662–3670

80. Comenzo RL, Gertz MA. Autologous stem cell transplantation for primary systemic amyloidosis. Blood 2002;99:4276–4282

81. Barjorin DF, Nichols CR, Margolin KA et al. Phase III trial of conventional-dose chemotherapy alonme or with high-dose chemotherapy for metastatic germ cell tumors (GCT): a cooperative group trial by Memorial Sloan Kettering Cancer Center, ECOG, SWOG and CALGB. J Clin Oncol 2006;24:219s

82. Pico JL, Rosti G, Kramar A et al. A randomised trial of high-dose chemotherapy in the salvage treatment of patients failing first-line platinum chemotherapy for advanced germ cell tumours. Ann Oncol 2005;16:1152–1159

83. Chaudhary UB, Damon LE, Rugo HS et al. High-dose etoposide, thiotepa, and dose-adjusted carboplatin (TVCa) with autologous hematopoietic stem cell rescue as treatment of relapsed or refractory germ cell cancer. Am J Clin Oncol 2005;28:130–137

84. Blay JY, Bouhour D, Ray-Coquard I et al. High-dose chemotherapy with autologous hematopoietic stem-cell transplantation for advanced soft tissue sarcoma in adults. J Clin Oncol 2000;18:3643–3650

85. LeCesne A, Judson I, Crowther D et al. Randomized phase III study comparing conventional-dose doxorubicin plus ifosfamide versus high-dose doxorubicin plus ifosfamide plus recombinant human granulocyte-macrophage colony-stimulating factor in advanced soft tissue sarcomas: a trial of the European Organization for Research and Treatment of Cancer/Soft Tissue and Bone Sarcoma Group. J Clin Oncol 2000;18:2676–2684

86. Kozuka T, Kiura K, Katayama H et al. Tandem high-dose chemotherapy supported by autologous peripheral blood stem cell transplantation for recurrent soft tissue sarcoma. Anticancer Res 2002;22:2939–2944

87. Stiff PJ, Veum-Stone J Lazarus HM et al. High-dose chemotherapy and autologous stem-cell transplantation for ovarian cancer: an autologous blood and marrow transplant registry report. Ann Intern Med 2000;133:504–515

88. Bertucci F, Viens P, Delpero JR et al. High-dose melphalan-based chemotherapy and autologous stem cell transplantation after second look laparotomy in patients with chemosensitive advanced ovarian carcinoma: long-term results. Bone Marrow Transplant 2000;26:61–67

89. Ledermann JA, Herd R, Maraninchi D et al. High-dose chemotherapy for ovarian carcinoma: long-term results from the Solid Tumour Registry of the European Group for Blood and Marrow Transplantation (EBMT). Ann Oncol 2001;12:693–699

90. Tiersten A, Selleck M, Smith DH et al. Phase I/II study of tandem cycles of high-dose chemotherapy followed by autologous hematopoietic stem cell support in women with advanced ovarian cancer. Int J Gynecol Cancer 2006;16:57–64

91. Abrey LE, Childs BH, Paleologos N et al. High-dose chemotherapy with stem cell rescue as initial therapy for anaplastic oligodendroglioma: long-term follow-up. Neuro-oncology 2006;8:183–188

92. Durando X, Lemaire JJ, Tortochaux V et al. High-dose BCNU followed by autologous hematopoietic stem cell transplantation in supratentorial high-grade malignant gliomas: a retrospective analysis of 114 patients. Bone Marrow Transplant 2003;31:559–564

93. Cheng T, Forsyth P, Chauhdry T et al. High-dose thiotepa, busulfan, cyclophosphamide and ASCT without whole-brain radiotherapy for poor prognosis primary CNS lymphoma. Bone Marrow Transplant 2003;31:679–685

94. Snowden JA, Brooks PM, Biggs JC. Haemopoietic stem cell transplantation for autoimmune diseases. Br J Haematol 1997;99:9–22

95. Samijn JP, teBoekhorst PA, Mondria T et al. Intense T cell depletion followed by autologous bone marrow transplantation for severe multiple sclerosis. J Neurol Neurosurg Psychiatry 2006;77:46–50

96. Fassas A, Passweg JR, Anagnostopoulos A et al. Hematopoietic stem cell transplantation for multiple sclerosis. A retrospective multicenter study. J Neurol 2002;249:1088–1097

97. Farge D, Passweg J, van Laar JM et al. Autologous stem cell transplantation in the treatment of systemic sclerosis: report from the EBMT/EULAR Registry. Ann Rheum Dis 2004;63:974–981

98. McSweeney PA, Nash RA, Sullivan KM et al. High-dose immunosuppressive therapy for severe systemic sclerosis: initial outcomes. Blood 2002;100:1602–1610

99. Snowden JA, Passweg J, Moore JJ et al. Autologous hemopoietic stem cell transplantation in severe rheumatoid arthritis: a report from the EBMT and ABMTR. J Rheumatol 2004;31:482–488

100. Huhn RD, Fogarty PF, Nakamura R et al. High-dose cyclophosphamide with autologous lymphocyte-depleted peripheral blood stem cell (PBSC) support for treatment of refractory chronic autoimmune thrombocytopenia. Blood 2003;101:71–77

101. Passweg JR, Rabusin M, Musso M et al. Haematopoetic stem cell transplantation for refractory autoimmune cytopenia. Br J Haematol 2004;125:749–755

102. Burt RK, Patel D, Thomas J et al. The rationale behind autologous autoimmune hematopoietic stem cell transplant conditioning regimens: concerns over the use of total-body irradiation in systemic sclerosis. Bone Marrow Transplant 2004;34:745–751

103. Gratwohl A, Passweg J, Botelli-Tyndall C et al. Autologous hematopoietic stem cell transplantation for autoimmune diseases. Bone Marrow Transplant 2005;35:869–879

第27章

异基因干细胞移植的清髓性预处理方案

James A Russell

引言

异基因干细胞移植前预处理方案的选择取决于包括治疗的疾病、供者及输注的干细胞产品等在内的很多因素。一直以来，大家都认为预处理方案应该要有足够的免疫抑制作用以预防移植排异，并且认为预处理方案在某些条件下应该给受者骨髓提供空间。最终，在一些恶性疾病中，它可以对肿瘤细胞发挥显著的细胞毒性作用。预处理方案能够起到的免疫抑制作用在诸如重型再生障碍性贫血等疾病中是至关重要的。在其他的非恶性疾病中，预处理方案需要同时具备给骨髓提供正常或增殖的细胞结构环境的能力。移植治疗恶性肿瘤本质上可以被看成是一种解救过程，它允许细胞毒药物剂量递增，这些细胞毒药物的主要剂量限制性毒性作用是在骨髓上。大体上来说，这种剂量的药物可以达到移植所需要的免疫抑制作用，尤其是在那些以前接受到细胞毒药物治疗的患者中表现更明显。

我们现在知道首选的那些具有免疫抑制性能并且可以于外周血中搜集到高剂量的祖细胞的药物，能够通过非清髓的方式产生持久的移植效果。从实用的目的来讲，一个在恶性疾病中使用清髓性预处理方案的目的就是让细胞毒药物发挥最大的肿瘤细胞杀伤作用。在非恶性疾病中，传统使用的清髓性预处理方案的相对作用（免疫抑制及在受者骨髓中创造空间）正在提升，并且预处理方案使一些诸如氟达拉滨这样较新的药物可以不通过清髓的方式产生持久的移植效果。在这一章中，我们主要研究有关清髓性预处理方案在非恶性疾病中的应用。

作用于解救的干细胞的清髓性预处理方案，它的提升药物剂量的作用会被它们对组织和器官的毒性作用限制，而不是对骨髓的毒性作用所限。对于非T细胞衰减及选择性的CD34细胞的移植，其不可操作的主要但并非首要的原因就是移植物抗宿主病对发病率及死亡率的影响。事实上，细胞毒药物剂量的增加产生了一个持续上升的现象，那就是它同急性移植物抗宿主病产生了一种提高死亡率的协同作用，尤其是它增加了源于组织损伤的细胞因子的释放[1]。因此，增加预防移植物抗宿主病对于传统上被认为与清髓性预处理方案相关的移植相关高死亡率的显著减低是很有必要的。清髓性预处理方案在恶性疾病中使用的目的就是为了尽可能获得最大的抗肿瘤效果，即使其常被方案或者移植物抗宿主病限制其最大容许毒性。事实上，鉴于上述移植物抗宿主病、剂量相关毒性、移植物抗肿瘤作用、细胞毒药物的直接杀伤肿瘤及治疗疾病四个因素之间的复杂的相互作用，预处理方案的移植物抗肿瘤作用及剂量增加的作用已经很难去判定了。

鉴于非清髓预处理方案的普及，至少在一些清髓移植中有关剂量强度值的实体证据是很重要的。首先要强调的，当然是自体移植的成功是单纯依靠于增加剂量的原则；其次，对于某些疾病，有证据表明，诸如全身照射之类的高剂量细胞毒药物可以减少异体移植后的复发。然而在这种情况下，就很难完全去判定这种效果有多少是归因于直接的细胞毒作用，也很难去完全判定它会对前述的移植物抗宿主病产生多大的影响[2]。

清髓移植中的联合用药

大多数被越来越被广泛应用于清髓移植的药物都有共同的特征，那就是在没有干细胞支持的情况下，它们所产生的血液学毒性是由剂量水平控制的。另外，细胞毒性是有剂量依赖性的，因此越高的药物剂量会获得越强的肿瘤细胞杀伤作用。迄今为止，使用最普遍的药物有 TBI、环磷酰胺、白消安和 VP16（依托泊苷），这些药物都有很强的毒性，部分是由于它们固有的细胞毒作用。短期并发症包括恶心、呕吐、黏膜炎（尤其是口腔及肠黏膜）、脱发及骨髓抑制后遗症。其他更多的副作用同下表所列药物（表27.1）。

全身照射（TBI）

全身照射是一种有效的免疫抑制药和细胞毒药物，并且是早期移植中一些最广泛应用的预处理方案中的一个组成部分。TBI具有一些药物没有的优势，因为它具有可以穿过诸如中枢神经系统这样的保护区域的潜能。辐射是由在常规肿瘤治疗中使用的线性加速器和钴源发出的。这些机器需要一个适应发出全身照射的环境，这就要求患者离放射源足够远，以至于在一个区域内整个身体都可以被包括进来。

全身照射的效果很大程度上取决于剂量率、发射的总剂量及总剂量发出的碎片数量。一些早期的方案采用以低剂量率在一个片段中发射1 000cGy的射线[2-6]。这样的全身照射的实施需要几个小时，并且会因为在整个过程中耗费的时间，及患者会出现如呕吐及其他的不适而变得很不方便。在随后的改进中，TBI给予一个更高的照射剂量、复合的照射片段，实施的改进增加了其在维持抗肿瘤作用中的耐受性。因此，诸如白内障及甲状腺功能紊乱的长期影响在应用了非同步的工作时间后明显减少了。剂量增加到1 500cGy以上，就可以增加伴有或

表 27.1　细胞毒药物在脊髓摘除术后的调整指南

药物名称	总剂量的大约上限#	常用的治疗计划	对特定器官造成毒性*		毒性的参考值
			短期（<3个月）	长期（>3个月）	
全身照射	1400 ~ 1500 cGy	3 ~ 4 天内 6 ~ 12 次	腮腺炎	白内障	5
			皮肤红斑	口干症	92
			口干症	甲状腺功能减退	93
			间质性肺炎	生长抑制	93
				性功能障碍	94，96
				性发育迟缓	95
				龋齿	90
				二次肿瘤	8，97
环磷酰胺	200 mg/kg	超过 2 ~ 4 天	心力衰竭	心力衰竭	98，99
			出血性膀胱炎		
白消安钋	16 mg/kg	4 天	静脉闭塞病		
白消安四	12.8 mg/kg 或 520mg/m²	每天 4 次，连续至少 4 天	出血性膀胱炎	秃头症	30，100
			抽搐		26
			皮肤红斑和色素沉着		
VP-16	60 mg/kg	一次剂量	低血压		101
			肝中毒		
			手足综合征		
氟达拉滨	240 ~ 250 mg/m²	4 ~ 6 天内 4 次	神经毒性		102
美法仑	200 ~ 220 mg/m²	一次剂量			103
阿糖胞苷	36 g/m²	Up to q12h over 6 days	小脑毒性	小脑毒性	102
噻替派	600 mg/m²	一次剂量	皮疹		104
			肾		
			肝		
曲奥舒凡	47 mg/m²	一次剂量			105

\# 最高上限可以根据治疗方案的内容而有所变动

* 很多效果对很多药来说是共同作用的

者不伴有复发这种代偿效应的移植相关死亡率[7,8]。以一个较高的放射剂量、速率发射的单次剂量低于500cGy的照射会非常有效，但其没有跟现有的非同步工作的照射效果进行过直接得比较。尽管剂量及放射剂量率是被严格控制的[9-10]，但是照射发送的细节在不同的体系中会经常产生变化，此外，如果是通过钴源照射的话，TBI 辐射剂量率的时间会产生变化[11]。

环磷酰胺

环磷酰胺是一种烷化剂，鉴于它较强的免疫抑制作用，它最初被单独应用于重型再生障碍性贫血的预处理中。严格来讲，环磷酰胺不能被认为是一种清髓性药物，因为原始干细胞缺少活化所必需的酶通路。环磷酰胺有限制剂量增加的主要副作用。环磷酰胺的新陈代谢是非常易变的，高剂量的代谢物可以产生包括静脉闭塞综合征（VOD）及肝窦阻塞综合征（SOS）的相关肝损伤。高剂量的环磷酰胺应该给予水化或者给予美司钠以减少出血性膀胱炎[12]。

白消安

白消安是一种最初一天分四次口服的烷化剂药物，通常会和环磷酰胺组成一种名为 BuCy 的预处理方案。药物代谢动力学的研究揭示了此药物引起患者的呕吐反应的暴露剂量的变化，其替代物是随意的，并且肠吸收率也是异变的[13-15]。在一些疾病中，低剂量的药物暴露剂量会倾向于导致移植失败或者是移植后复发，而不是倾向于产生包括 VOD

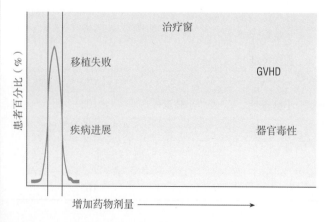

图27.1　像白消安这样的化疗药剂量与临床效果的关系

在内的细胞毒作用，故其通常采用高剂量水平的应用。口服的白消安剂量会被限定在一个最佳的治疗范围内[16-20]。在髓系的恶性肿瘤中，合适范围内的暴露剂量会产生更好的效果，并且也推出了有关口服白消安的治疗药物监测，这个监测综合考虑了应给予更多患者最佳疗效的合适剂量范围并产生的更好的效果。采用静脉给药的白消安，相较于口服白消安需要综合考虑合适剂量范围和在这个范围内产生更好疗效，是很有效的[22,23]。

白消安静脉 12 个小时 1 次或者 1 天 1 次，在清髓药物剂量中表现有效并且可以很好耐受，尽管无直接的比较结果。静脉给药的白消安的日总暴露剂量同一天口服四次的白消安日总暴露剂量是一样的，即便是与氟达拉滨联合而不是与环磷酰胺联合用药，日总暴露剂量的容许限制同一日口服四次的白消安也是几乎相同的[24-26]。由于 10% ～ 15% 的患者给予基于体重的静脉白消安后可能会遇到无法接受的高风险，因此，运用治疗药物监测是很公正合理的。这种试验的有效性意味着在清髓移植的预处理方案中静脉使用白消安会比使用其他药剂更合理[27]。

尽管口服白消安的药物治疗监测和剂量调整，可以和静脉给药一样有效，但是可能会更繁琐，它可能会需要更多的剂量调整，并且常常达不到治疗目的，还可能会导致更多的患者患上静脉闭塞综合征。因此，评价口服白消安的应用变得更困难了。

VP16（依托泊苷）

VP16（依托泊苷）被广泛地应用于自体移植的预处理方案中，相较于环磷酰胺，在某些白血病中可能是更有效的治疗方案。从前 VP16 通常是给予持续低浓度长时间输注，现在通常是给予集中的短时间的静脉输注。

氟达拉滨

这种嘌呤类似物由于强大的免疫抑制作用被越来越广泛地运用，相比于环磷酰胺，在白血病治疗中它很有效，并且毒性较低。由于考虑到高浓度暴露剂量的氟达拉滨的神经毒性作用，现今预处理方案的总浓度不能超过 240 ～ 250 mg/m^2。

常规清髓移植的预处理方案

上述药物常常在各种各样的化疗方案中被联合应用。在某些情况下，剂量研究学说设定了一种或者更多的组成药物的剂量上限。就通常情况下，联合化疗目的就是为了使单独的药物剂量扩大到最大极限，同时尽量去避免同步发生的非血液学毒性。

环磷酰胺和TBI的联合使用方案（CyTBI）是血液恶性肿瘤的预处理方案中的最长纪录保持者，并且相比于其他需要判定疗效的预处理方案，CyTB或许被认为是"金标准"。

在清髓移植的预处理方案中，白消安会替代TBI，目的是为了避免TBI的某些毒性，并且可以开发出一些基于药物的原则供那些没有TBI设备的中心使用。最初给予白消安 1mg/kg（4/ 日，d1~4）+ 环磷酰胺 200mg/kg d1~4（BuCy4）。虽然有效，但是其毒性强，所以将环磷酰胺减量至 120 mg/kg d1~2（BuCy2），也能够提高这种联合用药的耐受性[14-15]。

这个方案的主要问题就是一个相关的VOD的高发生率，在一些中心可以达到50%，大型的多中心研究指出了一个多于10%的数据[28-29]。然而VOD通常情况下是致命的，试图去避免VOD的发生却不会都成功[30]。如果在白消安的末次剂量后短时间内给予环磷酰胺，那么它的清除率会减少，这些导致了我们要去关注预处理时间方面的细节[31]。

在BuCy2的预处理联合方案中，相比口服的白消安来说，静脉给药的白消安有更低的毒性及早期的移植相关死亡率[22,32-33]。

美国斯坦福大学研究组精细地开发出VP16和TBI联合用药的VPTBI预处理方案，至少相比于白血病的其他预处理方案来说很有效[34-37]。

近期的研究还证明，清髓移植中静脉给药的白消安协同相关高剂量的氟达拉滨，组成了一个具有相对低的肿瘤相关死亡率的预处理方案。这种组合至少在急性粒细胞白血病及骨髓增生异常综合征中很有效[24,26]，考虑到这种组合会使两种高剂量的有潜在神经毒性作用的药剂结合到一起，可以导致患者不能接受的神经系统后遗症，所以目前还没有在临床试用[24]。

三种或者更多以上被列举的药物会被组合到一起，目的就是为了提供更多的预处理方案，使这些方案有细胞毒性的同时还可以具有较低的同步发生的非血液系统毒性[18,38,39]。在清髓移植的预处理方案中，额外的药物会彼此组合或者同上述一种或多种药物联合使用，这些额外的药物包括：塞替派、苏消安[40-43]、美法仑[44]、卡莫司汀[45-49]和阿糖胞苷[50]。然而总体来说，其他组合的优越性还很难被证明[51-53]，事实上一些研究大部分表明的是坏的结果，因为这些组合增加的毒性作用[53-55]。

常规使用的清髓移植预处理方案的对比

在一个骨髓移植中心，一个特定的清髓移植预处理方案的使用，依赖于以下几个因素的综合考虑：比如一种特定的研究兴趣，多中心研究中标准预处理方案的需要，及诸如TBI可行性的其他约束条件。通常情况下使用的预处理方案的演变在某些程度上是有害的，并且直接的对比很少。对比数据可以来源于一些随机的研究机构，也可以来源于大型注册的研究机构，诸如CIBMTR和EBMT。尽管以注册机构进行的对比是有局限性的，但同那些随机研究机构进行的对照相比，这些对比更能反映出真实情况，尽管随机的对比研究中患者的选择很严谨，并且都是只有单一中心的治疗经历。注册机构进行的对比研究数据，通常对比的是包括一个或者多个研究中心的结果，但是它们都需要再次被谨慎地解释。

如果可以开发出一个最佳的清髓移植的预处理方案，就要在某种程度上平衡抗肿瘤的有力效果和通过预期提升药物剂量而达到的高毒性之间的关系。在一些疾病中，抗骨髓瘤的效果是很重要的，但通常会以移植物抗宿主病的发生为代价，这也是引起发病率和死亡率的一个主要原因。此外，反映患者生命质量的末期生存率，常常被预处理方案治疗后的迟发效果及慢性移植物抗宿主病影响。理想的预处理方案还应具备这种能力，它可以掌控药剂的使用来解释药物在药物代谢动力学中的不同。

血液恶性肿瘤的预处理方案

可靠的信息表明治疗血液恶性肿瘤的清髓治疗方案对治疗白血病很有限。令人失望的是一些研究并没有分别报告不同白血病的效果。

随机研究比较了 CyTBI 与 BuCy2 治疗白血病，发现口服白消安有显著疗效，尽管它的药物代谢动力学不稳定。通常来说，BuCy2 可以导致更多的 VOD[56]。登记处的数据表明 CyTBI 导致更多的间质性肺炎[57]，但分析这个随机试验并没有发现有什么意义[56]。可能 TBI 技术的不同导致了这些差别。接下来的分析也表明 CyTBI 并不是最重要的原因，但也不像仅次于 BuCy2 的原因。在治疗第一慢性阶段的 CML 或者急性白血病 CR1 期时，VP16TBI 对比 BuCy2 的随机研究也得出了相似的结果[58]。

慢性粒细胞白血病（CML）

随机试验表明 BuCy2 在耐受方面和 CyTBI 有着相同或者更好的结果[10,59-61]。回顾性的研究也表明 BuCy2 与 CyTBI 是有可比性的[60,62]。随着我们逐渐了解到移植对抗白血病的重要性，我们推测剂量强度加大的治疗措施是第二位的。然而，一些研究表明在口服或注射白消安的情况下给予 BuCy2 时，白消安的暴露看起来是很重要的[23]。BuCy2 有效，至少以 TBI 为基础的治疗方案有同样的效果的事实已经让它成为很多中心的标准方案。

甲磺酸伊马替尼在治疗大多数慢性病时作为一线治疗药物，已经改变了 CML 患者做异体移植的数量。可以想象得到，这些患者可能需要更大强度的细胞减少，但是这需要一段时间来建立起来。相反的，给予一直持续的或者移植后复发的 CML 捐赠的淋巴细胞或者酪氨酸酶抑制剂，最小化 TRM 将至关重要。

急性粒细胞白血病（AML）

随机地对比 BuCy2 和 CyTBI 的治疗效果，但不是每次的结果都一样。一个组合的分析尝试去治疗 AML 的患者[8,63,64]，但结果却没有达到预先的生存 10 年的目标[61]。登记的数据表明最终的结果都很相似[7,8,57,65]。在治疗小儿系列病时，用 BuCy2 治疗后复发者要比用 BuCy4 和 CyTBI 者多[7]。一个类似结果，通过略微减少 TRM，也在一个 CIBMTR 的报告中被发现[65]。VP16TBI 这个组合在 AML 似乎很活跃，一个同 BuCy2 的随机对显示了一样的结果[36,58]。最近报告的福罗里达州的报告表明，每

天 4 片白消安联合或不联合 TBI，结合低量的 TRM 在治疗 AML 和 MDS 时有更高的生存率[24,26]。然而这些方案不再用来与备选方案直接对比，CyTBI 将继续作为对比的参考。另一个有前途的方案是增加放射性抗体，在抽出其他组织时以提供增加对骨髓的放射剂量[67]。

急性淋巴细胞白血病（ALL）

人们往往在 ALL 移植前在治疗方案里加入 TBI[68,69]。患有白血病的儿童便因此暴露在 TBI 之中，随之而来的便是生长抑制。CyTBI 之后的生存率好于 BuCy2 之后。一项最近的研究对比了患有 ALL 的成年人在给予 VP16TBI 治疗后的效果与 CIBMTR 数据库里的患者用 CyTBI 治疗后的效果[70-72]，对比每个治疗中心登记处的数据时有一定困难[35]。对 CR1 来说结果很相似，但是对 CR2 来说增加 TBI 的量从 1200 到 1320cGy 更有效。现在 VP16TBI 正在用作 ALL 多群研究的标准方案[35]。

其他血液恶性肿瘤

异体移植正在不断的应用在其他的血液恶性肿瘤病上，比如慢性淋巴细胞性白血病、淋巴瘤和多发性骨髓瘤。清髓治疗方案的优势还没有更好的得到总结。许多患者相对年龄大，或者已经进行过很长一段时间的化学治疗、放疗和自体的移植。回顾性分析，TRM 结合清髓的治疗方案是比较高级的，对更好的患者选择和预防移植物抗宿主病方面有所改善。但这很难有确切的说服力去更换另一个治疗方案。

非恶性疾病

非恶性疾病给选择治疗方案带来了很大的挑战。在大部分正常细胞介导的免疫下发生的血液功能紊乱病，像 SAA 和地中海贫血，对移植的抵抗可能被先前的输血所加强。清髓治疗方案的目的很简单，就是为移植成功提供足够的免疫移植，同时避免像 TBI 造成的长期并发症。另外，这对移植物抗宿主病没有效果。

严重的再生障碍性贫血

再生障碍性贫血是第一个用移植治疗好的疾病。刚开始时，单独使用大剂量的环磷酰胺进行调整。我们已经很清楚，来自家族内的捐赠肝细胞如果多次移植的话，预先致敏会加大抑制的风险[73]。确诊后立刻进行兄妹姊妹之间的移植，现在来说问题不大，但是会影响交替捐赠者移植的效果。像ATG这样的免疫抑制剂除了能减轻移植物抗宿主病以外，还能增加移植成功的概率[74]。进一步的研究表明，单次cGy TBI的照射量增加200，对大多数不相关的捐赠也能促进移植[75]。为了避免照射的话，另一个可供选择的方案是用佛达拉滨代替一些环磷酰胺[76-77]。

β地中海贫血

佩扎罗的移植方案在治疗地中海贫血上已经取得了领先地位。与血液肿瘤相比，移植失败更常见[78]，这或许部分与多次输血有关。14 mg/kg的白消安和200 mg/kg环磷酰胺这样的治疗方案对大多数一级和二级患者来说是比较合适的[79]。对三级患者需要减少环磷酰胺的剂量，尽管排异更常见。即便是强化方案，也有显著的自体免疫重建发生率。成功的移植往往取决于以下三点：免疫抑制反应，移植的免疫效果，以及根除接受者造血功能的能力。像佛达拉滨这样的药物能否取代一些其他的药物来改善耐受，让移植更加成功，这还有待于观察，但早期的个案报告是让人很受鼓舞的[80-82]。

代谢疾病

已经证明：相对于血液恶性肿瘤，代谢疾病的移植更棘手。由于TBI在治疗儿童时长期良好的效果，往往使人们对化学治疗有一种偏爱。因为某些代谢疾病的改善可能不需要完整的供体移植，非清髓移植可能更有前景[83]。

按照干细胞移植的数量和捐赠者来调整治疗方案

无论是恶性还是良性，移植都要受到匹配的程度和与捐赠者的亲缘关系的影响，移植的剂量，尤其是祖细胞的数量，都对移植造成影响。对移植非常有利的肝细胞和淋巴细胞的减少会导致T细胞在试管里减少，并影响患者的康复[84-86]。增加TBI的剂量或者增加总淋巴组织的照射量[87-89]或者增加其他的药物都可以使免疫抑制得到加强。移植脐带血的效果明显的受移植的祖细胞量的影响，与其他来源相比，康复明显减缓，尤其在成人。最常用的治疗方案是以TBI或者白消安为基础，常常还包括ATG[90]。

虽然现在的匹配技术已经很精细，但目前并没有明确的证据表明适用于兄妹匹配的细胞毒素调整同样也适用于有限匹配的不相关捐赠者。增加免疫抑制药，像ATG，去改善移植物抗宿主病和促进移植成功可能是比较合理的。大多数家族间单倍体同一移植，无论在试管外还是试管内，都有很严重的T细胞流失。机体对移植的抗拒或多或少的被高剂量的移植细胞所平衡，好多治疗方案都通过增加ATG的量来实现这个平衡[40]。另一方面，不可操纵的单倍体同一移植按传统的方案和ATG也移植的很好[91]。

（于程程 译 于程程 校）

参考文献

1. Antin JH, Ferrara JL. Cytokine dysregulation and acute graft-versus-host disease. Blood 1992;80(12):2964–2968
2. Clift RA, Buckner CD, Appelbaum FR et al. Allogeneic marrow transplantation in patients with acute myeloid leukemia in first remission: a randomized trial of two irradiation regimens. Blood 1990;76(9):1867–1871
3. Brochstein JA, Kernan NA, Groshen S et al. Allogeneic bone marrow transplantation after hyperfractionated total-body irradiation and cyclophosphamide in children with acute leukemia. N Engl J Med 1987;317(26):1618–1624
4. Deeg HJ, Sullivan KM, Buckner CD et al. Marrow transplantation for acute nonlymphoblastic leukemia in first remission: toxicity and long-term follow-up of patients conditioned with single dose or fractionated total body irradiation. Bone Marrow Transplant 1986; 1(2):151–157
5. Demirer T, Petersen FB, Appelbaum FR et al. Allogeneic marrow transplantation following cyclophosphamide and escalating doses of hyperfractionated total body irradiation in patients with advanced lymphoid malignancies: a Phase I/II trial. Int J Radiat Oncol Biol Phys 1995;4:1103–1109
6. Thomas ED, Clift RA, Hersman J et al. Marrow transplantation for acute nonlymphoblastic leukemia in first remission using fractionated or single-dose irradiation. Int J Radiat Biol Oncol Phys 1982;8(5):817–821
7. Michel G, Gluckman E, Esperou-Bourdeau H et al. Allogeneic bone marrow transplantation for children with acute myeloblastic leukemia in first complete remission: impact of conditioning regimen without total-body irradiation – a report from the Societe Francaise de Greffe de Moelle. J Clin Oncol 1994;12(6):1217–1222
8. Ringden O, Remberger M, Ruutu T et al. Increased risk of chronic graft-versus-host disease, obstructive bronchiolitis, and alopecia with busulfan versus total body irradiation: long-term results of a randomized trial in allogeneic marrow recipients with leukemia. Nordic Bone Marrow Transplantation Group. Blood 1999;93(7):2196–2201
9. Alyea E, Neuberg D, Mauch P et al. Effect of total body irradiation dose escalation on outcome following T-cell-depleted allogeneic bone marrow transplantation. Biol Blood Marrow Transplant 2002;8(3):139–144
10. Clift RA, Radich J, Appelbaum FR et al. Long-term follow-up of a randomized study comparing cyclophosphamide and total body irradiation with busulfan and cyclophosphamide for patients receiving allogeneic marrow transplants during chronic phase of chronic myeloid leukemia. Blood 1999;94(11):3960–3962
11. Fyles GM, Messner HA, Lockwood G et al. Long-term results of bone marrow transplantation for patients with AML, ALL and CML prepared with single dose total body irradiation of 500 cGy delivered with a high dose rate. Bone Marrow Transplant 1991;8(6):453–463
12. DeLeve LD, Shulman HM, McDonald GB. Toxic injury to hepatic sinusoids: sinusoidal

obstruction syndrome (veno-occlusive disease). Semin Liver Dis 2002;22(1):27–42
13. Copelan EA, Deeg HJ. Conditioning for allogeneic marrow transplantation in patients with lymphohematopoietic malignancies without the use of total body irradiation. Blood 1992;80(7):1648–1658
14. Santos GW. Busulfan and cyclophosphamide versus cyclophosphamide and total body irradiation for marrow transplantation in chronic myelogenous leukemia – a review. Leuk Lymphoma 1993;11(suppl 1):201–204
15. Tutschka PJ, Copelan EA, Klein JP. Bone marrow transplantation for leukemia following a new busulfan and cyclophosphamide regimen. Blood 1987;70(5):1382–1388
16. Copelan EA, Bechtel TP, Avalos BR et al. Busulfan levels are influenced by prior treatment and are associated with hepatic veno-occlusive disease and early mortality but not with delayed complications following marrow transplantation. Bone Marrow Transplant 2001;27(11):1121–1124
17. Grochow LB, Jones RJ, Brundrett R et al. Pharmacokinetics of busulfan: correlation with veno-occlusive disease in patients undergoing bone marrow transplantation. Cancer Chemother Pharmacol 1989;25(1):55–61
18. Kroger N, Zabelina T, Sonnenberg S et al. Dose-dependent effect of etoposide in combination with busulfan plus cyclophosphamide as conditioning for stem cell transplantation in patients with acute myeloid leukemia. Bone MarrowTransplant 2000;26(7):711–716
19. Ljungman P, Hassan M, Bekassy AN et al. High busulfan concentrations are associated with increased transplant-related mortality in allogeneic bone marrow transplant patients. Bone Marrow Transplant 1997;20(11):909–913
20. Slattery JT, Clift RA, Buckner CD et al. Marrow transplantation for chronic myeloid leukemia: the influence of plasma busulfan levels on the outcome of transplantation. Blood 1997;89(8):3055–3060
21. Deeg HJ, Storer B, Slattery JT et al. Conditioning with targeted busulfan and cyclophosphamide for hemopoietic stem cell transplantation from related and unrelated donors in patients with myelodysplastic syndrome. Blood 2002;100(4):1201–1207
22. Andersson BS, Gajewski J, Donato M et al. Allogeneic stem cell transplantation (BMT) for AML and MDS following i.v. busulfan and cyclophosphamide (i.v. BuCy). Bone Marrow Transplant 2000;25(suppl 2):S35–38
23. Andersson BS, Thall PF, Madden T et al. Busulfan systemic exposure relative to regimen-related toxicity and acute graft-versus-host disease: defining a therapeutic window for i.v. BuCy2 in chronic myelogenous leukemia. Biol Blood Marrow Transplant 2002; 8(9):477–485
24. de Lima M, Couriel D, Thall PF et al. Once-daily intravenous busulfan and fludarabine: clinical and pharmacokinetic results of a myeloablative, reduced-toxicity conditioning regimen for allogeneic stem cell transplantation in AML and MDS. Blood 2004; 104(3):857–864
25. Fernandez HF, Tran HT, Albrecht F et al. Evaluation of safety and pharmacokinetics of administering intravenous busulfan in a twice-daily or daily schedule to patients with advanced hematologic malignant disease undergoing stem cell transplantation. Biol Blood Marrow Transplant 2002;8(9):486–492
26. Russell JA, Tran HT, Quinlan D et al. Once-daily intravenous busulfan given with fludarabine as conditioning for allogeneic stem cell transplantation: study of pharmacokinetics and early clinical outcomes. Biol Blood Marrow Transplant 2002;8(9):468–476
27. Geddes M, Kangarloo SB, Naveed F et al. High busulfan exposure is associated with worse outcomes in a daily i.v. busulfan and fludarabine allogeneic transplant regimen. Biol Blood Marrow Transplant 2008;14(2):220–228
28. Jones RJ, Lee KS, Beschorner WE et al. Venoocclusive disease of the liver following bone marrow transplantation. Transplantation 1987;44(6):778–783
29. McDonald GB, Hinds MS, Fisher LD et al. Veno-occlusive disease of the liver and multiorgan failure after bone marrow transplantation: a cohort study of 355 patients. Ann Intern Med 1993;118(4):255–267
30. Carreras E, Bertz H, Arcese W et al. Incidence and outcome of hepatic veno-occlusive disease after blood or marrow transplantation: a prospective cohort study of the European Group for Blood and Marrow Transplantation. European Group for Blood and Marrow Transplantation Chronic Leukemia Working Party. Blood 1998;92(10):3599–3604
31. Slattery JT, Kalhorn TF, McDonald GB et al. Conditioning regimen-dependent disposition of cyclophosphamide and hydroxycyclophosphamide in human marrow transplantation patients. J Clin Oncol 1996;14(5):1484–1494
32. Kashyap A, Wingard J, Cagnoni P et al. Intravenous versus oral busulfan as part of a busulfan/cyclophosphamide preparative regimen for allogeneic hematopoietic stem cell transplantation: decreased incidence of hepatic venoocclusive disease (HVOD), HVOD-related mortality, and overall 100-day mortality. Biol Blood Marrow Transplant 2002; 8(9):493–500
33. Thall PF, Champlin RE, Andersson BS. Comparison of 100-day mortality rates associated with i.v. busulfan and cyclophosphamide vs other preparative regimens in allogeneic bone marrow transplantation for chronic myelogenous leukemia: Bayesian sensitivity analyses of confounded treatment and center effects. Bone Marrow Transplant 2004;33(12): 1191–1199
34. Jamieson CH, Amylon MD, Wong RM et al. Allogeneic hematopoietic cell transplantation for patients with high-risk acute lymphoblastic leukemia in first or second complete remission using fractionated total-body irradiation and high-dose etoposide: a 15-year experience. Exp Hematol 2003;31(10):981–986
35. Marks DI, Forman SJ, Blume KG et al. A comparison of cyclophosphamide and total body irradiation with etoposide and total body irradiation as conditioning regimens for patients undergoing sibling allografting for acute lymphoblastic leukemia in first or second complete remission. Biol Blood Marrow Transplant 2006;12(4):438–453
36. Snyder DS, Chao NJ, Amylon MD et al. Fractionated total body irradiation and high-dose etoposide as a preparatory regimen for bone marrow transplantation for 99 patients with acute leukemia in first complete remission. Blood 1993;82(9):2920–2928
37. Snyder DS, Negrin RS, O'Donnell MR et al. Fractionated total-body irradiation and high-dose etoposide as a preparatory regimen for bone marrow transplantation for 94 patients with chronic myelogenous leukemia in chronic phase. Blood 1994;84(5):1672–1679
38. Kroger N, Kruger W, Wacker-Backhaus G et al.Intensified conditioning regimen in bone marrow transplantation for Philadelphia chromosome-positive acute lymphoblastic leukemia. Bone Marrow Transplant 1998;22(11):1029–1033
39. Zander AR, Berger C, Kroger N et al. High dose chemotherapy with busulfan, cyclophosphamide, and etoposide as conditioning regimen for allogeneic bone marrow transplantation for patients with acute myeloid leukemia in first complete remission. Clin Cancer Res 1997;3(12 Pt 2):2671–2675
40. Aversa F, Tabilio A, Velardi A et al.Treatment of high-risk acute leukemia with T-cell-depleted stem cells from related donors with one fully mismatched HLA haplotype. N Engl J Med 1998;339(17):1186–1193
41. Bibawi S, Abi-Said D, Fayad L et al. Thiotepa, busulfan, and cyclophosphamide as a preparative regimen for allogeneic transplantation for advanced myelodysplastic syndrome and acute myelogenous leukemia. Am J Hematol 2001;67(4):227–233
42. Cahn JY, Bordigoni P, Souillet G et al. The TAM regimen prior to allogeneic and autologous bone marrow transplantation for high-risk acute lymphoblastic leukemias: a cooperative study of 62 patients. Bone Marrow Transplant 1991;7(1):1–4
43. Zecca M, Pession A, Messina C et al. Total body irradiation, thiotepa, and cyclophosphamide as a conditioning regimen for children with acute lymphoblastic leukemia in first or second remission undergoing bone marrow transplantation with HLA-identical siblings. J Clin Oncol 1999;17(6):1838–1846
44. Hilger RA, Baumgart J, Scheulen ME et al. Pharmacokinetics of treosulfan in a myeloablative combination with cyclophosphamide prior to allogeneic hematopoietic stem cell transplantation. Int J Clin Pharmacol Ther Toxicol 2004;42(11):654–655
45. Bordigoni P, Esperou H, Souillet G et al. Total body irradiation-high-dose cytosine arabinoside and melphalan followed by allogeneic bone marrow transplantation from HLA-identical siblings in the treatment of children with acute lymphoblastic leukaemia after relapse while receiving chemotherapy: a Societe Francaise de Greffe de Moelle study. Br J Haematol 1998;102(3):656–665
46. Deconinck E, Cahn JY, Milpied N et al. Allogeneic bone marrow transplantation for high-risk acute lymphoblastic leukemia in first remission: long-term results for 42 patients conditioned with an intensified regimen (TBI, high-dose Ara-C and melphalan). Bone Marrow Transplant 1997;20(9):731–735
47. Helenglass G, Powles RL, McElwain TJ et al. Melphalan and total body irradiation (TBI) versus cyclophosphamide and TBI as conditioning for allogeneic matched sibling bone marrow transplants for acute myeloblastic leukemia in first remission. Bone Marrow Transplant 1988;3(1):21–29
48. Locatelli F, Pession A, Bonetti F et al.Busulfan, cyclophosphamide and melphalan as conditioning regimen for bone marrow transplantation in children with myelodysplastic syndromes. Leukemia 1994;8(5):844–849
49. Przepiorka D, Khouri I, Thall P et al. Thiotepa, busulfan and cyclophosphamide as a preparative regimen for allogeneic transplantation for advanced chronic myelogenous leukemia. Bone Marrow Transplant 1999;23(10):977–981
50. Zander AR, Culbert S, Jagannath S et al. High dose cyclophosphamide, BCNU, and VP-16 (CBV) as a conditioning regimen for allogeneic bone marrow transplantation for patients with acute leukemia. Cancer 1987;59(6):1083–1086
51. Coccia PF, Strandjord SE, Warkentin PI et al. High-dose cytosine arabinoside and fractionated total-body irradiation: an improved preparative regimen for bone marrow transplantation of children with acute lymphoblastic leukemia in remission. Blood 1988;71(4): 888–893
52. Petersen FB, Appelbaum FR, Buckner CD et al. Simultaneous infusion of high-dose cytosine arabinoside with cyclophosphamide followed by total body irradiation and marrow infusion for the treatment of patients with advanced hematological malignancy. Bone Marrow Transplant 1988;3(6):619–624
53. Woods WG, Ramsay NK, Weisdorf DJ et al. Bone marrow transplantation for acute lymphocytic leukemia utilizing total body irradiation followed by high doses of cytosine arabinoside: lack of superiority over cyclophosphamide-containing conditioning regimens. Bone Marrow Transplant 1990;6(1):9–16
54. Kanda Y, Sakamaki H, Sao H et al. Effect of conditioning regimen on the outcome of bone marrow transplantation from an unrelated donor. Biol Blood Marrow Transplant 2005;11(11):881–889
55. Mengarelli A, Lori A, Guglielmi C et al. Standard versus alternative myeloablative conditioning regimens in allogeneic hematopoietic stem cell transplantation for high-risk acute leukemia. Haematologica 2002;87(1):52–58
56. Hartman AR, Williams SF, Dillon JJ. Survival, disease-free survival and adverse effects of conditioning for allogeneic bone marrow transplantation with busulfan/cyclophosphamide vs total body irradiation: a meta-analysis. Bone Marrow Transplant 1998;22(5):439–443
57. Ringden O, Labopin M, Tura S et al. A comparison of busulphan versus total body irradiation combined with cyclophosphamide as conditioning for autograft or allograft bone marrow transplantation in patients with acute leukemia. Acute Leukemia Working Party of the European Group for Blood and Marrow Transplantation (EBMT). Br J Haematol 1996;93(3):637–645
58. Blume KG, Kopecky KJ, Henslee-Downey JP et al. A prospective randomized comparison of total body irradiation-etoposide versus busulfan-cyclophosphamide as preparatory regimens for bone marrow transplantation in patients with leukemia who were not in first remission: a Southwest Oncology Group study. Blood 1993;81(8):2187–2193
59. Clift RA, Buckner CD, Thomas ED et al. Marrow transplantation for chronic myeloid leukemia: a randomized study comparing cyclophosphamide and total body irradiation with busulfan and cyclophosphamide. Blood 1994;84(6):2036–2043
60. Devergie A, Blaise D, Attal M et al. Allogeneic bone marrow transplantation for chronic myeloid leukemia in first chronic phase: a randomized trial of busulfan-cytoxan versus cytoxan-total body irradiation as preparative regimen: a report from the French Society of Bone Marrow Graft (SFGM). Blood 1995;85(8):2263–2268
61. Socie G, Clift R, Blaise D et al. Busulfan plus cyclophosphamide compared with total-body irradiation plus cyclophosphamide before marrow transplantation for myeloid leukemia: long-term follow-up of 4 randomized studies. Blood 2001;98(13):3569–3574
62. Kim I, Park S, Kim B K et al. Allogeneic bone marrow transplantation for chronic myeloid leukemia: a retrospective study of busulfan-cytoxan versus total body irradiation-cytoxan as preparative regimen in Koreans. Clin Transplant 2001;15(3):167–172
63. Blaise D, Maraninchi D, Archimbaud E et al. Allogeneic bone marrow transplantation for acute myeloid leukemia in first remission: a randomized trial of a busulfan-Cytoxan versus Cytoxan-total body irradiation as preparative regimen: a report from the Group d'Etudes de la Greffe de Moelle Osseuse. Blood 1992;79(10):2578–2582
64. Blaise D, Maraninchi D, Michallet M et al. Long-term follow-up of a randomized trial comparing the combination of cyclophosphamide with total body irradiation or busulfan as conditioning regimen for patients receiving HLA-identical marrow grafts for acute myeloblastic leukemia in first complete remission. Blood 2001;97(11):3669–3671
65. Litzow MR, Perez WS, Klein JP et al. Comparison of outcome following allogeneic bone

marrow transplantation with cyclophosphamide-total body irradiation versus busulphan-cyclophosphamide conditioning regimens for acute myelogenous leukemia in first remission. Br J Haematol 2002;119(4):1115–1124

66. Savoie ML, Balogh A, Chaudhry MA et al. The influence of adding low-dose (400 cGy) total body irradiation (TBI) on outcomes of allogeneic stem cell transplantation for acute myelogenous leukemia (AML) with myeloablative conditioning incorporating daily intravenous busulfan, fludarabine and low-dose antithymocyte globulin. Blood 2005;106: abstract 2733

67. Pagel JM, Appelbaum FR, Eary JF et al. 131I-anti-CD45 antibody plus busulfan and cyclophosphamide before allogeneic hematopoietic cell transplantation for treatment of acute myeloid leukemia in first remission. Blood 2006;107(5):2184–2191

68. Heinzelmann F, Ottinger H, Muller C H et al. Total-body irradiation – role and indications: results from the German Registry for Stem Cell Transplantation (DRST). Strahlentherapie und Onkologie 2006;182(4):222–230

69. Yanada M, Naoe T, Iida H et al. Myeloablative allogeneic hematopoietic stem cell transplantation for Philadelphia chromosome-positive acute lymphoblastic leukemia in adults: significant roles of total body irradiation and chronic graft-versus-host disease. Bone Marrow Transplant 2005;36(10):867–872

70. Bunin N, Aplenc R, Kamani N et al. Randomized trial of busulfan vs total body irradiation containing conditioning regimens for children with acute lymphoblastic leukemia: a Pediatric Blood and Marrow Transplant Consortium study. Bone Marrow Transplant 2003;32(6):543–548

71. Davies SM, Ramsay NK, Klein JP et al. Comparison of preparative regimens in transplants for children with acute lymphoblastic leukemia. J Clin Oncol 2000;18(2): 340–347

72. Granados E, de la Camara R, Madero L et al. Hematopoietic cell transplantation in acute lymphoblastic leukemia: better long term event-free survival with conditioning regimens containing total body irradiation. Haematologica 2000;85(10):1060–1067

73. Storb R, Champlin RE. Bone marrow transplantation for severe aplastic anemia. Bone Marrow Transplant 1991;8(2):69–72

74. Kahl C, Leisenring W, Deeg HJ et al. Cyclophosphamide and antithymocyte globulin as a conditioning regimen for allogeneic marrow transplantation in patients with aplastic anemia: a long-term follow-up. Br J Haematol 2005;130(5):747–751

75. Deeg HJ, O'Donnell M, Tolar J et al. Optimization of conditioning for marrow transplantation from unrelated donors for patients with aplastic anemia after failure of immunosuppressive therapy. Blood 2006;108:1485–1491

76. Bacigalupo A, Locatelli F, Lanino E et al. Fludarabine, cyclophosphamide and anti-thymocyte globulin for alternative donor transplants in acquired severe aplastic anemia: a report from the EBMT-SAA Working Party. Bone Marrow Transplant 2005;36(11):947–950

77. Srinivasan R, Takahashi Y, McCoy JP et al. Overcoming graft rejection in heavily transfused and allo-immunised patients with bone marrow failure syndromes using fludarabine-based haematopoietic cell transplantation. Br J Haematol 2006;133(3):305–314

78. Lucarelli G, Andreani M, Angelucci E. The cure of thalassemia by bone marrow transplantation. Blood Rev 2002;16(2):81–85

79. Lucarelli G, Clift RA, Galimberti M et al. Marrow transplantation for patients with thalassemia: results in class 3 patients. Blood 1996;87(5):2082–2088

80. Hongeng S, Pakakasama S, Chuansumrit A et al. Outcomes of transplantation with related- and unrelated-donor stem cells in children with severe thalassemia. Biol Blood Marrow Transplant 2006;12(6):683–687

81. Shenoy S, Grossman W J, DiPersio J et al. A novel reduced-intensity stem cell transplant regimen for nonmalignant disorders. Bone Marrow Transplant 2005;35(4):345–352

82. Zhu K E, Gu J, Zhang T. Allogeneic stem cell transplantation from unrelated donor for class 3 beta-thalassemia major using reduced-intensity conditioning regimen. Bone Marrow Transplant 2006;37(1):111–112

83. Horn B, Baxter-Lowe L-A, Englert L et al. Reduced intensity conditioning using intravenous busulfan, fludarabine and rabbit ATG for children with nonmalignant disorders and CML. Bone Marrow Transplant 2006;37(3):263–269

84. Marmont AM, Horowitz MM, Gale RP et al. T-cell depletion of HLA-identical transplants in leukemia. Blood 1991;78(8):2120–2130

85. Martin PJ, Hansen JA, Torok-Storb B et al. Graft failure in patients receiving T cell-

86. Patterson J, Prentice HG, Brenner MK et al. Graft rejection following HLA matched T-lymphocyte depleted bone marrow transplantation. Br J Haematol 1986;63(2):221–230

87. Down J D, Tarbell N J, Thames H D et al. Syngeneic and allogeneic bone marrow engraftment after total body irradiation: dependence on dose, dose rate, and fractionation. Blood 1991;77(3):661–669

88. Ferrara JL, Michaelson J, Burakoff SJ et al. Engraftment following T cell-depleted bone marrow transplantation. III. Differential effects of increased total-body irradiation on semiallogeneic and allogeneic recipients. Transplantation 1988;45(5):948–952

89. Soiffer RJ, Mauch P, Tarbell NJ et al. Total lymphoid irradiation to prevent graft rejection in recipients of HLA non-identical T cell-depleted allogeneic marrow. Bone Marrow Transplant 1991;7(1):23–33

90. Rocha V, Labopin M, Sanz G et al. Transplants of umbilical-cord blood or bone marrow from unrelated donors in adults with acute leukemia. N Engl J Med 2004; 351(22):2276–8225

91. Lu D P, Dong L, Wu T et al. Conditioning including antithymocyte globulin followed by unmanipulated HLA-mismatched/haploidentical blood and marrow transplantation can achieve comparable outcomes with HLA-identical sibling transplantation. Blood 2006;107(8):3065–3073

92. Buchali A, Feyer P, Groll J et al. Immediate toxicity during fractionated total body irradiation as conditioning for bone marrow transplantation. Radiother Oncol 2000;54(2): 157–162

93. Kolb HJ, Bender-Gotze C 1990 Late complications after allogeneic bone marrow transplantation for leukemia. Bone Marrow Transplant 1990;6(2): 61–72

94. Weiner RS, Horowitz MM, Gale RP et al. Risk factors for interstitial pneumonia following bone marrow transplantation for severe aplastic anemia. Br J Haematol 1989;71(4): 535–543

95. Sanders JE, Pritchard S, Mahoney P et al. Growth and development following marrow transplantation for leukemia. Blood 1986;68(5):1129–1135

96. Sanders JE, Hawley J, Levy W et al. Pregnancies following high-dose cyclophosphamide with or without total-body irradiation and bone marrow transplantation. Blood 1996;87(7):3045–3052

97. Giorgiani G, Bozzola M, Locatelli F et al. Role of busulfan and total body irradiation on growth of prepubertal children receiving bone marrow transplantation and results of treatment with recombinant human growth hormone. Blood 1995;86(2): 825–831

98. Gardner SF, Lazarus HM, Bednarczyk EM et al. High-dose cyclophosphamide-induced myocardial damage during BMT: assessment by positron emission tomography. Bone Marrow Transplant 1993;12(2):139–144

99. Kupari M, Volin L, Suokas A et al. Cardiac involvement in bone marrow transplantation: electrocardiographic changes, arrhythmias, heart failure and autopsy findings. Bone Marrow Transplant 1990;5(2): 91–98

100. Vassal G, Deroussent A, Hartmann O et al. Dose-dependent neurotoxicity of high-dose busulfan in children: a clinical and pharmacological study. Cancer Res 1990; 50(19):6203–6207

101. Blume KG, Forman SJ, O'Donnell MR et al. Total body irradiation and high-dose etoposide: a new preparatory regimen for bone marrow transplantation in patients with advanced hematologic malignancies. Blood 1987;69(4):1015–1020

102. Cheson BD, Vena DA, Foss FM et al. Neurotoxicity of purine analogs: a review. J Clin Oncol 1994;12(10):2216–2228

103. Samuels BL, Bitran JD. High-dose intravenous melphalan: a review. J Clin Oncol 1995;13(7): 1786–1799

104. Devetten MP, Qazilbash MH, Beall CL et al. Thiotepa and fractionated TBI conditioning prior to allogeneic stem cell transplantation for advanced hematologic malignancies: a phase II single institution trial. Bone Marrow Transplant 2004;34(7):577–580

105. Scheulen ME, Hilger RA, Oberhoff C et al. Clinical phase I dose escalation and pharmacokinetic study of high-dose chemotherapy with treosulfan and autologous peripheral blood stem cell transplantation in patients with advanced malignancies. Clin Cancer Res 2000;6(11):4209–4216

第28章

异基因干细胞移植的减低强度预处理方案

Hanna Jean Khoury，Douglas R Adkins

引言

20 世纪 50 年代随着化疗的使用，血液系统恶性肿瘤患者可能获得治愈。体外浓度依赖性药物的特异性细胞毒作用的疗效令人鼓舞[1,2]，并且由于在人类肿瘤模型中增加药物剂量可逆转耐药，从而带来了造血干细胞支持下的高强度治疗的成功使用和不断发展。这种治疗方法允许放疗和（或）化疗的剂量超过骨髓毒性限制，达到可接受的器官毒性的限制范围。对于化疗药物敏感和难治的复发性血液系统恶性肿瘤患者来说，这种治疗手段可以带来长期缓解，甚至是治愈[3-4]。

然而，与自体移植方式相比较，大剂量预处理后进行异基因干细胞移植虽然能改善无病生存（DFS），但由于存在移植相关疾病及死亡（TRM），因此其疗效受到一定的限制[5-6]。很早以前，人们就认识到 TRM 是限制异基因移植成功的一个主要因素[7]，且建立了几个能够估计移植后死亡风险的多因素预测模型[8-11]。虽然这些患者可能从这种治疗中获益，但年龄和移植相关并发症仍然是限制移植广泛开展的主要因素[12-16]。实际上，2000—2003年的 SEER 资料显示确诊急性白血病的中位年龄为67 岁，其中 55 ~ 64 岁的患者占 15%，65 ~ 74 岁的占 21%，75 ~ 84 岁的占 24%，超过 85 岁的占10%[17]。

在 20 世纪 80 年代后期和 90 年代早期，随着对异体 T 细胞免疫调节作用的更深理解，发现了异基因移植物的作用，而最初仅仅被当做大剂量化疗的一种解毒剂。通过对慢性髓性白血病（CML）的异基因移植物的观察，结果显示与非去 T 的异基因移植相比，同基因和去 T 细胞的异基因移植的复发率更高，而出现慢性移植物抗宿主病（GVHD）患者的复发率较低，移植后复发的患者经供者淋巴细胞输注（DLI）后可以得到持续缓解[18-23]。这些以及其他的结果对已知预处理方案的合理性提出了挑战，从而打开了减低强度预处理（RIC）方案之门。

什么是减低强度预处理方案？

20 世纪 70 年代后期圣路易斯医院（巴黎）的移植小组在治疗范科尼贫血（FA）患者时成为第一个应用减低强度异基因移植预处理方案的先行者。由于考虑异基因移植预处理环磷酰胺毒性和早期致死性急性 GVHD，这使得环磷酰胺的剂量（20mg/kg），放疗剂量（500cGy）以及放疗范围（胸腹部）都相应减少[24]。这种改良的预处理方案使得供者细胞成功植入，并显著降低了 TRM和 GVHD 的发生[25]。类似的，如再生障碍性贫血，预处理方案（环磷酰胺，抗胸腺细胞球蛋白）的免疫抑制特性已被证实，因此，异基因干细胞同样地成功植入且 TRM 发生率低[26-27]。

减低预处理强度可以通过减少化疗药物剂量或改变 [如全身照射（TBI）[28-31] 或白消安[32]] 目前的给药方式来实现，也可以通过合并应用选择性靶向性淋巴系的新型药物（氟达拉滨、阿仑单抗[33,34]、抗胸腺细胞球蛋白[35]）来实现。这些预处理方案的改良不仅是减少非造血系统的毒性，且使供者 T 淋巴细胞发挥清除残余肿瘤细胞的免疫调节作用（移植物抗肿瘤作用）。这种方法依赖于移植的免疫作用而不是对受者造血系统的完全清除，这些预处理方案允许供者和受者细胞共存（嵌合，也称为混合性嵌合）和可逆的骨髓抑制以防止移植失败（非清髓）。随着供者淋巴细胞的输注（DLI），这种混合嵌合会转化为完全供者嵌合[36]。

目前，对于预处理强度的合适的剂量标准还没有达成一致意见。以下标准由国家骨髓供者协作组批准并被普遍认同，包括 TBI 总剂量＜ 500cGy（单一剂量）或 800cGy（分次），白消安总剂量＜ 9mg/

kg，美法仑总剂量 < 140mg/m[2]，塞替派总剂量 < 10mg/kg 和 BEAM 预处理（卡莫司汀、阿糖胞苷、依托泊苷、美法仑）。在清髓性预处理方案（MAC）和 RIC 之间没有明确的剂量分割线，图28-1 的这些预处理方案或许可以较好地反映一部分剂量的范围谱。

减低强度预处理的移植结果

目前还没有对 RIC 和 MAC 作前瞻性的随机试验的比较研究。因此，在对前瞻性单一机构的 II 期试验研究和回顾性分析比较 RIC 与 MAC 移植的结果时应把限制性和偏倚性考虑在内。这些变量包括：患者的选择、对诱导化疗的反应性或补救治疗（或丧失反应的时限），移植时的疾病状态，DLIs 的时间表，免疫抑制药物随时间的变化，干细胞来源，供受者年龄，短期随访，预处理方案中应用的免疫抑制或细胞毒性药物的变化。

毒性

RIC 的主要作用是减少 TRM，事实上，早期毒性作用的优势在 RIC 中已被观察到[37]，包括减少早期感染[38]、真菌[39]、病毒[40]、肺炎[41]、胃肠道和肝并发症[42]。另外，由于降低了造血毒性，中性粒细胞减少的持续时间和血制品的输注量也相应减少[43]，使得住院时间缩短，减少了早期的费用[44]。

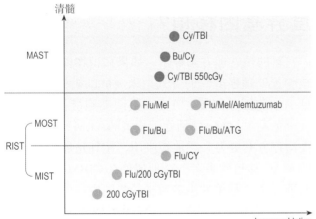

图28.1　本图显示各方案的强度

移植物抗宿主病

GVHD 的病理生理学十分复杂，某种程度上由 T 细胞和内环境的相互作用所介导，这一过程明显受到预处理方案强度的影响。所以，理论上对内环境改变越小的预处理方案应当预示着一种较缓和的"细胞因子风暴"，从而降低 GVHD 的发生率。由于供者 T 细胞的非选择性同种异体反应性，将移植物抗肿瘤作用与移植物抗宿主病分离出来仍是目前难以克服的难题。另外，多种预处理方案已将预定的 DLI 合并，这同时在另一层面增加了解释 GVHD 发生率的复杂性。

与 MAC 相比，RIC 预处理后急性 GVHD 的总体发生率（I~IV 级）稍低，但重度急性 GVHD（III~IV 级）以及慢性 GVHD 的发生率没有变化，特别是在同胞供者移植[37,45]。RIC 预处理后的急性 GVHD 的发生与 TRM 的增加相关，而慢性 GVHD 有助于预防复发，两者都增加了再次住院率和后期费用[44]。

存活率

许多综述已对多种造血系统疾病经 RIC 治疗后的存活率结果（无病或总体存活率）进行了概括[46-50]。总体来说，没有确定的 RIC 方案显现出明显的优越性，在大部分研究中，中位随访时间为 1年，少数最长 3 年，惰性恶性疾病和处于疾病缓解期的患者移植效果较好。下面对 RIC 处理后进行相关的或无关的外周血或骨髓干细胞移植已发表的研究结果进行简练的概括。

RIC 治疗急性髓性白血病（AML）和骨髓增生异常综合征（MDS）可减少早期非复发性死亡率（100 天时 5% ~ 10%）。然而，虽然 RIC 有利于减少 TRM，但同时由于存在残余肿瘤细胞的情况下进行移植而增加了复发性死亡的风险。有报道显示，AML 移植的无病和总生存率为 30% ~ 45%，对于第一次完全缓解的患者可高达 70%。预处理方案有氟达拉滨联合环磷酰胺、美法兰、白消安、阿糖胞苷或 TBI，以及与抗胸腺细胞球蛋白或阿仑单抗联合。

欧洲血液和骨髓移植协作组（EBMT）的近期研究比较了 RIC 和 MAC 的结果，研究对象是年龄超过 50 岁 的 AML[37]（315 例 RIC，407 例 MAC）

或 MDS[51] 患者（215 例 RIC，621 例 MAC），均接受 HLA 相合的造血干细胞移植（HSCT）。AML 和 MDS 患者均接受氟达拉滨/白消安和低剂量的 TBI 为基础的预处理方案。RIC 组 AML 的中位随访时间为 13 个月，MDS 为 38 个月。两项研究中的两组（RIC 组和 MAC 组）复发的风险（细胞遗传学风险分组和移植时疾病状态）具有可比性。然而，RIC 组患者年龄较大，移植偏近期，常选择外周血干细胞移植而非骨髓移植。多变量分析中，急性 GVHD（II~IV）（AML 患者为 22% 比 31%，MDS 患者为 43% 比 58%）和 2 年 TRM（AML 患者 18% 比 32%，MDS 患者 22% 比 32%）在 RIC 移植均较低。然而，RIC 移植与高复发率（41% 比 24%，P=0.003）相关，无白血病和总生存率在两组具有可比性（AML 患者 40～47%，MDS 患者 33～39%）。这两项研究尽管受限于它们的回顾性的特点，但仍具有可信度，包括大样本患者，清楚地指明了 RIC 的缺陷，如虽然降低了非复发死亡率但增加了复发率。

2000 年上半年，甲磺酸伊马替尼靶向治疗的确切疗效[52]，使得慢性髓性白血病移植治疗的数量显著减少[53]。尽管最初的 RIC 治疗 CML 的单一机构的 II 期试验研究结果非常令人鼓舞[54,55]，但是大的单中心和登记处[56,57]的资料结果都报道了相当令人沮丧的低无病存活率（EBMT 研究为 33%），尤其是在第一个慢性期进行移植的患者（50%~60%）。虽然移植物抗白血病作用在 CML 患者非常有效，且在 RIC 移植后获得分子水平的缓解，但目前仍不清楚为何那些接受 RIC 处理的患者并不比 MAC 处理的患者获益[58]。值得一提的是，CML 进行 RIC 移植并发高排斥率[57]，另外，甲磺酸伊马替尼耐药的 CML 细胞可能对 GVL 作用不敏感[59]。

异基因 HSCT 治疗恶性淋巴瘤已较早地常规地用于预后差、不能动员足够量的自体干细胞进行自体移植的患者，以及难治性或自体 HSCT 后复发的患者。小样本研究中，一些大细胞的非霍奇金淋巴瘤患者在自体 HSCT 失败后，少部分对化疗敏感，进行 RIC 异基因移植，得到了持续缓解（40%～50% 短期无病生存）[60-63]，尤其是早期完全植入的患者[64]。更好的结果在惰性恶性淋巴瘤患者中被观察到（50%～70% 短期无病生存），如低度恶性的非霍奇金淋巴瘤[65]、套细胞淋巴瘤[66,67]和慢性淋巴细胞白血病[68,69]。

尽管多发性骨髓瘤的治疗取得了较大进展，但这种浆细胞疾病仍然不能治愈，应用 MAC 移植往往并发较高的 TRM。RIC 异基因移植治疗复发性骨髓瘤能够带来低 TRM 和适度的无进展生存（20%~30%）[70,71]，某些研究在疾病的更早期或降低肿瘤负荷的自体移植后进行 RIC，得到了更好的结果（DFS 接近 50%）[72]。由于 GVL 在成人淋巴细胞白血病中的作用有限，因此，人们对于 RIC 治疗急性成人淋巴细胞白血病的热情已经降温[73]，从国际血液和骨髓移植研究协作组（CIBMTR）的资料显示，传统的 TBI/CTX 方案比非 TBI 或 TBI 低于 1200cGy 的治疗方案效果好，这一结果提示在这种疾病中剂量强度可能在移植的成功与否中发挥重要作用[74]。然而，有些用 RIC 治疗急性成人淋巴细胞白血病的报道结果显示这一方法是可行的，且与供者细胞植入和减少早期 TRM 及毒性相关[75]。

在某些对标准治疗耐药，且具有高度免疫源性特性的肿瘤（如肾细胞癌）的治疗，利用移植物抗肿瘤作用的治疗研究已然兴起。RIC 异基因移植治疗晚期肾细胞癌患者的初步经验，表明这种方法是可行的，可使肿瘤稳定，甚至是消退[76]。然而，由于治疗反应的不稳定性和 GVHD 的发病率和死亡率，使得对这种治疗方法的热情迅速降温[77]。

对于血红蛋白病的患者来说，异基因 HSCT 是一种治愈性治疗方法[78-81]，由于 MAC 高的相关并发症和死亡率，人们对 RIC 的进展和作为干细胞来源的脐带血治疗的应用寄予很大希望[82]。但目前相关的报道非常有限，稳定的供者细胞植入仍然是主要难题[83]。

什么样的患者应该进行减低强度异基因移植？

新的预处理方案显示，如果移植物能以"大幅减少预处理强度"的方式植入（可以避免 MAC 常见的细胞因子风暴[84]），异基因细胞能持续植入，且避免发生与 MAC 预处理相关的 TRM。因此，这种治疗方案更为广泛地被应用，尤其是那些不适合做 MAC 移植的患者。这种现象在 CIBMTR 所报道的进行 RIC 移植的患者数量趋势图中可以显示（图 28.2）。按照当前的数据，仅缓解期和惰性疾病的患者从 RIC 方案中获益最多。GVHD 仍是一个主要问题，也是限制老年移植的主要因素。

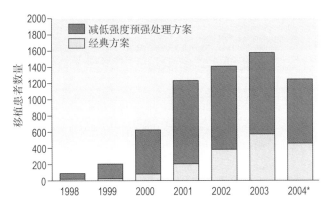

图28.2 CIBMTR登记的1998—2004年的减低强度预处理方案的患者数。*数据不全

减低强度预处理方案的出路在哪里？

针对 RIC 的局限性，目前正在研究解决移植后复发的新方法。包括移植后巩固或维持治疗（bcr-abl、flt-3ITD、c-kit 阳性的靶向性肿瘤激酶抑制因子或针对 CD20⁺ 或 CD33⁺ 肿瘤的单克隆抗体）；加强供者细胞在受者中的免疫调节作用 [移植后细胞因子和（或）免疫接种]；干细胞收集前用肿瘤特异性抗独特性抗体疫苗，或体外用新型移植工程技术扩增特定的细胞亚群（如间充质干细胞）。最后，通过解决异基因移植的关键问题，如 GVHD 被有效地从移植物抗肿瘤作用中剔除出去，抗肿瘤免疫治疗才能安全和广泛地被应用。

（扈江伟 译　扈江伟 校）

参考文献

1. Saijo N. Chemotherapy: the more the better? Overview. Cancer Chemother Pharmaco 1997;40(Suppl):S100–S106
2. Frei EI, Canellos GP. Dose: a critical factor in cancer chemotherapy. Am J Med 1980;69:585–595
3. Sweetenham JW, Carella AM, Taghipour G et al. High-dose therapy and autologous stem-cell transplantation for adult patients with Hodgkin's disease who do not enter remission after induction chemotherapy: results in 175 patients reported to the European Group for Blood and Marrow Transplantation. J Clin Oncol 1999;17:3101–3109
4. Lazarus HM, Rowlings PA, Zhang MJ et al. Autotransplants for Hodgkin's disease in patients never achieving remission: a report from the Autologous Blood and Marrow Transplant Registry. J Clin Oncol 1999;17:534–545
5. Clift RA, Buckner CD, Appelbaum FR et al. Allogeneic marrow transplantation in patients with acute myeloid leukemia in first remission: a randomized trial of two irradiation regimens. Blood 1990;76:1867–1871
6. Clift RA, Buckner CD, Thomas ED et al. Marrow transplantation for chronic myeloid leukemia: a randomized study comparing cyclophosphamide and total body irradiation with busulfan and cyclophosphamide. Blood 1994;84:2036–2043
7. Thomas ED, Storb R, Clift RA et al. Bone marrow transplantation. N Engl J Med 1975;292:832–843, 895–902
8. Charlson ME, Pompei P, Ales KL, MacKenzie CR. A new method of classifying prognostic comorbidity in longitudinal studies: development and validation. J Chron Dis 1987;40:373–383
9. Sorror ML, Maris MB, Storer B et al. Comparing morbidity and mortality of HLA-matched unrelated donor hematopoietic cell transplantation after nonmyeloablative and myeloablative conditioning: influence of pretransplant comorbidities. Blood 2004;104:961–968
10. Sorror ML, Maris MB, Storer B et al. Hematopoietic cell transplantation (HCT)-specific comorbidity index: a new tool for risk assessment before allogeneic HCT. Blood 2005;106:2912–2919
11. Parimon T, Au DH, Martin PJ et al. A risk score for mortality after allogeneic hematopoietic cell transplantation. Ann Intern Med 2006;144:407–414
12. Feinstein AR. The pre-therapeutic classification of co-morbidity in chronic disease. J Chron Dis 1970;23:455–468
13. Extermann M. Measurement and impact of comorbidity in older cancer patients. Crit Rev Oncol Hematol 2000;35:181–200
14. Extermann M. Measuring comorbidity in older cancer patients (review). Eur J Cancer 2000;36:453–471
15. Yancik R, Wesley MN, Ries LAG et al. Comorbidity and age as predictors of risk for early mortality of male and female colon carcinoma patients. Cancer 1998;82:2123–2134
16. Extermann M, Overcash J, Lyman GH et al. Comorbidity and functional status are independent in older cancer patients. J Clin Oncol 1998;16:1582–1587
17. http://SEER.cancer.gov
18. Gratwohl A, Brand R, Apperley J et al. Graft-versus-host disease and outcome in HLA-identical sibling transplantations for chronic myeloid leukemia. Blood 2002;100:3877–3886
19. Barrett AJ, Ringden O, Zhang MJ et al. Effect of nucleated marrow cell dose on relapse and survival in identical twin bone marrow transplants for leukemia. Blood 2000;95:3323–3327
20. Ringden O, Hermans J, Labopin M et al. The highest leukaemia-free survival after allogeneic bone marrow transplantation is seen in patients with grade I acute graft-versus-host disease. Acute and Chronic Leukaemia Working Parties of the European Group for Blood and Marrow Transplantation (EBMT). Leuk Lymphoma 1996;24:71–79
21. Goldman JM, Gale RP, Horowitz MM et al. Bone marrow transplantation for chronic myelogenous leukemia in chronic phase. Increased risk for relapse associated with T-cell depletion. Ann Intern Med 1988;108:806–814
22. Kolb HJ, Mittermuller J, Clemm C et al. Donor leukocyte transfusions for treatment of recurrent chronic myelogenous leukemia in marrow transplant patients. Blood 1990;76:2462–2465
23. Collins RH Jr, Shpilberg O, Drobyski WR et al. Donor leukocyte infusions in 140 patients with relapsed malignancy after allogeneic bone marrow transplantation. J Clin Oncol 1997;15:433–444
24. Gluckman E, Devergie A, Schaison G et al. Bone marrow transplantation in Fanconi anaemia. Br J Haematol 1980;45:557–564
25. Gluckman E, Devergie A, Dutreix J. Radiosensitivity in Fanconi anaemia: application to the conditioning regimen for bone marrow transplantation. Br J Haematol 1983;54:431–440
26. Gluckman E, Devergie A, Benbunan M et al. Bone marrow transplantation in severe aplastic anemia using cyclophosphamide and thoracoabdominal irradiation. Progr Clin Biol Res 1984;148:325–333
27. Stucki A, Leisenring W, Sandmaier BM et al. Decreased rejection and improved survival of first and second marrow transplants for severe aplastic anemia (a 26-year retrospective analysis). Blood 1998;92(8):2742–2749
28. McSweeney PA, Niederwieser D, Shizuru JA et al. Hematopoietic cell transplantation in older patients with hematologic malignancies: replacing high-dose cytotoxic therapy with graft-versus-tumor effects. Blood 2001;97:3390–3400
29. Maris MB, Niederwieser D, Sandmaier BM et al. HLA matched unrelated donor hematopoietic cell transplantation after nonmyeloablative conditioning for patients with hematologic malignancies. Blood 2003;102:2021–2030
30. Lowsky R, Takahashi T, Liu YP et al. Protective conditioning for acute graft-versus-host disease. N Engl J Med 2005;353:1321–1331
31. Hallemeier C, Girgis M, Blum W et al. Outcomes of adults with acute myelogenous leukemia in remission given 550 cGy of single-exposure total body irradiation, cyclophosphamide, and unrelated donor bone marrow transplants. Biol Blood Marrow Transplant 2004;10:310–319
32. Kashyap A, Wingard J, Cagnoni P et al. Intravenous versus oral busulfan as part of a busulfan/cyclophosphamide preparative regimen for allogeneic hematopoietic stem cell transplantation: decreased incidence of hepatic venoocclusive disease (HVOD), HVOD-related mortality, and overall 100-day mortality. Biol Blood Marrow Transplant 2002;8:493–500
33. Ho AY, Pagliuca A, Kenyon M et al. Reduced-intensity allogeneic hematopoietic stem cell transplantation for myelodysplastic syndrome and acute myeloid leukemia with multilineage dysplasia using fludarabine, busulphan and alemtuzumab (FBC) conditioning. Blood 2004;104:1616–1623
34. van Besien K, Artz A, Smith S et al. Fludarabine, melphalan, and alemtuzumab conditioning in adults with standard-risk advanced acute myeloid leukemia and myelodysplastic syndrome. J Clin Oncol 2005;23:5728–5738
35. Mohty M, Bay JO, Faucher C et al. Graft-versus-host disease following allogeneic transplantation from HLA identical sibling with antithymocyte globulin-based reduced intensity preparative regimen. Blood 2003;102:470–476
36. Marks DI, Lush R, Cavenagh J et al. The toxicity and efficacy of donor lymphocyte infusions given with reduced-intensity conditioning allogeneic stem cell transplantation. Blood 2002;100:3108–3114
37. Aoudjhane M, Labopin M, Gorin NC et al. Comparative outcome of reduced intensity and myeloablative conditioning regimen in HLA identical sibling allogeneic haematopoietic stem cell transplantation for patients older than 50 years of age with acute myeloblastic leukaemia: a retrospective survey from the Acute Leukaemia Working Party (ALWP) of the European group for Blood and Marrow Transplantation (EBMT). Leukemia 2005;19:2304–2312
38. Junghanss C, Marr KA, Carter RA et al. Incidence and outcome of bacterial and fungal infections following nonmyeloablative compared with myeloablative allogeneic hematopoietic stem cell transplantation: a matched control study. Biol Blood Marrow Transplant 2002;8:512–520
39. Fukuda T, Boeckh M, Carter RA et al. Risks and outcomes of invasive fungal infections in recipients of allogeneic hematopoietic stem cell transplants after nonmyeloablative

第
3
篇

移
植
准
备

conditioning. Blood 2003;102:827–833

40. Junghanss C, Boeckh M, Carter RA et al. Incidence and outcome of cytomegalovirus infections following nonmyeloablative compared with myeloablative allogeneic stem cell transplantation, a matched control study. Blood 2002;99:1978–1985

41. Fukuda T, Hackman RC, Guthrie KA et al. Risks and outcomes of idiopathic pneumonia syndrome after nonmyeloablative and conventional conditioning regimens for allogeneic hematopoietic stem cell transplantation. Blood 2003;102:2777–2785

42. Hogan Maris M, Storer B et al. Hepatic injury after nonmyeloablative conditioning followed by allogeneic hematopoietic stem cell transplantation: a study of 193 patients. Blood 2004;103:78–84

43. Weissinger F, Sandmaier BM, Maloney DG et al. Decreased transfusion requirements for patients receiving nonmyeloablative compared with conventional peripheral blood stem cell transplants from HLA-identical siblings. Blood 2001;98:3584–3588

44. Cordonnier C, Maury S, Esperou H et al. Do minitransplants have minicosts? A cost comparison between myeloablative and nonmyeloablative allogeneic stem cell transplant in patients with acute myeloid leukemia. Bone Marrow Transplant 2005;36:649–654

45. Mielcarek M , Martin PJ, Leisenring W et al. Graft-versus-host disease after nonmyeloablative versus conventional hematopoietic stem cell transplantation. Blood 2003;102:756–762

46. Antin JH. Stem cell transplantation – harnessing of graft-versus-malignancy. Curr Opin Hematol 2003;10:440–444

47. Kassim AA, Chinratanalab W, Ferrara JL, Mineishi S. Reduced-intensity allogeneic hematopoietic stem cell transplantation for acute leukemias: 'what is the best recipe?' Bone Marrow Transplant 2005;36:565–574

48. Burroughs L, Storb R. Low-intensity allogeneic hematopoietic stem cell transplantation for myeloid malignancies: separating graft-versus-leukemia effects from graft-versus-host disease. Curr Opin Hematol 2005;12:45–54

49. Scott BL, Sandmaier BM. Outcomes with myeloid malignancies. Hematology Am Soc Hematol Educ Program 2006;381–389

50. Khouri IF. Reduced-intensity regimens in allogeneic stem-cell transplantation for non-Hodgkin lymphoma and chronic lymphocytic leukemia. Hematology Am Soc Hematol Educ Program 2006;390–397

51. Martino R, Iacobelli S, Brand R al. Retrospective comparison of reduced intensity conditioning and conventional high dose conditioning for allogeneic hematopoietic stem cell transplantation using HLA identical sibling donors in myelodysplastic syndromes. Blood 2006;108:836–846

52. Druker BJ, Guilhot F, O'Brien SG et al. Five-year follow-up of patients receiving imatinib for chronic myeloid leukemia. N Engl J Med 2006;355:2408–2417

53. Gratwohl A, Baldomero H, Frauendorfer K, Urbano-Ispizua A, for the Joint Accreditation Committee of the International Society for Cellular Therapy ISCT and the European Group for Blood and Marrow Transplantation EBMT (JACIE). EBMT activity survey 2004 and changes in disease indication over the past 15 years. Bone Marrow Transplant 2006;37;1069–1085

54. Or R, Shapira MY, Resnick Y et al. Nonmyeloablative allogeneic stem cell transplantation for the treatment of chronic myeloid leukemia in first chronic phase. Blood 2003;101:441–445

55. Khoury H, Adkins D, Brown R et al. Low transplant-related complications in patients with chronic myeloid leukemia undergoing allogeneic stem cell transplantation with a low dose (550 cGy) total body irradiation conditioning. Biol Blood Marrow Transplant 2001;7:352–358

56. Kerbauy FR, Storb R, Hegenbart U et al. Hematopoietic cell transplantation from HLA-identical sibling donors after low-dose radiation-based conditioning for treatment of CML. Leukemia 2005;19:990–997

57. Baron F, Maris MB, Storer BE et al. HLA-matched unrelated donor hematopoietic cell transplantation after nonmyeloablative conditioning for patients with chronic myeloid leukemia. Biol Blood Marrow Transplant 2005;11:272–279

58. Uzunel M, Mattson J, Brune M et al. Kinetics of minimal residual disease and chimerism in patients with chronic myeloid leukemia after nonmyeloablative conditioning and allogeneic stem cell transplantation. Blood 2003;101:469–472

59. Weisser M. Schmid C, Schoch C et al. Resistance to pretransplant imatinib therapy may adversely affect the outcome of allogeneic stem cell transplantation in CML. Bone Marrow Transplant 2005;36:1017–1018

60. Escalon MP, Champlin RE, Saliba RM et al. Nonmyeloablative allogeneic hematopoietic transplantation: a promising salvage therapy for patients with non-Hodgkin's lymphoma whose disease has failed a prior autologous transplantation. J Clin Oncol 2004;22:2419–2423

61. Branson K, Chopra R, Kottaridis PD et al. Role of nonmyeloablative allogeneic stem cell transplantation after failure of autologous transplantation in patients with lymphoproliferative malignancies. J Clin Oncol 2002;20:4022–4031

62. Faulkner RD, Craddock C, Byrne JL et al. BEAM alemtuzumab reduced-intensity allogeneic stem cell transplantation for lymphoproliferative diseases: GVHD, toxicity, and survival in 65 patients. Blood 2004;103:428–434

63. Tanimoto TE, Kusumi E, Hamaki T et al. High complete response rate after allogeneic hematopoietic stem cell transplantation with reduced-intensity conditioning regimens in advanced malignant lymphoma. Bone Marrow Trnsplant 2003;32:131–137

64. Bishop MR, Whit-Shan Hou J, Wilson WH. Establishment of early donor engraftment after reduced-intensity allogeneic hematopoietic stem cell transplantation to potentiate the graft-versus-lymphoma effect against refractory lymphomas. Biol Blood Marrow Transplant 2003;9:162–169

65. Morris E, Thomson K, Craddock C et al. Outcomes after alemtuzumab-containing reduced-intensity allogeneic transplantation regimen for relapsed and refractory non-Hodgkin lymphoma. Blood 2004;104:3865–3871

66. Khouri I, Lee MS, Saliba RM et al. Nonablative allogeneic stem-cell transplantation for advanced/recurrent mantle-cell lymphoma. J Clin Oncol 2003;21:4407–4412

67. Maris MB, Sandmaier BM, Storer BE et al. Allogeneic hematopoietic cell transplantation after fludarabine and 2 Gy total body irradiation for relapsed and refractory mantle cell lymphoma. Blood 2004;104:3535–3542

68. Pavletic SZ, Khouri IF, Haagenson M et al. Unrelated donor marrow transplantation for B-cell chronic lymphocytic leukemia after using myeloablative conditioning: results from the Center for International Blood and Marrow Transplant Research. J Clin Oncol 2005;23:5788–5794

69. Sorror ML, Maris MB, Sandmaier GM et al. Hematopoietic cell transplantation after nonmyeloablative conditioning for advanced chronic lymphocytic leukemia. J Clin Oncol 2005;23:3819–3829

70. Gerull S, Goerner M, Benner A et al. Long-term outcome of nonmyeloablative allogeneic transplantation in patients with high-risk multiple myeloma. Bone Marrow Transplant 2005;36:963–969

71. Crawley C, Lalancette M, Szydlo R et al. Outcomes for reduced-intensity allogeneic transplantation for multiple myeloma: an analysis of prognostic factors from the Chronic Leukaemia Working Party of the EBMT. Blood 2005;105:4532–4539

72. Maloney DG, Molina AJ, Sahebi F et al. Allografting with nonmyeloablative conditioning following cytoreductive autografts for the treatment of patients with multiple myeloma. Blood 2003;102:3447–3454

73. Collins RH Jr, Shpilberg O, Drobyski WR et al. Donor leukocyte infusions in 140 patients with relapsed malignancy after allogeneic bone marrow transplantation. J Clin Oncol 1997;15:433–444

74. Davies SM, Ramsay NKC, Klein JP et al. Comparison of preparative regimens in transplants for children with acute lymphoblastic leukemia. J Clin Oncol 2000;18:340–347

75. Hamaki T, Kami M, Kanda Y et al. Reduced-intensity stem-cell transplantation for adult acute lymphoblastic leukemia: a retrospective study of 33 patients. Bone Marrow Transplant 2005;6:549–556

76. Childs R, Chernoff A, Contentin N et al. Regression of metastatic renal cell carcinoma after nonmyeloablative allogeneic peripheral blood stem cell transplantation. N Engl J Med 2000;343:750–758

77. Rini BI, Zimmerman T, Stadler WM et al. allogeneic stem cell transplantation of renal cell cancer after immunosuppressive chemotherapy: feasibility, engraftment and clinical results. J Clin Oncol 2002;20:2017–2024

78. Thomas ED, Buckner CD, Sanders JE et al. Marrow transplantation for thalassaemia. Lancet 1982;2:227–229

79. Lucarelli G, Galimberti M, Polchi P et al. Bone marrow transplantation in patients with thalassemia. N Engl J Med 1990;322:417–421

80. Walters MC, Patience M, Leisenring W et al. Bone marrow transplantation for sickle cell disease. N Engl J Med 1996;335:369–376

81. Vermylen C, Cornu G, Ferster A et al. Haematopoietic stem cell transplantation for sickle cell anaemia: the first 50 patients transplanted in Belgium. Bone Marrow Transplant 1998;22:1–6

82. Locatelli F, Rocha V, Reed W et al, for the Eurocord Transplant Group. Related umbilical cord blood transplantation in patients with thalassemia and sickle cell disease. Blood 2003;101:2137–2143

83. Fleischauer K, Locatelli F, Zecca M et al. Graft rejection after unrelated donor hematopoietic stem cell transplantation for thalassemia is associated with non-permissive HLADPB1 disparity in host-versus-graft direction. Blood 2006;107:2984–2992

84. Ferrara JL. Cytokine dysregulation as a mechanism of graft versus host disease. Curr Opin Immunol 1993;5:794–799

第29章

非血缘或不相合家族供者移植

Rupert Handgretinger

引言

目前，异基因移植已经越来越多地应用于多种恶性和非恶性疾病的治疗。目前，移植的供者通常选择健康的 HLA 配型相合的同胞。HLA 抗原随整条染色体遗传，每个个体有两条 HLA 单倍型。按照孟德尔遗传法则的显性基因遗传的原则，每个后代之间单倍型相合的概率为 25%。对于北美和欧洲的较小型的家庭来说，HLA 相合的同胞供者概率大约为 25%。因此，他们通过巨大的努力建立并增加国家及国际非血缘供者骨髓登记处的库容，使得未找到 HLA 相合同胞供者的患者能够在骨髓库找到 HLA 相合的非血缘供者。对于在登记处未找到 HLA 相合非血缘供者的患者来说，半相合供者已经逐渐成为现实的选择。随着 HLA 配型技术的发展和高相合度供者（HLA 等位基因 9/10 或 10/10 相合的供者）的确认，非血缘供者造血干细胞移植的疗效已经明显提高，在生存率上已接近同胞供者移植的结果。

非血缘供者移植

HLA 相合的同胞供者仍是最好的选择，对于无 HLA 相合的同胞供者的患者来说，寻找 HLA 相合的非血缘供者日益增多。随着 HLA 配型技术的发展，非血缘供者移植与同胞供者移植在儿童[1-3]或成人[4,5]的临床结果基本相同。本章着重讨论临床问题，包括预处理方案的选择（清髓对比非清髓），骨髓或外周血干细胞移植的选择，GVHD 预防方案以及儿童、成人恶性和非恶性血液病的移植适应证。

预处理方案：清髓对比非清髓

预处理方案具有细胞毒性及抗白血病疗效，但为了确保植入，还应具有足够强的免疫抑制。以前在白血病治疗中最常用的预处理方案包括分次 TBI（12 ～ 15.75Gy）联合环磷酰胺，加或不加依托泊苷、阿糖胞苷、塞替派或氟达拉滨。仅化疗而不含 TBI 的方案如白消安 / 环磷酰胺 / 阿糖胞苷，已成功地应用于成人高危急性髓性白血病[6]。其他不含 TBI 预处理方案的强度较低，其毒性易接受，并能确保植入[7,8]。对于不能耐受常规清髓方案的患者可以给予非清髓的预处理方案。这些方案从最低强度但易于植入的方案（氟达拉滨加低剂量 TBI）[9-11]到强度加大但仍为非清髓（减低剂量的预处理方案（RIC）），如减低剂量的氟达拉滨加白消安[11]，二羟白消安和氟达拉滨[8]或其他[12,13]。

非清髓造血干细胞移植理论上认为既能降低移植相关毒性，且能通过供者异反应性 T 细胞诱导出移植物抗白血病效应（GVL）[14]。这种移植最常应用于移植后可能出现高毒性风险的成人或老年患者。对于儿童来说，异基因移植物的抗白血病效应是否能够弥补减低毒性的预处理所带来的抗白血病力度的减弱还没有定论，因此仅仅在临床试验中应用。

作为干细胞的来源：骨髓与外周血干细胞比较

捐献骨髓或外周血干细胞的决定权首先取决于供者。在粒细胞集落刺激因子（G-CSF）应用之前，采集骨髓是造血干细胞唯一来源。随着 G-CSF 和 GM-CSF 的发现及临床应用，CD34+ 的骨髓造血干细胞能被大量动员至外周血[13,16]，且动员的造血干细胞能完全重建造血功能。供者不需住院，经一次或多次白细胞分离法即可采集外周血干细胞，因此，越来越多的供者愿意选择这种捐献方式。

由于采集的外周血干细胞悬液中含有大量的 T

细胞，即有利于植入且能发挥最大的抗白血病效应，因此医生偏好在 RIC 移植中采用外周血干细胞[18]。但由于外周血干细胞悬液中含有更多的 T 细胞，因此在非血缘供者外周血干细胞移植中慢性广泛型 GVHD 的发生率更高[19]。非血缘供者外周血干细胞移植治疗成人 ALL，虽然具有更强的 GVL 效应，但移植相关并发症增加且生存期缩短[20]。目前接受非血缘供者外周血 CD34+ 细胞分选移植的儿童急淋患者已获得非常好的疗效[21]。而类似的方法应用于儿童重型再生障碍性贫血，长期生存达 88%[22]。

GVHD 的预防

GVHD 仍然是 HLA 相合的非血缘供者造血干细胞移植的主要死亡原因。GVHD 预防最常用方案包括环孢霉素和甲氨蝶呤。加用 ATG[23] 或阿仑单抗[24] 可降低急性和慢性 GVHD 的发生率。此外，体外去除 T 细胞也是降低 GVHD 的有效方法[25-27]。目前直接去除 T 细胞的方法很多，包括物理的或 T 细胞特异性抗体[28]。最近报道，通过从外周血分选 CD34+ 或 CD133+ 干细胞的方法，可间接去除 T 细胞[21,22,29,30]。由于是非完全性去 T，因此可以提高抗白血病疗效[28]。

适应证

通过对同胞供者移植与非血缘供者移植进行比较，发现两者的适应证基本相同。最常见的适应证是急性髓性白血病、急性淋巴细胞白血病、骨髓增生异常综合征、慢性粒细胞白血病和重型再障。此外，也可以治愈儿童的一些遗传性及非恶性疾病，如血红蛋白病、免疫缺陷病、遗传性代谢病和骨髓发育不良等疾病。

当患者决定接受非血缘供者造血干细胞移植前，应考虑移植可能带来的风险与受益比。这些因素包括患者年龄、基础疾病、疾病状态和既往的化疗强度。

急性淋巴细胞白血病（ALL）

儿童

国际上对于发达国家 1986—1998 年期间的

ALL 的一些研究显示，化疗的 5 年无事件生存率为 63% ~ 83%[31]，或更高[32]。因此，异基因造血干细胞移植仅应用于少部分患者，包括 CR1 伴高危因素 [MLL-AF4，亚二倍体（＜ 45 条染色体）]、诱导失败（≥ 5% 原始细胞）和第 1 次诱导 4 ~ 6 周后微小残留病（MRD）检测 ＞ 1% 的儿童 ALL。通过形态学[36] 或流式细胞仪[35] 检测早期白血病细胞的清除是一个重要的预后因素。

最近一项研究回顾了 10 个研究组对 1986 年至 1996 年 Ph 阳性儿童急淋患者的研究，显示 HLA 相合同胞供者移植的疗效明显优于单纯化疗[37]。鉴于单纯化疗无白血病生存率仅为 10% ~ 40%，因此大部分患儿应在 CR2 复发或之后接受移植[38]。年龄较大的儿童（＞ 10 ~ 15 岁）CR1 短，无白血病生存率更低[39]。此外，对于化疗或早期治疗后骨髓复发的患者提示单纯化疗预后差，因此均需接受移植治疗[40,41]。早期或晚期复发的 T 细胞急淋提示预后差，也应接受移植治疗[41,42]。2/3 晚期髓外复发的患者、1/3 早期髓外复发的患者或晚期非 T 细胞性骨髓复发或早期非 T 细胞性复发的患者经化疗可获得缓解。然而，复发治疗后持续存在高水平的微小残留病（MRD）提示再次复发的风险高[43]。研究发现移植前存在 MRD 的比移植前无 MRD 的移植疗效差，这也进一步证实了 MRD 检测的重要性[44]。

移植在婴儿急淋中的作用是有争议的，由于大多数患儿在 11q23 染色体存在 MLL 基因重排，此亚群患者的疗效差[45] 且异基因移植不能改善其预后[46]。此外，由于 HLA 相合同胞供者移植与 HLA 相合非血缘供者移植的疗效无明显差别[2]，因此，对于无 HLA 相合同胞供者的患者，可选择接受 HLA 相合非血缘供者移植。

成人

非血缘供者移植在成人 ALL 中的作用由多种因素决定，例如患者年龄、白血病亚型和疾病状态。近几十年虽然成人 ALL 在化疗方面取得了一定进展[47]，疗效得到了提高，无白血病生存率达 30% ~ 40%，但仍远低于儿童 ALL 的疗效[48,49]。对于标危 ALL 在 CR1 接受异基因移植已取得了较好的结果[50]；而对于高危 ALL，例如染色体存在 t（9；22）或 t（4；11），非血缘供者移植可增加无病生存（DFS）[51]。目前 CR1 期接受 HLA 相合同胞供者移植与 HLA 相合非血缘供者移植相比较的研究结果已经获得[4]；CR2 期复发的患者接受异基因移植将会受益；CR2 或之后接受 HLA 相合同胞供者移植与 HLA 相合非血缘供者移植相比较的研究结果也已经获得[5]。而对于难治性患者来说，移植疗效较差[52]。干细胞来源对于移植疗效的影响目前不清楚，但有报道认为，接受骨髓移植的患者比外周血干细胞移植患者的生存期更长[20]。非清髓预处理方案可应用于高移植相关死亡（TRM）的患者，但对于年轻患者来说，非清髓移植仍不能替代清髓移植[53]。

急性髓性白血病（AML）

儿童

对于儿童和青少年 AML，常规的单纯化疗的 5 年或更长无复发生存期达到 45%[54,55]。细胞遗传学异常对于判断预后有一定价值，患者如果存在复杂的核型，如 -5，del（5q），-7，或 3q 异常，可能受益于移植[56]。在迄今为止最大的随机试验比较了异基因骨髓移植（骨髓移植）、自体骨髓移植和 AML 化疗缓解后积极巩固治疗，结果表明在青少年和儿童患者中，如有 HLA 相合的同胞供者，应在第一次缓解期接受非血缘供者骨髓移植[57]。由于英国医学研究理事会已报道，单用化疗也取得了类似地、好的存活率（7 年存活率为 56%）[58]，因此，异基因移植仅限于 CR1 期具有高风险特征的患者。

对于大多数 AML 复发的患者来说，异基因造血干细胞移植是首选[59]。移植时处于疾病的进展期和具有细胞遗传学异常的患者，其生存期缩短且复发增加[60]。由于 HLA 相合同胞供者移植与相合非血缘供者移植的结果相似[61]，对于儿童及青少年高危 AML，应考虑在 CR1 期接受 HLA 相合的非血缘移植，而对于大多数复发的 AML 患者来说，异基因移植应在 CR2 期进行。

成人

对于成人 AML，在 CR1 期接受 HLA 相合的非血缘供者移植是有争议的。对于存在不良细胞遗传学异常的患者，有研究显示 CR1 期接受异基因移植预后明显改善[62]，但另一些研究却未显示这种优势[63]。在一项大型研究中，在 161 例接受非血缘供者移植的原发 AML 患者中，细胞遗传学异常对移植的疗效无影响[64]。采用单纯化疗预处理方案对

高危 AML 进行非血缘供者移植，移植疗效较好且 TRM 发生率低[65]，这说明对于预后不良的 AML 在 CR1 期尽早接受非血缘供者移植是有益的。对于年轻患者的缓解后 MRD 阳性的，也应该考虑接受异基因移植[66]。支持治疗的改善和 RIC 预处理方案已经允许老年患者接受异基因 BMT[67-68]。在另一项回顾性研究中比较了 AML 的 CR1 或 CR2 期接受自体和异基因 BMT 的结果。非血缘供者 BMT 虽然具有低复发率，但被高 TRM 所抵消。而接受自体移植 AML 的 CR1 和 CR2 患者来说，3 年生存率更高[69]。但对于超过 CR2 期或难治的患者，疗效不佳，而非血缘供者移植提供了治愈的唯一机会[70-72]。

慢性髓性白血病（CML）

儿童

对于 CML 慢性期（CP）的患者，同胞供者或非血缘供者移植都能带来长期无病生存，因此目前仍是治疗的选择[73]。诊断与移植的时间越短疗效越好[74]。一项研究显示，外周血干细胞移植比骨髓移植有明显的生存优势（1000 天总生存为 94% 对 66%）[75]。清髓预处理的非血缘供者移植 3 年总生存为 65%[76]。其中 55% 的患者在诊断后 1 年以上才接受非血缘供者移植，这与高的 TRM 相关（CP1 占 31%，进展期为 46%）。而加速期 CML 复发率更高，特别是同胞供者移植。加速期患者接受同胞供者移植的 3 年总生存 46%，而非血缘供者移植为 39%。在早期的儿童研究中显示，确诊 3 年内接受同胞和非血缘供者移植患者的 12 年总生存为 62%[77]。RIC 预处理方案和公认的对于 CML 具有高治疗反应的免疫治疗，如供者淋巴细胞输注（DLI），均能减少 TRM 和增加长期生存[78,79]。但是，RIC 的疗效需要在更大的儿童 RIC 和清髓方案的比较研究中得到证实。

考虑到诊断 > 1 年的非血缘供者移植结果较差，因此对于儿童患者，如果其有同胞供者或找到 HLA 配型相合度高非血缘供者，应在诊断 1 年内进行异基因移植[80]。

成人

正如小儿患者一样，对于成人 CML 患者来说，异基因移植仍是已知的唯一可以治愈的手段。

这种治疗受到合适的供者、预处理的毒性及患者年龄的限制，然而更好的非血缘供者 HLA 配型方法和更多使用的 RIC 预处理方案使得移植疗效得到改善。诊断时预测生存因素，如分子和生物学特征 [81] 或包括年龄、疾病阶段、供者类型，供受体性别组合，从诊断至移植的间隔时间等移植预后的风险评分，都可以帮助确定最佳的治疗策略 [82]。除了疾病的分期，年龄也可以影响非血缘供者移植的结果 [73]。对于 40 ~ 50 岁 CML 慢性期的患者，同胞供者移植与非血缘供者移植生存相似 [73,83,84]。对于不到 50 岁诊断 1 年内接受移植的患者，DFS > 70%[73]。干细胞的最佳来源（外周血造血干细胞与骨髓）仍有争议。虽然两项研究都发现了外周血造血干细胞优于骨髓 [75,85]，但另一个回顾性研究对于 CML 的所有阶段的非血缘供者移植，发现两者在 GVHD 发生率，复发和生存率方面无差异 [86]。

由于甲磺酸伊马替尼的长期疗效需要进一步的证实，因此对于找到 HLA 配型相合度高的非血缘供者的患者，尤其是对于年轻、新诊断的患者，选择标准的或 RIC 的移植是合理可行的 [87]。

骨髓增生异常综合征（MDS）

儿童

儿童 MDS 大多数预后较差，造血干细胞移植是目前治疗的首选 [88,89]。其中 RA、RARS 和正常遗传学特征的患者移植疗效最好的 [90]，而 RAEB、RAEB-t、年龄小于 2 岁和血红蛋白 F ≥ 10% 的患者也可从移植中受益 [91]。为了找到对于这种少见病的最佳治疗方案，需要通过如儿童 MDS 欧洲工作组（EWOG - MDS）的国际合作研究。对于移植的时机以及是否在移植前诱导化疗目前存在争议。但移植前未进行化疗的 RAEB-t 患者复发率高，而移植前骨髓原始细胞 < 5% 的患者则无需进行诱导化疗 [88,92]。一项大的对于儿童 MDS 的前瞻性研究发现，当有同胞供者时，RAEB-t 与 AML 的治疗一样，诊断后给予诱导化疗后进行移植 [93]。另一方面，RA 和 RAEB 的患者对于标准的 AML 治疗效果差，应考虑直接给予异基因移植 [94,95]。

对于儿童单核细胞白血病的最佳治疗仍不确定。常规化疗不可能清除异常干细胞，但可以使疾病得到缓解，移植提供了治愈的可能性 [96]，但由于移植复发率高从而限制了移植的疗效 [97]。

成人

异基因移植也是成人 MDS 唯一可能治愈的治疗措施。由于 MDS 常见于老年患者，因此常规移植的方法受到了限制。随着 HLA 配型在分子学上的进展，通过 HLA 高分辨进行非血缘供者移植的结果已于同胞供者移植结果相当 [98-100]。不含 TBI 的预处理方案正在减少 TRM，多种 RIC 也已得到了不同的结果 [101-104]。当决定进行移植时，应考虑到各种因素，如年龄、合并症、疾病状态、供者类型及其他因素。对于治疗相关的 MDS 患者，异基因移植是长期治愈这种疾病的唯一机会。然而，由于高的 TRM 及复发率，儿童和成人的结果都不容乐观。

再生障碍性贫血

移植失败、毒性和 GVHD 是非血缘供者移植治疗再障的主要问题。在一项大的日本系列研究中，非血缘供者移植的 5 年总生存为 56%。移植预后不良因素包括诊断超过 3 年、患者年龄超过 20 岁、预处理方案中缺少 ATG 和 HLA 分子学配型发现 HLA-A 或 B 位点错配的 [107]。而新的预处理方案可以提高疗效 [108]。在儿童患者中，部分去 T 与 GVHD 发生率低相关 [109]。在儿童患者，同胞供者移植与非血缘供者移植结果相当 [110]，对于一线免疫抑制治疗失败的患者应建议尽早接受异基因移植 [111]。应用大量的非血缘供者外周血动员纯化的干细胞移植可以避免严重的并发症，目前在儿童患者中已取得了满意的疗效。

非恶性血液病

这类患者主要为儿童遗传性疾病，如血红蛋白病，免疫缺陷和先天性代谢异常。多种非恶性血液病的非血缘供者移植已取得了满意的疗效，并且与同胞供者移植结果相当 [3,112,113]。特别是儿童，当无 HLA 配型相合的同胞供者时应积极推荐进行非血缘供者移植。

单倍体供者移植

单倍体供者移植的基本原理

进行单倍体供者移植的主要原因是由于缺乏匹配的同胞供者及非血缘供者。与非血缘供者移植相比，单倍体相合的供者鉴定时间短而不会延误治疗时机。特别是对于恶性血液病，由于等待非血缘供者的搜寻而最终丧失了挽救生命的移植机会。由于迄今为止无前瞻性的研究来探讨这个问题，因此丧失移植机会患者的确切人数不清楚。显然，将不匹配的家庭成员列入供者库，将使几乎所有患者在必要的时间内接受移植。

单倍体供者移植不仅能及时地完成，而且穿越HLA屏障可能诱导产生更强的GVL效应。这种效应已经在动物模型中得到证实[114]，但在人类仍不清楚。在单倍体相合移植中，强的GVL效应可能被强的GVHD预防和治疗所掩盖[115]。

通过分选CD34+细胞[116]或去除CD3+细胞[117]的方法增强去T作用，就可以在不用或仅用温和药物进行GVHD预防的情况下顺利完成移植[118]。目前已经证实，异反应性NK细胞能在成人AML[119]或儿童ALL[120]发挥强的抗白血病效应。而具有潜在抗白血病效应和无诱导GVHD的其他细胞也发挥作用，例如NK细胞[121]或γ/δT淋巴细胞[122]。进一步利用单倍体效应细胞的抗白血病效应且不增加GVHD的研究正在进行中，效果将令人期待。

单倍体供者移植的另一个优势是移植后同一供者的连续可用性。随着复杂、大规模的临床细胞治疗方法的进展，移植后利用供者来源的细胞已经成为现实，并将在今后发挥更加重要的作用。这些策略包括移植后输注NK细胞[123,124]或病毒特异性T淋巴细胞[125]。未来的策略包括CD4+ CD25+调节性T细胞诱导的免疫耐受[126]或去除T细胞中的异反应性细胞来提高免疫功能重建或抗白血病作用[127]。最后，设想利用供者来源的白血病特异性T淋巴细胞[128]。

异反应性NK细胞的概念

虽然已付出很大努力来找出HLA相合的最佳供者，但移植中异反应性NK细胞的理论认为，NK细胞可介导抗白血病作用而不发生GVHD，特别是在HLA不相合的情况下（完全错配）[129]。此外，动物模型已经证实，异反应性NK细胞不仅具有抗白血病作用，而且能促进植入并穿越HLA屏障，通过清除残留宿主来源的抗原提呈细胞从而降低GVHD的发生[130]。

Karre等学者提出的异基因移植的异反应性NK细胞的概念是基于"自我缺失"的假说[131]。这个假说认为与T淋巴细胞相比，NK细胞的激活不需要对靶细胞表面HLA-I分子进行自我识别。发现杀伤细胞免疫球蛋白样受体（KIR）和识别KIR后产生单克隆抗体可以详细分析NK细胞表面的抑制和活化受体系统[132]。KIRs表达在NK细胞亚群，为某些HLA-I分子等位基因的受体。HLA等位基因与其受体结合产生抑制信号，NK细胞不能发挥其效应。然而，在相应的HLA等位基因缺失的情况下，NK细胞不受抑制而产生细胞毒性。"自我缺失"的假说推测，在任何一个个体，NK细胞至少有一个针对自我HLA-I分子等位基因的抑制性受体[133]，因此，可想而知在一个HLA不相合的移植背景下，供者来源的NK细胞表达的KIRs与HLA-I分子等位基因的抑制性受体错配的可能性极大，将对宿主来源的靶细胞产生细胞毒作用。供者来源的异反应性T细胞会攻击GVHD的靶器官，例如皮肤、肠道或肝；而异反应性NK细胞仅对宿主来源的造血细胞产生攻击效应，而不会引起GVHD[130]。KIR与HLA抗原相合则通过CD158a（HLA等位基因Cw 2，4，5，6和其他的受体，第2组）和CD158b（HLA等位基因Cw 1，3，7，8和其他的受体，第1组）对NK细胞产生抑制作用[121,129]。

基于NK细胞至少有一个针对HLA-I分子等位基因的抑制性受体的这个概念，已提出通过供受者HLA-I分子的不合选择异反应性NK供者[134]。然而，这个概念最近受到了挑战，在健康人中表达KIR的NK细胞亚群没有相对应的抑制性HLA-I类分子的配体[135]，因此，单用HLA-I分子配型预测NK异反应性将会导致大量错误的结果，建议使用流式细胞仪或PCR的方法直接确定供者NK细胞表达的KIR库[136]。

KIR系统在异基因移植，特别是单倍体相合移植中的整个作用尚不完全清楚。KIR系统除了与其他系统一样，或抑制或激活，但NK细胞的最终作用是由许多已知和未知的抑制或激活信号的总和组成。此外，抗体介导的细胞毒作用可以覆盖 KIR 介导的 NK 细胞抑制作用已被证明[137]。因此，异反应性 NK 细胞在移植中的作用应进一步在临床对照试验中进行研究。

移植物的操作策略

随着时间的推移，单倍体相合移植的去 T 的方法已有许多种。早期可用的去 T 方法如抗 T 细胞抗体加补体，大多数用于骨髓，去除的 T 细胞数很少超过 2 ~ 3 个对数级[115]。随着"大剂量"概念的出现[138]，由于 G-CSF 动员的外周血干细胞可获得更多干细胞，因此干细胞的来源由动员的外周血取代了骨髓[139]。使用 G-CSF 动员能收获的 CD34+ 干细胞数远远超过从骨髓中获得的干细胞数，CD34+ 细胞数可高达 10×10^6/kg。然而，使用以抗体 / 补体为基础的去 T 的方法效果不佳，因为外周血中要处理的单核细胞数远远超过骨髓，因此，需要建立能够处理大量细胞的新技术[116]。

目前，大量去 T 的动员外周血干细胞是作为单倍体相合移植的干细胞主要来源。对于去 T，CD34+ 细胞分选可使得去除 T 细胞的数量超过 5 个对数级，从而使单倍体相合移植无需药物来预防 GVHD[118]。从迄今为止的经验来看，输注 T 细胞数不到 25 000/kg（受者体重）的是安全的，无需预防 GVHD。如果输注 T 细胞数为 25 000 ~ 50 000/kg，发生 GVHD 的风险可能会增高。当输注 T 细胞数超过 50 000/kg 时，应该给予适当的药物来预防 GVHD。

最近新出现的方法是 CD3+T 淋巴细胞阴性选择（去 CD3），或 CD3+ 的 T 细胞和 CD19+B 淋巴细胞阴性选择（去 CD3/19）[117]。相对于 CD34+ 细胞分选，阴性选择方法保留了干细胞之外所有非 CD3+ 和 CD19+ 的细胞，如 NK 细胞、树突状细胞、单核细胞和骨髓细胞。在这些移植物中，大量的 CD56+NK 细胞随干细胞输入可诱导异反应性 NK 细胞介导的 GVL 效应。由于此方法仅能去除 3.5 ~ 4 个数量级的 T 细胞，其效果略低于 CD34+ 细胞分选，因此，通过流式细胞仪确定移植物中残留 T 细胞的绝对数，根据残留 T 细胞的数量制定相应地 GVHD 预防[140]。另一个有趣的方法是应用 G-CSF 动员的骨髓联合外周血干细胞进行非去 T 的

单倍体相合移植[141]。

供者的选择

在大多数单倍体相合移植中，供者与受者为单倍体相合。对于大多数儿童患者，父母一方作为供者；而对于大多数的成年患者，供者则为其兄弟姐妹。虽然大部分不相合家庭供者为一个完整的单倍型相合，但也有供受者仅 1 或 2 位点不合。而在 CD34+ 细胞分选的去 T 移植中，供受不合的程度似乎对临床结果的影响不大[118]。

目前在单倍体相合移植中按照异反应性 NK 细胞来选择供者的研究正在积极地进行。使用供者 HLA 配型的配体 - 配体的方法可预测供者 NK 细胞 KIR 受体库[134]，而通过流式细胞仪或 PCR 基因分型的受体 - 配体的方法能直接确定供者的 KIR 库[136]。最近显示，与配体 - 配体模型相比，受体 - 配体模型的方法能更为准确预测抗白血病作用[120,136]。此外，其他经典选择供者的标准，如供受者 CMV 状态或交叉配血的结果也应考虑。目前没有足够的资料来充分说明年龄，性别或多次生育的女性供者在去 T 移植中的作用。

在非去 T 不相合同胞供者移植中显示，来源于非继承母亲的抗原错配（NIMA）同胞供者干细胞极少发生急性 GVHD[142]，然而，接受母亲或父母供者移植的患者发生移植相关死亡率较高。在其他非去 T 的干细胞移植中，有 NIMA 错配不相合供者的患者 II-IV 度 GVHD 发生率更高，而接受 GVHD 方向 NIMA 错配不相合供者移植的患者 GVHD 的发生率较低[143-144]。

免疫重建、感染和感染预防

单倍体相合移植后，患者经历免疫缺陷的不同时期，均可导致死亡[145]。急性和慢性 GVHD 或对其的治疗措施可以进一步阻碍免疫功能重建，虽然供者来源的 NK 细胞通常在移植后几个星期内快速增殖[146-147]，但它能阻碍并延迟 T 细胞介导的免疫恢复，主要表现为对感染具有高敏感性的 CD4+ 辅助性 T 细胞数量较低[148]。在最近的一次对儿童患者的回顾性比较性研究中，对含 TBI 清髓或不含 TBI 的 RIC 的 CD3 细胞去除的单倍体相合外周血

干细胞移植患者的 T 细胞表型、T 细胞库和 T 细胞受体删除周期（TREC）进行了分析 [149]。那些接受 RIC 移植的患者在移植早期免疫功能重建明显较快 [147]，未出现致命的感染并发症，而在含 TBI 的移植患者 T 细胞恢复延迟。在一项较小样本的研究中也发现，接受 RIC 和 CD3+ 细胞去除移植后免疫重建恢复较快。因此，不含 TBI 的 RIC 单倍体相合移植能促进免疫重建快速恢复，虽然其相关死亡率较低，但复发率较高，因此，应进行临床对照研究来评估单倍体移植预处理方案对总生存的影响。

预防和治疗条件性病毒、细菌和真菌感染仍是单倍体相合移植的主要挑战。特别是巨细胞病毒（CMV）、腺病毒（ADV）和 EB 病毒（EBV）感染是治疗失败的主要原因。当临床原因不明时，也应考虑其他病毒感染，如疱疹病毒、人类疱疹病毒 -6 和 BK 病毒。CMV 感染的预防应考虑供受者的 CMV 状态，对于存在巨细胞病毒感染风险的患者给予预防性或先发治疗。在接受 CD34+ 阳性分选或 CD3+ T 细胞去除的外周血干细胞移植的患者也常发生腺病毒的再激活 [151]。实时定量 PCR 方法来监测血液中腺病毒拷贝数 [152] 并及时给予西多福韦先发治疗既可获得满意效果 [153]。

EB 病毒感染相关淋巴组织增殖性疾病（EBV-LPD）是异基因移植后的另一种严重并发症 [154]。由于 EBV-LPD 主要由供者来源的 B 细胞引起，因此，最有效的预防方法是清除移植物中的所有成熟的 B 淋巴细胞。目前在应用于 CD34+ 阳性分选或 CD3/CD19 细胞去除的单倍体相合移植中很少发生供者来源的 EBV-LPS。

如果不能进行体外去除 B 细胞，干细胞输注时给予 CD20 单抗体内去除 B 细胞可能也是一种选择。在一项研究中，对 25 例接受 CD3 去除的外周血造血干细胞移植的患者在 0 天输注干细胞前给予一剂 CD20 单抗，没有患者发生 EBV-LPD [155]。正如其他病毒感染，应用实时 PCR 进行早期、定量检测血浆中 EBV-DNA，并给予 CD20 单抗先发治疗可以降低并发症的高死亡率 [156-157]。尽管采取上述这些措施，仍有相当一部分的患者对抗病毒治疗无效。因此，过继免疫治疗的策略已经开始出现，在单倍体相合移植中通过输注体外扩增供者病毒特异性 T 细胞和体外产生的腺病毒特异性 T 细胞，已

成功地预防和治疗腺病毒相关疾病 [125]。

单倍体相合移植治疗恶性血液病

对于无 HLA 相合供者的患者来说仍可考虑接受单倍体相合移植，因此，对于这种移植方式应开展临床对照研究。清髓的单倍体相合移植已经应用于许多难治性恶性血液病晚期的患者，而 CD34+ 细胞分选移植治疗成人急性髓性白血病 [119]、儿科的急性淋巴细胞白血病 [158] 和儿童急性白血病 [159,160] 方面均已取得了可喜的成果。在另一项研究中，使用未处理的单倍体相合的血液和骨髓干细胞混合移植，疗效与 HLA 相合同胞供者移植相当 [161]。除了清髓性移植外，在非清髓性移植中，使用未处理的 HLA 抗原 2～3 位点不合的单倍体相合干细胞，也已取得了可喜的成果 [162]。对高危或难治性成人患者进行不含 TBI 的减低强度的 CD3/CD19 去除的外周血干细胞移植，发现植入迅速且毒性低 [147]。减低强度预处理方案和 CD3/CD19 去除的外周血造血干细胞移植具有毒性和感染发生率低的特点 [155,163]。

由于实体肿瘤靶细胞对异反应性 NK 介导的细胞毒作用具有易感性 [164]，因此，目前已经开始在小儿实体瘤患者中进行试验性研究 [165]。另一个令人感兴趣的方法是在低强度化疗未移植的情况下输注单倍体相合 NK 细胞 [166]。采用低强度的预处理方案和新的抗感染策略可以提高单倍体相合移植的疗效，进一步临床研究需要来确定移植的最佳时间和选择适合的患者 [167]。

单倍体相合移植治疗非恶性血液病

单倍体相合移植大多被应用于治疗成人和儿童晚期或难治性恶性血液病，而去 T 的单倍体相合骨髓移植被用于治疗儿童免疫缺陷病 [168]。随着更新和更有效的去 T 方法的出现，特别是对于那些非恶性血液系统或遗传疾病的儿童患者，单倍体相合移植已成为目前一个现实的选择。CD34+ 细胞分选移植已应用于治疗重型再生障碍性贫血 [169]、血红蛋白病 [170]、石骨症 [171] 和其他疾病 [118,172]。进一步尝试通过应用 RIC 方案降低毒性和死亡率和改善免疫功能重建，使单倍体相合移植成为治愈无 HLA 相合供者的非恶性血液病患者的现实选择。

单倍体相合移植的未来方向

通过利用供者来源细胞成分如异反应性 NK 细胞来克服 HLA 屏障和调节 T 细胞来诱导免疫耐受，同时充分发挥抗恶性肿瘤效应是未来面临的主要挑战。

更好地了解有关免疫重建延迟的生物学机制有助于新治疗方法的产生，包括可溶性因子，或抗原特异性 T 细胞过继免疫，迅速恢复 T 细胞库。由于大多数策略需利用供者来源的细胞，因此，如果单倍体相合移植能成功地应用于临床，其供者的持续可动员性和可用性是至关重要的。

（扈江伟 译　扈江伟 校）

参考文献

1. Eapen M, Rubinstein P, Zhang MJ et al. Comparable long-term survival after unrelated and HLA-matched sibling donor hematopoietic stem cell transplantations for acute leukemia in children younger than 18 months. J Clin Oncol 2006;24:145–151

2. Al-Kasim FA, Thornley I, Rolland M et al. Single-centre experience with allogeneic bone marrow transplantation for acute lymphoblastic leukaemia in childhood: similar survival after matched-related and matched-unrelated donor transplants. Br J Haematol 2002;116: 483–490

3. Gustafsson A, Remberger M, Winiarski J, Ringden O. Unrelated bone marrow transplantation in children: outcome and a comparison with sibling donor grafting. Bone Marrow Transplant 2000;25:1059–1065

4. Kiehl MG, Kraut L, Schwerdtfeger R et al. Outcome of allogeneic hematopoietic stem-cell transplantation in adult patients with acute lymphoblastic leukemia: no difference in related compared with unrelated transplant in first complete remission. J Clin Oncol 2004;22: 2816–2825

5. Dahlke J, Kroger N, Zabelina T et al. Comparable results in patients with acute lymphoblastic leukemia after related and unrelated stem cell transplantation. Bone Marrow Transplant 2006;37:155–163

6. Kroger N, Bornhauser M, Ehninger G et al. Allogeneic stem cell transplantation after a fludarabine/busulfan-based reduced-intensity conditioning in patients with myelodysplastic syndrome or secondary acute myeloid leukemia. Ann Hematol 2003;82:336–342

7. Kroger N, Shimoni A, Zabelina T et al. Reduced-toxicity conditioning with treosulfan, fludarabine and ATG as preparative regimen for allogeneic stem cell transplantation (alloSCT) in elderly patients with secondary acute myeloid leukemia (sAML) or myelodysplastic syndrome (MDS). Bone Marrow Transplant 2006;37:339–344

8. Niederwieser D, Maris M, Shizuru JA et al. Low-dose total body irradiation (TBI) and fludarabine followed by hematopoietic cell transplantation (HCT) from HLA-matched or mismatched unrelated donors and postgrafting immunosuppression with cyclosporine and mycophenolate mofetil (MMF) can induce durable complete chimerism and sustained remissions in patients with hematological diseases. Blood 2003;101:1620–1629

9. Hegenbart U, Niederwieser D, Sandmaier BM et al. Treatment for acute myelogenous leukemia by low-dose, total-body, irradiation-based conditioning and hematopoietic cell transplantation from related and unrelated donors. J Clin Oncol 2006;24:444–453

10. Or R, Shapira MY, Resnick I et al. Nonmyeloablative allogeneic stem cell transplantation for the treatment of chronic myeloid leukemia in first chronic phase. Blood 2003;101:441–445

11. Kusumi E, Kami M, Yuji K et al. Feasibility of reduced intensity hematopoietic stem cell transplantation from an HLA-matched unrelated donor. Bone Marrow Transplant 2004;33:697–702

12. Uznel M, Remberger M, Sairafi D et al. Unrelated versus related allogeneic stem cell transplantation after reduced intensity conditioning. Transplantation 2006;82:913–919

13. Giralt S, Estey E, Albitar M et al. Engraftment of allogeneic hematopoietic progenitor cells with purine analog-containing chemotherapy: harnessing graft-versus-leukemia without myeloablative therapy. Blood 1997;89:4531–4536

14. Socinski MA, Cannistra SA, Elias A et al. Granulocyte-macrophage colony stimulating factor expands the circulating haemopoietic progenitor cell compartment in man. Lancet 1988;1:1194–1198

15. Siena S, Bregni M, Brando B et al. Circulation of CD34+ hematopoietic stem cells in the peripheral blood of high-dose cyclophosphamide-treated patients: enhancement by intravenous recombinant human granulocyte-macrophage colony-stimulating factor. Blood 1989;74:1905–1914

16. Schmitz N, Dreger P, Suttorp M et al. Primary transplantation of allogeneic peripheral blood progenitor cells mobilized by filgrastim (granulocyte colony-stimulating factor). Blood 1995;85:1666–1672

17. Maris MB, Niederwieser D, Sandmaier BM et al. HLA-matched unrelated donor hematopoietic cell transplantation after nonmyeloablative conditioning for patients with hemato-

logic malignancies. Blood 2003;102:2021–2030

18. Remberger M, Beelen DW, Fauser A et al. Increased risk of extensive chronic graft-versus-host disease after allogeneic peripheral blood stem cell transplantation using unrelated donors. Blood 2005;105:548–551

19. Garderet L, Labopin M, Gorin NC et al. Patients with acute lymphoblastic leukaemia allografted with a matched unrelated donor may have a lower survival with a peripheral blood stem cell graft compared to bone marrow. Bone Marrow Transplant 2003;31: 23–29

20. Lang P, Handgretinger R, Niethammer D et al. Transplantation of highly purified CD34+ progenitor cells from unrelated donors in pediatric leukemia. Blood 2003;101:1630–1636

21. Benesch M, Urban C, Sykora KW et al. Transplantation of highly purified CD34+ progenitor cells from alternative donors in children with refractory severe aplastic anaemia. Br J Haematol 2004;125:58–63

22. Meijer E, Bloem AC, Dekker AW et al. Effect of antithymocyte globulin on quantitative immune recovery and graft-versus-host disease after partially T-cell-depleted bone marrow transplantation: a comparison between recipients of matched related and matched unrelated donor grafts. Transplantation 2003;75:1910–1913

23. von dem Borne PA, Beaumont F, Starrenburg CW et al. Outcomes after myeloablative unrelated donor stem cell transplantation using both in vitro and in vivo T-cell depletion with alemtuzumab. Haematologica 2006;91:1559–1562

24. Meijer E, Cornelissen JJ, Lowenberg B, Verdonck LF. Antithymocyteglobulin as prophylaxis of graft failure and graft-versus-host disease in recipients of partially T-cell-depleted grafts from matched unrelated donors: a dose-finding study. Exp Hematol 2003;31:1026–1030

25. Bunin N, Aplenc R, Leahey A et al. Outcomes of transplantation with partial T-cell depletion of matched or mismatched unrelated or partially matched related donor bone marrow in children and adolescents with leukemias. Bone Marrow Transplant 2005;35:151–158

26. Pavletic SZ, Carter SL, Kernan NA et al. Influence of T-cell depletion on chronic graft-versus-host disease: results of a multicenter randomized trial in unrelated marrow donor transplantation. Blood 2005;106:3308–3313

27. Champlin RE, Passweg JR, Zhang MJ et al. T-cell depletion of bone marrow transplants for leukemia from donors other than HLA-identical siblings: advantage of T-cell antibodies with narrow specificities. Blood 2000;95:3996–4003

28. Kobbe G, Fenk R, Neumann F et al. Transplantation of allogeneic CD34+-selected cells followed by early T-cell add-backs: favorable results in acute and chronic myeloid leukemia. Cytotherapy 2004;6:533–542

29. Lang P, Bader P, Schumm M et al. Transplantation of a combination of CD133+ and CD34+ selected progenitor cells from alternative donors. Br J Haematol 2004;124:72–79

30. Pui CH, Campana D, EvansWE. Childhood acute lymphoblastic leukaemia–current status and future perspectives. Lancet Oncol 2001;2:597–607

31. Pui CH, Evans WE. Treatment of acute lymphoblastic leukemia. N Engl J Med 2006;354:166–178

32. Heerema NA, Nachman JB, Sather HN et al. Hypodiploidy with less than 45 chromosomes confers adverse risk in childhood acute lymphoblastic leukemia: a report from the children's cancer group. Blood 1999;94:4036–4045

33. Johansson B, Moorman AV, Haas OA et al. Hematologic malignancies with t(4;11)(q21;q23)– a cytogenetic, morphologic, immunophenotypic and clinical study of 183 cases. European 11q23 Workshop participants. Leukemia 1998;12:779–787

34. Coustan-Smith E, Sancho J, Behm FG et al. Prognostic importance of measuring early clearance of leukemic cells by flow cytometry in childhood acute lymphoblastic leukemia. Blood 2002;100:52–58

35. Sandlund JT, Harrison PL, Rivera G et al. Persistence of lymphoblasts in bone marrow on day 15 and days 22 to 25 of remission induction predicts a dismal treatment outcome in children with acute lymphoblastic leukemia. Blood 2002;100:43–47

36. Arico M, Valsecchi MG, Camitta B et al. Outcome of treatment in children with Philadelphia chromosome-positive acute lymphoblastic leukemia. N Engl J Med 2000;342: 998–1006

37. Henze G, Fengler R, Hartmann R et al. Six-year experience with a comprehensive approach to the treatment of recurrent childhood acute lymphoblastic leukemia (ALL-REZ BFM 85). A relapse study of the BFM group. Blood 1991;78:1166–1172

38. Woolfrey AE, Anasetti C, Storer B et al. Factors associated with outcome after unrelated marrow transplantation for treatment of acute lymphoblastic leukemia in children. Blood 2002;99:2002–2008

39. Bleakley M, Shaw PJ, Nielsen JM. Allogeneic bone marrow transplantation for childhood relapsed acute lymphoblastic leukemia: comparison of outcome in patients with and without a matched family donor. Bone Marrow Transplant 2002;30:1–7

40. Borgmann A, von Stackelberg A, Hartmann R et al. Unrelated donor stem cell transplantation compared with chemotherapy for children with acute lymphoblastic leukemia in a second remission: a matched-pair analysis. Blood 2003;101:3835–3839

41. Uderzo C, Dini G, Locatelli F et al. Treatment of childhood acute lymphoblastic leukemia after the first relapse: curative strategies. Haematologica 2000;85:47–53

42. Eckert C, Biondi A, Seeger K et al. Prognostic value of minimal residual disease in relapsed childhood acute lymphoblastic leukaemia. Lancet 2001;358:1239–1241

43. Bader P, Hancock J, Kreyenberg H et al. Minimal residual disease (MRD) status prior to allogeneic stem cell transplantation is a powerful predictor for post-transplant outcome in children with ALL. Leukemia 2002;16:1668–1672.

44. Pui CH, Behm FG, Downing JR et al. 11q23/MLL rearrangement confers a poor prognosis in infants with acute lymphoblastic leukemia. J Clin Oncol 1994;12:909–915

45. Pui CH, Gaynon P, Boyett JM et al. Outcome of treatment in childhood acute lymphoblastic leukaemia with rearrangements of the 11q23 chromosomal region. Lancet 2002;359: 1909–1915

46. Xie Y, Davies SM, Xiang Y et al. Trends in leukemia incidence and survival in the United States (1973–1998). Cancer 2003;97:2229–2235

47. Hoelzer D, Gokbuget N. Recent approaches in acute lymphoblastic leukemia in adults. Crit Rev Oncol Hematol 2000;36:49–58

48. Hoelzer D, Gokbuget N. New approaches to acute lymphoblastic leukemia in adults: where do we go? Semin Oncol 2000;27:540–559

49. Rowe JM, Buck G, Fielding A et al. In adults with standard-risk acute lymphoblastic leukemia (ALL) the greatest benefit is achieved from an allogeneic transplant in first complete

remission (CR) and an autologous transplant is less effective than conventional consolidation/maintenance chemotherapy: final results of the International ALL Trial (MRC UKALL XII/ECOG E2993). ASH Annual Meeting Abstracts. Blood 2006;108:2
51. Thiebaut A, Vernant JP, Degos L et al. Adult acute lymphocytic leukemia study testing chemotherapy and autologous and allogeneic transplantation. A follow-up report of the French protocol LALA 87. Hematol Oncol Clin North Am 2000;14:1353–1366
52. Johny A, Song KW, Nantel SH et al. Early stem cell transplantation for refractory acute leukemia after salvage therapy with high-dose etoposide and cyclophosphamide. Biol Blood Marrow Transplant 2006;12:480–489
53. Martino R, Giralt S, Caballero MD et al. Allogeneic hematopoietic stem cell transplantation with reduced-intensity conditioning in acute lymphoblastic leukemia: a feasibility study. Haematologica 2003;88:555–560
54. Hurwitz CA, Mounce KG, Grier HE. Treatment of patients with acute myelogenous leukemia: review of clinical trials of the past decade. J Pediatr Hematol Oncol 1995;17: 185–197
55. Woods WG, Kobrinsky N, Buckley JD et al. Timed-sequential induction therapy improves postremission outcome in acute myeloid leukemia: a report from the Children's Cancer Group. Blood 1996;87:4979–4989
56. Wells RJ, Arthur DC, Srivastava A et al. Prognostic variables in newly diagnosed children and adolescents with acute myeloid leukemia: Children's Cancer Group Study 213. Leukemia 2002;16:601–607
57. Woods WG, Neudorf S, Gold S et al. A comparison of allogeneic bone marrow transplantation, autologous bone marrow transplantation, and aggressive chemotherapy in children with acute myeloid leukemia in remission. Blood 2001;97:56–62
58. Stevens RF, Hann IM, Wheatley K, Gray RG. Marked improvements in outcome with chemotherapy alone in paediatric acute myeloid leukaemia: results of the United Kingdom Medical Research Council's 10th AML trial. MRC Childhood Leukaemia Working Party. Br J Haematol 1998;101:130–140
59. Aladjidi N, Auvrignon A, Leblanc T et al. Outcome in children with relapsed acute myeloid leukemia after initial treatment with the French Leucemie Aique Myeloide Enfant (LAME) 89/91 protocol of the French Society of Pediatric Hematology and Immunology. J Clin Oncol 2003;21:4377–4385
60. Nemecek ER, Gooley TA, Woolfrey AE et al. Outcome of allogeneic bone marrow transplantation for children with advanced acute myeloid leukemia. Bone Marrow Transplant 2004;34:799–806
61. Hongeng S, Krance RA, Bowman LC et al. Outcomes of transplantation with matched-sibling and unrelated-donor bone marrow in children with leukaemia. Lancet 1997;350:767–771
62. Chalandon Y, Barnett MJ, Horsman DE et al. Influence of cytogenetic abnormalities on outcome after allogeneic bone marrow transplantation for acute myeloid leukemia in first complete remission. Biol. Blood Marrow Transplant 2002;8:435–443
63. Ferrant A, Labopin M, Frassoni F et al. Karyotype in acute myeloblastic leukemia: prognostic significance for bone marrow transplantation in first remission: a European Group for Blood and Marrow Transplantation study. Acute Leukemia Working Party of the European Group for Blood and Marrow Transplantation (EBMT). Blood 1997;90:2931–2938
64. Sierra J, Storer B, Hansen JA et al. Unrelated donor marrow transplantation for acute myeloid leukemia: an update of the Seattle experience. Bone Marrow Transplant 2000;26: 397–404
65. Ayash LJ, Ratanatharathorn V, Braun T et al. Unrelated donor bone marrow transplantation using a chemotherapy-only preparative regimen for adults with high-risk acute myelogenous leukemia. Am J Hematol 2007;82:6–14
66. Laane E, Derolf AR, Bjorklund E et al. The effect of allogeneic stem cell transplantation on outcome in younger acute myeloid leukemia patients with minimal residual disease detected by flow cytometry at the end of post-remission chemotherapy. Haematologica 2006;91:833–836
67. de Lima M, Giralt S. Allogeneic transplantation for the elderly patient with acute myelogenous leukemia or myelodysplastic syndrome. Semin Hematol 2006;43:107–117
68. Niederwieser D, Lange T, Cross M et al. Reduced intensity conditioning (RIC) haematopoietic cell transplants in elderly patients with AML. Best Pract Res Clin Haematol 2006;19:825–838
69. Lazarus HM, Perez WS, Klein JP et al. Autotransplantation versus HLA-matched unrelated donor transplantation for acute myeloid leukaemia: a retrospective analysis from the Center for International Blood and Marrow Transplant Research. Br J Haematol 2006;132: 755–769
70. Schmid C, Schleuning M, Schwerdtfeger R et al. Long-term survival in refractory acute myeloid leukemia after sequential treatment with chemotherapy and reduced-intensity conditioning for allogeneic stem cell transplantation. Blood 2006;108:1092–1099
71. Blum W, Bolwell BJ, Phillips G et al. High disease burden is associated with poor outcomes for patients with acute myeloid leukemia not in remission who undergo unrelated donor cell transplantation. Biol. Blood Marrow Transplant 2006;12:61–67
72. Litzow MR. Progress and strategies for patients with relapsed and refractory acute myeloid leukemia. Curr Opin Hematol 2007;14:130–137
73. Hansen JA, Gooley TA, Martin PJ et al. Bone marrow transplants from unrelated donors for patients with chronic myeloid leukemia. N Engl J Med 1998;338:962–968
74. van Rhee RF, Szydlo RM, Hermans J et al. Long-term results after allogeneic bone marrow transplantation for chronic myelogenous leukemia in chronic phase: a report from the Chronic Leukemia Working Party of the European Group for Blood and Marrow Transplantation. Bone Marrow Transplant 1997;20:553–560
75. Elmaagacli AH, Basoglu S, Peceny R et al. Improved disease-free-survival after transplantation of peripheral blood stem cells as compared with bone marrow from HLA-identical unrelated donors in patients with first chronic phase chronic myeloid leukemia. Blood 2002;99:1130–1135
76. Cwynarski K, Roberts IA, Iacobelli S et al. Stem cell transplantation for chronic myeloid leukemia in children. Blood 2003;102:1224–1231
77. Creutzig U, Ritter J, Zimmermann M, Klingebiel T. [Prognosis of children with chronic myeloid leukemia: a retrospective analysis of 75 patients]. Klin Padiatr 1996;208: 236–241
78. Chakraverty R, Peggs K, Chopra R et al. Limiting transplantation-related mortality following unrelated donor stem cell transplantation by using a nonmyeloablative conditioning regimen. Blood 2002;99:1071–1078
79. Kolb HJ, Mittermuller J, Clemm C et al. Donor leukocyte transfusions for treatment of recurrent chronic myelogenous leukemia in marrow transplant patients. Blood 1990;76: 2462–2465
80. Pulsipher MA. Treatment of CML in pediatric patients: should imatinib mesylate (STI-571, Gleevec) or allogeneic hematopoietic cell transplant be front-line therapy? Pediatr Blood Cancer 2004;43:523–533
81. Huntly BJ, Reid AG, Bench AJ et al. Deletions of the derivative chromosome 9 occur at the time of the Philadelphia translocation and provide a powerful and independent prognostic indicator in chronic myeloid leukemia. Blood 2001;98:1732–1738
82. Gratwohl A, Hermans J, Goldman JM et al. Risk assessment for patients with chronic myeloid leukaemia before allogeneic blood or marrow transplantation. Chronic Leukemia Working Party of the European Group for Blood and Marrow Transplantation. Lancet 1998;352:1087–1092
83. Davies SM, DeFor TE, McGlave PB et al. Equivalent outcomes in patients with chronic myelogenous leukemia after early transplantation of phenotypically matched bone marrow from related or unrelated donors. Am J Med 2001;110:339–346
84. Weisdorf DJ, Anasetti C, Antin JH et al. Allogeneic bone marrow transplantation for chronic myelogenous leukemia: comparative analysis of unrelated versus matched sibling donor transplantation. Blood 2002;99:1971–1977
85. Elmaagacli AH, Beelen DW, Opalka B et al. The risk of residual molecular and cytogenetic disease in patients with Philadelphia-chromosome positive first chronic phase chronic myelogenous leukemia is reduced after transplantation of allogeneic peripheral blood stem cells compared with bone marrow. Blood 1999;94:384–389
86. Remberger M, Ringden O, Blau IW et al. No difference in graft-versus-host disease, relapse, and survival comparing peripheral stem cells to bone marrow using unrelated donors. Blood 2001;98:1739–1745
87. Radich JP, Olavarria E, Apperley JF. Allogeneic hematopoietic stem cell transplantation for chronic myeloid leukemia. Hematol Oncol Clin North Am 2004;18:685–702
88. Anderson J.E, Appelbaum FR, Storb R. An update on allogeneic marrow transplantation for myelodysplastic syndrome. Leuk Lymphoma 1995;17:95–99
89. Cheson BD, Bennett JM, Kantarjian H et al. Report of an international working group to standardize response criteria for myelodysplastic syndromes. Blood 2000;96:3671–3674
90. Luger S, Sacks N. Bone marrow transplantation for myelodysplastic syndrome – who? when? and which? Bone Marrow Transplant 2002;30:199–206
91. Passmore SJ, Hann IM, Stiller CA et al. Pediatric myelodysplasia: a study of 68 children and a new prognostic scoring system. Blood 1995;85:1742–1750
92. Sutton L, Chastang C, Ribaud P et al. Factors influencing outcome in de novo myelodysplastic syndromes treated by allogeneic bone marrow transplantation: a long-term study of 71 patients. Societe Francaise de Greffe de Moelle. Blood 1996;88:358–365
93. Woods WG, Barnard DR, Alonzo TA et al. Prospective study of 90 children requiring treatment for juvenile myelomonocytic leukemia or myelodysplastic syndrome: a report from the Children's Cancer Group. J Clin Oncol 2002;20:434–440
94. Davies SM, Wagner JE, DeFor T et al. Unrelated donor bone marrow transplantation for children and adolescents with aplastic anaemia or myelodysplasia. Br J Haematol 1997;96: 749–756
95. Anderson JE, Anasetti C, Appelbaum FR et al. Unrelated donor marrow transplantation for myelodysplasia (MDS) and MDS-related acute myeloid leukaemia. Br J Haematol 1996;93:59–67
96. Niemeyer CM, Arico M., Basso G et al. Chronic myelomonocytic leukemia in childhood: a retrospective analysis of 110 cases. European Working Group on Myelodysplastic Syndromes in Childhood (EWOG-MDS). Blood 1997;89:3534–3543
97. MacMillan ML, Davies SM, Orchard PJ et al. Haemopoietic cell transplantation in children with juvenile myelomonocytic leukaemia. Br J Haematol 1998;103:552–558
98. Deeg HJ, Storer B, Slattery JT et al. Conditioning with targeted busulfan and cyclophosphamide for hemopoietic stem cell transplantation from related and unrelated donors in patients with myelodysplastic syndrome. Blood 2002;100:1201–1207
99. Flomenberg N, Baxter-Lowe LA, Confer D et al. Impact of HLA class I and class II high-resolution matching on outcomes of unrelated donor bone marrow transplantation: HLA-C mismatching is associated with a strong adverse effect on transplantation outcome. Blood 2004;104:1923–1930
100. Petersdorf EW, Malkki M. Human leukocyte antigen matching in unrelated donor hematopoietic cell transplantation. Semin Hematol 2005;42:76–84
101. Russell JA, Tran HT, Quinlan D et al. Once-daily intravenous busulfan given with fludarabine as conditioning for allogeneic stem cell transplantation: study of pharmacokinetics and early clinical outcomes. Biol Blood Marrow Transplant 2002;8:468–476
102. de Lima M, Anagnostopoulos A, Munsell M et al. Nonablative versus reduced-intensity conditioning regimens in the treatment of acute myeloid leukemia and high-risk myelodysplastic syndrome: dose is relevant for long-term disease control after allogeneic hematopoietic stem cell transplantation. Blood 2004;104:865–872
103. de Lima M, Couriel D, Thall PF et al. Once-daily intravenous busulfan and fludarabine: clinical and pharmacokinetic results of a myeloablative, reduced-toxicity conditioning regimen for allogeneic stem cell transplantation in AML and MDS. Blood 2004;104:857–864
104. Ho AY, Pagliuca A, Kenyon M et al. Reduced-intensity allogeneic hematopoietic stem cell transplantation for myelodysplastic syndrome and acute myeloid leukemia with multilineage dysplasia using fludarabine, busulphan, and alemtuzumab (FBC) conditioning. Blood 2004;104:1616–1623
105. Yakoub-Agha I, de La SP, Ribaud P et al. Allogeneic bone marrow transplantation for therapy-related myelodysplastic syndrome and acute myeloid leukemia: a long-term study of 70 patients-report of the French society of bone marrow transplantation. J Clin Oncol 2000;18:963–971
106. Woodard P, Barfield R, Hale G et al. Outcome of hematopoietic stem cell transplantation for pediatric patients with therapy-related acute myeloid leukemia or myelodysplastic syndrome. Pediatr Blood Cancer 2006;47:931–935
107. Kojima S, Matsuyama T, Kato S et al. Outcome of 154 patients with severe aplastic anemia who received transplants from unrelated donors: the Japan Marrow Donor Program. Blood 2002;100:799–803
108. Gupta V, Ball SE, Sage D et al. Marrow transplants from matched unrelated donors for aplastic anaemia using alemtuzumab, fludarabine and cyclophosphamide based conditioning. Bone Marrow Transplant 2005;35:467–471
109. Bunin N, Aplenc R, Iannone R et al. Unrelated donor bone marrow transplantation for

children with severe aplastic anemia: minimal GVHD and durable engraftment with partial T cell depletion. Bone Marrow Transplant 2005;35:369–373

110. Kennedy-Nasser AA, Leung KS, Mahajan A et al. Comparable outcomes of matched-related and alternative donor stem cell transplantation for pediatric severe aplastic anemia. Biol Blood Marrow Transplant 2006;12:1277–1284

111. Passweg JR, Perez WS, Eapen M et al. Bone marrow transplants from mismatched related and unrelated donors for severe aplastic anemia. Bone Marrow Transplant 2006;37:641–649

112. Svenberg P, Remberger M, Svennilson J et al. Allogeneic stem cell transplantation for nonmalignant disorders using matched unrelated donors. Biol Blood Marrow Transplant 2004;10:877–882

113. Willasch A, Hoelle W, Kreyenberg H et al. Outcome of allogeneic stem cell transplantation in children with non-malignant diseases. Haematologica 2006;91:788–794

114. Truitt RL, Rimm AA, Saltzstein EC et al. Graft-versus-leukemia for AKR spontaneous leukemia-lymphoma. Transplant Proc 1976;8:569–574

115. Henslee-Downey PJ, Abhyankar SH, Parrish RS et al. Use of partially mismatched related donors extends access to allogeneic marrow transplant. Blood 1997;89:3864–3872

116. Schumm M, Lang P, Taylor G et al. Isolation of highly purified autologous and allogeneic peripheral CD34+ cells using the CliniMACS device. J Hematother 1999;8:209–218

117. Barfield RC, Otto M, Houston J et al. A one-step large-scale method for T- and B-cell depletion of mobilized PBSC for allogeneic transplantation. Cytotherapy 2004;6:1–6

118. Handgretinger R, Klingebiel T, Lang P et al. Megadose transplantation of purified peripheral blood CD34+ progenitor cells from HLA-mismatched parental donors in children. Bone Marrow Transplant 2001;27:777–783

119. Aversa F, Terenzi A, Tabilio A et al. Full haplotype-mismatched hematopoietic stem-cell transplantation: a phase II study in patients with acute leukemia at high risk of relapse. J Clin Oncol 2005;20:3447–3454

120. Leung W, Iyengar R, Turner V et al. Determinants of antileukemia effects of allogeneic NK cells. J Immunol 2004;172:644–650

121. Farag SS, Fehniger TA, Ruggeri L et al. Natural killer cell receptors: new biology and insights into the graft-versus-leukemia effect. Blood 2002;100:1935–1947

122. Lamb LS Jr, Henslee-Downey PJ, Parrish RS et al. Increased frequency of TCR gamma delta + T cells in disease-free survivors following T cell-depleted, partially mismatched, related donor bone marrow transplantation for leukemia. J Hematother 1996;5:503–509

123. Passweg JR, Koehl U, Uharek L et al. Natural-killer-cell-based treatment in haematopoietic stem-cell transplantation. Best Pract Res Clin Haematol 2006;19:811–824

124. Triplett B, Handgretinger R, Pui CH, Leung W. KIR-incompatible hematopoietic-cell transplantation for poor prognosis infant acute lymphoblastic leukemia. Blood 2006;107:1238–1239

125. Feuchtinger T, Matthes-Martin S, Richard C et al. Safe adoptive transfer of virus-specific T-cell immunity for the treatment of systemic adenovirus infection after allogeneic stem cell transplantation. Br J Haematol 2006;134:64–76

126. Wichlan DG, Roddam PL, Eldridge P et al. Efficient and reproducible large-scale isolation of human CD4+ CD25+ regulatory T cells with potent suppressor activity. J Immunol Methods 2006;315:27–36

127. Wehler TC, Nonn M, Brandt B et al. Targeting the activation-induced antigen CD137 can selectively deplete alloreactive T cells from antileukemic and antitumor donor T-cell lines. Blood 2007;109:365–373

128. Houtenbos I, Westers TM, Dijkhuis A et al. Leukemia-specific T-cell reactivity induced by leukemic dendritic cells is augmented by 4-1BB targeting. Clin Cancer Res 2007;13:307–315

129. Ruggeri L, Capanni M, Casucci M et al. Role of natural killer cell alloreactivity in HLA-mismatched hematopoietic stem cell transplantation. Blood 1999;94:333–339

130. Ruggeri L, Capanni M, Urbani E et al. Effectiveness of donor natural killer cell alloreactivity in mismatched hematopoietic transplants. Science 2002;295:2097–2100

131. Karre K, Ljunggren HG, Piontek G, Kiessling R. Selective rejection of H-2-deficient lymphoma variants suggests alternative immune defence strategy. Nature 1986;319:675–678

132. Moretta L, Moretta A. Killer immunoglobulin-like receptors. Curr Opin Immunol 2004;16:626–633

133. Ruggeri L, Aversa F, Martelli MF, Velardi A. Allogeneic hematopoietic transplantation and natural killer cell recognition of missing self. Immunol Rev 2006;214:202–218

134. Ruggeri L, Mancusi A, Burchielli E et al. Natural killer cell recognition of missing self and haploidentical hematopoietic transplantation. Semin Cancer Biol 2006;16:404–411

135. Grau R, Lang KS, Wernet D et al. Cytotoxic activity of natural killer cells lacking killer-inhibitory receptors for self-HLA class I molecules against autologous hematopoietic stem cells in healthy individuals. Exp Mol Pathol 2004;76:90–98

136. Leung W, Iyengar R, Triplett B et al. Comparison of killer Ig-like receptor genotyping and phenotyping for selection of allogeneic blood stem cell donors. J Immunol 2005;174:6540–6545

137. Lang P, Barbin K, Feuchtinger T et al. Chimeric CD19 antibody mediates cytotoxic activity against leukemic blasts with effector cells from pediatric patients who received T-cell-depleted allografts. Blood 2004;103:3982–3985

138. Reisner Y, Martelli MF. Tolerance induction by 'megadose' transplants of CD34+ stem cells: a new option for leukemia patients without an HLA-matched donor. Curr Opin Immunol 2000;12:536–541

139. Aversa F, Tabilio A, Velardi A et al. Treatment of high-risk acute leukemia with T-cell-depleted stem cells from related donors with one fully mismatched HLA haplotype. N Engl J Med 1998;339:1186–1193

140. Schumm M, Handgretinger R, Pfeiffer M et al. Determination of residual T- and B-cell content after immunomagnetic depletion: proposal for flow cytometric analysis and results from 103 separations. Cytotherapy 2006;8:465–472

141. Huang X, Liu DH, Liu KY et al. Haploidentical hematopoietic stem cell transplantation without in vitro T-cell depletion for the treatment of hematological malignancies. Bone Marrow Transplant 2006;38:291–297

142. van Rood JJ, Loberiza FR Jr, Zhang MJ et al. Effect of tolerance to noninherited maternal antigens on the occurrence of graft-versus-host disease after bone marrow transplantation from a parent or an HLA-haploidentical sibling. Blood 2002;99:1572–1577

143. Ichinohe T, Uchiyama T, Shimazaki C et al. Feasibility of HLA-haploidentical hematopoietic stem cell transplantation between noninherited maternal antigen (NIMA)-mismatched family members linked with long-term fetomaternal microchimerism. Blood 2004;104:3821–3828

144. Obama K, Utsunomiya A, Takatsuka Y, Takemoto Y. Reduced-intensity non-T-cell depleted HLA-haploidentical stem cell transplantation for older patients based on the concept of feto-maternal tolerance. Bone Marrow Transplant 2004;34:897–899

145. Parkman R, Weinberg KI. Immunological reconstitution following bone marrow transplantation. Immunol Rev 1997;157:73–78

146. Handgretinger R, Lang P, Schumm M et al. Immunological aspects of haploidentical stem cell transplantation in children. Ann NY Acad Sci 2001;938:340–357

147. Bethge WA, Haegele M, Faul C et al. Haploidentical allogeneic hematopoietic cell transplantation in adults with reduced-intensity conditioning and CD3/CD19 depletion: fast engraftment and low toxicity. Exp Hematol 2006;34:1746–1752

148. Storek J, Gooley T, Witherspoon RP et al. Infectious morbidity in long-term survivors of allogeneic marrow transplantation is associated with low CD4 T cell counts. Am J Hematol 1997;54:131–138

149. Chen X, Hale GA, Barfield R et al. Rapid immune reconstitution after a reduced-intensity conditioning regimen and a CD3-depleted haploidentical stem cell graft for paediatric refractory haematological malignancies. Br J Haematol 2006;135:524–532

150. Hebart H, Brugger W, Grigoleit U et al. Risk for cytomegalovirus disease in patients receiving polymerase chain reaction-based preemptive antiviral therapy after allogeneic stem cell transplantation depends on transplantation modality. Blood 2001;97:2183–2185

151. Feuchtinger T, Richard C, Pfeiffer M et al. Adenoviral infections after transplantation of positive selected stem cells from haploidentical donors in children: an update. Klin Pediatr 2005;217:339–344

152. Gu Z, Belzer SW, Gibson CS et al. Multiplexed, real-time PCR for quantitative detection of human adenovirus. J Clin Microbiol 2003;41:4636–4641

153. Yusuf U, Hale GA, Carr J et al. Cidofovir for the treatment of adenoviral infection in pediatric hematopoietic stem cell transplant patients. Transplantation 2006;81:1398–1404

154. Gottschalk S, Rooney CM, Heslop HE. Post-transplant lymphoproliferative disorders. Annu Rev Med 2005;56:29–44

155. Hale GA, Kasow KA, Madden R et al. Mismatched family member donor transplantation for patients with refractory hematologic malignancies: long-term followup of a prospective clinical trial. ASH Annual Meeting Abstracts. Blood 2006;108:3137

156. van Esser JW, van der Holt B, Meijer E et al. Epstein–Barr virus (EBV) reactivation is a frequent event after allogeneic stem cell transplantation (SCT) and quantitatively predicts EBV-lymphoproliferative disease following T-cell-depleted SCT. Blood 2001;98:972–978

157. Wagner HJ, Cheng YC, Huls MH et al. Prompt versus preemptive intervention for EBV lymphoproliferative disease. Blood 2004;103:3979–3981

158. Klingebiel T, Handgretinger R, Lang P et al. Haploidentical transplantation for acute lymphoblastic leukemia in childhood. Blood Rev 2004;18:181–192

159. Hale GA, Kasow KA, Gan K et al. Haploidentical stem cell transplantation with CD3 depleted mobilized peripheral blood stem cell grafts for children with hematologic malignancies. ASH Annual Meeting Abstracts. Blood 2005;106:2910

160. Marks DI, Khattry N, Cummins M et al. Haploidentical stem cell transplantation for children with acute leukaemia. Br J Haematol 2006;134:196–201

161. Lu DP, Dong L, Wu T et al. Conditioning including antithymocyte globulin followed by unmanipulated HLA-mismatched/haploidentical blood and marrow transplantation can achieve comparable outcomes with HLA-identical sibling transplantation. Blood 2006;107:3065–3073

162. Ogawa H, Ikegame K, Yoshihara S et al. Unmanipulated HLA 2–3 antigen-mismatched (haploidentical) stem cell transplantation using nonmyeloablative conditioning. Biol Blood Marrow Transplant 2006;12:1073–1084

163. Lang P, Schumm M, Greil J et al. A comparison between three graft manipulation methods for haploidentical stem cell transplantation in pediatric patients: preliminary results of a pilot study. Klin Paediatr 2005;217:334–338

164. Re F, Staudacher C, Zamai L et al. Killer cell Ig-like receptors ligand-mismatched, alloreactive natural killer cells lyse primary solid tumors. Cancer 2006;107:640–648

165. Lang P, Pfeiffer M, Muller I et al. Haploidentical stem cell transplantation in patients with pediatric solid tumors: preliminary results of a pilot study and analysis of graft versus tumor effects. Klin Paediatr 2006;218:321–326

166. Miller JS, Soignier Y, Panoskaltsis-Mortari A et al. Successful adoptive transfer and in vivo expansion of human haploidentical NK cells in patients with cancer. Blood 2005;105:3051–3057

167. Zuckerman T, Rowe JM. Alternative donor transplantation in acute myeloid leukemia: which source and when? Curr Opin Hematol 2007;14:152–161

168. Friedrich W, Muller SM. Allogeneic stem cell transplantation for treatment of immunodeficiency. Springer Semin Immunopathol 2004;26:109–118

169. Woodard P, Cunningham JM, Benaim E et al. Effective donor lymphohematopoietic reconstitution after haploidentical CD34+-selected hematopoietic stem cell transplantation in children with refractory severe aplastic anemia. Bone Marrow Transplant 2004;33:411–418

170. Woodard P, Jeng M, Handgretinger R et al. Summary of symposium: the future of stem cell transplantation for sickle cell disease. J Pediatr Hematol Oncol 2002;24:512–514

171. Schulz AS, Classen CF, Mihatsch WA et al. HLA-haploidentical blood progenitor cell transplantation in osteopetrosis. Blood 2002;99:3458–3460

172. Caillat-Zucman S, Le DF, Haddad E et al. Impact of HLA matching on outcome of hematopoietic stem cell transplantation in children with inherited diseases: a single-center comparative analysis of genoidentical, haploidentical or unrelated donors. Bone Marrow Transplant 2004;33:1089–1095

第30章

老年患者的处理

Andrew S Artz，William B Ershler

引言

异基因造血干细胞移植（HSCT）可以根治一些难治性的恶性血液病。根据以往经验，标准的清髓性预处理方案的毒性限制了其应用的范围，仅适合年龄小于 50 岁的患者[1]。而大多数恶性血液病的发病中位年龄在 70 岁以上，且往往同时患有多种疾病，标准化疗的疗效有限，因此，仅仅少部分的患者从移植中受益。近十年在预处理方案和支持治疗方面的发展使得 HSCT 治疗的年龄扩展到 50 岁以上。但目前确定是否对老年人进行 HSCT 仍很困难。能够较好预测 HSCT 耐受性的新方法对于确定哪些老年人将从这种治疗中受益十分重要，但是，迄今为止，这仍是未能解决的难题。

在这一章中，我们将简短讨论与移植相关的衰老生物学的某些特征，概括以前和当今在这一领域的研究成果。

衰老生物学

在老年病学中，衰老不是疾病已成为一个重要的共识。虽然正常衰老会伴随出现器官功能的下降，但这些通常不足以解释出现的某些症状，因此应该从疾病中分离出来进行考虑。例如，肾功能随着年龄的增长而下降被普遍认同[2]，但在没有疾病或没有接触肾毒性药物的情况下肾功能不全非常少见。相似地，骨髓内也出现与年龄相关的性质和数量的改变，骨髓干细胞数量越来越少，祖细胞的扩增潜能退化[3-5]。但是，就像中性粒细胞减少症和血小板减少症一样，贫血在无病的情况下也并不常见。事实上，一系列的啮齿动物的骨髓移植研究显示骨髓具有足够的可以维持几代生命的再生能力[4]。随着衰老，免疫功能也会发生明显的改变[6]，但这些改变非常微小，或者说在无病的情况下甚至改变是不存在的，不足以引起临床后果。在衰老的背景下骨髓功能的储备和移植将在下面讨论。

虽然衰老不是疾病，但是伴随衰老的生理改变使机体易于患病。例如免疫系统的改变，虽然基本上不是问题，但可能会使结核病[7,8]或带状疱疹[9]复活，而对流感疫苗无反应，不能产生保护性滴度的抗体[10-11]。但是，免疫功能的下降，从量上或持续时间上来说还不能完全解释老年人逐渐上升的癌症发病率[12-13]。实际上，我们[14]和其他一些研究者试验模型的结果[15-17]都显示免疫功能的退化与肿瘤生长的减少和范围的缩小有关（见下文）。然而，对于疾病（或治疗）所造成的免疫功能缺陷可能更加严重，会造成机会性感染。

寿命

20 世纪以来，平均寿命已经得到了明显的延长，大部分归因于现代的卫生设备、冰冻技术和其他公共卫生措施，包括疫苗接种和抗体应用[18]。早期死亡显著减少，更多人可以活至老年。而目前在美国，平均寿命已达到 80 岁[19]。

老年病学家认为，平均寿命和最长寿命的主要区别在于，后者更能反映影响生物性衰老的干扰因素。当今人类最长寿命接近 120 岁，在 20 世纪也始终保持这一纪录。在实验中，多个种系的最长寿命已确定，例如果蝇，如果不被天敌消灭能活 30 天；C57BL/6 小鼠在实验环境中，给予随意地健康饮食的情况下，可以活 40 个月。有趣的是，不同于人类的公共卫生措施，实验干预可以延长低等种属的最大存活期。例如果蝇，转基因子代因能产生额外拷贝的具有自由基清除功能的超氧化物歧化酶和过氧化氢酶，因此，其存活时间比对照组延长约

33%[20]。而在哺乳类动物，实验干预的唯一手段是通过限制热量的摄入来延长生存时间。实际上，在研究衰老基本过程的实验中饮食限制（DR）已成为基本的实验条件。综述详见参考文献第 21 条。

简言之，典型 DR 是在认真考虑充足的必要营养物质储备量的情况下，减少 30% ～ 40% 的热量摄入。DR 既能延缓年龄相关的疾病，也能减少确定衰老的生物标志物的比例（延缓早期衰老）。而且无论致癌物是病毒还是化学物质，DR 均能明显减少癌症易感动物的癌症发病率。关键问题是：DR 的作用机制是什么？这一作用机制可以应用在高等物种吗？关于后者，现在美国至少有 4 个综合性相互作用的研究来确定 DR 在非人类灵长类动物中的作用，且最近开始进行人类的研究[22]。尽管目前的研究结果显示，限制热量摄入的猴子在多种生理学指标的检测中显示出更加年轻化的表现[23,24]，但预测其最大存活时间是否将受到影响还为时过早。

免疫和衰老

虽然免疫功能随着年龄的增长出现明显特征性的衰退，但正如上面所述，结果并不能完全确定。显然，健康的老年人更容易复发结核[7-8]、感染带状疱疹[9]，对疫苗的应答下降[25-26]，如商业购买的广泛应用的流感血凝素。然而，据推测其他年龄相关的疾病，如癌症[27]、动脉粥样硬化[28]、糖尿病[29]，甚至是老年痴呆症[30-31]，均与年龄变化引起的免疫功能下降相关。

可以确信的是在体外实验中，T 细胞功能随着年龄变化而出现增殖能力的下降[32]。当以细胞亚群为研究单位时，就会发现具有记忆细胞表面特征的 T 细胞增加，同时，幼稚 T 细胞绝对数减少。T 细胞功能的缺陷已经被广泛报道[33-35]，但 B 细胞的功能仍保持不变，包括产生抗体的能力，尽管某些内在的改变已经引起人们的关注[36]。免疫调节功能受到衰老过程和病变蛋白血症的影响，年龄每增长 10 岁，自身抗体的产生就会明显增加。病变蛋白血症很可能是免疫调节功能失调的一种表现，但它不是多发性骨髓瘤的前期[37-38]。然而，多发性骨髓瘤在老年人群的发病率确实增加了，但其区别于衰老相关的良性病变蛋白血症。可通过常规的骨髓检查、骨骼 X 线检查、肾功能和一系列 M 蛋白

水平的检测相鉴别[37]。

反映免疫功能调节障碍的另一项指标是血浆中、培养上清中或组织微环境中某些关键细胞因子的变化。目前，已经认识到和达成共识的，是随着年龄的增长，白介素 -2（IL-2）的水平和功能下降[39]，IL-6 水平增加[40]。IL-2 的下降反映了 T 细胞的功能下降，而 IL-6 水平的增加提示可能与某些年龄相关疾病的发病有关，如骨质疏松症、阿尔茨海默症和癌症[41]。

免疫衰退和肿瘤生长

老年病学家及肿瘤学家都关注免疫能力与肿瘤生长之间的联系。临床上，人们早就认识到某些肿瘤，尤其是乳腺癌和前列腺癌（其次，包括肺癌和结肠癌），在老年人群中很少表现出侵袭性[42]。建立并利用肿瘤登记资料十分困难，这些资料更有可能反映肿瘤的发病率，并为老年人的筛查、诊断和治疗措施提供帮助。然而，可以肯定的是，在某些老年动物实验模型，显示肿瘤的生长延缓，且转移性小，动物存活期更长[16,43]。目前，有多种推断与假设，包括缺少血管新生或其他微环境或细胞外基质"土壤"因子。但是这些实验研究结果与支持免疫衰退的观点相互矛盾。通过胸腺和脾[44]或骨髓移植[45]，将年轻供体的免疫系统在老年动物体内进行重建后发现，肿瘤生长更加迅速，侵袭性更强，而经放射线照射和用老年免疫细胞进行重建的年轻动物出现了类似于老年对照组动物的肿瘤生长特征。这些结果使我们需要对由 Prehn 及其同事提出的免疫增强假说作重新评价[46-47]。

骨髓功能和衰老

30 年前，Harrison 在小鼠中的一些经典实验后提出，移植到清髓受者的造血干细胞将在一定时期内不断地产生大量分化的血细胞，这一时期远超过供者的寿命[4,48]。但是一些移植实验显示，将原代的骨髓移植物通过一系列的受者进行传代，这种增殖能力似乎受到了限制，但结果仍不确定。根据鼠的品系，连续大约能传 5 代，但如果原代移植物来源于老年动物，则传代减少[49-51]。目前，这些结果是否与正常的衰老过程相关仍有待确定，当然，骨髓储备是有一定限度和可确定的，衰老伴随终身的

环境暴露导致晚年偶然出现的血细胞减少（尤其是贫血），对此，其他解释仍不十分清楚[52,53]。

血液病和衰老

流行病学

恶性血液病一般来说是老年性疾病，因为大多数发病的中位年龄为 65 ~ 70 岁左右。例如，急性髓性白血病（AML），是异基因骨髓移植最常见的适应证，与 20 ~ 24 岁的成人相比，50 ~ 54 岁的成人发病率为其 3 倍，而 70 ~ 74 岁成人的发病率为其 13 倍。

发达国家寿命的延长导致社会老龄化，即老年人口比例增加。1995 年 60 岁以上人口大约占 16%，据估计到 2050 年这一数字将上升至 27% 左右。因此，推测老年造血系统恶性肿瘤不仅会越来越多，而且发病的中位年龄也会提高。

疾病生物学和结果

对于造血系统疾病，造血干细胞移植是在标准的非移植治疗不能长期控制疾病的前提下进行的。老龄与预后不良的生物学特征密切相关。举例来说，老年人的 AML 常常伴随不良的细胞遗传学特征、多药耐药蛋白表达增加和 MDS 前期[54,55]。因此，选择性进行强化治疗的老年患者协作组试验结果显示，在老年 AML 的完全缓解率仅为 30%~50%，中位生存一般不到 1 年[54, 56,57]。一项近期的对 60 岁及其以上年龄的 AML 患者进行的研究分析结果显示，其 5 年存活率仅为 6.6%[56]。美国联邦医疗保险资料显示，老年 AML 患者的最长中位生存仅为 2 个月[58]。老年急性淋巴细胞白血病（ALL）也有同样的预后。对 1988—2002 年癌症和白血病协作组（CALGB）登记的 759 例患者的研究显示，年龄与预后存在显著的相关性。小于 30 岁的患者 3 年总生存（OS）为 58%，30~59 岁患者为 38%，60 岁及以上年龄的患者为 12%[59]。由于仅有最适合的老年人才被纳入试验当中[60]，因此，老年患者的结果有可能比协作组试验所提供的资料的结果还要低。由于老年白血病侵袭性和发病率高，且治疗常常不充分，因此，2003 年美国超过 60 岁的所有白血病患者的死亡率为 77%[61]。

评价老年异基因造血干细胞移植

HSCT 适应证

恶性血液病经常规化疗不能被完全清除，仍然是老年患者进行 HSCT 的主要适应证。在非恶性疾病中的代表是再生障碍性贫血。一般来说，最常见的疾病适应证是：AML、ALL、CML、淋巴瘤和 MDS。尤其值得一提的是，按照近期 EBMT 登记资料显示，白血病占 HSCT 的 78%[62]。大多数老年白血病是侵袭性和难治性的，因此 HSCT 被认为是可选择的治疗手段之一。然而，目前还没有将 HSCT 与标准治疗进行比较以指导临床医生获得 HSCT 确切受益情况的随机或前瞻性试验研究。因此，临床医生只能从具有相似疾病特征（如 AML 第一次完全缓解伴随不良的细胞遗传学特征）的年轻患者收集的资料中获得信息，并确定合适的治疗方案。由于没有充足的临床试验证据，且对衰老生理学知之甚少，使得很多临床医生因害怕弊大于利而不愿进行 HSCT。而在年轻的成年患者，疾病的预后（假设供者可得）决定了是否选择进行 HSCT，在老年患者，需要增加对移植耐受能力的评估。但迄今为止，还没有临床手段能有效完成这一任务。

耐受力

HSCT 的标准清髓性预处理方案对肝、肠道和肺均造成严重的髓外毒性反应。因此，这一治疗方案最初被严格限制在适当的患者。通常年龄小于 50 岁。除了高剂量化疗或放疗的不良后果外，其他治疗药物，如减轻 GVHD 或预防感染的药物，也会增加相当的毒性。因此，在 20 世纪 80 年代，HSCT 很少在 50 岁或以上年龄的患者中进行研究[1-3]。

老年患者的 HSCT 数量

HSCT 领域的快速发展增强了移植耐受力，减少了急性移植相关的死亡率（TRM，即非复发死亡率），这些均改变了移植范围的蓝图。最初，在选择的老年患者中只有几组显示出可行性[64]。现在国际血液及骨髓移植中心（CIBMTR）报道，接近 13% 的异基因移植患者年龄超过 50 岁。虽然接受 HSCT 的老年患者比例相对于年轻患者来说还非常低，但在老年患者的增长速度是最显著的，并且 HSCT 的未来增长很可能是老年患者。

推动老年患者进行 HSCT 的因素

虽然减低强度预处理（RIC）已成为推动老年患者进行 HSCT 的关键因素，但其他因素（很少被评价）也提高了 HSCT 的应用（表 30.1）。

减低强度预处理（RIC）

RIC 方案已广泛被认为增加了 HSCT 的耐受性，并且扩展至老年人群。欧洲骨髓移植登记处（EBMTR）报道，现在 31% 的异基因移植采用 RIC。而在 1999 年之前 RIC 还很少用[62]。RIC 在保证植入的同时保留移植物抗白血病作用和减少移植相关毒性反应，虽然预处理方案的强度和毒性差异较大[65-67]。但总体来说，急性毒性反应明显减少。考虑到预处理强度、支持治疗和患者异质性的差异，当应用 RIC 时，TRM 差异很大并不令人吃惊。即使是在老年人中，范围从 3% 至 55% 不等[68-79]。虽然减低强度和（或）增强免疫抑制可以提高免疫耐受性，但同时也降低了长期疾病控制率[80]。高剂量强度方案虽能降低复发率[68,81-82]，但由于增加了并发症而与之相抵消。

供者

在过去的 10 年中找到匹配的无关供者的可能性已大大提高。国家骨髓供者计划（NMDP）中的供者已迅速增加到接近 550 万人。随着 HLA 分型的进展，无关供者移植将更加可行和更易获得成功[83-84]。

其他推动老年患者进行 HSCT 的因素

总体来说，目前还有其他一些能够提高疗效的方法，包括更多可耐受的免疫抑制剂，输注外周血祖细胞（加快造血恢复），以及改善支持治疗。综合这些因素有助于将 HSCT 扩展到老年患者[85]（见表 30.1）。举例来说，对于最可疑性感染，如巨细胞病毒（CMV）和曲霉病，提高检测和治疗手段至关重要[86-89]。

另一个相关的因素是社会态度。当今时代，70 岁的人可以具有远超过 15 年还多的预期存活时间。虽然合并症的发病率随年龄增长而升高，但现在的老年人远比上一代人健康，这使得更多老年患者能够耐受强化治疗[90]。50 岁及以上的患者自体移植数量（主要应用清髓性预处理）的增加揭示了除 RIC 外还存在另一些推动老年患者移植的影响因素。即使不能分离出来，但这些因素可以说比单纯 RIC 方案更具有影响力。例如，现在 20% 自体移植患者年龄超过 60 岁。在 1998—2003 年，CIBMTR 资料显示在 50 ~ 59 岁患者中只有 26% 接受非清髓性移植，而在 60 ~ 69 岁的患者却超过了半数（表 30.2）。虽然非清髓性移植的定义还有待商榷，但清楚的是，当前许多老年患者的 HSCT 都采用清髓性预处理方案。

老年患者的供者选择

供者年龄的增长与移植结果之间存在负相关。在一项大型的包括 6978 名无关供者骨髓移植在内的研究中，Kollman 及其同事的研究结果表明，当供者年龄超过 45 岁时，受者更易发生急慢性 GVHD，且总生存降低[91]。尽管使用 RIC 方案，同胞供者的年龄过大也可导致不良后果[92]。

供者年龄的增长与移植干细胞数量减少有关[93]。相似地，老年人自体移植所采集的干细胞数量也相对较少[94]。老年供者与移植失败相关并不令人吃惊[95]。然而，关于干细胞和年龄关系的定量资料还不完全，因此，还没有对供者年龄提出具体的建议。同样值得一提的是，老年人中[96] 的 CMV 血

表 30.1 促进老年患者进行 HSCT 的因素

因素	举例或说明
减低强度的预处理	非清髓预处理方案
支持治疗	CMV 的监测和预防
外周血干细胞移植	促进造血恢复
GVHD 的预防	小剂量 MTX；去 T
供者库	供者登记处提供适合的无关供者
危险度分层	合并症评分来预测移植耐受性
患者的健康状况	比上一代，老人更健康和更长寿
社会态度	患者和医生期望治疗老年患者

清阳性率更高，这也解释了一些老年供者移植疗效不佳的原因。

这些资料提出了一个挑战性问题：移植时选择一个年轻的无关供者是否优于选择一个 HLA 完全相合的老年同胞供者？移植的时机和安全性往往要求使用马上即可得到的 HLA 相合的同胞供者而不是耽搁时间去寻找一名无关供者。尽管目前脐带血移植在老年患者的相关资料较少，但脐带血为快速获得供者提供了机会。与脐带血移植相关的中性白细胞减少症仍是令人担忧的并发症，尤其对老年患者来说，感染风险可能更高，一些患者曾经因持续的中性粒细胞减少症而接受长期的治疗。

根据我们的经验，老年患者找到同胞供者仍是唯一的挑战。同胞供者一般年龄较大，且同时存在健康问题或不能捐赠。老年供者体检偶尔发现新的医疗问题时要求对供者进行进一步的安全性评价，因此，常可能会导致无法预期的延误。

结果

登记处早期的资料显示老年患者移植的疗效不佳[97]。但在登记的 2000 多例患者中，年龄超过 50 岁的仅有 80 例。自从这个报告后，超过 12 个研究机构调查了进行 HSCT 的老年患者[67-68,72,78-79,98-106]，然而，在所有研究中，患者的中位年龄在 65 岁以下，很少移植时年龄超过 69 岁。AML 和骨髓异常增生综合征（MDS）是最常见的移植适应证，预处理方案从非清髓性到完全清髓性各异。许多但不是全部预处理方案联合应用了氟达拉滨。由于预处理方案、长期趋势和疾病特征的多样性，要预测存活率和疾病控制时间是比较困难的。然而，通过 TRM 来评估毒性是有指导作用的。老年患者的 100 天 TRM 范围从 6% 到 33% 不等，1 年的 TRM 可达到 55%。其中一些作者强调了 GVHD 对结果的影响[99,100,106]。GVHD 在老年患者中更为常见[107]。Ditschkowski 及其同事通过多变量分析得出结论，II~IV 级的急性 GVHD 与 TRM 增加和低生存有关（$P < 0.0001$）。这些结果应引起关注，即 GVHD 不仅在老年患者中更加常见，而且具有决定性的影响作用。虽然普遍认为现代移植程序可以被安全地应用在 50 岁以上的患者[72,79,99]。但最近一项来自日本登记处的研究结果发现年龄大于 50 岁与移植相关死亡率和总死亡率有关[106]。

临床结果

虽然大多数作者认为老年患者进行 HSCT 是可行的，但支持的资料非常有限和（或）无定论。例如，对于"老龄"的定义差异很大，在一些患者分类中老龄包括的主要范围是 40~60 岁。在这一过渡年龄组中，身体功能和合并症的评估可以区分那些要求考虑年龄为选择条件的患者[73,108,109]。正如癌症临床研究中的例证一样，我们不能招募到老年受试者，因此得不到可信的关于治疗老年患者的试验结果[110-111]。在移植领域，大量被诊断为恶性血液病的老年患者中只有一小部分进行移植治疗，这种选择倾向有可能被放大。患者必须充分了解 HSCT 治疗中心，符合 HSCT 移植标准，并需要生存的足够长来获得保险批准和适合的供者。我们曾经得出结论，患者选择的不确定性对 HSCT 结果具有强大的、独立的影响[112]。

虽然疾病因素已得到普遍认识，制定的治疗方案也得到了调整，但更全面的健康状况的评估被证实更有利于临床决策。不幸的是，几乎没有对于健康状况的详细研究资料，如合并症或身体状况。最近，几项强调合并症和身体状态作用的研究提出了一个比单纯靠年龄来评估耐受性更加准确的方法[113-114]。

移植耐受性的评估

因临床试验证据有限，对于老年患者特定疾病适应证的可能受益性是根据年轻患者相似疾病特征（如疾病类型、缓解状态、疾病特征）和移植特征（如供者关系、HLA 相合程度、移植物特征、CMV 血清学、GVHD 预防、感染性疾病的支持治疗）进行评估的。然而，老年 HSCT 受者的耐受性或毒性风险还不清楚。因此，出现了具有挑战性的相互矛盾的结果：即老龄降低了移植耐受性，但按生理年龄并不足以作为排除进行 HSCT 的标准。一定比例的老年患者对移植耐受性很好，但我们还没有找到足够的敏感性指标来确定这一群体。从这一点考虑，健康状态的评价对于衡量毒性具有重要作用，可能具有预测价值。移植相关死亡代表了量化耐受性的最客观的、最小偏倚的结果。器官毒性、生活质量、GVHD 都是潜在的定量结果，但关于年龄的

第3篇 移植准备

表 30.2　造血干细胞移植治疗老年患者：已发表的结果

作者/年份	年龄 中位	年龄 范围	供者	病例数	预处理方案	疾病	TRM天/年
Ditschkowski (2006[100])	-	50 ~ 67	同胞　无关	214	Flu/cy/TBI Bu/cy Flu/cy/treo	恶性血液病	100天，13%~30% 1年，21%~46%
Kroger (2006[103])	60	44 ~ 70	同胞　无关	26	Flu/treo/ATG	MDS，AML	100天，28%
Wallen (2005[104])	63	60 ~ 68	同胞	52	清髓预处理	恶性血液病	100天，27%MDS 67%3年，43%
Gupta (2005[102])	64	61 ~ 70	同胞	24	Flu/TBI	MDS，AML	100天，8%2年，25%
Corradini (2005[98])	59	55 ~ 69	同胞	160	Flu/thio/cy	恶性血液病	5年，19%
Shimoni (2005[78])	58	56 ~ 66	无关	36	Flu/bu/treoMel/ ATGCamp	恶性血液病	1年，39%
Alyea (2005[58])	58	51 ~ 0	同胞	71	Flu/bu	恶性血液病	100天，6%
Weisser (2004[105])	51	45 ~ 62	同胞	35	Flu/cy/TBI ATG	CML	100天，11%1年，29%
Alyea (2005[58])	54	51 ~ 66	同胞	81	TBI/cyBu/cy	恶性血液病	100天，30%
Shapira (2004[151])	63	60 ~ 67	同胞	17	Flu/buFlu/TBI Bu	恶性血液病	100天，33%
Bertz (2003[67])	64	60 ~ 70	同胞	19	Flu/mel/ camustine+/-ATG	髓性白血病	1年，22%
Wong (2003[152])	59	55 ~ 69	同胞	29	Flu/mel Flu/bu +/-ATG（无关）	髓性白血病	1年，22%
de la Camara 53 (2002[99])	50 ~ 59	同胞	32	Bu/cy TBI/cy	无关	髓性白血病	100天，9%
Deeg (2000*[72])	59	55 ~ 66	同胞	50	Bu/cy，TBI/cy	MDS	2年，39%
Du (1998[101])	51 ~ 69	同胞	59	Bu/cy TBI/cy	无关	恶性血液病	100天，24%1年，36%
注册研究							
Yanada (1998[101])	52	51~69	398			100天，17%1年，35%	

* 可能报告类似的患者

TRM，移植相关死亡；Treo，二羟白消安；Flu，氟达拉滨；Bu，白消安；cy，环磷酰胺

TBI，全身照射；ATG，抗胸腺球蛋白；Camp，阿仑单抗

资料非常有限。所以，我们主要将 TRM 作为一个替代耐受性的指标。

年龄

一般来说，随着年龄的增长，TRM 也升高，其中既包括预处理方案毒性也包括 GVHD[115-117]。虽然在选定人群中的许多研究结果显示老年群体并无差别。我们近期连续招募的 105 例恶性血液病患者，评估了年龄与健康状态对移植疗效的影响，这些患者给予统一的减低强度预处理方案，包括氟达拉滨、美法仑和阿仑单抗体内去 T[118]，其中 60% 年龄超过 50 岁，结果显示老年患者的情况更差，单变量分析显示 TRM 更高（P=0.05）。通过校正健康和疾病状态因素后，年龄差异更加明显 [风险比例（HR）=3.2，P=0.01]，提示年龄可能是一项独立的影响因素。虽然没有严格的年龄应用限制，但 HSCT 很少应用在年龄超过 60 岁的患者，在 70 岁或以上年龄的患者中的应用几乎微乎其微。

评估 HSCT 耐受性的新方法

为了了解健康状态并预测结果，在非移植时期可进行大量检测，包括检测合并症、功能检测，以及营养状态、情绪状态、社会经济情况和遗传因素检测。在非移植肿瘤队列中，简单的临床评价健康状态的方法，能够明确预测预处理方案的毒性和总体存活率。移植医生已经开始借鉴这些检测项目。主要集中在合并症和体力状态（作为检测功能状态的一个指标）的检测。

合并症

合并症状态是那些与原发病共存疾病的诊断，如动脉粥样硬化、糖尿病或肝硬化。这些疾病可能会明显影响移植物植入，毒性和存活率。在我们现有条件下，我们很自然地将恶性肿瘤作为主病，而其他疾病作为合并症。但是，在一定条件下，合并症可能更加严重，此时对于侵袭性肿瘤的治疗（如 HSCT）可能毫无价值。

常规临床检测项目

在移植之前，患者通常检查肺、肝、肾和心脏功能，经验显示通过这些项目来预测移植疗效的价值是有限的[119]。但在另一方面，这些基本检查可能会对老年患者或健康状况较差的移植患者提供更大的预测价值。而且，器官特异性的检查有利于预处理方案或支持性治疗的选择，在保持疗效的同时降低毒性（如肝转氨酶异常时应减少白消安的用量）。

合并症指数

随着仪器设备的发展，可以根据具体的合并症数据表来有效预测疾病的预后[120-124]。通常情况下，一定数量的疾病在表中被列出，一种累计性评分被设立。虽然最初为流行病学研究所设计，但这些评估已成为老年患者评估的重要组成部分，也在各种临床情况中（包括 HSCT）应用。

Charlson 合并症指数（CCI）是最广泛应用的指标和最简单的手段之一[125-126]。其他用于肿瘤学的指数包括 Kaplan-Feinstein（KF）[127]，合并症指数（ICED）[128]，累积疾病等级量表（CIRS）[110,129]，敏感性较低的量表（CCI 和 KF）更加简单、更易于应用，尤其是图表审查，而更综合性的方法（ICED，CIRS）需要付出更多的时间和努力和（或）前瞻性状态鉴定（CIRS）。

Charlson 合并症指数

来自西雅图的研究者发表了第一份评价异基因移植后结果的 Charlson 合并症指数（CCI）。在两个刊物中报道，CCI 对于非清髓预处理的相关或无关供者移植具有一定的预测价值[108,109]。超过 50% 的非清髓性移植患者 CCI 评分升高，而清髓性预处理的患者则很少。高 CCI 评分同时伴随高患病率并不令人吃惊，因为接受非清髓预处理的患者一般来说年龄偏大，健康状况较差。CCI 评分 ≥ 3，在其他研究中常用的具有代表性的阈值，显示不良结果，仅出现在 8%~18% 的非清髓性异体移植中，预示 IV 级毒性和更差的 TRM。作为对照，由 Sorror 及其同事对在 Fred Hutchinson 癌症中心接受 HSCT 的一项大型队列研究进行回顾性复习，结果显示 CCI 具有更低的患病率和预测价值[130]。87% 的患者在移植前具有正常的 CCI 值（如 CCI=0），只有 3% 的患者 CCI 值 ≥ 3。他们发现虽然 CCI 评分与低生存有关，但与非复发死亡率的相关性无统计学意义。

在 Anderson 医学博士递交的一篇摘要显示[131]，在接受异基因移植的 MDS/AML 患者中高 CCI 评分预示着高的 TRM。我们对接受氟达拉滨、美法仑、阿仑单抗预处理方案[132]的患者的研究也得到了相似的结果。105 名患者中仅 27% 的 CCI 评分大于 0，评分增加对 TRM 没有预测性。因此，就 HSCT 而言，CCI 遭受高限效应（大部分患者评分正常），似乎缺乏鉴别能力[73,85,108-109,113,131-133]。然而，CCI 对单个器官的客观测试显示出进步意义，能够预测结果，并界定高风险患者。

Kaplan-Feinstein 评分

我们也分析了 Kaplan-Feinstein 量表（KF）的更多益处，因为它可能更加敏感，且可以用图表表述。KF 在 47%（49/105）的患者中可鉴别出一个或更多的合并症（$P < 0.0001$）[114]。CCI 评分 =2 或 > 2 的患者数为 11%（12/105），而 KF 评分是 24%（25/105）（$P=0.04$）。CCI 和 KF 评分结果均显示年龄与合并症的增加相关。在 50 岁及 50 岁以上的患者中，CCI 评分中有 37%，KF 评分中有 57% 被发现有合并症。对于年轻患者来说，CCI 评分中仅 12%，KF 评分中仅 31% 有合并症（年轻和老年患者相比 CCI $P=0.005$，KF $P=0.008$）。因此，KF 更加敏感，老年患者中合并症发生更加多见，甚至在选择的接受 HSCT 的亚群中也是如此。

造血干细胞移植特异性合并症指数

西雅图工作组在 CCI 基础上将他们的结果扩展为一个对异基因移植具有特异性的更加敏感和有效的指数。这个造血干细胞移植特异性合并症指数（HCT-CI）比标准的 CCI 评分增加了个体合并症和可在单变量分析中预测更差结果的异常实验室参数（如血清肌酐、肺功能试验异常）[113]。与 CCI 评分系统的 0~4 分值相比，HCT-CI 评分系统的 0 ~ 11 评分范围更具有鉴别能力。用 CCI 评分仅有 12% 的患者被确诊，而 HCT-CI 评分则有 62%。只有 HCT-CI 评分 ≥ 3（在 28% 高风险人群中出现）才预示不良结果。在 2 年时，TRM 增加 [HR=3.5，95% 可信区间（CI）2.0 ~ 6.3]，总生存率下降（HR=2.7，95%CI 1.8 ~ 4.1）。

功能评估

除了合并症评估外，老年病学家也证明了能够检测健康状态和预测临床结果的功能评估的价值[134]。这个概念并不新，实际上，肿瘤学家所依赖的评估体力状态（PS）的方法，例如 Karnofsky 评分或东方合作肿瘤学工作组体力量表（ECOG

PS），两者都可被当做简捷的功能评估表格。实际上，Karnofsky 和 ECOG PS 都具有优秀的内部和相互间观察的可靠性[135]。为了在进行 HSCT 前对患者进行评估，发展和确认一种扩展性功能评估方法势在必行。这种扩展性评估方法有可能包括对日常活动的检测（如这个人能自己做饭吗？）和以体力为基础的检测，比如定时散步。在其他临床情况下，联合多种功能检测方法允许对预后进行评估，甚至是在高功能的成人中[136,137]。在老年人中，可测量的功能缺损是常见的[123]，其对结果具有高度可预测性，且是合并症的独立因素[134,138]。与此相似，在老年癌症患者中，功能状态和合并症是预测毒性和生存的独立因素[120,121,139]。

为了使这项扩展性评估方法成为 HSCT 的标准方法，必须展示它超越 Karnofsky 或 ECOG PS 方法的更多价值。目前这些方法在 HSCT 研究的报道中不常见，但据报道，PS 仍保持强大的对 HSCT 存活率的预测能力[73,132,140-142]。ECOG PS 分值 ≥ 2 是一个关键性的阈值，不良结果将大大增加。然而，即使在老年患者或不适合 HSCT 的患者中，PS ≥ 2 的人群不到 10%[74,114]。在一项非 HSCT 受试者的研究中，Repetto 及其同事发现 37% 的 PS < 2 的受试者中日常活动受限（如日常生活的异常的器械活动）[121]，确认这个检测功能缺损附加方法的概念可以补充整体评估，从而改善预后评价。除了 PS 以外，还没有关于 HSCT 情况下对功能检测的研究。

联合 PS 和合并症

为了增加识别具有低移植耐受性的高风险患者的敏感性，可以利用合并症和 PS 的独立影响因素[114]。我们对接受氟达拉滨、美法仑和阿仑单抗减低强度预处理方案的 105 名受试者进行了评估。已知的高风险特征 KF 合并症评分 > 3 或 ECOG PS=2（适合实验设计条件限定为 PS ≤ 2）都被分配到高风险组。然而，许多受试者落入了中间分类，即 PS=1，KF=1~2，习惯上被认为是低风险的。通过将 PS 和 KF 评分均 > 0 的移植受者分配在高风险组，我们发现联合方法对于预测 TRM（HR=4.6，95%CI 2.1 ~ 10.2）和总生存（OS）（HR=3.2，95%CI 1.8-6.2）具有意义（表 30.3）。6 个月的累积 TRM 发病率，在高风险组是 50%，相比较，低风险组是 15%（$P=0.001$）。经疾

30.3　移植前因素对结果影响的多因素分析

特征*	移植相关死亡		总生存	
	HR	P	HR	P
年龄 ≥ 50 岁	3.2	0.01	2.2	0.016
疾病状态（活动	2.5	0.04	3.3	0.0009
供者，无关	1.1	0.76	1.8	0.05
供者，不相合	3.5	0.03	2.7	0.04
曾接受移植	4.1	0.007	2.8	0.002
DLCO < 78	1.4	0.35	1.9	0.03
排斥因素 < 55%	0.92	0.84	1.4	0.31
Charlson 合并症指数 ≥ 1	0.94	0.88	1.5	0.2
Kaplan-Feinstein ≥ 1	2.0	0.08	2.5	0.004
身体状态 ≥ 1	2.3	0.03	2.3	0.006
高危组†	4.6	0.0002	3.4	0.0001

* 调整年龄，疾病的风险，人类白细胞抗原不匹配，移植，在适用时

† 高危组应结合 Kaplan-Feinstein 评分和身体状态

病状态校正后，整体累积 TRM（P=0.0002）和 OS（P=0.0001）差异仍然存在（表 30.3）。最后，虽然样本量很小，但当限定对老年成人进行分析时，高风险组是可预测的。

有趣的是，结果与西雅图 HCT-CI 十分相似，两种都鉴别出大约有 25% 的患者对 TRM 具有高风险。而且，即使在校正疾病状态后，两个量表都可预测不良的整体存活率。这些研究已经成为将来致力于预测移植耐受性的研究的基石。

其他领域

其他老年个体健康状态测定方法包括精神状态、情绪状态、社会支持、老年性症状和营养状况。近来，致炎细胞因子，如 C 反应蛋白（CRP）或白介素 6，已经成为老年人按照重要结果如功能下降、增加的心脏事件和增加的死亡率，进行风险分层的重要工具[143-145]。虽然没有作为 HSCT 移植前的预测因素，但 CRP 从基线到预处理后的改变已显示出对 HSCT 结果强烈的预测价值[146,147]。

这些领域对于老年人 HSCT 结果的影响还不清楚。除了造血干细胞移植前的并发症和功能状态之外，同时进行全面的老年病学评估，可以发现更多问题且可以提高疗效[148-149]。未来的研究方向为全面老年病学评估和（或）造血干细胞移植耐受性差的个体风险评估。来自造血干细胞移植相当大的急性和慢性毒性可能对表现轻微异常的患者产生巨大的生理压力，导致出现潜在破坏性的并发症。例如，老年痴呆症与加速老化和院内谵妄的预测密切相关。谵妄是造血干细胞移植后的一种常见并发症，发生率达 50%[150]。因此，对老年人认知的评估可能预示谵妄发生的风险，从而采取预防性措施。

健康状况的附加价值

通过健康状态评估来预测 HSCT 患者的 TRM 和生存，对于个体决策起到明显的作用。对于移植的确切的风险和风险 / 获益比，患者可以了解得更准确。健康评估也能保证研究结果的普遍性。了解个体健康状态应加强不同研究的比较，并准确地找出应接受 HSCT 的老年患者。通过全面修改老人健康状况的评估措施来考察移植的耐受性，已成为一个活跃的研究课题。仍然有许多悬而未决的问题需要进行前瞻性研究。监测或移植前治疗的限制是否能改善预后？调整预处理方案 [RIC 和（或）T 细胞去除] 是否能减轻高风险患者移植的并发症？最重要的是，接受造血干细胞移植的决定是否受到一份评估报告所提供的补充资料的影响？

结论

异基因移植治疗老年恶性血液病目前正在逐渐增加。虽然单独考虑年龄因素不是移植的禁忌证，但仍不能确定老年患者风险 / 获益比。一些老年患者能够耐受异基因移植并获得移植成功。我们知道，实际年龄和身体状态（即 ECOG 评分或 KF 量表）的评估可以提供一些预测价值，但更加细致的包括合并症和生理功能评估，可能提高移植风险估计，并指导决策的制定。目前问题不仅仅是学术上的，造血干细胞移植最可能治愈患者的数量在未来几十年将大幅增加，但仍没有进行移植的最佳推荐方案。

（扈江伟 译　扈江伟 校）

参考文献

1. Storb R, Thomas ED. Allogeneic bone-marrow transplantation. Immunol Rev 1983;71:77–102

2. Lindeman RD. Overview: renal physiology and pathophysiology of aging. Am J Kidney Dis 1990;16(4):275–282

3. Geiger H, van Zant G. The aging of lympho-hematopoietic stem cells. Nat Immunol 2002;3(4):329–333

4. Harrison DE. Proliferative capacity of erythropoietic stem cell lines and aging: an overview. Mechanisms of ageing and development 1979;9(5–6):409–426

5. Harrison DE, Astle CM, Stone M. Numbers and functions of transplantable primitive immunohematopoietic stem cells. Effects of age. J Immunol 1989;142(11):3833–3840

6. Miller RA. The aging immune system: primer and prospectus. Science 1996;273(5271):70–74

7. Dubrow EL. Reactivation of tuberculosis: a problem of aging. J Am Geriatr Soc 1976;24(11):481–487

8. Nagami PH, Yoshikawa TT. Tuberculosis in the geriatric patient. J Am Geriatr Soc 1983;31(6):356–363

9. Schmader K. Herpes zoster in the elderly: issues related to geriatrics. Clin Infect Dis 1999;28(4):736–739.

10. Goodwin K, Viboud C, Simonsen L. Antibody response to influenza vaccination in the elderly: a quantitative review. Vaccine 2006;24(8):1159–1169

11. Potter JM, O'Donnel B, Carman WF et al. Serological response to influenza vaccination and nutritional and functional status of patients in geriatric medical long-term care. Age Ageing 1999;28(2):141–145

12. Balducci L, Aapro M. Epidemiology of cancer and aging. Cancer Treat Res 2005;124:1–15

13. Kaesberg PR, Ershler WB. The importance of immunesenescence in the incidence and malignant properties of cancer in hosts of advanced age. J Gerontol 1989;44(6):63–66

14. Ershler WB, Gamelli RL, Moore AL et al. Experimental tumors and aging: local factors that may account for the observed age advantage in the B16 murine melanoma model. Exp Gerontol 1984;19(6):367–376

15. Rockwell S. Effect of host age on the transplantation, growth, and radiation response of EMT6 tumors. Cancer Res 1981;41(2):527–531

16. Stjernsward J. Age-dependent tumor-host barrier and effect of carcinogen-induced immunodepression on rejection of isografted methylcholanthrene-induced sarcoma cells. J Natl Cancer Inst 1966;37(4):505–512

17. Yuhas JM, Pazmino NH, Proctor JO, Toya RE. A direct relationship between immune competence and the subcutaneous growth rate of a malignant murine lung tumor. Cancer Res 1974;34(4):722–728

18. Christensen K, Vaupel JW. Determinants of longevity: genetic, environmental and medical factors. Journal of internal medicine 1996;240(6):333–341

19. Oeppen J, Vaupel JW. Demography. Broken limits to life expectancy. Science 2002;296(5570):1029–1031

20. Orr WC, Sohal RS. Extension of life-span by overexpression of superoxide dismutase and catalase in Drosophila melanogaster. Science 1994;263(5150):1128–1130

21. Masoro EJ. Overview of caloric restriction and ageing. Mechanisms of ageing and development 2005;126(9):913–922

22. Heilbronn LK, de Jonge L, Frisard MI et al. Effect of 6-month calorie restriction on biomarkers of longevity, metabolic adaptation, and oxidative stress in overweight individuals: a randomized controlled trial. JAMA 2006;295(13):1539–1548

23. Blanc S, Schoeller D, Kemnitz J et al. Energy expenditure of rhesus monkeys subjected to 11 years of dietary restriction. J Clin Endocrinol Metab 2003;88(1):16–23

24. Mattison JA, Roth GS, Lane MA, Ingram DK. Dietary restriction in aging nonhuman primates. Interdiscipl Topics Gerontol 2007;35:137–158

25. Powers DC, Sears SD, Murphy BR et al. Systemic and local antibody responses in elderly subjects given live or inactivated influenza A virus vaccines. J Clin Microbiol 1989;27(12):2666–2671

26. Smith NM, Shay DK. Influenza vaccination for elderly people and their care workers. Lancet 2006;368(9549):1752–1753

27. Gatti RA, Good RA. Aging, immunity, and malignancy. Geriatrics 1970;25(9):158–168

28. Bulychev VV. [Longevity, atherosclerosis and cellular immunity.] Klin Med (Mosk) 1993;71(5):51–54

29. Lehuen A, Bendelac A, Bach JF, Carnaud C. The nonobese diabetic mouse model. Independent expression of humoral and cell-mediated autoimmune features. J Immunol 1990;144(6):2147–2151

30. Hull M, Fiebich BL, Lieb K et al. Interleukin-6-associated inflammatory processes in Alzheimer's disease: new therapeutic options. Neurobiol Aging 1996;17(5):795–800

31. Hull M, Strauss S, Berger M et al. The participation of interleukin-6, a stress-inducible cytokine, in the pathogenesis of Alzheimer's disease. Behav Brain Res 1996;78(1):37–41

32. Gillis S, Kozak R, Durante M, Weksler ME. Immunological studies of aging. Decreased production of and response to T cell growth factor by lymphocytes from aged humans. J Clin Invest 1981;67(4):937–942

33. Effros RB, Cai Z, Linton PJ. CD8 T cells and aging. Crit Rev Immunol 2003;23(1–2):45–64

34. Globerson A, Effros RB. Ageing of lymphocytes and lymphocytes in the aged. Immunol Today 2000;21(10):515–521

35. Grubeck-Loebenstein B, Wick G. The aging of the immune system. Adv Immunol 2002;80:243–284

36. Stephan RP, Sanders VM, Witte PL. Stage-specific alterations in murine B lymphopoiesis with age. Int Immunol 1996;8(4):509–518

37. Blade J, Rosinol L. Smoldering multiple myeloma and monoclonal gammopathy of undetermined significance. Curr Treatment Options Oncol 2006;7(3):237–245

38. Kyle RA, Rajkumar SV. Monoclonal gammopathy of undetermined significance. Br J Haematol 2006;134(6):573–589

39. Thoman ML, Weigle WO. Lymphokines and aging: interleukin-2 production and activity

in aged animals. J Immunol 1981;127(5):2102–2106

40. Ershler WB, Sun WH, Binkley N et al. Interleukin-6 and aging: blood levels and mononuclear cell production increase with advancing age and in vitro production is modifiable by dietary restriction. Lymphokine Cytokine Res 1993;12(4):225–230

41. Ershler WB, Keller ET. Age-associated increased interleukin-6 gene expression, late-life diseases, and frailty. Annu Rev Med 2000;51:245–270

42. Holmes FF. Clinical evidence for a change in tumor aggressiveness with age. Semin Oncol 1989;16(1):34–40

43. Ershler WB, Stewart JA, Hacker MP et al. B16 murine melanoma and aging: slower growth and longer survival in old mice. J Natl Cancer Inst 1984;72(1):161–164

44. Tsuda T, Kim YT, Siskind GW et al. Role of the thymus and T-cells in slow growth of B16 melanoma in old mice. Cancer Res 1987;47(12):3097–3100

45. Ershler WB, Moore AL, Shore H, Gamelli RL. Transfer of age-associated restrained tumor growth in mice by old-to-young bone marrow transplantation. Cancer Res 1984;44(12 Pt 1):5677–5680

46. Prehn RT. The immune reaction as a stimulator of tumor growth. Science 1972;176(31):170–171

47. Prehn RT, Lappe MA. An immunostimulation theory of tumor development. Transplant Rev 1971;7:26–54

48. Harrison DE. Normal function of transplanted mouse erythrocyte precursors for 21 months beyond donor life spans. Nature: New Biol 1972;237(76):220–222

49. Siminovitch L, Till JE, McCulloch EA. Decline in colony-forming ability of marrow cells subjected to serial transplantation into irradiated mice. J Cell Physiol 1964;64:23–31

50. Ogden DA, Micklem HS. The fate of serially transplanted bone marrow cell populations from young and old donors. Transplantation 1976;22(3):287–293

51. Janzen V, Forkert R, Fleming HE et al. Stem-cell ageing modified by the cyclin-dependent kinase inhibitor p16INK4a. Nature 2006;443(7110):421–426

52. Artz AS, Fergusson D, Drinka PJ et al. Mechanisms of unexplained anemia in the nursing home. J Am Geriatr Soc 2004;52(3):423–427

53. Guralnik JM, Eisenstaedt RS, Ferrucci L et al. Prevalence of anemia in persons 65 years and older in the United States: evidence for a high rate of unexplained anemia. Blood 2004;104(8):2263–2268

54. Appelbaum FR, Gundacker H, Head DR et al. Age and acute myeloid leukemia. Blood 2006;107(9):3481–3485

55. Leith CP, Kopecky KJ, Godwin J et al. Acute myeloid leukemia in the elderly: assessment of multidrug resistance (MDR1) and cytogenetics distinguishes biologic subgroups with remarkably distinct responses to standard chemotherapy. A Southwest Oncology Group study. Blood 1997;89(9):3323–3329

56. Farag SS, Archer KJ, Mrozek K et al. Pretreatment cytogenetics add to other prognostic factors predicting complete remission and long-term outcome in patients 60 years of age or older with acute myeloid leukemia: results from Cancer and Leukemia Group B 8461. Blood 2006;108(1):63–73

57. Rowe JM, Andersen JW, Mazza JJ et al. A randomized placebo-controlled phase III study of granulocyte-macrophage colony-stimulating factor in adult patients (>55 to 70 years of age) with acute myelogenous leukemia: a study of the Eastern Cooperative Oncology Group (E1490). Blood 1995;86(2):457–462

58. Menzin J, Lang K, Earle CC et al. The outcomes and costs of acute myeloid leukemia among the elderly. Arch Intern Med 2002;162(14):1597–1603

59. Larson RA. Management of acute lymphoblastic leukemia in older patients. Semin Hematol 2006;43(2):126–133

60. Ershler WB, Longo DL. A report card for geriatric oncology: borderline pass, improvement needed. J Gerontol 2006;61(7):688

61. Jemal A, Siegel R, Ward E et al. Cancer statistics, 2006. CA Cancer J Clin 2006;56(2):106–130

62. Gratwohl A, Baldomero H, Frauendorfer K, Urbano-Ispizua A. EBMT activity survey 2004 and changes in disease indication over the past 15 years. Bone Marrow Transplant 2006;37(12):1069–1085

63. Clift RA, Buckner CD, Appelbaum FR et al. Allogeneic marrow transplantation in patients with acute myeloid leukemia in first remission: a randomized trial of two irradiation regimens. Blood 1990;76(5):1867–1871

64. Clift RA, Appelbaum FR, Thomas ED. Treatment of chronic myeloid leukemia by marrow transplantation. Blood 1993;82(7):1954–1956

65. Giralt S, Estey E, Albitar M et al. Engraftment of allogeneic hematopoietic progenitor cells with purine analog-containing chemotherapy: harnessing graft-versus-leukemia without myeloablative therapy. Blood 1997;89(12):4531–4536

66. Slavin S, Nagler A, Naparstek E et al. Nonmyeloablative stem cell transplantation and cell therapy as an alternative to conventional bone marrow transplantation with lethal cytoreduction for the treatment of malignant and nonmalignant hematologic diseases. Blood 1998;91(3):756–763

67. Bertz H, Potthoff K, Finke J. Allogeneic stem-cell transplantation from related and unrelated donors in older patients with myeloid leukemia. J Clin Oncol 2003;21(8):1480–1484

68. Alyea EP, Kim HT, Ho V et al. Comparative outcome of nonmyeloablative and myeloablative allogeneic hematopoietic cell transplantation for patients older than 50 years of age. Blood 2005;105(4):1810–1814

69. Canals C, Martino R, Sureda A et al. Strategies to reduce transplant-related mortality after allogeneic stem cell transplantation in elderly patients: Comparison of reduced-intensity conditioning and unmanipulated peripheral blood stem cells vs a myeloablative regimen and CD34+ cell selection. Exp Hematol 2003;31(11):1039–1043

70. Couriel DR, Saliba RM, Giralt S et al. Acute and chronic graft-versus-host disease after ablative and nonmyeloablative conditioning for allogeneic hematopoietic transplantation. Biol Blood Marrow Transplant 2004;10(3):178–185

71. de Lima M, Couriel D, Thall PF et al. Once-daily intravenous busulfan and fludarabine: clinical and pharmacokinetic results of a myeloablative, reduced-toxicity conditioning regimen for allogeneic stem cell transplantation in AML and MDS. Blood 2004;104(3):857–864

72. Deeg HJ, Shulman HM, Anderson JE et al. Allogeneic and syngeneic marrow transplantation for myelodysplastic syndrome in patients 55 to 66 years of age. Blood 2000;95(4):1188–1194

73. Giralt S, Thall PF, Khouri I et al. Melphalan and purine analog-containing

preparative regimens: reduced-intensity conditioning for patients with hematologic malignancies undergoing allogeneic progenitor cell transplantation. Blood 2001;97(3):631–637
74. Gomez-Nunez M, Martino R, Caballero MD et al. Elderly age and prior autologous transplantation have a deleterious effect on survival following allogeneic peripheral blood stem cell transplantation with reduced-intensity conditioning: results from the Spanish multicenter prospective trial. Bone Marrow Transplant 2004;33(5):477–482
75. Hamaki T, Kami M, Kim SW et al. Reduced-intensity stem cell transplantation from an HLA-identical sibling donor in patients with myeloid malignancies. Bone Marrow Transplant 2004;33(9):891–900
76. Martino R, Caballero MD, Simon JA et al. Evidence for a graft-versus-leukemia effect after allogeneic peripheral blood stem cell transplantation with reduced-intensity conditioning in acute myelogenous leukemia and myelodysplastic syndromes. Blood 2002;100(6):2243–2245
77. Picardi A, Fabritiis Pd P, Cudillo L et al. Possibility of long-term remission in patients with advanced hematologic malignancies after reduced intensity conditioning regimen (RIC) and allogeneic stem cell transplantation. Hematol J 2004;5(1):24–31
78. Shimoni A, Kroger N, Zabelina T et al. Hematopoietic stem-cell transplantation from unrelated donors in elderly patients (age >55 years) with hematologic malignancies: older age is no longer a contraindication when using reduced intensity conditioning. Leukemia 2005;19(1):7–12
79. Wong R, Giralt SA, Martin T et al. Reduced-intensity conditioning for unrelated donor hematopoietic stem cell transplantation as treatment for myeloid malignancies in patients older than 55 years. Blood 2003;102(8):3052–3059
80. Martino R, Iacobelli S, Brand R et al. Retrospective comparison of reduced intensity conditioning and conventional high dose conditioning for allogeneic hematopoietic stem cell transplantation using HLA identical sibling donors in myelodysplastic syndromes. Blood 2006;108(3):836–846
81. de Lima M, Anagnostopoulos A, Munsell M et al. Nonablative versus reduced-intensity conditioning regimens in the treatment of acute myeloid leukemia and high-risk myelodysplastic syndrome: dose is relevant for long-term disease control after allogeneic hematopoietic stem cell transplantation. Blood 2004;104(3):865–872
82. Slattery JT, Clift RA, Buckner CD et al. Marrow transplantation for chronic myeloid leukemia: the influence of plasma busulfan levels on the outcome of transplantation. Blood 1997;89(8):3055–3060
83. Kiehl MG, Kraut L, Schwerdtfeger R et al. Outcome of allogeneic hematopoietic stem-cell transplantation in adult patients with acute lymphoblastic leukemia: no difference in related compared with unrelated transplant in first complete remission. J Clin Oncol 2004;22(14):2816–2825
84. Weisdorf DJ, Anasetti C, Antin JH et al. Allogeneic bone marrow transplantation for chronic myelogenous leukemia: comparative analysis of unrelated versus matched sibling donor transplantation. Blood 2002;99(6):1971–1977
85. van Besien K, Artz A, Stock W. Unrelated donor transplantation over the age of 55. Are we merely getting (b)older? Leukemia 2005;19(1):31–33
86. Herbrecht R, Denning DW, Patterson TF et al. Voriconazole versus amphotericin B for primary therapy of invasive aspergillosis. N Engl J Med 2002;347(6):408–415
87. Kline J, Pollyea DA, Stock W et al. Pre-transplant ganciclovir and post transplant high-dose valacyclovir reduce CMV infections after alemtuzumab-based conditioning. Bone Marrow Transplant 2006;37(3):307–310
88. Ljungman P, de la Camara R, Milpied N et al. Randomized study of valacyclovir as prophylaxis against cytomegalovirus reactivation in recipients of allogeneic bone marrow transplants. Blood 2002;99(8):3050–3056
89. Nichols WG, Corey L, Gooley T et al. Rising pp65 antigenemia during preemptive anticytomegalovirus therapy after allogeneic hematopoietic stem cell transplantation: risk factors, correlation with DNA load, and outcomes. Blood 2001;97(4):867–874
90. Manton KG, Corder L, Stallard E. Chronic disability trends in elderly United States populations: 1982–1994. Proc Natl Acad Sci USA 1997;94(6):2593–2598
91. Kollman C, Howe CW, Anasetti C et al. Donor characteristics as risk factors in recipients after transplantation of bone marrow from unrelated donors: the effect of donor age. Blood 2001;98(7):2043–2051
92. Mehta J, Gordon LI, Tallman MS et al. Does younger donor age affect the outcome of reduced-intensity allogeneic hematopoietic stem cell transplantation for hematologic malignancies beneficially? Bone Marrow Transplant 2006;38(2):95–100
93. Engelhardt M, Bertz H, Wasch R, Finke J. Analysis of stem cell apheresis products using intermediate-dose filgrastim plus large volume apheresis for allogeneic transplantation. Ann Hematol 2001;80(4):201–208
94. Morris CL, Siegel E, Barlogie B et al. Mobilization of CD34+ cells in elderly patients (>/=70 years) with multiple myeloma: influence of age, prior therapy, platelet count and mobilization regimen. Br J Haematol 2003;120(3):413–423
95. Davies SM, Kollman C, Anasetti C et al. Engraftment and survival after unrelated-donor bone marrow transplantation: a report from the national marrow donor program. Blood 2000;96(13):4096–4102
96. Broers AE, van der Holt R, van Esser JW et al. Increased transplant-related morbidity and mortality in CMV-seropositive patients despite highly effective prevention of CMV disease after allogeneic T-cell-depleted stem cell transplantation. Blood 2000;95(7):2240–2245
97. Ringden O, Horowitz MM, Gale RP et al. Outcome after allogeneic bone marrow transplant for leukemia in older adults. JAMA 1993;270(1):57–60
98. Corradini P, Zallio F, Mariotti J et al. Effect of age and previous autologous transplantation on nonrelapse mortality and survival in patients treated with reduced-intensity conditioning and allografting for advanced hematologic malignancies. J Clin Oncol 2005;23(27):6690–6698.
99. de la Camara R, Alonso A, Steegmann JL et al. Allogeneic hematopoietic stem cell transplantation in patients 50 years of age and older. Haematologica 2002;87(9):965–972
100. Ditschkowski M, Elmaagacli AH, Trenschel R et al. Myeloablative allogeneic hematopoietic stem cell transplantation in elderly patients. Clin Transplant 2006;20(1):127–131
101. Du W, Dansey R, Abella EM et al. Successful allogeneic bone marrow transplantation in selected patients over 50 years of age – a single institution's experience. Bone Marrow Transplant 1998;21(10):1043–1047
102. Gupta V, Daly A, Lipton JH et al. Nonmyeloablative stem cell transplantation for myelodysplastic syndrome or acute myeloid leukemia in patients 60 years or older. Biol Blood Marrow Transplant 2005;11(10):764–772
103. Kroger N, Shimoni A, Zabelina T et al. Reduced-toxicity conditioning with treosulfan, fludarabine and ATG as preparative regimen for allogeneic stem cell transplantation (alloSCT) in elderly patients with secondary acute myeloid leukemia (sAML) or myelodysplastic syndrome (MDS). Bone Marrow Transplant 2006;37(4):339–344
104. Wallen H, Gooley TA, Deeg HJ et al. Ablative allogeneic hematopoietic cell transplantation in adults 60 years of age and older. J Clin Oncol 2005;23(15):3439–3446
105. Weisser M, Schleuning M, Ledderose G et al. Reduced-intensity conditioning using TBI (8 Gy), fludarabine, cyclophosphamide and ATG in elderly CML patients provides excellent results especially when performed in the early course of the disease. Bone Marrow Transplant 2004;34(12):1083–1088
106. Yanada M, Emi N, Naoe T et al. Allogeneic myeloablative transplantation for patients aged 50 years and over. Bone Marrow Transplant 2004;34(1):29–35
107. Carlens S, Ringden O, Remberger M et al. Risk factors for chronic graft-versus-host disease after bone marrow transplantation: a retrospective single centre analysis. Bone Marrow Transplant 1998;22(8):755–761
108. Diaconescu R, Flowers CR, Storer B et al. Morbidity and mortality with nonmyeloablative compared with myeloablative conditioning before hematopoietic cell transplantation from HLA-matched related donors. Blood 2004;104(5):1550–1558
109. Sorror ML, Maris MB, Storer B et al. Comparing morbidity and mortality of HLA-matched unrelated donor hematopoietic cell transplantation after nonmyeloablative and myeloablative conditioning: influence of pretransplantation comorbidities. Blood 2004;104(4):961–968
110. Extermann M. Measurement and impact of comorbidity in older cancer patients. Crit Rev Oncol Hematol 2000;35(3):181–200
111. Talarico L, Chen G, Pazdur R. Enrollment of elderly patients in clinical trials for cancer drug registration: a 7-year experience by the US Food and Drug Administration. J Clin Oncol 2004;22(22):4626–4631
112. Artz AS, van Besien K, Zimmerman T et al. Long-term follow-up of nonmyeloablative allogeneic stem cell transplantation for renal cell carcinoma: The University of Chicago Experience. Bone Marrow Transplant 2005;35(3):253–260
113. Sorror ML, Maris MB, Storb R et al. Hematopoietic cell transplantation-specific comorbidity index: a new tool for risk assessment before allogeneic HCT. Blood 2005;106(8):2912–2919
114. Artz AS, Pollyea DA, Kocherginsky M et al. Performance status and comorbidity predict transplant-related mortality after allogeneic hematopoietic cell transplantation. Biol Blood Marrow Transplant 2006;12(9):954–964
115. Cahn JY, Labopin M, Schattenberg A et al. Allogeneic bone marrow transplantation for acute leukemia in patients over the age of 40 years. Acute Leukemia Working Party of the European Group for Bone Marrow Transplantation (EBMT). Leukemia 1997;11(3):416–419
116. Klingemann HG, Storb R, Fefer A et al. Bone marrow transplantation in patients aged 45 years and older. Blood 1986;67(3):770–776
117. Przepiorka D, Smith TL, Folloder J et al. Risk factors for acute graft-versus-host disease after allogeneic blood stem cell transplantation. Blood 1999;94(4):1465–1470
118. Artz AS. Comorbidity and beyond: pre-transplant clinical assessment. Bone Marrow Transplant 2005;36(6):473–474
119. Alamo J, Shahjahan M, Lazarus HM et al. Comorbidity indices in hematopoietic stem cell transplantation: a new report card. Bone Marrow Transplant 2005;36(6):475–479
120. Firat S, Bousamra M, Gore E, Byhardt RW. Comorbidity and KPS are independent prognostic factors in stage I non-small-cell lung cancer. Int J Radiat Oncol Biol Phys 2002;52(4):1047–1057
121. Repetto L, Fratino L, Audisio RA et al. Comprehensive geriatric assessment adds information to Eastern Cooperative Oncology Group performance status in elderly cancer patients: an Italian Group for Geriatric Oncology Study. J Clin Oncol 2002;20(2):494–502
122. Yancik R, Ganz PA, Varricchio CG, Conley B. Perspectives on comorbidity and cancer in older patients: approaches to expand the knowledge base. J Clin Oncol 2001;19(4):1147–1151
123. Yancik R, Havlik RJ, Wesley MN et al. Cancer and comorbidity in older patients: a descriptive profile. Ann Epidemiol 1996;6(5):399–412
124. Yancik R, Wesley MN, Ries LA et al. Effect of age and comorbidity in postmenopausal breast cancer patients aged 55 years and older. JAMA 2001;285(7):885–892
125. Charlson M, Szatrowski TP, Peterson J, Gold J. Validation of a combined comorbidity index. J Clin Epidemiol 1994;47(11):1245–1251
126. Charlson ME, Pompei P, Ales KL, MacKenzie CR. A new method of classifying prognostic comorbidity in longitudinal studies: development and validation. J Chronic Dis 1987;40(5):373–383
127. Kaplan MH, Feinstein AR. The importance of classifying initial co-morbidity in evaluating the outcome of diabetes mellitus. J Chronic Dis 1974;27(7–8):387–404
128. Imamura K, McKinnon M, Middleton R, Black N. Reliability of a comorbidity measure: the Index of Co-Existent Disease (ICED). J Clin Epidemiol 1997;50(9):1011–1016
129. Linn BS, Linn MW, Gurel L. Cumulative Illness Rating Scale. J Am Geriatr Soc 1968;16(5):622–626
130. Sorror M, Maris M, Diaconescu R, Storb R. Lessened severe graft-versus-host after 'minitransplantations'. Blood 2005;105(6):2614
131. Shahjahan M, Alamo J, de Lima M, Khouri I. Effect of comorbidities on allogeneic hematopoietic stem cell transplant outcomes in AML/MDS patients in first complete remission. Biol Blood Marrow Transplant 2004;10(suppl):1
132. van Besien K, Artz A, Smith S et al. Fludarabine, melphalan, and alemtuzumab conditioning in adults with standard-risk advanced acute myeloid leukemia and myelodysplastic syndrome. J Clin Oncol 2005;23(24):5728–5738
133. Pollyea DA, Artz AS, Stock W et al. Clinical predictors of transplant related mortality after reduced intensity conditioning allogeneic stem cell transplantation (RIST). Blood 2004;104(11):Abstract 1145
134. Inouye SK, Peduzzi PN, Robison JT et al. Importance of functional measures in predicting mortality among older hospitalized patients. JAMA 1998;279(15):1187–1193
135. Roila F, Lupattelli M, Sassi M et al. Intra and interobserver variability in cancer patients' performance status assessed according to Karnofsky and ECOG scales. Ann Oncol 1991;2(6):437–439
136. Guralnik JM, Ferrucci L, Simonsick EM et al. Lower-extremity function in persons over the age of 70 years as a predictor of subsequent disability. N Engl J Med

1995;332(9):556–561

137. Reuben DB, Seeman TE, Keeler E et al. Refining the categorization of physical functional status: the added value of combining self-reported and performance-based measures. J Gerontol 2004;59(10):M1056–M1061

138. Lee SJ, Lindquist K, Segal MR, Covinsky KE. Development and validation of a prognostic index for 4-year mortality in older adults. JAMA 2006;295(7):801–808

139. Extermann M, Overcash J, Lyman GH et al. Comorbidity and functional status are independent in older cancer patients. J Clin Oncol 1998;16(4):1582–1587

140. Sayer HG, Kroger M, Beyer J et al. Reduced intensity conditioning for allogeneic hematopoietic stem cell transplantation in patients with acute myeloid leukemia: disease status by marrow blasts is the strongest prognostic factor. Bone Marrow Transplant 2003;31(12):1089–1095

141. van Besien K, Sobocinski KA, Rowlings PA et al. Allogeneic bone marrow transplantation for low-grade lymphoma. Blood 1998;92(5):1832–1836

142. Wong R, Shahjahan M, Wang X et al. Prognostic factors for outcomes of patients with refractory or relapsed acute myelogenous leukemia or myelodysplastic syndromes undergoing allogeneic progenitor cell transplantation. Biol Blood Marrow Transplant 2005;11(2):108–114

143. Harris TB, Ferrucci L, Tracy RP et al. Associations of elevated interleukin-6 and C-reactive protein levels with mortality in the elderly. Am J Med 1999;106(5):506–512

144. Masotti L, Ceccarelli E, Forconi S, Cappelli R. Prognostic role of C-reactive protein in very old patients with acute ischaemic stroke. J Intern med 2005;258(2):145–152

145. Penninx BW, Kritchevsky SB, Newman AB et al. Inflammatory markers and incident mobility limitation in the elderly. J Am Geriatr Soc 2004;52(7):1105–1113

146. Min CK, Kim SY, Eom KS et al. Patterns of C-reactive protein release following allogeneic stem cell transplantation are correlated with leukemic relapse. Bone Marrow Transplant 2006;37(5):493–498

147. Schots R, Kaufman L, van Riet I et al. Proinflammatory cytokines and their role in the development of major transplant-related complications in the early phase after allogeneic bone marrow transplantation. Leukemia 2003;17(6):1150–1156

148. Extermann M, Meyer J, McGinnis M et al. A comprehensive geriatric intervention detects multiple problems in older breast cancer patients. Crit Rev Oncol Hematol 2004;49(1):69–75

149. Silverman M, Musa D, Martin DC et al. Evaluation of outpatient geriatric assessment: a randomized multi-site trial. J Am Geriatr Soc 1995;43(7):733–740

150. Fann JR, Alfano CM, Burington BE et al. Clinical presentation of delirium in patients undergoing hematopoietic stem cell transplantation. Cancer 2005;103(4):810–820

151. Shapira MY, Resnick IB, Bitan M et al. Low transplant-related mortality with allogeneic stem cell transplantation in elderly patients. Bone Marrow Transplant 2004;34(2):155–159

152. Wong JM, Collins K. Telomere maintenance and disease. Lancet 2003;362(9388):983–988

第4篇　移植后监护支持

PART 4

干细胞移植的输血医学支持

Sumithira Vasu，Charles Bolan

第31章

引言

输血医学在造血干细胞移植患者的支持治疗中扮演着重要的角色，其一系列应用包括供者外周血干细胞采集、细胞的处理、粒细胞输注、供者淋巴细胞输注、ABO 血型不合的免疫学评估，以及其他移植情况。反过来，造血干细胞移植又给输血医学提出了独特的挑战，由于药物治疗毒性引起的血细胞减少、骨髓储备减少、感染、恶性肿瘤，移植受者可能需要坚实的输血支持治疗；并且移植受者可能呈现竞争性的供、受者的免疫和造血系统（两个系统分别携带它们自身不同的红细胞、白细胞及血小板抗原）。

这一章节描述了输血医学为确保安全有效的成分输血治疗提供的服务，以及输血医学在输血并发症的评估和处理中的作用。还讨论了血库操作和试验的应用程序，应对造血干细胞移植中一些特殊困难（例如供、受者之间血型不合）的方法[1]。

血液成分输血

概述

对正常机体血液成分在体内分布的基本理解，对于了解移植受者的输血的需求和反应是有重要帮助的。一个正常的成人标准的血液体积估计有 70ml/kg，或者说一个 70kg 体重的人大约有 5L 血液。再说说机体细胞的储存，大部分的红细胞和 75% ~ 80% 的血小板储存在血管内，其余的储存在脾和骨髓。相反，大部分的淋巴细胞和粒细胞呈血管外分布。因此，一个健康的捐献者捐献 500ml 全血大约有 200ml 浓缩红细胞、250 ~ 300ml 血浆和 5.5×10^{10} 血小板，精确的供量依赖于个体捐献当时机体血液成分特定的组成。反过来说，一个 5L 血容量的受者，血细胞比容（HCT）每增加 2% ~ 3%，需要从一个捐献者获得一个单位的浓缩红细胞的输血。然而，造血干细胞移植患者血小板减少或粒细胞减少的临床反应要求患者输注量远多于 500ml 单位全血中得到的血小板和粒细胞数量。因此，粒细胞采集可通过成分采血操作获得，即需要处理一个捐献者更多血容量来提供细胞；而血小板成分的采集可通过对一个捐献者进行成分采血，还可以将多人的全血通过浓缩血小板成分制成单一的产品。

成分血液治疗的概述见表 31.1。实际上，红细胞、新鲜冰冻血浆及冷沉淀物的逻辑化管理可简化为这些产品相对长的贮存期限，甚至受者红细胞的相容性形成取决于形成的抗体，需要选择相合的供者补充。然而，血小板（5 ~ 7 天）和粒细胞（< 24 小时）短的贮存期限使得输血支持变得复杂化，对于具有对抗共同人类白细胞抗原（HLA）或粒细胞抗原的多种抗体的患者，输血支持变得不太可能。这些情况，还有涉及红细胞稀有血型，输血医疗部门和主要的临床团队的沟通对于确保粒细胞和 HLA 相合血小板的最好的治疗是非常重要的。

红细胞

红细胞，通常所提及的"袋装红细胞"，是从一个全血单位中通过离心分离去除血浆和白膜层后保留下来的一群细胞。依靠抗凝剂解决保存和每个袋子作为一个采集单位，每一单位袋装红细胞的体积接近 350ml，红细胞压积接近 60% ~ 65%，如果一个成人没有活动性出血或溶血，那么红细胞的压积可期望提高 3%，血红蛋白提高 1g/dl。液体红细胞在 1 ~ 6℃ 可以储存 35 ~ 42 天，依赖于抗凝剂的作用。随着储存时间的增加，游离血红蛋白和钾内容物在上清液中增加，产品的有效性削弱。血小

表 31.1　血液成分：常用剂量和体积

产品	一个单位体积	包含的成分	剂量
新鲜冰冻血浆	200 ~ 225ml	II，V，VII，VIII，IX，X，XI	10 ~ 20ml/Kg
冷沉淀物	5 ~ 15ml	纤维蛋白原，VIII因子，vWF 因子，XIII因子	1 单位 /10kg 体重
血小板 i．单个供者血小板分离置换； ii．随机供者的血小板	180 ~ 400ml 35 ~ 60ml	3×10^{11} ~ 9×10^{11} 血小板 / 单位 5.5×10^{10} 血小板 / 单位	成人： 给予相当于 6~8 个等量的 单位 *
红细胞	250 ~ 350ml	红细胞	多变的

* 一个单位随机供者血小板至少含有 5.5×10^{10} 个血小板，通常成人剂量至少需要 3×10^{11} 个血小板，相当于 6 个随机供者每单位的血小板，血液学 / 肿瘤患者总是接受单采血小板，每一单位单采血小板含有 3×10^{11} ~ 9×10^{11} 个血小板。每单位单采血小板至少可以为每个患者提供 3×10^{11} 个血小板（相当于 6 个随机供者每单位血小板）

板和粒细胞的新鲜输注可能是最好的，但却由于感染疾病和相容性检查、贴标签和技术员的检查，还有其他血库的实际需求，而变得缺乏操作性。

红细胞输注预示着由于活动性出血、红细胞破坏、骨髓再生不良或慢性丢失引起的严重贫血。接受造血干细胞移植的患者具有贫血的异质性成因和合并症情况，因此，没有一个单一的红细胞输注标准指南提供给移植受者。通常，患者血红蛋白水平 > 9g/dl 不需要输血，血红蛋白 < 7g/dl 可以从输血中获益。冠心病患者将血红蛋白维持在 9 ~ 10g/dl 以上可以降低死亡率 [2]。移植受者与供者的血型为 ABO 血型次要不合会增加免疫性溶血的危险，将血红蛋白水平维持在 9g/dl 以上可以获益 [3]。因此，一个个体输血的依据不止是血红蛋白水平，还包括年龄、合并症因素、存在活动性出血，以及隐匿性疾病。

红细胞可以使用冷冻防护剂如甘油这样的介质冰冻储存。这种方法通常用来储存稀有血型的库存红细胞。一旦解冻，单位红细胞必须被洗涤除去甘油，并在 24 小时内使用；允许的活力恢复的方法是在 4℃下延长解冻后储存限期到 14 天。冰冻红细胞减少了血浆、钾和其他溶质的浓度，也可以减少液体红细胞输注引起严重反应的发生率。

新鲜冰冻血浆

一个单位的新鲜冰冻血浆包含了新鲜血液采集时所含凝血因子，体积接近 200 ~ 250ml。新鲜冰冻血浆可以通过血浆分离置换或从一个单位全血中分离获得，必须在采集后的 6 ~ 8 小时内储存于 -18℃。新鲜冰冻血浆必须和患者红细胞的 ABO 血型相合，但是管理时不用考虑 RH 血型。新鲜冰冻血浆不含有红细胞，所以当 RH 阳性供者的血浆输注给一个 RH 阴性的患者时，RH 免疫球蛋白不是应用指征。FFP 的应用指征有凝血因子缺乏，逆转华法林治疗和部分大量输血患者 [4-5] 接受袋装红细胞的大量输注（在 24 小时内输血超过一个血容量），凝血因子会由于稀释而缺乏，凝血参数必须谨慎监测。新鲜冰冻血浆也用来进行血栓性血小板减少性紫癜的血浆置换替代治疗。

新鲜冰冻血浆的解冻时间大约需要 30 ~ 40 分钟，这个因素，连同治疗肝病和华法林毒性引起的因子缺乏要求的新鲜冰冻血浆的体积限制了 FFP 在一定范围内的应用。同时止血剂如凝血因子 VII 可以被考虑。在临床实践中，新鲜冰冻血浆经常被过度利用，但没有评价它潜在的毒性，包括输血相关性急性肺损伤和过敏反应。

冷沉淀

冷沉淀是当新鲜冰冻血浆在解冻至 1 ~ 6℃时不能溶解的部分产生，每一单位冷沉淀物的体积是 10 ~ 15ml，包含接近 80 单位的 VIII /vWF 因子，200 ~ 300mg 的人纤维蛋白原和 XIII 因子的浓缩物是血浆中的 1.5 ~ 4 倍。类似于新鲜冰冻血浆，冷沉淀要求必须和患者红细胞的 ABO 血型相合而不需考虑 Rh 血型。冷沉淀物主要用于证明有低纤维蛋白原血症，可发生于弥散性血管内凝血和大量输

血后 [6]。10 ~ 20 单位常被集中输入，重复的剂量依赖于纤维蛋白原浓度的检测。它用作尿毒症的止血剂已经被 DDAVP（精氨酸加压素）、雌激素类和红细胞输注或促红细胞生成素的治疗替代，以维持血红蛋白水平在 10g/dl 以上 [7]。

血小板

两种血小板的主要采集方法依据供者的暴露而产生差异，事实上产生了不同的治疗结果 [8]，且在随机研究中显示了具有显著意义的令人惊讶的不同 [9]。

随机供者的血小板通过从个体全血中离心分离，50ml 体积中大约包含 5.5×10^{10} 个血小板。每一单位的血小板实际计数是各不相同的，每一单位相对数量小的血小板需要混合成足够的剂量（通常至少需要 6 个单位）去治疗一个成人受者。

单个供者血小板的采集利用细胞分离器通过血浆分离置换处理 1 ~ 1.5 倍供者的血容量（4 ~ 7L，根据体重），实质上是血浆中的血小板混悬液。理论上，通过减少供者的暴露，会减少感染和同种异体免疫反应的发生率，虽然研究没有显示出随机供者和单个供者血小板的不同 [9]。然而，最近一项 716 名肿瘤和移植患者的回顾性分析显示，红细胞及血小板中储存前含有的白细胞介素，减少了 HLA 同种异体免疫反应和血小板抵抗 [10]。单个供者血浆分离置换血小板在美国的使用逐渐增加，特别是在大的支持血液移植项目的学院医疗中心 [8]。每次从 300ml 血中大约通过血浆分离置换获得至少 3×10^{11} 个血小板。由于技术的进步，几乎所有的血小板提取设备含有白细胞去除部分（含有少于 1×10^6 的白细胞）。血小板分离置换设备不需要利用白细胞滤器而确保白细胞被去除。血小板血浆分离置换法是经 HLA 选择的社区供者及 HLA 相合的家族供者的首选血小板成分采集方法，由于每次捐献可以供应大剂量的血小板，同时可以短周期重复采集去支持严重的血小板减少，及同种异体免疫反应的移植受者。

血小板在 20 ~ 24℃ 可以储存 5 ~ 7 天，根据采集的方法，在通过了细菌污染实验，以及其他常规的病原体检测实验之后投放。实际中由于细菌学实验（见下文）导致采集后储存的血小板至少延迟 24 小时才能投放。偶尔，在紧急需要 HLA 相合血液成分的情况下，患者的医生和输血部门的医师也许可以同意在完成实验之前投放。血小板输注中的血浆内容物也许会产生显著的临床影响，比如变态反应的起因，或者是 ABO 血型次要不合溶血性贫血的原因（见下文）。

血小板膜具有 ABO 和 HLA 抗原系统，也具有不同的血小板膜抗原，如 HPA1 至 HPA5。在供受者之间 ABO 相合是首要的，但不是必需的。ABO 抗原抗体（即受者同种血细胞凝集素在 ABO 主要不合血小板输注中）导致轻度至中度的输血增量的减少，同时 HLA 抗体（在 HLA- 同种免疫的受者）或 HPA1-HPA5 抗体（一旦有输血性紫癜情况下，见下文）在输血后会导致血小板计数增值的急剧减少。

洗涤血小板制品除去血浆，可以作为一种预防性的措施来减少再发的过敏性输血反应。然而，洗涤相关丢失的血小板占 15% ~ 55%。血小板制品在儿童中使用可能也要减少体积，可以通过离心沉淀去除含少量血浆的血小板。所有的血小板制品含有活的淋巴细胞，造血干细胞移植受者准备输注的血小板必须经过照射以预防输血相关移植物抗宿主病（GVHD）（见下文）。

因为血浆分离置换获得的随机供者混合血小板含有少量的红细胞（达到 1 ~ 2ml），当供者是 Rh（D）阳性而受者是 Rh（D）阴性，供者和受者的 Rh 血型不相合对临床是重要的。干细胞移植受者需要多次输血，确保个体患者专一输注 Rh 相合的血小板维持支持是很难实行的；必要时，实践中通常提供 Rh 阳性的血小板给 Rh 阴性的患者。在这种情况下，应给予 Rh 免疫球蛋白去预防 Rh 同种异体免疫反应（见下文的 Rh 免疫球蛋白）。

大部分血小板输注是用来预防出血，多用于治疗活动性出血，输注血小板依赖患者的临床情况、潜在的疾病、血小板的自身功能以及血小板计数。在缺乏造血干细胞移植受者输血特别指南的情况下，发表的肿瘤患者血小板输血指南被普遍采用。它建议预防性的血小板输注在 10 000/μl 以下，在没有出血、发热、或抗凝增加、或侵入性操作的情况下，对于一个接受白血病治疗的稳定成年患者是安全和适当的 [11]。对于有出血征象、发热和败血症，输注契机是血小板计数为 20 000/μl 以下，手术前血小板计数推荐达到 40 000 ~ 50 000/μl。骨髓活检术在血小板计数小于 20 000/μl 时可以安全完成。

在输血后 1 小时评估受者血小板计数来记录反应或者诊断耐受性，并作为将来输血和血小板选择的关键性指导。输注 4（6 ~ 8 单位）×10^{11}血小板在平均的成人受者中血小板计数应增加 30 000 ~ 60 000/μl。由于两性霉素有严重肺损伤的风险，在使用两性霉素药物的 2 ~ 4 小时内血小板（粒细胞输注）不应被输注[12]。

血小板增加校正值被用来精确测定血小板输注的反应（图 31.1），血小板抵抗状态定义为两次连续输注 ABO 相合血小板，CCI ≤ 5000。常见的血小板抵抗的原因见图 31.2，广义的病因分为免疫介导或非免疫介导。免疫学的原因包括 HLA 同种异体免疫、特发性血小板减少性紫癜（ITP）、ABO 主要不合，以及输血后紫癜（PTP）。特发性血小板减少性紫癜[13]和 ABO 不合接受血小板输血的患者检测的增量是减少的，这些具有 HLA 同种异体免疫和输血后紫癜证明没有增加，或者有时候输血前计数比输血后计数减少。非免疫学原因比如发热、

$$CCI = \frac{体表面积 \times 血小板计数的增加值}{输注的血小板数}$$

例如：输注6个单位血小板，血小板剂量为6×5.5×10^{10}=3.3×10^{11}（每一单位包含5.5×10^{10}血小板）。
如果体表面积为1.4m^{2}，输注前计数是2000/mcl和输注后1小时计数是27 000/mcl，CCI值为：

$$CCI = \frac{1.4 \times (27\ 000 - 2000) \times 10^{11}}{6 \times 5.5 \times 10^{10}}$$

CCI = 10 606 血小板/m^{2}

抵抗状态被定义为在连续2次给予ABO相合血小板输血时CCI<5000血小板/m^{2}。

图31.1 血小板校正增加值（CCI）

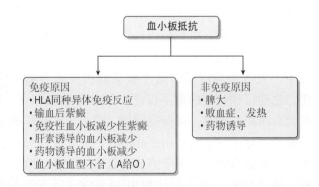

图31.2 血小板抵抗原因概括。一般而言，免疫因素引起的抵抗较非免疫因素引起的更严重。血小板校正增加值的确定见图31.1

衰老的血小板在血小板输血反应中普遍引起轻度的减少，败血症和脾大导致更显著的减少[14]，特别是在重症患者。

抵抗患者输注的考虑包括：

1．解决可纠正的，临床相关的抵抗因素；

2．评估至少一次新鲜的 ABO 相合血制品输注后的反应；

3．评估药物治疗可能引起的血小板减少，如万古霉素、磺胺类药物（包括复方新诺明）、两性霉素、先锋霉素类、青霉素类。当有临床指征可考虑通过经验丰富的实验室去鉴定药物依赖性抗体。

4．进行 HLA 抗体筛查；如果阳性，予经 HLA 选择或有适当相关供者的血小板支持。在 HLA 同种免疫缺乏检验的情况下，如果临床病史是一致的，考虑经验性的 HLA 选择策略。

5．在持续抵抗的情况下，考虑血小板交叉配血或评估血小板特异性抗体[15]。

6．全体输血医务人员仔细复审输血史，包括 ABO 血型、血小板剂量、血小板寿命和可得到的供者 HLA 类型。

一些实验室技术可以检测患者 HLA 抗原或血小板特异性抗原抗体。一些分析可允许通过面板反应百分比（%PRA）定量检测 HLA 抗原抗体。进一步的分析可以辨认特异性抗原抗体。然而，这些结果依赖个体分析，不同实验室之间结果可能是不同的。评估 HLA 和其他血小板相关抗体的方法应基于患者的需求，应经过临床、实验室及输血部门的协商同意。提供 HLA 相合血制品，对于输血部门是一种资源集中的冒险，这是因为需要供者 HLA 分型和供者募集选择程序的建立，或使用库存中合适的血小板产品。除了上面提到的，一个经 HLA 选择的志愿者在完成捐献之后，为了完成病毒和细菌的检测，将血制品放入库存之前常规需要 48 小时以上。

过去的经验集中在通过关注抗原表位杂交反应选择 HLA 相合的血小板，即使得不到一个精确的 HLA 匹配。然而，最近更多的"三联体匹配"或"抗原表位匹配"已开始实践使用[16]，它基于实体器官移植的经验和计算机应用（HLA 匹配制作，匹兹堡大学）。这种方法计算三联体或抗原表位形式的供者和受者的错配数，小于 12 个三联体错配被认为是 HLA 可能相合的供者，这扩大了供者库，

有希望提供适当的血小板增量。因此，输血医学部门和 HLA 实验室早期涉及是重要的。

在经 HLA 选择的供者很难获得或抗体检测还没有结果的情况下，HLA 类型的识别联合先前血小板输注可以产生足够的血小板增加校正值，在试验结果未出的时候，可以协助选择其他 HLA 相配的产品。HLA 同种异体免疫反应在移植或化疗后的持续性随着时间的延长而衰减，再生障碍性贫血的患者则相反。因此，随访的试验和重新评估也许可以鉴定减弱的移植受者的同种异体免疫反应，并指明更广泛数量的供者具有 HLA 相合的血小板。

HLA 同种异体免疫反应预后依赖下面的疾病；诱导化疗后的骨髓抑制，随着时间而减弱。再生障碍性贫血，是持续的。HLA 同种异体免疫反应缺乏严格的剂量应答反应关系[17]；一些患者形成了抗体，而另外一些患者尽管有多次的输血也没有形成抗体[17-18]。

ABO 不相合血小板

对于红细胞输血，ABO 血型相合是关键性的，因为不合有可能是致命的。然而，血小板输血 ABO 相合却不是那么关键，尽管血小板携带 A 和 B 凝集原，血浆含有抗 A、抗 B 的凝集素。不相容血浆的分量通常会导致直接抗体试验阳性，但很少引起溶血。特异血小板的限制性输血给已经紧张的只有 5 天储存期限的血小板储存系统增加了压力。每一个输血部门依据医院的需求和输血部门后勤，都拥有自己的政策。

ABO 主要不合

当 A 型或 B 型血小板输给 O 型患者，一部分患者会显著缩短血小板生存期[19]。

ABO 次要不相合

在这些情况下，供者血浆和受者的红细胞不相容。一些 O 型供者的血浆含有高滴度的抗 A、抗 B 凝集素，当输给 A 型或 B 型的患者可以引起溶血性输血反应[19]。欧洲一些中心筛查了存在高滴度凝集素的血小板供者和排除滴度超过一定水平的血小板捐献供者。Sadani 等报道了一例在重复输注 ABO 不相合的血小板后致死性的溶血性反应[20]。目前，在次要 ABO 血型不合的血小板输注中，发生严重溶血的风险约占 1/9000[21]，尽管人们已经普遍接受很难遇见这种并发症[22]。儿科受者对这种并发症具有高风险，一般需要提供 ABO 相合血小板输注给这些高危人群。有两种减少这种并发症的方法，筛查和延期含有高滴度凝集素的供者，或当准备输给非 O 型受者时洗涤所有 O 型供者血小板[23]。

粒细胞

使用粒细胞成分进行有效的输血治疗需要临床团队和输血医学部门大量的规划和协调，主要因为需要供者采集前的药物动员，相对有限的可用供者，专业的血浆分离置换技术提供采集，和采集成分短的储存期限。粒细胞作为一个没有得到 FDA 批准的血液成分，只是在专门的血站采集，经常作为研究方案的一部分。

在 20 世纪 70 年代，粒细胞输注主要被用来治疗儿童暴发性细菌及真菌感染[24,25]。随着抗真菌及抗细菌制剂的进步，粒细胞输注的重要性减弱了很多。最近，通过给予供者类固醇和粒细胞集落刺激因子（G-CSF）增强了粒细胞产量的能力，重新恢复了在成人患者中使用粒细胞输注的兴趣[26]，通常是对那些严重嗜中性粒细胞缺乏和有生命危险的细菌或真菌感染患者。在 G-CSF 和地塞米松动员供者之后，血浆分离置换常规获得（4 ～ 8）× 10^{10} 的粒细胞，单独应用类固醇可以达到 5 倍以上的增量。在血浆分离置换采集之前的晚上，供者必须给予 G-CSF 和地塞米松[27]，需要提前几天告知供者。社区志愿者重复使用 G-CSF 和类固醇的长期安全性的担忧，也限制了这种专门成分的广泛应用。最后，尽管输注 G-CSF 和类固醇动员的粒细胞浓缩物，升高了受者的中性粒细胞计数 1000 ～ 2000/μl，但这种形式对清除感染的影响的对照试验还没有完成。

浓缩的粒细胞除了富集于中性粒细胞，还富集于供者血浆、血小板、红细胞、淋巴细胞和其他单核细胞中，体积接近 250 ～ 500ml 的血浆。因此，任何一种血液成分都可以观察到粒细胞成分相关的输血反应类型。发热反应是常见的，还有肺部的不良事件。肺毒性可能是急性或慢性进展，受者的肺功能状态在粒细胞治疗期间应密切监测（见下文）。由于内含红细胞，粒细胞产品必需和受者 ABO 血型交叉配伍相合。由于内含单核细胞，粒细胞产品输注给受者必须接受照射以避免输血相关性 GVHD 的风险。尽管对于同时给予两性霉素和粒细胞是否增加肺部不良事件的意见尚未完全一致，[12,28,29-31]但目前的证据在给予两性霉素或两性霉素类制剂的

4 小时内，不给予粒细胞成分的输注似乎会更加谨慎。粒细胞成分不要经过白细胞滤过器。如果预期的受者是 CMV 血清学阴性和免疫抑制状态，CMV 血清学阴性的供者是首选的 [32-33]。

粒细胞输注很可能对伴有危及生命的真菌或抗菌剂耐药感染的严重中性粒细胞缺乏的患者产生益处 [34-35]，最终甚至可以骨髓恢复。受者在每次接受输注前和输注后应检测全血细胞计数中白细胞计数的差别，评估中性粒细胞绝对计数和血小板计数的增加值，中性粒细胞细胞系或血小板细胞系迟钝的反应表明 HLA 同种免疫的进展。因此，在开始治疗之前应获得一个 HLA 抗体基线水平的筛查，如果没有观察到中性粒细胞或血小板计数的增加应重复筛查。如果患者存在 HLA 同种免疫反应，且没有形成广泛的抗体，寻找 HLA 相合供者也许是合理的。如果受者存在 HLA 或嗜中性粒细胞抗原抗体，会增加严重肺部反应的危险。

在一些中心使用家族成员的外周血干细胞给予预防性的粒细胞输注，缩短造血干细胞移植干细胞回输后的中性粒细胞缺乏期，导致较少的发热天数和较少需要抗生素的天数。然而，这种方法没有显示产生生存益处 [36]。如上所述，在紧急情况下，或当受者存在显著的同种免疫，快速募集社区供者是困难的，在这种情况下，外周血干细胞或骨髓捐献者，如果病情稳定，可能是一个最佳的捐赠者（见下文）。

由于潜在疗效的有限关注和繁多的后勤、技术，和粒细胞输血支持所涉及的临床考虑，医师考虑这种形式需迅速的联系输血服务部门开始共同的计划。考虑的因素可能包括以下任何一种。

● 潜在的疾病，预计中性粒细胞减少的时间
● 可疑的感染源，抗菌药物反应的可能性
● 受者体重，ABO 血型，红细胞同种抗体
● HLA 同种免疫反应的证据
● 肺储备功能
● 及时可用的社区或亲属供者
● 输血服务中心粒细胞采集的能力：比较 G-CSF/ 类固醇和类固醇供者管理的比较；可用的供者，粒细胞支持的开始时间

输血治疗的并发症

血液成分输注相关的并发症包括那些常见的、

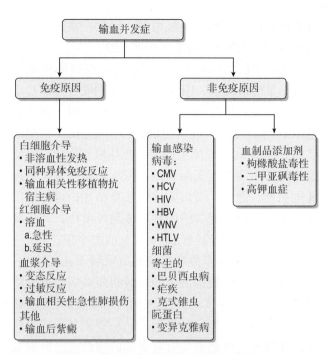

图31.3 输血反应类型。大部分输血反应都是急性发作的，除了迟发性溶血性输血反应和输血后紫癜，通常在输血后 5 ~ 10天发生

轻微的并发症，如过敏性反应，以及那些少见的但却有可能是致命的并发症，如输血相关性急性肺损伤或溶血性输血反应。尽管目前免疫性并发症同严重反应的感染相比，是无生命危险的以及严重反应的最常见的原因，许多临床医生当考虑输血支持治疗风险与获益时，最关注的仍然是感染的风险。其临床特征，机制以及常见输血反应的处理见表 31.2。

至关重要的是，在任何情况下怀疑输血反应时，输血应停止，评估并确定患者反应的原因。除了轻度过敏性输血反应，如瘙痒，涉及输血反应的成分输血不应再重新开始。在任何情况下，输血服务部门必须要及时通知到。输血并发症的分类如图 31.3，并在下面的章节中加以描述，包括免疫介导或以其他方式引起。

免疫介导的并发症

溶血性输血反应

这些反应可以是立即的或延迟发病。立即溶血发生在 ABO 血型不合的血制品单位意外输注，因受者的抗体破坏了供者的红细胞。患者可能主诉发热或背部疼痛，低血压和血尿虽常见，但并不能被

表 31.2　输血反应

反应类型	临床特征	病因	最常见的血液成分	治疗	预防/建立
发热，非溶血性	体温升高 >1℃ 寒战	血浆或储存血制品上清液中的细胞因子	非白细胞去除的红细胞及血小板	停止输血；输血前予对乙酰氨基酚或使用白细胞去除产品	通知血库；血制品应进行细菌培养
变态反应	红斑，荨麻疹，瘙痒，严重者出现喉头水肿	供者血浆中含有变应原	任何包含血浆的血制品 - 新鲜冰冻血浆、血小板及红细胞	停止输血；给予静脉抗组胺制剂；症状在30分钟内消失才能继续输血	之前给予静脉 H₁ 和 H₂ 受体阻滞剂；如果给予合适剂量抗组胺剂出现 2 次连续反应，考虑洗涤血制品
过敏	低血压，气喘，呼吸窘迫，喘鸣，呼吸急促，心动过速，腹痛，腹泻	供者血浆中含有受者抗体反应的致敏原	任何包含血浆的血制品	肾上腺素，类固醇	之前给予抗组胺制剂及糖皮质激素；使用洗涤的血制品；在 IgA 缺乏的患者，使用 IgA 缺乏供者的血浆
输血相关性急性肺损伤	呼吸困难，低氧血症，输血后 6 小时内出现低血压 (Popovsky)；血制品中存在生物活性脂类 (Silliman)；支持治疗后通常在 24 小时内消失	供者的 HLA 抗体和嗜中性粒细胞抗体	红细胞、血浆及血小板	支持治疗，严重者进行机械通气	血库应检测相关供者的 HLA/ 嗜中性粒细胞抗体
溶血	发热，低血压，背痛，弥散性血管内凝血，血红蛋白尿，肾衰竭，肝功能升高	ABO 或血型不合的血制品	红细胞，偶见血小板	支持治疗	提供表型相合的血制品
柠檬酸盐毒性	口周麻木，刺痛，恶心，呕吐，痉挛；严重的会出现心脏骤停	枸橼酸盐介导低钙血症；枸橼酸盐加入或者作为血浆分离置换期间的抗凝剂、或加入新鲜冰冻血浆的置换液体中。	新鲜冰冻血浆	减缓枸橼酸盐 / 新鲜冰冻血浆的输注速度；检测离子钙；给予静注氯化钙 / 葡萄糖酸盐	判断患者是否有增加的风险并给予经验性的钙治疗（如低体重的女性和机械通气患者）
二甲亚砜毒性	恶心，呕吐，咳嗽，低血压，心律失常，发热，寒战，血红蛋白尿	二甲亚砜用来作为骨髓的冷冻储存	外周血干细胞，供者淋巴细胞回输，任何冷冻的细胞产品（除了新鲜冰冻血浆）	减慢或停止输注；支持治疗；症状消失后可重新输注	抗组胺类；洗涤细胞回输

所有可疑输血反应，应停止输血，保持液体通路和通告血库

同时观察到。直接溶血反应是由自然生成的抗A或抗B凝集素介导，它们使补体结合到ABO血型不合的红细胞，有可能导致快速血管内溶血，激活补体和细胞因子瀑布，导致弥散性血管内凝血、休克，在最严重的情况下致肾衰竭。由于发热是最常见的主要症状，所有发热反应应停止输血，并对溶血的可能性进行评估。在特殊情况下，移植受者和供者ABO血型不合发生溶血反应应慎重的考虑和评估，预处理恢复后急性期到亚急性期的溶血（见下文）。

延迟的溶血输血反应

迟发的溶血性输血反应（DHTR）是由于受者因输血，重复接触非ABO红细胞抗原产生的记忆性抗体反应，该抗体由于之前输血、移植或怀孕而产生。该抗体，通常是Kidd或Rh血型系统，可能在输血前实验检测不到，但在输血后滴定度迅速增加。由多种红细胞抗原引起的DHTR被广泛的报道，经历造血干细胞移植的患者发病高达3.7%[37]。在一个中心的经验，非ABO血型抗原形成的红细胞同种抗体在ABO血型不合的移植中更加常见；预防方案/GVHD的预防没有影响这些同种异体抗体的发展[37]。供者免疫细胞输注引起的溶血反应会在血型不合中讨论[38-40]。

发热，非溶血性输血反应（FNHTR）

这些反应发生在0.5%～1%的输血患者中，与患者体内的白细胞抗体、输血中的白细胞发生反应相关。发热、寒战、全身乏力、头痛、恶心、呕吐等开始的症状同更严重的溶血反应很难鉴别，因此，必须停止输血和通告输血服务中心开始溶血反应的检查。因白细胞血液成分的去除，FNHTR发生率降低。

超敏反应

轻度超敏反应，发生在1%～3%的输血患者，并由血浆蛋白或细胞因子介导。症状包括荨麻疹、气喘、瘙痒等，一般都是轻微的，发生在输血期间或输血后不久，通常可以使用抗组胺药处理（H_1受体拮抗剂如苯海拉明或H_2受体拮抗剂如西咪替丁）[42]。在特别棘手的情况下，可以通过血液制品洗涤细胞的方式减少或阻止这些症状，这种方式可能减少了98%的血浆内容物，同时伴随

着20%～40%的血小板成分的丢失（见下文）。相对于发热非溶血性输血反应，白细胞去除不会减少超敏性反应的发生率[41]。

超敏反应更加严重，但却是不常见的反应，每20 000～47 000单位输血中可发生1次。症状包括面色潮红、寒战、呕吐、腹泻、低血压、全身水肿、咳嗽、气喘、喉头水肿。值得注意的是，先天性缺乏IgA的患者接受非IgA缺乏的健康供者血浆输注时，会出现超敏反应。然而，大多数IgA缺乏的受试者，输血后没有经历严重的反应，这些患者的输血支持应该是以个案为基础的个体化治疗[43]。IgA缺乏症的诊断应通过测量输血前标本的IgA水平；最近输血可能会导致IgA被动转移，给人一种假阴性结果。经历输血反应的IgA缺乏的患者需要输注IgA缺乏的供者的血制品，如果得不到IgA缺乏的血制品，可以使用洗涤或冷冻去甘油的血制品[44]。

TRALI（输血相关性急性肺损伤）

急性肺损伤是指含有血浆的血液制品输注后1～6小时发生的非心源性肺水肿。急性肺损伤的发病率估计每4500次输血中有1例，死亡率5%～8%。TRALI目前被认为是输血相关死亡的主要原因[45]。症状包括：呼吸急促，呼吸困难，低血压及发热，可能有严重的缺氧，胸部X线片显示弥漫性肺部浸润。患者通常会在支持治疗后24小时内恢复。

TRALI有两个假设的病因学[46]。TRALI的一个假设是发病机制牵涉供者抗白细胞抗体直接对抗HLA或嗜中性粒细胞抗原，因为这些在50%～90%有牵涉的单位中被发现。HLA抗体在多产妇女具有较高的频率，导致一些国家在实际中利用仅仅获得自男性供者的血浆。第二个假说牵涉生物激活脂质和嗜中性粒细胞作为TRALI的原因。在这种模型里，两种损伤导致TRALI：之一来自败血症、外伤或其他损伤导致中性粒细胞的启动和黏附于肺血管内皮细胞；另一个损伤产生于储存的血液制品中的生物活性脂质活化了肺中的中性粒细胞，导致潴留和肺血管内皮的损伤。在此模型中，高风险的患者是其他的医疗条件相同而接受了接近保质期的血液制品。因此，TRALI轻症病例往往得不到验证。在所有疑似TRALI的病例，输血服务中心应被通知并提供检测该供者的产品，并可能要

延迟该供者未来的捐赠。

输血后紫癜

输血后紫癜（PTP）是一种罕见的输血并发症，它的特征是严重的血小板减少和绝对的血小板输注抵抗导致发病的凶险。PTP 发生在输血后 3～12 天，通常发生在多产的女性和以前输血的受者[47]。确切的机制尚不确定，但可能是一种记忆性的同种抗体对抗输注的血小板，然后同时破坏输注的和受者的血小板，导致严重的血小板减少和输注无效。PTP 一般在 2 周内自然的消退。然而，大剂量静注免疫球蛋白（IVIG）或血浆分离置换治疗可产生更快速的反应，两者之一应用的迫切指征是减少明显出血的风险。诊断建议是存在严重的血小板减少和临床适当使用中的血小板输注抵抗。受者也存在抗原阴性的血小板输注抵抗。通过血小板抗原基因分型及血小板抗体鉴定支持诊断，并由经验丰富的推荐实验室来完成[15]。移植后的患者其他原因导致的血小板减少症可能造成诊断的困惑。然而，病例对适当干预的反应已有描述[48]。与 HLA 同种免疫和败血症相比，血小板减少的程度更加严重。输血后紫癜相关的一些血小板抗原多态性在不同的种群人群中已经被报道[49]。

输血相关性移植物抗宿主病

输血相关性移植物抗宿主病是一种罕见的威胁生命的严重输血不良反应，有效的应用适当措施照射输注的血制品可以完全预防[50]。TA-GVHD 是由具有免疫活性的供者淋巴细胞植入和增殖介导的，导致在输血后 3～30 天之内出现发热、皮疹、腹泻、肝功能异常和严重的全血细胞减少。具有风险的患者包括免疫功能低下人群，如原发性免疫功能

缺陷，血液系统恶性肿瘤，接受化疗和之后造血干细胞移植的患者。具有免疫功能的患者接受一级亲属的血液成分也有风险。输血相关性移植物抗宿主病通过细胞产品预防性照射 2500cGy 来预防[51]。白细胞去除不能预防输血相关性移植物抗宿主病。输血相关性移植物抗宿主病一旦发生，没有任何治疗手段。当 HLA 实验显示增加的淋巴细胞 HLA 抗原类型和提供血液成分输注的供者一致可明确诊断[52]。输血相关性移植物抗宿主病和移植相关的移植物抗宿主病的临床特征比较见表 31.3。

输血性传染性并发症

自从认识到人类免疫缺陷病毒（HIV）可以通过输血传播，在志愿捐赠者的筛选和检测方面取得了巨大进展，以加强血液制品的细菌学和病毒学的安全。然而，关注输血感染并发症也影响了血液成分的有效利用。当前的问题包括评估已知的极低危的传染因素，如乙型肝炎病毒、丙型肝炎病毒和 HIV，通过敏感的实验室实验而获得，同时评估和预防其他新的或新出现的可能通过输血传播的因素。目前，在美国血液成分实验包括七个血清学和三个以 DNA 为基础的测试来检测 HIV-1/2，乙肝和丙肝病毒，HTLV-I/II，西尼罗河病毒，梅毒螺旋体（梅毒）和克氏锥虫（美洲锥虫病）（表 31.4）。目前大部分这些因素的传染风险都太低而难以精确测量，都是基于数学模型估计（表 31.5）[53,54]。然而，新出现的，现有的和重新出现的，如微小病毒 B19、登革热病毒、人类疱疹病毒 -8 也可能准备威胁血液的安全[55]。此外，目前还没有得到认可的检测化验检测朊病毒疾病[56]。直至得到可靠和安全的方法灭活血制品中的病原体，否则潜在的输血传播感染相对于零风险的血液供应将会持续形成威胁[57]。

改善输血安全的策略也可能影响血液的可得率，因为它们可能包含更严格的供体筛选，选择和延期程序，通过额外的血清学、核酸和其他方法检测传染性病原体，努力进行更慎重的输血业务，采取病原体减少的技术方法，包括设计有效的技术抵抗病毒、细菌和原生动物。这些方式的考虑应包括病原体减少的程度，产品混合的潜在影响，潜在的免疫学和其他副作用[58-59]。

溶剂清洗处理的新鲜冰冻血浆（SD-FFP）和亚

表31.3 移植后急性移植物抗宿主病和输血相关性移植物抗宿主病的特征

特征	造血干细胞移植-急性移植物抗宿主病	输血相关性移植物抗宿主病
发生时间	移植后 100 天以内	输血后 2～30 天
症状	皮疹，腹泻	皮疹，腹泻
实验室异常	肝功能结果升高，较小的全血细胞减少	肝功能结果升高，显著的全血细胞减少
死亡率	10%～15%	80%～100%

表31.4 检测输血传播感染的常用实验

输血传播的感染	血清学实验	检测病毒的DNA
人类免疫缺陷病毒 -1/2	抗人类免疫缺陷病毒 -1/2 酶联免疫吸附试验	核苷酸实验
乙型肝炎病毒	乙型肝炎表面抗原和抗 HBc 酶联免疫吸附试验	
丙型肝炎病毒	抗 - 丙型肝炎病毒 酶联免疫吸附试验	核苷酸实验
西尼罗河病毒	–	核苷酸实验
人 T 淋巴细胞病毒 - Ⅰ/Ⅱ	抗 - 人 T 淋巴细胞病毒 -I/II 酶联免疫吸附试验	–
梅毒螺旋体（梅毒）	快速血浆凝集实验 抗梅毒螺旋体凝集实验	–
克式锥虫（美洲锥虫病）	抗 - 克式锥虫 酶联免疫吸附试验	

传播病毒感染的实验包括检测体内抗体（过去感染）和病毒 DNA。检测病毒的 DNA 帮助检测窗口期的感染。ELISA，酶联免疫吸附试验；HBsAg，乙型肝炎表面抗原；anti-HBc，抗乙型肝炎核心抗原抗体

表31.5 评估输血传播病毒性疾病的风险[1]

病毒	输血的风险
人类免疫缺陷病毒 -1/2	1：（2 000 000 ～ 3 000 000）
丙型肝炎病毒	1：（1 000 000 ～ 2 000 000）
乙型肝炎病毒	1：（58 000 ～ 200 000）
人 T 淋巴细胞病毒 -I/II	1：（641 000）
西尼罗河病毒	变化范围从 1.461：10 000 到 12.331：10 000

[1] 这些风险的计算是通过核苷酸实验的检测完成

甲基蓝光处理的血浆（MBLT）由欧洲提供。SD-FFP 通过混合 2000 ～ 2500 单位 ABO 血型相合的新鲜冰冻血浆制备；这一程序导致 V 因子，Ⅷ 因子，vWF 多聚体和血浆纤维蛋白酶抑制剂的减少，但并不显著减少非脂质包裹的病毒如微小病毒的传染性。亚甲基蓝光处理的血浆发生纤维蛋白原，Ⅴ 因子，Ⅷ 因子，Ⅸ 因子和 Ⅺ 因子的减少。血小板成分病原体减少的方法包括使用 amtosalen HCI 和长波紫外线光的光化学方法灭活[60]，可以灭活细菌和一些输血传播的病毒。从现有的随机临床试验数据表明，amtosalen/ 长波紫外线制备的制剂具有正常的止血功能，但降低了血小板的恢复和生存。这种方法在欧洲是获准的[61]。

巨细胞病毒（CMV）

巨细胞病毒通过输血传播主要危害的是造血干细胞移植的受者。输血传播感染巨细胞病毒的风险可以通过使用血清学阴性的血制品或使用白细胞去除的产品而减少。由于献血者实际上大部分都是巨细胞病毒阳性的，有时候很难提供巨细胞病毒血清学阴性的产品。另外，由于白细胞被认为是巨细胞病毒的储存宿主，白细胞去除的产品已经作为巨细胞病毒血清学阴性产品的替代品被利用。

由于输血传播巨细胞病毒可能发生于尽管使用血清学阴性成分，是由于捐赠品处在"血清学静止"的窗口期，巨细胞病毒中和抗体滴度实验使用 PCR 的方法已经进行了研究。然而，一项大的 1000 个美国供者横向研究显示，利用两种很好的 PCR 方法分析证明，CMV-DNA 很少在血清学阳性的供者中被检测到[62]。因此，使用具有最佳性能特征的 CMV PCR 分析也许不能超过血清学筛查实验的水平，而提高血制品输血传播 CMV 的安全性。

血清学阴性和白细胞去除的血制品减少 CMV 传染有效性的比较是一个有争议的问题。Bowden 等人[63] 发现，通过对 502 例骨髓移植受者前瞻性随机研究，接受白细胞去除或 CMV 血清学阴性的产品在 CMV 感染上没有统计学的显著性差异。血清学成分阴性产品受者移植后 100 天发展为 CMV 病的概率是 0，与之相比白细胞去除产品的受者的概率为 1.2%（P=0.25）；生存也没有不同。最近，Nichols 等人随后在一群 807 例血清学阴性的自体和异基因骨髓移植受者的两个时间段中，发现当使用没有检测 CMV/ 白细胞去除的产品，发生 CMV 输血传染要显著高于 CMV 血清学阴性的产品。然而，高风险的传染并没有导致实际高风险的 CMV 病，由于 CMV 抗原定期监测和更昔洛韦预先治疗，导致 CMV 病的一个很低风险的发病率或死亡率。这些发现与最近 Vamvakas[65] 的 meta 分析结果一致，这表明：

- 一个虽小但却实际可以获得 CMV 感染的风险，不论是否使用巨细胞病毒血清学阴性或未检测 CMV 去白细胞的产品
- 给予未检测 CMV 的去白细胞的产品可能会增加巨细胞病毒传播的风险
- 任何增加输血传播 CMV 感染的风险，没有必然转化为 CMV 相关死亡率和发病率的明显增加。

细菌污染

与输血传染病毒大不相同，细菌污染的细胞产品是一种更加常见和严重的输血并发症的原因，有占比高达 10% 的输血相关死亡[66]。血小板细菌污染特别麻烦，采集后在室温下保存，更容易导致细菌的快速增长。目前一个受者接受污染的血小板的风险是合并输血传播病毒风险的 10～1000 倍[67]。在以前的研究中，3000 单位浓缩血小板中接近 1 单位被证明是污染的，发生严重感染性输血反应的风险接近 1/50 000，红细胞输血约 1/500 000。最近的研究显示，血浆分离置换的血小板制品细菌污染率约为 1/5157[68]。症状包括输血期间或输血刚结束时出现高热、寒战。

目前提供血小板的细菌检测实验来减少这些风险[69]，在采集后的最初 24 小时内，使用一些自动化、连续培养的检测系统，依靠发现细菌活跃的新陈代谢产生的二氧化碳和消耗的氧气来检测[70]。一些中心报道，与过去相比，实行血小板成分细菌检测的实验减少了感染性输血反应的比例[71]，但却导致产品额外的延迟投放到输血服务部门的库存中施用于患者。

输血传播朊病毒病

为应对变异型克雅病（vCJD，疯牛病）在英国的流行，英国国立变异型克雅病监察单位和英国国家输血服务机构之间建立了一个监测系统。23 人接受后来发展为变异型克雅病的人的输血，3 例证实通过输血而传染变异型克雅病而被报道[72-74]。供者有旅行史，表明可能接触了牛海绵状脑病（疯牛病），当返回到没有感染疯牛病的国家可能被禁止献血。然而，目前还没有检测方法在无症状的捐赠者中检测朊病毒。流行病学证据并不建议散发的克雅病是通过输血传播。

其他因素

微小病毒 B-19 可引起免疫功能低下的患者严重的骨髓抑制效应[75]；通过溶剂洗涤混合血浆中来消除主要脂质包裹的成分不能使之灭活[76]。目前一些国家开始做微小病毒滴定度的检测。但是，没有可靠的方法可以阻止这种因素的传染，受者的诊断依靠临床表现。

许多原生动物物种可能通过输血传染，包括疟疾，这可能是全世界最常见的输血传染因素。在非流行地区，巴贝西虫类和锥虫类感染的发生同流动人口的人口特征和疾病活动相一致。巴贝西虫类，通过蜱叮咬传播，类似疟疾可能引起严重感染和血管内溶血，对此，免疫力低下、老年人和无脾的患者特别危险[77]。南美锥虫病，由原生寄生虫克氏锥虫引起，通过猎蝽昆虫传播，估计约有 1900 万的感染者生活在南美洲和中美洲和墨西哥部分地区。输血传播的南美锥虫病，由于人口迁移因此可能发生在部分北美地区[55]。在美国，已开始制定酶联免疫分析实验筛查血源。

添加剂的毒性和储存

输血并发症也可由于添加剂和其他一些储存相关的因素产生。DMSO（二甲亚砜），用作造血干细胞的冷冻保护剂，用药后迅速分布到所有组织，代谢时可产生特有的大蒜气味[78]。由于组胺的释放，二甲亚砜给药后的过敏症状很常见。其他副作用包括恶心、呕吐、发热、寒战、咳嗽、腹泻、面红、头痛和溶血，心血管毒性包括心动过缓或心动过速，心脏传导阻滞和血流动力学不稳定（低血压或高血压）。二甲亚砜给予前常规性应用抗组胺药预防。减缓输注或增加不同等分输注之间的时间也可能将毒性减至最小[79]。

柠檬酸盐的毒性可在进行血浆分离置换，自体或异体单个核细胞采集中的大容量白细胞分离术，或大量输血的患者中被观察到，这是由于柠檬酸盐包含在抗凝储存或血浆分离置换液中。初期症状包括口周刺痛，麻木和四肢麻木，它可以迅速进展，包括手足抽搐和心脏停搏。应密切监测离子钙水平，相应地给予静脉注射钙替代[79,80]。

体重很小的患者快速输注保存较长时间的血制品可能会发生，这是由于血制品上清液中钾的浓度随着储存时间的推移而呈指数增长[81,82]。这些反应

是可以通过使用新鲜的产品或洗涤的产品和测量评估血清钾的水平来预防。使用钙剂治疗可以提供心脏保护效应。

血库业务

白细胞去除

供体白细胞介导的非溶血性输血发热反应，同种免疫反应，与输注包含红细胞和血小板产品相关的 CMV 感染，可以通过去除白细胞而大大减少，无论通过原料的制备（'预先储存白细胞去除产品'）或在输血的时候采用床旁过滤器[83]。白细胞去除产品的适应证是造血干细胞受者、血液系统恶性肿瘤、先天性免疫缺陷综合征和血红蛋白病。由于后勤为选择的患者人群提供白细胞去除的产品较困难和输血时使用的滤过器产生的相关反应，许多血液中心和医院正朝向使用"通用的预先储存的白细胞去除产品"[10]。按照美国血库协会的标准，一份白细胞去除的产品在血小板分离提取单位和红细胞中必须包含少于 5×10^6 个白细胞，而欧洲标准要求少于 1×10^6 个白细胞。同没有白细胞去除的血制品相比，那些去除白细胞者显著减少了非溶血性输血发热反应和 CMV 感染的概率，同时也减少，但不能完全消除卡氏肺孢子菌肺炎（PCP）的风险[84]。

洗涤的红细胞及血小板制品

洗涤程序是使细胞处于悬浮的电解质溶液中，以去除高达 99% 的血浆的过程。洗涤的血制品应被保存以用于别的难以控制的血浆过敏反应，这与血小板制品 20% ~ 40% 血小板成分的减少和增加细胞操作相关。洗涤后的红细胞保存期限减少到 24 小时，洗涤血小板减少到 4 个小时。

照射

照射的红细胞和血小板预防输血相关性移植物抗宿主病（如上所述）。由于很多免疫功能低下患者处于癌症第三期，所有主要的中心采用广泛的辐照，并推荐在其他方面更加广泛的应用。照射剂量应至少 2500 cGy。虽然血小板生存没有受到影响[85]，但是如果在照射后没有很快的输注，红细胞在血液循环中的生存时间将会缩短。

Rh 免疫球蛋白的用途

Rh 免疫球蛋白（RhIg）的应用指征是预防 Rh 阴性的受者接受 Rh 阳性血制品发生同种免疫反应，可提供肌内注射或静脉注射制剂。Rh 免疫球蛋白是从血浆中提取的产品，不无风险[86]。它在传统上是输血服务部门给予拥有 Rh（D）阳性胎儿的 Rh（D）阴性的女性，以预防致敏和产生抗 -D 的同种抗体。通常存在两种情况考虑使用 Rh 免疫球蛋白：

● 预防 Rh（D）阴性的患者接受了 Rh（D）阳性的血小板和粒细胞形成抗 -D[87]。通常 300μg 剂量的抗 -D 可以覆盖接触 15ml 的 Rh 阳性红细胞。

● 治疗 Rh（D）阳性的患者造血干细胞移植后免疫性血小板减少性紫癜。

Rh 不相合的血小板输血使用 Rh 免疫球蛋白值得特别关注。Rh（D）阴性的受者接受 Rh（D）阳性的供者血小板输血治疗发生抗 -D 同种免疫反应的发生率据报告在 0% ~ 19%[19,88]。报告说，血液病患者由于化疗的强烈免疫抑制，不会形成抗 -D，给予 Rh 不相合的血小板制品支持被认为是安全的[89]。这篇作者报道了 22 位 Rh（D）阳性的血液病患者在平均随访 8 周后没有形成抗 -D[90]。这些患者接受的浓缩血小板来自全血。与此相反，血小板提取获得的血小板，被报道平均含有 3ml 红细胞，尽管最近的报告显示目前的红细胞含量更少[91]。目前关于 Rh 免疫球蛋白用作造血干细胞移植患者免疫预防没有统一的建议。

血清学研究

伴随着其相关的历史意义和每日血库操作的类型，传统的血清学分析比如检测 ABO 血型可能利于处理造血干细胞移植受者。

使用商品化的抗血清正定型鉴定患者红细胞表面存在的 A 抗原或 B 抗原（即抗 -B，抗 -A），如表 31.6 概述。通过这种方法，4+ 表示强烈凝集，0 表示没有凝集；中间的凝集度指定为 3，2 和 1。这种技术允许对低至 5% 的抗原阳性的外周血红细胞进行检测；更小的数量可以通过光学显微镜观察到。不同红细胞表型的存在（混合视野）可能检测红细胞的嵌合状态，敏感性类似于分子技术检测淋巴细胞和白细胞。

使用商品化的红细胞制剂反定型鉴定患者血浆

表31.6　血型的正定型检测

患者的红细胞+抗-A	患者的红细胞+抗-B	患者的ABO血型
4+	0	A
0	4+	B
4+	4+	AB
0	0	O

患者的红细胞对抗血清试剂出现反应。凝集反应记录按照升序反应为0到4+。例如，患者的血型是AB型同时具有A抗原和B抗原，因此会和抗-A和抗-B反应。ABO血型的最终确定通过正反定型共同判断

表31.7　血型的反定型检测

患者的血浆+A型红细胞	患者的血浆+B型红细胞	患者的ABO血型
4+	0	B
0	4+	A
4+	4+	O
0	0	AB

患者的血浆对红细胞试剂发生反应。血浆通常含有抗体（IgM）其与红细胞试剂凝集；反应的强度按照升序排列分为0~4+。例如，患者是AB血型不会具有天然的抗体，因此不会和A和B红细胞试剂反应

中存在的抗体。测定结果评分如图31.7概述。ABO血型抗原的抗体，也称为同种血细胞凝集素，在出生后几个月内可以检测到，它在ABO血型不合的溶血性输血反应中，以及造血干细胞移植供受者ABO血型不合，可能导致严重的溶血。

同种血细胞凝集素的滴定度

反定型测定同种血细胞凝集素的浓度可以通过连续稀释样本血浆的方法进一步测定其滴定度。

直接抗体试验（DAT）

直接抗体试验通过使用取自兔子的致敏人的IgG和补体的多价抗人球蛋白检测患者体内红细胞表面的IgG或补体。使用特异性抗血清可以进一步检测确定患者红细胞表面的是IgG或是补体，分析红细胞的洗出液可以确定其中的特异性抗体（抗A，抗B或抗其他血型抗原）。当过量的抗体存在血清中，红细胞表面的抗原位点均处于饱和状态，间接抗体试验可以检测血清的抗体。

直接抗体试验阳性在缺乏临床体征或其他实验室证据的情况下，并不表明临床上发生了活动的、进行性的溶血，其中，下列临床的相关性可能会有所帮助。

- 患者是否具有临床或实验室溶血证据？
- 患者是否接受了与供者ABO或其他血型不合的造血干细胞移植（考虑到一过性淋巴细胞综合征或其他溶血的相互影响）
- 患者近期是否进行了袋装红细胞的输血？（如果有，考虑延迟的溶血反应）
- 患者是否接受了ABO血型不合的供者血小板或粒细胞？
- 间接抗体筛查是否仍阳性？
- 患者是否接受了与自身免疫性溶血性贫血相关的青霉素、头孢菌素或其他药物？
- 患者最近是否接受抗胸腺细胞球蛋白（ATG），静注人免疫球蛋白或Rh免疫球蛋白或其他含有抗红细胞抗原抗体的制剂？
- 患者正反定型是否存在差异？

另外的考虑

供受者血型不合的处理

ABO血型不合

造血干细胞移植中供受者ABO血型不合需要仔细的评估和随访，由于它和移植后的免疫血液学事件明显相关，其中包括持续的网状细胞减少和免疫介导的溶血，严重的足以导致死亡[92]。由于编码ABO血型和HLA系统的基因在不同的染色体上，ABO不合可能会出现在HLA相合的家庭成员以及无血缘关系的造血干细胞移植供者[92]。

ABO血型系统免疫生物学在几个关键受体上不同于其他血型。不像其他血型的抗原，人类自身细胞形成的ABO抗原抗体在出生后的第一年内缺乏；这些抗体被称为同种血细胞凝集素。同种血细胞凝集素包括IgM抗体和其他免疫球蛋白，高滴度的凝集素有可能和补体结合到红细胞表面抗原导致细胞溶解[93]。ABO血型抗原，也表达在原始红系细胞表面，以及整个身体的其他组织细胞上[94]，这个事实说明，由于移植物排斥的风险，主要ABO血型不合在实体器官移植中产生非常大的影响[93]。

及早鉴定造血干细胞移植供者存在 ABO 血型不合是很重要的,这就可以允许细胞处理实验室使用移植物处理程序,从主要 ABO 血型不合供者去除移植物中的红细胞,从次要 ABO 血型不合供者去除移植物中的血浆。同样,输血服务部门必须知道 ABO 血型不合,给予适当的解释移植后的血清学实验,而且从移植前期必须考虑 ABO 血型不合而选择适当的血制品(表 31.8)。

在造血干细胞移植患者中,ABO 血型不合的定义为"大"即受者的免疫系统产生抵抗供者细胞的抗体,"小"为供者的免疫系统产生抵抗受者的抗体。在双向不匹配时,供者和受者都能够产生相互抗体。移植物输注后,ABO 血型不合的影响依赖于多种因素,包括移植后的时间,预处理方案[95],移植物的来源[3],GVHD 的预防[80,96],无论目前是主

要、次要或双向不合[92]。虽然已有提出 ABO 血型不合在某些方面对造血干细胞移植结果产生不利作用[97],其他研究未观察到由于这种情况引起的临床显著的不良作用[98-99]。

次要 ABO 血型不合移植

最重要的移植后免疫性溶血的风险与供受者次要 ABO 血型不合相关,由于来自供者的免疫细胞快速产生抗受者的同种血细胞凝集素[96],这被称为一过性淋巴细胞综合征[92]。在这一背景下发生的溶血一般从移植的第 4 天到第 14 天,并可能导致死亡[3,100]。正如实体器官移植中所述[101],一过性淋巴细胞介导的溶血的严重程度与移植物中淋巴细胞的含量(在造血干细胞移植中,外周血干细胞>骨髓≥脐带血)和单独使用环孢素作为 GVHD 的预防相关;非血缘供者造血干细胞移植增加了这种风险[102],在外周血干细胞采集前给予供者细胞因子会进一步加重(图 31.4)。

一些中心主张在次要 ABO 血型不合的造血干细胞移植前,进行红细胞交换降低供者不相合红细胞的数量[103]。然而,红细胞交换治疗可以导致显著的不良反应,如输血相关性急性肺损伤和超敏反应[103]。此外,在成人使用 6 ~ 8 单位袋装红细胞

表 31.8 ABO 血型不合移植血液成分的选择

主要ABO血型不合

受者含有抵抗供者红细胞的抗体。受者具有即刻溶血的风险,纯红细胞再生障碍性贫血和延迟性溶血性反应

受者	供者	红细胞首选	血浆/血小板
O	A	O	A
O	B	O	B
O	AB	O	AB
A	AB	O	AB
B	AB	O	AB

次要ABO血型不合

供者产生抵抗受者红细胞的抗体。受者因移植物中的淋巴细胞具有发生迟发性溶血性反应的风险

受者	供者	红细胞首选	血浆 / 血小板
A	O	O	A
B	O	O	B
AB	O	O	AB
AB	A	O,A	AB
AB	B	O,B	AB

主次要均不合

受者具有即刻和延迟的溶血

受者	供者	红细胞首选	血浆/血小板
A	B	O	AB
B	A	O	AB

O 型红细胞从移植预处理开始时使用或移植时,依赖于单个的输血服务部门的政策

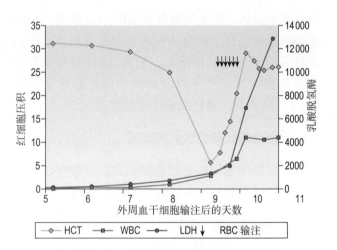

图31.4 溶血继发于一过性淋巴细胞综合征,发生在一个58岁**A组**阳性的男性慢性淋巴细胞白血病患者,接受了他的女儿**O**型血HLA相合的外周血干细胞移植物。在移植后的第**8、9天**,出现红细胞压积的急剧下降,同时伴有乳酸脱氢酶的升高,发热,血流动力学不稳定和肾功能不全。尽管红细胞压积由于O型红细胞输注有所反应,但发生了心肺功能骤停;神经系统功能不能恢复,患者在第**16天**死亡。血清学实验表明,供者类型的抗-A同种血细胞凝集素是大规模免疫性溶血的原因。这个病例潜在的溶血因素包括环孢素单药预防**GVHD**,使用外周血干细胞替代骨髓作为造血干细胞移植物来源和使用非HLA相合的同胞供者。经允许转载自Bolan等[3]

进行红细胞交换后，实际上还残留部分受体细胞（25%～40%）保留在受者的血循环中[3]。因此，预防性红细胞交换治疗并不能消除如肾衰竭等溶血性并发症，而这可能由造血干细胞移植中一过性淋巴细胞综合征引起[102]。在所有情况下，处于风险中的患者应在围移植期间每日密切监测全血细胞计数，使用供者相合的红细胞治疗，并使血红蛋白水平保持在大于 9.5g/dl^3。移植后 DAT 实验阳性和阴性对于诊断溶血的预测价值不大[92]，不排除需要积极的输血支持治疗。

主要 ABO 血型不合

接受主要 ABO 血型不合的造血干细胞移植供者的受者，在造血干细胞移植后可能会发生纯红细胞再生障碍性贫血（PRCA）。造血干细胞移植后纯红细胞再生障碍性贫血发生原因如下：

- 转换为供者造血（受者造血丧失）[94]
- 供者造血抑制是由于血循环中持续存在受者型抗供者同种血细胞凝集素，不相合的 ABO 血型抗原存在于供者形成红细胞系统的细胞上[104]。

患者接受减低剂量预处理方案，自体造血可能不显示出总体的红细胞生成功能下降，尽管血循环中存在受者同种血细胞凝集素和由自体造血引起的供者红系造血抑制。在供受者主要 ABO 血型不合的情况下，移植后总体的红系造血功能依赖于抗供者同种血细胞凝集素的消失率（依赖于移植前滴度和移植预处理方案的强度而定），移植前受者红系造血的有效性，和转换成供者红系造血的时间（图31.5）。接受减低预处理强度的患者由于持续存在受者浆细胞产生的同种血细胞凝集素，可能会高风险发生纯红细胞再生障碍性贫血，在时间和程度上移植物介导的抵抗不同受者细胞群的作用是不一致的[105]。虽然纯红细胞再生障碍性贫血可能对GVHD 的预防处理或回输供者淋巴细胞做出反应，这些措施也同时可诱发 GVHD；只输注与受者相合的袋装红细胞，直到纯红细胞再生障碍性贫血最终消失。患者具有主要 ABO 血型不合也可能发展为移植后溶血，由于同种血细胞凝集素抵抗循环中的供者红细胞。然而，此事件一般比次要 ABO 血型不合介导的溶血要轻[92]。

受者产生的持续的同种血细胞凝集素在无关供者移植后会快速的消失，与更强的移植物抗宿主效

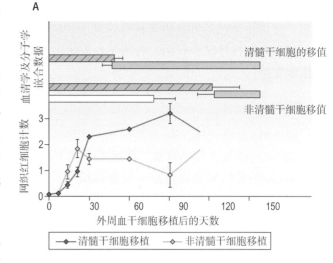

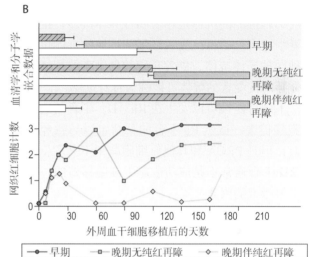

图31.5 网织红细胞计数的恢复是清髓性和非清髓性预处理后主要ABO血型不合干细胞移植后总体红系造血功能的证据。供者红细胞嵌合状态正定型测定主要ABO血型不合受者血液中的供者红细胞来评估，持续性的受者类型的抗供者同种血细胞凝集素通过通过正文中的反定型测定。（斜纹条）是宿主抗供者同种血细胞凝集素大于1+；（底纹条）是可检测的供者红细胞的嵌合状态；（白色条）是可检测的宿主骨髓嵌合状态。实验室分析宿主在清髓性干细胞移植后骨髓的嵌合程度尚未完成。顶部部分（A）表明，网织红细胞计数在清髓性干细胞移植比非清髓性干细胞移植后初始恢复更加缓慢，但网织红细胞计数在非清髓移植后转换成完全供者骨髓嵌合状态时显著减少，反映在持续性宿主供者的同种血细胞凝集素活性抑制供者红细胞嵌合的启动时，自体红细胞生成缺失。误差线（±标准差）在几个点显示非清髓和清髓性干细胞移植之间显著的不同（P < 0.05）。底部（B）说明了非清髓干细胞移植的患者在几种关系上时间的影响。在这些拥有持续受者类型抗供者同种血细胞凝集素和延迟的供者红细胞嵌合状态，完全供者骨髓嵌合状态在纯红细胞再生障碍性贫血较无纯红细胞再生障碍性贫血更早。转换成完全供者嵌合状态的时间间隔和宿主抗供者同种血细胞凝集素减少到1+或更低在这三组具有显著不同。经允许转载自Bolan等[3]

应相一致[106,107]。以下是主要 ABO 血型不合移植，血型，直接抗体试验和抗供者抗体滴度应被密切监测。直到直接抗体试验转阴，否则受者需输注 O 型红细胞支持。

RH

同 ABO 血型一样，Rh 血型抗原的遗传也不依赖于 HLA 抗原复合物的合成，因此 D 不合可以发生在 HLA 相合的异基因造血干细胞移植中。不同于 ABO 同种血细胞凝集素抗体，Rh 同种抗体在先前没有经历过妊娠、输血或移植，通常不会形成。说起移植后产生抗体，同种免疫和自身免疫的称呼就应当谨慎使用[92]。受者的免疫系统产生的针对供者红细胞抗原的抗体被称为同种异体抗体；植入的供者细胞产生的抵抗受者红细胞抗原的抗体也称为一种同种异体抗体。供者介导的抗供者的抗体和受者介导的抗受者的抗体可被称为自身抗体。

不同可能性可以发生在 Rh（D）不合的造血干细胞移植中。虽然 Rh 不合的移植可以导致免疫性溶血，但是 PRCA 和其他血细胞减少不会发生，而且 RH 不合通常不是成功造血干细胞移植的一个临床主要考虑的因素[92]。

次要 Rh（D）不合

一个 Rh（D）阳性的受者接受一个 Rh（D）阴性的供者造血干细胞移植会形成一种新的抗 -D 同种异体抗体（供者介导），由于预处理后 Rh 阳性红细胞可以在循环中残留数月，刺激供者免疫细胞产生抗体。在这种情况下，输血支持包含供者类型的红细胞或 Rh（D）阴性的红细胞。如果造血干细胞移植供者在造血干细胞移植时已形成抗 -D，移植物输注后立即发生的溶血可以通过去除外周血干细胞产品中的血浆来阻止；与次要 ABO 不合的一过性淋巴细胞介导在发生时间上类似，轻度溶血也可以发生[96]。但是，总的来说，受者循环中抗 -D 同种抗体的出现非常缓慢。Esteve 等报道受者抗 -D 同种抗体出现在造血干细胞移植后 7 个月[108]。Franchini 等进行了一例个案报道，抗 -D 同种抗体在受者移植后 +35 天被检测出[109]；增加了输血需求，溶血的证据也引起了注意。

主要 Rh（D）不合

在这种情况下，一个 Rh（D）阴性的受者接受了一个 Rh 阳性供者的造血干细胞移植。Rh 抗原在原始红系造血细胞不表达[94]，在这种情况下没有

发生纯红细胞再生障碍性贫血的报道[110]。Berkman 等报道成功将 Rh 阳性的骨髓移植到伴有抗 -D 的 Rh 阴性的受者[111]。

其他血型抗原不合

由于供受者其他血型系统不合也可发生延迟的，但非致命性的溶血。Lopez 等报道了迟发性溶血性输血反应发生在外周血干细胞移植后第 21 天、35 天和 160 天，这是由于获得来自受者的多种红细胞同种抗体（抗 -Jkb，抗 -K）[39]。Zupanska 等报道 ABO 相合的外周血干细胞移植后抗 -Di（b）的形成[40]。血清学监测不能预测溶血。纯红细胞再生障碍性贫血没有被发现是由于供受者血型不合，除外主要 ABO 血型不合造血干细胞移植后。

儿科患者

由于他们较小的血容量，儿科输血剂量应根据儿童的体重，而不是一些整体剂量值。儿童患者适当的输血支持远远超出了简单地将儿童考虑为"小大人"，这是由于特定的免疫学和儿童疾病，加上考虑儿童的身高。照射和白细胞去除在儿科患者应被仔细的考虑，当可能的时候可输注 ABO 血型和 Rh 血型相合的血小板。增加的指南可从最近的综述中获得[112-123]。

止血药物的使用

很多药物可以用来增强患者止血，这些患者有输血抵抗，对他们来说无法得到相合的血制品或尽管输血但仍在出血[114]。例如，一些措施包括红细胞输血，使用雌激素或精氨酸加压素可能对尿毒症患者有益处，抗纤溶制剂如氨基己酸的应用指征是包括局部或全身的纤溶亢进的病例。最近，重组Ⅶ因子，开始与抑制剂一起用来治疗血友病患者，现已被越来越多地应用于重大手术、创伤以及伴有全面凝血功能障碍的移植患者，这是由于其强大的止血效应，包括增加血小板功能、凝血酶生成和抗纤维蛋白溶解[115-117]。一个随机试验比较不同剂量的重组Ⅶ因子和安慰剂，在控制造血干细胞移植后出血方面没有发现临床显著的改善[118]。然而，一项大型的无对照研究和随机试验的证据一致认为在某些情况下有重要的益处[119]。重组Ⅶ因子和伴随血小板输注的联合治疗，对同种免疫的伴有严重出血

的血小板减少的患者，已被描述为有效[120]。重组Ⅶa因子和其他止血剂可能会出现明显的毒性，特别是在重复剂量时或存在活动性血栓的情况下，其在所有患者中的使用应被慎重考虑[119]。

拒绝输血的造血干细胞移植患者

在本组患者造血干细胞移植是一项艰巨的过程，因为他们不接受血液制品输注，但可以接受骨髓或外周血干细胞支持。每个患者接受输血支持的程度和性质是不同的，移植医生应主动与患者、家属、宗教顾问、血库、医院伦理和法律人员在确认造血干细胞移植前进行认真讨论。Mazza等报道在没有输血支持的情况下，清髓性造血干细胞移植已成功地被施行于各种血液系统恶性肿瘤的治疗[121]。Zenz等人报告了一例成功的慢性髓性白血病患者减低预处理强度的移植[122]。Ciurea指出，化疗预处理前采用血液保护的方法和应用促红细胞生成素可以用来限制危及生命的贫血。这些作者建议的保护性措施包括：

- 使用小儿血液采样管
- 减少血液采样频率至隔日一次
- 使用封闭系统返回采血后的浪费血液
- 提供每日叶酸、铁补充剂和每周维生素K
- 当血小板计数 < 30 000/μl 给予氨基己酸类和使用质子泵抑制剂预防胃肠病变

造血干细胞移植后使用家族供者的粒细胞/血小板支持

移植后处理血细胞减少和HLA同种免疫可以通过使用HLA相合的家族成员分离提取的血小板或作为粒细胞供者而得以改善。当家庭成员先前曾作为骨髓或外周血干细胞供者，必须考虑到其他因素，如骨髓捐献后出现贫血，外周血干细胞采集后血液中的血小板计数会减少50% ~ 75%。血小板计数在血小板分离采集后也会发生显著的减少。一些个人可能在48 ~ 72小时内大幅回升；然而，各人的反应不同的，在这种情况下应密切地随访供者的全血细胞计数。在某些情况下，产品在没有经过病毒测试下已被发放，同时在所有情况下，与输血服务部门沟通是必不可少的，以确保安全、有效的捐赠，以及利用家族供者作为造血干细胞移植后的

输血支持时坚持维护适用的规则。美国血库协会的标准，每年允许24次的粒细胞或血小板的分离捐赠，连续采集间隔至少超过72小时。适当的照射被用来预防输血相关性移植物抗宿主病。

铁过载的治疗

在成功治疗骨髓衰竭状态[124-125]和恶性疾病[126]后的长期存活者，静脉放血治疗是一种治疗输血相关的铁过载安全有效的方法。输血铁质沉着症可以导致肝和心脏显著的器官损伤，并可能是移植后其他并发症如感染的一个重要原因[127]。移植后患者的血红蛋白水平处于较低范围的，可在静脉放血后给予促红细胞生成素治疗。当低血红蛋白水平阻止初始的静脉放血治疗，铁螯合疗法是一种有效的选择[128]。皮下或静脉注射去铁胺治疗被广泛采用。由于其相对较短的半衰期，当使用上述的一种途径时，连续治疗是必要的。值得注意的是，患者在接受去铁胺治疗可能会增加毛霉菌和耶尔森菌感染的风险[129-130]。最近，口服铁螯合剂被证明是有效的，并具有良好的耐受性，在非移植相关的输血过载的最初随机对照研究中，发现与静脉螯合剂具有类似的效果[131-132]。

结论

输血医学支持对造血干细胞移植患者的适当治疗是非常必要的。多种血液成分的治疗和其他治疗形式是可以获取的。虽然没有造血干细胞移植供受者之间免疫学相互作用那么突出，但是造血干细胞移植患者和血液捐赠者相似而遥远的关系是在对整体结果上具有高度的影响。临床组和输血医学服务中心早期并持续的沟通，可以帮助避免输血并发症并使适宜输血治疗的机构合理化。

致谢

作者感谢主要代表Susan F Leitman MD，输血医学部门，临床中心，国家卫生研究院，Bethesda MD，20892，她回顾分析了这篇论著，并在这项工作的准备期间提出了许多有益的建议。

（王庆含 译 李渤涛 校）

1. Popovsky MA, Triulzi D. The role of the transfusion medicine consultant. Am J Clin Pathol 1996;105:798–801
2. Wu WC, Rathore SS, Wang Y et al. Blood transfusion in elderly patients with acute myocardial infarction. N Engl J Med 2001;345:1230–1236
3. Bolan CD, Childs RW, Procter JL et al. Massive immune haemolysis after allogeneic peripheral blood stem cell transplantation with minor ABO incompatibility. Br J Haematol 2001;112:787–795
4. Consensus conference. Fresh-frozen plasma. Indications and risks. JAMA 1985;253:551–553
5. O'Shaughnessy DF, Atterbury C, Bolton MP et al. Guidelines for the use of fresh-frozen plasma, cryoprecipitate and cryosupernatant. Br J Haematol 2004l;126:11–28
6. Ness PM, Perkins HA. Cryoprecipitate as a reliable source of fibrinogen replacement. JAMA 1979;241:1690–1691
7. Mannucci PM. Hemostatic drugs. N Engl J Med 1998;339:245–253
8. Ness PM, Campbell-Lee SA. Single donor versus pooled random donor platelet concentrates. Curr Opin Hematol 2001;8:392–392
9. Leukocyte reduction and ultraviolet B irradiation of platelets to prevent alloimmunization and refractoriness to platelet transfusions. The Trial to Reduce Alloimmunization to Platelets Study Group. N Engl J Med 1997;337:1861–1869
10. Seftel MD, Growe GH, Petraszko T et al. Universal prestorage leukoreduction in Canada decreases platelet alloimmunization and refractoriness. Blood 2004;103:333–339
11. Schiffer CA, Anderson KC, Bennett CL et al. Platelet transfusion for patients with cancer: clinical practice guidelines of the American Society of Clinical Oncology. J Clin Oncol 2001;19:1519–1538
12. Wright DG, Robichaud KJ, Pizzo PA, Deisseroth AB. Lethal pulmonary reactions associated with the combined use of amphotericin B and leukocyte transfusions. N Engl J Med 1981;304:1185–1189
13. Carr JM, Kruskall MS, Kaye JA, Robinson SH. Efficacy of platelet transfusions in immune thrombocytopenia. Am J Med 1986;80:1051–1054
14. Slichter SJ, Davis K, Enright H et al. Factors affecting posttransfusion platelet increments, platelet refractoriness, and platelet transfusion intervals in thrombocytopenic patients. Blood 2005;105:4106–4114
15. McFarland JG. Detection and identification of platelet antibodies in clinical disorders. Transfus Apher Sci 2003;28:297–305
16. Nambiar A, Duquesnoy RJ, Adams S et al. HLA Matchmaker-driven analysis of responses to HLA-typed platelet transfusions in alloimmunized thrombocytopenic patients. Blood 2006;107:1680–1687
17. Dutcher JP, Schiffer CA, Aisner J, Wiernik PH. Alloimmunization following platelet transfusion: the absence of a dose-response relationship. Blood 1981;57:395–398
18. Dutcher JP, Schiffer CA, Aisner J, Wiernik PH. Long-term follow-up patients with leukemia receiving platelet transfusions: identification of a large group of patients who do not become alloimmunized. Blood 1981;58:1007–1011
19. Lozano M, Cid J. The clinical implications of platelet transfusions associated with ABO or Rh(D) incompatibility. Transfus Med Rev 2003;17:57–68
20. Sadani DT, Urbaniak SJ, Bruce M, Tighe JE. Repeat ABO-incompatible platelet transfusions leading to haemolytic transfusion reaction. Transfus Med 2006;16:375–379
21. Mair B, Benson K. Evaluation of changes in hemoglobin levels associated with ABO-incompatible plasma in apheresis platelets. Transfusion 1998;38:51–55
22. Murphy MF, Hook S, Waters AH et al. Acute haemolysis after ABO-incompatible platelet transfusions. Lancet 1990;335:974–975
23. Pierce RN, Reich LM, Mayer K. Hemolysis following platelet transfusions from ABO-incompatible donors. Transfusion 1985;25:60–62
24. Winston DJ, Ho WG, Gale RP. Therapeutic granulocyte transfusions for documented infections. A controlled trial in ninety-five infectious granulocytopenic episodes. Ann Intern Med 1982;97:509–515
25. Herzig RH, Herzig GP, Graw RG Jr et al. Successful granulocyte transfusion therapy for gram-negative septicemia. A prospectively randomized controlled study. N Engl J Med 1977;296:701–705
26. Liles WC, Huang JE, Llewellyn C et al. A comparative trial of granulocyte-colony-stimulating factor and dexamethasone, separately and in combination, for the mobilization of neutrophils in the peripheral blood of normal volunteers. Transfusion 1997;37:182–187
27. Liles WC, Rodger E, Dale DC. Combined administration of G-CSF and dexamethasone for the mobilization of granulocytes in normal donors: optimization of dosing. Transfusion 2000;40:642–644
28. Boxer LA, Ingraham LM, Allen J et al. Amphotericin-B promotes leukocyte aggregation of nylon-wool-fiber-treated polymorphonuclear leukocytes. Blood 1981;58:518–523
29. Karp DD, Ervin TJ, Tuttle S et al. Pulmonary complications during granulocyte transfusions: incidence and clinical features. Vox Sang 1982;42:57–61
30. Dana BW, Durie BG, White RF, Huestis DW. Concomitant administration of granulocyte transfusions and amphotericin B in neutropenic patients: absence of significant pulmonary toxicity. Blood 1981;57:90–94
31. Bow EJ, Schroeder ML, Louie TJ. Pulmonary complications in patients receiving granulocyte transfusions and amphotericin B. Can Med Assoc J 1984;130:593–597
32. Nichols WG, Price T, Boeckh M. Donor serostatus and CMV infection and disease among recipients of prophylactic granulocyte transfusions. Blood 2003;101:5091–5092
33. Vij R, Dipersio JF, Venkatraman P et al. Donor CMV serostatus has no impact on CMV viremia or disease when prophylactic granulocyte transfusions are given following allogeneic peripheral blood stem cell transplantation. Blood 2003;101:2067–2069
34. Hubel K, Dale DC, Engert A, Liles WC. Current status of granulocyte (neutrophil) transfusion therapy for infectious diseases. J Infect Dis 2001;183:321–328
35. Strauss RG. Therapeutic granulocyte transfusions in 1993. Blood 1993;81:1675–1678
36. Oza A, Hallemeier C, Goodnough L et al. Granulocyte-colony-stimulating factor-mobilized prophylactic granulocyte transfusions given after allogeneic peripheral blood progenitor cell transplantation result in a modest reduction of febrile days and intravenous antibiotic usage. Transfusion 2006;46:14–23
37. de la Rubia J, Arriaga F, Andreu R et al. Development of non-ABO RBC alloantibodies in patients undergoing allogeneic HPC transplantation. Is ABO incompatibility a predisposing factor? Transfusion 2001;41:106–110
38. Nussbaumer W, Schwaighofer H, Gratwohl A et al. Transfusion of donor-type red cells as a single preparative treatment for bone marrow transplants with major ABO incompatibility. Transfusion 1995;35:592–595
39. Lopez A, de la Rubia J, Arriaga F et al. Severe hemolytic anemia due to multiple red cell alloantibodies after an ABO-incompatible allogeneic bone marrow transplant. Transfusion 1998;38:247–251
40. Zupanska B, Zaucha JM, Michalewska B et al. Multiple red cell alloantibodies, including anti-Dib, after allogeneic ABO-matched peripheral blood progenitor cell transplantation. Transfusion 2005;45:16–20
41. Paglino JC, Pomper GJ, Fisch GS et al. Reduction of febrile but not allergic reactions to RBCs and platelets after conversion to universal prestorage leukoreduction. Transfusion 2004;44:16–24
42. Geiger TL, Howard SC. Acetaminophen and diphenhydramine premedication for allergic and febrile nonhemolytic transfusion reactions: good prophylaxis or bad practice? Transfus Med Rev 2007;21:1–12
43. Sandler SG. How I manage patients suspected of having had an IgA anaphylactic transfusion reaction. Transfusion 2006;46:10–13
44. Sandler SG, Zantek ND. Review: IgA anaphylactic transfusion reactions. Part II. Clinical diagnosis and bedside management. Immunohematology 2004;20:234–238
45. Bueter M, Thalheimer A, Schuster F et al. Transfusion-related acute lung injury (TRALI) – an important, severe transfusion-related complication. Langenbecks Arch Surg 2006;391:489–494
46. Swanson K, Dwyre DM, Krochmal J, Raife TJ. Transfusion-related acute lung injury (TRALI): current clinical and pathophysiologic considerations. Lung 2006;184:177–185
47. Shulman NR, Aster RH, Leitner A, Hillier MC. Immunoreactions involving platelets v post-transfusion purpura due to a complement-fixing antibody against a genetically controlled platelet antigen. A proposed mechanism for thrombocytopenia and its relevance in 'autoimmunity'. J Clin Invest 1961;40:1597–1620
48. Evenson DA, Stroncek DF, Pulkrabek S et al. Posttransfusion purpura following bone marrow transplantation. Transfusion 1995;35:688–693
49. Rozman P. Platelet antigens. The role of human platelet alloantigens (HPA) in blood transfusion and transplantation. Transpl Immunol 2002;10:165–181
50. Leitman SF, Holland PV. Irradiation of blood products. Indications and guidelines. Transfusion 1985;25:293–303
51. Klein HG. Transfusion-associated graft-versus-host disease: less fresh blood and more gray (Gy) for an aging population. Transfusion 2006;46:878–880
52. Warren LJ, Simmer K, Roxby D et al. DNA polymorphism analysis in transfusion-associated graft-versus-host disease. J Paediatr Child Health 1999;35:98–101
53. Stramer SL, Glynn SA, Kleinman SH et al. Detection of HIV-1 and HCV infections among antibody-negative blood donors by nucleic acid-amplification testing. N Engl J Med 2004;351:760–768
54. Busch MP, Glynn SA, Stramer SL et al. A new strategy for estimating risks of transfusion-transmitted viral infections based on rates of detection of recently infected donors. Transfusion 2005;45:254–264
55. Kotton CN. Zoonoses in solid-organ and hematopoietic stem cell transplant recipients. Clin Infect Dis 2007;44:857–866
56. Ironside JW. Variant Creutzfeldt-Jakob disease: risk of transmission by blood transfusion and blood therapies. Haemophilia 2006;1(suppl):8–15
57. Alter HJ, Stramer SL, Dodd RY. Emerging infectious diseases that threaten the blood supply. Semin Hematol 2007;44:32–41
58. Seghatchian J, de Sousa G. Pathogen-reduction systems for blood components: the current position and future trends. Transfus Apher Sci 2006;35:189–196
59. Solheim BG, Seghatchian J. Update on pathogen reduction technology for therapeutic plasma: an overview. Transfus Apher Sci 2006;35:83–90
60. Roback JD, Conlan M, Drew WL et al. The role of photochemical treatment with amotosalen and UV-A light in the prevention of transfusion-transmitted cytomegalovirus infections. Transfus Med Rev 2006;20:45–56
61. Ciaravi V, McCullough T, Dayan AD. Pharmacokinetic and toxicology assessment of INTERCEPT (S-59 and UVA treated) platelets. Hum Exp Toxicol 2001;20:533–550
62. Roback JD, Drew WL, Laycock ME et al. CMV DNA is rarely detected in healthy blood donors using validated PCR assays. Transfusion 2003;43:314–321
63. Bowden RA, Slichter SJ, Sayers M et al. A comparison of filtered leukocyte-reduced and cytomegalovirus (CMV) seronegative blood products for the prevention of transfusion-associated CMV infection after marrow transplant. Blood 1995;86:3598–3603
64. Nichols WG, Price TH, Gooley T, Corey L, Boeckh M. Transfusion-transmitted cytomegalovirus infection after receipt of leukoreduced blood products. Blood 2003;101:4195–4200
65. Vamvakas EC. Is white blood cell reduction equivalent to antibody screening in preventing transmission of cytomegalovirus by transfusion? A review of the literature and meta-analysis. Transfus Med Rev 2005;19:181–199
66. Brecher ME, Hay SN. Bacterial contamination of blood components. Clin Microbiol Rev 2005;18:195–204
67. Blajchman MA, Goldman M, Baeza F. Improving the bacteriological safety of platelet transfusions. Transfus Med Rev 2004;18:11–24
68. Fang CT, Chambers LA, Kennedy J et al. Detection of bacterial contamination in apheresis platelet products: American Red Cross experience, 2004. Transfusion 2005;45:1845–1852
69. Cid J, Lozano M. Improving the bacteriological safety of platelet transfusions. Transfus Med Rev 2004;18:223–234
70. Dunne WM Jr, Case LK, Isgriggs L, Lublin DM. In-house validation of the BACTEC 9240 blood culture system for detection of bacterial contamination in platelet concentrates. Transfusion 2005;45:1138–1142

71. Ramirez-Arcos S, Jenkins C, Dion J et al. Canadian experience with detection of bacterial contamination in apheresis platelets. Transfusion 2007;47:421–429

72. Hewitt PE, Llewelyn CA, Mackenzie J, Will RG. Creutzfeldt-Jakob disease and blood transfusion: results of the UK Transfusion Medicine Epidemiological Review study. Vox Sang 2006;91:221–230

73. Llewelyn CA, Hewitt PE, Knight RS et al. Possible transmission of variant Creutzfeldt-Jakob disease by blood transfusion. Lancet 2004;363:417–421

74. Wroe SJ, Pal S, Siddique D et al. Clinical presentation and pre-mortem diagnosis of variant Creutzfeldt-Jakob disease associated with blood transfusion: a case report. Lancet 2006;368:2061–2067

75. Azzi A, Morfini M, Mannucci PM. The transfusion-associated transmission of parvovirus B19. Transfus Med Rev 1999;13:194–204

76. Azzi A, Ciappi S, Zakvrzewska K et al. Human parvovirus B19 infection in hemophiliacs first infused with two high-purity, virally attenuated factor VIII concentrates. Am J Hematol 1992;39:228–230

77. Alter HJ, Stramer SL, Dodd RY. Emerging infectious diseases that threaten the blood supply. Semin Hematol 2007;44:32–41

78. Rowley SD, Anderson GL. Effect of DMSO exposure without cryopreservation on hematopoietic progenitor cells. Bone Marrow Transplant 1993;11:389–393

79. Dzik WH, Kirkley SA. Citrate toxicity during massive blood transfusion. Transfus Med Rev 1988;2:76–94

80. Bolan CD, Cecco SA, Wesley RA et al. Controlled study of citrate effects and response to i.v. calcium administration during allogeneic peripheral blood progenitor cell donation. Transfusion 2002;42:935–946

81. Bansal I, Calhoun BW, Joseph C et al. A comparative study of reducing the extracellular potassium concentration in red blood cells by washing and by reduction of additive solution. Transfusion 2007;47:248–250

82. Weiskopf RB, Schnapp S, Rouine-Rapp K et al. Extracellular potassium concentrations in red blood cell suspensions after irradiation and washing. Transfusion 2005;45:1295–1301

83. Trial to Reduce Alloimmunization to Platelets Study group. Leukocyte reduction and ultraviolet B irradiation of platelets to prevent alloimmunization and refractoriness to platelet transfusions. N Eng J Med 1997;337:1861–1868

84. Williamson LM, Stainsby D, Jones H et al. The impact of universal leukodepletion of the blood supply on hemovigilance reports of posttransfusion purpura and transfusion-associated graft-versus-host disease. Transfusion 2007;47:1455–1467

85. Read EJ, Kodis C, Carter CS, Leitman SF. Viability of platelets following storage in the irradiated state. A pair-controlled study. Transfusion 1988;28:446–450

86. Hong F, Ruiz R, Price H et al. Safety profile of WinRho anti-D. Semin Hematol 1998;35(suppl 1):9–13

87. Stroncek DF, Procter JL, Moses L et al. Intravenous Rh immune globulin prevents alloimmunization in D– granulocyte recipients but obscures the detection of an allo-anti-K. Immunohematology 2001;17:37–41

88. McLeod BC, Piehl MR, Sassetti RJ. Alloimmunization to RhD by platelet transfusions in autologous bone marrow transplant recipients. Vox Sang 1990;59:185–189

89. Cid J. Platelet transfusions from D+ blood donors to D-patients with hematologic diseases: an update. Transfusion 2003;43:1759–1760

90. Cid J, Lozano M. Risk of Rh(D) alloimmunization after transfusion of platelets from D+ donors to D– recipients. Transfusion 2005;45:453–454

91. Atoyebi W, Mundy N, Croxton T et al. Is it necessary to administer anti-D to prevent RhD immunization after the transfusion of RhD-positive platelet concentrates? Br J Haematol 2000;111:980–983

92. Petz LD. Immune hemolysis associated with transplantation. Semin Hematol 2005;42:145–155

93. Eastlund T. The histo-blood group ABO system and tissue transplantation. Transfusion 1998;38:975–988

94. Wada H, Suda T, Miura Y et al. Expression of major blood group antigens on human erythroid cells in a two phase liquid culture system. Blood 1990;75:505–511

95. Bolan CD, Leitman SF, Griffith LM et al. Delayed donor red cell chimerism and pure red cell aplasia following major ABO-incompatible nonmyeloablative hematopoietic stem cell transplantation. Blood 2001;98:1687–1694

96. Hows J, Beddow K, Gordon-Smith E et al. Donor-derived red blood cell antibodies and immune hemolysis after allogeneic bone marrow transplantation. Blood 1986;67:177–181

97. Worel N, Kalhs P, Keil F et al. ABO mismatch increases transplant-related morbidity and mortality in patients given nonmyeloablative allogeneic HPC transplantation. Transfusion 2003;43:1153–1161

98. Rowley SD, Liang PS, Ulz L. Transplantation of ABO-incompatible bone marrow and peripheral blood stem cell components. Bone Marrow Transplant 2000;26:749–757

99. Klumpp TR, Herman JH, Ulicny J et al. Lack of effect of donor-recipient ABO mismatching on outcome following allogeneic hematopoietic stem cell transplantation. Bone Marrow Transplant 2006;38:615–620

100. Worel N, Greinix HT, Keil F et al. Severe immune hemolysis after minor ABO-mismatched allogeneic peripheral blood progenitor cell transplantation occurs more frequently after nonmyeloablative than myeloablative conditioning. Transfusion 2002;42:1293–1301

101. Ramsey G. Red cell antibodies arising from solid organ transplants. Transfusion 1991;31:76–86

102. Gajewski JL, Petz LD, Calhoun L et al. Hemolysis of transfused group O red blood cells in minor ABO-incompatible unrelated-donor bone marrow transplants in patients receiving cyclosporine without posttransplant methotrexate. Blood 1992;79:3076–3085

103. Worel N, Greinix HT, Supper V et al. Prophylactic red blood cell exchange for prevention of severe immune hemolysis in minor ABO-mismatched allogeneic peripheral blood progenitor cell transplantation after reduced-intensity conditioning. Transfusion 2007;47:1494–1502

104. Barge AJ, Johnson G, Witherspoon R, Torok-Storb B. Antibody-mediated marrow failure after allogeneic bone marrow transplantation. Blood 1989;74:1477–1480

105. Griffith LM, McCoy JP Jr, Bolan CD et al. Persistence of recipient plasma cells and anti-donor isohaemagglutinins in patients with delayed donor erythropoiesis after major ABO incompatible non-myeloablative haematopoietic cell transplantation. Br J Haematol 2005;128:668–675

106. Mielcarek M, Leisenring W, Torok-Storb B, Storb R. Graft-versus-host disease and donor-directed hemagglutinin titers after ABO-mismatched related and unrelated marrow allografts: evidence for a graft-versus-plasma cell effect. Blood 2000;96:1150–1156

107. Lee JH, Lee JH, Choi SJ et al. Changes of isoagglutinin titres after ABO-incompatible allogeneic stem cell transplantation. Br J Haematol 2003;120:702–710

108. Esteve J, Alcorta I, Pereira A et al. Anti-D antibody of exclusive IgM class after minor Rh(D)-mismatched BMT. Bone Marrow Transplant 1995;16:632–633

109. Franchini M, de Gironcoli M, Gandini G et al. Transmission of an anti-RhD alloantibody from donor to recipient after ABO-incompatible BMT. Bone Marrow Transplant 1998;21:1071–1073

110. Cid J, Lozano M, Fernandez-Aviles F et al. Anti-D alloimmunization after D-mismatched allogeneic hematopoietic stem cell transplantation in patients with hematologic diseases. Transfusion 2006;46:169–173

111. Berkman EM, Caplan SN. Engraftment of RH-positive marrow in a recipient with RH antibody. Transplant Proc 1977;9(suppl 1):215–218

112. Gibson BE, Todd A, Roberts I et al. Transfusion guidelines for neonates and older children. Br J Haematol 2004;124:433–453

113. Roseff SD, Luban NL, Manno CS. Guidelines for assessing appropriateness of pediatric transfusion. Transfusion 2002;42:1398–1413

114. Bolan CD, Klein HG. Blood component and pharmacologic therapy of hemostatic disorders. In: Kitchens C, Kessler C, Alving B (eds) Consultative hemostasis and thrombosis (2nd edn). Harcourt Health Sciences, New York, 2007:461–490

115. Goodnough LT, Lublin DM, Zhang L et al. Transfusion medicine service policies for recombinant factor VIIa administration. Transfusion 2004;44:1325–1331

116. Mathew P, Simon TL, Hunt KE, Crookston KP. How we manage requests for recombinant factor VIIa (NovoSeven). Transfusion 2007;47:8–14

117. Grounds RM, Bolan C. Clinical experiences and current evidence for therapeutic recombinant factor VIIa treatment in nontrauma settings. Crit Care 2005;9:S29-S36

118. Pihusch M, Bacigalupo A, Szer J et al. Recombinant activated factor VII in treatment of bleeding complications following hematopoietic stem cell transplantation. J Thromb Haemost 2005;3:1935–1944

119. Roberts HR, Monroe DM, White GC. The use of recombinant factor VIIa in the treatment of bleeding disorders. Blood 2004;104:3858–3864

120. Savani BN, Dunbar CE, Rick ME. Combination therapy with rFVIIa and platelets for hemorrhage in patients with severe thrombocytopenia and alloimmunization. Am J Hematol 2006;81:218–219

121. Mazza P, Prudenzano A, Amurri B et al. Myeloablative therapy and bone marrow transplantation in Jehovah's Witnesses with malignancies: single center experience. Bone Marrow Transplant 2003;32:433–436

122. Zenz T, Dohner H, Bunjes D. Transfusion-free reduced-intensity conditioned allogeneic stem cell transplantation in a Jehovah's witness. Bone Marrow Transplant 2003;32:437–438

123. Ciurea S, Beri R, Dobogai L et al. The use of blood conservation methods in addition to erythropoietin allows myeloablative allogeneic stem cell transplantation without the use of blood products. Bone Marrow Transplant 2006;37:325–327

124. Angelucci E, Brittenham GM, McLaren CE et al. Hepatic iron concentration and total body iron stores in thalassemia major. N Engl J Med 2000;343:327–331

125. Angelucci E, Muretto P, Lucarelli G et al. Phlebotomy to reduce iron overload in patients cured of thalassemia by bone marrow transplantation. Italian Cooperative Group for Phlebotomy Treatment of Transplanted Thalassemia Patients. Blood 1997;90:994–998

126. Franchini M, Gandini G, Veneri D et al. Efficacy and safety of phlebotomy to reduce transfusional iron overload in adult, long-term survivors of acute leukemia. Transfusion 2004;44:833–837

127. Jastaniah W, Harmatz P, Pakbaz Z et al. Transfusional iron burden and liver toxicity after bone marrow transplantation for acute myelogenous leukemia and hemoglobinopathies. Pediatr Blood Cancer 2008;50(2):319–324

128. Cohen AR. New advances in iron chelation therapy. Hematology Am Soc Hematol Educ Program 2006;42–47

129. Boelaert JR, de Lochy M, Van CJ et al. Mucormycosis during deferoxamine therapy is a siderophore-mediated infection. In vitro and in vivo animal studies. J Clin Invest 1993;91:1979–1986

130. Green NS. Yersinia infections in patients with homozygous beta-thalassemia associated with iron overload and its treatment. Pediatr Hematol Oncol 1992;9:247–254

131. Piga A, Galanello R, Forni GL et al. Randomized phase II trial of deferasirox (Exjade, ICL670), a once-daily, orally-administered iron chelator, in comparison to deferoxamine in thalassemia patients with transfusional iron overload. Haematologica 2006;91:873–880

132. Vichinsky E, Onyekwere O, Porter J et al. A randomised comparison of deferasirox versus deferoxamine for the treatment of transfusional iron overload in sickle cell disease. Br J Haematol 2007;136:501–508

移植用药

Stephen O Evans

引言

本章提供了正在接受治疗的干细胞移植患者使用的主要类别药物的概述。此章节并非详尽无遗，如果需要详细阐明需要，参阅更多的参考资料。

抗菌药物

这类药物组成本章的大部分，反映了此类药物在预防及治疗免疫减弱宿主的致命性感染中的重要性。

氨基糖苷类

这是一组天然组成或半合成的多聚阳离子化合物，其口服生物利用度很差，低于1%。胃肠外给药后分布在细胞外液。它们是广谱杀菌剂并且可与青霉素协同作用于特定的机体组织。氨基糖苷类抗生素可导致浓度相关的肾毒性和耳毒性，因此当全身用药时，需要适当的血浆水平的监测和剂量间隔滴注（表32.1）。

此种抗菌药物的另一个不良反应是神经肌肉阻断作用，但此类问题仅出现在正接受麻醉剂或肌松剂治疗的患者或者是重症肌无力患者身上。

它和β内酰胺类联合，用来经验性治疗中性

表 32.1　氨基糖苷类的相关毒性指数*（依据Price等）

	前庭	听觉	肾
链霉素	4	1	<1
新霉素	1	4	4
庆大霉素	3	2	2
妥布霉素	2	2	2

*1~4：最弱到最强毒性

粒细胞减少发热，虽然评论的文献表明与单药治疗（使用β内酰胺类）疗效相当，伴有更低的毒性[2]。他们也同时被用来治疗G-病原体引起的严重败血症和特殊的感染，包括细菌性心内膜炎和肺结核（链霉素；见下文）。

临床常见的氨基糖苷类药物的使用如下。

庆大霉素

作为抗生素被广泛应用，通常每日剂量在5～7 mg/kg[3]（更高剂量应根据体重）。至于全身性作用氨基糖苷类，老年患者和肾功能损害者应适当减少剂量。当被证实感染铜绿假单胞菌，庆大霉素必须结合抗假单胞菌青霉素或头孢菌素类药物使用。

阿米卡星

它对治疗庆大霉素耐药的微生物感染是有益的，每日剂量是15mg/kg，每日最大剂量是1.5g，每个疗程最大累积剂量为15g[4]。

新霉素

它作为胃肠外使用毒性太大。可以局部使用，通常结合其他抗菌药物使用，或口服作为一个选择性肠道净化方案的一部分。

妥布霉素

它比庆大霉素对于抗铜绿假单胞菌具有更强的活性，可使用于由敏感微生物引起的全身严重感染。它尤其适用于治疗铜绿假单胞菌肺部定植，通过吸入[6]的许可剂量为300mg，bd[4]。

链霉素

这是第一个经鉴定的氨基糖苷类药物。对前庭系统有高度的毒性，结合其他药物用于治疗耐药性肺结核。它仅可以通过肌内注射给予，因此对于血液科可能有止血障碍的患者使用，它是有疑问的。

抗假单胞菌青霉素

这些青霉素衍生于氨苄西林，具有抗铜绿假单胞菌的活性。两种可用的市售剂已经同 β- 内酰胺酶抑制剂结合使用（哌拉西林 + 他唑巴坦，替卡西林 + 克拉维酸）。

它们被用于由敏感微生物引起的严重感染，经验性治疗中性粒细胞缺乏的发热或者宿主免疫功能受损或抑制的严重感染的患者。

哌拉西林 + 他唑巴坦（特治星）

在英国被许可用来联合氨基糖苷类药物治疗中性粒细胞缺乏的发热，给予剂量为 4.5g/6h iV[4]。更多的研究表明，经验性的单药治疗是充分的[7]。特治星同时具有广谱的抗许多需氧和厌氧微生物的活性。最常见的副作用报道的有恶心、腹泻、呕吐和皮疹。

替卡西林 + 克拉维酸（特美汀）

在英国许可用于治疗严重感染的住院患者。推荐的剂量是 3.2g 每 6 ~ 8 小时，最大频率为每 4 小时。在中性粒细胞缺乏的白血病患者的研究中，特美汀联合氨基糖苷类药物与头孢他啶联合氨基糖苷类药物在经验性治疗方面显示具有相似的疗效[8]。值得注意的是，长期使用克拉维酸治疗与胆汁淤积性黄疸风险增加相关，特别是老年人。

抗葡萄球菌的青霉素

这组青霉素对葡萄球菌属的 β- 内酰胺酶是稳定的，因此对产青霉素酶铜绿假单胞菌具有抵抗活性。许多这种类型的药物在全球不同地方使用于临床。奈夫西林和苯唑西林在北美洲使用，氟氯西林和氯唑西林在欧洲使用。

他们被用来治疗确诊的或可疑的葡萄球菌感染，该病原微生物对药剂是敏感的。严重感染，例如感染骨，关节和心脏瓣膜，使用静脉注射治疗，通常会联合其他抗菌剂。

氟氯西林

这在英国被广泛使用，口服吸收良好。剂量依赖于感染的部位及严重性，范围从口服 250mg/6h，至 12g/d，分 2 次，静脉应用[9]。氟氯西林可以引起肝功能障碍，当治疗持续超过 14 天，患者应该被密切监测。

抗结核病药

具有抗肺结核的药物包括如下：卷曲霉素，环丝氨酸，乙胺丁醇，异烟肼，吡嗪酰胺，利福布汀，利福平，链霉素。其他的有效抗分枝杆菌的药物属于其他类型的抗菌药物，将在别处讨论。在异基因干细胞移植受者中，结核和非结核分枝杆菌的感染在一项观察中报道的发病率约占 0.8%[10]。

卷曲霉素

主要用于治疗多药耐药的肺结核，同时联合其他药物使用。耳毒性已被报道，同时伴有注射部位的疼痛。通过深部肌内注射给药，开始的 2 ~ 4 个月每天 1 次，随后每周 2 ~ 3 次。

环丝氨酸

作为多药耐药肺结核联合治疗的一部分。在治疗的早期阶段可以观察到中枢神经系统的毒性，与导致肾损害的药物血浆峰值浓度有关。

乙胺丁醇

具有抗几种分枝杆菌的活性，组成四重治疗怀疑异烟肼耐药的肺结核的一部分。视神经炎是最重要的不良反应，如果产生眼睛的毒性，治疗应被中断。乙胺丁醇的剂量为每日 15mg/kg。

异烟肼

同时用来治疗和预防肺结核。可能发生神经系统的毒性，这些可以通过维生素 B6 预防。患者应被监测肝的毒性。预防和治疗的剂量是 300mg/d。

吡嗪酰胺

用于早期阶段的肺结核治疗，其活性限于结核分枝杆菌。严重的肝毒性并不常见，但是很可能发生在之前存在肝疾病的患者。需要进行监测，体重超过 50kg 的成人的标准剂量是 2g/d，持续 2 个月。

利福布汀

利福霉素的抗菌活性类似于利福平，除了对鸟复合分枝杆菌具有更多的抗菌活性，用来预防低 CD4 淋巴细胞计数患者的感染。利福布汀同时被用来联合其他药物治疗非结核的分枝杆菌疾病。剂量设置从 300mg/d 的预防剂量至 600mg/d 的治疗剂量。葡萄膜炎是罕见的，但患者同时伴随应用氟康唑或大环内酯类抗生素会更常见。应用利福霉素，人体的分泌物将被染成橙红色。

利福平

它的临床应用除了抗结核，还包括治疗葡萄球菌感染，包含 MRSA 和药物预防脑膜炎球菌性脑膜炎。利福平与其他不相关的抗生素联合使用是因为有出现抗性突变体的风险。肝微粒体细胞色素 P450 酶是一个有力的诱因，导致利福平很多药物相互作用（表 32.2）。

皮肤反应是常见的，同时伴有胃肠功能紊乱，肝功能试验紊乱和体液染成粉红色。患者按照间歇性时间段服用利福平很少在治疗 3 ～ 6 个月后经历发生流感样综合征。成人剂量依赖于适应证而不同，范围从每天 450mg 至 1.2g，大剂量时应分次使用。

碳青霉烯类（厄他培南、亚胺培南和美罗培南）

这组抗菌药物的特征是具有有效的活性，抗广泛的 G 阳性及阴性病原微生物，同时具有抵抗 β-内酰胺酶的水解作用。美罗培南和亚胺培南西司他丁钠在中性粒细胞缺乏的患者具有广泛的应用和研究。

厄他培南

具有高活性的抗菌剂抵抗多数革兰阴性菌，特别注意铜绿假单胞菌是一个例外，因此该药不被推荐经验性单药治疗中性粒细胞缺乏的患者。恶心和呕吐是最常见的副作用，药物剂量为每天静脉注射 1g（24 小时给药间隔）。

亚胺培南 + 西司他丁

亚胺培南通过脱氢肽酶 I 迅速被水解；西司他丁抑制这种酶，同时也是肾的保护剂。它没有显示任何的抗菌活性，但用来治疗广泛的严重感染，虽然在累积中枢神经系统的患者中不被推荐。最主要的副作用是意识错乱和癫痫发作，发生率在大剂量应用或肾功能损伤时增大。推荐的剂量是每天 1 ～ 2g，分 3 ～ 4 次使用（最大剂量是每天 4g）。

美罗培南

本药对脱氢肽酶稳定。据研究，该药已作为移植患者经验性的一线治疗[11]。对中枢神经系统毒性的发生率比亚胺培南低，高剂量可用于治疗脑膜炎，成人剂量 1 ～ 2g，每 8 小时一次。

头孢菌素

这类庞大的药物包含超过 100 多种半合成化合物，目前不是所有的药物都推向市场。它们是具有不同覆盖范围的 β- 内酰胺类抗生素。与其他抗生素相比，过度使用会导致艰难梭菌相关性腹泻的风险增高[12]。下面对这些可能在血液肿瘤条件下使用的头孢菌素进行阐述。

头孢噻肟

该药是中性粒细胞减少症的经验性治疗药物。具有良好的中枢神经系统渗透作用，可用于细菌性脑膜炎的治疗。根据感染的严重程度，剂量范围为 2 ～ 12g/d。

头孢曲松

同其他药物相比，该药是一种广谱、血浆半衰期较长的药物。在英国允许每日单剂量用于治疗中性粒细胞减少患者的感染。副作用与其他广谱头孢菌素相似，包括恶心、呕吐、腹泻（伪膜性结肠炎）和皮疹。严重感染的剂量 2 ～ 4g/d。

头孢他啶

本药对铜绿假单胞菌和其他革兰阴性菌高度敏感，相对于其他头孢菌素，对金黄色葡萄球菌不敏感。一些研究显示作为单药治疗血液病的患者与特治星相当[14]。在免疫功能低下或脑膜炎情况下，剂量为 2g/8h。

表 32.2 抗细菌制剂相互作用（不详尽）

抗生素分类	药物相互作用	作用机制	影响	临床建议
氨基糖苷类	钙调磷酸蛋白酶抑制剂 - 环孢素和他克莫司	增加毒性	增加肾毒性	密切监测，尽可能避免联合使用
	细胞毒药物 - 铂	增加毒性	增加肾毒性	确保患者前前后适当的水合，甘露醇利尿，必需仔细监测
	利尿剂（袢）	增加毒性	肾毒性及耳毒性可能	一些文献报道密切监测呋塞米
	神经肌肉阻滞剂	累积效应	增加神经肌肉阻滞	密切监测 - 潜在致命的相互作用
青霉素类	甲氨蝶呤	肾小管竞争排泄（假设没有研究证明）	减少甲氨蝶呤的排泄	尽可能避免使用，监测甲氨蝶呤毒性
抗结核病药 利福霉素类（利福平和利福喷汀）	抗心律不齐药（丙吡胺，奎尼丁，普罗帕酮）	肝酶诱导作用	加速代谢，减少血浆中抗心律不齐药物浓度	需要增加抗心律不齐药物剂量
	抗凝血剂（香豆素类）	肝酶诱导作用	加速代谢，减轻抗凝效应	密切监测和需要剂量滴定
	抗癫痫剂	肝酶诱导作用	加速代谢，减少血浆中抗癫痫药物浓度	苯安英 - 监测患者的浓度及滴定度 卡马西平 - 监测患者的浓度及滴定度
	抗真菌剂（三唑类，氟康唑，伏立康唑，伊曲康唑和泊沙康唑）卡泊芬净	肝酶诱导（利福霉素类）和抑制（唑类）	加速代谢，减少血浆中唑类药物浓度，增加利福霉素类药物浓度	伊曲康唑 - 尽可能避免（联合使用利福平和利福喷汀显著减少唑类浓度）氟康唑 - 利福平应增加剂量，利福喷汀应增量（增加葡萄膜炎的风险）伏立康唑 - 避免利福平使用，和利福喷汀应增加剂量，监测毒性 泊沙康唑 - 尽可能避免利福平和利福霉素类 卡泊芬净 - 考虑和利福平应增加剂量
	利尿剂 - 依普利酮	肝酶诱导作用	加速代谢，减少血浆浓度	避免联合使用
	雌激素和孕激素类	肝酶诱导作用	加速代谢，减少血浆浓度	避免联合使用
	西罗莫司	肝酶诱导作用	加速代谢，减少血浆浓度	避免联合使用
异烟肼	卡马西平	肝酶抑制和增加毒性	减少清除率，增加血浆浓度（增加肝毒性的风险）	密切监测血浆浓度和肝功能
	苯安英	肝酶抑制	减少清除率，增加血浆浓度	密切监测血浆浓度及苯妥英的毒性
碳青霉烯类 亚胺培南西司他丁钠	更昔洛韦	增加毒性	增加癫痫的风险	避免联合使用
糖肽类 万古霉素	环孢素	增加毒性	增加肾毒性	密切监测两种药物浓度及肾功能
大环内酯类（红霉素，轻喹红霉素）和林可霉素 素和克拉霉素	喷他宁（轻喹红霉素）	增加毒性	增加室性心律失常的风险	避免联合使用
	西罗莫司	肝酶抑制	减少清除率，增加了西罗莫司的浓度	避免联合使用
	他汀类药物（阿伐他汀和辛伐他汀）	肝酶抑制	减少清除率，增加了他汀类药物的血浆浓度，增加了肌病的风险	避免联合使用
	茶碱	肝酶抑制	减少清除率，增加了茶碱的浓度	需要密切监测血浆浓度和茶碱的毒性

糖肽类及其他抗革兰阳性菌敏感的药物

一组仅对革兰阳性菌有活性的化学复合物，其不是能穿透革兰阴性菌的细胞壁。糖肽类对耐甲氧西林金黄色葡萄球菌敏感。大多数对糖肽类耐药的细菌是肠球菌。

对耐药革兰阳性病原菌具有活性的新药物，在临床使用得到了长足发展。利奈唑胺、恶唑烷酮和达托霉素、脂肽，用于治疗耐甲氧西林的金黄色葡萄球菌，为临床医生提供更多的选择。

替考拉宁

为糖肽分子复合物，不能穿越血脑屏障。不同于万古霉素，该药不需要强制性监测血药浓度；制造商推荐这是最优的治疗，但很少这样应用。肾功能不全患者需要调整剂量，并有药物诱导血小板减少症的报告。在严重感染者剂量是400mg/12h 持续 2 天（静脉 / 肌注），随后给予400mg/d。

万古霉素

这是 20 世纪 50 年代被首次发现并在美国批准使用的唯一的糖肽类药品。快速静脉输液会引起一种组胺相关的反应，称为"红人"综合征，导致剧烈的疼痛和坏死。慢速，间歇或连续滴注在一些情况下被建议使用。治疗监测是必需的。使用超过 3 周就可能发生肾毒性，血药浓度超过 50mg/L 就可能发生耳毒性。万古霉素作为口服制剂可用来治疗一种抗生素诱发的结肠炎，剂量为每 6 小时125mg，疗程 2 ～ 7 天。全身给药剂量通常是每日2 克左右，分 2 ～ 4 次使用。

达托霉素

该药是最近在英国被批准用于治疗复杂性皮肤和软组织感染的一种脂肽。最近的研究已显示其在葡萄球菌菌血症和心内膜炎治疗上具有很好的前景[16]。迄今为止发现的主要毒性与肌肉相关，因此厂家建议在整个治疗过程中都要检测肌酐磷酸激酶（CPK）。达托霉素治疗皮肤及软组织感染的剂量为4mg/kg，每日 1 次静滴。

利奈唑胺

该药是一种恶唑烷酮类药物，在英国批准用于可能是由革兰阳性病原菌引起的医院和社区获得性肺炎，还被用于治疗皮肤和软组织感染。尽管一些初步证据显示存在骨髓抑制，但在粒细胞减少的患者中也取得了一些经验[17]。最常见的不良反应包括恶心，呕吐，腹泻，味觉障碍。使用超过 28 天会引起周围神经和视神经病变。利奈唑胺能够导致轻微、可逆的单胺氧化酶抑制，因此某些药物应避免使用，如果使用，应密切监测（表 32.2）。

大环内酯类

这类药物为广谱抗生素，尤其在对细胞内病原菌如军团杆菌，衣原体和立克次体感染具有很强的抗菌活性。

毒性在药品之间不同。最常见的副作用是胃肠道和肝功能受到不利影响。

阿奇霉素

有很长的血浆半衰期，可以每日 1 次给药，同其他大环内酯类抗生素相比具有很好的耐受性。临床适应证包括上、下呼吸道感染，皮肤及软组织感染，寄生虫感染如弓形体病。剂量是 250 ～ 500mg/d，疗程为 3 天。

克拉霉素

对常见致病菌比红霉素更有效，静脉注射和口服制剂都可应用。用于治疗不典型呼吸道感染，包括社区获得性肺炎。口服剂量是每 12 小时 250 ～500mg，静脉注射每 12 小时 500mg。

红霉素

吸收效率不同，恶心和呕吐限制其口服使用。静脉制剂必须充分稀释，缓慢滴注，以避免静脉刺激。适应证和其他大环内酯药物类似，包括对弯曲杆菌也有作用。成人口服剂量范围从每 6 小时 250mg 至 1g，静脉输注为 50mg/(kg·d)，分 4次给予。

甲硝唑

甲硝唑对依赖于无氧代谢范围内的细菌、原虫和一些寄生虫具有抵抗活性。它的口服剂量为400 ～ 800mg，每日 3 次，或 500mg，每日 3 次静滴。

氨曲南

在欧洲唯一允许在人体使用的单酰胺菌素。它对革兰阴性菌有效，并已联合用于经验性治疗中性粒细胞减少性发热。静脉注射剂量范围为 1 ～ 8g/d，平分为相等的剂量。

青霉素

阿莫西林

该药总体耐受性良好，为临床广泛性使用的抗生素。对大多数 β- 内酰胺酶不稳定，其抗菌谱在加入克拉维酸（阿莫西林克拉维酸钾）后扩大。口服剂量为 250 ～ 500mg/8h，更大的剂量用于特定的适应证。静脉注射的剂量从 500mg/8h 至 1g/6h。

氨苄西林

具有阿莫西林相同的抗菌谱活性，但口服会导致更常见的胃肠不适。对李斯特菌敏感，通常联合氨基糖苷类治疗该菌。口服剂量 250mg ～ 1g/6h，静脉用于治疗脑膜炎，剂量 500mg/6h ～ 2g/4h。

苄基青霉素

一类作为非口服的青霉素制剂。在高剂量治疗时，当脑脊液中的浓度 > 10mg 时会出现较低的中枢神经系统毒性。常用于链球菌感染和脑膜炎球菌性脑膜炎的治疗，剂量为 1.2 ～ 14.4g，分 2 ～ 4 次剂量给予。

青霉素 V

口服制剂，与氨苄西林一样属于窄谱抗生素。临床常用于对氨苄西林敏感的感染治疗，或者用于非严重的链球菌感染的治疗。剂量为 250mg ～ 1g/6h。

多黏菌素

甲磺酸多黏菌素

这是唯一全身使用的多黏菌素。它对革兰阳性菌不敏感，虽然对大多数肠杆菌是敏感的。肾毒性是最严重的不良影响，在肾功能损害的患者会出现神经毒性。剂量 1 万 ～ 2 万单位 /8h，可雾化吸入或静脉注射。

硫酸多黏菌素

该药作为肠道选择性净化的一部分应用。剂量为 1.5 万 ～ 3 万单位，3 次 / 天。

喹诺酮类药物

环丙沙星

该药是一种对肠杆菌最敏感的氟喹诺酮类药物。广泛的使用已证实容易导致细菌耐药[18]。作为氨基糖苷类药物的替代品，具有较低肾毒性。口服剂量为 250 ～ 750mg/12h，或 200 ～ 400mg/12h 静脉滴注。

莫西沙星

拥有比环丙沙星对革兰阳性菌更强的抗菌活性。对非典型病原体也具有活性，但不覆盖假单胞菌属。在英国，仅仅只有口服制剂，剂量为 400mg/d。

磺胺类药物 / 组合

甲氧苄啶磺胺甲噁唑（甲氧苄啶及磺胺甲噁唑）

适应证为治疗和预防孢子菌肺炎（PJP）。指南建议异基因及自体干细胞移植后至少 6 个月用于预防性治疗[19]。复方新诺明用于治疗罕见的感染，诸如奴卡菌病和弓形虫病，以及一些耐药细菌的感染，如嗜麦芽寡养单胞菌等。口服标准预防剂量为 480mg，2 次 /d，3 次 / 周。治疗 PJP 的口服或静脉输注剂量为 120mg/kg，2 ～ 4 次 /d。至于其他感染的治疗，剂量为 960 ～ 1440mg/12h。

磺胺嘧啶

常联合乙胺嘧啶用于确诊或可疑弓形体病的治疗。静脉注射剂量为 1 ～ 1.5g/4 ～ 6h。

四环素类药物

多西环素

对许多病原体敏感，包括肺炎支原体属和诺卡菌属。仅为口服制剂。剂量范围从 100mg/d ~ 200mg/d，依赖于适应证。

替加环素

一种新的广谱抗生素制剂已应用于 MRSA 和产广谱 β- 内酰胺酶（ESBL）的病原微生物。它允许用于治疗复杂性皮肤和软组织感染，静脉首次负荷剂量为 100mg，然后 50mg/12h。

抗真菌药物

这类抗感染药物常用于预防和治疗移植情况下的真菌感染。在这类高危人群中，侵袭性感染容易导致较高的发病率和死亡率。

唑类

氟康唑

有效防治一定范围内的真菌。临床应用仅限于预防和治疗念珠菌感染，特别用于白色念珠菌感染的治疗。氟康唑也对多数新型隐球菌敏感，但对曲霉菌不敏感。粒细胞减少患者念珠菌血症的治疗剂量范围从 50mg/d 口服，到 800mg/d 静脉注射。在免疫功能低下患者，每天 400mg 的剂量允许用于口服以预防真菌感染，尽管有许多移植中心目前将使用抗曲霉菌活性的唑类药物。

伊曲康唑

对真菌和酵母菌具有活性，被批准用于治疗和预防侵入性真菌感染。药物安全委员会建议在高危心力衰竭患者要小心使用伊曲康唑，因为它具有负性肌力作用。伊曲康唑同时具有肝毒性与许多药物之间有相互作用（表 32.3）。

伊曲康唑溶液（胶囊剂型吸收不好）被批准用于血液系统恶性肿瘤患者接受骨髓移植的深部真菌感染的预防治疗，剂量为 2.5mg/kg，2 次 /d。静脉允许用于曲霉菌病和隐球菌的二线治疗，剂量 200mg，2 次 /d，2 天后改为 1 次 /d。

泊沙康唑

泊沙康唑作为最新上市的唑类药物被批准用于侵袭性真菌感染的挽救治疗，其中包括曲霉病及罕见的真菌；其用于急性髓性白血病或骨髓增生异常综合征，缓解化疗可能引起延长中性粒细胞缺乏期而导致高危侵袭性真菌感染的风险。同时泊沙康唑也可用于具有高危侵袭性真菌感染风险的造血干细胞移植受者，接受大剂量免疫抑制剂治疗 GVHD[4]。泊沙康唑仅用作口服溶液。其治疗剂量为 400mg，每天 2 次；预防剂量为 200mg，每天 3 次。

伏立康唑

伏立康唑作为当前唯一被批准用于初始治疗侵袭性曲霉病的唑类药物，有口服和静脉注射两种剂型。它的口服剂量为首日 400mg，每天服用两次，继之 200 mg，每天 2 次。静脉注射剂量为前两次 6mg/kg，每天 2 次，继之 4mg/kg，每天 2 次。

多烯类

两性霉素 B

它是作为目前唯一被批准用于侵袭性真菌感染治疗的多烯类抗真菌药物。其毒性相关反应包括：输液相关反应和肾毒性。其含脂制剂可输注更高剂量而毒性显著减少。两性霉素 B 脂质体（Ambisome®）作为唯一脂质体的制剂，已成为英国和欧洲市场的领导者。它获批的治疗剂量为 3mg/kg，每天 1 次静滴（在初步试验剂量 1mg 后每天逐步加量 1mg/ kg）。两性霉素 B 脂质体同样被批准用于广谱抗生素治疗无效的中性粒细胞减少性发热的经验性治疗。尽管这种治疗策略正在被抢先治疗所取代，部分初始的抗真菌治疗更多依赖于临床 / 诊断参数。

棘白菌素类

卡泊芬净

本药作为一个对大多数念珠菌和曲霉菌敏感的棘白菌素类药物，被批准用于治疗中性粒细胞减少性发热患者可疑真菌感染的经验性治疗，以及确诊或可能为侵袭性曲霉菌感染的挽救治疗。卡泊芬净第一天给予 70mg 的负荷剂量，随后每天给予 50mg（如果体重 > 80kg，给予 70mg），采用静脉输注给药。

表 32.3 主要的唑类抗真菌药物的相互作用

抗真菌药	药物相互作用	相互作用机制	影响	临床建议
氟康唑	镇痛药 - 塞来考昔	肝酶抑制作用	增加塞来考昔血浆浓度	塞来考昔剂量减半
	抗凝剂 - 香豆素类	肝酶抑制作用	减少清除率，增加抗凝效应	密切监测；可以导致剂量减少
	抗癫痫剂 - 卡马西平	肝酶抑制作用	增加卡马西平血浆浓度	密切监测卡马西平浓度
	抗癫痫剂 - 苯妥英钠	肝酶抑制作用	增加苯妥英钠血浆浓度	密切监测苯妥英钠浓度
	环孢素	肝酶抑制作用	增加环孢素血浆浓度	监测环孢素浓度，考虑减低剂量
	利尿剂 - 依普利酮	肝酶抑制作用	增加依普利酮血浆浓度	减低依普利酮剂量
	茶碱	肝酶抑制作用	增加茶碱血浆浓度	避免联合使用
伊曲康唑	抗心律不齐 - 奎尼丁	肝酶抑制作用	增加室性心律失常风险	避免联合使用
	抗凝血剂 - 香豆素类，同氟康唑			
	抗癫痫剂 - 卡马西平	肝酶抑制作用	加速代谢，减少血浆中伊曲康唑浓度	监测　伊曲康唑浓度
	抗癫痫剂 - 苯妥英钠	肝酶抑制作用	加速代谢，减少血浆中伊曲康唑浓度	避免联合使用
	抗焦虑剂 - 咪达唑仑	肝酶抑制作用	增加咪达唑仑浓度	监测过度的镇静
	巴比妥类 - 苯巴比妥	肝酶抑制作用	加速代谢，减少血浆中伊曲康唑浓度	避免联合使用
伏立康唑	钙通道阻滞剂	增加毒性 / 活性		避免联合使用
	强心苷 - 地高辛	肝酶抑制作用		监测地高辛浓度及毒力
	环孢素 - 同氟康唑			
	细胞毒药物 - 白消安、环磷酰胺	抑制新陈代谢		避免联合使用
	细胞毒药物 - 长春碱类	抑制新陈代谢		避免联合使用
	西罗莫司	肝酶抑制作用		避免联合使用
	他汀类药物 - 阿伐他汀、辛伐他汀	肝酶抑制作用		避免联合使用
	他克莫司	肝酶抑制作用		密切监测浓度

其他

氟胞嘧啶

对酵母菌敏感，并联合两性霉素 B 用于隐球菌性脑膜炎的治疗，剂量为每天 200mg/kg，4 次 / 天，静脉滴注。肾功能不全患者必需监测血药浓度。

抗原虫药物

干细胞移植患者常用的抗原虫药物总结如下

文。前面讨论的许多抗生素对一部分原虫敏感，但下面还没有被提及。

奎宁

用于治疗恶性疟疾，特别是脑型痢疾怀疑存在氯喹耐药性。口服剂量是 600mg/8h，治疗 7 天。如果患者病重，它可以通过静脉注射给予，20mg/kg 负荷剂量持续 4 小时以上，8 小时后给予维持剂量为 10mg/（kg · 8h），持续 4 小时以上（所有剂量的重量上限为 70kg）。

氯喹

主要用于疟疾流行病区的药物预防，恶性疟疾对氯喹耐药少见。与氯胍组合用量为每周 300mg。氯胍的剂量为 200mg/d。

乙胺嘧啶

与磺胺嘧啶联合用于治疗感染弓形体病。它的负荷剂量为 20mg，随后 50 ～ 100mg/d，口服，并与亚叶酸同时给予，减少骨髓抑制的风险。

喷他脒

用于治疗原虫感染，包括内脏利什曼病、锥虫病和卡式肺囊虫真菌感染。肺囊虫治疗剂量，通过静脉途径每天给予 4mg/g，或特殊的设备吸入，剂量为 600mg/d。在治疗 PJP 时，仅限于复方新诺明治疗失败的严重疾病，或不能耐受复方新诺明引起的全身性副作用的患者。

甲氟喹

对氯喹耐药的恶性疟疾敏感，推荐用于存在地方性耐药地区的旅客预防性用药。已报告的副作用，包括神经精神反应。成人预防剂量为每周 250mg。

抗病毒药物

本节将除外抗反转录病毒的药物，并重点关注常用于干细胞移植情况下的药物。

阿昔洛韦

用于单纯疱疹和水痘带状疱疹感染的预防和治疗。对巨细胞病毒活性差。口服吸收约 20%。

免疫功能低下的患者单纯疱疹预防：200 ～ 400mg 口服，4 次 / 天（部分习惯 400mg，3 次 / 天）。5mg/（kg · 8h），静脉滴注。治疗剂量：400mg，5 次 / 天，疗程为 5 天。

水痘和带状疱疹，治疗：800mg，5 次 / 天，疗程为 7 天，10mg/（kg · 8h），静脉滴注。

单纯脑炎：10mg/（kg · 8h），静脉滴注。

伐昔洛韦

一种阿昔洛韦的前体药物，适应证为预防和治疗单纯疱疹和带状疱疹感染[4]。剂量如下。治疗带状疱疹：1000mg，每日 3 次，连续 7 天；1g 已被证明相当于 5mg/kg 静脉注射的阿昔洛韦[21]。治疗单纯疱疹：500mg 每天 2 次，连续 5 天。对于首次发作，可更严重，治疗可能要延长到 10 天。抑制（预防）单纯疱疹病毒感染：用于免疫功能低下患者的剂量是 500mg，每日 2 次。

更昔洛韦

与阿昔洛韦相比具有更广泛的抗疱疹型病毒的活性，是一种有效的抗巨细胞病毒的药物。它的剂量在肾功能良好的患者，通过静脉输注为 5mg/（kg · 12h），用于巨细胞病毒血症和临床证明或可疑 CMV 感染的患者。然而更昔洛韦是一种骨髓抑制性药物。

缬更昔洛韦

作为一种口服的更昔洛韦的前体药物，900mg 2/ 日的口服剂量相当于静脉治疗的剂量。目前还未允许用于异基因造血干细胞移植后巨细胞病毒感染的抢先治疗，但是经验在逐渐增加[22]。

膦甲酸钠

作为更昔洛韦的一种替代用药，用于低白细胞计数或者可疑病毒耐药，同时用于 CMV 和皮肤黏膜单纯疱疹病毒（HSV）感染，对阿昔洛韦无效的免疫功能低下的患者。治疗巨细胞病毒的剂量取决于肾功能情况，总量为 60mg/（kg · 8h）。必需监测电解质情况，并推荐充分水化。

西多福韦

通常用于第三线治疗巨细胞病毒感染和具有高度肾毒性，用药前后需要给予水化，联合丙磺舒使用以保证肾足够的清除率，以防止肾损害。西多福韦最初剂量为初始两周每周 5mg/kg，此后每周 1 次。有报道西多福韦有抗腺病毒的活性[23]。

利巴韦林

对副流感病毒、呼吸道合胞病毒（RSV）以及丙型肝炎病毒具有抗病毒活性，利巴韦林气雾剂型允许用于治疗呼吸道合胞病毒感染的治疗；6g 经由小颗粒气溶胶发生器给予，持续至少 6 小时以上，分 3 次剂量给予。

细胞毒药物

主要关注移植预处理使用中的毒性，GVHD 的预防和（或）激素耐药的 GVHD 的治疗。

烷化剂

白消安

常作为骨髓恶性肿瘤预处理方案选择的一种烷化剂。静脉制剂已经在很大程度上被口服制剂替代，提供剂量监测，因此减少肝静脉闭塞性疾病的风险。剂量为 0.8mg/kg，6h 一次，16 次剂量，然后给予足量环磷酰胺。最近公布的数据显示单日剂量为 3.2mg/kg，既安全又有效[24]。患者开始接受白消安治疗前，应在治疗 12 小时前给予抗惊厥药物，如苯妥英或氯硝西泮，治疗结束后继续给予 24 小时抗惊厥药物，预防白消安诱导的癫痫发作。白消安在减低剂量的情况下也和其他药物联合用于预处理方案，例如氟达拉滨。

卡莫司汀（卡氮芥）

作为淋巴瘤患者自体移植 BEAM 预处理方案中使用的一部分。BEAM 联合阿仑单抗在减低强度的异基因移植中已被报道[26]。大剂量卡莫司汀与肺纤维化相关。肺功能测试对有呼吸功能障碍或在 BEAM 之前有过纵隔放疗的患者的筛查和随访是有益的。

环磷酰胺

形成许多足量强度移植预处理方案的基础。当联合全身照射（TBI）使用，它的通常剂量是 60mg/kg，持续 2 天。大剂量环磷酰胺需要水化和使用美司钠以减少代谢产物丙烯醛的尿毒素反应。患者需要监测肉眼及镜下血尿。

美法仑

该药用于自体骨髓瘤移植患者的选择。超过 140 mg/m^2 剂量被认为是清髓性的[4]。需给予积极的水化以确保最大的肾清除率（虽然自然降解很可能占了大剂量清除的一个很大的比例）[26]。大剂量治疗常伴有胃肠道的副作用，包括恶心、口腔黏膜炎和腹泻。

抗代谢药物

阿糖胞苷（阿糖胞苷）

组成 BEAM 方案的一部分[27]。其主要的副作用包括眼痛和中枢神经系统的问题，例如小脑共济失调。

氟达拉滨

作为许多减低剂量移植预处理的主要成分之一，同时和其他药物如美法仑及阿仑单抗同时使用[28]。剂量是不同的，但通常剂量为 25 ~ 30 mg/m^2，疗程为 5 天。氟达拉滨的淋巴毒性是免疫抑制，而非清髓性。

甲氨蝶呤

根据西雅图方案，在同胞异基因干细胞移植中联合环孢素用于预防 GVHD[19]，在 +1、3、6、11 天分别给予 15/10/10/10 mg/m^2 的剂量，随后给予亚叶酸解救。每周一次的剂量也被用来治疗激素耐药的 GVHD[30]。它的免疫抑制特性被认为是通过腺苷活化介导的。

喷司他丁

具有抗淋巴增殖活性的嘌呤类似物。它已被用于 GVHD 的治疗[31]，取得了一些成功。

依托泊苷

BEAM 方案的组成部分，也作为单一药物联合 TBI 作为异基因移植的预处理[32]，剂量为 60mg/kg，副作用包括严重的胃肠道毒性，代谢性酸中毒也被报道。

免疫抑制剂

这类不断增加的药物在异基因造血干细胞移植中起决定性的作用。然而，这些药物的强大的作用使受者总是处于严重并发症的危险中。

钙调磷酸酶抑制剂

环孢素

最初于 20 世纪 70 年代用于实体器官移植。这是许多移植中心的主要免疫抑制剂。许可的剂量是 3~5mg/(kg·d) 通过静脉输注，从 –1 天直到开始口服维持治疗。在同胞异基因移植中环孢素常联合短疗程甲氨蝶呤（见上文）。环孢素是一种治疗窗口狭窄的药物，监测血药浓度在预定的范围是重要的，确保适当的免疫抑制而无毒性。关于其使用中的许多副作用，比较常见的包括颤抖、头痛、恶心、高血压、低镁血症和肝肾功能障碍。其他严重但少见的副作用包括溶血性尿毒症综合征。环孢素主要在肝代谢，常用药物的相互作用影响及其处理见表32.4。

他克莫司

该药是一种环孢素的替代药物。它尚未经允许用于骨髓移植治疗，但被广泛用于预防和治疗 GVHD。它有静脉及口服制剂，同时作为皮肤 GVHD 的局部用药制剂[33]。

静脉剂量注射为 0.03 ～ 0.04mg/kg，24 小时连续输注，最高剂量 0.15mg/kg，已开始在一些试验中使用[34]。

口服初始剂量为 0.06mg/kg，2 次 /d，或者如果从静脉的剂量转换成口服剂量，4 ～ 5 倍每天静脉的剂量分两次剂量口服。同环孢素一样，他克莫司具有肾毒性和在实体器官移植中已被观察到的继发性糖尿病。监测全血的谷浓度，其相互作用的分析类似环孢素。

其他

皮质类固醇

用于治疗急性 GVHD，初始使用大剂量，一旦出现好转后快速减量。在明显胃肠道受累的患者使用静脉途径，起始剂量为甲泼尼龙 1 ～ 2mg/kg，直到出现反应。

吗替麦考酚酯（MMF）

一种前体药物在肝中代谢为其活性成分霉酚酸（MPA）。MPA 抑制了参与 B 和 T 淋巴细胞增殖过程中嘌呤合成的关键酶。MMF 已被用来作为一种替代及辅助的钙调神经磷酸酶抑制剂在预防和治疗 GVHD 中使用[35]。剂量范围为 1 ～ 1.5g，每天 2 次，患者口服的生物利用度接近 94%[4]。静脉注射和口服的剂量通常是可以互换的。副作用包括胃肠道毒性和骨髓抑制。

西罗莫司

尽管它的名字如此，但实际此类药物并非钙调素抑制剂；其活性是通过抑制哺乳动物西罗莫司靶蛋白（mTOR）的途径而介导。不同于其他钙调素抑制剂，它没有肾毒性和给予每日一次剂量。没有胃肠外制剂可用。同 MMF 一样，西罗莫司已用于联合其他钙调素抑制剂或单药治疗[36]和预防 GVHD[37]。

单克隆抗体

一种数量不断增加的抗体应用于肿瘤患者，一部分应用于干细胞移植。

阿仑单抗

该药另外的名字叫做 CAMPATH，这是一种抗 CD52 单克隆抗体，用于同胞移植、相合和不合的无关供者移植预处理方案当中。给药剂量是变化的，但通常的剂量在 50 ～ 100mg，分 5 天以上给药[25,38]。

巴利昔单抗

嵌合型抗 CD25 单克隆抗体（它结合活化的 IL-2 受体的 α 亚单位），研究治疗激素耐药性 GVHD[39]。使用的剂量为 40mg/w，连续给药 2 ～ 3 次，同时给予激素和环孢素。

达克珠单抗

该药是一种人源化的抗 CD25 单克隆抗体，研究其在激素耐药性 GVHD 中作为单药治疗[40]，也可与英夫利昔单抗组合使用[41]。剂量为 1mg/kg，d1，4，8，15 和 22。

英夫利昔单抗

嵌合型单克隆抗体结合与肿瘤坏死因子（TNF-α）可溶性和跨膜形式结合。它联合达克珠单抗用于研究治疗激素耐药型 GVHD[41]。英夫利昔单抗为每周 1 次输注，每次剂量为 10mg/kg，持续 4 次。由于其严重的免疫抑制特性，因此用抗真菌治疗的剂量来作为预防。

伊诺莫单抗

鼠源抗 CD25 单克隆抗体，用于激素治疗耐药 GVHD 的研究[42]。

表 32.4　免疫抑制剂药物相互作用（不详尽）*

免疫抑制剂	相互作用药物	作用机制	效果	临床建议
环孢素	血管紧张素转化酶抑制剂和血管紧张素 II 拮抗剂	增加毒性	有增加高钾血症的危险	监测血钾浓度
	镇痛剂 - 非甾体类抗炎药	增加毒性，干扰双氯芬酸处理	增加肾毒性的危险，增加双氯芬酸的浓度	密切监测双氯芬酸的半剂量
	抗抑郁剂 - 圣约翰草	肝酶诱导	减少环孢素的浓度	避免联合给药
	抗癫痫剂 - 卡马西平	肝酶诱导	减少环孢素的浓度	密切监测环孢素的浓度
	抗癫痫剂 - 苯妥英钠	肝酶诱导	减少环孢素的浓度	密切监测环孢素的浓度
	巴比妥类	肝酶诱导	减少环孢素的浓度	密切监测环孢素的浓度
	胆汁酸 - 熊去氧胆酸	干扰环孢素吸收	增加环孢素的浓度	密切监测环孢素的浓度
	钙通道阻滞剂 - 地尔硫䓬和维拉帕米	干扰环孢素代谢	增加环孢素的浓度	密切监测环孢素的浓度
	强心苷 - 地高辛	干扰地高辛处理	增加地高辛浓度	监测地高辛浓度和毒性
	皮质类固醇 - 高剂量甲强龙	干扰环孢素代谢	增加环孢素的浓度（抽搐的危险）	密切监测环孢素浓度
	细胞毒制剂 - 多柔比星	增加毒性	增加神经毒性的危险	密切监测，如果可能，尽量避免
	细胞毒制剂 - 美法仑	增加毒性	增加肾毒性的危险	密切监测
	利尿剂 - 潴钾和醛固酮对抗	增加毒性	增加高血钾危险	监测钾水平
	柚子汁	干扰环孢素吸收与代谢	增加环孢素浓度	避免联合给药
	激素拮抗剂 - 达那唑	受到环孢素代谢的影响	增加环孢素浓度	密切监测环孢素浓度
	激素拮抗剂 - 奥曲肽	干扰环孢素代谢	减少环孢素浓度	密切监测环孢素浓度
	甲氧氯普胺	干扰环孢素代谢	增加环孢素浓度	密切监测环孢素浓度
	孕激素	干扰环孢素代谢	增加环孢素浓度	密切监测环孢素浓度
	他汀类药物	增加毒性	增加肌病的危险	密切监测
	他克莫司	增加毒性	增加毒性，与钙调蛋白酶抑制剂相关	避免联合给药
西罗莫司	钙通道阻滞剂 - 地尔硫䓬和维拉帕米，同环孢素			
	柚子汁 - 同环孢素			
他克莫司	镇痛剂 - 非甾体类抗炎药同环孢素			
	抗抑郁剂 - 圣约翰草和环孢素			
	钙通道阻滞剂 - 地尔硫䓬和硝苯地平	干扰他克莫司的代谢	增加他克莫司浓度	密切监测他克莫司浓度
	环孢素	增加毒性	增加环孢素的水平和毒性	避免联合给药
	利尿剂 - 同环孢素			
	柚子汁 - 同环孢素			

*除外抗细菌制剂和抗真菌制剂的相互作用，详细见表 32.2 和 32.3

第32章　移植用药

利妥昔单抗

一种抗 CD20 单克隆抗体，同时被用于急性淋巴细胞白血病的预处理及慢性 GVHD 的治疗[44]。

多克隆抗体

抗淋巴细胞免疫球蛋白（ALG）和抗胸腺细胞免疫球蛋白（ATG）是人类 T 细胞产生的抗体，并已用于移植的预处理和治疗耐药性 GVHD。迄今为止，这种抗体来自兔子或马。这些化合物的命名源自产品的特性，用于 GVHD 预防的给药方案是不同的[45]。这些抗体亦被用于治疗耐药型 GVHD[46]。在一些中心，他们被具有较少副作用的单克隆的供选方案取代。

支持治疗

这部分简要地介绍了减轻来自高强度化疗 / 放疗的副作用。

抗惊厥药

苯妥英钠是用来预防接受白消安治疗患者的癫痫发作。

止吐药

抗组胺药

赛克力嗪可以口服或静脉注射，剂量为 50mg/8h。它也可以连续皮下输注（在英国未被许可）。

苯二氮䓬类

劳拉西泮由于催眠、镇静和抗焦虑作用对预期的呕吐是有用的。它的常用剂量为 0.5 ~ 1mg，应用在化疗之前。

皮质类固醇

地塞米松对预防延迟的高致吐性化疗后的呕吐有益。它在移植中的使用是受限制的，因为可导致侵袭性真菌感染的副作用[47]。

多巴胺拮抗剂

多潘立酮是一种甲氧氯普胺的替代品，可降低锥体外系副作用的发生率。它局部作用于肠道，口服剂量 10 ~ 20mg，每天 3 ~ 4 次。

左美丙嗪是一类抗精神病药物，低剂量对顽固性的恶心和呕吐具有作用。剂量范围为 3.125 ~ 25mg/d，可通过口服或皮下注射给药。

甲氧氯普胺作用于中枢和局部，在年轻人和老年人具有增加锥体外系副作用的风险。严重的呕吐，剂量可以增加到 20mg/6h。

5-HT$_3$ 拮抗剂

格雷司琼和昂丹司琼已被证明对预防 TBI 后的恶心和呕吐是有效的[48]。格雷司琼，通常剂量为 1 ~ 2mg，每天 2 次（尽管允许 24 小时的最大剂量为 9mg）。它可提供口服和静脉注射制剂。昂丹司琼剂量是 8mg，每天 2 次口服。更频繁的剂量可能是必要的，连续静脉滴注和推注感染应被管理。

生长因子

重组技术使可辅助于干细胞移植的外源性生长因子得到发展。

粒细胞集落刺激因子已获准用于异基因移植动员供者外周血干细胞，患者自身的干细胞用大剂量化疗。他们还用于移植后帮助移植物植入的过程，特别是对伴有感染的患者。2006 年的 ASCO 建议生长因子用于自体移植后，非常规地应用于异体移植[49]。

非格司亭（重组 G-CSF）已批准用于动员健康供者每日皮下注射 10μg/kg，持续 4 ~ 5 天，接收自体移植患者给予 10μg/kg，持续 5 ~ 7 天，或化疗后，5μg/kg 直至采集[4]。移植后非格司亭的通常剂量为 5μg/（kg·d），直到植入。

来格司亭是糖基化的重组 G-CSF，已被批准用于外周血干细胞动员，剂量为 10μg/(kg·d)，持续 6 ~ 7 天或 5μg/（kg·d）（150 IU/m²）用于化疗后或移植后。

培非司亭是聚乙二醇化的非格司亭，具有显著延长的血浆半衰期。迄今为止，尚未被允许用于动员 / 移植，尽管已经开展了一些研究。

莫拉司亭，或粒细胞巨噬细胞集落刺激因子（GM－CSF），已被批准用于化疗后外周血干细胞动员[52]。在英国，尚无可允许的制剂。帕利夫明是一种重组的成纤维细胞生长因子（KGF），用于降低需要自体干细胞支持的清髓性化疗后口腔黏膜炎的发生率、持续时间及严重性[4]。它的剂量通过静脉注射给予，60mg/kg，在清髓性化疗的前后给予3剂。

促红细胞生成素

重组促红细胞生成素已被应用在移植后，以减少输血需求，虽然这绝不是标准的做法[53]。

其他方面

去纤苷为一种单链脱氧核苷酸，在小血管具有抗凝血酶和纤维蛋白溶解的作用，而对全身凝血没有显著影响。在英国其被用于一种有基础疾病的患者，预防和治疗小静脉闭塞病（肝血窦阻塞综合征，SOS）[54-55]。剂量范围为5~60mg/kg，分2次使用。去纤苷也被用来治疗血栓性血小板减少性紫癜（TTP）[56]。

（王庆含 译 李渤涛 校）

参考文献

1. Price KE, Godfrey JC. Effect of structural modifications on the biological properties of aminoglycoside antibiotics containing 2-deoxystreptamine. Adv Appl Microbiol 1974;18:191–307

2. Paul M, Soares-Weiser K, Leibovici L. Beta lactam monotherapy versus beta lactam-aminoglycoside combination therapy for fever with neutropenia: systematic review and meta-analysis. BMJ 2003;326:1111

3. Freeman CD, Nicolau DP, Belliveau PP et al. Once-daily dosing of aminoglycosides: review and recommendations for clinical practice. J Antimicrob Chemother 1997;39:677–686

4. Electronic Medicines Compendium: http://emc.medicines.org.uk

5. Bosi A, Fanci R, Pecile P et al. Aztreonam versus colistin-neomycin for selective decontamination of the digestive tract in patients undergoing bone marrow transplantation: a randomized study. J Chemother 1992;4:30–34

6. Denton M, Wilcox MH. Antimicrobial treatment of pulmonary colonization and infection by *Pseudomonas aeruginosa* in cystic fibrosis patients. J Antimicrob Chemother 1992;40:468–474

7. Bow EJ, Rotstein C, Noskin GA et al. A randomized, open label, multicenter comparative study of the efficacy and safety of piperacillin-tazobactam and cefepime for the empirical treatment of febrile neutropenic episodes in patients with hematologic malignancies. Clin Infect Dis 2006;43:447–459

8. Fanci R, Paci C, Leoni F et al. Ticarcillin-clavulanic acid plus amikacin versus ceftazidime plus amikacin in the empirical treatment of fever in acute leukemia: a prospective randomized trial. J Chemother 2003;15:253–259

9. British National Formulary, 52nd edn. 2006, BMA and RPS Publishing

10. Cordonnier C, Martino R, Trabasso P et al. Mycobacterial infection: a difficult and late diagnosis in stem cell transplant recipients. Clin Infect Dis 2004;38:1229–1236

11. Reich G, Cornely OA, Sandherr M et al. Empirical antimicrobial monotherapy in patients after high-dose chemotherapy and autologous stem cell transplantation: a randomised, multicentre trial. Br J Haematol 2005;130:265–270

12. Gifford AH, Kirkland KB. Risk factors for Clostridium difficile-associated diarrhea on an adult hematology-oncology ward. Eur J Clin Microbiol Infect Dis 2006;25:751–755

13. Hoffken G, Pasold R, Pfluger KH et al. An open, randomized, multicentre study comparing the use of low-dose ceftazidime or cefotaxime, both in combination with netilmicin, in febrile neutropenic patients. German Multicentre Study Group. J Antimicrob Chemother 2000;44:367–376

14. Harter C, Schulze B, Goldschmidt H et al. Piperacillin/tazobactam vs ceftazidime in the treatment of neutropenic fever in patients with acute leukemia or following autologous peripheral blood stem cell transplantation: a prospective randomized trial. Bone Marrow Transplant 2006;37:373–379

15. Wysocki M, Delatour F, Faurisson F et al. Continuous versus intermittent infusion of vancomycin in severe Staphylococcal infections: prospective multicenter randomized study. Antimicrob Agents Chemother 2001;45:2460–2467

16. Fowler VG Jr, Boucher HW, Corey GR et al. Daptomycin versus standard therapy for bacteremia and endocarditis caused by Staphylococcus aureus. N Engl J Med 2006;355:653–665

17. Jaksic B, Martinelli G, Perez-Oteyza J et al. Efficacy and safety of linezolid compared with vancomycin in a randomized, double-blind study of febrile neutropenic patients with cancer. Clin Infect Dis 2006;42:597–607

18. Frere P, Hermanne JP, Debouge MH et al.Changing pattern of bacterial susceptibility to antibiotics in hematopoietic stem cell transplant recipients. Bone Marrow Transplant 2002;29:589–594

19. Rizzo JD, Wingard JR, Tichelli A et al. Recommended screening and preventive practices for long-term survivors after hematopoietic cell transplantation: joint recommendations of the European Group for Blood and Marrow Transplantation, the Center for International Blood and Marrow Transplant Research, and the American Society of Blood and Marrow Transplantation. Biol Blood Marrow Transplant 2006;12:138–151

20. Morrisey CO, Slavin MA. Antifungal strategies for managing invasive aspergillosis: The prospects for a pre-emptive treatment strategy. Med Mycol 2006;44(suppl):333–348

21. Hoglund M, Ljungman P, Weller S. Comparable aciclovir exposures produced by oral valaciclovir and intravenous aciclovir in immunocompromised cancer patients. J Antimicrob Chemother 2001;47:855–861

22. Ayala E, Greene J, Sandin R et al. Valganciclovir is safe and effective as pre-emptive therapy for CMV infection in allogeneic hematopoietic stem cell transplantation. Bone Marrow Transplant 2006;37:851–856

23. Neofytos D, Ojha A, Mookerjee B et al. Treatment of adenovirus disease in stem cell transplant recipients with cidofovir. Biol Blood Marrow Transplant 2007;13:74–81

24. Madden T, de Lima M, Thapar N et al. Pharmacokinetics of once-daily IV busulfan as part of pretransplantation preparative regimens: a comparison with an every 6-hour dosing schedule. Biol Blood Marrow Transplant 2007;13:56–64

25. Ho AY, Pagliuca A, Kenyon M et al. Reduced-intensity allogeneic hematopoietic stem cell transplantation for myelodysplastic syndrome and acute myeloid leukemia with multilineage dysplasia using fludarabine, busulphan, and alemtuzumab (FBC) conditioning. Blood 2004;104:1616–1623

26. Nieto Y, Vaughan WP. Pharmacokinetics of high-dose chemotherapy. Bone Marrow Transplant 2004;33:259–269

27. Mills W, Chopra R, McMillan A et al. BEAM chemotherapy and autologous bone marrow transplantation for patients with relapsed or refractory non-Hodgkin's lymphoma. J Clin Oncol 1995;13:588–595

28. Delgado J, Thomson K, Russell N et al. Results of alemtuzumab-based reduced-intensity allogeneic transplantation for chronic lymphocytic leukemia: a British Society of Blood and Marrow Transplantation Study. Blood 2006;107:1724–1730

29. Storb R, Deeg HJ, Pepe M et al. Methotrexate and cyclosporine versus cyclosporine alone for prophylaxis of graft-versus-host disease in patients given HLA-identical marrow grafts for leukemia: long-term follow-up of a controlled trial. Blood 1989;73:1729–1734

30. de Lavallade H, Mohty M, Faucher C et al. Low-dose methotrexate as salvage therapy for refractory graft-versus-host disease after reduced-intensity conditioning allogeneic stem cell transplantation. Haematologica 2006;91:1438–1440

31. Bolanos-Meade J, Jacobsohn DA, Margolis J et al. Pentostatin in steroid-refractory acute graft-versus-host disease. J Clin Oncol 2005;23:2661–2668

32. Schmitz N, Gassmann W, Rister M et al. Fractionated total body irradiation and high-dose VP 16–213 followed by allogeneic bone marrow transplantation in advanced leukemias. Blood 1988;72:1567–1573

33. Eckardt A, Starke O, Stadler M et al. Severe oral chronic graft-versus-host disease following allogeneic bone marrow transplantation: highly effective treatment with topical tacrolimus. Oral Oncol 2004;40:811–814

34. Nash RA, Antin JH, Karanes C et al. Phase 3 study comparing methotrexate and tacrolimus with methotrexate and cyclosporine for prophylaxis of acute graft-versus-host disease after marrow transplantation from unrelated donors. Blood 2000;96:2062–2068

35. Krejci M, Doubek M, Buchler T et al. Mycophenolate mofetil for the treatment of acute and chronic steroid-refractory graft-versus-host disease. Ann Hematol 2005;84:681–685

36. Johnston LJ, Brown J, Shizuru JA et al. Rapamycin (sirolimus) for treatment of chronic graft-versus-host disease. Biol Blood Marrow Transplant 2005;11:647–649

37. Cutler C, Antin JH. Sirolimus for GVHD prophylaxis in allogeneic stem cell transplantation Biol Blood Marrow Transplant 2005;11:47–55

38. Faulkner RD, Craddock C, Byrne JL et al. BEAM-alemtuzumab reduced-intensity allogeneic stem cell transplantation for lymphoproliferative diseases: GVHD, toxicity, and survival in 65 patients.Blood 2004;103:428–434

39. Funke VA, de Medeiros CR, Setubal DC et al. Therapy for severe refractory acute graft-versus-host disease with basiliximab, a selective interleukin-2 receptor antagonist. Bone Marrow Transplant 2006;37:961–965

40. Bordigoni P, Dimicoli S, Clement L et al. Daclizumab, an efficient treatment for steroid-refractory acute graft-versus-host disease. Br J Haematol 2006;135:382–385

41. Srinivasan R, Chakrabarti S, Walsh T et al. Improved survival in steroid-refractory acute graft versus host disease after non-myeloablative allogeneic transplantation using a daclizumab-based strategy with comprehensive infection prophylaxis. Br J Haematol 2004;124:777–786

42. Pinana JL, Valcarcel D, Martino R et al. Encouraging results with inolimomab (anti-IL-2 receptor) as treatment for refractory acute graft-versus-host disease. Biol Blood Marrow Transplant 2006;12:1135–1141

43. Kebriaei P, Saliba RM, Ma C et al. Allogeneic hematopoietic stem cell transplantation after rituximab-containing myeloablative preparative regimen for acute lymphoblastic leukemia. Bone Marrow Transplant 2006;38:203–209

44. Cutler C, Miklos D, Kim HT et al. Rituximab for steroid-refractory chronic graft-versus-host disease. Blood. 2006;108:756–762

45. Bacigalupo A. Antilymphocyte/thymocyte globulin for graft versus host disease prophylaxis: efficacy and side effects. Bone Marrow Transplant 2005;35:225–231

46. MacMillan ML, Weisdorf DJ, Davies SM et al. Early antithymocyte globulin therapy improves survival in patients with steroid-resistant acute graft-versus-host disease. Biol Blood Marrow Transplant 2002;8:40–46

47. Raman T, Marik PE. Fungal infections in bone marrow transplant recipients. Exp Opin Pharmacother 2006;7:307–315

48. Spitzer TR, Friedman CJ, Bushnell W et al. Double-blind, randomized, parallel-group study on the efficacy and safety of oral granisetron and oral ondansetron in the prophylaxis of nausea and vomiting in patients receiving hyperfractionated total body irradiation. Bone Marrow Transplant 2000;26:203–210

49. Smith TJ, Khatcheressian J, Lyman GH et al. Recommendations for the use of white blood cell growth factors: an evidence-based clinical practice guideline. J Clin Oncol 2006;24:3187–3205

50. Hosing C, Qazilbash MH, Kebriaei P et al. Fixed-dose single agent pegfilgrastim for peripheral blood progenitor cell mobilisation in patients with multiple myeloma. Br J Haematol 2006;133:533–537

51. Martino M, Pratico G, Messina G et al. Pegfilgrastim compared with filgrastim after high-dose melphalan and autologous hematopoietic peripheral blood stem cell transplantation in multiple myeloma patients. Eur J Hematol 2006;77:410–415

52. Kopf B, de Giorgi U, Vertogen B. A randomized study comparing filgrastim versus lenograstim versus molgramostim plus chemotherapy for peripheral blood progenitor cell mobilization. Bone Marrow Transplant 2006;38:407–412

53. Ivanov V, Faucher C, Mohty M et al. Early administration of recombinant erythropoietin improves hemoglobin recovery after reduced intensity conditioned allogeneic stem cell transplantation. Bone Marrow Transplant 2005;36:901–906

54. Dignan F, Gujral D, Ethell M et al. Prophylactic defibrotide in allogeneic stem cell transplantation: minimal morbidity and zero mortality from veno-occlusive disease. Bone Marrow Transplant 2007;40(1):79–82

55. Richardson PG, Murakami C, Jin Z et al. Multi-institutional use of defibrotide in 88 patients after stem cell transplantation with severe veno-occlusive disease and multisystem organ failure: response without significant toxicity in a high-risk population and factors predictive of outcome. Blood 2002;100:4337–4343

56. Corti P, Uderzo C, Tagliabue A et al. Defibrotide as a promising treatment for thrombotic thrombocytopenic purpura in patients undergoing bone marrow transplantation. Bone Marrow Transplant 2002;29:542–543

第33章

营养支持

Louise Henry，Gayle Loader

引言

维持患者良好的营养状况是造血干细胞移植（HSCT）术后一个重要的临床目标。标准体重以下的患者移植手术后通常需要在医院待更长的时间，死亡率也更高 [1-4]。最近的临床指南强调了良好的营养管理对于移植患者的重要性，并且倡导一种多学科的管理方法，包括医疗小组、护理人员、营养师和供餐人员 [5]。

有多种因素可以影响患者满足营养需求及维持良好营养状况的能力 [6]。入院前后对患者进行有效的营养学筛查是非常有益的，可以告诉我们哪些患者需要精密的营养支持 [5]。积极的营养支持对于预防及抵抗体重的丢失是必需的，可以帮助患者在移植手术实施之前、住院期间甚至出院回家后恢复其造血及免疫系统 [7]。对于那些有消化吸收功能障碍的患者，人工营养支持比如肠内或注射营养法就起到了非常重要的作用。

营养评估

住院前、住院期间以及随后的门诊，都应该对患者进行营养评估 [6]。这能帮助我们早日发现患者营养上的问题，有希望采用适当的手段阻止营养状况的继续恶化。

移植手术前的营养评估

移植手术前的营养评估目的在于确定患者的整体营养状况，发现一些潜在的危险因素，比如食物过敏或不耐受，确定初步治疗方案或备选食谱 [8]。这同时也是一个获得人体测量基本数据和膳食历史的机会 [9]。患者应当被告知以下内容：手术后可能存在进食困难，但会有替代的营养支持方法。另外

住院期的任何食物禁忌也应当向患者解释清楚。移植手术前，如果患者体重减轻 10% ~ 20%，那么他们应该努力增重。移植手术前通过给予商品化肠内补充剂或启动人工营养支持，以增加蛋白质和能量的摄入量，是这个时候营养干预的目的。由于移植手术后的厌食症和其他的进食困难可能持续数个月 [10-11]，因此建议患者在手术前的 2 ~ 4 星期内尽量增重。

移植手术后的营养评估

移植手术后的初期进行营养评估非常困难 [6]，研究文献中已报道了数种与干细胞移植手术相关的营养评估方法。但是这当中很多是不可靠、不准确的，因此其稳定性值得质疑（表 33.1）。

针对造血干细胞患者的一种预后营养评估指数的发展，可以帮助我们确定患者可能存在的营养不良，监测营养支持的效果。作为评估和监测患者住院期间和随后的营养状况的最实际的方法，稳定的筛查工具已经被局部认同。

食物记录表可以进一步协助我们监测患者的口腔食物摄入，对于量化患者住院期间的食物摄入变化作用宝贵。如果摄入量降低，可以给予我们早期提醒。

营养需求

详见表 33.2。

影响营养状况的一些因素

有多种因素可以影响移植手术后患者的营养状况。

表 33.1　营养评估的方法

检测项目	缺陷
体重	反映移植手术后紧接的短暂时间内体液和电解质的变化 尽管瘦体重患者轻，但其体重有可能增加或维持 作为营养状况的指标，出院后体重定期测量非常有必要 [6]
人体数据测量	鉴于体液和电解质的不平衡，皮褶厚度的测量可能比较困难，也是不准确的 对变化不够敏感 存在内参错误 血小板水平较低的患者，可能会引起严重的擦伤 [19]
生化检测	血清白蛋白和转铁蛋白的测量结果，并不是评价营养状况的可靠指标，因为它们可能受到诸如血产品的使用、败血症和 GVHD 等因素的影响 [100-102]
氮平衡	测量氮损失并不可行，尤其是存在腹泻或尿失禁等症状时 测量不够灵敏，易受到肾或肝功能损伤的影响 不可能在危重患者中达到氮的正平衡

潜在的疾病

　　潜在的疾病可能影响移植手术患者对于营养的需求，比如早期慢性髓性白血病（CML）会导致患者食欲降低、体重降低 [12-13]。这就与其他类型血液患者差别明显，他们则很少表现出这种恶病质。骨髓瘤患者有肾功能丧失的危险，这同样也会影响营养的吸收与维持 [14]。

　　对于淋巴瘤营养障碍的诊断，主要看其影响的解剖位点和疾病的亚类。腹腔类疾病与肠病相关联的 T 细胞淋巴瘤的发展有关系，如果无谷蛋白饮食没有严格执行，体重减低的危险会增加 [15]。一些症状（如发热、体重下降、出汗）的出现与营养状况之间存在重要联系。一些肠胃的症状，如早期厌食、恶心、呕吐通常与肠胃淋巴癌有关。口咽部位的淋巴瘤患者会出现严重的体重减低及吞咽困难，因此需要尽早介入营养支持。

　　中枢神经系统的淋巴瘤可能与紊乱有关，导致食欲降低。

表 33.2　营养需求

营养素	估计需求
能量	目前还不清楚 HSCT 是否会影响患者的营养需求；量化需求还比较困难，一些研究结果互相矛盾，记录的需求量从 30kcal/kg 到 50kcal/kg 体重不等。建议起点是 30~35kcal/kg 体重 [85, 102-104]；理论能量需求的增加通常会被活动水平的降低而抵消 能量需求受到患者年龄、性别、移植类型（同种异体或自体），增加细胞总量导致的败血症或 GVHD 等因素的影响 能量需求的估计应当与患者住院和出院后的活动水平的变化相适应
氮	造血干细胞移植患者，由于蛋白总量增加和亮氨酸氧化作用 [105]，蛋白质分解代谢明显 个体的蛋白质需求量和年纪及体格相关 蛋白质需求量也会受到药物（如皮质类固醇）、败血症和 GVHD 等因素的影响 蛋白质和氮的需求量近似于成人每日推荐量（每公斤体重 0.17 ~ 0.25g 氮）的两倍，尤其是败血症发生的时候 [9, 19, 105] 不建议摄入过量氮，因为这些氮不太可能会被同化吸收，特别是败血症发生和危重疾病时期 氮的彻底完全利用要求有充足的能量摄入 Cunningham 等 [107] 认为维持一定的体力活动有助于维持瘦体重
维生素和矿物质	此类患者微量营养素需求方面的研究资料很少 造血干细胞移植患者可能对维生素 A、D、E、K，叶酸，抗坏血酸，B 族维生素和生物素的需求量增加 [108] Antila 等 [109] 认为锌的需求量也会轻微的增加 药物如环孢素的使用会增加对一些矿物质如镁的需求量 [21] 鉴于制剂和药片的口感较重，及常见的肠道不适和消化不良，通过口服补充这些微量营养素可能比较困难 重要微量营养素的缺乏基本上不可能单独通过膳食的方法进行弥补，特别是急性病发患者（消化不良及生物利用率低）

细胞减少性的治疗和移植类型

　　化学疗法和全身照射疗法的使用会影响身体自然机能并导致严重的移植后并发症，因此可能对营养状况有负面作用。一般来说，接受全身照射疗法的患者会承受更严重的黏膜炎和腹泻，分泌上调的危险更大，所有这些都会严重影响到患者的营养状况[10,16-17]。Papadopoulou 等[18] 发现相比较那些仅仅接受化学疗法的孩子，接受 TBI 疗法的孩子需要更长时间的注射营养供给，体重降低也更加严重。移植物抗宿主病（GVHD）也是接受同种异体移植患者需要面对的一个挑战，对其营养状况也存在负面影响[19-22]。

可能影响营养状况的一些副作用的治疗

厌食症 / 食欲缺乏

病因

- 可能是沮丧、焦虑的结果，或社会性因素如被隔离、收入减低、被限制烹饪、不习惯医院的食物等[23]
- 疲劳
- 疼痛
- 药物（如止痛药，抗生素）的副作用
- 其他治疗的副作用，如恶心、呕吐、口干、厌食、腹泻和便秘

处理

研究清楚其潜在原因，并基于此进行干预。

- 药物干预
  - 醋酸甲地孕酮[24]
  - 皮质类固醇[25]
- 非药物干预

饮食建议

  - 少量多餐
  - 高能量、高蛋白
  - 进食强化食品，比如那些加入了脱脂奶粉，油，黄油，糖和蜂蜜的食品。葡聚糖粉和蛋白质补充剂，处方中皆可获得。
  - 避免摄食低能量、低蛋白质密度食物，比如果冻、茶、咖啡
  - 将饮料和食物分开，避免过早产生饱腹感
  - 将进食时间设定在食欲最好的时候；一般来说，早餐食欲最佳。随着时间推移，食欲逐渐降低。
  - 在食欲低下的时候，比如晚上，食用营养补充剂。
  - 酒精可以刺激食欲[26]

  - 锻炼可能刺激食欲
  - 在优雅的环境中进食，避免不愉快的声音和气味。在休息室中进餐而不是在床边，可能会有帮助

如果厌食症持续进行，体重降低 10%，可以考虑胃管饲法。

- 社会因素
  - 向社会服务机构求助，以获得利益授权、房屋问题的评价
  - 向职业的治疗学家求助，听取他们关于烹饪设备改造及疲劳处理方面的建议
  - 如果患者沮丧或过分焦虑，向心理学支持机构求助

恶心和呕吐

病因

病因是多方面的，通常与化学疗法，抗生素、麻醉剂、环孢素或其他药物相关，如口服四氯噻嗪。与分泌上调、腹泻、便秘和移植物抗宿主病也存在关联[27]。严重顽固性呕吐可能预示着肠梗阻。顽固性呕吐会导致营养素摄入减少，危害患者的营养状况。

处理

研究清楚其潜在原因，并基于此进行干预

- 药物干预
  - 常规使用止吐剂，经常采用复合给药的方式。为保证最大药效，要严格控制给药时间间隔。药物的特殊动力学模型应当与症状相适应，以确定允许使用的最大剂量。
- 饮食建议和非药物干预
  - 吃饭前放松，并且鼓励饭后休息
  - 避免食物气味。建议患者不要在厨房及准备食物的地方吃饭
  - 冷的或室温食物具有较少的气味
  - 少量多餐
  - 尝试煮糖或咀嚼口香糖
  - 含薄荷或喝薄荷酒
  - 少吃油腻、富含脂肪的食物，它们会延缓胃的排空
  - 喝产气饮料（喝这些饮料会产生暖气，可以帮助减缓恶心的症状）
  - 开窗透气或经常户外散步可能会有益

如果呕吐症状顽固性持续，考虑注射营养供给。建议减少口腔摄食，如果呕吐症状非常严重的话，以阻止呕吐的倾向。

口腔炎／黏膜炎／食管炎

口腔黏膜炎通常发生在治疗进行后的 4 ～ 10 天，并且有可能持续 34 周之久[6,16,22]。移植手术后开始恢复，一般 20 天内症状就会消失[28]。该类症状会影响患者的咀嚼和吞咽能力，也会影响到其味觉。

病因

1. 化学疗法，尤其与 TBI 疗法相结合时

2. 念珠菌或其他口腔感染

3. 移植物抗宿主病

处理

● 药物干预

　　— 经常进行口腔护理对于减轻黏膜炎的症状极其重要[20]

　　— 局部麻醉

　　— 麻醉剂 [口服和（或）注射]

　　— 重组人角化细胞生长因子（palifermin）和氨磷汀（AMF）等新一代药物，目标是治疗患者严重的口腔溃疡[29-31]。一旦其效果和安全性得到明确证实，那么就可以大规模应用

● 饮食建议和非药物干预

　　— 使用软牙刷

　　— 避免食用辛辣和粗糙的食物

　　— 选择温和、冷的、柔软的食物

　　— 用肉汁和酱汁润湿食物

　　— 尝试冰棍或风味冰块

　　— 饮用营养补充饮料（如果有需要，大部分可以冰冻）

　　— 尽早植入肠内饲喂管可以提高患者的忍耐力

　　— 如果患者严重的口腔溃疡症状可能要超过 5 天，考虑使用人工营养支持

口干燥症

口干燥症会严重影响患者的营养摄入，改变吞咽感觉，影响其食物选择和进食的舒适感[32]。咀嚼和口腔食物处理变得困难[33]。

口干燥症也会导致牙齿出现斑点以及龋齿，这是口腔唾液 pH 降低，缓冲能力减弱及物理冲刷能力降低的结果[34]。

唾液在味觉中扮演重要角色，因此口干燥症的患者经常抱怨味觉不佳及食欲缺乏。口腔真菌的感染则进一步加剧了这种症状[35]。

病因

● 全身照射疗法的副作用，可能会持续很长时间。大部分患者会在 2 ～ 3 个月内恢复正常的唾液分泌功能。

● 可能与麻醉剂和止吐剂的使用有关系

● 脱水

● 慢性口腔移植物抗宿主病

处理

● 药物干预

　　— 经常漱口。避免使用包含酒精的漱口液

　　— 唾液刺激剂，如 pilocarpine[36]

　　— 唾液替代剂，如 Biotene Oralbalanc，Bio-Xtra[37]

　　— 长期口腔干燥需要经常进行牙科诊治，局部使用氟化物阻止或减轻牙齿腐蚀

● 饮食建议和非药物干预

　　— 增加食物含水量，如使用肉汁和酱汁。两满口食物之间，酌饮少许

　　— 舔舐冰块或者冰棍，可以加点橘桔或果汁增加其风味

　　— 舔舐柑橘片

　　— 煮糖

　　— 避免食用干的食物，比如面包、蛋糕

　　— 咀嚼无糖口香糖[38]

　　— 对于持续性分泌上调的患者，有必要考虑采用鼻腔或胃管饲喂方式

味觉障碍

味觉的丧失或者改变会严重地降低食欲[39]。

病因

● 化学疗法可能改变味觉

● 口干燥症和黏膜炎会加剧这种症状

● 全身照射疗法

● 麻醉剂和止吐剂

处理

● 药物干预

　　— 经常进行口腔护理

- 饮食建议和非药物干预
  - 食用口感舒适的食物
  - 鼓励患者尝试以前不太喜欢的食物
  - 使用调味品和酱汁
  - 卤肉。如果无法接受，可以用来自奶制品、豆类的蛋白质代替
  - 用热果汁或奶饮料代替茶和咖啡
  - 吃冷食

腹泻 / 吸收不良

腹泻的发病率和严重程度是不定的，患者的营养状况和健康会受到严重影响[18]，特定营养素也会缺乏。

病因
- 化学疗法。如果和 TBI 疗法结合，症状则会加剧
- "肠消毒"
- 感染
- 移植物抗宿主病

处理
- 药物干预
  - 为预防感染，应使用抗腹泻药
  - 静脉滴注以补充丢失的体液
- 饮食建议和非药物干预
  - 少量多餐
  - 避免过量、多脂饮食
  - 由于非溶解性膳食纤维（如高麦麸含量的谷类，干果等）摄入量降低，一些患者可能因此获益
  - 顽固性大量腹泻患者可能需要注射营养供给，以便肠道"休息"

便秘

导致过早产生饱腹感和恶心 / 呕吐
病因
- 痛觉丧失
- 固定不动
- 口腔摄食减少
- 脱水

处理
- 药物干预
  - 找到可能的原因，排除肠梗阻

  - 泻药
- 饮食建议和非药物干预
  - 增加液体摄入量
  - 增加膳食纤维摄入量（不建议在食物中加入纯的麦麸）。但是一般来说，这并不能解决严重性便秘患者的问题
  - 鼓励患者进行低强度的运动

移植物抗宿主病

很少有研究关注过急慢性宿主排斥反应对于患者营养状况的影响，以及患者应该如何搭配合理膳食。慢性宿主排斥反应的患者，通常身体质量指数（BMI）较低[40]。肾上腺皮质类固醇药物的使用，通常能引起食欲增加，这可能就会减低移植物抗宿主病对营养状况的影响。不过这种药物会导致体液增加，出现水肿，便掩盖了体重减少和肌肉损耗的事实。高剂量固醇类药物的使用可能会导致高血糖症，进一步影响患者的营养状况。

移植物抗宿主病影响皮肤

当摄食量很少，体重持续降低的时候，应该鼓励患者使用营养补充剂。患者可能从过夜的鼻腔饲喂中获益。

移植物抗宿主病影响肠道

可能导致大量腹泻和吸收不良，进而引起营养状况的恶化。可以尝试肠管饲法，单元素或不完全元素肽类补充剂可能效果最佳。如果营养不吸收，就要采用肠内营养法（PN）。已经有人提出特殊的抗移植物抗宿主病的饮食方案[41]，不过其效果还没有经过彻底研究。这种方案提出此类患者应该少吃易过敏食物。但是这些饮食方案很难执行，鉴于其有限的品种，可能很难满足患者的营养需求。最近的研究表明，肠管饲法的使用是安全的[42]，单肽饮食可能有助于消化。

移植物抗宿主病影响肝

当移植物抗宿主病影响到肝的时候，患者很难维持正常的营养状况。患者通常有食欲缺乏的症状，经常伴随着饱腹感的过早到来。注射营养法可能对肝功能有副作用[43]。因此建议患者使用营养补充剂并且考虑鼻腔饲喂法。没有研究支持低脂饮食。

静脉闭塞患者通常会有相似的情况产生，也可能会从鼻腔饲喂方式中获益。注射营养不被采用，因为很难保持体液平衡，并且有可能导致肝功能紊乱。

免疫受损患者的饮食限制

历史上，骨髓移植患者被要求采用严格的无菌或"低微生物"饮食方案[44,45]。英国现在极少使用无菌饮食方案，因为很少有证据能够证明患者可以从这等严格水平的饮食方案中获益。另外，这类技术手段会导致以下结果：食谱不切实际，食物不可口，准备困难且昂贵[46]。

很少有实验性研究关注中性白细胞减少症的饮食方案效果和最佳组成。这些年已举行数例听证会，用以研究英国各移植中心的案例[47-49]。结果显示，不同移植中心的案例存在差异。Rees建议建立一个统一的指导方案，合理化约束，以限制不同中心之间案例的差异，减少那些经常转院患者和员工的困惑[49]。但是，这个领域依然缺乏高质量的研究，对于限制水平的争论还在持续。这些听证会关注的是普通案例而不是以证据为基础的案例。

目前，所有接受高剂量化学治疗或干细胞移植的患者，鼓励其在最开始的3~6个月或直到停止服用免疫抑制剂前，遵守基础的食品卫生安全指导原则。这些原则基于减少免疫排斥患者的危险，是从普通人群中的食物感染信息中归结出来的[50]。（参考表33.3，食物毒素的基本来源）。一般食物安全指南应该介绍给患者及其家属，医院中食物的处理应当以减少获得性食物感染的威胁为目的。患者

表33.3 英国食物感染的微生物来源

微生物	食物来源
沙门菌	蛋、家禽、肉制品、软的霉发酵奶酪
弯曲杆菌	奶（特别是未经巴氏消毒或被鸟啄过的）、鸡、沙拉
大肠埃希菌	肉制品（生熟之间的交叉污染非常危险）、未经巴氏消毒的奶
金黄色葡萄球菌	熟肉之间的交叉污染、硬奶酪、温热的且没有被立即吃掉的食物
李斯特菌单核细胞增多性	未经巴氏消毒的奶，软奶酪，肉酱，沙拉，冰淇淋
隐孢子虫病	生的水果和蔬菜，制冰机里的冰
铜绿假单胞菌	瓶装未充气的水
小圆结构病毒	贝类，预制的沙拉，生的水果和蔬菜
甲型肝炎	食物被污染，如贝类、水果、沙拉、冰块

及员工接受足够的相关方面教育及支持是非常必要的，这有助于他们遵守指南（图33.1）[45]。

对于中性白细胞减少症的患者，许多移植中心还会推荐额外的食物限制。依据中性白细胞数量，从不同的水平上进行准备是这些食谱的特点，目标在于去除食物中可能存在的细菌、病毒或真菌。（表33.4a，33.4b）这些限制基于对普通食物（如新鲜未烹饪水果和蔬菜[51-53]，生/微熟鸡蛋[54]，贝壳类和熏鱼[55]，瓶装水[56]）的微生物学调查研究。

购物
- 避免包装破损
- 不要去那些生熟食物储存在一起的商店购买
- 购买预包装食物
- 不要从大储存箱里面购买
- 最后才购买需冷藏或冷冻的食物，并且尽快带回家

储存
- 冰箱温度设定在0-5℃
- 冷冻室的温度应该低于-18℃
- 过饱和的冰箱温度会升高，应该避免
- 熟食应该放在冰箱的最顶端
- 生的或解冻的肉和鱼应当放置于冰箱最底部
- 鸡蛋应当放在冰箱
- 过期前吃完食物
- 解冻的食物不要再度冷冻

食物准备
- 处理食物前，用温水和肥皂洗手
- 上完厕所，打喷嚏，触摸宠物，洗刷脏物，倒垃圾，触摸过头发或者脸和预制备或生食物之后，都要重新洗手
- 洗盘子和擦手的毛巾分开
- 用防水膏药贴上切伤或者擦伤之处
- 保持宠物远离厨房
- 确保衣服经常漂洗、消毒和更换
- 生熟食使用不同的砧板和器具，以防止交叉污染
- 经常对厨房进行消毒
- 生吃的食物，吃之前要清洗干净
- 开罐头前，清洗罐头顶部

烹饪
1. 彻底对食物进行加温，直到其中心温度达到70℃，至少持续2分钟至滚烫
2. 肉类要让其汁水流尽
3. 对微波炉进行预热，确保获得加工食物所必需的温度
4. 遵守操作说明，不要减少烹调时间
5. 解冻的鱼肉要放在冰箱，否则室温下细菌会快速繁殖
6. 不要重新加热熟食
7. 微波会导致受热不均，只能用来解冻
8. 不要将热食放入冰箱，这会提高冰箱里其他食物的温度

图33.1 食物卫生建议

表 33.4a 中性白细胞数低于 0.5×10⁹/L 的高剂量化学疗法或干细胞移植患者的饮食限制（Royal Marsden）

未煮过的水果，沙拉和蔬菜
未煮过的草药，香料和胡椒
未煮过的乳酪
未经巴氏消毒的蜂蜜
瓶装水或非饮用水
肉酱
未经巴氏消毒的奶制品
原味奶酪
生的或煮熟的鸡蛋
生的或煮熟的肉、鱼、家禽（包括贝类）

表 33.4b 中性白细胞数低于 0.5×10⁹/L 的高剂量化学疗法或干细胞移植患者的饮食限制（Royal Marsden）

软熟奶酪，如布里干酪、Camembert 软奶酪和羊奶酪
蓝纹奶酪，如丹麦蓝、斯蒂尔顿
生的或微熟的贝类
生的或煮熟的肉、家禽或鱼，如熏制的大马哈鱼、帕尔玛火腿、寿司或半熟的肉
生的或煮熟的鸡蛋，如家庭制备的蛋黄酱、奶油冻、蛋酒、蛋白糖饼或蛋黄奶油酸辣酱
肉酱和鱼酱（新鲜或熟的）
益生菌，原味奶酪
所有未经巴氏消毒的奶制品

提供营养支持的方法

历史上，注射营养是骨髓移植患者首选[45,57-58]。20 世纪 80 和 90 年代研究的焦点就是注射营养法，许多支持者提出了常规及预防性的用法[7]。对于低强度调节食物疗法和症状处理的改善效果，还需要进行营养学的研究[31,59-60]。除非患者已经无法通过口腔或肠道摄入的方式满足其营养需求，一般不采用常规的、自动注射营养供给方法[61-65]。

与注射营养法相比，虽然实验研究支持有限，但在英国的各移植中心，肠管饲法使用更为普遍[57,66]。由于实验设计局限，研究收益甚小，主要是在儿科领域[67-69]。充其量，从这些研究我们能得出这样的结论，鼻腔饲喂的方式在这组患者中是可行的并且可能是安全的[42,68,70-73]。关于这种方法的使用，很

多问题亟待解决。

营养支持的目的

一般来说，营养支持的目的是维持患者的营养状况而不是增加其组织细胞数目。大部分患者在治疗的初期，营养状况较佳。当营养摄入持续超过 7 天不足的时候，就要鼓励患者采用密切的营养支持。

口服营养

由于症状处理水平还在持续提高，对于这类患者营养状况的维持，口服营养的作用有可能会被继续强调。一般来说，这类患者为满足其营养需求，需要进食高能量、高蛋白密度食物，正餐之间点心补充。用于普通人群的健康饮食方案显然不适用于这类患者。患者可能对进食及可以预见的恶心、呕吐和疼痛等症状感到害怕[75]。在进食还是可以控制的一项机能的时候，另外一些患者可能会拒绝进食。

如果患者想要吃喝的时候，食物的提供方便无阻，那么口服营养支持就更加容易些。

一名研究食物需求模式的人员表示，患者 40% 的食物需求是在下午 5 点到半夜之间，而这个时候的食物供应通常有限[75]。

与其他营养支持方式相比，口服营养的花费更加低廉。不过它确实需要饮食、护理和供应部门的高水平投入。当患者与支持员工联系紧密的时候，那么他们会做得更好，也更愿意遵守饮食建议[10]。

为了保证充足的营养供给，大部分患者需要食用营养补充剂。营养补充剂的形式有多种多样，比如牛奶型，果汁型，汤型和布丁型。很多是完全营养型的，可以代替饮食或作为其补充。补充剂可以冷冻或温热，也可以根据需求改善其口感和质地。目前已存在多种模式的补充剂，包括葡聚糖和蛋白粉，可用来强化食品。对补充剂的使用要进行谨慎的监测。

尽管种类各异，却依然存在一些会影响补充剂消费的问题，包括味觉疲劳、口味贫乏、过早产生饱腹感和质地方面问题。癌症患者中，膳食建议和（或）营养补充剂的角色和作用，目前还很少有研究关注[77]。

手术期间，很多患者依然可以维持一个较高水平的口腔摄食量。当食物摄入量少于其估计需要能

量和蛋白质需要量的 50%，并且这种情况有可能持续超过 7 天或患者体重持续降低的时候，则建议使用密切的营养支持。

肠管饲法（ETF）

肠管饲法是先植入饲喂管道，然后将商业化制备的完全营养补充剂注入到饲管中。当患者由于厌食、吞咽困难或黏膜炎，无法通过口腔摄入足够营养的时候，就要用这种方法。

HSCT 中肠管饲法的作用还未明了。历史上，对于鼻胃饲喂的方式有数例反对意见，如弱化肠道功能，消化不充分，严重的食管炎，鼻胃管植入导致的黏膜和胃糜烂，出血危险和对体象的有害影响等[78]。如果患者有血小板减少症，使用精密镗孔的聚氨酯饲喂管，尽早的植入（如在黏膜炎发生之前）有可能对安全有效的饲喂有帮助。为了克服接受适应，对体象的影响等问题，从一开始就要告知患者，饲管的植入是治疗的一个标准部分。有腹泻和消化不良症状的患者，也有多种特殊的补充剂可以满足其不同的营养需求，比如针对消化不良患者的肽类补充剂。

要量化肠管饲法比注射营养法的优越之处是非常困难的。由于证据资料的缺乏，还无法确定的推荐哪一种方法[57]。但来自危重症医学领域的推论认

为，病程中尽早使用肠管饲法或延长的肠管饲法可以帮助患者维持肠道功能，减少细菌穿过肠黏膜的危险。从整个肿瘤领域的营养支持来看，有数项研究表明，和注射营养相比较，肠管饲法导致的感染并发症更少一些[61,79-80]。能够确切证明肠管饲法比注射营养法更加可行、便宜的研究较为有限。相对来说，出院后肠管饲法更容易操作，因此理论上有助于患者提前出院。在实际操作水平上，患者可以通过管道输入大量的口服药物，这样就减少了很多日常服药的不便之处。

肠管饲法的一些实际问题

● 饲管的类型。有很多种管道可供选择，选择通常基于饲喂的时间，肠道功能等（表33.5）。鼻胃管应该使用聚氨酯材料制备，因为相比较 PVC 管道，这些管道可以在原位保持更长的时间而不引起胃糜烂。

● 管道植入的时间。在某些医院，移植手术前就已经预先植入鼻胃饲喂管道。理想的植入时间是移植手术的当天，这个时候患者已经处于监护当中，但是还没有黏膜炎发生。

● 饲喂的种类。有多种商业化制备的灭菌、低乳糖、无谷蛋白的补充剂可供选择，大部分单位是 1500ml，为营养完全型。

—标准多聚体补充剂。完全蛋白作为氮来

表 33.5 肠管饲法

管的类型	植入方法	适用证	禁忌证
鼻胃管	床边植入	患者因为黏膜炎、恶心、口干燥症等导致的无法通过口腔摄食满足营养需求 患者需要短期的饲喂	胃肠道功能丧失 严重的、顽固性呕吐 严重的黏膜炎 大量腹泻
鼻空肠管	在 X 线指导下植入，或腔镜植入。通常与促运动因子结合使用	患者因为黏膜炎、恶心、口干燥症等导致的无法通过口腔摄食满足营养需求的 患者需要短期饲喂 患者胃排空较迟缓	胃肠道功能丧失 严重的、顽固性呕吐 严重的黏膜炎 大量腹泻
胃造口管	腔镜，介入或外科手术	患者需要长期的饲喂（超过 6 周）	胃肠道功能丧失 严重的、顽固性呕吐 严重的黏膜炎 大量腹泻
空肠造口术	手术	患者胃排空能力很差，需要长期饲喂	胃肠道功能丧失 严重的、顽固性呕吐 严重的黏膜炎 大量腹泻

源，碳水化合物和水解脂肪作为能量来源。这些标准补充剂通常每毫升能提供1kcal能量，每升提供 5 ~ 7g 氮。

— 高能量 / 氮补充剂。这些补剂每毫升能提供 1.5 ~ 2kcal 能量，并且含氮量高。不过这些补剂具有高渗的特点，可能会导致腹泻。当患者被限制于流质营养或需要过夜营养补充时，这些补充剂就派上用场。

— 纤维补充剂。当患者有腹泻症状时候，富含纤维的补充剂作用明显，可以增加短链脂肪酸的生成量

— 肽类补充剂。对于那些有严重黏膜炎或者肠胃受 GVHD 影响的患者来说，这些补剂可能更容易吸收。但是这些补剂都是高渗的，可能会加重腹泻

— 饲喂的方法。最适的饲喂方法有快速注射法，重力滴注法或专业的饲喂泵法。方法的选择取决于肠道的功能和饲喂是否是唯一的营养来源还是正常食物摄入的补充。对于大部分 HSCT 患者来说，当摄食情况好转，饲喂量相对降低时候，一般建议转为过夜的饲喂。

— 监测饲喂。监测需要多学科的配合才能保证完整和有效。监测项目包括体重、体液平衡、生物化学（初始的放射性磷酸钠水平，用以显示患者患 re-feeding 综合征的危险）和肠功能。

— 间断肠管饲喂。当口腔摄食和营养状况好转的时候，肠管饲喂应该逐步停止。设定一个实际目标并鼓励患者努力达到，是非常有益的。理想状况下，饲喂停止前，患者应当可以通过口腔摄入估计能量和蛋白质需要的 50%。完成肠管饲喂的患者，应该追踪观察，并能从营养师处获得帮助。体重应该经常监测。

— 家庭肠内饲喂。英国已经广泛应用，操作容易。很多患者出院后，都能从短期的家庭肠内饲喂中获益。

肠管饲法的可能并发症

详见表 33.6

注射营养法（PN）

通过静脉注射实现，灭菌的完全营养液包含氮、糖类、脂类、维生素和矿物质。这种方法可以准确地输送给患者定量的营养素，对胃肠功能没有影响。肠管饲法通常被认为比注射营养法更可取，应该尽可能使用胃肠管。没法使用肠管饲法的，可能是肠和胰腺功能的退化，与胆汁阻塞和 GVHD 的发生有关[81-83]。肠内营养（EN）和"标准医护"（即水合作用 / 无营养支持）相比较注射营养法，感染概率更低[79,80]。但是在营养不良患者中，与注射营养法比较而言，"标准医护"可能会导致死亡率和感染概率的增加[79]。目前还不清楚，是肠管饲法比注射营养法更少有并发症，还是肠管饲法本身就比注射营养法更佳[79,84]。注射营养法不比肠管饲法更优秀，这个假设是安全的。对于那些肠管饲法失败的患者，注射营养法也应当保留使用[80,85]。

注射营养法的实际方面

注射营养法的使用指标

● 胃肠道功能丧失，如完全的肠阻塞，严重的腹泻，顽固性呕吐

● 所有肠内营养支持方式都已尝试，全部失败，如空肠造口法也不可行

● 肠道需要完全休息，如急性的静脉内移植物抗宿主病影响消化道功能

● 由于消化功能有限或对肠管饲喂的耐受，如严重的腹泻，严重的恶心和呕吐，使得肠内途径不能够满足全部的营养素需求

注射营养法的禁忌

● 患者营养状况较佳，并且有可能 7 天内恢复口腔摄食

● 胃肠道功能尚存（考虑使用所有可能的肠内饲喂途径，如鼻胃饲法、鼻空肠饲法）

● 缺乏血管通路

● 严重的肝功能异常

● 患者预后低下（肿瘤领域研究认为，在有先期疾病的患者中，注射营养法的好处通常会被其讨厌的副作用和并发症所掩盖）[86-88]

如果持续时间少于 7 天，注射营养法是没有效果的。在这种情况下，注射营养法的危险和花费可能要超过患者从中所得，得不偿失。

表 33.6　肠管饲法的并发症

并发症	原因	解决办法
与饲管相关的		
饲管移位	患者偶然或有意地移动	将饲管贴紧患者的鼻子或脸颊
饲管位置错误	植入位置没有检查或没有经常监测	在胃造口术中，这个问题频发。使用吹气或 X 线的方法，经常检查鼻胃管位置。对饲管位置进行监测
饲管阻塞	没有经常迅速地冲洗饲管，或冲洗不够，即水流过小。通过饲管给药	为了避免这个问题，饲喂前和饲喂后或用药前后都用 30~50ml 的水冲洗饲管。如果药物通过饲管给予，那么要确保以液体形式或者已被很好的粉碎 如果饲管被堵塞，可尝试用苏打水 / 可乐 / 小苏打 / 雪碧 / 胰酶等清理阻塞的饲管。
黏膜糜烂 / 鼻窦炎	由饲管造成的鼻部或咽喉的损伤。使用 Ryles 饲管时候常见	使用聚氨酯、无污染的鼻胃饲管。考虑更换到胃造口术饲管
胃 / 空肠的饲管位置的渗漏	对伤口进行了错误或没有必要的包扎。气孔位置糜烂（特别是使用球形导管时）	确保植入位点可以愈合或者已用恰当的方式包扎（听从医院伤口处理或气孔处理护士的建议），避免用球形管代替特别设计的饲管
植入位点的感染	不正确的包扎，植入后没有使用抗生素，处理饲管时技术糟糕	确保植入饲管后，患者接受抗生素辅助治疗。确保使用合适的包扎物，患者理解如何护理植入位点。如接触植入位点前洗手等等。擦拭植入位点，治疗感染。避免使用饲管，直到感染被治愈
胃肠并发症		
倒吸	补充剂由于胃排空功能羸弱而引起的回流。饲管的位置错误	给药（如甲氧氯普胺），提高患者的胃排空能力 1．检查饲管的位置 2．尝试间断式饲喂 3．尝试幽门饲喂和空肠造口饲喂方式 4．确保患者头部呈 45°
恶心和呕吐	一般与疾病 / 治疗有关，如化学疗法。有可能与胃排空能力弱或补充剂的迅速注射有关	确保处方的是合适的止吐药 降低注射速度 从快速饲喂变为间断式饲喂
腹泻	可能与抗生素治疗、化学疗法、泻药等有关。也可能是疾病诱发的，比如膀胱纤维化继发的抑酸酶不足。可能与肠感染，补充剂和仪器的微生物污染有关系	使用抗腹泻药 如果可能，停用抗生素 变为 iso-osmolar 饲喂 降低饲喂速度 确保补充剂和仪器没有微生物污染。 检查确定患者有没有使用泻药。 检查粪便外形和内容物，确定患者是否消化不良。使用肽类饲喂，以防胃肠感染（送检粪便样品） 尝试含纤维素的补充剂
便秘	可能是因为液体摄入不足，不动，麻醉剂和其他可以导致胃潴留的药物的使用 抗腹泻药物的过度使用，或肠梗阻	检查体液平衡的情况 建议使用泻药，膨胀药 鼓励患者尽可能多活动 检查确定患者是否是肠梗阻，如果是的，就要暂停饲喂 尝试含纤维素的补充剂
腹胀	胃排空能力弱，补充剂饲喂过速，便秘或腹泻	降低饲喂速度，处方胃动力药，鼓励患者运动。检查是否有便秘或腹泻
代谢性的高血糖症	潜在的糖尿病或压力反应下的胰岛素抵抗	经常监测血糖水平，使用合适的药物，如浮动计算的胰岛素

途径

注射营养法通过中枢的或末梢线路实施。

实施

注射营养法通过使用静脉注入泵，维持稳定的滴注速度，避免血管闭塞，减少副作用，如体液失衡和高血糖症。周期性的注射营养法是被推荐的（即饲喂超过 18 个小时或略少），这样就留出一段注射空闲期，以配合物理治疗，并有时间洗澡[89]。

过量饲喂

应当避免过量饲喂，特别是刚开始实施注射营养法的时候，会导致额外的物理压力，可能引起体液、电解质不正常，肝功能的紊乱。因此建议开始每千克体重饲喂 30kcal，并依据患者的临床症状和营养状况对此其进行复核。

组成

大多数医院储存有种类繁多的标准注射营养包，如需要，给予患者其中一种。一旦混合单位存在，注射营养法就可以实施。营养师应当紧密地与医疗小组和药剂师配合工作，以评估患者的营养需求。

- 注射营养法中的能量来源是碳水化合物和脂类。碳水化合物是一种相对比较便宜的能量来源，容易消化吸收，能够很好地节约氮的消耗。但是过量葡萄糖的使用会导致脂肪的堆积，脂肪肝和血糖控制方面的问题（特别是当患者面临生理方面的压力时）。脂类一般被用于所有的注射营养液中，目标是提供总能量的 30% ～ 50%。常规不建议采用无脂注射营养法
- 氨基酸中含有氮。目前还没有明确的指导方案说明注射营养法中最佳的氨基酸模式。一些所谓的非必需氨基酸，实际上在疾病当中是必需的。在注射营养法氨基酸溶液中添加谷氨酰胺、卡尼汀和额外的支链氨基酸，有关其作用的争论尚未停止。
- 维生素，矿物质和微量元素通常被加入预包装复合物中，如 Carnavit，Vitlipid，Solvito 和 Additrace.

监测

对接受注射营养法的患者进行严密的监测是必需的，监测的重点在于体液平衡、生物化学、血液和临床症状的变化。鉴于注射营养液中使用了大量的葡萄糖，因此也有必要对患者的血糖进行监测。

间断营养注射

如有可能，许多临床医生力求同时使用肠管饲法和注射营养法。理论上这可以帮助维持患者的肠道功能，有利于从注射营养法到肠管饲法的转移。降低注射营养的前提是，肠内摄入增加（食物或饲喂）。在患者能够通过肠内途径摄入能量达到需求的 50% 以前，注射营养不能停止。

家庭注射饲喂

复杂并且昂贵，需要特别的注射饲喂小组协助。只有在其他营养支持的方式都不可行，并经过慎重的审核后才可以使用。造血干细胞移植手术后很少采用。

注射营养法可能的并发症

见表 33.7。

如果使用专用的导管，注射营养法相关的感染率可以降低。剖开导管注入药物或采血都有可能导致营养溶液的污染。导管的替换也可能是个问题。

谷氨酰胺

谷氨酰胺（口服或注射）补充剂对于造血干细胞移植患者的作用，目前的研究尚未定论[57,65,66,90-93]。

恶性肿瘤的饮食和营养疗法

目前没有确切的证据表明某种食物或食谱可以治疗癌症。有一系列的文章、书、网站，补充或替代治疗家宣称某些特别的食谱或特定补充剂有效果。这些信息可能会误导患者。很多人将流行病学营养学研究与癌症的病因学研究相混淆，认为食物可以治疗癌症。患者经常被告知，治疗癌症必须让身体处于饥饿状态或癌症是一种毒素，可以被饮食"排毒"去除[94]，通常着重强调患者对治疗担负着极大责任。建议的食谱通常是素食者的食谱：大量的水果、蔬菜和谷类，避免咖啡因，酒精和加工食品。这个食谱通常还伴随价格昂贵的维生素、矿物质和其他补充剂的使用。如果一个患者采用这种食疗法，那么所有的补充剂都应该进行检测，以防药物 - 营养素的交叉反应和潜在的毒性

将控制权交予患者并促进其自助治疗，必须考虑到一些实际困难，食谱的花费、低营养素密度，营养补充剂潜在的毒性和遵守严格食疗法失败后引起的罪恶感等可能出现的问题[94]。

表 33.7　注射营养法可能导致的代谢方面的并发症

并发症	原因	对策
高血糖 [80]	潜在的糖尿病 对压力反应的继发性胰岛素抗性 过量葡萄糖的使用 葡萄糖注入速度过快	注射胰岛素 降低葡萄糖注入速度 以脂类的形式提供一些能量 降低总能量
低血糖	胰岛素注入过量 高水平葡萄糖供给突然停止后的反弹	重新评估胰岛素的需要量 饲喂的最后 2 小时，降低注入速度
脱水或水中毒	体液丢失或摄入的误算	重新调整注射营养液体提供体积 使用更多的葡萄糖浓缩液和脂类溶剂，同时减少或者不再使用钠溶液 [100]
低磷酸盐血症	Re-feeding 综合征（营养不良患者需要补充额外的磷酸钠） 葡萄糖注入速度过快	提供额外的磷酸钠（10mmol/1000kcal） 增加脂类供能比例
低钾血症	气孔丢失或腹泻导致的对四氯噻嗪的需要增加。 过量的葡萄糖和胰岛素 营养不良患者的 Re-feeding 综合征	提供额外的四氯噻嗪 增加脂类的供能比例
高钠血症	多因素：水丢失，伴随药物的过量钠	矫正体液平衡，并审核药物
低钠血症	多因素：体液过量，过度 GI 或瘘管丢失	检查体液平衡情况，监测瘘管渗漏
必需脂肪酸的不足	无脂的注射营养	注射营养中提供脂类，口服胡桃油
维生素和微量元素缺乏（如硒、铬）	需求增加	监测其水平，如果需要，给予补充
尿毒症	肾功能丧失，氮过量和高水平的分解代谢	检查体液的平衡状况 减少氮供给量
肝功能异常	可能要在饲喂后几周才能发现。原因未知，可能为：潜在的肝疾病，肝毒性药物，胆汁阻塞，葡萄糖注入过量，必需脂肪酸的缺乏，持续的饲喂，肠激素的抑制等	可能会自发消失或持续，饲喂应暂停； 研究确定是否存在其他导致肝功能异常的因素，如疾病，药物副作用； 降低葡萄糖注入速度或增加脂类的注入 饲喂中保留 8~14 个小时的暂停 给予少量的肠内饲喂营养，刺激肠道功能
胆结石	注射营养时间长 缺乏肠内摄食	尝试维持少量的肠内摄食，如给予少量的食物或采用鼻胃饲喂，10~20ml/h
多肌病	长期的营养注射 ? 必需脂肪酸或硒的缺乏	注射营养中提供脂类 评估硒和其他补充剂的供应水平
代谢性骨病	? 原因 ? 过量的维生素 D ? 过量的铝 ? 钙和磷酸钠的缺乏	提供额外的钙和磷酸钠

出院计划及追踪观察

　　患者出院后通常会遇到食物摄入困难和营养状况恶化的情况 [10,11]。住院期间的膳食建议不再严格

遵守，许多患者移植手术实施后一年也没能恢复到术前的体重 [10]（表 33.9）。

　　给出院患者的建议如下：

● 基本的食物卫生

表 33.8　各种营养支持的相对的优、缺点

饲喂的方法	优点	缺点
口服营养支持	帮助维持肠道功能 非侵入性 低感染率 花费低廉	摄食足够的量比较困难 需要一个便利的食物供应机构及员工支持 医院里很难提供给患者所偏爱的食物 患者不想吃的时候，会受到压力 如果患者有呕吐、恶心的症状时候，就很难保证其摄食量足够。
肠管饲法	帮助维持肠道功能 价格相对低廉 有一系列的补充剂以适应临床需要 饲喂法操作过程保证清洁时，可以降 低感染率 患者可以通过饲管进药	需要更换管道 饲喂管道可见 如果患者有黏膜炎，管道的植入比较痛苦 植入位点容易感染 饲管很容易移位，特别是患者有顽固性呕吐的症状 如果大量腹泻，有可能吸收不到足够的营养
注射营养法	营养素的输送得到保证 不会刺激或影响胃肠道 如果患者胃肠道功能丧失，可以使用	增加感染的危险 增加代谢不正常的危险 不能够保护胃肠道的黏膜 需要通过静脉注射 昂贵 门诊患者很难实施

表 33.9　出院后，一些潜在的可能会影响营养状况的因素

食欲缺乏
嗜睡
口干燥症 / 唾液改变
味觉变化
沮丧 / 焦虑
GVHD

- 避免"高危险"食物
- 维持营养状况的重要性
- 高能量 / 高蛋白膳食的原则

　　长期追踪调查研究强调，对患者进行持续的营养支持和监测是非常重要的，应该有一些系统，能够确保经常测量门诊者的体重。信息应当记录连续，并且容易被多学科小组获取。口服营养支持和肠管饲法对于门诊患者来说，简单易行且非常有效。家庭注射营养法极少使用，鉴于其操作复杂性和花费问题，只有在其他形式的营养支持不可行，经过慎重考虑后才可使用。

　　出院后，接受过造血干细胞移植或高剂量化疗的患者有可能从参加的多维康复项目中获益。这个项目提供给患者一个经验共享交流的机会，并能从非正式组的众多医护专业人员那里获得有用的信息和支持。主题和活动通常包括移植手术后的营养、训练、放松、疲劳处理和社会心理学方面。此类项目在患者中非常流行，对于患者生活质量有积极影响，并且可以协助患者进行疲劳处理[95-99]。

（刘　婷译刘　婷校）

参考文献

1. Deeg HJ, Seidel K, Bruemmer B et al. Impact of patient weight on non-relapse mortality after marrow transplantation. Bone Marrow Transplant 1995;15:461–468
2. Horsley P, Bauer J, Gallagher B. Poor nutritional status prior to peripheral blood stem cell transplantation is associated with increased length of hospital stay. Bone Marrow Transplant 2005;35:1113–1116
3. Le Blanc K, Ringden O, Remberger M. A low body mass index is correlated with poor survival after allogeneic stem cell transplantation. Haematologica 2003;88:1044–1052
4. Raynard B, Nitenberg G, Gory-Delabaere et al. Summary of the standards, options and recommendations for nutritional support in patients undergoing bone marrow transplantation. Br J Cancer 2003;89:101–106
5. National Institute for Clinical Excellence. Guidelines 2003: Nutrition support in adults. National Institute for Clinical Excellence, London
6. Keenan AM. Nutritional support of the bone marrow transplant patient. Nurs Clin North Am 1989;24:383–392
7. Weisdorf S, Lysne J, Wind D et al. Positive effect of prophylactic total parenteral nutrition on long term outcome of bone marrow transplantation. Transplantation 1987;43:833–838
8. Buchsel PC, Whedon MB. Bone marrow transplantation. Administrative and clinical strategies. Jones and Bartlett, London, 1995
9. Dickson B, Barale KV. Section 2: nutritional assessment. In: Lenssen P, Aker SN (eds) Nutritional assessment and management during marrow transplantation. A resource manual. Murray, Seattle, 1985:45–63
10. Iestra JA, Fibbe WE, Zwinderman AH. Body weight recovery, eating difficulties and compliance with dietary advice in the first year after stem cell transplantation: a prospective study. Bone Marrow Transplant 2002;29:417–424

11. Lenssen P, Sherry ME, Cheney CL et al. Prevalence of nutrition-related problems among long-term survivors of allogeneic marrow transplantation. J Am Dietet Assoc 1990;90:835–842
12. Savage DG, Szydlo RM, Goldman JM. Clinical features in 430 patients with chronic myeloid leukaemia seen at a referral centre over a 16 year period. Br J Haematol 1997;96:111–116
13. Sessions J. Monitoring your patients with chronic myeloid leukemia. Am J Health-System Pharm 2006;63(23 suppl 8): S5–9
14. Bossola M, Tazza L, Giungi S, Luciani G. Anorexia in hemodialysis patients: an update. Kidney Int 2006;70:417–422
15. Catassi C, Bearzi I, Holmes G. Association of celiac disease and intestinal lymphomas and other cancers. Gastroenterology 2005;128: S79-S86
16. Sonis ST, Oster G, Fuchs H et al. Oral mucositis and the clinical and economic outcomes of hematopoietic stem-cell transplantation. J Clin Oncol 2001;19:2201–2205
17. Zerbe MB. Parkerson SG, Ortlieb ML. Relationship between oral mucositis and treatment variables in bone marrow transplant patients. Cancer Nurs 1992;15:196–205
18. Papadopoulou A, Nathavitharana KA, Williams MD. Diarrhea and weight loss after bone marrow transplantation in children. Pediatr Hematol Oncol 1994;11:601–611
19. Aker S N, Lenssen P, Darbinian J. Nutritional assessment in the marrow transplant patient. Nutrition Support Serv 1983;3:22–27
20. Moe G, Aker SN, Schubert MM. Section 4: enteral management. In: Lenssen P, Aker SN (eds) Nutritional assessment and management during marrow transplantation. A resource manual. Murray, Seattle, 1985:31–44
21. Stern JM, Lenssen P. Food and nutrition services for the BMT patient. In: Buchsel PC, Whedon MB (eds) Bone marrow transplantation. Administrative and clinical strategies. Jones and Bartlett, London, 1995
22. Vera-Llonch M, Oster G, Ford C M et al. Oral mucositis and outcomes of allogeneic hematopoietic stem-cell transplantation in patients with hematologic malignancies. Support Care Cancer 2007;15(5):491–496
23. Schmale AH. Psychological aspects of anorexia. Cancer 1979;43:2087–2092
24. Femia RA, Goyette RE. The science of megestrol acetate delivery: potential to improve outcomes in cachexia. Bio Drugs 2005;19:179–187
25. Yavuzsen T, Davies MP, Walsh D. Systematic review of the treatment of cancer-associated anorexia and weight loss. J Clin Oncol 2005;23:8500–8511
26. Yeomans MR, Hails NJ, Nesic JS. Alcohol and the appetizer effect. Behav Pharmacol 1999;10:151–161
27. Wu D, Hockenberry DM, Brentnall TA et al. Persistent nausea and anorexia after marrow transplantation: a prospective study of 78 patients. Transplantation 1998;66: 1319–1324
28. Ford R, Ballard B. Acute complications after bone marrow transplantation. Semin Oncol Nurs 1988;4:15–24
29. McDonnell AM, Lenz KL. Palifermin: role in the prevention of chemotherapy- and radiation-induced mucositis. Ann Pharmacother 2007;41:86–94
30. Spencer A, Horvath N, Gibson J. Prospective randomised trial of amifostine cytoprotection in myeloma patients undergoing high-dose melphalan conditioned autologous stem cell transplantation. Bone Marrow Transplant 2005;35:971–977
31. Stiff PJ, Emmanouilides C, Bensinger WI et al. Palifermin reduces patient-reported mouth and throat soreness and improves patient functioning in the hematopoietic stem-cell transplantation setting. J Clin Oncol 2006;24:5186–5193
32. Logemann JA, Smith CH, Pauloski BR et al. Effects of xerostomia on perception and performance of swallow function. Head Neck 2003;23:317–321
33. Hamlet S, Faull J, Klein B et al. Mastication and swallowing in patients with postirradiation xerostomia. Int J Palliat Nurs 1997;37:789–796
34. Chambers MS, Garden AS, Kies MS, Martin JW. Radiation-induced xerostomia in patients with head and neck cancer: pathogenesis, impact on quality of life, and management. Head Neck 2004;26:796–807
35. Dahlya MC, Redding SW, Dahlya RS. Oropharyngeal candiadiasis caused by non-albicans yeast in patients receiving external beam radiotherapy for head and neck cancer. Int J Radiat Oncol Biol Phys 2003;57:79–83
36. Singhal S, Powles R, Treleaven J et al. Pilocarpine hydrochloride for symptomatic relief of xerostomia due to chronic graft versus host disease or total body irradiation after bone marrow transplantation for hematologic malignancies. Leuk Lymphoma 1997;24:539–543
37. Shahdad SA, Taylor C, Barclay SC et al. A double blind, crossover study of Biotene Oralbalance and BioXtra systems as salivary substitutes in patients with post-radiotherapy xerostomia. Eur J Cancer Care 2005;14:319–326
38. Davies AN. A comparison of artificial saliva and chewing gum in the management of xerostomia in patients with advanced cancer. Palliat Med 2000;14:197–203
39. Boock CA, Reddick JE. Taste alterations in bone marrow transplant patients. J Am Dietet Assoc 1991;9:1121–1122
40. Jacobsohn DA, Margolis J, Doherty J et al. Weight loss and malnutrition in patients with chronic graft-versus-host disease. Bone Marrow Transplant 2002;29:231–236
41. Gauvreau JM, Lenssen P, Cheney CL et al. Nutritional management of patients with intestinal graft-versus-host disease. J Am Dietet Assoc 1981;79:673–675
42. Imataki O, Nakatani S, Hasegawa T et al. Nutritional support for patients suffering from intestinal graft-versus-host disease after allogeneic hematopoietic stem cell transplantation. Am J Hematol 2006;81:747–752
43. Payne-James J, Grimble G, Silk D (eds). Artificial nutrition support in clinical practice. Edward Arnold, London, 1995
44. Aker SN, Cheney CL. The use of sterile and low microbial diets in ultraisolation environments. J Parenteral Enteral Nutr 1983;7:390–397
45. Lipkin AC, Lenssen P, Dickons BJ. Nutrition issues in hematopoietic stem cell transplantation: state of the art. Nutr Clin Pract 2005;20:423–439
46. Pryke DC, Taylor RR. The use of irradiated food for immunosuppressed hospital patients in the United Kingdom. J Hum Nutr Dietet 1995;8:411–436
47. Bibbington A, Wilson P, Jones M. Audit of nutritional advice given to bone marrow transplant patients in the United Kingdom. Clin Nutr 1993;12:230–235
48. Pattison AJ. Review of current practice in 'clean' diets in the UK. J Hum Nutr Dietet 1993;6:3–11
49. Rees W. Low microbial diets in immunocompromised patients. Br J Cancer Manage 2005;2:21–23
50. Adak GK, Long SM, O'Brian SJ. Trends in indigenous foodborne disease and deaths, England and Wales:1992–2000. Gut 2002;51:832–841
51. Konowalchuk J, Speirs JL, Pontefract RD, Bergeron G. Concentration of enteric viruses from water with lettuce extract. Appl Microbiol 1974;28:717–719
52. Kominos SD, Copeland CE, Grosiak B, Postic B. Introduction of Pseudomonas aeruginosa into a hospital via vegetables. Appl Microbiol 1972;24:567–570
53. Sivapalasingam S, Friedman CR, Cohen L, Tauxe RV. Fresh produce: a growing cause of outbreaks of foodborne illness in the United States, 1973 through 1997. J Food Prot 2004;67:2342–2353
54. Mokhtari A, Moore CM, Yang H et al. Consumer-phase Salmonella enterica serovar enteritidis risk assessment for egg-containing food products. Risk Anal 2006;26:753–768
55. Gudmundsdottir S, Roche SM, Kristinsson KG, Kristjansson M. Virulence of Listeria monocytogenes isolates from humans and smoked salmon, peeled shrimp, and their processing environments. J Food Prot 2006;69:2157–2160
56. Bischofberger T, Cha SK, Schmitt R et al. The bacterial flora of non-carbonated, natural mineral water from the springs to reservoir and glass and plastic bottles. Int J Food Microbiol 1990;11:51–71
57. Murray SM, Pindoria S. Nutrition support for bone marrow transplant patients. Cochrane Database Systematic Review 2002;CD002920
58. Tartarone A, Wunder J, Romano G et al. Role of parenteral nutrition in cancer patients undergoing high-dose chemotherapy followed by autologous peripheral blood progenitor cell transplantation. Tumori 2005;91:237–240
59. Martino R, Caballero M, Simon J et al. Evidence for a graft-verse-leukemia effect after allogeneic peripheral blood stem cell transplantation with reduced-intensity conditioning in acute myelogenous leukaemia and myelodysplastic syndromes. Blood 2002;100: 2243–2245
60. McSweeney P, Niederwieser D, Shizuru J et al. Hematopoietic cell transplantation in older patients with hematological malignancies: replacing high-dose cytotoxic therapy with graft-versus-tumor effects. Blood 2001;97:3390–3400
61. Arfons LM, Lazarus HM. Total parenteral nutrition and hematopoietic stem cell transplantation: an expensive placebo? Bone Marrow Transplant 2005;36:281–288
62. Cetin T, Arpaci F, Dere Y et al. Total parenteral nutrition delays platelet engraftment in patients who undergo autologous hematopoietic stem cell transplantation. Nutrition 2002;18:599–603
63. Cutler C, Li S, Kim HT. Mucositis after allogeneic hematopoietic stem cell transplantation: a cohort study of methotrexate- and non-methotrexate-containing graft-versus-host disease prophylaxis regimens. Biol Blood Marrow Transplant 2005;11:383–388
64. Roberts SR, Miller JE. Success using PEG tubes in marrow transplant recipients. Nutr Clin Pract 1998;13:74–78
65. Sykorova A, Horacek J, Zak P. A randomized, double blind comparative study of prophylactic parenteral nutritional support with or without glutamine in autologous stem cell transplantation for hematological malignancies – three years' follow-up. Neoplasma 2005;52:476–482
66. Ardens J, Bodoky G, Bozzetti F et al. ESPEN guidelines on enteral nutrition: non surgical oncology. Clin Nutr 2006;25:245–259
67. Papadopoulou A, MacDonald A, Williams MD et al. Enteral nutrition after bone marrow transplantation. Arch Dis Child 1997;77:131–136
68. Ringwald-Smith K, Krance R, Strcklin L. Enteral nutrition support in a child after bone marrow transplant. Nutr Clin Pract 1995;10:140–143
69. Sefcick A, Anderton D, Byrne JL et al. Naso-jejunal feeding in allogeneic bone marrow transplant recipients: results of a pilot study. Bone Marrow Transplant 2001;28: 1135–1139
70. Seguy D, Berthon C, Micol JB et al. Enteral feeding and early outcomes of patients undergoing allogeneic stem cell transplantation following myeloablative conditioning. Transplantation 2006;82:835–839
71. Hopman GD, Pena EG, Le Cessie S et al. Tube feeding and bone marrow transplantation. Med Pediatr Oncol 2003;40:375–379
72. Langdana A, Tully N, Molloy E. Intensive enteral nutrition support in paediatric bone marrow transplantation. Bone Marrow Transplant 2001;27:741–746
73. Pietsch JB, Ford C, Whitlock JA. Nasogastric tube feedings in children with high-risk cancer: a pilot study. Pediatr Hematol Oncol 1999;21:111–114
74. Arends J. Cancer patients need safe and efficient nutrition. Krankenpfl J 2005;43:130
75. Gauvreau JM, Cheney CL, Aker SN et al. Food intake patterns and food service requirements on a marrow transplant unit. J Am Dietet Assoc 1989;89:367–372
76. Pritchard C, Duffy S, Edington J et al. Enteral nutrition and oral nutrition supplements: a review of the economics literature. J Parenteral Enteral Nutr 2006;30:52–59
77. Baldwin C, Parsons T, Logan S. Dietary advice for illness-related malnutrition in adults. Cochrane Database Systematic Reviews 2001; CD002008
78. Hermann VM, Petruska PJ. Nutrition support in bone marrow transplant recipients. Nutr Clin Pract 1993;8:19–27
79. Braunschweig CL, Levy P, Sheean PM et al. Enteral compared with parenteral nutrition, a meta-analysis. Am J Clin Nutr 2001;74:534–542
80. Sheean PM, Freels SA, Helton WS et al. Adverse clinical consequences of hyperglycemia from total parenteral nutrition exposure during hematopoietic stem cell transplantation. Biol Blood Marrow Transplant 2006;2 :656–664
81. Hughes CA, Dowling RH. Speed of onset of adaptive mucosal hypoplasia and hypofunction in the intestine of parenterally fed rats. Clin Sci 1980;59:317–327
82. Mattsson J, Westin S, Edlund S. Poor oral nutrition after allogeneic stem cell transplantation correlates significantly with severe graft-versus-host disease. Bone Marrow Transplant 2006;38:629–633
83. Strasser SI, Shulman HM, McDonald GB. Cholestasis after hematopoietic cell transplantation. Clin Liver Dis 1999;3:651–668

84. Klein S, Koretz RL. Nutrition support in patients with cancer: what do the data really show? Nutr Clin Pract 1994;9:91–100

85. Szeluga DJ, Stuart RK, Brookmeyer R et al. Nutritional support of bone marrow transplant recipients: a prospective, randomized clinical trial comparing total parenteral nutrition to an enteral feeding program. Cancer Res 1987;47:3309–3316

86. Bozzetti F, Cozzaglio L, Biganzoli E et al. Quality of life and length of survival in advanced cancer patients on home parenteral nutrition. Clin Nutr 2002;21:281–288

87. Gallagher-Allred CR. Nutritional care of the terminally ill. Aspen Publishers, Maryland, 1989

88. MacGeer AJ, Detsky AS, O'Rourke K. Parenteral nutrition in cancer patients undergoing chemotherapy: a meta analysis. Nutrition 1990;6:233–240

89. Reed MD, Lazarus HM, Herzig RH et al. Cyclic parenteral nutrition during bone marrow transplantation in children. Cancer 1983;51:1563–1570

90. Aquino VM, Harvey AR, Garvin JH et al. A double-blind randomized placebo-controlled study of oral glutamine in the prevention of mucositis in children undergoing hematopoietic stem cell transplantation: a pediatric blood and marrow transplant consortium study. Bone Marrow Transplant 2005;36:611–616

91. Blijlevens NM, Donnelly JP, Naber AH et al. A randomised, double-blinded, placebo-controlled, pilot study of parenteral glutamine for allogeneic stem cell transplant patients Support Care Cancer 2005;13:790–796

92. Scloerb PR, Amare M. Total parenteral nutrition with glutamine in bone marrow transplantation and other clinical applications (a randomised, double blind studyJ Parenteral Enteral Nutr 1993;17:407–413

93. Zeigler TR, Young LS, Benfell K et al. Clinical and metabolic efficacy of glutamine supplemented parenteral nutrition after bone marrow transplantation. Ann Intern Med 1992;116:821–828

94. Cunningham RS, Herbert V. Nutrition as a component of alternative therapy. Semin Oncol Nurs 2000;16:163–169

95. Carlston LE, Smith D, Russell J et al. Individualised exercise program for the treatment of severe fatigue in patients after allogeneic hematopoietic stem cell transplant: a pilot study. Bone Marrow Transplant 2006;37:945–954

96. Kim SD, Kim HS. Effects of a relaxation breathing exercise on fatigue in hemopoietic stem cell transplantation patients. J Clin Nurs 2005;14:51–55

97. Korstjens I, Mesters I, van der Peet E et al. Quality of life of cancer survivors after physical and psychological rehabilitation. Eur J Cancer Prev 2006;15:541–547

98. Losito J, Murphy S, Thomas M. The effects of group exercise on fatigue and quality of life during cancer treatment. Oncol Nurs Forum 2006;33:821–825

99. van Weert E, Hoekstra-Weebers J, Grol B et al. A multidimensional cancer rehabilitation program for cancer survivors: effectiveness on health-related quality of life. J Psychosom Res 2006;58:485–496

100. Barzaghi A, Rovelli A, Piroddi A et al. Six years experience of total parenteral nutrition in children with hematological malignancies at a single center: management: efficacy and complications. Pediatr Hematol Oncol 1996;13:349–358

101. Muscaritoli M, Conversano L, Cangiano C et al. Biochemical indices may not accurately reflect changes in nutritional status after allogeneic bone marrow transplantation. Nutrition 1995;11:433–436

102. Taveroff A, McArdle AH, Rybka WB. Reducing parenteral energy and protein intake improves metabolic homeostasis after bone marrow transplantation. Am J Clin Nutr 1991;6:1087–1092

103. Duggan C, Bechard L, Donovan K et al. Changes in resting energy expenditure among children undergoing allogeneic stem cell transplantation. Am J Clin Nutr 2003;78:104–109

104. Geibig CB, Owens JP, Mirtallo JM. Parenteral nutrition for marrow transplant recipients: evaluation of increased nitrogen dose. J Parenteral Enteral Nutr 1991;15:184–188

105. Keller U, Kraenzlin E, Gratwohl A et al. Protein metabolism assessed by 1–13C leucine infusions in patients undergoing bone marrow transplantation. J Parenteral Enteral Nutr 1990;14:480–484

106. Driedger L, Burstall CD. Bone marrow transplantation: dietitian's experience and perspective. J Am Dietet Assoc 1987;87:1387–1388

107. Cunningham BA, Morris G, Cheney CL et al. Effects of resistive exercise on skeletal muscle in marrow transplant recipients receiving total parenteral nutrition. J Parenteral Enteral Nutr 1986;10:558–563

108. Cunningham BA. Section 5: Parenteral management. In: Lenssen P, Aker SN (eds) Nutritional assessment and management during marrow transplantation. A resource manual. Murray, Seattle, 1985:45–63

109. Antila HM, Salo MS, Kirvela O et al. Serum trace element concentrations and iron metabolism in allogeneic bone marrow transplant recipients. Ann Med 1992;24:55–59

110. Thompson JS, Hodges RE. Preventing hypophosphataemia during total parenteral nutrition. J Parenteral Enteral Nutr 1984;8:137–139

第 34 章

隔离措施、预防和中性粒细胞减少性发热

Unell Riley

引言

干细胞移植期间主要通过 3 种方式发生感染：

1. 由患者体内已携带的病原体引起的内源性感染。在中性粒细胞减少期，这种方式引起的感染占 80%。一项研究表明，其中有一半是在住院期间获得的。

2. 由体外获得的病原体引起的外源性感染。

3. 因免疫力低下而使体内处于休眠期的病原体重新激活所导致的复发性感染。

移植前，感染的预防措施主要包括尽可能降低因患者自身携带病原体所导致的内源性感染、抑制复发性感染以及降低外源性感染。

抑制内源性菌群

移植早期，由于中性粒细胞减少和正常解剖防御屏障遭到破坏两方面因素的共同作用使患者特别容易发生内源性细菌性感染。因此，应该尽可能降低微生物负荷量。常用的措施包括适当修复表皮和抑制皮肤黏膜的微生物生长两方面。经典方案包括每日用氯己定洗浴，以降低被潜在的皮肤定植菌如金黄色葡萄球菌和杰氏棒状杆菌等感染的可能。长时间使用中心静脉留置导管将会导致正常解剖屏障的长时间破坏，因此需要对其护理特别加以注意，穿刺时应该特别注意无菌操作 [2-4]。现在几乎没有证据能证明应用万古霉素等糖肽类可以降低发生感染的可能 [5-7]。导管穿刺点处应使用无菌、透明、半渗透的聚氨酯敷贴覆盖，常规每 7 天更换一次，如果敷贴破损或者敷贴下有湿气时则应该立即更换，更换时应使用氯己定水溶液清洗管线。血管内留置管的经皮穿刺点应该加以覆盖，直到穿刺点皮肤愈合且缝线拆除。尽量减少对管线的任何操作，

确实需要操作时必须遵循无菌术的要求。导管穿刺前不需要进行备皮操作，因为这会引起表皮的损伤从而导致细菌定植或者引发感染 [4]。

对于中性粒细胞缺乏期患者来说，口咽部是重要的感染来源，因此，口腔卫生非常重要。在骨髓移植前应进行仔细的牙科检查，并且任何必要的牙科作业都应该在移植前大约一个月左右结束，以留有充足的愈合时间。尽量用软毛牙刷刷牙，这样可以避免损伤牙龈。有规律的用氯己定漱口则能够有效抑制口咽部细菌生长。

制订有效的抗菌药物预防方案仍然是主要的措施。首先，肠道清理。这项措施可以细分为全消化道内和部分消化道内，主要取决于厌氧菌群是否被保存下来。全消化道内清理的目的在于完全抑制消化道内内源性菌群，这些菌群被认为是引起中性粒细胞缺乏患者感染的主要来源 [8,9]。为了达到效果，往往对口服万古霉素、庆大霉素、多黏菌素和新霉素等抗生素进行不同方式的组合应用。但是，由于这些药物口味差并且会引起恶心、呕吐等胃肠道反应，将导致患者的依从性较差，进而出现肠道内菌群广泛再生或者与医院环境中的条件致病菌一起定居生长，最终导致预防感染的失败 [9]。

选择性清理，又被称为抗定植，目的在于抑制所有胃肠道需氧菌的生长，而保留厌氧菌。这一过程对于预防医院获得性细菌在肠道中生长有非常重要的作用。肠道菌群需要常规检测以及时发现细菌生长的早期征象或者抗微生物现象。早期联合试用复方新诺明和口服抗真菌药物，常用的抗真菌药物有口服两性霉素或者口服制霉菌素。在对比试验中，复方新诺明比非吸收性抗生素显得更加有效 [11-14]。虽然复方新诺明能提供了不同程度的全身性预防，但却对铜绿假单胞菌无效。而且复方新诺明还有延长骨髓抑制期中性粒细胞缺乏症持续时间的缺点，

因此在中性粒细胞缺乏症时期很少应用。

氟喹诺酮类的发展使得选择性清理和系统性预防的概念变得非常时髦。这类药物有保留厌氧菌群的优点，口感更好，能有效抑制铜绿假单胞菌，而且对再生的骨髓作用轻微。同时，由于推荐剂量即可以达到较高的血药浓度，使这类药物拥有显著的全身性预防活性。使用各种喹诺酮类药物，如盐酸环丙沙星、氧氟沙星、诺氟沙星和甲氟沙星，在降低革兰阴性菌脓毒症发病率显示出良好的效果。

但是这些药物在抑制凝固酶阴性葡萄球菌、草绿色链球菌等革兰阳性菌方面效果欠佳，而这些病原体正日益成为导致中性粒细胞缺乏症患者罹患败血病的原因。一篇综述中报道了关于预防性应用喹诺酮类药物增加了患者链球菌性败血症的风险[22]，而且链球菌性败血症的死亡率与革兰阴性菌引起的败血症相似。两篇 Meta 分析[23,24]证实预防性应用氟喹诺酮确实降低了革兰阴性菌感染的发生率，但不降低革兰阳性菌感染率，并且与革兰阳性菌对环丙沙星的耐药率增加有关[25-27]。他们同样没有证实预防感染是否改变了发热的发生率和感染相关的死亡率。欧洲癌症治疗研究组织（EORTC）发现预防感染会降低感染发生时微生物的检出率，但却增加不明原因发热的发病率。这说明，预防仅仅能够抑制革兰阴性菌隔离群，却不能降低感染的总发生率。

随着链球菌感染越来越受重视，许多研究联合应用抗链球菌制剂和喹诺酮类药物来达到预防的效果。罗红霉素与环丙沙星联合应用已经显示出降低链球菌感染发病率的疗效[28]，而苄基青霉素联合环丙沙星同样有效[29]。对于氟喹诺酮的进一步研究，研制出了一些具有更强的抑制革兰阳性菌活性的药物如左氧氟沙星。最近的试验结果显示，以左氧氟沙星作为感染的预防性用药进行治疗，能显著地降低实体瘤和淋巴瘤患者化疗后发热的发生率[30]。新近的一项 Meta 分析显示，中性粒细胞缺乏的患者进行抗生素的预防性应用能降低其死亡率，而喹诺酮类药物是一种较理想的选择[31]，但应用氟喹诺酮的主要缺点就是会发生对革兰阴性菌的耐药。

这一类抗生素不仅可以作为癌症患者抗感染的预防性应用，而且由于它们是治疗假单胞菌感染的唯一口服药，也被广泛应用于门诊患者治疗其他疾病。这类药物在社区和医院的其他科室普通诊疗工作中的广泛应用，对社区和院内患者所携带的微生物菌群产生了广泛的影响。全球范围内环丙沙星耐药的发生率正在增加，包括英国在内，他们的医院中血培养显示耐环丙沙星的分离菌在所有病种中都有报道。这已经对癌症和移植中心产生了影响，通过检查 IATGEORC 数据库的信息发现从 1983 年到 1990 年期间在应用氟喹诺酮进行感染的预防时，所有的大肠杆菌菌株对喹诺酮类都是敏感的。但是从 1990—1993 年，正当氟喹诺酮预防作用被肯定时，随着其应用增加了 1.4% ~ 45%，其耐药率增加了 27%[33-37]。

氟喹诺酮类药物的广泛应用导致了既耐氟喹诺酮类药物又耐氨基糖苷类而且具有广泛的 β 内酰胺酶谱的细菌的产生[32]。到目前为止，美国感染性疾病协会并没有推荐在中性粒细胞缺乏时期常规预防性应用抗生素。

有荚膜细菌感染的抗生素预防

移植后，异基因造血干细胞移植患者更有可能发生带荚膜菌的感染，尤其对于发生慢性移植物抗宿主病的患者。移植后 100 天左右开始出现的高肺炎链球菌感染率可以说明这一点[39]。其发生可能有两方面原因：

1. 移植患者 IgG_2 亚类免疫球蛋白的相对缺乏会持续达 2 年之久。对应于多糖抗原的特异性抗体似乎受到 IgG_2 亚类免疫球蛋白水平的限制。

2. 慢性移植物抗宿主病的出现会导致功能性和结构性脾功能减退。

由于面临相当大的发生致死性肺炎链球菌败血症的可能，患者从移植后开始需要接受终生的青霉素预防性治疗，并且要于骨髓移植后进行 9~12 个月的肺炎链球菌、奈瑟 C 组脑膜炎球菌、b 型流感嗜血杆菌免疫。自体移植患者由于免疫受损需要于首次剂量后每 5 年进行一次 23 价肺炎球菌多糖疫苗接种以获得充分的获得性免疫反应。

减少接触外源性菌群

环境保护

保护性隔离

保护性隔离的目的在于降低患者感染外源性病原微生物的可能。结合净化技术，能发挥其最大效果，因此，洗手（或者说手部清洁）和应用个人防护设施显得尤为重要。

最基本的保护性隔离应该包含一个带有洗浴设施的自然通风的病房。带入病房的所有物品都需要彻底清洁消毒，患者需要应用反向隔离技术进行护理以减少可能的院内感染途径。隔离护理以及保护性隔离的应用虽然有争议，但国际细胞治疗协会和欧洲骨髓移植联合评审委员会建议所有完成了或者正在进行移植的患者应该在单独的病房进行护理。墙壁和地板通常并不认为是院内感染的重要来源，因此，用热水和洗涤剂常规清理地板和表面即可满足需要。但是，患者仍然有可能被某种致命性的或者耐药性的病原体所感染，而这样就会污染局部环境甚至对其他患者造成交叉感染，例如，感染对万古霉素耐药的肠球菌的患者、患艰难梭状芽孢杆菌性相关性腹泻的患者，对于这些情况，使用次氯酸盐消毒剂对病房内医护人员长时间接触的物如把手、听诊器的表面进行严格清理会使患者受益[45]。病房腾出后及新的患者入住前都要进行清理。水龙头和水槽处可能会大量寄居环境中的假单胞菌，因此也应该常规清理。由于盆栽是细菌和真菌孢子的潜在来源，所以不应该带入病房，而不流动的水则会成为假单胞菌潜在的储存器。

低菌饮食

由于水和食物很容易隐藏外源性微生物，所以很有必要给予接受肠道预防的患者低菌饮食。虽然可以通过照射使食物完全无菌，但这样会使食物失去口感。而这个问题可以通过适当烹煮来加以克服[45]。丰富的营养对于这些患者的康复是至关重要的，因此，目标应该是尽可能为患者提供美味可口的饮食，以便于避免全胃肠外营养带来的风险。

水是环境中假单胞菌和不动杆菌公认的来源，应该严密监视饮用水的质量，并且能任何时候都要喝过滤或者加热过的水。适当烹煮过的新鲜的优质食物应该在准备好之后尽快食用。速冻法或者微波法加工的饭菜可能不适用于中性粒细胞缺乏的患者，而干制食品尤其不适合这种做法。只有巴氏灭菌的牛奶以及果汁才可以给中性粒细胞缺乏症患者食用，并且应该在开封后 24 小时内食用完。由于辣椒和香料是细菌和真菌芽孢的潜在来源，这些应该经过照射处理或者在烹饪的过程中加入。坚果、

生食蔬菜以及色拉，包括未削皮的生水果都应该避免食用，面包应该尽可能新鲜。移植后，患者应该坚持听从关于合理饮食的建议，因为患者细胞介导的免疫应答的缺陷会使他们易于受到像单核细胞增多性李斯特菌等类似细菌的感染。

大量病原微生物都可以通过空气进行传播。包括曲霉菌类、毛霉菌类等真菌和军团菌属、金罗维肺孢子虫等细菌以及许多的病毒。其暴发性流行在中性粒细胞缺乏症患者所居住的病房中都曾发生过，而这些用于护理患者的病房都是自然通风的侧房。特别是那些医院正在维修或者临近施工现场的病房，很容易看到有曲霉菌感染的发生[49-51]。

空气过滤系统的设计就是用于克服这些问题。其中最有效、最常用的是高效微粒空气滤器[52]。可以认为，它能够有效过滤掉空气中至少 99.97% 的直径不小于 0.3μm 的颗粒。所以，这样一个系统应该能够去除空气中除病毒外，所有的细菌和真菌以及真菌芽孢。这些装置以各种形式被应用于临床，特别是被用来设计空气层流病房或者帐篷式塑料隔离器。虽然有很好的证据能够证明用空气过滤器结合其他方式以减少患者对内源性和外源性微生物暴露的方法，确实能降低骨髓移植患者感染的发生率[55]，但是这并不能消除发热。而且，其最大的效果看上去在于降低曲霉菌感染的发生率。这些设备的安装及维护非常昂贵，而其成本效益是有争议的，但在医院的建设与维护时会强制考虑到这些。

抑制潜伏感染

这里所讲的主要是减少潜伏感染的再激活。最常见的是病毒感染，如疱疹病毒 HSV1、HSV2、VZV、CMV、EBV。疱疹病毒感染可以在移植早期复发，并且导致黏膜炎。因此，阿昔洛韦预防多于这个时期开始。水痘带状疱疹病毒在移植后期可以播散性或者带状复发，尤其在治疗移植物抗宿主病期间，因此，在此阶段应该加以预防。巨细胞病毒的复发或者感染通常采取先行治疗，用聚合酶链反应的方法每周检测巨细胞病毒血症。对于有结核病史或者有密切接触史等结核病高危患者以及 HIV 阳性的，都应该考虑在移植早期和移植后的 6~12 个月内给予异烟肼联合维生素 B$_6$ 抗结核预防[57,58]。

在这种情况下，寄生虫感染也会成为一个问题。弓形虫病是移植后一种不常见的感染原因，多

発生于 2% ～ 7% 的患者，这些患者多数在移植前已经是血清阳性。虽然寄生虫可以通过骨髓或血液制品进行传播，但是几乎所有的病例都是复发。此外，移植物抗宿主病以及其治疗是患病的高危因素，尤其对于没有接受复方新诺明进行肺孢子虫预防的患者。如果捐献者是血清阳性，就应该进行预防。弓形虫感染可以表现为脑膜脑炎、心肌炎或者肺炎。

移植期间发现的其他寄生虫感染多数是复发。在干细胞移植期间，华支睾吸虫病、美洲锥虫病、疟疾、贾第鞭毛虫病、微孢子虫病和阿米巴脑膜脑炎都已经被报道过。血涂片及粪便样本常规筛查并不能排除这些寄生虫病。

耶氏肺孢子菌的预防性治疗

干细胞移植是公认的感染耶氏肺孢子菌（以前被称作是卡氏肺孢子虫）的危险因素[68]。耶氏孢子菌肺炎不仅容易发生于患有恶性血液病患者，对于患有实体瘤而进行移植治疗的患者也同样容易发生[69-72]。对这类患者长时间应用类固醇被认为是化疗的主要危险因素，但是其他免疫抑制剂（如氟达拉滨[73]）则可能严重影响细胞介导的免疫应答从而增加感染耶氏肺孢子菌的风险。可被选来用于预防的药物是复方新诺明，每周 3 次给药。但是，由于复方新诺明具有导致骨髓抑制的潜在可能，吸入喷他脒成为一些患者的首选。其他可供选择的方案有氨苯砜或者氨苯砜联合乙胺嘧啶。

表格 34.1 列举了异基因移植患者移植后预防性治疗的用药建议，而表格 34.2 则是同基因移植患者移植后的用药建议。

免疫治疗

被动免疫治疗

被动免疫包括应用免疫球蛋白静脉滴注预防和治疗骨髓移植接受者的感染。理论上讲，静脉滴注免疫球蛋白能纠正免疫球蛋白缺乏，同时增加潜在的调理、抗内毒素，以及病毒中和作用，而且能增加补体系统和免疫调节系统的激活。但是，一项多中心随机双盲安慰剂对照研究表明免疫球蛋白与安慰剂相比没有任何优势：免疫球蛋白试验组中 92%

的患者和安慰剂对照组中 90% 的患者都有一处或者多处感染发生，而间质性肺炎和移植物抗宿主病的累积发生率以及移植相关死亡率、总体存活率都相同。另外，一项早期的研究证实了这些结果，并且发现免疫球蛋白对于菌血症的存活率、闭塞性细支气管炎发生率以及慢性移植物抗宿主病的发病率和死亡率都没有影响。而且停止静脉滴注免疫球蛋白之后，会出现内源性体液免疫的损伤修复。

但是一些小规模的研究却表明，免疫球蛋白能影响败血症发作的数量，而且在接受注射免疫球蛋白的患者中显示出更少的革兰阴性菌感染率，虽然这并不能增加总体存活率。由于免疫球蛋白注射对骨髓干细胞接受者没有明确的作用，当前并不推荐常规应用[76-77]。

主动免疫治疗

现在许多抗菌疫苗已经研制成功。但是对于免疫受损的骨髓移植接受者来说，机体对这些疫苗可能不会产生足够的反应。这一点被早期一项失败的铜绿假单胞菌疫苗试验所证实。虽然机体对多糖基疫苗只有相似的低度反应，但是依然会产生有限的保护，而这种免疫是值得推荐的。正在进行移植的患者会失去对儿童时期感染的免疫，因此应该在接受移植后的 1 ～ 2 年内进行免疫接种。

第 35 章内容中列举了推荐的移植后免疫清单。

免疫调节剂

刺激宿主防御机制再生对于中性粒细胞缺乏症患者来说是一项有效的措施。骨髓集落刺激因子如 G-CSF 和 GM-CSF 都已经被应用于预防和治疗发热性中性粒细胞减少症[82-86]。最近完成的两项 Meta 分析[87-88]认为将 G-CSF 和 GM-CSF 预防性应用于正在接受化疗的癌症患者，降低了中性粒细胞缺乏症、发热性中性粒细胞减少症，以及感染的发生风险。莱曼研究显示，感染相关的死亡率也同样降低。一项注重实用性的循证医学分析并没有发现应用免疫调节剂在改善基础疾病结局方面有任何益处。G-CSF 的应用与抗生素应用时间的缩短，以及在治疗已发生的中性粒细胞缺乏症时中性粒细胞缺乏持续的时间相关。但是，一项最近完成的 Meta

表 34.1 自体干细胞移植患者移植后的预防性用药

细菌预防：青霉素V

剂量：

儿童：1 ~ 5 岁 125mg in 5 ml bd

6 ~ 16 岁 250mg bd

成人：250 ~ 500 mg bd

如果对青霉素过敏：

红霉素 250 mg bd 或者 克拉霉素 250 mg/d （儿童患者适度调整）

注：以上应该终生服用

如果患者因为感染需要再次入院而且正在应用广谱抗生素，青霉素在此期间就应该停用，而于广谱抗生素的治疗结束后必须立即重新开始

真菌预防：伊曲康唑

剂量：

儿童：2.5 mg/kg 口服 bd

成人：2.5 mg/kg 口服 bd

注：口服液比胶囊效果更好，因为会有较高的血药浓度。儿童患者如果应用胶囊应该双倍剂量。成人的剂量应特别考虑体重的影响，审核发现，体重超过 80 kg 的患者应用平常的 200 mg bd 并不能都达到适宜的血药浓度

对于成年患者：当发生伊曲康唑不耐受时，可以换伏立康唑 200mg bd 或者泊沙康唑 200mg tds

对于儿童患者：伏立康唑剂量为

2 ~ 12 岁 200 mg bd

12 ~ 18 岁，体重小于 40kg 时 200mg bd 服用 2 次后，然后以 100 mg bd 维持（如果需要，可以增加到 150mg bd）

12 ~ 18 岁，体重大于 40kg 时 400mg bd 服用 2 次后，然后以 200 mg bd 维持（如果需要，可以增加到 300mg bd）

注：上述用药应该在干细胞移植后连续用 6 ~ 12 个月，直到免疫抑制治疗终止而包括淋巴细胞在内的血细胞计数完全恢复。唑类会抑制肝酶类的活性而环孢素的水平可能会升高

肺孢子虫预防

成人：在患者输注供者的细胞前就应该开始每个月一次喷他脒雾化吸入，持续到免疫抑制治疗结束。血小板计数恢复到大于 $50 \times 10^9/l$、中性粒细胞数恢复到大于 1 后，可以将喷他脒改为复方新诺明（甲氧苄啶 80mg/ 磺胺甲噁唑 400mg），可选择每日一片或者隔日两片给药

儿童：如果细胞计数没有恢复，喷他脒的给药可以延长 28 天。当中性粒细胞计数大于 $1.0 \times 10^9/L$ 持续至少三天，而血小板计数在没有输注的情况下大于 $30 \times 10^9/L$ 时，推荐给予复方新诺明预防

剂量取决于体表面积

体表面积：

0.5 ~ 0.75 m²	240mg bd	40mg bd	200 mg bd
0.76 ~ 1.0 m²	360mg bd	60mg bd	300 mg bd
大于 1.0 m²	480mg bd	80mg bd	400 mg bd

注：从理论上讲，复方新诺明会导致骨髓移植而且可能抑制移植。

如果患者对复方新诺明不耐受可以用氨苯砜 100mg/d 来替代。对于儿童患者，推荐口服氨苯砜 2mg/(kg·d) 或者每周 4mg/kg（最大剂量 200mg）。其副作用有发热、皮疹和溶血性贫血。在开始氨苯砜治疗前应该进行 G6PD 定性检测

上述治疗在干细胞移植后应该维持 6 ~ 12 个月，直到免疫抑制治疗终止而且包括淋巴细胞在内的血细胞计数完全恢复。当发生慢性移植物抗宿主病时应当延长治疗时间

病毒

a）单纯疱疹病毒（HSV）和水痘带状疱疹病毒

如果供者与受者都是血清阴性则不需要预防。对于成人，任何一方阳性都需要给予阿昔洛韦 400mg tds

对于儿童患者，给药途径从静脉改为口服后用药剂量为：

小于 2 岁：200mg qds

大于 2 岁：800mg qds

注：上述治疗在干细胞移植后应该维持 6 ~ 12 个月，直到免疫抑制治疗终止而且包括淋巴细胞在内的血细胞计数完全恢复

b）巨细胞病毒

如果供受双方都是血清阴性，就没有必要进行预防和监测。其中任何一方阳性，应该每周用聚合酶链反应方法监测 CMV 拷贝数，持续 100 天，如果患者有慢性移植物抗宿主病或者持续免疫抑制，则应该延长检测时间（>1 年）。如果用聚合酶链反应方法监测 CMV 拷贝数大于 3000，或者从一个较低水平持续升高，就应该开始给予更昔洛韦 5mg/kg bid 或者膦甲酸 60mg/kg tds

c）流感

患者包括患者家属在内，应该于干细胞移植后 6 ~ 12 个月开始，每年季节前预防性接种减毒病毒疫苗

d）乙肝病毒

对于所有 Hbs-Ag 阳性或者 PCR（核心抗体）阳性的患者，给予拉米夫定 100mgQd

e）EB 病毒

对于有感染风险或者有不明原因发热的患者应该用 PCR 的方法每周监测其水平。EBV 大于 4000 拷贝数 /ml 时，应该开始应用利妥昔单抗

表 34.2　自体干细胞移植患者移植后的预防性用药

注：机会性感染的概率与免疫重建有关。CD34 分选的 T 细胞去除或者应用全身照射进行预处理是并发感染的最危险的高危因素。这时就需要认真考虑是否给予预防治疗

细菌预防

除了对于应用全身照射进行预处理的患者应该给予青霉素 V 外，当血细胞计数完全恢复后并不建议常规应用抗生素。

剂量：

儿童：1 ~ 5 岁　　　125mg in 5 ml bd

　　　6 ~ 16 岁　　　250mg bd

成人：250 ~ 500 mg bd

如果对青霉素过敏：

红霉素 250 mg bd 或者 克拉霉素 250 mg/d　（儿童患者适度调整）

真菌预防

伊曲康唑

剂量：

儿童：2.5 mg/kg 口服 bd

成人：2.5 mg/kg 口服 bd

注：用于有侵袭性曲霉菌感染风险的患者（尤其是患有白血病、淋巴瘤以及接受过全身照射的患者）。而口服液比胶囊效果更好，因为口服液体更易有较高的血药浓度。对于儿童患者，如果选用胶囊口服，则应该加倍剂量

氟康唑

成年：氟康唑 100mg/d 用于没有侵袭性曲霉菌感染风险的患者（大剂量美法仑预处理的多发性骨髓瘤患者）

儿童：如果选用胶囊口服则应该按 3mg/kg 给药，合计接近 50mg

新生儿：如果预处理方案中应用了白消安，则应避免应用唑类药物

注意：以上治疗应该持续 3 ～ 6 个月，直到血细胞计数完全恢复正常

对于有肝并发症或者肝静脉闭塞症的儿童患者，应该给予两性霉素 B 脂质体注射剂 1mg/kg，在门诊每周 3 次静脉注射

肺孢子虫预防

血细胞计数完全恢复后不建议常规给药。

当出现以下情况时，应该考虑给药 6 个月：

1．服用过氟达拉滨、2- 氯脱氧腺苷或者甾体类药物

2．移植物进行过处理

3．患有白血病或者淋巴瘤

4．预处理时采用过全身照射

病毒预防

a）单纯疱疹病毒（HSV）和水痘 - 带状疱疹病毒

血细胞计数完全恢复后不建议常规给药。

当出现以下情况时，应该考虑给药：

1．服用过氟达拉滨、2- 氯脱氧腺苷或者甾体类药物

2．移植物进行过处理

3．患有白血病或者淋巴瘤

4．预处理时采用过全身照射

用药标准：

成人：阿昔洛韦 400mg tds

儿童：

小于 2 岁：200mg qds

大于 2 岁：800mg qds

b）巨细胞病毒

不建议常规检测和预防

c）流感

患者应该于干细胞移植后 6 ～ 12 个月开始，每年季节前预防性接种减毒病毒疫苗

d）乙肝病毒

对于所有 Hbs-Ag 阳性或者 PCR（核心抗体）阳性的患者，给予拉米夫定 100mgQd，由于会产生抗药株，持续给药不超过 3 个月

分析显示，广泛应用集落刺激因子在降低发热性中性粒细胞减少症的死亡率方面没有任何益处。

美国临床肿瘤学会已经出版了关于这些细胞因子应用的指南，建议这些细胞因子的预防性应用只能是当发热性中性粒细胞缺乏症发生的概率大于 40%，而且患者处于干细胞移植之后的情况下。当发生发热性中性粒细胞缺乏症而用这些细胞因子作为辅助治疗时，应该仅限于那些有严重中性粒细胞缺乏症，特别是有不能控制的基础疾病的再生障碍性贫血患者伴发致命性细菌或者真菌感染时。

（臧学峰 译 宁红梅 校）

参考文献

1. Schimpff SC, Young VM, Greene WH et al. Origin of infection in acute non-lymphocytic leukemia. Significance of hospital acquisition of potential pathogens. Ann Intern Med 1972;77:707–714
2. CDC Guidelines. Guidelines for the prevention of intravascular catheter-related infections. MMWR 2002;51:RR-10
3. McGeeDC, Gould MK. Preventing complications of central venous catheterization. N Engl J Med 2003;348:1123–1133
4. Pratt R, Pellowe C, Wilson JA et al. National evidence-based guidelines for preventing healthcare-associated infections in NHS hospitals in England. J Hosp Infect 2007;65(suppl 1):S1-S64
5. McKee R, Dunsmuir R, Whitby M, Garden OJ. Does antibiotic prophylaxis at the time of catheter insertion reduce the incidence of catheter-related sepsis in intravenous nutrition? J Hosp Infect 1985;6:419–425
6. Ranson MR, Oppenheim BA, Jackson A et al. Double-blind placebo controlled study of vancomycin prophylaxis for central venous catheter insertion in cancer patients. J Hosp Infect 1990;15:95–102
7. Ljungman P, Hagglund H, Bjorkstrand B et al. Peroperative teicoplanin for prevention of gram-positive infections in neutropenic patients with indwelling central venous catheters: a randomized, controlled study. Support Care Cancer 1997;5:485–488
8. Donnely JP. Chemoprophylaxis for the prevention of bacterial and fungal infections. Cancer Treat Res 1995;79:45–82
9. Hathorn JW. Critical appraisal of antimicrobials for prevention of infections in immunocompromised hosts. Hematol Oncol Clin North Am 1993;7:1051–1099
10. Guiot HFL, van den Broak J, van der Meer JWM et al. Selective antimicrobial modulation of the intestinal flora of patients with acute nonlymphocytic leukemia. A double blind, placebo-controlled study. J Infect Dis 1983;147:615–623
11. Gualtieri RJ, Donowitz GR, Kaiser DL et al. Double-blind randomized study of prophylactic trimethoprim/sulfamethoxazole in granlocytopenic patients with hematologic malignancies. Am J Med 1983;74:934–940
12. Kramer BS, Carr DJ, Rand KH et al. Prophylaxis of fever and infection in adult cancer patients: a placebo-controlled trial of oral trimethoprim-sulfamethoxazole plus erythromycin. Cancer 1984;53:329–335
13. EORTC International Antimicrobial Therapy Project Group. Trimethoprim-sulphamethoxazole in the prevention of infection in neutropenic patients. J Infect Dis 1984;150:372–379
14. Watson JG, Jamieson B, Powles RC et al. Co-trimoxazole versus non-absorbable antibiotics in acute leukaemia. Lancet 1982;1:6–9
15. Arning M, Wolf HH, Aul C et al. Infection prophylaxis in neutropenic patients with acute leukaemia: a randomised, comparative study with ofloxacin, ciprofloxacin and co-trimoxazole/colistin. J Antimicrob Chemother 1990;26: S137-S142
16. Winston DJ, Ho WG, Bruckner DA et al. Ofloxacin versus vancomycin/polymyxin for prevention of infections in granulocytopenic patients. Am J Med 1990;88:36–42
17. Liang RHS, Ying RWH, Chum T-K et al. Ofloxacin versus co-trimoxazole for prevention of infection in neutropenic patients following cytotoxic chemotherapy. Antimicrob Agents Chemother 1990;34:215–218
18. Kern W, Kubble E. Ofloxacin versus trimethoprim-sulphamethoxazole for prevention of infection in patients with acute leukaemia and granulocytopenia. Infection 1991;19:73–80
19. Bow EJ, Rayner E, Louie TH. Comparison of norfloxacin with co-trimoxazole for infection prophylaxis in acute leukemia. Am J Med 1989;84:847–854
20. The GIMEMA Infection Programme. Prevention of bacterial infection in neutropenic patients with hematological malignancies. A randomised, multi-centre trial comparing norfloxacin with ciprofloxacin. Ann Intern Med 1991;115:7–12
21. Aravantinos G, Samonis G, Panidis D et al. Multicentric randomized comparative study of ceftazidime plus amikacin vs ceftazidime plus perfloxacin in the treatment of febrile neutropenia. Eur J Cancer 2001;37(suppl 6):353
22. Kern W, Kurrle E, Scheiser T. Streptococcal bacteraemia in adult patients with leukaemia undergoing aggressive chemotherapy: a review of 55 cases. Infection 1990;18:138–145
23. Engels EA, Lau J, Barza M. Efficacy of quinolone prophylaxis in neutropenic cancer patients: a meta-analysis. J Clin Oncol 1998;16:1179–1187
24. Cruciani M, Rampazzo R, Malena M et al. Prophylaxis with fluoroquinolones for bacterial infections in neutropenic patients: a meta-analysis. Clin Infect Dis 1996;23:795–805
25. Kotilainen P, Nikoskelainen J, Huovien P. Emergence of ciprofloxacin-resistant co-agulase negative staphylococcal skin flora in immunocompromised patients receiving ciprofloxacin. J Infect Dis 1990;161:41–44
26. Cornelissen JJ, de Graeff A, Verdonck LF et al. Imipenem versus gentamicin combined with either cefuroxime or cephalothin as initial therapy for febrile neutoropenic patients. Antimicrob Agents Chemother 1992;36:801–807
27. Trucksis M, Hooper DC, Wolfson JS. Emerging resistance to fluoroquinolones in staphylococci: an alert. Ann Intern Med 1991;114:424–426
28. Rosenberg-Arska M, Dekker A, Verndonck L, Verhoef J. Prevention of bacteraemia caused by alpha-haemolytic streptococci by roxithromycin (RU-28965) in granulocytopenic patients receiving ciprofloxacin. Infection 1989;17:240–244
29. Guiot HFL, Peters WG, van der Broek PJ et al. Respiratory failure elicited by streptococcal septicaemia in patients with cytosine arabinoside, and its prevention by penicillin. Infection 1990;18:131–137
30. Cullen M, Steven N, Billingham L et al. Antibacterial prophylaxis after chemotherapy for solid tumors and lymphomas. N Engl J Med 2005;353:988–998
31. Gafter-Gvili A, Fraser A, Paul M, Leibovici L. Meta-analysis: antibiotic prophylaxis reduces mortality in neutropenic patients. Ann Intern Med 2005;142:979–995
32. Livermore DM. Minimising antiobiotic resistance. Lancet Infect Dis 2005;5:450–459
33. Cometta A, Calandra T, Bille J et al. Escherichia coli resistant to fluoroquinolone prophylaxis in patients with cancer and neutropenia. N Engl J Med 1994;330:1240–1241
34. Kern WV, Andriof E, Oethinger M et al. Emergence of fluoroquinolone-resistant flora of cancer patients receiving norfloxacin prophylaxis. Antimicrob Agents Chemother 1996;40:503–505
35. Caratalla J, Fernandez-Sevilla A, Dominquez MA et al. Emergence of fluoroquinolone-resistant Escherichia coli at a cancer center. Antimicrob Agents Chemother 1994;38:681–687
36. Richard P, Delangle MH, Merrien D et al. Fluoroquinolone use and fluoroquinolone resistance: is there an association? Clin Infect Dis 1994;19:54–59
37. Gomez L, Garau J, Estrada C et al. Ciprofloxacin prophylaxis in patients with acute leukemia and granulocytopenia in an area with a high prevalence of ciprofloxacin resistant Escherichia coli. Cancer 2003;97:419–424
38. Aucouturier P, Barra A, Intrator L et al. Long lasting IgG subclass and antibacterial polysaccharide antibody deficiency after allogeneic bone marrow transplantation. Blood 1987;70:779–795
39. Winston DJ, Schiffman G, Wang DC et al. Pneumococcal infections after human bone marrow transplantation. Ann Intern Med 1979;91:835–841
40. Barrett DJ, Ayoub EM. IgG_2 subclass restriction of antibody to pneumococcal polysaccharides. Clin Exp Immunol 1986;63:127–134
41. Working Party of the British Committee for Standard in Haematology Clinical Haematology Task Force. Guidelines for the prevention and treatment of infection in patients with an absent or dysfunctional spleen. BMJ 1996;312:430–434
42. Davies JM, Barnes R, Milligan D. Update of guidelines for the prevention and treatment of infection in patients with an absent or dysfunctional spleen. Clin Med 2002;2:440–443
43. Nauseef WM, Maki DG. A study of the value of simple protective isolation in patients with granulocytopenia. N Engl J Med 1981;304:448–453
44. Wilcox MH, Fawley WN, Wigglesworth N et al. Comparison of the effect of detergent versus hypochlorite cleaning on environmental contamination and incidence of Clostridium difficile infection. J Hosp Infect 2003;54:109–114
45. Pryke DC, Taylor PR. The use of irradiated food for immunosuppressed hospital patients in the United Kingdom. J Human Nutr Diet 1995;8:411–416
46. Pattison AJ. Review of current practice in 'clean' diets in the UK. J Human Nutr Diet 1993;6:3–11
47. Chudasama Y, Hamilton-Miller JM, Maple PA. Bacteriological safety of cook-chill food at the Royal Free Hospital, with particular reference to Listeria. J Hosp Infect 1991;19:225–230
48. Bouakline A, Lacroix C, Roux N et al. Fungal contamination of food in hematology units. J Clin Microbiol 2000;38:4272–4273
49. Arnow PM, Anderson RL, Mainos PD, Smith EJ. Pulmonary aspergillosis during hospital renovation. Am Rev Resp Dis 1978;118:49–53
50. Opal SM, Asp AA, Cannady PB et al. Efficacy of infection control measures during a nosocomial outbreak of disseminated aspergillosis associated with hospital construction. J Infect Dis 1986;153:634–637
51. Rogers TR, Barnes RA. Prevention of airborne fungal infection in ummunocompromised patients. J Hosp Infect 1988;11(suppl A):515–520
52. Rhame FS, Streifel AJ, Kersey JH, McGlare PB. Intrinsic risk factors for pneumonia in the patient at risk of infection. Am J Med 1984;76:45–52
53. Buckner CD, Clift RA, Sanders JE et al. Protective environment for marrow transplant recipients. Ann Intern Med 1978;89:893–901
54. Watson JG, Rogers TR, Selwyn S, Smith RG. Evaluation of Vickers-Trexlar isolation in children undergoing bone marrow transplantation. Arch Dis Child 1977;52:563–568
55. Petersen FB, Buckner CD, Clift RA et al. Infectious complications in patients undergoing marrow transplantation: a prospective randomised study of the additional effect of decontamination and laminar air flow isolation among patients receiving prophylactic systemic antibiotics. Scand J Infect Dis 1987;19:559–567
56. Barnes RA, Rogers TR. Control of an outbreak of nosocomial aspergillosis by laminar airflow isolation. J Hosp Infect 1989;14:89–94
57. Roy V, Weisdorf D. Mycobacterial infections following bone marrow transplantation: a 20 year retrospective review. Bone Marrow Transplant 1997;19:467–470
58. Ip MSM, Yuen KY, Woo PCY et al. Risk factors for pulmonary tuberculosis in bone marrow transplant recipients. Am J Respir Crit Care Med 1998;158:1173–1177
59. Mele A, Paterson PJ, Prentice HG et al. Toxoplasmosis in bone marrow transplantation: A report of two cases and systematic review of the literature. Bone Marrow Transplant 2002;29:691–698
60. Advisory Committee on the Microbiological Safety of Blood and Tissues for Transplantation. MSBT guidance on the microbiological safety of human organs, tissues and cells used in transplantation. Department of Health, London, 2000
61. Lefrere F, Besson C, Daltry A et al. Transmission of Plasmodium falciparum by allogeneic bone marrow transplantation. Bone Marrow Transplant 1996;18:473–474
62. Dictar M, Sinagra A, Veron MT et al. Recipients and donors of bone marrow transplants suffering from Chagas' disease: Management and preemptive therapy of parasitemia. Bone Marrow Transplant 1998;21:391–393
63. Woo PC, Lie AK, Yuen K et al. Chonorchiasis in bone marrow transplant recipients. Clin Infect Dis 1998;27:382–384
64. Feingold JM, Abraham J, Bilgrami S et al. Acanthamoeba meningoencephalitis following autologous peripheral stem cell transplantation. Bone Marrow Transplant 1998;22:297–300
65. Anderlini P, Przepiorka D, Luna M et al. Acanthamoeba meningoencephalitis after bone marrow transplantation. Bone Marrow Transplant 1994;14:459–461
66. Okamoto S, Wakui M, Kobayashi H et al. Trichomonas foetus meningoencephalitis after allogeneic peripheral blood stem cell transplantation. Bone Marrow Transplant 1998;21:89–91
67. Kelkar R, Sastry PS, Kulkarni SS et al. Pulmonary microsporidial infection in a patient with CML undergoing allogeneic marrow transplant. Bone Marrow Transplant 1997;19:179–182
68. Varthalitis I, Meunier F. Pneumocystis carinii pneumonia in cancer patients. Cancer Treat Rev 1993;19:387–413
69. Sepkowitz KA. Pneumocystis carinii pneumonia in patients without AIDS. Clin Infect Dis 1993;17:S416-S422
70. Sepkowitz KA, Brown AE, Telzak EE et al. Pneumocystis carinii pneumonia among patients without AIDS at a cancer hospital. JAMA 1992;267:832–837
71. Castagnola E, Dini G, Lanino E et al. Low CD4 lymphocyte count in a patient with P. carinii pneumonia after autologous bone marrow transplantation. Bone Marrow Transplant 1995;15:977–978

72. Kulke MH, Vanve EA. Pneumocystis carinii pneumonia in patients receiving chemotherapy for breast cancer. Clin Infect Dis 1996;25:215–218

73. Anaissie EJ, Kontoyiannis DP, O'Brien S et al. Infections in patients with chronic lymphocytic leukemia treated with fludarabine. Ann Intern Med 1998;129:559–566

74. Fishman JA. Treatment of infection due to Pneumocystis carnii. Antimicrob Agents Chemother 1998;42:1309–1314

75. Castagnola E, Zarri D, Caprion D et al. Cotrimoxazole prophylaxis of Pneumocystis carinii infection during the treatment of childhood acute lymphoblastic leukaemia – beware non compliance in older children and adolescents. Support Care Cancer 2001;9:552–553

76. Cordonnier C, Chevret S, Legrand M et al. Should immunoglobulin therapy be used in allogeneic stem cell transplantation? A randomised, double-blind, dose effect, placebo-controlled, multicenter trial. Ann Intern Med 2003;139:8–18

77. Sullivan KM, Storek J, Kopecky KJ et al. A controlled trial of long-term administration of intravenous immunoglobulin to prevent late infection and chronic graft-vs-host disease after marrow transplantation: clinical outcome and effect on subsequent immune recovery. Biol Blood Marrow Transplant 1996;2:44–53

78. Petersen FB, Bowden RA, Thornquist M et al. The effect of prophylactic intravenous immune globulin on the incidence of septicaemia in marrow transplant recipients. Bone Marrow Transplant 1987;2:141–148

79. Sullivan K, Kopecky K, Jocom J et al. Immunomodulatory and antimicrobial efficiency of intravenous immunoglobulin in bone marrow transplantation. N Engl J Med 1990;323:705–712

80. Young LS, Meyer RD, Armstrong D. Pseudomonas aeruginosa vaccine in cancer patients. Ann Intern Med 1973;79:518–527

81. Winston DJ, Ho WG, Schiffman G et al. Pneumococcal vaccination of recipients of bone marrow transplants. Arch Intern Med 1983;143:1735–1737

82. Dallorso S, Rondelli R, Messina C et al. Clinical benefits of granulocyte colony stimulating factor therapy after hematopoietic stem cell transplant in children: results of a prospective randomized trial. Haematologica 2002;87:1274–1280

83. Bishop MR, Tarantolo SR, Gella RB et al. A randomized, double-blind trial of filgrastim (granulocyte colony-stimulating factor) versus placebo following allogeneic blood stem cell transplantation. Blood 2000;96:80–85

84. Pui CH, Boyett JM, Hughes WT et al. Human granulocyte colony-stimulating factor after induction chemotherapy in children with acute lymphoblastic leukemia. N Engl J Med 1997;336:1781–1787

85. Hartmann LC, Tschetter LK, Habrmann TM et al. Granulocyte colony-stimulating factor in severe chemotherapy-induced febrile neutropenia. N Engl J Med 1997;336:1776–1780

86. Alonzo TA, Kobrinsky NL, Aledo A et al. Impact of granulocyte colony-stimulating factor use during induction for acute myelogenous leukaemia in children. A report from the Children's Cancer Group. J Pediatr Hematol Oncol 2002;24:627–635

87. Lyman GH, Kuderer NM, Djulbegovic B. Prophylactic granulocyte colony-stimulating factor in patients receiving dose-intensive cancer chemotherapy: a meta-analysis. Am J Med 2002;112:406–411

88. Bohlius J. Reiser M. Schwarzer G et al. Granulopoiesis-stimulating factors in the prevention of adverse effects in the therapeutic treatment of malignant lymphoma. Cochrane Database Syst Rev. 2002;4: CD003189

89. Mitchell PL, Morland B, Stevens MC. Granulocyte colony-stimulating factor in established febrile neutropenia: a randomized study of pediatric patients. J Clin Oncol 1997;15:1163–1170

90. Garcia-Carbonero R, Mayordomo JI, Tornamira MV et al. Granulocyte colony-stimulating factor in the treatment of high-risk febrile neutropenia. A multicenter randomized trial. J Natl Cancer Inst 2001;93:31–38

91. Berghmans T, Paesmans M, Lafitte JJ et al. Therapeutic use of granulocyte and granulocyte-macrophage colony-stimulating factors in febrile neutropenic cancer patients: a systematic review of the literature with meta-analysis. Support Care Cancer 2002;10:181–188

92. Ozer H, Armitage JO, Bennett CL et al. 2000 update of recommendations for the use of hematopoietic colony-stimulating factors: evidence-based clinical practice guidelines. J Clin Oncol 2000;18:3558–3585

造血干细胞移植后再免疫

Kenneth Carson，Jayesh Mehta，Seema Singhal

引言

免疫是一种避免严重感染性疾病成本效益最高的方法之一。虽然"预防接种"与"免疫"两个词条经常互换使用，但"免疫"是指通过各种主动或者被动的方式获得免疫力。主动免疫指的是通过应用疫苗、类毒素制剂形式的抗原，刺激机体的免疫系统产生免疫力。被动免疫则是应用外源性抗体衍生物来提供临时免疫保护[1]。

虽然有许多不同类型的疫苗可以用于临床，但是可以作为常规使用的疫苗只是一部分，而且其中一些疫苗只适用于世界上的特定群体。以美国为例，推荐常规应用于儿童患者的有：白喉 - 破伤风 - 脱细胞百日咳联合菌苗（DTaP）、流感疫苗、三价灭活脊髓灰质炎疫苗、麻疹 - 腮腺炎 - 风疹疫苗（MMR）、甲肝疫苗、乙肝疫苗、水痘疫苗、b 型流感嗜血杆菌疫苗（Hib）、七价肺炎球菌结合疫苗[2]。其他疫苗则是推荐给特定群体的，包括脑膜炎球菌疫苗和人类乳头瘤病毒疫苗。有些疫苗建议在进入病区前使用或者在其他国家中被作为常规使用[1]。

随着时间推移，多数异基因移植患者和大部分自体移植患者失去了对脊髓灰质炎病毒、破伤风杆菌、白喉、麻疹等这些病原体的免疫力[4-6]。另外，造血干细胞移植受者更加容易发生流感嗜血杆菌、肺炎链球菌等病原微生物感染，对于这些感染可以应用疫苗进行预防。基于以上原因，很有必要在移植后的合适阶段对造血干细胞移植受者进行再免疫。本章节内容将着重对应用预防接种方法达到移植后主动免疫进行介绍。免疫球蛋白和预防性应用抗生素、抗病毒药物不在本章的讨论范围之内。

造血干细胞移植后系统地进行再免疫是患者后续治疗中经常被忽视的一点。对各移植中心再免疫实践的调查分析发现，移植后疫苗的应用有很大的不同[10,11]。在 Henning 等调查的美国 45 所移植中心中，破伤风类毒素是应用最广泛的，其中 88% 的移植中心都将其作为常规应用于 7 岁以上的患者，而其他疫苗如乙肝疫苗的应用则相对较少。

美国疾控中心和欧洲骨髓移植协作组都推出了关于造血干细胞移植后的预防接种建议[12-13]。由于这些指南的推出以及疫苗的开发与改进，免疫技术获得了较大发展。

干细胞移植患者预防接种原则

造血干细胞移植后的免疫重建遵循着免疫功能由幼稚到成熟这样一个基本模式[14-20]。机体的免疫反应能力在移植后第一个月内是非常低的。细胞毒性和吞噬性功能在 100 天后才开始恢复，但是 T、B 淋巴细胞更特异性的功能却可能仍然处于受损状态达一年或者更长时间。经过一段时间之后，最健康的移植患者的免疫系统的各个组成部分开始同步发挥作用，然而移植物抗宿主病患者的免疫系统却依然受到抑制。

由于快速的免疫重建和轻松的干细胞采集，血液来源的干细胞的应用在很大程度上取代了传统骨髓移植[21-23]。因为快速免疫重建和外周血造血干细胞移植时更多的疫苗接种细胞的输注，可能使外周血造血干细胞移植患者对疫苗的反应更快、更好。

患者的免疫状态是决定是否给予造血干细胞移植后患者进行预防接种的最重要的因素。对于造血干细胞移植患者，灭活疫苗、亚单位疫苗、重组疫苗最差不过是无效，而活疫苗对于免疫功能低下的患者却可能是有害或者致命的。表 35.1 列举了造血干细胞移植后患者进行预防接种减毒活疫苗时的禁忌证。禁用于免疫功能低下患者的活疫苗包括腺病

表 35.1 造血干细胞移植后应用减毒活疫苗的禁忌证

所有异基因移植患者 2 年内
所有自体移植患者 2 年内
无论任何原因正在接受免疫抑制治疗的患者
无论是否需要治疗的患有慢性移植物抗宿主病的患者
移植后恶性疾病复发的患者

毒疫苗、肺结核杆菌疫苗（卡介苗）、口服抗脊髓灰质炎病毒疫苗、麻疹 - 腮腺炎 - 风疹疫苗、伤寒疫苗、水痘疫苗和黄热病疫苗。

既然灭活疫苗、亚单位疫苗、重组疫苗不太可能对患者造成伤害，再次接种的时机应该是能够有望产生免疫应答。这使得移植后免疫接种的指导方针变得特殊。表 35.2 ~ 35.4 是美国疾控中心和欧

表格 35.2 灭活疫苗、亚单位疫苗、重组疫苗管理建议时间表

疫苗	美国疾控中心建议剂量和时间表（移植后数月开始）	欧洲骨髓移植协作组的建议剂量和时间表	抗体反应	注释
白喉类毒素	3 次 分别在第 12 个月、14 个月、24 个月	3 次；第 1 次在第 6 ~ 12 个月，然后两次每次增加 1 ~ 3 个月	好	推荐 10 年后加强免疫
乙肝	3 次 分别在第 12 个月、14 个月、24 个月	6 ~ 12 个月开始的一组	差	
甲肝	未常规指明	2 次；时间不明确	好	
流感	每年，从 6 个月开始	每年，从 4 ~ 6 个月开始	不明	密切接触者免疫接种一年
百日咳（脱细胞）	7 岁以下患者推荐类毒素	7 岁以下患者推荐类毒素	好	对造血干细胞移植患者的免疫原性和疗效尚未研究
脊髓灰质炎（灭活）	3 次 分别在第 12 个月、14 个月、24 个月	3 次；第 1 次在第 6 ~ 12 个月，之后分别 1 ~ 3 个月	好	
破伤风类毒素	上表中类毒素的一部分	上表中类毒素的一部分	好	
麻疹	1 次在第 24 个月	1 次在第 24 个月	好	
流行性腮腺炎	1 次在第 24 个月	未特别标注	好	
水痘带状疱疹	禁忌使用	在第 2 年		

表格 35.3 菌苗管理建议时间表

疫苗	美国疾控中心建议的剂量和时间表（移植后数月开始）	欧洲骨髓移植协作组建议的剂量和时间表	抗体反应	注释
B 型流感嗜血杆菌	3 次 分别在第 12 个月、14 个月、24 个月	3 次；第 1 次在第 6 ~ 12 个月，然后两次每次增加 1 ~ 3 个月	好	
肺炎球菌多糖	2 次分别在第 12、24 个月	1 次在第 12 个月	差	
肺炎球菌结合疫苗	未特殊说明	特殊群体应该考虑应用	好	
脑膜炎球菌多糖	考虑在高危人群	考虑在高危人群	好	
脑膜炎球菌结合疫苗	未特殊说明	未特殊说明	未知	对造血干细胞移植患者的免疫原性和疗效尚未研究

表 35.4 减活病毒管理建议时间表

疫苗	美国疾控中心建议的剂量和时间表（移植后数月开始）	欧洲骨髓移植协作组建议的剂量和时间表	抗体反应
麻疹	1 次在第 24 个月	1 次在第 24 个月	好
流行性腮腺炎	1 次在第 24 个月	未特殊说明	好
风疹	1 次在第 24 个月	只对儿童和有生育要求的	好
水痘 - 带状疱疹	禁忌	2 年内可以考虑	

洲骨髓移植协作组推荐的免疫接种方案的摘要。对于移植后各个疫苗的应用方法将在以下内容中进行讨论。

灭活疫苗、亚单位疫苗、重组疫苗

百日咳

脱细胞百日咳菌苗由于出现的副作用较少，在很大程度上取代了全细胞百日咳菌苗。由于严重性被忽视，直到最近人们才提高了对百日咳的重视，使得成人人群中诊断出的百日咳显著减少。Ward等发现在大于15岁患者中，未接种疫苗受试者的百日咳发病率为每十万人群中每年有370例，由此推断，在美国每年有超过一百万例患者[24]。美国疾控中心最近推荐在19～64岁之间的患者都应该接受一次剂量的白喉-破伤风-脱细胞百日咳联合菌苗形式的脱细胞百日咳疫苗，以取代已经提过的在10年后再次强化免疫破伤风白喉疫苗的方案[3]。

现在尚没有评估造血干细胞移植患者应用脱细胞百日咳疫苗的有效性和安全性的数据，而且当前美国疾控中心和欧洲骨髓移植协作组都没有给出推荐方案。造血干细胞移植后感染百日咳的报道也仅限于单独的个案，而且报道的患者的临床过程也不严重。未来评估造血干细胞移植患者使用脱细胞百日咳疫苗的有效性和安全性的数据，可能会对他们的使用起到支持作用。因为是一种脱细胞疫苗，所以这些疫苗不会引起造血干细胞移植患者显著的副作用或者感染并发症。

白喉

对于历史上免疫覆盖率高的许多国家来说，白喉感染问题日益凸显。这些暴发流行具有致死率高、成人患病率高、并发症出现率逐渐增高等特征。大多数异源移植患者和很高比例的自体移植患者会失去对白喉的保护性免疫[27]。因此，美国疾病控制中心和欧洲骨髓移植协作组都推荐一组三次注射白喉类毒素疫苗的免疫方案。两个组织的给药方案有些许不同[12-13]。之后，所有患者每十年都应该接受一次白喉类毒素疫苗加强免疫。由于疫苗被设计成破伤风白喉联合疫苗或者白喉-破伤风-脱细胞百日咳联合菌苗的形式实施，接种计划被特意安排成和破伤风类毒素同时进行。

甲型肝炎

甲肝是一种严重的感染，因此才有灭活疫苗的问世。由于甲肝在多数发达国家年度发病率较低，因此并不推荐常规应用疫苗。但是如果在地方性流行地区居住或旅行，就需要考虑应用。Godoi等证实23%有甲肝抗体，推测有甲肝感染史的患者在移植后4年变为血清阴性。因此，可以用血清抗体滴度作指导，对居住在流行区内的患者应用已经获准可以用于血清阴性患者的灭活甲肝疫苗进行再免疫。由于缺乏临床数据，美国疾病控制中心和欧洲骨髓移植协作组都不推荐造血干细胞移植接受者常规预防接种甲肝疫苗[12-13]。欧洲骨髓移植协作组推荐的剂量提示，由于疫苗的使用率较低，有产生副作用的风险，因而，如果居住在高发区或者去高发区旅行，造血干细胞移植接受者应该考虑使用疫苗。

乙型肝炎

虽然在很多地区乙肝的感染率较低，但在高发区其患病风险和发病率却是相当高的。很多情况下即使低度流行区，也应该在造血干细胞移植前或者移植后，甚至两个阶段都进行乙肝的预防注射。最简单最常见的情况是政府制定方针在人群中常规预防接种乙肝疫苗。例如，美国疾病控制中心推荐所有年龄小于19岁或者有一项或者更多危险因素的成人都应该接种乙肝疫苗[2-3]。依据美国疾病控制中心的指导方针，这条建议随后被扩展到移植后合适时期的相同患者人群中[12]。欧洲骨髓移植协作组同样也建议居住在有推荐广泛接种乙肝疫苗政策的国家的患者接种乙肝疫苗[13]。接种乙肝疫苗并不是常规推荐给所有造血干细胞移植患者。

当造血干细胞移植的捐献者或者接受者的乙肝表面抗原为阳性时，预防接种建议在有些情况下变得非常困难，多少有些经验性应用。根据先前的实例，欧洲骨髓移植协作组建议预防接种应该于移植之前进行[13]。不幸的是，由于疾病的发展过程，需要优先进行移植，因此，在造血干细胞移植前完成预防接种方案并不总是可行的。另外，现在并没有证据证明这些对策有助于避免感染捐献者传播的乙肝病毒。移植后，应该跟踪监测抗乙型肝炎表面抗体（anti-HBsAg）的滴度，必要时实施追加剂量。当移植受者是 HBsAg 阳性时，而捐献者如果还没有免疫力（无论先前曾感染过还是预防接种之后），那么捐献者应该在干细胞收集前接受免疫，因为有时候可能通过这种异基因移植使患者的乙型肝炎携带者状态消退。当然，这也有可能是不可行的，尤其当患者是从一个无血缘供者那里得到干细胞时。

表 35.2 概述了当捐献者和接受者都是阴性时的预防接种的方案。临床工作者应该记住，即使在理想情况下，有一定比例的患者也依然会对乙肝预防接种不产生反应。

人类乳头瘤病毒

人类乳头瘤病毒是一种常见的性传播疾病。某些类型 HPV 的持续感染与宫颈癌和生殖器疣的发生有关。最近研制的一种疫苗涵盖了 HPV6、11、16 和 18 等类型，正是这些类型的病毒导致了 70% 的宫颈癌和 90% 的生殖器疣[31]。这种疫苗通过注射空的病毒衣壳而建立免疫，因此，应该没有能力导致免疫功能低下患者感染[32]。在 2006 年 6 月，美国疾控中心推荐在 11 ~ 26 岁的女性进行一组三次注射 HPV 疫苗的预防接种的方案。现在还没有评估这种疫苗在造血干细胞移植背景下应用时的有效性与安全性的可用的数据，但在合适年龄的群体中应用也是可以考虑的。

流感病毒

流感病毒每年都会导致世界范围内呼吸系统疾病的流行。移植受者可能在流感流行的社区中被感染，而继发性细菌感染如肺炎可能导致严重后果[33]。造血干细胞移植后前 6 个月进行流感的预防接种已被证实是无效的[34]。但是，在移植后 2 年或更长时间后接受预防接种的患者中，其有效率（超过 60%）与非免疫功能低下患者相似[34]。因为副作用较小，美国疾控中心和欧洲骨髓移植协作组都推荐对所有造血干细胞移植受者从移植后 6 个月开始每年接受灭活流感疫苗免疫[12,13]。对移植受者的居家密切接触者进行免疫以防止流感通过他们传播给患

者也是值得的推荐的，尤其对仍然处于移植后早期的患者。

非常值得注意的一点是，在有些国家可以得到在鼻内操作的减毒活疫苗。像其他减毒活疫苗一样，在移植后的 2 年内这些疫苗是禁止使用的，这主要是由移植受者的免疫状态决定的（表 35.1）。此外，由于有传播的可能，减毒活疫苗也不应该用于移植受者的居家密切接触者。

脊髓灰质炎病毒

脊髓灰质炎仍然在 4 个国家中流行：阿富汗、印度、尼日利亚和巴基斯坦[36]。阿富汗和尼日利亚没有现行的造血干细胞移植项目，而巴基斯坦和印度则很少，两国每年开展的移植操作都在 300 例以下。因此，这些国家中处于危险的个体数量较少。但是，由于越来越频繁的国际旅游，来自地方性流行的国家的病例有可能会蔓延到其他国家。因此，在其他地方再免疫脊髓灰质炎病毒也是很重要的。

Ljungman 等发现，虽然在移植一年之后几乎70% 的异基因移植受者血清中所有类型的脊髓灰质炎病毒都是阳性的，但其中大约一半患者的抗体水平至少较移植前减少了 4 倍[37]。在接受 3 次灭活脊髓灰质炎病毒疫苗接种的患者中，有一半发生了免疫反应，而且发生慢性移植物抗宿主病也不会影响这种免疫反应。同样发现大约 20% 的自体移植患者在移植一年后失去了对至少一种脊髓灰质炎病毒的抗体[38]。对于没有进行再预防接种的患者，这种抗体水平的时间相关性降低在第 2 年和第 3 年会一直持续下去。较高比例血清阴性的患者通过 3 次灭活疫苗接种后产生了免疫反应。基于以上及其他观测，美国疾控中心和欧洲骨髓移植协作组都推荐干细胞移植后患者接受一组 3 次灭活脊髓灰质炎病毒疫苗接种的方案[12-13]。但两者推荐的重复接种时间有些许不同（表 35.2）。

现在还没有关于干细胞移植受者或者其居家密切接触者应用口服减毒活疫苗效果的公开数据。已经有人报道过，在应用口服减毒活疫苗后，发生了从有免疫力个体传播到免疫功能低下患者的感染的病例，因此，口服减毒活疫苗应该避免用于患者及其居家密切接触者。为了避免疫苗相关性瘫痪性脊髓灰质炎，从 2000 年开始美国再也没有用口服疫苗，而且美国疾控中心再也没有推荐将其用

于公众。

破伤风

Ljungman 等发现，在所有移植前对破伤风有免疫力的患者中，有一半患者在移植 1 年之后对其失去了免疫力，而所有没有用破伤风类毒素进行再免疫的患者 2 年后血清抗体都变为阴性[41]。有较高比例的自体移植接受者 2 年后也同样失去了保护性免疫[42]。患者移植后通过 1～2 次破伤风类毒素进行接种，应答率相对较低或者没有产生免疫很常见[41]。但是，初次免疫使用 3 倍剂量的类毒素进行免疫将会导致 100% 发生应答和持续免疫[41]。

美国疾控中心和欧洲骨髓移植协作组推荐移植后一组 3 倍剂量的破伤风类毒素接种方案[12,13]。美国疾控中心推荐移植 1 年后开始免疫接种，可能因为这一时间表是第一次被用来评估患者移植后对破伤风类毒素再免疫的效果。

后续研究表明移植后最早从第 6 个月开始进行免疫注射就可以使患者获得稳定的保护性免疫[43]。而欧洲骨髓移植协作组建议患者移植后第 6～第 12 个月开始再免疫注射也正体现了这一点。依据标准免疫注射方案，所有患者都应该在完成这一组再免疫疫苗注射 10 年后重新接受一次加强。

细菌菌苗

流感嗜血杆菌

对于造血干细胞移植的长期存活者来说，流感嗜血杆菌在肺部感染中占有重要比例[44]。但是，与肺炎球菌不同，几乎所有的严重病例都与一个荚膜的血清型（B 型）有关，而且，流感嗜血杆菌荚膜多糖与破伤风类毒素共价结合疫苗的免疫原性比未结合荚膜多糖疫苗更强，能引起包括有 IgG_2 缺陷在内的 85% 的异基因移植接受者产生保护性抗体。干细胞移植后 4～18 个月期间，机体对结合疫苗的免疫应答与移植物抗宿主病、免疫抑制治疗以及预防接种时间没有关系。超过 18 个月后，机体的免疫应答与时间（随着长时间间隔而功效增加）有关[45]。在第 12～24 个月期间或者第 24 个月内接受一次结合 B 型流感嗜血杆菌疫苗，同基因和异基因移植接受者此次产生保护性抗体的概率分别是

80% 和 50%[46]。

捐献者与接受者在造血干细胞移植前接受 B 型流感嗜血杆菌结合疫苗，与移植后接受疫苗免疫相比，将最早于移植后 3 个月产生更高效价的抗体聚合物[47]。对于有肺部疾病或者慢性移植物抗宿主病患者来说，移植后早期阶段高水平的抗体浓度有可能降低呼吸道疾病的发病率。对于最佳的捐献者预防免疫时间表，现在还没有达成清晰一致的意见。

考虑到这种病原体对于造血干细胞移植后期的重要性，美国疾病控制中心和欧洲骨髓移植协作组各提出了一套有轻微差别的 3 次 B 型流感嗜血杆菌结合疫苗接种方案。

脑膜炎奈瑟球菌

虽然造血干细胞移植后的脑膜炎双球菌感染可以非常严重，但当前美国疾病控制中心和欧洲骨髓移植协作组并没有给出常规预防接种的建议[12,13]。但是，对于有较高感染脑膜炎双球菌风险或者处于有广泛预防接种建议的人群中的患者，可以考虑进行预防接种。例如，美国疾病控制中心推荐对年龄在 11～12 岁的儿童进行预防接种[2]。一项研究的结果显示 4 价多聚糖脑膜炎双球菌疫苗在异基因移植受者中具有免疫原性[48]。由于该研究结果的公布，这种四价多聚糖疫苗在美国获得批准[49]。就像其他结合疫苗一样，人们认为这种疫苗与多糖疫苗相比，能够提供更持久的保护。但是，还需要在干细胞移植受者中进行系统检测的。

肺炎链球菌

干细胞移植后的肺炎链球菌感染会导致严重疾病[7,44,50]。异基因移植后，侵袭性肺炎链球菌感染率显著提高，特别是当移植后并发慢性移植物抗宿主病时[7,50]。虽然自体移植患者发生侵袭性肺炎链球菌感染的可能性比异基因移植患者要低，但这种风险在正常群体中还是较高的[51]。

人们开展了大量的研究以评估众多肺炎链球菌疫苗成分的有效性。在 2000 年引入 7 价肺炎链球菌疫苗之前，多数研究是关于多糖疫苗的。因此，美国疾病控制中心和欧洲骨髓移植协作组都推荐干细胞移植后使用 23 价多糖疫苗。

23 价多糖疫苗可以在异基因移植后 12 个

月内或者更长时间引起机体的抗体反应[52]。Hammarstron 等发现，那些在移植后失去肺炎双球菌免疫力，并且用多价肺炎链球菌疫苗进行免疫注射的患者，有 34% 出现 IgG$_2$ 抗体浓度升高，28% 出现 IgG$_1$ 抗体浓度升高，而 34% 则根本没有应答。此外，没有一个并发慢性移植物抗宿主病的患者会出现 IgG$_2$ 抗体浓度升高，而且 75% 的患者根本没有出现应答。虽然实施 1 剂以上的多糖疫苗注射并不会提高抗体水平，但美国疾病控制中心还是推荐对第 1 次免疫失败的患者 2 次用药（分别在第 12 个月和第 24 个月），以提供第二次发生免疫反应的机会[12]。欧洲骨髓移植协作组的指南仍然建议在第 12 个月进行单独一次剂量的肺炎球菌多糖菌苗免疫[13]。

移植后的 7 价肺炎链球菌联合疫苗应用尚未进行广泛的研究。Molrine 等发现用联合疫苗按 3 次时间表（移植后第 3，6，9 个月）进行预防注射，与在第 12 个月进行单独一次的 23 价多糖疫苗应用相比，前者将在第 13 个月出现显著增高的抗体反应。64% ~ 75% 接受联合疫苗的患者实现了保护性免疫[54]。在自体移植患者中，联合疫苗也出现了相似的免疫原性[55]。综上所述，这些结果都是鼓舞人心的，可能导致最终出现一致的应用结合肺炎链球菌疫苗进行免疫的建议。美国疾病控制中心尚未作出应用结合肺炎链球菌疫苗的建议，而欧洲骨髓移植协作组则建议对于幼儿或者患有慢性移植物抗宿主病的患者可以应用[13]。欧洲骨髓移植协作组的建议还有一个提示，各个国家之间肺炎球菌的血清类型是不同的，7 价疫苗血清型是基于美国的流行病学数据而选择的。

减毒活疫苗

麻疹

有相当比例的异基因移植接受者和许多自体移植患者，尤其是儿童，随着时间推移会失去对麻疹的免疫力[56]。在发展中国家，麻疹仍然是一种重要的致病原，而在发达国家也会有散在的暴发流行[57]。虽然有关于干细胞移植受者发生致命性麻疹病例的报道，但其发生依然是罕见的[58]。在巴西的一次暴发中有 8 名造血干细胞移植受者受到感染，但都活了下来[59]。

作为一种减毒活疫苗，用 3 价麻疹 - 腮腺炎 -

风疹疫苗进行免疫接种，可能会对免疫功能低下患者造成危险[58]。当前的指南建议对在表 35.1 中没有列举的禁忌证的患者，在 2 年后进行预防接种。为防止发生麻疹的暴发，巴西的经历提示我们对没有其他禁忌证的患者最早在干细胞移植 1 年后进行预防接种是安全的[59]。美国疾病控制中心和欧洲骨髓移植协作组的指南建议在移植后 24 个月进行预防接种。

流行性腮腺炎

与麻疹一样，许多异基因移植和自体移植受者都失去了对流行性腮腺炎的免疫力。流行性腮腺炎并不被认为是移植后患者的一种特殊的严重疾病，但是，如果没有使用减毒活疫苗应用禁忌证，那么就应该考虑进行预防接种。对于麻疹的预防接种，美国疾病控制中心和欧洲骨髓移植协作组有不同的建议。美国疾病控制中心建议在造血干细胞移植 24 个月后作为麻疹 - 腮腺炎 - 风疹疫苗的一部分进行预防接种；而欧洲骨髓移植协作组则认为造血干细胞移植后并没有常规进行预防接种的指征[12-13]。

风疹

像麻疹及腮腺炎一样，许多异基因移植和自体移植接受者都失去了对风疹的免疫力。虽然没有报道认为风疹是紧随移植后的一个问题，但少数移植受者可能会怀孕。这些女性的后代就有患先天性风疹综合征的可能，因此，对于有生育可能的女性患者进行再预防接种是合理的。麻疹 - 腮腺炎 - 风疹疫苗已经被批准应用于移植后超过 2 年，而且对风疹的免疫力有所提升的非免疫功能低下的异基因移植受者和自体移植的儿童患者[60-61]。美国疾病控制中心建议对于合适的患者在移植 24 个月后常规进行预防接种。而欧洲骨髓移植协作组则建议对有生育可能的女性患者，在移植 24 个月后进行预防接种，以降低后代患先天性风疹综合征的风险[23]。

水痘 - 带状疱疹病毒

作为一种减毒活疫苗，在移植后进行水痘疫苗预防接种会有导致严重感染的风险。对于这种疫苗的应用，美国疾病控制中心和欧洲骨髓移植协作组的建议出现了分歧。美国疾病控制中心将其视为是禁用的，而欧洲骨髓移植协作组则提出在造血干细胞移植 2 年后应用减毒活疫苗是没有禁忌证的[12,13]。能够评估减毒活疫苗用于干细胞移植后预防接种的研究只限于一次单独的实验性研究。在这项研究中，9 名自体干细胞移植受者在移植 3 ～ 4 个月后进行了预防接种。虽然有一名患者随访时发生了带状疱疹，但总体并没有观测到全身副作用。有一种试验性的灭活水痘疫苗已经在干细胞移植受者身上得到明确的评估[64]。但是，并不明确这种疫苗对患者是有益或者无益，尤其当阿昔洛韦能有效阻止水痘 - 带状疱疹再激活时。

正如初次感染水痘时会导致水痘 - 带状疱疹病毒潜伏于背根神经节一样，水痘疫苗病毒（Oka 株病毒）也能发生潜伏而且可能发生再激活。随着儿童水痘病毒的广泛预防接种，有些儿童时期接受过预防接种的人可能也要经历移植，这就有通过疫苗株的再激活而有发生带状疱疹的可能。这些疫苗株对阿昔洛韦是敏感的，适当应用阿昔洛韦应该能保护这些个体[65-66]。

最近，Oka 株或者 Merck 株的减毒活水痘带状疱疹病毒疫苗已经被用以开发一种带状疱疹疫苗[67]。这种疫苗禁用于儿童和免疫功能低下的成人。

其他的疫苗

另外，还有大量用于特殊环境中的易感人群的其他类型疫苗。其中很多疫苗的应用仍然是有争议的。即使对于健康的患者，用于检测其应用于干细胞移植后患者情况的数据还是非常有限的。

作为一般规律，在用于干细胞移植受者时，灭活疫苗比减毒活疫苗要安全。当一种减毒活疫苗是唯一可用的选择时，如果没有表 35.1 中所列举的禁忌证，那么应该在干细胞移植 2 年后才考虑其应用。对于不适宜接受预防接种的患者，应该劝告患者避开危险因素而且限制到病区的活动。除非有附加的数据，否则对于那些其他类型疫苗在移植后患者的应用不会有任何有依据的建议。

（臧学峰 译　宁红梅 校）

参考文献

1. Keusch GT, Bart KJ, Miller M. Immunization principles and vaccine use. In: Kasper DL, Braunwald E, Fauci AS et al (eds) Harrison's principles of internal medicine, 16th edn. McGraw-Hill, New York, 2006
2. Centers for Disease Control and Prevention. Recommended childhood and adolescent immunization schedule – United States, 2006. MMWR 2005;54: Q1-Q4
3. Centers for Disease Control and Prevention. Recommended adult immunization schedule – United States, October 2006–September 2007. MMWR 2006;55: Q1-Q4
4. Ljungman P, Lewensohn-Fuchs I, Hammarstrom V et al. Long-term immunity to measles, mumps, and rubella after allogeneic bone marrow transplantation. Blood 1994;84: 657–663
5. Engelhard D, Handsher R, Naparstek E et al. Immune response to polio vaccination in bone marrow transplant recipients. Bone Marrow Transplant 1991;8:295–300
6. Li Volti S, Mauro L, di Gregorio F et al. Immune status and immune response to diphtheria-tetanus and polio vaccines in allogeneic bone marrow-transplanted thalassemic patients. Bone Marrow Transplant 1994;14:225–227
7. Kulkarni S, Powles R, Treleaven J et al. Chronic GVHD is associated with long term risk for pneumococcal infections in recipients of bone marrow transplants. Blood 2000;95:3683–3686
8. Aucouturier P, Barra A, Intrator L et al. Long lasting IgG subclass and antibacterial polysaccharide antibody deficiency after allogeneic bone marrow transplantation. Blood 1987;70: 779–785
9. Singhal S, Mehta J. Reimmunization after blood or marrow stem cell transplantation. Bone Marrow Transplant 1999;23:637–646
10. Henning KJ, White MH, Sepkowitz KA, Armstrong D. A national survey of immunization practices following allogeneic bone marrow transplantation. JAMA 1997;277:1148–1151
11. Brandt L, Broadbent V. A survey of recommendations given to patients going home after bone marrow transplant. Arch Dis Child 1994;71:529–531
12. Centers for Disease Control and Prevention. Guidelines for preventing opportunistic infections among hematopoietic stem cell transplant recipients. MMWR 2000;49(RR-10): 1–128
13. Ljungman P, Engelhard D, de la Camara R et al. Vaccination of stem cell transplant recipients: recommendations of the Infectious Diseases Working Party of the EBMT. Bone Marrow Transplant 2005;35:737–746
14. Lum LG. The kinetics of immune reconstitution after human marrow transplantation. Blood 1987;69:369–380
15. Symann M, Bosly A, Gisselbrecht C et al. Immune reconstitution after bone-marrow transplantation. Cancer Treat Rev 1989;16(suppl A): 15–19
16. Atkinson K. Reconstruction of the haemopoietic and immune systems after marrow transplantation. Bone Marrow Transplant 1990;5:209–226
17. Kelsey SM, Lowdell MW, Newland AC. IgG subclass levels and immune reconstitution after T cell-depleted allogeneic bone marrow transplantation. Clin Exp Immunol 1990;80:409–412
18. Storek J, Saxon A. Reconstitution of B cell immunity following bone marrow transplantation. Bone Marrow Transplant 1992;9:395–408
19. Storek J, Ferrara S, Ku N et al. B-cell reconstitution after human bone marrow transplantation: recapitulation of ontogeny? Bone Marrow Transplant 1993;12:387–398
20. Storek J, Witherspoon RP, Storb R. T cell reconstitution after bone marrow transplantation into adult patients does not resemble T cell development early in life. Bone Marrow Transplant 1995;16:413–425
21. Roberts MM, To LB, Gillis D et al. Immune reconstitution following peripheral blood stem cell transplantation, autologous bone marrow transplantation and allogeneic bone marrow transplantation. Bone Marrow Transplant 1993;12:469–475
22. Ottringer HD, Beelen DW, Scheulen B et al. Improved immune reconstitution after allotransplantation of peripheral blood stem cells instead of bone marrow. Blood 1996;88:2775–2779
23. Powles R, Mehta J, Kulkarni S et al. Allogeneic blood and bone-marrow stem-cell transplantation in haematological malignant diseases: a randomised trial. Lancet 2000;355:1231–1237
24. Ward JI, Cherry JD, Change SJ et al. Efficacy of an acellular pertussis vaccine among adolescents and adults. N Engl J Med 2005;353:1555–1563
25. Kochethu G, Clark FJ, Craddock CF. Pertussis: should we vaccinate post transplant? Bone Marrow Transplant 2006;37:793–794
26. Galazka AM, Robertson SE, Oblapenko GP. Resurgence of diphtheria. Eur J Epidemiol 1995;11:95–105
27. Lum LG, Munn NA, Scanfield MS et al. The detection of specific antibody formation to recall antigens after human bone marrow transplantation. Blood 1986;67:582–587
28. Godoi ER, de Souza VA, Cakmak S et al. Loss of hepatitis A virus antibodies after bone marrow transplantation. Bone Marrow Transplant 2006;38:37–40
29. Ilan Y, Nagler A, Adler R et al. Ablation of persistent hepatitis B by bone marrow transplantation from a hepatitits B-immune donor. Gastroenterology 1993;104: 1818–1821
30. Struve J, Aronsson B, Frenning B et al. Intramuscular versus intradermal administration of a recombinant hepatitis B vaccine: a comparison of response rates and analysis of factors influencing the antibody response. Scand J Infect Dis 1992;24:423–429
31. www.cdc.gov/std/hpv/STDFact-HPV-vaccine.htm (accessed 1/15/2007)
32. Kousky LA, Ault KA, Wheeler CM et al. A controlled trial of a human papillomavirus type 16 vaccine. N Engl J Med 2002;347:1645–1651
33. Whimbey E, Elting LS, Couch RB et al. Influenza A virus infections among hospitalized adult bone marrow transplant recipients. Bone Marrow Transplant 1994;13: 437–440
34. Engelhard D, Nagler A, Hardan I et al. Antibody response to a two-dose regimen of influenza vaccine in allogeneic T-cell depleted and autologous BMT recipients. Bone Marrow Transplant 1993;11:1–5
35. Belshe RB, Mendelman PM, Treanor J et al. The efficacy of live attenuated, cold-adapted, trivalent, intranasal influenzavirus vaccine in children. N Engl J Med 1998;338:1405–1412
36. Pallansch MA, Sandhu HS. The eradication of polio – progress and challenges. N Engl J

Med 2006;355:2508–2511

37. Ljungman P, Duraj V, Magnius L. Response to immunization against polio after allogeneic marrow transplantation. Bone Marrow Transplant 1991;7:89–93

38. Pauksen K, Hammarstrom V, Ljungman P et al. Immunity to poliovirus and immunization with inactivated poliovirus vaccine after autologous bone marrow transplantation. Clin Infect Dis 1994;18:547–552

39. Zuckerman M, Brink N, Kyi M, Tedder R. Exposure of immunocompromised individuals to health-care workers immunized with oral poliovaccine. Lancet 1994;343:985–986

40. www.cdc.gov/nip/diseases/polio/faqs.htm (accessed 1/27/2007)

41. Ljungman P, Wiklund-Hammarsten M, Duraj V et al. Response to tetanus toxoid immunization after allogeneic bone marrow transplantation. J Infect Dis 1990;162:496–500

42. Hammarstrom V, Pauksen K, Bjorkstrand B et al. Tetanus immunity in autologous bone marrow and blood stem cell transplant recipients. Bone Marrow Transplant 1998;22: 67–71

43. Parkkali T, Olander R-M, Ruutu T et al. A randomized comparison between early and late vaccination with tetanus toxoid vaccine after allogeneic BMT. Bone Marrow Transplant 1997;19:933–938

44. Lossos IS, Breuer R, Or R et al. Bacterial pneumonia in recipients of bone marrow transplantation. A five-year prospective study. Transplantation 1995;60:672–678

45. Barra A, Cordonier C, Preziosi MP et al. Immunogenicity of Haemophilus influenzae type b conjugate vaccine in allogeneic bone marrow recipients. J Infect Dis 1992;166:1021–1028

46. Guinan EC, Molrine DC, Antin JH et al. Polysaccharide conjugate vaccine responses in bone marrow transplant patients. Transplantation 1994;57:677–684

47. Molrine DC, Guinan EC, Antin JH et al. Donor immunization with Haemophilus influenzae type b (HIB)-conjugate vaccine in allogeneic bone marrow transplantation. Blood 1996;87:3012–3018

48. Parkkali T, Kayhty H, Lehtonen H et al. Tetravalent meningococcal polysaccharide vaccine is immunogenic in adult allogeneic BMT recipients. Bone Marrow Transplant 2001;27:79–84

49. Gardner P. Prevention of meningococcal disease. N Engl J Med 2006;355:1466–1473

50. Rege K, Mehta J, Treleaven J et al. Fatal pneumococcal infections following allogeneic bone marrow transplantation. Bone Marrow Transplant 1994;14:903–906

51. Engelhard D, Cordonnnier C, Shaw PJ et al. Early and late invasive pneumococcal infection following stem cell transplantation: a European Bone Marrow Transplantation survey. Br J Haematol 2002;117:444–450

52. Lortan JE, Vellodi A, Jurges ES et al. Class- and subclass-specific penumococcal antibody levels and response to immunization after bone marrow transplantation. Clin Exp Immunol 1992;88:512–519

53. Hammarstrom V, Pauksen K, Azinge J et al. Pneumococcal immunity and response to immunization with pneumococcal vaccine in bone marrow transplant patients: the influence of graft versus host reaction. Support Care Cancer 1993;1:195–199

54. Molrine DC, Antin JH, Guinan EC et al. Donor immunization with pneumococcal conjugate vaccine and early protective antibody responses following allogeneic hematopoietic stem cell transplantation. Blood 2003;101:831–836

55. Antin JH, Guinan EC, Avigan D et al. Protective antibody responses to pneumococcal conjugate vaccine after autologous hematopoietic stem cell transplantation. Biol Blood Marrow Transplant 2005;11:213–222

56. Ljungman P, Aschan J, Barkhot L et al. Measles immunity after allogeneic stem cell transplantation; influence of donor type, graft type, intensity of conditioning, and graft-versus host disease. Bone Marrow Transplant 2004;34:589–593

57. Parker AA, Staggs W, Dayan GH et al. Implications of a 2005 measles outbreak in Indiana for sustained elimination of measles in the United States. N Engl J Med 2006;355: 447–455

58. Kaplan L, Daum R, Smaron M et al. Severe measles in immunocompromised patients. JAMA 1992;267:1237–1241

59. Machado CM, Gancalves FB, Pannuti CS et al. Measles in bone marrow transplant recipients during an outbreak in Sao Paulo, Brazil. Blood 2002;99:83–87

60. Ljungman P, Fridell E, Lonnqvist B et al. Efficacy and safety of vaccination of marrow transplant recipients with a live attenuated measles, mumps, and rubella vaccine. J Infect Dis 1989;159:610–615

61. Singhal S, Powles R, Treleaven J et al. Melphalan alone prior to allogeneic bone marrow transplantation from HLA-identical sibling donors for hematologic malignancies: alloengraftment with potential preservation of fertility. Bone Marrow Transplant 1996;18:1049–1055

62. Pauksen K, Duraj V, Ljungman P et al. Immunity to and immunization against measles, rubella and mumps in patients after autologous bone marrow transplantation. Bone Marrow Transplant 1992;9:427–432

63. Ljungman P, Wang FZ, Nilsson C et al. Vaccination of autologous stem cell transplant recipients with live varicella vaccine: a pilot study. Support Care Cancer 2003;11: 739–741

64. Hata A, Hideomi A, Rinki M et al. Use of an inactivated varicella vaccine in recipients of hematopoietic-cell transplants. N Engl J Med 2002;347:26–34

65. Mehta J. Varicella vaccine in recipients of hematopoietic stem-cell transplants. N Engl J Med 2002;347:1624–1625

66. Trifilio S, Verma A, Mehta J. Antimicrobial prophylaxis in hematopoietic stem cell transplant recipients: heterogeneity of current clinical practice. Bone Marrow Transplant 2004;33:735–739

67. Oxman MN, Levin MJ, Johnson GR et al. A vaccine to prevent herpes zoster and postherpetic neuralgia in older adults. N Engl J Med 2005;352:2271–2284

移植中心护理及支持护理问题

Barry Quinn

引言

在 20 世纪 70 年代，干细胞移植基本上被视为终末期患者的试验性治疗手段。随着医学的发展，移植相关副作用较前明显减少，移植治疗可以达到疾病治愈或使疾病长期缓解的效果。这些正在发生的医学治疗方面的变化和进展必须有一个与之相称的专业团队，这个团队不仅应有移植实践的知识，而且应该对移植过程对患者及其家庭产生的影响反应敏锐。尽管这些移植过程中有时可能发生生命危险，并且可能引起短期和长期的术后并发症，但是临床团队必须明白干细胞移植对许多患者及其家庭而言是真正的希望。

本章旨在考察移植相关问题及并发症对于患者及其家庭的影响。对这些移植程序的需求几乎不可避免地带给整个家庭生理、情感、社会及精神等方面的深刻变化。移植团队可能提供的支持患者及其家庭的处理方法，将会在附加资料中来探讨，此类并发症一旦发生，这些方法都可采用。

尽管接受干细胞移植前已经仔细准备，但是许多患者，包括成人及儿童和他们的家人，对于可能要忍受的并发症和移植中间及移植以后不得不面对的诸多情况仍没准备好（表 36.1）。在向患者及家属说明移植益处的同时，移植团队应事先告知可能发生的副作用和并发症，以及这些副作用和并发症可能对他们身体、心理状况的种种影响。这通常应在给予宽慰与希望的气氛下进行。

医学的不断进步使得越来越多的患者接受了移植治疗。现在，相对高龄、伴有合并症的患者也可以成功地完成干细胞移植，而在以前这被认为是不可行的。这些进步在给患者带来益处的同时也对移植团队有了更高的要求。在持续精于本专业领域的同时，移植团队需要关注潜在合并症的问题，并与其他学科的同事紧密合作以确保这些问题得到充分解决。应该认识到，除了一致的临床移植的核心技术之外，儿童患者的护理需要与成人患者很不一样，例如接受移植治疗的重型珠蛋白生成障碍性贫血患者。

每年有成千上万的人接受干细胞移植，接受移植的每一个儿童或成人都是独立个体，对于移植流程的要求与反应各不相同。重要的是，移植团队应懂得疾病带给每个患者的影响不同，这样才能更好地理解每一个患者的需求和愿望。Bury[1] 将患病比作是人生故事中的 "传记断点"，产生了个体的治疗需要和诸般变化。在面对移植的种种不确定性的时候，许多人会怀疑能否回到自己曾经设想的生活状态之中。"疾病（disease）" 是专业人员作出的医学诊断（如白血病、乳腺癌、关节炎等），而 "患病（illness）" 是个人对 "疾病（disease）" 的体验以及疾病对于个体的影响[2]。

从人到 "患者" ——移植过程

一个接受移植的人及其家庭成员在移植过程中的每一步都需要支持，并且每一步都有挑战和不确定的事[3]。由于需要进行干细胞移植治疗的某些疾病属于急性起病的范畴，患者及其家庭可能没有时间去接受其罹患疾病所涉及的相关问题和它所引起的生活变化，包括不确定性的未来。患者及其家庭有时还得迅速适应他们所面临的境况，譬如移植高科技领域。他们需要去适应那些不太能理解的规则和要求，就像去理解并逐渐使用医疗团队专用的医学语言。他们将会学习监测血液及其他检验结果，并开始理解这些结果与自身疾病的关联意义。对他们而言，打从最初诊断患病开始就没有机会回到类似正常人的生活形态，他们必须面对治疗的下一个

表 36.1　并发症与忧虑

早期
感染——细菌、真菌、病毒、原虫
胃肠道紊乱
骨髓抑制
急性移植物抗宿主病
移植失败
肾毒性
出血性膀胱炎
间质性肺炎
窦隙阻塞综合征
心力衰竭
神经毒性
心理和社会问题，包括家庭角色和社会活动的远离，不确定感
精神疑惑——寻找意义
晚期
感染——巨细胞病毒、卡氏肺孢子菌肺炎
慢性移植物抗宿主病
慢性肺部并发症
内分泌——性腺衰竭、甲状腺功能减退
白内障
性的改变
心肾并发症
继发性恶性肿瘤
心理和社会的再调整——恢复家庭和工作生活
继续寻找意义和精神忧虑

步骤——移植过程。因此，强加在他们身上的一连串改变使他们几乎没有时间对这些变化和需求作出反应。

决定进行移植之后，患者及其家庭就会面临移植的潜在风险和益处，而且这一段时间往往是艰难而无法把握的，包括寻找合适供者的问题。在等待移植的较长准备期间，患者会有很多的问题和担心，移植团队必须要去识别、解决这些问题。移植过程中每一天都会出现很多变化，比如期待已久的移植物植入，一个知识渊博、观察敏锐的移植团队成员的清楚解释对打消患者忧虑很有用处。移植团队要花时间去支持并准备患者的出院，这一点也很

重要。因为移植结束之后重返日常的生活状态会面临更长时间的不确定感，每个患者都很关注在缺乏业已依赖的 24 小时临床团队支持下，如何尝试处理他们的各种状况。

无论是在移植早期，还是在治疗和恢复后期，对于患者及其家庭的支持要一以贯之。也许，我们的支持和准备还并不足以让患者及其家庭完全重返正常的生活方式，或者让患者完全适应自己的一个痊愈状态。当医疗团队不能总是以"人"的角度来关注她的时候，一位年轻的白血病女性患者 Rebecca 在接受治疗后体验到了缺少支持的感觉："就我在血液病房的治疗而言，我想有一件事必须要提出批评，他们只是治疗你的血液病……而不是其他的任何可能相关的事情——这是实际情况。"

Baker 等[4]证实了有大量的移植后患者难以重返以前的角色或社会关系。患者出院之后要试着调整自己的生活方式以遵从医嘱的要求，而这一段时间长度是很不确定的。研究表明在移植后的很多年，患者及其他们的家庭仍需要不断地去处理各种并发症和关切[5-6]。

能否成功地接受移植的挑战会受多个因素的影响，这包括：疾病状态、先前的治疗反应、患者的身体素质及心理特征、有无家庭社会支持。医疗团队成员应该审慎和明智地运用各种技术以提供医疗监护支持，并且要知晓患者需要面对的移植过程每一步的变化[7]。

症状处理

为确保进行合适的治疗，基于任何症状作出准确的诊断是必要的。这包括要辨别由移植过程直接导致的症状，或是由合并症所引发的症状。许多需要症状处理的情形罗列在表 36.1，下面讨论其中的几种情形。

恶心、呕吐

移植过程中的恶心、呕吐很常见，这些症状会导致患者的痛苦可能被忽视。对于出现的任何症状，移植团队应仔细评估可能的躯体原因（感染、药物治疗 / 毒性、移植物抗宿主病）和心理原因（焦虑增加、情绪低落）[3]。一旦确定原因，就可能通过药物性和非药物性的干预来治疗恶心、呕

吐。患者通常能够说出既往有效的止吐药或非药物方法。药物方面应包括止吐药的联合使用，包括苯甲酰胺、苯二氮䓬类、吩噻嗪类、抗组胺药、5-HT₃受体拮抗剂和丁酰苯类[8]。非药物方法包括放松、暗示、芳香疗法、分散注意力、仔细安排进食时间和食物花样。切实可行的方法，包括可就近使用的呕吐物收纳器和纸巾、保护隐私、监测止吐治疗的有效性，并支持鼓励患者其恶心呕吐能得到控制。出院后，也要鼓励患者及其家庭汇报任何尚未控制的恶心和（或）呕吐，长时间持续的恶心呕吐可能会导致体液电解质的不平衡和营养性问题，患者有可能需要再次入院。

黏膜炎

另一个常见的、未被充分报道的移植副作用是黏膜炎[9]。这种使人痛苦的副作用可以侵及胃肠道任何一个部分，进而导致其他的并发症，包括无法继续治疗、脱水、营养不良、疼痛不适、腹泻、感染和败血症[10]。目前，认识到黏膜炎的病理学分为五个阶段（表 36.2），导致许多可见、不可见的黏膜改变。可见的体征包括从轻度红斑到严重溃疡的不同程度损害，这可能成为感染的创口。严重程度与许多因素相关，包括既往的口腔健康、年龄、预处理方案类型和其他治疗[11-12]。

黏膜炎的治疗有四个重要环节：减少破坏、准确评估、良好的黏膜护理和合适的对症治疗（包括充分止痛）。团队中的每位成员在进行评估时应使用认可的评估工具，并需完成如何评估黏膜炎的培训[9]。良好的口腔护理需要软毛牙刷定期清洁以除去任何残渣，且黏膜要保持湿润。如果患者不能使用牙刷，定期用清水或生理盐水进行漱口也有

表 36.2　继发于细胞毒治疗的黏膜损伤[11]

1. 开始——黏膜外观正常，但基底上皮和黏膜下层已损伤
2. 初级损伤反应——活性氧引起 DNA 损伤，并通过炎症性细胞因子促使进一步损伤
3. 信号放大——患者症状可能很轻，但炎症性细胞因子引起黏膜的进一步损伤
4. 溃疡——黏膜完整性丧失，疼痛性病变，细菌可侵入黏膜导致全身感染，细菌刺激产生更多的炎症性细胞因子
5. 愈合——可能需要数周或数月

好处[13]。在治疗中可能有好几个时期，患者需要口腔护理的支持。有许多局部和全身的药物可供选择[14]。若有源于黏膜或任何其他来源的任何感染迹象，应按照临床、药剂、微生物团队共同制订的方案进行治疗。通过使用局部或全身镇痛，包括患者自控镇痛，可以缓解疼痛症状。

肠道紊乱

患者常主诉排便习惯的改变，也可能包括便秘，但移植过程中更多见的是腹泻。至于其他症状，准确诊断和治疗潜在病因是很重要的，病因可能包括感染、黏膜炎、移植物抗宿主、治疗相关原因或以上各种的复合原因。在进行药物干预和营养支持的同时，症状控制也很重要。患者作为独立个体开始移植过程以后，会发现他们会非常依赖护理人员来帮助他们完成基本的如厕和个人卫生需求。

感染

由于免疫系统功能受损，患者在整个移植过程中都有感染的风险。仔细监测感染，快速而合理的治疗是必要的。因为 T 细胞和 B 细胞的恢复需要数月或数年，所以在植入完成之后仍存在感染的可能。异基因移植长时间使用免疫抑制剂，来预防与治疗移植物抗宿主病也可能增加了感染概率。患者可能需要调整家庭及社会生活以降低感染风险，这可能会影响患者与家庭其他成员及其朋友。恢复期间参加某些活动应有所限制。

患者需要仔细监测的感染包括巨细胞病毒、带状疱疹和呼吸道病毒，并且需要采取预防性抗病毒、抗真菌和抗细菌治疗。这些治疗的持续时间取决于患者所行的移植类型。移植团队应紧密配合患者及其家庭、当地转诊中心、全科医生以减少感染的发生，监控感染的发病率，确定病原，并及时治疗。由于移植过程免疫功能的丧失，患者在再次接种疫苗时需咨询医生意见（见第 35 章）。

移植物抗宿主病（GVHD）

在异基因移植中，患者大多知道移植物抗肿瘤效应的可能益处，也了解移植物抗宿主病的发病率，但他们可能会低估了这种移植副作用的影响。

对患者来说，面对移植过程的艰难是令人沮丧的，除非出院回家，但仍有移植物抗宿主病并发症伴随他们的日常生活，数月乃至数年。虽然患者可能服用药物以抑制免疫反应，减少移植物抗宿主病的发病率和严重度，但移植物抗宿主病仍然可能发生。移植物抗宿主病的急性阶段大多局限于皮肤、肝和肠道，但在慢性阶段，任何器官都可能受累[15]。临床治疗通常为综合治疗，包括类固醇和 T 细胞抑制性药物。体外光照疗法也可能对难治性的硬皮病样和苔藓样皮肤改变有效[16]。

需要告知患者，注意监测移植物抗宿主病的征象，并指导患者如何处理可能引起的副作用。简明地告知患者如何护理受累器官是必不可少的。实际措施包括保持皮肤清洁和湿润、避免皮肤破损、良好的皮肤创面护理和减少日光暴露。其他一些可行的方法可掩藏身体的变化，包括使用化妆品遮盖皮肤脱色以及使用假发或头罩。建议选用合适的衣着来遮盖激素治疗继发的体重增加，或加强营养支持来应对体重减轻和食欲下降问题。

团队应敏锐地给予如何处理胃肠功能紊乱的建议，包括偶然或意外的失禁，如穿着改变、使用简便并能轻易处理的垫子。其他一些的简单方法可能包括建议吸吮糖果，定期摄入液体以减轻口干，使用眼药水缓解眼睛干涩。

患者已报告了移植物抗宿主病带给他们的困难和苦恼，以及它是如何影响个人、家庭和社会生活的，即使在移植后很多年[6]。

疲乏

研究已证明在移植中疲乏是常见的症状，且使患者非常苦恼[17-18]。然而，疲乏有时没有得到足够的认识，相比其他一些并发症，它可能被视为低优先级的，甚至临床医生也不清楚它所带来的问题。

疲乏已被定义为是一种不愉快的、能影响整个人的主观感觉。这种感觉的范围从轻度疲惫到筋疲力尽程度不等，对于一个人的身体功能发挥有持续不断的损害[19]。疲乏可由许多因素造成，包括疾病过程和治疗因素。这些因素包括细胞因子产生增加、贫血、失眠、抑郁、疼痛、恶心、呕吐、感染、营养不良和呼吸困难[20]。每天的医护常规由于移植的需求有许多变化，也可能加剧疲乏感。移植中的疲乏与日常生活中的不同，前者似乎不间断且

不能通过睡眠得到缓解。移植后多年，患者仍可能主诉睡眠障碍和注意力不能集中[21]。重要的是，要确定疲乏原因进而给予适当治疗，或者要找出潜在的原因。

如果疲乏还得不到确认，会导致患者生活质量的下降，并影响生活的各个方面。一名回家的移植后患者曾经历了极度的疲乏。由于对症状的误解，他连续几周都在担心疾病复发。简单的方法，包括对于这种并发症的解释和常规评估，就能在很大程度上让患者及其家属安心。因此，可以提供切实可行的解决方案，包括温和的运动、有计划的休息和睡眠时间，同时保存体力去做最想做的事情，并找到方法来减轻压力和焦虑[19-20]。当认为疲乏与贫血相关时，做出给患者输注血制品或使用红细胞生成素支持的决定，不应仅仅基于血红蛋白水平，还应考虑疲乏对每个患者的各自影响。

性欲

患者及其伴侣对于性和生育方面的担心，临床团队常能给予更多的支持[22]。在忙碌的医疗环境中，出于性的敏感性和隐私性，患者或其伴侣很难提出他们的性问题。性欲远不止于身体表达。如 Weiss 在 1992 年说过："性欲经由心脏将大脑和肠道联系起来。它能由衷地照顾我们自己，在简单活着的状态之中找到狂喜，并激发我们创造性的想法和情感。它将桥接身体快乐和精神觉醒及宁静[23]。"

人类性反应周期的任何一个方面，包括兴奋期、平台期、高潮期和消退期[24]，都会受疾病、移植相关事件和临床环境的影响。男性和女性患者在移植中及移植后可能经历身体上、情感上的变化，移植团队需要对这一问题保持敏感，以便提供支持。变化可能包括性欲低下、勃起和射精困难、阴道干涩、阴道狭窄、性高潮困难、体格改变、低自尊和这些变化对于性表达的影响。这些都总结在表 36.3 中。

有助于纠正这些变化的针对性建议可能包括治疗勃起功能障碍（药物干预、真空泵等器具），阴道干涩和狭窄（润滑、阴道扩张器）。激素替代治疗可能会帮助减轻早期绝经的症状。然而，性欲的变化不只对身体水平有影响，对患者的感情及社会水平也有影响，造成对自我价值的怀疑和丧失自信。团队需要留意这些可能并不总是显而易见的变

表 36.3　性的改变

- 体格改变
- 自尊心降低
- 恐惧 / 不确定感增加
- 呼吸困难
- 气味
- 疲乏
- 阳痿，无力
- 性冲动减少
- 尿失禁
- 不孕
- 过早绝经
- 阴道干涩
- 感染
- 抑郁
- 意义丧失
- 疼痛
- 性交困难
- 轻松
- 更新

化。其他有用的建议包括在白天安排患者与其伴侣独处的时间。要了解到患者可能缺乏精力或已经失去性欲，建议在移植后的一段时间内可以行亲昵行为，譬如拥抱、搂抱、温柔的性前戏、共同进餐或一起去剧院这些方式来替代性交行为。

　　如患者有持续、严重的困难则需要强化治疗，在这种情况下患者应该被转诊至专业的性事辅导员。医疗团队需要对青少年的性需求保持敏感，他们可能近期才开始发现和探索自己的性欲，但目前由于疾病和治疗需要而被中断。重要的是要去创造一个可以解决问题的环境（表 36.4）。某些患者需要详细的信息而其他一些患者则只想要很少的信息，敏锐的临床医生一般能够辨别所需信息的不同程度。

　　不幸的是，在医疗环境中，性需求的问题要么不是被忽视，要么就是得不到充分解决。这里有许多原因，包括许多医疗保健专业人士持有他们必须自己解决所有问题的观点[25]。虽然移植团队明白移植相关治疗可能对性欲的影响及可利用的资源是有必要的，但通常患者只被允许简单地表达他们的关

注。PLISSIT 模型（表 36.5）[26] 可能对解决性方面的关切有帮助。

生育能力

　　前期的治疗和移植预处理方案中的大剂量化疗药物及全身照射极易使患者的性腺功能衰竭，导致暂时或永久丧失生育能力。在大剂量治疗前，应该引导患者选择对精液、胚胎、卵子和卵巢 / 睾丸组织的保存（表 36.6）。对于女性来说，早期卵巢功能衰竭的风险是高的，而移植后如果妊娠，发生自然流产的风险也会增加。Schover 谈到"空荡荡的双臂"，和不孕不育的隐痛，这是别人可能无法看到或经历的失落[25]。

　　这个问题虽然在治疗前总会被讨论，但不孕不育的影响可能只有到移植后数月或数年才显露

表 36.4　解决性的问题

创造认可性欲并能解决性欲的环境
计划时间，并确保隐私
将敏感话题作为整体护理的一部分
取得患者的许可，并解决问题
细致观察线索
寻找关键
了解疾病和治疗如何影响性欲和生育能力
如果适用，提供实用建议和模式化性行为的替代品
了解可行的生育选择
对源于文化、宗教、性别、性取向、年龄等方面的问题保持敏感
不做任何假设
有勇气去倾听
不持成见
认识自己的不足
仔细观察个人的态度和信念

表 36.5　PLISSIT 模型[26]

P—允许（允许患者讨论性问题）
LI—有限信息（解释疾病和治疗如何影响性欲）
SI—特殊信息（对于如何处理出现的问题提供实用性建议）
IT—强化治疗（如果问题没有解决，求助于专家）

表 36.6　解决不孕不育症

精子银行
卵子保存
胚胎保存
卵巢组织保存
睾丸组织保存
卵子捐献
精子捐献
代孕
收养

出来[27]。成功地完成移植过程是起初的关注焦点，而在移植完成以后的恢复期，患者就会试图回归某种常态化的生活，却又意识到自己已丧失了生育能力，这对于许多患者来说都是令人痛苦的。最初的问题"为什么我会得这种病？"可能转变为"为什么我不能生孩子？"。移植团队的成员要事先告知患者这可能变成现实并鼓励他们接受辅导支持，如有必要，接受专业的生育建议。患者及其伴侣能有机会谈论有关生育能力的任何顾虑是很重要的，移植团队应审慎评估他们提出的意见。当有办法能保护儿童的生育能力，应给予特别考虑。

补充疗法

目前人们对于多种多样的补充疗法已有了越来越多的兴趣[28-29]。某些疗法已沿用数个世纪，同时越来越多的研究证实了治疗的益处[30-32]，已有广泛的传闻证据表明一些疗法带来的身体上、情感上和精神上的益处。在一项欧洲的癌症患者调查中，许多受访者报告了他们通过这些治疗方法所获得的好处[33]。今天，越来越多的人会在生病之前或接受任何医学治疗之前已经使用了这些补充疗法中的某几种[34]。

需要把有效的疗法跟那些可能造成危害或者无效却徒增压力的疗法区别开来。移植过程和恢复期开始使用或继续使用这些疗法可能在一定程度减轻患者的忧虑，同时也解决了他们的身体、精神和心理的需求。团队应了解可用的不同补充疗法，以及它们的作用原理（表 36.7），从而支持患者基于某一特定疗法在临床上的益处或禁忌来作出明智

的决定。

无论是放在房间里作为燃烧器，还是通过按摩，使用香薰油都可以帮助缓解身体和心理症状，同时也能与医疗干预措施形成互补[35]。Twycross[36]强调了简单触摸的好处，并区分器械性触摸与手工性触摸的使用。前者用于执行临床工作（读取血压值），而后者则是用来作为表达关心（触摸某人的肩膀、握住某人的手）。一个女性患者曾在血液病房住院治疗一段时间，当她转头面向正为她按摩后背的补充治疗师时，她会说："你知道吗？自从我来到医院以后，我还没有赞美过别人，你是第一个令我感动的人。"这名女性患者的话提醒临床团队，除了疾病治疗需求，患者还有贴心触摸的需要。

探索并找到意义

面对并经历移植过程会在不同程度上改变患者个人及其家庭。对一个人而言，任何危及生命的疾病或医疗过程都有可能成为危机时间，这时候就会产生关于生命意义的疑问，也会检验相互关系的亲疏程度[37]。这些改变是令人不安的，有时候甚至会令人很不自在的，人们需要去学习重新适应新的家庭角色和日常活动。移植团队可能会低估这些改变带给患者及其家庭的影响。Frankl 认为所有人都要经过很长时间的生活才会了解他们对世界的意义[38]。然而，可能只有在事情开始出问题的时候，比如发现自己得了某一特定的疾病或不得不面对可能危及生命的治疗措施，人们才会意识到去探索并找到人皆有之的生命意义。在繁忙的移植环境中，人

表 36.7　补充疗法

按摩
灵气
香薰
足疗
草药
顺势疗法
针灸
自然疗法
意象
触摸和躯干动作

们正试图去了解日常事件的意义，和这些变化对自己及其身边人的影响[39]。

在这段屡屡受伤的艰难时期，人们会重新审视自己的价值观以及什么对他们是重要的[40-42]。抱有宗教信仰的人会发现宗教信仰有助于他们跟牧师、阿訇、法师或牧师来交谈，而其他人可能只是想安静独处，反省或做点有意义的事。由于建立一种密切的关系需要很长时间，在这充满疑问的时期里，患者或其家属通常不会向临床团队来寻求支持。如果临床团队成员还不知道探索自身的意义和支持需要，就很难去承认或支持另一个人的意义探索[39]。

虽然不是所有人都选择遵循一种宗教传统，但人人皆有精神需求。精神会影响人的方方面面，包括成功和失败、欢乐和痛苦，并与其背景、文化、职业、学校、家庭和社会生活相关。Frankl[38]描述了每个人内心深处的精神维度，以及在任何情况下对个人意义与价值的探索。虽然患者可能不会有宗教需求，但牧师团队普遍能很好地帮助、支持移植团队的其他成员来处理精神关切问题。

对待痛苦和损失

接受医学治疗包括移植的许多患者都会谈论他们经历的生活多方面的失控。患者用这种失控来隐喻化表达其住院治疗的经历。虽然一些患者觉得单间能保护隐私，但临床的隔离规定使得另一些患者体会到类似被监禁的感觉。一名接受白血病治疗的年轻男性患者将静脉输液架视作被监禁的不断提醒和失去自由的象征。

痛苦是每个人在生命中的某些时候都会经历的事情，许多人在面对患病事实时都将经历痛苦[35,43]。使用药物来减轻痛苦虽然已有很长的历史，但在临床中却并非总能应对和处理。Barritt[7]指出："技术医学的主要缺点之一是在不间断地寻求治愈疾病的过程中相对地忽视了患者的痛苦。"

随着医学的快速发展，有种危险的情况是个体痛苦可能没有被注意或照料，在医学或护理记录中很少出现"痛苦"这个词。如果医生更多地习惯于疾病的诊断治疗，那么只会在面对处于困难或疼痛着的患者时感受到不安[36]。Kearney[44]正确地指出，当没有更多事情可做的某些时候，医生或护士的角色就是给患者提供支持。患者及其家属知道医疗团队无法解决所有问题，但他们确实需要得到安慰：

医疗团队在艰难、不确定的时候会支持他们而不会抛弃他们[45]。一些时候某些医学治疗可能已不再有效，但医学护理和支持从不应该被撤除。这一点要让患者及其家属放心。临床团队可以解决疼痛问题，但疼痛和痛苦是不同的，尽管两者有着密切的联系。"当疼痛失去控制、或疼痛无法忍受、或疼痛原因不清、或疼痛具有可怕意义、或疼痛似乎无休无止，患者时常会诉说由疼痛所致的痛苦[43]。"

假如临床团队仅仅关注于躯体上的疼痛，那么就可能无法解决潜在的情感、社会和精神上的痛苦[44]。假如这种潜在的痛苦被忽视或者不被解决，它就一定会以某种形式（可能是躯体痛）来呈现。除非解决了所有这些方面，否则我们就无法充分处理好疼痛[46]。虽然医学干预可以治疗躯体疼痛，却不能治疗 Kearney 所指的痛苦。

医学干预模式并不是对所有的人类苦难都起作用，因为还与某些形式的心理和生存遭遇有关。可能非常具有挑战性和难度，但总是需要医疗团队去支持患者面对艰难的现实，以及与治疗的不确定性相关联的痛苦[44]。

需要支持并非总是意味着要求改善境遇，有时只是需要简单的聆听："如果我们要相互支持彼此的内心世界，我们必须记住一个简单的真理：人的内心世界不想被改变，而仅仅需要被看到和听到[47]。"

Cassidy[45]描述了不同的支持方式——"与人共渡难关"。当面临医生或护士也无能为力的痛苦局面时，如果医生或护士能在这段不舒服的困难时刻陪伴患者左右，就是"与人共渡难关"——提供支持。

由于存在发育过程相关精神苦恼的风险，罹患癌症的儿童有其独特的精神需求[48]。跟成人一样，儿童不得不面对治疗需求，可能会经历许多失败，并引发抑郁和孤立于正常生活的感受[49]。有精神困扰的儿童可能无法总是以成人化语言来表达这些问题。然而，这些需求仍然存在，必须设法解决。像拥抱、安慰、一起玩耍、缓解疼痛，以及让父母参与孩子的护理等这些行为，都会有助于解决儿童的精神需要。Callaghan[50]在她的研究中证实青少年尝试搞懂自身的经历，因而有着他们自己的精神需要。年轻人的关切可以在一种开放的氛围中解决，在这种氛围中青少年可以自由地表达他们的哲学和宗教问题。青少年可能会在与持有相似信仰和价值观的同龄人接触中获得支持。医疗团队的作用可能就在于倾听、并支持年轻人自己去弄清楚不断变化的世界。

在关于医学和护理是作为一种科学或是一门艺术的持续不断的争论中，Barritt[7]认为两方面都需要。治疗过程中要给予患者尊严、尊重和理解，这不再是耗费时间，而将成为患者印象中护理团队的质量。然而，医疗护理的非宗教和日益技术化的特性，使得认同和照顾患者及其家属的精神需求变得更加困难[35,51]。移植团队中的每一个成员需要去执行"熟练同伴"[52]的角色，运用他们的临床和非临床技能去支持患者经历整个过程。不管正在执行何种临床工作，当充分重视患者时，就能照顾到患者的精神需求和苦恼[36]。表36.8列明了一些有用的观点，可以指导团队在移植中做好精神护理。不应忽视的是，精神护理经常可以通过平常的行为来表达，比如倒杯茶、带患者去祈祷室、与孩子一起玩耍、一句简单的问候。

供者支持

国家供者登记组与世界骨髓供者协会一起制定了非常明确的支持机制和指南用以支持和保护无关供者。不幸的是，仍缺乏对亲属供者的同等支持。家庭成员可能会被要求考虑进行HLA配型，以便能够成为一名供者。在大多数情况下，家庭成员会很乐意接受匹配过程。然而，可能有很多原因导致家庭成员不想进行HLA配型，进而无法捐献干细

表36.8 解决精神关怀

在场与施行一项临床工作
创建私人空间和时间
真正倾听某人的故事
建立互相信任的关系
贴心触摸
细致观察线索
察觉某人的文化和宗教需要
准备宗教和文化需求—礼仪/饮食/祷告次数/服装/清洗/死亡后尸体料理
牧师团队的支持
了解自己的精神性
关爱自己和同事
表现谦卑——"我不知道"

胞，移植团队对此应持接受的态度[53]。应该清晰地告知供者关于捐献过程的各方面信息，以便于他们做出明智的选择：是否接受配型、是否进行捐献，以及是否愿意选择骨髓采集或外周血干细胞采集。任何家庭成员都不应被移植团队强迫捐献。

在儿科病房，当一个年轻同胞被要求考虑为他患病的兄弟或姐妹捐献时，要确定是否存在强迫捐献会变得更加困难。理想情况下，应有一个不属于移植团队的临床工作者对供者进行支持。假如规模小的移植中心没有设置这种岗位，那么就应该任命医疗团队的一员去执行支持性角色。医疗团队应建立清晰到位的指南以支持供者，如果供者在HLA和病毒检查期间遇到困难时，应能确保供者取得相关机构的支持[54]。

只要是仅仅将捐献过程作为一种医疗程序，医疗团队就有可能会忽视情绪对供受者双方的影响[55]。团队应知道亲属供者因为移植后受者并发症而产生的关切和忧虑，这些并发症包括移植排斥、移植物抗宿主病和反复感染，并可能使受者长期患病，甚至死亡[53]。重要的是，移植团队了解这些问题，并与供者交谈他们的关切。移植团队的每个成员应该对可能出现的这些问题保持敏感，了解亲属供者面临来自于家庭的潜在性强迫和其他方面压力。

生存

移植以后将有一段患者及其家属的重新调整时期。患者要重新融入家庭和社会生活，并对所经历的事件和治疗有清醒的认识，这是这一过程的必要组成部分[4]。Mullan[56]谈到了"存活的季节"这一概念，在这段时期患者及其家庭可能对移植中与移植后所经历的某些问题有了深刻的洞察。

- 为何幸存：疾病的初始诊断和治疗。
- 延长的生存：治疗刚结束的时期，患者最关心他们的疾病复发或治疗失效。
- 不确定性的生存：在这段时期患者开始享受生活，但往往不愿意做出长期计划。
- 持久的生存：这段时期疾病已永久根治，患者意识到事情已经改变，重新开始他们的生活。

移植团队的成员可以在上述每个阶段支持患者和他们的家庭。有些中心已经制定了一套多专业的康复方案，以协助移植后的患者。这可能是满足

其他患者康复和适应生活的一个机会。由于地理距离，一些患者可能无法参加这套方案。在这种情况下，可以制定一套适合患者家居环境的方案。这样的个人或团体方案应该满足生理、社会和心理康复的要求。

许多患者发现移植后要回到"正常生活"是困难的，尤其是他们可能需要改变他们的日常生活，以方便每日服药，采取措施避免感染，并作出适当调整，以减少治疗的副作用[57]。在把重点放在患者身上的同时，家庭成员，包括父母、伴侣、兄弟姐妹和子女也需要支持。正如患者与团队成员建立起一种信任关系，家庭成员也求助于医疗团队来寻求支持。家庭成员可能在患者康复或应对长期并发症时寻求支持。有了移植团队的支持和指导，家庭成员可以成为移植受者的重要支持。

由于移植治疗的特殊性，患者可能为了接受移植而不得不长途跋涉。尽管大多数患者都渴望由移植团队进行随访，但一些随访护理可以在当地医院完成。移植团队可以通过传递相关资料以支持当地的医院和社区团队。制定明晰的路径和商定的护理计划，可以方便医院和社区团队，以确保将其顺利安全地转移到家庭。现在，移植的某些方面护理已经能成功地转到门诊来处理。有了充足的支持和资源，患者及其家属就能缩短在移植医院的花费时间。

复发

许多接受移植的患者会在某些治疗阶段问自己"移植会有用吗？"和"我的病会复发？"。虽然这个问题经常挂在嘴上，有时也可以在患者等待每日血液检查结果时担心的脸上看到。这些问题在出院之后还将持续很长时间[4]。脱离繁忙的临床环境、离开给予支持的医务人员，患者可能会问自己关于疾病的更多问题，其对复发的担忧可能加剧。需要密切监测血液和骨髓情况，以及器官毒性体征，都提醒着患者这一现实。尽管医学在进步，但仍很难准确地预测治疗结果、疾病复发的可能性，以及随之而来的并发症。

同样地，移植团队在给予患者希望的同时，要秉持诚实。在复发的情况下，医疗团队要倾听患者的需要和关切，这一点很重要。患者应该在被支持的状态下考虑治疗选择，包括选择拒绝进一步的医学治疗、回到家中、在剩余的生命中能有更好的生活质量。同样也会有患者想继续治疗而不管治疗结果会多差。一个强大而关怀的团队合作可以解决复发的难题，并提供现实的选择，包括非医学方法。在整个治疗过程中而不单单在疾病进展时，移植团队都要与患者当地的医疗团队密切合作，包括转诊医院、社区团队和姑息治疗服务团队，这一点至关重要。

由于移植治疗，患者发生继发性恶性肿瘤的风险增加[58]。已有报道移植后淋巴组织增殖性疾病、继发性骨髓增生异常综合征和急性白血病的发病率增加[59]，而且发生实体瘤的风险增加，包括黑色素瘤、口腔癌、肝癌、甲状腺癌、骨肿瘤和中枢神经系统肿瘤[17,60]。移植后生存时间较长者需要持续监测继发性恶性肿瘤[61]。这一现实应该如实处理而不要造成不必要的恐慌。

姑息治疗

尽管姑息治疗和移植治疗都已取得广泛发展，但医生、护士和团队的其他成员在移植中仍然看不到姑息治疗，因为按照姑息治疗的准确定义，不单单指对疾病终末期的治疗[62]。在整个移植过程中有很多姑息治疗方法可以采用，以加强患者及其家属的医疗护理[63]。在英国，国家指南要求姑息治疗团队的成员要和血液团队紧密合作，以支持血液病患者及其家庭[64]。可以在治疗早期，就把姑息治疗的概念和理念介绍给患者及其家庭。治疗选项需要通过这种方式转到临终关怀，减少过渡期间的痛苦和艰难。并不需要移植团队的每一个成员都精通姑息治疗，但他们要会使用姑息治疗技能，并应与姑息治疗专家紧密合作[63]。

不幸的是，移植机构经常忽略对濒危患者的关心，这可能是由于移植相关死亡患者通常较为年轻[3]。表36.9列举了姑息治疗原则，其中包括生理、心理、社会和精神需求等方面。

儿童

需要特别关注接受移植的儿童和青少年患者，他们会一直记住曾经发生过的许多生活变化。所有儿童都需要安全感，诊断、入院和治疗这些事件所带来的变化可能会引发安全感的部分缺失。已证实，儿童进入移植治疗程序后痛苦程度明显上升[65]。同

表 36.9　姑息治疗的组成部分

缓解疼痛和其他痛苦症状

正视生命，视死亡为一种正常的过程

没有加速或推迟死亡的企图

整合患者护理的心理和精神方面

提供支持系统，帮助患者尽量积极地生活直至死亡

提供支持系统，帮助家属应对患者的疾病和丧亲之痛

如有必要，通过团队解决患者及其家属的需要，包括丧亲
　咨询

提高生活质量，可能对疾病的病程也有积极影响

样的研究表明，青少年比年幼小孩承受更多的痛苦风险。对于青少年来说，不同之处在于他们在从童年到成年这一多变过程中，要去应对治疗需要。医疗团队应竭尽所能地确保孩子的一些常态护理。儿童和青少年在重返学校和朋友圈时也需要帮助。团队连同年轻人和家庭成员，应考虑安排小范围朋友拜访，以维持某些生活联系。

一些中心可能会阻止幼童来探视其正在接受移植的父母，而这样的决定是基于治疗中断了家庭角色和联系。这可能值得每个团队成员反省：如果他们与子女长期分开，他们感觉会如何。是否让孩子探视的决定应当由患者根据病房的探视指导做出，因为患者清楚自身需求以及子女的需要。一位接受移植的年轻女性患者觉得在治疗期间自己为孩子熨衣服方能维持母亲角色，而一个年轻男性患者在医院中是通过为孩子绘画来维持父亲角色。

移植中死亡

Norbert Elias 在他的《垂死的孤独》这本书中提醒我们，如今生活的社会难以接受死亡，并经常把死亡视作失败[66]。我们对待死亡的方式可能会将垂死之人推向社会边缘。这种对待死亡和垂死的态度在移植病房中也能见到，经过强化治疗后的死亡看起来像失败。

可能会有一个时期，需要进行关于继续治疗和垂死现实的艰难谈话。患者可能想或不想继续治疗。虽然知道脱离呼吸机是不现实的，他们可能想决定他们是否需要呼吸机或不住在重症监护病房。在这种情况下，患者可能因为更了解自己的境况而选择死亡。重要的是，团队应就死亡的主题提出讨

论。有经验的医生、护士具备的一项高敏感度的技能是：知道是否以及何时适合与患者及其家属谈论实际死亡过程。太多的患者不能选择在何处死去。由于团队成员对于死亡的自身不适感，他们对待死亡话题的顾虑有甚于那些已经知道自己即将死亡的患者。一旦患者表达了自己想在哪儿去世的愿望，团队应该在其力所能及的范围内尽一切方便。

团队需要采取必要的治疗措施维持患者尽量舒适的生命，并根据患者请求做出停止的决定。通过与病房团队的紧密合作，社区团队和临终关怀团队可能让患者从移植单位回到家里或临终关怀医院。

对团队的关怀和临床思考

由于干细胞移植的进步，团队成员将继续支持移植过程中受治疗相关并发症影响的患者及其家庭。虽然许多患者移植后可以恢复正常生活，但他们仍需要帮助去适应已经发生的变化。患者经过长时间的治疗仍可能死于原发疾病和（或）移植相关并发症，团队必须要面对这一现实。为了持续满足患者的需求，移植机构的每个医生都需要敏感地了解自身需要[67]。有很多正式和非正式的支持途径可以满足团队成员的个人需要。每个临床医生需要感受到自己的角色被团队其他成员尊重和欣赏。重要的是，在讨论患者最佳治疗和护理方案的多专业小组会议中，要听取和尊重每一个团队成员的声音。

随着对团队的要求不断增多，很难有时间来思考临床实践。一些移植中心会有正式的会议来思考临床实践，而其他另一些中心可能通过非正式途径进行。这些是解决团队内的任何关切、探索方法改善护理和治疗的机会。Jones[68] 将临床思考形容为"处在快速水流中间的一个安静漩涡中休息"的机会。这是团队成员能共同地或个别地来思考他们所做工作的一个机会，认识到什么工作已经做得不错，确定有什么工作能做得更好，同时又彼此支持。临床思考还是一个提高临床和护理技能的机会，它也能帮助团队去解决患者遭遇的困难以及有时令人痛苦的问题。"内省是一种不断演变之中审视自我的能力，可以使自己减轻痛苦和保持成长[35]"。

正是通过每天的临床实践思考，团队会意识到那些可能已被视作常规的业务实际上是神圣的工作[35]。由于干细胞移植领域的持续发展，作为移植团队的一员去支持患者及其家属的工作是令人

兴奋和具有挑战性的。干细胞移植医学取得了各个方面的进展，将继续给更多的患者及其家庭延续希望。这些令人振奋的进展需要相匹配的移植团队，通过继续的相互支持，解决患者生理、心理、社会和精神的需求。

（楼晓译 楼晓校）

参考文献

1. Bury M. Chronic illness as a biographical disruption. Sociol Health Illness 1982;4:167–182
2. Radley A. Making sense of illness: the social psychology of health and disease. Sage Publications, London, 1994
3. Kiss A, Kainz M. Psychologic aspects. In: Apperley J, Carreras E, Gluckman E, Gratwohl A, Masszi T (eds) The EBMT handbook: haemopietic stem cell transplant. FSE, Genoa, 2004:353–363
4. Baker F, Zabora J, Polland A, Wingard J. Reintegration after bone marrow transplantation. Cancer Pract 1999;7:190–197
5. Molassiotis A, Morris P. Quality of life in patients with chronic myeloid leukaemia after unrelated donor bone marrow transplantation. Cancer Nurs 1989;22:340–349
6. Andryskowski MA, Bruehi S, Brady MJ, Henslee-Downey PJ. Physical and psychosocial status of adults one year after bone marrow transplantation: a prospective study. Bone Marrow Transplant 1995;15:837–844
7. Barritt P. Humanity in healthcare: the heart and soul of medicine. 2005; Radcliffe Publishing. Oxford
8. Dougherty L, Lister S. The Royal Marsden Hospital manual of clinical nursing procedures, 6th edn. Blackwell Publishing, Oxford, 2004
9. Quinn B, Stone R, Uhlenhopp M et al. Ensuring accurate oral mucositis assessment in the European Group for Blood and Marrow Transplantation prospective oral mucositis audit. Eur J Oncol Nurs 2007;11(suppl): 10–18
10. Stone R, Potting CM, Clare S et al. Management of oral mucositis at European transplantation centres. Eur J Oncol Nurs 2007;11(suppl): 3–10
11. Sonis ST. The pathobiology of mucositis. Nat Rev Cancer 2004;4:277–284
12. Blijlevens N, Donnelly J, de Pauw B. Mucosal barrier injury: biology, pathology, clinical counterparts and consequences of intensive treatment for haematologic malignancy: an overview. Bone Marrow Transplant 2000;25:1269–1278
13. Majorana A, Schubert MM, Porta F et al. Oral complications of paediatric haematopoietic cell transplantation: diagnosis and management. Support Care Cancer 2000;8:353–365
14. Rubenstein E, Douglas E, Schubert M et al. Clinical practice guidelines for the prevention and treatment of cancer therapy-induced oral and gastrointestinal mucositis. Cancer 2004;100(S9): 2026–2046
15. Vogelsang GB, Lee L, Bensen-Kennedy DB. Pathogenesis and treatment of graft versus host disease after bone marrow transplant. Ann Rev Med 2003;52:29–52
16. Seaton ED, Szydlo RM, Kanger E et al. Influence of extracorporeal photopheresis on clinical and laboratory parameters in chronic graft versus host disease and analysis of predictors of response. Blood 2003;102:1217–1223
17. Baker KS, DeFor TE, Burns LJ et al. New malignancies after blood and marrow stem cell transplantation in children and adults: incidence and risk factors. J Clin Oncol 2003;21:1352–1358
18. Kopp M, Schweigkofler H, Holzner B et al. Time after bone marrow transplantation as an important variable for quality of life: results of a cross-sectional investigation using two different instruments for quality of life assessments. Ann Hematol 1998;77:27–32
19. Ream E, Richardson A. Fatigue: a concept analysis. Int J Nurs Stud 1996;33:519–529
20. Mock V, Atkinson A, Barsevick A et al. NCCN practice guidelines for cancer-related fatigue. National Comprehensive Cancer Network. Oncology (Williston Park) 2000;14(11A): 151–161
21. Andryskowski MA, Carpenter JS, Greiner CB et al. Energy level and sleep quality following bone marrow transplantation. Bone Marrow Transplant 1997;20:669–679
22. Masters W, Johnson V. Human sexual response. Little, Brown, Boston, 1966
23. Weiss K. Women's experience of sex and sexuality. City Center, Hazeldon, MN, 1992
24. Quinn B. Sexual health in cancer care. Nurs Times 2003;99:32–34
25. Schover LR. Sexuality and fertility after cancer. John Wiley, New York, 1997
26. Annon J. The P-LI-SS-IT models. J Sex Educ Ther 1976;2:1–15
27. Socie G, Klingebiel T, Schwarze CP. Late complications of HSCT. In: Apperley J, Carreras E, Gluckman E, Gratwohl A, Masszi T (eds) The EBMT handbook: haemopietic stem cell transplant. FSE, Genoa, 2004:179–196
28. Royal College of Nursing. Complementary therapies in nursing midwifery and health visiting practice. RCN guidance on integrating complementary therapies into clinical care. Royal College of Nursing, London, 2003
29. House of Lords. Select Committee on Science and Technology. Complementary and alternative medicine. HL Paper 123. House of Lords London, 2000
30. Lively BT, Holiday-Goodman M, Black C, Arondekar B. Massage therapy for chemotherapy induced emesis. In: Rich GJ (ed) Massage therapy: the evidence for practice. Harcourt Brace, London, 2002
31. Wilkinson S. An evaluation of aromatherapy massage in palliative care. Palliati Med 1999;13:409–417
32. Wright S, Courtney C, Donnelly C et al. Clients' perceptions of the benefits of reflexology on their quality of life. Complement Ther Nurs Midwif 2002;8:69–76
33. Molassiotis A, Fernandez-Ortega P, Pud D et al. Use of complementary and alternative medicine in cancer patients: a European survey. Ann Oncol 2005;16:655–663
34. Corner J, Harewood J. Exploring the use of complementary and alternative medicine by people with cancer. Nurs Times 2004;9:101–109
35. Johns C. Becoming a transformational leader through reflection. Reflect Nurs Leadersh 2004;30:24–26
36. Twycross RG. Symptom management in advanced cancer. Int J Clin Oncol 2002;7:271–278
37. Bolen JS. Close to the bone: life-threatening illness and the search for meaning. Touchstone, New York, 1996
38. Frankl V. Man's search for meaning. Washington Square Press, New York, 1946
39. Quinn B. Cancer and the treatment: does it make sense to patients? Hematology 2005;10:325–328
40. Brennan J. Adjustment to cancer – coping or personal transition? Psycho-oncology 2001;10:1–18
41. Greenstein M, Breitbart W. Cancer and the experience of meaning: a group psychotherapy programme for people with cancer. Am J Psychother 2000;54:486–500
42. Steeves R. Patients who have undergone bone marrow transplantation: their quest for meaning. Oncol Nurs Forum 1992;19:899–905
43. Cassell EJ. The nature of suffering and the goals of medicine. Oxford University Press, New York, 1991
44. Kearney M. A place of healing: working with suffering in living and dying. Oxford University Press, Oxford, 2000
45. Cassidy S. Sharing the darkness. Darton, Longman and Todd, London, 1988
46. Barnard D. The promise of intimacy and fear of our own undoing. J Palliat Care 1995;11:22–26
47. Palmer P. The courage to teach. Jossey-Bass, San Francisco, 1998
48. Hart D, Schneider D. Spiritual care for children with cancer. Semin Oncol Nurs 1997;13:263–270
49. Fulton RA, Moore CM. Spiritual care of the school age child with a chronic condition. J Pediatr Nurs 1995;10:224–231
50. Callaghan DM. The influence of spiritual growth on adolescents' initiative and responsibility. Pediatr Nurs 2005;31:91–95
51. Le Shan L. Cancer as a turning point. Plume Books., New York, 1994
52. Campbell AV. Moderated love: a theology of professional care. SPCK, London, 1984
53. Christopher KA. The experience of donating bone marrow to a relative. Oncol Nurs Forum 2000;27:693–700
54. Clare S, Mank A, Stone B et al. A European survey of related donor care. Bone Marrow Transplant 2006;37: S274
55. Bywater L, Atkins S. A study of factors influencing patients' decisions to undergo bone marrow transplantation from a sibling or matched related donor. Eur J Oncol Nurs 2001;5:7–15
56. Mullan F. Seasons of survival: reflections of a physician with cancer. N Eng J Med 1985;313:270–273
57. Quinn B, Stephens M. Bone marrow transplantation. In: Kearney N, Richardson A (eds) Nursing patients with cancer: principles and practice. Elsevier, Edinburgh, 2006:329–352
58. Deeg HJ, Socie G. Malignancies after haematopoietic stem cell transplantation: many questions, some answers. Blood 1998;91:1833–1844
59. Socie G, Curtis RE, Deeg HJ et al. New malignant diseases after allogeneic marrow transplantation for childhood leukaemia. J Clin Oncol 2000;18:348–357
60. Curtis RE, Rowlings PA, Deeg J et al. Solid cancers after bone marrow transplantation. N Engl J Med 1997;336:897–904
61. Balsdon H, Craig JI. Bone marrow and peripheral stem cell transplantation. In: Booth S, Bruera E (eds) Palliative care consultations: haemato-oncology. Oxford University Press, Oxford, 2003:61–74
62. Jeffrey D, Owen R. Changing the emphasis from active curative care to active palliative care in haematology patients. In: Booth S, Bruera E (eds) Palliative care consultations: haemato-oncology. Oxford University Press, Oxford, 2003:153–176
63. National Institute for Clinical Excellence. Supportive and palliative care guidelines 2004. www.nice.org.uk
64. National Institute for Clinical Excellence. Improving outcomes in haemato-oncology cancer 2003. www.nice.org.uk
65. Phipps S, Dunavant M, Garvie PA et al. Acute health related quality of life in children undergoing stem cell transplantation. Descriptive outcomes. Bone Marrow Transplant 2002;29:425–434
66. Elias N. The loneliness of the dying. Continuum, London, 1985
67. Tschudin T. The emotional cost of caring. In: Brykczynska G (ed) Caring: the compassion and wisdom of nursing. Arnold, London, 1997:155–179
68. Johns C. Guided reflection: advancing practice: research in practice. Blackwell Publishing, Oxford, 2002

第5篇　移植术后并发症的处理

PART 5

植入失败

Michael Potter

第 37 章

引言

传统的移植方法包括清髓性预处理 [化疗和（或）放疗]、继发性全血细胞减少和造血恢复。在清髓性移植或完全强度预处理移植中，髓细胞植入指的是第一天中性粒细胞计数持续大于 $0.5 \times 10^9/L$，红细胞和血小板植入意味着不依赖输血支持。血小板维持在 $20 \times 10^9/L$ 以上并脱离输血支持是巨核细胞植入的临床指标。原发性植入失败指的是从未达到上述目标值。继发性植入失败指的是开始获得上述目标值，但后续出现中性粒细胞计数低于 $0.5 \times 10^9/L$，并需要输血。植入失败的诊断通常还需要骨髓检查以确认细胞过少且无原发恶性病浸润或其他情况。

这些原发性和继发性植入失败的定义适用于异基因移植和自体移植。然而，最近几年发展起来的非清髓或减低强度预处理的异基因移植，使得植入失败的定义需要进一步补充。患者不再出现预处理后的全血细胞减少期，植入可以是从受者造血到供者造血的无缝转换。在这种情况下，嵌合状态分析可更好地定义植入失败，植入失败是指无法建立初始的供者嵌合或者供者嵌合的后继丧失。

植入失败的传统定义也不包含个别系列的缺乏，例如红细胞生成障碍（已知与异基因移植相关）。植入不良是指符合植入的初始指标，但血细胞计数长期欠佳，从而带来一些潜在的并发症。原发性和继发性植入失败通常是指发生于移植后 6 个月内，尽管后期植入失败也会发生，并且主要发生在重症再生障碍性贫血和重型珠蛋白生成障碍性贫血患者。对于恶性病患者，后期植入失败往往预示着原发病的复发。

植入失败的发生率

植入失败在当代自体移植中发生率很低，低于 $1\%^{[1]}$。异基因移植后的植入失败发生情况相对复杂。对于不清除 T 细胞、同胞 HLA 相合的完全强度预处理移植，植入失败发生率为 $1\% \sim 2\%^{[2]}$。清除 T 细胞会增加植入失败的风险$^{[3]}$。接受减低预处理强度移植、非血缘供者移植和 HLA 不合供者（相关或无关）移植的患者是发生植入失败的高危群体$^{[2,4]}$。例如在减低强度预处理或清除 T 细胞、足强度预处理的 HLA 不合供者移植中，植入失败发生率为 $5\% \sim 30\%^{[2-4]}$。

植入失败的临床影响

植入失败会导致住院时间延长、细菌真菌感染和出血风险增加$^{[5-6]}$，这些都会增加移植相关死亡率。另外，有证据表明不完全的供者嵌合与高复发风险相关$^{[7]}$。

植入失败的发生机制

在异基因移植中，移植物排斥的免疫学过程已经得以阐明。重症再生障碍性贫血的异基因移植后植入失败的部分原因是先前输血所致的同种异体免疫$^{[8]}$。HLA 不合或非血缘供者移植后发生植入失败与排斥存在明显的免疫学机制。在非血缘供者移植中，供受者 HLA-II 类不合不增加排斥率，但 HLA-I 类不合会增加排斥率，尤其是 HLA-C 位点$^{[9-10]}$。植入排斥过程主要由供者毒性 T 细胞介导，也与 NK 细胞有关$^{[11-12]}$。免疫性移植物排斥通常表现为一个供者成分丧失的短暂过程，随之而来的是造血全面衰竭或自体造血恢复，自体造血恢复在减低强度移植中更多见。

另一个植入失败的机制与供者移植物成分相关。显然，不管是异体移植还是自体移植，移植的造血干细胞数量不足均可能导致植入失败。许多既

433

往的研究已表明，在异体移植和自体移植中，用于移植的单个核细胞（MNC）数量与 CD34$^+$ 细胞数量都必须满足一定的数量要求 [13-15]。一般而言，需要输入 ≥ 2.0×10^6/kg 受者体重的 CD34$^+$ 细胞。临床实践中成功植入的更低数量要求仍难以被界定。干细胞来源也是需要考虑的问题。在脐血移植中，CD34$^+$ 细胞最好能大于 2.0×10^7/kg 受者体重 [16,17]。CD34$^+$ 细胞数量并非决定植入的唯一因素，其他细胞成分（譬如 T 细胞，甚至血清因子）也会影响植入 [16]。外周血干细胞移植的植入速度明显快于骨髓移植，CD34$^+$ 细胞数量在脐血移植中起主要影响。

干细胞的植入能力也会受到细胞收集后处理的不利影响，包括低温保存前细胞放置时间延长 [18]、低温保存过程本身、此后的解冻过程 [19]、移植物的体外操作（例如 CD34 分选）、与去除 T 细胞的抗体共孵育 [20] 或恶性细胞净化 [21]。

影响植入的宿主因素

一些疾病类型是发生移植排斥的高危因素。与移植排斥有关的，包括既往接受骨髓抑制或免疫抑制治疗、细胞产品输注次数、与特定疾病类型相关的骨髓微环境基质损伤。重症再生障碍性贫血和重型珠蛋白生成障碍性贫血患者在移植前可能已经输注了数十单位至数百单位的血细胞制品，这些会引起异体免疫反应，增加植入失败的风险 [8,22-23]。

包括慢性髓细胞白血病的骨髓增殖性疾病患者移植前通常很少接受强烈化疗。骨髓细胞成分增加，同时缺少强烈化疗，因此骨髓增殖性疾病患者发生植入失败的风险高于急性白血病。骨髓纤维化患者的基质异常表现为正常骨髓基质发生了致密的纤维化反应 [24]。重症再生障碍性贫血患者的基质损伤可能与特定病因相关。这些问题移植前如得不到纠正，就会影响移植后供者来源造血生成 [25]。移植时中重度脾肿大也是植入失败的高危因素 [24,26]，结果是移植物优先植入脾而非骨髓，继而发生无效造血与脾功能亢进 [26,27]。

预处理强度也能影响植入过程。在过去 10 年中，采用非清髓性化疗和（或）低剂量全身照射方案的减低强度移植得到开展。简而言之，预处理应包括骨髓抑制与免疫抑制两方面原则。骨髓抑制原则为供者来源造血生成创造空间，而免疫抑制原则

将清除宿主抗移植物的免疫反应。在减低强度移植中，骨髓抑制强度大大减弱，而这可能会带来植入失败的风险，因此需要增加免疫抑制强度来补偿。在具体临床实践中，通常会使用氟达拉滨（一种嘌呤类似物，能强烈抑制 T 细胞活性）、非清髓剂量的化疗（白消安、美法仑或环磷酰胺）和低剂量全身照射 [28,29]。另外，移植前体内使用 T 细胞抗体（比如 ATG、CAMPATH-1H）可以通过清除移植物 T 细胞而降低 GVHD 风险 [30,31]。

移植后早期的感染也是引起不植入或植入不良的原因。一些病毒，例如细小病毒属，可直接作用于造血祖细胞，导致造血细胞成熟障碍。特别是细小病毒属靶向红系祖细胞，与纯红细胞再生障碍有关 [32]。许多病毒，尤其是疱疹病毒属（譬如 EBV[33]、CMV[34]、HHV6[35]），具有吞噬血细胞作用，从而导致植入失败。其他病毒包括腺病毒 [36]、流感病毒 [37] 也可激发噬血现象。

骨髓抑制药物也是引起植入失败或植入不良的原因。移植后免疫抑制剂的选择会影响植入。环孢素可通过减少宿主抗移植物免疫反应来避免植入失败。再生障碍性贫血和重型珠蛋白生成障碍性贫血患者，通常会使用至少 1 年的环孢素来预防后期的移植物排斥。环孢素常常与 3～4 剂甲氨蝶呤联用，甲氨蝶呤具有免疫抑制和降低严重 GVHD 发生率的作用。然而，甲氨蝶呤也是骨髓抑制剂，会引起中性粒细胞的植入延迟（大约 7 天）[38]。其他一些药物也有骨髓抑制作用。用于预防肺孢子虫肺炎的复方新诺明会导致大红细胞症和血细胞减少 [39]。用于预防治疗 CMV 感染的更昔洛韦和前体药物缬更昔洛韦经常会引起严重的骨髓抑制 [40-41]。用于移植后免疫抑制治疗的吗替麦考酚酯同样也有骨髓抑制作用 [42]。H$_2$ 拮抗剂也与植入失败有关 [43]。

引起植入失败的少见原因包括营养性因素（例如叶酸缺乏、维生素 B$_{12}$ 缺乏、蛋白质能量营养不良）。ABO 血型不合移植受者中可以见到红系植入延迟，包括罕见的纯红细胞再生障碍性贫血 [44]。

强烈的 T 细胞清除也会丧失一部分植入的供者 T 细胞亚群，其中一群细胞被称为"否决细胞"[45-46]。这些细胞在移植动物模型中具有解除宿主抗移植物排斥的免疫作用。这些结果可以解释为什么移植物排斥在 T 细胞清除性移植方式中发生率较高。

影响植入的供者因素

在非血缘供者移植中，男性供者通常会被优先选择，其理由如下：由于更好的静脉通路，外周血祖细胞易于采集；供者体重较大，干细胞产量更高。由于先前妊娠因素，女性供者理论上会增加植入失败的可能性[47]。供者年龄也会影响到细胞产量与植入能力，年轻供者通常会被优先选择。

细胞来源也是重要的考虑因素。在外周血干细胞移植中，CD34+细胞数量显得尤为重要，其中包含较多的T细胞和G-CSF动员的髓系祖细胞。这些特点使得外周血干细胞移植后中性粒细胞与血小板植入速度要快于骨髓移植[48]。在一些特定的条件下，骨髓也可以作为优先的干细胞来源，例如再生障碍性贫血。再生障碍性贫血骨髓移植疗效较好的原因主要与慢性GVHD降低有关[49]。

非血缘供者移植的植入失败率高于相合相关供者移植[2]。主次要组织相容性抗原位点不合是众所周知的免疫排斥原因[2]。然而，Perugia团队首次证实，通过增强的免疫抑制处理、高剂量CD34+细胞和强烈的T细胞清除，单倍型移植也能获得完全供者植入[50]。在无关脐血移植中，尽管输入的CD34+细胞数较低、HLA不合位点较多，仍能获得满意的供者植入。这可能与脐血来源干细胞体内增殖能力强、或含有能增强植入的血清因子有关。

植入失败的确定

对于移植后21天或28天中性粒细胞仍未植入的患者，要提高警惕。对于移植后使用过甲氨蝶呤的患者，28天这个时间点更为适用。首先，建议再次核实输入的干细胞数量（CD34+细胞数和MNC计数），同时查阅细胞的实验室处理过程。干细胞实验室较好的做法是将一部分干细胞低温冷冻保存在可回输的袋子里，一旦出现植入失败，即解冻分析细胞活力和体外增殖能力。

对患者进行仔细的临床评估。仔细检查药物使用情况，必要时停用骨髓抑制性药物。例如，患者需接受更昔洛韦/缬更昔洛韦、膦甲酸/西多福韦抗CMV治疗时，应选用骨髓抑制小的替代药物。复方新诺明应被替换成喷他脒以预防肺孢子虫肺炎。有关的临床体征是与植入失败有一定关联的中重度脾肿大，例如骨髓纤维化。

还应进行病毒学检验，包括EBV、CMV、细小病毒、腺病毒的PCR检测，尤其是HHV6。并进行骨髓穿刺与活检，以发现骨髓不增生或增生低下、病毒感染相关的嗜血综合征、原发恶性血液病的浸润等情况。病毒相关嗜血综合征可给予相应抗病毒治疗和输注静脉免疫球蛋白。复方新诺明引起骨髓巨幼红细胞改变，可用亚叶酸治疗。

应进行外周血和骨髓的供受者嵌合分析。在ABO血型不合移植中，可进行ABO分型；在性别不合移植中，可进行X、Y染色体的FISH检测。在性别相合移植中，可进行供受者DNA的变数串联重复序列（VNTR）测定。

在异基因移植中，植入失败通常与供者嵌合的完全或部分丧失相关。供者嵌合的全部缺失通常意味着免疫性移植物排斥过程。供者嵌合占优势的植入失败常提示外源性骨髓抑制，比如药物性或病毒性。

植入失败的处理

生长因子的应用

移植受者中应用生长因子（如G-CSF）的剂量不尽相同。生长因子对生存的影响是有利还是有害，不同的大型回顾性注册研究提供了相互冲突的数据[51-52]。当然，生长因子可以加快中性粒细胞植入速度。在作者单位，移植后常规使用G-CSF仅限于低剂量CD34+细胞移植中，例如脐血移植。

对于可能发生原发性或继发性植入失败的高危患者，建议给予G-CSF或GM-CSF[53]。这些细胞因子用于外源性因素（比如药物性与病毒性）引起的植入失败比内源性免疫排斥更容易获得成功。对于外源性因素介导的髓系植活欠佳患者，生长因子是很有效的。红细胞生成素在移植后应用的价值是很有限的。

免疫抑制药物的调整

在异基因干细胞移植中，随着稳定供者植入的形成且不出现GVHD，双向免疫耐受得以成功建立，免疫抑制药物可逐步停用。为了预防GVHD，某些情况会进行强烈的T细胞清除。对于移植前多次输血的再生障碍性贫血和重型珠蛋白生成障碍性贫血患者，免疫性移植物排斥很容易发生，因此需要持续应用环孢素至少 1 年。环孢素免疫抑制治疗可以克服免疫性宿主抗移植物排斥反应。

对于已出现确切的植入失败表现或已确诊的植入失败患者，加强免疫抑制是符合逻辑的治疗方法。可以增加环孢素剂量以取得高限治疗浓度，也可加用其他药物（如皮质类固醇、吗替麦考酚酯）。这些措施对于进展缓慢的患者可能有效，但对已发生全血细胞减少、骨髓增生不良或完全丧失供者嵌合的患者可能无效。对于 ABO 血型不合移植中发生的选择性红系植入失败患者（常发生于供者为 A型或 B 型、受者为 O 型时），加强免疫抑制可能仍然有效 [54]。

输注供者淋巴细胞以纠正植入失败

随着减低强度移植方式的出现，尤其是当 T 细胞抗体作为预处理的一部分用于体内去 T 时，监测特异性谱系嵌合就有意义了。供者 T 细胞嵌合的进行性下降已被证明与植入失败有关。在减低强度移植中，这一下降过程会进行性进展，伴或不伴有自体造血的恢复。供者 T 细胞嵌合的进行性下降也会增加原发病的复发风险 [7]。已证实，通过供者淋巴细胞输注（DLI）可以逆转供者 T 细胞嵌合下降过程 [55]。通常按逐级递增的剂量方式进行供者淋巴细胞输注以尽可能减轻 GVHD 风险。而在合并供者髓细胞丧失的完全植入失败情况下，DLI 可能无法重建完整的供者造血。

不进行预处理二次输注供者干细胞

丧失供者造血的植入失败也可以通过二次输注供者干细胞进行治疗 [56]。对于骨髓移植受者而言，第二次输注的干细胞经常采用 CD34 + 细胞与 T 细胞预期剂量更高的动员后外周血干祖细胞。在先前采用去 T 移植方式的植入失败受者中，二次输注未处理供者干细胞可能会获得成功。由于输注干细胞中 T 细胞含量高，GVHD 风险相对偏高，因此很有必要给予适当的移植后免疫抑制。二次输注前也可选择 T 细胞抗体（比如 ATG 或 CAMPATH 1H）。还可以进行 CD34 + 细胞分选或其他方式的体外去 T 细胞。作者在临床实践中发现，不进行预处理二次输注供者干细胞非常适用于全血细胞减少，但仍为供者型造血的患者。这些患者的植入失败可能是由于初始供者 CD34 + 细胞数量不足，或药物性、病毒性因素抑制了供者型造血所致。

预处理后二次输注供者干细胞

显然，这是植入失败的另一种治疗手段。供者干细胞来源于同一个初始供者，并且患者在二次输注前要进行预处理 [57]。患者如果先前为减低强度移植，则二次预处理应加强免疫抑制或骨髓抑制的强度。如果先前为完全强度移植，则二次预处理往往采用减低强度类型，并着重加强免疫抑制强度，以减少二次移植过程的毒性 [57]。

如果患者先前应用了全 T 细胞抗体体内去 T 或其他方式去 T，则二次移植不进行去 T 以增强供者植入。在这种情形下，GVHD 风险会显著增加，因此，移植后应给予足够的免疫抑制。

有些情况也可能需要新的供者来进行二次移植 [58]。跟上面讨论的一致，患者需要进一步的预处理，有一定的治疗成功率。

在供者嵌合（T 细胞与髓细胞）完全丧失的患者中，作者更愿意在减低强度预处理之后进行同一初始供者干细胞的二次移植。

最后，回输先前冻存的自体干细胞也有可能用于解救供者嵌合完全丧失的患者 [58]。这种情况不需要预处理。因此，植入失败高危患者移植前可予备份自体骨髓或外周血干细胞，包括配型不合的相关、非血缘供者和脐血移植受者。这里需要考虑的主要问题是自体移植物会有肿瘤细胞的污染，因此，这种方法仅适用于恶性疾病的完全缓解期患者。

输注其他类型的细胞

骨髓来源间充质干细胞具有广泛的生物学活性，在人类移植领域中具有相应的治疗价值。这其中包括间充质干细胞的造血支持作用 [59-60]、体外抑制混合淋巴细胞反应的能力。这表明可利用间充质干细胞的免疫抑制特性取得临床效果。早期临床研究已表明，输注供者来源或第三方（HLA 相合或不合）的间充质干细胞可治疗急性 GVHD，并在某些情况下可治疗或改善植入失败 [59-60]。随机的临床试验已在开展中。

（楼　晓译　楼　晓校）

参考文献

1. Wannesson L, Panzarella T, Mikhael J, Keating A. Feasibility and safety of autotransplants with noncryopreserved marrow or peripheral blood stem cells: a systematic review. Ann Oncol 2007;18:623–632
2. Ottinger HD, Ferencik S, Beelen DW et al. Hematopoietic stem cell transplantation: contrasting the outcome of transplantations from HLA-identical siblings, partially HLA-mismatched related donors, and HLA-matched unrelated donors. Blood 2003;102:1131–1137
3. Urbano-Ispizua A, Rozman C, Pimentel C et al. The number of donor CD3+ cells is the most important factor for graft failure after allogeneic transplantation of CD34+ selected cells from peripheral blood from HLA-identical siblings. Blood 2001;97:383–387
4. Baron F, Baker JE, Storb R et al. Kinetics of engraftment in patients with hematologic malignancies given allogeneic hematopoietic cell transplantation after nonmyeloablative conditioning. Blood 2004;104:2254–2262
5. Offner F, Schoch G, Fisher LD et al. Mortality hazard functions as related to neutropenia at different times after marrow transplantation. Blood 1996;88:4058–4062
6. Morrison VA, Haake RJ, Weisdorf DJ. Non-candida fungal infections after bone marrow transplantation: risk factors and outcome. Am J Med 1994;96:497–503
7. Mattsson J, Uzunel M, Tammik L et al. Leukemia lineage-specific chimerism analysis is a sensitive predictor of relapse in patients with acute myeloid leukemia and myelodysplastic syndrome after allogeneic stem cell transplantation. Leukemia 2001;15:1976–1985
8. Storb R, Thomas ED, Weiden PL et al. Aplastic anemia treated by allogeneic bone marrow transplantation: a report on 49 new cases from Seattle. Blood 1976;48:817–841
9. Petersdorf EW, Longton GM, Anasetti C et al. Association of HLA-C disparity with graft failure after marrow transplantation from unrelated donors. Blood 1997 1;89:1818–1823
10. Petersdorf EW, Kollman C, Hurley CK et al. Effect of HLA class II gene disparity on clinical outcome in unrelated donor hematopoietic cell transplantation for chronic myeloid leukemia: the US National Marrow Donor Program Experience. Blood 2001;98:2922–2929
11. Murphy WJ, Kumar V, Bennett M. Rejection of bone marrow allografts by mice with severe combined immune deficiency (SCID). Evidence that natural killer cells can mediate the specificity of marrow graft rejection. J Exp Med 1987;165:1212–1217
12. Jukes JP, Wood KJ, Jones ND. Natural killer T cells: a bridge to tolerance or a pathway to rejection? Transplantation 2007;84:679–681
13. Klaus J, Herrmann D, Breitkreutz I et al. Effect of CD34 cell dose on hematopoietic reconstitution and outcome in 508 patients with multiple myeloma undergoing autologous peripheral blood stem cell transplantation. Eur J Haematol 2007;78:11–28
14. Ringden O, Barrett AJ, Zhang MJ et al. Decreased treatment failure in recipients of HLA-identical bone marrow or peripheral blood stem cell transplants with high CD34 cell doses. Br J Haematol 2003;121:874–885
15. Weaver CH, Hazelton B, Birch R et al. An analysis of engraftment kinetics as a function of the CD34 content of peripheral blood progenitor cell collections in 692 patients after the administration of myeloablative chemotherapy. Blood 1995;86:3961–3969
16. Terakura S, Azuma E, Murata M et al. Hematopoietic engraftment in recipients of unrelated donor umbilical cord blood is affected by the CD34+ and CD8+ cell doses. Biol Blood Marrow Transplant 2007;13:822–830
17. Wagner JE, Barker JN, DeFor TE et al. Transplantation of unrelated donor umbilical cord blood in 102 patients with malignant and nonmalignant diseases: influence of CD34 cell dose and HLA disparity on treatment-related mortality and survival. Blood 2002;100:1611–1618
18. Antonenas V, Garvin F, Webb M et al. Fresh PBSC harvests, but not BM, show temperature-related loss of CD34 viability during storage and transport. Cytotherapy 2006;8:158–165
19. Fois E, Desmartin M, Benhamida S et al. Recovery, viability and clinical toxicity of thawed and washed haematopoietic progenitor cells: analysis of 952 autologous peripheral blood stem cell transplantations. Bone Marrow Transplant 2007;40:831–835
20. Hale G, Waldmann H. CAMPATH-1 monoclonal antibodies in bone marrow transplantation. J Hematother 1994;3:15–31
21. Alvarnas JC, Forman SJ. Graft purging in autologous bone marrow transplantation: a promise not quite fulfilled. Oncology (Williston Park) 2004;18:867–876
22. Lucarelli G, Galimberti M, Polchi P et al. Bone marrow transplantation in patients with thalassemia. N Engl J Med 1990;322:417–421
23. Novotny VM, van Doom R, Witvliet MD et al. Occurrence of allogeneic HLA and non-HLA antibodies after transfusion of prestorage filtered platelets and red blood cells: a prospective study. Blood 1995;85:1736–1741
24. Guardiola P, Anderson JE, Bandini G et al. Allogeneic stem cell transplantation for agnogenic myeloid metaplasia: a European Group for Blood and Marrow Transplantation, Societe Francaise de Greffe de Moelle, Gruppo Italiano per il Trapianto del Midollo Osseo, and Fred Hutchinson Cancer Research Center Collaborative Study. Blood 1999;93:2831–2838
25. Weber-Mzell D, Urban C, Benesch M et al. Durable remission following a third allogeneic stem cell transplantation in a patient with repeatedly relapsing SAA. The importance of stroma cells for sustained engraftment? Pediatr Transplant 2007;11:332–335
26. Helenglass G, Treleaven J, Parikh P et al. Delayed engraftment associated with splenomegaly in patients undergoing bone marrow transplantation for chronic myeloid leukaemia. Bone Marrow Transplant 1990;5:247–251
27. Pamphilon DH, Cornish JM, Goodman S et al. Successful second unrelated donor BMT in a child with juvenile chronic myeloid leukaemia: documentation of chimaerism using the polymerase chain reaction. Bone Marrow Transplant 1993;11:81–84
28. Slavin S, Nagler A, Naparstek E et al. Nonmyeloablative stem cell transplantation and cell therapy as an alternative to conventional bone marrow transplantation with lethal cytoreduction for the treatment of malignant and nonmalignant hematologic diseases. Blood 1998;91:356–363
29. Niederwieser D, Maris M, Shizuru JA et al. Low-dose total body irradiation (TBI) and fludarabine followed by hematopoietic cell transplantation (HCT) from HLA-matched or mismatched unrelated donors and postgrafting immunosuppression with cyclosporine and mycophenolate mofetil (MMF) can induce durable complete chimerism and sustained remissions in patients with hematological diseases. Blood 2003;101:4620–4629
30. Kottaridis PD, Milligan DW, Chopra R et al. In vivo CAMPATH-1H prevents graft-versus-host disease following nonmyeloablative stem cell transplantation. Blood 2000;96:2419–2425
31. Hale G, Jacobs P, Wood L et al. CD52 antibodies for prevention of graft-versus-host disease and graft rejection following transplantation of allogeneic peripheral blood stem cells. Bone Marrow Transplant 2000;26:69–76
32. Plentz A, Hahn J, Holler E et al. Long-term parvovirus B19 viraemia associated with pure red cell aplasia after allogeneic bone marrow transplantation. J Clin Virol 2004;31:16–19
33. Kawabata Y, Hirokawa M, Saitoh Y et al. Late-onset fatal Epstein-Barr virus-associated hemophagocytic syndrome following cord blood cell transplantation for adult acute lymphoblastic leukemia. Int J Hematol 2006;84:545–548
34. Steffens HP, Podlech J, Kurz S et al. Cytomegalovirus inhibits the engraftment of donor bone marrow cells by downregulation of hemopoietin gene expression in recipient stroma. J Virol 1998;72:5006–5015
35. Johnston RE, Geretti AM, Prentice HG et al. HHV-6-related secondary graft failure following allogeneic bone marrow transplantation. Br J Haematol 1999;105:4041–4043
36. Levy J, Wodell RA, August CS, Bayever E. Adenovirus-related hemophagocytic syndrome after bone marrow transplantation. Bone Marrow Transplant 1990;6:349–352
37. Potter MN, Foot AB, Oakhill A. Influenza A and the virus associated haemophagocytic syndrome: cluster of three cases in children with acute leukaemia. J Clin Pathol 1991;44:297–299
38. Storb R, Deeg HJ, Pepe M et al. Methotrexate and cyclosporine versus cyclosporine alone for prophylaxis of graft-versus-host disease in patients given HLA-identical marrow grafts for leukemia: long-term follow-up of a controlled trial. Blood 1989;73:1729–1734
39. Colby C, McAfee S, Sackstein R et al. A prospective randomized trial comparing the toxicity and safety of atovaquone with trimethoprim/sulfamethoxazole as Pneumocystis carinii pneumonia prophylaxis following autologous peripheral blood stem cell transplantation. Bone Marrow Transplant 1999;24:897–902
40. Moretti S, Zikos P, van Lint MT et al. Foscarnet vs ganciclovir for cytomegalovirus (CMV) antigenemia after allogeneic hemopoietic stem cell transplantation (HSCT): a randomised study. Bone Marrow Transplant 1998;22:175–180
41. Busca A, de Fabritiis P, Ghisetti V et al. Oral valganciclovir as preemptive therapy for cytomegalovirus infection post allogeneic stem cell transplantation. Transpl Infect Dis 2007;9:102–107
42. Mourad M, Malaise J, Chaib ED et al. Correlation of mycophenolic acid pharmacokinetic parameters with side effects in kidney transplant patients treated with mycophenolate mofetil. Clin Chem 2001;47:88–94
43. Agura ED, Vila E, Petersen FB et al. The use of ranitidine in bone marrow transplantation. A review of 223 cases. Transplantation 1988;46:53–56
44. Remberger M, Watz E, Ringden O et al. Major ABO blood group mismatch increases the risk for graft failure after unrelated donor hematopoietic stem cell transplantation. Biol Blood Marrow Transplant 2007;13:675–682
45. Martin PJ. Donor CD8 cells prevent allogeneic marrow graft rejection in mice: potential implications for marrow transplantation in humans. J Exp Med 1993;178:703–712
46. Bachar-Lustig E, Reich-Zeliger S, Reisner Y. Anti-third-party veto CTLs overcome rejection of hematopoietic allografts: synergism with rapamycin and BM cell dose. Blood 2003;102:1943–1950
47. Shaw BE, Russell NH, Devereux S et al. The impact of donor factors on primary non-engraftment in recipients of reduced intensity conditioned transplants from unrelated donors. Haematologica 2005;90:1562–1569
48. Bensinger WI, Martin PJ, Storer B et al. Transplantation of bone marrow as compared with peripheral-blood cells from HLA-identical relatives in patients with hematologic cancers. N Engl J Med 2001;344:175–181
49. Schrezenmeier H, Passweg JR, Marsh JC et al. Worse outcome and more chronic GVHD with peripheral blood progenitor cells than bone marrow in HLA-matched sibling donor transplants for young patients with severe acquired aplastic anemia. Blood 2007;110:1397–1400
50. Aversa F, Terenzi A, Tabilio A et al. Full haplotype-mismatched hematopoietic stem-cell transplantation: a phase II study in patients with acute leukemia at high risk of relapse. J Clin Oncol 2005;23:3447–3454
51. Khoury HJ, Loberiza FR Jr, Ringden O et al. Impact of posttransplantation G-CSF on outcomes of allogeneic hematopoietic stem cell transplantation. Blood 2006;107:1712–1716
52. Ringden O, Labopin M, Gorin NC et al. Treatment with granulocyte colony-stimulating factor after allogeneic bone marrow transplantation for acute leukemia increases the risk of graft-versus-host disease and death: a study from the Acute Leukemia Working Party of the European Group for Blood and Marrow Transplantation. J Clin Oncol 2004;22:416–423
53. Nemunaitis J, Singer JW, Buckner CD et al. Use of recombinant human granulocyte-macrophage colony-stimulating factor in graft failure after bone marrow transplantation. Blood 1990;76:245–253
54. Helbig G, Stella-Holowiecka B, Wojnar J et al. Pure red-cell aplasia following major and bi-directional ABO-incompatible allogeneic stem-cell transplantation: recovery of donor-derived erythropoiesis after long-term treatment using different therapeutic strategies. Ann Hematol 2007;86:677–683
55. Diez-Martin JL, Gomez-Pineda A, Serrano D et al. Successful treatment of incipient graft rejection with donor leukocyte infusions, further proof of a graft versus host lymphohaemopoietic effect. Bone Marrow Transplant 2004;33:1037–1041
56. Larocca A, Piaggio G, Podesta M et al. Boost of CD34+-selected peripheral blood cells without further conditioning in patients with poor graft function following allogeneic stem cell transplantation. Haematologica 2006;91:935–940
57. Jabbour E, Rondon G, Anderlini P et al. Treatment of donor graft failure with nonmyeloablative conditioning of fludarabine, antithymocyte globulin and a second allogeneic hematopoietic transplantation. Bone Marrow Transplant 2007;40:431–435
58. Wolff SN. Second hematopoietic stem cell transplantation for the treatment of graft failure, graft rejection or relapse after allogeneic transplantation. Bone Marrow Transplant 2002;29:545–552
59. Le BK, Samuelsson H, Gustafsson B et al. Transplantation of mesenchymal stem cells to enhance engraftment of hematopoietic stem cells. Leukemia 2007;21:1733–1738
60. Ball LM, Bernardo ME, Roelofs H et al. Cotransplantation of ex vivo expanded mesenchymal stem cells accelerates lymphocyte recovery and may reduce the risk of graft failure in haploidentical hematopoietic stem-cell transplantation. Blood 2007;110:2764–2767

第38章

急性移植物抗宿主病

H Joachim Deeg，Mary E D Flowers

引言

移植物抗宿主病（GVHD）是异基因造血细胞移植后最常见的并发症。在全身照射[1]清除小鼠骨髓功能后输入组织不相容性脾细胞，GVHD 首次被描述为继发性疾病，并发现是由于供者免疫活性细胞所导致的综合征，特别是 T 淋巴细胞[2-4]。人类首例 GVHD 是发生于运用骨髓细胞治疗南斯拉夫核事故幸存者时[5]。20 世纪 70 年代，人类造血细胞移植理论基础得以建立，但即便是在 MHC/HLA 相合同胞供者骨髓移植中，GVHD 仍是一个棘手的问题。

早期的急性 GVHD 和延迟的慢性 GVHD 都已经被描述[6]。然而，急慢性 GVHD 的区别界限不再那么清晰。减低强度移植患者或接受供者淋巴细胞输注的患者发生急性 GVHD 的时间各不相同，这表明急性 GVHD 可以发生移植后数月之后[7]。相反地，具有慢性形式特征的 GVHD 也可以发生在移植后 50 ～ 60 天[7-8]。一些研究者提议，不论发生时间，将 GVHD 简单分为致命性和非致命性两类[9]。最近，NIH 讨论会议提出要区分 GVHD 的两大类型（图 38.1）：急性 GVHD 和慢性 GVHD。急性 GvHD 是指没有慢性 GVHD 表现，包括：①经典型急性 GVHD（发生于移植后 100 天以内）；②持续性、复发性或迟发性的急性 GVHD（发生于100 天之后，经常发生在免疫抑制剂撤减时）。慢性 GVHD 包括：①经典型慢性 GVHD（具备慢性 GVHD 的诊断性临床表现）；②重叠综合征（急慢性 GVHD 的表现同时存在）[10]。

GVHD 也可以发生于免疫缺陷受者输血后，这些患者往往是免疫缺陷者、或存在移植物抗宿主而非宿主抗移植物的组织不相容性载体（通常是指亲缘之间输血）[11-12]。

病理生理学

Billingham 总结了发生 GVHD 的 3 个要素[2]：

- 移植物中包含免疫活性细胞、
- 受者必须表达不同于供者的组织抗原
- 受者无法排斥或破坏供者细胞。

长达 40 年的研究积累了大量数据和论点，例如自身抗原（再输入自体细胞）的错误识别也能导致 GVHD 样疾病（自体 GVHD）[13]。当然，Billingham 基本标准仍然有效。

当前的认识是 GVHD 发展分三个步骤（Ferrara[14]）。在这个模式里，全身照射（TBI）或其他细胞毒治疗引起炎性细胞因子（例如 IL-1、TNF-α）的释放和内皮细胞的凋亡，肠道内脂多糖和其他产物的异位入血反过来又促进细胞因子释放。在这种情形下，供者 T 细胞处于活化和扩增状态。小鼠实验研究显示，宿主抗原递呈细胞（特别是树突状细胞）是关键因素[15]，组织损伤所致的细胞因子释放上调了抗原递呈细胞上的 MHC 基因表达。CD4$^+$ T 细胞与 MHC-Ⅱ类分子或相关肽类相互作用，CD8$^+$ T 细胞与 MHC-Ⅰ类分子相互作用。MHC 分子同时也递呈次要组织相容性抗原（miHA）。活化的 T 细胞释放大量细胞因子，包括 IFN-γ、IL-2、TNF-α。IL-2 在 T 细胞扩增中起到枢纽作用，然而其总体反应依赖于 Th1（IL-2、TNF-α 等）与 Th2（IL-10、IL-4 等）之间的极化模式。其相互作用是复杂的，详细叙述参见最近的综述与专题论文[14]。

随后产生细胞毒效应，包括炎性细胞因子、细胞毒效应细胞（通过 Fas 和穿孔素介导机制）、大颗粒淋巴细胞（LGL）和一氧化氮。先天性（LGL/NK）和适应性（异体反应性 T 细胞）免疫反应均参与其中，并导致终末器官损伤。最近也发现 NKT

细胞和 Treg 细胞也参与其中[14]。

急性 GVHD 的危险因素和发生率

GVHD 危险因素是指向患者群体而言，而非单个患者。为了克服这个问题，一些体外试验用以评估某一患者植入特定供者细胞后发生 GVHD 的风险[16]。取自患者的皮肤活检组织与供者淋巴细胞共培养，淋巴细胞在皮肤组织的浸润方式和组织学变化用以预测 GVHD 的发生。初始研究发现皮肤 GVHD 与体外结果相吻合，但其他脏器结果不一致[17-18]。然而，其研究结果难以被重复[19,20]，因此不能被广泛采用。其他研究者试图通过分析供受者的 CD31、IL-10 或 TNF-α 的基因多态性来预计 GVHD 危险性，但其预测价值仍有争论[21-25]。

重要的危险因素总结见表 38.1。

组织相容性

GVHD 两大主要危险因素包含在 Billingham 理

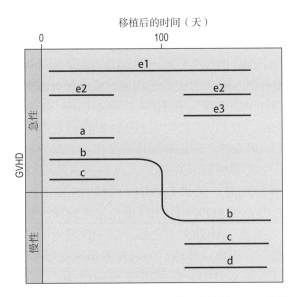

图38.1　结合Sullivan分级法和NIH共识会议的GVHD分类
急性 GVHD：
1. 经典型急性 GVHD：a.自发缓解或治愈；b.进展至慢性 GVHD；c.起初与 a 相同，但一段间歇时间后出现慢性 GVHD
2. 持续性（e1）、复发性（e2）或迟发性（e3）的急性 GVHD
慢性 GVHD：
1. 经典型慢性 GVHD：进展性（b）、间歇期后发生（c）、初发性（d）
2. 重叠综合征：b、c、d 与 e1、e2、e3 重叠发生

表 38.1　急性 GVHD 的危险因素

普遍接受的观点
组织不相容性：HLA，或非 HLA（miHA）
异体反应性供者 T 细胞
受者年龄
供者年龄
供受者性别不匹配
供者的异体致敏
预处理强度
干细胞来源：外周血＞骨髓＞脐血
供者淋巴细胞输注
有争议的观点
HLA 等位基因
脾切除术
疱疹病毒免疫
ABO 血型不合
CD34 细胞剂量
供受者细胞因子基因多态性

论中[2]：组织不相容性与免疫活性供者细胞转移，特异性 T 细胞识别受者体内的"外来"抗原。

组织不相容性影响最大，例如 MHC/HLA 屏障。HLA- Ⅱ 类抗原（HLA-DR、DP、DQ）与 GVHD 相关，而 HLA- Ⅰ 类抗原（HLA-A、B、C，尤其是 C）则影响植入[26]。某种程度的不匹配，例如孤立性 HLA-DQ 差异，并不影响移植效果[27]。

HLA 相合受者发生 GVHD，尤其是相合同胞（从父母遗传了相同的 HLA 单倍型），推测与 MHC 之外的 miHA 差异有关[28]。15 年来，我们对 miHA 的评估能力仍然有限。男性个体表达 Y 染色体上编码的独特 H-Y 抗原。在 HLA 相合移植中，这些抗原被女性供者细胞所识别，发生 GVHD。如果女性供者已被同种致敏（通常是指妊娠），这种效应将更加复杂[29-31]。其他 miHA，包括 HA-1 ~ 5 和可能性抗原，还没有被确切定义[29,32]。

同种异体反应性供者细胞

同种异体反应性供者 T 细胞触发了 GVHD。在小鼠模型中，CD4+ 与 CD8+T 细胞均参与了 GVHD 的发生，并在一定程度上依赖组织相容性屏障[33]。

但人体内的机制仍不清楚。关于 CD4 细胞选择性分选和 CD8 细胞清除的潜在益处已有不少研究，但没有确定性的结论 [34-36]。CD3⁺T 细胞减少 2 ~ 3 个对数可以有效预防或减少急性 GVHD 的发生，虽然这种方法可能会增加植入失败风险、恶性疾病的复发率 [37-38]。减少 T 细胞数量（而非清除 T 细胞）或 T 细胞递增回输也许会避免这些问题 [34,35]。有限稀释法分析抗宿主的特异性供者 Th 细胞和 Tc 细胞，对于 GVHD 发展的预测价值仍存争论 [39-42]。

最新的数据显示，移植后早期（28 天以内）供者 T 细胞的高嵌合与急性 GVHD 高风险相关，尤其是接受减低剂量预处理的患者。但高嵌合率是否能作为 GVHD 的危险因子仍未明确 [43]。

另外，高龄受者或高龄供者可能与 GVHD 的增加有关 [30,44]。供受者性别不合增加了 GVHD 的发生率，女供男的发生率是同性别移植的两倍。供者的同种致敏、病期和预处理强度也是危险因素 [7,8,30,44-50]。最近的报告表明，后者对于急性 GVHD（尤其是严重 GVHD）更有意义，在减低剂量预处理时严重 GVHD 显著减少 [7,51]。更多有争议的因素是特定 HLA 位点不合 [45,52]、先前脾切除 [47,53]、疱疹病毒感染 [54]、ABO 血型不合 [55] 和 CD34 细胞剂量 [50]。在最近的临床试验中，CD34 细胞剂量受到关注，特别是儿童移植中，大剂量 CD34 细胞降低了急性 GVHD 的发生率 [56]。

发生率

接受 HLA 相合同胞 T 细胞充足骨髓移植的患者，在采用传统预处理方案（CyTBI、BuCy、FluCy）、CSA/FK506 + MTX/MMF 的 GVHD 预防方案，40% ~ 60% 的急性 GVHD 需要治疗。某些研究中联合应用糖皮质激素能降低 10% ~ 20% 的发生率。再比如再生障碍性贫血的非恶性疾病移植中，预处理强度的减低伴随着降低了的 GVHD 发生率（20% ~ 40%）[57]。某些 T 细胞清除的试验中，已有报道发生率低于 10%[58]。某些中心，无特定菌环境能降低 GVHD 的发生率。

非血缘供者移植中，急性 GVHD 发生率高达 60% ~ 80%。采用减低预处理强度的 HLA 相合同胞移植，急性 GVHD 发生大约为 40%[7,51]。在一些研究中，Ⅰ 度急性 GVHD 的发生率不作报告。

临床表现和诊断

GVHD 的诊断

急性 GVHD 是初始累及皮肤、肝和胃肠道的临床综合征。任何靶组织可以单独或与其他器官连同受累。皮肤最常受累，并经常与其他器官表现相伴发生。然而，GVHD 的诊断是困难的。例如，直接胆红素的升高、非特异性肝功能异常是肝 GVHD 的主要表现。由于缺乏肝活检结果，高胆红素血症常常被归因于 GVHD，实际上可能是感染或移植毒性造成的。腹泻可能是感染、预处理、药物毒性或 GVHD 的表现。相似的，GVHD 皮疹很难跟药疹区别，即使在组织学水平。

Martin 和他的同事发现不同观察者之间对于 GVHD 严重度的评价存在很大的差异 [59]。最近一项多中心三期临床试验结果显示，由独立委员会确认的 GVHD（和严重 GVHD）发生率实际上要低于研究者所报告的情形 [60]。虽然如此，有经验的临床医生能够建立一套适合实际工作需要的 GVHD 诊断标准，并具有预后评价的意义 [61]。

GVHD 的发生时间

GVHD 的发生依赖于供受者之间组织学配型的不相合度、输入的供者 T 细胞数量、预处理强度和 GVHD 预防方案。在 HLA 严重不匹配、T 细胞数量充足、且 GVHD 体内预防缺如或不足的移植方式中，以发热、红皮病和体液潴留为表现的 GVHD 会发生在移植后一周内 [62]。这种形式的 GVHD 可以迅速致命。如果 GVHD 的预防加强了，例如 CSP/TAC + MTX，GVHD 中位发生时间为移植后 15 ~ 30 天，体外去 T 之后，GVHD 发生时间就会推迟 [63]。因此，移植后一周左右出现皮疹和腹泻，就可能是 GVHD，特别是在预防措施不充足时。CSP/TAC 预防或体外去 T 干细胞接种的动力学机制是不同的。

供者细胞输注后第 1 ~ 第 2 周出现的发热、皮疹、体液潴留和低压性肺水肿等植入综合征，既可以发生在异体移植中，也可以发生在自体移植中 [64]。这一综合征是由于供者移植物开始恢复时细胞因子分泌水平波动所致，不伴有 T 细胞介导的攻击，与急性 GvHD 的"细胞因子风暴"截然不同[65]。至于内环境淋巴细胞增殖是否参与了这一临床过程仍不确定[66]。绝大多数患者对激素反应良好[67]。在自体移植中，一般不需要鉴别诊断，但在异体移植中必须与超急性 GvHD 相鉴别。激素的迅速起效可以支持植入综合征的诊断，虽然一部分 GvHD 也能经激素治疗改善。

皮肤、黏膜

最常见的 GVHD 表现是斑丘疹，有时是麻疹样，有时融合成红斑皮疹，经常累及手掌与足底，这是很有意义的临床特点，因为药疹很少会发生在手掌。然而，移植后第二周发生的与二度烧伤相似的肢端疼痛性水疱性红斑，也可能是预处理毒性所致（例如白消安）[68-69]。GVHD 皮肤表现可以是无症状的，或瘙痒，或疼痛。典型性红斑起始于肩部、颜面和胳膊，大多为阳光暴露区域。皮肤活检有助于确定诊断，但仅仅通过皮肤活检并不能证实 GVHD。轻度 GVHD，受累皮肤少于 25% 的体表，但也会进展至全身性红斑、脱屑、大疱和皮肤溃烂。轻度皮肤 GVHD 通常对中等剂量的糖皮质激素 [1 ~ 2mg/（kg·d）] 或其他免疫抑制剂反应良好。严重的皮肤 GVHD 则难以与 Stevens-Johnson 综合征、中毒性表皮坏死相区别。值得注意的是，急性 GVHD 极少累及结膜。

表皮完整性受到破坏之后，正常皮肤定植菌的感染风险显著增加，如金黄色葡萄球菌、表皮葡萄球菌、革兰阴性杆菌和真菌。严重 GVHD 患者的止痛、水电解质补充、营养支持和抗感染治疗与重度烧伤相似。实际上，烧伤专家的建议对于严重皮肤 GVHD 的治疗很有价值。

黏膜炎未包含在急性 GVHD 的经典描述中。除外感染因素，当造血恢复以后，黏膜损害仍无法治愈，则提示为黏膜（口腔、结膜和阴道）GVHD。

肝

肝 GVHD 的分度依据是总胆红素水平，碱性磷酸酶也常常升高，而转氨酶的升高缺乏连续性。DLI 后的急性 GVHD、造血细胞移植后延迟发生的 GVHD，会表现为"肝炎性"GVHD，包括转氨酶升高[70]。然而，没有一项肝损害的血清学检测是特异性的。胆红素会升高 3 ~ 4 倍，或达到 10 ~ 20mg/dl，或更高，在个别病例甚至丧失肝的合成功能。由于缺乏真正的检测手段，临床层面的肝 GVHD 的诊断水平是很薄弱的。药物毒性、胃肠外营养、肝窦状隙闭塞综合征、感染、慢性感染性胆管炎、胆结石、无结石胆囊炎、和其他无关的预处理会与肝 GVHD 共存或叠加。相对于窦状隙阻塞综合征，肝 GVHD 很少引起体重增加、肝区疼痛或腹水。

感染，尤其是革兰阴性微生物，会引起胆红素升高。CMV 的激活与感染常伴随 GVHD 而发生。移植后所使用的环孢素和雌激素类药物都有肝毒性。

因此，急性肝 GVHD 的诊断是困难的。经静脉活检的发病率较低，活检结果若明确，则会改变大约 50% 患者的临床诊断与处理[71-72]。然而，活检组织标本偏小仍然会带来诊断的不确定性。

肠道

GvHD 侵犯肠道会导致恶心、厌食、疼痛和水样分泌型腹泻。严重者黏膜剥脱而致肠道功能丧失，从而导致蛋白丢失性肠病（低白蛋白血症、出血或麻痹性肠梗阻）。这些表现，加上皮肤损伤、肝合成能力降低导致的体液丢失，使治疗变得困难重重。因此必须随时监测血尿便及电解质情况，并详细记录出入量。艰难梭菌或其他微生物的感染、预处理相关毒性、乳糖不耐受和非特异性黏膜损伤的症状会类似肠道 GVHD，或与其并发同存。相对于皮肤组织病理学，直肠、胃或十二指肠黏膜的活检病理更具特异性，所以治疗也会更加有针对性[73-75]。

孤立的上消化道 GVHD 也并不少见，据 Martin 等报道近些年其发生率有所增加[76]。上消化道 GVHD 单独发生常常是作为其他难以解释的恶心呕吐的病因，但需与疱疹病毒感染、念珠菌病和非特异性胃炎相鉴别[75,77-78]。食管胃十二指肠镜检和黏膜活检有助于正确诊断。上消化道 GVHD 一般对全身性激素或局部倍氯米松治疗敏感[79]。

肠道 GVHD 的放射摄影检查是非特异性的，但可发现肠管的厚度（水肿）与血供增加、肠管肠液充盈。肠道蠕动会加快，而且多普勒检查提示炎症器官的动脉血流增多。MRI 检查显示钆注射后肠管显像增强[80-81]。

其他器官

急性 GVHD 累及的其他器官仍存争议。最常讨论的是肺[82]。肺毒性，包括间质性肺炎、肺泡出血，在异体移植中发生率为 20% ～ 60%，而在自体移植受者中罕见。除 GVHD 之外，引起肺损伤的原因还包括植入综合征、感染、放射性肺炎和化疗相关毒性（例如 MTX、白消安）。至少有一项回顾性分析研究无法将严重肺部并发症与临床急性 GVHD 联系在一起[83]。肺炎是严重 GVHD 死亡率增加的一个原因，虽然这并不意味着是 GVHD 而非免疫抑制剂治疗导致。有一项研究认为，淋巴细胞性支气管炎由 GVHD 引发[84]，但没有被其他研究所确认。然而，肺很可能是 GVHD 靶器官，因为肺内存在广泛的网状内皮系统且与外界环境相通，小鼠移植模型强有力地支持这一观点[85]。BOOP 或隐源性机化性肺炎可能是急性或慢性 GVHD 的表现。

肾和尿道综合征较常见，但大部分与预处理、免疫抑制剂或感染有关。没有确切证据表明急性 GvHD 在其中发挥作用。相似的，神经系统并发症在移植后也较常发生，但绝大多数是由于药物毒性、感染或血管损伤导致。虽然如此，GVHD 相关性中枢神经系统血管炎和周围神经病的数据也已有报道[86-88]。

组织病理学

其他文献已详细阐述了 GVHD 的组织病理学[74]。组织内增殖再生层的程序性细胞死亡（凋亡）是 GVHD 典型的组织病理学特征。皮肤的真皮表皮接合处受损最严重，包括表皮与基底细胞的空泡变性、成熟表皮细胞的分解、嗜酸小体形成和黑色素细胞脱失[74,89-91]。皮肤急性 GVHD 的组织病理学改变与化放疗损伤、药物反应类似[92]。肝小胆管会出现片状断裂、胆管周围上皮细胞损伤、异型胆管和细胞变性，以及胆汁淤积[93-94]。肠道会出现黏膜溃疡和隐窝破坏，隐窝基底受侵最重。结肠通常比回肠更易受侵，隐窝细胞凋亡、绒毛结构扁平脱落[93-94]。结合临床病症分度，单核细胞浸润反而不多见。由于器官的干细胞层面受侵（例如肠道的隐窝基底和皮肤的真皮表皮接合处），上皮损伤修复能力降低，导致水疱形成、绒毛脱落和相关功能障碍。

急性 GVHD 的分级分度

为了提供预后指南、评价治疗反应和不同研究间的横向比较，研究者尝试将某一器官的特定指标的异常定量化，并建立描述 GVHD 严重性的总体分度体系。最初的分度系统是由 Glucksberg 提出的[6]，后来修订成为共识，IBMTR 接着修订补充形成 GVHD 严重性指数的体系[61,95]（表 38.2）。IBMTR 指数的一项重要修订是将上消化道 GVHD（恶心、呕吐、疼痛、活检阳性）包含在内。IBMTR 体系已得到回顾性分析的验证，其严重度与移植相关死亡率密切相关[61]。IBMTR 的 ABCD 水平分别对应 Glucksberg 的 I、II、III、IV 分级[59]，最近一项前瞻性临床试验已表明两套体系在评价 GVHD 的严重度和预后方面具有可比性[96]。另一个修订是 Vogelsang[97] 提议将 II 级细分为 IIa（预后相对较好）和 IIb，细分依据为皮肤侵犯范围、胆红素水平和腹泻量。进一步的临床研究若能提供强有力的证据支持急性 GVHD 发生在其他器官（例如肺[82]）并影响预后，则未来的分级系统将随之做出调整。

轻中度 GVHD（I、II 级或 IBMTR 指数 A、B 水平）虽然发病率不高，却是发生慢性 GVHD[98] 的危险因素。如上所述，将 II 级分成 ab 亚组是有意义的。III/IV 级（IBMTR 指数 C、D 水平）预后不良，IV 级 GVHD（严重指数 D）的病死率为 90% ～ 100%。

所有这些分级系统的欠缺之处在于评价了最严重的情形而忽视了病程的长短。Leisenring[99] 最近提出了"急性 GVHD 活动性指数"，这一指数源自对一组 386 例 1987—1994 年间接受非血缘供者移植的慢性粒细胞白血病患者（试验组和验证组各 193 例）的分析（图 38.2），10 天为一个评价周期。需考虑以下因素：皮疹、胆红素、腹泻、热量摄入、体温、用药和体力状态。其中高胆红素、控制不良的厌食症（恶心、呕吐、热量摄入低于需要量的 40%）、激素应用（或更强的免疫抑制剂）和弱体力状态这些危险因素会增加 200 天的非复发死亡率。这一活动性指数有待其他疾病组群的验证。

同基因和自体 GVHD

据报道，有 10% ～ 15% 的自体或同基因移植

表 38.2　急性 GVHD 的分度

分度	器官 / 累及范围		
	皮肤（皮疹 %BSA）	肝（胆红素，mg/dl）	肠道
修订后的一致意见 [a]			
0	无	无	无
I	＜ 50%	无	无
II a	＜ 50% 且进展缓慢	＜ 3mg/dl	腹泻＜ 1000ml/d [＜ 20ml/(kg·d)]，无出血或痉挛
II b	≥ 50% 或进展迅速	≥ 3mg/dl [b]	腹泻≥ 1000ml/d± 出血、痉挛
III	—	≥ 6 mg/dl 且≤ 15 mg/dl	腹泻≥ 3mg/dl，腹痛 ± 肠梗阻
IV	弥漫性红斑和水疱形成	＞ 15 mg/dl	–

IBMTR 严重性指数 [c]				
指数	器官 / 累及范围			
			肠道	
	皮肤（皮疹 %BSA）	肝（胆红素，mg/dl）	腹泻（ml/d）	上消化道
A	＜ 25	＜ 3.4	＜ 500	–
B	25 ～ 50	3.5 ～ 7.9	500 ～ 1500	恶心、呕吐，或上腹痛
C	＞ 50	8.0-15.0	＞ 1500	活检阳性
D	水疱	＞ 15.0	严重腹痛，肠梗阻	–

a．改编自 Przepiroka[95] 的共识报告，将 II 度细分为 II a、II b 两个亚组

b．≥ 6 mg/dl，如果存在其他肝并发症

c．IBMTR 严重性指数是基于任一器官系统的最大受累水平而评定（修订自 Rowlings[61]）

BSA，体表面积

受者会发生 GVHD 样临床表现：首发于皮肤，并对激素治疗反应迅速，肝也可受累及 [100]。没有异基因屏障的情况下，发生这样的综合征可能是由于免疫系统受破坏后失去自身耐受（错误识别自身抗原）。Hess 和他的同事认为，输入的 T 细胞识别了恒定链肽段 CLIP（公共决定簇）[101,102] 相关的 MHC-II 类抗原。某些同基因 GVHD 的发生反应了一个错误的假设，即同基因供者缺乏广泛的分子证据。Nelson 和他的同事提出另外一个假说，认为一些人在其整个生命过程中一直保留了胚胎发育时期获得的母体细胞 [103]。这表示在 HLA 相合移植时有可能输入很少数量的 HLA 不合细胞（来自于供者母亲）。经胎盘传递的母体细胞可能在初始 GVHD 的发展中起一定作用 [104]。

输血相关 GVHD

输入免疫缺陷患者的大多数血液制品都要经过辐照或白细胞清除以避免输入有活力的异源反应性 T 细胞 [11]。一般来说，供受者之间 MHC 不合使得输入的 T 细胞会被受者免疫系统快速清除。然而，若输入跟受者 MHC 单体相合的纯合子供者细胞，则受者无法识别出供者细胞为外来抗原 [12]。这些细胞会在受者体内存活、植入，并免疫攻击患者非共享单体，从而导致输血诱发的 GVHD [11,105]。

就动力学和临床表现而言，输血相关 GVHD 不同于造血细胞移植后 GVHD，受者骨髓为主要靶组织，HCT 后 DLI 也可见。由于血制品中干细胞数量不足，所以不会出现供者造血恢复。这一综合征常常因为难治性全血细胞减少而致命。

GVHD 的预防

预防 GVHD 在于随时清除所有已知的危险因素并尽可能降低对移植的内在影响。

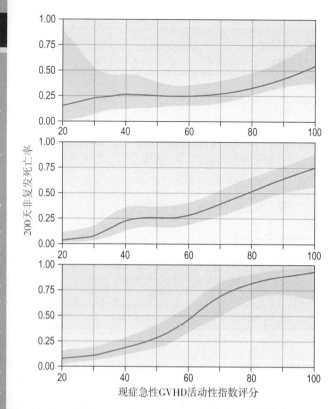

图38.2 现症急性GVHD的严重度可预测200天非复发死亡率。所图所示的是3个不同时期发生的急性GVHD指数评分对于200天死亡率的影响。实线代表严重度指数评分的中位值，阴影面积代表95％的可信区间

供者选择

理想供者是年轻、CMV 阴性、未致敏的、同性别 HLA 相合同胞，虽然已观察到 HLA 不合或非血缘供者的 GVL 效应会更强。实际上，一些新近报告认为，在某些疾病种类中非血缘供者移植能取得更好的效果，特别是在减低预处理强度移植时 [106]。

是否采用 HLA 不合的亲缘供者，取决于不相合的程度、疾病类型和患者入组研究的意愿。如果没有 HLA 相合同胞，则开始寻找非血缘供者。随着非血缘供者注册数量（超过 500 万的注册量）的增加和 HLA 分子分型技术的改进，越来越多的 DNA 水平 HLA 相合的非血缘供者可用于移植。

另一个干细胞来源是脐血细胞，事实上供受者之间很难达到 HLA 全相合，但由于其细胞不成熟性，及其成分和功能，比基于 HLA 不相合程度预计的 GVHD 发生率要更低 [107-108]。

基于特定细胞因子（例如 TNF-α、IL-10）的供者选择就目前而言仍不现实。

受者因素

小鼠研究显示，无菌的移植环境可以预防 GVHD[4]。临床研究也表明，将患者置于隔离的独立空间（例如空气层流病房）并进行肠道和皮肤清洁可以部分预防 GVHD[109-110]，特别是非恶性病患者。某些移植中心对所有患者都如此处理[111]。虽然这些方法已被大多数研究者抛弃，但最近有两个研究报告认为通过甲硝唑（联合环丙沙星）和氟康唑的预防均能减少 GVHD 的发生[112-113]。动物模型中运用 LPS（或 TNF-α）拮抗剂也能减少肠道 GVHD[114]。IL-11 和角质细胞生长因子也在试验中，但都没有数据证明哪一个有抗 GVHD 的保护作用[115-116]。

预处理方案

与病理生理学理论吻合的是，强烈的预处理方案（尤其是高剂量 TBI）会导致内皮损伤和相应组织疾病。临床结果也显示，采用低毒性预处理方案（如单用环磷酰胺，或各种 RIC 方案）时，GvHD 发生率降低，严重急性 GVHD 很少[7,51,110,117]。

体内预防

药物

早期研究采用单剂 MTX（基于 Uphoff 的研究工作），用 α- 氨基蝶呤或低频率的环磷酰胺来预防 GVHD[118]。前期临床试验也表明，不做预防措施，急性 GVHD 发生率接近 100%[62]，且经常很严重。当给予由犬模型得来的 MTX 预防方案（15 mg/m² d1，10 mg/m² d3、d6、d11，然后每周一次直至第 102 天）时，II ～ IV 度 GVHD 的发生率为 30% ～ 60%[119]，而缩减的 MTX 方案有效性降低[120]。

钙调磷酸酶抑制剂的出现，先是环孢素（CSP）[121]，而后是他克莫司（TAC）[122] 提供了新选择，其好处是减少了骨髓抑制的情况。环孢素开始于移植前一天或数天，1.5 ～ 2.5mg/kg 每 12 小时一次静脉注射或持续静脉输入，能耐受口服时改为 6mg/kg 每 12 小时一次口服。根据给药方法的不同，环孢素的目标血药浓度为 150 ～ 400ng/ml，一般在第 50 天开始逐渐减量（若因毒性问题减量时间可提前），并持续 6 ～ 12 个月。

他克莫司常常以 0.03 ～ 0.04mg/（kg·d）的剂量持续静脉输入，可耐受时按 0.15mg/（kg·d）的剂量转换为口服，其目标血药浓度为不高于 15ng/ml。日本一项随机临床试验结果表明，他克莫司预防 GVHD 的疗效优于环孢素[123]，HLA 相合与不合的急性 GVHD 发生率分别为 13%/41%、21%/54%。

基于 MTX + CSP 优于单用的临床前研究结果[124]，后续开展了一批临床试验来评价联合用药或单药的预防疗效（表 38.3）。HLA 相合同胞移植时采用 MTX + CSP 预防，Ⅱ～Ⅳ度 GVHD 发生率为 20% ～ 56%。CSP+甲泼尼松龙 MP，剂量 0.5 ～ 1.0mg/kg，HCT 后采用不同的时间间隔，

Ⅱ～Ⅳ度 GvHD 发生率为 23% ～ 32%；MTX + CSP + MP 三药联用时，Ⅱ～Ⅳ度 GVHD 发生率为 9% ～ 46%。这些结果之间的差别不仅反映了给药方案的不同，也反映出各试验中患者选择、患者年龄、预处理方案和 GVHD 临床分级的差异[125]。重要的是，即使经过药物联用降低了 GVHD 的发生率，但其生存情况并没有相应改善，这与加入第三类药物 MP 显著有关。虽然如此，药物联用总体优于单药，TAC 优于 CSP[126]。

MMF 替代 MTX 降低了黏膜炎的发生率和严重度，但就 GVHD 和生存而言，MMF 并不优于MTX[127,128]。许多研究者减少了 MTX 的用量[129,130]，

表 38.3 联合免疫抑制剂预防急性 GVHD 的随机试验

中心（年份）	疾病分组	病例数（n）	对比方案	中位年龄（岁）	GVHD 发生率（%）
HLA 相合同胞供者					
Minneapolis（1982）[134]	非恶性病及	32	MTX+ATG+PSE	16	21
	恶性病	35	MTX	16	48（$P=0.01$）
Seattle（1989）[187]	AML-CR1 及	43	MTX+CSP	30	33
	ML-CP	50	CSP	30	54（$P=0.01$）
City of hope（1987）[188]	急性白血病及	53	MTX+PSE	26	47
	CML	54	CSP+PSE	26	28（$P=0.05$）
Baltimore（1987）[189]	非恶性病及	42	CSP+MP	23	32
	恶性病	40	CY+MP	24	68（$P=0.05$）
Seattle（1990）[190]	非恶性病及	59	MTX+CSP+PSE	32	46
	恶性病	63	MTX+CP	28	25（$P=0.02$）
Stanford（1993）[191]	恶性病	74	CSP+PSE	32	23
		75	MTX+CSP+PSE	28	9（$P=0.02$）
Multicenter（1998）[192]	血液肿瘤	164	MTX+CSP	40	44
		165	MTX+TAC	40	32（$P=0.01$）
Stanford（2000）[193]	血液肿瘤	96	MTX+CSP	34	20
		90	MTX+CSP+PSE	34	18（n.s.）
Helsinki（2000）[194]	血液肿瘤及	55	MTX+CSP	41	56
	重症再障	53	MTX+CSP+PSE	42	19（$P=0.001$）
Cleveland（2000）[127]	血液肿瘤	21	MMF+CSP	NA	48
		19	MTXa+CSP	NA	37（$P=0.40$）
HLA 不合供者					
Multicenter（2000）[60]	非恶性病及	90	MTX+CSP	35	74
	恶性病	90	MTX+TAC	34	56（$P=0.001$）

a.MTX：5mg/m^2 d1、3、6、11

AML，急性髓性白血病；ATG，抗胸腺细胞球蛋白；CML，慢性髓性白血病；CP，慢性期；CR，完全缓解；CSP，环孢素；CY，环磷酰胺；GVHD，移植物抗宿主病；MP，甲泼尼龙；MTX，甲氨蝶呤；n.s.，不显著；NA，不适用；PSE，泼尼松；TAC，他克莫司

Przepiorka 报告了小剂量 MTX 方案[131] 的研究结果。这样的策略能减少黏膜炎问题并提高口服 CSP 或 TAC 的依从性。因此，不少当前的 MTX 方案采用 7.5mg/m² （而不是 15 或 10），甚至更低，且只用 3 天（d1、3、6）。然而，也有研究表明省去第 11 天的 MTX 之后，GVHD 发生率增高[49]。

Cutler 等在二期临床试验以西罗莫司替代 MTX，并联用他克莫司用于 HLA 相合同胞移植，发现急性 GVHD 发生率降至 10%，100 天时的无复发生存率为 93%[132]。随后，他们又将 TAC + 西罗莫司 + 低剂量 MTX 的三药联合方案用于无关移植中，观察到 2 ~ 4 度急性 GVHD 发生率为 26%[133]。但迄今为止，其他研究还没有重复出相似的结果。

体内抗体预防

一些最近的临床试验将 ATG 作为预处理和 GVHD 预防的一部分，这一策略由 Ramsay 于 1982 年率先提出[134]。这些报告显示移植前使用 ATG 降低了急慢性 GVHD 的发生率[135-140]。Russell 报告急性 GVHD 的发生率，亲缘供者移植是 8%、非亲缘供者移植为 19%[140]，其他研究者报告要高于这一数值[135,137]。高剂量的 ATG 会增加感染[135]。6 ~ 8mg/kg 的剂量较合适。

大剂量静注入免疫球蛋白是有争议的。有一个不利的方面是会干扰免疫重建[141]。

运用最广泛的单抗是 CD52 单抗（CAMPATH 1H），已应用于多种预处理方案，发现可降低相关和非相关移植患者 GVHD 的发生率和非复发死亡率[142]。另一个吸引人的地方是 CD52 单抗可以促进植入。CD25 抗体也有相应益处[143]。蓖麻毒素偶联的 CD5 单抗并无显著临床意义[63,144-145]。

体外 T 细胞清除

理论上，清除受者反应性供者 T 细胞可以解决 GVHD 问题，实际上所有的去 T 研究都显示能减少急性 GVHD 的发生（非慢性 GVHD）。然而，很大一部分患者会出现植入失败和疾病复发。虽然如此，许多试验采用各种单抗（联合或不联合非人源化补体）、E 玫瑰红 / 植物凝集素方法、淘洗技术或失活功能的光疗法清除 T 细胞[142,144,146]。为避免清空全部 T 细胞带来的问题，一些试验进行选择性去除 CD4⁺ 或 CD8⁺ 细胞，或部分清除 CD4⁺、CD8⁺ 细胞[35]。HLA 不合移植研究采用的其他策略是通过与供者抗原递呈细胞、CTLA4-Ig 共孵育来清除活化的 T 细胞[147]。

近来，Wagner 等发表了一项 15 个中心的随机临床试验结果，比较了 MTX+CSP（n=204）、去 T + CSP（n=201）两种预防方法的疗效。去 T 采用淘洗技术或 T10B9 单抗联合兔补体的共孵育法[58]。Ⅲ ~ Ⅳ 度 GVHD 分别为 19%（去 T 组）、29%（MTX+CSP 组），P=0.017。然而，两组长期生存率无显著差异，去 T 组 CML 患者的复发率（20%）明显高于 MTX + CSP 组（7%，P=0.009），去 T 组 CMV 感染率也高于 MTX + CSP 组（P=0.023）。其他研究者去 T 之后加入 DLI，试图获得去 T 益处的同时不增加复发[146]。

最近，去 T 细胞也用于外周血干细胞移植[148]，因为其 GVHD 的风险高于骨髓移植。供者应用 G-CSF 之后使得 DC2 细胞增加[149]。DC2 细胞能激活 T 细胞分泌 Th2 细胞因子（IL-4、IL-10），抑制原态 T 细胞的增殖。这样，相当于部分清除 CD3⁺ T 细胞，保留其余细胞组分，减少 GVHD 风险[149-150]。

其他方法

Ruutu 等报告了运用熊去氧胆酸（UDCA）的经验，这个药最初是用于减少肝毒性的[151]。他们的研究包括了亲缘和非亲缘供者移植，随机分成 UDCA 用药组（n=123）、UDCA 不用药组（n=119），剂量为 12mg/（kg·d），自预处理开始之前持续到移植后 + 90 天。UDCA 用药组的非复发死亡率降低了（19% 比 34%，P=0.01），总体生存率改善了（71% 比 55%），也减少了急性 GvHD 的发生率（3 ~ 4 度 GVHD 有统计学意义，P=0.01）。

GVHD 的治疗

10% ~ 90% 的急性 GVHD 患者需要治疗。由于治疗反应决定了患者生存率的高低，因此，GVHD 的有效治疗很重要[152-154]。表 38.4 总结了急性 GVHD 治疗的一些随机临床试验结果，治疗思路与流程参见图 38.3。

初始治疗

糖皮质激素 [例如甲泼尼松龙 MP，2mg/（kg·d）

表 38.4　急性 GvHD 的治疗—部分随机试验的结果

研究中心（年份）	病例数（n）	对比方案	中位年龄（岁）	有效率（%）	总生存率（%）
Seattle（1981）[195]	20	MP	24	65	40
	17	ATG	24	35	24（n.s.）
Seattle（1985）[196]	39	MP	27	41	28
	38	CSP	26	61（P=0.039）	24（n.s.）
Minneapolis（1993）[197]	16	MP 慢减	33	13	81
	14	MP 快减	29	29（n.s.）	66（n.s.）
France（1995）[198]	34	MP+CSP+placebo	29	63	59
	35	MP+CSP+CD25 mAB	25	70（n.s.）	66（n.s.）
Seattle（1996）[168]	114	MP+placebo	30	25	45
	129	MP+CD5-IT	29	40（P=0.019）	49（n.s.）
Italy（1998）[156]	47	MP（2mg/kg）	26	68	63
	48	MP（10mg/kg）	28	71（n.s.）	62（n.s.）
Seattle（1998，肠道 GVHD）[158]	29	MP+placebo	39	41	NA
	31	MP+Beclo	34	71（P=0.02）	NA
Minneapolis（2000）[169]	46	MP	28	55	50
	50	MP+ATG	23	27（P=0.02）	40（n.s.）
Multicenter（2004）[199]	53	MP+Daclizumab	45	29	25a
	49	MP+placebo	42	60（P=0.002）	56（P=0.005）

a：1 年无病生存率

ATG，抗胸腺细胞球蛋白；Beclo，倍氯米松；CSP，环孢素；GVHD，移植物抗宿主病；IT，免疫毒素；MAB，单克隆抗体；MP，甲泼尼龙；NA，不适用；n.s.，不显著

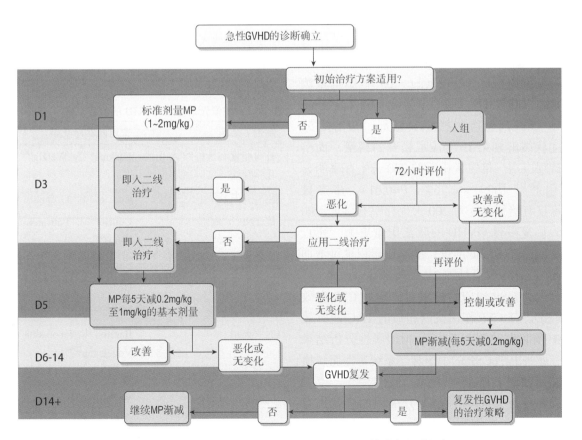

图38.3　急性GVHD的治疗思路。首选一线治疗，左侧边所列天数作为治疗决策的参考时间点

×14 天或更长] 仍为急性 GVHD 的主要治疗手段。分裂间期淋巴细胞的溶胞作用和抗炎效应，能缓解包括超急性在内的临床症状。其对 Ⅱ～Ⅳ度急性 GVHD 的完全缓解率为 20%～25%，有效缓解率为 40%～50%。一项前瞻性随机临床试验比较了 2mg/（kg·d）和 10mg/（kg·d）两种剂量 MP 的疗效，未发现高剂量 MP 的优势[155]。同一研究者随后报道了 2mg/（kg·d）剂量 MP 治疗 211 例 Ⅰ～Ⅳ度 GVHD 的研究结果[156]，发现 71%（150例）的患者治疗 5 天后可以渐减剂量，29%（61例）的患者需要持续用药。5 天无反应者随机进入 5mg/（kg·d）剂量 MP 单用组、ATG（6.25mg/d×10 天）＋5mg/（kg·d）剂量 MP 组，26% 的患者获得完全缓解。5 天有反应者的非复发死亡率和 5 年生存率均优于 5 天无反应者，分别为 27%/49%（P=0.009）、53%/35%（P=0.007）。两组间的后续治疗措施无显著差别。

然而，大剂量激素的系统治疗伴随许多毒性，尤其是感染。因此，替代激素的治疗策略很受重视。一项随机试验比较了 1mg/（kg·d）口服剂量 MP＋安慰剂、1mg/（kg·d）口服剂量 MP＋倍氯米松两种方法治疗 60 例肠道 GVHD 患者的疗效，第 10 天有效率分别为 55%、71%，第 30 天持久有效率分别为 41%、71%（P=0.02）[157,158]。McDonald[79] 追踪研究了 129 例胃肠道 GVHD 患者的治疗，分两组：1～2mg/（kg·d）口服剂量泼尼松＋8mg/（kg·d）口服剂量倍氯米松、1～2mg/（kg·d）口服剂量泼尼松＋安慰剂；共治疗 50 天，若症状缓解则第 10 天泼尼松开始减量，而倍氯米松持续应用。倍氯米松组的 200 天生存率明显高于安慰剂组（92% v.s. 76%，P=0.01），多参数分析显示仅有倍氯米松对 200 天生存率有显著影响（P=0.05）。复发性 GVHD 的激素用量更大、死亡风险更高。相对于最低剂量，泼尼松累积量每增加 1.0mg/kg，死亡率就会增加 2%（P=0.045）。

没有进行 CSP 预防的患者可以应用 CSP 有效治疗 GVHD。与 CSP 作用机制相似的 TAC 能有效治疗 CSP 预防失败的患者[159]，但回顾性分析结果提示只有那些由于 CSP 的中枢神经系统毒性而转换为 TAC 的患者才对 TAC 治疗真正有效[160]。

马抗和兔抗 ATG 对激素治疗失败的患者仍有 20%～30% 的有效率[152,154,161-162]，但感染和血小板减少是其常见并发症，某些研究显示生存率仅为 10%[163]。一项联合应用 TAC 和 ATG 的研究已取得了良好的结果[164]。

MMF 和西罗莫司最近也用于治疗急性 GVHD[165]。MMF 联合 CSP 和泼尼松对某些患者有效[166]。

毒素偶联单克隆抗体也取得一定的疗效[167]。一项随机试验比较了 MP、MP＋蓖麻蛋白 A 偶联 CD5 抗体的治疗效果，发现 CD5 抗体提高了治疗的有效率（40% vs 25%，P=0.019），两组的慢性 GVHD 发生率与生存率无显著差别[168]。相同的结果也见于 MP 与 MP＋ATG 的比较研究中[169]。

二线治疗（激素治疗无效的 GvHD）（表 38.5）

CSP、TAC、ATG 和 MMF 均已用于激素治疗无效的急性 GVHD。最近一项西罗莫司治疗 21 例患者的试验结果显示获得 50% 的有效率，较历史对照组明显改善了生存[165]。

一批针对全部 T 细胞或部分 T 细胞亚群的鼠源化或人源化单克隆抗体开始应用到激素治疗无效 GVHD 的二线治疗中。抗 CD2、CD3、CD5 和其他单抗均观察到了疗效[38,170-171]。一项抗 CD147 单抗（ABX-CBL）治疗激素耐药急性 GVHD 的试验结果表明，超过一半的患者有效，生存率优于应用马抗 ATG 治疗的历史对照组[172]。然而，后续的 III 期试验共纳入 92 例患者，ABX-CBL 组与马抗 ATG 组在 180 天生存率上并无明显差异（未发表资料）。

表 38.5　激素无效急性 GVHD 的治疗选择

制剂／策略	选用的参考文献
补骨脂素和紫外线 A 光线化学疗法	Furlong[200]，Wetzig[201]
体外光照	Couriel[202]，Greinix[182]
抗 TNFα 制剂	Couriel[203]，Patriarca[204]，Wolff[205]
人源化 CD3 抗体	Carpenter[173]，Carpenter[174]
地尼白介素 2	Ho[206]
IL-2R 抗体	Massenkeil[207]，Wolff[205]
西罗莫司	Benito[165]，Jacobsohn & Vogelsang[208]
他克莫司	Peters[209]
抗胸腺细胞球蛋白	Macmillan[152]，Perters[209]
喷司他汀	Bolanos-Meade[210]，Margolis & Vogelsang[211]

Carpenter[173] 应用人源化单抗 HuM291（visilizumab，靶向 T 细胞受体 zeta 链）治疗 GVHD，取得良好结果。15 例激素耐药 GVHD 患者中，7 例完全缓解，8 例部分缓解。值得注意的是，单剂应用即获得持续反应。随后，在纳入 44 例患者的追踪研究中，86% 为 Ⅲ～Ⅳ 度急性 GVHD，总有效率为 32%，42 天完全缓解率为 14%，6 个月生存率为 32%[174]。两项试验中，40%～50% 患者出现 EBV-DNA 血浆滴度升高，并可被 CD20 单抗（利妥昔单抗）控制。

另一个治疗策略是针对细胞因子受体的抗体。IL-2R 单抗（B-B10）在实验和临床中都已证明有效[175]。Pilot 试验用基因工程人源化 Tac 单抗（dacliumzab，靶向 IL-2R 的 α 亚基）治疗激素无效 GVHD 获得了 40% 的有效率[176-177]。实验数据表明，阻断其他受体（例如 IL-1）也具有治疗价值。然而，最近也有一些治疗无效的研究报告[116]。有一篇临床报告显示了抗 TNF-α 单抗（infliximab）治疗激素耐药急性 GVHD 的有效性[178]。但这一方法须慎重应用，在合并自身免疫性疾病的患者中应用，已观察到有结核病的高复燃率[179]。

PUVA（8-甲氧沙林的光敏作用和紫外线照射）对部分急慢性皮肤 GVHD 的治疗有效。将自体外周血单核细胞进行 8-甲氧沙林的光敏化和紫外线照射后回输到患者体内，能有效治疗对传统治疗失败的急、慢性 GVHD[180-182]。

总结

急性 GVHD 是诊断困难的复杂临床综合征，缺乏简单的实验室检查手段。由于患者的生存很大程度地依赖于准确的临床诊断和迅速治疗，因此识别该疾病显得至关重要。目前仍没有完全满意的预防策略，最有效的方法常伴随着其他并发症，特别是会增加原发病的复发率。有证据表明，RIC 预处理方案降低了急性 GVHD 的发生率，并减轻了其严重度，但对慢性 GVHD 无明显影响。

完全不同于以往的新思路与新方法（比如风险适宜的一线治疗或先发治疗）可能会改善治疗结果。需要建立更好的预测指标。内皮细胞近来被认为是 GVHD 的重要靶点[183]，但调节内皮细胞活性的药物还未开始试验。最后，调节性 T 细胞（如 CD4+CD25+ T 细胞）或 T1 型 Treg 细胞[184-186] 的重要性日益显现，针对亚群细胞的调制或调节性细胞的治疗性应用将变得更有意义。

致谢

本文受 PHS 资助计划（HL36444、CA18029、CA15704）支持。

（楼 晓译 李渤清 校）

参考文献

1. Lorenz E, Uphoff D, Reid TR et al. Modification of irradiation injury in mice and guinea pigs by bone marrow injections. J Natl Cancer Inst 1951;12:197–201
2. Billingham RE. The biology of graft-versus-host reactions. In: The Harvey Lectures. Academic Press 1966; New York, p 21–78
3. Elkins WL. Cellular immunology and the pathogenesis of graft versus host reactions (Review). Progress in Allergy 1971;15:78–187
4. van Bekkum DW, de Vries MJ. Radiation chimaeras. Logos Press, London, 1967
5. Mathé G, Jammet H, Pendic B et al. Transfusions et greffes de moelle osseuse homologue chez des humains irradiés a haute dose accidentellement. Revue Francaise d' Etudes Cliniques et Biologiques 1959;IV:226–238
6. Glucksberg H, Storb R, Fefer A et al. Clinical manifestations of graft-versus-host disease in human recipients of marrow from HL-A-matched sibling donors. Transplantation 1974;18:295–304
7. Mielcarek M, Martin PJ, Leisenring W et al. Graft-versus-host disease after nonmyeloablative versus conventional hematopoietic stem cell transplantation. Blood 2003;102:756–762
8. Mielcarek M, Burroughs L, Leisenring W et al. Prognostic relevance of 'early-onset' graft-versus-host disease following nonmyeloablative hematopoietic cell transplantation. Br J Haematol 2005;129:381–391
9. Flowers ME, Traina F, Storer B et al. Serious graft-versus-host disease after hematopoietic cell transplantation following nonmyeloablative conditioning [erratum appears in BMT 2005;35:535]. Bone Marrow Transplant 2005;35:277–282
10. Filipovich AH, Weisdorf D, Pavletic S et al. National Institutes of Health consensus development project on criteria for clinical trials in chronic graft-versus-host disease: I. Diagnosis and Staging Working Group report. Biol Blood Marrow Transplant 2005;11(12):945–956
11. Higgins MJ, Blackall DP. Transfusion-associated graft-versus-host disease: a serious residual risk of blood transfusion (review). Curr Hematol Rep 2005;4(6):470–476
12. Juji T, Takahashi K, Shibata Y et al. Post-transfusion graft-versus-host disease in immunocompetent patients after cardiac surgery in Japan (Letter to Editor). N Engl J Med 1989;321:56
13. Hess AD, Jones RJ. Autologous graft-versus-host disease. In: Thomas ED, Blume KG, Forman SJ (eds) Hematopoietic cell transplantation, 2nd edn. Blackwell Science, Boston, 1999: 342–348
14. Ferrara JL, Cooke KR, Deeg HJ (eds) Graft-vs.-host disease. Marcel Dekker, New York, 2005
15. Shlomchik WD, Couzens MS, Tang CB et al. Prevention of graft versus host disease by inactivation of host antigen-presenting cells. Science 1999;285(5426):412–415
16. Sviland L, Dickinson AM. A human skin explant model for predicting graft-versus-host disease following bone marrow transplantation. J Clin Pathol 1999;52(12):910–913
17. Theobald M, Nierle T, Bunjes D et al. Host-specific interleukin-2-secreting donor T-cell precursors as predictors of acute graft-versus-host disease in bone marrow transplantation between HLA-identical siblings. N Engl J Med 1992;327(23):1613–1617
18. Vogelsang GB, Hess AD, Berkman AW et al. An in vitro predictive test for graft versus host disease in patients with genotypic HLA-identical bone marrow transplants. N Engl J Med 1985;313:645–650
19. Dickinson AM, Sviland L, Wang XN et al. Predicting graft-versus-host disease in HLA-identical bone marrow transplant: a comparison of T-cell frequency analysis and a human skin explant model. Transplantation 1998;66(7):857–863
20. Wang XN, Taylor PR, Skinner R et al. T-cell frequency analysis does not predict the incidence of graft-versus-host disease in HLA-matched sibling bone marrow transplantation. Transplantation 2000;70(3):488–493
21. Cullup H, Dickinson AM, Jackson GH et al. Donor interleukin 1 receptor antagonist genotype associated with acute graft-versus-host disease in human leucocyte antigen-matched sibling allogeneic transplants. Br J Haematol 2001;113(3):807–813
22. Lin MT, Storer B, Martin PJ et al. Genetic variation in the IL-10 pathway modulates severity of acute graft-versus-host disease following hematopoietic cell transplantation: synergism between IL-10 genotype of patient and IL-10 receptor genotype of donor. Blood 2005;106(12):3995–4001
23. Nichols WC, Antin JH, Lunetta KL et al. Polymorphism of adhesion molecule CD31 is not a significant risk factor for graft-versus-host disease. Blood 88 1996;(12):4429–4434
24. Rocha V, Franco R F, Porcher R et al. Host defense and inflammatory gene polymorphisms are associated with outcomes after HLA-identical sibling bone marrow transplantation. Blood 2002;100(12):3908–3918
25. Takahashi H, Furukawa T, Hashimoto S et al. Contribution of TNF-alpha and IL-10 gene

polymorphisms to graft-versus-host disease following allo-hematopoietic stem cell transplantation. Bone Marrow Transplant 2000;26(12):1317–1323

26. Petersdorf EW, Hansen JA, Martin PJ et al. Major-histocompatibility-complex class I alleles and antigens in hematopoietic-cell transplantation. N Engl J Med 2001;345(25):1794–1800

27. Petersdorf W, Kollman C, Hurley CK et al. Effect of HLA class II gene disparity on clinical outcome in unrelated donor hematopoietic cell transplantation for chronic myeloid leukemia: the US National Marrow Donor Program experience. Blood 2001;98(10):2922–2929

28. Dickinson AM, Wang XN, Sviland L et al. In situ dissection of the graft-versus-host activities of cytotoxic T cells specific for minor histocompatibility antigens. Nat Med 2002;8(4):410–414

29. Goulmy E, Schipper J, Pool J et al. Mismatches of minor histocompatibility antigens between HLA-identical donors and recipients and the development of graft-versus-host disease after bone marrow transplantation. N Engl J Med 1996;334:281–285

30. Kollman C, Howe CW, Anasetti C et al. Donor characteristics as risk factors in recipients after transplantation of bone marrow from unrelated donors: the effect of donor age. Blood 2001;98(7):2043–2051

31. Rufer N, Wolpert E, Helg C et al. HA-1 and the SMCY-derived peptide FIDSYICQV (H-Y) are immunodominant minor histocompatibility antigens after bone marrow transplantation. Transplantation 1998;66(7):910–916

32. Tseng L-H, Lin M-T, Hansen JA et al. Correlation between disparity for the minor histocompatibility antigen HA-1 and the development of acute graft-versus-host disease after allogeneic marrow transplantation. Blood 1999;94(8):2911–2914

33. Korngold R. Lethal graft-versus-host disease in mice directed to multiple minor histocompatibility antigens: features of CD8+ and CD4+ T cell responses. Bone Marrow Transplant 1992;9(5):355–364

34. Herrera C, Torres A, García-Castellano JM et al. Prevention of graft-versus-host disease in high risk patients by depletion of CD4+ and reduction of CD8+ lymphocytes in the marrow graft. Bone Marrow Transplant 1999;23:443–450

35. Martin PJ, Rowley SD, Anasetti C et al. A phase I-II clinical trial to evaluate removal of CD4 cells and partial depletion of CD8 cells from donor marrow for HLA-mismatched unrelated recipients. Blood 1999;94(7):2192–2199

36. Nimer SD, Giorgi J, Gajewski JL et al. Selective depletion of CD8+ cells for prevention of graft-versus-host disease after bone marrow transplantation. Transplantation 1994;57:82–87

37. Kernan NA. T-cell depletion for the prevention of graft-versus-host disease. In: Thomas ED, Blume KG, Forman SJ (eds) Hematopoietic cell transplantation, 2nd edn. Blackwell Science, Boston, 1999: 186–196

38. Soiffer RJ, Martin P. T-cell depletion of allogeneic hematopoietic stem cell grafts. In: Atkinson K, Champlin R, Brenner M et al (eds) Clinical bone marrow and blood stem cell transplantation: a reference book, 3rd edn. Cambridge University Press, Cambridge, UK, 2008

39. Healey G, Schwarer AP. The helper T lymphocyte precursor (HTLp) frequency does not predict outcome after HLA-identical sibling donor G-CSF-mobilised peripheral blood stem cell transplantation. Bone Marrow Transplant 2002;30(6):341–346

40. Keever-Taylor CA, Passweg J, Kawanishi Y et al. Association of donor-derived host-reactive cytolytic and helper T cells with outcome following alternative donor T cell-depleted bone marrow transplantation. Bone Marrow Transplant 1997;19(10):1001–1009

41. Kircher B, Niederwieser D, Gachter A et al. No predictive value of cytotoxic or helper T-cell precursor frequencies for outcome when analyzed from the graft after stem cell transplantation. Ann Hematol 2004;83(9):566–572

42. Pei J, Farrell C, Hansen J A et al. Evaluation of the limiting dilution cytotoxic T lymphocyte precursor frequency (fCTLp) assay in a multicenter study. In: Charron D (ed) HLA genetic diversity of HLA functional and medical implication, vol II. EDK, Paris, France, 1997: 577–579

43. Baron F, Baker JE, Storb R et al. Kinetics of engraftment in patients with hematologic malignancies given allogeneic hematopoietic cell transplantation after nonmyeloablative conditioning. Blood 2004;104(8):2254–2262

44. Weisdorf D, Hakke R, Blazar B et al. Risk factors for acute graft-versus-host disease in histocompatible donor bone marrow transplantation. Transplantation 1991;51:1197–1203

45. Bross DS, Tutschka PJ, Farmer ER et al. Predictive factors for acute graft-versus-host disease in patients transplanted with HLA-identical bone marrow. Blood 1984;63:1265–1270

46. Gale RP, Bortin MM, van Bekkum DW et al. Risk factors for acute graft-versus-host disease. Br J Haematol 1987;67:397–406

47. Hagglund H, Bostrom L, Remberger M et al. Risk factors for acute graft-versus-host disease in 291 consecutive HLA-identical bone marrow transplant recipients. Bone Marrow Transplant 1995;16(6):747–753

48. Nakai K, Mineishi S, Kami M et al. Antithymocyte globulin affects the occurrence of acute and chronic graft-versus-host disease after a reduced-intensity conditioning regimen by modulating mixed chimerism induction and immune reconstitution. Transplantation 2003;75(12):2135–2143

49. Nash RA, Pepe MS, Storb R et al. Acute graft-versus-host disease: analysis of risk factors after allogeneic marrow transplantation and prophylaxis with cyclosporine and methotrexate. Blood 1992;80:1838–1845

50. Przepiorka D, Smith TL, Folloder J et al. Risk factors for acute graft-versus-host disease after allogeneic blood stem cell transplantation. Blood 1999;94(4):1465–1470

51. Couriel DR, Saliba RM, Giralt S et al. Acute and chronic graft-versus-host disease after ablative and nonmyeloablative conditioning for allogeneic hematopoietic transplantation. Biol Blood Marrow Transplant 2004;10(3):178–185

52. Storb R, Prentice RL, Hansen JA et al. Association between HLA-B antigens and acute graft-versus-host disease. Lancet 1983;2:816–819

53. Baughan AS, Worsley AM, McCarthy DM et al. Haematological reconstitution and severity of graft-versus-host disease after bone marrow transplantation for chronic granulocytic leukaemia: the influence of previous splenectomy. Br J Haematol 1984;56(3):445–454

54. Gratama JW, Sinnige LGF, Zwaan FE et al. Marrow donor immunity to herpes simplex virus: association with acute graft-versus-host disease. Exp Hematol 1987;15:735–740

55. Seebach JD, Stussi G, Passweg JR et al. ABO blood group barrier in allogeneic bone marrow transplantation revisited. Biol Blood Marrow Transplant 2005;11(12):1006–1013

56. Handgretinger R, Klingebiel T, Lang P et al. Megadose transplantation of purified peripheral blood CD34(+) progenitor cells from HLA-mismatched parental donors in children. Bone Marrow Transplant 2001;27(8):777–783

57. Storb R, Blume KG, O'Donnell MR et al. Cyclophosphamide and antithymocyte globulin to condition patients with aplastic anemia for allogeneic marrow transplantations: the experience in four centers. Biol Blood Marrow Transplant 2001;7:39–44

58. Wagner JE, Thompson JS, Carter SL et al. Effect of graft-versus-host disease prophylaxis on 3-year disease-free survival in recipients of unrelated donor bone marrow (T-cell Depletion Trial): a multi-centre, randomised phase II-III trial. Lancet 2005;366(9487):733–741

59. Martin P, Nash R, Sanders J et al. Reproducibility in retrospective grading of acute graft-versus-host disease after allogeneic marrow transplantation. Bone Marrow Transplant 1998;21:273–279

60. Nash RA, Antin JH, Karanes C et al. Phase 3 study comparing methotrexate and tacrolimus with methotrexate and cyclosporine for prophylaxis of acute graft-versus-host disease after marrow transplantation from unrelated donors. Blood 2000;96(6):2062–2068

61. Rowlings PA, Przepiorka D, Klein JP et al. IBMTR Severity Index for grading acute graft-versus-host disease: retrospective comparison with Glucksberg grade. Br J Haematol 1997;97(4):855–864

62. Sullivan KM, Deeg HJ, Sanders J et al. Hyperacute graft-v-host disease in patients not given immunosuppression after allogeneic marrow transplantation (concise report). Blood 1986;67(4):1172–1175

63. Antin JH, Bierer BE, Smith BR et al. Selective depletion of bone marrow T lymphocytes with anti-CD5 monoclonal antibodies: Effective prophylaxis for graft-versus-host disease in patients with hematologic malignancies. Blood 1991;78:2139–2149

64. Lee CK, Gingrich RD, Hohl RJ et al. Engraftment syndrome in autologous bone marrow and peripheral stem cell transplantation. Bone Marrow Transplant 1995;16(1):175–182

65. Antin JH, Ferrara JL. Cytokine dysregulation and acute graft-versus-host disease. Blood 1992;80:2964–2968

66. Anderson BE, McNiff JM, Matte C et al. Recipient CD4+ T cells that survive irradiation regulate chronic graft-versus-host disease. Blood 2004;104(5):1565–1573

67. Spitzer TR. Engraftment syndrome following hematopoietic stem cell transplantation (review). Bone Marrow Transplant 2001;27(9):893–898

68. Crider MK, Jansen J, Norins AL et al. Chemotherapy-induced acral erythema in patients receiving bone marrow transplantation. Arch Dermatol 1986;122(9):1023–1027

69. Ruiz-Genao DP, Villalta MJ, Penas PF et al. Pustular acral erythema in a patient with acute graft-versus-host disease. J Eur Acad Dermatol Venereol 2003;17(5):550–553

70. Akpek G, Boitnott JK, Lee LA et al. Hepatitic variant of graft-versus-host disease after donor lymphocyte infusion. Blood 2002;100(12):3903–3907

71. Carreras E, Granena A, Navasa M et al. Transjugular liver biopsy in BMT. Bone Marrow Transplant 1993;11(1):21–26

72. Shulman HM, Gooley T, Dudley MD et al. Utility of transvenous liver biopsies and wedged hepatic venous pressure measurements in sixty marrow transplant recipients. Transplantation 1995;59(7):1015–1022

73. Kraus MD, Feran-Doza M, Garcia-Moliner ML et al. Cytomegalovirus infection in the colon of bone marrow transplantation patients. Mod Pathol 1998;11(1):29–36

74. Sale GE, Shulman HM, Hackman RC. Pathology of hematopoietic cell transplantation. In: Blume KG, Forman SJ, Appelbaum FR (eds) Thomas' hematopoietic cell transplantation. Blackwell Publishing, Oxford, 2004: 286–299

75. Weisdorf DJ, Snover DC, Haake R et al. Acute upper gastrointestinal graft-versus-host disease: clinical significance and response to immunosuppressive therapy. Blood 1990;76:624–629

76. Martin PJ, McDonald GB, Sanders JE et al. Increasingly frequent diagnosis of acute gastrointestinal graft-versus-host disease after allogeneic hematopoietic cell transplantation. Biol Blood Marrow Transplant 2004;10(5):320–327

77. Spencer GD, Hackman RC, McDonald GB et al. A prospective study of unexplained nausea and vomiting after marrow transplantation. Transplantation 1986;42:602–607

78. Wu D, Hockenbery DM, Brentnall TA et al. Persistent nausea and anorexia after marrow transplantation: a prospective study of 78 patients. Transplantation 1998;66(10): 1319–1324

79. Hockenbery DM, Cruickshank S, Rodell TC et al. A randomized, placebo-controlled trial of oral beclomethasone dipropionate as a prednisone-sparing therapy for gastrointestinal graft-versus-host disease. Blood 2007;109(10):4557–4563

80. Klein S A, Martin H, Schreiber-Dietrich D et al. A new approach to evaluating intestinal acute graft-versus-host disease by transabdominal sonography and colour Doppler imaging. Br J Haematol 2001;115(4):929–934

81. Mentzel HJ, Kentouche K, Kosmehl H et al. US and MRI of gastrointestinal graft-versus-host disease. Pediatr Radiol 2002;32(3):195–198

82. Watkins TR, Chien JW, Crawford SW. Graft versus host-associated pulmonary disease and other idiopathic pulmonary complications after hematopoietic stem cell transplant. Semin Respir Crit Care Med 2005;26(5):482–489

83. Ho VT, Weller E, Lee SJ et al. Prognostic factors for early severe pulmonary complications after hematopoietic stem cell transplantation (review). Biol Blood Marrow Transplant 2001;7(4):223–229

84. Beschorner WE, Saral R, Hutchins GM et al. Lymphocytic bronchitis associated with graft-versus-host disease in recipients of bone-marrow transplants. N Engl J Med 1978;299:1030–1036

85. Yanik G, Cooke KR. The lung as a target organ of graft-versus-host disease (review). Semin Hematol 2006;43(1):42–52

86. Greenspan A, Deeg HJ, Cottler-Fox M et al. Incapacitating peripheral neuropathy as a manifestation of chronic graft-versus-host disease. Bone Marrow Transplant 1990;5:349–352

87. Padovan CS, Bise K, Hahn J et al. Angiitis of the central nervous system after allogeneic bone marrow transplantation? Stroke 1999;30(8):1651–1656

88. Takatsuka H, Okamoto T, Yamada S et al. New imaging findings in a patient with central nervous system dysfunction after bone marrow transplantation. Acta Haematol 2000;103(4):203–205

89. Kohler S, Hendrickson MR, Chao NJ et al. Value of skin biopsies in assessing prognosis and progression of acute graft-versus-host disease. Am J Surg Pathol 1997;21(9):988–996

90. Massi D, Franchi A, Pimpinelli N et al. A reappraisal of the histopathologic criteria for the diagnosis of cutaneous allogeneic acute graft-vs-host disease. Am J Clin Pathol

1999;112(6):791–800
91. Zhou Y, Barnett MJ, Rivers JK. Clinical significance of skin biopsies in the diagnosis and management of graft-vs-host disease in early postallogeneic bone marrow transplantation. Arch Dermatol 2000;136(6):717–721
92. Sviland L, Pearson AD, Eastham EJ et al. Histological features of skin and rectal biopsy specimens after autologous and allogeneic bone marrow transplantation. J Clin Pathol 1988;41(2):148–154
93. Shulman HM, Sharma P, Amos D et al. A coded histologic study of hepatic graft-versus-host disease after human bone marrow transplantation. Hepatology 1988;8:463–470
94. Snover DC, Weisdorf SA, Ramsay NK et al. Hepatic graft versus host disease: A study of the predictive value of liver biopsy in diagnosis. Hepatology 1984;4:123–130
95. Przepiorka D, Weisdorf D, Martin P et al. 1994 Consensus conference on acute GVHD grading. Bone Marrow Transplant 1995;15(6):825–828
96. Cahn JY, Klein JP, Lee SJ et al. Prospective evaluation of 2 acute graft-versus-host (GVHD) grading systems: a joint Societe Francaise de Greffe de Moelle et Therapie Cellulaire (SFGM-TC), Dana Farber Cancer Institute (DFCI), and International Bone Marrow Transplant Registry (IBMTR) prospective study. Blood 2005;106(4):1495–1500
97. Vogelsang GB, Hess AD, Santos GW. Acute graft-versus-host disease: Clinical characteristics in the cyclosporine era. Medicine 1988;67(3):163–174
98. Remberger M, Kumlien G, Aschan J et al. Risk factors for moderate-to-severe chronic graft-versus-host disease after allogeneic hematopoietic stem cell transplantation. Biol Blood Marrow Transplant 2002;8(12):674–682
99. Leisenring WM, Martin PJ, Petersdorf E W et al. An acute graft-versus-host disease activity index to predict survival after hematopoietic cell transplantation with myeloablative conditioning regimens. Blood 2006;108(2):749–755
100. Saunders MD, Shulman HM, Murakami CS et al. Bile duct apoptosis and cholestasis resembling acute graft-versus-host disease after autologous hematopoietic cell transplantation. Am J Surg Pathol 2000;24(7):1004–1008
101. Hess AD, Horwitz L, Beschorner WE et al. Development of graft-vs.-host disease-like syndrome in cyclosporine-treated rats after syngeneic bone marrow transplantation. I. Development of cytotoxic T lymphocytes with apparent polyclonal anti-Ia specificity, including autoreactivity. J Exp Med 1985;161:718–730
102. Hess AD, Bright EC, Thoburn C et al. Specificity of effector T lymphocytes in autologous graft-versus-host disease: role of the major histocompatibility complex class II invariant chain peptide. Blood 1997;89(6):2203–2209
103. Nelson JL. Microchimerism: incidental byproduct of pregnancy or active participant in human health? Trends Mol Med 2002;8(3):109–113
104. Adams KM, Holmberg LA, Leisenring W et al. Risk factors for syngeneic graft-versus-host disease after adult hematopoietic cell transplantation. Blood 2004;104(6):1894–1897
105. Greenbaum BH. Transfusion-associated graft-versus-host disease: historical perspectives, incidence, and current use of irradiated blood products. J Clin Oncol 1991;9:1889–1902
106. Maris MB, Sandmaier BM, Storer BE et al. Allogeneic hematopoietic cell transplantation after fludarabine and 2 Gy total body irradiation for relapsed and refractory mantle cell lymphoma. Blood 2004;104(12):3535–3542
107. Gluckman E, Rocha V, Arcese W et al. Factors associated with outcomes of unrelated cord blood transplant: guidelines for donor choice. Exp Hematol 2004;32(4):397–407
108. Laughlin MJ, Eapen M, Rubinstein P et al. Outcomes after transplantation of cord blood or bone marrow from unrelated donors in adults with leukemia. N Engl J Med 2004;351(22):2265–2275
109. Heidt PJ, Vossen JM. Experimental and clinical gnotobiotics: influence of the microflora on graft-versus-host disease after allogeneic bone marrow transplantation (review). J Med 1992;23(3–4):161–173
110. Storb R, Prentice RL, Buckner CD et al. Graft-versus-host disease and survival in patients with aplastic anemia treated by marrow grafts from HLA-identical siblings. Beneficial effect of a protective environment. N Engl J Med 1983;308:302–307
111. Beelen DW, Elmaagacli A, Muller KD et al. Influence of intestinal bacterial decontamination using metronidazole and ciprofloxacin or ciprofloxacin alone on the development of acute graft-versus-host disease after marrow transplantation in patients with hematologic malignancies: final results and long-term follow-up of an open-label prospective randomized trial. Blood 1999;93(10):3267–3275
112. Guthery SL, Heubi JE Filipovich A. Enteral metronidazole for the prevention of graft versus host disease in pediatric marrow transplant recipients: results of a pilot study [erratum appears in Bone Marrow Transplant 2005;36(4):371]. Bone Marrow Transplant 2004;33(12):1235–1239
113. Marr KA, Seidel K, Slavin MA et al. Prolonged fluconazole prophylaxis is associated with persistent protection against candidiasis-related death and gut GVHD in allogeneic marrow transplant recipients: long-term follow-up of a placebo controlled trial. Blood 1999;94(suppl. 1)(10):394
114. Cooke KR, Gerbitz A, Crawford JM et al. LPS antagonism reduces graft-versus-host disease and preserves graft-versus-leukemia activity after experimental bone marrow transplantation. J Clin Invest 2001;107(12):1581–1589
115. Antin JH, Lee SJ, Neuberg D et al. A phase I/II double-blind, placebo-controlled study of recombinant human interleukin-11 for mucositis and acute GVHD prevention in allogeneic stem cell transplantation. Bone Marrow Transplant 2002;29:373–377
116. Antin JH, Weisdorf D, Neuberg D et al. Interleukin-1 blockade does not prevent acute graft-versus-host disease: results of a randomized, double-blind, placebo-controlled trial of interleukin-1 receptor antagonist in allogeneic bone marrow transplantation. Blood 2002;100(10):3479–3482
117. Vossen JM. Gnotobiotic measures for the prevention of acute graft-vs-host disease. In: Burakoff SJ, Deeg HJ, Ferrara J et al (eds) Graft-vs-host disease: immunology, pathophysiology, and treatment. Marcel Dekker, New York, 1990:403–414
118. Uphoff DE. Alteration of homograft reaction by A-methopterin in lethally irradiated mice treated with homologous marrow. Proc Soc Exp Biol Med 1958;99:651–653
119. Thomas ED, Storb R, Clift RA et al. Bone-marrow transplantation. N Engl J Med 1975;292(16, 17):832–843, 895–902
120. Sullivan KM, Storb R, Buckner CD et al. Graft-versus-host disease as adoptive immunotherapy in patients with advanced hematologic neoplasms. N Engl J Med 1989;320:828–834
121. Powles RL, Clink HM, Spence D et al. Cyclosporin A to prevent graft-versus-host disease in man after allogeneic bone-marrow transplantation. Lancet 1980;1:327–329
122. Fay JW, Wingard JR, Antin JH et al. FK506 (tacrolimus) monotherapy for prevention of graft-versus-host disease after histocompatible sibling allogeneic bone marrow transplantation. Blood 1996;87:3514–3519
123. Hiraoka A, Ohashi Y, Okamoto S et al. Phase III study comparing tacrolimus (FK506) with cyclosporine for graft-versus-host disease prophylaxis after allogeneic bone marrow transplantation. Japanese FK506 BMT Study Group. Bone Marrow Transplant 2001;28(2):181–185
124. Deeg HJ, Storb R, Weiden PL et al. Cyclosporin A and methotrexate in canine marrow transplantation: engraftment, graft-versus-host disease, and induction of tolerance. Transplantation 1982;34:30–35
125. Weisdorf DJ, Hurd D, Carter S et al. Prospective grading of graft-versus-host disease after unrelated donor marrow transplantation: a grading algorithm versus blinded expert panel review. Biol Blood Marrow Transplant 2003;9(8):512–518
126. Horowitz MM, Przepiorka D, Bartels P et al. Tacrolimus vs. cyclosporine immunosuppression: results in advanced-stage disease compared with historical controls treated exclusively with cyclosporine. Biol Blood Marrow Transplant 1999;5:180–186
127. Bolwell B, Sobecks R, Pohlman B et al. A prospective randomized trial comparing cyclosporine and short course methotrexate with cyclosporine and mycophenolate mofetil for GVHD prophylaxis in myeloablative allogeneic bone marrow transplantation. Bone Marrow Transplant 2004;34(7):621–625
128. Nash RA, Johnston L, Parker P et al. A phase I/II study of mycophenolate mofetil in combination with cyclosporine for prophylaxis of acute graft-versus-host disease after myeloablative conditioning and allogeneic hematopoietic cell transplantation. Biol Blood Marrow Transplant 2005;11:495–505
129. Deeg HJ, O'Donnell M, Tolar J et al. Optimization of conditioning for marrow transplantation from unrelated donors for patients with aplastic anemia after failure of immunosuppressive therapy. Blood 2006;108(5):1485–1491
130. Uberti JP, Ayash L, Braun T et al. Tacrolimus as monotherapy or combined with minidose methotrexate for graft-versus-host disease prophylaxis after allogeneic peripheral blood stem cell transplantation: long-term outcomes. Bone Marrow Transplant 2004;34(5):425–431
131. Przepiorka D, Khouri I, Ippoliti C et al. Tacrolimus and minidose methotrexate for prevention of acute graft-versus-host disease after HLA-mismatched marrow or blood stem cell transplantation. Bone Marrow Transplant 1999;24(7):763–768
132. Cutler C, Kim HT, Hochberg E et al. Sirolimus and tacrolimus without methotrexate as graft-versus-host disease prophylaxis after matched related donor peripheral blood stem cell transplantation. Biol Blood Marrow Transplant 2004;10(5):328–336
133. Antin JH, Kim HT, Cutler C et al. Sirolimus, tacrolimus, and low-dose methotrexate for graft-versus-host disease prophylaxis in mismatched related donor or unrelated donor transplantation. Blood 2003;102(5):1601–1605
134. Ramsay NK, Kersey JH, Robison LL et al. A randomized study of the prevention of acute graft-versus-host disease. N Engl J Med 1982;306:392–397
135. Bacigalupo A, Lamparelli T, Bruzzi P et al. Antithymocyte globulin for graft-versus-host disease prophylaxis in transplants from unrelated donors: 2 randomized studies from Gruppo Italiano Trapianti Midollo Osseo (GITMO). Blood 2001;98(10):2942–2947
136. Bacigalupo A, Lamparelli T, Barisione G et al. Thymoglobulin prevents chronic graft-versus-host disease, chronic lung dysfunction, and late transplant-related mortality: Long-term follow-up of a randomized trial in patients undergoing unrelated donor transplantation. Biol Blood Marrow Transplant 2006;12:560–565
137. Deeg HJ, Storer BE, Boeckh M et al. Reduced incidence of acute and chronic graft-versus-host disease with the addition of thymoglobulin to a targeted busulfan/cyclophosphamide regimen. Biol Blood Marrow Transplant 2006;12:573–584
138. Finke J, Schmoor C, Lang H et al. Matched and mismatched allogeneic stem-cell transplantation from unrelated donors using combined graft-versus-host disease prophylaxis including rabbit anti-T lymphocyte globulin. J Clin Oncol 2003;21(3):506–513
139. Remberger M, Svahn BM, Mattsson J et al. Dose study of thymoglobulin during conditioning for unrelated donor allogeneic stem-cell transplantation. Transplantation 2004;78(1):122–127
140. Russell JA, Tran HT, Quinlan D et al. Once-daily intravenous busulfan given with fludarabine as conditioning for allogeneic stem cell transplantation: study of pharmacokinetics and early clinical outcomes. Biol Blood Marrow Transplant 2002;8(9):468–476
141. Sokos DR, Berger M, Lazarus HM. Intravenous immunoglobulin: appropriate indications and uses in hematopoietic stem cell transplantation. Biol Blood Marrow Transplant 2002;8(3):117–130
142. Chakrabarti S, Hale G, Waldmann H. Alemtuzumab (Campath-1H) in allogeneic stem cell transplantation: where do we go from here? Transplant Proc 2004;36(5):1225–1227
143. Blaise D, Olive D, Hirn M et al. Prevention of acute GVHD by *in vivo* use of anti-interleukin-2 receptor monoclonal antibody (33B3.1): a feasibility trial in 15 patients. Bone Marrow Transplant 1991;8:105–111
144. Martin PJ, Pei J, Gooley T et al. Evaluation of a CD25-specific immunotoxin for prevention of graft-versus-host disease after unrelated marrow transplantation. Biol Blood Marrow Transplant 2004;10:552–560
145. Weisdorf D, Filipovich A, McGlave P et al. Combination graft-versus-host disease prophylaxis using immunotoxin (anti-CD5-RTA [Xomazyme-CD5]) plus methotrexate and cyclosporine or prednisone after unrelated donor marrow transplantation. Bone Marrow Transplant 1993;12:531–536
146. Papadopoulos EB, Carabasi MH, Castro-Malaspina H et al. T-cell-depleted allogeneic bone marrow transplantation as postremission therapy for acute myelogenous leukemia: freedom from relapse in the absence of graft-versus-host disease. Blood 1998;91:1083–1090
147. Guinan EC, Boussiotis VA, Neuberg D et al. Transplantation of anergic histoincompatible bone marrow allografts. N Engl J Med 1999;340(22):1704–1714
148. Cornelissen JJ, van der Holt B, Petersen EJ et al. A randomized multicenter comparison of CD34(+)-selected progenitor cells from blood vs from bone marrow in recipients of HLA-identical allogeneic transplants for hematological malignancies. Exp Hematol 2003;31(10):855–864
149. Arpinati M, Green CL, Heimfeld S et al. Granulocyte-colony stimulating factor mobilizes T helper 2-inducing dendritic cells. Blood 2000;95:2484–2490
150. Rissoan MC, Soumelis V, Kadowaki N et al. Reciprocal control of T helper cell and dendritic cell differentiation. Science 1999;283(5405):1183–1186
151. Ruutu T, Eriksson B, Remes K et al. Ursodeoxycholic acid for the prevention of hepatic complications in allogeneic stem cell transplantation. Blood 2002;100(6):1977–1983

152. MacMillan ML, Weisdorf DJ, Davies SM et al. Early antithymocyte globulin therapy improves survival in patients with steroid-resistant acute graft-versus-host disease. Biol Blood Marrow Transplant 2002;8(1):40–46
153. Martin PJ, Schoch G, Fisher L et al. A retrospective analysis of therapy for acute graft-versus-host disease: initial treatment. Blood 1990;76(8):1464–1472
154. Martin PJ, Schoch G, Fisher L et al. A retrospective analysis of therapy for acute graft-versus-host disease: secondary treatment. Blood 1991;77:1821–1828
155. van Lint MT, Uderzo C, Locasciulli A et al. Early treatment of acute graft-versus-host disease with high- or low-dose 6-methylprednisolone: a multicenter randomized trial from the Italian Group for Bone Marrow Transplantation. Blood 1998;92(7):2288–2293
156. van Lint MT, Milone G, Leotta S et al. Treatment of acute graft-versus-host disease with prednisolone: significant survival advantage for day +5 responders and no advantage for nonresponders receiving anti-thymocyte globulin. Blood 2006;107(10):4177–4181
157. Bertz H, Afting M, Kreisel W et al. Feasibility and response to budesonide as topical corticosteroid therapy for acute intestinal GVHD. Bone Marrow Transplant 1999;24(11): 1185–1189
158. McDonald GB, Bouvier M, Hockenbery DM et al. Oral beclomethasone dipropionate for treatment of intestinal graft-versus-host disease: a randomized, controlled trial. Gastroenterology 1998;115(1):28–35
159. Ohashi Y, Minegishi M, Fujie H et al. Successful treatment of steroid-resistant severe acute GVHD with 24-h continuous infusion of FK506. Bone Marrow Transplant 1997;19(6): 625–627
160. Furlong T, Storb R, Anasetti C et al. Clinical outcome after conversion to FK 506 (tacrolimus) therapy for acute graft-versus-host disease resistant to cyclosporine or for cyclosporine-associated toxicities. Bone Marrow Transplant 2000;26:985–991
161. Bacigalupo A, Oneto R, Lamparelli T et al. Pre-emptive therapy of acute graft-versus-host disease: a pilot study with antithymocyte globulin (ATG). Bone Marrow Transplant 2001;28(12):1093–1096
162. Graziani FV. Treatment of acute graft versus host disease with low dose-alternate day anti-thymocyte globulin. Haematologica 2002;87(9):973–978
163. Khoury H, Kashyap A, Brewster C et al. Anti-thymocyte globulin (ATG) for steroid-resistant acute graft-versus-host disease after allogeneic hematopoietic stem cell transplantation: a costly therapy with limited benefits. Blood 1999;94(suppl. 1)(10):668
164. Mollee P, Morton AJ, Irving I et al. Combination therapy with tacrolimus and anti-thymocyte globulin for the treatment of steroid-resistant acute graft-versus-host disease developing during cyclosporine prophylaxis. Br J Haematol 113(1):217–223
165. Benito AI, Furlong T, Martin PJ et al. Sirolimus (Rapamycin) for the treatment of steroid-refractory acute graft-versus-host disease. Transplantation 2001;72(12):1924–1929
166. Basara N, Blau WI, Romer E et al. Mycophenolate mofetil for the treatment of acute and chronic GVHD in bone marrow transplant patients. Bone Marrow Transplant 1998;22(1):61–65
167. van Oosterhout YV, van Emst L, Schattenberg AV et al. A combination of anti-CD3 and anti-CD7 ricin A-immunotoxins for the in vivo treatment of acute graft versus host disease. Blood 2000;95(12):3693–3701
168. Martin PJ, Nelson BJ, Appelbaum FR et al. Evaluation of a CD5-specific immunotoxin for treatment of acute graft-versus-host disease after allogeneic marrow transplantation. Blood 1996;88(3):824–830
169. Cragg L, Blazar BR, DeFor T et al. A randomized trial comparing prednisone with antithymocyte globulin/prednisone as an initial systemic therapy for moderately severe acute graft-versus-host disease. Biol Blood Marrow Transplant 2000;6(4A):441–447
170. Hebart H, Ehninger G, Schmidt H et al. Treatment of steroid-resistant graft-versus-host disease after allogeneic bone marrow transplantation with anti-CD3/TCR monoclonal antibodies. Bone Marrow Transplant 1995;15(6):891–894
171. Przepiorka D, Phillips GL, Ratanatharathorn V et al. A phase II study of BTI-322, a monoclonal anti-CD2 antibody, for treatment of steroid-resistant acute graft-versus-host disease. Blood 1998;92(11):4066–4071
172. Deeg HJ, Blazar BR, Bolwell BJ et al. Treatment of steroid-refractory acute graft-versus-host disease with anti-CD147 monoclonal antibody, ABX-CBL. Blood 2001;98(7): 2052–2058
173. Carpenter PA, Appelbaum FR, Corey L et al. A humanized non-FcR-binding anti-CD3 antibody, visilizumab, for treatment of steroid-refractory acute graft-versus-host disease. Blood 2002;99(8):2712–2719
174. Carpenter PA, Lowder J, Johnston L et al. A phase II multicenter study of visilizumab, humanized anti-CD3 antibody, to treat steroid-refractory acute graft-versus-host disease. Biol Blood Marrow Transplant 2005;11:465–471
175. Hervé P, Wijdenes J, Bergerat JP et al. Treatment of corticosteroid resistant acute graft-versus-host disease by in vivo administration of anti-interleukin-2 receptor monoclonal antibody (B-B10). Blood 1990;75:1017–1023
176. Anasetti C, Hansen J A, Waldmann TA et al. Treatment of acute graft-versus-host disease with humanized anti-Tac: An antibody that binds to the interleukin-2 receptor. Blood 1994;84:1320–1327
177. Przepiorka D, Kernan NA, Ippoliti C et al. Daclizumab, a humanized anti-interleukin-2 receptor alpha chain antibody, for treatment of acute graft-versus-host disease. Blood 2000;95(1):83–89
178. Kobbe G, Schneider P, Rohr U et al. Treatment of severe steroid refractory acute graft-versus-host disease with infliximab, a chimeric human/mouse antiTNFalpha antibody. Bone Marrow Transplant 2001;28(1):47–49
179. Keane J, Gershon S, Wise RP et al. Tuberculosis associated with infliximab, a tumor necrosis factor alpha-neutralizing agent. N Engl J Med 2001;345(15):1098–1104
180. Besnier DP, Chabannes D, Mahé B et al. Treatment of graft-versus-host disease by extracorporeal photochemotherapy: a pilot study. Transplantation 1997;64(1):49–54
181. Dall'Amico R, Rossetti F, Zulian F et al. Photopheresis in paediatric patients with drug-resistant chronic graft-versus-host disease. Br J Haematol 1997;97(4):848–854
182. Greinix HT, Volc-Platzer B, Kalhs P et al. Extracorporeal photochemotherapy in the treatment of severe steroid-refractory acute graft-versus-host disease: a pilot study. Blood 2000;96(7):2426–2431
183. Biedermann BC, Sahner S, Gregor M et al. Endothelial injury mediated by cytotoxic T lymphocytes and loss of microvessels in chronic graft versus host disease. Lancet 2002;359(9323):2078–2083
184. Barao I, Hanash AM, Hallett W et al. Suppression of natural killer cell-mediated bone marrow cell rejection by CD4+CD25+ regulatory T cells. Proc Natl Acad Sci USA 2006;103(14):5460–5465
185. Hoffmann P, Ermann J, Edinger M et al. Donor-type CD4(+)CD25(+) regulatory T cells suppress lethal acute graft-versus-host disease after allogeneic bone marrow transplantation. J Exp Med 2002;196(3):389–399
186. Li L, Godfrey WR, Porter SB et al. CD4+CD25+ regulatory T-cell lines from human cord blood have functional and molecular properties of T-cell anergy. Blood 2005;106(9):3068–3073
187. Storb R, Deeg HJ, Pepe M et al. Methotrexate and cyclosporine versus cyclosporine alone for prophylaxis of graft-versus-host disease in patients given HLA-identical marrow grafts for leukemia: Long-term follow-up of a controlled trial. Blood 1989;73:1729–1734
188. Forman SJ, Blume KG, Krance RA et al. A prospective randomized study of acute graft-v-host disease in 107 patients with leukemia: Methotrexate/prednisone v cyclosporine A/ prednisone. Transplant Proc 1987;19:2605–2607
189. Santos GW, Tutschka PJ, Brookmeyer R et al. Cyclosporine plus methylprednisolone versus cyclophosphamide plus methylprednisolone as prophylaxis for graft-versus-host disease: a randomized double-blind study in patients undergoing allogeneic marrow transplantation. Clin Transplant 1987;1:21–28
190. Storb R, Pepe M, Anasetti C et al. What role for prednisone in prevention of acute graft-versus-host disease in patients undergoing marrow transplants? Blood 1990;76: 1037–1045
191. Chao NJ, Schmidt GM, Niland JC et al. Cyclosporine, methotrexate, and prednisone compared with cyclosporine and prednisone for prophylaxis of acute graft-versus-host disease. N Engl J Med 1993;329:1225–1230
192. Ratanatharathorn V, Nash RA, Przepiorka D et al. Phase III study comparing methotrexate and tacrolimus (Prograf, FK506) with methotrexate and cyclosporine for graft-versus-host-disease prophylaxis after HLA-identical sibling bone marrow transplantation. Blood 1998;92(7):2303–2314
193. Chao NJ, Snyder DS, Jain M et al. Equivalence of 2 effective graft-versus-host disease prophylaxis regimens: results of a prospective double-blind randomized trial. Biol Blood Marrow Transplant 2000;6(3):254–261
194. Ruutu T, Volin L, Parkkali T et al. Cyclosporine, methotrexate, and methylprednisolone compared with cyclosporine and methotrexate for the prevention of graft-versus-host disease in bone marrow transplantation from HLA-identical sibling donor: a prospective randomized study. Blood 2000;96(7):2391–2398
195. Doney KC, Weiden PL, Storb R et al. Treatment of graft-versus-host disease in human allogeneic marrow graft recipients: a randomized trial comparing antithymocyte globulin and corticosteroids. Am J Hematol 1981;11:1–8
196. Kennedy MS, Deeg HJ, Storb R et al. Treatment of acute graft-versus-host disease after allogeneic marrow transplantation: randomized study comparing corticosteroids and cyclosporine. Am J Med 1985;78:978–983
197. Hings IM, Filipovich AH, Miller WJ et al. Prednisone therapy for acute graft-versus-host disease: short- versus long-term treatment. A prospective randomized trial. Transplantation 1993;56(3):577–580
198. Cahn JY, Bordigoni P, Tiberghien P et al. Treatment of acute graft-versus-host disease with methylprednisolone and cyclosporine with or without an anti-interleukin-2 receptor monoclonal antibody. A multicenter phase III study. Transplantation 1995;60(9):939–942
199. Lee SJ, Zahrieh D, Agura E et al. Effect of up-front daclizumab when combined with steroids for the treatment of acute graft-versus-host disease: results of a randomized trial. Blood 2004;104(5):1559–1564
200. Furlong T, Leisenring W, Storb R et al. Psoralen and ultraviolet A irradiation (PUVA) as therapy for steroid-resistant cutaneous acute graft-versus-host disease. Biol Blood Marrow Transplant 2002;8:206–212
201. Wetzig T, Sticherling M, Simon JC et al. Medium dose long-wavelength ultraviolet A (UVA1) phototherapy for the treatment of acute and chronic graft-versus-host disease of the skin. Bone Marrow Transplant 2005;35(5):515–519
202. Couriel D, Hosing C, Saliba R et al. Extracorporeal photopheresis for acute and chronic graft-versus-host disease: does it work? Biol Blood Marrow Transplant 2006;12(1)(suppl 2):37–40
203. Couriel D, Saliba R, Hicks K et al. Tumor necrosis factor-alpha blockade for the treatment of acute GVHD. Blood 2004;104(3):649–654
204. Patriarca F, Sperotto A, Damiani D et al. Infliximab treatment for steroid-refractory acute graft-versus-host disease. Haematologica 2004;89(11):1352–1359
205. Wolff D, Roessler V, Steiner B et al. Treatment of steroid-resistant acute graft-versus-host disease with daclizumab and etanercept. Bone Marrow Transplant 2005;35(10):1003–1010
206. Ho VT, Zahrieh D, Hochberg E et al. Safety and efficacy of denileukin diftitox in patients with steroid-refractory acute graft-versus-host disease after allogeneic hematopoietic stem cell transplantation. Blood 2004;104(4):1224–1226
207. Massenkeil G, Rackwitz S, Genvresse I et al. Basiliximab is well tolerated and effective in the treatment of steroid-refractory acute graft-versus-host disease after allogeneic stem cell transplantation. Bone Marrow Transplant 2002;30(12):899–903
208. Jacobsohn DA, Vogelsang GB. Novel pharmacotherapeutic approaches to prevention and treatment of GVHD. Drugs 2002;62(6):879–889
209. Peters C, Minkov M, Gadner H et al. Statement of current majority practices in graft-versus-host disease prophylaxis and treatment in children. Bone Marrow Transplant 2000;26(4):405–411
210. Bolanos-Meade J, Jacobsohn D, Anders V et al. Pentostatin in steroid-refractory chronic graft-versus-host disease. Blood 2005;106(Part 1)(11):513
211. Margolis J, Vogelsang G. An old drug for a new disease: pentostatin (Nipent) in acute graft-versus-host disease. Semin Oncol 2000;27(2 suppl 5):72–77

慢性移植物抗宿主病

Mary E D Flowers，H Joachim Deeg

引言

慢性移植物抗宿主病（GVHD）是异基因造血干细胞移植后晚期非复发发病率和死亡率的主要决定因素[1-2]。慢性 GVHD 与生活质量降低、功能受损，以及需要长期使用免疫抑制剂治疗有关[3-6]，但它可以通过移植物抗肿瘤效应（GVT）发挥潜在的消除恶性细胞的作用[7-9]。慢性 GVHD 发生率从20%~85% 不等，这取决于各种因素，例如干细胞来源（外周血干细胞或骨髓或脐带血干细胞）、供者类型和其他特性（曾怀孕的女性与男性供者）、年龄（年长与年轻）等。在过去的几十年里慢性GVHD 发生率增高，主要包括如下几个因素：

- 早期移植相关死亡率降低（低毒性的预处理，更有效地应用免疫抑制剂预防急性GVHD，感染控制的提高，以及移植晚期疾病减少使生存率提高）；
- 移植供受者年龄较大；
- 使用外周血干细胞作为移植物增多；
- 供者来源扩大（非血缘供者，不相合供者）；
- 造血干细胞移植后使用供者淋巴细胞输注（DLI 治疗）。

虽然预防和治疗急性 GVHD 在过去的三十多年中有改善，但慢性 GVHD 的类似进展仍然难以捉摸。

危险因素

慢性 GVHD 发展的危险因素

以前报道的慢性 GVHD 发展的危险因素包括前期急性 GVHD，患者年龄大，女供男，DLI 治疗，无血缘或 HLA 不相合供者，以及更近期报道的，相对于骨髓干细胞，使用粒细胞集落刺激因子（G-

CSF）动员的外周血干细胞[10-18]。

非复发死亡率增高的危险因素

慢性 GVHD 患者非复发死亡率增加的危险因素包括：多（器官）部位受累，临床表现评分，血小板减少（血小板计数 < 100 000/μl），由急性 GVHD 渐进发展为慢性 GVHD，高胆红素血症，诊断时皮肤受累范围等[19-23]。最近，751 例慢性 GVHD 患者的多元回顾性分析结果[24] 证实，诊断慢性 GVHD 时有血小板减少和胆红素增高超过2mg/L 者非复发死亡率增高。其他的危险因素包括HLA 不相合，供受者年龄大。此外，已证实在诊断慢性 GVHD 前接受大剂量泼尼松治疗的患者非复发死亡率危险性最高[24]。所有前期研究都表明，慢性 GVHD 患者非复发死亡率风险增加的特征是血小板减少和由急性 GVHD 逐渐发展为慢性 GVHD。

慢性 GVHD 治疗期间相关的危险因素和疾病特征

慢性 GVHD 免疫抑制治疗期间，相关的危险因素和疾病特征在回顾性和随机研究中都被检验过[24-28]。至少有一项随机研究的结果表明，相对于骨髓移植，外周血干细胞移植后并发慢性 GVHD的患者需要较长时间给予激素治疗[25]。一项大型慢性 GVHD 患者回顾性多元分析的结果也表明，接受外周血干细胞移植患者、女性供者男性患者、HLA 配型不合有移植物抗宿主病倾向者，以及高胆红素血症或慢性 GvHD 发生时即有多脏器受累者，都需要较长时间的免疫抑制治疗[24]。为预防复发停用免疫抑制治疗已被用来作为替代终点表明慢性GVHD 的最终解决[24-28]。

诊断及严重程度分级

慢性 GVHD 可能会影响多个器官或部位（图 39.1）。造血干细胞移植的进展和对慢性 GVHD 更深的理解使得我们可以精确诊断这种在几十年前首次报道的综合征[21,29]。慢性 GVHD 可能有类似硬皮病、干燥综合征、消耗综合征、原发性胆汁性肝硬化、闭塞性细支气管炎、免疫性细胞减少、慢性免疫缺陷疾病的表现[30-31]。慢性 GVHD 几乎都发生在 HCT 后 3 年内，大约 50% 的患者在移植后 6 个月内确诊。慢性 GVHD 可以在移植后 100 天内表现出来，且'经典'急性 GVHD 的表现可能进展，持续存在或 100 天后再次出现，例如非清髓造血干细胞移植后[32]。此外，慢性和急性 GVHD 特征可能同时存在，尤其是在 DLI 治疗后[33]。急性和慢性 GVHD 分类新标准已由美国国立卫生研究院慢性 GVHD 共识小组制定（图 39.1），其中已将慢性 GVHD 的症状和体征纳入考虑[34]。

如何诊断慢性 GVHD：推荐新标准 34

慢性 GVHD 的症状和体征被认为是慢性移植物抗宿主病的诊断和分类的标准（表 39.2）。慢性移植物抗宿主病的临床诊断没有时间限制，并至少有一项符合慢性 GVHD 的临床表现（如扁平苔藓样变，硬皮病，皮肤异色症或食管受累），或在同一或其他器官上至少有一项经病理活检或其他相关检查证实（如 Schirmer 试验）的特异表现（如干燥性角结膜炎，色素脱失）（表 39.2）。因此，诊断为慢性移植物抗宿主病包括如下几点：

● 与急性移植物抗宿主病鉴别（表 39.1）
● 具有至少一项有诊断价值的临床表现，至少有一项经病理活检或其他试验证实的特异表现（表 39.2）

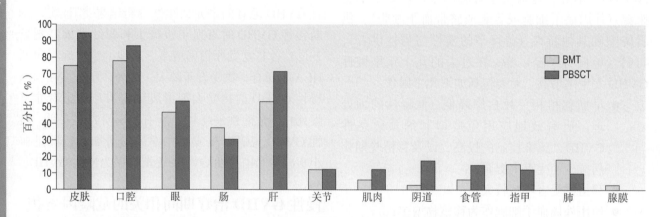

图 39.1 外周血干细胞移植（PBSCT）相对于骨髓移植(BMT)后慢性GVHD的受影响部位。外周血干细胞移植后皮肤和阴道更易受累。柱状图表示慢性GVHD患者累及器官的比例（这张图最初发表在**Blood.26** © **The American Society of Hematology**）

表 39.1 急性和慢性移植物抗宿主病分类

分类	HCT 或 DLI 后症状出现时间	有无急性 GVHD 特征	有无慢性 GVHD 特征[a]
急性 GVHV			
经典急性 GVHD	≤ 100 天	有	无
持久性、复发性或迟发性急性 GVHD	> 100 天	有	无
慢性 GVHD			
经典慢性 GVHD	无时间限制	无	有
重叠综合征	无时间限制	有	有

HCT，造血干细胞移植；DLI，供者淋巴细胞输注
a：见表 39.2 慢性移植物抗宿主特征

表 39.2　慢性移植物抗宿主病的症状和体征

器官或部位	诊断（足以确诊慢性 GVHD）	特征（见于慢性 GVHD 但单独不足以诊断）	其他特征	常见（急性及慢性 GVHD 都可见）
皮肤	皮肤异色病 扁平苔藓样特征 硬化特征 硬皮病样特征 硬化苔藓样特征	色素脱失	出汗减少 鱼鳞病 毛周角化 色素减退 色素沉着	红斑 斑丘疹 瘙痒症
指（趾）甲		营养不良 纵向垄起，开裂或易碎 甲剥离 甲胬肉 甲缺失[b]（通常对称，影响大部分指／趾甲）		
头皮、身体和头发		新出现瘢痕或无瘢痕性脱发症（放化疗恢复后） 鱼鳞样，丘疹鳞屑性损伤	头皮头发变稀，通常片状，粗糙或晦暗（不能用内分泌或其他原因解释） 头发过早变灰	
口腔	苔藓样特征 角化斑 因硬化而张口受限	口腔干燥 黏液囊肿 黏膜萎缩 伪膜[b] 溃疡[b]		牙龈炎 黏膜炎 红斑 疼痛
眼		新出现的眼干，砂眼及眼痛[c] 瘢痕性结膜炎 干燥性角结膜炎[c] 点状角膜病融合区	畏光 眼眶周围色素沉着 睑缘炎（眼睑红斑水肿）	
生殖器	扁平苔藓样特征 阴道瘢痕或狭窄	糜烂[b] 龟裂[b] 溃疡[b]		
胃肠道	食管网 食管上中三分之一狭窄[b]		胰腺外分泌功能不全	厌食症 恶心 呕吐 腹泻 体重减轻／不能发育（儿童）
肝				总胆红素，碱性磷酸酶 > 正常上限 2 倍[b] ALT 或 AST > 正常上限 2 倍[b]

器官或部位	诊断（足以确诊慢性 GVHD）	特征（见于慢性 GVHD 但单独不足以诊断）	其他特征	常见（急性及慢性 GVHD 都可见）
肺	肺活检诊断闭塞性细支气管炎	由 PFTs 和放射学诊断的闭塞性细支气管炎 c		闭塞性细支气管炎伴机化性肺炎
肌肉，筋膜	筋膜炎	肌炎或多发性肌炎 c	水肿	
关节	继发于硬化的关节僵硬或挛缩		肌肉痛性痉挛	
			关节痛或关节炎	
造血和免疫系统			血小板减少症	
			嗜酸粒细胞增多	
			淋巴细胞减少症	
			低或高丙种球蛋白血症	
			自身抗体（AIHA，ITP）	
其他			心包或胸腔积液	
			腹水	
			周围神经病	
			肾病综合征	
			重症肌无力	
			心脏传导异常或心肌病	

a 如果确诊可作为慢性 GVHD 的部分特征

b 在所有情况下，必须排除感染、药物作用、恶性肿瘤或其他原因

c 慢性 GVHD 的诊断需要病理活检或放射学证实，或眼 Schirmer 试验 [Schirmer 试验 5 分钟平均值 ≤ 5mm（双眼均值），或有干燥性角膜结膜炎症状者经裂隙灯检查平均值 6 ~ 10mm]，或肺功能检查

AIHA，自身免疫性溶血性贫血；ALT，谷丙转氨酶；AST，谷草转氨酶；BOOP，闭塞性细支气管炎伴机化性肺炎；ITP，特发性血小板减少性紫癜；GVHD，移植物抗宿主病；PFTs,肺功能检查（Filipovich 等许可改编 34）

- 排除其他可能诊断（如感染，药物影响，其他）。

组织学证实在缺乏有诊断价值的临床表现或相关试验证实的特异表现时是很有必要的（见表 39.2）。

如何对每个器官慢性 GVHD 严重程度评分：推荐新评分系统[34]

考虑到功能影响，新的评分方法（0 ~ 3）已经被推荐评估各个器官或部位慢性 GVHD 严重程度[34]。在任何可能的情况下，肺部同时以症状和肺功能检查（PFT）来评分（表 39.3）。当肺部症状和肺功能评分不一致，以较高分作为最终评分。肺功能评分（LFS）作为评分首选，但如果 DLCO（血红蛋白校正后一氧化碳弥散量）不可用，应基于 FEV1（用力呼气量）分级。LFS 已经作为诊断闭塞性细支气管炎后肺功能的总体评估[34]。预计第一秒用力呼气量的百分比和一氧化碳弥散量（根据血红蛋白而不是肺泡通气量校正），应转换为数字评分如下：

≥ 80% = 1；70% - 79% = 2；60% - 69% = 3；50% - 59% = 4；40% - 49% = 5；< 40% = 6。

LFS= FEV1 评分 + DLCO 评分，可能范围是 2 ~ 12。

表 39.3　慢性 GVHD 评分量表，评估每一个器官或部位的程度

	0 分	1 分	2 分	3 分
体能评分 KPS ECOG LPS	无症状及活动能力正常（ECOG0；KPS 或 LPS 100%）	有症状，自由走动，剧烈体力活动受限（ECOG 1；KPS 或 LPS 80% ~ 90%）	有症状，能自由走动，可以自理，日间 > 50% 时间可起床活动（ECOG 2；KPS 或 LPS 60% ~ 70%）	有症状，自理能力受限，日间 > 50% 时间卧床（ECOG 3 ~ 4；KPS 或 LPS < 60%）
皮肤 诊断 / 独特特征 □有 □无 % 体表面积	无症状	< 18% 体表面积受累，但无硬化特征	19% ~ 50% 体表面积受累或有不特异的表皮硬化特征（能捏住东西）	>50% 体表面积受累或特异的深部硬化（不能捏住东西），或行动不便，溃疡或严重瘙痒
嘴 诊断 / 独特特征 □有 □无	无症状	疾病症状体征轻微，但进食无明显受限	疾病症状体征中度，进食部分受限	经检查发现症状体征严重，进食严重受限
眼 平均泪液试验 （mm）： □ > 10 □ 6 ~ 10 □ ≤ 5 □未做	无症状	轻度干眼症状，不影响日常活动（每天需要滴眼液 < 3 次）或无症状性干燥性角结膜炎	中度干眼症状，影响部分日常活动（每天需要滴眼液 > 3 次或泪小点塞），视力无受损	严重干眼症状，严重影响日常活动（特殊护目镜以减轻疼痛）或因为眼部症状不能工作或干燥性角结膜炎致失明
胃肠道	无症状	症状如恶心、呕吐、厌食、吞咽困难、腹痛或腹泻，无明显体重下降（< 5%）	有症状，且有轻到中度体重下降（5% ~ 15%）	有症状，体重明显减轻 > 15%，需要营养支持以补充能量需要或食管扩张
肝	肝功能正常	胆红素、AP、AST 或 ALT 升高 < 正常高限的 2 倍	胆红素 > 3mg/dl 或胆红素、酶为正常高限的 2 ~ 5 倍	胆红素或酶 > 正常高限 5 倍
肺 肺功能检查 FEV1 DLCO	无症状 FEV1 > 80% 或 LFS 2[a]	轻度症状（爬楼梯后气短）FEV1 60% ~ 79% 或 LFS 3 ~ 5[a]	中度症状（平地走路后气短）FEV1 40% ~ 59% 或 LFS 6 ~ 9[a]	严重症状（气短，需吸氧）FEV1 < 39% 或 LFS 10 ~ 12[a]
关节和筋膜	无症状	胳膊或腿轻度紧张，运动范围（ROM）正常或轻度下降，并且不影响日常活动	胳膊或腿紧张或关节挛缩，筋膜炎所致红斑，ROM 中度下降，日常活动轻度到中度受限	挛缩伴 ROM 严重下降，且日常活动严重受限（不能系鞋带、扣衬衫扣子、自己穿衣服，等）
生殖道 诊断 / 独特特征 □有 □无 □未检查	无症状	有症状，经检查有轻度体征且不影响性交，妇科检查轻微不适	经检查有中度症状体征，轻度性交疼痛或妇科检查不适	严重的症状体征（狭窄，阴唇黏着或严重溃疡），且有严重性交疼痛，不能插入阴道窥器

ADL，日常生活活动；ALT，谷丙转氨酶；AP，磷酸肌酸酶；AST，谷草转氨酶；BSA，体表面积；ECOG，美国东部肿瘤协作组；KPS，Karnofsky 功能状态；LPS，Lansky 功能状态；LFS，肺功能评分；LFTs，肝功能检查；ULN，正常高限
[a] LFS 的详细信息，请参阅有关的文字。（Filipovich 等许可改编[34]）

表 39.4　慢性 GVHD 新分类 [34]

分类	受累器官数	所有器官最严重者（根据表 39.3 评分）
轻度	≤ 2	1（肺评分 0）
中度（a）	≥ 3	1（肺评分 0）
中度（b）	任何	2（肺评分 1）
重度	任何	3（肺评分 2）

慢性 GVHD 总体严重程度如何评分：推荐新分类 [34]

慢性 GVHD 的表现可能局限于单个器官或部位，也可能广泛。从历史上看，基于二十多年前小部分患者的研究，慢性 GVHD 分为"限制型"或"广泛型" [21,29]。随着时间的推移，广泛被采用的慢性 GVHD 分类已经显示出其局限性 [30,34]。新的慢性 GVHD 总体评分系统已由 NIH 共识小组推荐，根据受累器官数量以及受累器 / 部位来分级（表 39.4）[34]。新的慢性 GvHD 总体评分（轻度，中度或重度）已取代过去的"广泛型 / 局限型"分类。

治疗

慢性移植物抗宿主病最佳护理需要多学科

表 39.5　慢性 GVHD 系统治疗的适应证

慢性 GVHD 分类	高危 [a]	系统治疗
轻度	否	否
轻度	是	是 [b]
中度	是或否	是 [b]
重度	是或否	是

a 高危定义为血小板减少（< 100 000/μl）或在慢性 GVHD 发生时接受糖皮质激素治疗
b 相对于慢性 GvHD 延迟系统治疗风险，移植物抗白血病 / 肿瘤效应的益处也需要在移植后复发的基础上权衡

的方法。慢性 GVHD 可导致虚弱，例如关节挛缩，失明，终末期肺部疾病，对心理的影响，并可因 GVHD 相关严重免疫失调或全身治疗致反复发生或危及生命的感染而使死亡率上升。除未经治疗者，只有不到 20% 的慢性 GVHD 患者无疾病生存 [29]。Karnofsky 或 Lansky 临床表现评分低于 60%，体重减轻 15% 或以上，反复发生感染通常是慢性 GVHD 控制不佳的表现。

系统治疗适应证在表 39.5 中总结。首选治疗对于轻度慢性 GvHD 患者足以，除非其血小板计数低于 100 000/μl 或在发生慢性 GVHD 时已接受糖皮质激素治疗。表 39.6 总结了慢性 GVHD 首选治疗的选择性随机试验，表 39.7 总结了关于慢性 GVHD 二线治疗的选择性研究。

表 39.6　慢性 GVHD 的首选治疗：选择的随机试验结果总结

治疗	每组患者数	注释 / 结论	参考文献
泼尼松与 泼尼松 + 硫唑嘌呤	63/63	标危 [a] 每组 40% 患者有亚临床疾病。 反应率无差异。 硫唑嘌呤组因感染增多而生存率较低（47% vs 61%）	22
泼尼松与 泼尼松 + 环孢霉素	145/142	标危 [a] 两组在移植相关死亡、复发、慢性 GvHD 二级治疗及所有免疫抑制治疗停药方面没有差异。联合用药组无病生存较低，股骨头缺血性坏死较少发生。	27
泼尼松 + 环孢霉素或他克莫司与 泼尼松 + 环孢霉素或他克莫司 + 沙利度胺	26/26	血小板减少和仅逐渐发病（高危） 因通过余下的患者中期分析显示，缓慢累计、仅有 42% 的概率可能达到统计学差异，该研究早期关闭。3 年生存率没有统计学差异（47% vs 49%）	36
泼尼松 + 环孢霉素与 泼尼松 + 环孢霉素 + 沙利度胺	24/27	每组 50% 均为高危患者 中期分析显示两组缓慢累计反应率低于预计而早期关闭。2 年生存率无统计学差异 (54% vs 66%)	37

a 定义为血小板计数等于或大于 100 000/μl

表 39.7　慢性 GVHD 二级治疗选择总结

| 治疗 | 患者数 | 反应率 | | 生存（%）/随访 [a] | 参考文献 |
		完成	总体 [a]		
大剂量甲强龙	56	48%		81% 2 年	38
环孢霉素	21	52%	71%	67% 4 年	39
他克莫司	39	35%		64% 3 年	40
吗替麦考酚酯	26	8%	46%		41
仅儿童	15	13%	60%		42
西罗莫司	35	17%	63%	41% 3 年	43
体外光分离置换法	71	14%	61%	51% 1 年	44
	25	0%	64%		45
	15	80%	皮肤反应		46
补骨脂素紫外线疗法（PUVA）	11 ~ 40	40%	78%		47,48,49,50,51
沙利度胺	14 ~ 80	3% ~ 42%	20% ~ 71%		52,53,54,55,56
羟氯喹	32	9%	50%		57
氯法齐明	22		55%		58
利妥昔单抗	21	10	70%		59
个案报道					60
熊去氧胆酸	12		33%		61
阿维 A 酯（已无药）	27		74%		62
2- 脱氧柯福霉素	42		50%		63
全淋巴照射（1Gy）	38		42%		
摘要报道					64,65
个案报道					66,67
依那西普	案例系列				68
静脉注射利多卡因	个案报道				69

a，可用的地方

慢性 GVHD 的标准全身治疗通常始于每日给予糖皮质激素（1mg/kg），逐渐减量至隔日用药的方案（表 39.8），每日同时给予或不给予环孢霉素或他克莫司。有报道慢性 GVHD 全身治疗中位时间为外周血造血干细胞移植后 3.1 年和骨髓移植后 1.7 年 [24]。持续免疫抑制治疗的相关因素已经在危险因素部分提到。约 40% 的患者（无复发生存者）自诊断慢性移植物抗宿主病需要至少 4 年接受全身免疫抑制治疗。注册的临床试验应始终要考虑周密，因为目前的高危慢性移植物抗宿主病患者"标准"治疗与高死亡率和低生存有关。

监测、辅助治疗和支持治疗

密切监测对于早期发现慢性 GVHD 是必要的，以便及时治疗或更换治疗方案和其他支持方法以预防出现与 GVHD 进展相关的严重结果。表 39.3 中描述的使用评分系统作为常规临床评估可帮助确定慢性 GVHD 的早期表现。例如，特早期筋膜炎或硬皮病可通过腕关节伸展受限或通过新发皮肤皱褶被临床识别（比较突出的是手臂侧面及上方范围）。口腔黏膜细微的，网状表现容易被识别，而且往往是慢性 GVHD 的首发表现。

对于接受慢性 GVHD 治疗的患者，预防性抗

表 39.8 慢性移植物抗宿主病标准 "9 个月" 糖皮质激素治疗

周	泼尼松剂量（mg/kg）
1 ～ 2	每日 1.0
3	1.0 与 0.5 交替，隔天一次
4	1.0 与 0.25 交替，隔天一次
5	1.0 与 0.12 交替，隔天一次
6	1.0 与 0.06 交替，隔天一次
7 ～ 20	1.0 隔天一次
21 ～ 24	4 周内减到 0.5 隔天一次
25 ～ 40	0.5 隔天一次
	所有可逆症状消退后，每 2 ～ 4 周将泼尼松减量 10%

qod，隔天一次

生素对荚膜细菌感染、金罗维肺孢子虫、带状疱疹和监测晚期巨细胞病毒感染是必要的。

一篇辅助治疗，支持治疗和监测慢性 GVHD 的综述最近由 NIH 共识组发表[35]。这些指南包括对症治疗，预防严重表现，预防性抗感染和常见治疗并发症的预防及控制的推荐。慢性 GVHD 辅助治疗特殊诊疗指南可在美国协会血液和骨髓移植网址获得：www.asbmt.org/GVHDforms/。

总结

慢性 GVHD 是异基因造血干细胞移植后的常见并发症。在过去十年来其发病率有所增加，而且使用减低剂量预处理方案并没有降低其发生率。多学科方法治疗增加了疗效，降低了发病率。新分类方案应比较不同的研究结果。最近共识进展与共同努力，希望可以改进慢性 GVHD 的治疗。

（任 婧 译 任 婧 校）

参考文献

1. Goerner M, Gooley T, Flowers ME et al. Morbidity and mortality of chronic GVHD after hematopoietic stem cell transplantation from HLA-identical siblings for patients with aplastic or refractory anemias. Biol Blood Marrow Transplant 2002;8:47–56
2. Lee SJ, Klein JP, Barrett AJ et al. Severity of chronic graft-versus-host disease: association with treatment-related mortality and relapse. Blood 2002;100:406–414
3. Duell T, van Lint MT, Ljungman P et al. Health and functional status of long-term survivors of bone marrow transplantation. EBMT Working Party on Late Effects and EULEP Study Group on Late Effects. European Group for Blood and Marrow Transplantation. Ann Intern Med 1997;126:184–192
4. Socié G, Stone JV, Wingard JR et al. Long-term survival and late deaths after allogeneic bone marrow transplantation. Late Effects Working Committee of the International Bone Marrow Transplant Registry. N Engl J Med 1999;341:14–21
5. Sutherland HJ, Fyles GM, Adams G et al. Quality of life following bone marrow transplantation: a comparison of patient reports with population norms. Bone Marrow Transplant 1997;19:1129–1136
6. Syrjala KL, Chapko MK, Vitaliano PP et al. Recovery after allogeneic marrow transplantation: prospective study of predictors of long-term physical and psychosocial functioning. Bone Marrow Transplant 1993;11:319–327
7. Horowitz MM, Gale RP, Sondel PM et al. Graft-versus-leukemia reactions after bone marrow transplantation. Blood 1990;75:555–562
8. Sullivan KM, Weiden PL, Storb R et al. Influence of acute and chronic graft-versus-host disease on relapse and survival after bone marrow transplantation from HLA-identical siblings as treatment of acute and chronic leukemia. Blood 1989;73:1720–1728
9. Weiden PL, Sullivan KM, Flournoy N et al. Antileukemic effect of chronic graft-versus-host disease. Contribution to improved survival after allogeneic marrow transplantation. N Engl J Med 1981;304:1529–1533
10. Atkinson K, Horowitz MM, Gale RP et al. Risk factors for chronic graft-versus-host disease after HLA-identical sibling bone marrow transplantation. Blood 1990;75:2459–2464
11. Carlens S, Ringden O, Remberger M et al. Risk factors for chronic graft-versus-host disease after bone marrow transplantation: a retrospective single centre analysis. Bone Marrow Transplant 1998;22:755–761
12. Cutler C, Giri S, Jeyapalan S et al. Acute and chronic graft-versus-host disease after allogeneic peripheral-blood stem-cell and bone marrow transplantation: a meta-analysis. J Clin Oncol 2001;19:3685–3691
13. Kollman C, Howe CW, Anasetti C et al. Donor characteristics as risk factors in recipients after transplantation of bone marrow from unrelated donors: the effect of donor age. Blood 2001;98:2043–2051
14. Kondo M, Kojima S, Horibe K et al. Risk factors for chronic graft-versus-host disease after allogeneic stem cell transplantation in children. Bone Marrow Transplant 2001;27:727–730
15. Ochs LA, Miller WJ, Filipovich AH et al. Predictive factors for chronic graft-versus-host disease after histocompatible sibling donor bone marrow transplantation. Bone Marrow Transplant 1994;13:455–460
16. Przepiorka D, Anderlini P, Saliba R et al. Chronic graft-versus-host disease after allogeneic blood stem cell transplantation. Blood 2001;98:1695–1700
17. Ringden O, Paulin T, Lonnqvist B et al. An analysis of factors predisposing to chronic graft-versus-host disease. Exp Hematol 1985;13:1062–1067
18. Storb R, Prentice RL, Sullivan KM et al. Predictive factors in chronic graft-versus-host disease in patients with aplastic anemia treated by marrow transplantation from HLA-identical siblings. Ann Intern Med 1983;98:461–466
19. Akpek G, Lee SJ, Flowers ME et al. Performance of a new clinical grading system for chronic graft-versus-host disease: a multi-center study. Blood 2003;102:802–809
20. Arora M, Burns LJ, Davies SM et al. Chronic graft-versus-host disease: a prospective cohort study. Biol Blood Marrow Transplant 2003;9:38–45
21. Shulman HM, Sullivan KM, Weiden PL et al. Chronic graft-versus-host syndrome in man. A long-term clinicopathologic study of 20 Seattle patients. Am J Med 1980;69:204–217
22. Sullivan KM, Witherspoon RP, Storb R et al. Prednisone and azathioprine compared with prednisone and placebo for treatment of chronic graft-versus-host disease: prognostic influence of prolonged thrombocytopenia after allogeneic marrow transplantation. Blood 1988;72:546–554
23. Wingard JR, Piantadosi S, Vogelsang GB et al. Predictors of death from chronic graft versus host disease after bone marrow transplantation. Blood 1989;74:1428–1435
24. Stewart BL, Storer B, Storek J et al. Duration of immunosuppressive treatment for chronic graft-versus-host disease. Blood 2004;104:3501–3506
25. Flowers ME. Emerging strategies in the treatment of chronic graft-versus-host disease: traditional treatment of chronic graft-versus-host disease (symposium report). Blood Marrow Transplant Rev 2002;12:5–8
26. Flowers ME, Parker PM, Johnston LJ et al. Comparison of chronic graft-versus-host disease after transplantation of peripheral blood stem cells versus bone marrow in allogeneic recipients: long-term follow-up of a randomized trial. Blood 2002;100:415–419
27. Koc S, Leisenring W, Flowers ME et al. Therapy for chronic graft-versus-host disease: a randomized trial comparing ciclosporin plus prednisone versus prednisone alone. Blood 2002;100:48–51
28. Lee JH, Lee JH, Choi SJ et al. Graft-versus-host disease (GVHD)-specific survival and duration of systemic immunosuppressive treatment in patients who developed chronic GVHD following allogeneic haematopoietic cell transplantation. Br J Hematol 2003;122:637–644
29. Sullivan KM, Shulman HM, Storb R et al. Chronic graft-versus-host disease in 52 patients: adverse natural course and successful treatment with combination immunosuppression. Blood 1981;57:267–276
30. Lee SJ, Vogelsang G, Flowers ME. Chronic graft-versus-host disease. Biol Blood Marrow Transplant 2003;9:215–233
31. Sullivan KM. Graft-vs.-host disease. In: Blume KG, Forman SJ, Appelbaum FR (eds) Thomas' hematopoietic cell transplantation, 3rd edn.. Blackwell Publishing, Oxford, 2004:635–664
32. Mielcarek M, Martin PJ, Leisenring W et al. Graft-versus-host disease after nonmyeloablative versus conventional hematopoietic stem cell transplantation. Blood 2003;102:756–762
33. Flowers ME, Leisenring W, Beach K et al. Granulocyte colony-stimulating factor given to donors before apheresis does not prevent aplasia in patients treated with donor leukocyte infusion for recurrent chronic myeloid leukemia after bone marrow transplantation. Biol Blood Marrow Transplant 2000;6:321–324
34. Filipovich AH, Weisdorf D, Pavletic S et al. National Institutes of Health consensus development project on criteria for clinical trials in chronic graft-versus-host disease: I. Diagnosis and Staging Working Group report. Biol Blood Marrow Transplant 2005;11:945–956
35. Couriel D, Carpenter PA, Cutler C et al. Ancillary therapy and supportive care of chronic graft-versus-host disease: National Institutes of Health consensus development project on criteria for clinical trials in chronic graft-versus-host disease: V. Ancillary Therapy and Supportive Care Working Group report. Biol Blood Marrow Transplant 2006;12:375–396
36. Koc S, Leisenring W, Flowers ME et al. Thalidomide for treatment of patients with chronic

graft-versus-host disease. Blood 2000;96:3995–3996

37. Arora M, Wagner JE, Davies SM et al. Randomized clinical trial of thalidomide, ciclosporin, and prednisone versus ciclosporin and prednisone as initial therapy for chronic graft-versus-host disease. Biol Blood Marrow Transplant 2001;7:265–273

38. Akpek G, Lee SM, Anders V et al. A high-dose pulse steroid regimen for controlling active chronic graft-versus-host disease. Biol Blood Marrow Transplant 2001;7:495–502

39. Sullivan KM, Witherspoon RP, Storb R et al. Alternating-day ciclosporin and prednisone for treatment of high-risk chronic graft-versus-host disease. Blood 1988;72:555–561

40. Carnevale-Schianca F, Martin P, Sullivan K et al. Changing ciclosporin to tacrolimus as salvage therapy for chronic graft-versus-host disease. Biol Blood Marrow Transplant 2000;6:613–620

41. Mookerjee B, Altomonte V, Vogelsang G. Salvage therapy for refractory chronic graft-versus-host disease with mycophenolate mofetil and tacrolimus. Bone Marrow Transplant 1999;24:517–520

42. Busca A, Saroglia EM, Lanino E et al. Mycophenolate mofetil (MMF) as therapy for refractory chronic GVHD (cGVHD) in children receiving bone marrow transplantation. Bone Marrow Transplant 2000;25:1067–1071

43. Couriel DR, Saliba R, Escalon MP et al 2005 Sirolimus in combination with tacrolimus and corticosteroids for the treatment of resistant chronic graft-versus-host disease. Br J Hematol 2005;130:409–417

44. Couriel DR, Hosing C, Saliba R et al. Extracorporeal photochemotherapy for the treatment of steroid-resistant chronic GVHD. Blood 2006;107:3074–3080

45. Foss FM, DiVenuti GM, Chin K et al. Prospective study of extracorporeal photopheresis in steroid-refractory or steroid-resistant extensive chronic graft-versus-host disease: analysis of response and survival incorporating prognostic factors. Bone Marrow Transplant 2005;35:1187–1193

46. Greinix HT, Volc-Platzer B, Rabitsch W et al. Successful use of extracorporeal photochemotherapy in the treatment of severe acute and chronic graft-versus-host disease. Blood 1998;92:3098–3104

47. Eppinger T, Ehninger G, Steinert M et al. 8-methoxypsoralen and ultraviolet A therapy for cutaneous manifestations of graft-versus-host disease. Transplantation 1990;50:807–811

48. Jampel RM, Farmer ER, Vogelsang GB et al. PUVA therapy for chronic cutaneous graft-vs-host disease. Arch Dermatol 1991;127:1673–1678

49. Kapoor N, Pelligrini AE, Copelan EA et al. Psoralen plus ultraviolet A (PUVA) in the treatment of chronic graft versus host disease: Preliminary experience in standard treatment resistant patients. Semin Hematol 1992;29:108–112

50. Redding SW, Callander NS, Haveman CW et al. Treatment of oral chronic graft-versus-host disease with PUVA therapy: case report and literature review (review). Oral Surg Oral Medi Oral Pathol Oral Radiol Endodont 1998;86:183–187

51. Vogelsang GB, Wolff D, Altomonte V et al. Treatment of chronic graft-versus-host disease with ultraviolet irradiation and psoralen (PUVA). Bone Marrow Transplant 1996;17:1061–1067

52. Browne PV, Weisdorf DJ, DeFor T et al. Response to thalidomide therapy in refractory chronic graft-versus-host disease. Bone Marrow Transplant 2000;26:865–869

53. Flowers ME, Martin PJ. Evaluation of thalidomide for treatment or prevention of chronic graft-versus-host disease. Leuk Lymphoma 2003;44:1141–1146

54. Parker PM, Chao N, Nademanee A et al. Thalidomide as salvage therapy for chronic graft-versus-host disease. Blood 1995;86:3604–3609

55. Rovelli A, Arrigo C, Nesi F et al. The role of thalidomide in the treatment of refractory chronic graft-versus-host disease following bone marrow transplantation in children. Bone Marrow Transplant 1998;21:577–581

56. Vogelsang GB, Farmer ER, Hess AD et al 1992 Thalidomide for the treatment of chronic graft versus host disease. N Engl J Med 1992;326:1055–1058

57. Gilman AL, Chan KW, Mogul A et al. Hydroxychloroquine for the treatment of chronic graft-versus-host disease. Biol Blood Marrow Transplant 2000;6(3A):327–334

58. Lee SJ, Wegner SA, McGarigle CJ et al. Treatment of chronic graft-versus-host disease with clofazimine. Blood 1997;89:2298–2302

59. Cutler C, Miklos D, Kim HT et al. Rituximab for steroid-refractory chronic graft-versus-host disease. Blood 2006;108:756–762

60. Ratanatharathorn V, Carson E, Reynolds C et al. Anti-CD20 chimeric monoclonal antibody treatment of refractory immune-mediated thrombocytopenia in a patient with chronic graft-versus-host disease. Ann Intern Med 2000;133:275–279

61. Fried RH, Murakami CS, Fisher LD et al. Ursodeoxycholic acid treatment of refractory chronic graft-versus-host of the liver. Ann Intern Med 1992;116:624–629

62. Marcellus DC, Altomonte VL, Farmer ER et al. Etretinate therapy for refractory sclerodermatous chronic graft-versus-host disease. Blood 1999;93:66–70

63. Bolanos-Meade J, Jacobsohn D, Anders V et al. Pentostatin in steroid-refractory chronic graft-versus-host disease. Blood 2005;106 (Part 1):513

64. Devergie A, Girinski T, Socié G et al. Immunosuppressive treatment with 1 Gy lymphoid irradiation for the treatment of severe chronic graft versus host disease. Blood 1996;88 (Part 1):644

65. Fung HC, Voss NJ, Barnett MJ et al. Low dose thoraco-abdominal irradiation for treatment of advanced chronic graft-versus-host disease. Blood 1995;86(suppl 1):390

66. Bullorsky EO, Shanley CM, Stemmelin GR et al. Total lymphoid irradiation for treatment of drug resistant chronic GVHD. Bone Marrow Transplant 1993;11:75–76

67. Socié G, Devergie A, Cosset JM et al. Low-dose (one gray) total-lymphoid irradiation for extensive, drug-resistant chronic graft-versus-host disease. Transplantation 1990;49:657–658

68. Chiang KY, Abhyankar S, Bridges K et al. Recombinant human tumor necrosis factor receptor fusion protein as complementary treatment for chronic graft-versus-host disease. Transplantation 2002;73:665–667

69. Voltarelli JC, Ahmed H, Paton EJ et al. Beneficial effect of intravenous lidocaine in cutaneous chronic graft-versus-host disease secondary to donor lymphocyte infusion. Bone Marrow Transplant 2001;28:97–99

第40章

异体干细胞移植后复发和微小残留病的处理

Stephan Mielke， A John Barrett

引言

很不幸，疾病复发是异基因干细胞移植治疗失败的最常见原因。国际血液与骨髓移植研究中心（CIBMTR）汇总分析了 1998—2002 年间世界范围内的移植数据，发现相合亲缘移植中 38% 的死因、相合非亲缘移植中 32% 的死因均是疾病复发（图 40.1）[1]。

疾病类型和移植时疾病分期是移植后复发的主要影响因素[2]。慢性髓细胞白血病第一次慢性期和急性白血病第一次缓解期的移植后复发率最低，而慢性髓细胞白血病急变期和难治性急性白血病的复发率最高。除了这些因素，移植本身也是影响因素。移植物抗宿主病（GVHD）的发生与低复发率相关[3]，而清除 T 细胞会带来复发的高风险[4]。虽然减低强度预处理方案减少了移植相关死亡[5]，但复发率相比完全强度预处理方式有所增加[6]。

除了某些例外，总的来说移植后复发的预后是很差的[2]，说明后续治疗远比不上移植本身有效，而移植从一开始就被认为是治愈恶性血液病的最佳方法。异基因干细胞移植的治愈能力，依赖于预处理的杀肿瘤作用和移植物抗白血病（GVL）免疫效应对微小残留病灶（MRD）的持续清除[7]。事实上，用于预防严重 GVHD 的移植后免疫抑制过程削弱了异体移植物的完整抗白血病潜能，从而引起疾病复发。

通过分子学或流式细胞技术检测移植后微小残留病，可早期发现复发（表 40.1）[8]。本文中，我们介绍了残留疾病和复发性恶性血液病的特点，移植后检测方法和治疗结果，并提出复发管理的原则。

复发方式

图 40.2 图解了血液病移植后的可能结果。急性白血病复发最快，最早在移植后 1 个月内发生，而

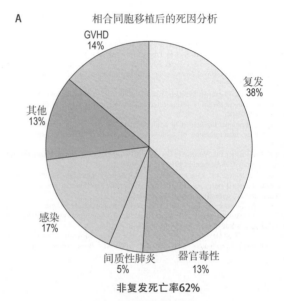

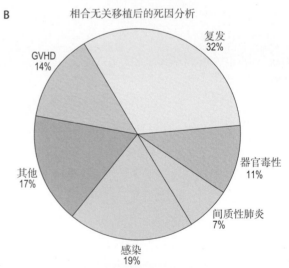

图40.1 CIBMTR（国际血液骨髓移植研究中心）数据（1998—2002）：相合同胞和相合无关移植后的死因分析。数据来自于Pasquini & Nugent[1]

慢性血液病（例如 CML、CLL、骨髓瘤、淋巴瘤）的疾病发展较慢。在临床和血液学复发之前监测 MRD 更有意义，可赢得干预性治疗的机会。复发

表 40.1　不同疾病 MRD 监测的常用靶点

疾病分类	MRD 靶点
MDS	del（5q），-7，+8
CML	t（9；22）[p210]
AML	t（8；21），inv（16）
B-ALL	t（9；22）[p190，p210]，FC
T-ALL	t（4；11），t（8；14），TCR 重排，FC
CLL	del（13q），del（11q），del（17p），+12
滤泡淋巴瘤	t（14；18），IgH 重排
套细胞淋巴瘤	t（11；14），IgH 重排
多发性骨髓瘤	del（13q），del（11q），IgH 重排

MRD：微小残留病灶；TCR：T 细胞受体；IgH：免疫球蛋白重链；FC：流式细胞术

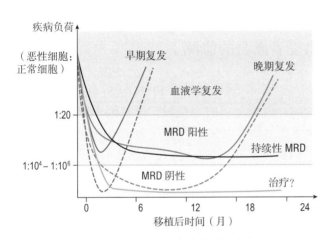

图40.2　异基因干细胞移植后复发方式的示意图。MRD，微小残留病

的预后主要取决于时间因素：移植后出现复发的时间越晚，再次控制或治愈疾病的可能性就越高[9]。一方面与疾病发展速度有关，另一方面也由于患者从初次移植并发症中恢复以后能更好地耐受高强度的治疗手段（如化疗、供者淋巴细胞输注和二次移植）[10]。

决定预后的其他因素还包括：是局灶性复发还是全身性复发，复发后对化疗或免疫治疗的个体敏感性。异基因干细胞移植后的髓外复发既可发生在淋系疾病，也可发生在髓系疾病[11]。AML 常见的髓外复发部位是乳房、睾丸和肠道，CML 患者常出现脊柱旁的绿色瘤。ALL 的"庇护所（中枢神经系统和睾丸）"是移植后常见的髓外复发部位。然而，复发也可出现在淋巴结和淋巴器官中，类似于淋巴母细胞淋巴瘤。做出治疗决策前必须搞清楚是

孤立的髓外复发还是合并髓内侵犯[12]。将髓外复发看做是疾病复发的冰山一角更保险，绝大多数情况下复发局部的处理还必须联合系统性治疗。

供者细胞的复发

不超过 5% 的复发事件是由于转化的供者细胞所致[13]。急慢性白血病均可见到类似于原发病表型的供者型复发。具体机制尚不清楚，但这一现象说明了存在供受者配对相关的白血病遗传易感性和易于诱发白血病的受者体内环境。供者细胞复发的管理方法跟受者白血病复发相似。

复发和免疫环境

通过撤退免疫抑制剂的方法来增强 GVL 效应后，常需进行免疫治疗性措施来调和供者免疫体系，此时可能会出现复发；反之，在供受者混合嵌合、供者免疫能力正常或免疫耐受的情况下若出现复发，则需要进行供者淋巴细胞输注（DLI）[7]或二次移植[10]来重置异体免疫效应。发生 GVHD 的时候出现复发，说明用于控制恶性肿瘤的免疫处理是不成功的，这样的免疫处理主要是指 DLI[10]。孤立的髓外复发说明局部丧失了 GVL 作用，目前仍不清楚免疫庇护与局部复发之间的联系。

复发和骨髓功能

供者骨髓的功能质量也是治疗选择的重要决定因素。疾病复发常提示体内存在少部分的功能性供者骨髓。受者干细胞不复苏，供者造血才会得以重建。尽管如此，移植后 3 个月内的复发，仍建议行减低强度的化疗。相反地，CML 复发骨髓进行性替代供者造血之后会导致供者造血祖细胞（但不是细胞免疫）的完全清除。在缺乏供者来源的骨髓细胞时行 DLI 治疗 CML 或进展期急性白血病，将因正常供者干细胞的不足而导致骨髓衰竭[14,15]。若髓系特异性嵌合检测发现残存低水平供者造血成分，则建议采用 G-CSF 生长因子支持干细胞的复苏。

持续性或复发性疾病的诊断

无法被传统的临床或形态学方法检测到的低

表 40.2 复发监测技术

复发类型	标本	诊断工具
MRD	外周血、骨髓	PCR、FISH、细胞遗传学、流式细胞术
系特异性嵌合比例下降	外周血、骨髓	STR-PCR、VNTR-PCR、XY-FISH（细胞分选后）
血液学复发	外周血、骨髓	细胞学、免疫组化
髓外复发	活检、穿刺	临床、放射影像学、细胞学、组织学

PCR，聚合酶链反应；FISH，荧光原位杂交；STR，短串联重复；VNTR，变数串联重复序列

负荷肿瘤，推荐行 MRD 检测。MRD 主要采用分子学[16]或流式细胞学技术[17]检测。分子学技术分析系特异性嵌合，可监测异基因干细胞移植后的 MRD 或复发[18]。监测复发的技术见表 40.2。怀疑髓外复发的时候，组织活检是准确诊断的基本条件，并可与其他原因如供者源 EBV 淋巴瘤相鉴别。

预先监测移植后 MRD

干细胞移植后监测 MRD 的目的是追踪疾病消退的过程，一旦发现肿瘤负荷增加即开始治疗干预最有可能取得效果。由于敏感性差，传统的细胞遗传学检测对 MRD 检测意义很小。采用荧光探针结合特异性 DNA 序列原理的 FISH 技术可以显示染色体畸变，其敏感度为百分之一到千分之一[19,20]。若可分析的细胞数量足够多的话，流式细胞仪的敏感性可为万分之一，接近 PCR[17]。PCR 可发现疾病特异性基因序列的改变，其敏感性为十万分之一到百万分之一。基因组 DNA 和 mRNA 均为基因物质来源[16]。传统 PCR 分析基因组 DNA 时，检测结果以 100 000 个总细胞中所含的肿瘤细胞数量来表示。实时 PCR 结果以占看家基因（如 G6PD、abl，在正常和肿瘤细胞中均表达）的比例来表示。丢失表型的克隆演变会导致假阴性结果，这是 MRD 检测的局限性。由于所用技术的多样性，MRD 最好在同一实验室用单一方法测定[21]。

MRD 检测的临床经验大多数来自于 CML 细胞 bcr/abl 融合基因的 PCR 测定。关于异基因干细胞移植后 6 个月内持续存在 bcr/abl 转录本的预后意义仍存争议[22,23]，然而长期存在 bcr/abl 转录本者复发风险增加[24]。大约一半的 AML 患者存在特异性易位，如 t（8；21）、inv（16），可用作异基因干细胞移植后 MRD 监测[16]。套细胞淋巴瘤患者大多采用 PCR 方法监测 t（11；14）。滤泡淋巴瘤监测 t（14；18）的意义有限，因为健康人中也存在 t（14；18）[16]。作为替代方法，滤泡淋巴瘤患者可监测克隆特异性 IgH 重排（适合所有 B 细胞肿瘤）。

除了这些白血病性和淋巴瘤性标志，许多肿瘤缺乏有用的分子标记以监测 MRD。T-ALL 的流式分析 MRD 可通过 $CD3/CD5^+/CD34/TdT^+$ 特异性标记组合来完成[17]。B-ALL 共表达髓系标志（CD13、CD33 和 CD19）时，流式细胞学技术最有价值。流式细胞学技术监测 AML 的 MRD 具有挑战性，常需动态分析早期祖细胞标志的高表达或低表达情况[17]。

供受者嵌合的监测

性别不合移植中，FISH 分析性染色（XY-FISH）就能分析嵌合情况。异基因干细胞移植中，供受者之间高度多态性重复 DNA 序列的差异可通过 STR-PCR 或 VNTR-PCR 方法来分析[18]。当所分析细胞全为供者来源，则为完全供者嵌合。混合嵌合是指不同百分比的供受者细胞共存。STR-PCR 或 VNTR-PCR 方法能分析的最低嵌合比例约为 1%。单独分析淋系和髓系细胞（而不是全血、全骨髓）将获得更多的嵌合信息。细胞可被 T 细胞 CD3 单抗或髓系 CD14/15 单抗所分选。系特异性嵌合分析可分别追踪髓系和淋系的植入情况。在标准移植中，成熟供者淋巴细胞和干细胞一起转移至受者体内，并通过压制具排斥移植物能力的残存受者源淋巴细胞来促进植入。成功植入以后，供者淋巴细胞造血得以重建。减强度预处理以非清髓为特点，由于对受者骨髓和淋巴系统的清除不完全，常导致无法避免的混合性髓淋系嵌合[8]。

除了能提供髓淋系植入的重要信息，系特异性嵌合筛查还能警示即将出现的复发。不幸的是，嵌合分析的敏感度不足以代替 MRD 诊断，其预测价值较低。然而，髓系肿瘤患者若出现髓系嵌合下降，则是先于血液学复发的疾病了出现。T 细胞嵌合分析将确定复发是否合并供者免疫细胞的丧失。

疾病复发的管理

大多数移植后复发的白血病患者前景不容乐观，因此在采取任何积极治疗措施之前，必须要与患者及家属详细讨论治疗目的和可能的治疗结果。移植过程困难的患者会很难接受后续治疗可能失败的现实，所以必须强调即使仅能对症支持，他们也不会被抛弃，这一点很重要。除了支持治疗，积极的措施是免疫治疗、化疗和分子治疗三种策略的联合（图40.3）。

免疫治疗

免疫治疗将有步骤地进行，伴随着阶梯式递增的复杂性和风险：撤除免疫抑制剂诱发异体免疫反应，DLI，DLI后的淋巴细胞消减和二次干细胞移植。然而，异体免疫反应在对抗复发的同时会重叠发生GVHD，所有这些治疗措施都会面临这样的结果，因而需要治疗。

免疫抑制剂的撤退

减少或停止免疫抑制会增强移植物的异体免疫反应。据非对照性研究报道，撤除环孢素[25]或给予细胞因子[26]会诱发GVL效应。

DLI

自从Kolb和他的同事首次观察到DLI能有效治疗复发CML之后[7]，人们已积累了DLI用于各

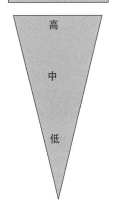

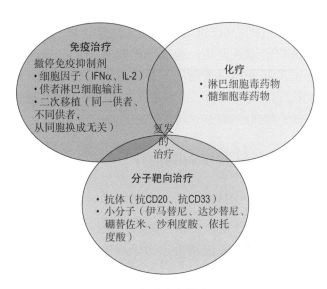

图40.3　异基因移植后复发的治疗策略

图40.4　DLI治疗复发的有效性示意图（根据所诱发持久反应的概率大小）。在同一种疾病中，疗效差异与病期、疾病特异性危险因素有关（例如DLI对CML-BP的疗效差，而对CML-AP疗效中等）

种形式复发疾病的广泛使用经验。值得注意的是，DLI能诱导CML的持久缓解[7]。大多数急性白血病的复发早期，DLI疗效是短暂的、不完全的和无效的（图40.3）。对于HLA相合受者，DLI的剂量范围是$1.0 \times 10^6 \sim 1.0 \times 10^8$/kg的CD3[+]淋巴细胞。移植后3个月内行DLI发生GVHD的风险最大，推荐给予低剂量钙调磷酸酶抑制剂以降低严重GVHD的危险性。治疗晚期复发的策略是停止所有的免疫抑制剂并进行一系列剂量递增性的DLI，间隔不短于6周，直至GVHD预防不断升级或出现治疗反应。

治疗复发CML的理想DLI剂量是10^7/kg的CD3[+]淋巴细胞，能诱发缓解而GVHD风险相对较低[27]。大多数研究者采取相似的DLI时间表来治疗其他的复发情况。对于CML，DLI的疗效呈剂量依赖性[28]。对于HLA不合受者，DLI须极其谨慎。10^4/kg剂量的DLI就会诱发严重GVHD，虽然会有部分GVL效应。

DLI辅助治疗

淋巴细胞减少的患者若行DLI能获得更强的异体免疫反应。另外，若提前给予淋巴细胞抑制治疗[如氟达拉滨30mg/(m² · d)×3 ～ 5天]，则GVL效应会得到增强，但即便只给予10^6/kg的CD3[+]淋巴细胞剂量，也会容易诱发急性GVHD。另外的方法是通过IFN-α（上调MHC）或GM-CSF（促进DC抗原递呈）来增强肿瘤抗原的呈递，从而刺激

GVL 效应。

二次异体移植

二次移植不仅能通过清髓处理和干细胞置换来治疗复发，还能过继 GVL 效应[10,29]。很明显，比首次移植更能有效治疗复发的方法是二次移植的GVL 作用。提高 GVL 效应的方法有：采用外周血而不是骨髓[30]；减少或避免使用所有移植后免疫抑制剂；选择一个新的供者[31]，也许不全相合供者比最初供者更适合。二次移植的局限性在于：复发高危患者能否治疗成功；治疗相关死亡；GVHD 相关死亡。然而，一项 EBMT 早期研究发现，相合移植出现慢性 GVHD 可延长缓解期[10]。再次移植前，需先行化疗或分子靶向治疗以降低肿瘤负荷，随后再行预处理（如美法仑 ± 氟达拉滨，或白消安 ±氟达拉滨）和干细胞输注。

化疗

化疗可用于缓和复发速度，或为了获得血液学缓解，至少也能减轻肿瘤负荷，利于进行免疫治疗[32]。移植后许多肿瘤仍对化疗敏感。例如，ALL 对相对简单的联合化疗（长春新碱、泼尼松和蒽环类）很敏感[32]。当选择化疗时，会很难兼顾：既要最大程度消减肿瘤，又要选择耐受性良好并适于可能合并GVHD 的移植后患者的化疗方案。从这个角度出发，移植与挽救性化疗之间的间隔时长是选择合适化疗剂量强度的最重要因素。移植后 6 个月内复发时，化疗剂量应适当减低。针对复发白血病的化疗方案应个体化设计，没有固定的统一标准。当然，免疫治疗前的预备性化疗方案，我们的推荐见表40.3。

分子靶向治疗

最近这些年，具有高效低毒优点的分子靶向药物与免疫治疗策略联合，开启了一个新的时代[33]。分子靶向治疗药物有：单克隆抗体，如靶向 B 细胞肿瘤的 CD20 单抗（rituximab）[34]、靶向髓系肿瘤的 CD33 单抗（gemtuzumab）[35]；小分子，如靶向bcr-abl 阳性白血病的伊马替尼、达沙替尼和尼洛替尼[36]；靶向骨髓瘤和其他淋巴系统恶性肿瘤的硼替佐米[37]、沙利度胺[38] 和来那度胺[39]。这些高效药

表40.3　复发后减少肿瘤负荷的常用方案（DLI或干细胞输注前）

疾病分组	推荐方案	
急性淋巴细胞白血病	VCR	2mg d1, d7, d15,（d21）
	DNR	45 ~ 60mg/m² d1, d7, d15,（d21）
	Pred	1mg/(kg · d) d1~d28
髓系肿瘤（AML、MDS）	IDA	8~10mg/m² d1~d3
	Flud	25~30mg/m² d1~d3 (5)
	Ara-C	1g/m² d1~d3 (5)
慢性淋巴细胞白血病滤泡淋巴瘤，套细胞淋巴瘤	Rituximab*	375mg/m² d1
	Flud	25-30mg/m² d2~d4
	CTX	250mg/m² d2~d4

*：DLI或干细胞输注后可重复应用

物会引起肿瘤溶解或细胞因子释放综合征，需给予相应的预防措施。在大多数复发患者中，靶向药物与免疫治疗联合的治疗方法仍未确立其地位。

对于早期 CML-CP 患者，靶向 bcr-abl 融合蛋白的伊马替尼可获得高达 90% 的细胞遗传学反应率[36]。异体移植后出现复发，bcr-abl 抑制剂可与DLI 联合应用[40]。先前存在或新出现的 bcr-abl 融合基因点突变会导致伊马替尼耐药，需换用新的bcr-abl 抑制剂（如达沙替尼或尼洛替尼）[36]。

已证明小分子硼替佐米（蛋白酶体抑制剂）和沙利度胺治疗进展性骨髓瘤有效。替吡法尼（Tipifarnib）是法尼基转移酶抑制剂，对髓系白血病和骨髓增生异常综合征具有抗增殖和促凋亡作用。高达 40% 的 AML 携带 FLT3 突变，该突变可激活下游信号通路的激酶[41]。时至今日，四种不同的 FLT3 抑制剂已进入早期临床试验[42-46]。依托度酸是非甾体抗炎药，能选择靶向 B-CLL 细胞而不是正常 B 细胞与 T 细胞，对难治性 B-CLL 有一定疗效[47]。复发患者二次移植预处理中是否加入这些小分子靶向药物仍需综合考虑。

特殊类型复发疾病的治疗

复发性 CML

大部分复发性 CML 可通过 DLI、bcr-abl 抑制剂或两者合用来成功治疗。1995 年，Kolb 和他的同事成功地使用原先供者的白细胞输注来治疗移植后复发的 CML[7]。自从那时起，多项研究确认了移

植后 DLI 的有效性，可获得高达 80% 的持久反应率。复发治疗的预后因素是疾病分期、复发类型和复发的移植后间隔时间 [28]。

- 相比加速期和急变期，慢性期 CML 对 DLI 更敏感，这反映了白血病演变和克隆耐药增加的疾病进展过程 [15]。
- 相比细胞遗传学复发和分子学复发，血液学复发对 DLI 反应率较低，这反映了白血病负荷大小 [48]。
- 移植与复发的间隔时间长，是另一个预后良好的因素 [49]。

DLI 相关死亡率较低，为 3% ~ 10%，主要死因为骨髓衰竭和 GvHD。基于剂量递增研究的结果，确定 DLI 的"有效细胞剂量（ECD）"。Mackinnon 和他的同事建议选择 10^7/kg 的 DLI 剂量，能诱发 GVL 效应而 GVHD 风险较低。在一项治疗 81 例复发性 CML 的研究中，相合亲缘移植采用 1.0×10^7 ~ 1.0×10^8/kg 的 DLI 剂量范围，而相合非亲缘移植采用 1.0×10^6 ~ 1.0×10^8/kg 的 DLI 剂量范围，取得了 88% 的分子缓解率。这项研究还发现，低于 1.0×10^7/kg 的剂量时，分子学反应率很低，说明剂量对治疗结果的影响。在剂量和病期可比的情况下，相合非亲缘供者 DLI 的反应率显著高于相合亲缘供者。这一现象反映了非亲缘供受者之间存在更高程度的组织不相容性，更有可能发挥出 GVL 作用。DLI 时联用 IL-2 免疫治疗能改善移植后的免疫环境，促进疾病缓解，但会增加 GVHD 风险 [26]。

Bcr-abl 抑制剂的出现给复发性 CML 的治疗带来新的机会 [50]。伊马替尼治疗 DLI 无效的患者能获得完全细胞遗传学缓解。EBMT 慢性白血病工作组开展的一项多中心研究显示，伊马替尼治疗 128 例复发性 CML，慢性期、加速期和急变期患者的完全细胞遗传学缓解率分别为 58%、48%、22% [51]，完全分子学缓解率为 26%。

Bcr-abl 抑制剂不显著增加 GVHD 的风险。初步的回顾性研究数据显示伊马替尼与 DLI 在治疗复发性 CML 时存在协同效应 [40]。在这项研究中，伊马替尼与 DLI 联合应用可更快地获得分子学缓解（90% 的患者在治疗 3 个月内获得分子学缓解），并具有更长的无病生存期。有意思的是，伊马替尼撤除后这些患者仍维持分子学缓解状态，说明 GvL 效应持续。

即使对于急变期 CML，伊马替尼与 DLI 联合应用仍有效。不幸的是，CML 移植后患者越来越多地被发现存在既往或新近的 bcr-abl 融合基因点突变，从而导致伊马替尼耐药，需换用新的 bcr-abl 抑制剂（如达沙替尼或尼洛替尼）[50]。

复发性急性白血病的治疗

与复发性 CML 相反的是，复发性急性白血病预后极差 [2]。DLI 常失败，生存率为 20% 或更低 [7,15]，细胞因子使用成功仅见于少数个案报道 [52]。二次移植治疗复发性急性白血病的作用也很有限 [29,53,54]。这方面研究很少，其中一项研究发现，二次移植后的再次复发率达 76%，4 年总生存率为 10% [55]。

Arellano 和他的同事最近发表了一份 310 例异体移植后复发难治 AML 和 ALL 的单中心长期回顾性分析结果 [9]。在他们的研究中，31% 的 AML 和 35% 的 ALL 为异体移植后的复发患者。移植时缓解状态（疾病负荷）和白血病初诊时不良细胞遗传学是移植后复发的独立危险因素。单变量和多变量分析均发现非亲缘供者移植的复发风险更高。单独分析 AML 和 ALL 患者群，移植时缓解状态对复发率仍具有显著影响。相比于 ALL，细胞遗传学预测 AML 复发的价值更大。对这 100 例移植后复发患者采取的挽救性治疗措施有：化疗、髓外部位放疗、靶向治疗、支持治疗、二次移植、伴或不伴化疗的 DLI、应用细胞因子（GM-CSF、IFN-α）。所有患者一经诊断复发即停止免疫抑制剂。分析时只有 7% 患者存活，说明复发的预后极差。各种挽救性治疗的完全缓解率分别为：8%（化疗或支持治疗）、62%（二次移植）、45%（DLI）、71%（细胞因子）。相比于化疗、支持治疗或 DLI，二次移植和细胞因子治疗获得的平均生存期更长。复发后 GVHD 的发生率为 71%（细胞因子）、8%（化疗或支持治疗）。多变量分析结果显示，移植与复发间隔时间长、移植物为外周血干细胞、免疫治疗性解救（二次移植、DLI 或细胞因子）是改善复发后生存的独立影响因素。

急性白血病移植后复发的总体预后很差。这方面的研究数据很有限，需要开展前瞻性临床试验来研究移植后复发的问题。免疫治疗新方法有助于改变这种不利状况 [56]。

复发性淋巴系统恶性肿瘤的治疗

异基因干细胞移植已被用于治疗 CLL、滤泡性淋巴瘤、套细胞淋巴瘤、高度恶性淋巴瘤、骨髓瘤和霍奇金病，但关于移植后复发治疗的文献非常少。不同的作者均报告 DLI 对低度恶性淋巴瘤、CLL 和霍奇金病治疗有效 [30,57]。Russell 和他的同事回顾性研究了 DLI 治疗 17 例复发难治的 CLL、滤泡性淋巴瘤、套细胞淋巴瘤和高度恶性淋巴瘤 [30]。在这项研究中，分别有 3/4 的 CLL、4/4 的套细胞淋巴瘤、3/4 的滤泡性淋巴瘤获得完全缓解，但没有一例高度恶性淋巴瘤获得完全缓解。DLI 后急慢性 GVHD 的总发生率分别为 45%、88%，反应时间持久。

DLI 已用于治疗大宗的多发性骨髓瘤移植后复发病例。Lokhorst 和他的同事对 54 例骨髓瘤患者进行 DLI 治疗，总有效率 52%，完全缓解率 17%[58]。这些治疗反应是短期的，并与急慢性 GVHD 的发生相关（急性 GVHD 伴随 57% 的反应率，慢性 GVHD 伴随 47% 的反应率）。

虽然大多数骨髓瘤患者对 DLI 敏感，但总生存率无明显改善。因此，需要新的治疗策略。运用硼替佐米（新的分子靶向药物）治疗 23 例异体移植后复发的骨髓瘤患者，回顾性分析发现能获得 61% 的总有效率和 22% 的完全缓解率 [37]。典型的毒性是血小板减少和周围神经病。沙利度胺是另一个可用于治疗难治复发骨髓瘤的药物，据报道其有效率为 30%[38]。沙利度胺独特的免疫调节作用使得其亦可用于其他淋巴系统恶性肿瘤的治疗。然而，沙利度胺治疗移植后复发的淋巴系统恶性肿瘤的有效性尚待评估。

相对于侵袭性或进展迅速的淋巴系统恶性肿瘤，DLI 对低度恶性淋巴瘤和慢性淋巴系统恶性肿瘤更敏感 [30]。此外，DLI 疗效与急慢性 GVHD 的发生紧密相关。长期生存的影响因素需在更大宗的病例研究中来寻找。

新方法

除 CML 以外，移植后复发的治疗仍然困难。移植后复发的主要原因是供者免疫系统无法压制肿瘤生长，必须设法增强明显不足的 GVL 效应。减少免疫抑制剂、使用免疫调节剂、DLI 和非亲缘供者的二次移植能增加 GVL 作用，也会导致严重 GVHD，甚至会降低复发控制的概率。所以，未来的方法应是选择性增强 GVL 而同时避免 GVHD。

HLA 相合移植中，基于受者靶组织的次要组织相容性抗原（miHA）表达分布，供受者的 miHA 多态性差异会诱发 GVL、GVHD 或两者兼有 [59]。由于白血病抗原递呈不足，供者 T 细胞针对受者白血病细胞差异 miHA 的体内发育过程是受限的。体外脉冲白血病特异性抗原，或将共刺激分子导入白血病细胞，制成供者或患者疫苗，可能会克服白血病患者的抗原递呈细胞（APC）功能低下的问题，从而激活供者 T 细胞的抗白血病效应。

分离 miHA 特异性抗白血病 T 细胞克隆，并进行体外扩增和 TCR 基因测序。由于体外扩增的 CMV 和 EBV 特异性 T 细胞治疗病毒感染已获成功 [60-61]，供者 miHA 特异性抗白血病 T 细胞的体外制备也可能取得成功，并用于治疗复发性恶性血液病。最近，miHA 特异性 TCRs 基因已成功转入 CMV 特异性 T 细胞，该细胞具有抗病毒和抗 miHA 的双重功能 [62]。

与 miHA 不同的是，白血病细胞高表达 WT1 或 PR1 自身抗原，具有免疫原性，成为疫苗和过继性 T 细胞的广泛适用靶标 [63]。一项 PR1 疫苗治疗难治或进展性髓系白血病（包括移植后复发）的前期研究已获得良好的初步结果，大部分患者出现 PR1 特异性免疫反应，一部分出现临床改善 [64]。我们正在开展联合应用 PR1 和 WT1 疫苗来治疗难治或进展性骨髓增生异常综合征或髓系白血病（包括移植后复发），观察疫苗治疗的有效性。

众所周知，在 HLA 不合（单倍型）异基因干细胞移植后，供者 NK 细胞活性对疾病控制作用很大 [65]。近来的证据表明，NK 细胞在 HLA 相合移植中也有重要的抗肿瘤作用 [66-67]，这与供受者之间的 KIR 不合相关 [68-69]。NK 细胞具有清除受者 APC、降低 GVHD 风险的能力，同时也能对白血病细胞发挥直接的细胞毒效应。在去 T 的 HLA 相合移植中，NK 细胞的效应更加明显 [70]，NK 细胞的早期恢复对移植疗效影响很大。体外扩增的供者 NK 细胞能在不增加 GVHD 风险的同时治疗复发性白血病 [71-73]。

移植后免疫抑制剂会削弱异体移植物的完整 GVL 效应，增加疾病复发的可能性，未来移植策略应首先避免复发。体外去除供者移植物中的受者反应性 T 细胞，将受者体内的移植免疫环境调整至最佳状态。这种新方法，通常是指选择性异体清除，在实验室和临床上均已证明可行[74]。时至今日，已有四项研究报告，在相合[75-76]和不合移植中[77,78]，抗 CD25 免疫毒素用于体外清除受者 APC 反应性供者 T 细胞。进一步的研究包括：在不合和相合移植中运用 TH9402 为基础的光消减策略；移植选择性清除的淋巴细胞；或延迟反向添加淋巴细胞[79,80]。这些策略目的在于避免 GVHD 和疾病复发，也可用于优化复发时的 DLI 效应。

（楼　晓　译　楼　晓　校）

参考文献

1. Pasquini MC, Nugent ML. Current use and outcome of hematopoietic stem cell transplantation: part I CIBMTR Summary Slides, 2005. CIBMTR Newsletter [serial online]. 2006;12:5–8. www.cibmtr.org/ABOUT/NEWS/2006MAY.pdf (accessed August 2007).
2. Dazzi F, Fozza C. Disease relapse after haematopoietic stem cell transplantation: risk factors and treatment. Best Pract Res Clin Haematol 2007;20:311–327
3. Weiden PL, Sullivan KM, Flournoy N et al. Antileukemic effect of chronic graft-versus-host disease: contribution to improved survival after allogeneic marrow transplantation. N Engl J Med 1981;304:1529–1533
4. Goldman JM, Gale RP, Horowitz MM et al. Bone marrow transplantation for chronic myelogenous leukemia in chronic phase. Increased risk for relapse associated with T-cell depletion. Ann Intern Med 1988;108:806–814
5. Barrett AJ, Savani BN. Stem cell transplantation with reduced-intensity conditioning regimens: a review of ten years experience with new transplant concepts and new therapeutic agents. Leukemia 2006;20:1661–1672
6. Alyea EP, Kim HT, Ho V et al. Comparative outcome of nonmyeloablative and myeloablative allogeneic hematopoietic cell transplantation for patients older than 50 years of age. Blood 2005;105:1810–1814
7. Kolb HJ, Schattenberg A, Goldman JM et al. Graft-versus-leukemia effect of donor lymphocyte transfusions in marrow grafted patients. Blood 1995;86:2041–2050
8. Perez-Simon JA, Caballero D, ez-Campelo M et al. Chimerism and minimal residual disease monitoring after reduced intensity conditioning (RIC) allogeneic transplantation. Leukemia 2002;16:1423–1431
9. Arellano ML, Langston A, Winton E et al. Treatment of relapsed acute leukemia after allogeneic transplantation: a single center experience. Biol Blood Marrow Transplant 2007;13:116–123
10. Barrett AJ, Locatelli F, Treleaven JG et al. Second transplants for leukaemic relapse after bone marrow transplantation: high early mortality but favourable effect of chronic GVHD on continued remission. A report by the EBMT Leukaemia Working Party. Br J Haematol 1991;79:567–574
11. Au WY, Kwong YL, Lie AK et al. Extra-medullary relapse of leukemia following allogeneic bone marrow transplantation. Hematol Oncol 1999;17:45–52
12. Koc Y, Miller KB, Schenkein DP et al. Extramedullary tumors of myeloid blasts in adults as a pattern of relapse following allogeneic bone marrow transplantation. Cancer 1999;85:608–615
13. Stein J, Zimmerman PA, Kochera M et al. Origin of leukemic relapse after bone marrow transplantation: comparison of cytogenetic and molecular analyses. Blood 1989;73:2033–2040
14. Dazzi F, Szydlo RM, Craddock C et al. Comparison of single-dose and escalating-dose regimens of donor lymphocyte infusion for relapse after allografting for chronic myeloid leukemia. Blood 2000;95:67–71
15. Collins RH Jr, Shpilberg O, Drobyski WR et al. Donor leukocyte infusions in 140 patients with relapsed malignancy after allogeneic bone marrow transplantation. J Clin Oncol 1997;15:433–444
16. Schuler F, Dolken G. Detection and monitoring of minimal residual disease by quantitative real-time PCR. Clin Chim Acta 2006;363:147–156
17. Campana D, Coustan-Smith E. Minimal residual disease studies by flow cytometry in acute leukemia. Acta Haematol 2004;112:8–15
18. Thiede C, Bornhauser M, Ehninger G. Strategies and clinical implications of chimerism diagnostics after allogeneic hematopoietic stem cell transplantation. Acta Haematol 2004;112:16–23.
19. Muhlmann J, Thaler J, Hilbe W et al. Fluorescence in situ hybridization (FISH) on peripheral blood smears for monitoring Philadelphia chromosome-positive chronic myeloid leukemia (CML) during interferon treatment: a new strategy for remission assessment. Genes Chromos Cancer 1998;21:90–100
20. Buno I, Wyatt WA, Zinsmeister AR et al. A special fluorescent in situ hybridization technique to study peripheral blood and assess the effectiveness of interferon therapy in chronic myeloid leukemia. Blood 1998;92:2315–2321
21. van der Velden V, Hochhaus A, Cazzaniga G et al. Detection of minimal residual disease in hematologic malignancies by real-time quantitative PCR: principles, approaches, and laboratory aspects. Leukemia 2003;17:1013–1034
22. Radich JP, Gehly G, Gooley T et al. Polymerase chain reaction detection of the BCR-ABL fusion transcript after allogeneic marrow transplantation for chronic myeloid leukemia: results and implications in 346 patients. Blood 1995;85:2632–2638
23. Olavarria E, Kanfer E, Szydlo R et al. Early detection of BCR-ABL transcripts by quantitative reverse transcriptase-polymerase chain reaction predicts outcome after allogeneic stem cell transplantation for chronic myeloid leukemia. Blood 2001;97:1560–1565
24. Mughal TI, Yong A, Szydlo RM et al. Molecular studies in patients with chronic myeloid leukaemia in remission 5 years after allogeneic stem cell transplant define the risk of subsequent relapse. Br J Haematol 2001;115:569–574
25. Collins RH Jr, Rogers ZR, Bennett M et al. Hematologic relapse of chronic myelogenous leukemia following allogeneic bone marrow transplantation: apparent graft-versus-leukemia effect following abrupt discontinuation of immunosuppression. Bone Marrow Transplant 1992;10:391–395
26. Nadal E, Fowler A, Kanfer E et al. Adjuvant interleukin-2 therapy for patients refractory to donor lymphocyte infusions. Exp Hematol 2004;32:218–223
27. Mackinnon S, Papadopoulos EB, Carabasi MH et al. Adoptive immunotherapy evaluating escalating doses of donor leukocytes for relapse of chronic myeloid leukemia after bone marrow transplantation: separation of graft-versus-leukemia responses from graft-versus-host disease. Blood 1995;86:1261–1268
28. Simula MP, Marktel S, Fozza C et al. Response to donor lymphocyte infusions for chronic myeloid leukemia is dose-dependent: the importance of escalating the cell dose to maximize therapeutic efficacy. Leukemia 2007;21:943–948
29. Bosi A, Laszlo D, Labopin M et al. Second allogeneic bone marrow transplantation in acute leukemia: results of a survey by the European Cooperative Group for Blood and Marrow Transplantation. J Clin Oncol 2001;19:3675–3684
30. Russell NH, Byrne JL, Faulkner RD et al. Donor lymphocyte infusions can result in sustained remissions in patients with residual or relapsed lymphoid malignancy following allogeneic haemopoietic stem cell transplantation. Bone Marrow Transplant 2005;36:437–441
31. Duus JE, Stiff PJ, Choi J et al. Second allografts for relapsed hematologic malignancies: feasibility of using a different donor. Bone Marrow Transplant 2005;35:261–264
32. Litzow MR. The therapy of relapsed acute leukaemia in adults. Blood Rev 2004;18:39–63
33. Adachi S, Leoni LM, Carson DA, Nakahata T. Apoptosis induced by molecular targeting therapy in hematological malignancies. Acta Haematol 2004;111:107–123
34. Maloney DG, Grillo-Lopez AJ, White CA et al. IDEC-C2B8 (Rituximab) anti-CD20 monoclonal antibody therapy in patients with relapsed low-grade non-Hodgkin's lymphoma. Blood 1997;90:2188–2195
35. Sievers EL, Appelbaum FR, Spielberger RT et al. Selective ablation of acute myeloid leukemia using antibody-targeted chemotherapy: a phase I study of an anti-CD33 calicheamicin immunoconjugate. Blood 1999;93:3678–3684
36. Deininger M, Buchdunger E, Druker BJ. The development of imatinib as a therapeutic agent for chronic myeloid leukemia. Blood 2005;105:2640–2653
37. Bruno B, Patriarca F, Sorasio R et al. Bortezomib with or without dexamethasone in relapsed multiple myeloma following allogeneic hematopoietic cell transplantation. Haematologica 2006;91:837–839
38. Singhal S, Mehta J, Desikan R et al. Antitumor activity of thalidomide in refractory multiple myeloma. N Engl J Med 1999;341:1565–1571
39. de Raeve H, Vanderkerken K. Immunomodulatory drugs as a therapy for multiple myeloma. Curr Pharm Biotechnol 2006;7:415–421
40. Savani BN, Montero A, Kurlander R et al. Imatinib synergizes with donor lymphocyte infusions to achieve rapid molecular remission of CML relapsing after allogeneic stem cell transplantation. Bone Marrow Transplant 2005;36:1009–1015
41. Stirewalt DL, Kopecky KJ, Meshinchi S et al. FLT3, RAS, and TP53 mutations in elderly patients with acute myeloid leukemia. Blood 2001;97:3589–3595
42. Fabbro D, Buchdunger E, Wood J et al. Inhibitors of protein kinases: CGP 41251, a protein kinase inhibitor with potential as an anticancer agent. Pharmacol Ther 1999;82:293–301
43. Weisberg E, Boulton C, Kelly LM et al. Inhibition of mutant FLT3 receptors in leukemia cells by the small molecule tyrosine kinase inhibitor PKC412. Cancer Cell 2002;1:433–443
44. Fong TA, Shawver LK, Sun L et al. SU5416 is a potent and selective inhibitor of the vascular endothelial growth factor receptor (Flk-1/KDR) that inhibits tyrosine kinase catalysis, tumor vascularization, and growth of multiple tumor types. Cancer Res 1999;59:99–106
45. Kelly LM, Yu JC, Boulton CL et al. CT53518, a novel selective FLT3 antagonist for the treatment of acute myelogenous leukemia (AML). Cancer Cell 2002;1:421–432
46. Propper DJ, McDonald AC, Man A et al. Phase I and pharmacokinetic study of PKC412, an inhibitor of protein kinase C. J Clin Oncol 2001;19:1485–1492
47. Nardella FA, LeFevre JA. Enhanced clearance of leukemic lymphocytes in B-cell chronic lymphocytic leukemia with etodolac. Blood 2002;99:2625–2626
48. van Rhee F, Lin F, Cullis JO et al. Relapse of chronic myeloid leukemia after allogeneic bone marrow transplant: the case for giving donor leukocyte transfusions before the onset of hematologic relapse. Blood 1994;83:3377–3383
49. Dazzi F, Szydlo RM, Cross NC et al. Durability of responses following donor lymphocyte infusions for patients who relapse after allogeneic stem cell transplantation for chronic myeloid leukemia. Blood 2000;96:2712–2716
50. Bocchia M, Forconi F, Lauria F. Emerging drugs in chronic myelogenous leukemia. Expert Opin Emerg Drugs 2006;11:651–664
51. Olavarria E, Ottmann OG, Deininger M et al. Response to imatinib in patients who relapse after allogeneic stem cell transplantation for chronic myeloid leukemia. Leukemia 2003;17:1707–1712
52. Singhal S, Powles R, Treleaven J, Mehta J. Sensitivity of secondary acute myeloid leukemia relapsing after allogeneic bone marrow transplantation to immunotherapy with interferon-alpha 2b. Bone Marrow Transplant 1997;19:1151–1153
53. Eapen M, Giralt SA, Horowitz MM et al. Second transplant for acute and chronic leukemia relapsing after first HLA-identical sibling transplant. Bone Marrow Transplant 2004;34:721–727
54. Mrsic M, Horowitz MM, Atkinson K et al. Second HLA-identical sibling transplants for leukemia recurrence. Bone Marrow Transplant 1992;9:269–275
55. Radich JP, Sanders JE, Buckner CD et al. Second allogeneic marrow transplantation for patients with recurrent leukemia after initial transplant with total-body irradiation-contain-

ing regimens. J Clin Oncol 1993;11:304–313

56. Blair A, Goulden NJ, Libri NA et al. Immunotherapeutic strategies in acute lymphoblastic leukaemia relapsing after stem cell transplantation. Blood Rev 2005;19:289–300

57. Anderlini P, Acholonu SA, Okoroji GJ et al. Donor leukocyte infusions in relapsed Hodgkin's lymphoma following allogeneic stem cell transplantation: CD3+ cell dose, GVHD and disease response. Bone Marrow Transplant 2004;34:511–514

58. Lokhorst HM, Wu K, Verdonck LF et al. The occurrence of graft-versus-host disease is the major predictive factor for response to donor lymphocyte infusions in multiple myeloma. Blood 2004;103:4362–4364

59. Falkenburg JH, Willemze R. Minor histocompatibility antigens as targets of cellular immunotherapy in leukaemia. Best Pract Res Clin Haematol 2004;17:415–425

60. Heslop HE, Ng CY, Li C et al. Long-term restoration of immunity against Epstein-Barr virus infection by adoptive transfer of gene-modified virus-specific T lymphocytes. Nat Med 1996;2:551–555

61. Riddell SR, Watanabe KS, Goodrich JM et al. Restoration of viral immunity in immunodeficient humans by the adoptive transfer of T cell clones. Science 1992;257:238–241

62. Heemskerk MH, Hoogeboom M, Hagedoorn R et al. Reprogramming of virus-specific T cells into leukemia-reactive T cells using T cell receptor gene transfer. J Exp Med 2004;199:885–894

63. Barrett AJ, Rezvani K. Translational mini-review series on vaccines: peptide vaccines for myeloid leukaemias. Clin Exp Immunol 2007;148:189–198

64. Qazilbash MH, Wieder E, Rios R et al. Vaccination with the PR1 leukemia-associated antigen can induce complete remission in patients with myeloid leukemia. ASH Annual Meeting Abstracts 2004;104:259

65. Ruggeri L, Capanni M, Urbani E et al. Effectiveness of donor natural killer cell alloreactivity in mismatched hematopoietic transplants. Science 2002;295:2097–2100

66. Jiang YZ, Barrett AJ, Goldman JM, Mavroudis DA. Association of natural killer cell immune recovery with a graft-versus-leukemia effect independent of graft-versus-host disease following allogeneic bone marrow transplantation. Ann Hematol 1997; 74:1–6

67. Sconocchia G, del Principe D, Barrett AJ. Non-classical antileukemia activity of early recovering NK cells after induction chemotherapy and HLA-identical stem cell transplantation in myeloid leukemias. Leukemia 2006;20:1632–1633.

68. Boyington JC, Motyka SA, Schuck P et al. Crystal structure of an NK cell immunoglobulin-like receptor in complex with its class I MHC ligand. Nature 2000;405:537–543

69. Brooks AG, Boyington JC, Sun PD. Natural killer cell recognition of HLA class I mole-

cules. Rev Immunogenet 2000;2:433–448

70. Savani BN, Rezvani K, Mielke S et al. Factors associated with early molecular remission after T cell-depleted allogeneic stem cell transplantation for chronic myelogenous leukemia. Blood 2006;107:1688–1695

71. Passweg JR, Koehl U, Uharek L et al. Natural-killer-cell-based treatment in haematopoietic stem-cell transplantation. Best Pract Res Clin Haematol 2006;19:811–824

72. Koehl U, Esser R, Zimmermann S et al. Ex vivo expansion of highly purified NK cells for immunotherapy after haploidentical stem cell transplantation in children. Klin Paediatr 2005;217:345–350

73. Koehl U, Sorensen J, Esser R et al. IL-2 activated NK cell immunotherapy of three children after haploidentical stem cell transplantation. Blood Cells Mol Dis 2004;33: 261–266

74. Mielke S, Solomon SR, Barrett AJ. Selective depletion strategies in allogeneic stem cell transplantation. Cytotherapy 2005;7:109–115

75. Solomon SR, Mielke S, Savani BN et al. Selective depletion of alloreactive donor lymphocytes: a novel method to reduce the severity of graft-versus-host disease in older patients undergoing matched sibling donor stem cell transplantation. Blood 2005;106:1123–1129

76. Mielke S, Rezvani K, Savani BN et al. Reconstitution of foxp3+ regulatory T cells (Tregs) after CD25-depleted allotransplantion in elderly patients and association with acute graft-versus-host disease (GvHD). Blood 2007;110(5):1689–1697

77. Andre-Schmutz I, Le Deist F, Hacein-Bey-Abina S et al. Immune reconstitution without graft-versus-host disease after haemopoietic stem-cell transplantation: a phase 1/2 study. Lancet 2002;360:130–137

78. Amrolia PJ, Muccioli-Casadei G, Huls H et al. Adoptive immunotherapy with allodepleted donor T-cells improves immune reconstitution after haploidentical stem cell transplantation. Blood 2006;108:1797–1808

79. Mielke S, Nunes R, Rezvani K et al. A clinical scale selective allodepletion approach for the treatment of HLA-mismatched and matched donor-recipient pairs using expanded T lymphocytes as antigen-presenting cells and a TH9402-based photodepletion technique. Blood 2008;111(8), in press

80. Roy DC, Cohen S, Busque L et al. Phase I clinical study of donor lymphocyte infusion depleted of alloreactive T cells after haplotype mismatched myeloablative stem cell transplantation to limit infections and malignant relapse without causing GVHD. ASH Annual Meeting Abstracts 2006;108:309

细菌感染

Unell Riley

引言

感染是造血干细胞移植后最重要的并发症之一。干细胞移植受者由于许多原因造成免疫功能低下，并且免疫功能低下可能发生在移植过程中任何时间点。中断的解剖屏障、中性粒细胞减少、细胞免疫和体液免疫功能障碍，均使得移植患者易发生细菌感染。

解剖屏障破坏

完整的皮肤和黏膜是个人抵抗细菌感染的重要屏障。干细胞植入和植入早期阶段通常持续约30天，在此阶段解剖屏障的破坏和中性粒细胞减少是导致细菌感染的最重要因素。皮肤和消化道黏膜表面是微生物入侵的主要障碍，这些表面都有定植的微生物。当表面完好无损时，能够防止存在于微环境中的定植微生物致病，特别是在微生物生态平衡依然维持的情况下。例如皮肤通常是疏水环境，含盐量高，其中只有某些微生物，如金黄色葡萄球菌、棒状杆菌和酵母菌可以构成正常皮肤菌落。汗液中的抗生素可以扰乱这种共生菌群的平衡，使皮肤表面更容易定植外源性细菌，如革兰阴性杆菌；同时，面临抗生素选择的压力，可能造成抗药性的出现。放射线与化学药物可引起健康的皮肤发生重大的改变，导致脱发、干燥和出汗障碍。穿刺针和血管导管可以损伤正常的皮肤屏障，使微生物进入血液。

虽然目前认为血管内插管对移植患者来说是必不可少，但它的确增加了菌血症与凝固酶阴性葡萄球菌的感染，这些细菌通常定植在导管腔内、外表面或出口。其他可能与血管内导管感染相关的途径有导管的三通接头，或输液容器受到污染。导管表面的感染，例如在导管口处或管腔内感染导致严重的软组织感染，并发导管相关菌血症或败血症。腔内定植通常是非致命微生物，如凝固酶阴性葡萄球菌、棒状杆菌、枯草芽孢杆菌、假单胞菌等，一旦感染，很难治疗，如不将导管拔除是无法治愈的。

在消化道，厌氧细菌在下消化道及口腔内占主导地位，这些细菌在健康微环境、抵制外源性细菌定植方面扮演重要角色。而在细胞植入前发热的患者中经常会使用一些抗生素，这些细菌的保护作用可能被这些抗生素所破坏，从而造成外源性的微生物如念珠菌、肺炎克雷白杆菌、铜绿假单胞菌定植于肠道。这些细菌的保护作用同样可能被制酸剂所破坏，制酸剂用于保护胃黏膜，治疗由于黏膜炎而吞咽过多黏液出现的消化不良。内源性和外源性微生物定植的潜在改变伸展至整个消化道[19-21]。由于细胞毒性药物、全身照射和移植物抗宿主病（GVHD）导致的腹泻，也改变了肠道生态微环境[22-24]。

黏膜炎由黏膜屏障损伤引发，其临床表现及严重程度差异很大[25]，发病率高，明显损害患者的生活质量[26-27]。上消化道的黏膜屏障，如口腔，容易感染草绿色链球菌，而下消化道黏膜损伤多由革兰阴性菌感染造成，并在粒缺期出现肠炎的表现。已公认的胃肠道主要的感染来源有肠道微生物，如大肠杆菌和肺炎克雷白杆菌[28,29]。此外，中性粒细胞减少性肠炎或盲肠炎，这种由细胞毒性药物治疗而导致的肠道黏膜严重损伤，成为如金黄色葡萄球菌、铜绿假单胞菌和梭状芽胞杆菌进入机体的重要门户[30,31]。最后，局部黏膜损伤中念珠菌定植是侵袭性念珠菌病的一个独立的危险因素[32-34]。

中性粒细胞缺乏

中性粒细胞正常运作在抗感染方面起到重要作用，他们通常聚集在发生炎症的区域，其次是巨噬细胞。干细胞移植在两个方面影响中性粒细胞的功能。首先，它会导致中性粒细胞绝对数量下降；几乎所有治疗恶性疾病的细胞毒性药物都有对正常造血产生副作用，导致粒细胞缺乏和骨髓衰竭。全身照射具有相同的效果。现在已经达成共识，中性粒细胞缺乏增加细菌感染的相关风险，特别是如果中性粒细胞计数低于 $0.5 \times 10^9/L$；如果长期中性粒细胞低下（$< 0.1 \times 10^9/L$）超过 7 天，并且粒细胞下降速度很快，发生细菌感染的可能性更大，而上述情况都在发生骨髓移植的过程中 [35,36]。

细胞和体液免疫介导

在清除机体细胞内细菌病原体和病毒方面，细胞介导的免疫系统起到重要的作用。巨噬细胞在清除许多微生物方面十分重要。然而，巨噬细胞能力有限，一些微生物可以复制并生存于灭活的巨噬细胞中。巨噬细胞的激活是一个由细胞因子和健康 T 细胞介导的复杂的过程，这个过程很容易受到干扰，如应用细胞毒性药物治疗、照射，免疫抑制剂治疗，包括类固醇、环孢素、霉酚酸酯，嘌呤类似物如氟达拉滨。众所周知，异基因干细胞移植长期抑制 T 和 B 淋巴细胞的功能，特别是存在慢性 GVHD 并给予相应治疗之后。

某些恶性肿瘤，如淋巴瘤，也可以直接影响 T 和 B 淋巴细胞功能，淋巴增生性疾病，如慢性淋巴细胞白血病和骨髓瘤，可能会影响 B 淋巴细胞产生抗体的能力。

脾功能低下

脾是重要的清除器官，主要清除不易被白细胞吞噬的和被膜包裹的细菌，如肺炎链球菌和流感嗜血杆菌。移植患者由于全身照射及慢性 GVHD 引起脾功能低下，有被这些微生物感染的风险 [37,38]。

对于移植患者来说，糖尿病也是增加感染的因素。吸烟损害呼吸道，可诱发感染。心理压力可能

影响宿主的防御机制。在细胞植入前期，当肠道黏膜受损发生黏膜炎时，患者的营养状况也是至关重要的。血小板的保护作用不容忽视，血小板减少目前被认为是发生菌血症的独立危险因素 [39]。血小板减少也阻碍受损组织的修复。

致热性中性粒细胞减少症

在细胞植入前，中性粒细胞减少及解剖屏障的损伤大大提高了机体易感性。大多数感染易发生在存在与机体共生定植微生物浓度最高的器官；大部分感染来自口腔、皮肤、消化道，特别是下消化道、肛周区，上呼吸道感染导致下呼吸道感染。致热性中性粒细胞减少症的感染源只有 30% ~ 50% 可以通过微生物培养或临床证实，普遍认为的细菌感染特征，如脓液形成，在中性粒细胞减少合并菌血症患者是很难出现的 [40]。因此，临床必须很好地采集病史，并对发热患者进行彻底的检查，以确定可能的感染源。

微生物

在众多中性粒细胞减少的感染患者中，黏膜损伤患者感染的病原菌大多数是铜绿假单胞菌、大肠杆菌、克雷伯菌属，凝固酶阴性葡萄球菌、金黄色葡萄球菌和链球菌属。

传统意义认为，需氧革兰阴性杆菌，如肠乳酸菌、绿脓杆菌，可以在中性粒细胞减少的机体中引起败血症，被认为是最可怕的病原微生物。然而，由于 20 世纪 80 年代出现了细菌感染谱的变化，革兰阳性细菌感染比革兰阴性杆菌更为普遍 [41]。这可能是由于以下因素导致，包括广泛使用静脉导管，细胞毒性药物的使用增加造成黏膜炎，以及应用氟喹诺酮类药物进行感染的预防。最近的一些证据表明，感染流行病学又再次发生转变 [42]。

革兰阴性菌感染往往表现为败血症。然而，肠道细菌非常容易导致局部感染，反复肛周部位感染，并迅速出现肛周病变，如肛裂或痔。骨髓移植中造成最严重局部感染的是铜绿假单胞菌，其感染可能有多种形式，最常见的是坏疽性病变，这是一个病灶中心坏死的皮肤血管炎性病变，由于微生物入侵有机体皮下导致 [43]。它们可以视为转移性铜绿假单胞菌败血症，是主要的局部皮肤损伤。类似

的病变也可见于曲霉菌病[44,45]、白霉菌病[46]和念珠菌病[47]。铜绿假单胞菌也会引起颊部蜂窝织炎。

革兰阳性菌感染目前最常见于骨髓移植后中性粒细胞减少时期。通常见于表皮葡萄球菌感染，与中心静脉导管的长期广泛使用相关。表皮葡萄球菌可以随定植于这些设备上，并生产出很厚的糖蛋白[48]保护层，应用抗生素很难将其清除。虽然通常认为其毒性较低，但可以造成反复的菌血症，导管感染，甚至发展到大血管血栓性静脉炎或闭塞性细菌性心内膜炎。

其他细菌感染，如金黄色葡萄球菌，棒状杆菌和芽孢杆菌，也在中性粒细胞减少患者中造成严重的败血症。金黄色葡萄球菌感染是发生败血症的重要原因，因为它也可通过破损的皮肤和黏膜进入机体，可引起败血症以及导管、皮肤或肺部发生局部病变。重要的是，要注意到，尽管多数金黄色葡萄球菌是患者内生菌感染，其还可以通过医院获得性感染的形式发生外源性感染，如耐甲氧西林金黄色葡萄球菌（MRSA）通常对抗生素耐药。

线杆菌感染可导致皮下软组织及肌肉脓肿[49-52]。因为这些细菌高度抗药性，故治疗很困难。假单胞菌也可能导致导管的感染。这些微生物往往对抗生素具有多重耐药性。例如，嗜麦芽窄食单胞菌在本质上是抗碳青霉烯类抗生素的。

α-溶血性链球菌，现已成为中性粒细胞减少患者中引起败血症的病原之一[19-21,54-57]。缓症链球菌与成人呼吸窘迫综合征（ARDS）和脓毒性休克综合征有关[21,58]。血链细菌与严重的口腔黏膜炎相关。应特别关注的是，这些感染往往出现在应用环丙沙星预防感染的患者中[59-60]。

感染的诊断

发热仍然是应用抗生素治疗的主要指标。另外，在一般情况下，口温超过38.5℃，或口腔温度＞38℃超过1小时，血培养尚未出结果时，就应开始治疗。也应积极寻找临床感染证据，特别是在感染高发部位，如肛门周围、肺部、皮肤、中央静脉导管出口处和口咽部。心动过速，呼吸困难和器官功能受损也是感染的间接证据。成人呼吸窘迫综合征可能是败血症的表现。在发热开始时行胸部X线检查可能无法发现感染病灶，因此，对于持续发热的患者应进行重复检查[62]，并做CT扫描。C-反应蛋白可能帮助将细菌和真菌感染与其他原因区分开来[63-64]。C-反应蛋白通常特异性反应细菌和真菌感染，C-反应蛋白下降可能表明对治疗有反应，其上升表明继发二次感染或对治疗反应不佳。

微生物检测包括抽血取培养。理想情况下，至少抽取20ml血液进行低水平的菌血症的检测。应减少从导管中抽取血培养血样，因为导管表面定植有水解酶阴性葡萄球菌。血培养应在治疗开始前抽取，抽取自外周静脉和各中央静脉导管管腔。

对于鉴别感染属于中央静脉导管来源或组织来源方面，定量血培养方法是有益的，但这种方法费力且昂贵[65]。微生物样本也可直接采自感染部位，包括局部分泌物、尿液样本和痰标本。

培养监测的作用

选择性应用肠道抗菌药物以来，培养监测技术是对骨髓移植患者感染监测的手段之一。如果有证据表明定植细菌感染[66]，培养可以预测病原菌的种类，并在粒缺期发热时对抗感染药物的选择进行指导，检测多重耐药微生物（包括MRSA与万古霉素耐药的肠球菌）和监测肠道消毒的疗效。然而，从培养中获得的信息却令人失望，很少能够进行感染病原体预测[67]。如果执行严格，日常培养技术即费时又昂贵，同一患者每周会涉及大量的样品送检。不过，对粒细胞缺乏期患者来说，感染铜绿假单胞菌、黑曲霉和非白色念珠菌属的患者进行隔离是有意义的[68-69]。因此，培养仍应该定期进行，每星期一次从鼻部取样送检定植菌的检测，如葡萄球菌和黄曲霉菌，导管出口处拭子检测葡萄球菌或假单胞菌，咽喉和粪便样本检测念珠菌，检测孤立的需氧革兰阴性杆菌，以鉴定肠道消毒处理的效果。

致热性的中性粒细胞减少症的处理

在中性粒细胞减少期出现发热，除非证实有确切原因，均应被视为感染性发热，并且是医疗急诊。中性粒细胞减少期发热可根据是否检出病原菌的存在进行分类[70-71]。该分类如下：

- 微生物感染菌血症，正常血培养有明确病原菌；
- 没有菌血症，从非血液的标本中检出病原菌，如尿液、呼吸道分泌物等；

- 临床上存在明确和客观的感染依据，无微生物培养证据；
- 有明确发热起因，临床和微生物学缺乏证据，临床表现与感染相符。

根据 1962 年的研究[72]，超过 20% 的革兰阳性菌血症患者和大约 50% 的革兰阴性菌血症患者死亡。1978 年欧洲研究和治疗癌症组（EORTC）通过国际抗菌治疗组（IATG）的研究显示，粒缺期发热患者的相关死亡率已大大降低；在 25 年间，粒细胞减少期发热患者死亡率明显下降，革兰阴性菌血症患者死亡率为 10%，革兰阳性菌血症患者死亡率为 6%[73-75]。

经验性抗菌治疗

自 20 世纪 60 年代，人们已经认识到，中性粒细胞减少患者发生革兰阴性败血症时，如果抗生素治疗延迟，死亡率相当高。因此，在发热的同时就应给予抗感染治疗。

如果抗感染治疗不及时启动，中性粒细胞减少患者合并革兰阴性败血症的死亡率接近 40%[76,77]。这也就是这些患者应使用广谱抗生素针对绿脓杆菌的原因，这样的治疗是这段时期治疗的核心。经验性治疗在临床实践中得到评估。最早使用的，且可能最常用的，是 β- 内酰胺类抗生素结合一种氨基糖苷类抗生素[74-75,78-79]，最早使用的 β- 内酰胺类抗生素包括哌拉西林。各种 β- 内酰胺抗生素已具有针对革兰阴性菌和一些革兰阳性的抗菌谱，并已获得 IATG-EORTC 的审查，可单用及合并用药。有趣的是，在 1995—2000 年间，尽管死亡率下降，但该药物治疗成功的经验也在不断下降，其原因尚不清楚，可能由于临床更换抗生素太早，尚未到达此类抗生素起效时间；当然，耐药率增加也不容忽视[80]。

作为粒缺期发热的辅助治疗，使用氨基糖苷类抗生素是有争议的。中性粒细胞减少发热患者使用抗生素经典组合是 β- 内酰胺类的与氨基糖苷类联合应用，主要是因为对革兰阴性菌感染氨基糖苷类具有协同作用，并有可能减少抗药性，虽然这并没有得到证实。氨基糖苷类治疗的缺点是肾毒性和耳毒性，对活动性葡萄球菌和链球菌疗效不佳，并且需要多次给药。因此，β- 内酰胺类和喹诺酮类抗生素组合应用方面更显成功之处。可选择应用单药

治疗，选用抗菌谱广、应用方便、安全性高的抗生素，如头孢类抗生素，如头孢他啶和头孢吡肟，或碳青霉烯类抗生素，如亚胺培南和美罗培南。

最近的一项研究，比较哌拉西林三唑巴坦单药治疗与氨基糖苷类合用的联合治疗疗效差异不大[81]，最近一项 meta 分析比较 β- 内酰胺单药治疗与氨基糖苷类合用的联合治疗疗效，结果显示，两者间并没有明显差别，甚至单药治疗更有优势，优势在于不良反应小，治疗失败率低，生存率高[82,83]。传统的氨基糖苷类抗生素多次给药方法已由每日一次给药方法所取代，以减少其肾毒性。虽然骨髓移植患者中没有太多用药经验，但这种给药的方法是一种进步[84]。理论上，更科学的给药方式可以减少氨基糖苷类抗生素的毒性，并能更好地发挥其抗菌能力。单药治疗的共识是，虽然许多医生对于高风险的患者仍然采用联合治疗，但单药治疗也有治疗成功的可能性[84-91]。

虽然随机研究表明，静脉应用环丙沙星治疗有效，但这项治疗仍存有争议[92]。IATG - EORTC 为之不得不停止了一项研究，由于死亡率高得令人无法接受，最大的原因是无法有效地控制革兰阳性菌感染[93]。解决方案是环丙沙星联合糖肽类或青霉素类抗生素使用[88]。环丙沙星可作为预防性抗生素使用。

第二个有争议的问题是，面对革兰阳性菌感染率的增加，是否尽早加入糖肽抗生素如万古霉素和替考拉宁作为经验性抗感染治疗。一些研究表明，使用这类抗生素可以降低革兰阳性菌继发感染概率，缩短发热天数，加快退热速度，更能减少两性霉素 B 的使用[94-96]。然而更可靠的研究，包括 EORTC 的试验证明，在最初经验性治疗中加用糖肽类抗生素没有什么优势[97-100]。在肿瘤治疗和骨髓移植过程中，可能增加万古霉素耐药的肠球菌感染率[101]。这些致病菌通常多重耐药，抗生素治疗无效。增加万古霉素的使用和增加的万古霉素抗药性肠球菌的发病率之间有明显关联[101-102]。

随着最近耐万古霉素的葡萄球菌的出现，糖肽类抗生素的应用范围应该限定如下：粒细胞减少发热伴有肺部感染，败血症休克，可能与导管相关的感染或软组织感染。

最终，一个经验性治疗方案的选择取决于感染的表现。经验治疗方案需要根据感染和发热的情况做修正。当有病原菌证据时，治疗应有靶向性。同

样，治疗应根据感染可疑的部位不断进行修正。在治疗金黄色葡萄球菌败血症时，治疗应规律应用抗金黄色葡萄球菌药物 14 天[102-103]。

如中性粒细胞减少患者持续发热，对合理的经验性抗生素治疗无效，没有病原学依据，但有感染征象，治疗比较棘手。由于在这种压力下，医生通常没有任何临床微生物学证据或临床治疗反馈下会调整抗生素，所以治疗方面很难规范化。患者可能会持续发热数天直到应用了针对致病细菌的抗生素。

中性粒细胞减少发热的患者更换抗生素应有特殊理由。其他可能的原因也应考虑，如真菌感染，病毒感染，如腺病毒、巨细胞病毒或单纯疱疹病毒。如果这些被排除在外，更换抗生素的理由有：

- 治疗后 48 ~ 72 小时，持续发热大于 39℃ ；
- 初始治疗后退热达 24 小时，再次发热体温大于 38℃后；
- 进展的脓毒败血症；
- 进展的 DIC，急性呼吸窘迫综合征或多器官功能衰竭；
- 治疗后 24 小时，血培养仍持续阳性；
- 前期感染复发；
- 继发新的感染。

对不明原因发热抗生素治疗反应良好的患者，治疗时间方面也有争议。有些人会建议抗生素治疗至少持续 14 天，直到患者的中性粒细胞计数上升超过 0.5×10^9/L。然而，这样会增加抗生素的毒性。很多人主张如果连续四天体温正常，没有局部感染的证据，至少治疗 7 天以上。

（杨 帆 译 杨 帆 校）

参考文献

1. Roth RR, James WD. Microbial ecology of the skin. Ann Rev Microbiol 1988;42:441–464
2. Kotilainen P, Nikoskelainen J, Houovinen P. Emergence of ciprofloxacin-resistant coagulase-negative staphloccal skin flora in immunocompromised patients receiving ciprofloxacin. J Infect Dis 1990;161:41–44
3. Kern W, Jurrie E, Schmeiser T. Streptococcal bacteremia in adult patients with leukemia undergoing aggressive chemotherapy: a review of 55 cases. Infection 1990;18:138–145
4. Høiby N, Jarløv JO, Kemp M et al. Excretion of ciprofloxacin in sweat and multiresistant Staphylococcus epidermidis. Lancet 1997;349:167–169
5. Weightman NC, Simpson EM Speller DCE et al. Bacteremia related to indwelling central venous catheters: prevention, diagnosis and treatment. Eur J Clin Microbiol Infect Dis 1988;7:125–129
6. Raad II, Bodey GP. Infectious complications of indwelling vascular catheters. Clin Infect Dis 1992;15:197–208
7. Salzman MB, Isenberg HD, Shapiro JF et al. A prospective study of the catheter hub as the portal of entry for microorganisms causing catheter-related sepsis in neonates. J Infect Dis 1993;167:487–490
8. Groeger JS, Lucas AB, Thaler HT et al. Infectious morbidity associated with long term use of venous access devices in patients with cancer. Ann Intern Med 1993;119:1168–1174
9. de Pauw BE, Novakova IR, Donnelly JP. Options and limitations of teicoplanin in febrile granulocytopenic patients. Br J Haematol 1990;2:1–5
10. Weems JJ. Candida parapsilosis: epidemiology, pathogenicity, clinical manifestations and antibiotic susceptibility. Clin Infect Dis 1992;14:756–766
11. Lecciones JA, Lee JW, Navarro EE et al. Vascular catheter-associated fungemia in patients with cancer: analysis of 155 episodes. Clin Infect Dis 1992;14:875–883
12. Morrison VA, Haake RJ, Weisdoft DJ. Non-candida fungal infections after bone marrow transplantation: risk factors and outcome. Am J Med 1994;96:497–503
13. van der Waaij D. The ecology of the human intestine and its consequences for over growth by pathogens such as Clostridium difficile. Annu Rev Microbiol 1989;43:69–87
14. Facklam R. What happened to the streptococci: overview of taxonomic and neomenclature changes. Clin Microbiol Rev 2002;15:613–630
15. Donnelly JP, Maschmeyer G, Daenen S. Selective oral antimicrobial prophylaxis for the prevention of infection in acute leukemia – ciprofloxacin versus co-trimoxazole plus colistin. The EORTC-Gnotobiotic Project Group. Eur J Cancer 1992;28A:873–878
16. Freifeld AG, Walsh T, Marshall D et al. Monotherapy for fever and neutropenia in cancer patients: a randomized comparison of ceftazidime versus imipenem. J Clin Oncol 1995;13:165–176
17. Schimpff SC. Infection prevention during profound granulocytopenia: new approaches to alimentary canal microbial suppression. Ann Intern Med 1980:93:358–361
18. van der Waaij D. The colonization resistance of the digestive tract of man and animals. In: Fleidner TM (ed) Clinical and experimental gnotobiotics. Gustav Fischer, Stuttgart, 1979
19. van der Lelie H, van Ketel RJ, von dem Borne AEGK et al. Incidence and clinical epidemiology of streptococcal septicemia during treatment of acute myeloid leukemia. Scand J infect Dis 1991;23:163–168
20. Bochud PY, Calandra T, Francioli P. Bacteremia due to viridans streptococci in neutropenic patients: a review. Am J Med 1994;97:256–264
21. Elting LS, Bodey GP, Keefe BH. Septicemia and shock syndrome due to virdans streptococci: a case-control study of predisposing factors. Clin Infect Dis 1992;14:1201–1207
22. Peters WG, Villemze R, Colly LP, Guiot HFL. Side effects of intermediate and high dose cytosine arabinsodie in the treatment of refractory or relapsed acute leukemia and non-Hodgkin's lymphoma. Neth J Med 1987;30:64–74
23. Guiot HFL, Biemond J, Klasen E et al. Protein loss during acute graft-versus-host disease: diagnostics and clinical significance. Eur J Hematol 1987;38:187–196
24. Callum JL, Brandwein JM, Sutcliffe SB et al. Influence of total of total body irradiation on infections after autologous bone marrow transplantation. Bone Marrow Transplant 1991;8:245–251
25. Potten CS, Wilson JW, Booth C. Regulation and significance of apoptosis in the stem cells of the gastrointestinal epithelium. Stem Cells 1997;15:82–93
26. Sonis St, Oster G, Fuchas H et al. Oral mucositis and the clinical and economic outcomes of hematopoietic stem-cell transplantation. J Clin Oncol 2001;19:2001–2205
27. Rapoport AP, Miller Watelet LP, Linder T et al. Analysis of factors that correlate with mucositis in recipients of autologous and allogeneic stem-cell transplants. J Clin Oncol 1999;17:2446–2453
28. Schimpff SC. Gram-negative bacteremia. Support Care Cancer 1993;1:5–18
29. Schimpff SC. Infections in cancer patients: differences between developed and less developed countries? Eur J Cancer 1991;27:407–408
30. Pouwels MJ, Donnelly JP, Raemaekers JM et al. Clostridium septicum sepsis and neutropenic enterocolitis in a patient treated with intensive chemotherapy for acute myeloid leukemia. Ann Hematol 1997;74:143–147
31. Gomez L, Martino R, Rolaston KV. Neutropenic enterocolitis: spectrum of the disease and comparison of definite and possible cases. Clin Infect Dis 1998:27:695–699
32. Bow EJ, Loewen R, Cheang MS et al. Cytotoxic therapy-induced D-xylose malabsorption and invasive infection during remission-induction therapy for acute myeloid leukemia in adults. J Clin Oncol 1997;15:2254–2261
33. Bow EJ, Loewen R, Cheang MS, Schacter B. Invasive fungal disease in adults undergoing remission-induction therapy for acute myeloid leukemia: the pathogenetic role of the anti-leukemic regimen. Clin Infect Dis 1995;21:361–369
34. Nucci M, Anaissie E. Revisiting the source of candidemia: skin or gut? Clin Infect Dis 2001;33:1959–1967
35. Bodey GP, Buckley M, Sathe YS et al. Qualitative relationship between circulating leucocytes and infections in patients with acute leukemia. Ann Intern Med 1966;64:328–340
36. Schimpff SC. Therapy of infection in patients with granulocytopenia. Med Clin North Am 1978;61:1101–1118
37. van der Meer J. Defects in host defense mechanisms. In: Rubin R, Young LS (eds) Current approaches to infection in the compromised host. Plenum Medical, New York, 1994:3–46
38. Carlisle H, Saslaw S. Properdin levels in splenectomized persons. Pro Soc Exp Biol Med 1959;102:150–155
39. Viscoli C, Bruzzi P, Castagnola E et al. Factors associated with bacteremia in febrile, granulocytopenic cancer patients. The International Antimicrobial Therapy Cooperative Group (IATCG) of the European Organization for Research and Treatment of Cancer (EORTC). Eur J Cancer 1994:4:430–437
40. Sickles EA, Greene WH, Wiernik PH. Clinical presentation of infection in graulocytopenic patients. Arch Intern Med 1975;135:715–719
41. Pizzo PA, Ladisch S, Simon R et al. Increasing incidence of Gram-positive sepsis in cancer patients. Med Paed Oncol 1978;5:241–244
42. de Bock R, Cometta A, Kern W et al. Incidence of single agent gram-negative bacteremias (SAGNB) in neutropenic cancer patients (NCP) in EORTC-IATG trials of empirical therapy for febrile neutropenia. In: Proceedings of the 41st Interscience Conference on Antimicrobial Agents and Chemotherapy, Chicago, 2001
43. Bodey GP, Jadeja L, Elting L. Pseudomonas bacteremia: a retrospective analysis of 410 episodes. Ann Intern Med 1985;145:1621–1629
44. Walmsley S, Devi S, King S et al. Invasive aspergillus infections in a paediatric hospital: a ten year review. Pediatr Infect Dis 1993;12:673–682
45. Allo MA, Miller J, Townsend T et al. Primary cutaneous aspergillosis associated with Hickman intravenous catheters. N Engl J Med 1987;317:1105–1108
46. Anaissie E. Opportunistic mycoses in the immunocompromised host: experience at a cancer centre and review. Clin Infect Dis 1992;14 (suppl 1):S43-S53
47. Fine JD, Miller JA, Harrist TJ et al. Cutaneous lesions in disseminated candidiasis mimicking ecthyma gangrenosum Am J Med 1981;70:1133–1135

48. Tenney JH, Moody MR, Newman KA et al. Adherent micro-organisms on luminal surfaces of long-term intravenous catheters: importance of Staphylococcus epidermidis in patients with cancer. Ann Intern Med 1986;146:1949–1954

49. Pearson TA, Braine HG, Rathbun HK. Corynebacterium species in oncology patients. JAMA 1997;238:1737–1740

50. Gill VJ, Manning C, Lumsom M et al. Antibiotic-resistant group JK bacteria in hospitals. J Clin Microbiol 1981;13:472–477

51. Stamm WE, Thompkins LS, Wagner KF et al. Infection due to Corynebacterium species in marrow transplant patients. Ann Intern Med 1979;91:167–173

52. Dan M, Somer I, Knobel B et al. Cutaneous manifestations of infection with Corynebacterium JK. Rev Infect Dis 1988;10:1204–1207

53. Khadori N, Elting L, Wong E et al. Nosocomial infection due to Xanthomonas maltophila (Pseudomonas maltophila) in patients with cancer. Rev Infect Dis 1990;12:997–1003

54. Awada A, van der Auwera P, Meunier F et al. Streptococcal and enterococcal bacteremia in patients with cancer. Clin Infect Dis 1992;15:33–48

55. Richard V, Meurnier F, van der Auwera P et al. Pneumococcal bacteremia in cancer patients. Eur J Epidemiol 1988;4:242–245

56. Valteau D, Hartmann O, Brugieres L et al. Streptococcal septicemia following autologous bone marrow transplantation in children treated with high-dose chemotherapy. Bone Marrow Transplant 1991;7:415–419

57. Villablanca JG, Steiner M, Kersey J et al. The clinical spectrum of infection with viridans streptococci in bone marrow transplant patients. Bone Marrow Transplant 1990;6:387–393

58. McWhinney DHM, Gillespie SH, Kibbler CC et al. Streptococcus mitis and ARDS in neutropenic patients. Lancet 1991;337:429 (letter)

59. Karp JE, Merz WG, Hendicksen C et al. Oral norfloxacin for prevention of gram-negative bacterial infection in patients with acute leukemia and granulocytopenia. Ann Intern Med 1987;106:1–7

60. Dekker AW, Rozenberg Arsaka M, Verhoef J. Infection prophylaxis in acute leukemia: a comparison of ciprofloxacin with trimethoprim-sulphamethoxazole and colistin. Ann Intern Med 1987;106:7–12

61. Hughes WT, Armstrong D, Bodey GP et al. IDSA guidelines: 2002 guidelines for the use of antimicrobial agents in neutropenic patients with cancer. Clin Infect Dis 2002;34:730–751

62. Dorowitz GR, Harman C, Pope T, Steward M. The role of the chest roentengram in the febrile neutropenic patient. Arch Intern Med 1991;151:701–704

63. Lightenborg PC, Hoepelman IM, Oude Sogtoen GAC et al. C-reactive protein in the diagnosis and management of infections in granulocytopenic and non-granulocytopenic patients. Eur J Clin Microbiol Infect Dis 1991;10:25–31

64. de Bel C, Gerritson E, de Maaker G et al. C-reactive protein in the management of children with fever after allogenic bone marrow transplantation. Infection 1991;19:92–96

65. Kiehn TE, Armstrong D. Changes in the spectrum of organisms causing bacteremia and fungemia in immunocompromised patients due to venous access devices. Eur J Clin Microbiol Infect Dis 1990;9:869–872

66. Schimpff SC. Surveillance cultures. J Infect Dis 1981;144:81–84

67. Kramer BS, Pizzo PA, Robichaud KJ et al. Role of serial microbiological surveillance and clinical evaluation in the management of cancer patients with fever and granulocytopenia. Am J Med 1982;72:561–568

68. Aisner J, Murillo J, Schimpff SC et al. Invasive aspergillosis in acute leukemia: correlation with nose cultures and antibiotic use. Ann Intern Med 1979;90:4–9

69. Wells CL, Ferrieri P, Weisdorf DJ et al. The importance of surveillance stool cultures during periods of severe neutropenia. Infect Control 1987;8:317–319

70. Consenus Panel of the Immunocompromised Host Society. The design, analysis and reporting of clinical trials on the empirical antibiotic management of the neutropenic patient. J Infect Dis 1990;161:397–401

71. Hughes W, Wade JC, Armstrong D et al. Evaluation of new anti-infective drugs for the treatment of febrile episodes in neutropenic patients. Clin Infect Dis 1992;15(suppl):S206-S215

72. McCabe WR, Jackson GG. Gram-negative bacteremia. II. Clinical, laboratory, and therapeutical observations. Arch Intern Med 1962;110:857–864

73. Viscoli C. Management of infection in cancer patients: studies of the EORTC International Antimicrobial Therapy Group (IATG). Eur J Cancer 2002;38(suppl):S83-S87

74. Schimpff SC, Saterlee W, Young VM et al. Empirical therapy with carbenicillin and gentamicin for febrile patients with cancer and granulocytopenia. N Engl J Med 1971;284:1061–1065

75. Love LJ, Schimpff SC, Schiffer CA et al. Improved prognosis of granulocytopenic patients with Gram-negative bacteremia. Am J Med 1980;68:643–648

76. Klastersky J. Concept of empiric therapy with antibiotic combinations: indications and limits. Am J Med 1986;80(suppl 5C):2–12

77. Schimpff S, Satterlee WM, Young VM. Empiric therapy with carbenicillin under gentami-

cin for febrile patients with cancer and granulocytopenia. N Engl J Med 1971;284:1061–1075

78. EORTC International Antimicrobial Therapy Co-operative Group. Ceftazidime combined with short and long course amikacin for empirical therapy of Gram-negative bacteremia in cancer patients with granulocytopenia. N Engl J Med 1987;317:1692–1698

79. Hughes WT, Armstrong D, Bodey GP et al, Working Committee of the Infectious Disease Society of America. Guidelines for the use of antimicrobial agents in neutropenic patients with unexplained fever. J Infect Dis 1990;161:381–396

80. Baden LR, Rubin RH. Fever, neutropenia and the second law of thermodynamics. Ann Intern Med 2002;137:123–124

81. del Favero A, Menichetti F, Martino P et al. A multicenter, double-blind placebo controlled trial comparing piperacillin-tazobactam with and without amikacin as empiric therapy for febrile neutropenia. Clin Infect Dis 2001;33:1295–1301

82. Barza M, Ioannidis JPA, Cappelleri JC, Lau J. Single or multiple daily doses of aminoglycosides: a meta-analysis. BMJ 1996;312:338–344

83. Paul M, Soares-Weiser K, Leibovici L. Beta lactam monotherapy versus beta lactam aminoglycoside combination therapy for fever with neutropenia: systematic review and meta-analysis. BMJ 2003;326:1111

84. EORTC International Antimicrobial therapy Co-operative Group. Single daily dosing of amikacin and ceftriaxone is as efficacious and no more toxic than multiple daily dosing of amikacin and ceftazidime. Ann Intern Med 1993;115:584–593

85. Winston DJ, Ho WG, Bruckner DA et al. Beta-lactam antibiotic therapy in febrile granulocytopenic patients: a randomized trial comparing cefoperazone plus piperacillin, ceftazidime plus pipercillin, and imipenem alone. Ann Intern Med 1991;115:849–859

86. Bodey GP. Evolution of antibiotic therapy for infection in neutropenic patients: studies at MD Anderson hospital. Rev Infect Dis 1989;1 (suppl 7):S1582-S1590

87. Bodey GP, Fainstein V, Elting LS et al. Beta-lactam regimens for the febrile neutropenic patient. Cancer 1990;65:9–16

88. Philpott-Howard JN, Barker KF, Wade JJ et al. Randomised multi-centre study of ciprofloxacin plus azlocillin versus gentamicin and azlocillin in the treatment of febrile neutropenia patients. J Antimicrob Chemother 1990;26:549–559

89. Sanders JW, Pave NR, Moore RD. Ceftazidime monotherapy for empiric treatment of febrile neutropenic patients – a meta-analysis. J Infect Dis 1991;164:907–916

90. Cometta A, Calandra T, Gaya H et al. Monotherapy with meropenem versus combination therapy with ceftazidime plus amikacin in empirical therapy for fever in granulocytopenic patients with cancer. Antimicrob Agents Chemother 1996;40:1108–1115

91. Novakova IRO, Donnelly JP, de Pauw BE. Ceftazidime as monotherapy or combined with teicoplanin for initial empiric therapy of presumed bacteremia in febrile granulocytopenic patients. Antimicrob Agents Chemother 1991;35:672–678

92. Johnson PRE, Liu Yin JA, Tooth JA. High-dose intravenous ciprofloxacin in febrile neutropenic patients. J Antimicrob Chemother 1990;26:101–107

93. Meunier F, Zinner SH, Gaya H et al. Prospective randomized evaluation of ciprofloxacin versus piperacillin plus amikacin for empiric antibiotic therapy for febrile granulocytopenic cancer patients with lymphoma and solid tumours. Antimicrob Agents Chemother 1991;35:872–878

94. Shenep J, Hughes WT, Robertson PK et al. Vancomycin, ticarcillin and amikacin compared with ticarcillin-clavulanate and amikacin in the empirical treatment of febrile neutropenic children with cancer. N Engl J Med 1988;319:1053–1058

95. Karp JE, Dick C, Angelopulos C. Empiric use of vancomycin during prolonged treatment induced granulocytopenia: randomized double blind, placebo controlled trial in patients with acute leukemia. Am J Med 1986;81 :237–242

96. del Favero A, Menichetti F, Guerciolini R et al. Prospective randomised clinical trial of teicoplanin for empiric combined antibiotic therapy in febrile granulocytopenic acute leukemia patients. Antimicrob Agents Chemother 1987;31:1126–1129

97. EORTC-IATCG. Vancomycin added to empirical combination antibiotic therapy for fever in granulocytopenic cancer patients. J Infect 1991;163:951–958

98. Micozzi A, Nucci M, Venditti M et al. Piperacillin/tazobactam/amikacin versus piperacillin/amikacin/teicoplanin in the empirical treatment of neutropenic patients. Eur J Clin Microbiol Infect Dis 1003;12:1–8

99. Rubin M, Hathorn JW, Marshall D et al. Gram-positive infection and the use of vancomycin in 550 episodes of fever and neutropenia. Ann Intern Med 1988;108:30–35

100. Viscoli C, Moroni C, Boni L et al. Ceftazidime plus amikacin versus ceftazidime plus vancomycin as empiric therapy in febrile neutropenic children with cancer. Rev Infect Dis 1991;13:397–404

101. Montecalvo MA, Horowitz H, Gedris C et al. Outbreak of vancomycin-, ampicillin-, and aminoglycoside-resistant Enterococcus faecium bacteremia in an adult oncology unit. Antimicrob Agents Chemother 1994;38:1363–1367

102. Nolan CM, Beaty HN. Staphylococcus aureus bacteremia: current clinical problems. Am J Med 1976;60:495

103. Iannini PB, Crossley K. Therapy of Staphylococcus aureus bacteremia associated with a removable focus of infection. Ann Intern Med 1976;84:558–560

第42章

病毒感染

Chrystal U Louis，Helen E Heslop

引言

移植后，供者来源的细胞将完成受者体内的免疫重建过程；在免疫重建过程完成之前，病毒感染的发病率和死亡率很高。所有造血干细胞移植（HSCT）受者都存在高病毒感染风险，尤其是单倍型移植，主要基于以下几点原因：细胞植入时间延长，T细胞功能障碍增加（由于单倍型移植应用的预处理方案及免疫抑制剂不同），慢性移植物抗宿主病（GVHD）增加。此外，预处理过程中加用抗胸腺细胞球蛋白（ATG）或单克隆抗体明显增加病毒感染的发生率。

潜伏感染的活化与新的感染

病毒感染的患者可以通过接触病菌的物质（即分泌物、血液制品、移植物）发生初次感染，或发生既往病毒感染复发。由于有传播病毒的危险性，移植病房所有设施应有严格的感染控制程序，涵盖了严格的洗手程序、清洗听诊器、输液的预防感染措施及患者隔离技术。遵守以上规则可减少院内感染的传播率。

血液制品和移植供体在输注前应进行已知病毒的检测。输血或干细胞制品前，尽可能检测所有血制品（受者/供者血清）。例如，巨细胞病毒（CMV）阴性的受者接受巨细胞病毒阳性供体（D+/R-）的移植物时，出现严重巨细胞病毒感染的风险高于供、受者均为巨细胞病毒阴性的移植（D-/R-）。

另一种患者移植后的感染是病毒复发。有些病毒如巨细胞病毒、单纯疱疹病毒（HSV）1和2、EB病毒（EBV）和水痘-带状疱疹病毒（VZV）初次感染后潜伏于体内。当机体压力过大、发生全身性疾病、免疫功能低下或合并GVHD时，病毒复制随后发生，导致病毒感染复发。

免疫恢复及病毒感染的控制

移植后感染的风险和抵抗感染的能力，随着移植后时间的推移与免疫系统的恢复程度相关。一般来说，由于严重的中性粒细胞减少，细菌感染常见于是移植后的几个星期；但由于需要进行免疫恢复，患者移植后数月时间仍处于病毒感染高风险中。移植后，自然杀伤（NK）细胞通常首先恢复，CD8+ T细胞3个月内可以恢复。但是，CD4+T细胞需要一年的恢复时间[3]。

小鼠和人体的研究表明，病毒感染控制后，病毒特异性细胞毒性T细胞功能在外周血中明显增强。不同的方法可以进行检测，包括四聚体染色，功能试验或酶联免疫及毒性检测（图42.1）。雷塞尔等人指出，移植后缺乏巨细胞病毒特异性细胞毒性T淋巴细胞（CTL）的患者有发生致命的巨细胞病毒性肺炎的风险，证实了巨细胞病毒特异性细胞毒性T淋巴细胞（CTL）有保护机体发生巨细胞病毒感染的作用[4]。而且，他们观察到巨细胞病毒特异性辅助性T细胞增殖的存在与否与巨细胞病毒的CTL活性直接相关（图42.1）。福斯特等人在进一步研究移植后外周血巨细胞病毒特异性CD4+及CD8+细胞重建后发现两种重建模式相似[5]。因此他们提出，这两个类型的T细胞均在感染时发挥作用，CD4+细胞是在对细胞毒性T细胞活性的调控、Th1型细胞因子的分泌和激活抗原提呈细胞中起到重要作用[5]。

除了病毒特异T细胞亚群以外，淋巴细胞在移植后的病毒感染发展和清除方面起到重要作用。2005年，Heemskerk等人通过对腺病毒血症的儿科移植的患者免疫重建的研究发现[6]，腺病毒感染后淋巴细胞计数与病毒血症进展相关。此外，病毒血症时，淋巴细胞数量及功能与生存相关[6]。

由于病毒性感染往往与并发后遗症及高死亡风险相关，对于移植后患者应进一步加强和改善诊断及治疗的力度（表42.1）。

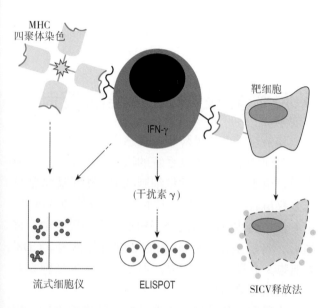

图42.1 评估病毒特定的CTL的方法。有各种各样的方法用于病毒的特定的CTL的数量和功能的评价。FACS分析使用五聚体和（或）四聚体染色，根据细胞表面标记和细胞排序，可以通过CTL表型量化病毒特定细胞的数目；ELISPOT通过测定分泌因子如IFN-γ和IL-2鉴定CTL的功能。使用铬释放试验可以评价CTL杀伤的能力和特异性

表 42.1　病毒感染诊断方法汇总

血清学	移植前最有效的检测手段
培养	金标准；需数周才能得到结果
壳瓶培养	实验工作量大，临床应用已减少
抗原检测	既往用于指导治疗；需要循环中性粒细胞
聚合酶链反应	快速得到结果；能获得定量及定性数据；数据解读无历史参考
免疫荧光检测	快速得到结果；结果对实验室水平及检测标本要求高
病理组织学和免疫病理组织学	用于检测侵袭性疾病组织活检标本

诊断方法

血清学

在移植之前，应例行为供、受者进行血清学检查，检测既往病毒感染情况。此信息对于医务人员非常重要，可以提示哪些患者移植后病毒感染可能复发，哪些患者由于既往病毒感染，应在移植过程中应用预防性药物。但是，由于移植后患者可能无法对抗体产生反应，所以移植后血清学检测已不再是诊断疾病最准确的方法。

病毒培养

病毒培养是移植前确定病毒存在的标准方法；可以检测几乎所有分泌物和解剖组织样本。然而，病毒培养经常需要数天到数周时间才能回报阳性结果，无法及时指导治疗。此外，病毒培养受到标本取材、病毒生长参数以及交叉污染的技术限制。

壳瓶培养和抗原检测

在病毒培养方面已有一些技术飞跃，能够在更短的时间内得到监测结果，并且提高了检测的敏感性和特异性。例如，巨细胞病毒特异性抗原组织培养可应用壳瓶培养技术。然而，壳瓶培养技术已越来越多地被巨细胞病毒抗原检测所取代了，巨细胞抗原检测是对外周血中性粒细胞核中巨细胞病毒蛋白pp65抗原进行检测[1,7-9]。这种方法的报告形式按中性粒细胞中抗原阳性细胞的比例计算，它可以计算出定量结果，可以随时进行检测，缩短了检测时间。此方法缺点是需要外周血中性粒细胞达到一定数量（通常比500/μl更大）才能确保诊断的准确性。

聚合酶链反应

另一种方法是使用定量聚合酶链反应（定量PCR），以检测病毒负载量，如巨细胞病毒，EB病毒和腺病毒。有好几项研究发现，对移植后患者，PCR技术水平提高了检测的灵敏度和特异性[10-13]。但是，在检测HIV中未获得有效数据，以达到确定何时药物干预的目的。因此，如必须要进行干

预的话，大多数医生会根据移植后的时间\该病毒负载量及相关临床症状，以确定何时给予干预措施。

免疫荧光检测

免疫荧光检测技术，将病毒抗体与共轭分子连接（例如异硫氰酸荧光素），可用于检测鼻分泌物中流感和副流感病毒，以及水疱液中的单纯疱疹病毒。

移植过程中病毒感染的风险

不同类型病毒感染的风险会随时间发生变化（表42.2）。

移植前

移植前宿主因素可能增加病毒感染的风险。举例来说，患者年龄较大，曾接受治疗，移植前长时间免疫功能缺陷（无论是由于药物或因疾病导致），和（或）已存在潜在病毒感染（如疱疹病毒），这些都使得移植前后病毒感染风险增加[1,7]。

供受者均应进行病毒血清学检测，以确定病毒感染史，及移植后可能出现的病毒感染复发。供者需检测的病毒应包括乙型肝炎和丙型肝炎病毒，艾滋病毒1型和2型，人T淋巴细胞病毒（HTLV病毒）类型1和2，巨细胞病毒和梅毒[14,15]。受者也应事先检测乙型肝炎和丙型肝炎病毒，巨细胞病毒，EB病毒，单纯疱疹病毒1型和2型，水痘病毒[15]。血清学检测数据可提示哪些患者需要预防性抗病毒治疗，及移植前后病毒可能复发的风险。

植入前期（0～30天）

在此阶段，由于预处理造成的粒细胞及淋巴细胞减少和黏膜炎，可能出现各种感染[1]。由于移植后中性粒细胞减少时间延长，最常见的感染是细菌，其次是真菌和病毒感染[16]。此阶段最常见的病毒是单纯疱疹病毒，通常为之前病毒感染的复燃而不是初次感染。多项研究已经证明，如不采取预防性治疗，接近80%的患者会出现单纯疱疹病毒感染的复燃[17-18]。单纯疱疹病毒感染复燃的临床表现包括肺炎、口腔和（或）生殖器溃疡和口腔炎[19]。

植入早期（30～100天）

这个阶段的感染原因通常由于严重免疫功能缺陷，细胞和体液免疫在此阶段等待重建[1]。与前一个阶段相比，中性粒细胞和黏膜炎的状况均有所改

表42.2 植入不同阶段遇到的最常见病毒感染

	植入前（0～30天）	植入后（30～100天）	植入后期（≥100天）
免疫状态	严重粒细胞缺乏	细胞及体液免疫低下 吞噬细胞功能下降	细胞免疫和体液免疫恢复；出现与慢性GVHD相关的并发症
感染的类型及频度	1. 细菌 2. 真菌 3. 病毒	1. 病毒 2. 真菌 3. 细菌	1. 病毒 2. 细菌 3. 真菌
病毒感染	单纯疱疹病毒	巨细胞病毒	巨细胞病毒
		EB病毒	EB病毒
		腺病毒	腺病毒
		带状疱疹病毒	
		BK/JC病毒	
		流感、副流感病毒，呼吸道合胞病毒	
		人类疱疹病毒[6]	
		小核糖核酸病毒	

善，在这个阶段最常见的类型是病毒感染。移植前的巨细胞病毒感染可能会在这个阶段复燃，也可能出现初次感染。初次感染发生在移植前巨细胞病毒阴性、接受巨细胞病毒阳性的供体或巨细胞病毒呈阳性的血液的患者[19]。基于这个原因，建议对既往有巨细胞病毒感染的患者及其供者为巨细胞病毒阳性者给予巨细胞病毒预防治疗。此外，当血清学检测供、受均为巨细胞病毒阴性时，应输注巨细胞病毒阴性的血制品。

此阶段可能感染的其他病毒可导致肺炎，包括水痘病毒，腺病毒，人类疱疹病毒 6 型（HHV-6），和社区获得性病毒，如呼吸道合胞病毒（RSV），流感病毒，副流感病毒，人类偏肺病毒和小核糖核酸病毒[1,19-26]。呼吸道病毒在移植后有一定的发病率和致死率，尤其是儿科患者。其他感染包括 BK 病毒或腺病毒引起的出血性膀胱炎，和人类疱疹病毒造成的长期发热和（或）脑炎[1,19,27-28]。

植入晚期（ > 100 天）

这一时期体液和细胞免疫功能逐渐恢复。完全恢复需要近 1 年的时间，在慢性 GVHD 的患者免疫重建需要超过 12 个月或更长的时间[1]。慢性移植物抗宿主病可导致免疫机制下调；并且，通常用于治疗移植物抗宿主的皮质类固醇激素可以通过影响吞噬细胞和细胞免疫功能造成免疫功能障碍[1]。

晚期巨细胞病毒感染发生在此阶段。其免疫功能障碍与巨细胞病毒特异性 CD8[+] 的 CTL 和 CD4[+] T 辅助细胞恢复延迟有关，巨细胞病毒特异性 CD8[+] 的 CTL 和 CD4[+] T 辅助细胞与抗巨细胞病毒作用密不可分[10,29-31]。

EB 病毒相关的移植后淋巴细胞增殖性疾病（EBV-PTLD）发生在移植后前 6 个月，尽管在接受抗 T 细胞单克隆抗体或接受去 T 细胞移植的患者中，+100d 前已经可以检测到 EB 病毒[32-34]。PTLD 高危患者往往有更大程度的免疫功能障碍[33-34]。

干细胞移植后常见的病毒感染

人类巨细胞病毒（CMV）

人类巨细胞病毒是疱疹病毒家族的一种 DNA 病毒。它可以通过接触含有病毒的分泌物传播，也可以通过垂直传播，输血和移植巨细胞病毒阳性者移植物进行传播。病毒在人群中无处不在，有 60% ~ 80% 的健康成人巨细胞病毒检测呈阳性反应[35]。经过初次感染，巨细胞病毒潜伏在白细胞和组织当中。当抵抗力下降及细胞免疫力下降时，巨细胞病毒可重新复制并致病。

临床表现

既往有巨细胞病毒感染的患者，以及既往血清学阴性但接受血清学阳性制品（D+/R-）的患者，其初次感染及病毒复燃的危险性均大大增加。

移植后巨细胞病毒病可表现为发热，全身乏力，全血细胞减少，肝功能异常，胃肠疾病，脊髓炎，脉络膜视网膜炎，及神经功能障碍[35-38]。其中最严重和可能致命的并发症是间质性肺炎。一个机构研究发现，对高危患者，之前给予预防性抗病毒药物治疗，移植后巨细胞病毒性肺炎的发病率为 8.8%[39]。此病更常见于老年患者，及接受同种异体移植物、进行全身辐照及 T 细胞去除移植，和（或）在尿液或血液中有巨细胞病毒感染证据的患者[39]。如不治疗，93% 的患者死亡。此外，如果在需要通气支持前未及时给予抗病毒治疗，生存率也很差[39]。

诊断

由于移植后巨细胞病毒感染高发，所有供、受者移植前均应接受血清学检测以评估疾病的风险。从历史上来看，壳瓶培养技术和巨细胞病毒抗原检测是移植后确定巨细胞病毒感染的常用方法。一个早期的研究表明，初次阳性检测结果为每 2.5×10^5 细胞中，有 4 个（中位数）（范围 1 ~ 48）粒细胞在细胞核中发现病毒 pp65 蛋白[40]。因此，导致疾病进展的原因是多方面的，包括实际抗原水平，移植后时间的变化，抗原上升水平，以及对抗病毒治疗的反应。

PCR 检测巨细胞病毒 - DNA 水平分析，因其检测快速，不依赖粒细胞植入，已成为一个重要的病毒感染评估手段。索拉诺等人发现，血浆样本定量 PCR 检测与巨细胞病毒抗原检测水平相比，符合率达 90%[41]。两种方法均检测到病毒的患者中，相对于抗原检测，PCR 检测阳性时间可提前 1 周，并平均延迟 7 天仍可检测出病毒。然而，作者指出，对于单纯 PCR 检测阳性的患者，有 24% 会造成不必要的治疗[41]。

国家移植中心调查骨髓捐赠计划发现，所有的检测方法均可行，巨细胞病毒抗原、聚合酶链反应水平、壳瓶培养技术是最常用的检测手段[42]。但没有一种方法能够明确指导用药干预的时机。因此，PCR技术应作为巨细胞病毒抗原检测的有力补充。

治疗

对于血清学巨细胞病毒阴性移植患者，应尽量输注血清学巨细胞病毒阴性供者的移植物，包括去白细胞的血液制品。

对高风险患者进行病毒预防治疗及早期抢先抗病毒治疗是目前不同机构所使用的两种不同方法，用以减少巨细胞病毒疾病（表42.3）。初步研究，从20世纪90年代初以来，更昔洛韦较阿昔洛韦而言更常应用于预防性治疗。研究发现，对于高风险患者在植入前期预防性应用更昔洛韦，可将巨细胞病毒感染和间质性肺炎发生率分别从23%和17%降至0[43]。最近的研究发现，比较3天与5天的预防性更昔洛韦治疗，5天方案从统计学来看CMV

感染和CMV病的发病率更低[44]。

更昔洛韦治疗时有一个常见的剂量限制的副作用，即中性粒细胞减少。部分患者因此无法继续应用更昔洛韦，还有部分患者发生了更昔洛韦耐药的的巨细胞病毒感染，所以针对其他抗CMV药物，如膦甲酸钠进行了研究。膦甲酸钠增加剂量后降低了巨细胞病毒感染及巨细胞病毒病的发生率，但急性肾毒性可能会导致大部分患者无法继续耐受治疗[45]。因此，它通常作为不能耐受或对更昔洛韦治疗无效的患者的二线治疗选择。

万乃洛韦和缬更昔洛韦分别是阿昔洛韦和更昔洛韦的口服药物前体。由于静脉预防性治疗的成功，不同研究开始针对这些口服化合物，以明确其预防巨细胞病毒是否有效。一多中心随机试验发现，在细胞植入后阶段，预防性应用口服万乃洛韦或静脉注射更昔洛韦针对巨细胞病毒感染及巨细胞病毒病均有效[46]。最近另一项此类研究发现，研究期间两组均无巨细胞病毒感染病例[47]。虽然口服更昔洛韦组许多患者未能完成预定的治疗（IV期

表42.3 巨细胞病毒的预防、抢先治疗及治疗方案

药物	预防	抢先治疗	治疗	参考文献
阿昔洛韦	500mg 静滴 1/8h 800mg 口服 2/d，共 1 年			Prentice et al 1994[145] Boeckh et al 2006[96]
更昔洛韦	5mg/kg 静滴 1/12h，共 14 次，然后 6mg/kg 静滴，每周 5 天	5mg/kg 静滴 1/12h，共 28 次，然后 1/d 静滴，每周 5 天	5mg/kg 静滴 1/12h，至少 28 次，然后 1/ 天静滴，每周 3～4 天	Winston et al 2003[46] Reusser et al 2002[146] Machado et al 2000[52] Boeckh et al 2003[147]
膦甲酸钠	90mg/kg 静滴 1/12h，+11 天至 +16 天，然后 1 天 1 次，每周 3 次	60mg/kg 静滴 1/12h，共 14 天；如持续阳性，则 90mg/(kg·d)，每周 5 天，共 14 天	60mg/kg 静滴 1/8h，至少 42 次；	Ordemann et al 2000[148] Reusser et al 2002[146] Aschan et al 1992[149]
伐昔洛韦	2g 口服 1/6h			Winston et al 2003[46]
缬更昔洛韦		900mg 口服 2/d		van der Heiden et al 2006[150]
丙球			500mg/kg，静滴，隔日一次，共 10 次	Emanuel et al 1988[50] Machado et al 2000[52]
西多福韦			3～5mg/kg，d1，然后 2 周 1 次； 需与丙磺舒同用	Ljungman et al 2001[53] Chakrabarti et al 2001[151]
CTL	研究中	研究中	研究中	Cobbold et al 2005[58] Leen et al 2006[57]
来氟米特			个案报道	Avery et al 2004[152]

研究中 8 个研究中未完成，2 个完成），这两种方法在预防巨细胞病毒感染中都是安全有效的[47]。随着方便的口服剂型的药物被证实抗病毒有效，更多机构很可能会选择口服药物作为巨细胞病毒感染的预防治疗。

有些中心选择了发现巨细胞病毒时进行抢先抗病毒治疗，直到明确治疗后病毒感染已被清除时停药。这种策略仅对巨细胞病毒感染和（或）巨细胞病毒病患者进行治疗，而不是针对所有高危患者。一组随机化研究，将植入后患者分为更昔洛韦预防治疗及抢先治疗 2 组[48]。他们发现，+100 天内，基于抗原检测的治疗造成了巨细胞病毒感染和疾病的病例增加。细胞植入后选择预防治疗增加了侵袭性真菌感染和晚期 CMV 病的发生率（+180 天内）[48]。另一组开放随机对照研究，应用膦甲酸钠与更昔洛韦预防治疗巨细胞病毒抗原血症，比较两组的副反应、巨细胞抗原的清除率、治疗失败率，巨细胞病发生率及 CMV 相关死亡率，发现两种治疗之间没有统计学差异[49]。

基于预防和抢先治疗，移植后患者巨细胞病毒感染和 CMV 病发生幅度已大大降低。然而，一旦患者再次接触巨细胞病毒疾病，二次感染发生率和病死率依然很高。传统的巨细胞病毒病治疗方法为静脉更昔洛韦结合免疫球蛋白治疗[50,51]。恩赖特等人报告，如果患者尚未发展为呼吸器依赖，应用这两种药物治疗存活率接近 40%[39]。但其他的情况下应用静脉免疫球蛋白（IVIG）联合更昔洛韦在治疗中并没有显现出优势[52]。对于那些巨细胞病毒感染或已进入疾病终末期对更昔洛韦无效的患者，使用西多福韦治疗部分病例有效[53]。

T 细胞介导的免疫应答在对抗病毒感染中是非常重要的，巨细胞病毒感染的风险与免疫应答恢复相关。因此，可应用巨细胞病毒特异性细胞毒性 T 淋巴细胞治疗，已经证实，这些 T 细胞可以恢复针对巨细胞病毒的免疫并且在治疗巨细胞病毒病方面起到保护作用[54-57]。这个治疗策略受到 CTL 产生的时间限制。为了克服这个问题，科博尔德等人直接从造血干细胞供者的血液中，应用流式细胞仪分选 HLA - 限制肽四聚体的 CD8+ 的 T 细胞。使用后，所有患者体内的病毒负载量均明显减少，9 例患者中 8 例巨细胞病毒转阴[58]。然而，注入的细胞克隆只能识别一个病毒抗原肽。因此，长期来看，这种方法可能与病毒逃逸密切相关。

EB 病毒（EBV）

EB 病毒是疱疹病毒家族的成员，40 岁的成年人，超过 90% 感染过该病毒。传播途径为唾液接触传播，以及接触受感染的血液制品传播。接触后，病毒会在感染的黏膜上皮细胞中复制，并最终裂解细胞[59-60]。该病毒可以感染 B 细胞，并在那里潜伏；EB 病毒感染记忆性 B 细胞可致病毒复制，并激活所有的潜在循环抗原的淋巴增殖表达。通常情况下，这些细胞会迅速被 EB 病毒特异性 T 细胞所清除；但如果宿主遭受强免疫抑制，细胞可以不受限制地增加，并导致移植后淋巴增生性疾病（PTLD）。造血干细胞移植后，发生 PTLD 的危险因素包括供者和受者的不匹配，去 T 的移植和用于预防 GVHD 的免疫抑制剂的使用[61]。相对于去 T 移植，T - 和 B - 细胞均去除的移植其 PTLD 的发病率要低得多。支持了以上论点，EB 病毒阳性 B 细胞是造成 PTLD 的元凶，最终由于体内 EB 病毒感染的 B 细胞和 EB 病毒特异性 T 细胞之间的不平衡而致病[62]。

临床表现

移植后一旦 EB 病毒激活，患者可能出现发热和不适。然而，大多数患者在病毒早期激活时没有临床症状[63]。最严重的并发症是发生 EB 病毒相关的 PTLD。PTLD 的临床表现为发热、淋巴结肿大和（或）肝、肺、胃肠消化道、中枢神经系统、骨髓淋巴细胞增殖[59,64]。

诊断

在过去十年中，诊断方面已取得一些进展，能够更好地确定高危患者，并了解 PTLD 的发病机制[65-67]。定量聚合酶链反应应用于检测 EB 病毒 DNA 水平，诊断 EB 病毒活化，然而，PCR 水平与 EB 病毒 PTLD 并不总是相关。我们的研究小组已建议，EB 病毒负载量应该用来监测病毒水平，而不是用来为抢先治疗提供指导[66]。Annels 等人证实，对于病毒激活的患者，如体内可以检测到 EB 病毒特异性 T 淋巴细胞增高，则病毒负荷可以在无医疗干预的情况下被清除[63]。

治疗

虽然目前大多数抗病毒药物对 EB 病毒有效，

但它们无法调节感染的 B 淋巴细胞。目前的治疗方法包括针对恶性增生的 B 淋巴细胞，如抗 CD20 单克隆抗体，及重组针对 EB 病毒的免疫能力，如 EBV 特异性 CTL 及未经处理的供者淋巴细胞输注。我们的结果已表明，输注异体 EB 病毒特异性 CTL 是安全的，可用于治疗 PTLD；并且如果对高风险患者预防性输注，可将发生 PTLD 的可能性降至 0[68-69]。美罗华，鼠／人嵌合单克隆抗 CD20 抗体，也被成功地用于预防和治疗造血干细胞移植后的 PTLD，反应率为 70% ～ 100%[61,70-71]。

腺病毒

这种无包膜的 DNA 病毒至少有 51 个不同血清型。人类血清型已被分成 6 种规格（A~F）。由于这种病毒在自然界无处不在，成年人在一生中至少会感染一次腺病毒。腺病毒可通过呼吸道分泌物传播，还可通过粪-口途径传播。在移植过程中，患者感染腺病毒主要为获得性感染，通过供者移植物传播并激活[72-73]。

移植患者中腺病毒感染占有相当的发病率和死亡率。高达 31% 的移植后患者可发生感染[24,74]。而且，高达 73% 的患者感染后可以发展为全身性疾病[72,75]。感染相关的危险因素包括应用 ATG 或单抗（抗 CD52 单克隆抗体）的预处理方案，去 T 移植，相匹配无关供体移植或半相合供体的移植，外周血有腺病毒的存在，以及诊断时淋巴细胞减少的严重程度[75-77]。

临床表现

临床症状可以无症状，也可以出现多器官疾病。患者可出现呼吸道感染、心肌炎、肠胃炎、肝炎、肾炎、膀胱炎出血和（或）脑炎[78]。在感染发病后，根据不同的移植受者年龄，儿童较成年人相比，能够更早地检测出病毒（< 30 天对比 > 90 天）[72]。

诊断

可应用免疫荧光与病毒培养的方法检测血液，尿液，粪便，鼻咽分泌物，脑脊髓液和组织的标本。此外，实时 PCR 技术可用于检测病毒水平和区分不同的腺病毒种属[75]。

治疗

疾病传播的主要危险因素有 3 种：感染期间严重淋巴细胞减少，同时使用免疫抑制剂，血液中病毒 PCR 阳性。Chakrabarti 等建议对于未接受免疫抑制药物、淋巴细胞计数绝对（ALC） > 300/mm³ 无症状患者，给予观察；对于无症状的患者尽可能撤除免疫抑制；对于 ALC 的 < 300/mm³，血液中病毒 PCR 阳性，或免疫抑制无法减停的患者应给予抗病毒治疗[77]。

抗病毒药物应用比较成功。过去使用利巴韦林，但临床反应不佳[74,79-80]。最近，优素福等人报告说，尽管此项研究应用 PCR 检测病毒，其结果可能被高估，57 例腺病毒感染的患者（其中 8 已发展为腺病毒病），其结果显示：应用西多福韦治疗后 98% 的患者病毒检测和临床症状完全消失。

由于 T 细胞功能障碍增加了腺病毒感染及发病的风险，几个小组正在对体外扩增腺病毒特异性 CTL 进行评估，并将其应用于腺病毒感染和疾病的治疗。腺病毒病的患者使用这种方法已有临床有效的报告[57,82]。

单纯疱疹病毒（HSV）

单纯疱疹病毒是一种双链的、有包膜 DNA 病毒，有两大亚型，可通过接触感染的口腔分泌物或病变传播，也可通过性交传播。经过初次感染后，单纯疱疹病毒潜伏于感觉神经节内，三叉神经节与骶神经节是最常见的位置，这取决于初次感染的位置[36]。移植前后可被激活，甚至发生致命的后遗症，在细胞植入前预防性应用阿昔洛韦将有效降低单纯疱疹病毒再激活率[83-84]。预防给药已经成为血清学阳性患者的标准治疗方案。

临床表现

预防治疗之前，单纯疱疹病毒最常见的表现为黏膜的病毒再激活，导致严重黏膜炎／龈口炎，发热和疼痛。水疱或溃疡等皮肤损伤可以发生在身体的任何部位，最典型部位在面部、唇周及生殖器。严重免疫抑制的患者可能会发生播散性皮肤损伤。患者也能出现结膜炎，单纯疱疹性角膜炎和疱疹（位于远端指尖）。如果中枢神经系统感染，患者可能会出现发热症状，发生脑膜炎、脑炎、癫痫、精神状态改变、贝尔麻痹、三叉神经痛和（或）上升性脊髓炎。

诊断

患者移植前均需检测血清抗体滴度。原发及二次激活病毒感染可以通过显微镜检测多核巨细胞和嗜酸性胞内包涵体进行评估。如送检培养标本，诊断的灵敏度将提高，阳性结果的报告时间从 1~15 天不等[36]。荧光抗体染色和酶联免疫法可以做快速测定。PCR 可用于监测定量 DNA 水平，并可检测脑脊液中的病毒。

治疗

第一个被证实预防治疗有效的病毒就是 HSV，应用阿昔洛韦预防的患者无 1 例培养阳性病例，而安慰剂对照组有 70% 的血清学阳性患者[83]。基于与此类似的数据，美国疾病控制中心（CDC）建议在移植前期进行预防治疗，并对于有病毒激活病史和合并 GVHD 的患者，进行长期治疗[36]。鉴于治疗更加有效，并且从费用方面及给药方面均优于阿昔洛韦，部分中心应用万乃洛韦进行单纯疱疹病毒预防[85-87]。

一旦单纯疱疹病毒被激活，移植患者的首选治疗是阿昔洛韦。然而，阿昔洛韦耐药的单纯疱疹病毒株正在逐渐增加[88]。因此，无法耐受阿昔洛韦治疗或阿昔洛韦治疗无效的患者可以选用膦甲酸钠或西多福韦治疗。

水痘 - 带状疱疹病毒（VZV）

作为一个单一的血清型病毒，水痘 - 带状疱疹病毒是疱疹病毒家族的一个成员，初次感染导致水疱（如水痘），病毒再次激活会发生带状疱疹。原发性感染主要由呼吸道飞沫接触传播，接触水泡液传播和母婴传播也有报道[36]。感染后，该病毒感染上呼吸道黏膜，播散至血液并损害皮肤。皮肤病灶外观表现为水疱，病理表现为该基底部位多核巨细胞内包涵体病变。一旦原发感染接受治疗，病毒将在背根神经节潜伏。随着年龄增加、疾病、压力、创伤和（或）免疫功能障碍均可以使带状疱疹病毒再次激活。

临床表现

如前所述，带状疱疹病毒初次感染的表现通常为瘙痒、大面积的疱疹和发热。应用皮质类固醇激素的患者发生急性病毒暴发导致死亡的病例也有报道，特别是在病毒潜伏期或出现临床症状 3 周内给药者[36,89-92]。T 细胞功能障碍或 B 细胞异常的免疫力低下患者存在更大的疾病暴发风险[36]。

造血干细胞移植后约 30% 的患者发生带状疱疹病毒的激活[93-95]。最常见的症状有疼痛，并出现 1 ～ 3 个皮神经节段的群集水疱。许多患者疼痛出现在发生皮肤损害之前。从既往观察来看，皮肤损害前出现剧烈腹部或背部疼痛提示疾病较严重[89]。免疫功能低下的患者也可能出现肺部、胃肠道、肝和中枢神经系统非典型性表现，伴或不伴有皮肤病灶[93]。

诊断

如果有皮损出现，带状疱疹可根据临床症状诊断。水疱活检或水疱病灶涂片可寻找到多核巨细胞。然而，这些细胞并不是 VZV 感染特有的。疱疹基底部的组织培养可区分单纯疱疹病毒和带状疱疹病毒感染；直接荧光抗原（DFA）检测速度远远超过组织培养。此外，血液、骨髓、脑脊液和器官组织的样本均可应用聚合酶链反应检测病毒[36]。

治疗

移植中由于这种感染的潜在严重性，一旦患者确诊 VZV 感染，应该及时根据医院对接触水痘的预防措施给予隔离。据 CDC 建议，血清阴性的患者接触水痘病毒后，应于接触后 96 小时内给予带状疱疹免疫球蛋白治疗[14]。血清阳性的患者移植后 3 ～ 12 个月为病毒再激活高危险期[96]。几组数据表明，移植后 6 ～ 12 个月预防性应用阿昔洛韦降低了病毒激活率，但并没有降低总体的长期激活率[96-98]。一组数据指出，预防性应用阿昔洛韦后，大部分 1 年后出现病毒激活的患者存在长期的免疫抑制，建议应考虑给予长期的治疗[96]。

对于有活动性带状疱疹的患者，治疗方案取决于疾病的严重程度。对于有传染性的水痘 - 带状疱疹的患者，静滴阿昔洛韦是首选治疗。对于耐药或不能耐受阿昔洛韦治疗的患者可选用膦甲酸钠治疗[99]。固定的带状疱疹用阿昔洛韦（任何途径）和万乃洛韦均可以治愈[99]。

人类疱疹病毒 6（HHV6）

HHV6 是疱疹病毒家族的成员，人类是目前所知的唯一宿主。HHV6 包括 A 型和 B 型，双链，DNA 基因组。该病毒的传播通常是与无症状携带者分泌物接触传播[36]。大多数 2 岁的儿童血清反应均为阳性[36,100-101]。初次感染后 95% 的成年人外周血单个核细胞（PBMC）和唾液中可检出 DNA[26]。

临床表现

HHV6 活化，更常见的是 B 型，通常发生在植入早期，移植后 20 ~ 30 天 HHV6 常常可以在患者血液被检出[100,102]。临床上，患者的症状表现多样。HHV6 可引起脑炎，如果原发于中枢神经系统，可改变精神状态，出现癫痫样发作[7]。全身表现为血小板植入延迟、骨髓抑制、皮疹、肺炎和肝炎[25,100-103]。

诊断

由于这一病毒在人群中普遍存在，同时没有明确的监测方法。且由于大量的患者移植后病毒会转为阳性，所以无论定性 PCR 还是血清学均不够准确[104]。因此，病毒负荷水平与临床的相关性（如出现脑炎症状，同时脑脊液中 HHV6 定性阳性）有可能对诊断更有价值[7]。

治疗

曾有报道在体外应用膦甲酸钠、更昔洛韦和西多福韦治疗 HHV6 感染[7,100]。虽然这些抗病毒药物尚无前瞻性研究，但报道中使用这些药物治疗 HHV6 引起的脑炎，肺炎，血小板减少，均取得了令人鼓舞的成果[7,105-107]。

BK 和 JC 病毒

BK 和 JC 病毒属于多瘤病毒。病毒是裸二十面体病原体，双链超螺旋的 DNA。移植后，两种病毒可以在尿液中排泄，出现与其相关的疾病。

临床表现

60% ~ 90% 的成年人 BK 病毒血清学检测阳性[108]。并且可以在正常肾和外周血中发现病毒[109]。移植后，BK 病毒被活化与出血性膀胱炎相关。症状包括下腹部疼痛，排尿困难，尿频和血尿。严重病例出现膀胱血块，阻塞性肾病，甚至有进展为肾衰的潜在风险。

JC 病毒存在于肾，免疫正常的个体不会发病。然而，当患者免疫功能异常，JC 病毒可以迁移到中枢神经系统，感染和破坏髓鞘少突胶质细胞。这种破坏导致进行性多灶性白质脑病（PML），这是一种迅速发展的神经肌肉疾病。PML 的症状包括视野缺损、极端虚弱、麻痹、精神损害，甚至死亡。

诊断

JC 和 BK 病毒可以通过免疫荧光显微镜加以鉴别，尿液、血液和脑组织样本进行 PCR 的检测可有效诊断[110-111]。

治疗

阿糖腺苷和西多福韦都被用于治疗多瘤病毒感染。一个中心最近报道了移植患者病毒相关的出血性膀胱炎的发生率、治疗及预后的研究结果[112]。他们指出，78.9% 的出现 2 级出血性膀胱炎患者（镜下血尿伴有小血块）应用西多福韦治疗[112]。

细小病毒 B19（B19 病毒）

作为一个小的、无包膜的单链 DNA 病毒，B19 亚型是已知细小病毒亚类，仅在人体引起疾病。病毒 B19 广泛存在，通过呼吸道分泌物，也可以通过血液制品，及垂直母婴传播。通过研究免疫正常机体 IgG 抗体水平，表明约 60% 适龄儿童曾感染细小病毒[113-114]。免疫正常的宿主体内，微小病毒 B19 特异性 IgG 抗体终身持久性存在被认为是病毒激活率下降的原因之一。然而，移植后体液免疫功能失调被认为是发生原发或复发 B19 病毒感染的原因之一[113, 115]。

临床表现

B19 病毒通常感染骨髓，特别是红血细胞前体，或血管内皮细胞。免疫功能低下者发生急性或慢性感染，可出现原因不明的贫血、网织红细胞减少、发热、全血细胞减少、肝炎或心肌炎[113,116]。

诊断

患者免疫系统完善时可进行细小病毒 B19 血清滴度测定。然而，在移植后免疫功能低下状态，通常由酶联免疫法或 PCR 检测。应当注意的是，急性感染 9 个月后，仍可以通过 PCR 技术检测出 B19 病毒 DNA[36]。

治疗

B19 病毒感染病情轻微的病例可进行输血和支持治疗。病情严重患者应用免疫球蛋白治疗效果好，可能获得 B19 特异性 IgG[36,113,117]。所有诊断病毒 B19 感染的免疫低下患者应预防飞沫传播，以避免病毒传播给其他患者。

乙型肝炎病毒（HBV）和丙型肝炎病毒（HCV）

乙型肝炎病毒是一种 DNA 嗜肝性病毒。丙型肝炎病毒是一种单链 RNA 病毒，属黄病毒家族。这两种病毒可经由血液接触，乙肝病毒也可以通过体液传播。由于在一些国家疾病的患病率高，移植的患者没有可选用的供者，一些移植物不得不从乙型肝炎病毒和丙型肝炎病毒阳性的供体中获得。

与抗原阴性相比，移植前患者乙肝表面抗原（HBsAg）阳性不是早期移植相关死亡率增加的风险[118-119]。事实上，选用乙肝病毒免疫后的供体移植物有利用受者 HBsAg 的清除，可减少肝硬化的发生[120]。从长远来看，移植前 HBsAg 阳性的患者，超过 65% 在移植后 24 个月内会出现乙肝病毒再激活[121]。

不同于乙肝病毒，移植前丙肝病毒 RNA 阳性的患者其移植后发生并发症的风险大大增加。丙型肝炎病毒阳性移植回顾性分析发现，移植前丙型肝炎病毒感染，血清天门冬氨酸水平升高，与出现严重的静脉闭塞病之间存在相关性（相对危险系数 9.6）。有些患者 +180 天内发生急性肝炎；但是，没有发展到暴发性肝功能衰竭的病例，未增加移植后 10 年死亡率[122]。

临床表现

无论乙肝或丙型肝炎病毒引起的肝炎，均可无症状，或出现急性肝酶学异常、腹痛、黄疸、瘙痒症、关节炎或黄斑皮疹[36]。严重的病例可以出现暴发性肝功能衰竭，静脉闭塞病和（或）死亡。病毒性肝炎在整个移植期内均可导致肝疾病；然而，最易发生病毒肝炎介导的肝疾病期为移植晚期阶段；

HBV 及 HCV 慢性感染的长期后果是进展为肝硬化及肝细胞肝癌。

诊断

移植前通常通过血清效价对肝炎状况进行评估。移植后可通过血液，血清，肝活检样品进行诊断，也可以通过酶联免疫检测乙肝表面抗原和其他标志物。PCR 技术还可以用于量化，并监测乙肝病毒 DNA 水平。丙型肝炎病毒可以用酶联免疫吸附法（ELISA 法）进行检测。应用反转录聚合酶链反应可以增加丙型肝炎病毒检测的敏感性。PCR 技术也可以用于丙型肝炎病毒的量化。

治疗

如果可能的话，应避免选用乙肝表面抗原阳性或丙肝病毒阳性的捐赠者。如果无法避免，则患者应监测病毒性肝炎的症状和体征。

当选择乙肝表面抗原阳性的干细胞输注给表面抗原阴性的患者时，应考虑应用拉米夫定治疗，并在移植前接种疫苗，这样可以降低乙肝病毒相关肝炎的发病率和肝炎相关的肝衰竭的死亡率[124]。泛昔洛韦单药治疗也应用于这一人群，并可降低移植后肝炎的发病率[125]。儿童移植后乙肝病毒阳性可采用 α- 干扰素治疗。其治疗结果与无癌症病史或移植治疗的人群相比，数据具有可比性[126]。

HCV 抗体阳性的供者在干细胞采集和移植前应用干扰素 -α 治疗可以预防病毒的传播[127]。一个小样本研究发现，如果患者在移植前有病毒接触史，或供者 HCV 阴性，预防使用口服利巴韦林直到细胞植入，4 名患者中有 3 名患者发生病毒血清转换[128]。其血清转换与免疫正常患者应用 α- 干扰素和利巴韦林治疗的结果相似[126]。

呼吸道合胞病毒（RSV）

这是种单链、RNA 病毒，人类是已知的唯一宿主。作为副黏病毒家族的成员，呼吸道合胞病毒可通过接触污染的分泌物、呼吸道飞沫或其他污物传播。大多数人在 2 岁已经感染了呼吸道合胞病毒，其再次感染非常常见，与年龄无关。对于移植病房来说，社区和院内呼吸道合胞病毒传播可发生严重甚至致命的疾病暴发[129-130]。RSV 感染导致移植患者的死亡率为 17% ～ 45%[129,131-132]。

临床表现

RSV 最常见的表现形式是急性呼吸道感染。在婴幼儿中，呼吸暂停、喂养困难和烦躁可以先于呼吸道症状出现[36]。典型表现包括上和（或）下呼吸道疾病，流涕，哮喘，支气管炎，肺炎，呼吸窘迫或呼吸衰竭。在细胞植入前阶段接触 RSV 可增加疾病严重程度和死亡率[129,131,133]。

诊断

鉴定 RSV 可以应用许多种方法，包括鼻咽分泌物、支气管肺泡灌洗液、肺组织和痰液标本的分离培养。培养一般 5 天得到结果，但由于不同实验室收集和分离病毒方法不同，培养结果的敏感性各不相同[36]。更迅速的病毒测定方法包括聚合酶链反应（PCR）、免疫荧光和酶免疫测定。

治疗

对于有活动性疾病的患者，应采取预防措施，预防患者呼吸道飞沫造成病毒传播，直至病毒感染治愈。对于婴幼儿，病毒可能会持续隐藏 3 ~ 4 周[36]。虽然对移植患者的初步数据不一，现在大多数医生治疗呼吸道合胞病毒感染的患者应用雾化利巴韦林和免疫球蛋白相结合的方法[7,129,134]。帕利珠单抗（Palivizumab）是一种人源化的呼吸道合胞病毒单克隆抗体，已在预防早产儿的 RSV 感染中获得成功。2001 年，Boeckh 等人报道了一个 I 期临床研究，在移植后，对 6 例无活动性 RSV 感染及 15 例有活动性感染的患者应用单克隆抗体[135]，他们发现，单克隆抗体是安全的，上呼吸道疾病的患者使用后抑制其向下呼吸道发展[135]。

副流感病毒（HPIV）

副流感病毒是单链 RNA 病毒，其通过呼吸道飞沫或受污染的表面接触传播。HPIVs 被分为 4 个类型（1 ~ 4），其中大多数具有季节性传染性的特点[36]。

临床表现

对于移植后的患者，HPIV 与上、下呼吸道疾病和肺炎相关。在几个类型当中，HPIV 3 造成的疾病最严重，通常与死亡率相关[7,136]。不同的研究发现，HPIV 感染的发生率为 2% ~ 7%，接受无关供体移植的患者是患 HPIV 感染最高风险者[136-138]。

诊断

HPIV 诊断金标准是鼻咽冲洗物病毒培养鉴定。但等待阳性结果需要几天的时间，所以建立了许多快速诊断方法，如反转录聚合酶链反应（RT-PCR 法）或免疫荧光检测。

治疗

由于副流感病毒具有高度传染性，诊断副流感病毒感染的患者应采取有效的呼吸道隔离，并遵守严格洗手原则。没有抗病毒药物被证明对根除 HPIV 感染是完全有效的。不过，虽然公布的研究结果各有不同，早期使用利巴韦林是最普遍的药物治疗[136,138-140]。

流感病毒 A 和 B

虽然有 3 种流感病毒（类型 A，B 和 C），只有 A 型和 B 型是已知会导致疫情和（或）全球流感疾病的病毒类型。这些黏病毒通过直接接触、呼吸道飞沫或鼻咽分泌物传播给受感染的人[36]。通常在秋季和冬季发生流行，如果社区流行超过两个或三个亚型，则流感持续时间可延长。

感染的患者在临床症状出现之前 24 小时到感染后 5 ~ 7 天期间病毒释放，具有传染性。免疫功能低下患者症状持续和病毒颗粒的释放时期较长。

临床表现

造血干细胞移植后合并流感病毒的患者可以出现发热，发冷，肌肉痛，上呼吸道症状，肺炎，支气管炎，哮喘，气喘或任何以上表现。这种感染并发症包括（并不特异）中枢神经系统异常，肌炎及 Reye 综合征[36]。

尼科尔斯等人报道了干细胞移植后流感病毒感染的病例，指出在移植后 120 天内，4800 名移植患者中大约 1% 被诊断为流感病毒感染[141]。流感病毒 A 型占 66%，在流感季节做的移植手术中，女性、移植前有进展性疾病成为病毒感染的危险因素。诊断时，从上呼吸道病变发展为下呼吸道病/肺炎者占淋巴细胞减少患者的绝大多数。最重要的是，在初步诊断的 30 天内，10% 的患者死于流感病毒继发感染[141]。

诊断

鼻咽分泌物是试图检测流感病毒最常见的样本。如果做样本培养，应在感染的前三天留取标本，因为这时病毒的释放量是最大的。由于培养的结果需等待 2 ~ 6 天，快速鉴定病毒的方法包括免疫荧光检测及流式抗体检测也可以应用。

治疗

初级预防流感病毒的方法是进行免疫接种。所有医护人员和移植患者均应接受流感病毒免疫接种。移植后的患者，至少应加强保护性免疫反应持续 6 个月，患者在此期间感染流感病毒的风险增加。目前，没有随机试验评估在移植后 180 天应用预防性药物的必要性和有效性；然而，当流感在社区暴发时，建议采取治疗 [14]。

免疫抑制的患者应在 48 小时内接受抗病毒的药物。在此之前的 2005—2006 年流感季，美国批准四抗病毒药物，有金刚烷胺、金刚乙胺、奥司他韦和扎那米韦。金刚烷（金刚烷胺和金刚乙胺）通过一个单点突变易出现病毒耐药，3 年来耐金刚烷类的流感病毒已全球蔓延（1.9% ~ 12.3%）。在 2006 年 1 月疾病预防控制中心发出了健康警报，在过渡期间既不能用药物预防，也不能应用药物治疗；

取而代之的是神经氨酸酶抑制剂，可同时对抗流感病毒 A 和 B，可以加以有效应用：奥塞米韦用于预防，奥塞米韦或扎那米韦用于治疗 [142]。

移植后的预防接种

移植之后，几乎所有患者均失去了以前从免疫接种中获得的抗传染病的免疫力。此外，对于年轻的移植患者来说，有很大一部分无法获得完善的初级及次级免疫系统，而且这部分患者的比例还在逐渐增加。因此，医师必须认识到目前患者的免疫系统状况，并据此给予移植后的建议。

疾病预防控制中心和欧洲血液及骨髓移植小组的最新建议已分别于 2000 年和 2005 年出版 [14,143]（表 42.4）。这两份建议均依据临床干预的获益程度、效果及有力的支持证据而制定。建议指出，预防接种治疗移植后 6 个月开始出现反应，获得临床反应可能需要重复接种 [7,144]。此外，对于持续免疫功能障碍和（或）慢性 GVHD 的患者，必须认真考虑免疫接种的利弊关系。

移植后的个体给予病毒疫苗接种是非常安全的，包括灭活病毒疫苗及重组的 DNA 疫苗。使用减毒活疫苗有一定风险，例如麻疹、腮腺炎和风疹（MMR）疫苗，12 个月后需强化剂量，建议应用于

表 42.4 移植后的疫苗接种建议

疫苗	移植后第一剂接种时间	附表 / 剂量要求	其他
灭活病毒疫苗			
脊髓灰质炎	1 年	移植后 12、14、24 个月	推荐灭活脊髓灰质炎疫苗
流感	≥ 6 个月	每年	
甲肝	6 ~ 12 个月	3 剂	推荐用于在流行区的患者或建议在这些地区旅行的患者
乙肝	6 ~ 12 个月	移植后 12、14、24 个月	早期疫苗接种于移植前抗 -HBs 阳性患者
活病毒疫苗			
麻疹 - 腮腺炎 - 风疹	24 个月	1 剂	不应用于合并慢性 GVHD 或继续使用免疫抑制剂的患者
水痘	24 个月	调研中	不应用于合并慢性 GVHD 或继续使用免疫抑制剂的患者；目前 CDC 不推荐用于移植患者
黄热病	24 个月	1 剂	不应用于合并慢性 GVHD 或继续使用免疫抑制剂的患者；推荐旅行者应用

移植 2 年后免疫功能正常的患者[14]。

　　血清学检测和临床病史可以用来确定有针对性的疫苗疗法。病史中既往接种疫苗引起了良好免疫反应（如针对灭活脊髓灰质炎病毒）者，或无反应再次接种者（如针对每个季节的流感病毒）不需要血清学评价确认其反应性[143]。然而，对于治疗如乙肝、麻疹，腮腺炎和风疹（MMR）的疫苗，由于其单一使用无法获得足够的免疫力，很值得做血清学滴度的测定，以确定是否需要加用[143]。

　　第 35 章关于重复免疫的问题给出了更充分的说明。

（杨帆译 杨帆校）

参考文献

1. Wingard JR. Opportunistic infections after blood and marrow transplantation. Transpl Infect Dis 1999;1:3–20
2. Chakrabarti S, MacKinnon S, Chopra R et al. High incidence of cytomegalovirus infection after nonmyeloablative stem cell transplantation: potential role of Campath-1H in delaying immune reconstitution. Blood 2002;99(12):4357–4363
3. Reimer P, Kunzmann V, Wilhelm M et al. Cellular and humoral immune reconstitution after autologous peripheral blood stem cell transplantation (PBSCT). Ann Hematol 2003;82:263–270
4. Reusser P, Riddell SR, Meyers JD, Greenberg PD. Cytotoxic T-lymphocyte response to cytomegalovirus after human allogeneic bone marrow transplantation: pattern of recovery and correlation with cytomegalovirus infection and disease. Blood 1991;78:1373–1380
5. Foster AE, Gottlieb DJ, Sartor M et al. Cytomegalovirus-specific CD4+ and CD8+ T-cells follow a similar reconstitution pattern after allogeneic stem cell transplantation. Biol Blood Marrow Transplant 2002;8:501–511
6. Heemskerk B, Lankester AC, van Vreeswijk T et al. Immune reconstitution and clearance of human adenovirus viremia in pediatric stem-cell recipients. J Infect Dis 2005;191:520–530
7. Ljungman P, Einsele H. Viral infections. In: Atkinson K, Champlin R, Ritz J et al (eds) Clinical bone marrow and blood stem cell transplantation, 3rd edn. Cambridge University Press, Cambridge, 2004:1180–1206
8. Boeckh M, Bowden RA, Goodrich JM et al. Cytomegalovirus antigen detection in peripheral blood leukocytes after allogeneic marrow transplantation. Blood 1992;80:1358–1364
9. van der Bij W, Torensma R, van Son WJ et al. Rapid immunodiagnosis of active cytomegalovirus infection by monoclonal antibody staining of blood leucocytes. J Med Virol 1988;25:179–188
10. Yoshikawa T. Significance of human herpesviruses to transplant recipients. Curr Opin Infect Dis 2003;16:601–606
11. Yakushiji K, Gondo H, Kamezaki K et al. Monitoring of cytomegalovirus reactivation after allogeneic stem cell transplantation: comparison of an antigenemia assay and quantitative real-time polymerase chain reaction. Bone Marrow Transplant 2002;29:599–606
12. Mori T, Okamoto S, Watanabe R et al. Dose-adjusted preemptive therapy for cytomegalovirus disease based on real-time polymerase chain reaction after allogeneic hematopoietic stem cell transplantation. Bone Marrow Transplant 2002;29:777–782
13. Li H, Dummer JS, Estes WR et al. Measurement of human cytomegalovirus loads by quantitative real-time PCR for monitoring clinical intervention in transplant recipients. J Clin Microbiol 2003;41:1871–1891
14. Guidelines for preventing opportunistic infections among hematopoietic stem cell transplant recipients. MMWR Recomm Rep 2000;49(RR-10):1–7
15. Dummer JS, Ho M. Risk factors and approaches to infections in transplant recipients. In: Mandell G, Bennett J, Dolin R (eds) Principles and practice of infectious disease, 5th edn. Churchill Livingstone, Philadelphia, 2000:3126–3136
16. Sable CA, Donowitz GR. Infections in bone marrow transplant recipients. Clin Infect Dis 1994;18:273–281
17. Leather HL, Wingard JR. Infections following hematopoietic stem cell transplantation. Infect Dis Clin North Am 2001;15:483–520
18. van Burik JA, Weisdorf DJ. Infections in recipients of blood and marrow transplantation. Hematol Oncol Clin North Am 1999;13:1065–1089, viii
19. Chawala R, Davies H. Infections after bone marrow transplantation. E-medicine 2006. Available from: www.emedicine.com/ped/topic2850.htm
20. Whimbey E, Bodey GP. Viral pneumonia in the immunocompromised adult with neoplastic disease: the role of common community respiratory viruses. Semin Respir Infect 1992;7:122–131
21. Hertz MI, Englund JA, Snover D et al. Respiratory syncytial virus-induced acute lung injury in adult patients with bone marrow transplants: a clinical approach and review of the literature. Medicine (Baltimore) 1989;68:269–281
22. Whimbey E, Elting LS, Couch RB et al. Influenza A virus infections among hospitalized adult bone marrow transplant recipients. Bone Marrow Transplant 1994;13:437–440
23. Wendt CH, Weisdorf DJ, Jordan MC et al. Parainfluenza virus respiratory infection after bone marrow transplantation. N Engl J Med 1992;326:921–926
24. Flomenberg P, Babbitt J, Drobyski WR et al. Increasing incidence of adenovirus disease in bone marrow transplant recipients. J Infect Dis 1994;169:775–781
25. Carrigan DR, Drobyski WR, Russler SK et al. Interstitial pneumonitis associated with human herpesvirus-6 infection after marrow transplantation. Lancet 1991;338:147–149
26. Cone RW, Hackman RC, Huang ML et al. Human herpesvirus 6 in lung tissue from patients with pneumonitis after bone marrow transplantation. N Engl J Med 1993;329:156–161
27. Zerr DM, Gooley TA, Yeung L et al. Human herpesvirus 6 reactivation and encephalitis in allogeneic bone marrow transplant recipients. Clin Infect Dis 2001;33:763–771
28. Cone RW, Huang ML, Corey L et al. Human herpesvirus 6 infections after bone marrow transplantation: clinical and virologic manifestations. J Infect Dis 1999;179:311–318
29. Wolf DG, Lurain NS, Zuckerman T et al. Emergence of late cytomegalovirus central nervous system disease in hematopoietic stem cell transplant recipients. Blood 2003;101:463–465
30. Lacey SF, Diamond DJ, Zaia JA. Assessment of cellular immunity to human cytomegalovirus in recipients of allogeneic stem cell transplants. Biol Blood Marrow Transplant 2004;10:433–447
31. Reddehase MJ, Mutter W, Munch K et al. CD8-positive T lymphocytes specific for murine cytomegalovirus immediate-early antigens mediate protective immunity. J Virol 1987;61:3102–3108
32. Curtis RE, Travis LB, Rowlings PA et al. Risk of lymphoproliferative disorders after bone marrow transplantation: a multi-institutional study. Blood 1999;94:2208–2216
33. Hale G, Waldmann H. Risks of developing Epstein-Barr virus-related lymphoproliferative disorders after T-cell-depleted marrow transplants. CAMPATH users. Blood 1998;91:3079–3083
34. Lucas KG, Burton RL, Zimmerman SE et al. Semiquantitative Epstein-Barr virus (EBV) polymerase chain reaction for the determination of patients at risk for EBV-induced lymphoproliferative disease after stem cell transplantation. Blood 1998;91:3654–3661
35. Zaucha-Prazmo A, Wojcik B, Drabko K et al. Cytomegalovirus (CMV) infections in children undergoing hematopoetic stem cell transplantation. Pediatr Hematol Oncol 2005;22:271–276
36. Committee on Infectious Diseases AAoP. Section 3: summary of infectious diseases. In: Pickering L, Peter G (eds) 2000 Red Book: Report of the Committee on Infectious Diseases, 25th edn. American Academy of Pediatrics, Elk Grove Village, 2000:161–643
37. Hernandez-Boluda JC, Lis MJ, Goterris R et al. Guillain-Barre syndrome associated with cytomegalovirus infection after allogeneic hematopoietic stem cell transplantation. Transpl Infect Dis 2005;7:93–96
38. Fiegl M, Gerbitz A, Gaeta A et al. Recovery from CMV esophagitis after allogeneic bone marrow transplantation using non-myeloablative conditioning: the role of immunosuppression. J Clin Virol 2005;34:219–223
39. Enright H, Haake R, Weisdorf D et al. Cytomegalovirus pneumonia after bone marrow transplantation. Risk factors and response to therapy. Transplantation 1993;55:1339–1346
40. Bacigalupo A, Tedone E, Isaza A et al. CMV-antigenemia after allogeneic bone marrow transplantation: correlation of CMV-antigen positive cell numbers with transplant-related mortality. Bone Marrow Transplant 1995;16:155–161
41. Solano C, Munoz I, Gutierrez A et al. Qualitative plasma PCR assay (AMPLICOR CMV test) versus pp65 antigenemia assay for monitoring cytomegalovirus viremia and guiding preemptive ganciclovir therapy in allogeneic stem cell transplantation. J Clin Microbiol 2001;39:3938–3941
42. Avery RK, Adal KA, Longworth DL, Bolwell BJ. A survey of allogeneic bone marrow transplant programs in the United States regarding cytomegalovirus prophylaxis and pre-emptive therapy. Bone Marrow Transplant 2000;26:763–767
43. Atkinson K, Downs K, Golenia M et al. Prophylactic use of ganciclovir in allogeneic bone marrow transplantation: absence of clinical cytomegalovirus infection. Br J Haematol 1991;79:57–62
44. Maltezou H, Whimbey E, Abi-Said D, Przepiorka D et al. Cytomegalovirus disease in adult marrow transplant recipients receiving ganciclovir prophylaxis: a retrospective study. Bone Marrow Transplant 1999;24:665–669
45. Bregante S, Bertilson S, Tedone E et al. Foscarnet prophylaxis of cytomegalovirus infections in patients undergoing allogeneic bone marrow transplantation (BMT): a dose-finding study. Bone Marrow Transplant 2000;26:23–29
46. Winston DJ, Yeager AM, Chandrasekar PH et al. Randomized comparison of oral valaciclovir and intravenous ganciclovir for prevention of cytomegalovirus disease after allogeneic bone marrow transplantation. Clin Infect Dis 2003;36:749–758
47. Szer J, Durrant S, Schwarer AP et al. Oral versus intravenous ganciclovir for the prophylaxis of cytomegalovirus disease after allogeneic bone marrow transplantation. Intern Med J 2004;34:98–101
48. Boeckh M, Gooley TA, Myerson D et al. Cytomegalovirus pp65 antigenemia-guided early treatment with ganciclovir versus ganciclovir at engraftment after allogeneic marrow transplantation: a randomized double-blind study. Blood 1996;88:4063–4071
49. Moretti S, Zikos P, van Lint MT et al. Foscarnet vs ganciclovir for cytomegalovirus (CMV) antigenemia after allogeneic hemopoietic stem cell transplantation (HSCT): a randomised study. Bone Marrow Transplant 1998;22:175–180
50. Emanuel D, Cunningham I, Jules-Elysee K et al. Cytomegalovirus pneumonia after bone marrow transplantation successfully treated with the combination of ganciclovir and high-dose intravenous immune globulin. Ann Intern Med 1988;109:777–782
51. Reed EC, Bowden RA, Dandliker PS et al. Treatment of cytomegalovirus pneumonia with ganciclovir and intravenous cytomegalovirus immunoglobulin in patients with bone marrow transplants. Ann Intern Med 1988;109:783–788
52. Machado CM, Dulley FL, Boas LS et al. CMV pneumonia in allogeneic BMT recipients undergoing early treatment of pre-emptive ganciclovir therapy. Bone Marrow Transplant 2000;26:413–417
53. Ljungman P, Deliliers GL, Platzbecker U et al. Cidofovir for cytomegalovirus infection and disease in allogeneic stem cell transplant recipients. The Infectious Diseases Working Party of the European Group for Blood and Marrow Transplantation. Blood 2001;97:388–392
54. Walter EA, Greenberg PD, Gilbert MJ et al. Reconstitution of cellular immunity against cytomegalovirus in recipients of allogeneic bone marrow by transfer of T-cell clones from

the donor. N Engl J Med 1995;333:1038–1044

55. Peggs KS, Verfuerth S, Pizzey A et al. Adoptive cellular therapy for early cytomegalovirus infection after allogeneic stem-cell transplantation with virus-specific T-cell lines. Lancet 2003;362:1375–1377

56. Einsele H, Roosnek E, Rufer N et al. Infusion of cytomegalovirus (CMV)-specific T cells for the treatment of CMV infection not responding to antiviral chemotherapy. Blood 2002;99:3916–3922

57. Leen A, Myers GD, Sili U et al. Monoculture-derived T lymphocytes specific for multiple viruses expand and produce clinically relevant effects in immunocompromised patients. Nat Med 2006;12:1160–1166

58. Cobbold M, Khan N, Pourgheysari B et al. Adoptive transfer of cytomegalovirus-specific CTL to stem cell transplant patients after selection by HLA-peptide tetramers. J Exp Med 2005;202:379–386

59. Cohen JI. Epstein-Barr virus infection. N Engl J Med 2000;343:481–492

60. Sixbey JW, Nedrud JG, Raab-Traub N et al. Epstein-Barr virus replication in oropharyngeal epithelial cells. N Engl J Med 1984;310:1225–1230

61. Gottschalk S, Rooney CM, Heslop HE. Post-transplant lymphoproliferative disorders. Annu Rev Med 2005;56:29–44

62. Cavazzana-Calvo M, Bensoussan D, Jabado N et al. Prevention of EBV-induced B-lymphoproliferative disorder by ex vivo marrow B-cell depletion in HLA-phenoidentical or non-identical T-depleted bone marrow transplantation. Br J Haematol 1998;103:543–551

63. Annels NE, Kalpoe JS, Bredius RG et al. Management of Epstein-Barr virus (EBV) reactivation after allogeneic stem cell transplantation by simultaneous analysis of EBV DNA load and EBV-specific T cell reconstitution. Clin Infect Dis 2006;42:1743–1748

64. Paya CV, Fung JJ, Nalesnik MA et al. Epstein-Barr virus-induced posttransplant lymphoproliferative disorders. ASTS/ASTP EBV-PTLD Task Force and The Mayo Clinic Organized International Consensus Development Meeting. Transplantation 1999;68:1517–1525

65. van Esser JW, van der Holt B, Meijer E et al. Epstein-Barr virus (EBV) reactivation is a frequent event after allogeneic stem cell transplantation (SCT) and quantitatively predicts EBV-lymphoproliferative disease following T-cell-depleted SCT. Blood 2001;98:972–978

66. Wagner HJ, Cheng YC, Huls MH et al. Prompt versus preemptive intervention for EBV lymphoproliferative disease. Blood 2004;103:3979–3981

67. Clave E, Agbalika F, Bajzik V et al. Epstein-Barr virus (EBV) reactivation in allogeneic stem-cell transplantation: relationship between viral load, EBV-specific T-cell reconstitution and rituximab therapy. Transplantation 2004;77:76–84

68. Rooney CM, Smith CA, Ng CY et al. Use of gene-modified virus-specific T lymphocytes to control Epstein-Barr-virus-related lymphoproliferation. Lancet 1995;345:9–13

69. Rooney CM, Smith CA, Ng CY et al. Infusion of cytotoxic T cells for the prevention and treatment of Epstein-Barr virus-induced lymphoma in allogeneic transplant recipients. Blood 1998;92:1549–1555

70. Milpied N, Vasseur B, Parquet N et al. Humanized anti-CD20 monoclonal antibody (Rituximab) in post transplant B-lymphoproliferative disorder: a retrospective analysis on 32 patients. Ann Oncol 2000;11(suppl 1):113–116

71. Kuehnle I, Huls MH, Liu Z et al. CD20 monoclonal antibody (rituximab) for therapy of Epstein-Barr virus lymphoma after hemopoietic stem-cell transplantation. Blood 2000;95:1502–1505

72. Leen AM, Bollard CM, Myers GD, Rooney CM. Adenoviral infections in hematopoietic stem cell transplantation. Biol Blood Marrow Transplant 2006;12:243–251

73. Runde V, Ross S, Trenschel R et al. Adenoviral infection after allogeneic stem cell transplantation (SCT): report on 130 patients from a single SCT unit involved in a prospective multi center surveillance study. Bone Marrow Transplant 2001;28:51–57

74. La Rosa AM, Champlin RE, Mirza N et al. Adenovirus infections in adult recipients of blood and marrow transplants. Clin Infect Dis 2001;32:871–876

75. Lion T, Baumgartinger R, Watzinger F et al. Molecular monitoring of adenovirus in peripheral blood after allogeneic bone marrow transplantation permits early diagnosis of disseminated disease. Blood 2003;102:1114–1120

76. Myers GD, Krance RA, Weiss H et al. Adenovirus infection rates in pediatric recipients of alternate donor allogeneic bone marrow transplants receiving either antithymocyte globulin (ATG) or alemtuzumab (Campath). Bone Marrow Transplant 2005;36:1001–1008

77. Chakrabarti S, Mautner V, Osman H et al. Adenovirus infections following allogeneic stem cell transplantation: incidence and outcome in relation to graft manipulation, immunosuppression, and immune recovery. Blood 2002;100:1619–1627

78. Kojaoghlanian T, Flomenberg P, Horwitz MS. The impact of adenovirus infection on the immunocompromised host. Rev Med Virol 2003;13:155–171

79. Bordigoni P, Carret AS, Venard V et al. Treatment of adenovirus infections in patients undergoing allogeneic hematopoietic stem cell transplantation. Clin Infect Dis 2001;32:1290–1297

80. Lankester AC, Heemskerk B, Claas EC et al. Effect of ribavirin on the plasma viral DNA load in patients with disseminating adenovirus infection. Clin Infect Dis 2004;38:1521–1525

81. Yusuf U, Hale GA, Carr J et al. Cidofovir for the treatment of adenoviral infection in pediatric hematopoietic stem cell transplant patients. Transplantation 2006;81:1398–1404

82. Feuchtinger T, Matthes-Martin S, Richard C et al. Safe adoptive transfer of virus-specific T-cell immunity for the treatment of systemic adenovirus infection after allogeneic stem cell transplantation. Br J Haematol 2006;134:64–76

83. Saral R, Burns WH, Laskin OL et al. Aciclovir prophylaxis of herpes-simplex-virus infections. N Engl J Med 198;305:63–67

84. Gluckman E, Lotsberg J, Devergie A et al. Prophylaxis of herpes infections after bone-marrow transplantation by oral aciclovir. Lancet 1983;2:706–708

85. Dignani MC, Mykietiuk A, Michelet M et al. Valaciclovir prophylaxis for the prevention of Herpes simplex virus reactivation in recipients of progenitor cells transplantation. Bone Marrow Transplant 2002;29:263–267

86. Eisen D, Essell J, Broun ER et al. Clinical utility of oral valaciclovir compared with oral aciclovir for the prevention of herpes simplex virus mucositis following autologous bone marrow transplantation or stem cell rescue therapy. Bone Marrow Transplant 2003;31:51–55

87. Liesveld JL, Abboud CN, Ifthikharuddin JJ et al. Oral valaciclovir versus intravenous aciclovir in preventing herpes simplex virus infections in autologous stem cell transplant recipients. Biol Blood Marrow Transplant 2002;8:662–665

88. Langston AA, Redei I, Caliendo AM et al. Development of drug-resistant herpes simplex virus infection after haploidentical hematopoietic progenitor cell transplantation. Blood 2002;99:1085–1088

89. Hill G, Chauvenet AR, Lovato J, McLean TW. Recent steroid therapy increases severity of varicella infections in children with acute lymphoblastic leukemia. Pediatrics 2005;116:e525-e529

90. Dowell SF, Bresee JS. Severe varicella associated with steroid use. Pediatrics 1993;92:223–228

91. Gershon A, Brunell PA, Doyle EF, Claps AA. Steroid therapy and varicella. J Pediatr 1972;81:1034

92. Kasper WJ, Howe PM. Fatal varicella after a single course of corticosteroids. Pediatr Infect Dis J 1990;9:729–732

93. Locksley RM, Flournoy N, Sullivan KM, Meyers JD. Infection with varicella-zoster virus after marrow transplantation. J Infect Dis 1985;152:1172–1181

94. Schuchter LM, Wingard JR, Piantadosi S et al. Herpes zoster infection after autologous bone marrow transplantation. Blood 1989;74:1424–1427

95. Steer CB, Szer J, Sasadeusz J et al. Varicella-zoster infection after allogeneic bone marrow transplantation: incidence, risk factors and prevention with low-dose aciclovir and ganciclovir. Bone Marrow Transplant 2000;25:657–664

96. Boeckh M, Kim HW, Flowers ME et al. Long-term aciclovir for prevention of varicella zoster virus disease after allogeneic hematopoietic cell transplantation – a randomized double-blind placebo-controlled study. Blood 2006;107:1800–1805

97. Ljungman P, Wilczek H, Gahrton G et al. Long-term aciclovir prophylaxis in bone marrow transplant recipients and lymphocyte proliferation responses to herpes virus antigens in vitro. Bone Marrow Transplant 1986;1:185–192

98. Selby PJ, Powles RL, Easton D et al. The prophylactic role of intravenous and long-term oral aciclovir after allogeneic bone marrow transplantation. Br J Cancer 1989;59:43443–43448

99. Enright AM, Prober C. Antiviral therapy in children with varicella zoster virus and herpes simplex virus infections. Herpes 2003;10:32–37

100. Boeckh M, Erard V, Zerr D, Englund J. Emerging viral infections after hematopoietic cell transplantation. Pediatr Transplant 2005;7(suppl):48–54

101. Zerr DM, Meier AS, Selke SS et al. A population-based study of primary human herpesvirus 6 infection. N Engl J Med 2005;352:768–776

102. Ljungman P, Wang FZ, Clark DA et al. High levels of human herpesvirus 6 DNA in peripheral blood leucocytes are correlated to platelet engraftment and disease in allogeneic stem cell transplant patients. Br J Haematol 2000;111:774–781

103. Drobyski WR, Dunne WM, Burd EM et al. Human herpesvirus-6 (HHV-6) infection in allogeneic bone marrow transplant recipients: evidence of a marrow-suppressive role for HHV-6 in vivo. J Infect Dis 1993;167:735–739

104. Wang FZ, Dahl H, Linde A et al. Lymphotropic herpesviruses in allogeneic bone marrow transplantation. Blood 1996;88:3615–3620

105. Wang FZ, Linde A, Hagglund H et al. Human herpesvirus 6 DNA in cerebrospinal fluid specimens from allogeneic bone marrow transplant patients: does it have clinical significance? Clin Infect Dis 1999;28:562–568

106. Zerr DM, Gupta D, Huang ML et al. Effect of antivirals on human herpesvirus 6 replication in hematopoietic stem cell transplant recipients. Clin Infect Dis 2002;34:309–317

107. Tokimasa S, Hara J, Osugi Y et al. Ganciclovir is effective for prophylaxis and treatment of human herpesvirus-6 in allogeneic stem cell transplantation. Bone Marrow Transplant 2002;29:595–598

108. Walker DL, Padgett BL. The epidemiology of human polyomaviruses. Prog Clin Biol Res 1983;105:99–106

109. Priftakis P, Bogdanovic G, Kokhaei P et al. BK virus (BKV) quantification in urine samples of bone marrow transplanted patients is helpful for diagnosis of hemorrhagic cystitis, although wide individual variations exist. J Clin Virol 2003;26:71–77

110. Hogan TF, Padgett BL, Walker DL et al. Rapid detection and identification of JC virus and BK virus in human urine by using immunofluorescence microscopy. J Clin Microbiol 1980;11:178–183

111. Arthur RR, Shah KV, Charache P, Saral R. BK and JC virus infections in recipients of bone marrow transplants. J Infect Dis 1988;158:563–569

112. Gorczynska E, Turkiewicz D, Rybka K et al. Incidence, clinical outcome, and management of virus-induced hemorrhagic cystitis in children and adolescents after allogeneic hematopoietic cell transplantation. Biol Blood Marrow Transplant 2005;11:797–804

113. Broliden K. Parvovirus B19 infection in pediatric solid-organ and bone marrow transplantation. Pediatr Transplant 2001;5:320–330

114. Cohen BJ, Buckley MM. The prevalence of antibody to human parvovirus B19 in England and Wales. J Med Microbiol 1988;25:151–153

115. Kurtzman GJ, Cohen BJ, Field AM et al. Immune response to B19 parvovirus and an antibody defect in persistent viral infection. J Clin Invest 1989;84:1114–1123

116. Schleuning M, Jager G, Holler E et al. Human parvovirus B19-associated disease in bone marrow transplantation. Infection 1999;27:114–117

117. Kurtzman G, Frickhofen N, Kimball J et al. Pure red-cell aplasia of 10 years' duration due to persistent parvovirus B19 infection and its cure with immunoglobulin therapy. N Engl J Med 1989;321:519–523

118. Reed EC, Myerson D, Corey L, Meyers JD. Allogeneic marrow transplantation in patients positive for hepatitis B surface antigen. Blood 1991;77:195–200

119. Lau GK, Liang R, Chiu EK et al. Hepatic events after bone marrow transplantation in patients with hepatitis B infection: a case controlled study. Bone Marrow Transplant 1997;19:795–799

120. Hui CK, Lie A, Au WY et al. A long-term follow-up study on hepatitis B surface antigen-positive patients undergoing allogeneic hematopoietic stem cell transplantation. Blood 2005;106:464–469

121. Locasciulli A, Bruno B, Alessandrino EP et al. Hepatitis reactivation and liver failure in haemopoietic stem cell transplants for hepatitis B virus (HBV)/hepatitis C virus (HCV) positive recipients: a retrospective study by the Italian Group for Blood and Marrow Transplantation. Bone Marrow Transplant 2003;31:295–300

122. Strasser SI, Myerson D, Spurgeon CL et al. Hepatitis C virus infection and bone marrow transplantation: a cohort study with 10-year follow-up. Hepatology 1999;29:1893–

1899

123. Kim BK, Chung KW, Sun HS et al. Liver disease during the first post-transplant year in bone marrow transplantation recipients: retrospective study. Bone Marrow Transplant 2000;26:193–197

124. Hui CK, Lie A, Au WY et al. Effectiveness of prophylactic Anti-HBV therapy in allogeneic hematopoietic stem cell transplantation with HBsAg positive donors. Am J Transplant 2005;5:1437–1445

125. Lau GK, Liang R, Wu PC et al. Use of famciclovir to prevent HBV reactivation in HBsAg-positive recipients after allogeneic bone marrow transplantation. J Hepatol 1998;28: 359–368

126. Gigliotti AR, Fioredda F, Giacchino R. Hepatitis B and C infection in children undergoing chemotherapy or bone marrow transplantation. J Pediatr Hematol Oncol 2003;25:184–192

127. Vance EA, Soiffer RJ, McDonald GB et al. Prevention of transmission of hepatitis C virus in bone marrow transplantation by treating the donor with alpha-interferon. Transplantation 1996;62:1358–1360

128. Ljungman P, Andersson J, Aschan J et al. Oral ribavirin for prevention of severe liver disease caused by hepatitis C virus during allogeneic bone marrow transplantation. Clin Infect Dis 1996;23:167–169

129. Whimbey E, Couch RB, Englund JA et al. Respiratory syncytial virus pneumonia in hospitalized adult patients with leukemia. Clin Infect Dis 1995;21:376–379

130. Jones BL, Clark S, Curran ET et al. Control of an outbreak of respiratory syncytial virus infection in immunocompromised adults. J Hosp Infect 2000;44:53–57

131. Harrington RD, Hooton TM, Hackman RC et al. An outbreak of respiratory syncytial virus in a bone marrow transplant center. J Infect Dis 1992;165:987–993

132. Abdallah A, Rowland KE, Schepetiuk SK et al. An outbreak of respiratory syncytial virus infection in a bone marrow transplant unit: effect on engraftment and outcome of pneumonia without specific antiviral treatment. Bone Marrow Transplant 2003;32: 195–203

133. Small TN, Casson A, Malak SF et al. Respiratory syncytial virus infection following hematopoietic stem cell transplantation. Bone Marrow Transplant 2002;29:321–327

134. Ghosh S, Champlin RE, Ueno NT et al. Respiratory syncytial virus infections in autologous blood and marrow transplant recipients with breast cancer: combination therapy with aerosolized ribavirin and parenteral immunoglobulins. Bone Marrow Transplant 2001;28:271–275

135. Boeckh M, Berrey MM, Bowden RA et al. Phase 1 evaluation of the respiratory syncytial virus-specific monoclonal antibody palivizumab in recipients of hematopoietic stem cell transplants. J Infect Dis 2001;184:350–354

136. Nichols WG, Corey L, Gooley T et al. Parainfluenza virus infections after hematopoietic stem cell transplantation: risk factors, response to antiviral therapy, and effect on transplant outcome. Blood 2001;98:573–578

137. Dignan F, Alvares C, Riley U et al. Parainfluenza type 3 infection post stem cell transplant: high prevalence but low mortality. J Hosp Infect 2006;63:452–458

138. Elizaga J, Olavarria E, Apperley J et al. Parainfluenza virus 3 infection after stem cell transplant: relevance to outcome of rapid diagnosis and ribavirin treatment. Clin Infect Dis 2001;32:413–418

139. Lewis VA, Champlin R, Englund J et al. Respiratory disease due to parainfluenza virus in adult bone marrow transplant recipients. Clin Infect Dis 1996;23:1033–1037

140. Sparrelid E, Ljungman P, Ekelof-Andstrom E et al. Ribavirin therapy in bone marrow transplant recipients with viral respiratory tract infections. Bone Marrow Transplant 1997;19:905–908

141. Nichols WG, Guthrie KA, Corey L, Boeckh M. Influenza infections after hematopoietic stem cell transplantation: risk factors, mortality, and the effect of antiviral therapy. Clin Infect Dis 2004;39:1300–1306

142. Centers for Disease Control and Prevention. CDC recommends against the use of amantadine and rimantadine for the treatment or prophylaxis of influenza in the United States during the 2005–06 influenza season. Available from: www.cdc.gov/flu/han011406.htm

143. Ljungman P, Engelhard D, de la Camara R et al. Vaccination of stem cell transplant recipients: recommendations of the Infectious Diseases Working Party of the EBMT. Bone Marrow Transplant 2005;35:737–746

144. Parkkali T, Stenvik M, Ruutu T et al. Randomized comparison of early and late vaccination with inactivated poliovirus vaccine after allogeneic BMT. Bone Marrow Transplant 1997;20:663–668

145. Prentice HG, Gluckman E, Powles RL et al. Impact of long-term aciclovir on cytomegalovirus infection and survival after allogeneic bone marrow transplantation. European Aciclovir for CMV Prophylaxis Study Group. Lancet 1994;343:749–753

146. Reusser P, Einsele H, Lee J et al. Randomized multicenter trial of foscarnet versus ganciclovir for preemptive therapy of cytomegalovirus infection after allogeneic stem cell transplantation. Blood 2002;99:1159–1164

147. Boeckh M, Nichols WG, Papanicolaou G et al. Cytomegalovirus in hematopoietic stem cell transplant recipients: current status, known challenges, and future strategies. Biol Blood Marrow Transplant 2003;9:543–558

148. Ordemann R, Naumann R, Geissler G et al. Foscarnet – an alternative for cytomegalovirus prophylaxis after allogeneic stem cell transplantation? Ann Hematol 2000;79:432–436

149. Aschan J, Ringden O, Ljungman P et al. Foscarnet for treatment of cytomegalovirus infections in bone marrow transplant recipients. Scand J Infect Dis 1992;24:143–150

150. van der Heiden PL, Kalpoe JS, Barge RM et al. Oral valganciclovir as pre-emptive therapy has similar efficacy on cytomegalovirus DNA load reduction as intravenous ganciclovir in allogeneic stem cell transplantation recipients. Bone Marrow Transplant 2006;37: 693–698

151. Chakrabarti S, Collingham KE, Osman H et al. Cidofovir as primary pre-emptive therapy for post-transplant cytomegalovirus infections. Bone Marrow Transplant 2001;28: 879–881

152. Avery RK, Bolwell BJ, Yen-Lieberman B et al. Use of leflunomide in an allogeneic bone marrow transplant recipient with refractory cytomegalovirus infection. Bone Marrow Transplant 2004;34:1071–1075

第43章

真菌感染

Carolyn Hemsley，Chris Kibbler

引言

与造血干细胞受者相关的真菌感染可以分为浅表性感染和侵入性感染。其中，绝大多数是由于念珠菌属和曲霉菌属造成的，超过真菌感染的 85%。由所谓的"新生真菌"（如镰刀菌属、接合菌、足放线病菌属和其他暗色真菌）、肺孢子菌（既往称卡氏肺囊虫）和隐球菌属引起的侵入性感染比较少见。由于地理的限制，感染性全身真菌病（如皮炎芽生菌、荚膜组织胞浆菌和粗球孢子菌）是罕见的，除非有合并旅行/接触史。

流行病学

浅表性感染

常规使用氟康唑预防感染是在 20 世纪 90 年代初，在这之前浅表念珠菌一直是真菌感染的主要原因。在氟康唑类使用之前，所有患者中大约三分之一有浅表念珠菌感染的证据[1]。对比没有接受预防用药的患者，采用氟康唑类药物预防可以使浅表性真菌感染减少到 15% ~ 20%，这种感染发生率降低的现象即使在 3 种最常见的感染部位都是很明显的：口咽区、生殖器和直肠区、皮肤[2-4]。口咽念珠菌病无论在过去还是现在，一直都是浅表性念珠菌感染最常见的临床表现。食管的真菌感染要少得多，通常与口咽真菌感染共存，但高达 30% 的病例没有明显的口腔病变。

皮肤和指甲的感染不是造血干细胞移植患者的主要问题，但偶尔发生的甲沟炎和（或）脚癣/甲癣可能是侵入性真菌感染的原因之一，如镰刀菌[5]。发生在伤口或静脉的曲霉菌感染也有报道[6]。

侵入性感染

侵入性疾病的发病率及其相关的死亡率，随血液学研究群体的差异而不同：在清髓性配型不合的异基因骨髓造血干细胞移植受者中的比例最高，在自体移植受者中的比例最低。过去 20 年的流行病学统计显示，血液和骨髓移植患者的侵袭性真菌感染发生了显著的改变。这些变化可能是由于多种因素引起的，包括改变预防性抗真菌的方法，接受移植的患者人数的增加，不同免疫抑制治疗的使用，强势的医疗干预，使得早期存活率得到提高，最终导致移植后更多的真菌感染被延误诊断。

20 世纪 80 年代，酵母菌（特别是白色念珠菌）是最常见的病原体，浅表定植很普遍（约为 50%），侵入性疾病在异基因移植受者中的发生比例高达 10% ~ 20%[7]。90 年代初开始普遍常规使用氟康唑预防的方法，使得侵袭性念珠菌病的发生率急剧减少到 < 5%，即使是在最高风险的人中也是如此[8]。尽管侵入性疾病减少的比例与病原体定植的比例是相似的，但与念珠菌相关的死亡率仍然很高，为 20% ~ 40%[8-10]。一些研究中心已经报道了自从氟康唑开始在骨髓移植的患者中使用以来[11-12]，对氟康唑耐药的念珠菌有所增加，如光滑念珠菌和克柔念珠菌，虽然其他中心还没有这方面的报道[8]。

侵袭性真菌感染，包括曲霉菌感染，在相似的时期内已变得越来越频繁[13-15]。由于曲霉菌和其他真菌的存在，很难估计侵入性感染真正的发病率，因为如果计算经验性抗真菌治疗的病例数无疑会使估计的数目偏高，而只计算有尸检证实的病例又会低估发生率。根据欧洲癌症/侵袭性真菌感染研究与治疗机构协作组和国家过敏与传染性疾病协会真菌病研究组（EORTC/MSG）对侵入性疾病的说明，侵袭性曲霉菌感染的报告发病率从同源自体移植受者的 1% ～ 2% 到异基因移植受者的 5% ～ 20% 不等，在接受无血缘关系或 HLA 配型不相合的移植患者中，发病率也要高于接受 HLA 配型相符的移植患者 [13,16-18]。

侵入性曲霉病的治疗效果仍然不佳，在过去的十年里改善也不大。播散性的或中枢神经系统疾病的病死率大于 85%，而肺疾病及鼻窦疾病分别有 60% 和 26% 的病死率 [19,20]。烟曲霉仍是最常见的病原体，但一个值得注意的趋势是除了烟曲霉以外，曲霉菌属的分离率也在不断增加 [19]。这些现象引起了人们对一些菌属的关注，如土曲霉，最常用的天然耐受的经验性抗真菌药物是两性霉素 B，而土曲霉是导致 3% ～ 13% 侵袭性曲霉菌感染病例的病原体 [15]。

除了曲霉菌以外的真菌感染的数量仍然较少，但有越来越多的由镰刀菌、接合菌和足放线菌属引起感染的报告 [17,21,22]。镰刀菌，接合菌以及其他非曲霉菌的真菌感染预后极差，死亡率高（接合菌和镰刀菌感染＞80%，足放线菌感染高达100%），而且从诊断开始的平均存活时间也较短 [17,23]。

近几年，采用非传统的来源获取干细胞，更新预处理方案，采用非清髓性异基因移植，均影响了侵袭性真菌感染的流行病学 [14]。已证实，采用外周血干细胞相对于使用骨髓细胞源性干细胞，细胞再生更快，中性粒细胞减少的持续时间更短，降低了早期侵袭性真菌感染的可能性。相比传统的异基因干细胞移植，非清髓性方案使用降低强度的预处理方案，这样的结果是在更快速植入的同时，降低了中性粒细胞减少的持续时间，并对受者的黏膜屏障产生更少的毒性伤害。然而，这种类型的移植可并发严重的移植物抗宿主病（GVHD），通常需要同时使用高剂量的皮质激素和其他免疫抑制剂。目前不断增多的侵袭性真菌感染尤其是曲霉菌的感染发生率越来越受到关注，在非清髓移植的患者中，晚期的感染发生率在增加（高达23%）[24]。这个结果并没有得到所有研究的证实。有些研究结果显示侵入性真菌感染的发生率较低，而另一些人则发现发生率相当（14%～19%）[14,25]。对于造成不同研究之间的差异，原因目前还不清楚。不同中心的病例组合可能完全不同，预处理方案也可能有所不同。非清髓移植的确与更高的非曲真菌性霉菌感染发生率具有相关性。

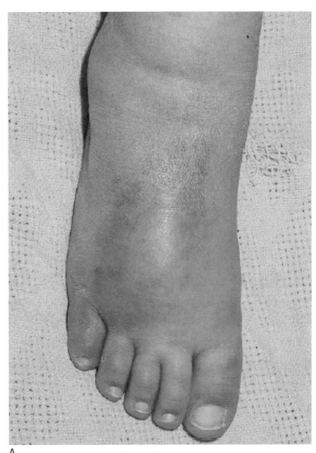

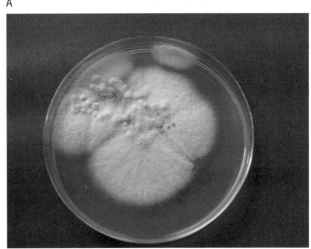

图43.1（A）证实为单隔镰刀菌软组织感染的脚；（B）单隔镰刀菌培养第7天的培养皿。

在服用甲氧苄啶／磺胺甲基异噁唑（TMP/SMX）作为预防的患者中，肺孢子菌肺炎（PCP）的感染仍然罕见（＜1%），而且通常只发生在那些中途停止预防用药 [26-27] 或服用低剂量氨苯砜预防的患者（在一项研究中发生率为5%）[28]。隐球菌属感染相比其在艾滋病患者的高发生率来说，在移植患者中是不常见的。

移植后真菌感染大事记及相关危险因素

通常，对造血干细胞移植接受者来说，有三个危险的免疫缺陷时期是可以预见的：植入前时期，植入后早期阶段（至第100天）和后期（100天后）。这些危险的时期与许多感染发生高峰期是相一致的，包括真菌感染（图43.2）。酵母菌感染通常发生移植后早期（中位数在移植后2个星期的中性粒细胞减少期）。侵袭性曲霉病和其他真菌感染往往呈现出两种或三种方式分布，移植早期有一个发病高峰，后期有一到两个发病高峰。侵入性曲霉病的第一个发病高峰期在移植后发生中性粒细胞减少时立即出现，移植后约100天的第二个高峰主要是因为GVHD的发生或GVHD的治疗，或由于移植失败的结果所致。造血干细胞移植后＞1年也可能会发生晚期曲霉菌病。

非曲霉菌侵袭性疾病出现往往略晚于曲霉菌侵袭性疾病。大多数接合菌病和镰刀菌病的病例，常常在移植后晚期（＞1年）时才被诊断，而此时这些患者没有一个是中性粒细胞减少的[22]。唯一的例外是足放线菌，在移植后的30天内的中性粒细胞减少期最常见[23]。这可能是由于控制其他侵袭性感染使得患者能够存活更长时间，为晚期真菌类的生长提供了条件，对患者来说，这是一个很危险的时期，因为他们要接抗GVHD的治疗，同时可能伴有严重的T细胞介导的免疫缺陷。

在这个基本的格局上，还需要考虑到增加侵袭性真菌感染风险相关的若干其他因素（表43.1）。整体而言，风险因素可以划分为三个主要部分。

1．患者因素和影响患者免疫抑制状态的因素[包括年龄，化疗方案，巨细胞病毒（CMV）疾病，长期深远的中性粒细胞减少症和淋巴细胞减少症]。

2．机体防御的破坏和器官功能障碍（血管侵入性或医疗器械，黏膜炎，肺功能不全，严重的GVHD）。

3．既往的真菌感染史或定植史。

从实际情况出发，区分个体的高、低风险，可能有助于预防的指导和制定经验治疗方案[13]。

在移植后初期，中性粒细胞减少是侵入性真菌感染（酵母菌和曲霉菌）的主要危险因素，中性粒细胞减少的持续时间和程度也是重要的。风险

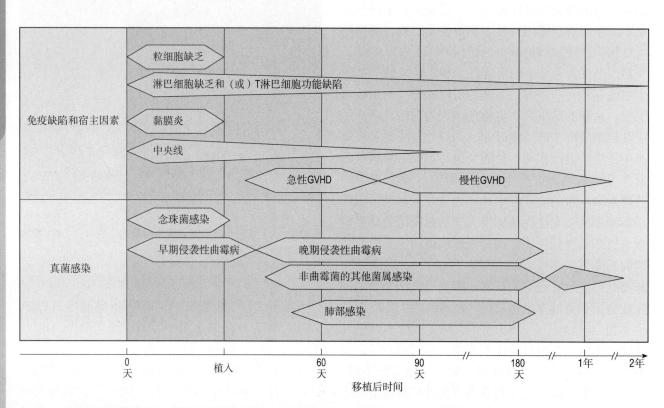

图43.2 造血干细胞移植受者可预见的真菌感染的时间阶段及风险因素列表。**IA，侵袭性曲霉病**

表 43.1　恶性血液病患者侵袭性真菌感染的危险因素

真菌	危险因素
念珠菌	
宿主因素	年龄大
	定植
	粒缺
	中心静脉置管
	黏膜炎
	巨细胞病毒病
化疗方案	含皮质类固醇
曲霉菌和其他真菌	
宿主因素	年龄大
	异基因移植
	骨髓移植组织抗原不相容性
	难治性血液病
	既往合并侵袭性曲霉菌病
	严重粒缺（中性粒细胞 < 0.5×10^9/L 持续大于 10 天）
	淋巴细胞减少
	GVHD 及其相关治疗
化疗方案	T 细胞去除或 $CD34^+$ 细胞纯化的干细胞
	美法仑 / 氟达拉滨
	抗 CD25 单抗
	T 细胞去除或 $CD34^+$ 细胞纯化的干细胞
	皮质类固醇用量大于 0.5mg/（kg·d）

最高的是长期严重的中性粒细胞减少（细胞数 < 0.5×10^9/L，时间 > 10 天），当中性粒细胞减少 > 21 天时风险会大大增加[29-30]。功能障碍也在念珠菌病的风险方面占重要因素，因为这会增加菌血症的风险，主要的两个原因是侵入性静脉导管和黏膜屏障破坏，以及化学药物治疗后的复杂性黏膜炎。血管通路和黏膜炎为正常皮肤和胃肠道菌群的侵入提供了门户，包括念珠菌属，可以借此进入身体其他无菌部位。侵袭性念珠菌感染几乎总是内源性来源，通常来源于胃肠道。对比静脉导管和肠道来源的念珠菌，很难确定其来源相关性，但近平滑念珠菌造成的念珠菌血症例外，因为其与中心静脉导管的使用有关[31]。念珠菌定植在两个或两个以上的部位常常是念珠菌血症的前兆[8,9]。这种定植的积极预测

价值并不高，但无定植则大大降低念珠菌的侵袭感染。

外周血细胞恢复后，有一个 T 细胞功能异常的时期。现在认识到，T 细胞功能障碍和 T 细胞应答的调控障碍在曲霉菌病和其他真菌病的发病机制中起到了关键作用[19]。在异基因移植的条件下，T 细胞功能障碍主要表现在前 100 天之内还没有明显的 GVHD 时。对正受到 GVHD 影响的患者，T 淋巴细胞功能障碍可能更严重和更长期，而 GVHD 是已知的持续入侵的真菌感染的独立危险因素[17,32]。当患者恢复正常的免疫功能时，移植后晚期的危险时期就结束了。这通常发生在那些没有接受骨髓抑制药物治疗，并且已经摆脱了 GVHD 的患者，时间一般是在完成移植 18 个月后。

对比异基因移植的患者，侵袭性真菌感染在自体移植中是很少见的。然而，有些患者会接受不止一次移植，那些接受 CD34 纯化自体移植的患者和早期接受强免疫抑制剂治疗难治性恶性肿瘤的患者，相比自体移植受者具有更高的罹患侵入性曲霉病的风险[29,32]。

一些特定药物的使用，作为调节治疗或移植术后治疗的一部分，包括用来控制 GVHD 的药物，已被证实与侵袭性真菌含曲霉菌和肺孢子菌的感染风险增加有关。这种结果最可能是免疫抑制特性导致的。

这些药物包括：

- 用于预防 GVHD 的高剂量脱氢皮质醇 [0.5 ~ 1.0mg/(kg·d)] 及移植之前或移植后高累积剂量的糖皮质激素。
- 核苷类似物（例如阿糖胞苷和氟达拉滨）的使用，特别是与类固醇药物联合使用时。
- 控制 GVHD 的强力免疫抑制剂，如阿仑单抗（CAMPATH），抗 CD52 单克隆抗体，能减少外周血 T 细胞和 B 细胞，或使用英夫利昔单抗，一种抗 TNF-α 抗体[33]。

巨细胞病毒感染是一种继发于侵入性念珠菌感染和其他侵入性真菌病的独立危险因素[8,32]。巨细胞病毒感染和真菌感染之间的相似关联已经在实体器官接受者中被注意到[34-35]。目前尚不清楚其关联机制。可能巨细胞病毒纯粹是一种特定的容易同时感染巨细胞病毒和真菌的免疫缺陷的标志，或者病毒本身具有免疫调节作用，使得真菌感染性风险增加。

在移植后的最初 6 个月里，肺孢子菌感染的风险是最大的，平均发作时间为移植后的 1 ~ 3 个月。在此之前常规使用预防性药物，疾病的发生率为7%，死亡率为 5%[36]。使用复方新诺明（磺胺类）预防使得感染的发病率减少到可以忽略的水平，感染率微不足道。预防性药物已广泛使用在高危的个体和目前感染很典型且将来可能出现晚期并发症的异基因移植受者，预防用药如果中途停止[27] 或采用其他预防用药方案如氨苯砜（在一项研究中高达5%）则保护水平较差[28]，也可能出现晚期并发症。

T 细胞功能障碍和皮质类固醇的使用是隐球菌感染的主要危险因素。单独的中性粒细胞减少症与隐球菌感染几乎无关。其主要侵入途径是通过吸入，扩散到血液和中枢神经系统，以及导致继发的脑膜炎。随着感染艾滋病毒的人群数量增加，脑膜炎已是最常见的感染表现。

预防

侵袭性真菌感染的相关死亡率很高[19,37]。真菌感染在初始阶段是很难诊断和治疗的，所以更应重视真菌感染的预防和抢先治疗。基于上述原因，尝试将预防侵袭性真菌感染的措施标准化。预防可以采取减少或避免接触传染性介质和（或）预防性使用的抗真菌药物的形式。

传染源和环境控制

大多数真菌的主要传播模式，如曲霉菌，是由孢子吸入的方式传播。高效空气（HEPA）过滤系统可滤过 99.97% 的直径为 0.3μm 空气粒子，骨髓移植病房中 HEPA 与正压共享系统可减少侵入性曲霉病的发病率[38-40]。

疾病控制中心（CDC）、美国传感染协会（IDSA）和美国血液骨髓移植协会（ASBMT）已公布美国造血干细胞移植受者预防机会性感染的指南[41-43]。指南是以证据为基础的准则，对造血干细胞移植中感染的控制提供规范的建议，包括建议医院房间通风和相关的建设工作方面的问题。他们指出，应努力避免移植患者接触孢子颗粒过多的空气，建议所有异基因造血干细胞移植患者住在设正压通风的房间，空气交流每小时大于 12 次，并使用高效空气过滤系统（HEPA）。对可能出现长期中性粒细胞减

少的自体移植的患者，高效空气过滤房间也同样适用。医院基建是侵袭性曲霉病感染的危险因素，因为其造成环境混乱并增加了真菌孢子的扩散。应努力有效地防止翻修或建设工作中真菌孢子空气传播至存在免疫抑制患者的区域。

侵袭性念珠菌感染几乎都是内源性的，患者是在医院里内源性菌群发生了变化，对唑类耐药的念珠菌逐渐增加；已经证实，念珠菌属通过医务人员的手进行传播，洗手可以避免传播[41]。

有证据表明，曲霉菌真菌孢子可以在化妆品、医院供水和许多食物如蔬菜和香料中被发现。大多数骨髓移植单位有恰当的饮食指南，无论是在最高风险的中性粒细胞减少期（中性粒细胞减少期饮食），还是在移植后的时期，包括食物储存和制作各个方面，以试图减少患者暴露在潜在致病微生物环境中。

侵入性真菌感染的预防和治疗

初级预防指的是针对没有感染证据的患者提供抗真菌药物方案，以防止其发生真菌感染。次级预防是指当患者免疫力低下有感染高复发风险时给予抗真菌药物治疗，以防止发生严重疾病。

抗真菌药物无法与抗细菌药物匹敌，但近年来也有重大进展。棘白霉素类抗真菌药和第二代三唑类药物，如伏立康唑和博沙康唑，已在治疗骨髓移植真菌感染患者中显示出一定意义。抗真菌药物根据主要作用机理可分为四大类：多烯类、三唑类、氟尿嘧啶和棘白霉素类。他们均为被许可的抗真菌药物，使用和信息见表 43.2 和图 43.3 所示。即使有些药物（尤其是新药）的使用超出了最初临床应用的范围，这种临床应用的扩展还是值得赞赏的。

环多烯烃

两性霉素 B 是最重要的多烯类抗真菌药物。它靠结合真菌细胞膜上的麦角固醇改变细胞膜的渗透性，发挥抗真菌效应。对大多数真菌均有作用，但对于土曲霉、尖端赛多孢子菌是原发耐药的。市面上有四个种剂型：两性霉素 B 脱氧胆酸（Fungizone）脂质复合体，两性霉素脂质体（脂质体），两性霉素 B 胶体分散剂（Amphotec，Amphocil）和两性霉素 B 脂质复合物（Abelcet）。所有剂型均为静脉使用。侵入性真菌感染治疗至

表 43.2　抗真菌药物适应证

抗真菌药物	注册适应证
两性霉素 B 脱氧胆酸盐（两性霉素 B）	用于系统性真菌感染的治疗
两性霉素 B 脂质体	用于中性粒细胞减少患者可疑真菌感染的经验性治疗 用于艾滋病患者隐球菌性脑膜炎的治疗用于两性霉素 B 脱氧胆酸治疗效果不佳的侵袭性曲霉菌病、念珠菌或隐球菌患者的治疗 用于肾功能受损或不可接受两性霉素 B 脱氧胆酸毒性的替代治疗
安浮特克	用于两性霉素 B 脱氧胆酸治疗效果不佳的严重系统性或深部真菌病患者的治疗 用于肾功能受损或不可接受两性霉素 B 脱氧胆酸毒性的替代治疗
两性霉素 B 含脂复合体	用于严重侵袭性念珠菌的治疗用于治疗肾功能受损或不可接受两性霉素 B 脱氧胆酸毒性的严重系统性真菌感染患者的替代治疗，包括侵袭性曲霉病、隐球菌性脑膜炎以及在艾滋病患者的播散性隐球菌病
酮康唑	用于系统性真菌病的治疗 用于严重的慢性耐药性皮肤黏膜念珠菌病，严重的慢性耐药性消化道真菌病和严重的慢性耐药性阴道念珠菌病的治疗 用于治疗皮肤或指甲的耐药癣菌感染（非脚趾的指甲）免疫抑制患者中预防真菌病的发生
氟康唑	用于阴道念珠菌病的治疗用于黏膜念珠菌病的治疗 用于足癣、股癣、股癣、花斑癣及皮肤念珠菌的治疗 用于侵袭性念珠菌感染的治疗 用于侵入性隐球菌感染的治疗 用于艾滋病患者的主要治疗完成后预防隐球菌感染复发的治疗 用于免疫功能低下患者真菌感染的预防
伊曲康唑	用于口咽和（或）黏膜念珠菌病的治疗用于足癣，股癣，花斑癣，股癣和甲癣，组织胞浆菌病的治疗当其他抗真菌药物不适合或无效时 用于治疗系统性曲霉病、念珠菌病和隐球菌脑膜炎 用于艾滋病患者预防真菌感染复发的维持治疗 用于中性粒细胞减少期不适合标准治疗情况下的预防治疗
伏立康唑	用于侵袭性曲霉菌感染的治疗 用于在非中性粒细胞减少成年患者的念珠菌，播散性皮肤、腹腔、肾、膀胱壁和伤口感染的治疗 用于食管念珠菌感染的治疗 用于由镰刀菌引起的严重真菌感染和赛多孢子菌属的治疗
泊沙康唑	用于对两性霉素 B 或伊曲康唑治疗耐药或不能耐受此类药物治疗的患者的侵袭性曲霉病 用于对两性霉素 B 耐药的镰刀菌感染或不能耐受此类药物治疗的患者的治疗 用于对伊曲康唑耐药或不能耐受伊曲康唑的着色芽生菌和足分枝菌患者的治疗 用于对两性霉素 B，伊曲康唑，氟康唑耐药，或不能耐受此类药物的球孢子菌病患者的治疗 用于口咽念珠菌感染的治疗用于免疫功能低下患者侵袭性曲霉菌和念珠菌感染的预防
卡泊芬净	非中性粒细胞减少成年患者侵袭性念珠菌、难治性侵袭性曲霉菌感染的替代治疗 用于食管念珠菌的治疗 用于中性粒细胞减少患者疑诊真菌感染的经验性治疗 用于念珠菌血症的治疗 用于念珠菌感染的治疗，包括：腹腔脓肿、腹膜炎和胸腔炎。
氟胞嘧啶	用于系统性酵母菌和真菌感染的治疗联合两性霉素或氟康唑治疗隐球菌性脑膜炎联合两性霉素治疗严重的系统性念珠菌病
阿尼芬净	治疗食管念珠菌感染治疗念珠菌感染，包括腹内脓肿和腹膜炎治疗念珠菌血症
米卡芬净	治疗念珠菌血症治疗食管念珠菌感染急性播散性念珠菌病、念珠菌性腹膜炎和脓肿的治疗 造血干细胞移植受者念珠菌感染的预防

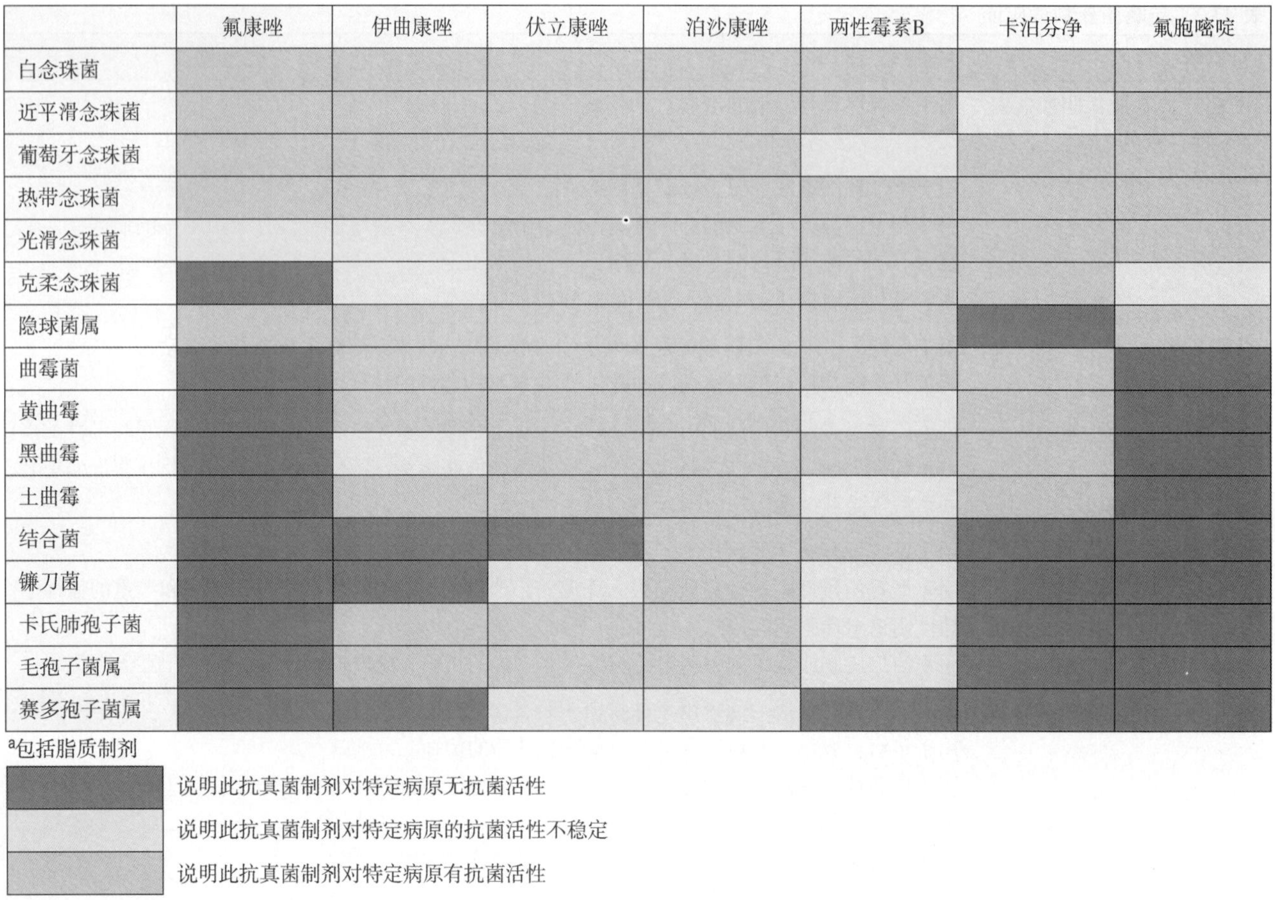

第5篇 移植术后并发症的处理

	氟康唑	伊曲康唑	伏立康唑	泊沙康唑	两性霉素B	卡泊芬净	氟胞嘧啶
白念珠菌							
近平滑念珠菌							
葡萄牙念珠菌							
热带念珠菌							
光滑念珠菌							
克柔念珠菌							
隐球菌属							
曲霉菌							
黄曲霉							
黑曲霉							
土曲霉							
结合菌							
镰刀菌							
卡氏肺孢子菌							
毛孢子菌属							
赛多孢子菌属							

a包括脂质制剂

说明此抗真菌制剂对特定病原无抗菌活性

说明此抗真菌制剂对特定病原的抗菌活性不稳定

说明此抗真菌制剂对特定病原有抗菌活性

图43.3 抗真菌药物在体外的敏感性

今，脱氧胆酸两性霉素 B（AmB）一直是治疗的主体。它的主要缺点是副作用，最明显的是肾毒性。其肾毒性具有药物剂量依赖性，包括降低肾小球滤过率，造成尿毒症、低钾和低镁、肾小管性酸中毒和多尿症。肾毒性通常是可逆的，但高剂量应用可导致永久性的肾衰竭。肾毒性往往是联用其他肾毒性药物后出现，这是 HSCT 中的一个共同的问题。注射相关的毒性也是一个重要问题。在输注前45分钟往往出现如发热、寒战和低血压反应，但通常可以通过提前给予对乙酰氨基酚和（或）同时应用氢化可的松控制。

该脂质体制剂的优点是比传统的两性霉素具有更好的耐受性，降低了急性输液反应的严重程度和频率，以及减少了慢性肾功能损害发生率。但这种剂型较昂贵，也并不是无不良反应的。发生肾毒性的次序如下：两性霉素 B 脱氧胆酸剂＞两性霉素 B 胶体分散剂＞两性霉素 B 脂质复合物＞两性霉素脂

质体。

三唑类

三唑类包括氟康唑、伊曲康唑、酮康唑，和较新的制剂，如伏立康唑、博沙康唑和 ravuconazole（尚未授权）。它们影响真菌细胞膜的一个重要组成部分麦角固醇的合成。氟康唑能够很好地从胃肠道吸收，应用安全，但抗菌谱较狭窄。它对许多念珠菌有良好作用，但克柔念珠菌是耐药的，光滑念珠菌对其具有剂量依赖性。它针对曲霉菌及其他菌属没有抗菌活性。伊曲康唑、伏立康唑、博沙康唑、和 ravuconazole 针对曲霉属和其他菌属具有广谱作用。这些新药物可根据药物相互作用联合使用（抑制细胞色素 P450 同工酶），同时需要剂量调整和（或）密切监测药物毒性反应。有一些药物应该避免联合应用，例如长春花碱和环磷酰胺（表 43.3）。伊曲康唑由于口服利用度差而限制了使用，但口服液和

表43.3 重要的化疗药物与三唑类药物的相互作用

化疗药物	唑类药物	对药物效力的影响	评价
白消安	伊曲康唑 伏立康唑	↑ ↑	避免应用唑类药物
长春花生物碱	伊曲康唑 伏立康唑 泊沙康唑	↑ ↑ ↑	避免应用唑类药物
多西他赛	伊曲康唑 伏立康唑	↑ ↑	避免应用唑类药物
环磷酰胺	伊曲康唑	↑	避免联合给药，但可以于停用环磷酰胺24小时后应用伊曲康唑
甲泼尼龙	伊曲康唑	↑ (2～3倍)	可选择应用地塞米松
环孢素	伊曲康唑 伏立康唑 氟康唑 泊沙康唑	↑ (50%) ↑ (2倍) ↑ (50%) ↑	降低环孢素用量50%，并密切监测其浓度及毒性
他克莫司	伊曲康唑 伏立康唑 氟康唑 泊沙康唑	↑ (5倍) ↑ (3倍) ↑ ↑ (3倍)	降低他克莫司用量50%，并密切监测其浓度及毒性
西罗莫司	伊曲康唑 伏立康唑 氟康唑	↑↑ ↑↑ ↑↑	唑类药物禁忌

静脉制剂已经克服了这一点。伏立康唑通常耐受性良好，但其毒性类似伊曲康唑。它可能导致暂时性视觉干扰，这是可逆的，停药后可恢复。

氟尿嘧啶

氟胞嘧啶（5-氟尿嘧啶或5-FC）是一种合成的氟化嘧啶。它在细胞内产生氟尿嘧啶，可插入细胞RNA中取代尿嘧啶，导致转录失败。它也可以通过阻断胸苷酸合成酶抑制DNA的合成。它针对活跃的念珠菌、新生隐球菌和一些暗色真菌属有抗菌活性，但由于可能出现抗药性，应与其他抗真菌药物联合应用，不作为单药治疗。它有口服和静脉两种剂型。因为它是由肾排泄，肾损害可以导致药物的蓄积，故在肾功能受损患者给药时必须极端慎重。对需要监测药物蓄积的患者，应每周监测一次血药浓度。最常见的副作用是肠胃不适、肝炎和血

象异常。出现骨髓抑制是公认的，因此可能妨碍一些造血干细胞移植的患者使用此药。

棘白霉素类

棘白霉素类药物是近20年新的抗真菌类药物。它们抑制某些真菌细胞壁的一个重要成分β-1，3-D-葡聚糖的合成[44-45]。针对念珠菌和曲霉菌属均有抗菌活性。它针对念珠菌为杀菌剂，对曲霉菌属是抑菌剂。对隐球菌属，镰刀菌，双相致病真菌属，白吉利毛孢子菌和毛霉菌无抗菌活性。已开发了三种棘白菌素类药物：卡泊芬净、米卡芬净和阿尼芬净，都仅作为静脉注射制剂。它们相对其他抗真菌药物有一个优势，即副作用很少，几乎没有药物相互作用，特别是与唑类相比较。有报告10%～24%的患者应用后出现血清肝酶水平升高，因此，应用时需审慎监测血清肝酶的水平[44]。

初级预防

决定患者是否应进行抗真菌药物预防主要取决于发生侵袭性真菌感染的风险有多大。有大量的证据表明，初级抗真菌药物预防主要应用于高侵袭性真菌感染风险的患者，特别是念珠菌感染和公开发表的指南中所提到的机会性感染者，包括移植患者的真菌感染[31,42-43,46]。高危患者包括接受异基因造血干细胞移植治疗的患者，以及急性白血病接受长期化疗后骨髓抑制期伴有长期中性粒细胞减少的患者[13,47-48]。接受自体外周血造血干细胞移植的患者发生侵袭性真菌疾病的发病率要低得多，通常被认为是低风险者。自体造血干细胞移植的患者可能因此无须给予常规抗真菌药物预防[43,47]。然而目前一致的意见是，建议给予一部分自体造血干细胞移植患者抗真菌药物预防，这部分患者包括恶性肿瘤如急性白血病的患者，和将有长期的、严重的中性粒细胞减少的患者，也包括预处理过程中发生严重黏膜损伤的患者，或接受T细胞纯化移植方案的移植患者，这些因素可能增加其发生侵袭性真菌感染的风险[43]。

给予哪种药物？疗程多长时间？

虽然给予高风险患者抗真菌药物预防已成为标准治疗，但药物选用和预防时间的选择方面仍有所不同[46,49]。氟康唑、伊曲康唑、博沙

康唑和两性霉素 B 均可减少侵入性真菌感染的发病率。由于两性霉素 B 毒性大，脂质体两性霉素 B 费用高，加上唑类有口服剂型的额外优势，意味着氟康唑和（或）伊曲康唑是常规使用中最常见的药物[47]。选用哪种药物应取决于患者患侵入性曲霉病的风险和其他方面的风险，及药物的相互作用和患者对药物的耐受性而决定。在 20 世纪 90 年代两个安慰剂对照研究显示氟康唑可降低异基因骨髓移植受者侵入性真菌感染和死亡率[1,3]。自此，从移植第一天开始给予氟康唑 400mg/d，口服或静脉注射，一直是预防侵袭性念珠菌感染的标准治疗方案[31,43,46]。最近的一个 meta 分析显示应用氟康唑预防可减少静脉抗真菌治疗药物的使用，降低侵袭性念珠菌感染的发病率，并降低造血干细胞移植中真菌感染的死亡率，但并没有减少侵入性曲霉病的发生。低剂量（50 ～ 200mg/d）的研究显示，虽然在预防方面没有令人信服依据，但可能还是有效的[50]。氟康唑 400mg/d 口服仍为自体造血干细胞移植受者高风险群体和异体造血干细胞移植受者的优先选择。

氟康唑由于给药方便、优越的安全性，得以广泛选用，但其主要问题是抗菌谱窄。虽然它能够对抗大多数念珠菌，但对克柔念珠菌是耐药的，对光滑念珠菌敏感性差，并且存在剂量依赖性。对曲霉菌和其他真菌无效，而这些真菌会造成移植后 1% ～ 25% 的感染。

伊曲康唑抗菌谱广，可以对抗活动性非白色念珠菌类念珠菌、曲霉菌和其他类真菌。现在越来越多的证据证明使用伊曲康唑预防侵袭性曲霉菌和其他真菌感染是有效的[13,46-47,51-52]。2003 年 meta 分析表明，伊曲康唑至少 200mg/d，可以达到生物利用度，是有抗菌活性的。高剂量组中侵袭性真菌感染发生率、真菌感染有关死亡率和侵入性曲霉病发生率均明显下降[51]。

对伊曲康唑胶囊持续的抗菌效果是难以评价的。异基因造血干细胞移植受者中进行了两项开放的临床研究，即口服负荷量伊曲康唑胶囊后给予静脉注射评估抗真菌效果[52-53]。这两项研究显示伊曲康唑预防侵袭性真菌感染是有效的。然而马尔等人报告说，在应用环磷酰胺预处理过程中，使用高剂量伊曲康唑 600mg/d，有 36% 的患者会出现以下不良反应：伊曲康唑输注手臂毒性反应，无法耐受治疗，以及突发肝毒性[53]。调查人员将伊曲康

唑于预处理过程之后应用，以避免药物相互毒性。鉴于伊曲康唑有明确的剂量 - 反应关系，还建议应监测药物水平，以确保足够的剂量，剂量为至少 500mg/ml[46,47]。

伊曲康唑可推荐预防高侵袭性曲霉病风险的患者，并在许多中心已成为常规方案。虽然其降低了侵袭性真菌感染的发病率，但与应用氟康唑比较，仍缺乏证据说明其对提高生存有利。应用时应该衡量使用的禁忌证，对一些有伴随治疗的患者应谨慎使用（表 43.3）。

新三唑类药物博沙康唑也被证明是一种有效的预防药物，但需要更多的研究进一步评价。一个双盲多中心试验进行了侵入性真菌感染的预防研究，对造血干细胞移植后合并移植物抗宿主病患者给予博沙康唑和氟康唑进行比较。博沙康唑在预防曲霉菌感染方面优于氟康唑，对其他侵入性真菌感染方面与氟康唑相当。在这项研究中没有观察到其对生存的影响。

针对各种两性霉素制剂作为预防性使用已有研究[4,47,55]。这些措施包括两性霉素 B 雾化吸入[56]。全身低剂量应用两性霉素 B[57-58] 和脂质体[59,60]。虽然结果表明应用脂质体或低剂量两性霉素 B 明显减少侵入性真菌感染的发病率，但这些研究中均应用了历史对照，有许多不足及无法掌控的因素。因此，两性霉素制剂不建议作为常规的预防使用。

对于不吸收性抗真菌药物，如克霉唑，制霉菌素，两性霉素 B，口服或含片或外用于皮肤可定植的真菌，特别是酵母菌，可能减少表面感染（口头鹅口疮、咽和食管念珠菌）。但是，在造血干细胞移植受者中，局部治疗不减少侵入性念珠菌或其他侵入性真菌感染的发病率。

预防抗真菌治疗应在移植时即开始，并持续至中性粒细胞计数 > 0.5×10⁹/L 或异基因移植近 100 天时结束[46,61]，但缺乏前瞻性试验的良好设计和规范的建议。GVHD 患者，以及接受高剂量的类固醇或其他针对 GVHD 的免疫抑制剂治疗的患者，出现侵袭性真菌感染风险的时期较长[32,62]。在这种情况下，抗真菌预防应覆盖至整个高风险期。

预防卡氏肺孢子菌病

复方新诺明（Septrin）（960mg，2 次 / 周）是预防 PCP 的方案（如果患者可以耐受）[43,63]。然而，由于可能发生骨髓抑制，细胞植入之前此预防方案

应避免使用（表 43.4）。无法耐受复方新诺明的患者可以选用替代疗法，但其效果不一[28,63]。这些措施包括雾化喷他脒（300mg/3 ~ 4 周）或氨苯砜含或不含甲氧苄啶或乙胺嘧啶（氨苯砜 50 ~ 100mg/d，乙胺嘧啶 25 ~ 50mg/ 周或甲氧苄胺 100 ~ 200mg/d）。预防应用于异基因造血干细胞移植受者整个 T 细胞抑制期[43,64]。常规预防应持续到移植后 6 个月，接受长期免疫抑制剂治疗或有慢性 GVHD 的患者应用时间应更长。

二级预防

以前曾经感染过真菌的患者（确诊或疑诊）在造血干细胞移植时处于真菌感染复燃的危险中；与初次感染相比，复发性侵袭性真菌病有较高的死亡率（从 88% 至 100%）[65-66]。还没有前瞻性研究对二级预防在复发性感染中的预防作用进行探讨。现有的经验是基于小型回顾性研究和个案报告。既往曾发生真菌感染或疑诊真菌感染者应在粒细胞缺乏期间、移植期间和合并移植物抗宿主是加用二级预防方案[67-68]。未给予二级预防组真菌复燃风险明显增加，至不可掌控的水平，比例为 62% : 15%[67]，尽管各自应用方案及持续时间并不明确。很多抗真菌药对曲霉菌属均有良好的活性，如伏立康唑，伊曲康唑，博沙康唑和棘白霉素类药物，它们提供了许多种二级预防方案，而不需要长期应用两性霉素做二级预防，避免其相关毒性。两性霉素、伏立康唑和伊曲康唑均已成功地用作二级预防药物[67]。

初次感染后将残余病灶切除也可能有助于降低免疫抑制期内感染的复发率，此方法至少在缓解期、有孤立曲霉病灶的年轻患者中可以考虑。已有许多造血干细胞移植前使用手术和抗真菌的结合治疗后成功的报道[66-67,69-70]。但这种联合治疗的效果是否会优于单用药物的二级预防方案，结果还不得而知。

其他预防措施

众所周知，巨细胞病毒感染会导致机体整体免疫状态抑制，因为病毒有免疫调节属性。如前所述，巨细胞病毒病是发生侵入性真菌感染的独立危险因素。控制巨细胞病毒复制和防止巨细胞病毒病，是重要的直接及间接影响真菌感染发生率、减少侵入性真菌感染的方法。

GVHD 的有效控制可以降低侵袭性真菌感染的发病率。实体器官移植经验是，减少使用类固醇、环孢素或霉酚酸酯（MMF）的应用可以影响侵袭性真菌病的发病率。

临床特点

念珠菌

使用三唑类进行常规预防前，黏膜念珠菌病是极为常见，最常见的部位是口咽、生殖器和会阴部。食道念珠菌通常与口咽部疾病同时发生，但高达 30% 的病例没有明显的口腔病变。

侵袭性念珠菌感染往往表现为真菌血症、内脏或慢性播散性念珠菌病。发热常作为怀疑侵袭性念珠菌感染的重要指标。发热可能是侵入性疾病或霉菌病的唯一症状，原因是缺乏炎症反应主要效应细胞，无法出现相应症状和体征[10]。念珠菌是最常见的血培养中分离出的真菌菌属，最常见的表现是侵袭性念珠菌感染。念珠菌血症可以引起寒战、败血症和休克[10,71]。念珠菌血症患者进行眼底检查可出现眼内炎（眼底检查外观上的特点），这只是复杂并发症的一小部分。急性播散性念珠菌病中可见皮肤病灶，典型的大结节样改变，能够逐步发展形成中央坏死。内脏播散性念珠菌病通常表现有上腹部疼痛、黄疸、肝脾大和发热，应用广谱抗生素无效[72]。念珠菌可播散至肝、脾和其他内脏器官。普遍认为，内脏播散可能是念珠菌通过胃肠道至全身血液循环继发的一个早期或晚期表现。

曲霉菌病

在免疫功能低下的宿主中，曲霉菌病几乎可以发生于任何一个器官，尤其鼻窦部及和肺部是最常见的。侵袭性曲霉病的早期诊断是非常困难，与念珠菌一样，发热、对广谱抗生素不敏感可能是唯一的特点。然而，在多达 30% 的患者不出现发热症状，至少在最初的感染阶段不出现。

侵袭性曲霉病缺乏典型的临床特点（表43.5）[73]。真菌菌丝侵入血管可导致血栓及血管阻塞和组织坏死。其病变的基础是溃疡和坏死，偶尔出现于皮肤和黏膜表面，暗示有真菌感染。出现呼

表 43.4　抗真菌药物的建议剂量（预防及治疗）

药物	剂量	评价
预防		
念珠菌属		
氟康唑	口服 400mg/d	推荐剂量基于国际应用标准，但低剂量应用已有成功经验（见正文）
伊曲康唑	口服 200mg 2/d 静滴 200mg 2/d， 48 小时 200mg/d	如肌酐清除率 < 30 ml/min，避免应用静脉制剂
卡氏肺孢子虫病（PCP）		
复方新诺明（TMP/ SMX）	口服 960mg 2/d 2 周	HSCT 前 1 周给药，至 -1 天，然后选择预防制剂，如喷他脒，至细胞植入，然后给予复方新诺明预防
含或不含甲氧苄啶的氨苯砜或乙胺嘧啶	口服氨苯砜 50 ～ 100mg/d，乙胺嘧啶 25 ～ 50mg/w，或甲氧苄啶 100 ～ 200mg/d	
喷他脒	雾化吸入：300mg 1/3 ～ 4w，或 150mg 1/2 周	
治疗		
念珠菌属		
两性霉素 B 脱氧胆酸盐（两性霉素 B）	静滴：1 ～ 1.5mg/kg	由于常见的毒性反应，不作为于 HSCT 受者的预防性使用
脂质体制剂 　安必松 安浮特克 Abelcet	3mg/(kg·d) 3~5mg/kg 5mg/kg	
卡泊芬净	静滴：70mg 负荷剂量，然后 50mg/d	
氟康唑	口服 6 ～ 12mg/(kg·d) 静滴 6 ～ 12mg/(kg·d)	
伏立康唑	口服 200mg 2/d 应用 24 小时，然后 100mg 静滴 6mg/kg 2/d 应用 24 小时，然后 4mg/kg 2/d	如肌酐清除率 <30 ml/min，避免应用静脉制剂
卡氏肺孢子菌病（PCP）		
复方新诺明（TMP/ SMX）	TMP 15 ～ 20 mg/(kg·d) + SMX 75 ～ 100 mg/(kg·d)	如显著缺氧，加用类固醇激素
隐球菌		
两性霉素 B 脱氧胆加氟胞嘧啶序贯氟康唑	静滴 0.7 mg/(kg·d) 联合口服 氟胞嘧啶 25 mg/(kg·d)	建议 2 周双治疗，那么 PO 氟康唑 400mg 外径为 10 周或直至 CSF 无菌然后考虑长期 PO，200mg OD 氟康唑抑制
两性霉素 B 脂质体加氟胞嘧啶	静滴 4mg/kg/ 天联合口服氟胞嘧啶 25 mg/(kg·d)	

表 43.5　侵袭性真菌感染的临床特点

器官 / 系统	特点	推测的感染
皮肤	分散病变，常在四肢：进展性斑丘疹，中心坏死	急性播散性念珠菌病
	脓疱病变	播散性曲霉菌或镰刀菌感染
鼻	上呼吸道症状，坏死或溃疡	侵袭性曲霉菌病或接合菌病
胸	基本无症状，或症状非特异性，应该进行全面检查	侵袭性肺曲霉病，卡氏肺孢子菌肺炎，其他真菌性肺炎
眼	眼底镜检查可以发现"棉球样"病变的念珠菌性眼内炎（罕见于中性粒细胞减少患者）	急性播散性念珠菌病
中枢神经系统	局灶性神经功能缺损	侵袭性曲霉菌或其他真菌感染
	头痛，精神错乱，意识水平下降，颈部僵硬	隐球菌或念珠菌性脑膜炎

吸系统与鼻窦部症状，及抗生素治疗无效的发热，应及时进行良好的标本取样作微生物分析。侵入性肺曲菌病的症状不特异，包括进展性干咳、呼吸困难、胸痛和咯血。曲霉菌鼻窦炎，可能仅表现为局部压迫感，鼻塞，或疼痛。筛窦感染扩展到海绵窦的风险高，并发生海绵窦血栓，出现眼肌麻痹体征，应仔细寻找病原。在硬腭或鼻甲骨出现焦痂高度暗示真菌疾病。这些部位进行刷片或活检可能会出现真菌生长。

其他真菌病

播散性非曲霉菌感染在临床上往往与侵袭性曲霉病难以区别。镰刀菌感染时血培养可呈阳性，并偶可见皮肤损伤（播散性曲霉菌感染中较少出现）。这种病变在诊断时活检的帮助很大。耶氏肺孢子菌典型的表现为肺炎样症状，如呼吸困难，咳嗽，发热，胸部 X 线片显示两侧的浸润，CT 可见"马赛克"征象。新生隐球菌引起的脑膜炎通常出现在细胞植入后期阶段，但不常见，相反它易感染艾滋病患者。针对念珠菌感染广泛使用氟康唑后，有助于预防这种少见的感染。

诊断方法

侵袭性真菌感染的诊断是非常困难的。血液、呼吸道及其他部位分泌物培养均缺乏敏感性。侵袭性真菌感染的诊断要求有活检病理学依据，真菌感染复燃要求有无菌部位或 X 线异常的真菌感染依据。但现实中可能无法达到以上要求，所以多基于临床、影像学和微生物学多种证据共同诊断（图43.4）。

EORTC /MSG 委员会制定了侵袭性真菌病的诊断标准，并在 2002 年公布了第一个指南，目前仍在修订 [74-75]。诊断提出三个层次："确诊"，"疑

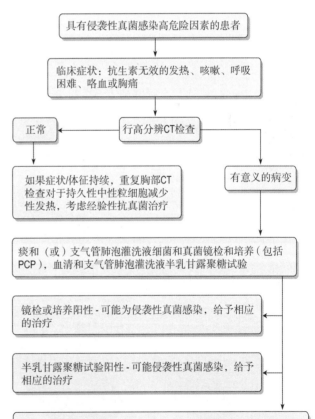

图43.4　疑似侵袭性真菌感染的诊断治疗诊断流程

诊"，"拟诊"。该定义包括宿主、临床和微生物标准（表43.6）。虽然该委员会制定指南的意图是规范侵袭性真菌感染的临床研究，但其实它也具有临床应用价值。它可以指导临床医师选择恰当的诊疗方法，并提供一个架构，以便采取经验性和有针对性的抗真菌治疗。

影像学检查

对于干细胞移植患者来说，高解析度电脑断层扫描（HRCT）检查在诊断侵袭性真菌感染中扮演一个重要角色[76]。20世纪90年代的研究表明，此类患者应用CT扫描比标准的X线检查的灵敏度高[77]。HRCT可帮助区分肺部侵入性真菌病和细菌或病毒感染[78]。CT中血管侵入肺曲霉病的特征性影像学表现是病变周围出现一个圆形的毛玻璃样晕征（图43.5）。其他典型特征包括周边区域楔形样变，通常延伸至胸膜表面，或往往与血管相关。CT扫描的影像学表现依赖于感染后进行扫描的时

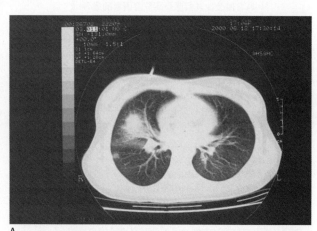

A

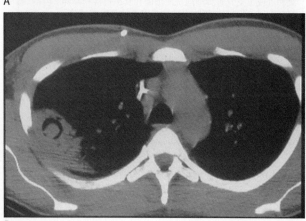

B

图43.5　胸部高分辨CT

表 43.6　确诊、拟诊及疑诊侵袭性感染的定义（修订的 EORTC/MSG 定义）

确诊侵袭性真菌感染

正常无菌部位穿刺病理组织学，细胞学或直接镜检或活检标本显示酵母或菌丝，以及相应组织损伤的证据（包括血液，脑脊液，BAL，颅窦腔冲洗和尿液除外）

拟诊侵袭性真菌感染

定义为：至少一个宿主和一个临床标准，以及一个微生物标准

疑诊侵袭性真菌感染

定义为：至少一个宿主和一个临床标准，无微生物标准

宿主标准

1. 中性粒细胞减少（$< 0.5 \times 10^9$/L）超过10天

2. 接受异基因造血干细胞移植

3. 长时间使用皮质类固醇激素，平均最小剂量为0.3mg/（kg·d），相当于应用泼尼松龙大于3周

4. 在过去90天内应用过其他T细胞免疫抑制药物（如环孢素，肿瘤坏死因子-α受体阻滞剂，特异性单克隆抗体，核苷类似物）

5. 继发的严重联合免疫缺陷

临床标准

1. 存在特定的CT影像（结节，空气新月征，楔形浸润或空洞）

2. 非特异性的局部表现至少含有以下一项：
　　Ⅰ. 胸膜摩擦音
　　Ⅱ. 胸腔疼痛
　　Ⅲ. 咯血

3. 支气管镜检查看到气管溃疡，结节，假膜，斑块或焦痂；

4. 出现鼻窦炎征象并含有下列中的至少一个：
　　Ⅰ. 急性局部疼痛
　　Ⅱ. 鼻黏膜溃疡，黑痂
　　Ⅲ. 鼻窦延伸至骨的病变，包括进入眼眶的病变

5. 眼科检查有眼内炎；

6. 中枢神经系统感染的定义：
　　Ⅰ. 影像学有病灶表现
　　Ⅱ. MRI或CT有脑膜强化

7. 在肝和（或）脾出现范围小、靠近边缘、脓肿样病变，典型的慢性播散性念珠菌；

微生物标准

1. 痰、支气管灌洗以及支气管刷样本培养或直接镜检有真菌证据

2. 窦腔抽吸物样本培养或直接镜检有真菌证据

3. 皮肤溃疡，软组织病变或肛周引流标本中培养或直接镜检有真菌证据

4. 血浆、血清，支气管肺泡灌洗液，胸腔积液或脑脊液中半乳甘露聚糖抗原阳性

5. 血清β-D-葡聚糖阳性

间，以及中性粒细胞减少的程度。感染第 1 周内，晕征表现会逐渐减弱，其他征象表现逐渐增加。感染 7 天后，大约 50% 的患者无 CT 特异性表现，直到中性粒细胞恢复后 CT 扫描出现空洞及空气新月征[79]（图 43.2）。

鉴于实践中对经验性抗真菌治疗不断变化，20 世纪 90 年代可能会看到的典型的 HRCT 影像学表现，现在很少能见到。HRCT 在颅窦真菌感染诊断中表现不特异，但能够帮助诊断。CT 扫描和超声检查有助于诊断慢性播散性念珠菌，敏感性能达到 96% ~ 100% 的，但特异性不确定[72]。

造血干细胞移植的患者，如新发生咳嗽、胸痛或咯血，胸部 X 线不正常，血液或任何部位培养出曲霉菌或其他真菌，或出现菌丝，发热应用抗生素后 7 天无效，均应行 HRCT 检查（表 43.7）[80]。CT 扫描阴性的高危患者，有持续的原因不明的发热者，应一个星期左右再重复检查。

标准的实验室技术（组织学和微生物学）

在感染组织内看见真菌分子是患者已发生真菌感染或播散型真菌感染的直接证据。但有时也依赖组织学诊断。组织学检测由于样本误差，缺乏敏感性；真菌分子的存在表明有真菌感染，但它可能无法确定真菌的菌属，或可能出现误判。此外，在血小板减少患者中因出血的风险增加，组织取样往往不能进行。免疫组化可能会增加组织标本检测的特异性[81]。分子技术，包括使用 PCR，利用 DNA 中

表 43.7 放射影像的建议

1. 所有长时间中性粒细胞减少的患者（< 0.5×10⁹/L）合并有以下任意征象，均应行高分辨率或螺旋 CT 扫描胸部：
   a. 新出现咳嗽、胸痛或咯血；
   b. 胸部 X 线片显示异常；
   c. 任何部位出现曲霉菌或其他真菌的阳性结果；
   d. 任何样品的菌丝微观证据；
   e. 经过 7 天的抗生素和（或）抗真菌药物治疗体温未下降；

2. 所有移植患者新出现曲霉菌或其他真菌培养阳性，均应行胸部 CT 扫描

3. 所有移植患者合并新出现的中枢神经系统症状或确诊脑膜炎，均应行头颅 CT 或 MRI 扫描

泛真菌引物，通过 Southern blotting 或测序的方法，从组织中提取，也是可行的[82,83]。

即使改善分子诊断技术，诊断仍依赖于标准的显微镜和标本培养（血液、呼吸道分泌物、无菌部位的体液，包括脑脊液：尿液和组织液），但其敏感性和（或）特异性各不相同。虽然支气管肺泡灌洗（BAL）的培养敏感性仅有 50%，但在免疫抑制的个体中，其合并肺部病变[84]时呼吸道标本检测出曲霉菌（图 43.6）则高度预测侵袭性真菌感染[85,86]。对支气管肺泡灌洗标本显微镜检查比培养更敏感，所有灌洗液均应进行显微镜下真菌的检查[80]。与真菌病一样，PCP 是由支气管肺泡灌洗镜下诊断的，其在标准基质中无法培养。可疑黏膜病变应活检，进行显微镜检查和标本培养。移植患者含异常浓度的葡萄糖、蛋白质或白细胞的脑脊液标本，应测试隐球菌抗原和进行真菌培养。

血清学和分子诊断——何时选择何种监测会有所帮助？

近年来，人们不断努力建立非侵入性检查，以便能够快速和可靠地对侵袭性真菌感染作出诊断，尤其是曲霉菌病。这些措施包括从血液或其他体液如脑脊液或灌洗液中进行真菌抗原或核酸检测。它们主要作为诊断的辅助手段或作为监测高风险患者的工具，在出现明显临床症状前检测早期的侵袭性真菌病。例如 2 种抗原：半乳甘露聚糖和 1,3-β-D-葡聚糖，现在已被 EORTC/MSG 委员会列为侵袭性真菌感染微生物诊断标准（表 43.6），但由于缺乏验证，目前真菌核酸 PCR 检测不包括在内[75]。

半乳甘露聚糖（GM）是曲霉菌细胞壁的多糖成分，当真菌在组织中生长时即被释放入血液。循环中的 GM 可以应用夹心 ELISA 法进行检测。该方法已通过美国食品和药物管理局（FDA）批准作为侵入性肺曲霉菌病的辅助检测。研究显示，血液病合并侵袭性曲霉病患者血清标本 GM 试验的检测敏感性为 33% ~ 100%，特异性为 75% ~ 98.8%[87,88]。据报道，侵袭性真菌感染患者，应用 ELISA 法针对支气管肺泡灌洗做 GM 试验的敏感性及特异性均高于血清检测[89]。通过连续监测发现，血清 GM 阳性结果提前于侵袭性曲霉病的诊断出现，平均提前 6 ~ 14 天[90]。但是，使用抗真菌药物可能通过减少真菌负荷而进一步降低 GM 试

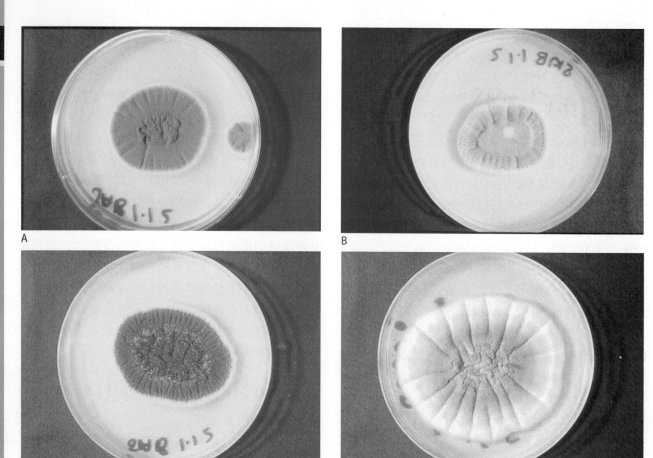

图43.6 临床最常见真菌的菌落形态。A. 烟曲霉；B. 黄曲霉；C. 黑曲霉；D. 土曲霉

验的敏感性[19]。各种食品或接受某些抗生素治疗可出现假阳性结果，如应用哌拉西林三唑巴坦[91,92]。样品的收集时间与哌拉西林三唑巴坦的给药时间相关，可能影响测试结果，基于这个原因，建议在给药前进行样品采集[93]。

1,3-β-D-葡聚糖是一些酵母菌和其他真菌的一种细胞壁成分，包括念珠菌，黑曲霉，镰刀菌，顶孢霉菌和酵母菌种。与半乳甘露聚糖相比，1,3-β-D-葡聚糖研究较少，仅近期才开始批准临床使用。其敏感性为67%～100%，特异性为84%～100%[19]。迄今为止，以PCR为基础侵袭性真菌感染的分子诊断测试没有统一的标准。人们希望，最近进行的两个实验，以及在英国和欧洲进行的实验中包括DNA提取，引物设计，扩增条件及反应平台各方面达成共识，并在将来5年能够广泛应用。

这些检查可以在临床实践中用于高危患者的检测，但必须注意解释检测结果。当应用敏感性和特异性作为预测指标时，真菌病的患病率是至关重要

的。曲霉菌感染低于预测值（即使在高危险人群如造血干细胞移植受者，其患病率接近15%）敏感性80%及特异性80%的试验的建议，等同于阳性预测值只有31%，阴性预测值97%的试验。随着临床预测疾病概率的能力增加，这些预测的价值也将发生变化。检测曲霉抗原也许并不一定是诊断所必需的，但至少在临床中可以提供有关疾病发生的信息[87]。推荐进行二次试验。

治疗方案

及时治疗、减少免疫抑制和中性粒细胞的恢复是侵袭性真菌感染成功治愈的最重要的预测因素。可以在出现发热时就开始经验性抗真菌治疗，或对疑诊或拟诊的病例进行直接治疗。重要的是确定感染的微生物，以决定治疗药物的选择和应用时间。

经验性治疗——怎样选择？

继 20 世纪 80 年代对应用两性霉素 B 治疗及不治疗的比较，两性霉素 B 成为中性粒细胞减少期患者发热应用广谱抗生素无效后抗真菌的标准治疗方案[94-96]。建议经验治疗在抗生素治疗后患者仍持续发热 72 小时至 7 天时开始。这些试验结果证实，经验性治疗可降低侵袭性真菌感染死亡率，缩短发热时间。棘白霉素类和第二代三唑类抗生素，如伏立康唑和博沙康唑的应用，在骨髓移植患者中已经有明显疗效。然而，过去 20 年的对比试验并没有表现出任何一种抗真菌药物比其他药物有明显的抗菌优势。在一些研究中发现应用两性霉素 B 比接受脂质体两性霉素 B 或接受其他抗真菌药物更易发生肾毒性[97-99]。基于这个原因，脂质体两性霉素 B、卡泊芬净或伏立康唑可能较 AMB 来说更加首选[100]。一项研究评价经验性抗真菌治疗的整体反应及退热时间时，未能证明伏立康唑较脂质体两性霉素 B 更有效。同一个研究中不同数据分析显示，如不将发热作为评估终点时，这两种药物是等效的[98]。鉴于有越来越多的抗氟康唑念珠菌出现，而应用伊曲康唑预防真菌感染，但不强烈推荐伊曲康唑作为经验性治疗药物[100]。

靶向治疗

念珠菌

侵袭性念珠菌感染可以应用两性霉素 B，卡泊芬净，口服或静脉注射氟康唑，联合应用氟康唑及两性霉素 B 有效地进行治疗[31]。药物的选择取决于念珠菌的特性，已知或预测的药物敏感性，患者临床状况，及所涉及的药物相互作用。对于高风险和临床状况不稳定的患者，明智的做法是初始选择一种广谱的抗真菌药物进行治疗。鉴于大多数造血干细胞移植患者均为接受唑类药物预防时发生的念珠菌感染，经验性治疗药物的选择通常是适当的。如果病原菌和药敏结果均已知，则治疗可更加合理化。根据对菌株的分析了解，抗真菌药物的敏感性是可预测的（图 43.3）。血管内有导管存在时，如发生念珠菌感染，并且有证据指向导管感染，则应将导管拔除或置换。患者应至少进行一次眼科检查以排除念珠菌性眼球炎的可能性。念珠菌治疗应该在末次血培养阳性和中性粒细胞恢复后至少持续 2 周[94]。氟康唑 6mg/（kg·d）是临床稳定期慢性播散性念珠菌感染患者的首选方案，两性霉素制剂在急性患者或唑类耐药的患者中使用。治疗应持续进行直至病变钙化，对免疫抑制患者来说过早停药可能导致病变复发[31]。

曲菌病及其他真菌病

许多年来两性霉素 B 都作为治疗侵袭性曲霉病的首选药物。一个随机试验比较了伏立康唑与两性霉素 B，证实对确诊的侵袭性曲霉菌伏立康唑可作为选择药物治疗[102]。伏立康唑治疗与改善生存率显著相关（伏立康唑对比两性霉素 B，分别为 71% 比 58%），但异基因造血干细胞移植受者的生存率最低。目前还不知道伏立康唑与脂质体两性霉素 B 比较是否可以得到相同的结果。值得注意的是，非烟曲霉种——甲土曲霉对两性霉素 B 耐药，但对伏立康唑敏感。土曲霉占所有移植后侵袭性曲霉菌感染病例的 3% ~ 13%，这也是谨慎使用两性霉素 B 制剂的另一个理由，除非证明侵袭性曲菌感染是非土曲霉属。

抗真菌治疗的确切时间还没有很规范的规定，建议治疗应持续 10 ~ 12 星期或至少 4 ~ 6 个星期，以后根据 X 线异常和免疫抑制的应用情况而定[103]。

伏立康唑和卡泊芬净对接合菌均缺乏活性。由于一些病原体（包括接合菌）的临床表现类似侵袭性曲霉菌，如果不能判断是否为曲霉菌引发的感染，可给予两性霉素 B 治疗。应用伏立康唑时还应考虑到药物相互作用的问题（表 43.3）。肌酐清除率小于 50ml/min 的患者禁忌使用伏立康唑静脉注射液，因为伏立康唑在肾积累排泄。卡泊芬净在体外对大多数念珠菌和曲霉属有活性，但对镰刀菌、接合菌或新生隐球菌无效。单用卡泊芬净或卡泊芬净联合伏立康唑、脂质体两性霉素 B 被证明是挽救性治疗侵袭性曲霉病的有效方法[104]。目前需要进一步的研究证实其作为首要药物治疗侵袭性曲霉菌病的有效性[107]。

联合治疗

目前人们对棘白菌素类与两性霉素 B 制剂或三唑类联合应用显现出极大的兴趣。棘白菌素类药物的作用位点与三唑类和多烯类不同。在体外实验中其与唑类或两性霉素 B 联合应用治疗侵袭性真菌病显示出协同作用，并在一些动物模型显示较更好的单药疗效。目前尚缺乏联合用药和单药治疗的前瞻性随机对照研究，但联合用药有确切的经验治疗效果，特别对于单药标准用药治疗失败的病例。卡泊芬净与脂质体两性霉素联合应用对于侵袭性曲霉病 40% ～ 60% 的患者有效；在回顾性分析挽救性治疗侵袭性曲霉菌病中，卡泊芬净联合伏立康唑的治疗效果较单用伏立康唑，其生存更具有优势[19,76]。针对侵袭性曲霉病联合治疗优于单药治疗仍需要试验进行确切评估。

PCP 和隐球菌

复方新诺明（15 ～ 20mg/kg TMP+75 ～ 100mg/kg SMX 每日剂量，分 3 或 4 次服用）是治疗 PCP 的首选。在治疗艾滋病毒相关的隐球菌性脑膜炎中，推荐前 2 个星期应用两性霉素 [0.7 ～ 1mg（kg·d）] 加 5 - 氟胞嘧啶 [100mg（kg·d）]，然后长期应用氟康唑维持治疗[108]。由于缺乏随机试验，同样的方案也推荐应用于非 HIV 相关的隐球菌脑膜炎（表43.4）。

辅助 / 附加疗法

即使及时治疗，侵袭性真菌感染仍有较高的死亡率，如中性粒细胞不恢复，不减少免疫抑制剂用量，则治疗很难取得良好的效果。尽管如此，人们仍进行了种种尝试，发现增强免疫策略可能会对治疗侵袭性真菌感染产生积极效果。

集落刺激因子（CSF）（粒细胞 - 巨噬细胞集落刺激因子和粒细胞集落刺激因子）可以加快患者中性粒细胞恢复。在体外，他们还能够增强吞噬细胞的功能，增加吞噬细胞的杀菌活性。针对病原菌，如曲霉菌，GM-CSF 更具有理论优势，因为在宿主防御功能中性粒细胞和巨噬细胞都有作用。移植后期其治疗侵袭性真菌病的作用目前尚不清楚，因为在大多数研究中并没有发现应用刺激因子显示出生存优势。同样，粒细胞输注是对中性粒细胞缺乏患者的支持疗法，可提高患者的中性粒细胞数量，直到循环中性粒细胞恢复；但可否改善生存尚不清楚。基于这些原因，CSF 和粒细胞输注均应用于危及生命的传统治疗无效的感染。

干扰素 -γ 可增强先天免疫及 Th1 依赖性免疫反应，它们都将有助于宿主对霉菌感染的防御。它在侵袭性曲霉菌感染中使用的数据仅限于个案和小样本报告，并没有确切的评价[76]。值得关注的是，其可能加重异基因造血干细胞移植患者 GVHD 的发生。其他治疗方法正在研究中。最近的一项试验，比较脂质体两性霉素 B 单独应用，及其联合抑制热休克蛋白（Mycograb）[90]抗体共同治疗患者侵袭性念珠菌病，表现出乐观的结果，第 10 天达到微生物清除[109]。

造血干细胞移植术后进行手术切除病灶对于继发侵袭性曲霉病的作用尚未评价，但似乎在生存率上未显示出优势。手术目前不推荐应用，除非对于治疗后病灶继续恶化、并且有条件进行手术的患者[110]。

（杨帆译 杨帆校）

参考文献

1. Goodman JL, Winston DJ, Greenfield RA et al. A controlled trial of fluconazole to prevent fungal infections in patients undergoing bone marrow transplantation. N Engl J Med 1992;326:845–851

2. Pfeiffer CD, Fine JP, Safdar N. Diagnosis of invasive aspergillosis using a galactomannan assay: a meta-analysis. Clin Infect Dis 2006;42:1417–1427

3. Slavin MA, Osborne B, Adams R et al. Efficacy and safety of fluconazole prophylaxis for fungal infections after marrow transplantation – a prospective, randomized, double-blind study. J Infect Dis 1995;171:1545–1552

4. Bow EJ, Laverdiere M, Lussier N et al. Antifungal prophylaxis for severely neutropenic chemotherapy recipients: a meta analysis of randomized-controlled clinical trials. Cancer 2002;94:3230–3246

5. Bigley VH, Duarte RF, Gosling RD et al. Fusarium dimerum infection in a stem cell transplant recipient treated successfully with voriconazole. Bone Marrow Transplant 2004;34:815–817

6. Loudon KW, Coke AP, Burnie JP et al. Kitchens as a source of Aspergillus niger infection. J Hosp Infect 1996;32:191–198

7. Goodrich JM, Reed EC, Mori M et al. Clinical features and analysis of risk factors for invasive candidal infection after marrow transplantation. J Infect Dis 1991;164:731–740

8. Marr KA, Seidel K, White TC, Bowden RA. Candidemia in allogeneic blood and marrow transplant recipients: evolution of risk factors after the adoption of prophylactic fluconazole. J Infect Dis 2000;181:309–316

9. Verfaillie C, Weisdorf D, Haake R et al. Candida infections in bone marrow transplant recipients. Bone Marrow Transplant 1991;8:177–184

10. Viscoli C, Girmenia C, Marinus A et al. Candidemia in cancer patients: a prospective, multicenter surveillance study by the Invasive Fungal Infection Group (IFIG) of the European Organization for Research and Treatment of Cancer (EORTC). Clin Infect Dis 1999;28:1071–1079

11. Wingard JR, Merz WG, Rinaldi MG et al. Association of Torulopsis glabrata infections with fluconazole prophylaxis in neutropenic bone marrow transplant patients. Antimicrob Agents Chemother 1993;37:1847–1849

12. Wingard JR, Merz WG, Rinaldi MG et al. Increase in Candida krusei infection among patients with bone marrow transplantation and neutropenia treated prophylactically with fluconazole. N Engl J Med 1991;325:1274–1277

13. O'Brien SN, Blijlevens NM, Mahfouz TH, Anaissie EJ. Infections in patients with hematological cancer: recent developments. Hematology (Am Soc Hematol Educ Program) 2003;438–472

14. Junghanss C, Marr KA. Infectious risks and outcomes after stem cell transplantation: are nonmyeloablative transplants changing the picture? Curr Opin Infect Dis 2002;15:347–353

15. Wingard JR. The changing face of invasive fungal infections in hematopoietic cell transplant recipients. Curr Opin Oncol 2005;17:89–92

16. Richardson MD. Changing patterns and trends in systemic fungal infections. J Antimicrob Chemother 2005;56(suppl):i5-i11

17. Marr KA, Carter RA, Crippa F et al. Epidemiology and outcome of mold infections in hematopoietic stem cell transplant recipients. Clin Infect Dis 2002;34:909–917

18. Morgan, Wannemuehler KA, Marr KA et al. Incidence of invasive aspergillosis following

hematopoietic stem cell and solid organ transplantation: interim results of a prospective multicenter surveillance program. Med Mycol 2005;43(suppl 1):S49–58

19. Singh N, Paterson DL. Aspergillus infections in transplant recipients. Clin Microbiol Rev 2005;18:44–69
20. Lin SJ, Schranz J, Teutsch SM. Aspergillosis case-fatality rate: systematic review of the literature. Clin Infect Dis 2001;32:358–366
21. Nucci M, Anaissie E. Cutaneous infection by Fusarium sp in healthy and immunocompromised hosts: implications for diagnosis and management. Clin Infect Dis 2002;35:909–920
22. Nucci M, Marr KA, Queiroz-Telles F et al. Fusarium infection in hematopoietic stem cell transplant recipients. Clin Infect Dis 2004;38:1237–1242
23. Nucci M. Emerging molds: Fusarium, Scedosporium and zygomycetes in transplant recipients. Curr Opin Infect Dis 2003;16:607–612
24. Hagen EA, Stern H, Porter D. High rate of invasive fungal infections following nonmyeloablative allogenic transplantation. Clin Infect Dis 2003;36:9–15
25. Fukuda T, Boeckh M, Carter RA et al. Risks and outcomes of invasive fungal infections in recipients of allogeneic hematopoietic stem cell transplants after nonmyeloablative conditioning. Blood 2003;102:827–833
26. Chen C-S, Boeckh M, Seidel K et al. Infections post transplantation. Incidence, risk factors and mortality from pneumonia developing late after hematopoietic stem cell transplantation. Bone Marrow Transplant 2003;32:515–522
27. de Castro N, Neuville S, Sarfati C et al. Occurrence of Pneumocystis jiroveci pneumonia after allogeneic stem cell transplantation: a 6-year retrospective study. Bone Marrow Transplant 2005;36:879–883
28. Souza JP, Boeckh M, Gooley TA et al. High rates of Pneumocystis carinii pneumonia in allogeneic blood and marrow transplant recipients receiving dapsone prophylaxis. Clin Infect Dis 1999;29:1467–1471
29. Prentice HG, Kibbler CC, Prentice AG. Towards a targeted, risk-based, antifungal strategy in neutropenic patients. Br J Haematol 2000;110:273–284
30. Gerson SL, Talbot GH, Hurwitz S et al. Prolonged granulocytopenia: the major risk factor for invasive pulmonary aspergillosis in patients with acute leukemia. Ann Intern Med 1984;100:345–351
31. Pappas PG, Rex JH, Sobel JD et al. Guidelines for treatment of candidiasis. Clin Infect Dis 2004;38:161–189
32. Marr KA, Carter RA, Boeckh M et al. Invasive aspergillosis in allogeneic stem cell transplant recipients: changes in epidemiology and risk factors. Blood 2002;100:4358–4366
33. Marty FM, Lee SJ, Fahey MM et al. Infliximab use in patients with severe graft-versus-host disease and other emerging risk factors of non-Candida invasive fungal infections in allogeneic hematopoietic stem cell transplant recipients: a cohort study. Blood 2003;102: 2768–2776
34. Husni R, Gordon S, Longworth DL. Cytomegalovirus is a risk factor for invasive aspergillosis in lung transplant recipients. Clin Infect Dis 1998;26:753–755
35. George MJ, Snydman DR, Werner BG et al. The independent role of cytomegalovirus as a risk factor for invasive fungal disease in orthotopic liver transplant recipients. Am J Med 1997;103:106–113
36. Saito T, Seo S, Kanda Y et al. Early onset Pneumocystis carinii pneumonia after allogeneic peripheral blood stem cell transplantation. Am J Hematol 2001;67:206–209
37. Gudlaugsson O, Gillespie S, Lee K et al. Attributable mortality of nosocomial candidemia, revisited. Clin Infect Dis 2003;37:1172–1177
38. Pizzo PA, Levine AS. The utility of protected-environment regimens for the compromised host: A critical assessment. In: Brown B (ed) Progress in hematology. Grune and Stratton, New York, 1997:311–332
39. Barnes RA, Rogers TR. Control of an outbreak of nosocomial aspergillosis by laminar air-flow isolation. J Hosp Infect 1989;14:89–94
40. Wald A, Leisenring W, van Burik JA, Bowden RA. Epidemiology of Aspergillus infections in a large cohort of patients undergoing bone marrow transplantation. J Infect Dis 1997;175:1459–1466
41. CDC, Infectious Disease Society of America, American Society of Blood and Marrow Transplantation. Guidelines for preventing opportunistic infections among hematopoietic stem cell transplant recipients: recommendations of CDC, the Infectious Disease Society of America, and the American Society of Blood and Marrow Transplantation. MMWR 2000;49(No. RR-10):1–125
42. Dykewicz CA, National Center for Infectious Diseases, Centers for Disease Control and Prevention, Infectious Diseases Society of America, American Society for Blood and Marrow Transplantation. Guidelines for preventing opportunistic infections among hematopoietic stem cell transplant recipients. Biol Blood Marrow Transplant 2001; 7(suppl):19–22
43. Dykewicz CA. Summary of the guidelines for preventing opportunistic infections among hematopoietic stem cell transplant recipients. Clin Infect Dis 2001;33:139–144
44. Denning DW. Echinocandins: a new class of antifungal. J Antimicrob Chemother 2002;49:889–891
45. Deresinski SC, Stevens DA. Caspofungin. Clin Infect Dis 2003;36:1445–1457
46. Maertens JA, Frère P, Lass-Flör C et al. European guidelines for primary antifungal prophylaxis in leukemia patients. Proceedings of the International Immunocompromised Host Society Conference, Crans-Montana, Switzerland, 2006
47. Glasmacher A, Prentice AG. Evidence-based review of antifungal prophylaxis in neutropenic patients with hematological malignancies. J Antimicrob Chemother 2005;56(suppl 1):i23–i32
48. McLintock LA, Jordanides NE, Allan EK et al. The use of a risk group stratification in the management of invasive fungal infection: a prospective validation. Br J Haematol 2004;124:403–404
49. Trifilio S, Verma A, Mehta J. Antimicrobial prophylaxis in hematopoietic stem cell transplant recipients: heterogeneity of current clinical practice. Bone Marrow Transplant 2004;33:735–739
50. Cornely OA, Ullmann AJ, Karthaus M. Evidence-based assessment of primary antifungal prophylaxis in patients with hematologic malignancies. Blood 2003;101:3365–3372
51. Glasmacher A, Prentice A, Gorschluter M et al. Itraconazole prevents invasive fungal infections in neutropenic patients treated for hematologic malignancies: evidence from a meta-analysis of 3,597 patients. J Clin Oncol 2003;21:4615–4626
52. Winston DJ, Maziarz RT, Chandrasekar PH et al. Intravenous and oral itraconazole versus intravenous and oral fluconazole for long-term antifungal prophylaxis in allogeneic hematopoietic stem-cell transplant recipients. A multicenter, randomized trial. Ann Intern Med 2003;138:705–713
53. Marr KA, Crippa F, Leisenring W et al. Itraconazole versus fluconazole for prevention of fungal infections in patients receiving allogeneic stem cell transplants. Blood 2004;103:1527–1533
54. Torres HA, Hachem RY, Chemaly RF et al. Posaconazole: a broad-spectrum triazole antifungal. Lancet Infect Dis 2005;5:775–785
55. Johansen HK, Gotzsche PC. Amphotericin B versus fluconazole for controlling fungal infections in neutropenic cancer patients. Cochrane Database Systematic Reviews 2002;CD000239
56. Schwartz S, Behre G, Heinemann V et al. Aerosolized amphotericin B inhalations as prophylaxis of invasive aspergillus infections during prolonged neutropenia: results of a prospective randomized multicenter trial. Blood 1999;93:3654–3661
57. Rousey SR, Russler S, Gottlieb M, Ash RC. Low-dose amphotericin B prophylaxis against invasive Aspergillus infections in allogeneic marrow transplantation. Am J Hematol 1991;91:484–492
58. Perfect JR, Klotman ME, Gilbert CC et al. Prophylactic intravenous amphotericin B in neutropenic autologous bone marrow transplant recipients. J Infect Dis 1992;165: 891–897
59. Kelsey SM, Goldman JM, McCann S et al. Liposomal amphotericin (AmBisome) in the prophylaxis of fungal infections in neutropenic patients: a randomised, double-blind, placebo-controlled study. Bone Marrow Transplant 1999;23:163–168
60. Tollemar J, Ringden O, Andersson S et al. Randomized double-blind study of liposomal amphotericin B (Ambisome) prophylaxis of invasive fungal infections in bone marrow transplant recipients. Bone Marrow Transplant 1993;12:577–582
61. Marr KA, Seidel K, Slavin MA et al. Prolonged fluconazole prophylaxis is associated with persistent protection against candidiasis-related death in allogeneic marrow transplant recipients: long-term follow-up of a randomized, placebo-controlled trial. Blood 2000; 96:2055–2061
62. Grow WB, Moreb JS, Roque D et al. Late onset of invasive aspergillus infection in bone marrow transplant patients at a university hospital. Bone Marrow Transplant 2002;29:15–19
63. Fisherman JA. Prevention of infection caused by Pneumocystis carinii in transplant recipients. Clin Infect Dis 2001;33:1397–1405
64. Tuan IZ, Dennison D, Weisdorf DJ. Pneumocystis carinii pneumonitis following bone marrow transplantation. Bone Marrow Transplant 1992;10:267–277
65. Fukuda T, Boeckh M, Guthrie KA et al. Invasive aspergillosis before allogeneic hematopoietic stem cell transplantation: 10-year experience at a single transplant center. Biol Blood Marrow Transplant 2004;10:494–503
66. Offner F, Cordonnier C, Ljungman P et al. Impact of previous aspergillosis on the outcome of bone marrow transplantation. Clin Infect Dis 1998;26:1098–1103
67. Sipsas NV, Kontoyiannis DP. Clinical issues regarding relapsing aspergillosis and the efficacy of secondary antifungal prophylaxis in patients with hematological malignancies. Clin Infect Dis 2006;42:1584–1591
68. Martino R, Parody R, Fukuda T et al. Impact of the intensity of the pre-transplant conditioning regimen in patients with prior invasive aspergillosis undergoing allogeneic hematopoietic stem cell transplantation: a retrospective survey of the infectious diseases working party of the european group for blood and marrow transplantation. Blood 2006;108(9):2928–2936
69. McWhinney PH, Kibbler CC, Hamon M et al. Progress in the diagnosis and management of aspergillosis in bone marrow transplantation: 13 years' experience. Clin Infect Dis 1993;17:397–404
70. Sevilla J, Hernandez-Maraver D, Aguado MJ et al. Autologous peripheral blood stem cell transplant in patients previously diagnosed with invasive aspergillosis. Ann Hematol 2001;80:456–459
71. Kibbler CC, Seaton S, Barnes RA et al. Management and outcome of bloodstream infections due to Candida species in England and Wales. J Hosp Infect 2003;54:18–24
72. Pagano L, Mele L, Fianchi L et al. Chronic disseminated candidiasis in patients with hematological malignancies. Clinical features and outcomes of 29 episodes. Haematologica 2002;87:535–541
73. Kibbler CC. Defining invasive fungal infections in neutropenic or stem cell transplant patients. J Antimicrob Chemother 2005;56(suppl. S1):i12-i16
74. Ascioglu S, Rex JH, de Pauw B et al. Defining opportunistic invasive fungal infections in immunocompromised patients with cancer and hematopoietic stem cell transplants: an international consensus. Clin Infect Dis 2002;34:7–14
75. EORTC/BAMSG. EORTC/BAMSG consensus revised definitions. www.doctorfungus.org/lecture/EOTRC_MSG_rev06.htm
76. Segal BH, Walsh TJ. Current approaches to diagnosis and treatment of invasive aspergillosis. Am J Respir Crit Care Med 2006;173:707–717
77. Graham NJ, Muller NL, Miller RR, Shepherd JD. Intrathoracic complications following allogeneic bone marrow transplantation: CT findings. Radiology 1991;181:253–259
78. Worthy SA, Flint JD, Muller NL. Pulmonary complications after bone marrow transplantation: high-resolution CT and pathologic findings. Radiographics 1997;17:1359–1371
79. Caillot D, Couaillier JF, Bernard A et al. Increasing volume and changing characteristics of invasive pulmonary aspergillosis on sequential thoracic computed tomography scans in patients with neutropenia. J Clin Oncol 2001;19:253–259
80. Denning DW, Kibbler C, Barnes RA. British Society for Medical Mycology proposed standards of care for patients with invasive fungal infections. Lancet Infect Dis 2003;3:230–240
81. Fenelon LE, Hamilton AJ, Figueroa JI et al. Production of specific monoclonal antibodies to Aspergillus species and their use in immunohistochemical identification of aspergillosis. J Clin Microbiol 1999;37:1221–1223
82. Paterson PJ, Seaton S, McLaughlin J, Kibbler CC. Development of molecular methods for the identification of aspergillus and emerging molds in paraffin wax embedded tissue sections. Mol Pathol 2003;56:368–370
83. Paterson PJ, Seaton S, McHugh TD et al. Validation and clinical application of molecular methods for the identification of molds in tissue. Clin Infect Dis 2006;42:51–56
84. Levine SJ. An approach to the diagnosis of pulmonary infections in immunosuppressed patients. Semin Respir Infect 1992;7:81–95

85. Yu VL, Muder RR, Poorsattar A. Significance of isolation of Aspergillus from the respiratory tract in diagnosis of invasive pulmonary aspergillosis. Results from a three-year prospective study. Am J Med 1986;81:249–254

86. Horvath JA, Dummer S. The use of respiratory-tract cultures in the diagnosis of invasive pulmonary aspergillosis. Am J Med 1996;100:171–178

87. Marr KA, Leisenring W. Design issues in studies evaluating diagnostic tests for aspergillosis. Clin Infect Dis 2005;41(suppl 6):S381-S386

88. Pfeiffer CD, Fine JP, Safdar N. Diagnosis of invasive aspergillosis using a galactomannan assay; A meta-analysis. Clin Infect Dis 2006;42:1417–1427

89. Musher B, Fredricks D, Leisenring W et al. Aspergillus galactomannan enzyme immunoassay and quantitative PCR for diagnosis of invasive aspergillosis with bronchoalveolar lavage fluid. J Clin Microbiol 2004;42:5517–5522

90. Maertens J, van Eldere J, Verhaegen J et al. Use of circulating galactomannan screening for early diagnosis of invasive aspergillosis in allogeneic stem cell transplant recipients. J Infect 2002;189:1297–1306

91. Viscoli C, Machetti M, Cappellano P et al. False-positive galactomannan platelia Aspergillus test results for patients receiving piperacillin-tazobactam. Clin Infect Dis 2004;38:913–916

92. Ansorg R, van den Boom R, Rath PM. Detection of Aspergillus galactomannan antigen in foods and antibiotics. Mycoses 1997;40:353–357

93. Singh N, Obman A, Husain S et al. Reactivity of platelia Aspergillus galactomannan antigen with piperacillin-tazobactam: clinical implications based on achievable concentrations in serum. Antimicrob Agents Chemother 2004;48:1989–1992

94. Hughes WT, Armstrong D, Bodey GP et al. 2002 guidelines for the use of antimicrobial agents in neutropenic patients with cancer. Clin Infect Dis 2002;34:730–751

95. Pizzo PA, Robichaud KJ, Gill FA, Witebsky FG. Empiric antibiotic and antifungal therapy for cancer patients with prolonged fever and granulocytopenia. Am J Hematol 1982;72:101–111

96. Anonymous. Empiric antifungal therapy in febrile granulocytopenic patients. EORTC International Antimicrobial Therapy Cooperative Group. Am J Med 1989;86:668–672

97. Walsh TJ, Finberg RW, Arndt C et al. Liposomal amphotericin B for empirical therapy in patients with persistent fever and neutropenia. National Institute of Allergy and Infectious Diseases Mycoses Study Group. N Engl J Med 1999;340:764–771

98. Walsh TJ, Pappas P, Winston DJ et al. Voriconazole compared with liposomal amphotericin B for empirical antifungal therapy in patients with neutropenia and persistent fever. N Engl J Med 2002;346:225–234

99. Walsh TJ, Teppler H, Donowitz GR et al. Caspofungin versus liposomal amphotericin B for empirical antifungal therapy in patients with persistent fever and neutropenia. N Engl J Med 2004;351:1391–1402

100. Cordonnier C, Calandra T, Meunier F. Guidelines from the First European Conference on Infections in Leukaemia: ECIL-1. EJC Supplements 2007;5(2):1–60

101. Walsh TJ, Rex JH. All catheter-related candidemia is not the same: assessment of the balance between the risks and benefits of removal of vascular catheters. Clin Infect Dis 2002;34:600–602

102. Herbrecht R, Denning DW, Patterson TF et al. Voriconazole versus amphotericin B for primary therapy of invasive aspergillosis. N Engl J Med 2002;347:408–415

103. Walsh TJ, Anaissie EJ, Denning DW et al. Treatment of aspergillosis: clinical practice guidelines of the Infectious Diseases Society of America. Clin Infect Dis 2008;46:327–360

104. Maertens J, Raad I, Petrikkos G et al. Efficacy and safety of caspofungin for treatment of invasive aspergillosis in patients refractory to or intolerant of conventional antifungal therapy. Clin Infect Dis 2004;39:1563–1571

105. Marr KA, Boeckh M, Carter RA et al. Combination antifungal therapy for invasive aspergillosis. Clin Infect Dis 2004;39:797–802

106. Kontoyiannis DP, Hachem R, Lewis RE et al. Efficacy and toxicity of caspofungin in combination with liposomal amphotericin B as primary or salvage treatment of invasive aspergillosis in patients with hematologic malignancies. Cancer 2003;98:292–299

107. Maertens J. Caspofungin: an advanced treatment approach for suspected or confirmed invasive aspergillosis. Int J Antimicrob Agents 2006;27:457–467

108. Saag MS, Graybill RJ, Larsen RA et al. Practice guidelines for the management of cryptococcal disease. Infectious Diseases Society of America. Clin Infect Dis 2000;30:710–718

109. Pachl J, Svoboda P, Jacobs F et al. A randomized, blinded, multicenter trial of lipid-associated amphotericin B alone versus in combination with an antibody-based inhibitor of heat shock protein 90 in patients with invasive candidiasis. Clin Infect Dis 2006;42:1404–1413

110. Yeghen T, Kibbler CC, Prentice HG et al. Management of invasive pulmonary aspergillosis in hematology patients: a review of 87 consecutive cases at a single institution. Clin Infect Dis 2000;31:859–868

第44章

寄生虫感染

Jennifer Treleaven

引言

目前认为，除了宿主本身携带的和来自干细胞供者的寄生虫以外，寄生虫病均是由输血传播的。对免疫缺陷宿主，除了巴贝虫病（一种类似疟疾的寄生虫感染），最令人关注的是疟疾和南美锥虫病，利什曼原虫感染和弓形虫病也有一定的发病风险。因此，当出现一些无法解释的症状和体征时，尤其是在对寄生虫易感的个体，应该怀疑是寄生虫感染，详见下文。

弓形虫病

鼠弓形虫是一种常见的专性细胞内寄生的寄生虫，其终宿主是猫，可以通过大多数温血动物携带传播，包括人。分布十分广泛。弓形虫病往往并不严重且有自限性，但是如果是由怀孕期间第一次接触该病的孕妇产下的胎儿或是免疫功能低下者发病，病情严重且有致死性。因此弓形虫病虽然发病率低，但对于异基因干细胞移植的受者来说由于再次激活了潜在感染而严重到足以致命。骨髓移植后患者发病率为 0.3% ～ 5%，常在移植后 60 ～ 150 天发病，常引起脑脓肿（图 44.1）。异基因移植受者需检测体内 IgG 抗体水平，用以预估其移植后是否有发病风险，当然必须明确该项检测并不是完全精确的。自体移植后发病率可忽略不计，所以没有推荐此类患者对弓形虫病进行预防或筛查。

在减低预处理强度的移植中或预处理方案中使用泛淋巴细胞单克隆抗体，如 CAMPATH IH（CD52 抗体），患者弓形虫感染的发生率会增加。聚合酶链反应（PCR）比传统技术更可能获得早期诊断，并有望改善预后[1-2]。历史上，由于获取弓形虫感染的证据所用的时间太长，以至于采取治疗措施时疾病进展过快，使死亡率高达 66%[3]。播散

性弓形虫病预后最差，病情进展快，往往尚未诊断明确患者已经死亡，最终的诊断是在尸检时获得的。移植后患者发病除了发热，往往表现为经典的失语和轻度偏瘫[4]。严重的病例可出现脉络膜视网膜炎和肺炎，并发急性呼吸衰竭或多脏器功能不全[5]。表 44.1 示来自 Martino 等[1] 的移植后患者弓形虫感染的 EBMT-IDWP 定义。

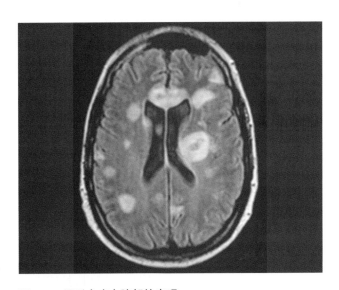

图44.1　弓形虫病在脑部的表现

表 44.1　移植后弓形虫病的 EBMT-IDWP 定义

弓形虫病	标准	
明确	速殖子组织学或细胞学	组织学
		支气管肺泡灌洗 死亡后解剖（寄生虫）
可能	临床症状 / 应用辐射学 +PCR	病史和体检
		血液 /CSF/BAL
	可能性	CT/MRI 高度提示或者抗弓形虫治疗有效
感染证据	以前阴性的患者现在血液血清中 PCR 阳性	无器官累及

治疗

如果在脑核磁扫描中发现环形增强的病灶，经验性治疗推荐乙胺嘧啶加磺胺嘧啶 / 克林霉素，和四氢叶酸（阿托伐醌不能联合用药的情况下）。在治疗后 7 ～ 10 天，约 50% 的神经系统病变可缓解，在症状和体征完全消失后还要经过 4 ～ 6 周的治疗。患者需使用维持剂量（半量）终生服药或用药至免疫抑制剂减停。

牢记以下几点：

（1）移植前供受者均需行血清学检查以确定患者的发病风险；

（2）血清 IgG 抗体在感染 12 周后升高，并持续阳性；

（3）血清 IgM 抗体会出现假阳性，且受影响因素多、持续时间不定，因此阴性意义更大。

发病风险高的患者应每周使用氯喹加以预防，观察到的 90 例采用该药预防的患者无一发病；在干细胞植入后可使用乙胺嘧啶或磺胺嘧啶 1.5g q6h，尽管其有一定的骨髓抑制。阿奇霉素（1.5g/d）和克林霉素亦可用于治疗。

阿米巴病

弥散性的棘阿米巴感染比较罕见，但在实体器官移植和骨髓干细胞移植过程中都有发生。这种感染没有普遍接受的治疗方法，因此它总是致命的。在接受移植的患者中，曾经接触过受污染的水或者由于肉芽肿性炎症而患有不愈合性皮肤溃疡的人可能被检测出棘阿米巴感染。皮肤上的伤口是感染的最初表现，同时也是导致感染进一步扩散的病原体库。因此，尽管可能存在一些问题，但早期的联合抗生素治疗仍是必需的，它能起到良好的治疗效果并预防感染向中枢神经系统的致命扩散。移植时联合使用喷他脒、5- 氟尿嘧啶、伊曲康唑、外用氯己定葡萄糖 / 酮康唑乳膏已证实有效，5- 氟尿嘧啶联合磺胺嘧啶和磺酸盐也同样有效。

诺卡菌

据估计在美国每年有 500 ～ 1000 例的诺卡菌感染，其中 13% 发生在接受器官移植的患者身上。

诺卡菌很少引起临床疾病，但会发生在无免疫应答的个体特别是接受器官移植的患者身上。90% 的感染患者会有肺部的症状，包括咳嗽、胸膜炎性胸痛、呼吸困难，以及影像学的异常，如瘤体和结节性浸润。大约 20% 的诺卡菌感染患者有局部或弥散性的皮肤病灶，或中枢神经系统病变，或两者都有。

大部分的人类诺卡菌感染与其中 3 种菌有关。在有机物以及家畜身上已分离出诺卡菌。人类的感染通常是由吸入空气中的细菌或有机物通过皮肤上的伤口进入人体造成的，这种感染在人和人之间不会传染。

在无免疫应答的宿主体内，肺部感染会形成脓肿，并有很小的可能形成肉芽瘤。由于感染患者的体质虚弱，因此死亡率已经达到 45%。

诊断

诺卡菌可通过革兰染色、抗酸染色鉴定，也可从适当的临床标本中培养得到。对于有痰咳嗽的患者可通过痰培养来检测。在组织切片、脓或痰中菌体呈丝状，抗酸染色呈弱酸性，可支持临床诊断，也可使用有创检查如胸腔穿刺、经气管吸引术，对穿刺液和肺泡支气管盥洗液进行染色或培养寻找诺卡菌感染的证据。

治疗

用磺胺类药物如甲氧苄啶 - 磺胺甲基异噁唑进行抗菌疗法是治疗手段之一。轻微感染的治疗周期在 2 ～ 3 个月，严重感染的治疗周期在 1 年左右。

疟疾

在干细胞移植或实体器官移植后疟疾感染的报道较为常见。感染的发生可由于宿主（或受者）有既往感染的情况，供者感染或通过输血感染。无论血涂片是否有阳性发现，高危的供受者在干细胞采集前和预处理前都应常规接受特殊的治疗。必须牢记，移植后免疫缺陷的患者比普通患者感染疟疾后死亡的风险高得多。

治疗

在没有并发症的情况下，使用氯喹或以氯喹为主的治疗方案，但需明确该微生物会产生耐药，WHO 提供了氯喹耐药时的一些供选治疗方案。

类圆线虫病

该病是由寄生蠕虫类圆线虫病属线虫引起的。这种线虫可以在人体内完成其生活周期。感染后的潜伏期可达数十年。免疫功能正常的个体感染后可以无症状或仅有轻微症状。相反，免疫缺陷者感染后进展迅速足以致命（如严重的感染，或播散性类圆线虫病）。此类感染在自体移植或异基因移植的受者中有多次报道。异基因移植受者需避免皮肤暴露于泥土粪便等污染物或接触可能被人的排泄物污染的物体表面。

病理生理学

类圆线虫病典型的感染途径有两条，一是皮肤接触被污染的土壤时，其线形幼虫穿过皮肤进入体内；二是通过粪 - 口途径感染。幼虫在人体内随着血液循环进入肺。在免疫缺陷的宿主体内，幼虫可移行至通常的寄生区域以外，广泛播散到肠外区域，如中枢神经系统、心脏、泌尿道、内分泌器官和皮肤。

发病率

类圆线虫病在美国罕见，属于热带和亚热带地区的地方流行病。全世界约有三千五百万人发病，在一些国家和地区发病率甚至高达 40%，比如东南亚、拉美国家和加勒比海地区。

诊断

明确诊断需要在显微镜下观察到排泄物中线虫的幼虫。虽然使用 ELISA 进行血清学检测是确诊类圆线虫病最敏感的方法（敏感度达 82% ~ 94%），但并不特异，而且可能和其他线虫感染产生交叉反应。通过显微镜观察至少 3 份粪便样本才能确诊。

治疗

使用驱肠虫药伊维菌素和阿苯达唑。

南美洲锥虫病

也称为美洲锥虫病，是一种人感染的热带寄生虫病，出现在美洲尤其是南美洲。其病原体是一种有鞭毛的原生动物叫做克氏锥虫，在人和其他哺乳动物之间通过锥蝽亚科的血吸虫传播。还有其他传播途径，比如通过食入被寄生虫污染的食物、输血和母婴传播。在感染的急性期需要使用苄硝唑治疗。然而，一部分病例对该类药物耐药。所以疫区来的接受骨髓移植的患者均应寻找南美洲锥虫病感染的证据，因为在粒细胞缺乏期和免疫抑制期发生寄生虫血症或疾病"复燃"都将是潜在的并发症。这些造血干细胞移植候选者需筛选体内抗南美锥虫病的 IgG 抗体，血清抗体阳性并非移植的禁忌，但是如果血清抗体阳性的受者发生急病则可除外"复燃"。近期有一例脐血移植受者发病的报道。

（陈虎译 陈虎校）

参考文献

1. Martino R, Bretagne S, Einsele H et al. Early detection of *Toxoplasma* infection by molecular monitoring of *Toxoplasma gondii* in peripheral blood samples after allogeneic stem cell transplantation. Clin Infect Dis 2005;40:67–78
2. Bretagne S, Costa JM, Foulet F et al. Prospective study of toxoplasma reactivation by polymerase chain reaction in allogeneic stem-cell transplant recipients. Transpl Infect Dis 2000;2:127–132
3. de Medeiros BC, de Medeiros CR, Werner B et al. Disseminated toxoplasmosis after bone marrow transplantation: report of 9 cases. Transpl Infect Dis 2001;3:24–28
4. Mele A, Paterson PJ, Prentice HG et al. Toxoplasmosis in bone marrow transplantation: a report of two cases and systematic review of the literature. Bone Marrow Transplant 2002;29:691–698
5. Power M, McCann S, O'Connor M et al. Retinal and cerebral toxoplasmosis following nonmyeloablative stem cell transplant for chronic lymphocytic leukaemia. Bone Marrow Transplant 2005;36(11):1019–1020
6. Foot AB, Garin YJF, Ribaud P et al. Prophylaxis of toxoplasmosis with pyrimethamine/sulfadoxine (Fansidar) in bone marrow transplant recipients. Bone Marrow Transplant 1994;14:241–245
7. Duarte A, Sattar F, Granwehr B et al. Disseminated acanthamoebiasis after lung transplantation. J Heart Lung Transplant 2006;25:237–240
8. Castellano-Sanchez A, Popp AC, Nolte FS et al. *Acanthamoeba castellani* encephalitis following partially mismatched related donor peripheral stem cell transplantation. Transplant Infect Dis 2003;5:191–194
9. Schuster FL, Visvesvara GS. Opportunistic amoebae: challenges in prophylaxis and treatment. Drug Resist Updates 2004;7:41–51
10. Kennedy GA, Durrant S. Nocardia infection following bone marrow transplantation. Intern Med J 2005;35:688
11. Carradice D, Szer J. Nocardia infection following bone marrow transplantation. Intern Med J 2006;36:402
12. Raina V, Sharma A, Gujral S, Kumar R. Plasmodium vivax causing pancytopenia after allogeneic blood stem cell transplantation in CML. Bone Marrow Transplant 1998;22:205–206
13. Lefrère F, Besson C, Datry A et al. Transmission of Plasmodium falciparum by allogeneic bone marrow transplantation. Bone Marrow Transplant 1996;18:473–474
14. Dharmasena F, Gordon-Smith EC. Transmission of malaria by bone marrow transplantation (letter). Bone Marrow Transplant 1986;42:228
15. Villeneuve L, Cassaing S, Magnaval JF et al. *Plasmodium falciparum* infection following allogeneic bone-marrow transplantation. Ann Trop Med Parasitol 1999;93:533–535

16. Dodd RY. Transmission of parasites by blood transfusion (review). Vox Sang 1998;74(suppl 2):161–163

17. WHO Guidelines for the treatment of malaria. www.who.int/malaria/docs/ Treatment-Guidelines2006.pdf

18. Qazilbash MH, Ueno NT, Hosing C et al. Strongyloidiasis after unrelated nonmyeloablative allogeneic stem cell transplantation. Bone Marrow Transplant 2006;38:393–394

19. Gupta S, Jain A, Fanning TV et al. An unusual cause of alveolar hemorrhage post hematopoietic stem cell transplantation: a case report. BMC Cancer 2006;6:87

20. Schaffel R, Portugal R, Maiolino A, Nucci M. Strongyloidiasis pre and post autologous peripheral blood stem cell transplantation. Bone Marrow Transplant 2004;33:117

21. Orlent H, Crawley C, Cwynarski K et al. Strongyloidiasis pre and post autologous peripheral blood stem cell transplantation. Bone Marrow Transplant 2003;32:115–117

22. Dictar M, Sinagra A, Verón MT et al. Recipients and donors of bone marrow transplants suffering from Chagas' disease: management and preemptive therapy of parasitemia. Bone Marrow Transplant 1998;21:391–393

23. Moraes-Souza H, Bordin JO. Strategies for prevention of transfusion-associated Chagas' disease. Transfus Med Rev 1996;10:161–170

24. Altclas J, Sinagra A, Jaimovich G et al. Reactivation of chronic Chagas' disease following allogeneic bone marrow transplantation and successful pre-emptive therapy with benznidazole. Transplant Infect Dis 1999;1:135–137

25. Altclas J, Jaimovich G, Milovic V et al. Chagas' disease after bone marrow transplantation. Bone Marrow Transplant 1996;18:447–448

26. Forés R, Sanjuán I, Portero F et al. Chagas' disease in a recipient of cord blood transplantation. Bone Marrow Transplant 2007;39:127–128

第45章

多器官功能衰竭和重症监护

Charles Craddock，Gavin D Perkins

引言

在过去的十多年中，支持治疗的进步对降低造血干细胞移植的相关并发症和死亡率发挥了关键作用[1-2]。其中，最重要的一点是，当调整预处理方案，尤其是减低剂量预处理方案的使用，对于提高老年患者移植的潜在治愈率[3-4]，以及提高多器官功能衰竭患者的治疗效果发挥了重要作用[5-6]。不管是在重症治疗单元（ITU）还是在一个完全独立的环境中，这些技术的进步使我们更加清楚地辨识出进展为严重器官衰竭的高危患者，以及对他们早期干预的重要性。

我们在不断发展出更多有效的措施以确诊并治疗处于严重器官衰竭的患者。与此同时，我们在精确确认那些临床治疗无效的患者方面同样获得了显著进步。对大量数据的回顾性分析使我们了解到，在什么情况下继续给予重症监护是完全无效的，这些信息有助于判断患者是否应转入监护病房，以及何时应该结束重症监护[7-9]。我们把同家属（可能的话也包括患者）的谈话资料进行细致的整合以此来减少患者因延长治疗或者无效干预治疗所遭受的折磨[10]。它同时也为移植团队和ITU之间的循证医学和建设性对话提供了基本准则。现在的研究进展可以帮助我们避免很多这样的不幸。既使过去重症监护人员面临的挫折，是不得不向患者提供一些昂贵的、安慰性的、但是实际收效甚微的治疗。

自体及异基因造血干细胞移植患者重症监护需求

在造血干细胞移植后，是否发生需要重症监护的严重脏器功能衰竭，因患者的情况、移植的类型及转入监护病房的标准不同，而有很大差异。近来

的研究建议减少患者进入监护病房的比例，但即便如此，仍有11%～40%患者在特定的治疗时期需要重症监护[5,11]。到目前为止，一个最重要的预测患者移植后是否发生危及生命并发症的因素是移植类型，即患者是进行了自体还是异基因移植；异基因造血干细胞移植比自体造血干细胞移植更易引起危及生命的并发症[12-14]。其他诱发多脏器功能衰竭的因素还有：患者年龄，既往病史，HLA相合程度，预处理强度以及急性移植物抗宿主病的发生（表45.1）[15-16]。

历史研究表明，在移植后100天内进入重症监护病房的患者预后很差。然而，近10年，进行了重症监护的移植后患者的预后已明显改善。这些进步无疑与对患者的选择，早期需要进行强化支持治疗的患者的鉴定，对脏器功能衰竭治疗水平的提高都有关系。用外周血干细胞移植替代骨髓移植、造血刺激因子的应用、真菌及病毒的预防和治疗技术的改进，在提高患者预后方面都发挥了重要作用。这些进步是血液科医生与重症监护医生共同努力的结果。很多大的移植中心，受益于那些能够发现脏器功能衰竭的早期迹象的ICU医生。

尽早确定患者是否需要重症监护

造血干细胞移植后，患者是否需要进行重症监护一直很难做出判断及有时会有争议的。近来的数据表明，这些患者的预后较以前明显改善[11]。为了最大限度地获益于重症监护，在疾病的早期患者应该转入重症监护病房，早期做出转入重症监护病房的决定也是十分必要的。

帮助明确早期发展为器官衰竭的患者的最重要进展之一是生理追踪和触发系统的引入，它易于早

姓		名	
期间		医院 No.	
Ward	D.O.B		年龄

Sandwell and West
Birmingham Hospitals
NHS Trust

NHS

成人观察表

如果考虑病人的条件，你可以在
任何时间寻求医学帮助

绿色观察
持续建立观察及治疗计划

任何一个琥珀色的观察

1

- 手动检查观测和负责通知护士
- 要求/规定采取任何适当的行动
- 增加观察病人的频率
- 如果担心病人就告诉医生或者护士

任何两个琥珀色的观察

2

- 手动检查观测和负责通知护士
- 要求/规定采取任何适当的行动
- BLEEP的官员（HO）/护士
  问医生或者护士在30分钟内审查病人
- 继续检测病人，每小时都应进行观测及维持流体平衡。

任何三个或者更多的琥珀色观察

3

- 手动检查观测和负责通知护士
- 要求/规定采取任何适当的行动
- BLEEP的初级官员（HO）/要求医生立即审查。
- 如果30分钟内没有医疗审查通知注册官。
- 持续监测病人30分钟观察到稳定。

任何红色观察
CALL E.M.R.T. now!
Call 2222

A

图45.1　成人观察表（注：图中无底纹框为"绿色观察"；浅色底纹框为"琥珀色观察"；深色底纹框为"红色观察"——译者注）

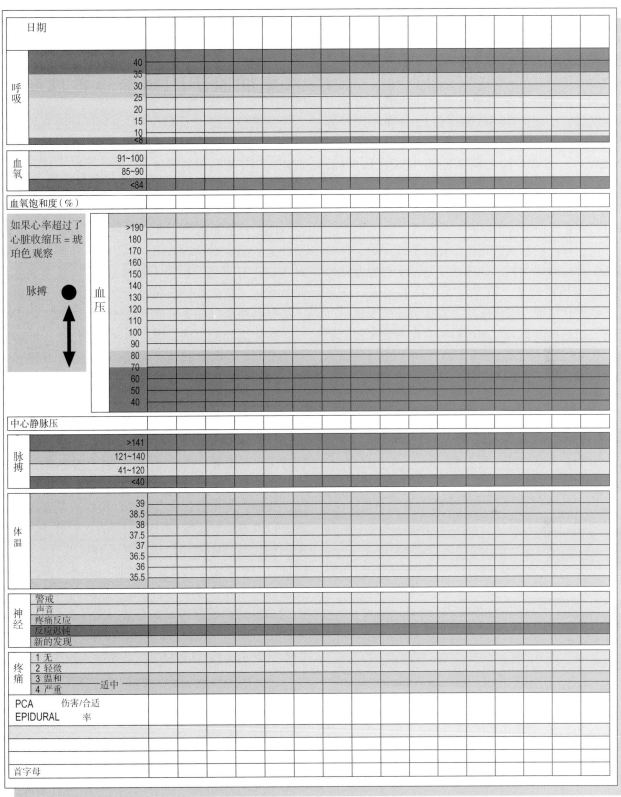

日期														
呼吸	40													
	35													
	30													
	25													
	20													
	15													
	10													
	<8													
血氧	91~100													
	85~90													
	<84													
血氧饱和度（%）														

如果心率超过了
心脏收缩压 = 琥
珀色观察

脉搏 ●
（上下箭头）

血压	>190													
	180													
	170													
	160													
	150													
	140													
	130													
	120													
	110													
	100													
	90													
	80													
	70													
	60													
	50													
	40													
中心静脉压														

脉搏	>141													
	121~140													
	41~120													
	<40													

体温	39													
	38.5													
	38													
	37.5													
	37													
	36.5													
	36													
	35.5													

神经	警戒													
	声音													
	疼痛反应													
	反应迟钝													
	新的发现													

疼痛	1 无													
	2 轻微													
	3 温和													
	4 严重 —— 适中 ——													
PCA 伤害/合适														
EPIDURAL 率														
首字母														

B

图45.1 成人观察表（续）

期发现危重患者[20]。这些系统长期追踪检测生理指标的变化（呼吸频率、心率、血压及尿量），以确定危重疾病的早期指标。表45.1讲明了典型成人的观测指标。基于被设定的，不正常的，已经被定义的生理指标，来自重症治疗团队的反应被引入（例如，重症治疗团队的评估）。许多不同评分系统已经被开发出来，包括早期改进的报警系统（MEWS），患者危险的团队标准（PART），以及医学急救团队（MET）所设定的标准[22,23]。这些都有利于发现患者是否有需要重症监护的高危因素并及时转到重症监护病房。

即使没有经过这些正式的评分系统评价，移植科医生都应确保他们的临床治疗是基于对患者每天状况的谨慎的评估。很多转入ICU的患者，在患者疾病恶化之前几天确定患者临床特征的变化是可能的，而这些变化可以通过检查临床参数来使之明确。表45.2列举了需要转入ITU病房的高危患者的核心临床特征。必须记住，这些评价指标并不复杂，大部分预测患者早期器官衰竭的信息都在护理单上。

入重症监护的移植患者预后

结果分析提供了重要的信息帮助确定有多器官功能衰竭的患者能否受益于重症监护。评分系统的应用提供了哪位患者会得益于重症监护。这些措施包括急性生理学和慢性健康状况评分（APACHE Ⅱ和Ⅲ），死亡率预测模型和简化急性生理学（SAPS）预后系统[24]。虽然这些评价系统对于比较重症监护患者的预后有用，但是对于精确判定患者是否应进行重症监护仍不够可靠[1,25]。当考虑患者是否能进入重症监护病房时，评分系统和预测模型不能代替患者（如果可能）亲属、血液学家和重症监护医生之间的协商。患者的意愿，造血干细胞移植的成功，是否有其他并发症，疾病程度及器官功能障碍严重程度都将影响患者能否进入重症监护病房。入重症监护病房后对治疗进行规范（如通气支持，升压药，肾替代治疗），以及对器官衰竭治疗成功性的早期再评估，将会帮助决定对那些进一步治疗无望的患者从重症监护治疗转为支持治疗。

虽然辨识不可能从重症监护受益的患者是可能的，比如，复发患者和基础恶性疾病快速进展的患者，以及有激素抵抗GVHD的患者，但其他入ITU前的临床特征不能用作适合进入ITU的唯一标准。因此，对于需要急性重症监护的所有患者都进行重症监护是十分明智的。除非有具体的原因解释患者不会从重症监护获得最大益处。但是有许多研究，来确定一些进入重症监护病房后的低存活率的预测因素（表45.3），这可以进一步指导入院决定[7,14]。

表 45.1

进入 ITU 的因素
异基因移植
HLA 相合的程度
年龄
预处理方案
移植前病情状态

表 45.2 临床评估

重要指标的每日评估以及生化检验结果的审查，在优化移植患者的预后是十分必要的，同时它们还在阻止患者转入ITU病房，以及确定患者发展为多器官功能衰竭的高危因素方面具有十分重要的作用。基于每日查房的重要指标及实验室结果的正式审查在改善患者预后方面具有十分重要的作用，尤其是肝移植后的围术期，需要每日评估临床症状及实验室指标	
收缩期血压	对于低血压反应迟钝的补液以及广谱抗菌药物的使用
氧饱和度	即使经外周血气分析 FiO_2 大于 40%，也要持续吸氧（小于 90%），即使呼吸衰竭，呼吸率的增加也是一个重要的预测因素。
每日体重	体重持续增加（大于 10%），流体限制且利尿无效
尿排出量	少尿（小于 40ml/L）或者血肌酐上升

表 45.3 转入 ITU 后死亡增加的因素

气管插管与机械通气
异基因干细胞移植
激素难治的 GVHD
多器官衰竭尤其是伴有肾和肝的损伤
血流的冲击
入院时血清乳酸的水平
年龄
高 APACHE 积分

干细胞移植后患者支持治疗中的技术进展

提高移植后进入重症监护的患者预后的一个主要因素是当代管理策略的提高，这可以用以下事实说明，即具有相同器官功能衰竭程度的移植患者和非移植患者具有相同的预后，同时我们还逐渐认识到移植患者的预后更加依赖于器官功能失常的程度而不是其并发症本身的状态。可以提高患者结果的具体措施包括使用无创通气，肺保护性通气策略，以及脓毒症患者管理的提高。

移植后需要机械通气的死亡风险显著提高。无创正压机械通气（NIPPV）被证实可以降低机械插管和通气的频率，同时它还可以提高呼吸衰竭及恶性血液病的预后[26]。通气技术的提高，患者-呼吸机接口（全脸面罩，鼻面罩，头盔），以及设备可用性的增加使早期呼吸衰竭的患者可以选用一种合适的治疗方式。NIPPV 的益处是可以减少气管内插管和机械通气的使用，而后两者与呼吸机引起的肺损伤和呼吸机相关性肺炎有关。

肺保护性通气策略的应用可以提高急性肺损伤和急性呼吸窘迫综合征的生存率。在美国呼吸窘迫综合征调查员的一项大型多中心研究中，患者被随机分配，以接受传统潮气量 12ml/kg，或者是低潮气量的保护型通气策略 6ml/kg，以及低于 30cm 水柱的限制性气道平台压力。使用保护性气道通气的患者的死亡率明显降低（31% vs 40%），同时还可以降低通气时间[27]。即使移植的患者不在研究的对象中，也可以受益于保护性机械通气策略。保守的体液管理策略的使用已经被证实可以提高肺功能，缩短机械通气和监护时间，并且不增加其他脏器衰竭的发生。

对于有脓毒症的垂危患者的管理最近已经获得了提升，脓毒症学会（www.survivingsepsis.com）[28]已经按照国际标准对其进行了总结。具体的建议包括早期目标直接治疗（在脓毒症早期的 6 个小时的优化系统性供氧），广谱抗生素的使用直到病原菌被确定，血糖的控制，低剂量糖皮质激素在感染性休克和深静脉血栓中的应用，以及消化性溃疡的预防。

干细胞移植后脏器衰竭

呼吸衰竭

呼吸衰竭是移植后转入 ICU 病房的最主要原因，最近的一项分析表明重症病房中的患者有 48% 是由于呼吸衰竭而转入的[11]。造血干细胞移植后发生呼吸衰竭的最主要原因是肺部感染、成人呼吸窘迫综合征、特发性间质性肺炎及肺泡出血[29]。表 45.4 记录了移植后引起致命性肺部并发症的主要原因。

肺部感染性并发症

因为引起致命性肺部感染的病原菌通常很难被确定，因此治疗大都是经验性的。但是在移植后肺炎的病程中，一系列特征对明确病原菌有所帮助。这些临床特征包括移植种类（是自体移植还是异基因移植），移植后时间，临床表现。

最主要的移植后肺炎的临床特征我们将在下面介绍。

细菌性肺炎

典型的细菌性肺炎发生在自体移植或者是异基因移植，通常发生在移植后 +20 天的粒缺期内。移植后发生的细菌性肺炎通常是致命的，致病菌包括肺炎克雷白杆菌、大肠杆菌、假单胞菌属等[30]。粒缺期出现细菌性肺炎的典型临床表现有，突然发热、胸膜痛、咳嗽，以及胸部 X 线片上的大叶性变化。通常细菌性肺炎会表现出一种不太明确的肺炎症状，甚至会在移植后粒缺期患者中出现突发的低

表 45.4 干细胞移植患者致命性肺部并发症

感染
细菌：肺炎克雷白杆菌、金黄色葡萄球菌、铜绿假单胞菌、肺炎链球菌、大肠埃希菌
病毒：巨细胞病毒、呼吸道合胞病毒、流感病毒
真菌：曲霉菌、肺孢子菌肺炎
其他
肺水肿、特发性肺炎综合征、弥漫性肺泡出血、植入综合征

氧血症，而这些患者通常接受了大剂量的激素治疗。支气管肺泡灌洗可以明确造血干细胞移植后细菌性肺炎的病原菌[31]。患者有可能需要机械通气，如果适当地使用抗生素及呼吸支持，预后还是不错的。

肺部真菌感染

尤其是在异基因干细胞移植术后，真菌感染是引起呼吸衰竭的另一个相对普遍的原因，它主要发生在移植后 +100 天内，主要的原因是粒缺期的延长及使用大剂量皮质激素治疗急性 GVHD[32]。氟康唑预防的广泛应用已经大大降低了移植后严重的酵母菌感染，同时致命性念珠菌的感染也已经很少见了。但是真菌感染，尤其是曲霉菌，同时其他真菌的感染也逐渐增加，比如镰刀菌，是导致移植后致命性肺炎的一个主要原因。侵袭性肺曲霉菌病发生隐匿，早期感染只表现为发热及 C 反应蛋白升高。随着疾病的进展，可以表现为进行性低氧血症、咯血加重、胸膜炎及哮喘。虽然在感染后期会有小结节影出现，但是胸部 X 线表现通常只是非特异性肺炎。疑诊侵袭性肺曲霉菌病的患者，应进行高分辨率计算体层成像检查（HRCT），HRCT 会有典型的改变，包括位于外周的实变的小结节，中央缺损及晕症。

肺孢子菌肺炎

肺孢子菌肺炎是移植后比较罕见但危害性大的一种并发症，主要在异基因造血干细胞移植的患者身上发生。虽然应用复方新诺明可以有效地预防，但是对于移植后有间质性肺炎患者的鉴别诊断仍应注意肺孢子菌感染的可能[34-35]。这种肺炎主要发生在植入后的患者，同时患者仍在应用免疫抑制剂（激素或环孢素），但患者不能耐受复方新诺明，或者发生在用喷他米喷雾、氨苯砜等来预防 PCP 的患者中。在应用复方新诺明预防的非顺应性患者中也罕有发生。通常的临床表现是高热、严重的咳嗽及严重的低氧血症。虽然胸片最初变化微小，但双侧基底条索样改变常见，可迅速进展为肺门周围的渗出。肺孢子虫肺炎的确诊可以依靠诱导的痰培养，虽然它的敏感性没有银染的支气管肺泡灌洗高。一旦怀疑有肺孢子菌肺炎，应立即使用大剂量复方新诺明治疗。有严重的低氧血症患者将更有诊断价值。

巨细胞病毒性肺炎

巨细胞病毒性肺炎在异基因造血干细胞移植中很罕见。在有效的筛查技术以早期诊断 CMV 肺炎之前，它是导致移植后患者死亡的一个最普遍的原因。PCR 技术的出现，使早期对巨细胞病毒性肺炎的治疗成为可能，进而降低患者患巨细胞病毒性肺炎的风险[38]，PCR 技术主要是对早期以及低水平的 CMV 的活化进行检测。如果患者有胸部 X 线片的间质浸润并且合并低氧血症，应该考虑巨细胞病毒感染。它通常发生在移植后 2 ~ 3 个月，偶尔可发生在粒细胞植入之前[39]。如果患者有巨细胞病毒感染（所有 CMV 阳性的患者以及 CMV 阳性的供者），并同时有弥漫性的肺部浸润、以及在 CT 影像上的典型的不正常的树枝状改变，应该考虑患有巨细胞病毒肺炎[40]。虽然支气管肺泡灌洗并不是诊断 CMV 的唯一的方法，但它是诊断疑似巨细胞病毒性肺炎的一种有效的方式，首先它可以排除其他感染引起的肺炎，其次通过对肺泡灌洗液进行检测可以确定 CMV 肺炎。

更昔洛韦及膦甲酸钠是治疗巨细胞病毒肺炎的有效药物，使用它们却不能预防肺炎的发生。最近的数据表明，西多福韦治疗巨细胞病毒性肺炎有十分重要的作用。患者确诊了巨细胞病毒病后，该药有 50% 的有效率。

弓形虫病

弓形虫感染很少见，但却是异基因造血干细胞移植后的致死性疾病。大约有 5% 的患者没有应用复方磺胺预防，以及移植前血清学 IGg 抗体检查阳性的患者会发展为间质性肺炎或中枢神经系统病变[42]。因此，如果患者有低氧血症、发热、肺纤维化及大脑占位性病变，想到弓形虫感染的可能是十分重要的。

非感染性肺并发症

肺水肿

液体过剩在移植患者中是非常常见的，通常是由于在预处理及移植后的阶段中输入了大量的液体及血制品。这些患者都具有肺水肿的一般症状，同时还可以快速进展为复杂的临床表现，即有严重的低氧血症、咳嗽、咯血，以及双侧肺浸润。因此，我们应该一丝不苟地遵循护理原则，以此确保精确的体液平衡的记录及每日体重的测量，这是十分重要的。考虑到液体超负荷对于他们的临床表现是一个十分重要的因素，即使年轻的患者没有明显的心脏损害，对有肺部浸润的患者使用呋塞米是十分重要的。

特发性肺炎综合征

特发性肺炎综合征以移植后进行性肺部损伤为临床特征，但又找不到感染源。IPS典型的临床表现是低氧血症、呼吸困难、发热以及移植后+100天内的局限性肺炎，有报道超过10%的患者中会发生[43-44]。诊断的重要条件是支气管肺泡灌洗找不到任何感染源。发生IPS的危险因素有，高龄、移植前体力差、非白血病性恶性肿瘤、供者巨细胞病毒阳性、化疗剂量大、全身照射、严重的急性GVHD，以及多脏器功能衰竭。早期治疗以支持对症治疗为主。糖皮质激素的使用在治疗IPS中是有争议的，并且没有明显的证据证明他们对IPS是有益的[45]。IPS的患者有进行性低氧血症且需要接受同期支持治疗的，预后很差，他们的死亡率在60%~85%[5,45]。

弥漫性肺泡出血

弥漫性肺泡出血（DAH）是造血干细胞移植后比较少见的并发症，但有潜在的致死性，5%的移植患者会发生。自体移植与异基因移植患者发生率是相似的，高龄患者，尤其是接受了全身照射的患者更易发生。DAH通常发生在移植后30天，典型的临床表现是低氧血症、咳嗽、呼吸困难，有些患者表现为咯血。胸部X线检查表现为肺泡浸润，胸片表现通常与临床的严重程度不相符合；HRCT检查表现为弥漫的毛玻璃样改变。支气管肺泡灌洗可以明确DAH的临床诊断，支气管肺泡灌洗液可以显示肺出血和含铁血黄素的巨噬细胞。连续的肺泡灌洗可以揭示出血的程度。推荐治疗的方法是使用糖皮质激素，但是它常常无效[47-48]。

植入综合征

植入综合征是一种很难定义的综合征，它以急性肺损伤为主要的临床特点，与干细胞植入同时发生。临床表现通常为起伏热、肺部浸润、低氧血症，有时伴发皮疹和腹泻。短程大剂量皮质醇激素冲击治疗有效。在任何形式的干细胞移植患者中都可以发生植入综合征，但是自体外周血干细胞移植及脐带血移植似乎更易发生植入综合征。

移植后心脏并发症

移植后心脏并发症很少见，发生在少于10%的患者中[49-51]。历史研究证明，一个常见的导致移植后心脏衰竭的原因是继发于预处理期使用的心脏毒性药物，尤其是环磷酰胺[49,52]。典型的临床表现主要是使用大剂量环磷酰胺之后几天发生左心室功能衰竭，由于目前环磷酰胺的最大剂量控制在120mg/kg以下[53]，因此现在这个并发症很罕见。然而，在使用大剂量环磷酰胺后5年内，都会有长期且敏感的左心室功能的下降[51,54]。

高龄的自体造血干细胞移植或异基因造血干细胞移植患者，心律失常，尤其是心房颤动，是心脏毒性的最常见原因，在既往无心脏病病史者也会发生[51,55]。心脏容量负荷加大及脓毒症可加速心脏毒性的发生。在回输二亚基亚砜冷冻过的干细胞后，可能发生心动过缓及室上性心律失常[56]。心包炎在移植后的前几天相当常见，并伴有特征性的ST段改变[57]，但临床上显著的心包渗出很罕见。

肾衰竭

虽然在过去的十年中肾衰竭发生率显著降低，但它仍是造血干细胞移植公认的一个并发症，尤其是在接受异基因干细胞移植的患者。这主要是由于我们增强了对于肾毒性药物，尤其是环孢素的管理和监督的理解，同时我们也强调肾损害最主要的原因是由于使用了肾毒性的药物。其他导致重症监护患者急性肾衰竭的重要原因包括脓毒症，低血压，静脉闭塞性疾病，环孢素使用后的微血管病性溶血性贫血[58]。

到目前为止，环孢素的毒性是目前导致异基因造血干细胞移植患者肾衰竭的最常见原因[59]。虽然平时对环孢素的使用剂量都进行了日常管理以限制其严重的肾毒性，但是环孢素在治疗剂量的水平上也可以引起肾损害，尤其是如果合并应用肾毒性药物。在急性疾病的患者，随着肾功能的恶化，推迟24小时或者更长时间应用环孢素可以降低严重肾毒性的发生率。

其他比较常见的导致移植后肾损害的药物包括两性霉素B（包括脂质体制剂），氨基苷类抗生素以及万古霉素、膦甲酸钠、昔多福韦和阿昔洛韦。因此，严密观察ITU患者的药物表，对具有初始和已发器官功能衰竭者去除肾毒性药物是非常重要的[60]。

肝衰竭

肝衰竭对于那些接受了干细胞移植，尤其是异基因造血干细胞移植的患者是一个普遍认同的需要重症监护的并发症。相对于肝功能的瞬态干扰，危及生命的肝衰竭的最常见原因是脓毒症或者是合并多器官功能衰竭。其他比较普遍的导致移植后肝衰竭的原因有静脉闭塞症（VOD），药物引起的肝中毒，肝GVHD，以及真菌或者病毒性肝炎[61]。肝GVHD发生在移植后的2~3个月，在初始皮肤及肠道的GVHD之后，是典型的严重急性GVHD的晚期表现。

VOD以三高胆红素血症，体重增加，以及移植后3周之内发生的肾损害为主要的临床特征[62]。已报道VOD的发生率变化很大，但它的总体发病率在近十年似乎是显著下降的，大概是由于有可预测药代动力学的白消安静脉制剂的出现，以及认识到许多早期VOD是环孢素毒性的表现[63,64]。环孢素的许多临床特征反映为VOD，因此在进行性高胆红素血症及有或无体重增加的患者中，停用环孢素至少48~72小时，以评估患者症状是否缓解。25%的患者VOD是致命的，其严重性可用体重增加，高胆红素血症程度，以及临床症状出现时间等综合因素来精确预测[65]。其他危及生命的肝功能失常的主要原因有发生在移植后3~6个月的病毒性肝炎。

罕见的是，CMV可引起肝炎，尤其是移植后+100天内发生肝炎的真菌及细菌因素也已经被认识到。常见的引起移植后肝衰竭的药物包括环孢素（主要引起高胆红素血症）、氟康唑、两性霉素B以及全胃肠外营养。

移植后血栓性微血管病

微血管病性溶血综合征和肾衰竭及神经系统的损伤相关，是移植后病残率和死亡率的一个重要原因[66]。它通常发生在移植后+100天，与高龄，女性，无关及HLA不合的供者移植，GVHD，病毒及真菌感染，以及使用钙依赖磷酸酶抑制剂，如环孢素有关[67]。该症过去被称为溶血性尿毒症（HUS）/血栓性血小板减少性紫癜（TTP），因为它们有许多相似的临床特征。但是为了区分移植相关的HUS/TTP的病理过程或者是病理结果，现在推荐用移植后血栓性微血管病（TMA）。骨髓移植临床毒性网络实验委员会已经对TMA做出了一个明确的定义[66]，包括：

1. 在外周血涂片中，每高倍镜视野的红细胞碎片大于2裂细胞。

2. 血清乳酸脱氢酶同时增高。

3. 无明显诱因的肾或者是中枢神经系统的损害。

4. 阴性的直接和间接COOMBS实验结果。

TMA发生在5%~15%的患者中。这种疾病的发生率在异基因移植的患者中比同基因移植的患者要高。它的临床症状多样，可以是危及生命的神经或者肾并发症，也可是无症状的贫血以及轻度的肾功能不全。与TMA和器官功能不全相关的死亡率很高，最近一项回顾性分析报道了5000例干细胞移植患者3个月的平均死亡率为75%[68]。

TMA的治疗方法非常有限。对于诊断TMA后的首要的治疗方法就是停用钙调磷酸酶抑制剂。许多临床医生使用皮质甾体类或者是其他免疫抑制剂去替代钙调磷酸酶抑制剂。这是否有益于TMA还不得而知。虽然血浆置换法在治疗传统的HUS/TTP方面有很大的作用，但是它对移植相关的微血管病变作用很小，在目前的指南中不推荐常规采用[66]。

结论

干细胞移植的复杂性以及移植患者年龄的增加，导致了一大部分患者会发生危及生命的并发症。但是重症监护技术的进步，以及血液学家和重症监护医生之间更完美的合作，已经改善了移植后多器官衰竭患者的预后。这些进步理清了重症监护患者的管理策略，促进了一种优化流程的发展，即可快速识别哪些患者将会从持续治疗中获益。因此，现在有理由希望，特别针对移植患者的重症监护水平的进一步发展，将持续提高干细胞移植的结果。

（苏仲奕 译　徐晨 校）

参考文献

1. Pene F, Aubron C, Azoulay E et al. Outcome of critically ill allogeneic hematopoietic stem-cell transplantation recipients: a reappraisal of indications for organ failure supports. J Clin Oncol 2006;24:643–649

2. Kew AK, Couban S, Patrick W et al. Outcome of hematopoietic stem cell transplant recipients admitted to the intensive care unit. Biol Blood Marrow Transplant 2006;12:301–305

3. Giralt S, Estey E, Albitar M et al. Engraftment of allogeneic hematopoietic progenitor cells with purine analog-containing chemotherapy: harnessing graft-versus-leukemia without myeloablative therapy. Blood 1997;89:4531–4536

4. McSweeney PA, Niederwieser D, Shizuru JA et al. Hematopoietic cell transplantation in older patients with hematologic malignancies: replacing high-dose cytotoxic therapy with graft-versus-tumor effects. Blood 2001;97:3390–3400

5. Afessa B, Tefferi A, Hoagland HC et al. Outcome of recipients of bone marrow transplants who require intensive-care unit support. Mayo Clin Proc 1992;67:117–122

6. Paz HL, Crilley P, Weinar M, Brodsky I. Outcome of patients requiring medical ICU admission following bone marrow transplantation. Chest 1993;104:527–531

7. Crawford SW, Schwartz DA, Petersen FB, Clark JG. Mechanical ventilation after marrow transplantation. Risk factors and clinical outcome. Am Rev Respir Dis 1988;137:682–687

8. Rubenfeld GD, Crawford SW. Withdrawing life support from mechanically ventilated recipients of bone marrow transplants: a case for evidence-based guidelines. Ann Intern Med 1996;125:625–633

9. Shorr AF, Moores LK, Edenfield WJ et al. Mechanical ventilation in hematopoietic stem cell transplantation: can we effectively predict outcomes? Chest 1999;116:1012–1018

10. Bach PB, Schrag D, Nierman DM et al. Identification of poor prognostic features among patients requiring mechanical ventilation after hematopoietic stem cell transplantation. Blood 2001;98:3234–3240

11. Soubani AO, Kseibi E, Bander JJ et al. Outcome and prognostic factors of hematopoietic stem cell transplantation recipients admitted to a medical ICU. Chest 2004;126:1604–1611

12. Ewig S, Torres A, Riquelme R et al. Pulmonary complications in patients with haematological malignancies treated at a respiratory ICU. Eur Respir J 1998;12:116–122

13. Diaz MA, Vicent MG, Prudencio M et al. Predicting factors for admission to an intensive care unit and clinical outcome in pediatric patients receiving hematopoietic stem cell transplantation. Haematologica 2002;87:292–298

14. Faber-Langendoen K, Caplan AL, McGlave PB. Survival of adult bone marrow transplant patients receiving mechanical ventilation: a case for restricted use. Bone Marrow Transplant 1993;12:501–507

15. Jackson SR, Tweeddale MG, Barnett MJ et al. Admission of bone marrow transplant recipients to the intensive care unit: outcome, survival and prognostic factors. Bone Marrow Transplant 1998;21:697–704

16. Price KJ, Thall PF, Kish SK et al. Prognostic indicators for blood and marrow transplant patients admitted to an intensive care unit. Am J Respir Crit Care Med 1998;158(3):876–884

17. Crawford SW, Peterson FB. Long-term survival from respiratory failure after marrow transplantation for malignancy. Am Rev Respir Dis 1992;145(3):510–514

18. Naeem N, Reed MD, Creger RJ et al. Transfer of the hematopoietic stem cell transplant patient to the intensive care unit: does it really matter? Bone Marrow Transplant 2006;37:119–133

19. Soubani AO. Critical care considerations of hematopoietic stem cell transplantation. Crit Care Med 2006;34:S251–267

20. Gao H, McDonnell A, Harrison DA et al. Systematic review and evaluation of physiological track and trigger warning systems for identifying at-risk patients on the ward. Intens Care Med 2006;32:667–679

21. Subbe CP, Kruger M, Rutherford P, Gemmel L. Validation of a modified Early Warning Score in medical admissions. Q J Med 2001;94:521–526

22. Goldhill DR, Worthington L, Mulcahy A et al. The patient-at-risk team: identifying and managing seriously ill ward patients. Anaesthesia 1999;54:853–860

23. Lee A, Bishop G, Hillman KM, Daffurn K. The medical emergency team. Anaesth Intens Care 1995;23:183–186

24. Gunning K, Rowan K. ABC of intensive care: outcome data and scoring systems. BMJ 1999;319:241–244

25. Afessa B, Tefferi A, Dunn WF et al. Intensive care unit support and Acute Physiology and Chronic Health Evaluation III performance in hematopoietic stem cell transplant recipients. Crit Care Med 2003;31:1715–1721

26. Hilbert G, Gruson D, Vargas F et al. Noninvasive ventilation in immunosuppressed patients with pulmonary infiltrates, fever, and acute respiratory failure. N Engl J Med 2001;344:481–487

27. ARDSnet. Ventilation with lower tidal volumes as compared with traditional tidal volumes for acute lung injury and the acute respiratory distress syndrome. The Acute Respiratory Distress Syndrome Network. N Engl J Med 2000;342:1301–1308

28. Dellinger RP, Carlet JM, Masur H et al. Surviving Sepsis Campaign guidelines for management of severe sepsis and septic shock. Crit Care Med 2004;32:858–873

29. Scaglione S, Hofmeister CC, Stiff P. Evaluation of pulmonary infiltrates in patients after stem cell transplantation. Hematology 2005;10:469–481

30. Lossos IS, Breuer R, Or R et al. Bacterial pneumonia in recipients of bone marrow transplantation. A five-year prospective study. Transplantation 1995;60:672–678

31. Hofmeister CC, Czerlanis C, Forsythe S, Stiff PJ. Retrospective utility of bronchoscopy after hematopoietic stem cell transplant. Bone Marrow Transplant 2006;38:693–698

32. Marr KA, Carter RA, Boeckh M et al. Invasive aspergillosis in allogeneic stem cell transplant recipients: changes in epidemiology and risk factors. Blood 2002;100:4358–4366

33. Escuissato DL, Gasparetto EL, Marchiori E et al. Pulmonary infections after bone marrow transplantation: high-resolution CT findings in 111 patients. Am J Roentgenol 2005;185:608–615

34. Tuan IZ, Dennison D, Weisdorf DJ. Pneumocystis carinii pneumonitis following bone marrow transplantation. Bone Marrow Transplant 1992;10:267–272

35. Lyytikainen O, Ruutu T, Volin L et al. Late onset Pneumocystis carinii pneumonia following allogeneic bone marrow transplantation. Bone Marrow Transplant 1996;17:1057–1059

36. Vasconcelles MJ, Bernardo MV, King C et al. Aerosolized pentamidine as pneumocystis prophylaxis after bone marrow transplantation is inferior to other regimens and is associated with decreased survival and an increased risk of other infections. Biol Blood Marrow Transplant 2000;6:35–43

37. Souza JP, Boeckh M, Gooley TA et al. High rates of Pneumocystis carinii pneumonia in allogeneic blood and marrow transplant recipients receiving dapsone prophylaxis. Clin Infect Dis 1999;29:1467–1471

38. Goodrich JM, Mori M, Gleaves CA et al. Early treatment with ganciclovir to prevent cytomegalovirus disease after allogeneic bone marrow transplantation. N Engl J Med 1991;325:1601–1607

39. Limaye AP, Bowden RA, Myerson D, Boeckh M. Cytomegalovirus disease occurring before engraftment in marrow transplant recipients. Clin Infect Dis 1997;24:830–835

40. Gasparetto EL, Ono SE, Escuissato D et al. Cytomegalovirus pneumonia after bone marrow transplantation: high resolution CT findings. Br J Radiol 2004;77:724–727

41. Ljungman P, Deliliers GL, Platzbecker U et al. Cidofovir for cytomegalovirus infection and disease in allogeneic stem cell transplant recipients. The Infectious Diseases Working Party of the European Group for Blood and Marrow Transplantation. Blood 2001;97:388–392

42. Martino R, Cordonnier C. Toxoplasmosis following allogeneic hematopoietic stem cell transplantation. Bone Marrow Transplant 2003;31:617–618; author reply 619

43. Meyers JD, Flournoy N, Thomas ED. Nonbacterial pneumonia after allogeneic marrow transplantation: a review of ten years' experience. Rev Infect Dis 1982;4:1119–1132

44. Fukuda T, Hackman RC, Guthrie KA et al. Risks and outcomes of idiopathic pneumonia syndrome after nonmyeloablative and conventional conditioning regimens for allogeneic hematopoietic stem cell transplantation. Blood 2003;102:2777–2785

45. Crawford SW, Hackman RC. Clinical course of idiopathic pneumonia after bone marrow transplantation. Am Rev Respir Dis 1993;147:1393–1400

46. Nevo S, Swan V, Enger C et al. Acute bleeding after bone marrow transplantation (BMT) – incidence and effect on survival. A quantitative analysis in 1,402 patients. Blood 1998;91:1469–1477

47. Afessa B, Tefferi A, Litzow MR et al. Diffuse alveolar hemorrhage in hematopoietic stem cell transplant recipients. Am J Respir Crit Care Med 2002;166:641–645

48. Chao NJ, Duncan SR, Long GD et al. Corticosteroid therapy for diffuse alveolar hemorrhage in autologous bone marrow transplant recipients. Ann Intern Med 1991;114:145–146

49. Baello EB, Ensberg ME, Ferguson DW et al. Effect of high-dose cyclophosphamide and total-body irradiation on left ventricular function in adult patients with leukemia undergoing allogeneic bone marrow transplantation. Cancer Treat Rep 1986;70:1187–1193

50. Bearman SI, Petersen FB, Schor RA et al. Radionuclide ejection fractions in the evaluation of patients being considered for bone marrow transplantation: risk for cardiac toxicity. Bone Marrow Transplant 1990;5:173–177

51. Kupari M, Volin L, Suokas A et al. Cardiac involvement in bone marrow transplantation: electrocardiographic changes, arrhythmias, heart failure and autopsy findings. Bone Marrow Transplant 1990;5:91–98

52. Hertenstein B, Stefanic M, Schmeiser T et al. Cardiac toxicity of bone marrow transplantation: predictive value of cardiologic evaluation before transplant. J Clin Oncol 1994;12:998–1004

53. Goldberg MA, Antin JH, Guinan EC, Rappeport JM. Cyclophosphamide cardiotoxicity: an analysis of dosing as a risk factor. Blood 1986;68:1114–1118

54. Braverman AC, Antin JH, Plappert MT et al. Cyclophosphamide cardiotoxicity in bone marrow transplantation: a prospective evaluation of new dosing regimens. J Clin Oncol 1991;9:1215–1223

55. Hidalgo JD, Krone R, Rich MW et al. Supraventricular tachyarrhythmias after hematopoietic stem cell transplantation: incidence, risk factors and outcomes. Bone Marrow Transplant 2004;34:615–619

56. Alessandrino P, Bernasconi P, Caldera D et al. Adverse events occurring during bone marrow or peripheral blood progenitor cell infusion: analysis of 126 cases. Bone Marrow Transplant 1999;23:533–537

57. Bock A, Doenitz A, Andreesen R et al. Pericarditis after high-dose chemotherapy: more frequent than expected? Onkologie 2006;29:321–324

58. Gruss E, Bernis C, Tomas JF et al. Acute renal failure in patients following bone marrow transplantation: prevalence, risk factors and outcome. Am J Nephrol 1995;15:473–479

59. Parikh CR, McSweeney PA, Korular D et al. Renal dysfunction in allogeneic hematopoietic cell transplantation. Kidney Int 2002;62:566–573

60. Zager RA. Acute renal failure in the setting of bone marrow transplantation. Kidney Int 1994;46:1443–1458

61. McDonald GB, Shulman HM, Sullivan KM, Spencer GD. Intestinal and hepatic complications of human bone marrow transplantation. Part I. Gastroenterology 1986;90:460–477

62. Bearman SI, Anderson GL, Mori M et al. Venoocclusive disease of the liver: development of a model for predicting fatal outcome after marrow transplantation. J Clin Oncol 1993;11:1729–1736

63. Scott B, Deeg HJ, Storer B et al. Targeted busulfan and cyclophosphamide as compared to busulfan and TBI as preparative regimens for transplantation in patients with advanced MDS or transformation to AML. Leuk Lymphoma 2004;45:2409–2417

64. de Lima M, Couriel D, Thall PF et al. Once-daily intravenous busulfan and fludarabine: clinical and pharmacokinetic results of a myeloablative, reduced-toxicity conditioning regimen for allogeneic stem cell transplantation in AML and MDS. Blood 2004;104:857–864

65. Bearman SI. The syndrome of hepatic veno-occlusive disease after marrow transplantation. Blood 1995;85:3005–3020

66. Ho VT, Cutler C, Carter S et al. Blood and marrow transplant clinical trials network toxicity committee consensus summary: thrombotic microangiopathy after hematopoietic stem cell transplantation. Biol Blood Marrow Transplant 2005;11:571–575

67. Cutler C, Henry NL, Magee C et al. Sirolimus and thrombotic microangiopathy after allogeneic hematopoietic stem cell transplantation. Biol Blood Marrow Transplant 2005;11:551–557

68. George JN, Li X, McMinn JR et al. Thrombotic thrombocytopenic purpura-hemolytic uremic syndrome following allogeneic HPC transplantation: a diagnostic dilemma. Transfusion 2004;44:294–304

晚期并发症

Gérard Socié，Smita Bahtia，André Tichelli

引言

大量患者受益于造血干细胞移植，并得以长期生存。因此21世纪以来，造血干细胞移植的晚期并发症备受关注。当患者渡过了造血干细胞移植后早期并且原发疾病或者治愈时，继发性的恶性疾病应特别关注[1-2]。各种类型的非恶性晚期并发症，虽无生命危险，但也严重影响长期生存质量[3]。

本章节的主要目的是回顾这些恶性和非恶性的晚期并发症，并试图提供预防及早期治疗的一些方法。已经有大量的有参考价值的综述发表[1-2]，本章只节选了一些主要内容。关于筛查的建议来自国际专家的联合研究[4]，总结于表46.1和表46.2。

晚期并发症的主要危险因素是慢性移植物抗宿主病（GVHD）和（或）相应的治疗，以及预处理方案中的放射治疗。慢性GVHD、全身照射及非恶性晚期并发症之间的关系总结于图46.1。

非恶性晚期并发症

慢性GVHD的晚期并发症

慢性GVHD以及相应的免疫缺陷状态，是骨髓植入后移植相关死亡的主要原因，并与大部分的晚期并发症有直接或者间接的关系。因为在本书的其他章节有关于慢性GVHD的详细讲述，本章节只强调它与晚期并发症有关的主要部分。

尽管有新的治疗模式发展，但是因为以下临床实践的变化[5-6]，慢性GVHD的发病率并没有下降：

- 同胞不相合供者移植和相合无关供者移植增多；
- 高龄移植患者增多；
- 为治疗移植后复发或获得非清髓移植后完全供者嵌合，供者淋巴细胞输注的情况增多；

- 外周血干细胞移植取代骨髓移植的情况增多。

免疫重建在异基因造血干细胞移植的长期效果中占有中枢性的地位，通过B细胞及CD4⁻CD8⁻T细胞的影响[5-6]，慢性GVHD是免疫重建的主要影响因素。移植物来源（外周血还是骨髓）、同胞还是非血缘、供受者间HLA配型相合程度同样影响着免疫重建。低的B细胞计数、CD4/CD8细胞比值的颠倒，IgA水平的下降都与晚期感染有关。与移植后免疫缺陷有关的因素在表46.2中列出。

美国骨髓移植感染协会[7]及疾控中心关于预防及治疗造血干细胞移植后的细菌及病毒等机会感染的指南已经出版。尤其对于那些有荚膜的细菌，如肺炎球菌、流感嗜血杆菌、脑膜炎球菌等的预防已经有成熟的经验，重点强调那些现在或既往有GVHD的患者，应加强预防这些细菌的感染。移植后2年，很少发生真菌及巨细胞病毒感染，即使患者因为GVHD正在进行免疫抑制治疗。相反，停止了阿昔洛韦预防之后的数月之内，即使没有GVHD的患者，水痘-带状疱疹病毒感染也很常见。

积极治疗慢性GVHD的患者中，晚期卡氏肺孢子菌及鼠弓状体感染也较常见。因为复方磺胺预防卡氏肺孢子病是有效的，所有接受免疫抑制剂治疗慢性GVHD的患者及CD4⁺细胞计数低于0.2×10^9/L的患者，均应应用复方磺胺甲噁唑预防卡氏肺孢子肺炎，即使停用免疫抑制剂后，仍应继续使用几个星期。随后，还有研究发现，慢性GVHD还是移植后发生鳞状上皮癌的主要危险因素[8]。

眼部晚期并发症

眼后部并发症

这些并发症可分为：微血管视网膜病变，视盘水肿，出血性病变及感染性视网膜炎。造血干细胞

表46.1 欧洲骨髓移植协作组/国际骨髓移植登记处/美国骨髓移植协会 总结对移植后长期生存病人的预防及筛查的建议

组织/器官	晚期并发症	危险因素	调整试验和预防措施
免疫系统	感染	供者HLA配型不合 的T细胞衰竭 移植物抗宿主病 体外静脉通道	对于长期使用免疫抑制剂预防慢性排异的病人可以使用抗体预防感染 一些科学家建议对于长期接受激素治疗的患者可以使用抗真菌药物 抗体预防管理的口头程序应该按照美国心脏协会关于心内膜炎的预防标准 一些专家建议对于长期使用免疫抑制剂或者有慢性移植物抗宿主病治疗的患者，需要预防生殖器单纯疱疹病毒感染 一些专家还建议，对于长期受免疫抑制剂治疗慢性移植物抗宿主病的患者应在移植后1年，欧洲移植中心建议或者疾病防治中心建议为其不可能对此做出反应
口腔	干燥综合征 龋齿	移植物抗宿主病 放射治疗	6~12个月进行牙齿评估，个人时间表应该按照牙科医生在的建议。随后牙齿的检测应该至少每年一次。在有慢性移植物抗宿主病的患者或者接受过放疗的患者，尤其应该注意口腔内恶性肿瘤的发生
肝脏	慢性移植物抗宿主病 病毒性肝炎 铁过载	累积输血风险	肝及感染性疾病专家建议，在第一年之内，每3~6个月进行肝脏功能的检测，对于已知的丙肝或者乙肝的患者，至少每年1次检测乙型肝炎表面抗原及原及通过PCR检测病毒载量 对于慢性丙肝病人感染至少8~10年的患者应该进行肝脏组织活检以评估肝硬化 移植后1年，基于评估及临床内容的重要性，应监测血清铁蛋白。对于长期输注红细胞或者感染丙肝的患者应评价肝功能
肌肉和黏膜	肌病 肌炎，筋膜炎	糖皮质激素 慢性移植物抗宿主病	对于激素所导致的肌病，应频繁地（每个月）临床进行筛查。对于长期激素治疗的病人，筋膜炎患者及移植物抗宿主病所致的硬化症的病患者应进行体格检查，这会减低功能损害的发生率
呼吸系统	间质性肺炎 呼吸细支气管炎 慢性阻塞性肺疾病	加强性的调节支配 放射的暴露 传染剂 慢性移植物抗宿主病	所有病人应在6个月，1年及1年之后每年1次进行临床评估，异基因移植后1年的所有患者应避免免吸烟及接受放射性物质。患者应该按照合适的临床环境每年进行检测，有些专家建议，尤其是对于有慢性移植物抗宿主病的患者应在头2年内每3~6个月评价肺功能，自体移植的患者如果有已知的移植前症状，放射暴露或者其他毒性损害，应积极监测肺功能，根据临床功能检测诊断或者临床症状以拍胸片
内分泌	甲状腺功能减退 肾上腺素功能减退 性腺功能减退 生长	头，颈部放疗 全身照射 长期使用激素 全身照射 加强化疗 年龄小 加强优先化放化疗 中枢神经系统放疗 甲状腺功能减退 性腺功能不全	如果相关症状进展，对于移植后所有病人应至少1年1次甲状腺功能评估 对于长期使用激素的患者应该缓慢减停激素 对于长期接受激素治疗的患者，在急性疾病期间应加大激素量 对于青春期后的女性，应每年评估临床及内分泌生殖系统功能 对于青春期前的女性，在移植后1年应评估临床及内分泌生殖系统功能，同时应在儿科内分泌医师的指导下进行后续功能评估 通过症状（性欲缺乏、勃起功能障碍）评估男性生殖功能，包括评估促性腺激素释放激素、促性腺激素及性激素 儿童时期，生长速率每年检测，评估甲状腺功能，如果生长速率异常，应评估生长激素功能

续表

组织/器官	晚期并发症	危险因素	调整试验和预防措施
眼	白内障	全身照射，激素	对于有慢性移植物抗宿主病的患者，应按照干燥综合征和白内障的标准在6个月，1年及1年后进行临床评估
	干燥性角膜结膜炎	慢性移植物抗宿主病	一些专家建议对于所有病人在第1年内常规进行眼部检测（视敏度、眼底检查，随后频繁地按照症状或者预处理因素筛查个人）
	微血管性视网膜病	全身照射 环孢霉素 放射治疗	对于所有病人，如果有视觉症状应进行眼部检查
骨骼	骨量减少	激素 全身照射 活动减少 生殖功能减退 男性	对于成年女性及长期使用激素或磷酸酶抑制的患者1年内应进行骨密度检测，随后评价骨密度以评估治疗反应 运动，钙及维生素D的服用和双磷酸盐可以治疗骨量减少，同时还可以阻止骨量流失 临床医生应评估患者甲状腺功能及生殖系统功能，以降低骨量流失
	股骨头坏死		一些专家建议可以使用双磷酸盐预防长期使用激素的副作用，不建议筛查股骨头坏死
二次癌症	实体瘤	化疗	每年咨询肿瘤风险
	造血系统恶性肿瘤	放疗	每年筛选临床评估
	移植后淋巴细胞增殖失调	免疫缺陷 慢性移植物抗宿主病 EBV感染	定期进行胸部及皮肤自我检查，同时每年到医院检查也是必不可少的部分 每年到健康中心进行子宫颈涂片检查乳腺X线片检查，一些专家建议对于小于40岁的女性如果有放射暴露，应该进行乳腺X线片筛查
神经系统	白质脑病	颅内放疗	在第1年内按照神经系统功能缺失的标志及症状进行临床评估
	晚期感染	鞘内化疗	对于有症状的患者诊断性检查（X线片，神经传导等）
	钙调磷酸酶神经毒性	氟达拉滨	
	外周神经系统疾病	移植物抗宿主病 化疗暴露	
肾和膀胱	肾病	全身照射，铂暴露	在每一次临床检查中应监测血压，对于恶性高血压进行管理
	膀胱功能失调	腺病毒，巨细胞病毒 环磷酰胺	如果早期有异常，在第6个月，1年及每年1次，按照血压、尿蛋白、尿素氮及肌酐对患者进行筛查 超声或者肾组织检查以明确肾功能不全的原因
血管	冠脉疾病	性腺功能衰退	每年临床评估心血管危险因素
	脑血管疾病		有规律地临床评估血管并发症 对于有血栓病史的患者应评估血液的高凝状态
生活质量	压力	精神病史	在移植后恢复复期间在第6个月，1年及每年按照心理学要求进行临床评估，同时进行专业职业咨询，鼓励健康支持网络
	焦虑	性腺功能减退	
	疲劳		在第6个月及每年询问成年人性功能
	性欲		
普通健康			建议每年筛查普通人（按照标准） 在第6个月及每年询问成年人性功能

46.2 欧洲骨髓移植协作组 / 国际骨髓移植登记处 / 美国骨髓移植协会 对于移植后长期存活患者的简要建议

推荐筛查 / 阻止	6个月	1年	每年
免疫			
有机体预防	3	3	3
卡氏肺孢子菌预防	1	3	3
巨细胞病毒检测	3	3	
免疫		1	1
口腔并发症			
牙齿评估	1	1	1
肝			
肝功能检测	1	1	+
血清铁蛋白检测		1	+
呼吸			
临床肺评估	1	1	1
避免吸烟	1	1	1
肺功能检测	2		+
胸片	+	+	+
内分泌			
甲状腺功能检测		1	+
儿童生长速率		1	1
生殖功能评估（青春期前的男性和女性）	1	1	1
生殖功能评估（青春期后的男性和女性）		1	1
眼睛			
眼睛临床症状评估	1	1	1
席默检测		3	3
眼底检测		1	+
骨骼			
骨密度检测（女性及长期使用激素和钙调磷酸酶的患者）		1	+
二次肿瘤			
二次肿瘤警戒咨询		1	1
胸 / 皮肤自我检查		1	1
临床筛查二次肿瘤		1	1
子宫颈涂片和乳腺 X 线片（超过 40 岁）		1	1
神经系统			
神经系统临床评估		1	+
肾脏			
血压筛查	1	1	1
尿蛋白筛查	1	1	1
尿素氮及肌酐检测	1	1	1
血管			
心血管危险因素评估		1	1
社会心理学			
社会心理学 / 生活质量 临床评估		1	1
性功能评估	1	1	1

1= 对于所有移植患者的建议
2= 只对异基因移植患者的建议
3= 只对遭受慢性移植物抗宿主病或者使用免疫抑制剂患者的建议
+= 对于异常检测或者新的指标或者症状进行重新评估

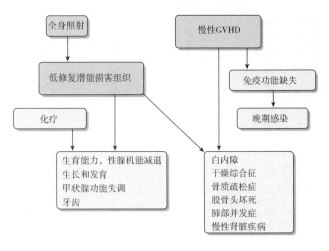

图46.1

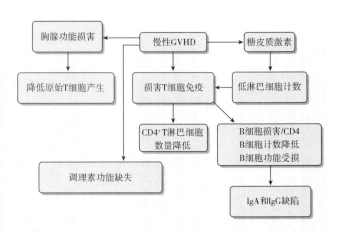

图46.2

移植后，10% 的患者发生视网膜缺血性棉絮状斑及视盘水肿。视网膜微血管病变主要发生在预处理方案中有全身照射[9-11]，应用环孢素预防 GVHD 的异基因移植患者中。

很多患者视力下降，停用环孢素后可以恢复。还有很多患者，停用或减少免疫抑制剂后，视网膜的损伤可以恢复。

眼前部并发症

两个常见的眼球前段并发症是白内障及干燥性角膜结膜炎。白内障，尤其是囊下白内障，是全身照射后的一个常见的晚期并发症。在单次剂量全身照射后，几乎所有患者均会在移植后 3 ~ 4 年发生白内障，很多人需要外科手术治疗。对于分次全身放疗后，在移植后 3 年白内障的发生概率降至 30%，但是，在移植后 6 ~ 10 年，仍有 80% 患者发生（表 46.3）。在多因素分析中，单次全身放疗及应用类固醇激素超过 3 个月，是与白内障发病相关的。

关于放疗的剂量率对白内障形成的影响也已进行研究。一个包括 1064 位患者的大型研究表明，发生白内障的单因素包括：患者年龄（超过 23 岁）；高剂量率（> 0.04Gy/min）；异基因移植；应用糖皮质激素。在一项前瞻性的研究中，应用环磷酰胺及全身照射作为预处理方案（CY+TBI），白内障的发病率明显高于白消安及环磷酰胺（BU+CY 预处理）[12]。

治疗白内障的唯一方法是外科手术，通过手术摘除视轴上的晶体，恢复透光度。现在，白内障外科手术的风险已经很低，如无眼部其他病理变化，可以恢复 95% 患者的视力。干燥角膜结膜炎综合征通常与口腔黏膜干燥、阴道干燥及皮肤干燥并发。

所有这些症状均与慢性 GVHD 密切相关，眼部症状包括眼泪减少，无菌性结膜炎，干燥性角膜结膜炎，角膜上皮缺损及角膜溃疡。移植后 15 年，20% 的患者有迟发的干燥性角膜结膜炎，如果有慢性 GVHD，40% 的患者会发病。迟发性角膜结膜炎的危险因素包括慢性 GVHD[13]，女性，年龄超过 20 岁，单次剂量全身放疗，使用甲氨蝶呤预防 GVHD。治疗参照慢性 GVHD 的治疗，如局部润滑。局部应用糖皮质激素可能有效，但是如果在有单纯疱疹病毒或细菌性结膜炎时，激素的应用不当，会引发轻微的治疗相关并发症。局部应用环孢素或维 A 酸可能也有一定效果。

肺的晚期并发症

重要的晚期并发症包括气道及肺实质的损伤，影响移植后 15% ~ 40% 的患者。

关于成人患者这方面的研究已经进行了大量工作，但是，尚未得到共识，因为评价标准及临床表现多种多样，组织标本取材有限，随访追踪时间也不长。此外，临床表现也很难确定及描述，因为机制重叠，和（或）因为它们反映了一系列而不是某一病症。放疗、化疗，与慢性 GVHD 相关的免疫介导导致的肺损伤，都是出现晚期呼吸系统并发症的重要因素。对于儿童，无论是肺组织还是胸腔的发育，都会受到影响。

限制性肺病

异基因移植以及应用全身照射预处理的患者中，限制性肺病通常发生在移植后 3 ~ 6 个月，通常无症状。在移植后 2 年，大多数限制性肺病都很稳定并可部分或完全恢复。但也有一些患者，限制性肺损伤加重，并最终因呼吸衰竭死亡[3]。

表 46.3　干细胞移植后白内障

研究类型	病人数量	白内障出现的可能性			结论
		单次照射	分次照射	无照射	
单中心（西雅图）	277	6 年内 80%	6 年内 18%	6 年内 19%	分次照射降低影像
单中心（巴塞尔）	197	3 年半内 100% 外科手术 96%	3.3 年内 29% 6 年内 83%		全身照射 单一剂量 激素使用 > 3 个月
单中心（西雅图）	492	11 年内 85%	11 年内危险因素为 50% （> 12Gy） 34%（12Gy）	11 年内 19%	需要外科修复 —59% 单次照射 —33% 分次照射 —23% 无照射 单次照射比全身照射增加白内障的风险
单中心（巴黎）	494	5 年内 34%	5 年内 11%		高剂量率，主要风险因素
欧洲骨髓移植协作组注册	1063	10 年内风险为 60% 32% 外科手术	10 年内风险为 43% 3% 外科手术		危险因素： —老年 —高剂量率 —异基因移植 —没有使用肝素
4 随机研究	488	7 年内风险 急性髓性白血病 12.4% 慢性粒细胞白血病 47%	7 年内风险 急性髓性白血病 12.3% 慢性粒细胞性白血病 16%		全身照射与卡莫司汀 + 环磷酰胺的比较 —增加慢性粒细胞白血病全身照射的危险因素

慢性阻塞性肺疾病

慢性阻塞性肺疾病患者 FEV1/FVC 比值下降，在移植后很长一段时间，约 20% 的患者 FEV1 下降[14]。其中的病理机制尚不明确。这主要与慢性 GVHD 有关，其他的危险因素包括 TBI、低丙种球蛋白血症、用甲氨蝶呤预防 GVHD 以及感染[15]。供者 T 淋巴细胞和细胞因子直接介导的免疫损伤是经典的发病机制，气道阻塞还与慢性 GVHD 的一些间接损伤有关，例如食管变形、干燥综合征、不正常的黏膜纤毛运动以及反复的感染。这部分患者死亡率很高，尤其是那些 FEV1 值早期迅速下降的患者。症状包括干咳、哮喘、呼吸困难；肺部 X 线检查通常正常，高分辨 CT 检查可发现一些非特异性改变。有些患者用支气管扩张剂可以缓解症状，但多数情况下，这种治疗不会改善阻塞症状。IgA、IgG 低的患者应输注人免疫球蛋白来预防感染，但这可能加重气道损伤。免疫抑制治疗是有效的，但通常有效率不到 50%，可能因为气道改变不可逆，或者还有其他病理机制的存在。对于无症状，但有肺功能下降的患者，应密切监测呼吸道症状，因为在病理改变可逆阶段早期发现、早期治疗是很重要的。

闭塞性细支气管炎（OB）是最具特征的阻塞综合征，异基因移植后有 2% ~ 14% 的发生率，其死亡率为 50%[3,15-16]。闭塞性细支气管炎与慢性 GVHD 和免疫球蛋白水平低密切相关。GVHD 是造成初始小气道上皮损伤的原因，随后的反复感染会加重损伤。最初症状与反复上呼吸道感染相似，之后出现持续咳嗽、哮喘、吸气啰音及呼吸困难。肺功能逐渐恶化，出现严重的不可逆的阻塞症状。胸部 X 线片及 CT 检查提示过度充气，伴或不伴有渗出性血管炎。然而，影像学改变与肺功能改变并不一致，这与该病的复杂性有关。气管镜检查及经气道肺组织活检可以帮助排除感染，并可显示因肉芽组织、单核细胞渗出或纤维增生引起的细支气管闭塞。

还不清楚何种程度的联合免疫治疗能够有效治疗这种疾病，通常对激素治疗无效。硫唑嘌呤及吗替麦考酚酯可能对一些症状有所改善。积极地预防及治疗感染是非常重要的，可以改变临床疾病的进程，是缓慢地发展还是迅速发展到致死性的呼吸衰竭。尽管植入的肺仍是免疫损伤的靶器官，已有建议对进展的患者进行单侧或双侧肺移植。

肝晚期并发症

因为患者通常无明显症状，肝并发症很难评估，肝功能异常的几种情况往往并存，且长期生存的患者乙型肝炎及丙型肝炎感染的血清学改变不典型[17]，增加诊断的复杂性。肝炎可能是无症状、急性暴发性肝炎、慢性活动性肝炎或肝硬化。在 1990 年开始血制品系统性筛查之前，移植后肝炎发生率超过 20%，之后，即便是癌症患者，移植的受者乙型肝炎及丙型肝炎的发病率也仅分别为 3.1% 和 6%。肝的病变多为缓和的慢性过程，某些患者，停止化疗可以阻止病毒复制。然而，对于某些生存超过 10 年的患者，发生肝硬化或肝癌的风险增加[18,19]。

感染乙肝病毒的移植患者在长期随访中仅有轻度肝病表现，至今未见有进展到肝硬化的报道。SCT 后很多年，慢性丙型肝炎都是无症状的，只表现在谷丙转氨酶的变化。然而，对于长期生存的丙型肝炎患者，肝硬化仍是比较常见的晚期并发症。即使长期无症状的谷丙转氨酶正常者也可最终进展为肝硬化；异基因造血干细胞移植后 15 ~ 20 年，肝硬化的累计发病率分别为 11% 及 24%。与正常人群相比，移植后患者患肝硬化的危险明显增加，中位诊断时间明显缩短[20]。超过 10 年的长期生存患者肝硬化风险增加了。发生肝硬化的可能危险因素，如铁过载、病毒的基因型或组织学，它们在肝硬化进程中的作用尚不明确[20]。

癌症患者中的铁过载主要与多次输血有关，因此更常见于长期生存的移植后患者及急性白血病患者[21]。除输血外，长期红系异常造血及铁吸收过多均导致铁沉积[22]。这些患者可能因铁过载出现肝功能异常，治疗性的静脉放血可以减轻铁过载，使铁蛋白和肝功能正常。SCT 后，超过 88% 的长期生存患者有铁蛋白升高及肝铁负荷增加，铁负荷增加与肝功能异常之间的关系已很明确。然而，铁过载的后果及静脉放血治疗移植后患者铁过载的效果，还未系统评价。对于大量输血的患者，如地中海贫血患者，铁过载会导致肝纤维化、肝硬化及肝癌[23]。类似情况也将在 SCT 后的几十年，存在铁过载的长期生存的健康患者中出现。

因此，长期生存的患者每年都应检查肝功能，已知有乙型肝炎及丙型肝炎病毒感染的患者，应定期应用 PCR 的方法检查病毒复制情况。慢性丙型肝炎患者，应定期进行肝组织活检及甲胎蛋白检测，以评价是否有肝硬化或肝癌。尚无应用病毒唑和（或）干扰素预防肝硬化的长期结果[24]。对有铁过载风险的长期生存患者，应监测血清铁蛋白及转铁蛋白饱和度。规劝患者避免过量铁摄入及酗酒。那些肝铁含量超过 7mg/g（肝净重）的患者，应接受静脉放血和（或）螯合及治疗。应用促红细胞生成素可帮助在血红蛋白水平偏低的患者中使用静脉放血治疗。

骨和关节的晚期并发症

无血管性骨坏死（AVN）

大宗的调查表明，无血管骨坏死的发生率为 4%～10%，中位发生时间为移植后 18 个月（4～132 个月），疼痛是最初的症状[25-28]。早期诊断的标准很难用传统的影像学检查确定，可以考虑磁共振检查。80% 的患者表现为髋关节受累，超过 60% 的患者为双侧受累。其他可能发生病变的部位为膝关节（10%）、腕关节及踝关节。减轻疼痛及外科矫形减少受累关节压力等方法都是有价值的，但是，大多数有严重损害的成年患者需要手术。诊断 AVN 后 5 年之内，约 80% 患者进行了全髋关节置换[28]。虽然大多数情况下（85% 的患者），手术的短期效果非常好，但对于预期生存期长的年轻患者来说，仍需要安装假肢。发生 AVN 的危险因素很明确[25,29-30]，类固醇激素的使用（总量及持续时间）是主要因素。因此，对那些不进展的慢性 GVHD 患者，不应进行长期小剂量的激素治疗。第二个重要原因是 TBI，尤其是单纯放疗剂量超过 10Gy，或分次照射剂量超过 12Gy。

骨质疏松症

造血干细胞移植引起骨丢失及骨质疏松症，是因为放疗、化疗的毒性及性腺功能减退[31-32]。骨质减少及骨质疏松的特征都是骨量减少及易发生骨折[33]。用骨量减少的程度和二维光子光密度测定法来衡量骨质疏松情况。糖皮质激素、环孢素或他克莫司的使用时间及累计剂量与骨密度下降密切相关[12,33-34]。10% 的患者有非外伤性骨折。按 WHO 的诊断标准，在移植后 12～18 个月，接近 50% 的患者有骨密度减低，1/3 的患者有骨质减少，接近 10% 的患者有骨质疏松症。预防骨质疏松症的方法包括对于那

些移植后性腺功能减退的患者，进行性激素的替代治疗，其他的有效治疗措施还在探索研究中。

牙齿的晚期并发症

无论是以 TBI 为基础的预处理方案，还是没有放疗的方案，均可导致严重的牙釉质和发育牙的损伤，这种损伤可能是长期及持续的。儿童 TBI 后，会发生下颌骨发育不良及下颌关节异常。针对儿童的长期临床及影像学的随访表明，磨牙与切牙的恒牙根部变细变薄，萌出的恒牙牙冠发育不良及出现小牙症。与同龄健康儿童相比，移植后的患儿，龋齿的发生更为普遍。在牙齿发育的各个阶段，都有可能发生损伤，严重程度与移植时的年龄有关。建议尽量减少这些不良反应，以保护牙釉质，通过积极的口腔卫生，预防牙菌斑、牙周病、口腔黏膜感染，以及口腔干燥，这些都会导致龋齿加重。移植前，请有经验的牙科专家会诊，移植后，每年都进行牙科检查，任何牙科问题都应及时治疗，并听取专家关于口腔护理的建议。减少牙齿并发症的关键问题是：刷牙，应用含氟化物及抗生素的漱口水。应该每日刷牙 2 次，并应用软毛牙刷及含氟化物的牙膏。

移植后的内分泌功能

甲状腺功能不全

异基因造血干细胞移植后，7%～15% 的患者发生亚临床型甲状腺功能减低[35-36]，是否发生需要甲状腺素替代治疗的甲状腺功能减低，要看移植的预处理方案。单次 TBI 的发病率明显高于分次 TBI 及没有放射治疗。甲状腺功能异常的起病情况各种各样，通常在放射治疗后的 5 年发生，也有移植后 20 年发病的情况，因此，TBI 后，应定期检查甲状腺功能。所有甲状腺功能减低症的患者均应进行甲状腺素替代治疗[通过低的血游离 T_4 水平，提高促甲状腺激素（TSH）分泌]。开始替代治疗后，应监测甲状腺素水平，做到个体化治疗，并相应调整药物剂量，老年患者在开始治疗前，应进行心电图检查，排查缺血性心肌病和（或）心律失常。

生长发育

成长过程非常复杂，受到很多因素影响，包

括遗传因素、营养情况、激素水平以及心理因素。接受 SCT 后的儿童，因采用各种治疗方案而成为与众不同的群体。此外，GVHD 及其相应治疗，尤其是长期使用类固醇激素，会导致儿童期生长不良。

已有很多关于最终可获身高的研究[37-40]。儿童期进行造血干细胞移植，会影响生长发育[37-40]，尤其是年龄较小时就进行造血干细胞移植（小于 10 岁）以及进行了放射治疗。相反，预处理方案中没有放疗，而是环磷酰胺或白消安的患儿[40]，生长发育不受影响。在预处理应用 TBI 之前进行过颅脑照射的儿童，生长发育更为迟缓。生长激素（GH）的缺乏作为发育迟缓的原因，及其在 SCT 后的患儿中的替代治疗仍有争议。放射治疗后患者生长发育的不良可以用放疗对生殖腺、甲状腺、骨骺的直接影响来解释。

青春期及性腺生成障碍

性腺功能减退（睾丸和卵巢）是移植前的预处理及移植前的化疗的常见远期后果。发生性腺功能减退的主要原因是放射治疗，当然，白消安也有同样的损伤。

男性性腺功能

睾丸的放射损伤为生殖能力的丧失，包括睾丸体积减小、精子数量下降，以及促卵泡生成素（FSH）水平上升。放射线同时损伤睾丸间质细胞，即使对这类细胞产生损伤的剂量要明显高于生殖细胞。烷化剂减少精子的生成，与剂量相关。性腺的损伤与环磷酰胺的累计量有关[41,42]。在移植时使用剂量小于 200mg/kg，70% 患者可以在停药后的数年恢复性腺功能。与对生殖细胞上皮有显著影响不同的是，化疗对分化缓慢的睾丸间质细胞的影响不大，并与年龄相关。

与男性性腺功能相关问题的筛查，包括每年都应监测与相应年龄匹配的生活史，尤其关注包括性欲过旺、性无能、生育能力、女性化乳房发育情况、体毛以及外生殖器的大小等方面。激素水平评估，包括可被作为基础值的至少一次促黄体生成素（LH）、FSH 及睾酮水平测定。年龄超过 14 岁的患者，如有可能，尽量在移植前冷冻精子，并可能从移植后的精液分析中获益。在今后的随访中，应进行关于生育能力的诚挚交流。当检测出性腺功能异常时，应与内分泌专家密切联系，进行激素替代治疗或监测是否能自愈。在生活史或体检均未见到异

常情况，但性成熟尚未完全获得时，应每 1~2 年重复进行上述检查。相反，对于恢复了精子形成能力及性腺功能的患者，应强调注意避孕。

女性性腺功能

与男性患者不同，女性生殖细胞损伤及卵巢的内分泌功能障碍同时发生。放射损伤的影响因素为年龄及剂量。治疗时，年龄超过 40 岁的患者，双侧卵巢常规的分次放射治疗 4~7Gy，即可造成不可逆的功能丧失。相反，青春期前的卵巢，相对地有抗辐射能力。TBI 时年龄的增长，意味着卵巢功能衰竭。移植后，提前绝经非常普遍。

卵巢功能衰竭与化疗，尤其是烷化剂有关。性腺的损伤与患者年龄及药物剂量有关[34,43]。白消安和环磷酰胺的清髓剂量可以导致任何年龄的患者发生性腺功能永久性丧失。卵巢功能不全的评价依靠病史（原发的或继发的闭经，月经不规律，妊娠或不孕），乳房分期及外阴发育。应在患者 13 岁时检测血清促性腺激素（FSH，LH）和雌二醇水平作为基线，并在成人期系统地监测。这些数据有助于决定在缺乏青春期表现（如月经来潮，第二性征发育）时，是否进行激素替代治疗来诱发青春期表现。因为年轻女性接受了对性腺有损伤的治疗后，没有经历青春期，可能提前绝经，如果有雌激素缺失（月经不调、闭经、月经潮红以及阴道干燥），她们应检测促性腺激素和雌二醇水平。长期生存的患者通常关心生育情况，热切盼望得到生殖内分泌专家的指导。

造血干细胞移植后的生育能力

尽管移植预处理对性腺有损伤，移植后性腺功能恢复及妊娠的可能仍存在。移植后生育率仍很难确定。一项骨髓移植生存研究针对 619 位进行了自体（241 例）或者异基因造血干细胞移植（378 例）的男性患者（移植后存活超过 2 年，年龄在 21 ～ 45 岁之间）的配偶进行了调查，了解性腺功能恢复及妊娠情况。

移植时的中位年龄是 33.3 岁，移植后的中位时间是 7.7 年，移植后 34 位患者有 54 次妊娠，（26 位男性患者，40 次妊娠；8 位女性患者，14 次妊娠），46 次产下婴儿。与不孕有关的因素包括年龄大（移植时年龄 ≥ 30 岁，OR=4.8），女性（OR=3.0），及 TBI（OR=3.3）。与 301 对年龄相近

的同胞进行怀孕概率及妊娠结果的比较，虽然移植后的患者怀孕概率下降（OR=36），但流产及死胎的情况并无明显增加（OR=0.7）[44]。

欧洲骨髓移植组晚期并发症分组（LEWP）的数据表明，除了重症再生障碍性贫血进行造血干细胞移植的患者外，1994 年之前进行造血干细胞移植的患者（至少存活超过 2 年的）怀孕率低于 2%（除外 SAA），与文献报道的一致。当然，这些数据预示 SCT 后生育力恢复的作用受到一些因素的限制，比如，当得知患有危及生命的疾病后，很多患者不打算再生育，或者在移植前已经生育，也可能因为配偶过了正常生育年龄。

非恶性疾病造血干细胞移植后的生育能力

在西雅图骨髓移植中心，103 位患重症再生障碍性贫血的女性患者，应用环磷酰胺预处理方案后，有 56 位恢复了性腺功能，（表现为恢复月经、正常的促性腺激素及雌二醇水平），预计 27% 的患者可以恢复[46]。一项 109 位男性患者的同样研究表明，61% 恢复了产生精子的功能，随后有 26% 患者生了孩子。该中心以前资料以及其他一些移植中心的研究表明，女性患者移植时年龄低于 25 岁，性腺功能常可以恢复，但此后迅速降低。

恶性疾病造血干细胞移植后的生育能力

大多数接受 TBI 的患者会发生性腺功能衰竭。只有 10% ~ 14% 的女性患者可以恢复性腺功能，怀孕的概率不超过 3%[45,46]。男性患者，恢复性腺功能的概率不超过 20%，并且随着 TBI 剂量的增加，恢复的可能性越低。对于男性患者来说，TBI 后生育几乎是不可能的。

对于女性患者，白消安及环磷酰胺（BUCY）的预处理方案，性腺功能丧失的发生率也很高。因患白血病，应用 BUCY 预处理方案的患者，尚无生育的报道。在男性患者中，这种预处理方案后，性腺功能有 17% 可以恢复，与全身放疗的预处理方案几乎相同。

移植前咨询及治疗方案的选择

移植前，应与患者讲明移植后性腺功能衰竭的发生概率，并评估患者与此功能损伤的关系。如果，患者正值育龄，且希望移植后保有生育能力，在考虑诸如生存等因素不受影响的情况下，可以改变预处理方案。移植前交流还应包括解释辅助受孕技术，对于女性患者，应治疗过早绝经。

因为移植后，无法保留卵巢功能，要想有自己血缘的子女，只能在移植前冷冻卵子，但这需要 4 ~ 6 周的时间不对本病进行治疗，以便获得卵子。这也需要患者有可靠的伴侣，如果没有合适的伴侣或者无法停止治疗，可以在移植前冷冻卵巢组织，当然，应该告诉患者，这种技术尚处于试验阶段，目前尚无在的类受孕成功的报道。虽然，每年关于辅助受孕成功率都有上升，但很少有文献报道患者移植后妊娠的结果。

干细胞移植前冷冻精子，移植后进行人工授精，胚胎移植及向卵母细胞内注入精子的细胞质的方法有助于男性授孕，应该在患病初期、化疗前冷冻精子，常规剂量的化疗不是冷冻精子的绝对禁忌证，但要对患者讲明可能的危险因素。

移植后的常规检查应包括对性腺功能的检查。患者移植后，如果不想要小孩，尤其是女性患者已经恢复月经了，应强调采取避孕措施，如果移植后 6 个月之内怀孕，应终止妊娠。

造血干细胞移植后，会出现令人苦恼的血管扩张症状，可能通过激素替代疗法（HRT）来防止。HRT 也可以在症状初期开始应用，或在促性腺激素水平表明卵巢功能衰退时再用。HRT 不会抑制排卵，也不会影响性腺功能恢复及受孕。因此，间隙停用 HRT，评价促性腺激素水平非常重要。如果有卵巢功能恢复的迹象，应采取有效的避孕措施。同样地，过早绝经恢复后，可以自然受孕。只有定期规律的检查，才会及时找到这一时刻。

生活质量及神经精神状态

过去几年，关于肿瘤患者的社会心理研究，进行了一些工作。生活质量及精神状态的晚期影响包括患者对疾病诊断的个体结果的适应和疾病社会结果的调节。罹患肿瘤的患者在不同时间以不同的方式经受着疾病的影响。反过来，这些方面也对患者的生活质量产生影响。不论什么年龄，一些功能的破坏，哪怕是一过性的，都会使人们感到沮丧。目前，还没有针对长期生存的肿瘤患者的关于生活质量的问卷式调查。这种问卷不同于现在的针对于治疗的生活质量评价标准，比如恶心、呕吐等与长期生存无关系的指标。另一方面，来自健康人群的问卷调查表可能忽略了长期生存的肿瘤患者的症状和关注点。

很多患者持续经受着肿瘤及治疗对日常生活的负面影响，导致治疗结束后生活质量下降。当然，要正确评价肿瘤及治疗带给患者心理的正面影响及负面影响。正面影响包括更积极的人生态度，自尊以及存活的幸运感。负面影响主要是对健康的担心增加了，敏感性增加，以及有一些丧失感，比如丧失生育能力等。

大宗 HSCT 生存患者研究结果显示仅有不到一半的患者维持着正常功能状态。自体移植和异基因移植的患者中常见有睡眠障碍及疲劳。异基因移植后的患者，更易发生躯体症状及功能受限。经过一段时间，患者会重新适应和功能恢复正常，躯体症状会逐渐改善。在移植后 3 年之内，患者与正常人的生活质量差别是较明显的，3 年之后，患者在社交功能、心理健康以及身体活力等方面，均明显改善了。

每年都应对患者进行心理测评，筛选出那些有抑郁症的人，让专业人士给他们进行心理健康的咨询。针对患者的配偶，也应进行关注，他们经常会感到孤独；患者的孩子也可能会因为失去了父亲或母亲，从而感到痛苦。

继发性恶性肿瘤

继发性恶性肿瘤是各种原发癌症进行传统化疗及放疗的并发症，现在作为 HCT 受者中的并发症也越来越得到认识。HCT 移植后继发性恶性肿瘤的患病风险比正常人群高出 4 ~ 11 倍。异基因外周血干细胞移植的患者移植后 10 年的估计肿瘤发生率为 3.5%，15 年肿瘤发病率增至 12.8%[1,2,47-50]。

发生继发性恶性肿瘤的危险因素包括移植前的放疗化疗，预处理方案中的全身照射及清髓性化疗，EB 病毒、HBV 病毒及 HCV 病毒感染，移植后免疫抑制剂的应用，尤其是应用单克隆及单克隆抗体预防以及治疗 GVHD。HLA 配型不相合、T 细胞去除，以及移植的类型（自体还是异基因移植）、造血干细胞的来源、原发病的情况都有影响。然而，关于继发性恶性肿瘤高危因素的总体分析某种

程度上都是主观的，这是因为继发性恶性肿瘤有非常广泛的多样性，有不同的临床病理过程，不同的发病机制，它们的发生、发展的高危因素也各有不同[1-2]。

通常造血干细胞移植后的继发性恶性肿瘤分为以下 3 类：

- 骨髓增生异常综合征 、急性髓系白血病
- 淋巴瘤，包括淋巴细胞增殖性疾病
- 实体瘤

移植后早期易发生白血病和淋巴瘤，实体瘤多发生在移植后很长的时间，并且，随着移植后长期生存的不断提高，发病率也上升了。

自体造血干细胞移植后的骨髓增生异常综合征及急性髓性白血病

霍奇金淋巴瘤，对最初治疗反应良好并有复发高危因素的非霍奇金淋巴瘤，多发性骨髓，乳腺癌以及进展的生殖系统肿瘤都可以进行自体外周血干细胞移植。

随着自体造血干细胞移植后生存率的提高，治疗相关的骨髓增生异常综合征（t-MDS），治疗相关的急性髓性白血病（t-AML），日益成为严重的晚期并发症。文献报道，自体移植后 20 个月，t-MDS 及 t-AML 的发生率为 1.1%，而到了移植后 43 个月，升至 24.3%，发生 t-MDS 及 t-AML 的中位时间为 12 ~ 24 个月（4 个月 ~ 6 年）[51-56]。t-MDS 和 t-AML 也发生在淋巴瘤患者进行序贯化疗及缩野放疗后，治疗后 20 年为 0.8%，30 年为 6.3%。自体移植后，t-MDS 及 t-AML 的发生中位发生时间为 3 ~ 5 年，10 年后再出现的可能性很小。因此，与传统化疗和放疗相比，HCT 后 t-MDS 和 t-AML 的风险较高。此外，与常规化疗比较，HCT 后发生两者的时间较短。

t-MDS 及 t-AML 的发生危险因素包括：移植时的年龄大，移植前用过烷化剂，用过拓扑替构酶 II 抑制剂，进行过放射治疗，干细胞的动员方法（应用外周血干细胞，应用依托泊苷动员干细胞），以及预处理方案中有全身照射。近来有报道说，还有一些影响因素，比如移植物中 CD34+ 细胞含量少，有多器官移植史等。由此可见，t-MDS 及 t-AML 的发生与移植前化疗及放疗，预处理方案，干细胞动员等均有关，这些因素的累加作用

也很重要。

相比于移植，最初的诱导化疗及放疗对移植后发生 t-MDS/t-AML 更有影响。移植前所应用的细胞毒药物的特性（烷化剂，拓扑异构酶 II 抑制剂），还决定移植后 t-MDS/t-AML 的类型。移植后发生 t-MDS/t-AML 的患者，其骨髓在移植前已发生特殊的细胞遗传学变化。最初的化疗，会导致遗传学的异常，这可能是 t-MDS/t-AML 的发病原因。当然，还需要大宗的前瞻性研究来评价这些调查的意义 [51-56]。

虽有些研究无法验证，还是有报道提出，预处理应用全身照射与自体造血干细胞移植后，与 t-MDS/t-AML 的发生密切相关。到底是患者体内残留的肿瘤细胞，移植物还是微环境破坏导致了 t-MDS/t-AML，目前还不清楚 [54]。

一个发生 t-MDS/t-AML 的高危因素是患者进行了外周血干细胞动员，这些患者在移植前进行了化疗联合生长因子的动员，与那些自体骨髓移植的患者相比，患病率可能上升 [57]。可能是在这些动员化疗的方案中，包含了对造血前体细胞 DNA 有损伤的药物，也可能是移植物中这种损伤的细胞过表达。支持这一假说的 Krishnan 等指出淋巴瘤患者在自体移植前，应用大剂量依托泊苷，会导致 11q23 染色体异常，从而增加了 t-AML 发生风险。

Friedberg 等指出，移植物中细胞数少是患者发生 t-MDS 的危险因素，这种情况下，骨髓造血重建困难，对能引起 t-MDS 的不可逆的 DNA 损伤更敏感。体外研究也支持这种理论，移植前，细胞毒药物的应用也起了重要的作用。移植后发生 t-MDS/t-AML 的机制有很多种，包括干细胞动员，移植物中造血干细胞前体细胞的数目，造血功能重建 [58-60]。

自体造血干细胞移植后发生的 t-MDS 的预后很差，中位生存期是 6 个月。常规的化疗基本无效，可以尝试异基因造血干细胞移植，3 年的生存率是 0～24%。Witherspoon 等试图分析出那些异基因造血干细胞移植治疗效果好的 t-MDS/t-AML 的患者的特征，13% 的患者移植后可以长期生存 [61]。这其中 33% 的患者为难治性贫血（RA），20% 的患者为难治性贫血伴幼稚细胞增生（RAEB），8% 的患者为难治性贫血伴转化的原始细胞增多症（RAEB-t）。患者大多因感染或脏器功能衰竭而死亡（78%）。t-AML 无病生存率低（8.3%），复发率

（43%）也高于原发的急性髓性白血病。

诱导缓解后，进行移植的原发白血病患者与 20 例继发的（治疗相关 12 例，MDS 转化 8 例）白血病患者的预后没有统计学差异，Fred Hutchinson 肿瘤研究中心在 1971 年 12 月—1998 年 6 月之间 [62]，针对 111 例 t-AML 或 t-MDS 患者进行同胞或无血缘供者造血干细胞移植，统计表明，预处理方案有 TBI 的 5 年无病生存率为 8%，BU/CY 组为 19%，改良的 BU/CY 组为 30%。

t-AML 患者 5 年累计复发率为 40%，RAEB-T 的患者为 40%，RAEB 的患者为 26%，RA 及 RARS 的患者没有复发的情况。5 年累计非复发死亡率，TBI 组为 58%，BU/CY 组为 52%，改良的 BU/CY 组为 42%。Yakoub-Agha 等分析了 70 位 t-AML/t-MDS 患者，进行异基因造血干细胞移植后的生存、复发及治疗相关死亡的影响因素。年龄（超过 37 岁）、男性、巨细胞病毒血症、移植时没有达到完全缓解、预处理方案强度大，是影响预后的独立因素 [63]。研究表明，虽然有较高的治疗相关死亡率，但在诊断疾病早期，进行异基因造血干细胞移植是有意义的，因为复发率较低。

针对 t-AML/t-MDS 患者的治疗，应包括适当的化疗及选择合适的供者进行异基因造血干细胞移植。有细胞遗传学上良好预后因素的患者，可能通过化疗达到完全缓解。没有细胞遗传学上良好预后因素，且外周血移植细胞比例高的患者，应尽快异基因造血干细胞移植。应密切随访那些有可能发生 t-MDS 的移植后患者，以便早期诊断 MDS。诊断了 t-AML 后，或有 MDS 高危因素的患者，尤其是外周血已经有少量幼稚细胞的患者，应考虑尽快移植。为了降低移植后复发及非复发死亡率，应改良预处理方案。t-AML/t-MDS 患者即使做了异基因外周血干细胞移植，预后也不好，可能是因为发生治疗相关死亡的比例增加了。减低预处理的剂量的做法是可行及有意义的，尤其之前自体移植的患者，预后可能较之前异基因移植的患者好。

淋巴瘤

在异基因造血干细胞移植后第一年，淋巴细胞增殖性疾病是最常见的继发性恶性肿瘤，这主要是因为免疫缺陷及 EB 病毒感染。PTLD（移植后淋巴细胞增殖性疾病）主要是 B 淋巴细胞来源

的，少数是 T 细胞 PTLD[64,65]。此病在其他章节展开讲解。晚期发生的淋巴瘤与此不同 [66-70]，一项包括了 18 000 例移植的调查表明，晚期淋巴瘤的发生主要与慢性 GVHD 有关 [66]。也有一些患者，移植后发生霍奇金病，与正常人群相比，发生率高了 6 倍。霍奇金病包括了各种细胞表型，并都有 EB 病毒基因表达。霍奇金病与 EB 病毒相关 PTLD 的不同之处是，迟发多发生在移植后 2 年半之后，并且预后较好。移植后霍奇金病的发生可能与 EB 病毒感染及过刺激的细胞介导的免疫反应有关。

实体瘤

无论自体移植还是异基因造血干细胞移植后，都有发生实体瘤的报道。与同年龄段及同性别正常人群相比，实体瘤的风险增加幅度为 2.1 ～ 2.7 倍[72,73]。尤其对于那些移植后幸存 10 年或以上的患者，实体瘤的发病率高于正常人群达 8.3 倍。这通常与放射治疗有关，实体瘤的类型包括黑色素瘤、口腔癌和唾液腺、脑、肝、宫颈、甲状腺、乳腺、骨骼和结缔组织肿瘤。虽然很多研究都集中在异基因移植受者上，现在越来越多的证据表明，预处理方案中有全身照射的自体移植患者，实体瘤的发病率也是上升的。因此，需要针对这些患者进行长期随访，以便发现发生继发性恶性肿瘤的危险因素，现已有研究表明，易发生继发性恶性肿瘤的部位有：口腔、唾液腺、肝、皮肤、脑、甲状腺、乳腺及骨、关节组织[48-49,73-77]。

随着时间的流逝，发生实体瘤的危险也增加了；10 岁以前的儿童 [78] 造血干细胞移植后更易发生实体瘤。TBI（全身照射）是发生继发实体瘤明确的高危因素，发生实体瘤的风险与放疗剂量密切相关。与没有放疗的患者相比，大剂量放疗的患者发生实体瘤的数量增加了 3 ～ 4 倍。

造血干细胞移植后实体瘤的发病机制

关于实体瘤的发病机理并不清楚，化疗、基因修饰、病毒感染、GVHD 后应用单克隆抗体等免疫抑制剂似乎都有关系[12,79]。

辐射产生的肿瘤通常有很长的潜伏期，尤其年轻时受过照射的患者易发生。儿童急性淋巴细胞白血病，霍奇金淋巴瘤以及脑瘤患者，通常进行全颅及全脊髓照射，这会导致发生甲状腺癌和脑瘤的发生。相同的情况出现在那些视网膜母细胞瘤及骨肿瘤患者身上，他们通常接受常规放疗，这增加了继发成骨细胞肉瘤，以及其他一些骨关节肿瘤的风险。研究表明，继发性恶性肿瘤发生率与受照剂量呈正相关，联合应用烷化剂会增加发生率。造血干细胞移植后，发生甲状腺癌、乳腺癌、脑瘤、骨及软组织肿瘤的风险与放射治疗的累计量有关，也就是说移植前的常规治疗及移植的预处理均对继发性恶性肿瘤的发生产生了影响 [74-75,78]。

免疫状态的改变与发生口腔鳞状上皮细胞癌有关，尤其是发生了慢性 GVHD 以后，再生障碍性贫血的患者移植后更易患实体瘤，主要发生在口腔及皮肤。这些肿瘤在应用了硫唑嘌呤治疗慢性 GVHD 后 [80]，尤其易发。

在免疫功能抑制患者中，移植后致瘤病毒感染影响了继发性恶性肿瘤的发生，如人乳头状病毒与口腔黏膜及皮肤的鳞状上皮癌的发生有关。男性易发生口腔及皮肤的鳞状上皮癌的原因尚不清楚 [81,82]，可能与男性比女性更多的接触电离辐射、免疫缺陷及其他更易发生在男性身上的流行性因素有关。因此，移植后继发恶性肿瘤的发生危险因素有移植前的清髓性全身照射，原发病的治疗，病毒（乙肝病毒、丙肝病毒、人乳头状瘤病毒）感染相关的免疫功能改变。有家族肿瘤病史的患者更易发生继发性恶性肿瘤，遗传因素也起了很大作用。已经有针对那些未移植，而接受常规治疗的患者进行的遗传因素及基因 - 环境相互作用的研究。未来还需针对移植的患者发生继发性恶性肿瘤，进行更多的关于清髓性化疗、全身照射、移植后免疫抑制剂与遗传因素相互关系的研究。

移植后发生实体瘤的治疗措施还不明确，由于移植后骨髓储备差，先前治疗已经对脏器产生毒性，限制了强化治疗。然而，一些小样本研究显示强化治疗效果更好，而如果采取标准治疗，肿瘤更易生长和早期复发。

针对移植后患者进行 20 年的随访，将有助于明确辐射相关肿瘤，如肺癌、乳腺癌、肠癌的发生危险因素。这些上皮样癌通常发生在放射治疗后的 15 ～ 20 年，常规治疗的生存者也有同样情况。这些资料表明，随着时间的增长，移植后患者发生实体瘤的风险增加，需要长期监测移植后患者的情况。

预防措施包括对医生及患者进行继发性恶性肿瘤高危因素的教育，也要采取相应的减少继发性恶性肿瘤发生的措施，如良好的生活方式，戒烟，定期进行乳腺、肺、皮肤、结肠、前列腺、甲状腺的检查，对特殊的肿瘤进行化学预防，减少暴露于紫外线，尤其是那些做过放疗的患者。通过了解发生继发性恶性肿瘤的高危因素及尽量避免这些危险因素，可能会降低发病率，维持移植后患者的高治愈率。

（苏仲奕 译　徐　晨 校）

参考文献

1. Deeg HJ, Socie G. Malignancies after hematopoietic stem cell transplantation: many questions, some answers. Blood 1998;91:1833–1844
2. Ades L, Guardiola P, Socie G. Second malignancies after allogeneic hematopoietic stem cell transplantation: new insight and current problems. Blood Rev 2002;16:135–146
3. Socie G, Salooja N, Cohen A et al. Nonmalignant late effects after allogeneic stem cell transplantation. Blood 2003;101:3373–3385
4. Rizzo JD, Wingard JR, Tichelli A et al. Recommended screening and preventive practices for long-term survivors after hematopoietic cell transplantation: joint recommendations of the European Group for Blood and Marrow Transplantation, the Center for International Blood and Marrow Transplant Research, and the American Society of Blood and Marrow Transplantation. Bone Marrow Transplant 2006;37:249–261
5. Vogelsang GB. How I treat chronic graft-versus-host disease. Blood 2001;97:1196–1201
6. Lee SJ, Vogelsang G, Flowers ME. Chronic graft-versus-host disease. Biol Blood Marrow Transplant 2003;9:215–233
7. CDC, IDSA, ASBMT. Guidelines for preventing opportunistic infections among hematopoietic stem cell transplant recipients, 2000. www.cdc.gov/mmwr/preview/mmwrhtlm, pp. 659–741
8. Bernauer W, Gratwohl A, Keller A, Daicker B. Microvasculopathy in the ocular fundus after bone marrow transplantation. Ann Intern Med. 1991;115:925–930
9. Tichelli A, Gratwohl A, Egger T et al. Cataract formation after bone marrow transplantation. Ann Intern Med 1993;119:1175–1180
10. Deeg HJ, Flournoy N, Sullivan KM et al. Cataracts after total body irradiation and marrow transplantation: a sparing effect of dose fractionation. Int J Radiat Oncol Biol Phys 1984;10:957–964
11. Belkacemi Y, Labopin M, Vernant JP et al. Cataracts after total body irradiation and bone marrow transplantation in patients with acute leukemia in complete remission: a study of the European Group for Blood and Marrow Transplantation. Int J Radiat Oncol Biol Phys 1998;41:659–668
12. Socie G, Clift RA, Blaise D et al. Busulfan plus cyclophosphamide compared with total-body irradiation plus cyclophosphamide before marrow transplantation for myeloid leukemia: long-term follow-up of 4 randomized studies. Blood 2001;98:3569–3574
13. Tichelli A, Duell T, Weiss M et al. Late-onset keratoconjunctivitis sicca syndrome after bone marrow transplantation: incidence and risk factors. European Group for Blood and Marrow Transplantation (EBMT) Working Party on Late Effects. Bone Marrow Transplant 1996;17:1105–1111
14. Clark JG, Crawford SW, Madtes DK, Sullivan KM. Obstructive lung disease after allogeneic marrow transplantation. Clinical presentation and course. Ann Intern Med 1989;111:368–376
15. Freudenberger TD, Madtes DK, Curtis JR et al. Association between acute and chronic graft-versus-host disease and bronchiolitis obliterans organizing pneumonia in recipients of hematopoietic stem cell transplants. Blood 2003;102:3822–3828
16. Santo Tomas LH, Loberiza FR Jr, Klein JP et al. Risk factors for bronchiolitis obliterans in allogeneic hematopoietic stem-cell transplantation for leukemia. Chest 2005;128:153–161
17. Locasciulli A, Testa M, Valsecchi MG et al. The role of hepatitis C and B virus infections as risk factors for severe liver complications following allogeneic BMT: a prospective study by the Infectious Disease Working Party of the European Blood and Marrow Transplantation Group. Transplantation 1999;68:1486–1491
18. Strasser SI, Myerson D, Spurgeon CL et al. Hepatitis C virus infection and bone marrow transplantation: a cohort study with 10-year follow-up. Hepatology 1999;29:1893–1899
19. Strasser SI, Sullivan KM, Myerson D et al. Cirrhosis of the liver in long-term marrow transplant survivors. Blood 1999;93:3259–3266
20. Peffault de Latour R, Levy V, Asselah T et al. Long-term outcome of hepatitis C infection after bone marrow transplantation. Blood 2004;103:1618–1624
21. Strasser SI, Kowdley KV, Sale GE, McDonald GB. Iron overload in bone marrow transplant recipients. Bone Marrow Transplant 1998;22:167–173
22. Mariotti E, Angelucci E, Agostini A et al. Evaluation of cardiac status in iron-loaded thalassaemia patients following bone marrow transplantation: improvement in cardiac function during reduction in body iron burden. Br J Haematol 1998;103:916–921
23. Muretto P, del Fiasco S, Angelucci E et al. Bone marrow transplantation in thalassemia: modifications of hepatic iron overload and associated lesions after long-term engrafting. Liver 1994;14:14–24
24. de Latour RP, Asselah T, Levy V et al. Treatment of chronic hepatitis C virus in allogeneic bone marrow transplant recipients. Bone Marrow Transplant 2005;36:709–713
25. Socie G, Selimi F, Sedel L et al. Avascular necrosis of bone after allogeneic bone marrow transplantation: clinical findings, incidence and risk factors. Br J Haematol 1994;86:624–628
26. Atkinson K, Cohen M, Biggs J. Avascular necrosis of the femoral head secondary to corticosteroid therapy for graft-versus-host disease after marrow transplantation: effective therapy with hip arthroplasty. Bone Marrow Transplant 1987;2:421–426
27. Enright H, Haake R, Weisdorf D. Avascular necrosis of bone: a common serious complication of allogeneic bone marrow transplantation. Am J Med 1990;89:733–738
28. Bizot P, Nizard R, Socie G et al. Femoral head osteonecrosis after bone marrow transplantation. Clin Orthop 1998;357:127–134
29. Fink JC, Leisenring WM, Sullivan KM et al. Avascular necrosis following bone marrow transplantation: a case-control study. Bone 1998;22:67–71
30. Schulte CM, Beelen DW. Avascular osteonecrosis after allogeneic hematopoietic stem-cell transplantation: diagnosis and gender matter. Transplantation 2004;78:1055–1063
31. Weilbaecher KN. Mechanisms of osteoporosis after hematopoietic cell transplantation. Biol Blood Marrow Transplant 2000;6(2A):165–174
32. Schimmer AD, Minden MD, Keating A. Osteoporosis after blood and marrow transplantation: clinical aspects. Biol Blood Marrow Transplant 2000;6(2A):175–181
33. Schulte CM, Beelen DW. Bone loss following hematopoietic stem cell transplantation: a long-term follow-up. Blood 2004;103:3635–3643
34. Stern JM, Sullivan KM, Ott SM et al. Bone density loss after allogeneic hematopoietic stem cell transplantation: a prospective study. Biol Blood Marrow Transplant 2001;7:257–264
35. Sklar CA, Kim TH, Ramsay NK. Thyroid dysfunction among long-term survivors of bone marrow transplantation. Am J Med 1982;73:688–694
36. Boulad F, Bromley M, Black P et al. Thyroid dysfunction following bone marrow transplantation using hyperfractionated radiation. Bone Marrow Transplant 1995;15:71–76
37. Sanders JE. The impact of marrow transplant preparative regimens on subsequent growth and development. The Seattle Marrow Transplant Team. Semin Hematol 1991;28:244–249
38. Sanders JE, Pritchard S, Mahoney P et al. Growth and development following marrow transplantation for leukemia. Blood 1986;68:1129–1135
39. Sanders JE, Guthrie KA, Hoffmeister PA et al. Final adult height of patients who received hematopoietic cell transplantation in childhood. Blood 2005;105:1348–1354
40. Michel G, Socie G, Gebhard F et al. Late effects of allogeneic bone marrow transplantation for children with acute myeloblastic leukemia in first complete remission: the impact of conditioning regimen without total-body irradiation – a report from the Societe Francaise de Greffe de Moelle. J Clin Oncol 1997;15:2238–2246
41. Sarafoglou K, Boulad F, Gillio A, Sklar C. Gonadal function after bone marrow transplantation for acute leukemia during childhood. J Pediatr 1997;130:210–216
42. Rovo A, Tichelli A, Passweg JR et al. Spermatogenesis in long-term survivors after allogeneic hematopoietic stem cell transplantation is associated with age, time interval since transplantation, and apparently absence of chronic GvHD. Blood 2006;108:1100–1105
43. Sanders JE, Buckner CD, Amos D et al. Ovarian function following marrow transplantation for aplastic anemia or leukemia 57. J Clin Oncol 1988;6:813–818
44. Carter A, Robison LL, Francisco L et al. Prevalence of conception and pregnancy outcomes after hematopoietic cell transplantation: report from the bone marrow transplant survivor study. Bone Marrow Transplant 2006;37:1023–1029
45. Salooja N, Szydlo RM, Socie G et al. Pregnancy outcomes after peripheral blood or bone marrow transplantation: a retrospective survey. Lancet 2001;358:271–276
46. Sanders JE, Hawley J, Levy W et al. Pregnancies following high-dose cyclophosphamide with or without high-dose busulfan or total-body irradiation and bone marrow transplantation. Blood 1996;87:3045–3052
47. Socie G. Secondary malignancies. Curr Opin Hematol 1996;3:466–470
48. Witherspoon RP, Deeg HJ, Storb R. Secondary malignancies after marrow transplantation for leukemia or aplastic anemia. Transplantation 1994;57:1413–1418
49. Witherspoon RP, Fisher LD, Schoch G et al. Secondary cancers after bone marrow transplantation for leukemia or aplastic anemia. N Engl J Med 1989;321:784–789
50. Deeg HJ, Witherspoon RP. Risk factors for the development of secondary malignancies after marrow transplantation. Hematol Oncol Clin North Am 1993;7:417–429
51. Stone RM, Neuberg D, Soiffer R et al. Myelodysplastic syndrome as a late complication following autologous bone marrow transplantation for non-Hodgkin's lymphoma. J Clin Oncol 1994;2535–2542
52. Traweek ST, Slovak ML, Nademanee AP et al. Clonal karyotypic hematopoietic cell abnormalities occurring after autologous bone marrow transplantation for Hodgkin's disease and non-Hodgkin's lymphoma. Blood 1994;84:957–963
53. Miller JS, Arthur DC, Litz CE et al. Myelodysplastic syndrome after autologous bone marrow transplantation: an additional late complication of curative cancer therapy. Blood 1994;83:3780–3786
54. Krishnan A, Bhatia S, Slovak ML et al. Predictors of therapy-related leukemia and myelodysplasia following autologous transplantation for lymphoma: an assessment of risk factors. Blood 2000;95:1588–1593
55. Darrington DL, Vose JM, Anderson JR et al. Incidence and characterization of secondary myelodysplastic syndrome and acute myelogenous leukemia following high-dose chemoradiotherapy and autologous stem-cell transplantation for lymphoid malignancies. J Clin Oncol 1994;2527–2534
56. Andre M, Henry-Amar M, Blaise D et al. Treatment-related deaths and second cancer risk after autologous stem-cell transplantation for Hodgkin's disease. Blood 1998;92:1933–1940
57. Friedberg JW, Neuberg D, Stone RM et al. Outcome in patients with myelodysplastic syndrome after autologous bone marrow transplantation for non-Hodgkin's lymphoma. J Clin Oncol 1999;10:3128–3135

58. Pedersen-Bjergaard J, Andersen MK, Christiansen DH, Nerlov C. Genetic pathways in therapy-related myelodysplasia and acute myeloid leukemia. Blood 2002;99:1909–1912

59. Pedersen-Bjergaard J, Andersen MK, Christiansen DH. Therapy-related acute myeloid leukemia and myelodysplasia after high-dose chemotherapy and autologous stem cell transplantation. Blood 2000;95:3273–3279

60. Stone RM. Myelodysplastic syndrome after autologous transplantation for lymphoma: the price of progress. Blood 1994;83:3437–3440

61. Witherspoon RP, Deeg HJ. Allogeneic bone marrow transplantation for secondary leukemia or myelodysplasia. Haematologica 1999;84:1085–1087

62. Witherspoon RP, Deeg HJ, Storer B et al. Hematopoietic stem-cell transplantation for treatment-related leukemia or myelodysplasia. J Clin Oncol 2001;19:2134–2141

63. Yakoub-Agha I, de la Salmoniere P, Ribaud P et al. Allogeneic bone marrow transplantation for therapy-related myelodysplastic syndrome and acute myeloid leukemia: a long-term study of 70 patients – report of the French Society of Bone Marrow Transplantation. J Clin Oncol 2000;18:963–971

64. Curtis RE, Travis LB, Rowlings PA et al. Risk of lymphoproliferative disorders after bone marrow transplantation: a multi-institutional study. Blood 1999;94:2208–2216

65. Cohen JI. Epstein-Barr virus lymphoproliferative disease associated with acquired immunodeficiency. Medicine (Baltimore) 1991;70:137–160

66. Zutter MM, Durnam DM, Hackman RC et al. Secondary T-cell lymphoproliferation after marrow transplantation. Am J Clin Pathol 1990;94:714–721

67. Verschuur A, Brousse N, Raynal B et al. Donor B cell lymphoma of the brain after allogeneic bone marrow transplantation for acute myeloid leukemia. Bone Marrow Transplant 1994;14:467–470

68. Meignin V, Devergie A, Brice P et al. Hodgkin's disease of donor origin after allogeneic bone marrow transplantation for myelogeneous chronic leukemia. Transplantation 1998;65:595–597

69. Rivet J, Moreau D, Daneshpouy M et al. T-cell lymphoma with eosinophilia of donor origin occurring 12 years after allogeneic bone marrow transplantation for myeloma. Transplantation 2001;72:965

70. Schouten HC, Hopman AH, Haesevoets AM, Arends JW. Large-cell anaplastic non-Hodgkin's lymphoma originating in donor cells after allogenic bone marrow transplantation. Br J Haematol 1995;91:162–166

71. Rowlings PA, Curtis RE, Passweg JR et al. Increased incidence of Hodgkin's disease after allogeneic bone marrow transplantation. J Clin Oncol 1999;17:3122–3127

72. Bhatia S, Louie AD, Bhatia R et al. Solid cancers after bone marrow transplantation. J Clin Oncol 2001;19:464–471

73. Bhatia S, Ramsay NK, Steinbuch M et al. Malignant neoplasms following bone marrow transplantation. Blood 1996;87:3633–3639

74. Deeg HJ, Socie G, Schoch G et al. Malignancies after marrow transplantation for aplastic anemia and Fanconi anemia: a joint Seattle and Paris analysis of results in 700 patients. Blood 1996;87:386–392

75. Lowsky R, Lipton J, Fyles G et al. Secondary malignancies after bone marrow transplantation in adults. J Clin Oncol 1994;12:2187–2192

76. Socie G, Henry-Amar M, Cosset JM et al. Increased incidence of solid malignant tumors after bone marrow transplantation for severe aplastic anemia. Blood 1991;78:277–279

77. Socie G, Kolb HJ, Ljungman P. Malignant diseases after allogeneic bone marrow transplantation: the case for assessment of risk factors. Br J Haematol 1992;80:427–430

78. Socie G, Curtis RE, Deeg HJ et al. New malignant diseases after allogeneic marrow transplantation for childhood acute leukemia. J Clin Oncol 2000;18:348–357

79. Socie G, Scieux C, Gluckman E et al. Squamous cell carcinomas after allogeneic bone marrow transplantation for aplastic anemia: further evidence of a multistep process. Transplantation 1998;66:667–670

80. Curtis RE, Metayer C, Rizzo JD et al. Impact of chronic GVHD therapy on the development of squamous-cell cancers after hematopoietic stem-cell transplantation: an international case-control study. Blood 2005;105:3802–3811

81. Favre-Schmuziger G, Hofer S, Passweg J et al. Treatment of solid tumors following allogeneic bone marrow transplantation. Bone Marrow Transplant 2000;25:895–898

82. Socie G, Henry-Amar M, Devergie A et al. Poor clinical outcome of patients developing malignant solid tumors after bone marrow transplantation for severe aplastic anemia. Leuk Lymphoma 1992;7:419–423

第6篇　广阔前景

PART

6

第47章

造血干细胞移植中心的开展

Anthony P Schwarer

引言

造血干细胞移植（HSCT）对于患者来说是一项复杂的、涵盖多方面临床技术且潜藏多种风险因素的治疗手段。所有的医生都希望在他们的单位尝试开展一项新的并且成功的造血干细胞移植项目，以研究这种有可能危及生命但更有希望能拯救生命的治疗模式的众多组成部分的各个方面，这是理所当然的。在一个现有的血液/肿瘤病房开展一个HSCT项目和单独建立一个HSCT的单位都是可行的。必须在第一名患者接受治疗之前即预先确立和制定好最佳的治疗原则。

以下内容即是与本章节相关并已发布的指南，相关的具体法规应当被确认和遵从。本章节的目的是提供一个基础，即在具体的实践方面应当为新兴的HSCT事业考虑哪些内容。

已发布的指南

之前许多专业机构均已制定过相关指南来确定HSCT实施的基本原则，其目的是尽量提高HCST的治疗效果。这些指南对于想要开展HSCT工作的单位来说都是必须阅读的基本准则。本章节对于上述指南不做赘述，而是将重点放在那些在上述指南中某些显得不太重要的环节上。

1992年美国临床肿瘤学会（ASCO）发布了HSCT的运行建议[1]。这张一页纸的内容主要对于患者收容、设备需求、人员及质控等方面的内容进行概述。

1995年全美血液及骨髓移植会议（ASBMT）对于临床移植中心发布了他们推荐的移植指南。这张两页纸的内容尽管更详细，但总体内容与ASCO类同[2]。这两份指南均可由以下网址：www.asbmt.org/policystat/policy_op.html网上获取[3]。

北美地区

1994年12月，在国际血液学及移植工程年会（ISHAGE），也就是现在大家所知的国际细胞治疗学会议（ISCT）上，与ASBMT发布的临床指南一道发布了实验指南，两者汇总为一个文件，涵盖了造血干细胞从采集、处理到移植的全过程。1996年，ASBMT及ISCT创建了造血细胞治疗的合格标准（FAHCT）（也就是现在所知的细胞治疗合格标准或FACT），其目的是对于包含HSCT中心在内的单位进行自主的合格鉴定。1997年，FACT开始为包含HSCT中心在内的单位制定造血干细胞从采集、处理到患者治疗全过程的标准。另外，FACT标准要求对已开展工作的机构也进行资格鉴定。

欧洲

1998年欧洲血液与骨髓移植协作组（EBMT）与ISCT进行了联合。其目的在于对于全欧洲欲提高HSCT技术水平的地区提供官方化的准入标准。这些标准对于之前存在的EBMT标准更为扩展和细化。JACIE标准对于那些符合基本标准的机构和设备提供鉴定证明。已开展工作的机构也可以进行资质鉴定。

国际指南

2006年2月，FACT和JACIE在网上公布了规范细胞治疗、采集、处理及管理的第三版国际标准草案[4]。在本书付梓时这一草案已得到应用。FACT-JACIE标准制定的目的是建立一个标准性的指南及合格标准系统，使其适用于全球，用以使所有移植中心按照这些标准来判断HSCT所有相关内容的依从性。

其他相关的出版物

浏览疾病预防与控制中心（CDC）的网站，www.cdc.gov，重点关注两个推荐及报道：一个是"预防造血干细胞移植受者机会性感染指南 -CDC 推荐指南"- 美国感染疾病预防协会及美国血液及骨髓移植协会，2000 年 10 月（MMWR 49 NO RR-10 2000）[5]；另一个是"环境感染控制恢复设施应用指南 -CDC 及医疗保健感染控制实践顾问推荐指南"-HICPAC，2003 年 6 月（MMWR 52 NO RR-10 2003）[6]。以前的指南也可以从出版物中获得（疾病控制中心 2000 年）[7]。这两项指南可以给那些包括建立新的 HSCT 组织在内的任何一个医疗机构在感染控制指南方面提供详尽的基础方面资料。

总体要求

总体设施

一套新的 HSCT 设施的建立要求有大量的前期思考与计划。这对于正在以 HSCT 为目的新建的专用设施或原有设施翻新来进行 HSCT 都是必要的。所有的困难都应该提前加以预判，这样就比等大楼已经建成或装修、预算已经到位或至少建造计划已经开始落实后再处理这些困难要容易。

一个 HSCT 机构最好是作为一个已拥有对急性白血病或高度恶性血液肿瘤患者治疗的三级医院的一部分来建立。这就需要强调该机构能够处理 HSCT 患者的各方面问题，例如感染性疾病治疗、重症监护病房、血库及其他，必须有经验处理与 HSCT 明确相关的并发症 - 白血病患者的中性粒细胞缺乏。打算进行异基因 HSCT 的机构亦应该是进行自体 HSCT 最好的场所。

支持设施

常规实验室支持

基础的血液及生化研究必须在常年的每天 24 小时均能够开展。环孢素及他克莫司血药浓度检测必须能够在当天回报结果。对于机会感染的微生物鉴定及对移植物抗宿主病（GVHD）的组织病理学诊断能力都是必须要具备的。而掌握流式细胞术对于测定外周血及骨髓干细胞采集物中 CD34+ 细胞含量是必需的。

分子实验室支持

检测巨细胞病毒（CMV）的活化和感染对于异基因 HSCT 患者仍然是很重要的；定量 PCR（Q-PCR）检测结果非常敏感，对于临床也是非常有用的[8]。其检查结果应可及时得到 - 如可一周进行一到两次检测；真菌感染的分子学诊断和鉴定，如对于曲霉菌[9]，尽管进展不快，但仍应与 CMV 的鉴别诊断一样加以重视。对于其他感染微生物如 BK 病毒、EB 病毒（EBV）、不同的呼吸道病毒、结核杆菌及其他等分子学鉴定水平的诊断和微小残留病的监测也是非常有用的[10,11]。对于许多血液系统恶性肿瘤如慢性粒细胞白血病、急性早幼粒细胞白血病的分子学疾病残留鉴定和检测应该是必须具备的基本技术。

血库支持

当患者有需要时，血库应有能力 24 小时随时紧急提供血小板、红细胞、新鲜冰冻血浆、冷沉淀物及人血白蛋白。

对于血小板及红细胞的过滤（保存前过滤）对于去除残存白细胞是非常重要的，这会减少患者产生针对人类白细胞抗原（HLA）的抗体反应并降低同种异体免疫所导致的血小板回升缓慢发生的概率。另外，保存前过滤，特别是对于血小板来说，可以降低因在保存过程中白细胞释放各种细胞因子所导致输血反应的发生率。用输液管滤器进行床旁过滤已被证明是效果不大的[13-14]。

最重要的一点，所有血细胞制品 - 红细胞、血小板和粒细胞，都应该接受足量的照射来预防输血相关的 GvHD。最常推荐的剂量是 2500cGy[15]。照射可以安排在血库内，也可安排在血库外进行。如果需要，应可以分离到 CMV 阴性的血细胞及血小板。血库中血小板应该保存于恒温 22℃ 的带震荡器的装置内。

放射诊断、介入放疗及核医学技术

与其他放射及超声诊断技术一样，拥有计算机断层扫描仪（CT）是必需的，而核磁共振成像仪（MRI）也是很有用的。而后者对于区分颅内感染、环孢素毒副作用、白血病脑膜浸润以及其他中枢神经系统并发症的敏感度更高。

许多进行 HSCT 的患者都要长期留置中心静脉导管，现在许多医院的放射中心都有具有介入治疗资质的放射科医生，可以进行超声引导下的中心静脉置管。这就有希望使本就繁忙的外科手术来进行置管要更快也更可靠。对于血小板减少的或有其他凝血功能障碍性疾病的患者，采用经颈静脉的肝活检术检查是鉴别静脉闭塞性疾病（VOD）、GvHD、肝炎还是药物相关性肝损伤的唯一方法。这一过程通常需要介入放射医师在放射显影下完成。

核医学技术可以帮助我们完成诸如心脏瓣膜扫描、正电子发射断层扫描（PET）以及白细胞的放射示踪扫描检查。

其他实验室支持技术

对于进行异基因 HSCT 的单位来说，拥有包括 DNA 水平的 HLA Ⅰ 类及 Ⅱ 类抗原配型技术是非常必要的。

辅助临床科室

感染性疾病科

对于任何 HSCT 科室要想获得移植成功，感染性疾病科医师的存在都是至关重要的。一名或一小群有经验的感染科医师对于机会性感染的诊断及治疗应该是每天 HSCT 患者治疗的重要组成部分。对于感染科医生来说，如何提升、实施及监控感染控制、感染的预防和治疗的有效性是非常重要的。感染性疾病的存在不仅对于进行异基因 HSCT 的机构，同样对于仅进行自体 HSCT 的机构来说，都是必须加以特殊重视的。

重症监护病房（ICU）

HSCT 患者中常有一部分特定群体需要接受 HSCT 病房所无法提供的医疗支持。这一比例波动于 10.6% 至 44% 之间，近来的经验是 15%~20% 之间。很显然，进行异基因 HSCT 的患者需要 ICU 介入帮助的概率更大。需要进行呼吸支持或心血管支持，或者进行血液过滤 / 血液透析的患者，很多情况下他们都是处于一种败血症的状态，这些是需要转入 ICU 的常见原因。在过去的十年中患者的出院生存率及长期生存率均有实质性的提高[16]。

进入 ICU 治疗无论对于患者还是家庭都是很有压力的。对于那些很有可能需要进行 ICU 支持的患者，在特定的阶段，需要与患者及其家庭进行沟通，使其了解进入 ICU 的可能性及相关结果。同时对于转 ICU 的现实目标及 ICU 的局限性也应同时提及。

肾病科

肾并发症是任何一个 HSCT 机构患者都通常会遇到的问题[17]。经常需要就肾异常拿出病因学观点并提出相应的治疗意见。相当一部分进行异基因 HSCT 的患者需要进行肾替代治疗，如血液透析或血液过滤。值得注意的是，由于随着楼层增高会出现水压逐渐降低，所以进行血液透析或超滤的仪器设备应安置于大楼的四层以下位置。

呼吸内科

HSCT 后的患者经常出现肺部并发症，此时呼吸内科的意见就显得很重要。拥有能进行肺功能试验及支气管镜检查的设备是很重要的[18]。

精神病学及心理学科

对于患有危及生命的疾病同时又在进行危险度极高的治疗的患者及其家庭来说是有压力的。在 HSCT 之前，以血液学及 HCST 方面的专业知识对患者进行精神抚慰，对于当前及今后处理有关问题，例如鉴别患者是否存在风险的预防性评估以及在危险迹象显现之前即进行预防性治疗，都是非常有用的。HSCT 后的精神抚慰可以有效帮助患者正确理解及对待今后可能出现的诸如 GVHD 之类的长期并发症。

消化科

HSCT 后的患者经常出现胃肠道并发症，内镜检查是重要的诊断工具；胃镜检查及结肠镜检查是鉴别 GVHD、感染及其他消化道并发症的重要诊断工具。某些时候，小肠镜及胶囊内镜检查可以有效检查胃镜及结肠镜所无法到达的小肠部位有无并发症。

放射肿瘤学

放射肿瘤学治疗手段是很重要的。其专长及专业设备在对于自体移植前后进行累及野照射的霍奇金病或非霍奇金淋巴瘤患者都是必需的，这也适用于多发性骨髓瘤患者出现骨质并发症的时候。对于许多进行异基因 HSCT 和某些进行自体 HSCT 的患者来说，进行全身照射（TBI）是其预处理治疗的重要组成部分。特别而言，能够在本地进行 TBI 是非常重要的。对于 HSCT 患者尤其是那些需要待在特定位置的住院患者而言，应当尽量避免将患者送到很远的地方进行治疗。这些患者的状况往往不好或不稳定。

外科

有时需要普外科医师的帮助来处理急腹症，而对于需要取得肺部组织活检病理标本的开胸手术而言，也需要胸心外科医师的帮助。在某些情况下，也需要神经外科医生的帮助对颅内损伤留取标本检查或植入奥马耶贮器（向颅内注药用）。

心内科

心律失常是 HSCT 患者经常出现的疾患。心内科治疗是有效的。感染性心内膜炎是 HSCT 患者常见疾病，患者需要进行紧急超声心动图检查。

内分泌科

类固醇激素应用诱发的高血糖在 HSCT 患者中很常见。内分泌科专家的参与治疗对于该类患者尤其是那些以通常方法难以控制的高血糖患者来说是必要的。

泌尿科

出血性膀胱炎是由化疗或病毒感染引起的常见并发症。有时由于局部血块堵塞，也需要泌尿外科的处理。

耳鼻喉科

鼻窦炎，特别是由曲霉菌和其他真菌引起的鼻窦炎是非常多见的，尤其是进行异基因 HSCT 的患者更是如此。对于某些罹患侵袭性真菌感染的患者需要耳鼻喉科的处理来进行有创性诊断操作或进行局部外科清创术治疗。

其他科室

在某些特定情况下，可能也需要其他科室如妇产科、皮肤科、眼科、麻醉科、整形外科及神经科的帮助。

住院环境要求

住院设施

治疗设施

在一个已经建有血液病房、能够熟练进行急性白血病诊治的科室开展 HSCT 工作将是更为简单的事情。因为之前对急性白血病患者接受强烈化疗后所出现的各种问题及并发症均可处理，其经验就为进行 HSCT 治疗的患者可能出现的所有相似状况提供了很好的基础。

理想的 HSCT 中心应该是为专用而建立起来的。如果为了实用性的原因，患者被安置于已建立好的血液或肿瘤病房进行 HSCT 治疗是不可能的。中等规模的移植中心应该拥有 10 张专用病床，保证每年大约可完成 60 个左右患者的 HSCT 治疗，而小的移植中心可以仅拥有 2 张专用病床，预期每年最少完成 10 个患者的 HSCT 治疗。更重要的是，接受了异基因 HSCT 治疗后的患者，其反复住院的情况是很常见的。

ASCO 指南推荐指出，一个移植中心若要保持其医疗水平，其每年进行 HSCT 治疗的病例数最少不能低于 15 ～ 20 例。该指南同时建议，每年进行 HSCT 治疗的患者数量应该能确保移植仓不空闲。而对于新建成的机构而言，这个数量要求可以允许在两年内达到。ASBMT 建议，如果一个移植中心仅进行一种移植治疗（同基因或异基因），则该种移植的年完成量至少要达到 10 例，而对于两种均开展的中心则每种移植的年完成量也应至少要达到 10 例。FACT-JACIE 指南草案认为，异基因移植中心每年至少应完成 10 例移植治疗，而对于自体移植中心，这一数目至少是 5 例 [4]。

隔离病房

无论是否可能，移植中心的所有病房均应是单独隔离的。如果不行，也应为进行异基因 HSCT 的患者安排足够数量的单间。进行自体移植的患者通常被认为免疫抑制较轻，所以对于他们来说单间的重要性不如前者。事实上许多移植中心对于进行自体移植的患者，在其进行移植前和移植后的部分甚至是全部时间里均将其按照门诊患者的条件对待。单间病房应该含有套间。每个房间应该配备吸氧及吸引设备。复苏设备应该随时备用。床的两端都应是可以倾斜的，水平开启的窗户由于会积攒灰尘而不适合使用，应当采用垂直开启的或镶嵌于两层密闭玻璃墙壁之间的窗户。地板上不应铺地毯，天花板应避免选用多孔的砖瓦。所有的墙壁及地板表面均应保证光滑而没有孔隙来防止落灰尘并便于每日清洁。患者房中应该设有患者家属可以陪患者过夜的设备。拥有一张可折叠床是必需的。

加强感染监控措施就可以避免诸如通过医务人员的双手或污染物将致病菌由一名患者传递给另一名患者之类情况的发生。养成洗手的习惯并保持手部的卫生清洁对于所有护理人员及探视人员都是必需的。为确保其实施，抗菌洗手液应放置在醒目的地方便于医务人员取用而不被忘记。例如，装洗手液的瓶子应该放置在每间移植病房的入口处、每张床头及换药小推车上。每间病房均应配备专用的血压计、血氧计、体温计及听诊器。

允许患者携带电视、音乐播放器、电脑及书籍，当然陈旧或落满灰尘的书籍除外。同时移植中心应为患者及亲属预留一块作为厨房的空间。

减少接触致病微生物

由于感染的危险性提高，尽量避免 HSCT 患者接触感染微生物是非常重要的。在为患者安装新的设备或改装旧设备的过程中应时刻重视对于感染因素的监控。有一些简便的措施，例如防止鸟类进入医院的进气管道，确保冷凝塔与其相连的通畅性以减少军团菌感染的概率。最重要的是要预防真菌特别是曲霉菌感染。通过监控来限制耐药细菌的扩散与防止呼吸道病毒的侵入同样重要。疾病控制中心（CDC）的两部论著对于那些即将入住免疫抑制患者的病房在进行设备建设时，如何进行感染控制的诸多方面进行了详细论述 [5-6]。

HSCT 设施的设计和建造的目的是降低患者接触真菌孢子的概率。一种有用的方法是房间内不应放置花草及盆栽植物。在许多医院中，真菌孢子在环境中普遍存在而且在建筑物内极易扩散。所以移植病房应与外界环境相隔离以最大限度降低患者接触到真菌孢子的可能性。尽管有质疑的声音，但更多的证据证明这种隔离制度是很有益的 [19]。对于仅进行自体移植的中心来讲，这种隔离等级的紧迫性要低于进行异基因移植的中心，其原因是相比较而言，前者罹患真菌感染的敏感性要低于后者。事实

上，现在许多患者的自体移植治疗有一部分甚至是全部在家中完成的。

所有对外的门窗都应使用密闭的封条永远封闭。移植病房的入口处都应设置一间带有自动门的过渡间，确保在无人进出的情况下始终保持关闭。其他所有的孔道，例如电线出口等都应进行封闭。移植病房内应使用高效率空气粒子（HEPA）过滤器 [20]。按照标准，一个 HEPA 过滤器应该能够去除 99.97% 直径 ≥ 3μm 的微粒。这样的过滤器能够滤除大量的真菌孢子。理想状态下整个移植科病房都应采用 HEPA 过滤器过滤的空气，但事实上经常只有患者个人的层流移植仓才采用这种过滤空气。层流舱内的空气入口和出口的安排应确保层流空气直接流过患者的身体，及层流空气从房间的一侧流入，流过患者的病床后从房间的另一侧流出。移植仓中的气压应高于移植走廊，而移植走廊及余下部分的气压又应高于医院的其他地方。如果能确保如此，则通过 HEPA 过滤器过滤进来的空气总会比自然流出的空气多出至少 10% 的量，也就是说每个小时供应 10 个房间的层流空气实际上最少有 12 个房间的气体交换需要。前庭间有助于维持移植仓的正压环境。如果整个移植科病房都应采用过滤的空气，就可以允许患者在某些情况下离开层流仓在病房内走动。这种外出活动的时间对于需要长期（如 4 ~ 6 周）孤立于层流仓中的患者的心理安慰作用是很强的。同时应该设置带有敏感报警装置的气压监控系统。

罹患水痘 - 带状疱疹病毒（带状疱疹病毒）感染的 HSCT 患者需要特别考虑。这样的患者除去应该待在单独病房以外，还应与病房其他患者隔离，同时也不能待在有正压空气与移植走廊相通的移植仓中，防止移植走廊被病毒污染。所以在移植病房中至少安排一间层流仓，使其正压空气不经过移植走廊而是直通外面或者通向其他合适的地方如一间有独立出口的过渡间。这就能在确保该患者得到保护的同时其他患者也同样得到保护。

在建造和维修的同时，其他的规章以及监管要求也应相应建立 [21]。这些规章应安排合适的障碍物及相关技术以阻止灰尘的扩散。这对于保护患者免受灰尘感染是非常重要的，尤其是对于那些层流病房的患者就更是如此。例如，去往放射诊断中心或外科手术室的通路应避免存在可能接触灰尘的走廊或其他场所。门诊患者和日间患者应该安排专门路

线去往就诊点，使其远离移植病房，同时也避免接触到层流病房外排带有灰尘空气的可能性。在这些场合，应该考虑在过滤器外安装特定的面罩。

保证用水的质量对于尽量减少水源污染引起的感染是必要的。应该特别注意预防军团菌及其他水源病原菌的传播 [6]。

Marinella 等报道，随机选取 40 只听诊器进行需氧菌及厌氧菌培养 [22]。结果 100% 听诊器上均培养出包括在凝固酶阴性的葡萄球菌内的 11 种病原菌，而 38% 的听诊器上培养出金黄色葡萄球菌，甚至有一只听诊器上还培养出黑曲霉菌。浓度为 70%的异丙醇已被证实是最好的听诊器消毒剂。理论上每个病房应该放置一只听诊器，无论如何应该切记看一个患者要洗一次手，同时消毒一次听诊器。

耐甲氧西林的金黄色葡萄球菌（MRSA），当然可能还包括许多其他种类的细菌，其重要的传播途径是通过不卫生的手引起的。Boyce[23] 和 Johnson等 [24] 均证明通过立项介绍酒精、氯己啶溶液的作用并安排相应的卫生教育可以降低院内感染的发生率。他们同样也关注了公用设备的消毒问题。酒精、氯己啶溶液瓶应该被放置于每个患者的床脚、病房外、输液车或伤口换药车上及护士站处。空瓶应该被迅速换走。作者同时强调，常用物品必须易于取用且无刺激性，新进工作人员的教育非常重要，定期的卫生质量评估也是必要的。

住院部的工作人员

医生

HSCT 临床机构应该拥有一名有资质的且有丰富经验的领导来引导机构的正常操作。该领导者应该熟悉移植工作的各个方面。除了该领导者外，还应该至少拥有一名接受过专业自体或异基因 HSCT训练的高年资医生。医生们应该接受连续的医学专业教育以保持其专业知识及技能的进步。

一名高年资医师应该能够随时向低年资医师们提供建议，必要时也能够在一年 365 天的每个 24小时随时参与重症患者的治疗。Loberiza 等 [25] 调查了美国 163 个移植中心，发现在那些患者平均拥有医生数较高及高年资医师下班后回复率较高的中心，其患者百日内死亡率会明显下降。这一现象在异基因 HSCT 及有较重患者的自体 HSCT 中心更加明显。而且尤其对于异基因 HSCT 中心来说，高年资医师参与治疗对提高预后非常重要。

中心应该全天 24 小时配备经过正规训练的、有经验的低年资医生团队来处理随时可能发生的情况。这些低年资的医生应该有处理危重患者的经验，尤其是处理粒细胞缺乏状态的血液病患者。他们应该具有充分的预判能力。高年资医师应每日查房，尤其对于异基因 HSCT 患者更应如此。

对于低年资的医生，中心应该准备详细的手册来明确其在中心、相关科室及整个医院中作为常规和基础的职责。中心应该安排对于低年资医生们的教育项目。

护士

HSCT 机构应该配备接受过正式培训及拥有经验的护士群。ASCO 指出，对于一个成功运作的HSCT 机构来说，拥有一个高质量的护士团队是一个至关重要的因素 [1]。为了处理好 HSCT 患者的复杂病情，应该安排好合适的患者 - 护士比例：自体移植（3 ～ 4）：1，异基因 HSCT 通常认为不要超过 2 ：1。包括整个夜班在内的所有班次上均应安排充足的有经验护士在岗。年轻护士必须有高年资护士的充分监督。护士团队应该接受 HSCT 中心的培训，特别是要培训那些护理血液或肿瘤患者的护士，培训她们如何正确进行有化学毒性的化疗，如何正确护理粒细胞缺乏或免疫抑制患者。对于专职移植仓内的护士应该安排正规教育。"倦怠"是在HSCT，尤其是异基因 HSCT 中最常出现的护理问题，应该安排检查和处理这种现象的措施。

移植工作协作者

移植工作的顺利进行需要有一个或更多协作者的参与。协作者的作用，是从患者及其家庭开始考虑进行移植治疗的那一刻到进入医院进行移植的一段时间内，起到协调员及联系人的作用。协作者应该尽可能顺利安排好患者及其家庭的住院事宜。他们在患者进行移植期间及移植后的随访中仍应继续发挥作用。协作者通常还负有建立和维护患者HSCT 的等候名单的责任。

供者寻找协作者

许多异基因 HSCT 中心得益于拥有供者寻找协作者，其职责是寻找直系亲属或旁系亲属中的 HLA配型相合供者，以及开始及进一步运作寻找 HLA

相合无关供者的相关事宜。同时，其职责还包括安排好同胞或无关供者采集造血干细胞过程中的后勤工作，在某些同时作为供者采集中心的单位，还应肩负负责组织供者造血干细胞向其他地区、其他州或其他国家运送的任务。

饮食

无论在 HSCT 前、HSCT 中还是 HSCT 后患者都经常会出现体重下降。体重过低的患者其移植相关死亡率会升高[26]。明显的体重下降据推测会减少患者的自身储备并降低移植期患者从各种打击中缓解过来的能力。职业营养学家的建议和帮助有助于移植前保持或回升体重，而在移植后也同样应该不忽视保持体重。

社会服务

进行移植对于患者及其家庭来说无论从社会学、心理学及经济上来说都是要面对的主要问题。每个患者及其家庭均应在 HSCT 前、HSCT 中或 HSCT 后接受移植中心社会服务人员的帮助。

心理学

很少有患者及其家庭在经历血液病恶性肿瘤 HSCT 治疗后没有出现心理损伤的。配置一名富有经验的心理学家对于移植中心来说是非常重要的。

物理疗法

患者在 HSCT 过程中由于单独移植仓的限制而长时间无法进行锻炼。所以，许多 HSCT 患者身体状况会迅速下降。中心的理疗师应该为移植仓中的患者提供建议并帮助他们减少体能的下降，同时帮助他们在移植后迅速恢复。降低肺部感染的建议也是非常重要的。

肿瘤学药剂师

拥有一名受过训练的肿瘤学 / 血液学药剂师对于保证患者化疗药物与其他药物一样的正确使用及安全是非常重要的。药剂师同样应该检查所有的化疗医嘱并复习中心的化疗工作。中心应该配备合适的细胞毒性药物调剂设备。

牧师关怀

对于所有需要的患者都应该提供适合的牧师关怀。

住院的流程和指南

临床治疗的各个方面都应该写成详细文件及规章，有电子版更好（便于获取），与中心的日常运作一样，内容应该涵盖 HSCT 患者所有的常规及紧急处理事项。这应该包括医疗及护理人员的正确操作文件及制度。低年资医务人员应该正确理解涵盖了移植各方面内容的综合性手册的重要性。

定期进行的研讨会能够确保中心安全和平稳的进行。这种包括所有相关人员的会议应每周举行来讨论那些即将接受移植的患者、正在治疗的患者以及即将出院的患者的所有问题。

日间中心和门诊要求

日间中心和门诊设备

一个成功的 HSCT 机构安排一个日间中心是非常重要的。它的设立在住院部及真正门诊之间建立一个纽带。从病房出院时，患者往往需要每日或隔日进行的访视，特别是对于进行了异基因 HSCT 的患者而言更是如此。该日间中心提供一站式服务：患者到达医院后，有经过正式训练的护理人员安排血液采集和静脉穿刺针的护理，安排医疗评估，并提供血制品和血电解质的置换。日间中心的躺椅、床和单间的设置数量应取决于在该中心接受治疗患者的预计数量。

与住院部相似，日间中心及门诊设置，应该有助于与那些专业有所不同但又有所交叉业务单位之间的交流。

急症医疗中心必须对患者提供 24 小时的服务，其对 HSCT 患者的处理必须很熟练，特别是处理中性粒细胞缺乏的发热患者。患者需配有一个警示卡来说明这是一个 HSCT 患者。

为随访急性期以外的 HSCT 患者需要建立一个专门门诊部。

日间中心的工作人员

医生

日间中心通常由低年资医师实行 24 小时值班，

这样能够确保患者能迅速得到诊治。如果依赖住院医生，其后果是往往因为需要处理住院患者而耽误院外的患者。

护士

日间中心护士的职责往往要照顾 HSCT 患者及普通血液及肿瘤疾病患者，这就要求护理人员应具有熟练的技能。

日间中心流程及指南

对于日间中心来说，制定一份涵盖各方面工作的成文的（尤其是电子版的）规章制度是非常必要的。

机采中心

机采设备

机采中心可以隶属于移植中心，也可以是独立于移植中心之外的自主机构。重要的一点是成功运作的移植中心通常能够提供方便的成分血液。成功的 HSCT 临床计划是拥有一个方便、可靠的血液采集机构，在最小的采集机构也应至少配备两台血细胞分离机以确保常规使用及维修时的备份使用。若没有备份机，也可以向邻近中心申请帮助。在进行采集时应该常备紧急复苏设备及相关医护人员。

FACT-JACIE 准则规定每年按照至少 30 次标准对采集中心资格进行再审查。

在采集之前对于患者/供者进行教育是非常重要的。需要建立一种制度以确保在采集前对患者/供者进行教育并进行必要的评估。这种教育可以安排在使用 G-CSF 动员的第一天进行，同时也要对患者/供者的静脉情况进行评价以确定是否需要进行中心静脉穿刺。应该随时准备好设备以保证在采集当日或前一日完成中心静脉置管。

采集人员

采集医生

采集中心需要一名医疗主任，其可以是 HSCT 临床中心的主任或是采集中心的主任医生。在采集过程中，采集中心应该安排经过专业培训、有经验的临床医生来提供指导意见或进行相关处理。

采集护士

采集中心应该配备经过专业培训、有经验的护士。低年资的护士应该接受充分的监督。应对她们不断地进行专业教育。

采集血液的协作者

建立和维护一个个人相关的单采时间表是非常有优势的，这对于更大型的采集机构来说更是如此。

采集中心的流程和指南

应该建立涵盖采集常规或紧急操作过程各个环节的书面的，当然更好是电子版的规章制度。而对于自体和异体采集的供者，也应该落实书面的采集及处理标准。

细胞治疗产品处理要求

细胞治疗产品处理机构可以是采集中心的一部分，也可以独立运营。采集中心与细胞治疗产品处理机构之间的协调合作一定要做好。

细胞治疗产品处理实验室

细胞治疗产品处理实验室是进行细胞产品如外周血干细胞或骨髓处理的地方。其内部需要禁止非专业人员进入，应该安排适当大小的区域以避免不合适的分类及产品的污染。该特殊设计的实验室要求拥有合适的光照、流通的空气及空调。

最少的设备要求是一个二级层流的生物过滤罩，一个控速冰箱，一个或数个液氮罐，一台冷冻标准离心机和一台血制品离心机如 Cobe-2991。所有的冰箱及冷冻仪都要配备专门系统以监控和记录温度变化。贮藏罐在出现任何问题时均应提示报警。应在合适位置安装 24h 持续运行的报警系统以确保任何仪器的误操作和技术错误均能迅速得到发现。很显然，如果出现因为未能发现设备故障而引起造血干细胞融解，那将是一场无法挽回的灾难。贮存液氮罐和速控冰箱的地方应该保持充分的空气流通，并安置带有警报装置的氧气表以防止有人走入带有致命危险的充斥着氮气的氛围中。

液氮罐上的准确标识是非常重要的。花费大量的时间寻找所需要的样本可能会造成各种各样的问题。如果空间允许，每个人的 HSC 应该至少分成两袋以上冻存以防止因意外情况而损失一袋。样本的等份贮存便于以后实验中的样本取用。准备一根手提式的低温箱便于冻存细胞制品的运送。对于那些不需要冻存的细胞制品，尤其是那些需要长途运送的样品，也应放置在箱中保存运送。

有时由于 ABO 血型不合的原因，需要去除供者样品中尤其是骨髓样品中的红细胞或者血浆。这是需要用到羟乙基淀粉（HES）进行沉淀，或者更简单的是使用血液分离机。

能够方便且随时的应用流式细胞仪进行 CD34⁺ 细胞或其他细胞如 T 细胞的计数是非常重要的。

除非该机构拥有足够的储备空间，否则有必要制定对于不再需要的细胞样品进行清理的方案。细胞样本能够保存多长时间？就这个问题每个都应制定自己的政策。这个政策应该在细胞采集前经过患者／供者的讨论通过，而且应该常规签署一份包含患者／供者和存储机构双方的知情同意书。这一过程应该通过内部审查委员会的审批。

细胞治疗产品处理人员

细胞治疗产品处理实验室应该配备有经验的医疗主任能够担责于临床准备及细胞治疗的所有方面。实验室应该拥有充足的科学家及技术人员来完成运作。事实上，最少需要配备两名有经验的能够独立进行细胞制品操作及冻存的工作人员。

细胞治疗产品处理流程和指南

细胞治疗产品处理机构应该文字制定详细的操作流程及规章制度。必须拥有周密考虑的规章以防止出现混乱及产品污染。应该制定高质量的管理章程以确保未处理的样本接受高质量的处理，特别是对于特定的细胞治疗产物而言更是如此，因其是易于变性的。

骨髓采集规章

异基因 HSCT 患者更愿意采集骨髓样本，有些供者也倾向于采集骨髓。有时，自体移植患者也需要采集骨髓。FAC-JACIE 文件要求最低的准入标准是一年最少采集三份骨髓样本。

骨髓采集机构

骨髓采集要求在手术室进行。应该配备专业设备，并且最好在密闭系统下进行。

骨髓采集人员

一次骨髓采集通常需要两名采集人员，麻醉师和其他常规手术室人员，而且通常需要有一名实验室人员接受骨髓并将其放到采集袋中。

骨髓采集流程和指南

对于骨髓采集，应该制定详尽的书面流程，当然最好是电子版的规章制度及操作指南。

患者及其家庭的住宿问题

许多 HSCT 中心的患者及其家庭均受益于医院提供附近的住宿。这种大量的工作的必要性是由 HSCT 的本身性质决定的，无论该中心仅服务于一个区域还是远处的一个指定机构，也无论患者是否是在门诊进行 HSCT 治疗。另外，这也取决于该指定中心的经验水平 - 缺乏处理异基因 HSCT 患者的经验，患者就可能需要很长时间内呆在中心附近的地方。

每个患者及其看护者应该住在有独立浴室的房间以减少感染传播的可能性。

有些 HSCT 中心安排了特别的门诊，特别是针对于那些仅进行自体 HSCT 特别是仅用美法仑预处理的自体 HSCT 治疗的骨髓瘤患者。这些移植患者需要中心的门诊支持系统：一个谙熟于处置该类患者的日间中心，患者收住在医院附近，配备有经验的人员（特别是护理人员）能够 24 小时或较长时间接待患者。在这里的患者如果需要，可以在 24 小时内随时雇用一名或多名精通普通护理知识的护理人员。必须制定指南和标准明确患者应该何时传唤医护人员及何时应该住院治疗。

患者群

哪些患者应该接受 HSCT 治疗？这是一个容易迷惑人的问题，表面上看很简单，实际上很复杂。何种 HSCT，何种疾病的何种阶段，多大年龄，何种并发症是可以接受的以及 HSCT 的时机等都是每个患者进入移植中心后需要明确的问题。随着 HSCT 患者准入标准的不断扩宽，应该允许所有有兴趣的患者进入这一治疗领域。一旦标准确立，应该发放标准书便于有兴趣者阅读。

首先，对于一个新建的自体 HSCT 中心来说，应按最佳适应人群来界定，如处于第一次或第二次部分缓解期的或第二次完全缓解期的年轻的霍奇金氏病或非霍奇金淋巴瘤患者及没有多重并发症的多发性骨髓瘤患者。而对于新建的异基因 HSCT 中心来说，最好限制其收治标准为较年轻的，拥有 HLA 配型完全相合的同胞供者的，高危的处于第一次完全缓解状态的急性白血病、处于第二次完全缓解状态的急性白血病、重症再障以及处于慢性期但对于络氨酸激酶抑制剂耐药的慢性粒细胞白血病患者。许多新建的异基因 HSCT 中心都应该设立在自体 HSCT 基础上的。这种措施可以帮助移植中心的所有人员 - 医生、护士、专职医疗人员及其他人员开展更高难度的移植治疗及实验移植性工作。移植复杂项目的扩展，其步伐一定要保持缓慢。

中心每周都应该召开一次工作会议讨论一下那些即将移植等候名单 - 哪些患者应该进入移植名单，哪些患者是即将移植以及他们有哪些特殊要求。这个会议应该涉及所有相关的问题。确定的移植名单应该落实到纸上公示于外便于未参加会议的人员知晓。

推荐基地

一个 HSCT 机构的成功运作要求有规律的收治量以维持 HSCT 医疗人员的技术水平，所以拥有一个推荐基地是必要的。相关医院与推荐医生的联系对于 HSCT 中心的工作是一种积极的促进和维护。按规律进行信息反馈、资料不断更新以及不断进行医学教育是非常有用的。对于指定的 HSCT 中心应该考虑建立卫星诊所以便于患者的收治及随访。

促成患者及其家庭来中心移植及处理移植后的相关事宜

在接受 HSCT 治疗前，患者及其家属应该对 HSCT 有充分的了解并接受正确的相关教育。他们必须真正了解 HSCT 的合理性及不做移植的后果。他们必须了解移植后预期的成功率、各种可能的并发症的发生率及最重要的死亡率。这些信息必须来源于当时大量信息的汇总：可以来源于主管医生的告知、HSCT 中心或其他来源的书面说明、住院病房内 DVD 或其他来源 DVD 所播出的信息，当然也包括护理人员、社会服务部门以及心理学家的告知。这种沟通最好有医生或相关人员通过一次以上的会晤来逐渐进行，花一些时间让患者及家属来阅读、观看并讨论相关问题。

很明显，移植工作并非是患者一个人的事情，还要牵涉到很多其他人员。除去患者以外，其家属及朋友均会参与其中。在准备接受 HSCT 治疗之前，他们应该就住院期间、移植中及移植后的很长时间内可能会遇到的问题进行充分的讨论。对于患者及家属来说，对于 HSCT 本身、预后的风险以及可能遇到的各种长期并发症抱有比较现实的预期是很关键的。这对于进行异基因 HSCT 的患者及家属来说更是如此。HSCT 中的某些特殊处置应特别提出，例如患者有可能需要进入 ICU，患者及家属需要了解进入 ICU 的目的及其局限性。同时由此会延长治疗时间也应事先讲明。自体 HSCT 患者通常需要 3 ~ 6 个月，甚至更长的时间来恢复到正常状态，而对于异基因 HSCT 患者而言，这一时间长度最少是一年，通常是 2 ~ 3 年。其中相当大一部分患者由于持续存在的问题，特别是慢性 GVHD，永远不能恢复到完全正常的状态。

必须建立书面理解方案及详尽的移植后随访计划。CIBMTR、EBMT 以及 ASBMT 均已设置接待结构，配备医疗人员为自体或异基因 HSCT 后的生存患者提供检查和预防措施 [27]。这其中也包括按照 CDC 和 EBMT 指南而建立的移植后预防接种计划 [28-29]。

资料管理及质量控制

FACT-JACIE 标准包括所有的临床项目，如干细胞的采集与处理评估临床治疗结果报告以及各方面关于质量监控的书面计划。最重要的是要找到错误及不良事件发生的原因来进行研究，其目的是在以后降低这方面风险的发生率。

数据库

很明显，每个移植机构都应保存患者完整而准确的记录。所有相关患者的资料都应被建立和保存。资料库应保存有关质量认证信息及如何评估及提高机构移植成果的研究资料。患者在建立数据之前应签写详细的同意书。CIBMTR 或 EBMT MED-A 资料的基本来源是收集的 HSCT 患者资料。数据库的运作应该建立在有规律的高质量的监控基础上。

为便于使用，相关的数据库的设计，例如 MS ACCESS 和 Stem Soft，应该配置足够的容量以便于与其他相关数据库保持链接。另外，数据库应该考虑到贮存 HSC 采集资料的需要。

数据库的管理应该遵从当地审查委员会的要求和当地的秘密法规的规定。依据现代知识的不断更新来不断调整规章要求是很重要的。

登记处

资料应当被上交到相关的当地和国际性登记处，如 CIBMTR 和 EBMT。在上交资料之前，应当有国际性审查委员会的同意且获得患者签写的正式同意书。数据的传送应当遵从当地的保密法规或登记处所在国的保密法规的规定。所有的数据都应按照一种明确的方式进行传送。

临床研究

每一个 HSCT 机构都应积极进行临床研究。单位内部的独自研究规模小，而来自多中心或更大的国内或国际范围多中心的联合研究，其规模就要大很多。这种方式对于医学知识的提高仍然是最重要的。当然，所有的试验、探索性治疗实验设计和患者的同意书都应经过内部委员会的审核及批准。

建立一个包含血液、骨髓和（或）血清的人体组织库是非常有意义的。这对于那些想要进行实验室研究的中心来说是非常重要的。

（俞志勇 译　俞志勇 校）

参考文献

1. ASCO. Recommended criteria for the performance of bone marrow transplantation. Oncology 1992;6:114
2. Phillips G, Armitage J, Bearman S et al. American Society for Blood and Marrow Transplantation guidelines for clinical centers. Biol Blood Marrow Transplant 1995;1:54–55
3. ASBMT. Policy statement, guidelines and reviews, 2006. www.asbmt.org/policy_op.html
4. FACT-JACIE. International standards for cellular therapy product collection, processing and administration (draft), 2006. www.jacie.org 0 3rd ed FACT-JACIE Standards.pdf
5. Centers for Disease Control and Prevention. Guidelines for preventing opportunistic infections among hematopoietic stem cell transplant recipients: recommendations of CDC, the Infectious Disease Society of America, and the American Society of Blood and Marrow Transplantation. MMWR 2000;49 (No. RR-10)
6. Centers for Disease Control and Prevention. Guidelines for environmental infection control health-care facilities: recommendations of CDC and the Healthcare Infection Control Practices Advisor Committee (HICPAC). MMWR 2003;52 (No. RR-10)
7. Centers for Disease Control and Prevention. Guidelines for preventing opportunistic infections among hematopoietic stem cell transplant recipients: recommendations of CDC, the Infectious Disease Society of America, and the American Society of Blood and Marrow Transplantation. Biol Blood Marrow Transplant 2000;6:659–734
8. Cortez KJ, Fischer SH, Fahle GA et al. Clinical trial of quantitative real-time polymerase chain reaction for detection of cytomegalovirus in peripheral blood of allogeneic hematopoietic stem-cell transplant recipients. J Infect Dis 2003;188:967–972
9. Halliday C, Hoile R, Sorrell T et al. Role of prospective screening of blood for invasive aspergillosis by polymerase chain reaction in febrile neutropenic recipients of haematopoietic stem cell transplants and patients with acute leukaemia. Br J Haematol 2005;132:478–486
10. Angeles Marcos M, Camps M, Pumarola T et al. The role of viruses in the aetiology of community-acquired pneumonia in adults. Antiviral Ther 2006;11:351–359
11. Rebollo MJ, San Juan Garrido R, Folqueira D et al. Blood and urine samples as useful sources for the direct detection of tuberculosis by polymerase chain reaction. Diagnost Microbiol Infect Dis 2006;56(2):141–146
12. Trial to Reduce Alloimmunization to Platelets Study Group. Leukocyte reduction and ultraviolet B irradiation of platelets to prevent alloimmunization and refractoriness to platelet transfusions. N Engl J Med 1997;337:1861–1869
13. Pruss A, Kalus U, Radtke H et al. Universal leukodepletion of blood components results in a significant reduction of febrile non-hemolytic but not allergic transfusion reactions. Transfus Apheresis Sci 2004;30:41–46
14. Williamson LM, Wimperis JZ, Williamson P et al. Bedside filtration of blood products in the prevention of HLA alloimmunization – a prospective randomized study. Blood 1994;83:3028–3035
15. Schroeder ML. Transfusion-associated graft-versus-host disease. Br J Haematol 2002;117:275–287
16. Naeem N, Reed MD, Creger RJ et al. Transfer of the hematopoietic stem cell transplant patient to the intensive care unit: does it really matter? Bone Marrow Transplant 2006;37:119–133
17. Pulla B, Barri YM, Anaissie E. Acute renal failure following bone marrow transplantation. Renal Failure 1998;20:421–435
18. Glazer M, Breuer R, Berkman N et al. Use of fiberoptic bronchoscopy in bone marrow transplant recipients. Acta Hematologica 1998;99:22–26
19. Hayes-Lattin B, Leis JF, Maziarz RT. Isolation in the allogeneic transplant environment: how protective is it? Bone Marrow Transplant 2005;36:373–381
20. Passweg JR, Rowlings PA, Atkinson KA et al. Influence of protective isolation on outcome of allogeneic bone marrow transplantation for leukemia. Bone Marrow Transplant 1998;21:1231–1238
21. Walsh TJ, Dixon DM. Nosocomial aspergillosis: environmental microbiology, hospital epidemiology, diagnosis and treatment. Eur J Epidemiol 1989;5:131–142
22. Marinella MA, Pierson C, Chenoweth C. The stethoscope. A potential source of nosocomial infection? Arch Intern Med 1997;157:786–790
23. Boyce JM. MRSA patients: proven methods to treat colonization and infection. J Hosp Infect 2001;48:S9–S14
24. Johnson DR, Martin R, Burrell LJ et al. Efficacy of an alcohol/chlorhexidine hand hygiene program in a hospital with high rates of nosocomial methicillin-resistant Staphylococcus aureus (MRSA) infection. Med J Aust 2005;183:509–514
25. Loberiza FR, Zang Juan M-J, Lee S et al. Association of transplant center and physician factors on mortality after hematopoietic stem cell transplantation in the United States. Transplantation 2005;105:2979–2987
26. Deeg HJ, Seidel K, Bruemmer B et al. Impact of patient weight on non-relapse mortality after marrow transplantation. Bone Marrow Transplant 1995;15:461–468
27. Rizzo JD, Wingard JR, Tichelli A et al. Recommended screening and preventative practices for long-term survivors after hematopoietic cell transplantation: joint recommendations of the European Group for Blood and Marrow Transplantation, Center for International Blood and Marrow Transplantation Research, and the American Society for Blood and Marrow Transplantation (EBMT/CIBMTR/ASBMT). Bone Marrow Transplant 2006;37:249–261
28. Ljungman P. Immunization of transplant recipients. Bone Marrow Transplant 1999;23:635–636
29. EBMT transplant guidelines. www.ebmt.org/8TransplantGuidelines/tguide6.html

第48章

造血干细胞移植中的伦理和法律问题

Simon Meller

引言

在异基因造血干细胞移植中，我们所面对的是两个患者，而不是一个。受者是一个典型的住院患者，虽然其所患的恶性血液病通过化疗已达到缓解，但仍处于复发的高风险。而潜在的供者通常是一个健康的人，是患者的同胞或与患者没有血缘关系，供者是否捐献造血干细胞也是不可预知的。由于年龄或认知等原因，有时同胞供者并不同意捐献。另一方面，可以通过国内或国际的骨髓库搜索无关供者，他们一般是年满 18 岁且具有独立民事行为能力的人，这些志愿者曾提供一份血样做 HLA 分型，可追踪志愿者以确定是否可作为造血干细胞供者，及他们是否同意捐献。

造血干细胞移植的指征包括对那些已知风险和获益疾病的明确治疗，以及需要权衡利弊的试验性疗法。造血干细胞移植可能是患者唯一的治愈途径，但通常治愈的机会不超过 50%。对一些患者来说，可能有损伤更小的方法，但治愈的机会也更小。过去可能是试验性治疗的疾病，现在却变成了明确的移植适应证，这一点是很重要的。对于一个潜在的受者，无论他是有明确的移植适应证还是仅能做试验性的治疗，我们都要讨论目前的信息是否足够使受者能够做出有效的知情同意。

因为这个所谓的"患者"，既没有生病也不想通过捐献获得任何物质上的利益，所以他同意成为供者完全是因为其他的原因。器官移植的相关法律区分了可再生和不可再生的捐赠物。因此，如果捐赠前可获得有效许可，有民事行为能力的成人捐赠血液和骨髓干细胞将会比捐赠不能再生的实体器官限制更少，且很少会引起法律纠纷。然而，即使供者是一个成年的亲属，并且获得了法律上的有效同意，仍然有一些伦理上的问题需要仔细考虑。作为造血干细胞的供者可能有风险和不利因素，身体上

的损害是可预测的，并且已经经过了充分的研究[1]。但心理上的影响对不同个体是不同的，且有时是最重要的。全球性的供者登记处的建立导致无关供者指数性的增长，又引起了保密、匿名等问题。世界骨髓捐献者协会伦理工作组制定了针对供者的独立医疗建议，包括知情同意、利益冲突的有效排除机制、给无关供者提供有效保护的国际指南等[2]。

患者家庭中的成年人，通常是指同胞兄弟姊妹，像无关供者一样有权决定是否捐献骨髓或外周造血干细胞，正如生活中的其他重要决定一样，风险应该被充分告知，并且不能强迫供者捐献。与从干细胞库中筛选出来的供者不同，对同胞供者的保护相对较少，因为他们的信息来自有强烈移植愿望的家庭成员，或来自已经将干细胞移植推荐为最好治疗方法的患者治疗小组。这样，供者可能在接受所有的医疗信息前，早已妥协并同意了捐献。即使是在家庭成员之间，利他主义也很少是无条件的，且经常与医学和非医学的因素有关，包括供者和受者的风险 - 收益比。就活体组织和器官捐赠而言，被强迫的利他主义根本就不是利他主义[3]。

受者家庭中的潜在供者也可能是无行为能力人，因此，家庭及他们的医学和法律顾问很难替他做出同意捐献的决定。在英格兰和威尔士，2004 年的《人类组织法案》[4]和 2005 年的《精神能力法案》[5]为之提供了法律指导，以前的情况均依照民法中的援引案例。对那些不管是因为某种原因导致的认知障碍，还是因为年龄而缺乏判断能力的人，都必须给予特别的关注。乍看之下，父母在医生的指导下，为他们的孩子做出一个最有利的决定可能是很简单的事。然而，在旁观者看来，潜在的受益心理可能会明显超过对供者身体及其他潜在损害的考虑。潜在的偏见是很明显的，尤其当供者和患者是同一家庭的孩子，且在同一治疗小组接受治疗时，因为他们有共同的利益，他们可能依照所谓的

"代理人利他原则"做出决定 [6]。孩子的年龄和理解能力也应该列入考虑范围。年幼的同胞有时会被安排到不同的医疗组，通常医疗组会包括一名儿科麻醉医生，他将作为年幼供者利益的监护人。对一个缺乏行为能力的成年患者，也可采用这种方式。

如果父母决定再生一个"挽救性的同胞"时，也会产生伦理问题。父母希望怀的孩子正好 HLA 配型相合的愿望并不一定能实现。但如果父母希望通过体外受精和胚胎植入子宫前的基因诊断来得到一个 HLA 相合的胎儿的话，并不能单纯依靠父母来解决问题，因为需要许多技术才能达到目的。在英国，这种设计婴儿的倾向不久将更为普遍，因为人类胚胎和受精组织在 2004 年判定这一特殊的基因处理方式是合法的 [7]。医学伦理方面的评论员发表了他们的意见，临床医生必须准备解决一系列问题，涉及利用这些通过阳性胚胎选择而创造的孩子作为供者，以及他们的父母是否志愿以此为目的等 [8-12]。

同意的本质和目的

患者同意的基本定义是：患者自己，或者在特定情况下其代理人同意医学专业人员所提供的治疗 [13]。

获得同意有几个不同的目的。第一，临床目的：获得患者对治疗有效性的信任。第二，伦理目的：了解和尊重患者自我决定的权利。第三，法律目的：预防治疗相关损害引起的刑事和民事诉讼。但同意并不代表对治疗中的疏忽提供保护。在大西洋两岸，同意的伦理目的都是支持公正的。1914 年，纽约 Schloendorff 医院的美国人 Judge Cardoso 宣言被许多法律条文引用："每一个心智健全的成年人都应该有权利决定怎样对待自己的身体，外科医生不经患者的同意就实施手术是对患者的一种伤害，因为手术使患者处于风险中 [14]。"

有效同意的三基石包括能力、自愿和足够的信息要求。近 50 年来，患者自主权不断提高，医疗家长式的作风不断减退，现在患者已经是一个有能力的成人，几乎没有什么可隐瞒的信息。医生用他认为是符合患者最佳利益的方法来治疗一个有行为能力的患者将不再被接受。Sidaway 案例是英国关于医学信息披露标准的标志性案例，在 1985 年一直上诉到英国上议院 [15]。Scarman 勋爵的声明虽然只代表了少数人，但对英国家长式的管理敲响了警钟，他指出，在医疗过程中获得知情同意时，应该是患者而不是医生决定患者应该知道哪些信息。

必须承认，过去 50 年医学专业有了较大的改变，但仍残留有家长式的管理，有时变得更为隐蔽或转入地下，但仍贯穿于西方的医疗实践中。医疗家长式管理的批评者得到他们想要的结果了吗？2002 年 O'Neill 的一系列演讲指出，令人失望的是，大众没有更信任医生，恰恰相反，他们好像更加怀疑医生 [16]。

虽然家长式的管理并未从医学领域完全去除，但无可争辩的是，医生的一个重要职责就是给患者提供所有的治疗建议和必要的信息。法律上已经在努力设计一种能够评价医生信息披露充分性的实验。一个医生可能发现，在医疗实践中面对的各种各样的患者，有时很难是法律上所谓的"通情达理的人"和"谨慎的患者"。一个困难的问题是患者到底需要获得多少信息，当然不是所有的患者都会有相同的需要。在一些地区，十分重视完全的告知，但尝试完全告知患者并不总能得到理想的结果，因为患者可能会因为信息过多而丧失立场，而且医生可能会采用不恰当的防卫立场。这一观点在英国并未得到北美一样多的支持。Jones 也对此是否有效和是否可作为一个法律实体提出质疑，他建议简单地给予不同患者"足够的"信息，只是为了使他们的同意有效 [17]。

2005 年的《精神健全法令》给予了 Donaldson 勋爵以前提出的原则以法律效力："每一个成年人都有权决定他是否接受医疗，即使拒绝会对他的健康带来永久的伤害甚至是过早的死亡 [18]。"《精神健全法令》也定义了如何评价一个个体是否有能力被赋予完全的自治权利。

法律思考可能将医学执业者从同意的基本的伦理目的中转移出来，这可能保护患者；需要信息告知是患者的选择，因此需要给予足够的信息使患者能够自己决定。医生明显地会保护自己免于被起诉，法律的威慑作用可能会以一种损害医患关系的方式影响医生的告知行为。

有时，法律被认为是保护患者的，但是实际上，只有在疏忽的情况下，不告知的风险重要到会影响患者决定时，才可能会引发诉讼。民事侵权法只有在下列情况下才能够补偿患者：伤害应该被证明已经发生，且发生在如果患者被告知，患者可能会不同意治疗的情况下。

最后，对疏忽大意的成功诉讼只能从经济上补偿患者，而且扩展的法律威慑作用并不能对其他治疗后无不良反应的患者提供足够的保护，而是同意书的伦理思考为患者提供保护。所有英国的医务工作者都被要求遵守一个英国医学总会制定的通用性的操作指南[19]，它比法律规定的有效同意更有效。在医疗机构水平和国家水平均有关于造血恶性肿瘤的操作指南[20]。

无关供者

大多数发达国家已经成立并运行了骨髓供者项目，并且有明确的政策和程序来尊重供者的隐私和自主权。为此目的，世界骨髓捐献者协会（WMDA）于 20 世纪 90 年代成立[21,22]。对志愿者捐赠的干细胞的采集和分送已形成了国际性的合作，且 WMDA 的伦理工作组制定了详细的指南，对保护供者的隐私、减少对供者的强迫风险设置了一定的限制并受到了欢迎。

潜在的无关供者在招募时就需要签署协议。必须用志愿者可以理解的语言提供给志愿者口头的和书面的信息。WMDA 协议的第 2 段声明："必须给供者提供相关信息，包括捐献血样和造血干细胞的原理、一般程序、限制和风险的信息。在任何时候，这些信息是必须提供的[2]。"志愿者有权在登记的任何时间退出。在志愿者同意登记前，他应该理解捐献造血干细胞的原则和风险，并签署一份简单的知情同意书。必须向志愿者解释血样将用于检测 HLA 配型、血型和传染性疾病。另外，需要制定一个计划，使供者可以收到严重传染病的阳性检测结果或其他异常医学发现的信息，包括：如何使希望得到这些信息的供者得到这些信息；谁负责做这件事情；对这种不测之事的后续治疗的推荐等。

在需要进行 HLA 进一步的确认实验时，志愿者必须参加由供者中心的一个有资质的代表举办的信息会议，会议必须涉及所有的程序、限制性和风险。同时必须给予志愿者充分的时间来提问，且给予的信息应是充分的。

第 3 段声明："在任何情况下，志愿者应被告知他 / 她是患者的唯一匹配者[2]"，关于选择在麻醉情况下捐献骨髓还是在粒细胞集落刺激因子动员后采集外周血干细胞，必须充分告知志愿者两种方式所有的信息，让志愿者考虑在两种方式中选择。志愿

者仍保留随时退出的权利。受者治疗成功的可能必须总括性地说明。必须简要讨论在第一次捐献后进一步捐献的可能性。所有前面的口头信息应该包括在信息表里，在签署同意前志愿者应该确认他已经读过、理解并同意所有的流程细节。

第 4 段建议干细胞采集前的医疗咨询应该提供充足的时间和宽松的环境，与供者进行详细讨论[2]。在获得知情同意前，应该提供机会让志愿者与 1 ~ 2 个已经捐献过的志愿者进行交流，而且供者中心应该确保选择与志愿者谈话的人有平衡的观点。此外，需要一个倡导捐赠的人与志愿者讨论即将进行的捐献——这个倡导者应该是独立的第三方并且熟悉造血干细胞捐献，倡导者的作用是使志愿者做出自己的决定。这个过程应该由一个综合一览表引导，引导者应该签字，同时由志愿者签字，并且提供一份副本给志愿者。

考虑到匿名问题，供者应签署一份将造血干细胞捐献给匿名受者的协议，只要愿意，他将永远匿名。患者的身份只有在患者要求的情况下，且登记处和移植中心的政策允许供受者相互接触时才能提供给供者。

虽然患者的自主权已经被确立且成为法律保护的伦理概念，Bakken 等人仍然讨论了不为众人所知的志愿捐献的自主权问题[23]。他们认为自主权应确保维护供者的健康和完整，并且应该充分告知供者与其和患者相关的结果。供者登记处的工作人员应该在评估的每一阶段都理解和尊重供者的权利、独立和自主权。供者不仅有权在任何阶段退出，也有权不说明退出的理由。供者的自主权不包括捐赠的权利，如果登记处选择了不同的供者，志愿者必须接受此决定。Rosenmayr 等也讨论了供者的期望以及义务的好处和风险[2]。

受者必须是符合 WMDA 标准适合移植的患者。还有人建议应该告知供者计划的造血干细胞移植是属于一个充分论证的临床方案，还是一种试验性的治疗。这些指南给无关供者提供的权利、独立和自主权是充分且值得推崇的，但家庭供者的捐献却几乎完全相反。

成年亲属供者

"妹妹判了死刑，白血病患者失去了她唯一的移植机会。"这是 1997 年《每日邮报》的标题和

《骨髓移植杂志》的评论[24]。10年之后，《每日邮报》刊登了一篇几乎完全一样的故事，来披露和批评另一位复发急性髓性白血病患者的 HLA 相合的同胞妹妹，该患者未找到相合的无关供者。由于公众对这些主题的兴趣，有关身体器官和移植的故事似乎不可避免地成为报刊的标题，但经常被媒体歪曲的事实几乎起不到一点有益的作用。

有行为能力的亲属供者和无关供者的最大区别就是亲属供者很少能有自己选择的权利，如果给予了他们这种权利，保密性的权利也常常不被尊重，因此选择的自由也受到很大的限制。正像 Davies 指出的那样，潜在的供者在同意捐献血样时成为了一名患者，却并未享有在医疗实践中正常的保密权。Davies 认为家庭成员捐赠血样和血制品更加感情化，因此比无关供者捐献的匿名利他主义更能引起小报的兴趣[24]。家庭中的利他主义的缺乏导致的拒绝捐献造血干细胞经常成为报纸的主题。被包围的同胞受到了家庭和媒体的严责，他们认为这种决定简直是犯罪，而不是尊重其隐私和考虑到所有的事实。任何人，不论是否有血缘关系，都不能强迫剥夺其自主权，都可以拒绝这一侵入性的非治疗性操作。任何强迫别人的利他主义都不能被民主社会所原谅。

Dame Elizabath Butler-Sloss 在指导性的产科文件中曾说过："一个有行为能力的女人，可能因为宗教因素或其他合理或不合理的原因，甚至没有原因，且虽然可能引起孩子死亡、残疾或她自身的死亡，仍可以选择拒绝医疗干预[25]。"这样的患者拒绝剖宫产应该给予像所有其他患者一样的保密权。一个怀孕的产妇，与潜在的同胞造血干细胞供者一样，不是一个患者，因为其只处于特殊情况下，即怀孕。侵犯孕妇的隐私很少见，因为她可以运用法律武器维护自己的自我决定权。

为什么不愿捐献的无关供者可以保护其隐私，而不愿捐献的家庭供者会被媒体曝光和诽谤？那些相信被迫的利他主义仍然是利他主义的人，就像那些认为弱的家长式管理与强的家长式管理不同的人一样[26]。那么当一个有行为能力人行使其权利，拒绝组织配型或之后拒绝捐献干细胞时我们怎样反应？我们不能想象强迫一个无关供者给出一份血样做组织分型和传染病血清检测，但是在家庭供者伸出手臂捐献血样前，经常只给他们提供了一点点的咨询服务，这只是捐献的第一步。一方面，家庭成员在极力怂恿高尚的并不情愿的捐献者，另一方面，保健专家也在保证他们正在做正确的事情。

如果供者屈服于压力，这正与被迫的利他主义的定义相同，这样的事为什么会发生？因为我们可能假设所有头脑正常的同胞都会希望捐献，经常并没有给他们足够的时间或独处让他们在没有强迫的情况下做出自己的决定。第一步不应该由家庭成员来决定，也不应该由捐献干细胞的供者来决定。当潜在的供者知道她的同胞住院，正在受到严重的血液病的折磨，且干细胞移植可能是治疗选择时，对她来说这个决定会十分困难。应告知潜在供者其同胞的所有可能治疗方案的公正分析，移植对供受者潜在风险和受益的真实评估。据作者的经验，同胞供者经常被有意或无意地强迫捐献。因为她相信这是治愈的唯一办法，进一步说，也就是他相信造血干细胞移植能确保治愈患者的血液病。

有人建议，正确的方式应该是由一个独立的医学专家来评估潜在供者，并且最好是不负责潜在受者的医学专家。第一次讨论应该保密，并且要在血样检查和 HLA 配型之前进行。在 2005 年《精神健全法令》中规定咨询者必须提示同胞供者注意法律中关于同意的内容，这种作法已经在英国和威尔士广为接受。几乎没有别的国家对完全知情同意有更严格的规定，例如北美，潜在的同胞供者并未给予更多的机会去表达他们的自主权和自我决定权。这可能是因为社会更尊重别的权利——例如家庭内的隐私、利他主义和无私，因此，对家长式作风和强迫相对重视较少。

当一个成人有行为能力时，通过第三方代理人做出最有利决定并无用处。然而，当一个成人缺乏这样的能力并要成为同胞供者时，在移植开始前就必须做出一个公正的决定，决定可能会依据更广泛的利益，不仅要符合无行为能力供者的利益，也包括潜在的受者，甚至可能包括第三方家庭成员的利益。

英国法院在这种情况下只考虑无行为能力成年人的利益。在 Re Y 的案例中[27]，法官做出了如下判决：25 岁患有严重认知障碍的女士 Y 捐献骨髓给 36 岁患有白血病的姐姐是合法的。这对姊妹的关系并非特别亲密，然而 Y 和她母亲的关系十分密切，就像母亲和大女儿一样，而且大女儿还给母亲生了个孙子。法官认为如果大女儿死了，她的死会给母亲带来负面影响，从而间接地给妹妹 Y 带来负面影响，老母亲可能因照顾孙子而背上沉重负担，从而减少对 Y 的照顾。另一方面，如果进行移植，Y 和她母亲的积极关系会加强，她们姐妹间的关系也会加强。对于 Y 来说可将风险和不适降到最低，因此，允许骨髓移植符合 Y 的最大利益。Brazier 质疑这种等于强迫捐献的移植是否应该批准，并评论说基于此案的事实，Y 的利益似乎很微小[28]。尽管如此，到目前为止，这仍然是英国民法关于无行为能力人干细胞捐献的判决先例，并且适用于骨髓和外周血干细胞捐献。

组织和器官捐献要符合 2004 年的《人类组织法案》[4]，并且在人类组织协会的监管下进行。关于知情同意的问题包含在第六章即法案的实务条例中[29]。虽然这个指南主要针对尸体组织的利用，但也用于指导活体组织的获得、冻存等，指导方针的范围涵盖了不论以移植为目的，或是为别的目的进行的骨髓、外周血干细胞和淋巴细胞的采集。然而，民法规定从活体上获取组织，无论是否涉及冻存，均不在该法令的调控范围之内。因此，法案的实务条例建议移植医生参考健康部门 2001 年的"同意检查和治疗指南"作为行为标准[13]。

自从 2006 年 9 月开始，这个法案开始在英格兰和威尔士实施，每当从供者身体上取得组织并储存用于移植时，就要强制检查是否有合适的许可。最后这个实务条例包含了七页关于供者许可的详细指南，无论潜在的供者是成年人还是未成年人，有行为能力人还是无行为能力人。这个指南并没有区分家庭供者和无关供者，并且认为所有供者的权利是相同的。这个实务条例严格用于干细胞捐赠和输注，值得高度赞扬，它给予了干细胞供者正确的尊重和恰当的保护标准。

当来自供者的干细胞不储存就及时移植时，应用不同的规则是不合适的。在知情同意指南中有趣的一点是并没有单独指出供受者的特殊关系（无论是同胞或仅为 HLA 相合的无关供者），需要不同的同意标准。这个指南声明，例如在第 36 段中："供者不受任何形式或任何人的强迫和威胁……在任何压力下取得的供者的同意将被评估人裁定为无效。"

当政府要调节个人或家庭的敏感问题时，理应比较谨慎，例如生育和对身体器官的所有权就属于敏感问题，因此对所有供者来说，建议应用通用的国际指南可能是最好的办法。如果将《人类组织法案》的原则扩展到所有的供者，也将解决存在于亲属供者和无关供者之间的同意标准上的差异问题。

有 Gillick 能力的同胞供者

大部分的司法实践认为，当年轻人获得了知识，在医疗决定方面应给予他们一定比例的自主权。英国这种变革的转折点发生在 Gillick 事件后[30]，之后 Gillick 能力这个术语就用于指未成年人对医学治疗的知情同意。Scarman 勋爵认为对于 16 岁以下的年轻人而言，如果其有足够的理解力和智力，可以完全理解涉及的治疗的话，他应该有同意的能力。民法中关于 16 岁以下年轻人的能力问题存在分歧，因此也影响了应该给予多少自主权的问题。不同的治疗和方案需要的理解能力变化很大，一个 16 岁以下的孩子可能有能力理解一些治疗，却不能理解另外的一些。如果孩子符合 Gillick 能力，能够在接受足够的信息后给出她自愿的同意，这种同意应该是有效的，且不要求必须取得父母的同意。但实际上，如果没有父母的默许，血液科医生在进行造血干细胞采集或移植时可能会感到不安[13]。

在之后的发展中民法给了 Gillick 能力更严格的规定，因此在英国法律也存在一定争议，当一个 18 岁以下或一个有 Glillick 能力的 16 岁以下的孩子拒绝进行可能威胁其生命的治疗时，他们可能就不会被给予自主权。在 Re W 的案例中，一个 17 岁的患有神经厌食症的女孩，法院判决将其转至一个特殊的医疗机构，支持其父母的意见，而不支持她自己的决定[31]。目前，法院尚未判决过年轻人拒绝接受造血干细胞移植和拒绝捐献骨髓给同胞的案例。这种案例发生的可能性不大，因为在这种情况下，青少年倾向于接受或同意捐献。这是他们利他主义的表现还是在其他人压力下屈服的结果？但后者并不是十几岁孩子的典型特点，因此可能是他们非强迫的利他主义的真实表现。

为了进一步说明在同胞组织和器官捐献中的复杂问题，让我们详细讲述和讨论一下二十世纪九十年代的一个独特案例，此案发生在外周血造血干细胞被常规应用之前。一名 17 岁的男孩（我们称其为 A）患了急性髓性白血病，血液学专家建议 A 和其父母白血病一旦缓解，将 HLA 相合的异基因骨髓移植作为治疗首选。他唯一的同胞是一个 15 岁的有 Gillick 能力的女孩（我们称其为 C），患有囊肿性纤维化、支气管扩张和肺部持续的假单胞菌定植。配型之前医生建议该家庭咨询儿科医生，儿科医生认为因为 C 的肺部情况，其不适合全身麻醉。但是虽然 C 和 A 像大多数兄弟姊妹一样，相处的并不融洽，但在这种情况下，C 好像真的希望可以帮助哥哥。

于是，血液科病房开始了一场紧急讨论，如何不用全身麻醉采集骨髓，并决定在她和父母的支持下，采用脊髓麻醉，并在术前给予抗焦虑药物，避免强镇痛，以免抑制呼吸。挑战是如何对她公正地描述该过程，以利于她做出自己的决定，避免父母和专家的任何形式的干扰和强迫。囊肿性纤维化的医学专家组由儿科医生、儿科护士和社工组成，所有人都认识 C 几年以上。谈话选在 C 经常就诊的儿科医院，而不是 A 就诊的血液科病房。后来一个 A 所在医院的白血病病房的麻醉专家加入，他表明愿意手术，但同时表示虽然他对硬膜外麻醉的产科手术很熟悉，但从未应用脊髓麻醉采集过十几岁患者的骨髓，这将是一个新的挑战。

这个会议的焦点是如果 C 同意这个侵入性的非治疗性手术，她将面临的风险，并未衡量她哥哥可能的获益或对家庭的任何感觉良好的因素。她的父母表示无论她如何决定均支持她的决定，在 C 的要求下，她的母亲在咨询过程中坐在边上旁听。C 决定如果 HLA 匹配，她将捐献骨髓，并立即采集了血样。她和哥哥 HLA 完全相合的，1 个月后进行了骨髓采集和移植，供者无任何并发症。骨髓稳定植入，只有轻度的移植物抗宿主病。12 年后哥哥仍处于第一次完全缓解，状态良好。可以肯定的是，C 从未受到医学专家和父母的任何强迫，她可能知道她面临的风险，可能觉得除了利他主义别无选择，但这与强迫的利他主义不同。

这件事可能在几个方面会引起读者的评论或批评。例如，从事后之明看来，当时为什么没有寻找 HLA 相合的无关供者，减少 C 的风险。这个故事对 A 来说有一个美好的结局，但是几年之后，C 的肺部情况恶化，她接受了尸体心肺移植，她的心脏依照多米诺顺序捐献出去。几年以后，C 因为应用免疫抑制剂环孢素导致终末期肾衰，A 表示愿意捐赠给 C 一个肾。A 的肾功能检查显示肌酐正常，但肾小球滤过率在参考值以下。A 被拒绝作为器官供者，A 很失望，因为他认为这正是他回报的时候。但此时 C 开始透析并等待尸源肾。

诸如此类的逸闻趣事可能是临床上很少见的病例，但是必须感谢那些道德哲学家，因为他们不止进行思想上的实验。可能有人会问，十年前，医疗界认为当供者真正想捐献时，严重的肺部疾病并不是捐献骨髓的禁忌证，那么之后，为什么认为肾小球滤过率下降是活体肾移植的禁忌证呢？

父母和孩子们来说，完全无法预料同胞最初同意作为供者多年后可能会产生什么结果。当同意是由代理人替年幼的同胞做出时，会产生更多的争论，代理人包括父母、监护人或法官。同样的问题也见于挽救性同胞，Jodie Picoult 的小说《姐姐的守护者》中的争论并不完全是虚构的 [32]。

年轻的无行为能力同胞供者

卫生署的《检查和治疗同意参考指南》包含以下标题：使用无行为能力的孩子作为骨髓供者 [33]。将"使用"作为动词为以下的三段描述定下基调，全文转述如下：

第 16 段：捐献骨髓会有痛苦并且有一定的风险。这不是一种小的医疗干预。无行为能力的孩子有时需要捐献骨髓帮助救治同胞。骨髓移植对患病的同胞无疑是有利的。然而，一个同胞的需要并不能平衡另一个同胞涉及的医疗问题。法律的问题是评价捐献骨髓是否符合健康孩子的最大利益。

第 16.1 段：对有一个垂死孩子的父母来说，做出一个符合患儿的健康同胞最大利益的平心静气的决定是极端困难的。健康专家也发现独立评价孩子的需要时很困难的。然而，没有这样心平气和的评价，治疗可能是非法的。

第 16.2 段：2004 年《人类组织法案》声明：最好的方式是对孩子的最大利益进行一定形式的独立调查。例如引入独立于患者治疗小组的评估人，医院的伦理委员会或召集其他涉及多学科的委员会。如果对健康孩子的最大利益存在疑问，应该在采取医疗措施前寻求法院的裁决。

在一定程度上将适龄的年幼同胞供者纳入同意过程中，获得了广泛共识。例如，在儿科的文献中，反复建议获得 7～8 岁以上儿童的同意 [34,35]。Delany 等使用了术语"代理利他主义"，并辩论父母是否有理由为孩子做道德上的声明，父母是否能足够了解孩子并能确定，如果他长大到有行为能力，他将是利他主义的并愿意帮助他患病的同胞 [6]。父母代理年幼的孩子同意干细胞采集在法律和伦理上的公正性尚未被广泛接受，因此，Delany 认为严格来说这种程序是非法的，从其特性上来说，是不符合儿童供者的最大利益的。

经验告诉我们，利他主义在不同人之间甚至在一个家庭里也有很大不同，且经常是不可预料的，父母经常发现当孩子长大时，希望将他们的价值观传给孩子是很难成功的。所以代理利他主义作为一个概念是否可以成立是有疑问的，我们可能希望我们的孩子像我们，但实际上却很少。评论家可能一方面谴责医疗家长式的管理，却鼓吹父母的家长式管理，认为父母的决定经常代表孩子的最大利益。而让年幼的孩子为家中患病孩子捐献干细胞是父母决定的一个例子。Delany 不支持该论点并声称父母因为涉及患病孩子的利益，不适合做出这样的同意。

在同一篇多作者的文章中，Month 不同意 Delany 的观点，并且将之归因于整个家庭的利益，因为捐献骨髓的风险相对较小，而相比于不捐献的风险，几乎是另一个同胞的死亡。如果不捐献骨髓，同胞的死亡就是不可避免的，捐献骨髓就能保住同胞的生命，那么这种观点可能是正确的。Month 争论说造血干细胞移植的前提就是它是挽救生命的治疗手段，并且经常是治愈的最好手段。另一个共同作者 Savelescu，考虑到了问题的核心，虽然干细胞捐献可能不是供者的最大医疗上的利益，但是考虑到其他非医疗的因素，可能是他 / 她的总的最大利益。Savelescu 的结论是，因为父母在做决定是经常会考虑利益上的冲突，因为他们必须考虑家庭总的利益，因此他们会像第三方一样做出最好的决定[6]，这也符合大多数医学伦理学家的观点。这个观点在理想的世界、理想的父母情况下可能会成立，父母可以完全理解这个问题，权衡利弊，并没有偏见、没有利益冲突地形成一个合理的结论。如果有父母双方，法律要求在这个重要的决定上父母双方必须达成一致，双方必须同时给出同意才能有效；如果有不同意见，则需要法庭给出意见[13]。

在美国和欧洲关于政策和移植中心的信息都很缺乏，1996 年调查了 70 个北美的移植中心，发现大多数中心让父母作为代理人做决定，只有少数让比较独立的孩子和父母一起决定[35]。如果父母的意见产生分歧，八个中心认为他们将取消移植，剩余的中心认为应寻找其他的代理人来寻求满意的解决方式。这项调查由休斯敦 MD Anderson 的儿科医生

发起，原因是当他们被要求采集一个 2 岁的孩子的骨髓，用于给其患复发的急性髓性白血病的母亲做移植时（这个孩子的体重是她妈妈的 1/5），他们感到很难受。如果受者是同胞，可能移植就进行下去了。是否因为受者移植的有效性和获益可能很少的疑问使医生们三思呢？是否有其他因素影响他们将这个年幼的孩子作为供者？移植受者的特殊性为什么会影响代理同意的有效性？ Holm 注意到在孩子供给父母组织和器官移植过程中，隐藏在社会原始反应之后其他原因；他解释这是一种形式的自相残杀，因为孩子们可以说是父母的骨肉，这就是他所谓的"社会禁忌"潜意识下的激活[36]。

2004 年召开的"儿童作为器官供者"研讨会上，Sheldon 回顾了以前 30 年的经验[37]，从那时 Levine 首创了儿童骨髓移植中的知情同意[38]。与会者讨论了有关实体器官和组织移植的相关伦理问题，并将大会报告推荐给了读者。Fleck 代表大会得出结论，对父母作为代理人提出一些建议："父母签字实际上有很强的道德和心理压力……捐献是如此重大的事情，很难说父母有责任允许捐献，除非他们可以提出捐献或不捐献的强烈道德理由[39]。"

在这次会议上，MD Anderson 中心提出了一个制度性的草案，用于所有年轻孩子捐献器官和组织[40]。一个独立的儿科专家、社工和麻醉师需单独会见各方，评价代理人做出的同意是否有效，同时考虑年轻供者的最大利益。如果这三个人，相当于法官和陪审团，都认为很公正，没有任何异议，那么移植继续进行。但是如果有任何疑问，病例将提交给医院伦理委员会。如果世界上其他的中心都参考这个规范将是值得赞扬的。

关于家庭内捐献的敏感问题，其他移植中心的相关报告很少。与非家庭供者相比，家庭供者受到尊敬和保护的程度要小的多，而 18 岁以下的无关供者则禁止捐献。政府可能也不愿意干涉家庭的内部事务，可能影响了对年轻的家庭供者是否应该捐献给他们的近亲属的仔细评估。

关于行 SCT 患者的学习障碍问题研究很少，1989 年的一项调查找到了 16 名合并唐氏综合征的白血病患儿进行了造血干细胞移植，根据发病率计算，这些病例只占 20% ~ 25%。因为与不患唐氏综合征的相似患者相比，移植的结果并无明显区别，因此作者和编辑认为没有原因不给这些患儿进行移植[41]。关于有学习障碍的供者，就像 Re Y 一

样，在以上曾经讨论过 [27]，但是医学杂志中并无严重学习障碍儿童作为同胞供者的报告。在 1990 年墨尔本的一个会议上讨论了使用无脑畸形的新生儿作为组织和器官供者的伦理问题，引起了一场争论的风暴 [42]。

对幼儿来说，代表潜在的儿童供者利益的独立医学建议、心理建议和社会建议更为需要。当一个潜在的儿童供者长大，获得了更多的理解力后，奇怪的是，在她同意成为供者之前，针对她和她的家庭的独立于受者治疗小组的建议反而少了。当将较小的孩子作为供者进行试验性造血干细胞移植时，或者不能明确移植的益处是否大于其他治疗时。获得足够信息的父母可代表患病的孩子同意参加一项设计很好的试验，此项试验可能要解决一项不能从成人的试验中推断出来的问题。但是，因为此项试验的特性，也有必要通知健康的同胞有不能从中获益的风险。

关于如何解决这种情况下的困难问题和代理的父母式利他主义是否有效，大家的意见分为两派。同胞供者行使同意权的合适年龄却经常缺乏关注。负责治疗受者和供者的血液学家和团队可能会与父母形成一致意见，与同胞供者的意见也无冲突；在这种情况下，做出共同最大利益的决定相对容易，不用再寻求进一步的意见。为孩子做出的最大利益的决定，可能不能完全排除存在一定程度的偏见和善意的家长作风。很少的时候，父母之间的意见产生分歧，或者父母中的一方与治疗团队产生了分歧，或者同胞供者有限制，这种情况下，在诉诸法庭前，建议寻找造血干细胞移植指征的第二方医疗意见，并安排一个独立的儿科医生、儿童心理学家和社会工作者代表潜在供者的意见。法庭在任何情况下都会需要这些独立的意见，所有的意见汇总起来形成法律承认的最大利益决定。

挽救性同胞的概念

在家庭中的一个孩子需要 HLA 相合的干细胞，在搜索家庭成员和所有可能的供者库仍没有供者时，绝望的父母可能想再生一个挽救性的同胞可能并不奇怪。在早些年，对于家庭中已经有一个患病的孩子，可通过怀孕的 16 周左右的羊水来分析出生前的基因测试用于选择一个没有缺陷基因的健康胎儿。之后，可在怀孕的 10-12 周通过绒毛膜获得

胎儿的 DNA，HLA 不合的胎儿被流产，只有正确的胎儿留下来，成为希望的挽救性同胞。

1989 年，Clark 等报告了一对有一个患 Wiskott-Aldrich 综合征孩子的夫妇，就诊于加利福尼亚的产前基因诊所，希望进行胎儿 HLA 配型选择 [43]。父母表示，他们已经准备好不管流产多少次，也要得到一个与他们的孩子 HLA 配型相同的女孩，因为他们现在的孩子需要一个 HLA 相合的骨髓供者。此时，基因诊所可以为 X 连锁的基因异常性疾病如 Wiskott-Aldrich 综合征提供性别产前诊断，但是由于其他目的而不能提供。在细致的伦理争论后，诊所决定他们的情况不是产前诊断的适应证，不适合进行羊水诊断及终止不想要的胎儿。

现在的阳性胚胎选择可以用一种叫植入前基因诊断技术（PGD）来进行，这是一项复杂的、很昂贵的技术，成功率有限，涉及应用体外受精技术创造多个胚胎，取出细胞核，应用 PCR 技术将每一个进行 DNA 分析。合适的胚胎被植入妇女体内，其余的弃掉，因此排除了终止不必要的妊娠。2001 年 Wolf 报道了第一例应用这种 SCT 成功治疗范科尼贫血的病历 [44]。2004 年，英国人类受孕与胚胎学管理局（HFEA）给英国境内的体外受精技术诊所颁发了执照，允许将这种技术用于帮助一个家庭获得与其患先天性纯红细胞再生障碍性贫血的孩子配型一致的胎儿。这个孩子在 2005 年 7 月出生，并采集了脐带血 [45,46]。

有趣的是，1989 年之后人们的观念似乎在改变。1989 年，美国人认为，为一个 Wiskott-Aldrich 综合征的孩子再生一个挽救性的同胞是不合伦理的。然而，到 2001 年，为一个范科尼贫血的患儿进行同样操作时却被认为是合伦理的。有人可能会问，为什么直到 2004 年，HFEA 才认定为体外受精技术诊所试图通过 PGD 来创造一个 HLA 相合的孩子来挽救一个同胞是合法和合乎伦理的 [7]。是新技术改变了伦理吗？目前的争论是，通过 PGD 和 HLA 配型的阳性胚胎选择是否已经走得太远，因为这对被设计的孩子毫无益处。

在英国，再生医学领域被 HFEA 严格控制。1990 年的《人类受精和胚胎法案》第三部分声明："任何人不能在没有许可的情况下创造、保存和利用胚胎 [49]。" 2001 年 PGD 用于 HLA 配型成为可能，因而 HFEA 受到了挑战。第一例是 Hashmis 家，其有一个地中海贫血的儿子，第二例是 Whitaker 家，

有一个先天性纯红细胞再生障碍性贫血的儿子。法庭决定 Hashmis 家允许尝试生一个组织配型相合的挽救性的同胞，但之后他们没有达到预期的目的。另一方面，Whitaker 家在英国被拒绝治疗，但奇怪的是在芝加哥获得了成功治疗，他们的儿子应用弟弟的脐带血进行了治疗。毫不奇怪，两种决定都证明这是有争论的。HFEA 同意了 Hashmis 家进行 PGD 和 HLA 配型，在法庭上受到了代表反堕胎组织的 Josephine Quintavalle 的挑战，最终上诉到英国国会上议院[48]，判定依据 1990 年的《人类受精和胚胎法案》，HFEA 有权发放执照，法案上说："人工制造的胚胎是否合理，并可以植入妇女的身体，要看目的是否合理。"在这个法案制定时，可能认为特定 HLA 型的胚胎选择是不可能的，但目前对这个法案的特殊理解已受到了批评。

HFEA 批准应用 PGD 对 HLA 型进行选择受到了批评，尤其是一些法理学家认为，Hashmi 家和 Whitaker 家的不同判决是不公正的和被误导的[47]。Nelson 比较了英国和加拿大的情况[50]，Gitterb 比较了英国和美国的情况[51]，这三个司法部门对 PGD 的管理不同。这里不是想讨论每选择一个 HLA 相合的胚胎，就抛弃的四个以上 HLA 不合的健康胚胎，但是在 2004 年斯坦福的一个讨论会上，Hudson 表达了美国国民对类似于 PGD 技术的疑虑，与流产权的争论一样，结果是阻碍了其发展[52]。

Winston 批评 PGD 用于组织配型，认为这简直是把孩子当成商品一样。Winston 是这个领域的先驱，是 1989 年在柳叶刀首次描述 PGD 技术的作者之一[53]。Winston 也注意到同胞供者可能终生面对他是为了他人的利益而出生的思想怪圈[54]。这些担心在明尼苏达的一个团队的调查中得到很好的体现，他们报告了首例用 PGD 组织配型技术生的挽救性同胞成功救治范科尼贫血的病例。

通过 HLA 配型而生的孩子终生面临着捐献的可能。最初的脐带血捐献可能因为以下原因失败：如脐带血细胞数量不足，脐带血移植后失败，或受者移植后复发。如果脐带血移植失败，下一步是骨髓采集和移植。其结果也可能是植入失败或植入后白血病复发，那么就可能还需要进行再一次的骨髓移植。更进一步，一旦组织配型相同的供者被创造出来，可能会产生除了骨髓以外的组织需求。事实上，在骨髓移植后，化疗和放疗的毒性或免疫抑制剂的毒性可能会引起器官功能衰竭，包括肾、肝或

其他器官。这时的问题是供者孩子是否要捐献一个实体器官。Nash 家的 HLA 相合的孩子拒绝了姐姐的进一步的器官捐献需要，虽然他还很年轻。他和所有被创造出来作为供者的孩子一样，终生面临着需要捐献的可能。

Wolf 等建议设置一个九重保护的系统来保护利用 PGD 技术选择出的为了不断的捐献而出生的孩子[44]。

Jody Picoult[32] 在她的小说《姐姐的守护者》中也讨论了这个主题，她所描述的事件完全有可能发生。书中挽救性的同胞需要不断的捐献，在捐献脐带血后，是捐献血和骨髓干细胞，之后是外周血干细胞采集，直到 12 岁时她开始行使其自主权，反对母亲的志愿捐献愿望，这次是捐献她的一个肾。这个女孩认为如果有人能不厌其烦地向她解释可能的并发症，她可能不会同意以前的捐献。她很生气在挽救姐姐的多次努力中，母亲理所当然地代理她的利他主义，将她简单地看成是一个备件工厂。

2001 年 HFEA 允许临床诊所治疗 Hashmi 家庭时，对此问题也很敏感，他们希望将干细胞捐献限制在只捐献脐带血干细胞。此后证明这种限制超出了 HFEA 的司法权限，这应该由《人类受精和胚胎法案》管控[7]。如果需要捐献时，挽救性同胞的最大利益应该有合适的人或法庭来裁决。Hashmi 夫妇在经过 6 次体外受精试图创造一个 HLA 相合的胎儿失败后，不得不放弃了希望；他们努力的失败是一个悲剧，提示利用 PGD 技术选择 HLA 配型相合的胎儿只有一定的成功率。他们的孩子需要继续间断输血和祛铁治疗。Winston 很了解体外受精的失败率，并警告说，由于患者的绝望、医疗的自满和商业的压力，对再生医学技术的应用可能会做出不合伦理的决定[55]。

大多数评论家不赞成将挽救性供者作为最后的手段，并且同意 Immanuel Kant 的著名宣言："永远不要把一个人仅仅当做一种手段[56]"。当代道德哲学家的普遍看法是，PGD 技术的危害很小，而患病的同胞可能获得很多的益处。因此，考虑到生育权，供者同胞的受益超过了任何可能的副作用。Boyle 和 Savulescu 总结道："我们必须避免仅仅因为性事恐惧症影响了当今社会而没有其他正当理由地禁止这种方法而干涉个体的自由[9]。"从义务论的立场上来说，Bellamy[9] 仍然认为这项技术不会涉

及不可接受的商品化、功用性或对挽救性孩子的心理损伤等方面。他认为一对夫妇要求胚胎选择，是将治愈一个病重的孩子作为医学目的，这与为了一时的奇思怪想而要求设计婴儿是不同的[57]。

干细胞受者

在有些方面，造血干细胞移植就像任何有高风险的医疗过程一样，需要有行为能力的患者签署有效的知情同意。在医生获得知情同意前，必须先进行医疗决策。异基因造血干细胞移植很少是唯一的选择，有时也让人怀疑这种方式是否优于其他治疗方式—其他不需要第三者捐献活体组织的治疗方式。移植相关的死亡率经常高于普通非清髓性的治疗或自体SCT。在风险和获益的评估中有多个平衡点。

不幸的是，在一些团体中，将SCT作为最有潜力的、最可取的方案或危及生命疾病的万能良药。这样，不论是否正确，在特定的临床情况下，如果有可能，SCT成了每个人追求的终极治疗方式，如果不给予移植，患者认为是只给予了他们二流的治疗。对造血干细胞移植的先驱者来说，将移植提高到这种地位可能是为了劝说患者冒这个风险（即使在这种情况下不应该应用这种方式）。医学专家应该在教育民众和媒体方面发挥作用，以减少移植领域的炒作和盲目乐观。21世纪的谨慎的患者，如果他想为自己做一个了解信息、有自主权的、不被强迫的决定，也应该从医疗专家那里了解真相。

不同的疾病异基因造血干细胞移植的适应证在本书的其他章节有论述。虽然有移植物抗宿主病的影响，移植的益处经常能抵消移植相关死亡率的风险，结果是异基因移植比传统的化疗或大剂量化疗加自体干细胞移植解救能获得更好的无病生存率和总生存率。慢性粒细胞白血病是一种典型病例，其最好的疗法在不断地进展和变化。在演变过程中，曾经认为SCT是治疗年轻有同胞供者的慢性粒细胞白血病患者的最有效的方法，但是，新的分子治疗的发展将SCT转为了二线治疗（见第4章）。

慢性粒细胞白血病（慢粒）也是医学决定复杂性和困难性的最好例证，在患者同意行SCT前需要进行论证。例如，在伊马替尼（格列卫）时代前，当一个50岁的慢粒慢性期患者没有同胞供者，在骨髓库只有找到一个单倍体相合的、巨细胞病毒阳性的无关供者时，治疗方案的选择确实是两难

的。在20世纪90年代，一些医生可能会建议行异基因移植，另外的医生可能相反。有些医生可能会在决定前召集同事开一个咨询会，有些可能会建议患者再咨询其他医生。还有一些医生决定前可能会考虑非临床因素，例如床位压力、保险资金、政府资金等。

许多骨髓移植单位采用一种伦理决定程序，主治医生召集关于这个患者SCT的内部专家讨论，希望形成一个以客观证据为基础的建议，这个经过周密思考的决定记录在医院档案里。提前告知患者将召集一个专家论证会以决定是否考虑SCT，对相对的风险和益处和移植的可取性达成一致意见。对不愿接受移植委员会建议的患者，可申请不同的委员会或其他医院复议。

这种方法可能在一定程度上去除了医生个人的偏见，批评家认为这种民主的医学决定程序可能是公平的、公正的和符合伦理的，但是也可能阻碍移植技术的进步。争论者强调："如果我们拒绝患者进入试验性和危险的程序，医学不会发展到今天的程度。"也有人说，既然在试验性SCT和成熟的SCT间有明确的界限，不应该反对有行为能力的患者无私地要求加入试验性的医疗程序来使他人在将来可能获益。例如，如果一项疗法有40%的相关死亡率，50%的失败率，只有不足10%的治愈率，应该告知患者这些信息。如果这项治疗不是所有专家建议的，或者是新的或试验性的，主管医生也应该告知。如果试验不是已经通过的临床试验，应该将这种医疗手段的应用报告给机构伦理委员会，这种疗法对患者本身的益处并不明确。

资源问题

资源问题本质上不是伦理或法律问题，但当一个患者或一些患者因为花费问题被拒绝治疗后，受委屈的一方可能将求助法律来改变医生、保险公司或负责控制医疗保健的公共机构的决定。Snyder描述了医疗保健管理者面临的挑战："公正的伦理原则要求管理者和保险人以一种开放的、公平的态度给需要造血干细胞移植的患者提供可能的、虽然是高危险的救命措施[58]。"

1997年的一项报告发现，在美国，白血病和淋巴瘤的患者获得骨髓移植的机会是不平等的。非洲裔的加勒比海人，由Medicaid计划或自己负担医

疗费用的患者，与有保险的患者相比，能接受移植的更少[59]。

随着世界医疗资源限制性的增加，私人保险公司或公共卫生资金管理组织怎样以公开和公平的方式操作？他们是否应该有一个标准的、世界性的操作程序以用于所有需要移植的患者？如果患者不幸合并并发症，如感染、排斥或移植物抗宿主病，SCT是一个十分昂贵的治疗措施。SCT的适应证也存在很大争论，考虑到风险-收益比，花费-收益比并不能简单计算，可能会依靠法官的裁决。这里有几个利益方：患者和他的家庭、供者、医学专家、医院管理者、私人保险者或政府。不同的国家实行不同的管理系统。英国目前的解决办法主要是将英国国家卫生与临床优化研究所的指南报告给卫生署，之后下发到地方的初级卫生保健基金管理，他们必须考虑整个社区所有的竞争性的健康需求，这可导致社区间资金应用的不同。如果个人或群体反对初级卫生保健基金的决定，一般申请司法鉴定，仔细检查地区公共机构在拒绝资助治疗过程中的公平性、平衡性和执行程序等问题上的合法性。

当SCT是一系列可能治疗方案中的一个时，每个方案都有风险-收益比，且随时间而变化，对血液学家来说很难找到平衡点，并给患者提供建议。例如，治疗处于第一次缓解期的儿童急性髓性白血病患者，随着1990年以后化疗有效率的提高，大多数患者可能不再需要移植。对威胁生命的疾病，移植可能是一种有力的治疗手段，但移植的优势尚未被目前的证据所证明。医生和他们所在的机构可能会分为两派——对特殊条件下的患者，一部分主张应该移植，另一部分不主张移植。如果移植的指证是不明确的，在理想的情况下，治疗机构应该有一个经过伦理委员会详细审查的研究草案，建议治疗的试验性质也应该在签署同意过程中向患者说明。

结论

SCT在不断地发展，技术在改变，适应证和禁忌证在不断修正，昨天的试验性治疗明天可能就成为主流的治疗，也可能成为多余的治疗方式，被新的靶向性分子治疗所取代，就像几年前格列卫治疗慢性粒细胞白血病一样。对这个领域的医疗从业者来说，跟上时代的步伐都很困难。对公众、媒体和互联网来说，理解这些多方面的、复杂的各种竞争性的治疗方式，并给出一个平衡的观点是十分困难的。主要的问题是媒体的杜撰和大肆宣传可能使这个问题更不清楚，尤其是对处在移植中心的两个人-供者和受者来说更是如此。双方均需要适合他们理解能力的口头和书面的信息，太多的信息与谨慎地解释主要的事实相比，可能反而会让真相更加模糊。

有一种看似矛盾而实际却可能正确的说法，由于供者干细胞库严格的程序限制原因，与同胞供者相比，无关供者被给予了更多的关注和隐私权。年幼者和缺乏行为能力的人不能作为无关供者，但是却经常作为HLA相合的家庭供者。

现代生物伦理学诞生于20世纪60年代，引起了患者对陌生的自主权要求激增，并开始谴责家长主义和医学专家的强迫行为。一度有极端的医学专家集体反对这些新的医学伦理学家。然而，在那个时代，在生活的各个领域，公众舆论已经准备接受自我决定的概念，支持医学家长式管理的趋势逐渐变小。许多医疗从业者现在同意患者应该决定自己知道什么，医生在这个过程中应该是伙伴，应该给患者足够的信息以使知情同意有效。在获得器官或组织捐献的知情同意过程中司法是否严格控制并不重要，因为医疗同意的本质是一个人在伦理方面的一种表达方式，其建立于能力、足够的信息和志愿三个支柱之上。

（俞志勇 译 俞志勇 校）

参考文献

1. Horowitz MM, Confer DL. Evaluation of hematopoietic stem cell donors. Hematology Am Soc Hematol Educ Program 2005;469–475
2. Rosenmayr A, Hartwell L, Egeland T, on behalf of the Ethics Working Group of the World Marrow Donor Association. Informed consent – suggested procedures for informed consent for unrelated hematopoietic stem cell donors at various stages of recruitment, donor evaluation, and donor workup. Bone Marrow Transplant 2003;31:539–545
3. Zink S, Wertlieb SL. Forced altruism is not altruism. Am J Bioethics 2004;4: 29–31
4. Human Tissue Act 2004. www.opsi.gov.uk/acts/acts2004/pdf/ukpga_20040030_en.pdf
5. Mental Capacity Act 2005. www.opsi.gov.uk/acts/acts2005/pdf/ukpga_20050009_en.pdf
6. Delany L, Month S, Savulescu J et al. Altruism by proxy: volunteering children for bone marrow donation. BMJ 1996;312:240–243
7. HFEA. Preimplantation tissue typing, 2004. www.hfea.gov.uk/cps/rde/xbcr/SID-3F57D79B-9129F1E3/hfea/PreimplantationReport.pdf
8. Holm S. Ethical issues in pre-implantation genetic diagnosis. In: Holm S, Harris J (eds) The future of human reproduction: ethics, choice and regulation. Clarendon Press, Oxford, 1998
9. Boyle RJ, Savulescu J. Ethics of using preimplantation genetic diagnosis to select a stem cell donor for an existing person. BMJ 2001;323:1240–1243

10. Sheldon S, Wilkinson S. Should selecting saviour siblings be banned? J Med Ethics 2004;30:533–537

11. Brownsword R. Reproductive opportunities and regulatory challenges. Modern Law Rev 2004;67:304–321

12. Scott R. Choosing between possible lives: legal and ethical issues in preimplantation genetic diagnosis. Oxf J Legal Stud 2006;26:153–178

13. Department of Health. Reference guide to consent for examination and treatment. Department of Health, 2001.www.dh.org.uk/policyandguidance/healthandsocialcaretopics/consent/consentgeneralinformation/

14. Schloendorff v New York Hospital (1914) 105 NE 92

15. Sidaway v Board of Governors of the Bethlem Royal Hospital and the Maudsley Hospital [1985] 1 All ER 1018

16. O'Neill O. BBC Radio 4 Reith Lectures 2002. A Question of Trust. www.bbc.co.uk

17. Jones MA. Informed consent and other fairy stories. Med Law Rev 1999;7:103–134

18. Re T (Adult: Refusal of Treatment) [1992] 4 All ER 649

19. General Medical Council. Seeking patient's consent: the ethical considerations. General Medical Council, 1998. www.gmc-uk.org/guidance/current/library/consent.asp

20. Treleaven J, Cullis JO, Maynard R et al. British Committee for Standards in Haematology. Obtaining consent for chemotherapy Br J Haematol 2006;132:552–559

21. Goldman JM, for the Executive Committee of the World Marrow Donor Association. Special report: bone marrow transplants using volunteer donors – recommendations and requirements for a standardized practice throughout the world – 1994 update. Blood 1994;84:2833–2839

22. Cleaver SA, Warren P, Kern M et al. Donor work-up and transport of bone marrow. Recommendations and requirements for a standardized practice throughout the world from the Donor Registries and Quality Assurance Working Groups of the World Marrow Donor Association (WMDA). Bone Marrow Transplant 1997;20:621–629

23. Bakken R, van Walraven A, Egeland T, for the Ethics Working Group of the World Marrow Donor Association. Donor commitment and patient needs. Bone Marrow Transplant 2004;33:225–230

24. Davies S. Bone marrow transplant raises issues of privacy. BMJ 1997;314:1356

25. Re MB (Caesarean Section) [1997] 38 BMLR 175

26. Beauchamp T, Childress J. Principles of biomedical ethics, 5th edn. Oxford University Press, Oxford, 2001:178

27. Re Y (Mental Patient: Bone Marrow Donation) [1996] 2 FLR 787

28. Brazier M, Cave E (eds). Medicine, patients and the law, 4th edn. Penguin, London,2007:455

29. Bone Marrow Donation. Chapter 6 in Code of Practice – Consent. The Human Tissue Act 2004. www.hta.gov.uk/_db/_documents/2006-07-04_Approved_by_Parliament_-_Code_of_Practice_1_._Consent.pdf

30. Gillick v West Norfolk & Wisbech AHA [1986] AC 112

31. Re W (A Minor)(Medical Treatment) [1992] 4 All ER 627

32. Picoult J. My sister's keeper. Hodder and Stoughton, London, 2004

33. Department of Health. Using children lacking capacity as bone marrow donors. In: Reference guide to consent for examination and treatment. Department of Health, 2001. www.dh.gov.uk/policyandguidance/healthandsocialcaretopics/consentgeneralinformation/

34. Serota F, August CS, O'Shea AT et al. Role of a child advocate in the selection of donors for pediatric bone marrow transplantation. J Pediatr 1981;98:847–850

35. Chan K-W, Gajewski JL, Supkis D et al. Use of minors as bone marrow donors: current attitude and management. J Pediatr 1996;128:644–648

36. Holm S. The child as organ and tissue donor: discussions in the Danish Council of Ethics.

Cam Q Healthcare Ethics 2004;13:156–160

37. Sheldon S. Children as organ donors: a persistent ethical issue. Cam Q Healthcare Ethics 2004;13:119–122

38. Levine MD, Camitta M, Nathan D, Curran WJ. The medical ethics of bone marrow transplantation in childhood. J Pediatrics 1975;86:145

39. Fleck LM. Children and organ donation: some cautionary remarks. Cam Q Healthcare Ethics 2004;13:161–166

40. Pentz RD, Chan K-W, Neumann JL et al. Designing an ethical policy for bone marrow donation by minors and others lacking capacity. Cam Q Healthcare Ethics 2004;13:149–155

41. Arenson EB Jr, Fotbe MD. Bone marrow transplantation for acute leukemia and Down syndrome: report of a successful case and results of a national survey. J Pediatr 1989;114(1):69–72

42. Singer P. Rethinking life and death. The collapse of our traditional ethics.. Oxford University Press, Oxford, 1995

43. Clark RD, Fletcher J, Peterson G. Conceiving a fetus for bone marrow transplantation: an ethical problem in prenatal diagnosis. Prenatal Diagn 1989;9:329–334

44. Wolf SM, Kahn JP, Wagner JE. Using preimplantation genetic diagnosis to create a stem cell donor: issues, guidelines and limits. J Med Ethics 2003;31:327

45. Designer baby gets go-ahead. Daily Mail, September 7, 2004

46. Designed for life. Daily Mail, July 16, 2005

47. Human Fertilization and Embryology Act 1990. www.opsi.gov.uk/acts/acts1990/Ukpga_19900037_en_1.htm

48. Quintavalle v Human Fertilization and Embryology Authority [2005] UKHL 28

49. Sheldon S, Wilkinson S. Hashmi and Whitaker: an unjustifiable and misguided distinction. Med Law Rev 2004;12:137–163

50. Nelson EL. Comparative perspectives: regulating preimplantation genetic diagnosis in Canada and the United Kingdom. Fertil Steril 2006;6:1646–1652

51. Gitter DM. Am I my brother's keeper? The use of preimplantation genetic diagnosis to create a donor of transplantable stem cells for an older sibling suffering from a genetic disorder. Geo Mason Law Rev 2006;13:975–1035

52. Hudson KL. Pre-implantation genetic diagnosis: public policy and public attitudes. Fertil Steril 2006;6:1638–1645

53. Handyside AH, Pattinson JK, Penketh RJ et al. Biopsy of human preimplantation embryos and sexing by DNA amplification. Lancet 1989;1:347–349

54. Boseley S. As the age of the saviour sibling dawns, pressure mounts inexorably to change embryo rules. Guardian, June 20, 2003

55. Winston RML, Hardy K. Are we ignoring potential dangers of in vitro fertilization and related treatments? Nat Cell Biol 2002;4(suppl):S14–S18

56. Alghrani A, Harris J. Reproductive liberty: should the foundation of families be regulated? Child Fam Law Q 2006;18:191

57. Bellamy S. Lives to save lives – the ethics of tissue typing. Hum Fertil 2005;8:5–11

58. Snyder DS. Ethical issues in hematopoietic cell transplantation. In: Blume KG, Forman SJ, Applebaum FR (eds) Thomas's hematopoietic cell transplantation, 3rd edn. Blackwell, Massachusetts, 2004:488–496

59. Mitchell JM, Meehan KR, Kong J, Schulman K. Access to bone marrow transplantation for leukemia and lymphoma: the role of sociodemographic factors. J Clin Oncol 1997;15:2644–2651

60. National Institute for Clinical Excellence. Improving outcomes in haematological cancers. National Institute for Clinical Excellence, 2003. www.nice.org.uk

第 49 章

如何创建和使用干细胞移植数据库

Bipin N Savani，A John Barrett

数据收集概要

干细胞移植数据库是移植体系的重要组成部分。收集的干细胞移植数据一方面用于上报国际移植机构，如欧洲血液与骨髓移植组（EBMT）和国际血液与骨髓移植研究中心（CIBMTR）（见第 50章），另一方面供地方预算以及评审委员会审查之用。此外，移植团队也有责任收集患者的数据进行质量控制，并找出并发症以便采取治疗措施。不论患者是否进入正式的移植试验，必须将移植方案变动对患者转归带来的影响记录在案，以确保患者的转归和生存率数据在预计的范围之内。和其他数据一样，干细胞移植数据也必须有接近完美的精确度，以便能够根据这些结果得出正确的结论。干细胞移植数据库的关键特点详列如下：

连续报告病例资料

为避免出现选择偏倚，移植数据体系必须完整。每个接受移植的患者，无论他们在短期内是死亡还是长期存活，均应为其分配唯一的病例号。单独记录所有接受移植筛选的患者数据以及未能接受移植的原因，也是非常有帮助的。

全面记录关键数据

干细胞移植数据库应该至少包含三类数据：
- 患者和供者特征
- 移植详情
- 转归

由于电子表单可用于连续录入大量数据，因此其在建立干细胞移植数据库中发挥了重要的作用。建立一个涵盖少量重要数据的完整数据库，要优于建立一个不完整的综合性数据库。表 49.1 中给出了一个关键移植数据的推荐列表。

由专职人员负责定期录入数据

移植数据库绝非静态：不仅要在列表中不断地添加新患者，而且要在特定的日期记录随时发生的新事件。在事件刚刚发生后马上记录下来是一种最容易的做法，因为它可以避免通过追溯病历记录来确定某一并发症，如移植物抗宿主病（GVHD）的首次确诊时间。应由称职的项目小组专门负责数据的定期录入，理想的情况是至少每周录入 1 次。这意味着一个数据库拥有数个数据入口。数据录入小组的工作人员应该避免建立自己的小型数据库，整个移植数据体系中应该只有一种数据资源。同样，数据录入小组的工作人员应避免先收集纸质数据，然后再将其转化为电子数据格式录入数据库的做法，因为在这个过程中非常容易出错。

电子数据的获取

在可能的情况下，数值型数据，如化验检查等应当以电子数据形式直接下载到移植数据库而无需中转。

命名的一致性

数据库的数据应当以统一的格式命名以避免混淆。数据录入小组的工作人员应当参照诸如 CIBTMR 等机构制定的数据录入规范，确保在录入诊断分型以及 GVHD 分级等数据时与规范保持一致。

数据库管理

应当有专人负责管理数据库，并处理与数据录入有关的故障和问题。

表 49.1 重要的移植变量列表

基本数据	慢性 GVHD 累及的器官 / 各器官累及的严重程度，发病日期
病案号	疾病复发
姓名	死亡，死亡原因（例如复发 / 非复发性死亡）
出生日期	CMV 反应性以及每个阳性结果发生的日期
性别	免疫抑制剂开始 / 停止；所使用的药物
移植前体重	供者淋巴细胞输注（日期，剂量，指征）
方案 #	第 100 天疾病评估（血液、血液骨髓、细胞学、分子生物学、嵌合性）
诊断，疾病分型，风险类型分子学，细胞遗传学	**长期随访**
移植前疾病状况（缓解、活跃、原发、继发、其他）	体重
合并并发症	重要脏器慢性 GVHD 与分级
血液计数，生化特征	残留疾病的检测（细胞遗传学、分子生物学）
肺功能检测	嵌合性
供者姓名 / 数量，血缘关系，性别，出生日期	常规实验室检查（血液检查、生化图谱）
HLA 类型—患者和供者，匹配度	免疫球蛋白定量水平
血型（患者、供者）	病毒血清学（甲肝、乙肝、丙肝）
CMA 状况（患者、供者）	内分泌：甲状腺功能检测；抗甲状腺和甲状腺球蛋白
肝炎血清型（患者、供者）	肾上腺功能检测（筛查皮质醇水平以及根据指征进一步检查）
移植变量	性腺功能（雌二醇、睾丸激素、LH、FSH、精液分析等）
治疗方案细节	妇科检查
干细胞来源（骨髓 / 血液 / 脐带血）和操作（例如 T 细胞耗竭）	牙科检查
CD34 细胞数量	眼科检查
CD3 细胞数量	肺功能检查
移植后	心脏功能（心电图、心脏超声等）
毒性（黏膜炎、发热性中性粒细胞减少、肾脏、肝脏、心脏、肺）	脂质图谱
植入中性粒细胞和血小板的日期	放射检查（胸片，胸部 CT 以及根据指征进行相应评估）
住院时间（出院日期，第一个 100 天住院天数）	骨密度扫描
移植失败 - 发病日期	继发性恶性疾病筛选（皮肤、前列腺、泌尿生殖器，乳腺、口腔等）
急性 GVHD 器官 / 组织，分级，发病日期，最严重的日期	生活质量评价

保密

为了保护患者的隐私，数据库应当设置口令密码，仅允许少数有资格的人登陆。为了避免数据库崩溃，除数据录入小组的工作人员和数据库管理员以外，其他人不得更改或增加新的数据。

使用电子表格

Excel 是一种理想的电子表格，具有易于使用、便于扩展、可下载至统计软件以及容易获得的特点。为了便于分类描述，应当避免使用描写性的记录。描述性数据应当分解为一系列特征，然后用是（1）或者否（0）回答。日期的记录应当遵循统一的格式（例如 MM/DD/YYYY）。用电子表格很容易计算两个日期之间的间隔天数，对一些经常遇到的询问如"移植后几天"等信息也很容易获取。

使用移植数据库描述移植数据

研究者通过使用移植数据库描述移植数据，可以编制和分析各种用于出版的标准化移植数据。要进行更为复杂的移植数据统计，研究者需要参考 Klei 等的方法[1-2]。

数据分析的流程包括以下 4 个步骤：

1. 数据的搜集和确认
2. 描述性数据的表达——患者、供者、移植特征、变量选择
3. 转归的描述性分析——精确生存率、复发、GVHD、非复发死亡率（NMR）等
4. 组间转归的统计学比较以及运用单变量分析和多变量分析识别危险因素（图 49.1）

数据的搜集和确认

在统计分析前，定义数据资料和验证数据项的重要性不可忽视。首要问题是确定研究的患者群（例如，选择所有 HLA 完全相同的同胞移植患者，还是选择所有 HLA 全相合和部分相合的移植患者？或单病种患者群，或最近 5 年进行移植的患者群？）。需要判断在选定的研究群中有无需要排除的个体（例如，同卵双胞胎的移植，配型不合的移植，接受特殊预处理方案的患者）？使用电子表格的排序功能检查数据中的极值，检验其是否正确，排除错误数据。同样，也要检查距离移植的时间，错误的数据可能以负值显示。相较于需要临床判断的数据，如 GVHD 的发生时间、分级等，一些以电子形式传输的实验数据更加可靠。应搜寻并录入缺失值。如果找不到准确的日期，可以考虑用当月的 15 号来代替。一旦数据库完成数据的搜集并开始启动数据分析，返回、再次录入更多数据并重新启动分析的过程将变得非常繁琐。因此，花费时间优化数据资源是非常值得的。

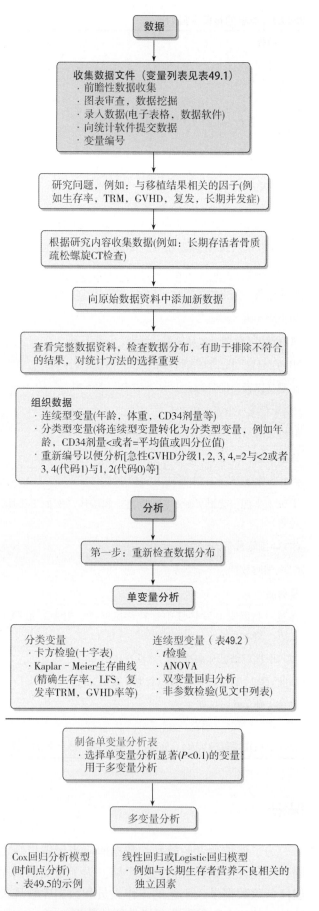

图49.1 移植数据库转归分析的基本步骤

描述性数据的表达

对专业期刊中关于干细胞移植数据的文献进行回顾，是找出患者群关键数据表达方式的最佳办法。在表49.2和表49.3中给出了示例。连续型变量可以用均数和波动范围来表示（例如，年龄变量可以表示为年龄平均值和年龄范围），非连续型变量可以用数字和百分比来表示（例如，男性患者的人数和女性患者的人数）。

计算精确的转归和绘制生存曲线

移植转归的完整描述需要一些精确的统计分析。简而言之，精确的统计分析需要解决以下问题：移植数据体系中的某些患者到达了主要终点之一（如复发、GVHD或者移植相关性死亡），而另外一些患者，虽然尚未达到这些终点，但在未来仍存在达到终点的风险。

如图49.2所示，对2004年2月与2006年10月之间接受移植的50例患者群进行生存率分析。其中，17例患者分别在接受移植后的第56、60、64、97、121、153、159、167、183、206、208、

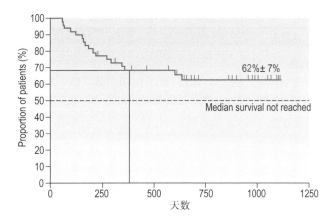

图49.2 精确生存曲线示例

272、293、345、357、602和637天死亡。该患者群的生存率为66%，但是这个数字并不能确切地描述这种情况，因为，我们知道有些患者在移植后1年或者更晚的时间死亡，而有些患者接受移植的时间还不足1年，那么后者仍然存在死亡的风险，随着时间的延长，该组患者的死亡率可能会上升。保险公司所用的精确生存率，在固定数据点验证生存率，而 Kaplan-Meier 分析（移植数据常用的统计分析方法）[3] 则是根据到达某一时间点的可评价患者

表 49.2 非精确数据统计方法的选择

求证	统计方法	类型	自变量	因变量
2个均数之间是否存在差别	t 检验	独立成对	1个分类变量 2个水平变量	1个连续变量
均数之间是否存在差别	ANOVA	组间比较 组内比较	1个或多个分类变量 2个或多个水平变量	1个连续变量
均数之间是否存在差别	Mann-Whitney U	组间比较	1个分类变量 2个水平变量	1个等级变量
实测频率（或者比例）是否与预期相同	卡方检验	适合度	1个分类变量	2个或多个分类变量
每组实测频率（或者比例）是否相同		独立性检验	2个或多个水平变量	2个水平变量
每组频率（或者比例）是否相同	Fisher 精确分析	组间比较	1个分类变量 2个水平变量	1个分类变量 2个水平变量
变量之间是否相关	相关性检验	皮尔森相关 斯皮尔曼相关	1个连续变量 1个等级变量	1个连续变量 1个等级变量
预测转归的自变量	回归分析	线性回归 Logistic 回归	1个或多个连续变量或二分变量 1个或多个连续变量或二分变量	1个连续变量 1个连续变量 2个或多个水平变量

表 49.3　数据格式的选择以及常用的统计方法

分类数据
例如
A. 定序数据（急性 GVHD 分级：Ⅰ，Ⅱ，Ⅲ，Ⅳ；感觉：改善、不变、恶化；意见：同意，不同意，中立等）
B. 定类数据（性别：男，女；肥胖：是，否；急性 GVHD：是、否等）
统计方法
选择列联表
卡方检验，例如是否进行腹部肺功能检查，急性 GVHD
精确检验，例如对比高风险疾病与低风险疾病的 TRM
Logistic 回归，例如异基因移植作为年龄、疾病风险、治疗方案的类型、慢性 GVHD 的函数
非分类（定量）数据
例如
A. 测量值（年龄、体重、身高、白蛋白水平、血压等）
B. 计算值（供者淋巴细胞输注的数量、复发性慢性粒细胞白血病分子数量、移植后 100 天住院治疗者数量等）
统计方法
A. 是否要进行组间比较？（组间比较）
选择需要比较的变量，将每组数据各输入一列，例如用 t- 检验进行两组间均数差异性比较（异基因移植后两种不同治疗方案下中性粒细胞植入时间；不成对比较）
简单线性回归，例如第 30 日 NK 细胞绝对数与复发率、急性 GVHD 的关系等
B. 两变量之间如何相关（选择 'X''Y'）或者多个变量（例如年龄和体重）是如何影响 CD34+ 细胞的聚集（选择 'Y' 以及 2 个或多个 'X' 变量做多元回归分析）
用相关分析（kendall，spearman，pearson）来判断两个变量之间的关联强度
用非参数检验来进行两组或多组间比较（sign 检验，Krusal-Wallis 检验，Wilcoxon-Mann-Whitney 检验）
例如：第 30 日淋巴细胞绝对值、NK 细胞绝对值与 CD34+ 细胞数量之间的关系
FEV1（第 1 秒用力呼气量）与 DLCO（一氧化碳弥散量）与 VC（肺活量）（百分比预测）之间的关系
事件发生时间数据（生存、精确、累计数据）
数据输入： 输入日期 / 月份 / 年度（生存、复发时间、急性 GVHD 时间等），然后输入事件（赋予 '0 或者 1' 评分，应当保持一致性），在生存率统计中要删失仍然存活的和没有发生相应事件的患者，例如没有复发，没有发生急性 GVHD 等等（用 '0 或者 1' 评分，同样要保持一致性）。应当区别于事件评分（例如，如果事件评分为 '0'，那么删失的数据评分为 '1'，反之亦然。以日期（事件日期）为 X 轴，Y 轴为末次随访之前的删失数据，运用统计软件进行单变量的 KM 分析和多变量的 Cox 回归分析。
示例：
精确生存率或者疾病 / 白血病生存率（标准差和 95% 可信区间）
累积发病率，例如复发、急性 GVHD 发病率、TRM 等。
事件发生率（估计 / 对比），例如有利因素和不利因素的风险比
多元 Cox 回归 ,Logistic 回归，相对风险分析：与生存率、复发率、急性 GVHD 发生率相关的独立因素。

的人数来重新计算某事件的概率，可以计算小样本患者群的精确生存率，但现在已有大量的统计软件可以快速地进行此类迭代计算。本例使用 SPSS 统计软件计算得出精确生存率为 62（±7）%。

可信区间也是对保险法统计生存曲线进行完整描述的其中一个要素。任何时间点的精确转归仅代表一种可能性而并非确切的数据，属于随机变量。

由于到达时间点的人数偏少，曲线右侧的变异性显著增大。生存曲线的描述还应包括使用 Greenwood 公式计算得出的生存函数标准误（大多数统计软件自带该功能）。在每个复发的时间点，计算出复发患者在该时间点生存患者中所占的比例[4]。中位生存时间，即半数患者可以到达的生存时间，对描述数据资源成熟度也非常有用。本例尚未达到中位生存时间（图 49.2）。

计算精确的非复发死亡率

研究者必须从开始就知道转归中是否包括所有非复发性死亡（NRM）和移植相关性死亡（TRM）。非复发性死亡包括有明确定义的各种原因的死亡，而移植相关性死亡尽管广泛使用，但容易引起误读，例如，在判别很大程度上归因于并存疾病的老年患者的死亡转归时可能会发生错误。这样就引发了一个问题：并存疾病如心衰等是不是造成患者死亡的唯一因素或者移植手术有没有加速了死亡过程？如果患者死于意外或者由于预处理方案而导致白内障，是否可以将其简单地归类为意外（NRM）或者移植（TRM）？如果不能确定患者的死亡原因是否仅归因于复发或者移植，那么 NRM 是最安全的方法。

计算 TRM 和 NRM 需要进行 Kaplan-Meier 统计。在患者死于 TRM 的时间点，算出在该时间点死亡的患者占该时间点所有患者的比例。在该时间点前死于复发的患者不能列入生存率计算，这些复发患者在最后一次随访或复发死亡时删失，但不计算他们死亡时间点的生存率。同样，在计算 TRM 时，应删失所有非 TRM 相关原因的死亡患者。因此，KM 图表示一系列事件中某一特定事件的发生率。

计算精确的 GVHD 发生率

GVHD 的发生率计算也可以使用同样的方法。急性 GVHD 常发生在移植早期，往往导致生存率快速下降，所以急性 GVHD 患者的计算比例和实际比例之间存在着很大的差异。例如，在一个 100 个患者的研究队列中，100 天的死亡率为 30%。Ⅱ级和Ⅲ级以上的 GVHD 发生了 50 例，这群患者发生急性 GVHD 的比例为 20%，但是由于部分患者可能在发生 GVHD 前就已经死亡，精确的发生率应该高于 20%，如果每个可能发生 GVHD 的患者均在发生前死亡，那么发生率可能高达 27%(100/70×20%)。另一个竞争性因素是移植失败，移植排斥和 GVHD 往往是互不相容的。因此，在排斥发生率高的移植患者人群中，GVHD 的发生率可能很低。因此，在计算 GVHD 发生率时，宜采用未发生排斥的患者数据。

通常，有关 GVHD 发生率和严重程度的精确描述受很多内在问题的影响：众所周知，GVHD 的发生时间很难精确，患者可能出现皮疹好多天而未引起注意，尽管分级标准描述的非常清晰，但主观差异仍非常大。为了计算特定级别 GVHD 的发生概率，需要确定 GVHD 最大严重程度的时间。但由于需要对这些日期进行比较，因而计算方法较为复杂，例如在两个连续发生的 GVHD 中，正确的做法是将数据归给更加严重的一次。慢性 GVHD 通常在患者接受移植 100 天以后发生，在计算精确的慢性 GVHD 发生率时，死于 TRM 和复发的患者不应当计算在内。界标分析通常在计算慢性 GVHD 发生率时使用，只有生存时间超过界标的患者才可纳入分析。

计算精确的复发率

复发率的 KM 估值需要去除非复发患者的死亡和最后的随访时间点，然后在每个复发患者的时间点进行精确计算。复发率计算的难点在于界定准确的复发时刻：例如，血小板计数在骨髓穿刺前 3 周就开始降低，提示复发，如果骨髓诊断能够更早进行，复发的确诊就可能提前几周。另一个问题是，有些疾病，如慢性粒细胞白血病的复发包括 5 种类型：分子样、染色体核型、血液水平的慢性期、加速转变期或急变期。每种复发均有不同的治疗方法和生存率。此外，对于一些经过伊马替尼和供者淋巴细胞输注后成功治愈并且无病生存多年的复发患者应该怎样处理？对于这种两难的情况，只能计算出特定复发危险性，例如血液学的复发率（包括慢性期和急性期，排除分子生物学和染色体复发）。为了更好地描述成功治愈的复发病例，应当引入"当前无病生存率"的概念。通过计算上述各个复发事件，可以获得复发的 KM 值，另外，先前复发而现在进入缓解期的患者应从他们再次进入缓解的时间删失。

最后，如何计算从移植开始就患有渐进性疾病患者的复发率也是一个问题。从某种意义上说，任何原发疾病复发的患者在移植时就患有该病。恶性血液疾病通常也有一个潜伏期。在其他情况下，例如在实体瘤的移植中，反应更为温和，相关性更好的计算是部分缓解或完全缓解的时间。

计算精确的无病生存率

无病生存率是移植转归的底线，不仅可以简单地描述生存率（可能包括伴原发病生存率），也可以描述无病生存率。应删失同时满足两种转归（存活且无复发）的患者，否则，计算值将与生存率相同。

移植数据的统计分析

图 49.1 分步讲解移植数据非精确分析和精确分析的统计方法。

精确转归的统计分析

单变量分析

Kaplan-Meier 方法常用于计算精确率。组间患者精确转归的统计学显著差异可以进行 log-rank 检验。时序检验可用于统计多样本生存数据。例如，可以用时序检验来分析 1990—1995、1996—2000 和 2001—2006 年的生存率是否存在显著相关。

例 1

最近，我们探讨了移植转归与移植后 30 天 NK 细胞计数（NK30）之间的关系[5]。我们假设 NK30 与移植呈正相关，与 GVHD 和复发率呈负相关。我们认为除了 NK30，还有许多因素与移植

表 49.4 使用 Kaplan-Meier log-rank 对精确数据进行单变量分析

因素（n）	n	%	P
急性 GVHD（等级Ⅱ~Ⅳ）（n=27）；累计发生率 50.4%（±6.8）%			
疾病风险			0.0039
高（n=33）	22	67.8±8.3	
标准（n=22）	5	23.8±9.3	
NK30			0.0023
< 150/μl（n=26）	19	73±8.6	
> 150/μl（n=28）	8	28±8.6	
供者 KIR 总量			0.03
< 4（n=27）	15	65.2±9.9	
≥ 4（n=23）	10	37.8±9.5	
供者激活 KIR 数量			0.04
< 4（n=27）	17	63±9.3	
≥ 4（n=23）	8	35.6±10.1	
供者抑制 KIR 数量			0.08
< 7（n=27）	12	66.7±11.1	
≥ 7（n=23）	13	41.2±8.8	
供者 KIR* 有利因素			0.053
缺失（n=27）	17	62.9±9.2	
表现（n=27）	8	35.5±10.1	

续表

因素（n）	n	%	P
复发（n=19）；累计发生率 40.8(±7.5)%（髓系白血病）			
疾病风险			0.0003
高（n=20）	11	63.1±12	
标准（n=19）	1	6.6±6.4	
NK30			0.0001
< 150/μl（n=20）	11	70.5±12.8	
> 150/μl（n=19）	1	5.3±5.1	
供者 KIR 总量			0.0038
< 10（n=15）	9	65±13.4	
≥ 10（n=20）	3	17.5±9.2	
供者激活 KIR 数量			0.0018
< 4（n=16）	10	68.3±12.6	
≥ 4（n=19）	2	11.2±7.5	
供者抑制 KIR 数量			0.005
< 7（n=11）	7	75±14.9	
≥ 7（n=24）	5	22.4±8.9	
供者 KIR* 有利因素			0.0003
缺失（n=17）	11	70.1±12.3	
表现（n=18）	1	6.3±6	
供者 KIR 2DS5			0.001
缺失（n=16）	10	70.2±13	
表现（n=19）	2	11.8±7.8	
生存（n=28）；精确生存率 49.3±7.3%			
疾病风险			< 0.0001
高（n=33）	9	23.4±8.1	
标注（n=21）	19	90.5±6.4	
NK30			0.0002
< 150/μl（n=26）	7	21.9±9	
> 150/μl（n=28）	21	75±8.2	
供者 KIR 总量			0.013
< 10（n=23）	7	25.2±10.5	
≥ 10（n=27）	19	70.4±8.8	
供者激活 KIR 数量			0.037
< 4（n=27）	10	31.6±10.5	
≥ 4（n=23）	16	69.6±9.6	
供者抑制 KIR 数量			0.0002
< 7（n=18）	3	13.9±8.7	
≥ 7（n=32）	23	71.9±7.9	
供者 KIR* 有利因素			0.02
缺失（n=27）	10	29.6±11.2	
表现（n=23）	16	69.6±9.6	
慢性 GVHD			0.002
否（n=15）	5	25.9±13.6	
是（n=26）	21	57.1±18.7	

转归相关：疾病类型、年龄、性别、供者 - 患者性别匹配（女性给男性或者相反）；疾病的危险性；移植的类型（BMT vs PBSCT）；CD34 的剂量；CD3 的数量；环孢霉素（CSA）的数量以及预处理方案。我们还想判断 NK 杀伤免疫球蛋白样受体遗传学和 NK 同种异体反应性的程度是否会影响移植转归。为了分析各种因素，我们选择了分类变量（例如标危 vs 高危疾病类型，性别相同 vs 性别不同）。我们将诸如 NK30 和 CD34 数量的数值系列分为两类：高于平均值或低于平均值（表 49.4）。

然后，我们开始进行单变量分析，比较每个分类的转归（高于平均值 vs 低于平均值；高危 vs 标危等），我们发现一些变量，包括升高的 NK30 计数，与急性 GVHD、NRM、复发率降低，以及生存率升高相关。我们用 KM 生存估值和时序检验对亚类之间各种转归（急性 GVHD、复发等）进行统计分析，判断是否存在统计学差异。统计软件可自动计算出双尾的 p 值。从表 49.4 可以看出，七种因素对复发有显著性影响：①标危疾病；② NK30 计数较高（>150/μl）；③激活的 KIR 较高；④抑制的 KIR 较高，⑤ KIR 总量较高；⑥供者为 +KIR-2DL5A 或者 2DS1 或者 3DS1；⑦供者为 2DS5，具有上述因素的患者转归较好。

多变量分析

单因素分析可以识别影响转归的多种因素，但它不能告诉我们这些因素之间是否存在联系（例如，一个因素是可以替代另外一个因素还是完全独立于另外一个因素）。多因素分析是一种可以判别独立变量的统计学方法。我们使用 COX 回归分析精确的数据 [6]。所有由单因素分析得出的显著因素都纳入多因素分析模型。变量的显著性水平设置取决于样本量。小样本的显著性差异检验水平应选择 $P<0.05$。作为一个经验法则，每 10 个患者一个变量的比例更加适合多因素回归分析模型，因为小样本亚群更容易产生无显著性差异的结果。

COX 比例风险回归分析适用于同时发现几个独立的变量对转归有影响的情况，它可以判别哪个独立变量与转归的好坏或者风险率（HR）存在显著相关。以生存曲线的斜率表示风险，用于衡量受试者死亡或发生事件的速率。许多统计软件都会报告 HR 以及 95% 可信区间（CI）。例如，如果 HR 是 2.0，那么实验组的死亡率（例如 TMR、GVHD、

复发等）就是其他组的二倍。HR 的比较需要假设比率前后一致，所有差异都来自于随机样本。如果两个生存曲线发生交叉，95% 的可信区间将过零，统计学检验无显著性差异。另外一个用于衡量 HR 的项目为让步比（OR）或者相对危险（RR）。相对危险主要用于大规模的研究。

COX 多因素分析：详细程序

使用 SPSS 统计软件进行 COX 多因素分析。为了获取无偏移的独立变量，在统计分析前，有必要对竞争性变量进行调整。

1. 首先，根据 P 值（<0.05）选择在单变量分析中有显著差异的变量。所有进行多变量分析的变量都要转化为分类变量并且用 "0" "1" 标码。

2. 打开 COX 回归模型窗口，输入事件（死亡、NRM、复发、GVHD 等）的发生时间。

3. 输入状态码 "0" 代表删失的数据，"1" 代表事件（如 GVHD、复发、死亡等）。

4. 逐步在变量窗口输入待检测变量。例如，输入疾病风险数据，然后按回车键。用这种方法输入所有变量。在表 49.4 的例子中，我们输入 7 个在复发单变量分析中具有显著差异的变量。可以在 COX 回归窗口中看到输入的变量总数为 "7"。

5. 检查和调整竞争性变量，例如，当试验与急性 GVHD 有关，100 天前的死亡就是一种竞争性风险。为了调整这些竞争性变量，应将竞争性变量与协变量输入同一窗口，然后按下 "Enter" 键。通过与其他竞争性风险因子比较 P 值和 HR，判断某一竞争性变量伴随或不伴随竞争性风险因子是否对转归产生影响。竞争性变量不一定是分类变量，例如，年龄可以作为一个连续变量输入。

6. 所有变量输入完成后，按 "Option" 键，检查 95% 可信区间（用示展示移植数据结果）。进行 COX 分析还需要检查每个自变量的系数。一个独立自变量的回归系数如果为正值，意味着风险较高。如果系数为负值，表明这两个变量呈负相关。

7. 按 "OK" 键。最终结果将以逐步回归的形式显示，并在结尾显示一个 COX 多变量分

析结果的总结。本例研究的结果见表 49.5。在由单因素分析而得出的 7 个显著性差异的变量中，只有 NK30 作为一个独立因素对复发有影响，其风险率为 18，可信区间为 1.151~292.88。

非精确移植数据的统计分析

单变量分析

表 49.2 列出了用于分析非精确数据的检验方法。表 49.3 给出了非精确数据检验的典型范例。

参数检验仅适用于符合正态分布的数据。其中使用最为广泛的是 t 检验（配对或者不配对）、ANOVA（单项无重复、重复、双项、三项）、线性回归和皮尔森等级相关系数。

非参数检验适用于不符合正态分布的连续数据或离散变量。使用较为广泛的有卡方检验、Fisher 精确检验、Wilcoxon 配对检验、Mann-Whitney U-检验、Kruskal-Wallis 检验和斯皮尔曼等级相关检验。

多变量分析

Logistic 回归和线性回归适用于连续型变量或分类型变量（表 49.2）。在 Logistic 回归窗口键入待检验的分类自变量，所有待检验变量键入协变量窗口。如有需调整的变量，应将其键入同一个协变量窗口，然后按"Enter"键。如果是线性回归，将连续或分类自变量和因变量都键入后，按"Option"和"统计"键，检查所需的统计结果。

线性回归

为了更好地理解线性回归方法，请参阅最新发表的《移植后肺部疾病死亡率的预测和预防》一文中记载的线性回归分析实例[7]。在 SPSS 统计软件的线性回归模型窗口，转归变量是因变量，预测变量是自变量。多元回归的目的是找到显著影响转归的自变量。

评价每一个单独的预测因子（自变量）对转归的影响时，应使用双变量线性回归分析。本例中，NK30 恢复代表转归（因变量），CD34+ 细胞数量代表预测变量 / 自变量[5]。

多元线性回归分析用于分析单个连续型因变量和两个或者更多的连续型或者分类型的预测变量 / 自变量之间的相关性。在多元线性回归模型中，通过检测多个自变量，判断它们对转归（例如本例，以一氧化碳弥散量的下降作为转归）的影响。本例中，以 CD34 数量作为一个连续型变量，分为＜或者≥平均剂量；CD3 细胞计量；CSA 剂量分为无、低剂量和标准剂量，用多元线性回归来分析其中对一氧化碳弥散量有显著影响的因子[7]。

多元线性回归的分析步骤与 Cox 回归一样。开始先键入重要的变量，将竞争性变量键入同一窗口进行调整后按"下一步"按钮。例如，移植前螺旋 CT 显示肺功能水平低下是移植后肺功能水平恶化的重要预测因子，然而，将吸烟史（是 / 否）录入后就会发现，移植前肺功能检测与吸烟史相关。在线性回归分析模型中，样本量是一个关键因素。如果样本量太小，该样本测得的预测变量相关比率超过 10%，就存在模型过度拟合的风险，同时结果无

表 49.5　AML/CML 复发率的多变量 Cox 回归模型

变量列表	P 值	风险率 Exp（B）	Exp（B）95% 可信区间	
			低	高
危险组（风险率与 SR）	0.104	7.698	0.657	90.172
NK30(＜与≥ 150/μl)	0.039	18.357	1.151	292.881
激活 KIR(不利因素＜ 4 KIR 与有利因素≥ 4)	0.250	4.117	0.370	45.840
抑制（不利因素＜ 7 KIR 与有利因素≥ 7)	0.250	4.518	0.347	58.896
供者 +KIR 有利因素（2DL5A 或 2DS1 或 3DS1)	0.145	0.044	0.001	2.951
总 KIR(不利因素＜ 10 KIR 与有利因素≥ 10)	0.652	0.524	0.032	8.698
供者 +2DS5	0.763	0.651	0.040	10.551

显著性。相反，如果样本量很大，可能会有显著差异，但是根据变量值描述转归之间的百分比差异则可能失去意义。

Logistic 回归

最近，在一项名为《同种异体干细胞移植后长期生存者中的骨质疏松风险增加但不伴骨折风险增加》的研究中，对 Logistic 回归统计分析的范例做了阐述[8]。Logistic 回归是一种非常灵活的统计工具，一般用于研究一组连续型或分类型变量与分类型转归之间的关系。在上述研究中，转归变量分为有骨质疏松和无骨质疏松。与骨质疏松相关的因素有年龄、性别、诊断、血液骨髓移植 vs 外周血干细胞移植；全身照射 vs 无全身照射；疾病风险（标准 / 高）；继发，持续，＜ vs ≥平均值；≥ 10 年 vs ＜ 10 年；急性 GVHD, 有 / 无；长期免疫抑制剂治疗，是 / 否。Logistic 回归显示年龄（最后一个四分位数与第一个四分位数 OR 值为 3.5，$P=0.03$；年龄小于平均值与年龄大于平均值的 OR 值为 2.7，$P=0.45$）和长期免疫抑制剂治疗（OR 值为 5.3，$P=0.01$），与骨质疏松风险的增加有相关。Logistic 回归是一项非常有用的分析技术，常用于各种实验设计，包括多中心实验研究和回顾性研究。

如果因变量只有两个值（例如事件发生 / 未发生、生存 / 死亡），在这种情况下，使用多元线性回归统计分析会遇到技术性困难。而 Logistic 回归分析可以根据分类型或连续型自变量直接估计一个或两个事件发生的概率。

（刘明娟 译 叶丽萍 校）

参考文献

1. Klein JP, Rizzo JD, Zhang MJ, Keiding N. Statistical methods for the analysis and presentation of the results of bone marrow transplants. Part I: unadjusted analysis. Bone Marrow Transplant 2001;28:909–915
2. Klein JP, Rizzo JD, Zhang MJ, Keiding N. Statistical methods for the analysis and presentation of the results of bone marrow transplants. Part 2: Regression modeling. Bone Marrow Transplant 2001;28:1001–1011
3. Kaplan EL, Meier P. Non-parametric estimation from incomplete observations. J Am Stat Assoc 1965;53:457–481
4. Klein JP, Moeschberger ML. Survival analysis – techniques for censored and truncated data. Springer-Verlag, New York, 1997
5. Savani BN, Mielke S, Adams S et al. Rapid natural killer cell recovery determines outcome after T-cell-depleted HLA-identical stem cell transplantation in patients with myeloid leukemias but not with acute lymphoblastic leukemia. Leukemia 2007;21(10:2145–2152)
6. Cox DR. Regression models and life tables [with discussion]. J R Stat Soc B 1972;34:187–220
7. Savani BN, Montero M, Wu C et al. Prediction and prevention of transplant related mortality from pulmonary causes following total body irradiation and allogeneic stem cell transplantation. Biol Blood Marrow Transplant 2005;11:223–230
8. Savani BN, Donohue T, Kozanas E et al. Increased risk of bone loss without fracture risk in long-term survivors after allogeneic stem cell transplantation. Biol Blood Marrow Transplant 2007;13(5):517–520

推荐阅读

图书

Agresti A. Categorical data analysis. John Wiley, New York, 1990 (review of numerous issues in examining categorical data)
Chatterjee S, Hadi AS, Price B. Regression analysis by example, 3rd edn. John Wiley, New York, 2000 (excellent discussion of model fitting and handling assumption violations in linear regression)
Conover WJ. Practical nonparametric statistics, 3rd edn. John Wiley, New York, 1999 (excellent general non-parametric statistics with excellent brief descriptions of many tests)
Friedman L, Furberg C, DeMets D. Fundamentals of clinical trials, 3rd edn. Springer-Verlag, New York, 1998 (good introduction to the many issues involved in clinical research)
Grimm L, Yarnold P (eds). Reading and understanding multivariate statistics. American Psychological Association, Washington, DC, 1995 (an applied introduction to multivariate statistics, including multiple regression, logistic regression, factor analysis, and meta-analysis)
Hosmer D, Lemeshow S. Applied logistic regression, 2nd edn. John Wiley, New York, 2000
Norusis MJ. SPSS 12.0 Statistical procedures companion. SPSS Inc, Chicago, 2003
Norusis MJ. SPSS 11.0 Guide to data analysis. SPSS Inc, Chicago, 2002
Rosner B. Fundamentals of biostatistics, 4th edn. Duxbury Press, New York, 2000 (information on special cases and corrections)
Schulman R. Statistics in plain English with computer applications. Van Nostrand Rheinhold, New York, 1992 (good introduction to statistics in 'plain English' with chapters on factorial designs and multiple regression, as well as discussion of SPSS, SAS, and Minitab syntax and output which is dated)
Sprent P, Smeeton N. Applied nonparametric statistical methods, 3rd edn. Chapman & Hall/CRC, New York, 2001 (introduction to nonparametric statistics with lots of information on confidence intervals)
Stevens J. Applied multivariate statistics for the social sciences, 3rd edn. Lawrence Erlbaum Associates, New Jersey, 1996
van Belle G. Statistical rules of thumb. John Wiley, New York, 2002 (interesting practical advice on dealing with applied statistical issues)

网站

Software

http://home.clara.net/sisa/index.htm
Overviews and calculators on a variety of statistical procedures, including a great note on Bonferroni adjustments.
http://tigger.uic.edu/~hedeker/
Donald Hedeker's site on longitudinal analysis and mixed modeling.
www.ats.ucla.edu/stat/
Extensive collection of resources for learning and using SPSS, SAS, and Stata.
www.cebm.utoronto.ca/
Center for Evidence Based Medicine site from Canada.
www.intmed.mcw.edu/clincalc.html
Interesting clinically related calculators, especially for sensitivity and specificity.
www.medsch.wisc.edu/landemets/
Programs for computing group sequential boundaries using Lan-DeMets method.
http://pages.infinit.net/rlevesqu/
Numerous collection of tips and techniques for using SPSS.
www.sas.com/
SAS homepage.
www.smallwaters.com/amos/
Site from AMOS developer on path analysis.
www.spc.univ-lyon1.fr/~mcu/easyma/
Popular program for running meta-analysis.
www.spss.com/
SPSS homepage.
www.stat.sc.edu/webstat/
WebStat is a web-based statistical package for basic statistics and control charts.
www.stat.ucla.edu/calculators/
Statistical calculators from UCLA, including some for power and sample size.

Learning clinical application of statistics

http://it.stlawu.edu/~rlock/tise98/onepage.html
Resources for teaching statistics.
http://members.aol.com/johnp71/javastat.html
Organized display of statistical calculators, free software, texts, and tutorials.
http://psych.colorado.edu/~mcclella/java/zcalc.html
Applets for demonstrating statistical concepts from a novel text.
www.amstat.org/publications/jse/
The *Journal of Statistics Education* provides many suggestions on teaching statistics.
www.ats.ucla.edu/stat/spss/library/spssmixed/mixed.htm
Tutorial of linear mixed models in SPSS.
www.graphpad.com/instatman/instat3.htm
Guide for choosing statistics with help interpreting results and answering common questions.
www.graphpad.com/www/Book/Choose.htm
Basic guide for choosing statistics.
www.dartmouth.edu/~chance/teaching_aids/books_articles/probability_book/bookapplets/index.
Applets for calculation and education, includes demonstrations of regression and confidence intervals.
www.kuleuven.ac.be/ucs/java/index.htm
Applets for calculation and education, including especially good ones for regression and hypothesis testing.

www.ruf.rice.edu/~lane/rvls.html
Applets for calculation and education, including especially good ones for regression and effect size.
www.shef.ac.uk/~scharr/ir/nnt.html
Resource of links to information on number needed to treat.
www.stat.berkeley.edu/~stark/SticiGui/index.htm
Tools for teaching statistics.
www.stat.sc.edu/rsrch/gasp/
Applets for calculation and education, includes nice demonstrations of confidence intervals, outliers (in correlation/regression), and power.
www.stat.sc.edu/~west/javahtml/
Applets for teaching statistical concepts.
www.utexas.edu/cc/stat/
University of Texas at Austin statistical site with tutorials for LISREL and hierarchical linear modeling.

Texts

http://faculty.vassar.edu/lowry/webtext.html
On-line basic statistics text from Vassar.
http://ubmail.ubalt.edu/~harsham/stat-data/opre330.htm
On-line basic statistics text.
www.bmj.com/collections/statsbk/index.shtml
Introductory statistics text with a chapter on survival analysis.
www.sportsci.org/resource/stats/index.html
Nice on-line statistics text with regular, helpful updates and additions.

www.statsoft.com/textbook/stathome.html
Text with huge variety of statistical topics including techniques such as factor analysis, survival analysis, time series analysis. Includes statistical advisor to help choose statistics.

Web guides

http://ourworld.compuserve.com/homepages/Rainer_Wuerlaender/stathome.htm
Rainer's Website for Statisticians starts with a table of contents and offers resources on news groups, associations, schools, software, quotes, people, etc.
www.execpc.com/~helberg/statistics.html
Statistics on the Web begins with a table of contents and lists statistical resources of organizations, consulting, education, books, software, people, etc.
www.graphpad.com/www/welcome.html
Go to the recommendations section to get many suggestions on good resources and demonstrations, texts, software, articles.
www.helsinki.fi/~jpuranen/links.html
Resources for teaching statistics.
www.stat.ufl.edu/vlib/statistics.html
The Virtual Library of statistics gives lots of resources on jobs, schools, government, research, software, news groups, etc.
Other
www.amstat.org/
American Statistical Association site.
www.fedstats.gov/
Link to huge number of federal sites with statistical information on health and other topics.

血液和骨髓移植机构

Armand Keating，Jane Apperley，Mary Horowitz，Edwin Horwitz，
Phyllis Warkentin，Daniel Weisdorf

引言

血液和骨髓移植领域产生了很多新的组织，它们在改进患者的治疗、促进研究，以及强化教学方面有着巨大影响力。本篇将描述其中一部分，但这绝不是所有最有影响的。

美国血液和骨髓移植协会

美国血液和骨髓移植协会（ASBMT）是北美的一个专业协会，旨在推进细胞治疗和血液骨髓移植领域的教学及临床方面的研究（www.asbmbt.org）。会员是从事临床实践和（或）从事专业骨髓移植研究、或细胞治疗相关研究的人员。

历史

Richard Champlin 博士在 1993 年提出为血液和骨髓移植领域的临床工作者及研究者成立一个机构的设想。此机构的目的是促进该领域的发展，支持临床研究，提供专业教育和患者教育，建立临床实践和培训的指南，以及倡导此领域内合适的制度。1993 年 2 月 27 日在美国伊诺斯州的奥克布鲁克召开了一次组织会议，出席者有：Joseph Antin MD、James Armitage MD、Bart Barlogie MD、Richard Champlin MD、Nancy Collins PhD、Joseph Fay MD、John Hansen MD、Mary Horowitz MD、Aemand Keating MD、John Kersey MD、Richard O'Reilly MD、Robertson Parkman MD、Keith Sullivan MD、Jeffrey Wolf MD 和法律顾问 Bruce Mackler PhD。

ASBMT 于 1993 年 9 月 7 日在哥伦比亚特区正式成立，它是个非盈利的专业协会，Richard Champlin 博士是第一任主席。

组织架构

该协会的领导成员是从会员中选出的，共有六名官员，分别是主席、候任主席、副主席、前任主席、秘书和财务总监。有九名理事以及协会专刊《血液及骨髓移植生物学》的首席编者。

宗旨

美国血液和骨髓移植协会的活动已涉及七个广泛的领域，代表会员利益，会员与他们的医疗和科研同行、个人和政府机构、产业及公众互动。

研究

从科学和治疗层面推动骨髓移植（BMT）的研究和发展。

代表

代表骨髓移植临床医生和研究者以及辅助性工作人员的利益，辅助性工作人员是针对公众、媒体、立法者，以及相关医疗领域的人员。协会在与一些专业组织合作协调公共政策方面扮演着领导的角色，该领域的合作组织有：国际细胞治疗协会，国家骨髓捐献计划，美国血库协会，细胞治疗认证基金会和国际血液骨髓移植研究中心。另外，协会还成立了一个特别工作组，发展个人应用的干细胞的储存政策，一个委员会来应对意外性或恐怖分子引爆核装置后患者处理的后勤保障和预案。

临床标准

确立被广泛接受的医疗常规和发展针对自体和异体移植患者的医疗管理标准。

ASBMT 发布造血和骨髓移植用于特定疾病指

证的循证学报告。目的是提供权威信息，用于医疗中的偿付决定、立法者和管理者的公共政策决策，并为医务工作者提供指导。

第一个循证学报告是关于非霍奇金淋巴瘤，发表于 2001 年，第二个报告是关于多发性骨髓瘤，发表于 2003 年 1 月，第三个报告是成人和儿童急性淋巴细胞白血病（ALL），发表于 2005 年 [1]，另一个关于成人急性粒细胞白血病的报告已接近完成。

管理

同食品药品管理局（FDA）以及其他管理当局合作，引导和合作进行自体、异体移植的有效管控的分析。

交流

赞助出版和交流科研和临床信息的会议。

认证

建立血液和骨髓移植的移植设施和专业培训的准则。美国血液和骨髓移植协会同国际细胞治疗协会联手，创建了细胞治疗认证基金会（FACT），一家独立的认证机构（见下文）。

偿付

提供准则、改进由第三方给予的移植偿付。

协会的官方出版物《血液和骨髓移植生物学》于 1995 年创刊，1997 年被国家医学图书馆编入索引，出版血液和骨髓移植及细胞治疗有关的基础、临床前和临床研究。协会还出版两种发行很广的期刊：《血液和骨髓移植简报》，此简报及时跟踪血液和骨髓移植，以及《美国血液和骨髓移植协会电子新闻》（www.news-source.org/ASBMT/asbmtonline.htm），是一个电子邮件月刊，提供与细胞治疗、骨髓移植有关领域的最新进展。

美国血液和骨髓移植协会联合国际血液和骨髓移植研究中心举行年会，通常被称为 BMT 联席会议，这是北美最大的世界范围专家的聚会，包括血液和骨髓移植治疗专家、临床和试验研究专家。会议的特点是除了科研和临床报告外，还有其他相关的会议和议程同时进行，包括骨髓移植药学家会议、临床研究数据管理专题、骨髓移植中心理事会会议、移植中心管理人员会议、移植护理、儿科骨

髓移植特别兴趣组以及医疗培训讲座。年会还举行 E Donnall Thomas 讲座，ASBMT 公共服务颁奖和 ASBMT 终身成就奖颁奖。

为了给学生和青年教师提供接受正规培训的机会，内容包括骨髓移植科学机制、干细胞生物学、生物统计学、转化研究和研究方案进展方面，美国血液和骨髓移植协会于 2007 年在科罗拉多的 Keystone 组织了在校的骨髓移植临床医学培训课程。

国际血液和骨髓移植研究中心（CIBMTR）

CIBMTR 是一个临床研究项目，其主要任务是为造血干细胞移植界提供数据和统计学的专业意见。

历史

CIBMTR 于 2004 年 7 月由隶属于威斯康星医学院的国际骨髓移植登记处（IBMTR）和美国国家骨髓捐献计划（NMDP）研究组合并成立。CIBMTR 是一个由 47 个国家的 400 多家移植中心参与的志愿者组织，他们自 1972 年始就共同协作，共享患者数据、共同开展科研。国家骨髓捐献计划成立于 1987 年，为需要造血干细胞移植（HCT）的患者提供无关供者。国家骨髓捐献计划研究组负责分析移植数据，用来评估和改进其结果。NMDP 同时保存了大量供受者的生物样本。CIBMTR 的加入汇合了双方的研究成果，优势互补，为支持 HCT 相关的临床研究提供了一个焦点。

组织架构

CIBMTR 的活动经费主要是来自美国政府的拨款及来自国家癌症研究所（NCI）、国家心肺和血液研究所（NHLBI）、国家过敏和传染病研究所（NIAID）和健康资源的服务管理署（HRSA）的合同。CIBMTR 的组织架构见图 50.1。联席理事会和执行理事们实行管理监督。首席科学理事对管理和科学运作负主要责任。CIBMTR 的科学工作委员会、执行和顾问委员会为其工作提供政策指导和科学监督。CIBMTR 委员会架构的设计是为保障其优先为科学界服务。

科学工作委员会使用大量的 CIBMTR 和

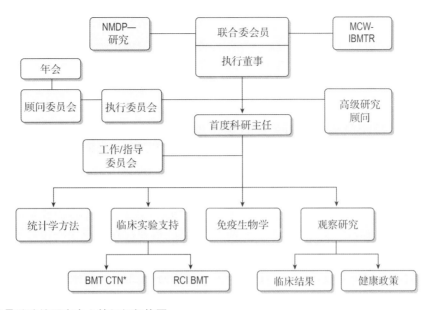

图50.1 国际血液和骨髓移植研究中心的组织架构图
国际血液和骨髓移植研究中心与NMDP以及EMMES公司协作，起着BMT CTN数据和协调中心的作用。NMDP，国家骨髓捐献计划署；IBMTR，国际骨髓移植登记处；MCW，威斯康星医学院；BMT CTN，美国血液和骨髓移植临床试验网；RCI BMT，造血和骨髓移植临床调查资源处。

NMDP 的临床数据来确定观察研究的重点。有 18 个工作委员会：急性白血病、慢性白血病、淋巴瘤、浆细胞病、实体肿瘤、儿科癌症、非恶性骨髓疾病、免疫缺陷/先天性代谢异常、自身免疫疾病、移植物来源和处理、移植物抗宿主病、晚期效果及生活质量、免疫生物学、感染和免疫重建、预处理相关的毒性和支持治疗、医疗服务和精神心理问题、捐献者的健康和安全、细胞治疗。每个工作委员会有 2 ～ 4 个顾问委员会指定的主席领导，任期为 5 年。工作委员会的成员资格对任何愿意在使用 CIBMTR 资源进行研究中发挥积极作用的人开放。对 CIBMTR 观察性研究的提议都交给相关的工作委员会，由其主席和会员进行评估。

CIBMTR 的两个指导委员会对使用某些资源提供额外的监督。免疫生物学指导委员会审查和批准使用 NMDP 库中的供受者标本，将这些生物学标本的生物学和基因特点分析与临床结果相联系，进行工作委员会批准的 CIBMTR 研究。临床试验顾问委员会（CTAC）正式审查请求利用 CIBMTR 的资源来协助计划和实施临床试验的申请，该项目于 2005 年建立，称为造血和骨髓移植临床调查资源处（RCI BMT）。特别值得一提的是，CIBMTR 联合 NMDP、EMMES 公司，还起着美国血液和骨髓移植临床试验网（BMT CTN）的数据和协调中心的作用，这是一个有自我监督和管理机制的临床试验网络。

CIBMTR 大会是一个成员选举机构，由 CIBMTR 所属各个中心的各个代表组成。CIBMTR 顾问委员会的会议每两年开一次，主要审查 CIBMTR 的科研以及其他活动。大部分顾问委员会成员或官员均由 CIBMTR 的代表大会选出。还有指定会员，包括来自供者中心的（$n=1$）、采集中心的（$n=1$）、患者的（$n=2$）和商业中特长人士的（$n=1$）、伦理的（$n=1$）和信息系统的（$n=1$），以及来自美国国家癌症研究所（NCI）、国家心肺和血液研究所（NHLBI）、国家过敏和传染病研究所（NIAID）和健康资源和服务管理署（HRSA）的代表。CIBMTR 的执行委员会是一个隶属于顾问委员会的机构，它为 CIBMTR 的统计中心和顾问委员会不断地提供建议和咨询。

还有两个额外的常设委员会：消费者权益保护委员会和国际研究委员会。消费者权益保护委员会给患者和捐献者提供 CIBMTR 发展的研究项目的前景，同时帮助 CIBMTR 与非医学界进行重要信息的交流。国际研究委员会的主要责任是促进非美国中心与 CIBMTR 领导层的交流（当然也包括其他的国家或国际组织），设计、实施针对特定地理区域问题的研究。

成绩

CIBMTR 数据库有 260 000 多个 HCT 受者的信息，同时每年还新增约 12 000 个新移植患者的数据。美国政府于 2006 年选择了 CIBMTR 作为干细胞治疗成果数据库，负责收集在美国实行的异体 HCT 结果的数据，并评估最佳的登记规模、美国脐带血库存和中心特异性的结果。在这种情况下，CIBMTR 同其他国家及国际组织合作，就结果报告中的通用数据达成一致意见。CIBMTR 发表了 350 多篇有关生物医学方面的论著，有 190 篇的数据目前被相关委员会使用。通过 BMT CTN 或 RCI BMT，CIBMTR 在过去的 3 年中启动了 15 个以上的前瞻性临床试验，并纳入了 2 000 名患者。更多信息可在 www.cibmtr.org 找到。

血液和骨髓移植临床试验网（BMT CTN）

造血干细胞移植融合了细胞生物学、分子遗传学、临床血液 / 肿瘤学，以及重症监护等领域。随着 1960 年以来造血干细胞植移植的初步成功，移植已经广泛应用，每年在美国和世界其他地区实施几千例的移植。许多致命的恶性血液患者、骨髓衰竭、非恶性骨髓或免疫疾病都可通过造血干细胞移植，成功重建造血和免疫能力而获得新生。治疗的复杂性、每个中心个性化的程序，以及每个中心每年实施的治疗相对较少，均培养了创造性，但是限于确切的临床证据很难获得，不能确定哪种程序和实践最佳。

尽管大家均接受前瞻性的临床试验是验证新治疗手段最好的临床证据，但在造血干细胞移植领域，只进行了有限的前瞻性随机试验。考虑到移植界的利益，并随着一系列的国家科研讨论会，证实了前瞻性试验的重要性，国家心肺和血液研究所（NHLBI）和国家癌症研究所（NCI）成立了血液和骨髓移植临床试验网（BMT CTN），目的是设计、发展、执行前瞻性临床试验，以改进造血干细胞移植治疗的安全性、适用性和有效性。随着 BMT CTN 的建立，16 个核心中心与 NHLBI/NCI 签订了合作协议，一个超过 60 个中心的更广泛的网络促成了 12 个前瞻性试验，纳入了前 5 年进入 BMT CTN 试验的 2000 名患者。目前 15 项研究正在评估与预处理方案有关的毒副作用、防止复发、移植物抗宿主病、感染和免疫重建、非恶性骨髓疾病及移植后生存与康复的质量 [2]。定期的 BMT CTN 指导委员会会议给该网提出科研计划，并监督试验进展和数据积累。第一期有关的科研结果将于近期出版。

在第六年，随着资金的首次竞争性革新，BMT CTN 计划启动了另一次造血干细胞移植国家科研计划研讨会。会议集中了全美和国际上的领军科研人员，提出了以后几年内需转化和修正的前瞻性临床试验的重要议题。此次会议建立了当前网络研究的框架。

BMT CTN 的原则是任何有能力的人均可积极参与。网络接受试验建议，允许所有能奉献专业技能、勇于承担、愿意促进移植临床科学发展的研究者加入方案组。将单中心试验的最好证据转为多中心试验并重复，最终转为前瞻性的正式 III 期临床试验，并将更安全的新的治疗带给需要的患者。所有支持 BMT CTN 的基础、转化和临床科学家均应以此为目标并促成其成功。

欧洲骨髓移植组织（EBMT）

历史

过去的 30 年，EBMT 从一个小的热心者小组，发展成了一个来自 57 个国家的代表 500 个以上团队的组织。

1975 年，来自巴黎、莱顿、伦敦以及巴塞尔的小组首次相聚，讨论了普遍性的问题和不同患者的情况，制定了一个旨在改善结果的方案。此后他们在瑞士或法国的阿尔卑斯定期聚会，吸引了越来越多的参与者，后定名为骨髓移植欧洲合作组。1979 年，欧洲骨髓移植基金会正式成立，并在荷兰的莱顿注册了法人身份。设立了 4 个工作机构，各有单独的登记系统，包括再生障碍性贫血、急性白血病、先天性异常和移植免疫学。1989 年一个新的组织设立了欧洲骨髓移植组织，保留了 EBMT 的简称。紧接着各工作机构被重组，并增加了新的机构：急性白血病、再生障碍性贫血、自身免疫性疾病、慢性白血病、免疫生物学、先天性疾病、感染性疾病、远期效果、淋巴瘤、护理以及儿科和实体瘤。1995 年，组织的名称再次改为"欧洲血液和骨髓移植组织"，再次保留了 EBMT 的缩写。

每年举行年会的主要目的是提供数据交流、互动论坛，讨论未来的项目以及交流经验。最近，因为移植界正逐渐成为检查和立法的目标，EBMT 成为国家和国际监管机构的经费保管人和建议者。

EBMT 总的目标是通过一系列相互联系的活动，来改进造血干细胞移植的效果。最重要和持久的活动之一是采集、认证和分析各成员小组做的所有移植的结果。然而，组织的工作已扩展到包括认证、教育和推广，以及前瞻性临床试验和管理事项。

EBMT 的会员分为：正式会员、联系会员、个人会员或团体赞助者。正式和联系会员一般要求为团体，而不是个人。EBMT 的会员有权提议或选举公务员，参选、出席年会，工作会议和 EBMT 的研究。正式会员还要求将个体移植数据向 EBMT 登记处报告。

组织架构

EBMT 理事会是由选举产生的个人组成，包括主席、秘书、财务主管和工作组主席。理事会协调 EBMT 的各项活动并负责预算。EBMT 的主要工作由作为 EBMT 核心的工作组来完成。他们还进行一些有关特殊疾病或其他方面的回顾性和前瞻性研究。然而 EBMT 很早就认识到了各工作组跨组活动的必要性，这促进了 EBMT 各委员会的发展。工作组主席由会员中心选举产生，在 EBMT 委员会中有永久席位。与工作组主席不同，EBMT 各委员会的主席是由董事会指定，他们在理事会没有职位或选举权，但需要向理事会汇报其活动和建议，并得到理事会的批准。委员会对组织的需求负责，如无特殊活动需要可以随时被解散。

目前的委员会见表 50.1。一些委员会的工作将在以下详细论述。

教育和推广

教育委员会成立于 1995 年，目的是提供更有组织性的 HSCT 培训。其与欧洲的血液学学校（ESH）一起，成功组织了年度住院医师培训课程，高级移植医生和科学家们与没有太多经验的同行们在正式和非正式的场合进行了交流。培训课程通常会超员，同时还成功地得到了欧洲委员会的中心基金，作为支持培训课程的奖学金。委员会还发行了

《ESH-EBMT 移植手册》现在已是第 3 版。

最近，这个委员会开始发展扩展项目，来帮助经济欠发达国家的移植单位。EBMT 不是推广这一概念的唯一单位，其与 ESH 积极整合思路。美国血液协会（ASH）、CIBMTR、欧洲血液学协会（EHA）和世界卫生组织（WHO）也有类似的项目。此项目支持了教育革新，包括课程培训、临床及实验室技术、项目交换、合作关系、临床试验的参与和结对帮扶计划等。

前瞻性临床试验

该委员会成立于 2003 年，是为了协助 EBMT 从一个回顾性研究组织过渡到一个前瞻性的临床试验组织。EBMT 作为数据采集机构，认识到许多在移植方面没有答案的问题最好用前瞻性研究来解决。欧洲指令性的临床试验（2001/20EC）被导入欧盟立法，提示创立一个合适的基础组织来引导这些试验的必要性。讨论的最初领域是 ProMISe-2 的发展，开发一个以互联网为基础的报告系统，服务于临床试验、数据保护的依从性、保险覆盖的正规化、解决赞助和数据监管问题。

认证

经过多年发展，认证委员会具有一系列不同的功能。该委员会原本只负责同胞异基因移植认证，对每年实行一定最低数量移植的各移植中心的表现进行认证，后来该过程成为对单个中心的数据和有效性进行认证的必须条件。每年年初有 1/3 的中心被随机选中，并被告知有被认证的可能性。之后，一定比例的

表 50.1　欧洲骨髓移植组织

委员会	职责
认证	JACIE，审计和活动调查，见正文
登记处	协调个体登记活动、数据采集、加工及管理
教育	培训课程、手册（联合欧洲 ESH），活动推广
核事故	建立有血液专长单位的网络，应对核事故中性粒细胞减少患者治疗的需要
临床试验	前瞻性临床试验
干细胞质量	造血干细胞产品质量的评估标准化
开发	拓宽移植的定义到囊括血液或非血液疾病的细胞治疗

中心被资深移植医生访问并从源头检查数据。

该委员会和 EBMT 的最有价值的活动之一也是最简单的。1990 年 AloisGratwohl 教授开始收集有关欧洲全部的移植中心年度移植工作的信息（包括尚不是 EBMT 会员的中心）。EBMT 现在有关于移植、地理差异、变化趋势和新技术发展方面的重要数据。移植工作每年公布，证明在一些基金机构（公众或私人）评定移植需要时价值无限。

最近，认证委员会的大部分工作是为所有的移植单位推广和引入联合认证委员会认证系统。ISCT-EBMT 的联合认证委员会（JACIE）是一个非营利组织，其主要宗旨是进行造血干细胞移植的评估和认证。该委员会成立于 1998 年，由两个致力于 HSCT 的欧洲领军的科研组织 EBMT 和细胞治疗国际协会创办。JACIE 仿照美国细胞治疗认证基金会的模式，美国细胞治疗认证基金会由国际细胞治疗协会（ISCT）和 ASBMT 创立于 1996 年。JACIE 积极同细胞治疗基金会（FACT）合作，建立了造血干细胞移植领域高质量的临床和实验室操作标准。JACIE 从事检查认证项目，同时鼓励实行 HCT 的医疗机构自觉达到这些标准，以显示其高质量的治疗水平。其组织架构确保其咨询的广泛性，理事会成员来自欧洲 20 多个国家，除护理外，还有儿科和脐带血的代表。

JACIE 的首要目标是通过检验移植中心、HSC 采集机构、处理机构进行高质量的操作来改善欧洲 HCT 的质量，并为申请中心提供合作质量管理培训课程作为支撑。另一个更广泛的目的是确保 JACIE 标准与其他国家或国际标准协调一致，包括欧盟的组织和细胞的指令（Directive 2004/23/EC）和相关正执行的指令。

自其创立始，EBMT 的最初目标是评估和优化干细胞移植患者的治疗结果。为达此目的，采集患者数据始终是必要的，因此，EBMT 成立了登记处，当前登记处保存有 265 000 个由会员团队实施的移植患者信息。这些已证明在分析移植结果的影响因素、鉴定并发症及其最佳治疗方案、管理的决定性趋势和评价新技术方面，均是无价的资源。

会员团队必须汇报他们所有的移植活动。最低限度的基本数据（MED）用不同的方法采集，MED-A 构成了登记处的基础。用这种方法收集相对简单和有限的数据，用来分析总体生存率、无病生存、移植相关死亡和复发风险。这些数据与

CIBMTR 收集的移植后的基本数据（TED）相同，在两个登记处间有交叉报告的设施。

更加详细的数据是以 MED-B 的形式收集。主要是针对一些特殊病例和治疗手段（同种异体移植和自体移植），会员提交这种数据是出于自愿。相反，MED-A 是必需的。特殊研究数据是以 MED-C 的形式收集的。

直至最近，在几乎所有情况下，"表格"均是指硬拷贝，以纸质形式送到 EBMT，转入中心电子数据库，由于程序的复杂性以及当时对电脑相对不熟悉，妨碍了电脑的广泛使用。过去的十年间，莱顿大学医疗生物统计系的 Ronald Brand 开发了在线因特网报告系统 Peoject Manager Internet Server 或 ProMISe。数据用这种方法传送可以同步地被 EBMT 登记处接收，也可在本地下载使用。此系统的第二版 ProMISe-2，已经在 2004 年投入使用，它增加的功能，包括适应当地的数据库、国内和国际回顾性及前瞻性研究的能力。这套系统改进了数据报告，越来越多的会员中心采用了 ProMISe。2006年 364 个会员中心的 458 个用户接入了数据库，录入了 25 000 个移植信息。

正式会员团队通过 ProMISe 报告数据，但也有发送纸文件的设备。所有 MED –A（Med-A）和 Med-B 都是经过校对，如有必要进行誊写，并由设在巴黎的 EBMT 数据办公室检查。ProMISe 的服务平台和数据库设计过程在伦敦。一旦数据进入 ProMISe 系统可以立刻被 EBMT 的所有登记处查到，包括热那亚、伦敦、莱顿或巴黎。此外，EBMT 一直鼓励国家移植组织的发展，并理解一些国家组织建立其自有数据库的愿望。对有自己数据库国家的会员中心，数据是从中心输入国家登记处再到达 EBMT。对无国家登记处的移植中心则直接向 EBMT 汇报数据。现在如中心使用 ProMISe 系统，数据将会同步被存储在国家及 EBMT 登记点。登记点的工作是由一个 EBMT 的委员会来协调并监控的，即：登记执行委员会。

国际细胞治疗协会（ISCT）

ISCT 是专业的非营利组织，成员包括细胞治疗的人员，包括临床医生、临床和实验室研究人员、细胞处理实验室技术人员和立法和管理专家。尽管协会很大程度侧重于造血干细胞，但它还努力

纳入系列新兴的以细胞为基础的治疗。据此，ISCT 的任务是通过交流、教育培训和维护患者的利益，作为开发推广细胞治疗创新技术的全球代言人和资源。2007 年协会有来自六个洲的超过 1200 名会员。协会的期刊《细胞治疗》聚焦细胞治疗的各个方面，临床前、临床以及在此领域内的科研和实践的监管事项。ISCT 组织各组研究者的年度会议，主要侧重科研和教学，参加者为研究人员、从业者和技术人员。另外的焦点会议也定期召开，从而为新的快速变化的领域提供简短、集中探讨和教育的机会。

ISCT 最初出现于快速成长的骨髓和动员的外周血细胞移植实践过程中。此过程中，临床移植物的处理正变得日益广泛。整个 20 世纪 80 年代，T 细胞去除、骨髓净化和移植物处理变得日益普及，这就要求研究和实验室技术人员具有特殊技能。在 1991 年第三届骨髓净化和处理国际研讨会上，Adrian Gee、Nancy Collina 和 Diana Worthington White 医生组建了国际造血治疗和移植工程学会（ISHAGE），该协会于 1992 年正式成立，部分目的是为迅速出现的移植治疗学科和治疗效果提供教学论坛，并建立骨髓处理的最低实验室标准。ISCT 也鼓励就新兴的细胞治疗领域和相关细胞处理问题交流意见。随着对细胞治疗认知的日益增强，例如间充质细胞、造血细胞在非血液系统疾病的应用，协会将其焦点扩展到了更广泛的细胞治疗学科。并在 2002 年更名为国际细胞治疗协会（ISCT）。

ISCT 与其他专业协会不同的是，其设计囊括了细胞治疗领域里的所有成员。从研发科学原理的临床前研究人员，实验室处理的科学主管和准备产品的技术员，保障安全和实验处理步骤合法的质管专家和法律专业人士，到开展细胞治疗试验和治疗的临床研究人员。年会、更小规模的焦点会议、会议刊物均反映出该协会的兴趣广泛。

ISCT 由若干常务委员会组成，代表了协会正在进行的各项活动。短期的工作组是用来处理同细胞治疗有关的急切的问题，起草态度声明、广泛传播的指南或提交 FDA 的文件。以下各个委员会是核心科学小组，包括：①造血干细胞；②间充质和组织干细胞；③免疫治疗和树突状细胞；④基因治疗；⑤细胞和组织评价。这些委员会通过组织全体会、专题研讨会、科学年会的方式来促进各自领域内的讨论，并通过出版社论以及对一些有争议问题的声明，在他们各自的领域中发挥教育和引导

作用[3]。

实验室操作委员会，主要是发展、标准化和传播细胞治疗临床应用的试验规程。该委员会也参与细胞治疗新技术从实验室到临床的转化，同时鼓励和培养所有实验室医生参与协会的各方面工作。

ISCT 认识到商业组织在将细胞治疗从实验室转化到临床过程中始终扮演着重要角色。细胞治疗和商业化委员会负责促进需要大规模工业生产的、成功的细胞治疗的临床转化。此外，该产业在细胞治疗的早期发展中经常发挥重要作用，该委员会鼓励建立学术 - 公司协作关系，以促进新产品的发展。

法律和监管事务委员会提供与联邦、地方和职业法规依从性的信息，向监管机构反映从业者的观点。因为不同国家对法规的要求不同，所以法律和监管事务委员会下设一个针对北美和一个针对欧洲的次级委员会。由于世界各地的监管环境越来越复杂，ISCT 计划为不同地理地区创立新的次级委员会。

ISCT 保留了临时委员会，即工作组，以重点解决紧急事件。该工作组提供一个为特定领域中的领导人形成一致意见的讨论平台，有时也出版细胞治疗界的指南或向国家监控机构提交建议。当问题解决后，该工作组可能解散。然而，新发的事件可能又会导致新工作组的产生。于是，ISCT 形成了一个动态工作组形式，来维持对团体相关事件的及时反应。

除举办年会，ISCT 还组织有关细胞治疗的"焦点"会议。例如，从 2001 年起，它联合赞助了四次有关间充质细胞和组织干细胞的会议。当这个领域中新的更多的研究者逐渐对间充质干细胞感兴趣时，则组织会议，为这个正在成长的领域提供论坛。ISCT 还组织"体细胞治疗年会"，主要针对研究者将他们的成果转化到临床所面临的一些法规问题。

细胞治疗认证基金会（FACT）

历史

FACT 成立于 1995 年，与 ASBMT 和 ISCT 为合伙关系，前者代表着从事造血干细胞移植的医生和研究人员，而后者则代表从事细胞治疗产品的生产和加工领域的科学家和医生。这些创立者们认为，不仅质量标准，还有造血干细胞移植产品的获

得、处理和移植的自愿专业认证等，对促进患者治疗质量、实验室操作，以及保持促进该领域科技持续快速发展所需的灵活性均是非常必要的。由ASBMT 提出的细胞采集临床标准，同由 ISCT 所创立的细胞处理标准合并构成了第一版 FACT 标准的基础，该标准是关于造血干细胞采集、处理和移植的标准，出版于 1996 年。

FACT 标准适用于所有来源的造血干细胞（定义为可自我更新、分化为任何造血谱系的细胞）和从任何组织来源分离的已经定向的和系列特异性的祖细胞。这些标准也应用于治疗性细胞，包括任何组织来源（骨髓、外周血、脐带血）的有核细胞，采集后作为治疗用途而非作为造血干细胞应用。FACT 标准适用于细胞的采集、处理、储存和应用的各个阶段，这些细胞来源于骨髓或外周血，有多种细胞处理方式，例如各种细胞群的去除或富集，造血细胞的扩增和冷冻保存。

FACT 的标准还适用于从脐带血中获取的造血干细胞。然而，脐带血的采集和存储的复杂性，要求制定额外的标准。FACT 与一个独立的国际脐带血库组织（NetCord）的会员合作[4]，发布了额外的标准，并开发了一套平行的认证程序。第一版NetCord-FACT 脐带血采集、处理、检测、存储、筛选和发放的国际标准达成共识后，发给成员传阅和征寻公众意见，被 NetCord 及 FACT 的理事会采纳，并于 2000 年 6 月发布。目前第三版的国际标准要求所有脐带血库均保留全面的质控项目，对所有参加采集和处理的员工进行培训，使用认证的方法、器材、试剂和设备，保持产品的可跟踪性，以及详细记录临床结果。这些标准构成了世界范围的脐带血库自愿认证的基础。美国、欧洲和英国的 12家脐带血库获得了 NetCord-FACT 认证。

FACT 的代表还同 EBMT 及 ISCT 的同事们共同成立了欧洲 ISCT 和 EBMT 联合认证委员会（JACIE）。JACIE 于 1999 年采纳了 FACT 标准，随后举办了联合检查培训班，并联合 FACT 和JACIE 共同审定了第二版的标准。最近于 2006 年发布了第三版联合制定的标准，被命名为 "FACT 和 JACIE 细胞治疗产品的采集、处理和移植的国际标准"[5]。JACIE 在欧洲发展了一套类似的认证项目，与 FACT 标准不完全相同。JACIE 负责保证标准一贯性和及时更新，并同国家血液及骨髓移植合作组织、国家监控机构共同开展工作，立法机构有检查

者培训和现场检查的资料。

FACT-JACIE 国际标准

FACT-JACIE 国际标准是为实行造血干细胞移植和相关细胞治疗的机构和个人提供的最基本指南。该标准由 FACT 标准制定委员会协调大多数人意见形成，该委员会由细胞治疗的临床、采集或实验室方面的专家组成。在理事会最终批准前，标准委员会接收和考虑来自 ASBMT、EBMT 和 ISCT会员，其他在细胞治疗方面的从业者，以及公众的意见。FACT-JACIE 国际标准要求所有的临床、采集和处理机构均要有详尽的质量管理计划，且包含至少下列要素：确定的组织结构、人员资格、工序发展、知情同意、成果分析、审计、错误管理、事故和不良事件及文件管控、产品追踪和适时的验证和资格。当前版本还包含许多来自 FDA 和欧盟的法规要求，如捐献者的资格及产品标识。为同纳入ISBT 128 官方语言收录的名称和定义相一致，产品名称做了一些修改。

临床标准详细说明了血液和骨髓移植项目：阐述了设施、操作过程的标准、人员要求，包括最低的技能、教学、培训和经验；列举了支持人员，涵盖捐献者评估、筛选、资格及同意；给细胞产品治疗管理提出最基本的指南，包括高剂量的预处理方案；临床研究和伦理审查委员会（IRB）批准的方案的正确管理；要求保留完整、精确的纪录。全面的实验室标准对人员、过程控制、目录管理、器材、供应、试剂和设备的认证，和资质、标签和标识、存储、运输和记录等都提出了详细要求。强调实验室与临床的沟通，实验室人员要随访临床效果作为判定其产品安全性和有效性的方法。

FACT 认证

FACT 认证计划的目的是提高细胞治疗项目和服务的质量，并期望由此改善患者治疗效果。该过程意在教育而非惩罚，使有能力并承诺的人员获得认证。

FACT 认证是自愿进行的，通过提交书面文件和现场检查，证明与当前版本的标准相一致。有资格申请认证的有：临床移植项目、造血干细胞（HPC）采集机构和（或）HPC 处理实验室。为了

获得认证，临床项目必须使用都符合 FACT 标准的采集服务和细胞处理实验室。现场检查是由一组志愿者检查员负责，他们中的每个人都是活跃在造血细胞治疗领域的专家，并符合最基本的教育和训练资格：在此领域至少有两年被考查的经验，完成了 FACT 检查官的培训、笔试和作为受训者至少一年的现场检查经验。检查表格的格式化是用来确保完整性、一致性以及强调对标准的信赖性。

检查员的报告由 FACT 国家办公室经过训练的、有经验的认证专家，会同认证委员会来审阅，认证委员会是由在细胞治疗领域起主导作用的人员组成。该过程通过检查引用和建议，来维持过程的一致性。在审查最后，有欠缺的机构将给予机会改正，之后获得认证。理事会对认证保留认可权，并且解决争端和不同意见，或者做出先例方式的决定。认证计划在 ISCT、ASBT 和 FACT 通讯上出版，并发布在 FACT 的网站上 www.factwebsite.org。在北美实行的第一个血液和骨髓移植项目是由 FACT 于 1998 年 3 月认证的。目前在北美共有 152 个被认证的项目，约占北美有资格项目的 90%。

最近现场检查的结果表明，大多项目达到了大部分标准。通常观察到的不足之处是没有完全按照标准执行。去年最常被查出的不足之处列表如下：

- 采集机构缺少标准操作步骤（SOPs）
- 采集机构缺少重要产品或过程的验证和资格
- 质量管理计划有疏漏
- 处理机构的 SOPs 缺失
- 临床机构的数据管理错误
- 标签缺少所要求的要素
- 无采集机构主任或医疗主任的记录审查证据

脐带血库认证遵循相似的程序。有经验的检查人员在每个脐带血库花两天时间，访问实验室和采集现场。一个单独的脐带血库认证委员会审查每次检查的报告，7 个国家的 12 家血库获得了认证。通过认证的血库也公布在 www.factwebsite.org。

FACT 对细胞治疗产品和血库的标准获得国际认可。FACT 细胞治疗标准被澳大利亚采纳为细胞采集和处理标准。在美国，合作的临床试验组、几个州和许多保险公司要求或推荐 FACT 认证的参与。脐带血标准被澳大利亚治疗产品管理局、世界骨髓捐献者协会和亚洲脐血库所采纳。在这个细胞治疗飞速发展的时代，法规与自愿的标准共存，希望能为此治疗的安全性和有效性作出贡献。临床结果仍是有质量治疗的最高标准。

国家骨髓捐献者项目（NMDP）

NMDP 为美国和全世界的患者提供无价的服务，它为需要的患者查找、鉴定和获得无关造血干细胞供者提供便利，如以骨髓、动员的外周血干细胞或脐带血的方式来支持的造血干细胞移植。

无关供者（URD）骨髓移植的起源是从早期应用相关供者的成功经验而来。自从 1960s—1970s 研究用于阐释和匹配组织配型相关因素的人类白细胞抗原系统（HLA）手段改进以来，有时患者通过当地的血库登记处进行搜寻，就能找到一个接近相合的捐献者进行移植。在 20 世纪 80 年代中期，HLA 配型的潜在志愿者登记点在大的血液中心，如密尔沃基、圣保罗、西雅图和爱荷华市设立，大多是各地区有 HLA 型的血小板供者。1984 年，随着国家器官移植法案的通过，美国国会认识到了评估 URD 骨髓移植的需求和建立国家捐献登记处的可行性。这促使 1986 年骨髓捐献者登记处建成。1988 年国会正式授权成立国家骨髓捐献计划，掌管了不断增加的捐献者和捐献者中心，为患者提供支持和干细胞移植物。

随着 NMDP 登记处显著的成长，NMDP 担任了多种其他的角色。了解并认识到用传统方法招募捐献者群体，来为稀有组织配型的局限性，特别是那些来自少数种族和族裔，NMDP 发起了鉴定更多捐献者的运动，特别是那些来自代表性较低的人群，包括美国印第安人、阿拉斯加土著居民、黑人、非裔美国人、西班牙裔、拉丁人、亚裔、夏威夷土著和太平洋岛国人。这些人被直接招募，扩大了成功配型的机会，为需要移植的患者提供了合适的骨髓干细胞。当前患者通过 NMDP 登记处能搜到 600 万个志愿者和超过 5 万份脐带血，还可以通过国际间合作捐献者登记处连接到另外四百万个潜在捐献者，搜到几千份额外的脐带血。每个月有 200 多名患者通过 NMDP 接受移植，自 1987 年以来，NMDP 实行了 25 000 名患者的移植手术。HLA 配型的改进，组织相容性匹配技术的增加，对供者选择很重要的 HLA 以外因素的理解，都由于 NMDP 发展的程序得到加强。

除了通过移植中心的网络和捐献者中心促进移植外，NMDP 还通过患者宣传办公室开展患者教育和支持活动。该办公室解答问题，指导患者进行搜索，帮助核准保险，以各种方式协助患者及其家属为他们所需的移植治疗寻求适当的支持。

经过医生教育部门的努力，NMDP 提供持续的医学教育教材、专题会议、网络直播，来增加血液学家、肿瘤学家、初级保健医生的知识和可获得的资源。提高了对移植程序和 URD 造血干细胞移植合适时机的判断。联合 ASBMT，NMDP 发布了针对造血干细胞移植转诊和会诊最合适时机的指南，协助 ASBMT 赞助循证学指南的发展，以更好地了解移植的角色、时机和合适的程序。

2006 年，当国会授权的 CW Bill Young 移植项目发展后，NMDP 的职责进一步扩大。这个项目为医生和患者启动搜索和鉴定合适的造血干细胞供者提供了国家骨髓供者登记处、国家脐带血项目、不断扩张的 NMDP 捐献和采集中心网、一个新的脐带血库网，以及一个单点接入系统。NMDP 与健康资源和服务管理局（HRSA）签订合同，来管理骨髓捐献登记处和脐带血计划，也是单点接入。而国际血液和骨髓移植研究中心（CIBMTR）签订了建立和管理干细胞治疗结果数据库（SCTOD）的合同。它前瞻性地采集在美国实行的所有异基因移植相关信息，来进一步研究、了解和促进改善造血干细胞移植的应用和成功。

纵观历史，NMDP 一直致力于支持不间断的科研，以了解造血干细胞移植的最佳时机、技术，及提高安全性和有效性所需的程序。更多的研究旨在提供给捐献者一个正面的、支持性的经验，最大化招募捐献者并留在网络内，最重要的是在利他主义的捐献过程中最大化捐献者的安全性，所有这些均属于 NMDP 的研究范围。2005 年，随着 NMDP 和 CIBMTR 的结合，造血干细胞移植研究得到更进一步的是改善，并进一步提高了数据采集技术，建立了数据上传、验证和共享的电子网络，加速了针对日益成长的移植领域的新科技信息的评估和传播。

NMDP 仍然致力于推进该领域发展，通过广泛的、重要的捐献者网络及捐献者中心来支持患者及其家庭，还有移植中心和医务人员。

世界骨髓捐献协会（WMDA）

WMDA 是一个志愿者组织，代表来自 HCT 登记处、脐带血库，及其他努力为捐献者和患者改善和简化干细胞捐献流程的组织和个人。WMDA 创建于 1994 年，以解决捐献者与受者在不同国家移植引起的障碍。该组织举办针对所有临床使用跨国界的无关供者造血干细胞相关事宜的国际讨论会，发展与这种使用相关活动的指南。表 50.2 是它的一个组织架构图。WMDA 一年举办至少两次会议，通常与其他的国际 HCT 会议一起举办。

WMDA 的大部分工作是由其工作组来完成（图 50.2），包括建立 WMDA 指南。工作组关注

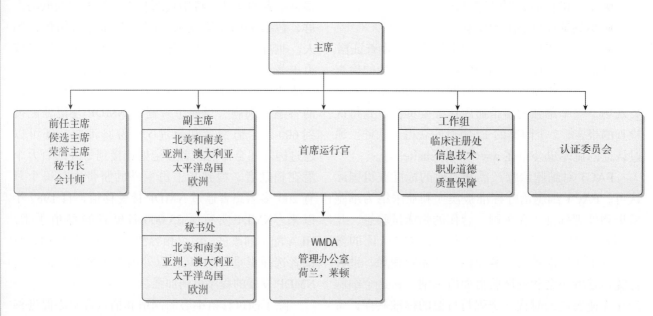

图50.2 WMDA架构图

涉及医疗、伦理、技术和国际 HCT 的质量和财政方面的最佳操作推荐。工作组为捐献者登记处各个方面的操作制定了模板表格，包括捐者的查找过程。

此外，WMDA 于 2003 年建立了捐献登记处认证计划，以确认登记处的操作符合 WMDA 的标准。这些标准涵盖登记处的一般组织、捐献者的招募及同意程序、捐献者特征和评价、信息技术、搜索请求的快捷化、二次和之后的捐献、移植物的获得和运输、捐献者和移植结果评估、财务及法律责任等。另外，通过一个名为细胞疗法认证统一联盟（www.ahcta.org）的国际组织的努力，WMDA 与其他国际组织的标准正在被统一，目的是建立一套单独的细胞治疗、包括 HCT 的质量、安全、专业要求的方案。

WMDA 发布总结全球范围关于无关供者 HCT 活动的年度报告，并且提供多种论坛来讨论 HCT 国际便利化的相关议题。该组织还给国内及国际团体提供有关 HCT 领域监管问题的数据和专业知识。更多信息请登录 www.worldmarrow.org。

（叶丽萍 译 叶丽萍 校）

参考文献

1. Hahn T, Wall D, Camitta B et al. The role of cytotoxic therapy with hematopoietic stem cell transplantation in the therapy of acute lymphoblastic leukemia in adults: an evidence-based review. Biol Blood Marrow Transplant 2006;12:1–30
2. Weisdorf D, Carter S, Confer D et al. Blood and Marrow Transplant Clinical Trials Network (BMT CTN): addressing unanswered questions. Biol Blood Marrow Transplant 2007;13:257–262
3. Horwitz E, LeBlanc K, Dominici M et al. Clarification of the nomenclature for MSC: the International Society for Cellular Therapy position statement. Cytotherapy 2005;7:393–395
4. NETCORD, Foundation for the Accreditation of Cellular Therapy. International standards for cord blood collection, processing, testing, banking, selection and release, 3rd edn. NETCORD and the Foundation for the Accreditation of Cellular Therapy, Omaha, Nebraska, 2006
5. FACT-JACIE. International standards for cellular therapy product collection, processing and transplantation, 3rd edn. Foundation for the Accreditation of Cellular Therapy and Joint Accreditation Committee of EBMT and Euro-ISCT, Omaha, Nebraska, 2006

第50章 血液和骨髓移植机构

第51章

干细胞移植的前景

A John Barrett

干细胞移植的现状

自从托马斯（E Donnall Thomas）首先连续报道 100 例异基因干细胞移植（SCT）治疗白血病，并将清髓性预处理方案作为同种异体移植物治疗恶性疾病的首要手段以来[1]，已经过去 25 年多了。从那时起，异基因造血干细胞移植受者的生存率每 10 年提高大约 5%～10%；现在，移植相关死亡率（TRM）在人白细胞抗原（HLA）相合的同胞供者移植中发生率约为 5%，然而就供受者不全相合、伴有并发症或老年患者而言，TRM 仍然相当高。

上述进展的取得是由于更好的支持治疗措施——新的与改良的抗生素与抗真菌药物，有效的抗病毒制剂、更好的血液制品的支持、移植团队的专业技能经验的积累使得更早的认识与更好的治疗潜在致命的移植并发症。随着 20 世纪 80 年代中期短期甲氨蝶呤（MTX）与环孢菌素（CYA）联合（能主要预防严重的 GVHD 并保留一定的 GVL 活性的折衷方案）应用预防与治疗 GVHD，使之在此方面取得了适度的进步。20 世纪 90 年代采用的减低剂量的预处理方案，使移植者敢于将异基因 SCT 扩展到明显大于 60 岁的患者中，获得了显著的成功。更多的利用非家族供者（全球超过 500 万志愿者组成的无关供者库或日益增多的来自多个脐带血库的捐赠）的移植，目前正在进行中。

SCT 可治愈的疾病种类持续扩大。目前，SCT 在几乎所有的恶性血液病的治疗中占有一定的位置，并且正在探索利用 SCT 治疗非血液系统恶性疾病，例如：转移的肾细胞癌。对于非恶性疾病，SCT 不仅已被用于矫正多种多样的先天性的免疫疾病与血液缺陷疾病，而且用于各种溶酶体贮积疾病。最近，SCT 已经在治疗自身免疫性疾病中发挥作用。

和上述乐观的叙述相反，SCT 的成就依然有限，它的适应征仍受限。SCT 不能治愈所有的恶性或非恶性疾病，受限于与供者的 HLA 相合或者严密相合的患者，因为如果与供者配型不合则有很高的 TRM。注意到下述的事实可使人们清醒：标危与高危的白血病患者在接受同胞供者相合的 SCT 后的复发率，仍与 20 世纪 70 年代最初取得 20% 与 60% 没有明显的差异；同时无关供者移植的 TRM 依然是 HLA 配型相合同胞供者移植的两倍，尽管已作过更仔细的相容性检测[2]。由于患者需要高强度的医疗护理及完整的医生团队的支撑，SCT 仍然花费高昂。

因此，当有简便有效的治疗方法时，例如在出现伊马替尼治疗慢性粒细胞白血病后，即使移植完全成功，SCT 也放在第二位。在治疗非恶性疾病方面 SCT 也受到新的非移植治疗手段的挑战。一个例子是：在出现酶治疗后，异基因 SCT 治疗高雪病（Gauch's disease）发生了大的改变，尽管移植成功率高，现今很少使用移植治疗高雪病。

21 世纪的挑战

SCT 在走向成功前面临某些较大的限制，的确作为一种有用的治疗手段，SCT 能否生存也遇到同样的问题。为克服上述限制所做的研究，是否成功以及能否比得上非移植治疗，将主要决定今后 10 年或 20 年 SCT 的地位。治疗方面的挑战和可能解决的补救措施见表 51.1，并在下文详述。

没有免疫抑制的预防 GVHD

现今预防 GVHD 的方法需用免疫抑制剂或 T 细胞清除，其结果是危及免疫功能的复原，GVL 作用减轻而由于感染 TRM 增加。如表 51.2 中所列，选择性预防 GVHD 的新技术目前处于临床研发的

表 51.1　目前 SCT 治疗恶性与非恶性疾病的局限性

难题	补救的方法
移植相关死亡率	选择适当的预处理方案
老年或虚弱的患者 配型不合移植物的受者 遗传易感性导致的并发症	持续改进支持治疗 根据合并疾病的严重程度调整治疗的强度 通过基因分析来指导调整移植方法
控制恶性病失败	使 GVL/GVT（移植物抗肿瘤）最优化
难治白血病和淋巴瘤复发 移植物治疗实体瘤后中度的 GVL 效应	不用免疫抑制剂预防 GVHD 提高 GVL/GVT 作用——应用多种疫苗 过继的免疫细胞输注 联合非移植的靶向治疗 NK 细胞输注
配型不合供者的有限作用与缺点	从可供选择的干细胞源中选最优的干细胞作移植
相关与无关配型相合供者为数有限 配型不合与脐带血导致的高死亡率 脐带血植入率差	用基因插入修正的自体干细胞治疗非恶性疾病 多层面的、新的配型策略 不用免疫抑制剂预防 GVHD 体外细胞扩增

表 51.2　有选择的预防 GVHD 的策略

异体活化 T 细胞选择性的清除 [3]
自杀基因的插入 [4]
过继性转移 GVL 及抗病毒的 T 细胞 [5]
输注特异的 T 细胞亚型抑制剂，Th2，naive 细胞的耗尽 [7]
耗尽宿主的 APC 细胞 [7]
驱散供者的 T 细胞，阻止其在 GVHD 部位的停留 [8]
用 NK NKT 细胞控制移植物并使之植入 [9]

早期阶段，它们都是根据选择性去除导致 GVHD 的 T 细胞亚群 [3]。理想的办法是这些探索应该是不采用免疫抑制；它们的缺点之一是尚不清楚这些方法中任何一种能否专门去除 GVHD 的反应性而保留 GVL 作用，且使免疫功能复原。最有前途的是去除造成 GVHD 异基因反应的一些技术，其方法是在体内利用"自杀"基因 [4]，通过更昔洛韦治疗除去 GVHD 反应性 T 细胞，或在体外通过消灭由携

带 GVHD 有关抗原的宿主靶向激发的异基因反应的供体细胞 [5]。一种成功的选择性去除法；可能是不作 SCT 后的 GVHD 预防；也可为移植的受者提供预防接种，以提高免疫力来抗各种病原体的感染与恶性病。

优化调整预处理方案

近 10 年，多种多样的调整预处理方案与新的调节剂激增 [6]。现在人们有可能选择特定强度的预处理方案——偏向于免疫清除（促使植入成功）及骨髓的抑制（清除骨髓性疾病）。目前探索具有合适强度而能使年老或体弱患者的发病与死亡率降至最低的预处理方案，并在继续的进行中；人们正期待着对肿瘤猛烈的杀灭而又对健康组织无损害的预处理方案的出现。至今放射性的靶向抗体复合物已经有些进展，但亟须安全地实施强化疗法治疗难治性肿瘤的实用策略。移植工作者面临着日益增多的老龄人口所造成的严重的问题，同时需要修改移植方案使之适合治疗老年人的恶性疾病；超过 70 岁的急性粒细胞白血病患者的化疗一年的生存率低于 5%。我们面临的挑战是：恰当的调整预处理方案与无毒性策略的联合治疗达到增强 GVL 作用。

根据遗传学特异的危险因素来调整移植方案

近来的研究发现细胞因子基因、受体及易感基因（能预测特殊的移植结果）的遗传多样性可能是随基因决定的一大批预后因素，其数量仍在继续增加。最终依据这些基因来修改移植方法是可能的，因而可使不利的遗传学多样性的危险最小化，并且使有利的遗传学多样性的益处最大化 [7]。

优化 SCT 抗肿瘤的作用

恶性疾病移植后治疗失败的主要原因是复发。今后 SCT 仍然作为一种具有竞争力的治疗方法，有必要在治疗上作较大的改进，以便能治愈侵袭性和晚期恶性病。针对疾病将调整治疗方案，如上所述，可以加入放射免疫治疗，而一个更有希望的领域将是移植物与一种新的疾病特异性药物的联用。伊马替尼（imatinib）与 SCT 联合治疗慢性粒细胞

白血病（CML），是 SCT 与靶向联合治疗起效的典型例子；伊马替尼使白血病负荷降低而移植用免疫调控治疗残余的病变[10]。未来我们能预见更多的在 SCT 与"小分子药物"有利的协同治疗的例子。

另外，有可能增强 GVL 作用的开发领域是，用肿瘤特异的疫苗来促进移植后的免疫。离清除 GVHD 的目标越接近，这些方法可能进展更快，详见表 51.2。几种策略将被不断的探索：为了移植物的免疫记忆输入供者的疫苗，SCT 早期给患者接种疫苗，这种策略可能对移植后出现大量淋巴细胞的扩增有益处[11]；用于自体 SCT 以便产生 GVT 样的作用，目前输注具有强抗肿瘤活性的免疫细胞的技术，受限于大量的细胞培养及个体间的细胞产品固有的变异性。将来可普遍应用的针对恶性细胞基因修饰的现成的细胞产品时，细胞治疗可成为成熟的技术，见表 51.3[12]。在免疫的领域预见简单的应用疫苗或者更为尖端的细胞治疗技术，哪个会获成功是困难的；要么细胞治疗要么疫苗的策略在治疗个别疾病的基础上发展。

用"小分子"特异靶向治疗肿瘤的热中者们相信，进展是相似的，了解其他肿瘤性疾病的生物学特征，将用智能设计几乎或没有副作用并具有有效的抗肿瘤作用的分子会早日问世。这种治疗方法可能使首选做 SCT 治疗的适应征范围越来越有限，SCT 可能用于更为晚期及治疗失败的疾病所使用的一种治疗方法，正如已在 CML 治疗中遇到的一样。或者是说，单独的靶向治疗不会对疾病的任何状态都有效，所以仍需要 SCT，而且当它与新的药物联合将有更好的疗效。随着移植过程安全性的不断提高，这样会极大的促进 SCT 在不太晚期的疾病中的治疗作用。

表 51.3　提高 SCT 抗恶性肿瘤的作用

抗 WT1 PR1 的疫苗[11]
过继性输注肿瘤特异性的 T 细胞[5]
异种 NK 细胞输注[8]
基因修饰的效应物[12]
SCT 和新的生物制剂联用
预处理：
异基因移植：针对肿瘤或骨髓的靶向放疗
自体移植：减少淋巴细胞的预处理，以促进输入的淋巴细胞的扩增[11]

促进次优的供受者组合移植的安全性

目前，合适的供者缺乏意味着：全相合相关或无关供者的 SCT 数量有限，少于需作 SCT 的患者总数的一半；虽然次全相合的供者移植可能成功，但是治疗成功的机会大大降低。因此，未来的主要挑战是提供更多的适当相合的供者，同时改进移植方法使之安全有效，甚至对不全相合的供者也如此，见表 51.2。选择性阻断 GVHD 的技巧可改变这一领域的处境，并可用在亲源的半相合供者中进行安全的移植。脐带血已是一个有前途的干细胞来源，好于配型较好的无关供者；这种易于获得的干细胞来源，随着脐血库规模和多样化的发展，今后可发挥越来越大的作用。然而，人们认识到当扩增技术用于造血干细胞与脐血淋巴细胞时，将最大程度的改进脐血移植的适用性，允许人们大量生产这类细胞来满足成人 SCT 输注量的需求。

另一个发展领域是鉴定可允许的错误配型，这种配型可使移植物安全植入而不发生 GVHD[13]。展望未来，人们终于可以看到重组独特的 T 细胞系（T 细胞、NK 细胞与造血干细胞）对干细胞产物作普遍组织相容性的修饰。

干细胞移植技术在新领域中的应用

自身免疫病

虽然临床上用异体和自体 SCT 治疗自身免疫病（AID）的病例逐渐增多且获得有希望的结果，但大多数的研究人员将同意 SCT 纠正 AID 的理论基础是粗略的。AID 的共同缺陷是缺乏调节性 T 细胞的功能；因此，除了 SCT 外或代替的 SCT，利用体外被选择与扩增的调节性 T 细胞作细胞治疗对纠正这些疾病可能有一定的作用。一旦移植 TRM 降低了，移植更安全，利用健康供者免疫系统的替代有缺陷的免疫系统的异体 SCT 则更易为人们所接受。

基因治疗

20 世纪 90 年代，许多基因治疗通常采用异基因移植治疗（如血红蛋白病与严重的联合免疫缺陷病 SCID）预示着治疗学上的第二大进展。然而，在此领域因遗传诱发的婴儿白血病及成功纠正了 SCID 的治疗方面受到主要挫折。目前正开始研究用新的不会随机整合的基因组载体处理这些缺陷。因此，基因治疗将最终发展成一种有吸引力的技术成熟的治疗选择，它不仅可治疗大量的起源于干细胞的疾病而且靶向针对癌细胞，控制自体免疫或修复非造血组织的活力增强的免疫细胞的形成。某些类型的基因治疗仍需要 SCT，但这些未来的方案可能和目前的异体或自体移植策略仅有很少的相似之处。

用于组织修复的可替换的干细胞

干细胞生物学上最大的变革之一是证实了除造血干细胞以外的许多组织都有特异性祖细胞（progenitor cells），他们可以在受体内重复繁殖并可用于组织修复。此外，这些祖细胞中的某些细胞（包括造血干细胞）有潜力生成多种多样的成熟细胞谱系；这就展现了细胞治疗的多种治疗前途。除了这些在成人干细胞生物学上的进展外，胚胎干细胞也非常可能作为多种多样的细胞治疗来源。

目前现实是——许多细胞没有被系统性的分类，最大的限制是我们不能足够的了解被移植的细胞如何到达合适的部位并在恰当的器官或组织里生长而不改变它们的特性。造血干细胞似乎对修复心肌起到了一定的作用，但早期迹象显示造血干细胞可转变为心肌的可能性不被接受，而支持的理论是他们可促使血流重建。未来的干细胞治疗将和现今的 SCT 方法只有少数的类似之处。然而这些新的细胞移植方法的免疫排斥问题仍将必需用常规的免疫抑制、自体细胞基因修饰或用设计躲避免疫识别的细胞来克服。表 51.4 说明这些新的细胞治疗在治疗多种多样疾病上潜在而广泛的应用。

结语

就今天的实际情况而言，SCT 移植进入 21 世纪发展的机会不大，然而预示 SCT 的结束还太早，基础免疫学及干细胞学和尖端的细胞治疗的研究将推动这一领域继续向前发展。这些进展应该最终使目前共识的预防 GVHD、排斥、感染、疾病复发

表 51.4　非造血干细胞在组织修复方面潜在的应用

细胞	应用
骨细胞	骨质疏松症
软骨细胞	骨关节炎
心肌细胞	心肌梗死、充血性心力衰竭
产胰岛素细胞	糖尿病
肝细胞	肝炎 肝硬化
神经细胞	卒中 帕金森病、老年痴呆症
	脊髓损伤 多发性硬化症
视网膜细胞	黄斑变性
骨骼肌细胞	肌肉营养不良
皮肤细胞	烧伤、伤口愈合
间充质干细胞	内膜损伤 GVHD

与供者选择成为过时。我们有足够的理由预期未来 SCT 的费用会比现在便宜，主要在门诊进行治疗，并发症很少且失败率低。医学仍要面对日益衰老的人群，恶性病与退行性疾病的挑战是如此令人胆怯以至 SCT 将不可能被小分子"魔弹"所替代（它们中伊马替尼就是最好的例子）。当然，更有可能的是疾病将继续像今天一样被治疗，使用综合治疗，其中 SCT 仍然起着关键的作用。

（叶丽萍 译　叶丽萍 校）

参考文献

1. Thomas ED, Buckner CD, Banaji M et al. One hundred patients with acute leukemia treated by chemotherapy, total body irradiation and allogeneic bone marrow transplant. Blood 1977;49:511–520
2. Barrett J. Allogeneic marrow transplantation: dinosaur or bird? Cytotherapy 2002;4:201–202
3. Mielke S, Solomon SR, Barrett AJ. Selective depletion strategies in allogeneic stem cell transplantation. Cytotherapy 2005;7:109–115
4. Ciceri F, Bonini C, Gallo-Stampino C, Bordignon C. Modulation of GvHD by suicide-gene transduced donor T lymphocytes: clinical applications in mismatched transplantation. Cytotherapy 2005;7:144–149
5. Barber LD, Madrigal JA. Exploiting beneficial alloreactive T cells. Vox Sang 2006;91:20–27
6. Barrett AJ, Savani BN. Stem cell transplantation with reduced-intensity conditioning regimens: a review of ten years experience with new transplant concepts and new therapeutic agents. Leukemia 2006;20:1661–1672
7. Barrett AJ, Rezvani K, Solomon S et al. New developments in allotransplant immunology. Hematology Am Soc Hematol Educ Program 2003:350–371
8. Sackstein R. A revision of Billingham's tenets: the central role of lymphocyte migration in acute graft-versus-host disease. Biol Blood Marrow Transplant 2006;12(suppl1):2–8
9. Passweg JR, Koehl U, Uharek L et al. Natural-killer-cell-based treatment in haematopoietic stem-cell transplantation. Best Pract Res Clin Haematol 2006;19:811–824
10. Goldman J, Gordon M. Why do chronic myelogenous leukemia stem cells survive allogeneic stem cell transplantation or imatinib: does it really matter? Leuk Lymphoma 2006;47:1–7
11. Molldrem JJ. Vaccination for leukemia. Biol Blood Marrow Transplant 2006;12(1 suppl 1):13–18
12. Morris E, Hart D, Gao L et al. Generation of tumor-specific T-cell therapies. Blood Rev 2006;20:61–69
13. Mulligan CG, Petersdorf EW. Genomic polymorphism and allogeneic hematopoietic

第 51 章　干细胞移植的前景

transplantation outcome. Biol Blood Marrow Transplant 2006;12(1 suppl 1):19–27

14. Gaspar HB, Thrasher AJ. Gene therapy for severe combined immunodeficiencies. Expert Opin Biol Ther 2005;5:1175–1182

15. Sinn PL, Sauter SL, McCray PB Jr. Gene therapy progress and prospects: development of improved lentiviral and retroviral vectors – design, biosafety, and production. Gene Ther 2005;12:1089–1098

16. Dotti G, Heslop HE. Current status of genetic modification of T cells for cancer treatment. Cytotherapy 2005;7:262–272

17. Polak JM, Bishop AE. Stem cells and tissue engineering: past, present, and future. Ann NY Acad Sci 2006;1068:352–366

18. Keating A. Mesenchymal stromal cells. Curr Opin Hematol 2006;13:419–422